LEHRBUCH DER DIFFERENTIALDIAGNOSE INNERER KRANKHEITEN

VON

PROFESSOR DR. MAX MATTHES †

EHEMALS DIREKTOR DER MEDIZINISCHEN
UNIVERSITÄTSKLINIK IN KÖNIGSBERG I. PR.
GEHEIMER MEDIZINALRAT

FORTGEFÜHRT UND NEU BEARBEITET VON

PROFESSOR DR. HANS CURSCHMANN

EMER. DIREKTOR DER MEDIZINISCHEN UNIVERSITÄTSKLINIK
IN ROSTOCK I. M.

DREIZEHNTE NEUBEARBEITETE AUFLAGE

MIT 130 ZUM TEIL FARBIGEN ABBILDUNGEN

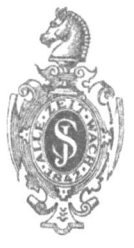

BERLIN · GÖTTINGEN · HEIDELBERG
SPRINGER-VERLAG
1950

ISBN-13: 978-3-642-87304-1   e-ISBN-13: 978-3-642-87303-4
DOI: 10.1007/978-3-642-87303-4

Vorwort zur dreizehnten Auflage.

Die dreizehnte Auflage folgt der zwölften bereits nach kurzer Zeit. Trotzdem habe ich Ergänzungen und Zusätze in großer Zahl vornehmen müssen und ein neues Kapitel über vasomotorische und trophische Neurosen eingefügt. Durch Kürzungen an anderen Abschnitten habe ich aber eine erheblichere Umfangsvermehrung des Buches vermieden.

Rostock, im Sommer 1949.

HANS CURSCHMANN.

Inhaltsverzeichnis.

Inhaltsverzeichnis.

I. Die Differentialdiagnose akuter fieberhafter Infektionskrankheiten.

Voll entwickelte akute Infektionskrankheiten rufen meist sehr charakteristische Krankheitsbilder hervor. Jeder Arzt wird einen typischen Fall von Scharlach, croupöser Pneumonie oder Typhus leicht diagnostizieren.

Es kann deswegen nicht hauptsächliche Aufgabe dieses Buches sein, solche wohl ausgebildeten Krankheitsbilder zu schildern; es sollen vielmehr die mehrdeutigen Symptome und Symptomenkomplexe der akuten Infektionskrankheiten in erster Linie erörtert werden. Mehrdeutig kann eine akute fieberhafte Erkrankung namentlich im Beginn erscheinen, weil die Entwicklung charakteristischer klinischer Kennzeichen, z. B. eines Exanthems eine gewisse Zeit erfordert. Mehrdeutig sind besonders auch die Infektionskrankheiten, bei denen die Allgemeinerscheinungen stärker ausgeprägt zu sein pflegen, als die örtlichen Symptome, wie z. B. Miliartuberkulose, Sepsis und Typhus.

Differentialdiagnostische Erwägungen sind also namentlich in den Anfangsstadien der Infektionen und bei den Erkrankungen ohne hervorstechende Lokalzeichen notwendig. Außerdem wird es nützlich sein, auch die Komplikationen, besonders die selteneren, zu besprechen, die erfahrungsgemäß öfter dazu führen, daß der Arzt in seiner bereits gestellten Diagnose wieder schwankend wird.

A. Die Differentialdiagnose beginnender Infektionen und solcher ohne hervorstechende Lokalzeichen.

Setzen wir den Fall, daß der Arzt zu einem akut erkrankten fiebernden Patienten gerufen wird und zunächst bei der üblichen Untersuchung außer der Temperaturerhöhung und allgemeinen Symptomen, wie etwa Kopfschmerz, Abgeschlagenheitsgefühl, Appetitlosigkeit nichts oder jedenfalls nicht so viel findet, daß er sofort eine bestimmte Diagnose stellen kann.

Der Arzt wird dann gewiß auch bei negativem Organbefund einen mehr oder minder bestimmten Gesamteindruck des Krankheitsbildes gewinnen. Aber richtiger ist es, sich nicht von einem derartigen Eindruck leiten zu lassen, sondern systematisch die Reihe der Erkrankungen durchzudenken, die mit geringem oder negativem Organbefund beginnen können.

Bei der Aufnahme der Anamnese sei daran erinnert, daß manche fiebernde Kranke, auch wenn sie nicht benommen sind, subjektive Klagen über Beschwerden, die sie eigentlich empfinden müßten, nur auf ausdrückliches Befragen oder überhaupt nicht angeben. Von Kindern, Benommenen und geistig Defekten sind brauchbare anamnestische Angaben natürlich noch weniger zu erwarten. Die Wichtigkeit der Anamnese ist aber auch bei Infektionskranken sehr groß. Auch diese Kranken frage man stets, worauf sie die Krankheit zurückführen. Besonders wichtig ist die Feststellung gleichartiger Erkrankungen in der Familie oder der sonstigen Umgebung des Kranken; ferner die Frage, wo und wann die Infektion stattgefunden hat, z. B. in der Heimat oder im Ausland (etwa den Tropen). Auch der genaue Krankheitsbeginn ist stets zu eruieren; wobei daran zu erinnern ist, daß der Patient meist dazu neigt, den Anfang des Leidens zu kurz zu datieren. Aus dem Krankheitsbeginn und den Umständen desselben sind oft wichtige diagnostische Schlüsse zu ziehen.

So wenig man einem Kranken voreingenommen entgegentreten darf, so muß es doch als diagnostische Regel gelten, daß man das Nächstliegende immer für das Wahrscheinlichste halten und davon nur abgehen soll, wenn bestimmte Gründe dagegen sprechen. Wenn beispielsweise eine Puerpera fiebert, so ist es a priori viel wahrscheinlicher, daß sie an Wochenbettfieber als etwa an Typhus erkrankt ist.

Bevor wir auf die Schilderung der einzelnen differentialdiagnostisch zu trennenden Krankheitsbilder eingehen, müssen aber einige differentialdiagnostisch besonders wichtige Methoden erwähnt werden.

Bei jeder fieberhaften Erkrankung sollte der Untersuchungsbefund durch die Bestimmung der Zahl und Art der Leukocyten ergänzt werden.

Bereits das Resultat der Leukocytenzählung allein ist bisweilen ein feineres diagnostisches Reagens als die Temperaturkurve. Das gilt in noch höherem Maße von der Leukocytenformel. Aus der Bestimmung der Leukocytenarten, aus ihren Granulationen und ihren Kernformen können differentialdiagnostische Schlüsse gezogen werden, so daß man das Blutbild als Spiegel pathologischer und besonders infektiöser Prozesse und ihres jeweiligen Standes ansehen kann. Ohne auf gewisse Diskussionsfragen einzugehen, sei nur soviel gesagt, daß die Bedeutung der Veränderungen der Kernformen zuerst von ARNETH erkannt wurde, daß dann verschiedene Vereinfachungen der komplizierten ARNETHschen Einteilung versucht wurden, um sie diagnostisch brauchbarer zu gestalten und daß von diesen das SCHILLINGsche Hämogramm die weiteste Verbreitung gefunden hat. ARNETH hatte bereits die sog. Kernverschiebung nach links, nach der Seite der Myelocyten hin, und nach rechts, nach der Seite der reifen polymorphkernigen Granulocyten hin, erkannt und diagnostisch verwertet. SCHILLING hat dann die früher als Metamyelocyten bezeichneten Zellen in solche mit breiten, gut gezeichneten wurstförmigen Kernen und in solche mit dunklen, saftarmen, stabförmigen Kernen unterschieden und glaubt, daß nur die ersteren Jugendformen entsprächen, während er die stabkernigen als ein Produkt schlechter Ausbildung oder früher Degeneration ansieht. Er hat betont, daß bei der „Linksverschiebung" in erster Linie die Stabkernigen vermehrt gefunden würden. SCHILLING hat ferner angegeben, daß man bei Infektionen eine polynucleäre Kampfphase, eine monocytäre Überwindungsphase und eine lymphocytäre Heilungsphase unterscheiden könne, so daß man durch die Beachtung der Kernverschiebung die Schwere der Infektion, durch die Beachtung der einzelnen Leukocytenformen ihren Ablauf verfolgen könne.

Schon früher hatte man auch den verschiedenen Granulationen diagnostische Bedeutung beigemessen, namentlich der eosinophilen Granulation. Denn eosinophil granulierte Zellen sind bei manchen Infektionskrankheiten, z. B. der Trichinose, dem Scharlach, aber auch bei den allergischen Zuständen vermehrt, verschwinden dagegen bei anderen und kehren erst als postinfektiöse Erscheinung wieder. Aber erst in neuerer Zeit ist der toxischen Granulation gerade differentialdiagnostische Bedeutung zugeschrieben worden. Betonte doch NÄGELI, daß die toxischen Veränderungen der Granulation für die septischen und insbesondere für die Kokkeninfektionen so kennzeichnend seien, daß man nicht selten schon beim ersten Blick auf das Blutpräparat die Diagnose Kokkensepsis stellen könne, während andere Infektionen, wie die HEINE-MEDINsche Krankheit, die Encephalitis epidemica, der Tetanus und die Herpesausbrüche die weißen Blutkörperchen in keiner Weise schädigten, so daß man zwischen Toxinen unterscheiden müsse, das das Mesenchym angreifen, und solchen, die neurotrop sind. Für ein eingehenderes Studium der „toxischen Blutbilder" sei auf die Darstellung von W. GLOOR[1] und die neueren Arbeiten von V. SCHILLING verwiesen. Man hat schließlich bei manchen infektiösen, besonders hämorrhagischen Erkrankungen auch die Zahl und die Formen der Blutplättchen zu beachten.

Während die genannten Untersuchungen meist am gefärbten Ausstrich vorgenommen werden, hat V. SCHILLING die dicke Tropfen-Untersuchung als besondere Methode empfohlen, die nach H. SCHULTEN wie folgt ausgeführt wird: „Auf einen Objektträger werden

---

[1] W. GLOOR, Die klinische Bedeutung der qualitativen Veränderungen der Leukocyten. Leipzig: Georg Thieme 1929.

1 oder 2 Bluttropfen aufgefangen und mit einer Nadel auf Pfenniggröße ausgebreitet. Nach gründlicher Trocknung werden die Präparate mit GIEMSA-Lösung (1 Tropfen GIEMSA-Lösung auf 1 ccm Wasser) bedeckt. Nach einigen Minuten steigt von dem Tropfen eine rötliche Hämoglobinwolke auf, die durch vorsichtiges Zugießen von neuer Farblösung fortgespült wird; weitere Färbung des Präparates 20 Minuten lang. Alsdann sorgfältige Abspülung und Lufttrocknung des Präparates, das nicht mit Fließpapier abgewischt werden darf. In diesen Präparaten erkennt man bei einiger Übung die einzelnen Leukocytenarten und kann unseres Erachtens den Anteil der Eosinophilen schätzen oder zählen. Ferner erkennt man an Stellen, wo polychromatophile oder vitalgranulierte Erythrocyten gelegen haben, feine Netzstrukturen, deren Menge man abschätzen kann." Auch zur Feststellung der hämoglobinämischen Innenkörper bei manchen Anämien ist der „dicke Tropfen" nach SCHILLING geeignet. Am besten aber hat sich die Methode bei der Untersuchung auf Malariaplasmodien bewährt.

Außer den morphologischen Blutuntersuchungen haben auch chemische und physikalisch chemische Methoden Eingang in die Diagnostik gefunden. Es sei von diesen für die Infektionskrankheiten als besonders bedeutungsvoll nur die Bestimmung der Senkungsgeschwindigkeit der Erythrocyten erwähnt. Die Senkungsreaktion und die Verfolgung ihres Verhaltens im Verlauf der Krankheit hat bei chronischen und auch akuten Infektionen große diagnostische und prognostische Wichtigkeit.

Theorie und Technik der „Senkungsreaktion", deren wir noch in vielen Kapiteln gedenken werden, bedürfen folgender kurzen Erläuterung: Durch Citratzusatz ungerinnbar gemachtes Blut, das in bestimmte Röhrchen gebracht ist, zeigt eine mehr oder minder schnelle Senkung der Erythrocyten, die durch eine Störung der elektrischen Ladung der Roten und von einer Verschiebung des Verhältnisses der Globulinfraktion im Plasma zum Albumin bedingt ist. Beim Ansteigen der ersteren und einer Verminderung der letzteren kommt es zur Beschleunigung der Senkung. Besonders gebräuchlich sind die Meßmethoden von WESTERGREN, der die Höhe des Blutsedimentes in Millimeter bestimmte, und die Methode von LINZENMEIER, der die Zeit, innerhalb deren die Roten eine bestimmte Marke erreichen, feststellt. Normalwert nach WESTERGREN nach einer Stunde 2—6 mm für Männer, 4—10 mm für Frauen; nach LINZENMEIER für Männer 10, für Frauen 5—6 Stunden. Neben anderen Autoren hat neuerdings FRIMBERGER[1]) eine Modifikation der WESTERGREN-Methode empfohlen, die in einfacher Form ausführbar, Schlüsse auf den „Plasmaballungsfaktor" und das Gesamtvolumen der Roten erlaubt. V. SCHILLING hat die Methode erprobt und empfohlen.

Bei der Beurteilung der Senkung ist zu berücksichtigen, daß Hungerzustände sie frühzeitig beschleunigen. Ferner sei bedacht, daß die Senkungsreaktion, wie neuerdings H. HARTWIG[2]) nachwies, weitgehend auch von der Körperarbeit des Untersuchten abhängt: Diese steigert beim Gesunden die Senkungsbeschleunigung mehr oder minder stark. Beim Kreislaufinsuffizienten fällt diese Beschleunigung aber fort; es tritt sogar oft Verminderung auf. HARTWIG bezieht diese Resultate auf die engen Beziehungen zwischen Milzfunktion, Pfortaderkreislauf, Gesamtkreislauf und Senkungsgeschwindigkeit. Neuerdings wurde von COSTA eine Eiweißflockungsreaktion angegeben, die bei Herdinfekten, Leberschädigungen und Tumoren frühere und feinere Ergebnisse liefern soll, als die Senkungsprobe (VIERGUTZ[3]).

Freilich dürfen diese Blutuntersuchungen in ihrem Werte auch ja nicht überschätzt und diagnostisch stets nur im Rahmen des gesamten klinischen Bildes verwertet werden. Denn sowohl die Veränderungen des leukocytären Blutbildes, als auch die der Senkungsreaktion sind diagnostisch vieldeutig und entbehren oft eine spezifische diagnostische Bedeutung. Man denke nur daran, daß eine Linksverschiebung der Neutrophilen bei ganz verschiedenartigen, akuten und chronischen Infektionskrankheiten, bei Tumoren, bei Intoxikationen u. a. m. vorkommen. Und von der erhöhten Senkung gilt ganz das gleiche.

Außer der Blutuntersuchung sollte bei unklaren fieberhaften Erkrankungen regelmäßig der Urin nicht nur auf Eiweiß und Zucker geprüft, sondern auch die Diazoreaktion und die Untersuchung auf Urobilinogen und Urobilin

---

[1]) FRIMBERGER, Med. Welt 1940, S. 478. [2]) H. HARTWIG, Med. Rundsch. 1947, S. 266.
[3]) H. W. VIERGUTZ, Med. 1946, S. 573.

vorgenommen werden; ebenso muß auch auf Bakterien, z. B. Bacterium coli, im Urin untersucht werden.

Am Krankenbett leicht ausführbar ist ferner die Lumbalpunktion bzw. der Suboccipitalstich. Der letztere sei übrigens dem Praktiker als entschieden gefährlicher weniger empfohlen. Man wird die Spinalpunktion im allgemeinen auf die Fälle beschränken, in denen man Verdacht auf eine Erkrankung der Hirnhäute oder des Zentralnervensystems hat.

Die außerordentlich wichtige bakteriologische und serologische Untersuchung des Blutes und Liquors und die bakteriologische des Urins und der Faeces wird der praktische Arzt den Untersuchungsstellen überlassen müssen. Seine Pflicht ist es aber, diese bakteriologischen oder serologischen Untersuchungen in allen Verdachtsfällen zu veranlassen.

Die Technik der bakteriologischen Untersuchung soll hier nicht geschildert werden. Der Arzt in der Praxis kann sie doch nicht selbst ausüben; und dem Krankenhausassistenten stehen ausführliche Beschreibungen in den einschlägigen Lehrbüchern der Bakteriologie zur Verfügung. Unterbringung und Transport des Untersuchungsmaterials werden uns dadurch erleichtert, daß in den Apotheken entsprechende Untersuchungsgefäße vorrätig gehalten werden.

Die Blutentnahme geschieht am besten durch eine Venenpunktion, im Notfall genügt die Entnahme aus dem Ohrläppchen. Für die Untersuchung auf Typhus ist die Beschickung von Galleröhrchen zu empfehlen.

So wichtig und nötig nun aber auch die bakteriologische Untersuchung ist, so darf man sie doch keineswegs überschätzen und etwa meinen, daß sie die klinischen Untersuchungsmethoden überflüssig mache. Das kann um so weniger der Fall sein, als der Ausfall dieser Untersuchung weitgehend von der Technik des Untersuchers abhängt. Es gibt zünftige Institute, die den Arzt durch den konsequent negativen Ausfall, beispielsweise der bakteriologischen Blutuntersuchungen, enttäuschen. Der Nachweis eines bestimmten Erregers oder gewisser serologischer Reaktionen (z. B. des Gruber-Widal) sagt bekanntlich über den Krankheitsverlauf im einzelnen Falle nur ausnahmsweise etwas aus, ja er beweist nicht einmal, daß der Träger des Krankheitserregers überhaupt als krank im klinischen Sinne anzusehen ist. Ferner unterliegt es keinem Zweifel, daß die klinische Diagnose sich meist rascher stellen läßt als die bakteriologische. Endlich soll man nicht vergessen, daß die bakteriologische Untersuchung in einem gut eingerichteten Krankenhaus, wo das frisch gewonnene Untersuchungsmaterial sofort weiter verarbeitet und die Platten womöglich am Krankenbett gegossen werden, sicherere Resultate gibt, als wenn das Untersuchungsmaterial erst längere Zeit transportiert werden muß. Das haben besonders die Verhältnisse im Feldzuge gelehrt. Vom ärztlichen Standpunkt ist die bakteriologische kulturelle Untersuchung eine Methode, aber nicht die allein maßgebende. Von nicht geringerer diagnostischer Bedeutung sind ferner die serologischen Untersuchungen auf Agglutination (GRUBER-WIDAL) und Komplementablenkung sowie die Prüfung der Intracutanreaktionen.

Wir haben soeben eine Reihe von Untersuchungsarten besprochen, die von allgemeiner Bedeutung und nicht allein für die Differentialdiagnose beginnender Infektionen wichtig sind. Das gleiche gilt auch für die Untersuchung auf reflektorische und algetische Phänomene bei Erkrankungen der inneren Organe, die ja für alle, auch die nichtentzündlichen Affektionen von Bedeutung ist, aber auch bei der Differentialdiagnose der beginnenden Infekte der Besprechung bedarf. Ich verweise nur auf die Bedeutung dieser Krankheitszeichen bei den akuten Entzündungen im Brust- und Bauchraum, bei den Erkrankungen des Herzens, der Lungen und des Brustfells.

Diese Untersuchungen wurden bekanntlich von MACKENZIE, HEAD und J. KNOTZ begründet und neuerdings überaus sorgfältig von K. HANSEN und

H. v. STAA [1]) studiert und dargestellt. Es ist im besonderen das Verdienst der letztgenannten Autoren, nicht nur die bekannten HEADschen Zonen und Felder, sondern ganz systematisch die Weite der Pupillen und der Lidspalte, eventuell das Glanzauge, die „mimische Krampfung", etwaigen Herpes, vasomotorische Phänomene, die Reaktion der Erectores pilorum, die „Piloreaktion", das Schwitzen, die Spannungsvermehrung und die tiefe Hyperalgesie geprüft zu haben; wobei die Vergleichung der Befunde auf der Seite der Erkrankung mit denen der gesunden Seite von besonderer Wichtigkeit ist.

Wie aufschlußreich diese Vervollständigung der Untersuchungen war, lehren einige Beispiele aus der „Häufigkeitstabelle" von HANSEN und v. STAA. Sie fanden z. B. bei Erkrankungen der Lungen und Pleura auf der Seite der Erkrankung homolaterale Pupillenerweiterung in 78,7%, erweiterte Lidspalte in 64,4%, mimische Krampfung in 76,74%, Herpes in 13,1%, vasomotorische Phänomene in 44,4%, Piloreaktion in 12,2%, vermehrtes Schwitzen in 4,4%, cutane und muskuläre Spannungsvermehrung in 76,7%, tiefe Hyperalgesie in 30% und eine HEADsche Zone in 8%. Demgegenüber sind die gleichen Phänomene heterolateral, d. i. auf der gesunden bzw. Gegenseite meist nur in wenigen Prozenten nachweisbar.

Ich werde bei verschiedenen, insbesondere akuten, entzündlichen Erkrankungen nochmals auf die Resultate von HANSEN und v. STAA zurückkommen und zeigen, daß sie auch von differentialdiagnostischer Bedeutung sein können.

1. Die zentrale croupöse Pneumonie.

Die Diagnose der zentralen croupösen Pneumonie wird in der Praxis nicht selten verfehlt. Der Arzt steht dem unerklärlich hohen Fieber bei anscheinend negativem Untersuchungsbefund anfangs bisweilen ratlos gegenüber. Der akute Beginn mit Schüttelfrost, Herpes, gelegentlich auch mit Erbrechen sollte ja den Gedanken an eine beginnende Pneumonie nahelegen. Aber diese Symptome sind einmal doch recht vieldeutig, sie kommen in gleicher Weise z. B. bei der Meningitis epidemica vor; und dann sind sie keineswegs bei allen Fällen von Pneumonie ausgesprochen. Außerdem zeigen auch Pneumokokkenpneumonien nicht selten atypischen Fieberverlauf und keineswegs immer die schulmäßige Kurve. Und doch ist der Befund selbst bei zentraler Pneumonie in Wirklichkeit gar nicht so „negativ".

Schon das Aussehen der Kranken mit beginnender Pneumonie — die zentrale Pneumonie ist ja meist ein Anfangsstadium — ist in vielen Fällen Allgemein-eindruck. charakteristisch. Die Kranken haben meist gerötete Wangen bei guter Succulenz der Gesichtshaut. Sehr häufig ist ein Herpes nasolabialis. Anfangs kann jede Spur von Cyanose fehlen. Später mit dem Fortschreiten der Infiltration stellt sich naturgemäß Cyanose ein. Ein Pneumoniekranker sieht jedenfalls anders aus als ein Typhuspatient oder ein an Sepsis oder akuter Miliartuberkulose Leidender. Allerdings gibt es einige Krankheiten, deren Anfangsstadien einer beginnenden Pneumonie sehr ähnlich sind. So z. B. die Pocken vor Ausbruch des Exanthems. Die Pocken beginnen ja auch mit hohem Fieber und Schüttelfrost. Man findet aber im Initialstadium bei ihnen bereits regelmäßig Hauterscheinungen, die sog. Rashes, masernähnliche Ausschläge an den unteren Extremitäten oder punktförmige Rötungen und Petechien um die Achselhöhlen und im SCARPAschen Schenkeldreieck. Ferner kann im Beginn auch das Fleckfieber einer zentralen Pneumonie recht ähneln. Meist sind allerdings die Gedunsenheit des Gesichtes und die Conjunctivitis beim Fleckfieber so deutlich ausgesprochen, daß eine Verwechslung nicht möglich ist. Abgesehen von diesen beiden in Deutschland heute seltenen Krankheiten können die sog. Febris ephemera und manche Fälle von echter Grippe einer zentralen Pneumonie ähnlich

[1]) K. HANSEN und v. STAA, Reflektorische und algetische Krankheitszeichen der inneren Organe. Leipzig: Georg Thieme 1938.

sehen. Sonst dürften höchstens schwerere Anginen und — besonders bei Frauen — fieberhafte Coliinfektionen der ableitenden Harnwege differentialdiagnostisch in Betracht kommen. Ferner wird die Pneumonie klinisch dadurch gekenn-

Atmung. zeichnet, daß die Atmung bereits im Beginn regelmäßig beschleunigt ist, und zwar stärker, als man es etwa nur auf Grund des Fiebers erwarten dürfte. Häufig sieht man ferner ein Zurückbleiben der erkrankten Partie bei der Atmung, schon bevor durch Perkussion und Auskultation die physikalischen Zeichen der Infiltration nachweisbar werden. Dagegen beteiligt sich die Bauchmuskulatur bei Pneumonien gleichmäßig an der Atmung; und zwar auch bei den seltenen Fällen von Pneumonie, die unter dem Bilde der Appendicitis beginnen, während bei wirklich entzündlichen Vorgängen im Abdomen, besonders bei der Appendicitis, ein Nachschleppen der entsprechenden Teile der Bauchmuskulatur meist unverkennbar ist.

Erinnert sei auch daran, daß man bei Pneumonien die physikalischen Zeichen der beginnenden Infiltration bisweilen zuerst in den Achselhöhlen nachweisen kann. Diese Gegend ist also stets mit besonderer Sorgfalt zu untersuchen.

Diagnostisch entscheidend aber ist das Röntgenbild. Es läßt die zentralen Infiltrate am frühesten und sichersten erkennen. Bei guter Technik ist die Röntgenaufnahme — natürlich nur bei klinischer Unterbringung des Kranken — schonender als die gewöhnliche Untersuchung, zumal die erstere im Liegen ausgeführt werden kann. Einzelheiten des röntgenologischen Befundes sollen erst bei der Differentialdiagnose der Lungenkrankheiten erörtert werden.

Relativ häufig geben Kranke mit zentralen Pneumonien auch anfangs Klagen über Seitenstechen bei der Atmung an, doch erfährt man die Beschwerden, da sie meist nicht besonders heftig sind, gewöhnlich erst auf ausdrückliches Befragen. Husten und Auswurf können im Anfang fehlen. Immerhin wird oft schon frühzeitig etwas Hustenreiz zugegeben.

Puls. Der Puls ist bei beginnender Pneumonie dem Fieber entsprechend beschleunigt, aber meist voll und regelmäßig. Er zeigt also bei Pneumonie im Beginn keine charakteristischen Eigenschaften, wie etwa der Typhus- oder der Sepsispuls. Die für die Kranken so oft verhängnisvolle Kreislaufschwäche ist den Anfangsstadien der Pneumonie häufig noch nicht eigen. Allerdings kommen, wenn auch selten, Fälle vor, in denen gerade im Beginn ein schockartiger Kollaps besteht. Wird dieser überwunden, so kann der Kreislauf während des weiteren Verlaufs der Erkrankung verhältnismäßig gut bleiben.

Milz. Milzschwellung fehlt bei beginnender Pneumonie meist.

Im Urin fällt eine Abnahme des Kochsalzgehaltes auf. Sie ist dann anzunehmen, wenn ein Tropfen einer 5%igen Argentum nitricum-Lösung, zu einem Reagensglas voll Urin gesetzt, nicht, wie in der Norm, eine dichte Fällung, sondern nur eine Trübung ergibt. Die verringerte Kochsalzausscheidung im Urin ist augenscheinlich dadurch bedingt, daß die Bildung des Exsudates viel Kochsalz erfordert und zurückhält. Die Kochsalzarmut des Urins ist übrigens meist erst deutlich, wenn schon eine beträchtliche Infiltration besteht.

Urin-
befund. Der Urin enthält ferner vielfach etwas Eiweiß, doch ist diese Albuminurie nur selten der Vorläufer einer ausgebildeten Nephritis. Die Diazoreaktion im Urin ist meist negativ. Vermehrung von Urobilin und Urobilinogen im Harn — bei beginnender croupöser Pneumonie — ist selten.

Blut-
befund. Im Blut läßt sich anfangs meist eine neutrophile Leukocytose nachweisen (um 16—20000). In schweren Fällen besonders im Alter kann dagegen eine Leukopenie auftreten, die oft eine ungünstige prognostische Bedeutung hat. Allerdings ist auch in solchen Fällen im Beginn meist eine Leukocytose vorhanden, die erst im weiteren Verlauf in eine Leukopenie umschlägt. Dabei sind die neutrophilen Leukocyten stark vermehrt, die Lymphocyten vermindert und die Eosinophilen anfangs geschwunden. Auch besteht bereits im Krankheitsbeginn Linksverschiebung der Neutrophilen. Die großen einkernigen Zellen und Übergangsformen sind vermehrt. Nach der Krise schlägt das Blutbild in eine Rekonvaleszentenlymphocytose, seltener in Eosinophilie und geringe Myelocytose um.

Bei bakteriologischer Untersuchung des Blutes findet man bei beginnender Pneumonie das Blut meist noch steril, dagegen auf der Höhe der Erkrankung Pneumokokken im Blut.

Amerikanische Untersuchungen haben verschiedene Typen des Pneumococcus unterschieden. Diese Untersuchungen, über die NEUFELD[1]) zusammenfassend berichtete, haben auch differentialdiagnostisches Interesse insofern, als gegen den Typus 1, 2 und 3 sich wirksame Immunsera herstellen ließen. Typus 3 ist der seltenste und bösartigste. Auf den Typus 1 entfällt über ein Drittel, auf 2 etwas weniger als ein Drittel aller Fälle.

Typen des Pneumococcus.

Die in Deutschland ausgeführten Nachuntersuchungen[2]) der amerikanischen Angaben bestätigen diese nur in beschränktem Maße, namentlich ist von mehreren Autoren darauf aufmerksam gemacht, daß die Virulenz der Pneumokokken stark vom Nährboden abhängig ist und daß die Typen, welche sich durch serologische Verfahren, wie Agglutination, Komplementbindung usw. voneinander trennen lassen, doch nur teilweise scharf abgegrenzt werden können (besonders Gruppe 3). Die klinische Brauchbarkeit wird dementsprechend noch verschieden eingeschätzt. Der praktische Wert dieser Differenzierung und der aus ihr resultierenden Serumtherapie ist übrigens auch durch die Erfolge der Sulfonamidtherapie der Pneumonie stark vermindert worden.

Die croupöse Pneumonie kann bisweilen als larvierte Form unter dem Bilde anderer Erkrankungen beginnen, besonders unter dem der Meningitis oder der Appendicitis. Die Differentialdiagnose gegenüber diesen Erkrankungen erörtere ich bei der Besprechung der Meningitis und Appendicitis. Pseudoappendicitis findet sich übrigens nur bei rechtsseitigen Pneumonien, während linksseitige auch gleichseitige abdominale Symptome erzeugen können. Ich beobachtete linksseitige Pneumonien, bei denen anfangs die Fehldiagnose der linksseitigen Brucheinklemmung gestellt war.

Larvierte Formen.

Bei Trinkern löst die Pneumonie häufig ein Delirium tremens aus. Aber auch bei Nichtpotatoren, insbesondere bei Psycho- und Neuropathen, beginnt die Pneumonie gelegentlich unter dem Bilde eines akuten Verwirrungszustandes. Häufiger wird aber die Krise der Krankheit von einer kurz dauernden „Perturbatio critica" begleitet.

Im jüngeren Alter, besonders bei Kindern mit Spasmophilie beginnt die Pneumonie auch mitunter mit einem epileptiformen Krampfanfall. Bei latenter Tetanie auch Erwachsener sah ich im Beginn tetanische Anfälle.

Einige Worte mögen hier noch über ein der zentralen Pneumonie sehr ähnliches Krankheitsbild gesagt werden, das man als Febris ephemera oder Eintagsfieber bezeichnet. Die Kranken sehen, wie schon oben bemerkt, Kranken mit akuter Pneumonie im Gesamthabitus ähnlich, nur daß keine Abweichungen des Atmungstypus zu erkennen sind. Die Temperatur steigt jäh oft unter Schüttelfrost bis auf 40°, fällt aber bereits am zweiten oder dritten Tage wieder meist kritisch ab. Der Organbefund ist und bleibt negativ, trotzdem die Kranken ein starkes Krankheitsgefühl haben und meist über heftige Kopfschmerzen klagen. Die „Ephemera" der alten Ärzte war natürlich keine nosologische Einheit, sondern nur ein Symptomenkomplex, der verschiedene Ursachen haben konnte. In vielen Fällen handelt es sich wohl in der Tat um abortive Pneumokokkeninfektionen, zumal da mitunter röntgenologisch sich zentrale Infiltrationen der Lunge auf der Platte nachweisen

Febris ephemera.

[1]) NEUFELD, Neuere Forschungsergebnisse über Pneumonie. Dtsch. med. Wochenschr. 1922, Nr. 2. [2]) BÜRGERS und HERZ, Zentralbl. f. Bakteriol. Bd. 91, H. 1. 1923. YOSHIOKA, Zeitschr. f. Hyg. u. Infektionskrankh. Bd. 96. 1923. ADLER, Ebenda. Bd. 101, H. 2. 1923. HINTZE, Münch. med. Wochenschr. 1924, Nr. 23.

lassen, die sich aber nicht ausbreiten, sondern sich rasch wieder aufhellen. Aber man sieht ephemere Fieber auch bei banalen Erkältungskatarrhen, leichten Anginen, gleichfalls leichten Grippefällen und Magendarminfekten, bei Kranken mit milden oder latenten Banginfektionen, nach allzu starker Besonnung ohne Hautschutz, ja auch bei Epidemien von Meningitis epidemica oder Encephalitis epidemica, die ohne weitere Folgen bleiben und wohl kaum anders denn als abortive Erkrankungen aufgefaßt werden können. Andererseits sind derartige kurze Fieberstöße als Folgen von Seruminjektionen oder parenteraler Eiweißtherapie so bekannt geworden, daß man auch eine rein toxische oder allergische Ätiologie mancher Ephemeraformen für möglich halten muß.

Febris herpetica.   In manchen, auch epidemisch gehäuften Fällen tritt nun mit der Entfieberung ein mehr oder minder ausgedehnter Herpesausschlag auf, der sich öfter nicht nur auf das Gesicht beschränkt, sondern auch die Extremitäten oder den Stamm befallen kann. Der Herpes ist dabei unabhängig von den Innervationsgebieten und zeigt weder eine segmentäre Ausbreitung wie der Zoster, noch eine den Feldern der Hautnerven entsprechende Lokalisierung. Man hat derartige Krankheitsbilder als Febris herpetica bezeichnet. Auffallend ist, daß die subjektiven Krankheitserscheinungen wie Kopfschmerz, Appetitlosigkeit, Abgeschlagenheitsgefühl bei diesen Kranken stark ausgeprägt sein können, ferner daß Puls und Atmung erheblich beschleunigt sind, ein starker Zungenbelag und gelegentlich selbst ein Milztumor beobachtet wird. Mit R. MASSINI[1]) müssen wir die Febris herpetica im Gegensatz zur „Ephemera" als Sonderkrankheit zugeben; dafür spricht vor allem die zeitliche Beschränkung der englischen, schweizer und deutschen (insbesondere Leipziger) Herpesfieberepidemien auf die Jahre 1882 und 1883 (C. HIRSCH). Aus der neueren Literatur ist nur noch eine Soldatenepidemie in der Schweiz (K. MAYER) bekannt geworden.

SCHOTTMÜLLER ist auf Grund eines Beobachtungsmaterials von 50 Fällen, die sämtlich Infektionen mit Bacterium coli aufwiesen (meist genitale oder solche der Harnwege) zu der Ansicht gekommen, daß der Grund des Aufschießens eines Herpes mit Fieber eine Endotoxinresorption sei, denn die Herpesbläschen selbst wurden steril gefunden. Auch schon die alten Beobachtungen von FRIEDRICH, der nach Injektionen von abgetöteten Bakterien Herpes aufschießen sah, sprechen in diesem Sinne und ebenso der Herpes nach Seruminjektionen. Man sieht aber Herpes bekanntlich bei vielen Infektionskrankheiten, nicht nur bei Pneumonie, sondern beispielsweise in sehr ausgebreiteter Form oft bei epidemischer Meningitis. Ein derartiger symptomatischer Herpes dürfte doch nicht mit dem der Febris herpetica gleichgesetzt werden können. Neue Gesichtspunkte haben sich für die Deutung des Herpes bekanntlich durch die gelungenen Übertragungsversuche auf die Kaninchencornea ergeben (GRÜTER, LÖWENSTEIN) und ganz besonders durch die Beziehung zu den Erregern der Encephalitis epidemica. Diese neueren Untersuchungen zeigten, daß das Herpesvirus filtrierbar ist, und, daß beim Tier mit ihm experimentell Encephalitiden hervorgerufen werden können. Näheres über diese Frage lehrt der kurz zusammenfassende Abschnitt von W. LÖFFLER und R. STAEHELIN[2]). Allerdings hat das epidemische Herpesfieber nach MASSINI sicher nichts mit der Encephalitis zu tun. Übrigens gibt es Fälle von häufig rezidivierendem Herpes (insbesondere progenitalis, nasolabialis, oralis) mit Fieber, die an eine herpetische Disposition denken lassen.

Bronchiolitis obliterans.   Auch das seltene Krankheitsbild der Bronchiolitis obliterans kann den Eindruck einer zentralen Pneumonie hervorrufen. Ein einschlägiger Fall von M. MATTHES ist bei der Besprechung der Miliartuberkulose erwähnt.

Wird bei einer Pneumonie erst rostfarbenes oder hämorrhagisches Sputum entleert, und sind schon die Zeichen der Infiltration ausgesprochen, so pflegt ja an der Diagnose kein Zweifel mehr zu sein. Die dann noch in Betracht kommenden differentialdiagnostischen Überlegungen werden bei der Diagnose der übrigen infiltrativen Prozesse der Lungen erörtert werden.

---

[1]) R. MASSINI, Febris herpetica. Handbuch v. BERGMANN und STAEHELIN, Bd. 1, S. 698 u. f. 1934. [2]) W. LÖFFLER und R. STAEHELIN, Encephalitis epidemica. Handbuch v. BERGMANN und STAEHELIN, Bd. 1, S. 670 u. f. 1934.

Nur an eine sehr seltene Erkrankung sei kurz hier erinnert, nämlich die Bronchiolitis pseudomembranacea acuta, die mit hohem Fieber, Schüttelfrost und blutigem, Bronchialgerinnsel enthaltenden Auswurf beginnen kann. Bei dieser Erkrankung ist aber die Atemnot meist sehr viel ausgesprochener, weil die Gerinnsel im großen Umfang die Bronchien verstopfen. Häufig kommt es auch namentlich im Beginn zu mehr oder minder erheblicher Hämoptoe. Die Kranken klagen auch oft über Druckgefühle hinter dem Brustbein und über ein Gefühl von Wundsein an dieser Stelle, aber nicht über Seitenstechen. Die Untersuchung ergibt naturgemäß keinerlei Dämpfungen, oft dagegen wegen der Verstopfung der Bronchien ein auffallend abgeschwächtes Atemgeräusch neben geringen feinblasigen Rasselgeräuschen. Bronchiolitis pseudomembranacea acuta

Aus alledem ergibt sich, daß der Arzt in jedem Falle einer unklaren, akut einsetzenden fieberhaften Erkrankung an die Möglichkeit einer zentralen croupösen Pneumonie denken soll. Er soll deshalb die Lunge täglich untersuchen und vor allem Röntgenaufnahmen nie unterlassen.

2. Anfangszustände einiger anderer Krankheiten.

Selbstverständlich liegt es nahe, in Epidemiezeiten zuerst an die herrschende Erkrankung zu denken und nach deren Anfangssymptomen zu fahnden; auch deshalb, weil die Frühdiagnose des Infektes aus seuchenhygienischen Gründen wichtigste Aufgabe des Arztes ist. Man wird also zur Zeit einer Masernepidemie beispielsweise auf Conjunctivitis, Schnupfen, KOPLIKsche Flecke und die Diazoreaktion achten und während einer Scharlachepidemie nach anfänglichem Erbrechen und einer Angina fahnden. Aber abgesehen von den exanthematischen Krankheiten, die in einem späteren Kapitel ihre Darstellung finden, sollen einige Krankheiten hier besprochen werden, deren Anfangsstadien erfahrungsgemäß differentialdiagnostische Schwierigkeiten machen. Es sind anfangs unklare fieberhafte Erkrankungen, die später ebenso wie die Pneumonie ausgesprochene Lokalzeichen hervorrufen können. Zunächst ist die Meningitis epidemica zu nennen. Bei stürmischem Verlauf können meningitische Symptome bei ihr ausnahmsweise fehlen. An eine derartige Möglichkeit muß man denken, wenn zur Zeit einer Meningitisepidemie unklare, hoch fieberhafte, der zentralen Pneumonie im Gesamthabitus ähnliche Erkrankungen (auch mit Herpes) auftreten. Die Meningokokkenallgemeininfektion bzw. -sepsis kann auch sporadisch auftreten und ohne meningitische und Liquorsymptome zu schweren Allgemeinstörungen mit tertianaähnlichem Fieber (STRAHL) oder auch zu einer „Lentaform der Meningokokkensepsis" (HEGLER) und Endokarditis führen. Die Meningokokkensepsis kann einerseits das Krankheitsbild einleiten und erst später, nach Wochen, zur Meningitis führen und andererseits nach scheinbarer Abheilung einer Meningitis epidemica, auftreten. Meningitis epidemica.

Auch die HEINE-MEDINsche Krankheit, die Poliomyelitis acuta, kann in ihrem präparalytischen Stadium zunächst das Bild einer schwer zu deutenden fieberhaften Erkrankung ohne ausgesprochene Lokalzeichen darbieten. Es gibt aber während der Epidemien auch nicht selten Fälle, die überhaupt nur mit abortiven Nasenrachensymptomen, ruhrähnlichen Durchfällen, flüchtigen Paresen und Areflexien und passagerem Meningismus verlaufen. KRAUSE[1]) fand unter 99 Fällen nicht weniger als 14 solche abortiven Formen. In typischen, kompletten Fällen kann das Fieber akut und hoch einsetzen, schon nach einem Tage kritisch abfallen, aber auch einige Tage anhalten und dann lytisch heruntergehen. Es kommen ferner nach schon erreichter Entfieberung aufs neue Temperatursteigerungen vor und endlich Fälle, bei denen die Temperatursteigerung HEINE-MEDINsche Krankheit

---

[1]) W. KRAUSE, Ärztl. Wochenschr. 1948, S. 168.

so flüchtig ist, daß sie übersehen werden kann. Es werden dabei also ganz verschiedene Fiebertypen beobachtet. Der Puls ist mitunter arrhythmisch, in der Regel beschleunigt, ja es kommen paroxysmal einsetzende Tachykardien vor, während Pulsverlangsamungen wohl nur bei den bulbären und meningitisch stark komplizierten Formen beobachtet werden. Auch die Atmung kann erheblich beschleunigt sein. Dies erklärte sich in manchen· Fällen durch eine Bronchitis, ist aber mitunter bereits Ausdruck einer Schwäche der Atmungsmuskulatur. Es ist differentialdiagnostisch nicht unwichtig, daß dann eine verstärkte Aktion der inspiratorischen Hilfsmuskeln fehlt, wie sie bei anders z. B. durch Bronchitiden bedingter Beschleunigung der Atmung zu beobachten ist.

Der Blutbefund ergab bei Epidemien in Deutschland meist Leukopenie mit Lymphocytose, von amerikanischen Autoren wurden aber auch polynucleäre Leukocytosen beschrieben. Auch DENNIG[1]) fand bei einer Stettiner Epidemie im Beginn mäßige Leukocytose mit Linksverschiebung.

Bis zum Eintritt der Lähmungen können nun aber andere Symptome vorhanden sein, die die Diagnose schwierig machen. Bei manchen Epidemien waren anfänglich nur Bronchitiden nachweisbar. Bei anderen Epidemien überwogen Erscheinungen von seiten des Verdauungstractus, wie Erbrechen, Speichelfluß und ruhrähnliche Diarrhoen. Auch ein dem Typhus ähnlicher Beginn ist beobachtet. In der Regel fehlt allerdings bei Poliomyelitis die Milzschwellung. Recht häufig sind heftige Leibschmerzen als Initialsymptom, so daß mehrfach Verwechslungen mit Appendicitis vorgekommen sind. E. MÜLLER beschrieb übrigens eine Poliomyelitis, die sich mit einer wirklichen Appendicitis kombinierte. Auch masern- und scharlachähnliche Exantheme kommen vor, im letzteren Falle sogar von groß lamellöser Schuppung gefolgt, ebenso Miliaria crystallina. Herpes labialis ist selten. Wohl aber werden Eruptionen von Herpes zoster als Ausdruck des Übergreifens des krankhaften Prozesses auf die Spinalganglien beobachtet. Berücksichtigen wir weiter, daß auch cerebrale Reizerscheinungen wie Zähneknirschen, Augenverdrehen, Zuckungen, Zittern, Somnolenz oder Inkontinenz der Blase bisweilen die Szene eröffnen, so muß man in der Tat sagen, daß die Anfangsstadien der Poliomyelitis ein verwirrendes Bild aufweisen können. Um so wichtiger ist, daß man bei einem so unklaren Bilde auf die kennzeichnenden Frühsymptome achtet und nach ihnen fahndet. Es ist dies in erster Linie die oft stark ausgesprochene Hauthyperästhesie, welche die Kranken jeden Versuch der Untersuchung abweisen läßt. Diese Hyperästhesie und die gleichfalls mitunter vorhandenen Spontanschmerzen, sowie heftige Druckempfindlichkeit der Muskulatur und der Nervenstämme können aber auch irreführen. Die Fehldiagnose einer Appendicitis wurde schon oben erwähnt, aber auch Irrtümer anderer Art, wie z. B. die Annahme eines Gelenkrheumatismus, einer Coxitis oder sogar einer Schulterluxation sind durch die Schmerzhaftigkeit erklärlich.

Wie stark und eigentümlich die Schmerzen im Initialstadium dominieren können, zeigte mir folgender Fall: 7jähr. Knabe, akut, hochfieberhaft erkrankt, leidet vor allem an kurzen, äußerst heftigen Anfällen von Schmerz in beiden Händen und Füßen. Zunächst keine Lähmungen, keine Areflexie, keine sensiblen Störungen, Gelenke o. B. Nach 4 Tagen trat rasch schlaffe Tetraplegie mit totaler Areflexie auf; dabei hörten die Schmerzen schlagartig auf. Keine Nackenstarre, kein Kernig.

Auch manche Fälle von Serumerkrankung können wegen des Fiebers und der heftigen Schmerzen und der durch sie erzwungenen Bewegungslosigkeit ein der HEINE-MEDINschen Erkrankung sehr ähnliches Bild hervorrufen. Außer der Hyperästhesie ist die Nackensteifigkeit häufiges Frühsymptom. Sie erreicht

---

[1]) DENNIG, PETTE, Zentralbl. Med. Nordwestdtsch. Ges. inn. Med. Januar 1933.

selten den Grad wie bei Meningitiden, ist aber doch schon für das präpara-
lytische Stadium, in dem DENNIG sie in 38% der Fälle fand, wichtig. Das
KERNIGsche Symptom ist noch inkonstanter.

Außerdem sind starke anfängliche Schweiße für die Poliomyelitis kennzeichnend. Für sie spricht ferner das Auftreten einer Hypotonie mancher Muskelgebiete besonders in Verbindung mit dem Verschwinden der Sehnenreflexe.
Die Hypotonie der Bauchmuskulatur kann zu einem stärkeren Meteorismus
führen, bei dem auch die Bauchdeckenreflexe fehlen können. Man prüfe also
das Verhalten der Bauchmuskulatur. Verdächtig ist besonders auch bei einer
unklaren fieberhaften Erkrankung das einseitige Fehlen der Sehnenreflexe.
Endlich treten in den später gelähmten Gebieten, aber auch in anderen später
verschont bleibenden, schon anfänglich mitunter Spontanzuckungen auf, die
auf die Entwicklung einer Poliomyelitis verdächtig sind.

Von entscheidender diagnostischer Bedeutung aber ist im präparalytischen
Stadium die Liquoruntersuchung; sie ergibt nach DENNIG, PETTE u. a. auch
in diesem Stadium bereits deutliche pathologische Befunde: Vor allem deutliche
Pleocytose, die mit Eintritt der Lähmungen oft bereits absinkt, aber nur geringe
Eiweißvermehrung, auch uncharakteristische Kolloidkurven. Der bakteriologische Befund ist negativ. Der Liquorzucker soll meist etwas erhöht sein.
Der Liquorbefund ist also im paralytischen Stadium meist geringer und unsicherer
als vorher. Natürlich können auch andere akute Meningitiden im Initialstadium (epidemische, tuberkulöse, luische u. a.) und auch „Meningismus"
(z. B. bei Grippe, Pneumonie u. a.) ähnliche Liquorbefunde zeitigen. Aber
wenn man diese am Ort einer Poliomyelitisepidemie und womöglich in der
Umgebung von Kranken konstatiert, sind sie diagnostisch doch sehr wichtig,
oft entscheidend. Die Diagnose des präparalytischen Stadiums der Kinderlähmung ist aber heutzutage — das muß nachdrücklich betont werden —
darum so wichtig, weil es nach Meinung erfahrener Autoren nur in diesem
Stadium gelingt (durch rechtzeitige Serumtherapie), noch erfolgreich einzugreifen.
Sind die Lähmungen bereits eingetreten, dann ist zwar die Diagnose klar, aber
es ist auch meist zu spät für erfolgreiches therapeutisches Handeln. Übrigens
gehen manche Lähmungen so rasch wieder zurück, daß man nur bei sehr sorgfältig beobachteten Kranken von ihnen etwas erfährt. Mitunter sind sie auch
nur in sehr geringem Umfange vorhanden, z. B. auf die leicht übersehbaren
Lähmungen der Bauchmuskeln oder eines Beinmuskels beschränkt.

Auch die Encephalitis epidemica kann anfangs das Bild eines symptomenarmen Fieberzustandes hervorrufen. Wie häufig die Encephalitis im akuten
ersten Stadium überhaupt als uncharakteristisches, der Grippe ähnliches Krankheitsbild verläuft, kann man aus der Tatsache lernen, daß zahlreiche Kranke
mit Parkinsonismus postencephaliticus sich nur an eine „gewöhnliche Grippe",
bisweilen gar nicht besonders schwerer Art, als Primärkrankheit erinnern.
Im übrigen hat die Encephalitis mit der Poliomyelitis den influenzaähnlichen
Fieberverlauf, bzw. die Verschiedenheit der Fiebertypen gemein und auch die
Neigung zu starken Schweißen; gelegentlich hält aber auch das Fieber längere
Zeit an. Ein Milztumor kommt nicht regelmäßig vor. Der Blutbefund ist nicht
charakteristisch.

Encephalitis epidemica.

In den meisten Fällen von MATTHES wurde im fieberhaften Stadium eine mäßige Leukocytose mit Polynucleose gefunden, aber auch normale Zahlen kamen vor. In einem Falle,
der unter Temperaturanstieg bis auf 40 am 14. Tage nach dem Ausbruch tödlich endete,
wurde 4 Tage vor dem Tode dagegen nur 6500 Leukocyten mit nur 50% Polynucleären,
48% Lymphocyten, 1% Mononucleären und 1% Eosinophilen festgestellt. HUSS hat dagegen während des Fiebers ein Absinken der Leukocytenwerte gesehen, das später von
einer Lymphocytose gefolgt war. Auch LÖFFLER und STAEHELIN haben Leukocytose und
Leukopenie mit und ohne Vermehrung der Lymphocyten beobachtet.

Differentialdiagnostisch ist also das Blutbild nicht zu verwerten; höchstens in den Fällen mit Leukocytose spricht es gegen Typhus, an den man bei dem anfangs symptomenarmen Bild leicht denken kann. Am ähnlichsten kann aber der Beginn einer Influenza sein, da die verschiedenen Fiebertypen, das wechselnde Blutbild, die starken Kopfschmerzen und das ausgeprägte Krankheitsgefühl beiden Erkrankungen gemeinsam sind. Finden wir doch, wie schon erwähnt, in der Vorgeschichte vieler Kranker mit postencephalitischem Hirnsiechtum die Angabe, der Arzt habe nur eine leichte Grippe festgestellt.

Besonders sei hervorgehoben, daß neben dem Kopfschmerz, den Nacken- und den Rückenschmerzen auch ausgeprägte Neuralgien und Myalgien ebenso wie bei Influenza dem Frühstadium der Encephalitis eigen sein können. STAEHELIN erwähnt z. B. einen Fall, in dem ein Kranker wegen einer unerträglichen Hodenneuralgie sich schon zur Exstirpation des Hodens entschlossen hatte, als dann plötzlich die Schlafsucht einsetzte und damit die Diagnose klar wurde. Auch die Fehldiagnose Appendicitis ist bisweilen auf Grund der Bauchschmerzen gestellt worden. Nicht selten sind die Myalgien von heftigen Muskelkrämpfen besonders des Bauches und der Oberschenkel begleitet. Anfängliches Erbrechen ist nicht ungewöhnlich, auch Übelkeit, Appetitlosigkeit und Beschwerden wie Magendrücken und epigastrischer Schmerz können anfangs die Diagnose irreführen. Singultus ist gleichfalls ein häufiges Frühsymptom, das man, als wahrscheinliches Äquivalent der Encephalitis, förmlich epidemisch („Singultusepidemien") hat auftreten sehen. Auffällig sind mitunter hartnäckige Obstipation und Erschwerung des Harnlassens. Eine ausführliche Schilderung der bei der Encephalitis drohenden Irrtumsmöglichkeiten soll später gegeben werden.

Trichinose Unter dem Bilde einer unklaren, hoch fieberhaften Erkrankung kann auch die Trichinose verlaufen, namentlich wenn die anfänglichen Magendarmerscheinungen fehlen. Sie wird bei den fieberhaften Muskelerkrankungen ausführlich geschildert. Hier sei nur bemerkt, daß sie wie ein Typhus oder Paratyphus beginnen kann. Die Trichinose kann, abgesehen von ihrem Auftreten als Gruppenerkrankung, von dem kennzeichnenden Gedunsensein der Augenlider und der mitunter schon frühzeitig ausgeprägten Muskellähme mit Areflexie, besonders an ihrem Blutbild erkannt werden, einer mäßigen Leukocytose mit hochgradiger, bis 50% und darüber betragender Eosinophilie; jedenfalls muß eine derartige Eosinophilie bei einer fieberhaften Infektionskrankheit sofort den Verdacht auf Trichinose wecken. Denn sie kommt in diesem Maße bei keinem anderen akuten Infekt vor.

Pest. Endlich kann auch die Pest unter dem Bilde einer hoch fieberhaften Infektionskrankheit akut einsetzen. Man braucht sie freilich nur in Erwägung zu ziehen, wenn eine Infektionsmöglichkeit besteht, also namentlich bei Erkrankungen auf Schiffen, die aus pestverdächtigen Gegenden kommen und auch bei Laboratoriumsinfektionen, wie seinerzeit in Wien. Für die Pest ist kennzeichnend, daß die Kranken starken Schwindel haben; sie taumeln, fallen leicht und zeigen deshalb oft Hautabschürfungen. Bei Verdacht auf Pest sehe man sofort auf Drüsenschwellungen, Pestbubonen, nach. Sie sind sehr druckempfindlich, so daß an dieser Druckempfindlichkeit kaum fühlbare Drüsenschwellungen bereits als pestverdächtig erkannt werden können. Im Punktat eines solchen Bubo läßt sich der Nachweis der Pestbacillen leicht führen. Der primäre Pestbubo sitzt meist in der Leistenbeuge; darum wird vom Kranken oft das Bein im Hüftgelenk etwas gebeugt gehalten. Nach JOCHMANN kommt es vor, daß dieser Bubo sehr zurücktritt, dafür aber die iliacalen Drüsen in der Tiefe sich entzünden und einen perityphlitischen Tumor vortäuschen. In der Umgebung von Bubonen kann das Unterhautzellgewebe ödematös durchtränkt sein und beim Beklopfen ein eigentümliches Gefühl, das sog. Gallertzittern, geben; auch können durch dieses Ödem die Konturen, insbesondere die normalen Gruben, wie die Suprascapulargrube verstrichen werden. Außer den Bubonen ist besonders, wenn die Pestbacillen in die Blutbahn eingedrungen sind, das Auftreten von Hautblutungen und Geschwüren, der sog. Pestkarbunkeln häufig.

Das Blutbild zeigt mäßige Leukocytose. Pestbacillen sind im Blut meist nachzuweisen. Die höchst infektionsgefährliche Lungenpest verläuft unter dem Bilde einer atypischen Pneumonie oft mit blutigem Sputum.

Ihr ähnelt übrigens die in den letzten Jahren auch in Deutschland häufig beobachtete Psittacosis (Papageienkrankheit), die gleichfalls unter dem Bilde atypischer Pneumonie und typhusähnlicher Benommenheit verläuft. (Näheres über Psittocosis im Kapitel der Pneumonien.)

Anhang.

Tularämie.

Während die Pest in Deutschland und überhaupt in Europa nicht vorkommt und zu den Tropenkrankheiten gehört, auf die in diesem Buche nicht näher eingegangen werden soll, ist die Tularämie[1]), die pestähnlich verlaufen kann, Tularämie. heute auch in Europa nicht selten vorgekommen. Sie wurde zuerst in Japan, Nordamerika und Rußland beobachtet; teils in größeren, teils in kleinen Epidemien. Es wurde aber auch über epidemisches Auftreten von im ganzen etwa 600 Fällen (1936/37) in Südmähren, der Slowakei und Niederösterreich berichtet (DAVID[2]). In Norddeutschland sind allerdings noch keine sicheren Fälle bekannt geworden. Während des Krieges hat SCHULTEN[3]) epidemisches Auftreten an der Ostfront beobachtet; es handelte sich im allgemeinen um gutartige Fälle. Neuerdings hat J. ECKEL[4]) über gehäuftes Auftreten von Tularämie im Bereich von Wien 1946 berichtet.

Der Erreger ist das Bacterium tularense, das im wilden Kaninchen, Eich- und Erdhörnchen, Hasen, Ratten und Mäusen, weit seltener in Katzen, Schafen und bei Vögeln vorkommt und durch Stich von Zecken oder Schmeißfliegen, selten durch direkten Kontakt mit tierischen Organen, auf den Menschen übertragen wird; auch Laboratoriumsinfekte wurden öfters beobachtet.

Der Erreger ist ein 0,3 bis 0,7 μ langes, unbewegliches, nicht nach GRAM färbbares Stäbchen, das nur auf einem Menschen- und Pferdeblutnährboden gedeiht (FRANCIS).

Nach einer Inkubation von 4—9 Tagen kommt es zu Fieber, oft zu Schüttelfrost, Kopfweh und Gliederschmerzen. Besonders kennzeichnend ist für die Mehrzahl die allgemeine oder auch örtliche Lymphadenitis mit häufiger Vereiterung einiger Drüsen. Während dieser Zeit finden sich mäßige Leukocytose meist mit Lympho- und Monocytose, oft mit sekundärer Anämie und nicht selten allerlei Hautausschläge.

FRANCIS unterschied einen oculo-glandulären Typus (mit allgemeiner Lymphadenitis und Conjunctivitis), bei dem der Infekt auf der Conjunctiva sitzt, einen ulcero-glandulären Typus, den oben erwähnten, mit pestähnlicher Lymphadenitis und Vereiterung von Drüsen, und endlich eine typhusähnliche, langwierige Verlaufsform ohne deutliche Lokalsymptome; die letztere soll nach HEGLER relativ oft nach Laboratoriumsinfektionen vorkommen. Die beiden ersteren Formen verlaufen relativ kurz innerhalb 5—8 Wochen fieberhafter Krankheit, die letztere kann viele Monate lang dauern. Im ganzen gilt das Leiden — im Gegensatz zur Pest — als gutartig. Die Mortalität der

[1]) Handbuch der inn. Med. v. BERGMANN-STAEHELIN, Bd. 1, S. 1251 u. f. 1934.
[2]) DAVID, Prag. med. Zeitschr. 1937, H. 8. Vgl. ebenda die Referate von LUKAS und TOMACEK.
[3]) SCHULTEN und SCHEPPACH, Münch. med. Wochenschr. 1943, Nr. 32/33. [4]) J. ECKEL, Wien. klin. Wochenschr. 1946, S. 75. —

europäischen Fälle war sehr gering. Sie kann aber, wie PULLEN und STUART[1]) aus USA. berichteten, auch auf 7,55% steigen.

In der südmährischen Epidemie wurde besonders oft die „Extremitätenform" beobachtet: mit und ohne primäre Geschwüre, besonders an den oberen Extremitäten, kam es zur Vereiterung der Achsel- und Cubitaldrüsen. Auch eine „Halsform" war häufig: nach einer eigenartigen Angina trat schwere Lymphadenitis colli auf, die — auch wegen der häufigen Fistelbildung — der tuberkulösen sehr ähnelte. Die Augenform wurde von den tschechoslowakischen Autoren sehr selten (in 3% der Fälle) gefunden. Auch die typhusähnlichen Fälle waren bei ihnen selten. SCHULTEN beobachtete leichte Milzvergrößerung, bisweilen fleckfieberartige Ausschläge und Störungen von seiten des Nervensystems, wie Meningismus, Doppeltsehen, passagere Gliederparesen u. a. m.; bei letzteren fanden sich im Liquor geringe Pleocytose und schwach positive Globulinreaktion.

Die Diagnose ist in den ersten beiden Wochen durch den Tierversuch, nach dieser Zeit durch die Agglutination, die hohe Titerwerte (bis 1:1200) ergeben kann, zu sichern. Bisweilen soll Mitagglutination der Brucella melitensis und Bang vorkommen. Zuverlässig und einfach ist die Intracutanprobe mit dem Tularämietest von FORSAY, die nach 24—36 Stunden eintritt und etwa 5 Tage persistiert. Sie ist bereits in der ersten Woche positiv, also als einfaches und eindeutiges Frühdiagnosticum verwendbar. Allerdings ist die Intracutanprobe auch bei ehemals Kranken bis zu einem Jahr nach der Infektion noch nachweisbar; dies ist bei der Bewertung der Probe differentialdiagnostisch wohl zu bedenken.

Differentialdiagnostisch kommen Bubonenpest, Typhus, Grippe, Maltafieber, Banginfektionen, die Rattenbißkrankheit (Sodoku), die Sporotrichose und bisweilen (im Beginn) das Lymphogranulom in Betracht. Pest, Sodoku und Sporotrichose sind als ausgesprochene Tropenleiden leicht auszuschließen. Die Grippe wird ebenfalls kaum diagnostische Schwierigkeiten bereiten, ebensowenig das Lymphogranulom, dessen Diagnose ja auch durch den histologischen Drüsenbefund meist leicht gelingt. Typhus, Morbus melitensis und Bang werden durch ihre spezifischen serologischen und bakteriologischen Befunde von der Tularämie unterschieden werden, die BANGsche Krankheit auch durch ihren typischen Fieberverlauf. Bei „innerer Tularämie" können Hilusveränderungen, Infiltrate und Pleuritiden auch an Tuberkulose denken lassen (SCHULTEN[2]). Negativer Bacillenbefund und flüchtiger gutartiger Verlauf unterscheiden aber die erstere meist von der letzteren.

Neuerdings haben HANS W. SCHMIDT[3]) die praktische Bedeutung der Diagnose und auch der Therapie der Tularämie und H. JUSATZ[4]) die epidemische Verbreitung der Seuche in Europa dargelegt. RANDERATH[4]) hat die pathologische Anatomie des Leidens bearbeitet. Auf diese neueren Arbeiten sei ausdrücklich verwiesen.

3. Der Typhus abdominalis.

Die Diagnose eines ausgesprochenen Typhus wird in der Praxis nur selten verfehlt. Bei einem unklaren Infektionszustand denken unsere Ärzte meist rechtzeitig an die Möglichkeit eines Typhus.

Zwar kommen genug Fälle vor, die anfangs vom Schulbild abweichen und nicht den allmählichen Beginn mit ausgesprochenen Prodromalerscheinungen, wie Kopfschmerz, Abgeschlagenheit, Kreuzschmerzen und langsam staffelförmig ansteigendem Fieber zeigen. Ich habe wiederholt Fälle gesehen, die mit Schüttelfrost und sogar mit Herpes begannen. Aber dies sind immerhin Ausnahmen, ebenso wie der Beginn mit deliranten Zuständen. Meist ergeben sowohl die Anamnese als auch die Beobachtung besonders der nosokomialen,

[1]) R. PULLEN und B. M. STUART, Ref. Med. Wochenschr. 1946, S. 189. [2]) H. SCHULTEN, Dtsch. med. Wochenschr. 1943, Nr. 39/40. [3]) HANS W. SCHMIDT, Med. Klinik 1942. Nr. 30. [4]) H. JUSATZ, Med. Welt 1942, S. 822 u. f. [5]) E. RANDERATH, Münch. med. Wochenschr. 1943, Nr. 32/33.

also von Anfang an genau beobachteten Infektionen doch die eben geschilderten Symptome. An dem allmählichen Beginn der Erkrankung liegt es, daß der Arzt den Kranken in der Mehrzahl der Fälle zum ersten Male erst gegen Ende der ersten Krankheitswoche oder noch später sieht, wenn die Erscheinungen so stark werden, daß ärztliche Hilfe in Anspruch genommen wird. Sieht man den Kranken also zu dieser Zeit, so ist auf folgendes zu achten. Typhuskranke sehen dann meist sehr charakteristisch aus. Allgemeineindruck. Das Gesicht ist gewöhnlich im ganzen leicht diffus gerötet, die Rötung bevorzugt jedenfalls nicht so die Wangen, wie bei der Pneumonie. Es kann aber schon ziemlich frühzeitig ein leichter cyanotischer Anflug vorhanden sein, der teils, wenn auch selten, durch die Bronchitis, teils und häufiger durch Kreislaufschwäche bedingt ist. Wenigstens sieht man diese angedeutete Cyanose auch bei schwereren Fällen, die ohne Bronchitis verlaufen, und gerade solche schwere Fälle können sogar neben der Cyanose eher eine gewisse Blässe an Stelle der Rötung zeigen. Schwer Typhuskranke können in ihrem Gesamthabitus mitunter auch Kranken mit lokalen oder allgemeinen Peritonitiden ähnlich sehen. Sie sehen „abdominal" aus, nur daß sie nicht die Pulsbeschleunigung der Peritonitis aufweisen. Eine Schwellung des Gesichtes, wie wir sie angedeutet bei Pneumonie und ausgesprochener bei Fleckfieber sehen, ist dem Typhus dagegen meist nicht eigen.

Bezüglich der Tonsillen lauten die Angaben höchst verschieden. WAGNER[1]), der mit anderen Autoren geneigt ist, nicht den Magendarmkanal, sondern den Rachenring als Eingangspforte der Infektion aufzufassen, gibt an, oft Anginen gesehen zu haben. Er zitiert v. DRIGALSKI, der in 40% der Fälle die Angina als initiales Symptom des Typhus beschrieb. Andere Kenner des Typhus, auch ich, haben aber nur selten Anginen im Beginn des Typhus beobachtet. (Über die Angina ulcerosa typhosa vgl. das nächste Kapitel.)

Recht kennzeichnend ist beim Typhus das Aussehen der Zunge. Sie ist Zunge. im Beginn der Erkrankung meist stark belegt und trocken, aber häufig an einem dreieckigen Bezirk an der Zungenspitze und oft auch an den Seitenrändern frei von Belag. In späteren Stadien stößt sich der Belag meist ganz ab, und die Zunge sieht gleichmäßig rot aus, wenigstens wenn ausreichende Mundpflege geübt wurde. Wenn diese versäumt wird, so finden sich aber oft dunkel verfärbte „fuliginöse" Beläge auch in späteren Krankheitswochen.

G. KATSCH[2]) hat bei einem Material von 1225 Fällen zahlreiche Kranke mit Parotitis und 3mal Submaxillitis beobachtet; auch über Osteomyelitis und Encephalitis typhosa hat er berichtet, ebenso über häufige Conjunctivitis.

SCHNEIDER und SCHEURLEN[3]) haben auch gelegentlich Epididymitis bei Typhus beobachtet.

Die Milzschwellung ist meist gut zu fühlen, weil sie härter ist als bei Milz. anderen akuten Infektionen, z. B. als bei Sepsis. Milzschmerzen sind bei den Anfangstyphen meist nicht vorhanden, können im Verlauf eines Typhus aber auftreten und sind dann durch Perisplenitis bedingt, die die Folge einer Milzembolie oder eines Milzabscesses, übrigens sehr seltener Komplikationen, ist.

Der Nachweis einer stärkeren Bronchitis spricht bekanntlich im Rahmen Bronchitis. des bisher geschilderten Krankheitsbildes für Typhus. Allerdings kommen bronchitische Geräusche auch bei anderen akuten Infektionen vor, z. B. bei Miliartuberkulose oder bei Grippe, deren Krankheitsbild dem eines Typhus ähneln kann. Andererseits fehlt nachweisbare Bronchitis bei Typhus nicht selten.

---

[1]) WAGNER, Zeitschr. f. Medizinalbeamte 1921. H. 17.   [2]) K. KATSCH, Ärztl. Wochenschr. 1947, Ref. S. 543.   [3]) SCHNEIDER und SCHEURLEN, Zeitschr. f. Haut- u. Geschlechtskr. 1946, S. 105.

Stuhl-
beschaffen-
heit.
Das gleiche gilt von den charakteristischen Diarrhöen, den Erbsen-
suppenstühlen, die nur in etwa einem Drittel der Typhen beobachtet werden.
Häufiger beginnt bekanntlich der Typhus· mit Obstipation, die bei manchen
Kranken während der ganzen Krankheit anhalten kann.

Roseola.
Die Roseola tritt erst im Anfang der 2. Woche auf, und zwar oft am 9. Krank-
heitstage, also nicht wie beim Fleckfieber schon am 4.—6. Krankheitstage.
Bei den Typhen in Deutschland beschränkt sich die Roseola meist auf Bauch,
Brust und Rücken; es sind gewöhnlich auch nur vereinzelte Roseolen sichtbar.
Bei den Typhen dagegen, die MATTHES in Polen sah (Typhus polonicus), war die
Roseola oft sehr ausgebreitet und verschonte auch die Extremitäten nicht, so daß
Verwechslungen mit Fleckfieber häufig vorkamen. Übrigens kamen derartige
starke allgemeine Roseolaeruptionen auch in Deutschland schon früher vor;
HEINRICH CURSCHMANN [1]) berichtete, daß ihr Auftreten epidemieweise
schwankte. Auch er machte auf die Möglichkeit der Verwechslung einer besonders ausgebreiteten typhösen Roseola mit der syphilitischen und besonders dem Ausschlag des Fleckfiebers aufmerksam. Der Erfahrene kann sie
vermeiden, nicht nur wegen des zeitlich verschiedenen Auftretens, sondern
auch, weil die Typhusroseola in mehrfachen Schüben erscheint, die Roseolen des
Fleckfiebers dagegen alle ungefähr gleichzeitig. Wie alle reinen Erytheme verschwinden die Roseolen auf Druck mit einem Glasspatel. Da sie in einzelnen
Schüben auftreten, so finden sich frische neben älteren. Die Zeit, in der die
einzelne Roseole sichtbar bleibt, beträgt durchschnittlich etwa 5 Tage, selten
länger. Mitunter sind die Roseolen leicht erhaben und fühlbar. Bei ihrem Verschwinden kann es zu einer feinen Schuppung kommen, es können auch kleinste
braune Flecke an Stelle der Roseolen noch einige Zeit zurückbleiben. Roseolaähnliche Hautausschläge, die zur Verwechslung mit einer Typhusroseola führen,
treten nur bei wenigen Erkrankungen auf. Die wichtigsten seien kurz angeführt: Eine der typhösen absolut ähnliche Roseola beobachtete ich bisweilen
bei Bangkranken, während Hautausschläge nach Seruminjektionen und Arzneiexantheme fast nie in Form von Roseolen auftreten. Das gleiche gilt von
den Hauteruptionen bei septischen Prozessen. Die allergischen Ausschläge
verlaufen meist unter dem Bilde der Urticaria oder flächenhafter Erytheme
und die septischen in Form von Petechien. Dagegen können roseolaähnliche
Ausschläge bei Miliartuberkulose, epidemischer Meningitis und bei Trichinose
(auch· wegen der Ähnlichkeit des gesamten Krankheitsbildes) schon eher mit
Typhusroseolen verwechselt werden. Man denke jedenfalls daran und sehe
nicht das Vorhandensein von Roseolen als unbedingt beweisend für Typhus
an. Gelegentlich kommen auch andere Hautausschläge bei Typhus zur Beobachtung. Ich[2]) beschrieb eine Familien- und Ortsepidemie mit initialem
hämorrhagischem Exanthem, das nur in einem Schube aufschoß.

Später habe ich ein gleiches initiales hämorrhagisches Exanthem nur einmal bei einer
Frau in Mecklenburg beobachtet; die Blutkultur ergab Typhusbacillen, ebenso der Stuhl;
Thrombocytenzahl war vermindert. THALLER[2]) (Wien) hat später über ähnliche epidemische
Fälle mit initialem Aufschießen von Petechien berichtet. Diese Fälle haben diagnostisches
Interesse, weil sie leicht mit Fleckfieber verwechselt werden können!

Ferner wurden flüchtige masern- und scharlachähnliche Exantheme, dann
Blasenbildungen mit serös hämorrhagischem Inhalt (übrigens stets in späteren
Stadien und bei Fällen schlechter Prognose) endlich auch von GOTTSCHALK ein
variolaähnliches Frühexanthem[3]) beobachtet.

[1]) HEINRICH CURSCHMANN, NOTHNAGELs Handbuch, 2. Aufl. 1912. [2]) HANS CURSCH-
MANN, Münch. med. Wochenschr. 1910, Nr. 8. [3]) THALLER, Wien. klin. Wochenschr. 1923,
Nr. 45. [4]) GOTTSCHALK, Münch. med. Wochenschr. 1925, Nr. 1, dort auch die Literatur
über ungewöhnliche Ausschläge bei Typhus.

Etwa vorhandener Meteorismus und Ileocoecalgurren sind so viel- Meteoris-
mus.
deutige Symptome, daß sich aus ihnen bestimmte Schlüsse schwer ziehen
lassen; höchstens das Vorhandensein von sog. Dünndarmmeteorismus ist
für Typhus einigermaßen kennzeichnend.

Außer den bisher geschilderten Zeichen macht nun das Zusammentreffen
einer am Krankenbett leicht feststellbaren Symptomentrias die Diagnose
Abdominaltyphus fast sicher. Es ist dies die relative Pulsverlangsamung,
die Leukopenie mit Lymphocytose und die positive Diazoreaktion.

Der Puls ist beim Typhus nicht nur dikrot (allerdings meist nicht im Anfang, Puls.
sondern erst in der 2.—3. Woche), sondern im Verhältnis zur Höhe der Temperatur fast regelmäßig relativ verlangsamt; z. B. 90—100 Schläge bei einer
Temperatur von 40^0. Diese relative Bradykardie ist anderen Infektionen, z. B.
der Sepsis gegenüber, sehr markant. Eine Vagusreizung verlangsamt allerdings
den Puls in gleicher oder noch stärkerer Weise auch bei anderen fieberhaften
Erkrankungen, in erster Linie bei Meningitiden, Meningismen und im Beginn
der Encephalitis. Gelegentlich sahen MATTHES u. a. erhebliche Pulsverlangsamung bei Ruhr, während die Kranken noch fieberten.

Auch beim Fleckfieber kann der Puls anfänglich verlangsamt sein; allerdings nur ausnahmsweise. Recht häufig ist dagegen absolute oder relative
Bradykardie bei humaner Banginfektion (W. LÖFFLER). Auch während harmloser Grippeepidemien habe ich nicht selten relative Pulsverlangsamung beobachtet. Bisweilen kommt Pulsverlangsamung auch bei akuter Polyarthritis
mit beginnender Herzbeteiligung vor.

Die relative Pulsverlangsamung fehlt übrigens öfter bei jugendlichen Frauen
und Kindern mit Typhus; ebenso auch bei alten Leuten mit Arteriosklerose.
Besonders fehlt sie häufig in sehr schweren, von Anfang an zum tödlichen
Ende prädestinierten Fällen.

Über das Blutbild ist folgendes zu sagen. Mit Ausnahme der allerersten Blutbild.
Tage, in denen eine Vermehrung der weißen Blutkörper vorkommt, besteht fast
stets Leukopenie mit Lymphocytose und Verschwinden der eosinophilen
Zellen. 2—4000 Leukocyten und Lymphocytose bis zu 50% werden ganz gewöhnlich beobachtet; Ausnahmen kommen zwar vor, sind aber meist durch Komplikationen bedingt. MATTHES fand diese Leukopenie auch bei 80% der vor
der Erkrankung vaccinierten Fälle im Felde, die übrigbleibenden 20%
wiesen aber auch nur Werte von 5—6000 auf. Bei Kranken, die bereits im
Inkubationsstadium des Typhus vacciniert wurden, fanden sich jedoch einige
Male Zahlen bis zu 15000.

Die Thrombocytenzählung beim Typhus ergibt, daß in den ersten 2—4 Wochen eine
Thrombopenie besteht, die teils nach dem Abklingen des Fiebers, teils noch während
desselben in eine Thrombocytose umschlägt. Beiläufig sei bemerkt, daß in den von Frl.
Dr. WEISS untersuchten Fällen ein Parallelismus der Leukocyten- und Thrombocytenkurve
nicht bestand. In Fällen von hämorrhagischem Typhus wurde öfters relative Thrombopenie gefunden (R. STAHL, KAZNELSON). In Fällen von hämorrhagischem Typhus wurde öfters relative Thrombo-
Auch BREDNOW[1] fand im Blut die Eosinophilen fehlend, dagegen im Knochenmark
starke Eosinophilie und Zunahme der plasmacellulären Reticulumelemente, also ein stark
promyelocytäres Markbild.

Die Prüfung der Blutkörperchensenkungsgeschwindigkeit bei Senkungs-
probe.
Typhus ist diagnostisch wichtig. Meine Mitarbeiter C. BAHN und GERECKE [2]
haben zuerst gezeigt, daß die Senkung im Beginn des Typhus verlangsamt
oder normal ist. In 85% der Fälle zeigten sich erniedrigte, normale oder mäßig
beschleunigte Werte in diesem Stadium. Im weiteren Verlauf der Krankheit

---

[1] BREDNOW, Dtsch. Gesundheitsw. 1947, S. 215. [2] C. BAHN und GERECKE, Klin.
Wochenschr. 1926, 44.

nimmt die Senkungszeit zu und erreicht in der 3.—4. Woche die Höhe, wie bei anderen akuten Infekten [1]). Auch Frl. WEISS (unter MATTHES), STOLTENBERG, SCHULTEN u. a. bestätigten dieses Verhalten. Die Senkungsreaktion ist also heute ein wichtiges Frühdiagnosticum. Übrigens besteht kein ganz regelmäßiger Parallelismus zwischen niedriger Senkung und Leukopenie.

Diazoreaktion. Eine positive Diazoreaktion ist zwar vielen fieberhaften Erkrankungen eigen und deshalb für sich diagnostisch noch nicht beweisend. Sie gewinnt aber Bedeutung im Zusammentreffen mit der Pulsverlangsamung und Leukopenie. OTTO[2]) fand z. B. unter 250 Fällen von Typhus die Diazoreaktion zwischen dem 3. und 6. Krankheitstag in 91% auftreten. Die Diazoreaktion pflegt in den späteren Wochen beim Typhus im Gegensatz z. B. zum Verhalten bei Miliartuberkulose zu verschwinden.

Allerdings kommt eine ähnliche Symptomentrias auch bei anderen Krankheiten vor, nämlich bei Masern, manchen Banginfektionen, Meningitis tuberculosa und auch bei Fleckfieber. Bei leichten Typhusfällen kann die Diazoreaktion übrigens fehlen. Es gibt auch ganze Epidemien, bei denen sie auffallend häufig negativ ausfällt. Ihr Fehlen spricht also keineswegs mit Sicherheit gegen Typhus. Ihr positiver Ausfall ist aber — im Rahmen der übrigen Symptome — stets von großer diagnostischer Wichtigkeit.

Bakteriologische Untersuchung. Rasch läßt sich im Anfangsstadium des Typhus die Diagnose durch die bakteriologische Untersuchung des Blutes sichern. Sie ergibt in den ersten 8—10 Tagen sehr häufig ein positives Resultat; am sichersten mittels Kultur in Galleröhrchen, die in allen Apotheken vorrätig sind. In späteren Stadien werden die Bacillen im Blute seltener. Bei Typhusrezidiven sind sie meist wieder im Blute nachzuweisen. Der Nachweis der Bacillen im Blute ist nicht nur einfacher, sondern auch früher möglich als der in den Faeces oder im Urin. Dieser kommt daher erst in den späteren Wochen diagnostisch in Frage. Er ist aber deswegen unerläßlich, weil das Seuchengesetz vorschreibt, daß Typhuskranke aus Krankenanstalten nur entlassen werden dürfen, wenn eine zweimalige, in einem Zwischenraum von 8 Tagen erfolgte Untersuchung der Faeces das Freisein von Typhusbacillen ergeben hat. Daß man die Bacillen auch aus den Roseolen züchten kann, hat schon HEINRICH CURSCHMANN festgestellt. Auch sei bemerkt, daß es neuerdings gelang, die Typhusbacillen frühzeitig in dem mit der Duodenalsonde gewonnenen Darminhalt nachzuweisen. Weit wichtiger ist diese Art des kulturellen Nachweises aber nicht bei den Kranken, sondern bei den Bacillenausscheidern, die häufig im Duodenalinhalt Bacillen beherbergen.

Uns wurde eine als Bacillenausscheiderin hochverdächtige Frau eingewiesen. Die Stuhl- und Harnuntersuchung war jedoch 6mal negativ ausgefallen. Erst die Untersuchung des Duodenalinhaltes ergab sofort ein positives Resultat!

Die bakteriologische Typhusdiagnose ist heute durch die Züchtung auf speziellem Nährboden (Endoagar, Drigalski usw.) und durch die Prüfung mit Testserum im Laboratorium in verhältnismäßig kurzer Zeit zu stellen, ebenso die Differentialdiagnose zwischen Typhus, Paratyphus A und B.

Es ist übrigens fraglich, ob die von SCHOTTMÜLLER angegebenen hohen Zahlen positiver Blutbefunde nicht nur ausnahmsweise unter besonders günstigen Verhältnissen erreicht werden; wenigstens fand SCHMITZ, der unter ABELS Leitung während einer größeren Typhusepidemie in Jena untersuchte, in der ersten Woche nur 36,9% und in allen Wochen zusammengerechnet nur 26% positive Befunde.

Neuerdings hat OTT[3]) mitgeteilt, daß man vom 4. Tage nach Fieberbeginn an aus dem Sternalpunktat durch Untersuchung von 0,1—0,2 ccm Knochenmark Typhusbacillen sicherer züchten könne, als aus dem Blut, dem Stuhl und dem Harn der Kranken. KURT LIEBERMEISTER[4]) fand, daß beim Typhus in der 2. Woche und beim Paratyphus von

[1]) HANS CURSCHMANN, Münch. med. Wochenschr. 1933, Nr. 45. [2]) G. OTTO, Dtsch. Gesundheitsw. 1947, S. 58. [3]) A. OTT, Med. Klin. 1947, S. 68. [4]) K. LIEBERMEISTER, Ärztl. Wochenschr. 1948, S. 1127.

Anfang an die Sternalpunktion zuverlässigere bakteriologische Resultate liefert, als die Blutkultur. In der 1. Woche des Typhus ergeben Sternal- und Blutpunktion gleich zuverlässige Befunde.

Die GRUBER-WIDALsche Agglutinationsprobe ist im Gegensatz zu dem Auftreten der Typhusbacillen im Blut im Verlauf der ersten Woche meist noch nicht positiv, sondern wird es erst im Verlauf der 2. Woche; am häufigsten vom 9. Tage ab. Man darf den „Gruber-Widal" nur als positiv werten, wenn der Titer 1 : 100 oder höher beträgt. Der große diagnostische Wert der Probe wird etwas dadurch gemindert, daß durch das Serum der Typhuskranken eine Mitagglutination verwandter Bakterien erfolgt, insbesondere der Paratyphus- und Gärtnergruppe. Auch bei andersartigen Infekten (Coliinfektionen, Morbus Bang, Fleckfieber, Ruhr, Morbus Weil u. a.) findet man bisweilen positive Reaktionen (W. GAETHGENS und SCHULTEN). In seltenen Fällen kann die Reaktion während der ganzen Krankheit sehr schwach positiv oder negativ bleiben oder aber erst sehr spät auftreten. Ich beobachtete vereinzelte Fälle, in denen der Gruber-Widal erst nach $3\frac{1}{2}$ Wochen positiv wurde. Man hat die Zahl des dauernd negativen Gruber-Widals bei sicheren Typhusfällen auf 7,53% der Fälle berechnen wollen (ROTHMANN[1]).

Serologische Untersuchung

LÖHR[2]) stellte fest, daß man den Titer der Reaktion durch eine parenterale Eiweißinjektion (2 ccm Caseosan oder 5 ccm Milch intramuskulär) in die Höhe treiben und dadurch die Diagnose noch unklarer Fälle fördern kann. Falls das 12 Stunden nach dieser Injektion entnommene Blut noch keine diagnostisch auszeichnende Agglutination zeigt, kann man die Probe nach Injektion einer noch höheren Dosis wiederholen.

So wertvoll der positive Gruber-Widal bei einer unklaren fieberhaften Erkrankung diagnostisch ist, so ist er doch keineswegs ein untrügliches Zeichen dafür, daß es sich wirklich um Typhus handelt. Ganz abgesehen davon, daß die Probe bei Vaccinierten und bei solchen Kranken, die, wenn auch vor Jahren, einen Typhus überstanden haben, oft positiv ausfällt, wird der Agglutinintiter bei solchen Leuten, besonders bei oft geimpften Soldaten, noch jahrelang durch andere Infekte, vor allem Grippe, aufs neue erheblich gesteigert; und zwar auf diagnostisch scheinbar verwertbare Höhen (1 : 100 bis 1 : 250). Wenige Tage nach der Entfieberung (z. B. bei Grippe) sah ich[3]) übrigens diesen unspezifischen Gruber-Widal meist wieder erlöschen. Auch künstliche Heilfieber (Malaria, Pyrifer u. a.) können noch viele Jahre nach der Typhusimpfung den Agglutinationstiter vorübergehend steigern. Alle diese Tatsachen ändern aber nichts an der fundamentalen Bedeutung dieser Reaktion für die Diagnose des Typhus; allerdings nur unter besonderer Beachtung des eben erwähnten Verhaltens der Probe bei früher Vaccinierten.

Auch eine Hautreaktion wurde bei Typhus von COSTA[4]) beschrieben. Eine intracutane Injektion mit dem sterilisierten Filtrat einer 3 wöchigen Typhusbouillonkultur soll bei Typhuskranken negativ ausfallen, bei Rekonvaleszenten, Gesunden und an anderen fieberhaften Erkrankungen Leidenden dagegen positiv.

In den meisten Fällen läßt sich die Diagnose Typhus auf Grund der klinischen Merkmale stellen, wenn alle beschriebenen Symptome genau berücksichtigt werden. Die alte Klinik lehrte, daß man bei einer unklaren hoch fieberhaften Erkrankung neben dem Typhus in erster Linie an die kryptogenetische Sepsis und an die Miliartuberkulose denken solle. Die genauere Kenntnis der Symptome, namentlich des Blutbildes und der Senkung ermöglicht heute meist die Abgrenzung (vgl. auch die Kapitel Sepsis und Miliartuberkulose). Zur endgültigen Feststellung der Diagnose ist aber natürlich die bakteriologische und serologische Untersuchung von allergrößter Bedeutung.

---

[1]) ROTHMANN, Klin. Wochenschr. 1940. S. 1001.   [2]) H. LÖHR, Dtsch. med. Wochenschr. 1924. Nr. 17.   [3]) HANS CURSCHMANN, Dtsch. med. Wochenschr. 1923. Nr. 32.   [4]) COSTA, BOYER und GIRAUD, Cpt. rend. des séances de la soc. de biol. Tome 92. Nr. 2. 1925.

Das gilt auch von einer relativ seltenen Erkrankung, die dem Typhus
klinisch ähnlich sein kann, der Lymphogranulomatose mit vorwiegender Beteiligung der Milz und der Bauchlymphdrüsen. ROSENTHAL [1]) hat einen Fall
beschrieben, der durchaus als Typhus mit viermaligem Rezidiv imponierte
und bei dem nur der dauernd negative bakteriologische und serologische
Befund auf die richtige Diagnose leitete. Die HODGKINsche Erkrankung verläuft
bekanntlich öfter hoch fieberhaft, und zwar als „chronisches Rückfallfieber".
Gleiches bezüglich der Ähnlichkeit und Verwechslungsmöglichkeit gilt aber in
noch höherem Maße von der weit häufigeren humanen Banginfektion. Es gibt
nicht wenige Fälle von Morbus Bang, die nur durch die serologischen Proben
als solche zu erkennen sind, sonst aber dem Typhus völlig ähneln; besonders
gilt das von den nicht seltenen enteritischen und den vereinzelten mit Roseola
verlaufenden Fällen. Daß auch die Grippe bisweilen zu Anfang als Typhus
imponiert, ist allbekannt; zumal sie ja, wie bemerkt, auch mit Bradykardie,
niedriger Senkung und Leukopenie verlaufen kann.

Typhusähnlich können im Beginn auch die Fälle von Trichinose sein, bei
denen nur Allgemeinerscheinungen ausgeprägt sind. Die Diagnose ist aber aus
dem Blutbild (Eosinophilie) meist sofort zu stellen. Bemerkt sei, daß MAASE
und ZONDEK bei Trichinose eine positive WIDALsche Reaktion gefunden haben,
ein Ergebnis, das MATTHES u. a. in ihren Fällen nicht bestätigen konnten. Auch
bei WEILscher Krankheit habe ich in 2 Fällen positiven Gruber-Widal beobachtet.

Auch bei Tularämie wurden besonders beim Ostheer 1942—44 relativ oft
typhusähnliche Symptome beobachtet. Daß auch das Fleckfieber ein dem
Typhus ähnliches Syndrom erzeugen kann, werde ich noch besprechen. Bei
beiden Infekten gelingt es, durch die spezifischen Proben leicht die Differentialdiagnose gegenüber Typhus zu entscheiden.

VIERORDT hat seltene Fälle von tuberkulöser Peritonitis beschrieben,
die ziemlich akut beginnen und neben Fieber und Milzschwellung eine Leukopenie
mit Lymphocytose, ja mitunter eine Roseola aufweisen sollen. Der bald auftretende Ascites bewies jedoch, daß es sich nicht um Typhus handelte.

Auch andere Formen der Tuberkulose können gelegentlich zunächst an
Typhus denken lassen. ORTNER macht darauf aufmerksam, daß eine isolierte
Milztuberkulose oder eine Bauchdrüsentuberkulose oder endlich eine akute
Darmtuberkulose typhusähnliche Bilder geben könnten.

Kurz erwähnt sei auch die von LANDOUZY als „Typhobacillose" beschriebene
Form der akuten Tuberkulose. LANDOUZY wollte darunter Fälle von typhusähnlichem Verlauf verstanden wissen, bei deren Sektion sich nur allgemeine
Infektionsbefunde, aber keine Miliartuberkulose, sondern höchstens ganz
vereinzelte Tuberkelknötchen fänden. In der deutschen Literatur haben
diese Beobachtungen LANDOUZYs verhältnismäßig wenig Widerhall gefunden.
REICHE und auch SCHOLZ (Klinik SCHOTTMÜLLER) beschrieben eine solche
Form von perakuter Tuberkulosesepsis, bei der es nicht zur Ausbildung
von miliaren Knötchen, sondern nur zur Entstehung makroskopisch nicht
sichtbarer Nekroseherde kommt, die von Tuberkelbacillen wimmeln. SCHOLZ
ist der Ansicht, daß es sich dabei um eine Infektion mit besonders stark
virulenten Bacillen handeln möge. Der von ihm beobachtete Fall zeigte
alle Erscheinungen des Typhus mit Ausnahme der serologischen und bakteriologischen Blutreaktionen. Es waren sogar Paratyphusbacillen im Stuhl nachgewiesen. Die Diagnose war wegen des negativen Blutbefundes auf Miliartuberkulose gestellt worden [2]). GOSAU [3]) hat aus meiner Klinik einen solchen Fall
von akuter Tuberkulosesepsis klinisch und anatomisch beschrieben, die das Ende

In the left margin:
Granulom.
Morbus Bang.
Grippe.
Trichinose.
Tularämie und Fleckfieber.
Tuber-kulöse Peritonitis.
Tuber-kulose-sepsis.

[1]) ROSENTHAL, Dtsch. med. Wochenschr. 1916. Nr. 35.   [2]) SCHOLZ, Berl. klin. Wochenschr.
1918. Nr. 48.   [3]) GOSAU, Diss. Rostock 1935.

einer chronischen myeloischen Leukämie herbeiführte. SIEGMUND [1]) hat neuerdings über eine größere Reihe von Fällen von Sepsis tuberculosa acutissima berichtet, bei denen hochgradige Leukopenie und hyperchrome Anämie, Hautexanthem und hämorrhagische Diathese bestanden. Auch er fand disseminierte, herdförmige Nekrosen in allen Organen, die von Tuberkelbacillen, auch MUCHschen Granulis, wimmelten. SIEGMUND glaubt nicht an eine besondere Virulenzsteigerung der Erreger, sondern eher an eine wohl durch das Fehlen von Antigenwirkungen gekennzeichnete Reaktionslage des Wirtsorganismus.

Endlich können einige ausländische Erkrankungen typhusähnliche Bilder hervorrufen. Das gilt z. B. von der Tropenmalaria, deren Fieber einer Typhuskurve bei unregelmäßigem Verlauf wohl gleichen kann. Der Nachweis der Plasmodien gelingt dabei nicht immer leicht; man beachte deshalb die basophile Körnelung der Erythrocyten, die dem Typhus nicht zukommt. Die Tropica zeigt außerdem während des Fiebers auch keine Leukopenie. Schwierig kann auch bisweilen die Abgrenzung gegenüber dem Fünftagefieber und dem Maltafieber sein; bezüglich dieser Differentialdiagnosen verweise ich auf die diesen Krankheiten gewidmeten Kapitel. Typhusähnliche Bilder sind endlich als Anfangsstadien der STILLschen Krankheit beschrieben.

Malaria tropica.

STILLsche Krankheit.

a) Über Verlaufsweisen und Komplikationen des Typhus, die zu diagnostischen Schwierigkeiten führen können.

Zunächst sei des Typhus ambulatorius gedacht. Es kommt nicht selten vor, daß Typhuskranke durch ihre Erkrankung nicht ins Bett gezwungen werden. Meist handelt es sich dabei um leicht verlaufende Typhen, die nur geringes Fieber machen. Besonders oft sind es junge Arbeiter und Wanderburschen. Die Kranken sind aber dadurch besonders gefährdet, daß sie sich nicht schonen und keine Diät halten, weil sie nur geringe Beschwerden haben. Es kommen immer wieder Fälle vor, in denen eine plötzliche Darmblutung, eine Darmperforation oder ein hochfieberhaftes Rezidiv erst die Situation klären. Seuchenhygienisch sind diese Fälle deshalb beachtlich und unangenehm, weil sie besonders leicht zur Verschleppung und Ausbreitung der Infektion führen.

Typhus ambulatorius.

Falls der Arzt überhaupt konsultiert wird, sollten natürlich diese ambulanten Formen des Typhus nicht übersehen werden. Wie verzeihlich aber ein Übersehen des Typhus sein kann, zeigt folgende Beobachtung von MATTHES.

Mann, Mitte der dreißiger Jahre, litt an einer chronischen Stirnhöhlenerkrankung, die ihm dauernde heftige Kopfschmerzen verursachte. Da er sich zu der ihm vorgeschlagenen Operation nicht entschließen konnte, machte er zunächst zur Erholung eine längere Seereise. Anscheinend glänzender Erfolg. Sofort bei Rückkehr nach Deutschland „Rückfall" der alten Beschwerden. Die Untersuchung des fieberfreien Kranken ergab keinen sicheren Befund. Wenige Tage darauf wurde bei ihm ein sicherer Typhus festgestellt.

Fieberlos oder fast fieberlos und auch ohne Milzschwellung kann der Typhus im Greisenalter verlaufen.

Greisentyphus.

MATTHES beobachtete eine Greisin von 78 Jahren, die an multiplen Thrombosen im Stabkranz zugrunde ging und bei der Sektion neben den richtig diagnostizierten multiplen Thrombosen einen frischen Typhus in der zweiten Woche als Nebenbefund aufwies. Die Kranke hatte (bei klinischer rectaler Messung) nie gefiebert. Die Milz wurde sehr klein und atrophisch gefunden. Auch zwei andere Fälle von MATTHES im Alter von 80 und 75 Jahren hatten nie gefiebert. Der eine ging an einer Embolie der Arteria mesaraica zugrunde, der andere an einer Perforativperitonitis.

Auch Diabetiker, die ja auch sonst zu niedrigen Temperaturen neigen, können bei Typhus sehr niedriges Fieber zeigen.

Auch im Kindesalter verlaufen die Typhen häufig auffallend mild. Der Kindertyphus wird deshalb unverhältnismäßig oft verkannt. Kinder verträumen den Typhus, pflegte HEINRICH CURSCHMANN zu sagen. Es ist dieser leichte

Kindertyphus.

---

[1]) SIEGMUND, 23. Tagg nordwestdtsch. Ges. inn. Med. 1936.

Verlauf aber keineswegs die Regel. Vielmehr verlaufen bekanntlich viele Kinder-
und sogar Säuglingstyphen hochfieberhaft und auch sonst symptomreich.

Eine Untersuchung von GROSSER [1]) ergab übrigens, daß bei gesunden Säuglingen
und Kleinkindern die GRUBER-WIDALsche Reaktion gegen Typhus und Paratyphus
häufig merkwürdigerweise positiv ausfällt, so daß GROSSER glaubt, daß sie für Paratyphus
gänzlich unbeweisend sei und für Typhus nur, wenn sie höher als 1 : 40 ist.

Endlich sei erwähnt, daß der Typhus bei Geisteskranken, Hysterischen und Aggra-
vanten relativ leicht übersehen wird. Ich beobachtete z. B. eine ältere Hysterica, deren
Typhus wochenlang verkannt wurde, weil man der Kranken ihre Beschwerden nicht
glaubte und sie auch tatsächlich ihre Temperaturen künstlich erhöhte.

**Darm-
blutung.**   Von den Komplikationen des Typhus sei zunächst der recht häufigen
Darmblutung gedacht. Sie tritt meist erst in der dritten Woche oder noch
später auf, zu einer Zeit, zu der die Typhusgeschwüre ihre Schorfe abstoßen.
Eine einigermaßen erhebliche Darmblutung bei Typhus kündigt sich, noch
bevor das Blut im Stuhl erscheint, durch einen plötzlichen Temperatursturz an. Der Typhusblutstuhl ist meist dünn oder breiig und von dunkelrot-
brauner Farbe; also „blutfarbiger" als der Teerstuhl bei Ulcusblutungen. Ist
die Blutung sehr bedeutend, so verursacht sie natürlich auch entsprechende
Blässe und Steigerung der Pulsfrequenz mit gleichzeitigem Kleinerwerden des
Pulses. Unbedeutende, klinisch unauffällige Blutungen sind sehr häufig, sie
lassen sich als sog. okkulte Blutungen chemisch im Stuhl nachweisen. Sie
sind deswegen zu beachten, weil man bei ihrem Vorhandensein mit der Diät
besonders vorsichtig sein muß.

Milzruptur.   Tritt bei einem Typhuskranken plötzlicher Temperatursturz mit Kollaps ein,
so muß man auch an die (überaus seltene) Milzruptur denken. Sie ereignet
sich meist zur Zeit der stärksten Milzschwellung — Ende der zweiten Woche —
also früher als die Darmblutungen. Sie darf nicht übersehen werden, da sie
sofortige Operation indiziert. Das Blut fließt bei den in die freie Bauchhöhle
erfolgenden Milzrupturen gewöhnlich in die linke Seite des Leibes und ist
links unten als Erguß nachzuweisen.

**Hämat-
emesis und
Hämoptoe.**   Außer den Darmblutungen, deren Ursache — nämlich die Arrosion eines
Gefäßes — klar ist, kommen beim Typhus aber auch Blutungen aus anderen
Ursachen vor. So ist eine Hämatemesis bei Typhus mehrfach beschrieben
worden. MATTHES sah einmal eine starke Hämoptoe, deren Herkunft auch
durch die Sektion nicht aufgeklärt wurde. Anscheinend handelt es sich um
Blutungen per diapedesin. Gleiches kann vielleicht auch als Ursache des
**Nasen-
bluten.**   Nasenblutens bei Typhus angesprochen werden. JOCHMANN gibt an, daß er
Nasenbluten bei Typhus häufig beobachtet habe. Andere Autoren haben es
relativ selten gesehen.

**Haut-
blutungen.**   Ein hämorrhagischer Typhus mit Hautblutungen ist selten und meist
Zeichen einer schweren Infektion. Das gilt nicht von der Form mit initialem
hämorrhagischem Exanthem, die ich oben beschrieb (sämtliche Träger dieser
Komplikation genasen), wohl aber von den Fällen der 2.—4. Woche mit allgemeiner hämorrhagischer Diathese, vor allem mit bullöser Dermatitis. Es
scheint, daß diese Hautblutungen bei Infektionskrankheiten besonders dann
auftreten, wenn die Zahl der Blutplättchen unter 40000 sinkt.

Ikterus.   Ikterus ist bei Typhus selten, kommt aber doch gelegentlich vor, ohne
daß der Charakter der Erkrankung dadurch wesentlich geändert würde. Es
scheint nach E. FRAENKEL, daß es sich dabei um hämatogen entstandene
Cholangien kleiner Gallengänge handelt. Nach der Erfahrung der meisten
Autoren tritt dieser Ikterus erst in der 3.—5. Woche auf. Sehr selten wurde auch
bei Typhus akute gelbe Leberatrophie beobachtet (v. STRÜMPELL). Das von

---

[1]) GROSSER, Klin. Wochenschr. 1922. Nr. 8.

GRIESINGER beschriebene biliöse Typhoid in Ägypten gehörte nicht zum Typhus. Man hat es früher als eine besondere Form der Recurrens angesehen. Jetzt glaubt man, daß es sich dabei um WEILsche Krankheit gehandelt habe.

Wichtig in differentialdiagnostischer Beziehung sind die peritonealen Reizerscheinungen beim Typhus. Nicht selten ist z. B. bei Typhuskranken, die über Schmerzen in der Blinddarmgegend klagten, Appendicitis angenommen und operiert worden; übrigens meist ohne besonderen Schaden für den Verlauf des Typhus. Der typhöse Prozeß kann zwar zweifellos auf den Appendix übergreifen. In diesem Sinne mag man von einer typhösen Appendicitis sprechen. Aber die Fälle von Typhus, die als Appendicitis operiert werden, haben oft gar keine Veränderungen am Appendix ergeben. *Lokale Peritoneal-reizungen.*

Folgender Fall meiner Beobachtung veranschaulicht dies: 30jährige Frau wird vor 3 Wochen wegen „leichter Blinddarmentzündung" operiert. Der Befund am Appendix ergibt keine gröbere Entzündung. Pat. hatte schon vor der Operation scheinbar unregelmäßig leicht gefiebert (nicht gemessen) und kurzdauernden Durchfall gehabt. Nach der Operation steigen die Temperaturen langsam wieder an und produzieren in den letzten 8 Tagen typische steile Kurve. Keine Fröste, keine Schweiße. Örtliche Beschwerden fehlen, nur große Schlappheit, keine Somnolenz. Befund: Herz und Lungen o. B., ebenso Bauchorgane ohne krankhaften Befund; kein Milztumor; fragliche Roseola. Urin o. B. Keine Pyurie. Leukocyten 5000, Lymphocyten 32%, keine Linksverschiebung, Eosinophile 6%. Gruber-Widal 1:200 für Typhus positiv, für Paratyphus und Bang negativ. Serologischer und Blutbefund, Temperaturkurve und besonders das Fehlen jeder anderen Erkrankung sprachen also unbedingt für Typhus und für eine „Pseudoappendicitis".

Ferner ist es vorgekommen, daß eine Cholecystitis angenommen wurde und bei dem hohen Fieber eine operative Indikation gestellt wurde.

WOLFSOHN[1] hat Fälle von typhöser Pseudoappendicitis und echter Appendicitis beschrieben, bei denen der Nachweis der Typhusbacillen in den exstirpierten Appendices gelang, während vor der Operation die bakteriologische Untersuchung negativ ausgefallen war.

Anders steht es mit der Cholecystitis, bei der es sich in der Tat in manchen Fällen um eine spezifische Infektion der Gallenblase und dadurch bedingte entzündliche Veränderungen handelt. Doch sind von BENNECKE sichere pseudocholecystische Schmerzanfälle bei Typhuskranken beschrieben worden.

Meist soll bei den typhösen Pseudoappendiciten die bekannte Muskelabwehrspannung fehlen. Bei den cholecystitisähnlichen Zuständen können dagegen Muskelspannungen im Gebiet des rechten oberen Rectus vorkommen. Bei appendicitischen oder cholecystitischen Erscheinungen kann man, wenn die Diagnose Typhus gestellt ist, meist zuwarten, und wird sich nur unter ganz besonderen Umständen zu einem operativen Eingreifen entschließen.

Während die Differentialdiagnose gegenüber lokalen Erkrankungen wie Appendicitis und Cholecystitis nicht schwer ist, wenn überhaupt an Typhus gedacht wird, wird sie viel schwieriger bei allgemeinen peritonitischen Erscheinungen. Bei diesen ist zunächst die Diagnose Typhus, wenn sie nicht schon bekannt ist, nicht ohne weiteres aus den klinischen Erscheinungen zu stellen, da diese durch die der Peritonitis verwischt werden. *Allgemeine peritonitische Erscheinungen.*

In den meisten Fällen treten aber die peritonitischen Erscheinungen erst im Verlauf eines bereits diagnostizierten Typhus ein. Aber gerade dann ist die Situation sehr verantwortungsvoll, weil eine Perforationsperitonitis zwar einen sofortigen chirurgischen Eingriff indiziert, aber andererseits im Verlauf des Typhus sowohl Peritonismen mit starkem Meteorismus als auch echte akute Peritonitiden ohne Perforation (wenn auch sehr selten) vorkommen. Diese bedürfen dann nicht unbedingt der Operation, da die durch den Typhusbacillus selbst hervorgerufenen Entzündungen und Eiterungen verhältnismäßig gutartiger Natur sind.

---

[1] WOLFSOHN, Berl. klin. Wochenschr. 1915. Nr. 33.

Sehr akutes Einsetzen der peritonitischen Symptome, insbesondere das Auftreten des Perforationsschmerzes — „als ob etwas im Leibe gerissen sei" — und endlich der Perforativschock sind die Zeichen, die für eine Perforation sprechen. Leider sind sie, besonders bei benommenen Kranken, nicht immer deutlich ausgesprochen, obwohl auch diese durch den Perforativschmerz aus ihrem Sopor aufgerüttelt werden können. Auch das Vorhandensein starker Spannung und Einziehung der Bauchdecken spricht für Perforation; freilich kann die Perforation auch bei meteoristisch aufgetriebenem Leibe erfolgen.

Der Nachweis eines Pneumoperitoneum ist bei Perforationen oft nicht sicher zu führen; er kann auch durch gleichzeitig vorhandenen Meteorismus sehr erschwert werden. (Vgl. die Schilderung des Verhaltens der Leberdämpfung beim Kapitel peritonitisches Krankheitsbild.) Sehen kann man die freie Luft im Bauchfellraum vor dem Röntgenschirm. Da man aber peritonitisverdächtige Kranke nur in der Klinik röntgenologisch untersuchen kann, sei auf ein Symptom des Pneumoperitoneums aufmerksam gemacht, das sich als zuverlässig und leicht ausführbar bewährt hat: Man erhält am Rücken an der Lungen-Lebergrenze bei Plessimeterstäbchenperkussion Metallklang. Auch nehmen dort vorhandene Rasselgeräusche Metallklang an.

Im allgemeinen läßt sich allerdings wohl sagen, daß die Peritonismen und die nicht perforativen Peritonitiden sich bei Typhus langsamer zu entwickeln pflegen, und, daß die peritonitischen Symptome sich dabei erst allmählich ausbilden.

Bauch-decken-absceß. SCHOTTMÜLLER beschrieb einen Fall, in dem ein sich in den Bauchdecken entwickelnder Typhusabsceß ein peritonitisähnliches Krankheitsbild vortäuschte, da er zu starker Muskelspannung und Schmerzhaftigkeit führte.

Arterio-mesen-terialer Darm-abschluß. Erwähnt seien im Anschluß an die peritonitischen Symptome die akuten Dilatationen des Magens bei Typhus. Sie sind bei schweren Typhen nicht ganz selten und werden bei Obduktionen relativ oft gefunden.

In einem Falle von MATTHES hatte der Kranke heftig erbrochen, so daß Verdacht auf Peritonitis bestand. Bauchdeckenspannung und Vorwölbung der Magengegend fehlten aber; anscheinend weil der Kranke erbrochen hatte. Der Kranke ging am selben Tage zugrunde; die Sektion ergab eine akute Dilatation des Magens und des gesamten Duodenum bis zum Durchtritt desselben unter der Radix mesenterii. Ein mechanischer Verschluß war dort aber nicht vorhanden.

Der Fall beweist in Übereinstimmung mit den Untersuchungen von BRAUN und SEIDEL, daß es sich bei diesen akuten Dilatationen um eine primäre Lähmung der Muskulatur handelt und nicht um einen mechanischen Verschluß durch Abknickung des Duodenums oder des Pylorus. Dem entspricht auch das gewöhnliche Bild dieser akuten Dilatationen, die man übrigens außer beim Typhus am häufigsten nach Laparotomien sieht. Die Kranken brechen meist nur anfangs, bald füllt sich der Magen und zeichnet sich nun plastisch an den Bauchdecken ab. Peristaltik hat MATTHES bei den akuten Dilatationen niemals gesehen, ihr Fehlen spricht gegen die Annahme eines mechanischen Hindernisses (vgl. unter Ileus).

Darm-lähmungen. Darmlähmungen oder Zustände, die an eine solche grenzen, kommen beim Typhus gleichfalls nicht ganz selten vor. Diese Darmparesen äußern sich meist in hochgradigem allgemeinem Meteorismus mit starker Spannung des Leibes, aber ohne besonderen Schmerz; sie können aber auch mit Peritonismen (Fehlen von Blähungen und Stuhl, Harnverhaltung, auch Erbrechen) verlaufen. Es kann beim Typhus aber auch eine Lähmung des unteren Darmendes allein auftreten. Diese führt dann zu starker Kotanhäufung im Rectum und kann dadurch sogar das voll entwickelte Bild des mechanischen Ileus bedingen. Es ist nötig, diese Möglichkeit der Entstehung von Meteorismus und Erbrechen beim Typhus zu kennen. Man unterlasse also keinesfalls die rectale Untersuchung bei Vorhandensein dieser Symptome. Mit unter befallen die Typhusgeschwüre auch noch das Colon. Dann treten heftigere Diarrhoen ein, und da diese Fälle sehr protrahiert verlaufen, kann es zu einem der chronischen Ruhr ähnlichen Krankheitsbilde kommen. *Colon-typhus.*

Im Anschluß an die Besprechung der vom Magendarmkanal ausgehenden Komplikationen mag kurz auf die recht seltene sog. typhöse Angina ulcerosa hingewiesen sein, die HEINR. CURSCHMANN ausführlich beschrieb. Es handelt sich meist um flache Geschwüre auf der Vorderfläche der Gaumenbögen, mit scharfem Rand und graugelblichem Grund, ohne Belag. In einigen Fällen war kein Geschwür, sondern mehr eine markartige Schwellung vorhanden. Man hat diese Geschwüre direkt in Parallele mit den Darmgeschwüren gesetzt; einige Autoren (BENJAMIN, BENDIX) haben auch Typhusbacillen in ihnen nachgewiesen; in zahlreichen anderen Fällen fehlten sie. Diese Geschwüre wurden teils im Frühstadium, teils in der dritten Woche der Krankheit beobachtet. Manche Autoren halten sie für sehr charakteristisch, während andere Beobachter, z. B. BLUM, sie in gleicher Weise bei anderen, schwer fieberhaften Erkrankungen gesehen haben wollen. Die bakteriologische Untersuchung ist natürlich insofern nicht ausschlaggebend, als die etwa nachgewiesenen Typhusbacillen aus den Abstrichen beigemischtem Blute stammen können. Übrigens verlaufen diese Tonsillitiden meist ohne Halsdrüsenschwellung. Diese seltenen Angina-Ulcerosafälle berechtigen uns jedenfalls nicht zur Aufstellung einer Sonderform, des „Tonsillartyphus" (v. STRÜMPELL). *Angina typhosa.*

Mit mehr Berechtigung kann man von einem Pneumotyphus sprechen. Denn abgesehen von den Bronchopneumonien gehören auch Pneumonien vom Typ der croupösen Form zu den nicht seltenen Komplikationen eines Typhus. Sie sind teils durch Typhusbacillen, teils durch Mischinfektionen mit Pneumokokken bedingt. JOCHMANN glaubte, daß es sich mitunter gar nicht um Pneumonien handle, sondern um Lungenembolien. Typhusbacillen hat MATTHES in Reinkultur in einem metapneumonischen Lungenabsceß bei der Sektion gefunden, und R. SCHMIDT hat sie während des Lebens sogar im Sputum nachweisen können. Man untersuche also im Zweifelsfall auch das Sputum. Die Pneumonien verlaufen beim Typhus an sich nicht schwerer als andere croupöse Pneumonien; immerhin sterben doch nicht wenige Kranke an dieser Komplikation. Übrigens ändert eine Pneumokokkenpneumonie das Blutbild des Typhus und ruft eine Leukocytose hervor. *Pneumo-typhus.*

Diagnostisch ist eine Pneumonie natürlich leicht als Komplikation zu erkennen, wenn sie sich erst im Verlauf eines Typhus entwickelt. Anders liegt der Fall, wenn man den Kranken erst zu einer Zeit sieht, wenn die Pneumonie bereits besteht; oder wenn — was gelegentlich vorkommt — die Pneumonie tatsächlich die Szene eröffnet. Dann muß das gesamte Krankheitsbild für die Diagnose maßgebend sein.

Außer Pneumonien kommen während des Typhus gelegentlich Pleuritiden zur Beobachtung, und zwar sowohl trockene als exsudative. Die letzteren können zu Empyemen werden; meist bleiben sie serös. Der Nachweis von Typhusbacillen in der Flüssigkeit gelingt oft. Die Empyeme mit Typhusbacillen verhalten sich etwa wie die metapneumonischen, d. h. sie sind oft leichter im Verlauf als Streptokokkenempyeme; allerdings keineswegs immer. Ich sah gerade in besonders schweren, auch in letalen Fällen seröse oder eitrige Exsudate, die sich meist ganz schleichend entwickelt hatten. *Pleuritis.*

Auch in den Gelenken und Muskeln können bisweilen frühzeitig heftig schmerzhafte Symptome eintreten. N. ORTNER spricht direkt von einem Arthrotyphus, einem der akuten Polyarthritis in den Symptomen ähnlichen, übrigens sehr seltenen Syndrom. Auch Einsetzen des Typhus mit heftigen *Arthro-typhus.*

lokalisierten Muskelschmerzen, z. B. in den Halsmuskeln, habe ich gelegentlich
beobachtet.

Meningo-
typhus.

Differentialdiagnostische Zweifel können beim Typhus aus der Beteiligung der
Hirnhäute am Krankheitsbild erwachsen. Man hat direkt von Meningotyphus
gesprochen. Denn es kommen während des Typhus bisweilen sowohl Meningismen
als auch echte Meningitis vor. Gelegentlich sind übrigens die Meningitiden
beim Typhus otogene. Die Mittelohrentzündung braucht keine spezifische zu
sein, sondern kann durch Sekundärinfektion zustande gekommen sein. Immerhin hat PREYSING bei einer otogenen Meningitis Typhusbacillen im meningitischen Eiter nachgewiesen. In einem ähnlichen Fall haben ALBERTI und GINS
die Diagnose Typhus durch den Nachweis von Typhusbacillen im Eiter einer
Mastoiditis gestellt. Auch hat R. SCHMIDT einen Fall von anscheinend otogener
Sepsis beschrieben, in dem erst der Nachweis der Typhusbacillen im Ohreiter
die Diagnose Typhus ermöglichte.

Zentrale
Schwer-
hörigkeit.

Abgesehen von den Folgen solcher eitrigen Otitiden kommt auch zentrale
Schwerhörigkeit beim Typhus vor. HEINRICH CURSCHMANN hielt sie für eines
der häufigsten neurogenen Produkte schwerer, lang dauernder Typhen. Die
Prognose dieser Schwerhörigkeit ist übrigens gut.

Kreislauf-
organe.

Von seiten der Kreislauforgane ergeben sich bei Typhus kaum differentialdiagnostische Schwierigkeiten. Nur Fälle von ulceröser Endokarditis
können gelegentlich mit ihm verwechselt werden; seltener auch Fälle von
Viridanssepsis. Daß die so charakteristische relative Pulsverlangsamung bei
Kindern, Frauen und Greisen fehlen kann, wurde schon hervorgehoben, sie verschwindet auch, wenn eine Kreislaufschwäche durch die Schwere der Infektion
eintritt. Venenthrombosen, besonders der unteren Extremitäten, sind beim
Typhus bekanntlich häufig. JOCHMANN nahm an, daß sie durch lokale thrombophlebitische Prozesse bedingt seien. Selten dagegen ist das Vorkommen von
Arteriitiden beim Typhus. Es kann durch sie zu arteriellen Thrombosen mit
heftigen Schmerzen kommen; ist kein ausreichender Kollateralkreislauf möglich,
so entwickelt sich Gangrän. In den Thromben wurden mehrfach Typhusbacillen
nachgewiesen. Der einzige Fall von Gangrän nach Typhus abdominalis, den
MATTHES beobachtete, zeigte eine Gangrän zweier Finger bis zur ersten Phalanx.
Die Gangrän der Extremitätenenden ist also bei Typhus sehr selten; im Gegensatz zum Fleckfieber, wo sie bekanntlich recht häufig vorkommt.

Typhus-
metastasen.

Wir wissen heute, daß der Typhus eine Blutinfektion ist und daß
seine Komplikationen, soweit sie durch Typhusbacillen selbst bedingt sind,
deswegen als echte Metastasen aufgefaßt werden müssen. Es wurde bereits
erwähnt, daß dem Typhusbacillus eitererregende Fähigkeiten zukommen. Die
durch ihn zustande kommenden Typhusabscesse können recht erhebliche
differentialdiagnostische Schwierigkeiten sowohl während des Typhus selbst
als auch bei Nachkrankheiten verursachen.

Diese relativ seltenen Typhusabscesse, z. B. die Hirnabscesse, die Leber-
und Milzabscesse und endlich die relativ häufigsten, die Knochenabscesse, treten
meist erst in der Rekonvaleszenz auf. Die durch sie bedingten Temperatursteigerungen sind von den eigentlich typhösen demnach meist durch ein
fieberfreies Intervall getrennt. Die Abscesse selbst verraten sich gewöhnlich
durch ihre lokalen Symptome. So sind die Milz- und Leberabscesse durch
lokale Schmerzhaftigkeit und oft durch sich anschließende Durchwanderungspleuritiden gekennzeichnet, die Hirnabscesse sowohl durch Allgemeinerscheinungen wie Kopfschmerz als auch durch das Hinzutreten von Herdsymptomen.
Sehr selten sind eitrige Mastitiden. Ich beobachtete zwei solche Fälle. Die
durch den Typhusbacillus bedingten Abscesse rufen bisweilen keine Leukocytosen, wie andere Abscesse, hervor; das Blutbild behält vielmehr die

charakteristische Leukopenie mit Lymphocytose. Übrigens hat LEON[1]) in Campherabscessen bei Typhus Typhusbacillen gefunden.

Wegen des Vorhandenseins der fieberfreien Zwischenperiode besteht die Möglichkeit, derartige Organabscesse, auch die der Milz, mit Typhusrezidiven zu verwechseln, wenn nicht die Lokalzeichen und die mitunter eintretenden Schüttelfröste richtig bewertet werden.

Außer der zurückbleibenden Milzschwellung erweckt übrigens auch die bis in die Rekonvaleszenz positiv bleibende Diazoreaktion den Verdacht auf ein kommendes Rezidiv, kann also differentialdiagnostisch verwendet werden.

Relativ selten ist Beteiligung des Auges bei Typhus. SCHMIDT-RIMPLER beobachtete namentlich in späteren Stadien des Typhus Keratitis, Iritis, Chorioiditis und Glaskörpertrübungen. Auch GROENOUW berichtete im Handbuch von GRAEFE-SAEMISCH über Hypopion und metastatische Ophthalmien während der Rekonvaleszenz; endlich hat GILBERT[2]) metastatische Erkrankungen des Uvealtractus beschrieben. Einige Male hat UHTHOFF auch Fälle von Neuritis optica nach Typhus gesehen. Man achte auf das Vorkommen dieser Augenkomplikationen; denn sie werden bei Schwerkranken gelegentlich nicht genügend beachtet. *(Augenerkrankungen.)*

Die bereits erwähnten Eiterungen und entzündlichen Prozesse bei Typhus, die Muskelabscesse, die typhösen Osteomyelitiden und Periostitiden verraten sich gewöhnlich durch die lokale Schmerzhaftigkeit. Immerhin kann bei ostitischen Prozessen, die nicht zur Vereiterung führen, die Schmerzhaftigkeit fehlen. So hat z. B. WELZ einen Fall von Ostitis fibrosa nach Typhus beschrieben, in dem nach dem Abklingen des Fiebers sich eine schmerzlose, allmählich zunehmende Schwellung einer Gesichtshälfte entwickelte, die durch eine Knochenverdickung bedingt war und jahrelang stationär blieb. Übrigens hat F. BAECKER[3]) über eine Häufung von typhöser Osteomyelitis in den Rippen, der Tibia, Radius, Ulna und Wirbelsäule bei einer deutschen Epidemie 1945/46 berichtet.

Auffallend ist, daß vorher geschädigte oder sonst veränderte Gewebe von posttyphösen Entzündungen und Eiterungen befallen werden können. Es ist bekannt, daß die posttyphöse Strumitis sich mit Vorliebe in bereits kropfig entarteten Schilddrüsen entwickelt, und daß Bauchdeckenabscesse bisweilen in einem vorhandenen Hämatom, das durch Zerreißung der wachsartig degenerierten Muskeln zustande gekommen war, auftreten; übrigens eine während des Krieges nicht selten beobachtete Komplikation. Auch die gelegentlich vorkommende abszedierende Glossitis ist wohl auf die vorbereitende „Typhuszunge" zurückzuführen. Während des Feldzuges waren bei Typhuskranken Periostitiden der Tibia und Fibula häufig zu beobachten.

Nicht selten und ominös ist die meist einseitige eitrige Parotitis bei Schwerkranken, oft kurz ante finem. Sie gilt als Produkt einer oralen Mischinfektion.

Bekannt ist auch, daß gelegentlich Echinococcussäcke während eines Typhus oder im Anschluß an ihn vereitern, dasselbe gilt von Steinnieren.

Differentialdiagnostische Schwierigkeiten können durch entzündliche Vorgänge an den Wirbeln entstehen (QUINCKE). An eine Typhusspondylitis wird man also beim Auftreten entsprechender Wurzelsymptome denken müssen, das Verhalten der Wirbelsäule prüfen (Druckempfindlichkeit, Biegsamkeit, Stauchungsschmerz) und stets die Röntgendiagnose heranziehen.

Diese entzündlichen Prozesse bei Typhus können übrigens zurückgehen, ohne daß es zur Sequestrierung kommt, vielleicht klingen sie sogar mitunter rasch ab, wie in einem gleich zu schildernden Fall, in dem ein

---

[1]) LEON, Med. Klinik 1924. Nr. 8.   [2]) Literatur bei GILBERT, Über Augenerkrankungen bei Typhus und Paratyphus. Münch. med. Wochenschr. 1916. Nr. 22.   [3]) F. BAECKER. Ärztl. Wochenschr. 1948, S. 149.

anscheinend rheumatischer Tortikollis die Szene eröffnete. Andererseits können aber derartige Affektionen außerordentlich chronisch verlaufen und noch nach Jahren wieder aufflackern. Typhusbacillen werden, wie beiläufig bemerkt sei, im Knochenmark von Typhusleichen fast regelmäßig gefunden. Sie können sich dort sehr lange halten. Das beweisen Fälle von CASPARI, FOGH und BUSCHKE, die 7—23 Jahre nach überstandenem Typhus in entzündlichen Knochenherden Typhusbacillen nachwiesen.

Daß die Typhusbacillen oft in der Gallenblase vorkommen und dann den Menschen zum Dauerausscheider machen, ist allgemein bekannt.

Auto-
Infektionen
bei
Bacillen-
trägern. Es können nun von solchen „domestizierten" oder in Knochenherden abgeschlossenen Bacillen gelegentlich neue Allgemeininfektionen ausgehen. Bei einer solchen Allgemeininfektion kann dann die Typhusinfektion das Bild der Sepsis hervorrufen, bei der alle Darmerscheinungen fehlen. Selbst auf dem Sektionstisch noch kann ein solcher Fall als Sepsis imponieren.

Folgender Fall von MATTHES-JORES sen. illustriert dies Krankheitsbild.

Mann, Mitte der 40er Jahre. Vor 15 Jahren Typhus überstanden; öfters typische schwere Gichtanfälle. Sonst stets gesund gewesen. Beginn der Erkrankung fieberhaft mit schmerzhaftem Tortikollis, der als rheumatisch angesprochen war. Nach kurzer vorübergehender Besserung neuer Fieberanstieg bis 39,5°, dabei Auftreten einer außerordentlich schmerzhaften Schwellung beider Handgelenke und des Fibularköpfchens. Die Umgebung der Gelenke leicht ödematös. Puls trotz der hohen Temperatur voll und regelmäßig; Frequenz nur von 90 in der Minute. Vom Hausarzt war die Diagnose Sepsis bzw. schwerer Gelenkrheumatismus gestellt worden. Der Kranke starb 2 Tage später unter hyperpyretischen Temperaturen, so daß die Diagnose hyperpyretischer Gelenkrheumatismus nahe lag. Die Sektion ergab außer einer serösen Durchtränkung der Umgebung der schmerzhaften Gelenke und außer der Milzschwellung nur einige Petechien der serösen Häute, so daß der pathologische Anatom nach dem makroskopischen Befund zunächst die Diagnose Sepsis als die wahrscheinlichste bezeichnete. Die bakteriologische Untersuchung ergab, daß eine Allgemeininfektion mit Typhusbacillen vorlag und damit war die relative Pulsverlangsamung erklärt. Im Darm war der Befund völlig negativ. Augenscheinlich hat es sich um eine Selbstinfektion eines Bacillenträgers mit seinen eigenen Bacillen gehandelt.

Cystitiden. Da die Typhusbacillen durch den Harn ausgeschieden werden, kann es nicht wundernehmen, daß auch an den ableitenden Harnwegen Entzündungserscheinungen auftreten. Die Cystitis typhosa[1]) ist nach meiner Beobachtung relativ häufig. Meist tritt sie erst in der 3.—4. Woche auf. Da sie außer erneuter Fiebersteigerung relativ wenig Beschwerden erzeugt, wird sie meist erst durch spezielle Urinuntersuchung entdeckt. Oft mag auch der psychische Zustand der Kranken bedingen, daß diese ihre Beschwerden nicht klagen. Der Urin braucht nur mäßig getrübt zu sein. Er enthält außer Eiter meist Typhusbacillen in Reinkultur, seltener Mischinfektion. Der Harn bleibt stets sauer. Nicht selten treten dazu einseitige oder doppelseitige pyelitische Symptome. Übrigens wird diese Harninfektion deshalb oft übersehen, weil man den neuen Fieberschub für ein echtes Rezidiv hält. Die Diagnose eines Typhusrezidivs darf deshalb erst dann als sicher betrachtet werden, wenn auch der Urin genau und öfter auf Cystitis untersucht worden ist. Gelegentlich geht die Cystitis typhosa ins Dauerbacillenausscheiden durch den Harn über. Man hat dies 10 Jahre und länger nach der primären Krankheit beobachtet. Bisweilen werden die Typhusbacillen durch eine Coliinfektion abgelöst.

Eitrige multiple Nierenentzündungen kommen beim Typhus vor, Nephri-
tiden. sind aber selten. Der sog. „Nephrotyphus" ist in Friedenszeiten gleichfalls sehr selten, während ihn FR. MUNK im Weltkrieg relativ oft beobachtete. Nach MUNK, VOLHARD u. a. handelt es sich nicht um Glomerulonephritiden, sondern um nekrotische Nephrosen (vgl. dies Kapitel). Auch ein von mir beobachteter Obduktionsfall [2]) bestätigte dies.

---

[1]) HANS CURSCHMANN, Münch. med. Wochenschr. 1900. Nr. 42. [2]) Veröffentlicht von G. TRICHELAAR, Diss. Rostock 1939.

Außer den Typhusbacillen spielen im Krankheitsbild des Typhus Sekundärinfektionen mit Streptokokken, Staphylokokken und anderen Infektionserregern eine gewisse Rolle. Diese Infektionen gehen oft von der Mund-
und Rachenschleimhaut aus. Typhusotitiden, Kehlkopfentzündungen und Peri-
chondritiden, Parotitiden und Mundhöhlenphlegmonen sind in vielen Fällen
auf solche sekundäre Infektionen zurückzuführen, ebenso die Erysipele im
Verlauf des Typhus. Es kann aber auch vorkommen, daß nicht nur lokale
Herde durch Sekundärinfektionen bedingt werden, sondern daß sich eine allgemeine Sepsis auf einen Typhus aufpfropft. In einem Falle von MATTHES
wurden zunächst Typhusbacillen und dann, als in der dritten Woche neuerliche
Temperatursteigerungen auftraten, Streptokokken aus dem Blute gezüchtet.
Die Eingangspforte dieser Streptokokken ließ sich nicht feststellen, da für sie
sowohl eine Mundsepsis, als auch ein Decubitus in Betracht kamen. MELTZER
hat eine durch Micrococcus tetragenus bedingte Sepsis als Komplikation eines
Typhus beschrieben[1]).

Die Nachkrankheiten des Typhus geben zu differentialdiagnostischen
Erwägungen selten Veranlassung. Kreislaufschwäche und Thrombosen kommen
wie bei jeder anderen Infektionskrankheit vor. Eigentümlich dagegen ist
manchen Typhusfällen eine oft jahrelang zurückbleibende Neigung zu Diarrhoen.
Von Nervenerkrankungen sind Neuralgien bekannt. Auch cerebrospinale
Syndrome, die klinisch der multiplen Sklerose ähneln, werden gelegentlich
beobachtet. Früher glaubte man auch, daß die echte Polysklerose typhösen
Ursprungs sein könne. LANDRYsche Paralysis ascendens haben HEINRICH
CURSCHMANN und EISENLOHR zuerst beschrieben. Polyneuritiden von oft nur
kurzer Dauer kommen vor. Manchmal beobachtet man auch länger dauernde
Lähmungen. Bezüglich der organisch-neurologischen Symptome sei auf die
Bearbeitung von HEINRICH und HANS CURSCHMANN [2]) verwiesen.

Ab und zu schließen sich an den Typhus akute Psychosen an, und zwar
meist akute Verwirrungszustände, deren Prognose im allgemeinen günstig ist.

In einem Falle sah MATTHES nach Typhus eine KORSAKOFFsche Psychose. Der Kranke
war dadurch interessant, daß er früher eine Lues gehabt hatte und von neurologischer
Seite für eine beginnende Dementia paralytica gehalten worden war. Übrigens können diese
mit polyneuritischen Symptomen verlaufenden KORSAKOFF-Zustände, wie ich wiederholt
beobachtete, sehr rasch abklingen.

Eine ausführliche Darstellung der Typhuspsychosen gab FRIEDLÄNDER[3]).

Gelegentlich beobachtete man nach Typhus die Entstehung der sog. Striae prae-
patellares. Diese Striae, die denen Schwangerer gleichen, kommen auch bei anderen
Infektionskrankheiten vor, z. B. nach Scharlach (BLEIBTREU). Ihre Entstehung ist unklar,
da sie vorkommen auch ohne daß Gelenkschwellungen vorangingen und gerade die Knie
nicht sehr von der Abmagerung betroffen werden.

Die Typhusrelapse und Rezidive sind diagnostisch meist klar, nur muß
man sich, wie schon betont, vor der Verwechslung mit Cystitis bzw. Cysto-
pyelitis, Pleuritiden, Typhusabscessen und Sekundärinfektionen hüten.

Kurz erwähnt seien noch die eintägigen Fieberspitzen, die man im
Verlauf der Rekonvaleszenz öfter sieht. Nicht selten werden sie durch irgendwelche psychische und körperliche Anlässe ausgelöst; wie bei vielen fieber-
bereiten Rekonvaleszenten und Leichtkranken, die beispielsweise ihre Fieber-
zacke regelmäßig am klinischen Besuchstage bekommen.

---

[1]) MELTZER, Münch. med. Wochenschr. 1910. Nr. 14. [2]) HEINRICH und HANS
CURSCHMANN, Typhus. NOTHNAGELs Handbuch, 2. Aufl. 1912. [3]) FRIEDLÄNDER, Über
den Einfluß des Typhus abdominalis auf das Nervensystem. Berlin: S. Karger 1901. Vgl.
auch STERZ, Typhus und Nervensystem. Münch. med. Wochenschr. 1917.

b) Veränderungen des Krankheitsbildes durch die Schutzimpfung.

Zunächst sei bemerkt, daß vorausgegangene, selbst wiederholte Vaccinationen das Krankheitsbild des Typhus nicht immer zu verändern brauchen. Auch 3mal vaccinierte Leute können an schwerem Typhus mit typischem Verlauf erkranken und sogar sterben. C. HEGLER erkrankte nach 4mal wiederholter Schutzimpfung noch 1917 an mittelschwerem Typhus.

K. WESTPHAL [1]) beobachtete 1942/43 im Ostheer zwei größere Epidemien von Typhus bei korrekt durchgeimpften Soldaten. Anfangs verliefen die Fälle leicht, später aber, wie bei Nichtgeimpften: $1/4$ der Fälle verlief schwer, $1/4$ sehr leicht und abgekürzt; die andere Hälfte der Kranken zeigten den lehrbuchmäßigen Verlauf mit Febris continua. Bei dem Viertel der schweren Fälle schwankte die Letalität zwischen 10—12—25%.

Weiter sei betont, daß die Vaccination selbst einige Symptome hervorrufen kann, die zum Krankheitsbild des Typhus gehören, und, daß deshalb die Vaccination die klinische Diagnose bis zu einem gewissen Grade erschwert. Bei manchen Leuten hat die Vaccination einen wenn auch nicht lange dauernden Fieberzustand mit Milzschwellung und Leukopenie mit Lymphocytose zur Folge. Milzschwellung und Leukopenie scheinen sogar oft längere Zeit zurückzubleiben. Sicher ist, daß Vaccinierte oft eine positive GRUBER-WIDALsche Reaktion geben.

HERGT [2]) gab 1922 an, daß die Vaccination diagnostisch brauchbar sei, wenn länger als 2 Jahre nach der Impfung verstrichen seien, allerdings nur bei Beachtung der Titerhöhe und deren Schwankungen. BOHNENCAMP und KLIEWE [3]) haben hervorgehoben, daß die Agglutinationsreaktion unter Beachtung der Mitagglutination gerade für die Differentialdiagnose Ruhr und Typhus ausschlaggebend sein könne. Andererseits hatte ich [4]) schon früher gefunden, daß eine Grippeinfektion den Agglutinationstiter bei Schutzgeimpften ansteigen läßt und deswegen die Steigerung des Titers nicht zur Differentialdiagnose Typhus-Grippe verwertbar ist. LUTTERBECK [5]) hat an einem großen Material diese Beobachtungen neuerdings bestätigt.

Abortiver Verlauf. Fremde Symptome. Zweifellos haben wir bei den vaccinierten Soldaten viele abortiv verlaufende Typhen gesehen und auch solche mit ungewöhnlichen Symptomen; beides kann differentialdiagnostische Schwierigkeiten ergeben.

Vielfach war das Krankheitsbild wenig ausgesprochen. Man sah den Leuten an, daß sie krank waren, sie hatten aber kein Fieber oder nur anfangs kurzdauernde Temperatursteigerungen gehabt. Andererseits gab es Fälle, in denen sich subfebrile Temperaturen zwischen 37 und 38° wochenlang hinzogen. Die Klagen waren oft nur Müdigkeit, Kopf- und Rückenschmerzen. Andererseits wurden häufig Gelenkschmerzen, Nerven-, Knochen- und Muskelschmerzen auch in Gebieten geklagt, die beim Typhus für gewöhnlich nicht empfindlich sind, zum Beispiel Wadenschmerz, genau wie bei Recurrens. Oft begann die Erkrankung influenzaartig mit Husten, Schnupfen und Herpes. Auffällig erschien, daß in den abortiven Fällen die Diazoreaktion häufig fehlte, die Herztätigkeit nicht verlangsamt war, sondern Neigung zu Pulsbeschleunigungen und Herzschwäche hervortraten. Dagegen bestand bei den Kranken meist Leukopenie. MATTHES fand Blutbefund. z. B. in einer größeren Untersuchungsreihe ausgesprochene Leukopenie in 80% und die übrigbleibenden 20% hatten auch nur Werte von 5—6000. Leider wird die Bedeutung dieses Befundes dadurch eingeschränkt, daß, wie bemerkt, Leukopenie auch als einfache Vaccinationsfolge bei Nichtkranken angetroffen werden kann. Nur bei Leuten, die bereits im Inkubationsstadium des Typhus vacciniert oder revacciniert wurden, wurden einige Male Leukocytosen bis zu 15000 gezählt. Bemerkt sei, daß derartige Leute besonders schwer erkrankten. Sie können auch, wie SCHLAYER beschrieb, perakut erkranken und plötzlichen Fieberanstieg zeigen. Neben der Leukopenie wäre übrigens beim Typhus der Vaccinierten auch auf das Symptom der niedrigen Senkung zu achten.

---

[1]) K. WESTPHAL: Verhandl. d. Gesellsch. f. inn. Med. Wien 1943. [2]) HERGT, Dtsch. Arch. f. klin. Med. Bd. 138. [3]) BOHNENCAMP und KLIEWE, Dtsch. Arch. f. klin. Med. Bd. 158. [4]) HANS CURSCHMANN, Dtsch. med. Wochenschr. 1923. Nr. 32. [5]) H. LUTTERBECK, Ärztl. Wochenschr. 1947, S. 458.

Die Milz war bei den geimpften Typhuskranken meist besonders groß (KREHL); auffallend war der Wechsel der Härte bei den verschiedenen Kranken.

Diagnostische Schwierigkeiten machte während des Weltkrieges im Osten öfter die Roseola. Man sah sie über den ganzen Körper verbreitet, selbst auf Arme und Beine ausgedehnt; doch scheint das eine Eigentümlichkeit des in Polen vorkommenden Typhus zu sein; wenigstens war diese ausgebreitete Roseola den einheimischen Ärzten bekannt. Sie machte anfangs wegen der Abgrenzung gegenüber dem Fleckfieber oft Zweifel. Es sei auf die oben angeführten Unterschiede verwiesen (zeitlich verschiedenes Auftreten, verschiedene, gleichzeitig vorhandene Entwicklungsstadien beim Typhus, gleiche Stadien beim Fleckfieber). Übrigens war an der durch Ungeziefer strapazierten Haut der Soldaten die Erkennung von Exanthemen oft schwierig. Relativ häufig kamen Schmerzen in der Appendixgegend zur Beobachtung, so daß wiederholt Typhen mit Appendicitiden verwechselt wurden. Auffallend häufig traten Periostitiden der Tibia auf, die das Marschieren unmöglich machten. Diese durch die Periostitiden bedingten Unterschenkelschmerzen erschweren die Differentialdiagnose der atypisch verlaufenden Typhusfälle besonders gegenüber dem Fünftagefieber. Auch dieser Infekt kann ja atypische Fieberkurven liefern. Während des Typhus und auch nach demselben wurden nicht selten echte Glomerulonephritiden wie nach Scharlach beobachtet (KREHL). *Nephritis.*

Relativ häufig waren Mischinfektionen, besonders mit Ruhr, so daß es, *Misch-infektionen* da Ruhrbacillen meist nicht nachgewiesen wurden, zweifelhaft bleiben mußte, ob die dysenterischen Erscheinungen eine Komplikation mit Ruhr bedeuteten oder zum Krankheitsbild des Typhus gehörten. Beim Paratyphus wird ja allgemein angenommen, daß er gelegentlich echt dysenterische Erscheinungen hervorrufen kann. Differentialdiagnostisch gegenüber der einfachen Ruhr ist besonders der Milztumor wichtig. Auch Mischinfektionen mit Fleckfieber und Cholera wurden öfter beobachtet. LÖWY[1] berichtete über Mischinfektionen mit Malaria, deren Anfälle die Kontinua der Typhuskurve deutlich unterbrachen. Nicht selten waren auch bei Vaccinierten echte Rezidive.

An Nachkrankheiten wurden von PAUL KRAUSE Tachykardien besonders *Nach-krank-heiten.* bei sehr heruntergekommenen, auch mit basedowoiden Zeichen behafteten Leuten beobachtet. Nicotinabusus und Strapazen kamen für diese Störungen ätiologisch natürlich auch in Betracht. Herzerweiterungen fand man bei diesen Leuten kaum, gelegentlich aber Blutdrucksteigerungen. Auch echte posttyphöse Myokarditiden wurden beobachtet, die mit Dilatation (besonders rechtsseitiger) einhergingen. An den Knochen kamen relativ oft Periostitiden, noch häufiger Osteomyelitiden leichterer und schwerer Art vor. Nicht selten waren Hämatome infolge spontaner Ruptur wachsartig degenerierter Bauchmuskeln. Bisweilen wurden auch Cystitis, persistierende Diarrhoen, Neuritiden und Neuralgien (z. B. Ischias) beobachtet.

Betrachtet man diese Symptombilder der vaccinierten, aber trotzdem an *„Lenta-form" des* Typhus erkrankten Leute unvoreingenommen, so muß man zugeben, daß solche *Typhus* abortiven und schleichenden Formen bei früheren Typhusepidemien auch bei Nichtvaccinierten beobachtet worden sind und den klassischen Beschreibern des Typhus (GRIESINGER, LIEBERMEISTER, HEINR. CURSCHMANN) wohl bekannt waren, aber als selten galten. Nur ganz ausnahmsweise traten solche Fälle in kleinepidemischer Form auf, wie während einer Basler Epidemie (IMMERMANN). Die außerordentliche Häufung der geschilderten „Lentaform" des Typhus[2] während des Weltkrieges läßt sich aber gar nicht anders erklären, als durch den Einfluß der Schutzimpfung auf das Krankheitsgeschehen.

---

[1] LÖWY, Med. Klinik 1918, Nr. 12.   [2] HANS CURSCHMANN, Med. Welt 1939, S. 41.

Daß die Diagnose dieser Fälle oft schwierig war, wurde bereits betont. Ich wiederhole, daß die GRUBER-WIDALsche Reaktion bei Geimpften auch ohne Typhuserkrankung oft längere Zeit positiv blieb und durch unspezifische Infekte (Grippe, Tuberkulose) erneut ausgelöst wurde; wenn auch bei Grippe nach meiner Beobachtung oft nur auf wenige Tage. Die Agglutinationsprobe war und ist deshalb bei geimpften Leuten ein nur mit großer Vorsicht zu verwendendes Diagnosticum. Vielfach soll auch der Bacillennachweis in Blut und Stuhl versagt haben. Doch lag dies nach meiner Beobachtung wohl mehr an regionären Mängeln der Technik. Übrigens war die mildernde Wirkung der Vaccination auf den Typhusverlauf noch 4—6 Jahre nach dem Krieg erkennbar; und zwar durch eine — wenigstens in meinem Beobachtungsbereich — konstatierte, besonders niedrige Sterblichkeit und den leichten Verlauf des Typhus bei ehemaligen Frontsoldaten.

Die Frage, ob die Vaccination überhaupt eine Schutzwirkung hat, soll als über die Aufgabe dieses Buches hinausgehend nicht besprochen werden. Im Hinblick auf die abfälligen Kritiken an der Typhusvaccination (FRIEDBERGER, SPÄT u. a.) seien aber doch einige Zahlen genannt, die unbedingt für eine Immunisierung sprechen: Nach Einführung der Impfung gab es 1915 im Westen 30 Divisionen, bei denen vom Juli bis Oktober kein Typhusfall vorkam. Erkrankten aber Geimpfte doch, so war ihre Krankheit meist leicht: Bei einzelnen Divisionen sank die Sterblichkeit dieser Typhen auf 0,4% der Befallenen, während die nicht geimpfte französische Zivilbevölkerung gleichzeitig eine Typhusmortalität von etwa 20% aufwies!

c) Paratyphus.

Man unterschied bisher zwei bakteriologisch differente Formen des Paratyphus, den Typus A (KAISER-BRION) und den Typus B (SCHOTTMÜLLER).

Für unser nordeuropäisches Klima kommt fast nur der Paratyphus B in Betracht, der in der Regel wie ein leichter bis mittelschwerer Typhus verläuft. Die frühere Meinung, daß bei ihm das Bild der Gastroenteritis acuta paratyphosa überwiege oder wenigstens häufig sei, kann nicht mehr aufrechterhalten werden. HEGLER betont mit Recht, daß bei exakter bakteriologischer Untersuchung sich diese Form fast immer als durch Infektionen mit Breslau-, Gärtner- oder verwandten Stämmen bedingt erwiese. Auch ich habe in 20 Jahren in Rostock keine Gastroenteritis paratyphosa gesehen.

Andere Paratyphus B-Infektionen sollen nach SCHOTTMÜLLER mehr als primäre Organerkrankungen verlaufen; sie sind übrigens im Vergleich zur typhusähnlichen Form enorm selten.

SCHOTTMÜLLER trennte sie von den eigentlichen „Metastasen", die beim Paratyphus ebenso wie beim Typhus vorkommen, als mehr selbständige Erkrankungen ab, hob aber hervor, daß sie zu Allgemeininfektionen führen können. Es soll sich in erster Linie um Cholecystitiden und Pyelocystitiden, seltener um Meningitiden handeln. Sie sollen bei diesen Erkrankungen geschildert werden.

Para-
typhus B. Der Paratyphus B verläuft, wie gesagt, in der Regel wie ein etwas gemilderter Typhus, zeigt aber doch gewisse Abweichungen von diesen. Vor allem beginnt er relativ oft, nach unseren Rostocker Erfahrungen in 63% der Fälle, mit Schüttelfrost. Auch Herpes soll etwas öfter vorkommen als bei Typhus. Auch die Fieberkurve zeigt oft gewisse Abweichungen von der hohen Kontinua des Typhus, nämlich häufiger Remissionen und Intermissionen, auch nicht selten akuten Fieberbeginn und bisweilen lytischen Abfall ohne steile Zacken. Eine typische hohe Kontinua mit Ausgang in steile amphibole Zacken fand JELKO [1] nur in 38% unserer Paratyphen. Auch ist die Fieberdauer im Durchschnitt kürzer als bei Typhus. Rezidive schienen mir seltener. Von sonstigen Symptomen sei das Erbrechen erwähnt, das häufiger ist als bei Typhus; ebenso pflegen die initialen Diarrhoen häufiger und stärker ausgeprägt zu sein als bei dem letzteren (in 63% unserer Fälle). Die Stühle

[1] JELKO, Paratyphus. Diss. Rostock 1940.

sollen oft nicht den bekannten Erbsensuppencharakter haben, sondern gewöhnliche enteritische Durchfälle, häufig auch sehr faulig und stinkend sein. Bradykardie und Leukopenie nebst Lymphocytose verhalten sich genau wie bei Typhus. Gleiches gilt auch von der Diazoreaktion, die in 98% unserer Fälle im Anfang positiv war. Die Roseolen können sehr ausgedehnt sein, aber häufig auch fehlen; nur in 14% unserer Paratyphen waren (zur Zeit der klinischen Beobachtung) Roseolen zu sehen. Mitunter treten auch urticarielle und morbilläre Ausschläge auf. Im Weltkrieg sah MATTHES bakteriologisch bestätigte Paratyphen, deren Ausschläge und Gesichtsgedunsenheit denen des Fleckfiebers ähnelten. Milztumoren bestanden bei 100% unserer Paratyphen, sie verhalten sich also ganz wie beim Typhus. Überhaupt kommen — trotz oben erwähnter Abweichungen — doch sehr häufig auch Fälle vor, die sich in nichts von einem gewöhnlichen Abdominaltyphus unterscheiden, als in ihrer geringeren Mortalität, die in unseren Rostocker Fällen nur 2% betrug. Ich beobachtete z. B. in Tübingen und in Rostock zahlreiche, bezüglich des Infektes zusammenhängende Fälle, die bakteriologisch und serologisch sich als Paratyphus B herausstellten, aber bezüglich des Verlaufes mit dem gewöhnlichen Typhus absolut identisch waren. Es waren darunter sogar besonders schwere und auch einige tödliche Fälle, deren Obduktion das Ergebnis des echten Typhus zeigte.

Zusammenfassend ist zu sagen, daß man an einen Paratyphus denken soll, wenn bei einem typhusähnlichen Krankheitsbild sich die eben beschriebenen Abweichungen vom Schulbild finden. Ein einheitliches, vom Abdominaltyphus klinisch sicher differenzierbares Krankheitsbild läßt sich aber nicht aufstellen. Übrigens scheint gerade einer Paratyphusinfektion gegenüber die individuelle Reaktionsfähigkeit stark verschieden zu sein.

Das lehrt z. B. folgende eigene Beobachtung: Vier von meinen Kindern infizierten sich mit Paratyphus B. Die älteste, damals 14jährige Tochter, die von jeher auf jeden Infekt besonders schwer und langdauernd reagiert, bekam ein absolut typhusgleiches Krankheitsbild von entsprechender Verlaufsdauer von über 5 Wochen. Die zweite Tochter, die alle Infektionen erfahrungsgemäß kurz abmacht, erkrankte nur leicht, wenn auch hoch fieberhaft; Dauer 14 Tage. Die dritte Tochter, 8jährig, die wie die älteste Tochter, alle Infekte sehr schwer absolviert, war dagegen 4—5 Wochen lang schwer krank, hatte hohes Fieber, vor allem viel Erbrechen im Beginn. Der Jüngste, damals 3jährig, machte den ganzen Infekt in etwa 8 Tagen durch, unter hohem Fieber, aber ohne Durchfälle, ohne Erbrechen.

Der Paratyphus A gilt als der Typhus der wärmeren Länder. Vor den beiden Kriegen in Deutschland bereits eine Rarität ist er nach diesen außerordentlich selten geworden. Ich habe in Rostock in 30 Jahren keinen einzigen Paratyphus A gesehen. Während des ersten Weltkrieges wurde er durch feindliche Truppen auf die unsrigen übertragen und trat in größeren Epidemien auf. Übrigens hat MATTHES noch 1922 eine ziemlich ausgebreitete Epidemie in Königsberg beobachtet. Im zweiten Weltkrieg sah WESTPHAL im Osten nur eine kleine Flugplatzepidemie.

Para-typhus A.

Das Leiden verläuft unter dem Bilde eines leichten Typhus, zeigt aber oft Abweichungen von dessen Schulbild. Schon der Allgemeineindruck der Kranken weicht nach MATTHES „in undefinierbarer Weise" von dem des richtigen Typhus ab. Auch die Anamnese soll insofern auffällig sein, als sich gewöhnlich Kontaktinfektionen und nicht die übliche Übertragung durch Wasser und Nahrungsmittel nachweisen läßt. Der Beginn kann allmählich sein, wie der des Typhus, häufig beginnt die Krankheit aber auch akut. Auch ist beim Paratyphus A die Kontinua nicht die Regel, sondern eher Kurven von remittierendem Fiebertyp. Auch ist die Fieberdauer nur kurz, nach MATTHES durchschnittlich 14 Tage; das Fieber fällt meist lytisch ab, manchmal auch förmlich kritisch. Steile Zacken sieht man kaum. Milztumoren sind konstant, häufig auch Leberschwellung, bisweilen mit Ikterus. Leukopenie und Bradykardie sollen meist vorhanden sein, können aber auch fehlen. Die Roseola, oft sehr dicht und ausgebreitet, wie bei Fleckfieber oder Typhus polonicus, ist scheinbar recht konstant. Die Roseolen treten übrigens, wie bei Typhus, stets in Schüben auf. Auch bei Paratyphus A sollen „gewöhnliche" Diarrhoen, selbst ruhrartige, nicht selten sein und die typischen Typhusstühle und die initiale Obstipation an Häufigkeit zurücktreten. Bisweilen sah MATTHES in der Rekonvaleszenz Nephritiden. Auch der Paratyphus A verläuft im ganzen relativ kurz, dauert oft nur 2—4 Wochen. Auch ist seine Sterblichkeit niedrig (5% nach HEGLER). Doch kommen, wie beim Paratyphus B, bisweilen alle schweren Symptome, auch Mitbeteiligung des Nervensystems und Darmblutungen, vor. Die exakte Diagnose ist natürlich nur bakteriologisch und serologisch zu stellen. Sie ist epidemiologisch und in Anbetracht der Prognose dieser Fälle im Frieden und Krieg doch nicht ohne Wichtigkeit.

Neuerdings hat man auch einen Paratyphus-C-Erreger abgegrenzt, und zwar den Typ suipestifer Kunzendorf und suipestifer Amerika. Der Paratyphus C soll auf dem Balkan endemisch, aber auch in Deutschland sporadisch vorgekommen sein, z. B. in Gestalt einer Hildesheimer Enteritisepidemie und einer Speiseeisvergiftung in Offenbach. Er beginnt plötzlich, oft mit Schüttelfrost, dann mit kurzer, unruhiger Kontinua, mit Leukopenie, Bradykardie, aber ohne Roseolen. Darmgeschwüre fehlen. Auch Durchfälle können ausbleiben. Es gibt aber auch Fälle, die mit allen Symptomen schwerer, fieberhafter Gastroenteritis verlaufen. Im Stuhl finden sich die Erreger nicht. Auch Dauerausscheider sind nicht bekannt geworden. Die Differentialdiagnose gegenüber den anderen Typhus-, Paratyphus- und Gastroenteritisformen ist nur durch die Blutkultur und die Agglutination zu entscheiden (HABS, SCHRÖDER[1]).

4. Die akute Miliartuberkulose.

Die Diagnose der akuten Miliartuberkulose galt früher als schwierig. Die alten Kliniker rieten deshalb, bei unklaren fieberhaften Erkrankungen neben Typhus und kryptogenetischer Sepsis stets an Miliartuberkulose zu denken. Heute ist die Diagnose in späteren Stadien röntgenologisch stets zu stellen.

Formen der Miliartuberkulose. Man unterschied früher drei Formen der Miliartuberkulose: die meningitische, die typhöse und die pulmonale Form. Diese schematische Trennung ist nicht aufrechtzuerhalten, da Übergänge und Kombinationen dieser drei Formen oft vorkommen; insbesondere bildet der meningeale Symptomenkomplex häufig das Schlußbild der beiden anderen Formen. Die meningitische Form soll bei der Besprechung der Meningitiden behandelt werden. Hier sollen uns nur die typhöse und die pulmonale Form beschäftigen, die eben keine oder nur geringe Lokalzeichen darbieten.

Anamnese. Bei jeder unklaren fieberhaften Erkrankung von längerer Dauer muß der Verdacht auf Miliartuberkulose dann rege werden, wenn die Anamnese eine tuberkulöse Belastung bzw. Infektionsgelegenheit oder die Untersuchung einen älteren tuberkulösen Herd ergibt. Beim Suchen nach tuberkulösen Herden beachte man nicht nur Lungenherde, tuberkulöse Drüsen, Knochentuberkulosen und Hauttuberkulosen, sondern auch versstecktere Formen, insbesondere Urogenitaltuberkulosen. Wenn die Miliartuberkulose bei Kindern und Jugendlichen auch am häufigsten ist, so verschont sie doch kein Lebensalter.

Fieberverlauf. Der Fieberverlauf ist bei Miliartuberkulose nicht charakteristisch. Die Erkrankung kann ganz akut mit Schüttelfrost, entsprechend einem plötzlichen größeren Einbruch infektiösen Materials in die Blutbahn, einsetzen. Das Fieber

---

[1] J. SCHRÖDER, Ärztl. Wochenschr. 1947, S. 583 u. f.

kann aber auch langsam ansteigen und den Typus eines etwa schon vorhandenen, von einer gewöhnlichen Lungentuberkulose bedingten Fiebers kaum verändern. Besonders bei der meningitischen Form ist ein relativ schleichender Beginn, in dem allgemeine Schlappheit und psychische Veränderungen dominieren, ziemlich häufig. Im weiteren Verlauf kann eine hohe Kontinua, aber auch ein stark remittierendes oder intermittierendes Fieber bestehen. Schweißausbrüche können die Temperatursenkungen begleiten, sie können aber auch völlig fehlen. Mitunter erreicht das Fieber im ganzen Verlauf nur mäßige Grade; LEICHTENSTERN hat sogar gänzlich fieberlos verlaufende Fälle bei alten Menschen beobachtet. Mitunter wechselt das Fieber im Verlauf der Erkrankung seinen Typus oder ist überhaupt völlig regellos. Gerade dieses Unbestimmte der Temperaturkurve ist auf Miliartuberkulose verdächtig. Der Kranke miliart, pflegte STINTZING in solchen Fällen zu sagen. Freilich kann ein derartiges unbestimmtes Fieber auch bei anderweitigen Erkrankungen, z. B. bei manchen Formen der Sepsis und Tuberkulosen anderer Art vorkommen.

MATTHES beobachtete drei fast absolut korrespondierende, remittierende Temperaturkurven bei drei Geschwistern, von denen das eine an Miliartuberkulose zugrunde ging, das andere im Röntgenbild nur eine Hilustuberkulose erkennen ließ, das dritte eine beiderseitige disseminierte Peribronchitis tuberculosa hatte. Die physikalischen Erscheinungen auf den Lungen waren bei allen drei Kindern anfangs negativ, die cutanen Tuberkulosereaktionen positiv, so daß die Krankheitsbilder ganz identisch erschienen.

Auch die Dauer des Fiebers läßt einen sicheren Schluß nicht zu. Daß eine Miliartuberkulose monatelang dauern kann, wissen wir, seitdem wir sie frühzeitig diagnostizieren können. Man hat in sehr seltenen Fällen sogar chronische und gutartig verlaufende Miliartuberkulosen festgestellt, auf die ich bei Besprechung der infiltrativen Lungenprozesse zurückkommen werde. Allerdings darf man wohl sagen, daß, wenn im Verlauf einer Miliartuberkulose sich erst meningitische Symptome ausbilden, der Exitus kaum länger als 3 Wochen auf sich warten läßt.

Der Allgemeineindruck bei Miliartuberkulose ist im Beginn keineswegs immer charakteristisch; man hat Kinder, bei denen die Röntgenuntersuchung die Diagnose bereits gesichert hatte, sich fast wie Gesunde benehmen sehen. Bei einigermaßen vorgeschrittenen Fällen dagegen bildet sich ein ziemlich kennzeichnender Allgemeinhabitus aus. Besonders auffällig pflegt bei sonstiger Blässe eine mehr oder minder deutliche Cyanose zu sein, die weder durch den physikalischen Lungen-, noch durch den Herzbefund erklärt wird. Die Atmung ist dabei meist beschleunigt und flach, kann aber auch vertieft sein. Dabei kann fortwährender Hustenreiz bestehen, aber auch bisweilen fehlen. VEIL hat in KREHLs Klinik die Atmungsfrequenz bei Typhus und Miliartuberkulose vergleichend untersucht. Er kommt zu dem Schluß, daß eine beträchtliche Steigerung derselben nur dann für Miliartuberkulose spräche, wenn die Temperatur nicht sehr hoch, die Zeichen der Allgemeininfektion nicht zu stark und keine Bronchitis nachweisbar seien.

Die Untersuchung der Lungen läßt oft die Zeichen einer gewissen Lungenblähung feststellen, der Schall kann hypersonor, sogar tympanitisch werden. Es handelt sich vorwiegend um ein Randemphysem der Lungen. HEINRICH CURSCHMANN machte auf dieses Phänomen als differentialdiagnostisch wichtig stets besonders aufmerksam: Während bei anderen schweren Infekten (z. B. Typhus, Sepsis usw.) infolge oberflächlicher Atmung oft eine Retraktion der Lungenränder nachweisbar ist, findet sich bei Miliartuberkulose der Lungen das Gegenteil. Es können sich eine zunehmende Verschärfung des Atemgeräusches und vereinzelte bronchitische Geräusche finden, besonders oft auch ein sehr weiches pleuritisches Reiben (JÜRGENSEN). KREHL betonte übrigens mit Recht, daß die

Allgemeineindruck.

Lungenbefund.

miliaren Knötchen selbst kaum die geringen auskultatorischen Veränderungen erzeugen könnten.

Milz.   Eine Milzschwellung findet man an der Leiche fast regelmäßig, ist aber
Puls.   während der Krankheit meist nicht nachweisbar. Der Puls ist bei den nicht meningitisch komplizierten Fällen beschleunigt, aber nicht so klein und weich, wie bei Sepsis, dagegen öfter irregulär. Bei den meningitischen Formen kann der Puls natürlich durch Hirndruck verlangsamt sein.

Blutbild.   Bei ausgebildeten Formen der Miliartuberkulose ist nach MATTHES das Blutbild etwa in den letzten 14 Tagen der Erkrankung insofern kennzeichnend, als es bei stark schwankenden Gesamtzahlen eine relative Verminderung der Lymphocyten, Eosinopenie und eine entsprechende prozentuale Vermehrung der Neutrophilen zeigt. Auch SCHULTEN [1]) gibt an, daß manchmal Leukocytose, seltener Leukopenie bestünde (ersteres besonders bei tuberkulöser Meningitis) und fast immer relative Lymphopenie und Eosinopenie. Ein ähnlicher Befund kommt, wie schon länger bekannt ist, bei prognostisch ungünstigen Lungentuberkulosen vor, während bei den günstigeren Fällen eher eine Lymphocytose besteht. Beweisend bzw. spezifisch ist dies Blutbild aber natürlich nicht für Miliartuberkulose, da es auch in schweren Fällen von Grippe, Pneumonie, Typhus usw. gefunden wird. In seltenen Fällen kann, wie WIECHMANN [2]) beschrieb, die Miliartuberkulose ein der akuten Myeloblastenleukämie ähnliches Krankheitsbild hervorrufen. Andererseits sah QUINCKE [3]), daß unter dem Einfluß einer Miliartuberkulose eine chronische Leukämie sich rückbildete. Ich beobachtete eine chronische leukämische Myelose, die — unter Zurückgehen des leukämischen Blutbildes — mit einer Sepsis tuberculosa acutissima zu Tode kam. Über diese Form der typhusähnlich verlaufenden perakuten Tuberkulose wurde bereits im Kapitel Typhus (S. 20) berichtet.

Diazo-   Die Diazoreaktion ist und bleibt bei Miliartuberkulose meist stark positiv,
reaktion.   während sie bei Typhus in den späteren Wochen verschwindet.

Chorioideal-   Absolut sicher wird die Diagnose, wenn sich Chorioidealtuberkel im
tuberkel.   Augenhintergrundsbilde nachweisen lassen. Leider ist das aber meist nicht der Fall und außerdem ein Spätsymptom. Es sei auch darauf aufmerksam gemacht, daß die Tuberkelknötchen meist peripher sitzen. Sie können leicht mit den sog. ROTHschen weißen Herden bei Sepsis verwechselt werden, doch sitzen diese meist papillennäher. Sicher wird die Unterscheidung, wenn über den Chorioidealtuberkel Netzhautgefäße hinwegziehen. Bemerkt sei, daß Chorioidealtuberkel sich nur bei Miliartuberkulose finden, dagegen nicht bei tuberkulöser Meningitis ohne Miliartuberkulose (STAEHELIN).

        Als sicher kann die Diagnose auch angesehen werden, wenn es zur Ent-
Hauttuber-   wicklung von akuten disseminierten Hauttuberkuliden kommt.
kulide.   Es sind dies punktförmige, bläschenartige, knötchenförmige Effloreszenzen, seltener größere Pusteln und furunkelartige Infiltrate und Geschwüre. Alle diese Formen sind ausgezeichnet durch Nekrosen im Zentrum und zeigen deswegen dort eine Dellenbildung. Sie können völlig abheilen und kommen auch ohne das klinische, letal verlaufende Krankheitsbild der Miliartuberkulose vor. Oft enthalten sie reichlich Tuberkelbacillen, mitunter, besonders bei den unter dem Namen Folliclis bekannten Formen, können aber die Bacillen auch fehlen. Auch hämorrhagische Formen kommen vor, die von LEINER und SPIELER wie folgt beschrieben werden: Das Exanthem tritt disseminiert am Stamm, aber auch am Gesicht auf und hat im allgemeinen purpuraähnlichen Charakter. Die einzelnen Effloreszenzen sind stecknadelkopfgroß bis hirsekorngroß, ganz flach, kaum das Hautniveau überragend, livide bis rotbraun gefärbt, auf Fingerdruck nicht völlig abblassend, zentral teils nur einen helleren Farbenton, teils Krüstchen oder Schüppchen zeigend. Die Effloreszenzen enthalten reichlich Tuberkelbacillen und bilden mikroskopisch meist nur einfache Nekroseherde, ohne für Tuberkulose charakteristische Zellformen. Sie können innerhalb weniger Tage, meist langsamer, unter Zurücklassung zentraler, gedellter Pigmentflecke abheilen.

[1]) H. SCHULTEN, Lehrbuch der klinischen Hämatologie 1939. [2]) WIECHMANN, Med. Klinik Nr. 34. 1922. [3]) QUINCKE, Dtsch. Arch. f. klin. Med. Bd. 74.

Übrigens sind diese disseminierten Hauttuberkulide sehr selten, haben also nur geringe diagnostische Bedeutung. Endlich wurde mehrfach in der Literatur das Auftreten von roseolaähnlichen Flecken erwähnt. Sehr selten kommt auch bei Miliartuberkulose ein Herpes vor.

Alle diese Symptome werden jedoch an diagnostischer Bedeutung bei weitem übertroffen durch die röntgenologisch nachweisbaren. Durch die Röntgenaufnahme der Lungen läßt sich in fast allen Fällen die Diagnose schon sehr frühzeitig, z. B. in einem Fall von MATTHES bereits 2 Monate vor dem Tode stellen. Helle Stellen im Negativ von der Größe eines Hirsekorns bis zu der eines Stecknadelkopfes wechseln mit dunkleren Partien. Die hellen Schatten sind weich, sie konfluieren stellenweise miteinander und bilden dann netzförmige Zeichnungen. In Fällen der meningitischen Form ist die miliare Aussaat meist überaus deutlich und sichert — auch ohne Lumbalpunktion — die Diagnose der Tuberkulose. In keinem Zweifelsfalle von Meningitis darf die Röntgenaufnahme der Lungen versäumt werden.

Neuerdings hat man versucht, je nach der Gleichmäßigkeit der Fleckung oder der mehr netzförmigen Zeichnung auf den hämatogenen bzw. lymphogenen Ursprung der Miliartuberkulose zu schließen und ebenso eine weniger scharfe und etwas gröbere Körnelung auf exsudative Prozesse, eine scharf umgrenzte kleinere Körnelung auf produktive zu

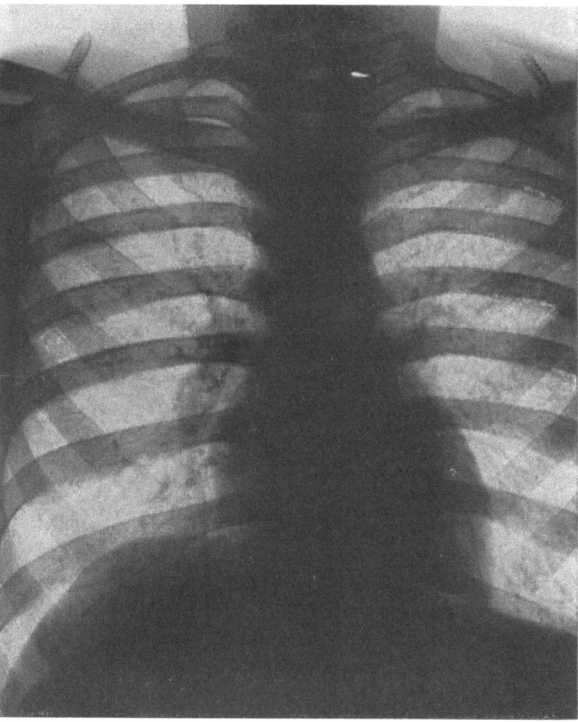

Röntgenbild.

Abb. 1. Miliartuberkulose.

beziehen. Man wollte so auch die Miliartuberkulose in eine exsudative und produktive trennen, von denen die letztere schon länger bestehender Ausstreuung, die erstere frischeren Prozessen entsprechen würde.

Das Kennzeichnende ist jedenfalls das Sichtbarwerden kleinster Knötchen. Ob dieselben tatsächlich den Tuberkelknötchen entsprechen, welche in Plattennähe liegen, wie HAUDEK meint, oder ob es Kombinationsbilder von hintereinander liegenden Knötchen sind, läßt sich naturgemäß nicht mit Bestimmtheit behaupten. HAUDEK glaubt, daß diffuse Abschattungen, die gleichfalls vorkommen, durch Kombinationsbilder entstanden seien.

Differentialdiagnostisch kommen die Röntgenbilder nur weniger anderer Lungenerkrankungen gegenüber dem Röntgenbild der Miliartuberkulose in Betracht. M. WOLF hat darauf aufmerksam gemacht, daß man den Befund bei Miliartuberkulose mit dem bei chalikotischen Lungen verwechseln könne; ich möchte mich aber der Ansicht DIETLENs anschließen, daß die Herde bei Chalicosis im allgemeinen grobfleckiger und besonders zackiger sind und auch

Chalicosis.

Broncho-
pneumonie.

nicht so dicht stehen. Zum Vergleich betrachte man Abb. 2, S. 39. Auch bei multiplen Bronchopneumonien im Kindesalter, z. B. bei Masern oder Keuchhusten, ist die Zeichnung anders; die Herde differieren mehr in der Größe und konfluieren stärker. Zweifel können vielleicht entstehen bei den Fällen

Peribron-
chitis
caseosa.

diffus verbreiteter Peribronchitis caseosa, da man auch dabei weiche, netzförmig angeordnete Schatten sieht. Jedoch sind diese Schattenbänder breiter und es fehlt die der Miliartuberkulose eigene Körnelung.

Kleinste
Bronch-
ektasen.

Dagegen wurde MATTHES in einigen Fällen durch das Röntgenbild getäuscht. Im ersten Fall handelte es sich um einen sicheren Typhus, bei dem das Röntgenbild eine Zeichnung wie bei Miliartuberkulose ergab. Die Sektion ergab, daß es sich um kleinste, augenscheinlich durch eine chronische Bronchitis erzeugte Bronchialerweiterungen handelte.

Der zweite Fall ergab folgendes:

Bron-
chiolitis
obliterans.

Student, sehr kräftiger Mann, angeblich bis vor wenigen Tagen gesund gewesen. Katamnese ergab allerdings, daß er doch bereits längere Zeit vorübergehende Beschwerden gehabt habe. Der Kranke fing an zu husten. Der Arzt fand nur eine verdächtige Spitze und veranlaßte Röntgenaufnahme, die das typische Bild der Miliartuberkulose zu ergeben schien. Pat. war hochgradig dyspnoisch und tachypnoisch, ziemlich stark cyanotisch, hatte blutigen Auswurf, fieberte hoch. Der Befund ergab überall auf den Lungen reichliches Rasseln, wie bei beginnendem Lungenödem. Befund und Allgemeineindruck sprachen weniger für Miliartuberkulose, als für zentrale Pneumonie mit Lungenödem. Die Blutuntersuchung sprach gleichfalls nicht für Miliartuberkulose. Der Kranke starb in derselben Nacht. Die Sektion ergab eine Bronchiolitis obliterans.

Vor dem Weltkrieg wurden nur wenige Fälle dieser Erkrankung beschrieben z. B. von FRÄNKEL, F. MÜLLER und EDENS. (Literatur bei EDENS [1].) In den bisher bekannten Fällen handelte es sich um Kranke, die reizende Gase eingeatmet hatten; und zwar scheint besonders verhängnisvoll eine Einatmung derartiger Substanzen in einer so geringen Konzentration zu sein, daß die Atmung dadurch nicht allzu sehr gestört wird. Der Verlauf war etwas verschieden, immer aber war die Atemnot das hervorstechendste Symptom. Die meisten Erkrankungen endeten tödlich, mitunter erst nach längerer Zeit, bis zu 3 Wochen. Einige Kranke überwanden dagegen ihre Erkrankung. Infiltrationen ließen sich nicht nachweisen, aber bronchitische Geräusche. Fieber war in den meisten Fällen vorhanden. Einige Male wurden einzelne Stellen festgestellt, an denen kein Atmungsgeräusch zu hören war. Das Sputum war sehr wechselnd, mitunter sehr spärlich, in anderen Fällen reichlicher und, wie in dem beschriebenen, blutig. In einem Falle von EDENS waren stricknadeldicke, weiße Fäden im Sputum vorhanden, die sich als abgestoßene, aufgerollte Schleimhautfetzen identifizieren ließen. Die Obliteration tritt durch eine Bindegewebswucherung ein und beschränkt sich auf die kleinsten, keine Knorpelringe mehr tragenden Bronchien. Für die Diagnose ist die Anamnese von ausschlaggebender Bedeutung, wenn sie die Einatmung reizender Substanzen feststellt. Sie kann aber, wie im obigen Fall, in dieser Richtung versagen. Ein Röntgenbefund von ASSMANN [2] täuschte in einem Falle von Bronchiolitis obliterans gleichfalls eine Miliartuberkulose vor. Während des Weltkrieges wurde die Bronchiolitis obliterans als Folge der Kampfgasvergiftung öfter beobachtet.

Miliare
Carcinoma-
tose.

Ein der Miliartuberkulose ähnliches Röntgenbild ergibt auch die miliare Carcinose der Lungen; die Körnelung ist aber bei dieser meist gröber als bei Tuberkulose. In zwei Fällen von R. SCHMIDT fehlte die Diazoreaktion; es war kein Fieber bzw. Temperatur bis 38⁰ vorhanden; in einem Falle sprach sogar die Leukocytenformel scheinbar für Miliartuberkulose (nur 8% Lymphocyten

---

[1]) EDENS, Dtsch. Arch. f. klin. Med. Bd. 85, S. 598.   [2]) ASSMANN, Erfahrungen über die Röntgenuntersuchungen der Lungen. Jena: Fischer 1914.

bei 14500 Gesamtzahl, allerdings waren eosinophile Zellen vorhanden). In einem von ORTNTR beschriebenen Falle von multipler, metastatischer Sarko-matose der Lungen, die von ihm als Miliartuberkulose angesehen worden war, bestanden Diazoreaktion mit Milztumor, aber kein Fieber. Der Miliartuber-

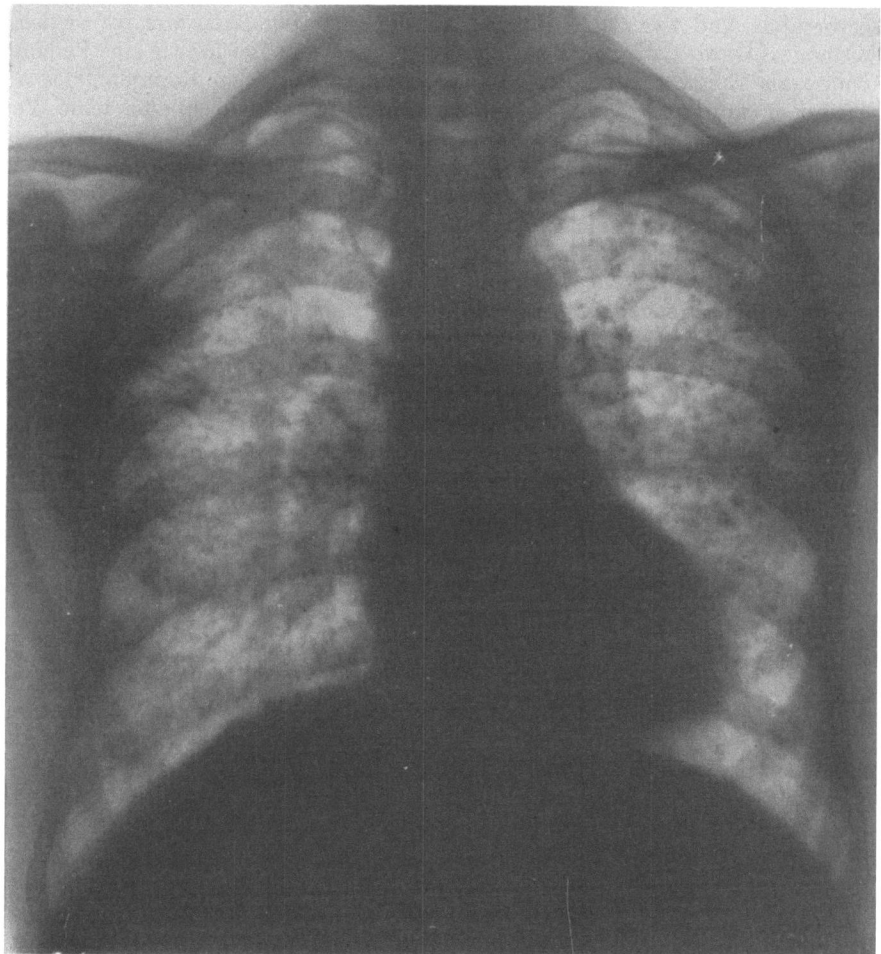

Abb. 2. Steinhauerlunge.

kulose ähnliche Zeichnungen sind auch bei Metastasen von Chorionepitheliomen und bei der sog. Böckschen Krankheit[1]) beschrieben worden.

Gleiches galt vom Röntgenbefund eines metastasierenden, gutartigen Schilddrüsen-tumors, der, wie ich beobachtete, seit etwa 8 Jahren bereits die scheinbar „miliare Aus-saat" zeigt.

KÄSTLE[2]) hat angegeben, daß bei Miliartuberkulose die Herde in der Spitze am dichtesten stünden. Das trifft nicht unbedingt zu. Aber man kann sagen, daß die Schattenflecke an Zahl von der Spitze nach der Basis eher abnehmen, und zwar am meisten nach den seitlichen unteren Partien zu; KÄDING[3]) meint,

[1]) Vgl. DEIST, Klin. Wochenschr. 1923. Nr. 40, und BLUM, Münch. med. Wochenschr. 1924. Nr. 17. [2]) KÄSTLE, In SCHITTENHELMS Lehrbuch der Röntgendiagnostik. [3]) KÄDING, Med. Klinik. 1928. Nr. 2.

weil dort die Herde am weitesten von der Platte entfernt seien und deswegen nicht zur Darstellung gelangten. LENK[1]) glaubt, daß man aus der Art der Verteilung tuberkulöse miliare Knötchen von Tumorknötchen unterscheiden könne, weil bei den letzteren der Verteilungsmodus gerade entgegengesetzt wäre, also die Schatten nach Zahl und Größe gegen die Basis hin zunähmen.

Auch die Lungenlues soll der Miliartuberkulose ähnliche Röntgenbilder hervorrufen, und zwar nach KÄDING sowohl im sekundären wie im tertiären Stadium. KÄDING erwähnt einen Fall, in dem Lues und gleichzeitig eine Pneumokoniose als Erklärung des der Miliartuberkulose ähnlichen Röntgenbildes angenommen wurde. In seltenen Fällen kann augenscheinlich eine feine Verteilung eisenhaltigen Materials wie z. B. Herzfehlerzellen ein der Miliartuberkulose ähnliches Bild hervorrufen. WIERIG[2]) hat einen solchen Fall beschrieben und ist der Ansicht, daß die Hyperämie in der Umgebung der Herzfehlerzellendepots die miliartuberkuloseähnliche Zeichnung verschuldet habe. In einem wohl ein Unikum darstellenden Fall von MATTHES und SYLLA[3]) handelte es sich um ausgedehnte chronische Pneumonien, in denen freies Hämosiderin und Herzfehlerzellen fein zerstreut lagen, wie durch Durchsichtigmachen des Gewebes nach dem HELDschen Verfahren nachgewiesen werden konnte.

Lympho-
granulom. Ein der Miliartuberkulose ähnliches Röntgenbild sah M. PÄSSLER bei ,,Pseudoleukämie". Bei der starken Eosinophilie im Blut dürfte es sich um ein Lymphogranulom gehandelt haben. Auch in anderen seltenen Fällen dieser Erkrankung hat man neuerdings derartige Röntgenbefunde der Lungen erhoben. MATTHES

Status
lym-
phaticus. sah ein der Miliartuberkulose ähnliches Bild bei Status thymico-lymphaticus mit Diphtherie.

Endlich sei erwähnt, daß neuerdings Fälle beobachtet wurden, in denen röntgenologisch sichergestellte Miliartuberkulosen der Lungen ausheilten. A. LOREY[4]), P. G. SCHMIDT u. a. haben derartige Fälle beschrieben.

Tuberkulin-
reaktion. Die Tuberkulinreaktion ist diagnostisch wertlos. Weder beweist ihr positiver Ausfall bei Erwachsenen die Tuberkulose, noch schließt eine negative Reaktion bei Kindern und Großen die Miliartuberkulose aus. Denn vielfache Erfahrung lehrte, daß Kranke mit autoptisch sichergestellter Miliartuberkulose negativen Pirquet zeigten, da sie, wie viele präfinale Tuberkulosen, bereits in das Stadium der ,,negativen Anergie" (v. HAYEK) gekommen waren.

Lumbal-
punktion Endlich möchte ich darauf hinweisen, daß die Lumbalpunktion häufig bereits charakteristische Liquorveränderungen ergibt, bevor meningitische Erscheinungen auftreten.

Tuberkel-
bacillen
im Blut. Man sollte denken, daß man bei Miliartuberkulose die Tuberkelbacillen im Blute finden könne. Das ist aber nicht regelmäßig der Fall. Es gibt über den Nachweis der Tuberkelbacillen im Blut bei allen Formen der Tuberkulose bereits eine erhebliche Literatur, auf deren sehr divergente Ergebnisse hier nicht eingegangen werden kann. Nur so viel sei gesagt, daß diese diagnostische Methode für die Erkennung früher Stadien der Miliartuberkulose noch wenig geleistet hat. Gleiches gilt übrigens auch von der Serodiagnostik, die (in Gestalt der Komplementbindungs- oder der Flockungsreaktion) auch bei der Miliartuberkulose keine zuverlässigen Resultate ergibt.

5. Die septischen und pyämischen Erkrankungen.

Die septischen Erkrankungen machen häufig im Beginn nur das Bild eines unklaren Fiebers ohne bestimmten Befund, während pyämische Prozesse

---

[1]) LENK, Klin. Wochenschr. 1928. Nr. 30. [2]) WIERIG, Fortschr. a. d. Geb. d. Röntgenstr. 1927. Bd. 35. [3]) SYLLA, Dtsch. Arch. f. klin. Med. [4]) A. LOREY, Die akute Tuberkulose im Röntgenbild. Ergebn. d. med. Strahlenforschung. Bd. 50. 1925.

sich, wie noch erläutert werden wird, von Anfang an durch die Neigung zu Schüttelfrösten und steilen Kurven auszeichnen.

Es mögen unter dem Begriff Sepsis nach herkömmlichem Sprachgebrauch die Allgemein- bzw. Blutinfektionen mit Eitererregern, vor allem Streptokokken und Staphylokokken, verstanden werden.

Wir wissen freilich, daß bei vielen Infektionskrankheiten die Erreger in das Blut dringen, z. B. bei Typhus, Pneumonie, Genickstarre, Morbus Bang u. a. m. Es ist aber bekannt, daß diese Bakteriämie ein ganz passagerer, harmloser Vorgang ist, daß die im Krankheitsbeginn im Blut kreisenden Bakterien stets sehr bald von den Abwehrfaktoren des Blutes unschädlich gemacht oder im Retikuloendothel abgefangen werden. Solche vorübergehenden Bakteriämien dürfen also nicht als „Sepsis" angesprochen werden. Ebensowenig spricht man von Sepsis, wenn nur ganz vorübergehend beim Katheterfieber Mikroorganismen in das Blut gelangen.

Die von SCHOTTMÜLLER[1]) gegebene Definition für den Begriff „Sepsis" lautet: Eine Sepsis liegt dann vor, wenn sich innerhalb des Körpers ein Herd gebildet hat, von dem konstant oder periodisch pathogene Keime in den Blutkreislauf dringen, derart, daß durch diese Invasion subjektiv oder objektiv Krankheitserscheinungen ausgelöst werden. Diese Definition berücksichtigt den Unterschied zwischen „Sepsis" und „Pyämie", auf den aus praktischen Gründen Wert gelegt werden muß, allerdings ist.

Das Krankheitsbild der Sepsis setzt sich nach SCHOTTMÜLLER also aus vier pathologischen Prozessen zusammen: 1. etwa noch vorhandenen, entzündlichen Erscheinungen an der Eingangspforte der Infektion, 2. dem eigentlichen Sepsisherd, der nicht mit der Eintrittspforte identisch zu sein braucht (z. B. durch eine Drüse, oder durch einen infizierten Thrombus dargestellt werden kann), 3. den Erscheinungen der sich wiederholenden oder andauernden Bakterieneinschwemmung aus dem Sepsisherd und 4. den dadurch etwa bedingten Metastasen.

Der Sepsisherd selbst muß nach PÄSSLERS Darlegungen einerseits eine geringe oder gänzlich mangelnde Zirkulation haben, so daß er den bacterieiden Kräften des Blutes entzogen ist, andererseits muß er aber doch mit der Zirkulation so in Verbindung stehen, daß aus ihm heraus leicht die Krankheitserreger in den Kreislauf gelangen können.

HEGLER befürwortet für die Zwecke der Praxis die Einteilung, die BINGOLD für die Haupttypen der Sepsis gegeben hat:

1. Thrombophlebitische Sepsis. Ausgangstellen: puerperaler Uterus, Mittelohr (Sinus), Angina, Pfortaderinfektion (Pylephlebitis), Weichteilfurunkel besonders des Gesichts und Entzündung peripherer Venen.

2. Lymphangitische Sepsis, ausgehend von parametranen Infekten, Gasbrandinfektion des Uterus, Angina, Infekten von Weichteilen und mesenterialen Lymphknoten.

3. Sepsis von Hohlorganen ausgehend, z. B. vom infizierten Uterus, Gallenwegen, Nierenbecken, Nebenhöhlen, Gelenken, Osteomyelitis.

4. Septische Endokarditis, akut, subakut oder chronisch (Endocarditis lenta, SCHOTTMÜLLER).

Als besondere Formen fügt HEGLER noch hinzu die Sepsis der Neugeborenen und die Sepsis nach Pneumonie (Pneumokokken, Pestbacillen, Milzbrandbacillen). Diesen Formen wäre noch die Meningokokkensepsis anzureihen.

Für die Praxis, insbesondere die Therapie ist es nun trotz allen Widerspruchs meines Erachtens doch von Wichtigkeit, die „gewöhnliche" Sepsis von der Pyämie zu trennen, wie dies die alten Chirurgen und Gynäkologen und neuerdings besonders M. MARTENS[2]) taten. M. MARTENS übertrieb kaum, wenn er schrieb: „Pyämie und Sepsis sind grundverschiedene Erkrankungen. Pyämie ist die auf dem Venenwege fortschreitende Infektion auf Grund einer eitrigen Thrombophlebitis, meist gekennzeichnet durch Schüttelfröste und intermittierendes Fieber. Alle chemo- und sero-

Pyämie und Sepsis.

---

[1]) SCHOTTMÜLLER, Sepsis. Im Handbuch von v. BERGMANN und STAEHELIN.
[2]) M. MARTENS, Über Pyämie und Sepsis. Dtsch. med. Wochenschr. 1929. Nr. 44.

therapeutischen Versuche sind nutzlos. Für die Behandlung der Pyämie, die ohne Operation meist tödlich endet, kommt nur die frühzeitige Venen- unterbindung in Frage!"

Die obigen Ausführungen machen es begreiflich, daß das Krankheitsbild der Sepsis im weiteren Sinne sehr vielgestaltig sein muß und demgemäß auch ver- schiedene Prognosen gibt. Ist der Sepsisherd nämlich leicht entfernbar, so ist die Prognose gut; ist er dagegen schwer oder gar nicht entfernbar, so verläuft die Krankheit meist ungünstig. Die Art des Verlaufs septischer Erkrankungen wird im einzelnen bedingt durch die Massenhaftigkeit der Blutinfektion und die Art und Virulenz der Erreger. Andererseits ist sie von der Stärke der die Erreger vernichtenden Kräfte des Organismus, vor allem aber auch von der Art des septischen Herdes abhängig. Ein thrombophlebitischer Herd ist z. B. als Substrat der typischen Pyämie im Sinne von M. MARTENS viel gefähr- licher als ein Lymphdrüsenherd.

Bei großer Virulenz der Erreger, massiver Infektion und gleichzeitiger geringer Immunität des befallenen Organismus kann die Sepsis ganz akut unter dem Bilde der schwersten Intoxikation verlaufen. Sie kann anderer- seits ganz chronisch sich durch mehrere Monate, ja, wie die Sepsis lenta jahre- lang hinziehen. Zwischen diesen Extremen kommen alle nur denkbaren Zwischen- formen vor.

Akute
allgemeine
Sepsis.

Puls.

Allgemein-
eindruck.

Atmung.

Zunge.

Tempe-
ratur.

Die schweren akuten Formen, soweit sie nicht von vornherein unter dem Bilde des schwersten Kollapses zum Tode führen, sind es gerade, die Krankheitsbilder eines unklaren akuten Fiebers hervorrufen können.

Pathognomonisch für die akute Sepsis ist zunächst die Beschaffenheit des Pulses, der stark beschleunigt ist, oft weit stärker als es der Temperatur ent- spricht. Meist ist der Puls dabei auffallend weich, von sehr niedrigem Druck und nicht selten irregulär. In den schwersten Fällen kann das Bild der Splanchnicusparese ausgebildet sein: die Kranken sehen blaß und cyanotisch aus, haben kühle Extremitäten und spitze Gesichtszüge, weil die Peripherie blutleer ist. Bei weniger foudroyant verlaufenden Fällen haben die Kranken zwar gerötete Wangen, sehen aber doch von vornherein schwer krank aus. Nicht selten besteht auch eine ganz leichte ikterische Verfärbung der Haut, so daß ein Gesamtbild entsteht, das man direkt als „septisches Aussehen" bezeichnet hat. Es kontrastiert sehr oft mit der Euphorie des Kranken, die mit Recht als ominös gilt.

Die Atmung ist meist verhältnismäßig langsam, etwa der Temperaturhöhe entsprechend. Doch beschreibt ROMBERG auch Tachypnoen, die durch keinen Lufthunger hervorgerufen, sondern durch zentrale Einflüsse ausgelöst würden.

Die Zunge ist bei schweren Sepsisformen oft auffallend trocken, ja man kann sagen, daß die Beschaffenheit der Zunge bei den akuten Formen eine direkt prognostische Bedeutung hat; eine feuchte Zunge läßt die Prognose weniger ungünstig erscheinen.

Die Temperaturen sind insofern wenig charakteristisch, als wenigstens bei den schweren Formen eine starke Kollapsneigung besteht und deswegen sowohl hoch fieberhafte Zustände, als Untertemperaturen, als endlich sogar scheinbar normale vorkommen, die zwischen Fieber und Kollaps die Mitte halten. Es kann also sowohl eine hohe Kontinua, als auch intermittierendes und remittierendes Fieber vorhanden sein, endlich sind fieberfreie Intervalle nicht selten. Besonders charakteristisch für das pyämische Fieber sind, wie oben hervorgehoben, wiederholte Schüttelfröste und die steilen Kurven, bei denen der Abfall der Temperatur unter starkem Schwitzen erfolgt. Die Schüttelfröste können bei gewöhnlicher Sepsis im Beginn oder selbst dauernd fehlen oder erst im weiteren Verlauf eintreten. Der Fieberverlauf bei Sepsis ist, wie SCHOTT-MÜLLER hervorhob, weniger von der Art der Erreger abhängig, obwohl natürlich auch ihre jeweilige Virulenz eine Rolle spielt, als vielmehr von der Einschwemmung der Keime. „Die Fieberkurve bietet ein getreues Abbild der in die freien Lymph- und Venenbahnen erfolgenden Kokkeninvasion, je nach Zahl, Virulenz und Dauer."

Die Milz ist bei der Sepsis regelmäßig vergrößert, aber oft so weich, daß sie schwer oder nicht palpabel ist. *Milz.*

In etwa $1/3$ der Sepsisfälle entsteht sehr bald eine akute Endokarditis oder Myokarditis. Beide Affektionen rufen außer der Verschlechterung des Pulses häufig gar keine klinischen Zeichen hervor; auch die Pulsverschlechterung ist keineswegs ein sicheres Zeichen für eine Beteiligung des Herzens, sondern kann, namentlich anfangs, mehr durch die toxisch ausgelöste Vasomotorenlähmung bedingt sein. Andererseits kommen während eines septischen Fiebers so oft akzidentelle systolische Herzgeräusche vor, daß man durchaus nicht berechtigt ist, aus dem Auftreten eines systolischen Geräusches ohne weiteres auf eine Endokarditis zu schließen. Gewiß kann die Art des Geräusches bis zu einem gewissen Grade seinen organischen Ursprung wahrscheinlich machen, insbesondere sind präsystolische und diastolische Geräusche meist als echte Klappengeräusche aufzufassen. Aber in der Beurteilung systolischer Geräusche ist Vorsicht durchaus am Platz. Eine Akzentuation des zweiten Pulmonaltones und eine nachweisbare Vergrößerung des Herzens können auch durch eine muskuläre Klappeninsuffizienz hervorgerufen werden. Sie fehlen übrigens gerade bei den akuten Endokarditiskranken, die Bettruhe halten, öfters völlig. Die Endocarditis lenta wird später (S. 190 u. f.) noch ausführlich zu besprechen sein. *Endo-karditis.*

Die Blutuntersuchung ergibt bei den nicht mit metastatischen Eiterungen komplizierten Formen der Sepsis gewöhnlich nur eine mäßige neutrophile Leukocytose mit Lymphopenie und Eosinopenie. Beim Auftreten eitriger Metastasen steigt die Leukocytose meist auf Zahlen von 20000 und höher. Man kann den Eintritt einer eitrigen Metastase direkt an der Leukocytenkurve erkennen. Vorübergehende, etwa 24 Stunden anhaltende Steigerungen der Gesamtzahlen kommen nach vorhergehender kurzer Senkung bei Schüttelfrösten als Ausdruck neuer Bakterieninvasionen vor. Starke Steigerungen der Gesamtzahlen sind besonders auch den Infektionen mit Gasbacillen eigen. Bei manchen schweren Formen der Sepsis fehlt jedoch die Leukocytose. LENHARTZ jun.[1]) und auch ich fanden, daß bei unkomplizierter septischer Endokarditis das Blutbild gegenüber der Norm kaum verändert zu sein braucht, daß auch die Zahl der Lymphocyten dabei nicht sinkt. Wir sahen dagegen meist, selbst wenn Leukopenien gefunden wurden, wie gerade bei den schwersten Formen, doch oft eine relative Neutrophilie, wie die von ROSENOW[2]) gegebenen Beispiele aus MATTHES' Klinik beweisen. Bei den septischen Endokarditiden, aber auch bei anderen Formen, z. B. der thrombophlebitischen, können große Histiocyten, gelegentlich sogar kokkenhaltige Makrophagen gefunden werden. Man spricht diesen Histiocyten neuerdings bekanntlich die eigentliche Schutzwirkung und Bakteriophagie zu (DIETRICH, OELLER). Neben zahlreichen stabkernigen Zellen treten Jugendformen zuweilen bis zu den Myelocyten auf. Dieses Verhalten kann eine Unterscheidung von den akuten Formen der Leukämie schwierig machen. Es sei deshalb ausdrücklich auf dieses Kapitel und insbesondere auf die Blutbilder der nekrotisierenden Anginaformen verwiesen. Bei den chronischen Sepsisformen fehlt gleichfalls die Vermehrung *Blutbild.*

---

[1]) LENHARTZ, Das Blutbild der septischen Erkrankungen. Dtsch. Arch. f. klin. Med. Bd. 146. [2]) ROSENOW, Blutkrankheiten. Berlin: Springer.

der Gesamtzahlen häufig; selbst lange bestehende, insbesondere geschlossene
Eiterherde lassen sie vermissen. Man kann jedenfalls aus dem Verhalten des
Leukocytenbildes und seinen Schwankungen bei manchen durch die Eiterkokken
bedingten Erkrankungen wertvolle diagnostische und prognostische Schlüsse
ziehen. Ich verweise dafür auf SCHILLINGS[1]) Darstellung.

Bei vielen Fällen von Sepsis, besonders bei der Sepsis lenta, tritt eine mehr
oder minder starke, sekundäre Anämie, seltener treten auch Formen auf,
die sich dem Bilde der perniziösen Anämie nähern. Ganz regelmäßig ist bei
allen Formen der Sepsis, auch den chronischen, leukopenischen Fällen, die
Senkungsgeschwindigkeit der Roten beschleunigt.

Die Diagnose der Sepsis wird schon bei rein klinischer Betrachtung fast
sicher, wenn sich die Zeichen septischer Embolien oder Metastasen
einstellen. Diese sind leicht erkennbar als embolische Netzhautblutungen, als
Hautaffektionen, in Form der hämorrhagischen Nephritis, als septische Gelenkerkrankungen und endlich auch als cerebrale, zu Lähmungen führende Herde.
Natürlich kann es aber in fast jedem Organ zu Metastasen kommen. Sie
werden wie die Lungen-, Leber- und andere Abscesse bei der Besprechung
der einzelnen Organerkrankungen erörtert werden.

Netzhaut-
blutungen. Netzhautblutungen kommen zwar bei anderen Erkrankungen gleichfalls vor, z. B. bei verschiedenen Bluterkrankungen und bei Nephritiden. Aber
bei diesen ist mit Ausnahme der akuten Leukämien eine Verwechslung mit
Sepsis durch das ganze übrige Krankheitsbild ausgeschlossen.

Septische
Haut-
affektionen. Die verschiedenartigen Hautaffektionen sind zum Teil wirklich embolischer Art, wie die septischen Petechien und die größeren und kleineren Hautblutungen. Sie haben gelegentlich die Eigenschaft, an den Extremitäten, insbesondere an deren Enden, und im Gesicht symmetrisch aufzutreten. Solche
Hautembolien sind nicht selten Vorboten des nahen Todes. Auch die Eiter-
pusteln, die bis zur Größe eines Pemphigus auftreten, sind meist Folge kleiner
Embolien oder Thrombosen. Dagegen lassen sich die septischen Exantheme,
die oft Scharlachexanthemen gleichen, nicht so erklären (vgl. Abschnitt Exantheme). HEGLER[2]) machte darauf aufmerksam, daß man aus der Art der Hautveränderungen manchmal auf die Art des Erregers schließen könne: Fleckfieberähnliche Roseolen kommen bei Meningokokkensepsis, Acnepusteln bei
Staphylokokkensepsis, blutige, nekrotisierende Blasen bei Pyocyaneussepsis und
kleinste rote Papeln (z. B. an der Fingerbeere) bei Endocarditis lenta vor.

Nieren-
beteiligung. Die Beteiligung der Nieren äußert sich anfangs nur in einer Albuminurie.
Später kommt es fast stets zu einer Nephritis meist hämorrhagischer Art; ja
Erythrocyten finden sich nicht selten schon in Urinen, die kaum Eiweißspuren
zeigen. Über die pathognomische embolische Herdnephritis bei Sepsis lenta
wird später noch die Rede sein.

Gelenk-
entzün-
dungen. Endlich ist für die allgemeine Sepsis noch das Auftreten von meist multiplen Gelenkentzündungen charakteristisch. Diese sind zwar oft eitrig,
können aber auch als seröse Formen verlaufen, häufig ist auch die Umgebung
des Gelenkes serös durchtränkt. Vom akuten Gelenkrheumatismus unterscheiden sich diese Gelenkschwellungen dadurch, daß sie gegen Salicylate
refraktär sind, ferner dadurch, daß die für den akuten Gelenkrheumatismus
charakteristischen Schweiße fehlen oder, wenn sie vorhanden sind, daß sie
nur in den Perioden sinkender Körpertemperatur auftreten.

Unter-
schiede des
Krank-
heitsbildes
je nach dem
Erreger. Sicher wird die Diagnose, wenn der Nachweis der Erreger im Blut
gelingt. Dies ist verhältnismäßig leicht bei den akuten Formen. Bei den mehr
chronisch verlaufenden Fällen gelingt der Nachweis in der Regel nur, wenn

---

[1]) SCHILLING, Das Blutbild, und Verhandlungen d. Dtsch. Ges. f. inn. Med. 1926.
[2]) HEGLER, Dtsch. med. Wochenschr. 1934. Nr. 9.

man das Blut im Anfang der Temperatursteigerung entnimmt. Mitunter freilich versagt die Kultur auch dann. Für die Untersuchung ist die Anlegung von Blutagarplatten am meisten zu empfehlen, die aber tunlichst direkt am Krankenbett gegossen werden sollen. Die feinere Differenzierung der Erreger kann dann dem Laboratorium überlassen bleiben. Sie gelingt meist direkt auf der Blutagarplatte und durch den SCHOTTMÜLLERschen Blutbakteriozidieversuch. Ich verweise dafür auf die Lehrbücher der Bakteriologie.

Wichtig ist es, die Untersuchung auf anaerobe Bakterien auszudehnen. BINGOLD[1]) gab ein neues bequemes Verfahren für sie an (10% Peptonbouillon).

Die Staphylokokkensepsis, die häufig das Produkt von Furunkeln, Karbunkeln oder (seltener) Panaritien ist, zeigt die Neigung zur eitrigen Metastasenbildung; paranephritische, Leber- oder Milzabscesse, eitrige Parotiden und Panophthalmie seien als Beispiele genannt. Besonders häufig sind die paranephritischen Abscesse, selten dagegen multiple Lungenabscesse, die ich in einem Falle sah. Die Leukocytenzahlen werden bei Staphylokokyensepsis meist hoch gefunden; Endokarditiden fehlen meist. Das Fieber ist häufig eine hohe Kontinua. Schüttelfröste sind trotz der eitrigen Metastasen seltener als bei Streptokokkensepsis. Es ist begreiflich, daß die Staphylokokkensepsis, besonders der paranephritische Absceß, wegen dieses Fieberverhaltens oft verkannt und z. B. für Typhus gehalten wird.

Die meist vom Rachenring ausgehende Streptokokkensepsis, die häufigste Form, zeigt meist stark remittierendes, seltener intermittierendes oder kontinuierliches Fieber. Schüttelfröste sind oft vorhanden. Metastasen sind seltener als bei der Staphylokokkensepsis, sie bevorzugen die Gelenke, kommen aber auch als Lungenabscesse und Empyeme besonders bei tonsillärer Pyämie relativ oft vor. Endokarditis ist ganz gewöhnlich.

Die Pneumokokkenallgemeininfektionen rufen neben Gelenkmetastasen, Meningitiden und Peritonitiden gelegentlich auch metastatische Strumitis hervor. Endokarditiden sind selten, aber meist sehr bösartig.

Die durch das Bacterium coli hervorgerufene Sepsis, z. B. die von den Gallenwegen aus, zeichnet sich durch besonders steile Kurven aus, auch tritt bei ihr mitunter ein Herpes auf.

Die Enterokokkensepsis [THERMANN[2]), P. EGGERS[3]) u. a.] zeigt klinisch große Ähnlichkeit mit einer Lentasepsis. Die Unterscheidung wird nur durch die bakteriologische Kultur ermöglicht. Bei ersterer soll die Herdnephritis ausbleiben, dagegen kommen infizierte Infarkte in Milz und Nieren vor.

Die Gonokokken machen bekanntlich oft Gelenkmetastasen, sehr selten auch Endokarditiden. Die Pyocyaneussepsis[4]), meist akut letal, selten chronisch verlaufend, ist vor allem durch das „Erythema gangraenosum", weiter durch typhusähnlichen Allgemeinzustand, Ikterus, Leber- und Milztumor, Kollaps, Leukopenie und Diazoreaktion gekennzeichnet.

Immerhin genügen diese Differenzen im Krankheitsbild natürlich keineswegs zu einem sicheren Schluß auf die Art des Erregers. Dieser ist nur durch die Kultur möglich.

Die Diagnose Sepsis drängt sich von selbst dem Arzte auf, wenn die Eintrittspforte der Infektion klar ist, wenn z. B. eine infizierte Wunde besteht. Diese diagnostisch klaren Fälle von Sepsis hat man mit besonderen Namen belegt, die ihre Herkunft kennzeichnen, z. B. als Puerperalsepsis, als Urogenitalsepsis, als otogene Sepsis, Sepsis nach Angina bezeichnet. Ich erwähne sie nur

Manifeste Eintrittspforten der Infektion.

[1]) BINGOLD, Die Bedeutung anaerober Bakterien als Infektionserreger septischer innerer Krankheiten. Virchows Arch. f. pathol. Anat. u. Physiol. Bd. 234, S. 232. [2]) THERMANN, Münch. med. Wochenschr. 1940. S. 123. [3]) P. EGGERS, Med. Klinik 1940, S. 834. [4]) H. REICHEL, Dtsch. Arch. f. klin. Med. Bd. 171. 1931 (dort ges. Literatur).

aus dem Grunde, weil ich scharf hervorheben möchte, daß es immer ratsam ist, beim Vorliegen solcher notorisch häufig Sepsis hervorrufender Krankheiten und Zustände, auftretendes Fieber auf diese Eintrittspforten zu beziehen und erst an andere Ursachen für das Fieber zu denken, wenn sie ganz sicher nachweisbar sind, wie z. B. die komplizierende Angina in dem anfangs erwähnten Falle von Appendicitis. Es ist, wie schon einmal gesagt, wenn eine Frau post partum sc. abortum hohes Fieber bekommt, stets viel wahrscheinlicher, daß sie eine puerperale Infektion erlitten hat, als daß sie an zentraler Pneumonie oder an Typhus leidet.

Puerperale Sepsis. Häufig läßt sich zudem die Diagnose puerperale Sepsis außer durch die Blutuntersuchung auf Mikroorganismen auch schon aus den klinischen Erscheinungen sichern. Man beobachtet an der Vaginalschleimhaut infizierte Wunden; man sieht bei der endometritischen Form der Puerperalsepsis an der Portio Schleimhautveränderungen, z. B. mißfarbene Beläge. Auch kann der Uterus selbst dabei auf Druck schmerzhaft sein. Man hat auch an der Beschaffenheit der Lochien einen Anhalt. Diese stinken bei Infektionen mit dem anaeroben Streptococcus putridus. Sie brauchen sich dagegen bei Infektionen mit den gewöhnlichen hämolytischen Streptokokken nicht · von normalen Lochien zu unterscheiden. Der Nachweis reichlicher Streptokokkenflora in den Lochien ist allerdings stets verdächtig. Die auf dem Lymphwege sich fortpflanzenden puerperalen Infektionen lassen sich wenigstens zum Teil durch die Beteiligung der Parametrien bei der vaginalen Untersuchung erkennen. Fast negativ kann dagegen der Befund bei den typisch pyämischen thrombophlebitischen, von der Ansatzstelle der Placenta ausgehenden Formen sein. Sie ist gerade durch das Auftreten wiederholter Schüttelfröste und Neigung zur Metastasenbildung gekennzeichnet. So wichtig einerseits die Unterscheidung der lymphangitischen von der thrombophlebitischen Puerperalsepsis ist, so bedeutsam ist andererseits die genaue Differenzierung der Erreger, der aeroben und der anaeroben Streptokokken, ganz besonders für die letztere Form. BINGOLD hat gezeigt, daß bei thrombophlebitischer Form sich nur in $\frac{1}{3}$ aerobe Streptokokken, also in der großen Mehrzahl der schweren Fälle anaerobe Streptokokken finden. Auch ist die relative Häufigkeit der puerperalen Gasbrandinfektion hier hervorzuheben; sie kann rein lokalen Gasbrand des Uterus, aber auch die lymphangitische und (seltener) die thrombophlebitische Form der Puerperalsepsis hervorrufen. Die rasche Diagnostik auch dieser Gasbrandinfektion ist wegen der Notwendigkeit ihrer schleunigsten chirurgischen oder Serumtherapie besonders wichtig (HEGLER).

Die Häufigkeit der Gasbrandsepsis nach Kriegsverletzungen ist bekannt. Später hat man sie relativ oft nach Injektionen, meist von Coffein, auftreten sehen (JUNGHANNS[1]). Die Gasbrandsepsis verläuft meist rasch (innerhalb 24 Stunden) tödlich; unter schwerer Atemnot, eigentümlichem Ikterus (durch Hämatin bzw. Methämoglobin) und auffallender Euphorie.

Krypto-genetische Sepsis. Differentialdiagnostisch größere Schwierigkeiten machen die Formen, die der innere Mediziner am häufigsten sieht und die man wegen ihres unklaren Ursprunges als kryptogenetische Sepsis bezeichnet hat.

Hier ist vor allem eine ganz genaue Anamnese nötig. Man vergesse z. B. nicht, danach zu fragen, ob nicht der Kranke schon vor einiger Zeit eine eitrige Hautaffektion gehabt hat, z. B. Furunkel. Es ist bekannt, daß zwischen dem Ausbruch der fieberhaften septischen Erkrankung und dem sie veranlassenden Furunkel ein gewisser Zeitraum liegen kann. Ich erwähne, daß z. B. ein paranephritischer Absceß als einzige Metastase eines bereits abgeheilten Furunkels auftreten kann, oder, daß sich an einen Oberlippenfurunkel eitrige Infektionen der Meningen oder Sinusthrombosen anschließen können.

[1]) JUNGHANNS, Dtsch. med. Wochenschr. 1933, S. 850.

Es ist natürlich nicht zu erwarten, daß ein solcher lokaler Sepsisherd alle Erscheinungen einer schweren Sepsis macht. Meist handelt es sich um intermittierende oder remittierende Fieber, ohne die für die allgemeine Sepsis kennzeichnende Kreislaufschwäche. Häufig findet man eine neutrophile Leukocytose als Ausdruck der Infektion. Es gibt aber auch Erkrankungen, z. B. gerade die paranephritischen Abscesse, bei denen bisweilen eine Leukocytose andauernd fehlt. Auch eine fühlbare Milzschwellung fehlt bei diesen symptomarmen Sepsisfällen häufig.

Wenn nun aber weder die Anamnese, noch die Klagen des Kranken, noch die gewöhnliche Untersuchung des Kranken einen Hinweis auf die Entstehung des unklaren Fiebers geben, so muß der Arzt, nachdem zentrale Pneumonie, Typhus und Miliartuberkulose ausgeschlossen sind, nach einem Sepsisherd suchen. Man tut gut dabei, ganz systematisch auf folgendes zu achten.

Die häufigsten Sepsisherde.

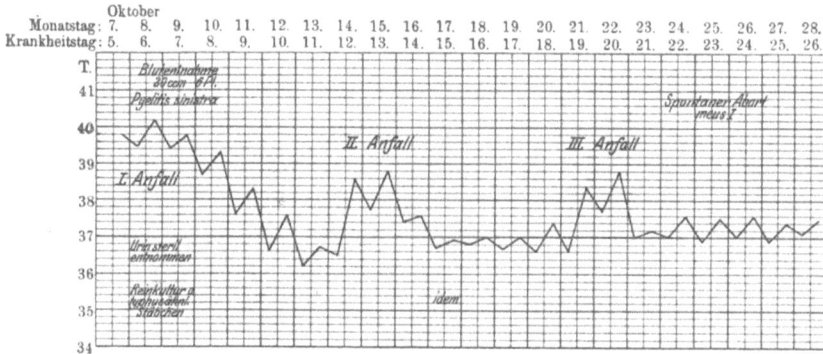

Abb. 3. 27jährige Kutschersfrau S. Pyelitis sinistra durch typhusähnliche Bacillen. Heilung nach Spontanabort einer 4 Wochen alten Frucht.

1. Man sehe die ganze Körperoberfläche auf etwaige entzündliche Veränderungen und Exantheme nach. Man vergesse dabei namentlich auch nicht die behaarte Kopfhaut. Es kommt öfter vor, daß ein Erysipel der behaarten Kopfhaut übersehen wird. Man achte auf Drüsen, die von lokalen Entzündungen aus geschwellt und empfindlich sind, und auf das Bestehen von Lymphangitiden und vor allem von Thrombophlebitiden.

2. Es sind die Ohren nachzusehen, namentlich ist der Warzenfortsatz auf Druckempfindlichkeit zu prüfen. Kranke, besonders Kinder mit chronischen Ohrenaffektionen geben oft gar keine darauf deutende Anamnese.

3. Ferner sind die Rachenorgane, die Nase und die Nebenhöhlen genau zu prüfen. Manche Formen von Angina machen nur geringe Beschwerden. Unbedingt notwendig ist es bei dieser Untersuchung, den vorderen Gaumenbogen mit einem PÄSSLERschen Haken vorzuziehen, damit man die Tonsillen voll übersehen und ausdrücken kann. Man vergleiche über die einzelnen Formen septischer Anginen die bei der Besprechung der akuten Leukämie geschilderte Differentialdiagnose. Auch die Zähne sind nachzusehen. Allerdings rufen die von einer Pyorrhoea alveolaris oder Wurzelspitzengranulomen ausgehenden Prozesse, ebenso wie die von der chronischen Mandelgrubeninfektion ausgelösten bzw. unterhaltenen, meist mehr das Bild einer chronischen, relativ gutartigen Infektion hervor, die den vielgebrauchten Namen der „oralen Sepsis" eigentlich nicht verdient. Es kommen aber — sehr selten — auch akute Formen aus diesen Ursachen vor. Das gleiche gilt von den Sepsisformen, die in einer Nebenhöhleneiterung ihren Sepsisherd haben. Man merke, daß beim Erwachsenen ein einseitiger eitriger Schnupfen fast mit Sicherheit auf eine Nebenhöhleneiterung hinweist.

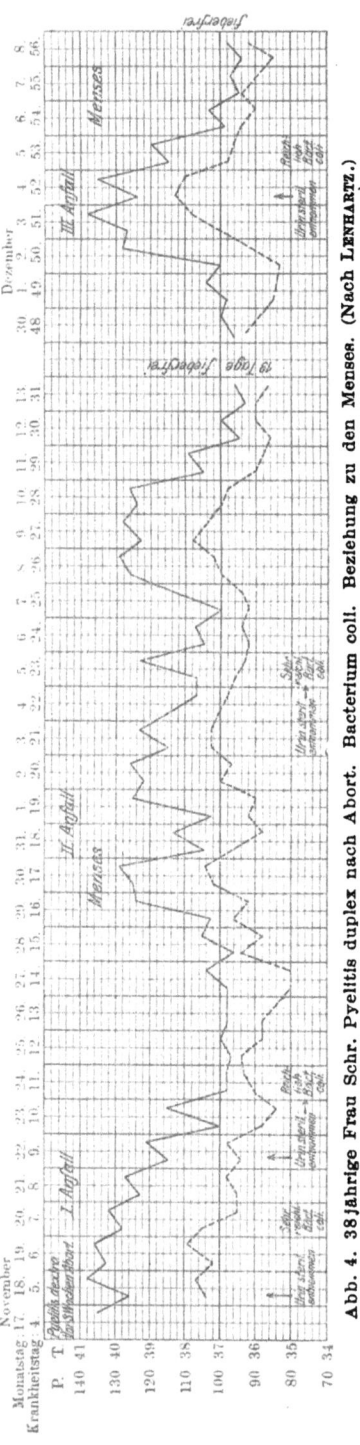

Abb. 4. 38 jährige Frau Schr. Pyelitis duplex nach Abort. Bacterium coli. Beziehung zu den Menses. (Nach LENHARTZ.)

HEINLEIN[1]) hat neuerdings den Unterschied zwischen der „echten" Sepsis und den oben geschilderten oralen Fokalinfektionen sehr richtig präzisiert, indem er ausführt: Der Unterschied beider besteht darin, daß bei der Sepsis eine dauernde oder häufig wiederholte Streuung von Erregern vorliegt, während der Herd bei der Fokalinfektion sehr lange stumm bleiben kann. Bei der ersteren handelt es sich um die Streuung virulenter Keime, bei den Fokalinfekten um eine solche „virulenzgedrosselter" Keime; in beiden Fällen meist Streptokokken. Die Absiedelung der Keime ruft bei beiden Krankheitsformen weitere Krankheitsherde hervor. Bei der Sepsis seien die Metastasen aber „keimbesiedelt", bei der Fokalinfektion steril.

4. Ferner sind die Skeletknochen, besonders die der Extremitäten, aber auch Becken, Wirbelsäule und Kreuzbein, sorgfältig auf irgendeine Schmerzhaftigkeit abzutasten, damit nicht etwa eine beginnende, primäre Osteomyelitis übersehen wird. Auch ist hier die Röntgenuntersuchung heranzuziehen!

Auch an einen tiefen, in der Muskulatur oder subfascial liegenden Absceß ist zu denken, da dieser anfangs keine spontanen Klagen hervorzurufen braucht, wie folgender Fall von MATTHES zeigt.

Jüngerer, kräftiger Mann mit der Diagnose Magenblutung eingewiesen. Anamnese ergab, daß er plötzlich erkrankt, sehr heiß gewesen sei und sich sehr angegriffen gefühlt habe. Dann hat er zweimal hintereinander erhebliche Mengen Blut erbrochen. Bei Aufnahme Temperatur von 38⁰. Befund sonst negativ. In der Folge reichliche Entleerungen von dünnflüssigen Teerstühlen, die rasch zu starker Anämie führten. Am 5. Tage des Klinikaufenthalts stieg die Temperatur unter Schüttelfrost auf 40⁰, Pat. klagte nun zum ersten Male über Schmerzen im linken Oberschenkel. Es war dort aber weder Schwellung, noch Rötung, noch Druckschmerz zu konstatieren und der Schmerz wurde auf die Injektion von RINGER-Lösung bezogen. Anhaltendes hohes Fieber. Exitus am folgenden Tage. Sektion ergab allgemeine Sepsis, aber keine Magengeschwüre, so daß die Blutungen als septische aufgefaßt wurden. Als Sepsisherd fand sich eine ausgedehnte subfasciale Eiterung am linken Oberschenkel, die nicht auf die subcutanen Injektionen bezogen werden konnte.

5. Bei Frauen ist die Vaginaluntersuchung, insbesondere die der Parametrien, bei Männern die Rectaluntersuchung nicht zu verabsäumen.

Ich beobachtete einen jungen Mann, bei dem die Diagnose zwischen Typhus und Endocarditis ulcerosa schwankte. Die Sektion ergab einen Prostataabsceß, der niemals Symptome gemacht hatte; weswegen die Rectaluntersuchung unterblieben war.

¹) H. HEINLEIN, Ärztl. Wochenschr. 1947, S. 52.

Man versäume auch nicht, die Urethra nachzusehen. Es ist vorgekommen, daß Gonokokkensepsis falsch gedeutet wurde, weil man nicht an diese Möglichkeit dachte.

6. Auch ist der Bauch und namentlich die hintere Bauchwand genau abzutasten, da sich beginnende paranephritische und subphrenische Abscesse oft schon frühzeitig durch eine an dieser Stelle nachweisbare Empfindlichkeit bei tiefem Drucke verraten. Der typische subphrenische Abszeß wird durch das Röntgenbild leicht entdeckt werden; dies ergibt Hochdrängung des stark konvexen, paretischen Zwerchfells. Beim paranephritischen Abszeß sind vor allem Palpierung und Perkussion der Nierengegend des auf dem Bauche liegenden Kranken wichtig. Vergrößerte Nierendämpfung, Vorwölbung und starker örtlicher Druckschmerz lassen sich so viel besser feststellen.

Im Röntgenbild findet man allgemeine Zeichen einer retroperitonealen Entzündung (Verschwinden der Psoas- und Nierenkonturen, Verlust der Atmungsverschieblichkeit), alsdann den Abszeßschatten selbst und endlich Lageveränderungen der Niere, des Harnleiters, des Magens und Colons durch die Ausdehnung des paranephritischen Abscesses (WELIN [1]).

Über den Leberabszeß wird an anderer Stelle berichtet. Man denke aber auch an die seltene Möglichkeit eines Milzabscesses, den ich auch nach Furunkulose beobachtet habe.

7. Endlich ist stets der Urin zu untersuchen und auf das Bestehen einer Cystitis zu achten. Abgesehen von der urogenitalen Sepsis, wie sie bei Prostatikern und anderen Kranken mit Harnretention vorkommen, und von sonstigen banalen Cystitiden, sei hier eines sehr häufigen Krankheitsbildes gedacht, nämlich der Infektion der ableitenden Harnwege mit Colibacillen. Diese Cystitis und aufsteigende Pyelitis kommt besonders beim weiblichen Geschlecht vor und ist auch im Kindesalter ein ganz alltägliches Leiden. Bei Männern ist sie viel seltener.

Cystitis durch Colibacillen.

Diese durch das Bacterium coli, weit seltener durch Proteus verursachte Cystitis bzw. Pyelitis beginnt häufig unter dem Bilde einer hoch fieberhaften, plötzlich einsetzenden Erkrankung. Die Kranken äußern gelegentlich gar keine Lokalbeschwerden, so daß man diese, z. B. vermehrten Harndrang oder leichtes Brennen beim Urinieren, erst auf ausdrückliches Befragen erfährt. Der Urin ist stets sauer, enthält Eiweiß oft nur in Spuren und braucht kaum getrübt zu sein. Er enthält manchmal viele, bisweilen aber nur spärliche Eiterkörperchen, wimmelt aber von Bakterien. Um die Diagnose zu stellen, darf man sich also nicht mit der makroskopischen und chemischen Untersuchung des Harns begnügen, sondern muß unbedingt katheterisierten Urin mikroskopisch untersuchen. Findet man in diesem reichlich Stäbchen, so ist eine Infektion mit Bacterium coli sehr wahrscheinlich, wenn auch die genauere Identifizierung der Bacillen der Kultur überlassen bleiben muß.

Schon LENHARTZ hat darauf hingewiesen, daß für diese Form der Cystitis bzw. Pyelitis der Fieberverlauf und die Beziehung zur Menstruation kennzeichnend ist. Es besteht einige Tage hohes Fieber, dann klingt es, wenn auch meist nicht völlig ab, und es folgen aufs neue Fieberperioden. Auch eine Infektion der Blase mit Typhus- oder Paratyphusbacillen ruft ähnliche Krankheitsbilder hervor.

Trotz hohen Fiebers fehlen meist Milzschwellung und Leukocytose. Dagegen ist die Senkungsgeschwindigkeit der Roten stets stark gesteigert (BERTRAM). Auch der Puls trägt meist nicht den Charakter des septischen, er ist nur der Temperaturhöhe entsprechend beschleunigt, voll und regelmäßig. Nur selten komplizieren ernstere Symptome das trotz seiner Temperaturhöhe relativ

[1] WELIN, Fortschr. Röntgenstr. Bd. 67, S. 4.

harmlose Syndrom, z. B. Meningismen. Im ganzen aber verläuft das Leiden meist gutartig. Nur neigt die Coliinfektion sehr zu Rückfällen; es gibt Fälle, die 15—20 Jahre lang rezidivierten.

8. Ich erinnere auch an die Infektionen vom Darmkanal aus, die bereits beim Typhus erwähnt wurden. Durch die Duodenalsondierung und die Darmpatrone gelingt es, Darminhalt von beliebigen Stellen zu entnehmen; v. D. Reiss fand damit Streptokokken im Dünndarm.

Häufig gehen septische Infektionen auch von den Gallenwegen oder von appendicitischen Herden aus. Ganz abgesehen aber davon, daß sie meist deutliche Lokalsymptome produzieren, leitet in diesen Fällen schon die Anamnese auf die richtige Fährte. Immerhin können versteckte Sekundärabscesse im Leib erhebliche differentialdiagnostische Schwierigkeiten bereiten (siehe unter lokaler Peritonitis).

Der Nachweis von Anaeroben spricht in solchen unklaren Fällen nach Schottmüller für eine Pyelophlebitis, besonders wenn, wie öfters, ein scheinbar nur leichter Appendicitisanfall vorausgegangen sei. Schottmüller[1] beobachtete bei diesen pyämischen Syndromen, daß gewöhnlich die Erscheinungen eines septischen Fiebers ohne Lokalzeichen mit Schüttelfrösten und Milzschwellung vorhanden waren; es bestand meist ein ganz geringer Ikterus, auffällig waren die sehr hohen Leukocytenzahlen (bis zu 70 000).

9. Endlich wird man bei unklarem Fieber stets auch das Herz untersuchen, um eine beginnende Endo- oder Perikarditis nicht zu übersehen.

6. Akute Leukämie und leukämoide Erkrankungen.

An die Besprechung der septischen Prozesse schließt sich die der akuten Leukämie an, weil ihre akuten Formen ein Syndrom hervorrufen, das der akuten Sepsis überaus ähnlich ist.

Die akute Leukämie hat in den letzten Jahrzehnten anscheinend überall an Zahl zugenommen, verschont kein Lebensalter (mein ältester Fall war 72jährig!) und kommt weitaus am häufigsten als myeloische Form vor. Ob es überhaupt eine akute lymphatische Leukämie gibt, wird neuerdings bezweifelt, da die als Lymphocyten ausgesprochenen Zellen meist Mikromyeloblasten gewesen sein dürften (Heilmeyer). Die typische Erscheinungsform der akuten Leukämie ist die Myeloblastenleukämie mit starker Vermehrung der großen Myeloblasten („Paramyeloblasten"). Fälle mit überwiegender Mikromyeloblastose sind selten. Dabei muß ich mir versagen, hier auf die neueren Untersuchungen von Thaddea über die Natur der Myeloblasten einzugehen und erwähne nur, daß Thaddea und Bakalos[2] heute annehmen, daß die sog. Myeloblasten und Promyelocyten keine Vorstufen der neutrophilen, sondern nur der monocytären Reihe sind. Akute Leukämien mit dem gewöhnlichen Befund der chronisch-myeloischen Leukämie sind äußerst selten. Man wird an eine akute Leukämie denken, wenn bei unklarem Fieber von septischem Charakter mit mehr oder minder starker Milzschwellung und stärkerer Anämie im Krankheitsbilde Blutungen und Entzündungen der Mundhöhlenorgane neben einer hämorrhagischen Diathese stärker hervortreten als bei den gewöhnlichen Formen der Sepsis. Die akute Myeloblastenleukämie hat als relativ häufige, auch den Zahnarzt (oft sogar als ersten) beschäftigende Erkrankung großes differentialdiagnostisches Interesse; weniger aus therapeutischen, als aus prognostischen Gründen. Denn die Prognose ist absolut infaust, alle Patienten sterben. Folgender Fall[3] zeigt, wie leicht die Diagnose verfehlt werden kann. Meist

---

[1] Schottmüller, Beitr. z. Klin. d. Infektionskrankh. u. z. Immunitätsforsch. 1914, S. 277.   [2] Thaddea und Bakalos, Med. Klin. 1944, S. 375.   [3] Hans Curschmann, Dtsch. med. Wochenschr. 1926. Nr. 24.

werden ja die Kranken zunächst als harmlose Gingivitis-Stomatitis, Purpura rheumatica, Morbus Werlhof u. dgl. diagnostiziert, wie auch folgender Fall meiner Beobachtung.

Major a. D. X., 45jährig, infolge Kriegsstrapazen herzleidend; Irregularitas perpetua des Pulses ohne gröbere Dekompensationen, durch Nauheim wieder leistungsfähig geworden. Jetzt seit 14 Tagen krank: zuerst „gewöhnliche" Angina, geringes Fieber, darauf hämorrhagische Flecke auf der Haut der Extremitäten und des Rumpfes, Zahnfleischblutungen, geringe rheumatische Schmerzen der Arme und des Rückens. Der Hausarzt nahm Purpura rheumatica an. Die Untersuchung ergab, abgesehen von der alten Herzaffektion, mäßig zahlreiche, kleinfleckige Petechien auf der Haut der Arme und Beine und der Brust; hämorrhagische Gingivitis ohne Geschwürsbildung, katarrhalische Angina und geringe regionäre Lymphdrüsenschwellung. Milz deutlich vergrößert, überragte 2—3 Finger breit den Rippenbogen. Leber o. B. Lungen o. B. Temperaturen zwischen 37,3 — 38,5°, keine Schüttelfröste. Nervensystem o. B.; Urin ohne Eiweiß, Zucker und Urobilin. Psyche: Auffallend euphorisch, nur ganz geringes Krankheitsgefühl. Mit diesem psychischen Verhalten kontrastierten aber das schlechte, verfallene Aussehen des Gesichts, die Schwäche und Appetitlosigkeit des Kranken.

Das gefärbte Blutpräparat ergab: Bei nur mäßig erhöhter Zahl der gesamten weißen Zellen ergab deren Auszählung: Polymorphkernige neutrophile 6%, stabkernige 2%, Lymphocyten 56%, Eosinophile ø, Monocyten 3%, Mastzellen ø, Myelocyten 3%, Metamyelocyten 3%, Myeloblasten 27%. Leichte Anisocytose, leichte Polychromasie, keine Erythroblasten.

Es mußte demgemäß die Diagnose einer akuten aleukämischen (bzw. subleukämischen) Myeloblastenleukämie an die Stelle der „Purpura rheumatica" gesetzt und die Prognose als infaust bezeichnet werden. Im weiteren Verlauf Zunahme der Gingivitis, Entwicklung einer Parulis, heftige Zahnfleischblutungen, rascher Verfall bei mäßigem Fieber, leidlichem Allgemeinbefinden. 16 Tage nach dem ersten Blutbefund ergab der zweite: Gesamtleukocyten etwas vermehrt. Neutrophile Segmentkernige 10%, Stabkernige 2%, Lymphocyten 40%, Eosinophile 3%, Monocyten 3%, Mastzellen 0, neutrophile Myelocyten 1%, Metamyelocyten 5%, Myeloblasten 36%, Thrombocyten anscheinend nicht vermindert; Erythrocyten wie vorher. — Einige Tage später Exitus letalis. Keine Obduktion.

Natürlich ist, wenn schwere gangränöse Prozesse sich z. B. an den Tonsillen abspielen, die Unterscheidung von einer septischen Angina nicht leicht, zumal da etwa vorhandene Drüsenschwellungen am Hals dann auch als entzündliche aufgefaßt werden können. Übrigens sind selbst bei akuter lymphatischer Leukämie, wie NAEGELI betont, die Drüsenschwellungen keine Conditio sine qua non, sondern können vermißt werden. Man hat bei der Obduktion in solchen Fällen lymphatische Umwandlung des Knochenmarkes gefunden und von „medullärer Lymphadenose" gesprochen. Die geschwürigen Prozesse im Mund können sowohl durch den Zerfall von Lymphomen, als auch ohne diesen, z. B. von einer Gingivitis aus entstehen. Es ist nicht verwunderlich, daß von diesen gangränösen Prozessen aus, die sich fast wie bei Noma ausdehnen können, auch echte septische Sekundärinfektionen ausgehen können. Bemerkenswert ist, daß akute Leukämien mitunter mit Gelenkschmerzen beginnen; auch sind heftiges Nasenbluten oder Bluten beim Zähneputzen als Anfangssymptome wichtig.

Die Diagnose der akuten Leukämie kann dadurch erschwert werden, daß nur ein Teil der Fälle einen ausgesprochenen leukämischen Blutbefund hat, andere dagegen subleukämisch oder sogar aleukämisch verlaufen und erst kurz vor dem Ende erhöhte Leukocytenzahlen zeigen. Es kommt daher für die Diagnose nicht auf die Zahl, sondern auf die Form der weißen Blutzellen an.

Die Kernstruktur spielt als Unterscheidungsmerkmal eine wichtige Rolle. Dichte Chromatinanordnung kommt den Lymphocyten zu, ein mehr wabiger Kernbau ist den myeloischen Zellen eigen. Azurophile Granula sind gleichfalls ein Kennzeichen der Lymphocyten, doch sind sie oft nicht leicht von feinen roten Körnelungen myeloischer Zellen zu unterscheiden; höchstens dadurch, daß sie nicht so dicht sind, und daß in myeloischen Zellen neben den pseudoazurophilen Körnelungen auch neutrophile angetroffen werden.

Am sichersten geschieht die Unterscheidung von großen Lymphocyten und Myeloblasten durch den Nachweis von Oxydasen im Protoplasma. Die Oxydase- bzw. Peroxydasereaktion soll grundsätzlich bei lymphocytären Zellen fehlen bei myelocytären aber meist vorhanden sein.

4*

Das Prinzip der Reaktion beruht auf der Tatsache, daß bei Gegenwart von x-Naphthol-und Phenyldiamin in wässeriger Lösung durch Oxydationsfermente unlösliches Indophenol-blau entsteht. Die Oxydasereaktion versagt aber auch gelegentlich, weil ganz unreife Myeloblasten die Reaktion noch nicht geben; auch soll Oxydaseschwund vorkommen. Die Unterscheidung von Lymphoblasten und Myeloblasten ist also auch durch die Oxydase-reaktion nicht immer möglich (H. HIRSCHFELD).

Bei der Schwierigkeit der Differentialdiagnose zwischen der akuten Leukämie und einigen „leukämoiden" Mundhöhlenerkrankungen sei hier etwas aus-führlicher auf diese Erkrankungen eingegangen.

Panmyelo-phthise. .
Agranulo-cytose.

Zwei Erkrankungen sind es vor allem, die leicht mit akuten aleukämischen Zuständen verwechselt werden können, die Aleukie oder Panmyelophthise und die Agranulocytose. Die von TÜRK, STERNBERG, E. FRANK u. a. be-schriebene Panmyelophthise zeigt hämorrhagische Diathese mit gleichzeitiger schwerer Anämie des aplastischen Typus und hochgradige Thrombopenie. E. FRANK nannte sie Aleukia haemorrhagica oder Panmyelophthise.

Die Panmyelophthise, die nach Blutungen, nach Röntgen-, Radium-Thorium-X-Strahlen und Benzol- und Arsenmedikation entsteht, tritt nach meiner Erfahrung häufiger ohne jede erkennbare Ursache auf. Es gibt akute und subakute, ja chronisch rezidivierende Fälle. Im Vordergrund stehen bei den ersteren die schwere, allgemeine hämorrhagische Diathese und Anämie, die höchste Grade (Hämoglobin 20—30%) erreicht und meist nicht hyper-chrom ist. Auch fehlen vorherrschende, Makrocytose Megaloblasten, Poly-chromasie und Retikulocyten; dagegen finden sich oft einige Normoblasten. Stets sind Leukopenie mit Neutropenie und hochgradige relative Lymphocytose (bis 90%) vorhanden; ebenso ganz konstant Thrombopenie. Nekrotisierende Mundprozesse sind häufig. Im Sternalpunktat sind Erythroblasten, Myelo-blasten, Mylocyten und Megakariocyten stark vermindert oder fehlen ganz, während die lymphocytären Zellen erhalten bleiben. Die meisten Fälle enden mehr oder minder bald tödlich. Man deutet das Leiden als Ausdruck völliger Erschöpfung der Knochenmarksfunktion; dabei kommt es zur Rückbildung des aregeneratorischen Marks in Fettmark. In äußerst seltenen, gutartig ver-laufenden Fällen nimmt man eine funktionelle Hemmung der Markfunktion an.

Wie bei der Mitteilung der Marmorknochenkrankheit (ALBERS-SCHÖNBERG) erwähnt wird, kommt es bei der ihr nahestehenden diffusen Osteosklerose zu einer Anämie des obigen aplastischen Typus, allerdings meist ohne die hämor-rhagischen Symptome und von weniger stürmischem Verlauf. Diese osteo-sklerotische Anämie[1]) wird auf die Verödung des Knochenmarks durch den osteosklerotischen Prozeß zurückgeführt. Auch diese Fälle enden meist tödlich, oft aber erst nach jahrelangem Leiden.

Agranulo-cytose.

Sehr ähnlich der Panmyelophthise verläuft die von W. SCHULTZ[2]) zuerst beschriebene Agranulocytose. Auch sie ist ein akut fieberhaft beginnendes und verlaufendes, oft tödlich endendes Leiden, das durch nekrotisierende Prozesse im Munde oder in anderen Schleimhäuten (auch Genitalien) und stärkste Ver-minderung der Granulocyten — bis unter 3% — nebst dementsprechender starker, relativer Lymphocytose gekennzeichnet ist. Die granulierten Zellen werden in schweren Fällen auch im Knochenmark vermißt, dagegen nicht die Megakariocyten. Dementsprechend kommt es nicht zur Thrombopenie und hämorrhagischen Diathese, meist auch nicht zu schwerer Anämie. Dagegen entwickelt sich vor dem Ende oft ein Ikterus.

ROHR[3]) hat die myeloische Markkrise der Agranulocytosen im Sternalpunktat studiert und folgende Schweregrade gefunden: 1. Leichteste Formen mit Verminderung von Segment-

[1]) CONRAD, Osteosklerotische Anämie. Dtsch. med. Wochenschr. 1938. Nr. 39.
[2]) W. SCHULTZ, Die akuten Erkrankungen der Gaumenmandeln. Berlin: Springer 1925
[3]) ROHR, Neue dtsch. Klinik 1936, Lief. 4. — Fol. haemat. (Lpz.) 1936. Nr. 55.

und Stabkernigen und Vermehrung der jugendlichen Neutrophilen. 2. Promyelo-myelocy-täres Mark mit weiterem Schwund der Stabkernigen und stärkerem Überwiegen der Myelocyten und Promyelocyten. 3. Retikuläres Mark mit Schwund aller myeloischen Zellen, sogar der Myeloblasten und Übrigbleiben von atypischen, vorwiegend plasmazelligen Retikulozellen. ROHR und HENNING sehen das Gemeinsame dieser Markveränderungen in einer Reifungsstörung der Leukopoese.

Die große Mehrzahl der Agranulocytenfälle ist weiblichen Geschlechtes und mittleren Alters; sie verschont aber auch Greise nicht.

Ich beobachtete eine 69jährige Frau mit rasch tödlich endender Agranulocytose ohne jede erkennbare Ursache.

Die Ätiologie bleibt oft unklar. Neuerdings hat man das Leiden aber doch häufig auf toxisch bzw. allergisch wirkende Pharmaca und Gifte zurückführen können. H. E. BOCK [1]) sprach in Übereinstimmung mit v. BAEYER [2]) direkt von einer anaphylaktischen Krise des myeloischen Gewebes. Zuerst hat man Agranulocytosen relativ oft nach Salvarsantherapie und Benzolvergiftung beobachtet. Gelegentlich sah ich — neben den häufigeren tödlichen Fällen — auch flüchtige agranulocytäre Reaktionen, die nach Aussetzen des Salvarsans restlos heilten. AUG. MEYER [3]), L. HEILMEYER und SUHRBIER [4]) stellten fest, daß die Benzolvergiftung eine excessive Steigerung des Vitamin C-Umsatzes bewirkt, und führen die Blutschädigung besonders auf diesen Faktor zurück.

Neuerdings haben ZONTSCHEFF, H. BOCK, NIEKAU und PLUM [5]) Agranulocytosen nach längerem oder auch kürzerem Einnehmen von Pyramidon oder chemisch ähnlichen Mitteln — besonders bei Frauen — beobachtet; teils schwere, letale Fälle, teils gutartige, passagere hypogranulocytäre Reaktionen. PLUM hat bereits 1936 128 Pyramidon-Agranulocytosen mit 70 Todesfällen aus dem Schrifttum zusammengestellt. Angesichts der überwältigenden Mehrzahl der Pyramidon gut vertragenden Kranken muß diese Überempfindlichkeit aber doch relativ selten sein.

Ich habe, trotzdem ich über 37 Jahre lang Phthisiker mit Pyramidon entfiebere und seit vielen Jahren große Dosen des Mittels bei Polyarthritis gebe, erst zwei Fälle von Agranulocytose nach Pyramidon- plus Veramoneinnehmen beobachtet.

Gelegentlich sollen hypogranulocytäre Reaktionen auch bei Diphtherie, Scharlach, Typhus und Typhusschutzimpfung, Encephalitis, Lymphogranulom, Impfmalaria, Kala-Azar und anderen Infekten vorkommen (E. KRÜGER [6]). Auch nach Gebrauch von Quecksilberpräcipitatsalbe wurde bei 3jährigem Kind Agranulocytose beobachtet (H. R. NIEDEMANN [7]).

Ähnliche Bilder wurden bereits während der Grippeepidemie von 1920 von VERSÉ und M. MEYER beschrieben. Endlich kann auch bei chronisch myeloischer Leukämie Röntgenbestrahlung ein solches agranulocytäres Bild hervorrufen (DECASTELLO). Die Agranulocytose von SCHULTZ ist also ein nur klinisch, aber nicht ätiologisch einheitlicher Symptomenkomplex. Eine strenge Trennung in „echte Agranulocytosen" und symptomatische agranulocytäre Reaktionen ist demnach noch nicht statthaft. Sie ist aber aus therapeutischen und prognostischen Gründen zu erstreben. Denn ich habe den Eindruck gewonnen, daß die symptomatischen, toxisch-allergischen Fälle eine deutlich bessere Prognose haben, als die primären, ätiologisch unklaren Agranulocytosen, wenn es gelingt, rechtzeitig den allergischen Faktor auszuschalten.

So beobachtete ich einen 45jähr. Akademiker, der nach Pyramidon an einer schweren Agranulocytose erkrankte; trotz sehr schlechten Ernährungszustandes, schwerster Mundsymptome und gleichfalls schweren Blutbefundes erfolgte unter Weglassen des Pyramidons, mehrfachen Bluttransfusionen und Granocytaninjektionen völlige Heilung.

---

[1]) H. E. BOCK, Zentralbl. inn. Med. 1935, S. 282f.   [2]) v. BAEYER, Klin. Wochenschr. 1936. Nr. 52.   [3]) AUG. MEYER, Zeitschr. f. Vitaminforsch. 1937, S. 1.   [4]) L. HEILMEYER und SUHRBIER, Ärztebl. f. Norddeutschl. 1939. Nr. 25.   [5]) ZONTSCHEFF, H. BOCK, NIEKAU und PLUM, Verh. d. Ges. inn. Med. Wiesbaden 1935.   [6]) E. KRÜGER, Med. Klinik 1939. Nr. 32   [7]) H. R. WIEDEMANN, Arch. f. Kinderheilk., Bd. 132, S. 4.

Ganz verschieden von diesen meist schwer verlaufenden Fällen sind die Fälle, die von amerikanischen Autoren (Downey und MacKinley, Sprunt und Evans, Bloedorn und Houghton) unter der Bezeichnung akute

Monocyten-angina und Pfeiffers Drüsen-fieber. Lymphadenose mit Lymphocytose und von Werner Schultz als Mono-cytenangina beschrieben sind. Sie sind gleichfalls gekennzeichnet durch nekrotisierende Prozesse in der Mundhöhle, durch Lymphdrüsenschwellungen, und zwar nicht nur der regionären Drüsen, sondern auch ferner liegender, und eine starke Lymphocytose bzw. Monocytose bei mehr oder minder erhöhter Gesamtleukocytose. Ein Milztumor kann auftreten, sogar lange persistieren oder auch fehlen. Bei der ersten Untersuchung sind solche Fälle schwer von akuten Myeloblastenleukämien zu unterscheiden. Daraus ergibt sich, daß man die Prognose bei scheinbar akuter Leukämie niemals vorschnell infaust stellen darf. Es kann sich immer um eine lymphocytäre oder monocytäre Reaktion bei schwerer Angina handeln. Neuerdings hat man auch bei diesen Zuständen die Sternalpunktion differentialdiagnostisch herangezogen und gefunden, daß diesen monocytären Reaktionen die hochgradige lymphocytäre Markumwandlung fehlt; es finden sich bei ihnen höchstens 20—30% Lymphocyten im Punktat[1]). Die Prognose dieser akuten Monocyten ist stets günstig, wenn auch längerer Fieberverlauf (bis 34 Tage!) vorkommt. Die Monocytenangina tritt überwiegend bei jüngeren Menschen auf. Wahrscheinlich bestehen enge Beziehungenzwischen diesen Krankheitsformen und dem meist Kinder befallenden Pfeifferschen Drüsenfieber, das gleichfalls mit Lymphadenose, Angina und hochgradiger Lymphocytose verläuft. Übrigens hat Schneider[2]) unlängst mitgeteilt, daß er in 10% aller Lymphdrüsentuberkulosen vorübergehende, leichtere Monocytosen gefunden habe, die er als monocytäre Abwehrreaktion deutet und von der W. Schultzschen Erkrankungsdifferentialdiagnostisch unterscheidet.

Neuerdings haben Friedemann und Beer und Hegler die sog. Hanganatziu-Deicher-Reaktion bei Pfeifferschem Drüsenfieber stets positiv gefunden und glauben, dasselbe hierdurch von anderen monocytären und leukämoiden Reaktionen trennen zu können: eine 5%-Aufschwemmung von Hammelblutkörperchen wird vom inaktivierten Serum dieser Kranken in Verdünnung von 1:50 bis 1:100 und mehr agglutiniert. Auch in meinen Fällen hat sich die Reaktion diagnostisch bewährt. Jagic hat übrigens die diagnostische Bedeutung der Reaktion nicht bestätigt.

Die Lymphocyten- bzw. Monocytenanginen sind übrigens häufiger, als man früher glaubte. Ihre wahre Häufigkeit erkennt man erst, wenn man jede schwere Angina und Stomatitis hämatologisch genau untersucht.

Die Differentialdiagnose der akuten Leukämie gegenüber anderen Zuständen von hämorrhagischer Diathese soll hier nicht erörtert werden, da diese Zustände, mit Ausnahme der septischen, nicht zu den unklaren fieberhaften Erkrankungen gehören.

B. Krankheiten mit recurrierendem Fieber.

a) Maltafieber.

Das Maltafieber ist an den Küsten des Mittelmeeres, aber auch in anderen südlichen Ländern (China, Amerika, Afrika, Indien) heimisch. Es ist durch den wellenförmigen Verlauf seines Fiebers (undulant fever) gekennzeichnet (vgl. die Kurven Abb. 5 u. 6). Die Temperatur steigt während des etwa 2 bis 3 Wochen dauernden Anfalls mit starken morgendlichen Remissionen bis zu 40° und sinkt dann in gleicher Weise wieder ab. Dies Fieberstadium hat also Ähnlichkeit mit dem Typhus; diese Ähnlichkeit wird noch größer durch den bei Maltafieber auftretenden *Milztumor* und die relative Pulsverlangsamung.

---

[1]) G. Hansen, Med. Welt 1941, S. 889 u. f. [2]) J. Schneider, Zeitschr. f. d. ges. inn. Med. 1946, S. 188 u. f.

Auch beim Maltafieber findet sich im Anfang Leukopenie mit Lymphocytose und Vermehrung der
großen Monocyten. Auch die Klagen der Kranken
über Kopfschmerzen, Abgeschlagenheit, Appetitlosigkeit, Gliederschmerzen, Schlaflosigkeit können
an Typhus erinnern. Dagegen stimmen nicht mit
dem Bilde des Typhus die starken Schweiße

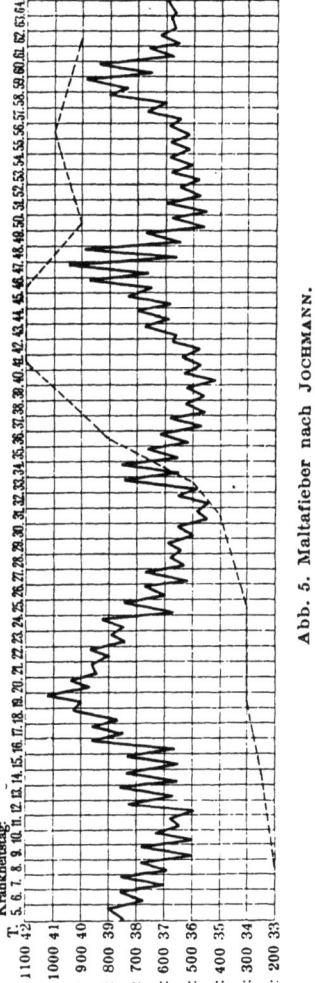

Abb. 5. Maltafieber nach JOCHMANN.

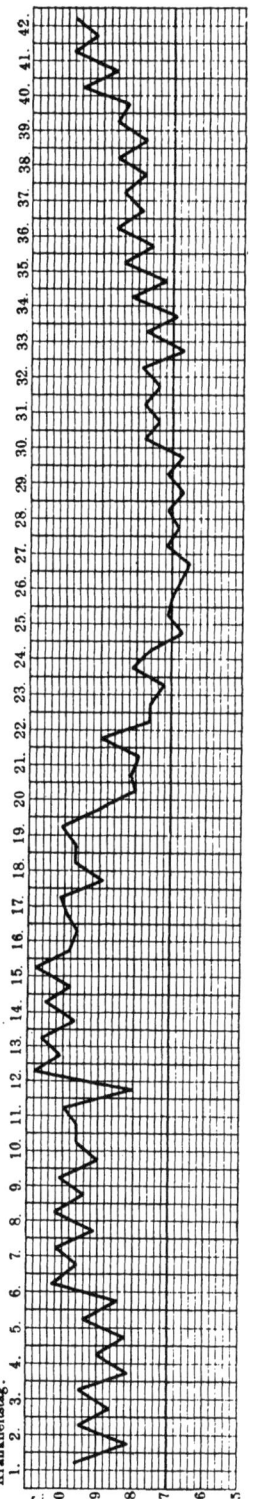

Abb. 6. Maltafieber. Nach BRUCE: Annal. de l'Instit. Pasteur. 1893, April.

überein, die auch schon während der Periode
der ansteigenden Temperatur bei den Remissionen
auftreten und im späteren Verlauf eine der Haupt-
klagen der Kranken bilden. Sie erwecken leicht den
Verdacht einer versteckten Tuberkulose oder Sepsis.

Außer den geschilderten allgemeinen Symptomen
macht das Maltafieber wenig charakteristische Zeichen. In manchen Fällen soll eine Angina mit
Schwellung der submaxillaren Drüsen auftreten,
ferner kommen Gelenkbeteiligungen vor. In einem

Falle von LAURENTIUS[1]) bestanden schwere Erkrankung eines Ileosacralgelenks, Hoden- und Nebenhodenentzündung, die auch sonst öfter beobachtet wird, und als Seltenheit eine Neuritis optica.

Nachdem der Anfall in etwa 3 Wochen abgeklungen ist, kann damit die Erkrankung beendet sein. Sehr oft aber schließt sich nach einem fieberfreien Intervall ein zweiter Anfall an, und nun kann sich die Erkrankung bis zu einem Jahre und darüber in die Länge ziehen, indem immer fieberfreie Perioden mit Fieberanfällen wechseln. Bei genauer Messung sind allerdings auch in der fieberfreien und beschwerdefreien Zeit leichte Fieberspitzen bemerkbar. Die Kranken werden allmählich blaß und neigen zu Thrombosen; auch leichte Ödeme kommen vor. Es gibt auch stürmischer verlaufende Fälle, die akut beginnen und einem schweren Typhus ähneln. Diese Fälle haben eine ganz geringe Sterblichkeit. Andererseits gibt es auch ganz abortive Formen, bei denen nur wenige Tage geringe Temperaturen bestehen.

Das Maltafieber wird durch die Brucella melittensis, einen sehr kleinen etwas elliptisch geformten Coccus, hervorgerufen und in erster Linie durch Ziegenmilch übertragen. Die Erreger sind auf der Höhe der Erkrankung im Urin und im Blute der Kranken nachweisbar. Außerdem werden die Agglutinationsprobe und die Komplementbindungsreaktion im Serum stark positiv.

In den Ursprungsländern, in denen man mit dem Vorkommen von Maltafieber zu rechnen hat, ist die Diagnose nicht schwer; höchstens kommen Verwechslungen mit Typhus und bei den Fällen mit Gelenkbeteiligungen auch mit Gelenkrheumatismus oder mit Dengue vor. Leicht wird aber die Diagnose verfehlt, wenn man in Deutschland einem Maltafieberfall begegnet; z. B. bei Touristen aus dem Mittelmeergebiet und 1938/39 bei spanischen Flüchtlingen oder Kriegsteilnehmern. Meist handelt es sich dann um länger sich hinziehende Fälle, die für Tuberkulose, atypische Malaria, chronische Sepsis usw. gehalten werden. Alle diagnostischen Schwierigkeiten sind aber leicht zu beseitigen, wenn man an die Möglichkeit eines Maltafiebers denkt und die Agglutinations- und Komplementreaktion vornimmt. Dagegen war und ist die Differentialdiagnose des Maltafiebers und der BANGschen Krankheit am Krankenbett kaum möglich.

Maltafieber von Morb. Bang zu unterscheiden, war nämlich bisher nur möglich, wenn es sicher gelang, die Erreger zu züchten. Neuerdings haben HABS und SIEVERT[1]) gezeigt, daß sich auch eine serologische Differenzierung beider durch Absorptionsversuche mit dem Krankenserum erzielen läßt, die auf Untersuchungen von WILSON über die Antigenstruktur der Brucellatypen basiert.

b) BANGsche Krankheit.

Der Erreger ist dem des Maltafiebers ganz nahe verwandt und als Ursache des seuchenhaften Verkalbens den Tierärzten längst bekannt. Infektionen von Menschen sind aber erst 1918 aus Amerika mitgeteilt worden. Seitdem 1925 die erste serologische Diagnose dieser Fälle gelang, hat man die wahre Morbidität dieser Krankheit in Nordamerika und Nordeuropa (besonders Dänemark, Deutschland, Schweden, England usw.) festgestellt. Im Jahre 1929 wurden in Nordamerika 1505 Fälle beobachtet. Im Deutschen Reich[3]) wurden vom 1. 10. 1932 bis 1. 10. 1933 498, vom 1. 10. 1933 bis 1. 10. 1934 530 Bangfälle gemeldet. Die Morbidität war in Schleswig-Holstein am größten. Jedenfalls ist sie in Deutschland, insbesondere in Agrarländern, so groß, daß der Arzt heute bei unklaren Fieberzuständen nicht nur an Typhus, Sepsis, Coliinfekte der Harnwege usw., sondern stets auch an Morb. Bang denken muß. In Dänemark

---

[1]) K. LAURENTIUS, Med. Welt 1941, S. 1307. [2]) HABS und SIEVERT, Dtsch. med. Wochenschr. 1935. Nr. 35. [3]) Reichsgesundheitsbl. 1933, H. 20 und 1935, H. 45.

übertraf die Zahl der Banginfektionen sogar gelegentlich die der Typhus-kranken.

Die Krankheit beginnt oft allmählich etwa wie ein Typhus; nur kommen die Kranken wegen ihrer relativ geringen Beschwerden meist noch später in ärztliche Beobachtung als Typhuskranke, so daß man die Krankheit nur selten im ersten Beginn sehen wird. Man hat je nach Vorherrschen der betreffenden Symptome einen grippeähnlichen, einen gastroenteritischen und einen arthritisch-myalgi-schen Typ des Leidens angenommen (HORSTMANN und PELS-LEUSDEN). Recht oft ist es auffällig, einen wie wenig schwer kranken Eindruck selbst auf der Höhe des Fiebers viele, namentlich jugendliche Kranke machen, wie munter sie sind, und, wie wenig ihr Appetit leidet. Ich habe gesehen, daß Bang-kranke während des Fiebers sogar an Gewicht zunahmen, trotzdem das Bang-fieber nach unseren Untersuchungen genau die gleiche Stoffwechselsteigerung erzeugt, wie jedes andere Infektionsfieber. Das Fieber ist intermittierend, es kann sich in wiederholten Wellen sehr lange, oft über viele Monate, ja unter mehr oder minder langen Remissionen über einige Jahre hinziehen. Vereinzelt habe ich auch als Krankheitsbeginn steile Fieberzacken und Schüttelfröste, wie bei Pyämie, beobachtet. Aber sonst ist der Verlauf dem Maltafieber ähnlich. Meist sind ein Milztumor, nicht selten eine Lebervergrößerung nachzuweisen. Auffallend ist bei vielen Kranken die starke Neigung zu Schweißen; öfter wurden auch rheumatisch-neuralgische Störungen verschiedenen Grades (von SCHITTENHELM in 26% der Fälle) beobachtet; gelegentlich auch bullöse, varicellen- und roseolaähnliche Hautausschläge. Von den ziemlich häufigen gelenk- und muskelrheumatischen Fällen hatte ich den Eindruck größter Hartnäckigkeit; wie im folgenden Fall meiner Beobachtung:

Oberstabsarzt, 54jährig, im Felde infiziert, zunächst als fieberhafter Gelenk- und Muskel-rheumatismus aufgefaßt. Serologische und Cutanproben für Bang stark positiv. Auch bei Vaccinekur enorme Anfangsreaktionen in Gestalt von Gelenk- und Muskelschmerzen. Zu-nächst Heilung auf Vaccine. Nach einigen Monaten Rezidiv wieder arthritischer und myalgischer Art.

Orchitis und Epididymitis zuweilen mit harmloser Parotitis habe ich ver-einzelt beobachtet.

Einmal sah ich im subakuten Stadium während der Vaccinekur eine schwere Neuritis ischiadica auftreten. Auch ausgesprochene Hirnsymptome, die an cerebrale Sklerose, bisweilen auch an Meningoencephalitis denken ließen, kommen vor (HEGLER). In seltenen Fällen wurden auch eitrige Arthritiden, Spondylitis und Osteomyelitis festgestellt.

Außer leichter Angina und Tracheobronchitis findet man an den Atmungs-organen meist nichts. Pneumonien sind selten; ich habe erst eine gesehen. Häufiger scheint Mitbeteiligung des Herzens zu sein. CARPENTER teilte mit, daß 22 seiner Bangfälle an ulceröser Endokarditis starben. Auch HEGLER, W. H. VEIL, STEIRER u. a. berichten über solche Fälle, auch über solche von schleichender Sepsis. Ich sah 3 über 60jährige Männer an Kreislaufschwäche bei Morb. Bang sterben.

Bei einem jungen Mann mit Morb. Bang trat neben einer Endokarditis eine ausgesprochene Arteriitis eines Beins mit schweren Durchblutungsstörungen auf; es kam nicht zur Gangrän, sondern zur — einstweiligen — Heilung durch eine Vaccinekur. Bei einem 40jährigen Mann sah ich während des Morb. Bang eine schwere Coronarschädigung mit Angina pectoris auftreten. Nur in einem Falle beobachtete ich tödliche ulceröse Endokarditis bei einem Bangkranken. Die Obduktion ergab jedoch eine Streptokokkenendokarditis bei gleich-zeitigem Morb. Bang[1].

In leichten und mittelschweren Fällen findet sich im Beginn meist relative oder absolute Bradykardie.

---

[1] Mitgeteilt von E. SURMANN, Diss. Rostock 1941. Hier die ges. Literatur.

Der Digestionstractus ist nicht selten befallen. HORSTMANN und PELS-LEUSDEN registrieren in ihrer Statistik 71 Fälle von Gastroenteritis. Auch ich beobachtete einige Fälle mit schweren Dünndarmdiarrhöen, auch mit ruhrähnlichen Stühlen. Einmal fanden wir — in einem Obduktionsfall — multiple Ulcera im Jejunum und Magen.

Bangkranke Frauen abortieren nicht ganz selten (MADSEN). Für die Annahme, daß für die Ätiologie des habituellen Abortes häufiger eine latente Banginfektion in Betracht käme, hat sich aber kein Anhaltspunkt ergeben. Echte Nephritiden scheinen selten zu sein. Dagegen habe ich wiederholt Infektionen der ableitenden Harnwege gesehen; in einem Fall gelang der Nachweis der Brucella im Harn.

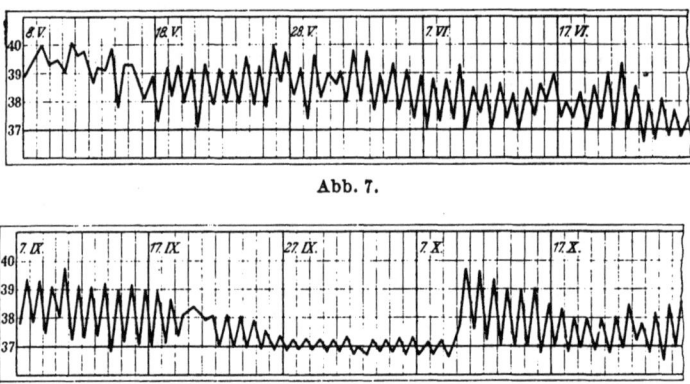

Abb. 7.

Abb. 8.

Abb. 7 und 8. Fieberkurven bei Banginfektion (remittierender Typus), Abb. 8 mit fieberfreier Pause.
(Nach KRISTENSEN.)

Die Blutuntersuchung ergibt im Beginn der Erkrankung meist absolute oder relative Leukopenie, meist mit Linksverschiebung der Neutrophilen; fast stets treten bald Lymphocytose und Monocytose auf. W. LÖFFLER betrachtet Lymphocytose, Monocytose und Eosinopenie als hämatologisches Hauptsymptom. K. HANSEN[1]) hat in einigen Fällen Lymphocytenzahlen bis 90% beobachtet. In meinen und anderer Autoren Fällen schwankten dieselben meist zwischen 30 und 50%, die Monocyten zwischen 8 und 15%. Erythrocyten, Hämoglobin und Thrombocyten bleiben im Anfang meist normal. Im weiteren Verlauf und bei Komplikationen tritt oft neutrophile Leukocytose auf. Die Senkungsgeschwindigkeit der Roten ist im Anfang meist leicht erhöht, sinkt aber nach einiger Zeit des Fiebers auf normale oder unternormale Werte. Da die Kranken meist erst nach Wochen in die Klinik kommen, beobachtet man bei ihnen dort meist normale oder niedrige Senkungswerte[2]). In späteren Stadien tritt bisweilen ein hepato-lienales Syndrom mit hypochromer Anämie meist mäßigen Grades auf, das dem Morb. Banti sehr ähneln kann. Ich habe solche Fälle übrigens unter Vaccinetherapie vorläufig heilen sehen. Leider kann in derartigen Bangfällen schließlich eine Lebercirrhose folgen. Im Rahmen der Milzerkrankungen werde ich auf dies Syndrom nochmals eingehen. Ganz vereinzelt werden hämorrhagische Diathesen, Magen-, Nasen- und Nierenbluten beobachtet; in solchen Fällen fanden wir auch Thrombopenie. Die Diazoreaktion des Harnes wird nicht selten positiv gefunden.

---

[1]) K. HANSEN, Briefl. Mitteilung. [2]) E. PRÖSCH, Diss. Rostock 1942.

Man unterscheidet mit Recht zwischen einem manifesten und einem latenten Bang. Unter letzterem versteht man serologisch und cutan positiv reagierende Fälle, die früher einmal bewußt oder auch unbewußt krank waren, nun aber völlig frei von objektiven und subjektiven Krankheitszeichen, insbesondere Fieber, sind. Solche nur serologisch positiven Fälle haben POPPE u. a. bei Reihenuntersuchungen von menschlichen Seren aus „Bang-Miliseu" sehr häufig gefunden, weit häufiger als manifest Kranke. Der latente Bang kann übrigens durch andersartige Infekte (Grippe) oder Traumen aufs neue aktiviert werden. Die Unterscheidung in manifesten und latenten Bang hat praktische Bedeutung; natürlich bedürfen nur die ersteren der Therapie.

Die Erkrankung wird entweder direkt durch Kontakt, z. B. auf Tierärzte, Stallpersonal und Metzger, übertragen oder — und zwar überwiegend häufig — durch Genuß von roher Milch, Sahne oder Butter. Auffallenderweise überwiegen die Erkrankungen bei Männern stark. Von den obigen 530 deutschen Kranken waren 398 männlichen und 127 weiblichen Geschlechts. Das jugendliche und mittlere erwachsene Alter werden am stärksten befallen, aber auch Greise werden nicht verschont. Kleinkinder erkranken am seltensten.

Die Diagnose wird gesichert durch die Agglutination (oft hoher Titer 1 : 400 bis 1 : 20000), die zuverlässige Komplementbindungsreaktion und die (nicht ganz eindeutige) Intracutanprobe mittels Bang-Vaccine. Diese biologischen Methoden, zum mindesten die Agglutination, müssen in Verdachtsfällen stets ausgeführt werden. Ohne sie ist die exakte Diagnose des Morb. Bang nicht möglich und nicht statthaft. Da die Intracutanimpfung nach den Untersuchungen meines Mitarbeiters G. STRAUBE[1]) gelegentlich Agglutination und Komplementreaktion bei Gesunden hervorruft, prüfe man bei Patienten stets zuerst die beiden Seroreaktionen und impfe erst dann intracutan. Auch die Züchtung des Bacillus aus menschlichem Material gelingt nach POPPE häufig. Durch die genannten spezifischen Reaktionen und durch die Blutkultur gelingt es fast immer, die differentialdiagnostisch in Betracht kommenden Erkrankungen bald auszuschließen; als solche nenne ich neben dem Maltafieber Typhus, Paratyphus, chronische Sepsis, Endocarditis lenta, Coliinfektionen der Harnwege, Recurrens, atypische Malariafälle, wolhynisches Fieber und die vorwiegend abdominelle Form des Lymphogranuloms.

Literatur bei HORST HABS, Erg. d. inn. Med. u. Kinderheilk. Bd. 34. 1928. K. POPPE, Dtsch. tierärztl. Wochenschr. 1928, Nr. 47. A. SCHITTENHELM, Handbuch von v. BERGMANN und STAEHELIN, Bd. 1, S. 943 f. W. LÖFFLER, Würzburger Abhandl. a. d. Gesamtgeb. d. prakt. Med. Bd. 26, H. 11. 1930. HEGLER, Neue dtsch. Klinik 1933 und Med. Welt 1939, Nr. 38. HANS CURSCHMANN, Jahreskurse für ärztl. Fortbild. Okt. 1933. München: J. F. Lehmann. HORSTMANN und PELS-LEUSDEN, Dtsch. med. Wochenschr. 1938, Nr. 32.

c) Recurrens.

Diese Erkrankung ist eine typische Erkrankung der Unkultur und kommt in Deutschland nur eingeschleppt vor. Sie wird durch die von OBERMEIER entdeckten Spirillen hervorgerufen. Es gibt wahrscheinlich verschiedene Spirillenarten. Die afrikanische Form wird durch Zecken übertragen, ebenso das venezuelanische und persische Rückfallfieber (HEGLER). Die europäische Spirille wird dagegen ausschließlich durch die Laus übertragen. Die Erkrankung erlosch in den von MATTHES beobachteten, mehrere hundert Fälle umfassenden

---

[1]) G. STRAUBE, Med. Klinik 1932. Nr. 43.

Endemien in Gefangenenlagern, sobald die Entlausung exakt durchgeführt war. Die Erkrankung beginnt in der Mehrzahl der Fälle nach einer Inkubation von 5—7 Tagen ganz akut mit Schüttelfrost, Kopfschmerzen, mitunter auch Erbrechen. Außer den Klagen über allgemeine Fieberbeschwerden, namentlich Hinfälligkeit, waren etwa in der Hälfte der Fälle heftige Wadenschmerzen und nicht selten über Schmerzen in der Milzgegend kennzeichnend. Die

Allgemein-eindruck. Kranken sehen blaß aus. HEINRICH CURSCHMANN beschrieb ihr Aussehen als gleichzeitig anämisch und leicht gelblich, wie sonnengebräunt.

Milztumor. *Puls.* Die objektive Untersuchung stellt meist einen Milztumor fest. Der Puls ist meist dem Fieber entsprechend erhöht, aber regelmäßig und gut gefüllt. In vielen Fällen besteht etwas Bronchitis, die sich aber nur selten zur Bronchopneumonie entwickelt. In etwa 10% der Fälle zeigten MATTHES' Kranke eine

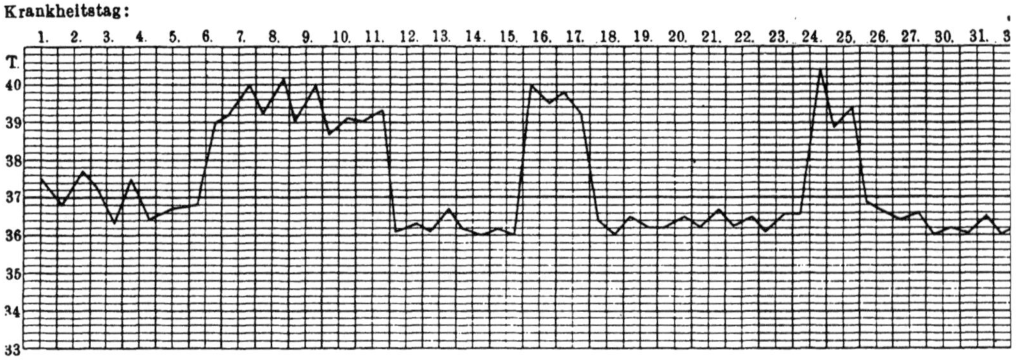

Abb. 9.

Dyspnoe. eigentümliche vorübergehende, inspiratorische Dyspnoe, die sich in einem Falle nach Salvarsaninjektion bedrohlich steigerte.

ÖTTINGER und HALBREICH [1] haben eine gegen Ende des Fieberanfalls auftretende Roseola beschrieben. Sie ist durch ihre Kleinheit gekennzeichnet (nur stecknadelkopfgroß und dadurch, daß sie nur eine halbe Stunde sichtbar ist. Sie bevorzugt die Bauchhaut, die seitlichen Teile des Rumpfes und die Streckseiten der Ellenbogen.

Herpes. Häufig besteht Herpes faciei und öfters auch Conjunctivitis. Die Verdauungsorgane sind nicht beteiligt, nur der Appetit leidet. Durchfälle fehlen meist. Auch die Nieren blieben meist ganz frei. In anderen Epidemien, z. B. der von v. HÖSSLIN beschriebenen [2]), traten dagegen Magen-Darmstörungen auf. v. HÖSSLIN sah Übelkeit und Erbrechen, im Beginn des Anfalls ein Aufhören jeder Darmtätigkeit, Urina spastica, später Durchfälle.

Sehr charakteristisch ist der Fieberverlauf. Die Temperatur geht nach dem Schüttelfrost stark in die Höhe und kann Werte von 40° und darüber erreichen, sie bleibt dann meist 5—7 Tage eine hohe Kontinua, um dann unter starkem Schweißausbruch jäh herabzustürzen, so jäh und ausgiebig, wie kaum bei einer anderen Erkrankung. Temperaturstürze bis zu 5° in wenigen Stunden sind gewöhnlich. In anderen Fällen ist das Fieber nicht so charakteristisch, sondern remittiert stark. Nebenstehende Kurven zeigen das verschiedene Verhalten. Bemerkenswert ist das Verhalten des Pulses. Während des Fiebers entspricht er in seiner Frequenz der Temperatur, mit dem Temperatursturz tritt Bradykardie ein. Nach dem ersten Anfall, der, wenn er nicht therapeutisch abgekürzt wird, etwa 5—7 Tage dauert, folgt in einem Intervall von 6—15 Tagen ein zweiter Anfall, dann vielleicht noch

---

[1]) ÖTTINGER und HALBREICH, Münch. med. Wochenschr. 1922. Nr. 21.   [2]) v. HÖSSLIN, Münch. med. Wochenschr. 1917. Nr. 33.

ein dritter oder vierter. Die Rückfälle machen dieselben Erscheinungen wie
der erste Anfall, nur verlaufen sie meist etwas kürzer. In etwa der Hälfte
der Fälle kommt es nur zu zwei Anfällen, bei häufigeren Anfällen sind
nach EGGEBRECHT die Mittelwerte für Fieberperioden und fieberfreie Zeiten
bei intensivstem Verlauf 6,2 (7,1), 4,3 (7,9), 3,0 (9,2), 1,9 (8,9), 1,8 (12).

Die Diagnose ist bei Kranken, die eine Reihe von Anfällen durchgemacht
haben und die typische Fieberkurve zeigen, leicht. Beim ersten Anfall aber
kommt es darauf an, an die Möglichkeit einer Recurrens zu denken; denn
der Nachweis der Erreger ist einfach. Man sieht die Spirillen bereits im Spirillen-
ungefärbten Präparat besonders am Rande eines hängenden Tropfens (entweder nachweis.
direkt vom Blut oder in einer Blutverdünnung mit isotonischer Kochsalzlösung
hergestellt). Sie sind an ihren
schießenden Bewegungen, die die
Blutkörper beiseite drängen, leicht
zu erkennen. Man färbe aber stets
zur Kontrolle nach GIEMSA oder
mit dem BURRIschen Tuschver-
fahren.

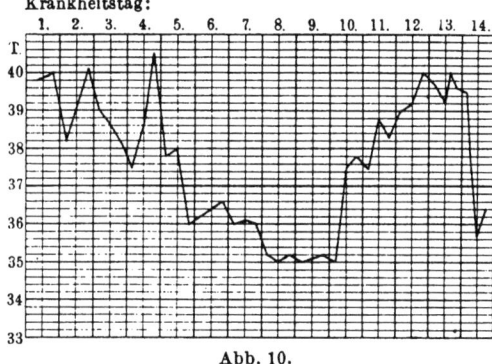
Abb. 10.

HEINRICH CURSCHMANN fand
normale Leukocytenwerte, SAGEL,
HEGLER u. a. mäßige Leukocytose.
Auch MATTHES beobachtete meist
normale oder mäßig erhöhte
Werte, davon 72—75% Neu-
trophile, 20—25% Lymphocyten,
nur wenige Prozent Monocyten, Übergangs- und Mastzellen. Die Eosinophilen
fehlten im Beginn.

Man kann das Fieber bei Recurrens durch eine Injektion von Neosalvarsan
rasch kritisch beenden (Dosierung 0,5); meist mit erheblicher Leukocytose
(z. B. von 8000 auf 22 000). Gelegentlich sah MATTHES nach den Injektionen
leichte Durchfälle, vorübergehende Conjunctivitiden und Iritiden.

Die Salvarsaninjektion schützt nicht absolut vor Rückfällen, trotzdem nach
ihr die Spirillen aus dem Blute verschwinden. Die Rückfälle postponieren dann
aber oft stark, und zwar bis zu einem Intervall von 4 Wochen.

Mischinfektionen, namentlich Fleckfieber und Recurrens, wurden oft beobachtet. Beide gehen nebeneinander her und beeinflussen sich in ihren
Symptomen kaum. In einigen Epidemien wurden häufig Milzabscesse gesehen.

Differentialdiagnostisch kann die Recurrens kaum mit einer anderen Erkrankung verwechselt werden. Durch die Blutuntersuchung ist sie meist leicht
von Malaria, Maltafieber, Morb. Bang und Fünftagefieber zu unterscheiden;
ebenso vom Lymphogranulom. Diagnostisch beachte man auch, daß es bei
Recurrens meist um eine rasch um sich greifende, epidemische Erkrankung
handelt. Ferner sind die heftigen Wadenschmerzen kennzeichnend, die sich
allerdings auch bei Fleckfieber, Fünftagefieber und WEILscher Krankheit finden.

Kurz sei nur noch auf das Pappatacifieber hingewiesen, das mit der Recurrens den
plötzlichen Beginn mit hohem Fieber, Schüttelfrost und heftigen Wadenschmerzen gemeinsam hat. Das Fieber fällt aber meist schon nach 2—3 Tagen kritisch oder lytisch ab.
Dagegen kommt auch ein Rückfall nach verschieden langer Zeit vor. Das Pappatacifieber
ähnelt auch darin der Recurrens, daß nach dem Anfall eine auffällige Bradykardie eintritt.
Während des Anfalls zeigen die Kranken starken Kopfschmerz, sind mitunter etwas benommen, haben Oppressionsgefühle, so daß der Anfall in der Tat dem Recurrensanfall
ziemlich gleichen kann, nur weisen die Kranken meist eine auffallende Hautrötung und im
Blut Leukopenie mit relativer Lymphocytose und Monocytose und Fehlen der Eosinophilen
auf. Auch fehlt meist der Milztumor. Sie weichen also darin von dem Krankheitsbild

der Recurrens ab. Das Pappatacifieber wird durch eine Stechmücke übertragen, es ist eine ausgesprochene Erkrankung der heißen Jahreszeit und kommt nur in subtropischen und tropischen Ländern vor. Abgesehen vom Krankheitsbild läßt das Fehlen der Spirillen die Unterscheidung von Recurrens leicht treffen.

Nach dem Überstehen von Recurrens treten manchmal Ödeme an den unteren Extremitäten ein, die augenscheinlich weder nephritische noch einfache Stauungsödeme sind. Sie gleichen denen nach Fleckfieber. Möglicherweise waren sie auch durch Unterernährung bedingt.

d) Wolhynisches Fieber (His sche Krankheit).

An dieser Stelle muß auch die unter verschiedenen Namen (Fünftagefieber, wolhynisches Fieber, Ikwafieber, „Trenchfever" der Engländer) beschriebene Erkrankung mit periodischem Fieber erwähnt werden, die wir erst während des Feldzuges kennenlernten. Wahrscheinlich ist sie mit der „atypischen Malaria", die DEHIO während des russisch-türkischen Krieges 1877/78 beobachtete, identisch. MATTHES sah die ersten Fälle bereits im Sommer 1915 in der Gegend von Kowno, die Krankheit wurde kurz darauf gleichzeitig von HIS und WERNER beschrieben. Das Krankheitsbild wurde zunächst gekennzeichnet durch Fieberperioden von 24—48 Stunden, die mit hohem Fieber und Schüttelfrost begannen, meist kritisch, seltener lytisch abfielen und sich nach je 5 Tagen ein- oder mehrmals wiederholten. Im Krankheitsbild traten neben allgemeinen Fieberbeschwerden heftige Schienbeinschmerzen hervor. Meist ließ sich auch eine Milzschwellung nachweisen. Da die Erkrankung einerseits nur in einem Viertel der Fälle als Fünftagefieber auftritt und andererseits sich keineswegs auf Wolhynien beschränkt, stimme ich dem Vorschlage WERNERs, sie nach ihrem erster Beschreiber HIS sche Krankheit zu nennen, zu.

Neuerdings hat FR. ROBERT auf Grund eines Materials von etwa 500 Fällen übrigens berichtet, daß der ganz oder nahezu typische Fieberverlauf doch überwiege (in 62%), daß gastroenteritische Erscheinungen zu den häufigsten Symptomen mit Störungen des Herzens, der Nieren und des Nervensystems zu den relativen Seltenheiten gehörten. Aber auch er betont die lange Dauer des — an sich harmlosen — Leidens und beziffert sie auf 6—10 Wochen.

Die Erkrankung hat sich dann in hunderttausenden von Fällen über alle Fronten verbreitet und büßte vielfach das Typische des anfänglich beobachteten Verlaufes ein. WERNER beschrieb ein „Äquivalent". An Stelle des erwarteten Fiebers im regelmäßigen Turnus treten als Anfall die Schienbeinschmerzen und allgemeines Unbehagen ein, der Temperaturstoß aber fehlte. JUNGMANN unterschied neben der einfach paroxysmalen Form eine typhoide Form mit zwei Unterarten und eine rudimentäre rheumatoid-adynamische Form. Die typhoide teilte JUNGMANN in eine mit mehrtägigem kontinuierlichen oder remittierenden, meist kritisch abfallenden Fieber und mit mehreren Relapsen verlaufende Form ein, und in eine zweite Form, bei der lang dauernde Temperaturschwankungen von verschiedener Höhe und intermittierendem Charakter bei auffallend wenig gestörtem Allgemeinbefinden vorhanden waren. Bei der rudimentären Form dagegen bestand nur sehr geringes, leicht übersehbares Fieber, dagegen waren Mattigkeit, Kopf- und Gliederschmerzen stark ausgeprägt. SCHITTENHELM unterschied als typische Formen neben der paroxysmalen eine undulierende und glaubt, daß ein Teil der als atypisch beschriebenen Fälle zu den letzteren gehören. Wie besonders GOLD-SCHEIDER hervorgehoben hat, kann die Periodizität, die zwischen 4 und 7 Tagen liegt, meist aber tatsächlich 5 Tage beträgt, auf verschiedene Weise verschleiert werden (durch Zerfall eines Anfalls in mehrere Spitzen und Absonderung der letzten, durch Zusammenfließen von Anfällen, durch Verkürzung des Intervalls oder Verlängerung der Fieberperiode, durch Zwischenschieben rudimentärer Anfälle), so daß recht verschiedene und nicht einfach analysierbare Kurvenbilder entstehen, die mit atypischen Typhuskurven leicht verwechselt werden können. H. SCHULTEN hat im Ostfeldzug 1941—45 ähnliche Erfahrungen bezüglich der großen Verschiedenheit des Fieberverlaufes gemacht und den klassischen Typ des Fünftagefiebers nur in einem Viertel der Fälle beobachtet. Die Merkmale, die GOLDSCHEIDER für die Unterschiede im Fieberverlauf aufgestellt hat, sind folgende: Bei Typhus ist die Neigung zu kontinuierlichem Fieber ausgesprochener. Beim Typhus fallen die abgesetzten Fieberwellen nicht bis zur Norm herunter, während beim Fünftagefieber die einzelnen Attacken stets mit normaler Temperatur enden. In den meisten Fällen von Fünftagefieber kann man bei genauer Analyse der Kurven die Periodizität feststellen.

Die Verwechslung mit Typhus kann um so leichter geschehen, als Milztumor, Durchfälle und Allgemeinerscheinungen wie Kopfschmerzen, Gliederschmerzen, Abgeschlagenheit, Appetitlosigkeit, mitunter Brechneigung, belegte, trockene Zunge bei beiden

Ver-schiedenheit des Verlaufs.

Fieber-typen.

Erkrankungen vorhanden sein können und bei den schwereren Formen des Fünftagefiebers sogar Somnolenz, Krämpfe, Delirien, Meningismen nicht fehlen. Man hat daher versucht, im Blutbefund differentialdiagnostische Merkmale zu finden. Meist scheint beim Fünftagefieber eine polynucleäre Leukocytose (von 10—30000) zu bestehen. BENZLER gibt aber an, daß die Neutrophilie nicht obligat sei. JUNGMANN fand, daß die **Blutbild.**

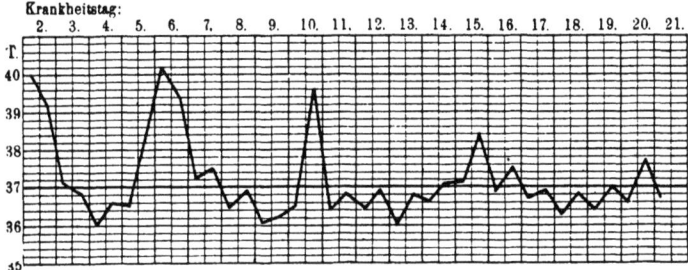

Abb. 11. Paroxysmale Form.

Eosinophilen erhalten blieben. Im Fieberabfall sinken die Leukocytenwerte rasch zur Norm, Lymphocytose und Eosinophilie finden sich im Intervall.

SCHULTEN fand die Senkungsgeschwindigkeit der Roten stets mäßig gesteigert; die Steigerung geht mit dem Schwinden des Fiebers gewöhnlich bald zurück.

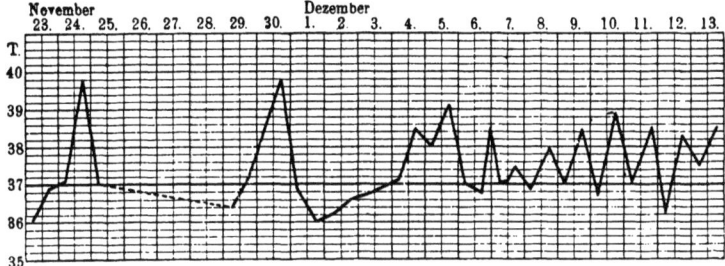

Abb. 12. Mit typhusähnlichem Schlußfieber.

Bisweilen beobachtete man auch Ausschläge, und zwar universelle, blaßscarlatinöse **Exan-** oder kleinpapulöse Initialexantheme, sowie Roseolen. SCHMINCKE hat diese Roseolen **theme.** untersucht und ähnliche Veränderungen gefunden wie FRÄNKEL an den Fleckfieber

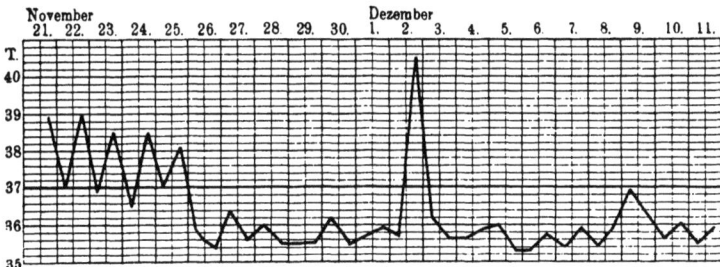

Abb. 13. Mit typhösem Beginn. (Nach JUNGMANN.)

roseolen, so daß jedenfalls die differentialdiagnostische Bedeutung dieses Befundes nur eine beschränkte ist. An sonstigen Symptomen wurden Bronchitiden, leichte Anginen, hier und da subikterische Hautverfärbungen gesehen. Im allgemeinen verläuft die Quintana aber nach STINTZING ohne charakteristische Lokalzeichen.

Am kennzeichnendsten scheinen also bisher neben dem Fiebertypus die Schienbein- **Schienbein-** schmerzen zu sein, die von KRAUS und CITRON, auf Ostitiden bzw. Periostitiden zurück- **schmerz.** geführt werden.

Auch im Ostfeldzug 1941—45 wurden zahlreiche Fälle von wolhynischem Fieber beobachtet, dessen Symptome denen des Weltkriegs glichen. Relativ oft, besonders am Ende des Winters 1942, fielen Fälle mit uncharakteristischem Fieber, langer Krankheitsdauer, großer Hinfälligkeit der Kranken und sehr verzögerter Rekonvaleszenz auf. SCHULTEN hebt besonders die relative Häufigkeit von Tachykardie und stenokardischen Zuständen bei diesen Rekonvaleszenten hervor. Neuerdings wies A. REUTER[1]) auf neuritische und neuralgische Störungen (besonders supraorbitale) bei HISscher Krankheit hin. Er beobachtete auch bisweilen Symptome einer Encephalomyelitis bei ihr.

Differentialdiagnostisch kommen neben dem Typhus Malaria, Morb. Bang und Recurrens, die sämtlich serologisch und bakteriologisch auch in mitigierten Fällen ziemlich leicht von der HISschen Krankheit zu unterscheiden sind, und ferner Grippe, Wundfieber, Fleckfieber und Paratyphus in Betracht. Besonders Grippe, Wundfieber und leichte Fälle von Fleckfieber sind bisweilen nicht leicht vom Fünftagefieber zu trennen; gleiches gilt von typhoiden Fällen von Tularämie. Aber sowohl durch die Beachtung der klinischen Symptome (Schienbein- und Milzschmerz, Conjunctivitis u. a.), als auch durch die serologischen Proben gelingt die Differentialdiagnose den zuletzt genannten Infekten gegenüber meist (KIBLER).

Die Erreger sind Parasiten, die denen des Fleckfiebers ähneln, ,,Rickettsia quintana, sc. wolhynica''. Übertragungsversuche durch Verimpfung von Blut auf Menschen sind WERNER gelungen. Die Übertragung geschieht stets durch Kopf- und Kleiderläuse, bzw. den eingekratzten Läusekot (WERNER). Im Zweifelsfalle hat WERNER das Ansetzen von Läusen (in ,,Läusekäfigen'') an den Kranken empfohlen; vom 3.—5. Tage an sind in den Läusefaeces Rickettsien nachweisbar. Die Inkubationszeit soll 14—60 Tage betragen; englische Autoren nehmen aber nur 7—9 Tage an.

Es scheint, daß die Krankheit ein ausschließliches ,,Kriegsprodukt'' ist. Erfahrenen polnischen Internisten war sie aus der Friedenspraxis nicht bekannt (HIS).

Für die Literatur sei auf die Monographien von JUNGMANN (bei Springer) und von SCHITTENHELM und SCHLECHT[2]) verwiesen, ferner auf WERNER, Med. Welt 1939, Nr. 43, H. SCHULTEN, Med. Welt 1942. S. 1107 u. f., W. DAVID, Deutsch. med. Wochenschr. 1943. Nr. 27/28, KIBLER, Deutsch. Mil.arzt 1943. 2, G. WEBER, der auch eine sehr lesenswerte Selbstbeobachtung gibt, Med. Klin. 1944. S. 219 und FR. ROBERT, Med. Klin. 1944. S. 200.

e) Malaria.

Die Malaria kommt besonders in den Tropen und Subtropen vor. Doch reicht ihr Verbreitungsgebiet bis etwa zum 60. Grad nördlicher und bis zum 40. Grad südlicher Breite (HEGLER[3]). In Deutschland gibt es alte Malariaherde in der Gegend von Emden, in der Südsteiermark, dem Burgenland und um Pleß und Bielik in Ostoberschlesien (HOFFMANN[4]).

Fieber-verlauf. Die typische Malaria gehört in ihren einheimischen Formen (Tertiana und Quartana) kaum zu den unklaren fieberhaften Erkrankungen. Sie mag als einfache Tertiana bzw. Quartana oder in duplizierten bzw. triplizierten Formen mit täglichen Anfällen auftreten, meist ist das Bild doch überaus kennzeichnend. Der Schüttelfrost mit verfallenem Aussehen und kleinem Puls (über den Puls im Malariaanfall siehe bei BECHER[5]), das anschließende Hitzestadium mit succulenter Haut und vollem weichem Puls, der Temperaturabfall, der nach einigen Stunden mit starkem Schweißausbruch eintritt, vor allem aber die zeitliche Verteilung der Fieberanfälle müssen neben dem Milztumor zur Blutuntersuchung auf die Parasiten veranlassen. Es kommen aber — wenn auch sehr selten — bei einheimischen Formen dadurch, daß der erste Anfall noch nicht abgelaufen ist, während der zweite schon beginnt, remittierende, ja kontinuierliche Fieber (subintrante Fieber) vor.

---

[1]) A. REUTER, Med. Klinik 1943. S. 194 u. f. [2]) SCHITTENHELM und SCHLECHT, Ergebn. d. inn. Med. Bd. 16, S. 153. [3]) C. HEGLER, Prakt. der Infektionskrankheiten. Leipzig: Georg Thieme 1939. [4]) HOFFMANN, Öff. Gesdh.dienst 1941/42. Bd. 17. S. 489. [5]) BECHER, Dtsch. Arch. f. klin. Med. 1918. Bd. 125. Vgl. auch MOLDENHAUER, zit. bei F. MÜLLER, Münch. med. Wochenschr. 1923. Nr. 1.

Tertianafälle mit kontinuierlichem Fieber sind von J. Löwy beschrieben und Typhusfällen mit steil abfallendem Fieber differentialdiagnostisch gegenübergestellt worden [1]).

Meist ist der Fieberverlauf dadurch charakterisiert, daß er genau dem Entwicklungsgange der Erreger entspricht. Da dieser nun oft nicht genau in 48 bzw. 72 Stunden abläuft, so kommen, je nachdem er etwas länger oder kürzer ist, natürlich postponierende oder anteponierende Fieber zustande. Immer aber ist für Malaria bezeichnend, daß ihr Zwischenraum genau der gleiche ist. Hat man also zwei oder mehrere Anfälle beobachtet, so kann man das Eintreten des nächsten genau berechnen. Stimmt diese Rechnung nicht, so ist eine Malaria unwahrscheinlich. Die erwähnten subintranten Fieber können natürlich dieses Verhalten vermissen lassen und die Diagnose erschweren; aber auch bei ihnen bringt die Blutuntersuchung auf Plasmodien Klarheit.

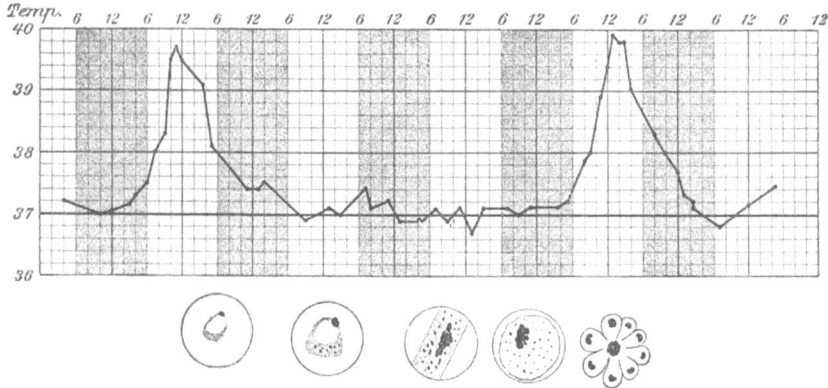

Abb. 14. Quartana simplex. (Nach SILVESTRINI.)

Viel schwieriger ist die Differentialdiagnose der tropischen Formen und der mit ihnen identischen Ästivo-Autumnalfieber Italiens. Ihr Fieberverlauf ist länger, die Temperatur steigt weniger steil an und zeigt nach 10 bis 18 Stunden eine pseudokritische Einsenkung, um nach nochmaligen weiteren 12 — 18 Stunden zu fallen. Dies geschieht aber nur in den typischen Fällen, sehr häufig kommt es zu einer ganz unregelmäßigen Fieberkurve.

Die dem JOCHMANNschen Lehrbuch entnommenen Kurven (Abb. 14—17) zeigen verschiedene Formen des Malariafiebers. Die entsprechenden Entwicklungsstadien der Plasmodien sind unter den Kurven eingezeichnet.

Die Tropenmalaria bietet bekanntlich auch klinisch ein sehr buntes Symptomenbild. Neben schweren nervösen Störungen (Delirien, komatösen und meningitischen Zuständen während des Fiebers) kommen heftige cholera- und ruhrähnliche Darmstörungen, Ikterus und ganz besonders oft typhusähnliche Krankheitsbilder vor, so daß rein klinisch die Diagnose vielfach kaum möglich ist und nur der Nachweis der Erreger neben der Anamnese die Diagnose auf die richtige Fährte leitet. Die Diagnose wird auch dadurch erschwert, daß im komatösen Stadium der Tropika Fieber und nicht selten fühlbare Milztumoren fehlen (MÜHLENS [2]). In Anbetracht der Schwierigkeit der Diagnose ist unbedingt die Mahnung von MÜHLENS zu beherzigen: Der Arzt muß wissen, „daß in tropischen und subtropischen Ländern und bei Patienten, die von dort kommen, jede Fiebererkrankung — nach Entnahme eines Blutpräparates zur Diagnose — zunächst bis zur Sicherung

[1]) J. Löwy, Med. Klinik 1918. Nr. 12.   [2]) P. MÜHLENS, Dtsch. Ärzteblatt 1941, S. 331.

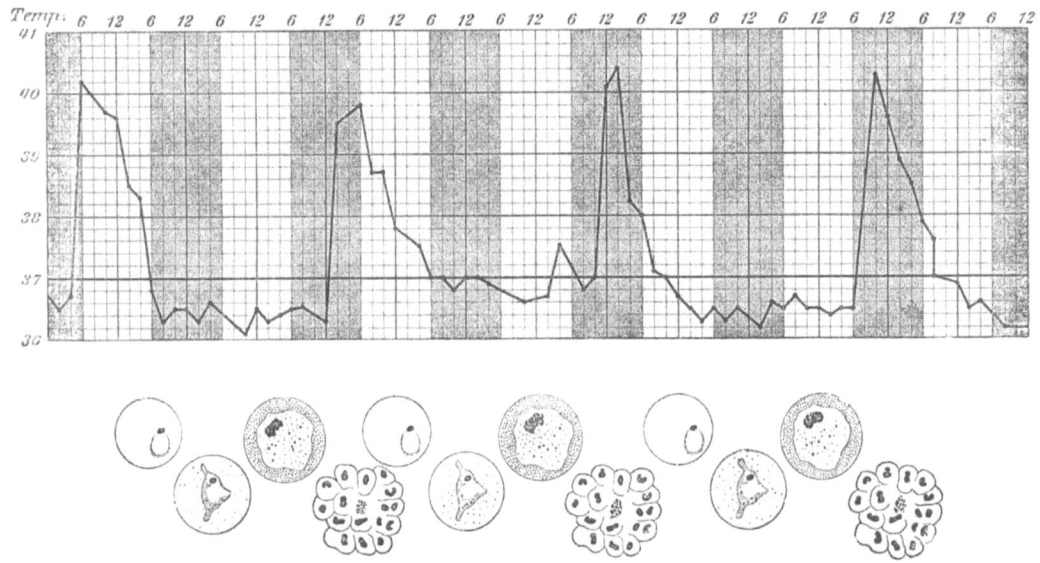

Abb. 15. Tertiana simplex anteponens. (Nach MANNABERG.)

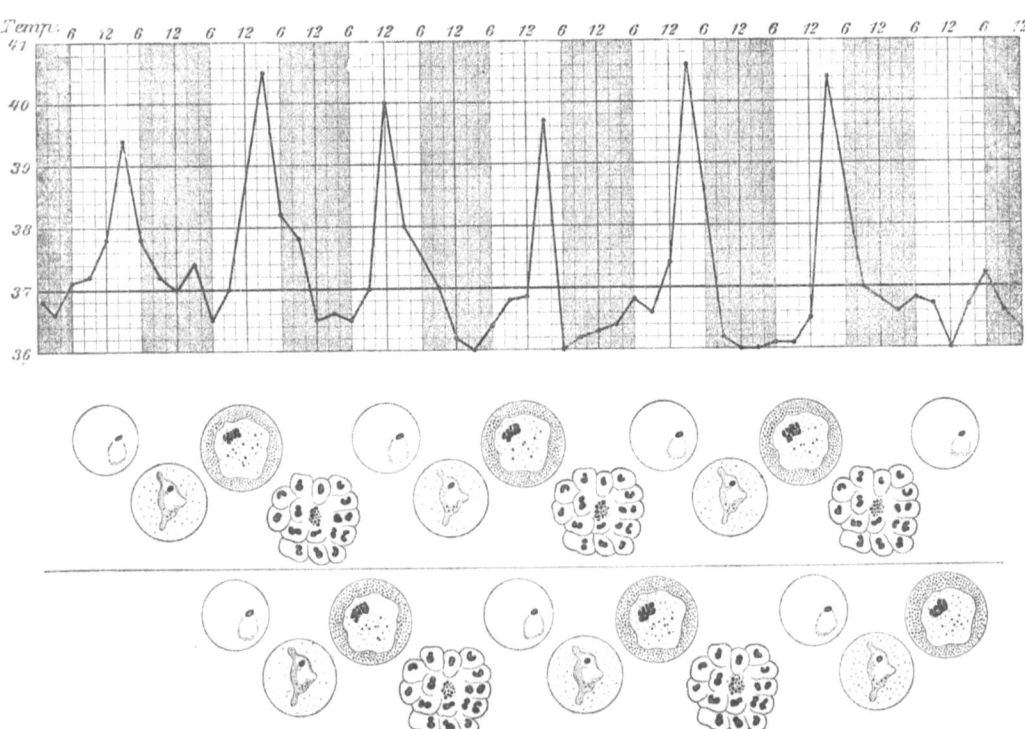

Abb. 16. Tertiana duplex (Quotidiana). (Nach MARCHIAFAVA und BIGNAMI.)
Obere Reihe: 1. Generation im peripheren Blut. Untere Reihe: 2. Generation im peripheren Blut.

der Diagnose als Malaria zu behandeln ist". Die Plasmodien der Tropika sind zudem spärlicher und erst auf der Höhe des Fiebers nachzuweisen.

Bei der Wichtigkeit des Nachweises der Plasmodien sollen das Untersuchungsverfahren und das Aussehen der einzelnen Formen kurz geschildert werden.

Man färbt ein Blutausstrichpräparat nach Fixierung in Alkohol-Äther mit der auf 1:20 verdünnten käuflichen GIEMSAschen Lösung etwa 15 Min. lang oder der ROMANOWSKI-Färbung: Lösung 1: Methylenblau medicinale Höchst 0,4; Borax 0,5; Wasser 1000. Lösung 2: Eosin B. A. extra Höchst 0,2; Wasser 1000. Beide Lösungen werden frisch zu gleichen Teilen gemischt und damit 10 Minuten gefärbt. Man kann auch mit einer einfachen MANSONschen Boraxmethylenblaufärbung gute Bilder erhalten. (2 g Methylenblau medicinale Höchst werden in 100 g kochender 5% iger Boraxlösung gelöst. Die Lösung wird vor dem Gebrauch so weit verdünnt, daß sie in einer Schicht von 1 cm Dicke durchsichtig erscheint. Färbung 15 Sekunden.)

Zum Suchen spärlicher Plasmodien, besonders der Tropika, bedient man sich mit Vorteil der Methode des dicken Tropfens. Man verteilt einen Bluttropfen in dicker Schicht auf einem Objektträger, fixiert in 2% iger Formalinlösung mit 3—5% Essigsäurezusatz für einige Minuten, dadurch wird das Hämoglobin gelöst, und bei der Färbung treten nunmehr nur noch die weißen Blutkörper und die Plasmodien hervor, während sich die Schatten der roten Blutkörper kaum färben. Man kann auch nach STÄUBLI und HEGLER durch Venenpunktion gewonnenes Blut mit 1% Essigsäure um das Mehrfache verdünnen, es so lackfarbig machen, und dann zentrifugieren, den Bodensatz dann ausstreichen, fixieren und färben.

Die Malaria-Plasmodien kommen im Blut in zwei

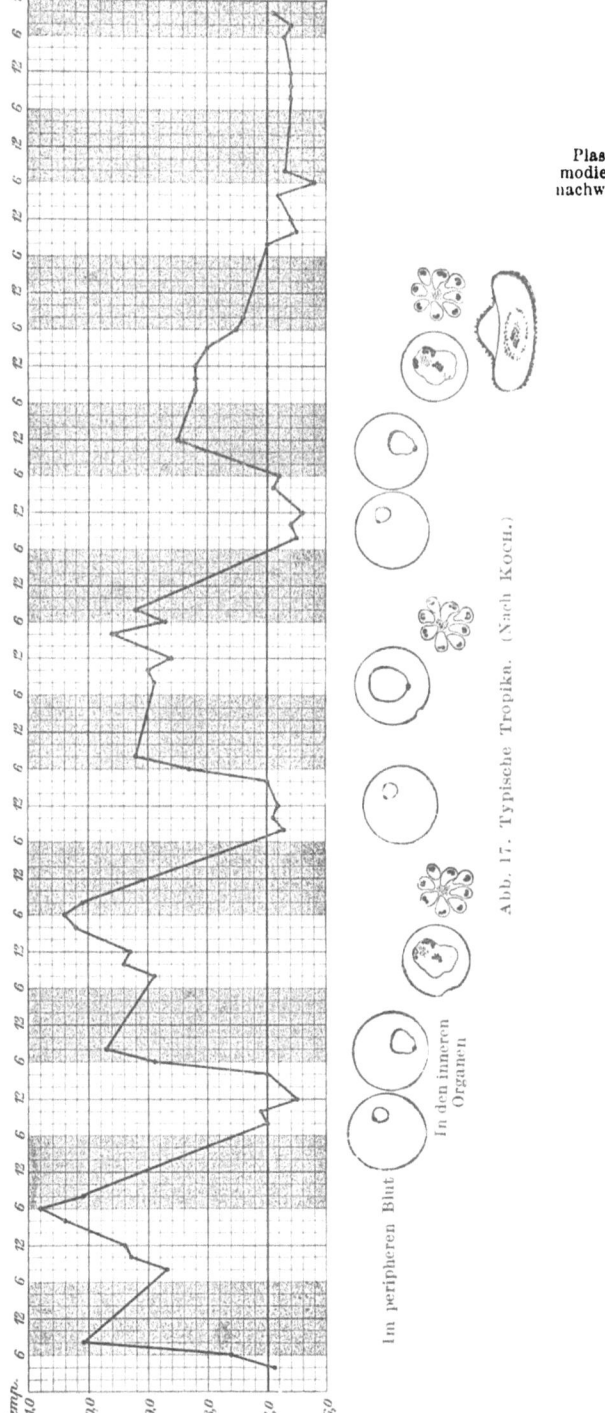

Plasmodiennachweis.

Abb. 17. Typische Tropika. (Nach KOCH.)

5*

Formen vor. Die geschlechtlich differenzierten, die ihre Entwicklung im Körper der Anophelesmücke vollenden, bezeichnet man als männliche bzw. weibliche Gameten. Die ungeschlechtliche Form, die ihre Teilung im Blut ausführt und dadurch den Fieberanfall auslöst, wird als Schizont bezeichnet.

Tertiana-
plasmo-
dium.

Die Plasmodien der Tertiana (Plasmodium vivax), der Quartana (Plasmodium malariae) und der Tropika (Plasmodium immaculatum) unterscheiden sich durch folgende Merkmale: Das Plasmodium vivax ist als Schizont unmittelbar nach der Teilung ein kleines ovales Körperchen, das sich

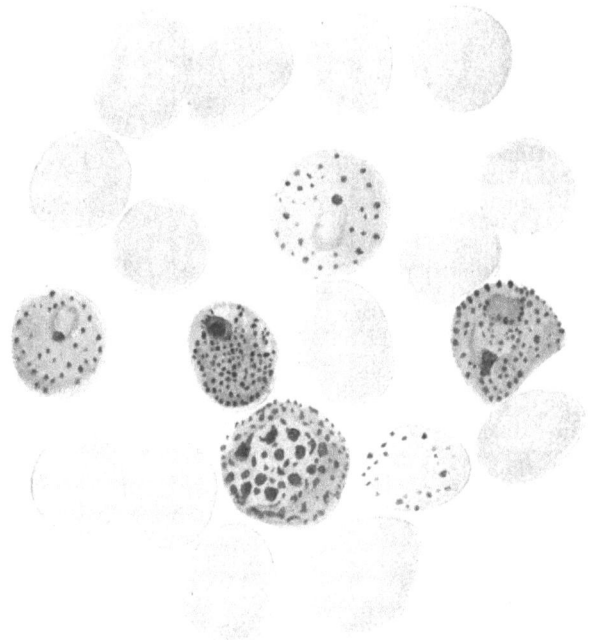

Abb. 18. Tertiana-Schizonten (SCHÜFFNERsche Tüpfelung).

rasch im Blutkörperchen, in welches es eingedrungen ist, zum kleinen Tertianaring umbildet (Siegelringform mit leuchtend rotem Chromatinkorn an Stelle des Steins bei ROMANOWSKI- oder GIEMSA-Färbung). Der kleine Ring wächst zum größeren, meist unregelmäßig gestalteten und bereits Pigment führenden, großen Tertianaring heran, dann verkleinert sich die Vakuole. und aus der Ringform wird eine Scheibe etwa 40 Stunden nach dem Anfall. Die Scheibe enthält viel Pigment und zeigt bei ROMANOWSKI-Färbung eine für Tertiana charakteristische, gleichmäßige, rote Tüpfelung, die sog. SCHÜFFNERsche Tüpfelung. Inzwischen ist das befallene rote Blutkörperchen auf etwa seine doppelte Größe gewachsen und heller als nicht infizierte Erythrocyten geworden. Der Parasit, der in seiner Scheibenform das Blutkörperchen fast ausfüllt, ist also größer als ein normaler Erythrocyt. Das Pigment sammelt sich dann in der Mitte an, es entsteht die Morulaform, es kommt zur Teilung und, indem das Blutkörperchen platzt, zum Ausschwärmen der jungen Schizonten. Die Gameten der Tertiana sehen den reifen Schizonten sehr ähnlich, sie haben keine Ernährungsvakuole und auffallend viel Pigment.

Der Quartanaparasit bildet ebenfalls Ringformen, die sich zunächst Quartana-
plasmo-
dium. nicht von denen der Tertiana unterscheiden lassen. Beim weiteren Wachstum treten folgende Merkmale hervor. Das befallene rote Blutkörperchen vergrößert sich nicht, der Parasit ist also in keinem Entwicklungsstadium größer als ein rotes Blutkörperchen. Die reife Form des Schizonten bildet keine Scheibe, sondern vielmehr ein quer durch das Blutkörperchen ziehendes Band. Es fehlt die SCHÜFFNERsche Tüpfelung. Bei der nach 72 Stunden erfolgenden Teilung wird die Margueritenblumenfigur gebildet. Es findet nur eine Teilung in acht junge Schizonten statt und nicht in gegen 20, wie bei der Tertiana. Die Gameten sind grob pigmentiert, aber nie größer als ein rotes Blutkörperchen.

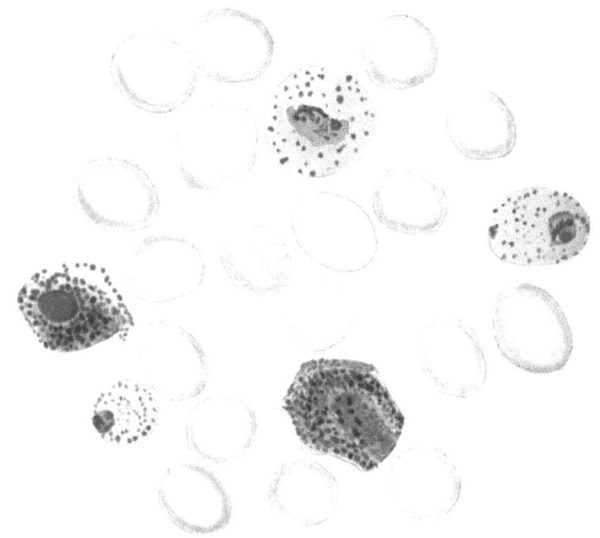

Abb. 19. Tertiana-Gameten.

Der Parasit der Tropika hat schon in seiner Ringform ein gegen- Tropika-
plasmo-
dium. über den anderen Formen geringes Protoplasma. Der Tropikaring, der beim Fieberbeginn etwa $1/4$ des Durchmessers eines roten Blutkörperchens aufweist, wächst bis zu etwa auf ein Drittel des Durchmessers heran. Sein Pigmentkorn (der Siegelringstein) ist öfter doppelt. Der Ring erscheint in den späteren Entwicklungsstadien mitunter nicht mehr geschlossen. Die weitere Entwicklung, besonders die Teilung macht der Tropikaparasit nicht im Blut, sondern in den Organen durch. Man findet also spätere Entwicklungsstadien nicht im Blut.

Dagegen haben bei der Tropika die geschlechtlichen Formen, die in Form der Halbmonde auftreten, diagnostische Bedeutung. Sie liegen oft scheinbar frei im Blut, mitunter lassen sich die Reste des befallenen Blutkörperchens besonders an der konkaven Seite des Gameten erkennen. Die Unterscheidung der männlichen und weiblichen Formen entbehrt des diagnostischen Interesses.

Das befallene rote Blutkörperchen nimmt bei der Tropika gleichfalls nicht an Größe zu; es zeigt bei starker ROMANOWSKI-Färbung dunkelviolett-rote, zackige Flecke, die MAURERsche Perniciosafleckung. Auch die nicht infizierten Blutkörper werden bei der Tropikainfektion verändert und zeigen dann die differentialdiagnostisch besonders gegenüber dem Typhus wichtige basophile Körnelung.

Die beistehenden, JOCHMANNs Buch, bzw. SCHILLINGs Darstellung im Handbuch der inneren Medizin entnommenen Abb. 18—23 zeigen diese Unterschiede.

Zur Zeit der typischen Anfälle sind die Parasiten leicht nachzuweisen
Schwieriger ist der Nachweis dagegen bei den chronischen Formen der Malaria

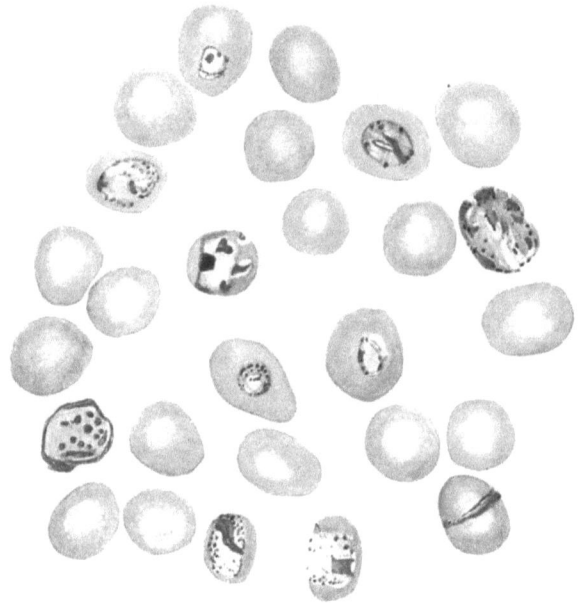

Abb. 20. Quartana-Schizonten.

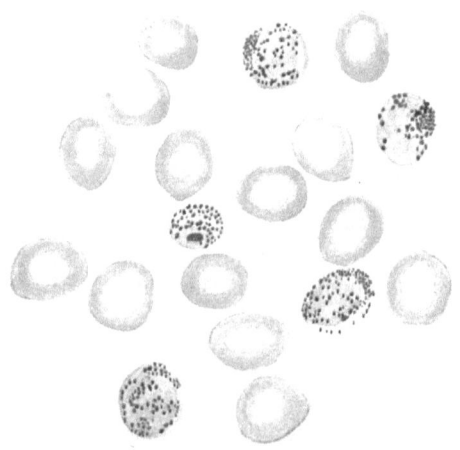

Abb. 21. Quartana-Gameten.

Besonders bei der Tropika, aber auch bei Tertiana und Quartana treten im
weiteren Verlauf die Fieberanfälle in unregelmäßigen Zwischenräumen auf,
und gerade diese Malariaformen sind die differentialdiagnostisch schwierigen
Sie können leicht für rezidivierende Sepsis, für unregelmäßiges Fünftagefieber,
selbst für ein Granulom usw. gehalten werden.

Erschwert kann die Differentialdiagnose der Malaria auch bei Säuglingen sein, weil bei ihnen die charakteristische Fieberkurve mit den typischen regelmäßigen Fieberzacken und die Schüttelfröste zu fehlen pflegen und auch der Plasmodienbefund im Blut zuweilen mißlingt (H. Ziesche[1]).

Besonders sei auf das Fieber der Gelbgießer hingewiesen, das in der Tat einem Malariaanfall in manchem gleichen kann. Wenigstens kann der Frost, die rasche und hohe Temperatursteigerung, der unter Schweißausbruch erfolgende kritische Fieberabfall daran denken lassen. Gewöhnlich gehen aber Prodromalerscheinungen, wie Abgeschlagenheit, heftiger Kopfschmerz dem Fieberanfall voraus; auch sind heftiger Hustenreiz, Hyperämie der Bindehäute und der Kehlkopfschleimhaut, rheumatische Schmerzen, Pupillenerweiterung, um nur einige Symptome zu nennen, doch der Malaria fremd; meist ist ja auch die Ätiologie als Gewerbekrankheit ohne weiteres klar. Gelbgießer-
fieber.

Von Friedemann und Deicher[2]) ist ein Krankheitsbild durch Meningokokkeninfektion als Lentaform der Meningokokkensepsis beschrieben worden, das ein Fieber nach dem Tertianatypus hervorruft und daneben durch ein dem Erythema multiforme ähnliches Exanthem ausgezeichnet ist. Meist ist die Prognose günstig. Es können aber selbst nach wochenlangem Bestehen noch meningitische Erscheinungen und auch Endokarditis auftreten.

Kriegs- und Friedenserfahrung haben gelehrt, daß Anfälle von Malaria öfter erst dann eintraten, wenn die Leute die Malariagegend längst verlassen hatten und nunmehr die Chininprophylaxe eingestellt hatten. Die Deutung derartiger Anfälle ohne genaue Anamnese ist schwierig. Aber auch bei Menschen, die kein Chinin prophylaktisch genommen hatten, wurden Anfälle erst monatelang nach der Rückkehr in die Heimat beobachtet. Es mag dahingestellt sein, ob es sich dabei um Rezidive oder um eine verlängerte Inkubation handelt. Bemerkenswert aber ist, daß diese späten Manifestationen der Malaria zunächst ganz uncharakteristische Fieber hervorrufen können und erst allmählich einen kennzeichnenden Fiebertypus annehmen. Daß im schwersten, komatösen Stadium der Tropika Fieber aber auch ganz fehlen kann, erwähnte ich schon (Mühlens). Bei den chronischen Fällen von Malaria werden mitunter nicht nur Hautblutungen, sondern auch Blutbrechen und blutiger Stuhl oder sanguinolenter Auswurf beobachtet. Henke macht darauf aufmerksam, daß sie durch das Blutbrechen und Husten sowie den Blutstuhl vom Skorbut zu trennen seien, während Muskelblutungen wie beim Skorbut nicht gesehen wurden. Auch treten die Blutungen bei Malaria meist akut und nicht allmählich wie beim Skorbut auf [3]). Auf eine seltene, schwere Komplikation sei noch hingewiesen: Die akute, spontane Milzruptur, die sowohl bei therapeutischer als auch bei essentieller Malaria tertiana beobachtet wurde (Bachmann).

Bezüglich der oben erwähnten „Weltkriegsmalaria" sei übrigens eins erwähnt: Unter den vielen Gutachtenpatienten mit angeblich heute noch bestehenden Malariafolgen oder -symptomen gelang es Mühlens in keinem Falle, noch Plasmodien oder sonstige klinische Symptome des Leidens zu finden. Das Vorkommen einer aus dem ersten Weltkrieg stammenden Malaria darf deshalb heute wohl verneint werden.

Auf rudimentäre Malariaerkrankungen machte während des zweiten Krieges im Osten H. Puhlmann[4]) aufmerksam, die sich besonders im Anschluß an leichtere, andersartige Infekte manifestieren und sich in Kopfweh, meist ausgeprägter Monocytose, Milztumor und Urobilinogenvermehrung äußern. Sekundäre Anämie wurde kaum beobachtet. Der Plasmodienbefund im Blut

[1]) H Ziesche, Med. Klinik 1946, S. 295. [2]) Deicher, Dtsch. med. Wochenschr. 1928. Nr. 46, dort Literatur. [3]) Henke, Zeitschr. f. klin. Med. Bd. 91. 1921. [4]) H. Puhlmann, Dtsch. med. Wochenschr. 1944. Nr. 5/6.

ist meist sehr spärlich, sichert aber die Diagnose. Das Fieber der Kranken
bestand entweder in eintägigen Temperaturspitzen bis höchstens 38,5⁰, die sich

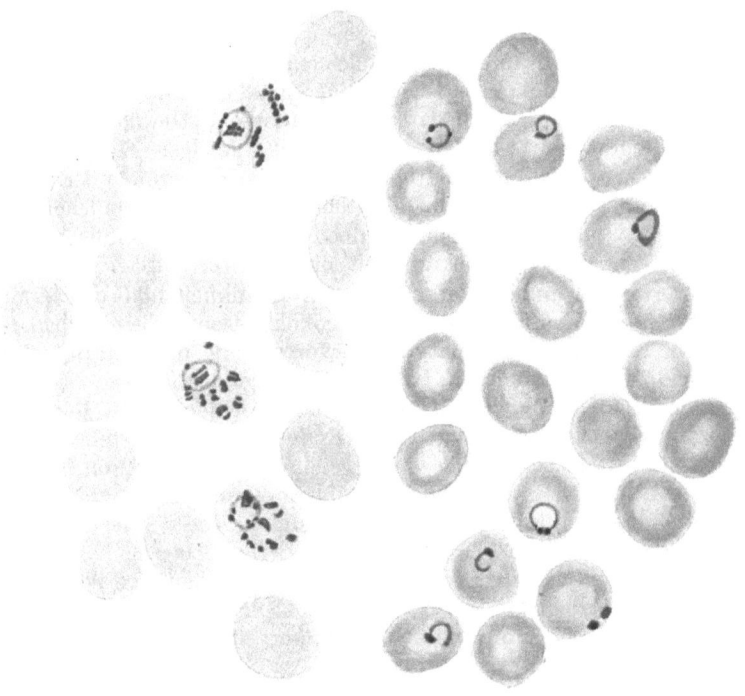

Abb. 22.

Große Tropika-Ringe mit MAURERscher   Kleine und mittlere Tropika-Ringe.
          Perniciosafleckung.   Beginnende Teilung.

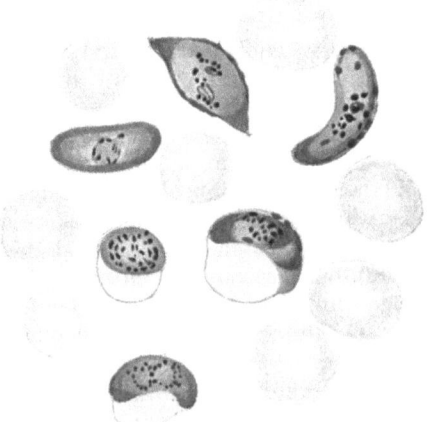

Abb. 23. Tropika-Gameten (Halbmonde).

in Abständen bis zu 14 Tagen wiederholen oder in wellenförmig langsam gleichfalls höchstens bis 38,5⁰ ansteigendem Fieber von 4—10 Tagen Dauer. Es ist
verständlich, daß diese Fälle nur durch den Plasmodienbefund von Wolhynischem Fieber und von atypischen Recurrensfällen unterschieden werden können.

Endlich sind als Erscheinungen der chronischen Malaria Neuralgien, besonders des Trigeminusgebietes, zu nennen, die ohne Temperatursteigerungen, aber mitunter in typischen Intervallen auftreten und meist nur einige Stunden anhalten. Aber auch chronische Neuralgien in anderen Nerven kommen vor, wie folgender Fall meiner Beobachtung zeigt.

30jähriger Mann infizierte sich vor 5 Jahren auf dem Balkan mit Malaria. Bis vor 2 Jahren noch typische Anfälle. Seit 3 Jahren besteht äußerst hartnäckige, doppelseitige Ischias, die sich weder auf Antineuralgica-, noch auf Badekuren usw. besserte. Nach Adrenalininjektion wurden Quartanagameten im Blut nachgewiesen. Durch eine 7tägige Atebrinkur wurde die Ischias prompt geheilt!

Beachtenswert sind die Feststellungen FRIEDEMANNS[1]), der Infektionen mit Tropenmalaria auch in Deutschland im heißen Sommer 1922 beobachtete. Bei dem wechselvollen klinischen Bilde ist es verständlich, daß vielfach Fehldiagnosen gestellt wurden. Es sind Verwechslungen mit Typhus oder Sepsis, ferner mit Lebererkrankungen, z. B. mit Icterus catarrhalis, mit Cholangitis und Cholecystitis und namentlich mit akuter Leberatrophie vorgekommen. Auch cerebrale Erkrankungen, wie epidemische Encephalitis, Encephalitis nach Salvarsan oder Paralyse wurden angenommen, während es sich um Tropenmalaria handelte. Diese cerebralen Erscheinungen sind leicht verständlich, weil die Hirncapillaren dabei mit Plasmodien verstopft gefunden werden. Endlich liegt eine Verwechslung mit Lues besonders deshalb nahe, weil bei Tropenmalaria die WASSERMANNsche Reaktion positiv gefunden werden kann. Bei diesen atypischen Formen der Malaria ist vor allem notwendig, daß überhaupt an die Möglichkeit einer Malaria gedacht wird. Man untersuche jedenfalls bei jedem Verdacht in dieser Richtung mehrfach und auch mit der Methode des dicken Tropfens auf Plasmodien.

Man hat aber auch nach Merkmalen gesucht, die außer dem Nachweis der Plasmodien die Diagnose erlaubten. Da ist zunächst die therapeutische Wirkung des Chinins zu nennen, aus der bei frischen Fällen sicher ein differentialdiagnostischer Schluß möglich ist. Gleiches gilt von dem heilenden Einfluß von Plasmochin und Atebrin bei Quartana und Tropika.

Die chronischen Malariaformen haben, solange noch keine Kachexie eingetreten ist, doch meist einige charakteristische klinische Erscheinungen. Die Kranken fühlen sich matt, unlustig, müde, sie haben aber guten Appetit; bei Fiebermessung findet man geringe Temperaturschwankungen, die manchmal den charakteristischen Fiebertyp andeutungsweise erkennen lassen. In späteren Stadien, bei schwerer und lang dauernder Malaria entwickelt sich die Malariakachexie, jener eigentümliche Schwächezustand mit fahlbrauner, leicht ikterischer Hautfärbung, mit Neigung zur Herzschwäche, mit persistierender Milzvergrößerung, der, wenn die Anamnese bekannt ist, keine diagnostischen Schwierigkeiten machen kann. Versagt die Anamnese aber, so ist die Malariakachexie dem hämolytischen Ikterus nicht unähnlich; zumal auch die verminderte osmotische Resistenz der Erythrocyten bei solchen Kranken vorkommt. Ich beobachtete zwei Fälle, die in jeder Beziehung dem erworbenen hämolytischen Ikterus ähnelten. Es kommen aber außerdem fast sämtliche chronische Milztumoren differentialdiagnostisch in Betracht, die mit Anämien einhergehen, z. B. die BANTIsche und die BANGschen Krankheiten. Er sei deshalb auch auf die Differentialdiagnose der chronischen Milztumoren verwiesen.

Malariakachexie.

Eine gewisse Bedeutung für die Diagnose gerade der chronischen Formen und der fieberfreien latenten Malaria hat das Blutbild. In den Anfällen selbst besteht meist eine uncharakteristische, geringe polynucleäre Leukocytose, nach dem Abklingen des Anfalls setzt aber eine Leukopenie ein mit einer deutlichen

Blutbild.

---

[1]) FRIEDEMANN, Klin. Wochenschr. 1922. Nr. 33.

Vermehrung der großen mononucleären Zellen. Eine Vermehrung der großen Einkernigen auf 10—15% und mehr, Basophilie und Leukopenie zusammen mit Polychromasie der Erythrocyten sind (nach H. RUGE [1]), wenn Fieberanfälle vorhergingen, entschieden verdächtig auf eine noch nicht abgeheilte latente Malaria.

Urinbefund.   Auch ist die Urinuntersuchung differentialdiagnostisch nicht ganz ohne Bedeutung. Urobilin findet sich meist im Anfall und verschwindet im Latenzstadium, die Urobilinurie kehrt aber nach ZIEMANN [2]) wieder, wenn ein Rückfall droht. Bedeutungsvoller scheint der Nachweis der Urobilinogenurie zu sein. Bei Malaria pflegt während des Fiebers die Urobilinogenreaktion positiv zu sein, dagegen die Diazoreaktion negativ. Bei Typhus soll dagegen die Urobilinogenreaktion innerhalb der ersten 14 Tage negativ sein und erst mit dem Abklingen der Diazoreaktion positiv werden. ANTIC und NEUMANN nehmen demgemäß an, daß positive Diazoreaktion bei negativer Aldehydreaktion für Typhus, das Umgekehrte für Malaria spricht, daß aber jedenfalls negative Aldehydreaktion Malaria bei einem zweifelhaften Fieber unwahrscheinlich macht.

Nach Malaria kommen echte, prognostisch günstige Nephritiden vor. Nach SCHWARZ [3]) handelt es sich dabei um diffuse Nephritiden (Ödem, Blutdrucksteigerung, Hämaturie, Cylindrurie).

Gelegentlich wurde auch bei Malaria eine unspezifische Epididymitis beobachtet (SCHNEIDER und SCHEURLEN [4]).

Provokatorische Verfahren.   Zu diagnostischen Zwecken kann man bei latenter Malaria experimentell einen Anfall oder wenigstens das Wiedererscheinen der Plasmodien im Blut hervorrufen. SCHITTENHELM und SCHLECHT benutzten hierzu Adrenalininjektionen, welche durch Kontraktion glatter Muskeln die Milz verkleinern und Plasmodien ausschwemmen sollen. Auch an der Rostocker Klinik hat sich diese Provokation der Malaria von allen Verfahren am besten bewährt.

Schwarzwasserfieber.   Einige Worte mögen noch über das Schwarzwasserfieber angefügt werden. Es kommt in der Regel nur bei Leuten vor, die lange an tropischer Malaria litten. JOCHMANN erwähnt freilich, daß es gelegentlich auch bei Tertiana beobachtet sei. Anscheinend sind es meist Kranke, bei denen eine Chininkur nicht systematisch durchgeführt wurde und bei denen die lange Dauer einer latenten Malaria im Verein mit lange gebrauchter, aber ungenügender Chininmedikation zu einer Überempfindlichkeit gegen Chinin geführt hat.

Das Schwarzwasserfieber tritt in Anfällen auf, die meist durch eine unvorsichtige Chiningabe ausgelöst sind. Es handelt sich um eine hoch fieberhafte Hämoglobinurie, die mit Schüttelfrost, starken Kopfschmerzen, heftigem Erbrechen und auch mit Diarrhoen beginnt. Schon nach wenigen Stunden setzt ein intensiver Ikterus ein. Die Hämoglobinurie führt in schweren Fällen durch Verstopfung der Harnkanälchen zur Anurie oder doch wenigstens zur Oligurie. Danach kann der Urin allmählich wieder heller werden, bleibt aber stark eiweißhaltig. Der Verlauf des Schwarzwasserfiebers ist verschieden, in schweren Fällen gehen die Kranken bereits auf der Höhe des Anfalls zugrunde. Andere Kranke sterben später unter anhaltendem Erbrechen an Herzschwäche, nachdem die Temperatur entweder wieder abgefallen ist oder nachdem das anfänglich hohe Fieber einem unregelmäßigen remittierenden Platz gemacht hat. Ein Teil der Kranken überwindet den Anfall.

Für die Diagnose ist also entscheidend, daß Schwarzwasserfieber nur bei Malaria und fast ausschließlich nach der Chinintherapie auftritt.

---

[1]) H. RUGE, Med. Welt 1942. S. 836.   [2]) ZIEMANN, Münch. med. Wochenschr. 1917. Nr. 15, Feldbeilage und ANTIC und NEUMANN. Med. Klinik 1917. Nr. 34.   [3]) SCHWARZ. Diss. Königsberg 1922.   [4]) SCHNEIDER und SCHEURLEN, Zeitschr. f. Haut- u. Geschlechtskr. 1946, S. 105.

C. Krankheiten mit vorwiegender Beteiligung der Respirationsorgane.

1. Influenza (Grippe).

Influenza ist die Diagnose, die wohl am häufigsten irrtümlich gestellt wird. Das liegt zum Teil daran, daß die Influenza einerseits in der Tat unter sehr verschiedenen Krankheitsbildern verlaufen kann und daß Ärzte und Laien sich andererseits in den Zeiten der Influenzaepidemien daran gewöhnt hatten, fieberhafte Erkrankungen mit Vorwiegen katarrhalischer Symptome als Influenza zu bezeichnen, und diese Gewohnheit auch auf die epidemiefreien Zeiten übertrugen. Das führt dazu, daß oft der harmloseste Erkältungskatarrh als Influenza bezeichnet wird. Aber auch andere fieberhafte Erkrankungen, z. B. Schübe der Lungentuberkulose, beginnende Typhen, manche Sepsisformen werden nicht selten als „Grippe" fehldiagnostiziert.

Gewiß gibt es auch außerhalb der Epidemien sporadische Fälle von Grippe, besonders als Nachzügler nach Epidemien. Wir haben dies nach 1918 in den Jahren 1919—1921 relativ oft gesehen. Im ganzen sollte man aber mit der Diagnose Influenza sparsam sein und sie womöglich auf die Fälle echter Epidemien beschränken. Die exakte bakteriologische Diagnose ist allerdings meist unsicher; ein Umstand, der an der unbestreitbaren Unexaktheit der Grippediagnose die Hauptschuld trägt.

Es ist hier nicht der Ort, auf die Streitfrage nach dem Erreger der Influenza einzugehen, bemerkt muß aber werden, daß der PFEIFFERsche Bacillus auch während der Epidemie von 1918 bei ganz zweifellosen Influenzafällen häufig nicht gefunden ist. Andererseits hatte man schon vor dieser Epidemie festgestellt, daß der PFEIFFERsche Bacillus sich augenscheinlich domestiziert hatte und vielfach nur die Rolle eines harmlosen Saprophyten spielte. So wurden Influenzabacillen bei Lungentuberkulosen, in Bronchiektasien, aber auch bei Masern und Diphtherie gefunden. Dagegen wurden sie gerade bei augenscheinlich infektiösen Formen katarrhalischer Erkrankungen vermißt. Es handelte sich bei diesen vielmehr in erster Linie um Pneumokokken-, aber auch Streptokokkeninfektionen. Auch während neuerer Epidemien, z. B. in Mecklenburg 1922 und 1933 überwogen die Pneumokokkenbefunde. Influenzabacillen wurden nur ausnahmsweise, besonders in Frühfällen, nachgewiesen. OTFR. MÜLLER[1] (Tübingen) nahm an, daß der PFEIFFERsche Bacillus das Primum movens der Epidemie ist; und daß sich ihre Komplikationen auf die Kombination mit Pneumo-, Strepto-, Staphylokokken und Micrococcus catarrhalis zurückführen lassen. Heute nimmt man an, daß die Grippe in vielen Fällen durch ein filtrierbares Virus erzeugt wird, das auf Tiere (Mäuse) übertragbar und auf Hühnereiern züchtbar ist[2]. K. HERZBERG[3] unterscheidet bakteriologisch und auch klinisch zwischen Virusgrippe und Bakteriengrippe. Bei der ersteren sollen die Allgemeinsymptome, der plötzliche Beginn, die starke Rötung des Kopfes, Kehlkopf- und Rachenkatarrh, Gliederschmerzen und leukopenische Leukocytose überwiegen. Bei der Bakteriengrippe (Strepto-, Pneumokokken, Influenzabacillen u. a.) sollen dagegen die Lokalsymptome der Atemwege besonders zur Herbst- und Winterzeit im Vordergrund stehen.

Die echte Influenza, die wir aus den beiden großen Epidemien von 1889 und 1918 kennen, liefert sehr wechselvolle Bilder. LEICHTENSTERN hat die Epidemie von 1889 ausgezeichnet beschrieben. Seine klassische Schilderung trifft auch auf die letzten großen Epidemien zu, die in ihrer Epidemiologie. in ihrem pandemischen Auftreten, sowie in ihrer Gebundenheit an die menschlichen Verkehrswege der früheren glichen.

Fast immer sind bei Influenza die allgemeinen Infektionserscheinungen sehr ausgesprochen. Es besteht erhebliches subjektives Krankheitsgefühl. Heftige Kopfschmerzen, besonders Stirnkopfschmerzen, und Augenschmerz, vor allem beim Blick nach oben und bei Druck auf die Bulbi, Kreuz- und Gliederschmerzen sind neben der fieberhaften Temperatur die Anfangszeichen.

Krankheitsbild.

---

[1] OTFR. MÜLLER, Münch. med. Wochenschr. 1933. Nr. 37. [2] WERNER SCHULTZ, Infektionskrankheiten, 1947, S. 170. [3] K. HERZBERG, Dtsch. Gesundheitsw. 1947, S. 212.

Auffallend ist oft, daß die Kranken sehr kälteempfindlich sind. Der Fieber-
verlauf ist verschieden. Teils beginnt die Erkrankung ganz akut mit hohem
Fieber und Schüttelfrost, dem nach wenigen Tagen ein steiler Abfall der
Temperatur folgt, teils steigt das Fieber langsamer, verläuft entweder als
Kontinua oder remittiert und zieht sich besonders beim Auftreten von Lungen-
komplikationen längere Zeit hin. Oft wurden nach anfänglichem Fieber
Temperatursenkungen mit wieder folgenden Steigerungen, also deutliche Rück-
fälle beobachtet. Die Fieberkurven auf dieser und der nächsten Seite zeigen
Beispiele des verschiedenen Verlaufs (Abb. 24—29).

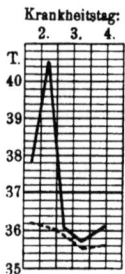

Abb. 24. Kurz dauernd, kritisch endend.   Abb. 25. Kurz dauernd, lytisch fallend.

Milzschwellungen kommen bei Influenza gelegentlich vor; palpable Milztumoren sind aber selten.

Blutbild.   Die Blutbefunde sind wechselnd.

An MATTHES' Klinik fand ROSENOW eine ausgesprochene Polynucleose mit Verschwinden
der eosinophilen Zellen. Die Gesamtzahl der weißen Blutkörper zeigte gewöhnlich eine mäßige
Vermehrung, es wurden aber auch Leukopenien beobachtet. Sehr bald schlägt aber das
Blutbild in eine postinfektiöse Lymphocytose um. Von anderen Seiten wurde hingegen
die Häufigkeit der Leukopenien betont und v. JAGIC gibt an, daß in seinen Fällen die Eosinophilen nicht verschwanden. Auch BERGER berichtet, daß die reine Influenzainfektion
eine Leukopenie hervorrufe, die sich nur graduell von der des Typhus unterscheide. Die
beobachteten Leukocytosen seien Folge von Mischinfektionen [1].

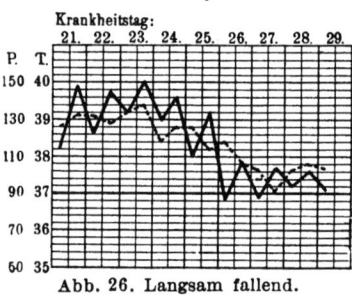

Abb. 26. Langsam fallend.   Abb. 27. Längeres Fieber, kritisch endend.

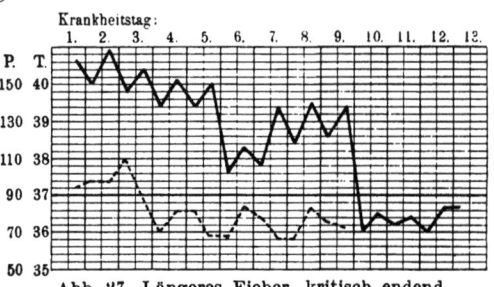

G. ARNDT[2]) beobachtete an meiner Rostocker Klinik 1933 folgendes bei unkomplizierter
Grippe: Am 1.—3. Tag geringe Leukocytose mit Lymphopenie. Dann folgte Leukopenie
mit Abnahme der Neutrophilen und Zunahme der Lymphocyten (bis 60%!) und Eosino-
penie. Diese Form der Leukopenie mit mehr oder weniger starker Linksverschiebung
dauerte bis zur Entfieberung. Auch die Monocyten zeigten kurz vor der Entfieberung
Anstieg. Übrigens ist dies nur ein Blutbild und nicht das Blutbild der Grippe.
Jede der zahlreichen Komplikationen kann die Leukocytenformel und -zahl ändern.
Nach O. SCHILLING und G. ARNDT wirkt der Grippeinfekt auch auf die Erythrocytose.
ARNDT fand häufig mäßige Polycythämie bis fast 7 Millionen, übrigens ohne gleichzeitige
Erhöhung des Hämoglobins. Die Senkungsgeschwindigkeit der Roten war bei unkom-
plizierten Fällen meist subnormal oder normal, besonders oft bei Leukopenischen. Bei
einer leichten Rostocker Grippewelle im Winter 1936 fand ich bei unkomplizierten Fällen
im Beginn meist Leukopenie und relative oder absolute Erniedrigung der Senkung.

[1]) BERGER. Beitr. z. Klin. d. Infektionskrankh. u. z. Immunitätsforsch. Bd. 8, S. 303.
[2]) G. ARNDT, Med. Klinik. 1933. Nr. 37.

Neben diesen allgemeinen Infektionszeichen kann man verschiedene Verlaufs- Verlaufsformen unterscheiden. Am häufigsten ist der katarrhalische Typus. Katar- formen.
rhalische Anginen mit intensiver umschriebener Rötung der Tonsillen und des
Velums sind meist vorhanden. Tonsillarbeläge sind selten. Herpes nasolabialis
kommt auch bei nicht pneumonischen Kranken häufig vor; seine Häufigkeit
wechselt übrigens je nach Epidemie. In den früheren Epidemien bildeten häufig
Schnupfen und Conjunctivitis den Beginn. ORTNER gab übrigens an, daß der
Schnupfen bei Grippe nie ein flie-

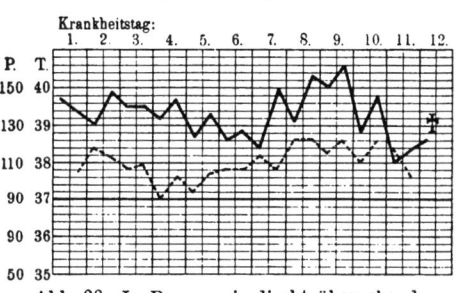

Abb. 28. In Pneumonie direkt übergehend.

ßender sei. Bei anderen Epidemien Katarrhal.
stand dagegen eine Tracheitis im Typus.
Vordergrund; und zwar war sie pathologisch-anatomisch dadurch charakterisiert, daß sie zu einer Nekrose
und Epithelabstoßung in großer Ausdehnung führte. Klinisch drückte sich
dieses Verhalten neben dem Hustenreiz durch eine starke Neigung zu
Blutungen aus. Auch sonst finden
wir bei Grippekranken diese Tendenz
zu hämorrhagischen Entzündungen, z. B. der Nebenhöhlen und des Mittelohrs.
Übrigens führt die Laryngotracheitis gelegentlich zum Pseudocroup schwerer
Form.

Die erwähnte Tracheitis wird von den pathologischen Anatomen als die
spezifische Wirkung des Influenzaerregers angesehen; sie steigt meist in
die Bronchien hinab. An sie schließen sich oft Pneumonien an, die teils Pneu-
bronchopneumonischer, teils croupöser Art sind. Sie sind wahrscheinlich durch monien.
einen kurze Ketten bildenden Streptococcus hervorgerufen, dem der eigentliche
Influenzaerreger den Weg ge-
bahnt hat. Auch diese Pneumonien führen zu Blutungen,
so daß sie oft für hämorrhagische Infarkte gehalten werden. Embolische Prozesse, und
zwar Kokkenembolien der Gefäße kommen auch tatsächlich
vor. Diese hämorrhagischen
Pneumonien riefen bekanntlich
in Spanien bei der Epidemie
1918 den Verdacht der Lungen-
pest hervor. Bei diesen oft

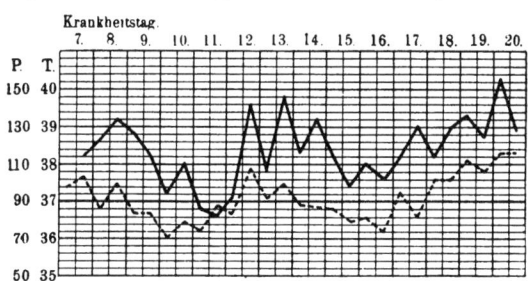

Abb. 29. Pneumonie nach bereits erfolgter
Entfieberung.

sehr ausgebreiteten Pneumonien fiel die außerordentlich starke Cyanose der
Kranken auf. Bei derartigen Pneumoniekranken fanden sich auch regelmäßig
erhebliche Urobilinurie und Urobilinogenurie, aber negative Diazoreaktion.

Gelegentlich lösen sich Grippepneumonien sehr langsam, so daß eine Verwechslung mit Tuberkulose naheliegt[1]). Häufig waren bei der Epidemie 1918
multiple kleine Lungenabscesse. Größere Absceßhöhlen, auch Gangrän waren
aber selten.

An die Pneumonien schlossen sich sehr häufig Empyeme an, und zwar öfter Em-
dünnflüssige, bisweilen mehrkammerige Empyeme, die sich sehr rasch ent- pyeme.
wickelten. Infolge von Perforation corticaler Abscesse kam es nicht so selten
zum Pyopneumothorax mit rascher Todesfolge. Von SCHWENKENBECHER wurde

---

[1]) Vgl. H. STRAUS, Über eigenartige Restbefunde nach Grippepneumonie. Berl. klin.
Wochenschr. 1920. Nr. 17.

in einigen Fällen ausgedehntes Hautemphysem bei Grippe beobachtet, das wohl Folge des starken Hustens war[1]).

Neben dieser katarrhalischen Form traten die anderen bei den letzten Epidemien an Häufigkeit zurück, wurden aber ebenso wie sie LEICHTENSTERN 1889 geschildert hat, beobachtet.

Gastro-intestinaler Typus. Zunächst ist der gastrointestinale Typus zu nennen, Erkrankungen, bei denen Erbrechen, Leibschmerzen und Diarrhoen das Symptomenbild beherrschten. Auch Darmblutungen wurden wiederholt beobachtet. Nierenkomplikationen von größerer Schwere und Dauer sind bei und nach Grippe im ganzen selten, „Nierenreizungen" kommen aber oft vor. Während einer Epidemie 1933 beobachtete ich initiale Albuminurien in über 80% der Fälle: und zwar gingen diese Fälle bezüglich des Eiweißgehaltes und des Sedimentes über das Maß der febrilen Eiweißausscheidung deutlich hinaus. Alle Fälle verliefen aber harmlos; keiner wurde nephritisch. In anderen Epidemien fiel mir hingegen eher die Seltenheit grober febriler Albuminurie auf.

SCHNEIDER und SCHEURLEN[2]) haben neuerdings auch auf die relative Häufung der Epididymitis bei Grippe aufmerksam gemacht, die bei Zivilisten häufiger im Sommer, bei Soldaten öfter im Winter auftrat.

Typen mit Beteiligung d. Nervensystems. Ein weiterer Typus ist durch die vorwiegende Beteiligung des Nervensystems gekennzeichnet. Encephalitiden, Meningitiden und Syndrome vom Typ der LANDRYschen Paralyse wurden schon von LEICHTENSTERN beschrieben und. namentlich als sehr häufige Nachkrankheiten, Neuralgien aller Art.

Die Nervenerkrankungen der Influenza traten auch 1918 zum Teil erst geraume Zeit nach Abklingen der Epidemie häufiger auf. Während man zur Zeit der Epidemiehöhe wohl Hirnabscesse und Meningitiden sah, wurden später von MATTHES Fälle von poliomyelitischem Typus beobachtet, deren Zusammenhang mit der Influenza allerdings nicht sicher erscheint. Dagegen waren polyneuritische Zustände (mit Areflexie, sensiblen Störungen, Ataxie usw.) 1918 und 1922 nicht selten; 1933 wurden sie nur wenig beobachtet. Neuralgien als echte Grippefolgen waren auch nicht häufig. Jedoch führten konstitutionell Nervöse ihre Erschöpfungszustände ziemlich oft auf Grippeinfekte zurück. Ein eigenartiges Syndrom habe ich beobachtet: Postgrippöse Glottiskrämpfe mit Schluckzwang, relativ seltene Fälle mit gutartigem Verlauf. Die Encephalitis epidemica, die ja fraglos Beziehungen zur Grippe hat, wird in einem besonderen Kapitel geschildert werden.

Myo-karditis. LEICHTENSTERN hat auch Fälle von Myokarditis bei Influenza beschrieben. Endokarditis ist sehr selten. Perikarditiden wurden aber während der letzten Epidemien wiederholt beobachtet: Ich sah mehrmals trockene Perikarditis harmlosen Verlaufes, einmal aber auch ein abgekapseltes Empyem des Herzbeutels. Mehr oder minder große Kreislaufschwäche war besonders während der Pandemien und bei pneumonischen Fällen häufig; als ihr Ausdruck wurde oft ein abnorm niedriger Blutdruck festgestellt. Auffällig war, daß oft schon während des Fiebers relative Pulsverlangsamung bestand, die in der Rekonvaleszenz oft zu erheblicher Bradykardie wurde.

Gelenk-ergüsse. Ferner hat v. STRÜMPELL Typen der Influenza beschrieben, in denen es zu Gelenkergüssen und rheumatischen Schmerzen kam.

Exantheme. Endlich kommen — übrigens außerordentlich selten — Fälle mit scharlachähnlichen Exanthemen vor, bei denen das SCHULZ-CHARLTONsche Phänomen (vgl. Scharlach) negativ sein soll. Ein nur auf Hände und Füße beschränktes masern- bzw. rötelnähnliches Exanthem beobachtete ich in einem klinisch sicheren Influenzafall. Angeblich sind bei kleinen Kindern KOPLIKsche Flecken gesehen worden[3]).

---

[1]) SCHWENKENBECHER, Münch. med. Wochenschr. 1919. Nr. 47.   [2]) SCHNEIDER und SCHEURLEN, Zeitschr. f. Haut- u. Geschlechtskr. 1946, S. 105.   [3]) ASAL-FALK, Münch. med. Wochenschr. 1922. Nr. 12.

Bei vielen Epidemien ist aufgefallen, wie schwer sich die Kranken erholen; selbst in leichteren Fällen bleiben Schwäche und Erschöpfbarkeit längere Zeit zurück. Sie sind aber nicht selten überwiegend funktionell bedingt und durch psychische Einwirkungen stark zu beeinflussen.

Ich mußte nach dem Zusammenbruch 1918 mit zahlreichen Gripperekonvaleszenten meines Feldlazaretts große Märsche bei schlechtester Witterung ausführen. Keiner von ihnen „machte schlapp". Alle konnten 6—10 Stunden marschieren, weil sie beim Zurückbleiben Gefangennahme fürchten mußten!

Ein so wechselvolles Krankheitsbild gibt schon an sich manche Irrtumsmöglichkeit. Die gastrointestinalen Formen können mit gewöhnlichen Gastroenteritisfällen auf Grund einer GÄRTNER-BRESLAU-Infektion oder auch mit Ruhr verwechselt werden, die cerebralen Formen sind von den Encephalitiden anderer Art nicht immer zu unterscheiden, man vgl. das Kapitel Encephalitis epidemica darüber; die Fälle endlich, bei denen nur Allgemeinerscheinungen vorhanden sind, können an Miliartuberkulose oder Typhen denken lassen.

Schon während einer Epidemie können also Zweifel auftauchen, aber hier wird ja die Tatsache des Nebeneinandervorkommens aller dieser Typen der Diagnose den rechten Weg weisen.

Es ist der Versuch gemacht worden, als Folge der akuten Grippe oder auch als Krankheit für sich das Symptomenbild einer „chronischen Influenza" (F. FRANKE[1]) aufzustellen; und zwar als eine besondere, sehr häufige und nosologisch bedeutsame Krankheit. Dieser mit untauglichen Mitteln (ungenügende bakteriologische und röntgenologische Diagnostik, Fehlen von Obduktionsbefunden!) unternommene Versuch darf nicht als gelungen gelten. Es ist allerdings zuzugeben und allbekannt, daß nach akuter Grippe öfter noch lange subjektive und objektive Störungen zurückbleiben; ich nenne von ersteren Reizbarkeit, allgemeine Schwäche, Schlafstörungen, neuralgische und asthmatische Beschwerden, von letzteren auffälliges Schwitzen, subfebrile Temperaturen, Pseudoanämie, Abmagerung, Veränderungen an Zunge und Gaumen usw. (HEGLER[2]). Neuerdings hat v. NEERGAARD[3]) in wissenschaftlich fundierter Form die Frage wieder aufgegriffen und kommt zu dem Schluß: „Der Grippekatarrhinfekt ist neben den Epidemien akuter Erkrankungen die Ursache einer dauernden Endemie chronischer Erkrankungen mannigfaltiger Art und Lokalisation von praktisch ubiquitärer Verbreitung." Daß der Verf. aber nicht nur die rheumatischen und endokardialen Leiden, sondern sogar noch die essentielle Hyper- und Hypotonie, Coronarsklerose, perniziöse Anämie und multiple Sklerose diesen Erkrankungen einreihen möchte, stimmt doch etwas skeptisch.

2. Keuchhusten.

Das Bild des ausgesprochenen Keuchhustens im krampfhaften Stadium macht kaum diagnostische Schwierigkeiten. Der Anfall mit den rasch wiederholten exspiratorischen Hustenstößen, sein Ende mit der tiefen schluchzenden Inspiration und der folgenden „Reprise" sichert die Diagnose ohne weiteres. Die Reprise fehlt bekanntlich bei Säuglingen. Verwechseln kann man den Keuchhustenanfall höchstens mit den Anfällen von rauhem Husten bei Bronchialtuberkulose, die keuchhustenähnlich sein können; ihnen fehlt aber die jauchzende Inspiration am Schluß des Anfalls und auch das Herauswürgen von zähem Schleim, das den Keuchhustenanfall öfter beendet. Gelegentlich mögen auch hysterische Imitationen des Keuchhustens vorkommen. Die Imitation gelingt aber doch nie vollkommen. Außerdem treten hysterische Krampfhustenanfälle nie im Schlaf auf. Auch der postlaryngitische „Stridulus" nach Grippe kann der Pertussis ähneln; desgleichen manche Fälle von spasmophilen bzw. tetanischem Laryngospasmus bei Kindern und Erwachsenen; und endlich sogar tabische Larynxkrisen. In allen diesen Fällen wird aber das Grundleiden leicht feststellbar und der Keuchhusten auszuschließen sein.

---

[1]) FRANKE, Die chronische Influenza. München: O. Gmelin 1928. [2]) HEGLER, Dtsch. med. Wochenschr. 1934. Nr. 42. [3]) v. NEERGAARD, Die Katarrhinfektion als chronische Allgemeinerkrankung. Dresden: Theodor Steinkopff 1939.

Man denke überhaupt daran, daß auch Erwachsene, sogar Leute im Greisenalter, an Keuchhusten erkranken können.

Meine älteste Patientin war eine 82jährige Frau, die sich von ihren pertussiskranken Urenkeln infiziert hatte. Auch sah ich ein 66- bzw. 64jähriges Ehepaar an schwerem Keuchhusten erkranken.

Man untersuche solche Leute besonders genau auch röntgenologisch, da pertussisähnliche Anfälle auch durch raumbeengende Prozesse im Mediastinum ausgelöst werden können und der Keuchhustenanfall bei Erwachsenen nicht immer alle kennzeichnenden Merkmale zu tragen braucht.

Sehr viel schwieriger als der ausgesprochene Keuchhusten ist sein Anfangsstadium zu erkennen; und dieses Anfangsstadiums halber sei der Keuchhusten hier hauptsächlich besprochen. Vor allem ist dabei festzustellen, ob eine Gelegenheit zur Ansteckung vorhanden war.

Der Keuchhusten beginnt unter leichter, kurzer Temperatursteigerung meist als einfacher Husten ohne die Merkmale des krampfhaften Anfalls. Die Inkubationszeit wird auf 23—33 Tage angegeben. Der Husten kann bereits im Anfang auffallend rauh klingen, so daß man an einen Pseudocroup denken kann, wenn der Husten bereits anfallsweise auftritt. Verdacht auf beginnenden Keuchhusten können außer der Anamnese folgende Symptome erwecken. Oft ist auffällig, daß man trotz des Hustens keine oder nur sehr spärliche bronchitische Geräusche bei der Auskultation findet, daß also ein Mißverhältnis zwischen dem heftigen Husten und dem objektiv nachweisbaren Befund besteht. Dann ist bei Keuchhusten bereits im Beginn eine Rötung des Rachens vorhanden, die sich bis in den Larynx erstreckt und hier besonders im Interaryraum und an der Rückwand des Kehldeckels ausgesprochen ist. Immerhin sind diese Veränderungen selten so charakteristisch, daß sie mehr als den Verdacht auf Keuchhusten erlauben.

Blutbild.

Man hat versucht, das Blutbild zur Diagnose des Frühstadiums heranzuziehen. JOCHMANN gibt an, daß schon sehr bald eine erhebliche Vermehrung der weißen Blutkörper bis zu 30 000 nachweisbar wäre; FRÖHLICH und CZERNY halten eine hochgradige Lymphocytose für kennzeichnend. Da Kinder aber bekanntlich bei vielen Infektionen mit Lymphocytose reagieren, so dürfte der Blutbefund diagnostisch kaum verwertbar sein. DEBLER[1] fand übrigens neuerdings nur in einem Viertel bis zu einer Hälfte der Fälle frühzeitig eine absolute Lymphocytose.

Bacillen-nachweis.

Der Nachweis der Keuchhustenbacillen, die gramnegativ und den Influenzastäbchen ähnlich sind, soll nach JOCHMANN gerade im Beginn der Erkrankung schon im Ausstrichpräparat leicht sein. Sie finden sich dann meist noch in extracellulärer Lagerung und in großer Menge. Die sichere Identifizierung des BORDET-GENGONSchen Bacillus ist aber nur kulturell möglich, und die Ansichten über die Häufigkeit seines Auftretens im Frühstadium gehen bei den verschiedenen Autoren recht auseinander. Ob außerdem ätiologisch noch mit einem spezifischen Virus als Erreger zu rechnen ist, hält WERNER SCHULTZ für fraglich.

Zur bakteriologischen Diagnose dient ein von CHIEVITZ und A. MEYER angegebenes Verfahren. Man läßt die Kranken gegen eine mit Kartoffelblutagar beschickte PETRI-Schale husten und bebrütet diese dann[2]. Die serologische Diagnose[3] des Keuchhustens ist bereits von BORDET und GENGON in Gestalt der Agglutination und der Komplementbindungsreaktion begründet. Sie wurde durch GUNDEL und SCHLÜTER verfeinert und gilt heute, insbesondere in Gestalt der Komplementprobe als diagnostisch wertvoll.

---

[1] K. DEBLER, Med. Klinik 1941, S. 965. [2] CHIEVITZ und A. MEYER, Münch. med. Wochenschr. 1918. Nr. 27. [3] Zit. nach W. GAETHGENS und H. SCHULTEN, Münch. med. Wochenschr. 1935. Nr. 49.

Wichtig für die Diagnose Keuchhusten sind endlich einige klinische Zeichen. Andere klinische Zeichen. Oft ist eine leichte Gedunsenheit der Lider und kleine Blutaustritte in die Conjunctiven auffällig. Bei Kindern, die schon die unteren Schneidezähne haben, achte man auf das Vorhandensein des Sublingualgeschwürs, und endlich versuche man einen Hustenanfall künstlich auszulösen. Das gelingt oft durch ein Herunterdrücken der Zunge mit dem Spatel oder durch einen von außen auf den Kehlkopf ausgeübten Druck.

Die Komplikationen des Keuchhustens machen schon deswegen meist keine Kompli-kationen. diagnostischen Schwierigkeiten, weil sie nur bei schweren, diagnostisch klaren Fällen auftreten. Zu nennen sind in erster Linie Störungen von seiten des Nervensystems, bei jüngeren Kindern die gefährlichen Konvulsionen, dann sowohl cerebrale als auch schlaffe Lähmungen. Mitunter treten reine Hemiplegien auf, in anderen Fällen Störungen vom Typus zerstreuter encephalitischer Lähmungen. Zum Teil sind sie durch Blutungen bedingt. v. STRÜMPELL hält namentlich für vorübergehende Formen auch die im Anfall eintretende erhebliche venöse Stauung für bedeutungsvoll, andere Formen mögen auch Folge meningitischer Prozesse sein. Gelegentlich wurden auch Neuritis optica und vorübergehende Erblindung beobachtet.

Klare Folgen der Hustenanfälle sind subconjunctivale Blutungen, Nasen- und Hautblutungen, ebenso Mastdarmprolapse und Nabelhernien.

Daß der Keuchhusten und die in seinem Gefolge auftretenden Bronchopneumonien nicht ganz selten eine Tuberkulose mobilisieren, soll sich der Arzt stets vor Augen halten. Auch denke man daran, daß häufig Superinfektionen des Keuchhustens mit Masern, Scharlach usw. vorkommen und nicht selten schweren Verlauf, sogar den Tod bedingen.

Ich beobachtete andererseits bei einer Masernepidemie eine Superinfektion mit Pertussis der meist noch sehr jungen Masernkinder. Ein Drittel dieser Kränken starb.

D. Unklare Fieberzustände.

Gewiß werden wir trotz aller Verfeinerung der Diagnostik nicht jeden fieberhaften Infekt ätiologisch aufklären können und sind dann gezwungen, von unklaren oder kryptogenetischen Fieberzuständen zu sprechen. Man bemühe sich aber, diese Verlegenheitsdiagnose so selten wie möglich zu stellen, sondern typische Erkrankungen doch noch zu erkennen. Gewöhnlich kommen von einheimischen Erkrankungen die zentrale Pneumonie, Typhus, Miliartuberkulose, bei Frauen und weiblichen Kindern die Coliinfektion der Harnwege, die Banginfektion und endlich die mannigfachen septischen Erkrankungen in Betracht. In Epidemiezeiten denke man an Grippe und die beschriebenen Anfangsstadien der epidemischen Meningitis, Poliomyelitis und Encephalitis und in Ausnahmefällen an die erörterten exotischen Erkrankungen, wie Maltafieber, Recurrens, Tropenmalaria, Hissche Krankheit und Tularämie. Mitunter aber werden wir uns trotz aller Fortschritte der Diagnostik, insbesondere der Röntgentechnik und Bakterio-Serologie, mit der Diagnose: „unbekannte Infektion" zufrieden geben müssen.

E. Erkrankungen bei vorwiegender Beteiligung des Nervensystems.

In diesem Abschnitt soll die Differentialdiagnose der fieberhaften Polyneuritiden, der akuten Poliomyelitis und der Encephalitis epidemica besprochen werden, während der meningitische Symptomenkomplex eine gesonderte Darstellung erfährt. Die genannten drei Erkrankungen erscheinen klinisch nahe verwandt, wenn auch ihre Erreger verschiedene sind. Diese nahe Verwandtschaft drückt sich schon darin aus, daß man sowohl bei der Kinderlähmung und bei der epidemischen Encephalitis polyneuritische Formen kennt, als auch darin, daß die Polyneuritis in ihren aufsteigenden Formen das Rückenmark (LANDRYsche Paralyse) sowie auch die Hirnnerven beteiligen und psychische Störungen im Sinne der KORSAKOWschen Psychose erzeugen kann. Auch kennt man spinale Formen der Encephalitis und bulbäre Formen der Kinderlähmung.

a) Polyneuritis.

Die infektiöse Polyneuritis läßt sich in scheinbar idiopathische, selbständige Formen und in symptomatische einteilen. Die letzteren sind eine Teilerscheinung vieler Infektionskrankheiten und treten meist als Folgeerkrankung auf, am häufigsten nach Diphtherie, seltener nach Grippe, Fleckfieber, Ruhr, Typhus und Mumps. Uns soll hier nur die idiopathische Form beschäftigen. Diese ist aber ein ausgesprochener Verlegenheitsbegriff, der so selten, als irgend möglich, angenommen werden darf. Es ist eindringlich zu fordern, daß jeder Fall von Polyneuritis bakteriologisch, toxikologisch und bezüglich der Zufuhr und auch der Resorptionsmöglichkeit des B_1-Vitamins genau untersucht werde. Geschieht dies mit hinreichender Sorgfalt, so dürfte die Zahl von wirklich idiopathischer Polyneuritis auf eine ganz geringe Zahl zusammenschrumpfen. Die „idiopathische Polyneuritis" beginnt meist fieberhaft, doch pflegt das Fieber weder besonders hoch noch von langer Dauer zu sein und kann auch die verschiedensten Typen genau wie die Kinderlähmung und die Encephalitis zeigen. Ganz im Vordergrunde stehen die bald einsetzenden Symptome an den peripheren Nerven, die meist symmetrisch sind und zuerst die unteren Extremitäten betreffen. Der typische Verlauf ist der, daß Reizerscheinungen der sensiblen Nerven, in erster Linie Schmerzen, die Szene eröffnen, daß dann schlaffe, atrophische Lähmungen mit Verlust der Sehnenreflexe folgen, während grobe Sensibilitätsstörungen, also Hyp- und Anästhesien, zwar vorhanden sein können, aber öfter fehlen oder nur wenig ausgeprägt sind. Manche Polyneuritiden produzieren scheinbar ataktische Störungen. Blasenstörungen sind selten.

Als Unterscheidungsmerkmale gegenüber der Poliomyelitis können gelten die rasche Entwicklung der Lähmungen bei dieser, die mehr allmähliche der Polyneuritis und damit in Zusammenhang stehend der häufige progrediente Verlauf, während bei Poliomyelitis die Lähmungen brüsk einsetzen, aber sich dann nicht weiter ausdehnen, sondern meist bis auf die bleibenden wieder zurückgehen. Im weiteren Verlauf ist ein Unterscheidungsmerkmal die viel günstigere Prognose der Polyneuritis quoad restitutionem ad integrum. Auch die Ausbreitung der Lähmung ist verschieden, bei der Poliomyelitis erfolgt sie nach spinalem Typ, bei der Polyneuritis nach peripherischem, bei der ersteren ist auch kaum eine Extremität jemals völlig gelähmt oder sind die Lähmungen völlig symmetrisch. Bemerkenswert ist auch, daß Ödeme bei der Polyneuritis öfter beobachtet werden, bei der Poliomyelitis aber im Anfang meist fehlen. Ataktische Störungen sind bei Polyneuritis ungleich häufiger als bei Poliomyelitis. Blasenstörungen sind dagegen bei letzterer (besonders im Lendenteil) häufiger als bei Polyneuritis.

Schmerzen und Druckempfindlichkeit der Nerven kommen bei Polyneuritis oft vor, bei Poliomyelitis seltener. Außer von der Poliomyelitis müssen die idiopathischen Polyneuritiden von solchen aus anderen Ursachen, z. B. den Intoxikationsneuritiden wie der Alkohol-, Tabak- und Bleineuritis und auch den diphtheritischen Lähmungen abgegrenzt werden. Auch denke man an die neuerdings öfter beschriebene Apiolpolyneuritis, eine besonders schwere Form, die nach dem Genuß von Petersiliencampher, der mit Trikresylorthophosphat verunreinigt war, entsteht. Die Trikresylphosphatvergiftung besonders ist neuerdings als Massenintoxikation bei Ölverfälschung beobachtet worden und hatte schwerste Tetraplegien zur Folge (E. BRAUN). Die Unterscheidung von diesen toxischen Formen gelingt meist durch eine genaue Anamnese, außerdem treten bei den toxischen Neuritiden doch die sensiblen Erscheinungen meist sehr zurück, wenn sie überhaupt ausgesprochen sind.

Freilich gibt es davon Ausnahmen, wie folgender Fall beweisen mag:

22jähriges Mädchen, Suicidversuch durch Einnehmen eines Eßlöffels Schweinfurtergrün. Zunächst gastrointestinale Erscheinungen, später nach etwa 3 Wochen zunehmend peripherische Bein- und Armlähmung, starke Ataxie, Parästhesien und Hyperästhesie, Astereognosie, Druckempfindlichkeit der peripheren Nervenstämme. Entartungsreaktion der befallenen Muskelgebiete. Neben Arsenpigmentierungen an allen Fingernägeln etwa der Mitte derselben entsprechend eine mehrere Millimeter breite bandförmige weiße Verfärbung (MEESsches Arsenband). Nach einigen Monaten völlige Heilung.

Verwechslungen polyneuritischer Ataxie mit anderen Formen der Ataxie, besonders mit der tabischen, dürften bei genügender Untersuchung (Pupillen, Blut, Liquor usw.) kaum vorkommen, wenn auch das Zustandsbild beider sich sehr ähneln kann. Das gilt z. B. von den sehr seltenen, auch von mir beobachteten Fällen von Alkoholpolyneuritis mit reflektorischer Pupillenstarre. Allerdings kommt, was differentialdiagnostisch zu beachten ist, Polyneuritis auch bei vorwiegend inaktiver — Tabes vor (A. F. SENFF[1]). Dagegen wird der tabiforme Typ der funikulären Myelose bei BIERMERscher Anämie leichter zu Verwechslungen Anlaß geben. Genaue Blutuntersuchungen ermöglichen aber meist die Diagnose. Verwechslungen mit anderen schmerzhaften Leiden, besonders mit Polymyositiden oder Trichinose können bei genauer Untersuchung (Eosinophilie des Blutes) auch vermieden werden. Das gleiche gilt von den Pseudoparalysen rachitischer oder osteomalacischer Natur und von Gelenkaffektionen. Die Abgrenzung der radikuloneuritischen Formen der Poliomyelitis und Encephalitis ist gleichfalls möglich, wenn diese Formen außer den polyneuritischen Erscheinungen die sie kennzeichnenden Symptome aufweisen, oder sich aus epidemiologischen Gründen als zu diesen Erkrankungen gehörend erweisen.

b) Poliomyelitis acuta.

Die vieldeutigen Anfangsstadien der Poliomyelitis acuta haben schon früher eine Besprechung erfahren, so daß hier nur die im Lähmungsstadium anzustellenden Erwägungen noch nachzutragen sind. Die Unterscheidung von der Polyneuritis wurde soeben besprochen. Es sei aber bemerkt, daß WICHMANN eine ataktische Form der Poliomyelitis beschrieben hat. Auch werden gelegentlich Herabsetzungen der Temperatur- und Schmerzempfindung als „Hinterhornsymptome" beobachtet. In den Endstadien kann auch die Kühle der Haut über den im Wachstum zurückgebliebenen Gliedern, die durch die Muskelatrophie und die abnormen statischen Belastungen die bekannten Deformitäten erleiden, eine Herabsetzung der Sensibilität vortäuschen. Die bulbären Formen der Poliomyelitis, die hauptsächlich das Facialisgebiet, gelegentlich aber auch die Augen- und Schlundmuskulatur befallen können, werden von anderen akuten Formen der Erkrankungen dieses Gebietes dadurch unterschieden, daß sie im Rahmen einer Epidemie und vorzugsweise bei Kindern und Jugendlichen auftreten. Doch können, wenn die Anamnese versagt, Verwechslungen mit diphtheritischen Lähmungen oder Botulismus vorkommen. Die WERNICKEsche Poliomyelitis superior und die

---

[1] SENFF, Med. Rundsch. 1947, S. 49.

luischen Erkrankungen dürften sich schon durch die nachweisbare Ätiologie von der Kinderlähmung trennen lassen. Über die Unterscheidung von encephalitischen Erkrankungen, in erster Linie von den Rückenmarksstörungen bei Encephalitis epidemica, sei zunächst gesagt, daß nicht jede akut einsetzende spastische Lähmung unbedingt als eine cerebrale angesehen werden muß, daß derartige Lähmungen auch entstehen können, wenn die Pyramidenbahn am Prozeß der Kinderlähmung beteiligt wird; was allerdings sehr selten vorkommt.

Auch sei daran erinnert, daß Lähmungen in gewissen Gebieten, wie in der Bauch-, Rücken- und Nackenmuskulatur, leicht übersehen werden. Man achte also auf die Kopfhaltung der Kinder und auf ihr Verhalten beim Aufsitzen.

Diagnostisch sei endlich daran erinnert, daß die Poliomyelitis ja nicht nur als „Kinderlähmung" auftritt. Von 132 Fällen von G. BONS[1]) waren beispielsweise 58 über 15 Jahre alt. Ich habe zahlreiche Erwachsene, sogar solche zwischen 30 und 53 Jahren, an Poliomyelitis erkranken sehen; darunter eine Reihe besonders schwerer, auch tödlicher Fälle.

Bleiben Unklarheiten der Diagnose, so kann man versuchen, sie durch den serologischen und den Tierversuch zu sichern. Leider hat sich aber die von FISCHER angegebene Komplementbindungsreaktion als nicht zuverlässig herausgestellt (GAETHGENS). Dagegen hat man durch Überimpfung des Nasenschleims Kranker auf Affen echte Poliomyelitis hervorgerufen. Für die gewöhnliche Praxis dürften derartige Untersuchungen aber wegen ihrer Kostspieligkeit kaum in Betracht kommen.

Die Endstadien der Poliomyelitis sind meist so charakteristisch, daß sie, wenn die Anamnese berücksichtigt wird, kaum mit anderen Erkrankungen verwechselt werden können. Verwechslungen mit rachitischen Pseudoparesen werden in praxi kaum möglich sein. Die angeborene Muskelatonie H. OPPENHEIMS ist ein kongenitaler und meist ganz allgemeiner Zustand von Atonie und Schwäche, also der Poliomyelitis sehr unähnlich. Eine Rückenmarksblutung, zumal mit Diplegie der Beine, kann im Zustandsbild der spinalen Kinderlähmung gewiß ähneln, unterscheidet sich aber von ihr durch die ausgeprägte dissoziierte Empfindungslähmung und auch durch die fast immer traumatische Genese. Auch eine Entbindungslähmung kann differentialdiagnostisch in Betracht kommen, wenn keine diese Ätiologie sichernde Anamnese möglich ist. Man beachte, daß die Entbindungslähmung stets den Arm und ganz vorwiegend das Gebiet des 5.—6. Cervicalnerven betrifft. Die spinale Muskelatrophie unterscheidet sich durch den Beginn in den kleinen Handmuskeln, durch den schleichenden Verlauf und die dazutretende Bulbärparalyse stets leicht von der Poliomyelitis. Auch die ERBsche Muskeldystrophie läßt sich durch den gleichfalls sehr schleichenden Verlauf, die Lokalisation in den proximalen und Stammuskeln und auch durch das familiäre Auftreten von der spinalen Kinderlähmung unschwer abgrenzen. Von der WERDNIG-J. HOFFMANNschen Muskelatrophie unterscheidet die Poliomyelitis gleichfalls der fast stets familiäre Charakter und die Beteiligung aller vier Extremitäten und auch des Rumpfes bei der ersteren. Cerebrale Kinderlähmungen sind durch die Art ihrer Verteilung, durch ihren Charakter als spastische Lähmungen genügend gekennzeichnet. Es kommen aber Mischformen vor. Es sei an das oben darüber Gesagte erinnert. Sogar Verwechslungen mit gewöhnlicher Ischias hat man beobachtet, die dadurch erklärlich werden, daß anfangs bei Poliomyelitis auch Schmerzen in den betroffenen Gebieten bestehen können.

Mir wurde ein 17jähr. Mädchen mit der Diagnose „Ischias" überwiesen. Es bestand eine — plötzlich, über Nacht aufgetretene — Lähmung des M. ileopsoas, des Quadriceps femoris und der Adductoren rechterseits mit Aufhebung des Patellarreflexes, ohne sensible Störungen, aber mit Schmerzen.

---

[1]) G. BONS, Ref. Med. Rundsch. 1947, S. 270.

c) Encephalitis epidemica.

Die Encephalitis epidemica sc. lethargica (v. Economo) muß heute als Krankheit sui generis gelten, und nicht, wie sie noch häufig bezeichnet wird, als Gehirngrippe. Es sei aber zugegeben, daß ihre Beziehungen zur Grippe noch nicht genügend geklärt sind. An der Tatsache, daß auch frühere Encephalitisepidemien, wie z. B. die Tübinger Schlafkrankheit, ebenso wie die 1917/18 beobachteten in engem zeitlichen Zusammenhang mit Influenzaepidemien standen, kann man nicht vorübergehen. Die Strümpell-Leichtensternsche Form der Influenzaencephalitis bot dagegen ein anderes klinisches Bild wie die epidemische, da sie nämlich oft apoplektiform einsetzte und besonders die Pyramidenbahn bevorzugte, die bei der epidemischen Encephalitis meist verschont bleibt.

Auch der pathologisch-anatomische Befund ist ein anderer. Er ist bei der epidemischen Encephalitis insofern kennzeichnend, als er makroskopisch meist nur gering ist (leichtes Ödem und Hyperämie), gröbere Veränderungen, namentlich Hämorrhagien und Purpura, wie sie gerade bei den Grippeencephalitiden beobachtet sind, aber vermißt werden. Mikroskopisch findet man freilich bei der Epidemica dichte kleinzellige Infiltrationen um die Gefäße, herdförmige und diffuse Gliawucherungen und endlich Veränderungen degenerativer Art an den Ganglienzellen. Trotz der vorhandenen Unterschiede sind aber die pathologischen Anatomen nicht einig darüber, ob der infektiös toxische Prozeß bei beiden Encephalitiden nicht doch ein gleichartiger sei.

Wegen der noch nicht abgeschlossenen Forschungen über die Ätiologie der Encephalitis, besonders über ihre Beziehungen zum Herpes, sei auf das bei der Besprechung des Herpes Gesagte verwiesen.

Über die noch uncharakteristischen Anfangsstadien der epidemischen Encephalitis ist bereits S. 11 gesprochen worden. Über das spätere Krankheitsbild sei zunächst gesagt, daß kein einzelnes Symptom für die Encephalitis epidemica an sich kennzeichnend ist, sondern daß stets die Gruppierung der Symptome und auch das epidemiologische Verhalten für die Diagnose ausschlaggebend sind. Wir wissen zwar, daß die Erkrankung vorzugsweise das Grau des Hirnstammes und besonders die großen Ganglien befällt und nur verhältnismäßig selten andere Gebiete des Zentralnervensystems, wie z. B. das Rückenmark, daß die Pyramidenbahn aber nur selten, und wenn schon, nur im Initialstadium, z. B. bei hemiplegischen Formen, vorübergehend mitlädiert ist. Aber typische Krankheitsbilder kann man aus der Vielgestaltigkeit der Symptome doch nur durch ihre besondere Gruppierung herausheben. Zunächst ist eine Trennung in akute, bzw. subakute und in chronische Formen möglich. Die letzteren können wieder in solche unterschieden werden, die aus akuten entstanden sind, und in andere, die von vornherein chronisch zu beginnen scheinen. Bemerkenswert ist ferner, daß manche Fälle deutliche Schübe zeigen, und daß ein längeres Intervall zwischen der akuten, oft nur kurzen und leichten Erkrankung und den späteren schweren, progressiven striären Symptomen liegen kann. Gerade derartige Fälle können, besonders wenn das akute Stadium wenig ausgesprochen war, den Eindruck chronisch entstandener Formen machen.

Weiter ist zu betonen, daß in den verschiedenen Epidemien bzw. bei derselben Epidemie an verschiedenen Orten besondere Symptomengruppierungen in den Vordergrund traten, und, daß man dementsprechend das Krankheitsbild in folgende Hauptformen einteilen kann. 1. Die klassische lethargisch ophthalmoplegische Form, die durch die Schlafsucht und die Augenmuskellähmungen gekennzeichnet ist. Die Kranken schlafen bei jeder Gelegenheit ein und können wochenlang schlafen. Weckt man sie, so sind sie keineswegs benommen, sondern völlig klar, schlafen aber gleich wieder ein. Zu diesem Schlafzustand und den Augenmuskellähmungen gesellen sich häufig hyperkinetische oder transitorische amyostatische Zustände, die sich kurz nach den klassischen

Erscheinungen entwickeln und die auf das Befallensein der extrapyramidalen Bahnen hinweisen. Bemerkenswert sind in diesen akuten Stadien neben den heftigen Kopfschmerzen die Erschwerung des Harnlassens und die hartnäckige Verstopfung. Dazu tritt oft unaufhörlicher Singultus. 2. Neben der klassischen Form kann man die choreatisch myoklonische (v. Economo) oder hyperkinetisch irritative Form (Stern) abgrenzen, bei der choreatische myoklonieartige Bewegungsstörungen das Krankheitsbild beherrschen. Besonders sei auf die isolierten Zuckungen in einzelnen Muskeln, z. B. den Bauchmuskeln, die auch im Schlafe anhalten, hingewiesen. Beide Formen können sich natürlich mischen und auch bei ursprünglich hyperkinetischen Formen folgt oft ein akinetisch amyostatisches Stadium.

Das häufigste Produkt der Krankheit, bzw. sein Endstadium, ist der progressive chronische Parkinsonismus mit der maskenartigen Starre des Gesichtes, die auch die Augenmuskeln beteiligen kann, mit dem durch lokale Seborrhoe bedingten Salbengesicht, dem Speichelfluß, allgemeinem Rigor und Tremor besonders der Glieder und der charakteristischen Parkinsonhaltung, die sich auch in kataleptischer Festhaltung bestimmter Körperstellungen äußern kann.

Auch Störungen der Leberfunktion hat man bei Postencephalitis recht oft gefunden. Meyer - Bisch und F. Stern konstatierten häufig Steigerung des Urobilins und Urobilinogens im Harn, gleichfalls Steigerung der Neutralschwefelsäureausscheidung, abnorme Hyperglykämie auf Lävulose und zum Teil lang anhaltende Lävulosurie. Viele andere Untersucher haben diese Befunde bestätigt, u. a. Büchler, der in 55% der Fälle gesteigerte Urobilin-Urobilinogenwerte und in 80% sogar erhöhtes Serumbilirubin fand. Jedenfalls steht fest, daß Leberfunktionsschäden bei Postencephalitis noch häufiger sind, als bei der Wilsonschen Krankheit mit ihrer bekannten Lebercirrhose. Das ist insofern von Bedeutung, als man neuerdings mesencephale Zentren für die Leberfunktionen annimmt. L. R. Müller und Grewing verlegen sie in das Tuber cinereum. F. H. Lewy, Brugsch und Dresel nahmen gestaffelte Leberzentren im Nucleus periventricularis und im Globus pallidus an.

Sind die Hauptformen der Encephalitis klar ausgeprägt, so ist eine Diagnose meist schon aus dem klinischen Bild und der Anamnese möglich. Es kommen aber viele rudimentäre Fälle vor, die außerhalb einer Epidemie nur schwierig in ein bekanntes Krankheitsbild einzureihen sind.

Differentialdiagnose gegen Meningitis.

Es seien zunächst die Fälle mit meningitischen Erscheinungen besprochen, die ziemlich häufig sind. Die Untersuchung der Spinalflüssigkeit gibt nur einen beschränkten Anhalt für die Differentialdiagnose, weil bei der Encephalitis ganz verschiedene Befunde festgestellt wurden. Matthes fand meist klaren Liquor, der bald unter normalem, bald unter erhöhtem Druck stand. Die Nonnesche Reaktion war nur mitunter positiv, oft negativ, ebenso wurde nur inkonstant eine geringe Zellvermehrung (Lymphocyten) gefunden. Meine Erfahrungen, ebenso wie die Heglers, decken sich mit denen von Matthes. Bonhoeffer hat dagegen regelmäßig Druckerhöhung, vermehrten Eiweiß- und Zellgehalt konstatiert. Es sind auch Vermehrung von polynucleären Zellen und Xanthochromie beschrieben worden. Letzterer Befund muß übrigens prinzipiell Zweifel an der Diagnose wecken.

Zum Unterschiede von der Meningitis hat man auch eine Vermehrung des Zuckergehalts der Spinalflüssigkeit von 0,03—5% angeführt, normal bis auf 0,06—0,1%) und eine Goldsolreaktion, die der luischen entspricht. Übrigens haben neuere Untersuchungen diese angebliche Häufigkeit der erhöhten Liquorzuckerwerte bei Postencephalitikern nicht bestätigt. Vermehrter Liquorzucker ist also heute nicht mehr als diagnostisch wichtiges Symptom der Postencephalitis zu werten (G. Straube). Dagegen scheinen die Mastixkurve (Flockungsreaktion) und die Goldsolreaktion diagnostisch brauchbare Resultate zu liefern.

Anlaß zu Fehldiagnosen können auch die relativ häufigen Fälle von Encephalitis bieten, bei denen im Anfangsstadium cerebellare Symptome und vestibuläre Störungen auftreten. Es sind Fälle bekannt, in denen die Verwechslung mit Kleinhirntumor unterlief. Aber auch eine Verwechslung mit anderen Hirntumoren ist möglich, besonders im Anfang. Die Ähnlichkeit von Tumorsyndrom und Encephalitis kann besonders dann auftreten, wenn der Tumor im Zwischenhirn lokalisiert ist und dann mimische und sonstige Starre, Salbengesicht und allerlei vegetative Störungen produziert.

Gegen Hirntumoren.

Bei der Mehrzahl der Hirntumoren ist aber eine Stauungspapille vorhanden, die bei Encephalitis kaum vorkommt. Die Erscheinungen, die den Verdacht eines Tumors erwecken könnten, sind auch bei den akuten Stadien der Encephalitis flüchtiger als bei wirklichen Tumoren und bei den chronischen Encephalitisformen nicht so progredient wie bei den Tumoren. Wenn auch die Abgrenzung der Encephalitis gegen die Hirntumoren deshalb meist gelingt, so ist sie schwer oder unmöglich gegenüber jenen Erkrankungen, die NONNE unter dem Namen der Pseudotumoren zusammengefaßt hat. Diese Fälle, die sich vor allem aus Fällen von chronischer seröser Meningitis, Hirnschwellung (REICHARDT) und chronischem Hydrocephalus internus rekrutieren, sind übrigens mit verfeinerter Diagnose immer seltener geworden.

Eine Verwechslung der Encephalitis epidemica mit einem Hirnabsceß, die bei entsprechenden Herderscheinungen gerade wegen des Fehlens der Stauungspapille möglich erscheint, läßt sich meist vermeiden, wenn man, wie bei den otogenen Abscessen, den Ausgangspunkt kennt.

Gegen Hirnabsceß.

Aber nicht nur multiple Hirnnervenlähmungen, sondern auch isolierte wie Facialis- oder Abducenslähmungen oder Zungenatrophien kommen bei Encephalitis vor, ebenso Lähmungen sensibler Nerven, z. B. des Trigeminusgebietes. Sie können bei isoliertem Auftreten außerhalb einer Epidemie schwer richtig gedeutet werden. Wir werden noch unten auf sie zurückkommen. Sie können auch zu Verwechslungen mit den bulbären oder pontinen Formen der Poliomyelitis führen. Überhaupt kann die Abgrenzung von dieser Erkrankung bisweilen schwer sein, zumal da von den Kardinalsymptomen der HEINE-MEDINschen Krankheit die Neigung zu Schweißen und zu spontanen Zuckungen beiden Erkrankungen gemeinsam ist. Der Fieberverlauf und der Liquorbefund können gleichfalls bei beiden Krankheiten gleich sein. Man ist oft für die Differentialdiagnose auf epidemiologische Verhältnisse, namentlich auf das gleichzeitige Vorkommen charakteristischer und eindeutiger Fälle angewiesen. So sah MATTHES während einer Encephalitisepidemie kurz hintereinander 6 Fälle, bei denen die spinalen Symptome überwogen, wenn auch bulbäre nicht fehlten. Auch ich habe während einer Encephalitisepidemie eine Reihe von Fällen gesehen, die ganz an Poliomyelitis erinnerten.

Gegen Poliomyelitis.

Selbst eine Abgrenzung von akuten Formen der diffusen Myelitis ist nicht immer leicht. MATTHES sah einen Fall unter dem Bilde einer Lendenmarkunterbrechung, einen anderen unter dem einer Dorsalmarkläsion. Beide waren akut fieberhaft entstanden, zeigten daneben bulbäre Symptome und erfuhren weitgehende Besserung. Sie fielen beide in die Zeit einer Encephalitisepidemie. Schwierig ist die Differentialdiagnose auch gegenüber jenen gehäuft auftretenden Fällen von Neuromyelitis optica oder Encephalomyelitis disseminata, die in Südamerika, z. B. in Brasilien, aber auch von REDLICH (Wien) und PETTE (Hamburg) beobachtet wurden. Auch ich habe 1939 solche Fälle gehäuft auftreten sehen. Manche Forscher identifizieren sie mit der „akuten multiplen Sklerose". Von der echten Encephalitis-Economo unterscheiden sich diese Fälle besonders durch das Fehlen der Lethargie und das Dominieren der myelitischen Symptome; bisweilen auch durch ihre Ähnlichkeit mit der multiplen Sklerose schwerer

Gegen diffuse Myelitis.

Form. Anschließend an diese Fälle seien Formen der Encephalitïŝ erwähnt, die wie eine LANDRYsche Paralyse als aufsteigende Lähmungen verliefen. Sie scheinen an manchen Orten, z. B. in Basel, besonders oft beobachtet zu sein. Das Symptombild der LANDRYschen Paralyse kann aber verschiedene Ursachen haben, nämlich die postinfektiöse Polyneuritis, die Encephalitis epidemica und besonders oft die Poliomyelitis.

Gegen Polio-encephalitis superior.

Sehr ähnlich in ihren Ausfallserscheinungen ist das Bild der stets sporadischen und recht seltenen WERNICKEschen Polioencephalitis superior dem der Encephalitis epidemica. Die häufigste Ätiologie der WERNICKEschen Krankheit, schwerer, chronischer Alkoholismus, mag in manchen Fällen die Diagnose ermöglichen. In der Mehrzahl der Fälle ist aber klinisch eine Unterscheidung beider Encephalitisformen nicht möglich.

Gegen andere Encephalitiden.

Schwierig oder unmöglich kann auch die Abgrenzung von anderweitig bedingten Encephalitiden sein, wenn sie nicht wie die obenerwähnten echten Influenzaencephalitiden apoplektiform und mit Beteiligung der Pyramidenbahn verlaufen. Das mag folgender Fall von MATTHES zeigen.

Kranker im mittleren Lebensalter aus tuberkulös belasteter Familie war vor Wochen an Grippe erkrankt und hatte eine leichte Infiltration der rechten Spitze zurückbehalten. Etwa drei Wochen später geringes Fieber, Klagen über Schmerzen im Genick. Pat. war am Tage der ersten Untersuchung fieberfrei, klar mit unbedeutender Nackensteifigkeit. Am anderen Morgen war er stark schläfrig. Die Schläfrigkeit nahm am nächsten Tage stark zu. Dann trat Sopor ein und plötzlicher Tod unter Aussetzen des Pulses. Die Sektion ergab multiple encephalitische Herde, einen größeren im Hinterhauptlappen und eine beginnende Erweichung eines Kleinhirnlappens um den Nucleus dentatus herum. In den Herden fanden sich Streptokokken.

Gegen Geistes-störungen.

Manche Fälle von Encephalitis epidemica verlaufen monosymptomatisch unter vorwiegend psychischen Zustandsbildern wie akute Delirien oder scheinbare Verblödungszustände. Sie können daher, solange sie keine für die Encephalitis kennzeichnenden Symptome zeigen, mit diesen verwechselt werden. STERN hält übrigens in den akuten Stadien die Störungen der Spontaneität im Sinne der Hyper- oder Hypofunktion für typische Symptome der ECONOMOschen Krankheit und die Delirien für aufgepfropfte Erscheinungen. Es können auch kataleptische und pseudokataleptische sowie katatonische Zustände bei Encephalitis die Unterscheidung von anderweitig bedingten derartigen Krankheitsbildern erschweren. Endlich kann auch die Narkolepsie zu Verwechslungen mit dem Schlafzustande der Encephalitis führen, besonders wenn sie, was übrigens extrem selten ist, akut einsetzt, wie in einem von NEVERMANN beschriebenen Falle von Narkolepsie während der Schwangerschaft. Übrigens hat man vereinzelt als Narkolepsie gedeutete Fälle beobachtet, die als Folge einer Encephalitis aufgefaßt wurden.

Abgesehen von diesen psychischen Anomalien ist noch zu bedenken, daß die bei Encephalitis vorkommenden Pupillenstörungen die Diagnose irreleiten können. Nicht nur eine vollständige Ophthalmoplegia interna kommt vor,

Gegen Tabes und Paralyse.

sondern auch Anisokorien und vor allem auch Lichtstarre mit erhaltener Konvergenzreaktion. Das letztere wird allerdings von manchen Autoren bestritten. Immerhin darf das ARGYLL-ROBERTSONsche Phänomen der reflektorischen Pupillenstarre nicht mehr als unbedingt sicheres Zeichen einer luischen oder metaluischen Erkrankung des Nervensystems angesehen werden, wenn eine Encephalitis in der Anamnese nachweisbar ist. Das Vorkommen sog. katatoner Pupillenstarre, d. h. einen Wechsel im Verhalten der Pupillen, die bald starr, bald reaktionsfähig erscheinen, hat A. WESTPHAL festgestellt. Zusammenstellungen der Augensymptome gaben CORDS[1]) und BIEŁSCHOWSKY[2]).

---

[1]) CORDS, Klin. Monatsbl. f. Augenheilk. 1922, S. 1. [2]) BIEŁSCHOWSKY, Klin. Wochenschr. 1925. Nr. 3.

Wegen der Pupillenstarre, der Bewegungsarmut, des Maskengesichtes und etwa eines vorhandenen Zungentremors wurden solche Formen der Encephalitis manchmal für Paralysen gehalten (BONHÖFFER). Das Fehlen der Pupillenreaktion und das gelegentliche Erlöschen der Patellarsehnenreflexe legen auch Verwechslungen mit Tabes nahe, die um so eher eintreten können, als der epidemischen Encephalitis auch ataktische Erscheinungen nicht fremd sind; und zwar so wenig, daß v. ECONOMO sogar direkt von einer pseudotabischen Form der Encephalitis gesprochen hat. Die schon erwähnten, isoliert oder in größerer Ausdehnung vorkommenden Hirnnervenlähmungen, die Abducenslähmung, die Facialisparesen usw. können selbstverständlich, besonders wenn sie mit Pupillenstörungen zusammen vorkommen, auch an eine basale luische Meningitis oder an eine Hirnlues in den chronischen Formen der Encephalitis denken lassen. Die Abgrenzung gegen Paralyse, Tabes und Lues cerebri wird aber meist durch die Liquor- und Blutreaktionen möglich sein. Dies ist um so notwendiger, als Fälle von Parkinsonismus (kombiniert mit Pupillenstarre!) bei ehemals syphilitisch Infizierten z. B. von O. VOGT und mir beobachtet wurden. Gelegentlich erinnert das myasthenische Maskengesicht zusammen mit Ptose und Extremitätenschwäche an Postencephalitis. Der letzteren fehlen aber stets die Kardinalsymptome der Myasthenie, die Ermüdungsschwäche (Apokamnose) und die elektrische myasthenische Reaktion. Wohl aber liegen Angaben über myotonische Reaktionen und eine tetanieähnliche Übererregbarkeit von STERN vor.

Auch einige akute Infektionskrankheiten, ganz besonders Fleckfieber in schweren, tief benommenen Fällen können der Encephalitis sehr ähneln. Auch vom Schlammfieber und von der WEILschen Krankheit ist dies neuerdings bekanntgeworden. Daß Morbillen gleichfalls bisweilen mit encephalitisähnlichen Störungen verlaufen, ist ja längst bekannt. Im allgemeinen wird die bakteriologisch-serologische Untersuchung die Differentialdiagnose der Encephalitis gegenüber den akuten Infektionskrankheiten bald entscheiden. *Gegen Typhus, Fleckfieber, Schlammfieber u. a.*

Auch die multiple Sklerose kann in ihren akuten Schüben ein der Encephalitis ähnliches Krankheitsbild hervorrufen, namentlich wenn, was relativ selten ist, Hirnstamm und Kleinhirn befallen werden. Die Bauchdeckenreflexe können zwar auch bei Encephalitis fehlen; aber eine laterale Abblassung der Papille spricht gegen Encephalitis, ebenso die bei der multiplen Sklerose fast konstanten, dauernden Zeichen der Pyramidenbahnläsion (Babinski u. a.). Auch der sonstige Verlauf beider Leiden ist so verschieden, daß sie wohl stets diagnostisch unterschieden werden können. *Gegen multiple Sklerose.*

Der amyostatische Symptomenkomplex der Encephalitis muß auch von sonstigen ähnlichen Erkrankungen, der Pseudosklerose, der WILSONschen Erkrankung und der Paralysis agitans abgegrenzt werden. Vor allem sprechen der vorausgegangene akute fieberhafte Infektionszustand und die Häufung der Fälle in Epidemiezeiten für eine Encephalitis als Ursache eines amyostatischen Symptomenkomplexes, gegenüber der essentiellen Paralysis agitans auch das jüngere Lebensalter. Ferner fehlt der eigentliche Wackeltremor der Pseudosklerose der Encephalitis. Der die Pseudosklerose und die WILSONsche Krankheit kennzeichnende Pigmentring der Cornea kommt bei Postencephalitikern so gut wie niemals vor; häufig sind bei ihnen dagegen Speichelfluß und Salbengesicht, wie bei Paralysis agitans. Die gewöhnliche sporadische Chorea minor wird kaum mit der Encephalitis verwechselt werden können. Jedoch kamen während der großen Encephalitisepidemie gehäufte Choreafälle vor, die wahrscheinlich symptomatische waren und zur Encephalitis gehörten. Das gleichzeitige Vorkommen von Hirnstammläsionen, auch die Kombination mit myoklonischen Erscheinungen und das Auftreten von Schmerzen in den befallenen Gebieten sprachen in solchen Fällen auch für Encephalitis. *Gegen Pseudosklerose und WILSON.*

Gegen funktionelle Störungen.

Mitunter liegt dagegen eine Verwechslung mit funktionellen Störungen nahe, namentlich können Encephalitiker mit Bewegungshemmung das Symptom der „Kinesie paradoxale" zeigen, d. h. die akinetischen Kranken, die spontan sich nur mit Mühe oder gar nicht bewegen, sind imstande, auf einen ihnen erteilten energischen Befehl rasch zu laufen, um dann wieder in den akinetischen Zustand zu versinken. Infolgedessen kann gelegentlich die Akinesie für hysterisch gehalten werden. Von ähnlich deutbaren Symptomen erwähne ich eine Tachypnoe, als deren Folge NOTHMANN sogar eine Hyperventilationstetanie sah. Auch groteskere Atemstörungen, wie Schnappen und Krächzen, wurden beschrieben, ebenso Gähnkrämpfe, Fistelsprache oder dysmimische Anfälle. In einem akut einsetzenden Falle sah MATTHES einseitige merkwürdige Bewegungsstörungen, die an eine Torsionsneurose erinnerten. Gelegentlich tritt Torticollis spasticus als Folge der Encephalitis auf (MOSER). Auch Restzustände, wie tikartige Störungen, dürfen in Epidemiezeiten nicht ohne weiteres als funktionell angesprochen werden. Auch eigenartige, paroxysmal auftretende und verschwindende Blickkrämpfe, in denen die Augen in bestimmter Stellung, und zwar meist nach oben, ähnlich der konjugierten Deviation, fixiert werden (BING), können einen „funktionellen" Eindruck machen.

Es drohen aber auch Irrtumsmöglichkeiten gegenüber manchen, nicht primär neurogen bedingten Zuständen. So kann ein lethargischer Zustand mit einem urämischen verwechselt werden, und zwar um so eher, als bei Encephalitiskranken eine Erhöhung des Reststickstoffes vorkommt. Das diabetische Koma wird kaum zu Verwechslungen Anlaß geben, wohl aber gelegentlich hypoglykämische Zustände mit Bewußtseinsstörung, zumal bei Encephalitis (ganz selten) schwere symptomatische Spontanhypoglykämie beobachtet wurde.

Schwierig kann bisweilen auch die Abgrenzung vom Botulismus sein. Das ist nicht verwunderlich, da beim Botulismus ja ungefähr in denselben Gebieten wie bei der epidemischen Encephalitis akute Degenerationen der nervösen Substanz auftreten.

Manchmal können auch Pilzvergiftungen zu Augenmuskelstörungen und Benommenheit führen, die an Encephalitis denken lassen. In einem Falle von MATTHES brachte erst ein danach auftretender Ikterus und die nachträgliche Ergänzung der Anamnese Klarheit. Aber auch bei Encephalitis wurde, wie oben erwähnt, das Vorkommen von Ikterus beschrieben. Ferner kann es nach Encephalitis auch zu einer dem Diabetes insipidus ähnlichen Polyurie kommen. Bei der Lokalisation des encephalitischen Prozesses kann dies ebensowenig wundernehmen, als das Auftreten von Dystrophia adiposogenitalis, also einer postencephalitischen Form der cerebralen, von BIEDL zuerst geschilderten Form dieser Dystrophie. Auch zentrale bzw. mesencephale Fälle von Basedow, Myxödem und Tetanie, von Fettsucht und Magersucht wurden beschrieben und auf eine primäre Encephalitis bezogen.

Folgender Fall meiner Beobachtung kennzeichnet dies: 55jähr. Frau. 1920 schwere Gehirngrippe. Seitdem fett geworden, Hypomenorrhoe, keine Gravidität mehr. Seit 7 Jahren Menopause. Danach Entwicklung eines schweren typischen Myxödems; etwas später traten alle Zeichen des progressiven Parkinsonismus (Starre, Tremor) hinzu. Zur Zeit typisches Myxödem (Grundumsatz —23%), durch Thyreoidin prompt zu bessern. Gleichzeitig schwerer, ebenso typischer Parkinsonismus.

Daß endlich ein Singultus bei einer fieberhaft beginnenden Erkrankung, wenn er nicht durch eine Erkrankung des Peritoneums oder Zwerchfells erklärt werden kann, auf eine Encephalitis epidemica verdächtig ist, wurde schon erwähnt. Hier sei noch einmal betont, daß er auch weiterhin ein isoliertes Symptom der Encephalitis sein kann. Sind doch gleichzeitig mit dem Auftreten der Encephalitis ganze Singultusepidemien beschrieben, die zum mindesten nahe verwandt mit der Encephalitis zu sein scheinen.

Marginal notes: Gegen Urämie. Gegen Botulismus. Gegen Pilzvergiftung. Gegen Diabetes insipidus. Singultus.

F. Die Differentialdiagnose der Exantheme und anderer Hauterkrankungen bei akuten Infektionskrankheiten.

Die Ursache der Hauteruptionen bei den akuten Infektionskrankheiten ist sicher recht verschieden. Folgende Tatsachen sind bekannt: Bei einigen Erkrankungen, z. B. bei Typhus abdominalis, wissen wir, daß die Typhusbacillen nicht nur aus den Roseolen gezüchtet, sondern direkt im mikroskopischen Schnitt nach Bebrütung nachgewiesen werden können. Sie liegen in baumförmig angeordneten Kanälchen, die E. Fränkel als Hautlymphgefäße anspricht. Auch in den Tuberkuliden der Haut, die bei der Besprechung der Miliartuberkulose erwähnt wurden, finden sich oft reichlich Tuberkelbacillen. Man kann also annehmen, daß bei diesen Prozessen eine gewisse Anhäufung der Infektionserreger in den Hauteruptionen stattfand. Im Bereich der Typhusroseola besteht nach Fränkel eine Anschwellung einer oder mehrerer Papillen mit Vermehrung der Bindegewebszellen und anscheinenden Nekrosen in der Umgebung der Bacillenherde. Es sind also entschieden entzündliche Prozesse und nicht etwa einfache Hyperämien, die das Wesen der Roseola ausmachen. Die Blutgefäße fand dagegen Fränkel völlig unbeteiligt, auch konnte er keine Bacillen in ihnen nachweisen. Fränkel hat später diese Untersuchungen erweitert, verschiedene Stadien der Roseolen und auch Roseolen des Paratyphus untersucht. Er faßt danach den Prozeß als eine metastatische Ablagerung von Bacillen in die Lymphräume der Haut auf und dadurch bedingte entzündliche, ja bisweilen herdweise nekrotische Vorgänge an umschriebenen Stellen der Papillarkörper, wie der sie bedeckenden Oberhaut. Die Veränderungen in einer Paratyphusroseole gleichen denen bei Typhus vollkommen[1]).

Beim Fleckfieber fand Fränkel dagegen im Bereich der Roseolen gerade an den Blutgefäßen Wandnekrosen, die nur die Intima oder auch die ganze Wand der kleinsten arteriellen Gefäße betrafen. Die Veränderungen treten herdweise auf und bewirken, daß das Gefäß von einem perivasculären Zellmantel umgeben wird, der aber fast nie die ganze Peripherie, sondern nur einen Sektor einnimmt. Außerdem werden ein Absterben des Endothels und hyaline Massen innerhalb der Gefäße im Bereich der Nekrosen beobachtet.

Bei septischen Prozessen, insbesondere bei septischen Petechien und Pusteln handelt es sich dagegen um capillare Embolien oder Thrombosen, die aus infiziertem Material und einer gewissen Anhäufung von Infektionserregern bestehen.

Sicher kann man aber die Exantheme nicht allein aus solcher Anhäufung der Erreger und aus gewissermaßen mechanischen Gründen erklären. Vielmehr lassen unsere Erfahrungen bei den lokalen Tuberkulin- und anderen Hautreaktionen den Schluß zu, daß es sich in erster Linie um chemische Reize, die wir heute als allergisch bedingt auffassen, handeln muß. Bei den Arzneiexanthemen und bei den seltenen urämischen Exanthemen, die von Gruber ausführlich beschrieben wurden[2]), wird gleichfalls angenommen, daß ein chemischer Reiz ihre Ursache ist.

Klare Vorstellungen haben wir über die Genese der Serumexantheme. Man darf mit Bestimmtheit annehmen, daß sie durch eine lokale Überempfindlichkeit der Haut verursacht werden. Das eingeführte körperfremde Serumeiweiß wird parenteral zerstört. Wenn dieser Prozeß sehr rasch vor sich geht, so entstehen für den Körper giftige Zwischenprodukte, welche die Erscheinungen der Serumkrankheit, Fieber, Hautausschläge, Gelenkschwellungen u. a. m. hervorrufen. Ist schon früher einmal dasselbe körperfremde Eiweiß parenteral eingeführt worden, so ist dadurch der Körper sensibilisiert, d. h. er hat die auf den parenteralen Abbau dieses Eiweißes eingestellten Fermente schon vorrätig. Dann verläuft der ganze Prozeß stürmischer und früher, als wenn bei einer ersten Einverleibung von Serum diese Fermente oder Antikörper sich erst allmählich bilden müssen. Bei der Mehrzahl der Menschen geht ihre Bildung anscheinend so langsam vor sich, daß krankhafte Erscheinungen nicht ausgelöst werden, bei der Minderzahl führt sie zu krankhaften Erscheinungen, und zwar bei erstmaliger Einverleibung von Serum durchschnittlich zwischen dem 10. bis 12. Tage. Nur selten machen sich bei erstmaliger Seruminjektion die Erscheinungen der Serumkrankheit früher geltend. Bei Reinjektionen kommen sie zeitiger, entweder sofort oder nach 4—6 Tagen, gelegentlich aber auch sowohl sofort als nach 4—6 Tagen zum zweiten Male. Daß bei Reinjektionen auch die bedrohlicheren Erscheinungen der Anaphylaxie — Atemnot durch Bronchiolenkrampf und Kollaps — auftreten können, ist bekannt. Es liegt nahe, die Exantheme bei Infektionen und ebenso die Gelenkschwellungen als ähnlich entstanden aufzufassen.

Speziell für die Masern ist v. Pirquet zu der Ansicht gekommen, daß das Exanthem eine apotoxische Reaktion auf die unbekannten in den Hautcapillaren befindlichen Masernerreger sei. v. Pirquet begründete diese Meinung durch die Beobachtung der Ausbreitung

---

[1]) E. Fränkel, Über Roseola typhosa und paratyphosa. Münch. med. Wochenschr. Feldbeilage Nr. 9. Februar 1916. [2]) Gruber, Dtsch. Arch. f. klin. Med. Bd. 121.

der Masernexantheme, das Beziehungen zur arteriellen Versorgung der Haut erkennen lasse. Das Masernexanthem erscheint nach v. PIRQUETs Beobachtungen an den Stellen zuerst, die auf arteriellem Wege am leichtesten vom Herzen aus zu erreichen sind und eine besonders gute Zirkulation haben. Diese Stellen würden daher am frühesten mit Antikörpern gesättigt und die Gegenwart der Antikörper führe vielleicht unter Vermittlung agglutinatorischer Vorgänge zur Eruption des Exanthems. Diese Vorstellungen sind von KELLER und MORO dahin ausgebaut worden, daß die Masern eine spezifische Reaktionskrankheit seien, deren Exanthem erst durch die Einwirkung spezifischer Reaktionsprodukte auf die pathogene Substanz zustande käme. Die Autoren sehen einen Beweis für diese Ansicht darin, daß Masernrekonvaleszentenserum, das vor dem Ausbruch des Exanthems intracutan an einer Hautstelle injiziert wurde, dort den Ausbruch des Exanthems nicht zustande kommen läßt.

Eine bestimmte Vorstellung über das Typhusexanthem hat SCHOTTMÜLLER geäußert. Da nach den FRÄNKELschen Untersuchungen angenommen werden muß, daß die Typhusbacillen in den feinsten Lymphgefäßen liegen, so meint SCHOTTMÜLLER, sie gelangten in dieselben durch retrograden Transport, und es wäre nicht verwunderlich, wenn die Roseolen vorzugsweise an der Bauchhaut aufschössen, da ja das Lymphgefäßsystem der Baucheingeweide besonders beim Typhus beteiligt sei.

Bezüglich der Pathogenese der Hautblutungen verweise ich auf die spätere Darstellung der hämorrhagischen Diathesen.

Eine Hauptschwierigkeit in der diagnostischen Bewertung der Exantheme liegt nun darin, daß namentlich masern- und scharlachähnliche Exantheme bei einer Reihe von Prozessen beobachtet werden, die mit diesen Infektionskrankheiten nichts zu tun haben.

Als solche sind in erster Linie die Arznei- und Serumexantheme zu nennen. Von den ersteren sind besonders die Exantheme nach Schlafmitteln der Barbitursäurereihe (Veronal, Luminal usw.) hervorzuheben. Auf die Möglichkeit ihres Vorliegens weist meistens die Anamnese und der Zeitpunkt ihres Entstehens hin. Auch Antineuralgica (Antipyrin, Pyramidon, Chinin, Antifebrin) führen gelegentlich zu solchen Exanthemen. Das Exanthem der Serumkranken (nach Diphtherieseruminjektion u. a.) ist zwar gewöhnlich urtikariell, kann aber gelegentlich auch scharlachähnlich oder wie Erythema exsudat. multiforme aussehen. Dabei wird die Differentialdiagnose auch dadurch erschwert, daß sowohl bei der Serumkrankheit regelmäßig, als auch bei den Arzneimittelexanthemen gelegentlich Fieber- und Bluteosinophilie auftreten. Hier kann das Auslöschphänomen (vgl. das Kapitel Scharlach), das bei Arzneiexanthemen stets negativ ist, diagnostisch entscheidend sein. Ferner kommen ähnliche Exantheme aber auch bei fieberhaften Infektionskrankheiten anderer Art vor. Ich erwähne z. B. die scharlachähnlichen, seltener masernartigen Exantheme bei Sepsis (insbesondere beim Puerperalfieber), bei epidemischer Genickstarre, bei Trichinose, bei der Dermatomyositis, beim Erythema infectiosum und bei Grippe; auch der bisweilen großen Ähnlichkeit einer luischen Roseola und eines Masernexanthems sei hier Erwähnung getan. Endlich sei der initialen Rashes bei den Pocken, im Beginn des Fleckfiebers und der Masern und bei manchen Formen der Angina gedacht.

Bezüglich der Entstehung, der Art und Lokalisation der Exantheme wäre ferner folgendes differentialdiagnostisch zu sagen.

Die anfänglich nicht seltenen, besonders auf der Brust zu beobachtenden diffusen Hautrötungen tragen beispielsweise bei einfacher Angina tonsillaris nicht den distinkten punktförmigen Charakter des Scharlachexanthems. Das Scharlachexanthem erscheint bekanntlich am Unterleib und in der Inguinalgegend zuerst. Es ist am deutlichsten später ausgeprägt an den Innenflächen der Schenkel und Oberarme, am Rücken und an den seitlichen Partien des Leibes, es läßt dagegen die Umgebung des Mundes regelmäßig frei (periorale Blässe). Wir wissen, daß das Scharlachexanthem im allgemeinen nicht juckt, obwohl leichtes Jucken vorkommt. Wir kennen seine als Scarlatina miliaris und variegata bezeichneten Abarten, wir wissen, daß es im allgemeinen in den ersten 24 Stunden nach dem Fieberbeginn aufschießt. Aber es kann doch keinem Zweifel unterliegen, daß derartige Unterscheidungsmerkmale im einzelnen Falle nicht genügen, um die Diagnose absolut zu sichern; schon deswegen, weil man nicht immer die Entstehung und Entwicklung der Exantheme verfolgen kann.

Zum Schluß bleibe nicht unerwähnt, daß Anfänger sich gelegentlich durch ein besonders ausgebreitetes und andauerndes Scham- oder Emotionserythem besonders der Brust, des Halses und Rückens täuschen lassen und fälschlich ein allergisch oder infektiös bedingtes Exanthem annehmen; wenigstens bei der ersten Untersuchung.

Aus dem Gesagten geht hervor, daß es nicht immer möglich ist, aus dem Exanthem allein eine bestimmte Diagnose zu stellen.

1. Scharlach.

Für die Diagnose des Scharlachs kommen neben dem Ausschlag, dem plötzlichen Beginn mit Erbrechen, seltener mit Schüttelfrost, bei jüngeren Kindern auch wohl mit Krämpfen, außer der oft auffallend schmerzhaften Angina mit oder ohne eitrige Beläge und der anfänglich noch belegten, später belagfreien Scharlachzunge (Himbeerzunge) folgende Symptome in Betracht.

In jedem Falle ist nach der Inkubationszeit zu fragen. Scharlach hat bekanntlich eine kurze, 4—7 Tage währende Inkubationszeit. Wegen der stets möglichen Verwechslung mit einem allergischen Exanthem frage man aber stets nach vorangegangenen Seruminjektionen oder Arzneigaben.

Neueren Datums sind folgende Untersuchungsmethoden.

UMBER gab an, daß die EHRLICHsche Paradimethylamidobenzaldehydprobe auf Urobilinogen — „Aldehydprobe" — bei Scharlach positiv, bei andersartigen-ähnlichen, namentlich Serumexanthemen, negativ ausfällt. *Aldehyd- probe.*

2 g Substanz werden im Mörser mit 30 g konzentrierter Salzsäure verrieben und mit 70 g destilliertem Wasser verdünnt. Zu einer Harnprobe werden 2 Tropfen dieses Reagens gegeben. Bei starkem Ausfall der Probe tritt schon in der Kälte Rotfärbung ein und ein deutlicher Absorptionsstreif zwischen den Linien D und E. Bei etwas schwächerem Ausfall bedarf es der Erwärmung, bei sehr schwachem des Kochens, um die Rotfärbung zu erzielen.

Die Aldehydprobe ist übrigens diagnostisch überschätzt worden. Sie leistet tatsächlich wenig. Denn nach den Untersuchungen von SENFF an meiner Klinik war sie unter 342 Fällen des Eruptionsstadiums nur in 20,9% positiv. Urobilinvermehrung fand sich — im Gegensatz zur Angabe JOCHMANNs — nur in 9,9% der Rostocker Fälle. Niemals wurde Bilirubin nachgewiesen. Die Diazoreaktion war in den Rostocker Fällen in 13,4% positiv.

Man nahm auch an, daß bei Scharlach die Acetonprobe im Urin stets positiv ausfiele (ERNST[1]). Wir können diese Angabe nicht bestätigen. Auch TELEGDI[2] fand die Probe bei 100 Scharlachkranken positiv, in 331 initialen Fällen aber negativ. *Aceton- probe.*

Ein weiterer Befund im Blute sind die DÖHLEschen Körperchen. *DÖHLEsche Körper.*

Es sind dies stäbchenförmige, ovale oder runde Gebilde in den Leukocyten, die sich mit Protoplasmafarben färben. Seltener werden spirochätenähnliche gewundene Formen getroffen, die von DÖHLE für ätiologisch bedeutungsvoll angesprochen wurden. Von den verschiedenen Färbemethoden ist die einfachste die Mansonfärbung. Von diesen Gebilden sind nach REHDER nur die spiralig gewundenen und die großen langgestreckten und polymorphen Einschlüsse beweisend. Kleine und große runde Einschlüsse und ebenso kleine langgestreckte kommen fast bei allen fieberhaften Erkrankungen vor, z. B. bei Pneumonie, Typhus, Diphtherie, Tuberkulose und auch bei Lues.

---

[1] ERNST, Jahrb. f. Kinderheilk. Bd. 87. [2] L. TELEGDI, Wien. klin. Wochenschr. 1943. Nr. 42/43.

Ihre diagnostische Bedeutung ist also gering.

Stauungs-
phänomen. Als weiteres Symptom des Scharlachs ist das sog. RUMPEL-LEEDEsche Stauungsphänomen angesprochen worden. Bei Scharlachkranken hat eine Stauung am Arm mittels einer elastischen Binde meist das Auftreten kleiner Hämorrhagien zur Folge. Ähnliche Hämorrhagien sind beim Scharlach auf der Brusthaut im Anschluß an Husten und Würgbewegungen beobachtet worden. Sie treten gelegentlich auch spontan auf (hämorrhagischer Scharlach). Das Phänomen ist bei Scharlach häufig, hat aber keine diagnostische Bedeutung, da es auch bei den meisten hämorrhagischen Diathesen, bei Fleckfieber und bei septischen Erkrankungen vorkommt.

Das RUMPEL-LEEDEsche Phänomen wird von VOGT [1]) als Endothelsymptom bezeichnet. VOGT führt es auf einen mangelnden Tonus der Endothelzellen zurück, der vom Retikulärsystem gesteuert würde. Auch VOGT fand das Phänomen positiv während der Regel und in 75% der Frühgravidität; größtenteils positiv in späteren Stadien der intra- und extrauterinen Gravidität. Ferner erwies sich das Symptom als positiv im Anfang des Klimakteriums, bei röntgenkastrierten und operativ kastrierten Frauen. Auch bei Morbus Basedow ist es häufig. Unsere Nachuntersuchungen bestätigten die von VOGT durchaus.

Auslösch-
phänomen. Von größerer diagnostischer Bedeutung ist das von SCHULZ und CHARLTON angegebene sog. Auslöschphänomen. Injiziert man einem frischen Scharlach intracutan Scharlachserum oder Normalserum, so entsteht nach 3—5 Stunden eine deutliche, etwa fünfmarkstückgroße, anämische Zone, die sich scharf gegenüber der geröteten Umgebung abhebt. In der Folge schießen dann in der anämischen Zone rote erhabene Papeln auf, die den Follikeln entsprechen. PASCHEN hält diese für das eigentliche Scharlachexanthem und glaubt, daß die diffuse Röte etwa den Pockenrashes gleichzusetzen sei. Serum eines frisch an Scharlach Erkrankten ruft dagegen, einem anderen Scharlachkranken eingespritzt, das Auslöschphänomen nicht hervor. W. SCHULTZ hat dagegen am 1.—3. Tag das Auslöschphänomen am häufigsten beobachtet, vom 4. Tag an wird es inkonstant. Auch PASCHEN hält das Phänomen für konstant und beweisend bei zweifelhaftem Exanthem [2]). Ebenso äußert sich DORNER [3]). Auch ich habe mich von der unbedingten Spezifität (allerdings nicht vom absolut konstanten Auftreten) des Phänomens überzeugt; auch von seinem stets negativen Ausfall bei andersartigen, z. B. Arzneiexanthemen. Nach BLUM [4]) ist die Bauchhaut die geeignetste Stelle zur Anstellung der Reaktion.

Beim Säuglingsscharlach hat SCHULTZ übrigens das Auslöschzeichen meist vermißt.

Übrigens schildert dieser Autor auch eine postskarlatinöse, ekzemartige Dermatose. Ich habe mich von einer solchen nicht überzeugen können.

H. BÖTTNER hat übrigens mitgeteilt, daß mittels Einspritzung von Calcium-Sandoz gleichfalls ein Auslöschphänomen zustande käme.

Positive
WASSER-
MANNsche
Reaktion. Früher wurde angegeben, daß die WASSERMANNsche Luesreaktion im Blute bei Scharlachkranken häufig positiv ausfalle (H. MUCH u. a.). Neuere Beobachtungen zeigten aber, daß dies doch relativ selten der Fall ist. Ätiologische Spekulationen und therapeutische Folgerungen, die aus diesem Verhalten früher gezogen wurden, sind heute obsolet.

Erreger. Über den Erreger des Scharlachs sind ausgedehnte Untersuchungen angestellt worden, seitdem G. und D. DICK (Chicago) angegeben haben, daß ein hämolytischer Streptococcus Scharlach hervorrufe und auch experimentell eine Scharlacherkrankung erzeugen könne. DICK und DOCHEZ haben aus Bouillonkulturen derartiger aus Rachenabstrichen gezüchteten Streptokokken ein Toxin gewonnen, mit dem man eine Probe auf Empfindlichkeit für Scharlach, die DICKsche Probe, anstellen kann.

---

[1]) VOGT, Dtsch. med. Wochenschr. 1922.   [2]) PASCHEN, Hyg. Rundschau 1919, April. Nr. 30.   [3]) DORNER, Med. Klinik. 1921. Nr. 51; dort auch die Literatur.   [4]) BLUM, Münch. med. Wochenschr. 1922. Nr. 13.

Spritzt man davon eine passende Verdünnung (das Toxin wird von den Behringswerken in den Handel gebracht) intracutan ein, so reagieren scharlachempfindliche Menschen mit Bildung einer hyperämischen Zone und Schwellung um die Stichstelle, die bei nichtscharlachempfindlichen nicht eintritt. Um Täuschungen zu vermeiden, legt man an anderen Arm eine Kontrollimpfung mit bei 100° inaktiviertem Serum an. Man kann auch durch Injektion des antitoxinhaltigen Scharlachserums das ʳerwähnte Auslöschphänomen hervorrufen. Differentialdiagnostische Bedeutung hat diese Probe übrigens meines Erachtens nicht.

Es sind außer den Streptokokken noch eine Reihe anderer Mikroorganismen als Scharlacherreger, teils für sich allein, teils in Symbiose mit Streptokokken angeschuldigt worden. In Deutschland haben sich besonders FRIEDEMANN und SCHOTTMÜLLER für die ursächliche Rolle der Streptokokken eingesetzt. Doch sind die Gegengründe, die bereits SCHLEISSNER und BERNHARDT ¹) zusammengestellt hatten, nicht widerlegt worden. Diese Autoren betonten vor allem folgendes: Scharlach hinterläßt eine den Streptokokken fremde Immunität; in den ersten Tagen der Erkrankung finden sich keine Streptokokken im Blut. Namentlich hat man den Frühbefund der Streptokokken im Blut geradezu als ein Argument für die septische Natur des Wöchnerinnenscharlachs angeführt. Auch sei bemerkt, daß sich hämolytische Streptokokken oft in der Mundhöhle gesunder Menschen nachweisen lassen. Dieser Befund läßt also den Vorschlag, die Entlassung von Scharlachrekonvaleszenten vom negativen Streptokokkenbefund des Rachenabstriches abhängig zu machen, nicht als berechtigt erscheinen. Neuerdings nimmt man an, daß zu diesem Streptokokkeninfekt noch ein virusartiger Faktor als Schrittmacher komme (W. SCHULTZ).

Eine Serodiagnose des Scharlachs hat E. WEICHHERZ ²) angegeben, bei der er sich der Methode von FUCHS (für Tumoren und Infekte) bediente. Als Antigen dient Blut von mindestens 4 Tage kranken Scharlachfällen, als Antikörper Blutserum von Scharlachrekonvaleszenten. Mit diesen beiden Substanzen werden die zu untersuchenden Sera bebrütet und nach der FUCHSschen Methode verarbeitet. Die Resultate werden als gut bezeichnet: unter 70 sicheren Scharlachfällen gaben 68 die obige Reaktion.

Beim Scharlach wird im allgemeinen eine Leukocytose gefunden. Bei *Blutbild.* leichteren Fällen erreicht sie Werte von 10000, bei schwereren 20000 und darüber (NAEGELI). SENFF ³) (Med. Klinik Rostock) fand unter 291 Fällen von inzipientem Scharlach in 82% Leukocytose, in 16,5% Normalzahlen und nur in 1,72% Leukopenie. Die Leukocytenzahl steigt zu Anfang noch an, bleibt während der Erkrankung hoch oder fällt nur langsam ab. Das ist diagnostisch wichtig, weil nach BENNECKE darin ein Unterschied gegenüber den nicht skarlatinösen, eitrigen Anginen liegt. Bei den einfachen Anginen ist die Leukocytose von Anfang an hoch und fällt dann rasch zur Norm, beim Scharlach sind die Werte anfangs nur relativ wenig erhöht, steigen dann aber noch. Erwähnt sei, daß im Beginn des Scharlachs im Gegensatz zu den meisten anderen Infektionskrankheiten, auch der Sepsis, keine Thrombopenie besteht (BERNHARDT ⁴). R. STAHL (Rostock) fand nach der Entfieberung noch Zunahme der Plättchen. BÜHLER gab an, daß die Blutkörperchensenkungsgeschwindigkeit in einer für Scharlach kennzeichnenden Kurve verliefe. Auch die Beobachtungen meiner Klinik ergaben, daß die Senkungskurve bei Scharlach langsam und lytisch abfällt; im Gegensatz zum kritischen Abfall dieser Kurve bei Masern. STOLTENBERG ⁵) hat dies übrigens nicht bestätigt.

In der Leukocytenformel überwiegen anfangs die polynucleären, neutrophilen Leukocyten völlig, die Lymphocyten sind äußerst spärlich. Einige Tage nach dem Ausbruch des Exanthems nehmen die eosinophilen Zellen zu und

¹) SCHLEISSNER und BERNHARDT, Verhandl. d. deutsch-russ. Scharlachkongresses. Königsberg 1928. SCHLESINGER und BERNHARD, Ergebn. f. inn. Med. u. Kinderheilk. Bd. 12. ²) E. WEICHHERZ, Münch. med. Wochenschr. 1935. Nr. 43. ³) SENFF, Diss. Rostock 1932. ⁴) BERNHARDT, Beitr. z. pathol. Anat. u. z. allg. Pathol. 1913. ⁵) STOLTENBERG, Klin. Wochenschr. 1928. Nr. 23.

liegen meist zwischen 5 und 12%. Naegeli hat bis 25% gefunden. Senff zählte unter 319 Fällen in 58,9% Eosinophilie, in 25,8% Normalzahlen und nur in 15,3% Eosinopenie im Krankheitsbeginn. Bei schwerem septischem Scharlach fehlt die Eosinophilie übrigens relativ oft. In der Rekonvaleszenz des Scharlachs kann es zu erheblicher Lymphocytose kommen.

Wöchnerinnenscharlach. Ebenso fehlt die Eosinophilie beim Wochenbettscharlach. Für den Wöchnerinnenscharlach werden auch die Kürze der Inkubationszeit, die fehlende oder geringe Angina, der Beginn des Exanthems an Bauch und Oberschenkeln und das Auftreten von eitrigen oder nekrotisierenden Prozessen am Genitale als charakteristisch betrachtet. Das erste Auftreten des Exanthems an der Stelle der Verletzung wird auch für den Wundscharlach als die Regel angesehen. W. Schmidt[1]), der ein größeres Material von Wochenbettscharlach bearbeitete, unterscheidet zwischen Formen, bei denen die Infektionspforte am Genitale sei, und Formen mit pharyngealer Infektion. Die Prognose der ersteren Form sei ungünstiger (21% Mortalität), die der letzteren günstiger (3,6% Mortalität).

Dieser Auffassung ist unbedingt zuzustimmen. Denn auch zu der Racheninfektion mit Scharlach sind Wöchnerinnen besonders disponiert. Ich[2]) beobachtete eine kleine Epidemie in einer Frauenklinik, bei der 9 Wöchnerinnen gleichzeitig befallen wurden. Alle zeigten Infektionen des Rachens und Angina und teils hämolysierende, teils vergrünende Streptokokken, die meisten Eosinophilie. Nur zwei Kranke hatten im Vaginalsekret hämolytische Streptokokken, keine ulceröse Prozesse am Genitale. Alle Fälle waren sehr schwer, lang dauernd und komplikationsreich, aber alle genasen.

Es sei übrigens darauf hingewiesen, daß es Fälle gibt, in denen sich bei Wöchnerinnen eine durch Streptokokken bedingte Infektion des Genitalapparates spontan entwickelt, auch wenn jede Untersuchung des Genitales vermieden war.

Scharlach ohne Exanthem. Über Scharlach ohne Exanthem sei folgendes gesagt: Es ist sicher, daß derartige Fälle vorkommen, wenn auch ihr exakter Nachweis schwer ist. Denn das Scharlachexanthem ist oft so flüchtig und geringfügig, daß es vom Kranken und vom Arzt, z. B. bei künstlicher Beleuchtung, übersehen werden kann. Immerhin kennt jeder Erfahrene Fälle, besonders Erwachsene, die in der Umgebung vom Scharlachkranken an Angina, Fieber, Rheumatoid usw. erkranken und auch von Schuppung und selbst von Nephritis nicht verschont bleiben; und dabei darauf schwören, nie den geringsten Ausschlag beobachtet zu haben.

Übrigens sei betont, daß das Scharlachexanthem bei stark sonnenpigmentierten Menschen nicht sichtbar ist. Ich beobachtete einen stark sonnengebräunten jungen Mann, dessen Exanthem nur im unpigmentierten Hautbereich der Badehose und des Uhrarmbandes sichtbar wurde.

Atypischer Fieberverlauf. Symptomatologie. Der Fieberverlauf bei Scharlach (steiler Anstieg, Fastigium von 4—5 Tagen, lytischer Abfall) wird atypisch in erster Linie durch eine sekundäre Streptokokkeninfektion, namentlich durch nekrotisierende Angina. Ihr Auftreten verursacht, daß entweder das Fieber nicht absinkt oder nach dem Beginne der Lysis wieder ansteigt.

Angina. Die Scharlachangina, besonders die nekrotisierende Form, kann mit Diphtherie verwechselt werden, bzw. eine Komplikation mit Diphtherie vortäuschen. Diese Komplikation ist aber seltener als gemeinhin angenommen wird; allerdings ist sie örtlich und zeitlich verschieden häufig, je nachdem die Scharlachepidemie eine Bevölkerung mit mehr oder weniger Diphtheriebacillenträgern befällt. Weit häufiger als die primäre Scharlachdiphtherie ist, daß Scharlachrekonvaleszenten mit Diphtherie infiziert oder auch Diphtheriebacillenträger (ohne klinischen Befund) mit Scharlach angesteckt werden. Über die klinischen Unterschiede im Aussehen der verschiedenen Beläge ist bei

---

[1]) W. Schmidt, Wien. med. Wochenschr. 1925. Nr. 23.   [2]) Mitgeteilt in Dissertation von H. Daubenspeck-Rostock 1932.

der Besprechung der Entzündungen des Rachens das Nötige gesagt worden; eine sichere Entscheidung kann oft nur das Kulturverfahren bringen. Komplikationen von seiten der Respirationsorgane gelten bei Scharlach für selten; insbesondere hat MATTHES nie gesehen, daß die Scharlachangina, wenn sie nicht mit Diphtherie kompliziert war, in den Kehlkopf herabsteigt. Auch ich habe noch keinen Fall von Scharlachcroup beobachtet. THANNHAUSER, DEICHER und SALINGER[1]) haben jedoch Fälle beobachtet, bei denen Erstickungsgefühle bestanden, die sich auf Aushusten von borkigen Stücken besserten. Auch POSPISCHILL und WEISS, ESCHERICH und SCHICK haben Scharlachcroup gesehen. Ausgedehnte nekrotisierende Entzündungen der Trachea und Bronchien haben die obengenannten Autoren und KLESTADT und STERN[2]) beschrieben, Lungenentzündungen, die zum Teil in streptokokkenhaltige Empyeme übergingen, dieselben Autoren und auch FRANK[3]). Serofibrinöse Pleuritis ist sehr selten; ich habe nur einen Fall bei einem 10jährigen Knaben gesehen; das Exsudat war bakteriologisch steril.

Komplikationen mit Lymphadenitis colli, Otitis media und Nephritis sind so bekannt, daß sie einer Erörterung kaum bedürfen. Akute Cholecystitiden und gelegentlich Appendicitis, zum Teil mit streptokokkenhaltigem Inhalt, hat SCHOTTMÜLLER beobachtet. Bezüglich der Nephritis sei hervorgehoben, daß sie beim Scharlach in zwei verschiedenen Formen vorkommt, einerseits als die recht seltene septische Nephritis (meist multipel embolische Form ohne Blutdrucksteigerung) auf der Höhe der Erkrankung und andererseits als die wesentlich häufigere hämorrhagische Glomerulonephritis (mit Blutdruckerhöhung und Neigung zur eklamptischen Urämie). Die Glomerulonephritis tritt erst in der 3. Woche, nach JOCHMANN besonders am 19. Tage, nach HEGLER meist am 21. Tage auf. Sie ist oft durch eine geringe, mitunter aber auch durch eine hohe Temperatursteigerung gekennzeichnet, kann aber auch ganz ohne Beeinflussung der um die Zeit schon wieder normalen Temperatur einsetzen. Nicht selten geht der Nephritis eine mäßige Blutdrucksteigerung voraus. Meist wird sie auch durch eine Verschlechterung des Allgemeinbefindens (Mattigkeit, Schläfrigkeit u. a.) eingeleitet. JOCHMANN macht darauf aufmerksam, daß mit dem Eintreten der Nephritis der Harn meist wieder dieselben Farbenveränderungen zeigt, wie im Beginn der Erkrankung. Die Scharlachnephritis tritt je nach Epidemie ganz verschieden häufig auf. In den letzten Jahrzehnten sind Epidemien beobachtet worden, bei denen sie sehr selten war. Ich beobachtete eine Epidemie (in Mainz) von über 200 Fällen, unter denen keine einzige Nephritis auftrat. Auch unter den Rostocker Epidemien der letzten 10 Jahre (etwa 800 Fälle) befanden sich höchstens 3—4 echte Glomerulonephritiden.

Von den Gelenkaffektionen bei Scharlach ist die häufigste das Scharlachrheumatoid. Es wird, wenn es während eines Scharlachs auftritt, kaum zu Verwechslungen mit anderen Gelenkerkrankungen führen, obwohl es dem echten akuten Gelenkrheumatismus genau gleichen kann. Meist sollen beim Scharlachrheumatoid vorzugsweise die Handgelenke, beim Gelenkrheumatismus die Fuß- und Kniegelenke befallen sein. Es gibt aber viele Fälle mit allgemeiner Gelenkbeteiligung. Meist tritt das Scharlachrheumatoid in der 2. bis 3. Woche auf und ist relativ flüchtig, in 3—8 Tagen ablaufend; man hat es als anaphylaktisches Symptom angesprochen. Gelegentlich kommen aber auch schwere polyarthritische Krankheitsbilder mit erneutem hohem Fieber

Marginalia: Nephritis.

Marginalia: Rheumatoide.

---

[1]) DEICHER, THANNHAUSER und SALINGER, Münch. med. Wochenschr. 1928. Nr. 28.
[2]) KLESTADT und STERN, Dtsch. med. Wochenschr. 1928. Nr. 18.   [3]) FRANK, Dtsch. Arch. f. klin. Med. Bd. 160.

Kreislauf. und langer Dauer vor. Sehr selten ist endlich die mono- und polyartikuläre Gelenkvereiterung bei septischem Scharlach.

Das Verhalten des Kreislaufs ist bei Scharlach auch von diagnostischem Interesse. Im Beginn und auf der Höhe des Fiebers besteht bekanntlich in der Regel mehr oder minder stark erhöhte Pulsfrequenz, oft zwischen 110 und 130 Schlägen in der Minute; meist mit mäßiger Senkung des systolischen und diastolischen Blutdrucks. Diese geradezu pathognomonische Scharlachtachy-kardie darf ja nicht, wie dies von ängstlichen Laien und gelegentlich auch von Ärzten geschieht, als Zeichen von Kreislaufschwäche gedeutet werden; zumal sie ohne subjektive Herzsymptome verläuft. Ausgesprochene Herz-störungen und Myokardveränderungen — in Sektionsfällen naturgemäß häufig — treten klinisch zurück. Sie äußern sich in beschleunigtem, unregelmäßigem Puls meist am 4. oder 5. Krankheitstage. ESCHERICH und SCHICK haben bei Scharlachrekonvaleszenten eine hypotonische Bradykardie als (übrigens harmlose) ,,Myasthenia cordis" oder ,,schlaffes Vagusherz" geschildert. Die eigentliche Scharlachmyokarditis tritt meist in der zweiten Woche oft zusammen mit einem Rheumatoid oder einer Nephritis auf und äußert sich in Tachykardie, gelegentlich Arrhythmie, bisweilen mit elektrokardio-graphisch feststellbaren Überleitungsstörungen, Herzdilatation, erhöhter Tem-peratur und subjektiven Herzbeschwerden. Alle diese Symptome gehen meist in wenigen Wochen vorüber. Schwere Myokardschäden sind im ganzen selten. Auch Perikarditis und Endokarditis kommen nur ausnahmsweise vor.

In späteren Stadien der Krankheit sind schwere, lang dauernde Myokardi-tiden, wie sie W. HAHN beschrieb[1]), große Raritäten.

Symptome am Nerven-system. Die Meningismen beim Scharlach sind beim Kapitel meningitisches Krankheitsbild besprochen; hier sei nur bemerkt, daß man beim Eintritt meningitischer Erscheinungen im Verlaufe eines Scharlachs stets mit besonderer Sorgfalt auf einen otogenen Ursprung zu fahnden hat.

Im Beginn des Scharlachs sieht man gelegentlich bei jüngeren Kindern wie bei anderen Infektionskrankheiten auch Krämpfe auftreten. Krämpfe in der Rekonvaleszenz sind dagegen, ebenso wie Amaurosen oder vorübergehende Hemiplegien, Folgen der Scharlachnephritis. Auf der Höhe des Scharlachs werden außer der ominösen Benommenheit der schweren Fälle, wenn auch selten, wirkliche Encephalitiden beobachtet. BUNGART[2]) hat einen lehrreichen Fall dieser Art ausführlich beschrieben, er gibt auch die übrigens ziemlich spärliche Literatur darüber. Auch P. SCHILDER[3]) hat über einen Fall von Ence-phalitis cerebelli bei Scharlach berichtet. Mit der Entfieberung treten mitunter Verwirrungszustände auf, die ohne bleibende Defekte verschwinden. An Nachkrankheiten kommen Ataxien auf neuritischer Basis vor, sehr selten auch Neuralgien oder Lähmungen.

Entzünd-liche Ödeme. Ferner werden gelegentlich entzündliche Ödeme eines Auges und der Augengegend beim Scharlach beobachtet, die an eine Sinusthrombose denken lassen. Meist handelt es sich aber nicht um diese, sondern um entzündliche Affektionen der Siebbeinzellen oder auch seltener um Stirnhöhlenempyeme, die in die Orbita durchgebrochen sind. MATTHES sah einige Fälle ohne chirurgischen Eingriff heilen. Auch Empyeme der Highmorshöhle kommen vor. Sie können durch die von ihnen verursachte Schwellung und Rötung der Haut einem komplizierenden Erysipel sehr ähnlich sehen (JOCHMANN).

Nachfieber und Rezidive. Die Nachfieber beim Scharlach, soweit sie nicht durch Otitis media und Nephritis bedingt sind, lassen sich oft auf Drüsenentzündungen beziehen. Es handelt sich fast stets um doppelseitige Halslymphome, die meist in der

---

[1]) W. HAHN, Med. Klin. 1944. S. 139.   [2]) BUNGART, Dtsch. med. Wochenschr. 1920. Nr. 45.   [3]) P. SCHILDER, Dtsch. Zeitschr. f. Nervenheilk. Bd. 103. 1928.

2.—4. Woche auftreten und erhebliche Größe erreichen können. Besonders häufig sind sie bei exsudativen Kindern, seltener bei Erwachsenen. In den meisten Fällen bildet sich diese Lymphadenitis ohne Vereiterung zurück; nur ein kleiner Teil suppuriert. In relativ seltenen Fällen kommen echte Scharlachrezidive mit erneutem Auftreten von Angina und Exanthem bei Rekonvaleszenten vor. In manchen Epidemien häufen sie sich aber. 1938 sah ich innerhalb weniger Wochen 6 Fälle von Scharlachrezidiv.

Diese Rezidive sind natürlich von dem mehrmaligen Erkranken eines Menschen an Scharlach zu unterscheiden. Es ist nicht ganz so selten, als man glaubt. M. Krüger[1]) fand unter 1255 Scharlachfällen der Rostocker Med. Klinik 26 mehrmalige Erkrankungen (1,6%); zwischen der ersten und zweiten Erkrankung lagen 4—8 Jahre.

Einige Worte seien noch über den sog. septischen Scharlach gesagt. Er tritt entweder von vornherein unter den Erscheinungen schwerster Prostration, Cyanose, kleinem, flatterndem Puls, starker eitriger oder jauchiger Angina auf und kann binnen weniger Stunden zum Tode führen, ehe noch ein Exanthem sich überhaupt entwickelt. Es liegt auf der Hand, daß diese Fälle leicht mit schweren toxischen Diphtherien verwechselt werden. In anderen Fällen entwickelt sich dagegen zuerst ein anscheinend zwar schwerer, aber typischer Scharlach mit Exanthem. Dann aber nimmt mit gleichzeitig auftretender Kreislaufschwäche das Exanthem mehr oder minder plötzlich eine bläuliche Farbe an. Solche Fälle verlaufen bekanntlich meist tödlich, oft bereits nach 2—3 tägiger Krankheit. Ich habe sie besonders bei Erwachsenen, z. B. Frauen zwischen 30 und 45 Jahren, gesehen.

Relativ oft sieht man maligne Scarlatina — abgesehen von der puerperalen Infektion — auch bei Ansteckungen frisch Operierter, wobei bemerkt sei, daß durchaus nicht alle „chirurgischen" Scharlachfälle diesen Charakter tragen, sondern nach meiner Erfahrung meist harmlos verlaufen. Besonders bösartige Infektionen beobachtet man nach Rachenoperationen.

Ich behandelte ein 21 jähriges, kräftiges Mädchen, das sich direkt nach Ausschälung beider Tonsillen mit Scharlach infizierte und im schwersten septischen Zustand nach wenigen Tagen starb. Daß dies traurige Ereignis aber nicht die Regel ist, lehrten mich mehrere andere völlig gutartig verlaufende Fälle, die sich gleichfalls nach Tonsillektomie mit Scharlach angesteckt hatten.

Einmal sah Matthes bei einer schweren Scharlachepidemie in einer dicht belegten Baracke augenscheinlich septische, wie mit einem Locheisen ausgeschlagene Hautgeschwüre bei vielen Kranken auftreten. Die Untersuchung ergab, daß es sich um Pyocyaneusinfektion handelte, die sicher durch Kontakt verbreitet war. Eine gewisse Häufung von septisch komplizierten Fällen hat Matthes gelegentlich in lange und dicht belegten, selten evakuierten Scharlachabteilungen beobachtet.

2. Masern.

Die Masern verschonen grundsätzlich Säuglinge bis zum 5. Monat, befallen dann aber Kinder und auch Erwachsene jeden Alters, bei der allgemeinen „Durchmaserung" ältere und senile Leute natürlich nur selten.

Die Masern lassen sich im allgemeinen leicht von andersartigen, ihnen ähnlichen Exanthemen durch die einfache klinische Beobachtung abgrenzen. Das bereits vor Ausbruch des Exanthems vorhandene „Vorschlagfieber", die Conjunctivitis und Lichtscheu, die entzündlichen Erscheinungen von seiten der oberen Atemwege, dazu endlich das Auftreten der Koplikschen Flecke und das Enanthem der Rachenschleimhaut lassen eine Verwechslung mit Arznei- oder Serumexanthemen viel weniger zu als beim Scharlach. Ein masernähnliches Exanthem kommt ausnahmsweise jedoch sowohl bei diesen Zuständen vor als auch bei einer Reihe anderer Krankheiten.

---

[1]) M. Krüger, Diss. Rostock 1938.

Der Masernerreger ist ein filtrierbares Virus, dessen Züchtung WENKEBACH und KUNERT auf befruchteten Hühnereiern gelungen ist; desgl. die Übertragung auf Kinder (zitiert nach HEGLER[1]).

Primär-komplex Bezüglich des anatomischen Prozesses der Masern sei auf den von GRÄFF[2]) in den Rachenmandeln gefundenen „Primärkomplex" hingewiesen, eine Herderkrankung in denselben, die ganz eigenartige mehrkernige Riesenzellen enthält. SCHULTZE (Braunschweig) und W. FISCHER haben die gleichen Befunde im Appendix bei Morbillen erhoben.

Die Masern beginnen mit den eben genannten katarrhalischen Erscheinungen und mäßigem Fieber, dann erfolgt am 3. Tage eine Senkung der Temperatur und am 3. bis 4. Tage unter Anstieg der Temperatur der Ausbruch des Exanthems. In unkomplizierten Fällen enden die Masern, nachdem der Ausschlag einige Tage bestanden hat, kritisch. Sie haben ein längeres Inkubationsstadium als der Scharlach, nach den berühmten Beobachtungen auf den Färöerinseln meist von 11 Tagen. Nach ROHMER kommen bereits im Inkubationsstadium, **Vorfieber.** längst vor Ausbruch des Vorschlagfiebers, kleinere oder größere vorübergehende Erhöhungen der Temperatur vor. Die Beobachtung der Temperaturen ist deswegen besonders auf Kinderabteilungen, in die Masern eingeschleppt waren, unerläßlich, um neu angesteckte Kinder zeitig herausfinden zu können.

KOPLIKsche Flecke. Außerdem sind die KOPLIKschen Flecke für die Frühdiagnose der Masern von Belang. Sie finden sich an der Wangenschleimhaut gegenüber der Zahnreihe und an den Umschlagstellen des Zahnfleisches. Nach RICHTER treten sie meist erst einen Tag vor Ausbruch des Exanthems auf, in selteneren Fällen aber bis 10 Tage früher. Meist sieht man sie schon 2—3 Tage vor dem Exanthem. Sie verschwinden allerdings nach dem Ausbruch des Exanthems bald wieder. Es sind kleine, weiße, oft etwas perlmutterartig glänzende, mitunter aber auch mehr gelbliche Flecke, die an den geschilderten Prädilektionsstellen in Gruppen stehen und von einem roten Hof umgeben sind, der sie entweder einzeln oder gruppenweise umschließt. Sie bestehen aus verfetteten Epithelzellen, erreichen höchstens die Größe eines Stecknadelkopfes und lassen sich von anderweitigen Flecken dadurch unterscheiden, daß man sie nicht abwischen kann. Übrigens ergaben neuere Erfahrungen, daß die KOPLIKschen Flecke je nach Epidemie ganz verschieden häufig auftreten. Ich habe Epidemien beobachtet, bei denen sie ausgesprochen selten waren.

Enanthem. Sehr bald nach ihrem Aufschießen ist dann auch das Enanthem der Rachenschleimhaut deutlich, eine fleckige Röte besonders des weichen Gaumens, die etwa einen Tag vor Ausbruch des Hautexanthems auftritt.

Exanthem. Das Exanthem selber beginnt nach den Beobachtungen v. PIRQUETs im Gesicht meist hinter den Ohren und breitet sich dann rasch aus. Die Umgebung des Mundes wird im Gegensatz zum Scharlach besonders stark befallen. Das durch zackige Begrenzung und leicht papulöse Beschaffenheit gekennzeichnete Exanthem ist allbekannt. Es sei aber bemerkt, daß es sich meist nach dem Aufschießen überall im gleichen Stadium befindet; ein schubweises Aufschießen kommt nicht vor. Das bereits erwähnte Aussparungsphänomen von KELLER und MORO[3]) nach intracutaner Injektion mit Rekonvaleszentenserum hat aber eine prinzipiell andere Bedeutung als das SCHULTZ-CARLTONsche Auslöschphänomen bei Scharlach. Es wird das Aufschießen des Masernexanthems an der injizierten Stelle dadurch verhindert, nicht etwa ein bereits bestehendes Exanthem wie beim Scharlach ausgelöscht. Übrigens geht dem eigentlichen Exanthem gelegentlich eine kurz dauernde diffuse Rötung des **Rash.** ganzen Körpers voraus, sog. Rash. Ich beobachtete sie bei drei von meinen Kindern am Tage des Fieberbeginns; 2 Tage darauf brach unter erneutem Anstieg des schon gesenkten Fiebers der typische Masernausschlag aus.

[1]) HEGLER, Praktikum der Infektionskrankheiten, 1939. [2]) GRÄFF, Nordwestdeutsche Ges. f. inn. Med. 26. Tagg. 1938. [3]) KELLER und MORO, Klin. Wochenschr. 1925. Nr. 36.

Die Diazoreaktion im Harn ist bei Masern oft positiv; im Gegensatz zu Scarlatina und Röteln. In dubio spricht bei akuten Exanthemen positive Diazoreaktion für Morbillen, negativer Ausfall, aber nicht unbedingt, gegen sie. Denn SENFF fand am Rostocker Material nur in 47,3% der Fälle positive Diazoreaktion. Das leukocytäre Blutbild ist für Masern charakteristisch. Im Inkubationsstadium findet sich meist eine geringfügige Leukocytose, vom Eruptionsstadium an aber eine deutliche Leukopenie. SENFF fand im Eruptionsstadium in 41,3% Leukopenie, in 38,2% Normalwerte und in 20% Leukocytose. Die Verminderung betraf in 75% der Fälle die Neutrophilen, nur in 16% die Lymphocyten; in 47,9% wurde Eosinopenie, in 44,6% normale Eosinophile und in 7,5% Eosinophilie gefunden. Monocytose bestand keineswegs häufig. Die gangbare Lehre, daß Lymphopenie, Eosinopenie und Monocytose das Eruptionsstadium kennzeichnen, ist also zu korrigieren; dagegen sind die großen einkernigen Zellen und Übergangsformen vermehrt, die Plasmazellen aber nicht. Die Senkungsgeschwindigkeit der Roten ist im Fieberstadium oft verzögert oder normal, bisweilen mäßig erhöht, fällt aber mit der Entfieberung kritisch zur Norm ab; im Gegensatz zu Scharlach, wo sie langsam absinkt.

Diazoreaktion.

Blutbild.

Auffallend ist das Ausbleiben oder die Verzögerung der Tuberkulinreaktion und des Aufschießens der Impfblattern bei Tuberkulösen bzw. Geimpften, die Masern haben.

Tuberkulinreaktion.

Den Masern, und zwar schweren Fällen, können die Anfangsstadien der Pocken und des Fleckfiebers ähneln. Bei der Variola ist die Verwechslung nicht so leicht möglich. Das hohe Anfangsfieber ohne Vorschlag, die Lokalisation des Exanthems, das maserngleich nach MATTHES nur an den Unterschenkeln und den seitlichen Thorax- und Bauchwandungen aussieht — die Rashes in den Schenkelbeugen und um die Achselhöhlen sind meist mehr scharlachähnlich oder direkt petechial — das Fehlen der sonstigen Masernzeichen lassen eine Verwechslung höchstens im ersten Moment zu. HEUBNER sah allerdings bei Erwachsenen die Masern mit einem knötchenförmigen Ausschlag im Gesicht beginnen, der durchaus beginnenden Pocken glich, er wandelte sich später in ein gewöhnliches Masernexanthem um.

Masernähnliche Exantheme bei Variola.

Einfach ist meist die Abgrenzung von dem Anfangsausschlag bei Fleckfieber. Masernähnlicher Ausschlag tritt bei Fleckfieber nur verhältnismäßig selten auf. Meist bilden sich gleich die typischen Roseolen, die mit Masern kaum verwechselt werden können.

Bei Fleckfieber.

Die Abgrenzung ergibt sich aus folgendem. Beim Fleckfieber bestehen sehr oft Lidschwellung mit Conjunctivitis und katarrhalische Erscheinungen. Auch ist die Diazoreaktion bei beiden Infektionskrankheiten oft positiv. Dagegen lassen sich folgende Unterschiede angeben. In den Fleckfieberfällen von MATTHES fehlten die KOPLIKschen Flecke, das „Masernexanthem" war teilweise nur sehr flüchtig, bestand nur einige Stunden, später bekamen diese Kranken zur gewöhnlichen Zeit typische Roseolen, die sich petechial umwandelten. In einem anderen Falle, in dem zwar der Ausschlag länger bestand, war er rein makulös und verschonte das Gesicht. Übrigens hat man in der Schwere des Krankheitsbildes, der Benommenheit, der Milzschwellung und der Infektionsmöglichkeit Anhaltspunkte genug zur Unterscheidung des Fleckfiebers von den Masern.

Ähnliches gilt von manchen Formen der WEILschen Krankheit, bei der masernähnliche Exantheme vorkommen, und auch von dem in Schlesien beobachteten Schlammfieber. Beide Erkrankungen besitzen vielleicht Beziehungen zu dem Pappatacifieber in Oberitalien. Wir werden später auf diese Krankheitsbilder zurückkommen. Hier genüge es zu bemerken, daß der Milztumor, die meist bestehende Nephritis und der bei Morb. Weil vorhandene Ikterus die Differentialdiagnose gegenüber den Masern meist leicht ermöglichen.

Bei WEILscher Krankheit.

Masernähnliche Exantheme kommen ferner bei der Dengue vor, einer bei den fieberhaften Gelenkerkrankungen zu besprechenden tropischen und subtropischen Infektionskrankheit. Abgesehen von den dabei vorhandenen, den Masern

Bei Dengue.

fremden Gelenkschwellungen tritt aber bei der Dengue das Masernexanthem stets gleichzeitig mit dem Fieberabfall auf und nicht, wie bei Masern, unter neuerlichem Ansteigen der Temperatur.

Die masernähnlichen Exantheme bei epidemischer Genickstarre, Trichinose, Paratyphus usw. dürften kaum zu diagnostischen Schwierigkeiten führen. Für die Differentialdiagnose gegenüber Paratyphus sei daran erinnert, daß bei manchen Masernepidemien Durchfälle so regelmäßig auftreten, daß man sie nicht als Komplikation, sondern als etwas zu den Masern Gehöriges betrachten muß. Endlich sei auf die Möglichkeit einer Verwechslung mit der syphilitischen Roseola aufmerksam gemacht, die ich bei Erwachsenen erlebt habe. Sie ist um so eher möglich, als beide Exantheme eine bräunlich-rote Farbe haben (die luische Roseola meist, das Masernexanthem im abklingenden Stadium häufig) und auch beim Ausbruch der luischen Roseola Fieber, Milztumor und Leukopenie auftreten können.

Hämorrhag. Masern. Gelegentlich verlaufen Masern ganz verschiedener Schwere mit hämorrhagischem Ausschlag. Relativ oft sieht man ihn bei elenden, unterernährten Kindern. Hämorrhagische Masern können aber mit dem petechialen Stadium des Fleckfiebers kaum verwechselt werden, da die Hämorrhagien meist deutlich noch die Form des Masernexanthems erkennen lassen.

Der Verlauf der Masern gibt zu differentialdiagnostischen Erwägungen nur selten Veranlassung; die Erscheinungen von seiten der Bronchien, der Lungen, der Pleura usw. sind allgemein bekannt. In seltenen Fällen kommt es zur Masernencephalitis bzw. Encephalomyelitis. An letzterer sah ich ein im Stadium des Exanthems befindliches Kind sterben. Die Komplikation mit Diphtherie gibt oft eine üble Prognose. Man denke aber an die Häufigkeit des Pseudocroups bei Masern mit stärkerer Laryngitis und ebenso daran, daß eine intensive Capillarbronchitis bzw. Bronchopneumonie bei jüngeren Kindern zu inspiratorischen Einziehungen des Thorax führen kann. Sieht man diphtheritische Beläge im Rachen oder Kehlkopf, so ist natürlich die Diagnose klar, aber beim Fehlen dieser kann die Unterscheidung klinisch **Pseudocroup.** unmöglich sein. Der Pseudocroup tritt allerdings meist schon in der Frühperiode der Masern auf, der diphtheritische erst später. Wohl aber klärt dann der Verlauf, namentlich die Flüchtigkeit des Pseudocroups und sein Zurückgehen auf harmlose Prozeduren, die Situation. Erwähnt mag auch werden, daß Doppelinfektionen mit Scharlach vorkommen. Beide Krankheiten verlaufen dann neben und unabhängig voneinander. Eine besonders schwere und nicht seltene Komplikation der Masern ist der Keuchhusten. Masernkinder sind zu dieser Infektion besonders disponiert und durch sie, wie schon erwähnt, sehr gefährdet.

Endlich sei erwähnt, daß durch die Masern bisweilen eine Tuberkulose, insbesondere Miliartuberkulose, mobilisiert wird. Falls also Masernrekonvaleszenten chronisches Fieber bekommen, so denke man stets an Tuberkulose. Es kommen zwar auch andere Nachkrankheiten der Masern vor, z. B. Endokarditiden und Chorea, aber diese bieten ja keine differentialdiagnostischen Schwierigkeiten.

Schwieriger, und in manchen Fällen nur aus epidemiologischen Tatsachen möglich, ist die Abgrenzung leichter Masernfälle gegenüber den Röteln.

3. Die Röteln.

Auch die Röteln gehören zu den Viruskrankheiten. Sie gelten als eine völlig harmlose, prognostisch stets günstige Infektion, gegen die die meisten Ärzte kaum eine Prophylaxe noch eine Therapie für nötig halten. Das ist für die Rubeola als Krankheit des Individuums im allgemeinen auch richtig. Anders aber scheint es mit gewissen Schäden zu stehen, die rötelkranke

Schwangere auf ihre Kinder vererben. Ein australischer Autor GREGG[1]) hat nämlich gefunden und englische Ärzte (SWAN) haben es bestätigt, daß solche Kinder auffallend häufig schwere kongenitale Defekte aufwiesen: von 101 Kindern hatten 78 solche Defekte, vor allem Katarakt, Taubstummheit und Herzfehler.

Als Erreger kommen kleine Elementarkörperchen im Nasenrachenabstrich und im Blute in Frage, die im bebrüteten Hühnerei in vielen Passagen fortgezüchtet werden konnten (zit. nach HEGLER[2]).

Die Inkubation der Röteln schwankt zwischen 2 und 3 Wochen, meist beträgt sie 18 Tage. Steht der Ansteckungstermin fest, so läßt sich also die Inkubationszeit differentialdiagnostisch gegenüber Masern verwerten.

Auch das epidemiologische Verhalten erleichtert mitunter die Differentialdiagnose insofern, als eine Rötelnepidemie einer Masernepidemie folgt oder vorangeht. Es kommen zwar bei den Masern Rückfälle vor, und zwar wiederholen sich das Exanthem und die sonstigen klinischen Erscheinungen in diesen seltenen Fällen nach etwa 14 Tagen. Aber wenn neue Exantheme nach einer Masernepidemie gehäuft auftreten, so ist es von vornherein wahrscheinlich, daß es sich um eine wesensverschiedene Krankheit handelt. Das gleiche gilt, wenn nach längeren Zeiträumen bei schon gemaserten Kranken ein derartiges Exanthem auftritt, obwohl mehrmalige Erkrankungen an Masern auch nach längeren Zwischenräumen beobachtet worden sind.

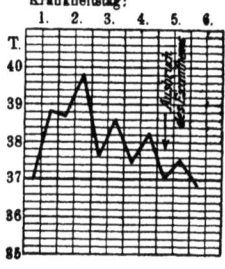

Abb. 30. Fieberkurve bei Röteln.

Außer der verschiedenen Inkubationszeit und diesem epidemiologischen Verhalten seien folgende Unterschiede angeführt: Den Röteln fehlen die bei Masern fast stets vorhandenen katarrhalischen Erscheinungen. MATTHES beobachtete allerdings manchmal bei Röteln Erwachsener (Mütter von Rötelnkindern) eine diffuse Schwellung des Gesichtes, besonders der Augenlider.

Die Röteln zeigen auch nicht die kennzeichnende Fieberkurve der Masern. Diese *Fieber.* steigt vielmehr plötzlich an; allerdings erreicht sie meist überhaupt nur geringe Grade, aber es kommen auch Temperatursteigerungen bis zu 40° vor. Das Exanthem tritt meist, wie bei den Masern, erst am vierten Tage, und zwar mit dem Temperaturabfall und nicht wie bei den Masern mit neuerlichem Temperaturanstieg auf. Es ist begreiflich, daß bei Rötelnfällen, deren Anfangsfieber niedrig ist, die Erkrankung erst mit dem Ausbruch des Exanthems erkannt und das vorhergehende Fieber übersehen wird[3]).

Sehr kennzeichnend für die Röteln ist eine Schwellung der occipitalen *Lymph-* Lymphdrüsen. Sie kann schmerzhaft sein und dem Ausbruch des Exanthems *drüsen-* *schwellung.* um acht Tage vorangehen; sie kann aber auch erst mit dem Exanthem oder sogar später auftreten. Übrigens können auch andere Lymphdrüsen und mitunter selbst die Milz, sogar erheblich, bei Röteln schwellen (NÄGELI).

Das Rötelnexanthem ist kleinerfleckig und blasser als das der Masern, *Exanthem.* es hat auch nicht die zackigen Begrenzungen, sondern bildet runde Flecke; ferner ist es gewöhnlich nicht papulös. Es bevorzugt dagegen genau wie die Masern das Gesicht. Immerhin ist zuzugeben, daß rein auf das Aussehen des Exanthems hin mitunter auch dem Erfahrenen die Unterscheidung schwer fallen kann. Das Rötelnexanthem steht meist nur einen Tag und ist in der Regel nicht von einer Schuppung gefolgt.

---

[1]) Zit. nach P. KÜHNE, Dtsch. Gesundheitsw. 1947, S. 171. [2]) HEGLER, Praktikum, 1939.
[3]) H. B. SHEFFIELD, New York, teilte MATTHES brieflich mit, daß Rötelnkinder nach seiner Erfahrung stark schwitzen und daß dieses Symptom differentialdiagnostisch verwertbar sei.

Die Differentialdiagnose gegenüber den Masern wird auch dadurch erschwert, daß sowohl KOPLIKsche Flecke als auch positive Diazoreaktion bei
Rubeola vorkommen (BAHRDT, BÄUMLER), wenn auch weit seltener als bei
Morbillen. — Das Blutbild ist auf der Höhe der Röteln verschieden;
man hat sowohl mäßige Leukocytosen, wie Leukopenien, wie normale Werte
beobachtet; allerdings wird gegenüber den Masern übereinstimmend hervorgehoben, daß die eosinophilen Zellen bei Röteln nicht verschwinden, gelegentlich sogar vermehrt sind (ROLLY). Letzteres habe ich übrigens nie gesehen.
Sehr kennzeichnend ist aber, daß beim Abklingen des Exanthems Plasmazellen-
lymphocytose (bis 12, ja 34% nach HEGLER) mit deutlichen Radkernzellen
und mit Lymphoblasten auftritt.

So charakteristisch verlaufen nun aber nicht alle Rötelnepidemien. DEUSSING [1])
hat zum Beispiel Erkrankungen mit gewöhnlichem Rubeolenexanthem beschrieben, bei denen die occipitale Drüsenschwellung und das kennzeichnende
Blutbild fehlten und die Inkubationszeit kürzer war. Die diagnostische Deutung solcher Krankheitsbilder ist aber recht unsicher.

Nicht immer muß das Rötelnexanthem masernähnlich sein, sondern es
kommen gelegentlich auch scarlatinoforme Exantheme vor. Diese scarlatino-
formen Rubeolen sind bekanntlich von FILATOW und von DUKES beschrieben
und als vierte Krankheit bezeichnet worden.

Diese vierte Krankheit wird übrigens heute von E. GLANZMANN [2]) und
E. RIETSCHEL als Krankheit sui generis negiert. Es soll sich in derartigen
Fällen meist um leichten Scharlach, seltener um Masern oder Röteln handeln.
Auch ich habe mich — bei einem großen Krankengut an akuten Exanthemen —
nur wenige Male entschließen können, eine „vierte Krankheit" zu vermuten.
HEGLER ist dagegen geneigt, in seltenen Fällen die Existenz der vierten Krank-
heit zuzugeben. V. SCHILLING [3]) machte darauf aufmerksam, daß bei vierter
Krankheit trotz größerer Ähnlichkeit des klinischen Bildes mit Scharlach das
Blutbild durchaus zu Masern oder Röteln passe. Aus alledem ergibt sich,
daß der Arzt stets versuchen sollte, die Diagnose der vierten Krankheit
nicht zu stellen!

Blutbild. (left margin)

Vierte Krankheit. (left margin)

4. Erythema infectiosum.

Kurz sei noch einer seltenen Affektion, des Erythema infectiosum, gedacht. Diese Erkrankung, das „Ringelröteln" tritt als ansteckende Erkrankung ohne erhebliche Störung des
Allgemeinbefindens bei Kindern, besonders bei Mädchen auf. Die Ätiologie ist unbekannt.
Temperatursteigerungen fehlen; sogar subnormale Temperatur kommt vor. Die verschiedensten, und zwar bis handtellergroßen Efflorescenzen fühlen sich heiß an, sie können
stark jucken, meist bestehen sie nur 1—2 Tage. Im ganzen zieht sich aber die Krankheit, da
immer wieder neue Erytheme aufschießen, bis zu 10 Tagen hin. Das Erythem bevorzugt das
Gesicht und breitet sich in Form von schmetterlingsflügelartigen Figuren, ähnlich dem
bei Lupus erythematodes, aus. Ferner bevorzugt das Erythem die Streckseiten der Extremitäten. Dort bildet es oft durch Konfluenz Girlandenfiguren. Da nicht selten deren Mitte
früher abblaßt und nur die Rötung an den Rändern bestehen bleibt, kann die Ähnlichkeit
mit dem Erythema multiforme groß werden. Doch bestehen beim Erythema multiforme
die Efflorescenzen viel länger; auch kommt diesem weder epidemische Verbreitung noch
direkte Ansteckungsfähigkeit zu.

Anfangs besteht oft Leukopenie mit relativer Lymphocytose bis 80 und 90% (HEGLER).
Plasmazellen (Radkernlymphocyten) fehlen, dagegen besteht Eosinophilie bis zu 10%
(NÄGELI). Dem Erythema infectiosum fehlen auch gewöhnlich Conjunctivitis, Rhinitis
und Bronchitis. Im weiteren Verlauf können mit leichten Temperatursteigerungen
Drüsenschwellungen mäßigen Grades auftreten, aber die occipitalen Drüsen bleiben frei.
KOPLIKsche Flecke und Diazoreaktion sollen fehlen. Mit Masern oder Röteln kann das
Erythema infectiosum hiernach kaum verwechselt werden. Dagegen ist seine Abgrenzung
gegen anaphylaktische und Arzneiexantheme wohl schwierig, zumal diese ja auch mit
Eosinophilie verlaufen.

---

[1]) DEUSSING, Dtsch. med. Wochenschr. 1919. Nr. 15.   [2]) v. BERGMANN u. STAEHELIN,
Handbuch, Bd. 1, S. 426.   [3]) V. SCHILLING, Med. Welt 1935. Nr. 35.

5. Das Erysipel.

Das Erysipel gibt nur selten Anlaß zu differentialdiagnostischen Schwierig-keiten, höchstens kann man es anfangs übersehen, wenn es an versteckter Stelle beginnt. Das ist namentlich bei Rose der behaarten Kopfhaut und der Nasenschleimhaut der Fall. Gewöhnlich leiten aber die subjektiven Klagen der Kranken über Spannen, Brennen oder Schmerzen auf den rechten Weg. Das Erysipel beginnt in den typischen Fällen meist im Gesicht mit Schüttelfrost und hohem Fieber. Es ist durch die scharfe Begren-zung mit den zacken- und zungenförmigen Fortsätzen in die gesunde Haut und durch die Art seines Fortschreitens so charakteristisch, daß es kaum mit einer anderen Hautaffektion verwechselt werden kann; namentlich, da die pseudo-erysipelatösen Rötungen kein Fieber machen und fieberhafte Affektionen, wie Phlegmonen und Lymphangitiden, gewöhnlich ganz andere Bilder hervorrufen. Die Phlegmonen können nur dann dem Erysipel gleichen, wenn sie an Körper-stellen lokalisiert sind, die sehr straffe Haut haben (z. B. am Schienbein). Im allgemeinen ist aber auch dort das Erysipel gegenüber der Phlegmone durch seine schärfere Begrenzung und hellere Röte gekennzeichnet. Daß sich freilich im Anschluß an Erysipele gelegentlich Phlegmonen und Abscesse entwickeln (namentlich unter der Kopfschwarte), sei ausdrücklich betont.

Die Pseudoerysipele oder Erysipeloide sieht man besonders bei Leuten, die mit Fleischwaren zu tun haben, z. B. bei Wildhändlern an den Händen, öfter noch an der Wange von der Nase aus sich wie ein Schmetterlingsflügel aus-breiten. Neuere Forschungen (RAHM) haben erwiesen, daß das Erysipeloid mit dem Schweinerotlauf identisch ist. Man kann aus Stücken, die vom Rande der Affektion excidiert sind, den Rotlaufbacillus züchten. In Zweifelsfällen kann man von der Agglutinationsprobe Gebrauch machen, da das Kranken-serum Rotlaufbacillen agglutiniert. Das Erysipeloid beginnt oft in Form von juckenden oder brennenden markstückgroßen Quaddeln, von denen lymphan-gitische Streifen abgehen. Sie konfluieren dann aber später, mitunter bilden sich auch Blasen (HEGLER). Die Affektion heilt meist spontan in etwa drei Wochen, noch rascher nach Anwendung von Rotlaufserum (Susserin, Höchst). Frühzeitige Diagnose ist deshalb wichtig, um den Verlauf abzukürzen.

Erysipe-loid.

Daß Empyeme der Highmorshöhle und schwere paradentale Entzündungen. Rötungen und Schwellungen der Wangengegend hervorrufen können, die dem Erysipel sehr ähnlich sind, ist bekannt. Auch können schwere Stomatitis aphtosa und Maul- und Klauenseuche des Menschen derartige Schwellungen der Lippen und Wangen hervorrufen, daß man sie anfangs für Erysipel halten kann

Empyem der Highmors-höhle.

Auch bei Milzbrand kommen besonders in der Augengegend erysipelartige Schwellungen vor. Doch ist die entzündliche Infiltration meist stärker als beim Erysipel. Sobald sich eine Pustula maligna entwickelt hat, ist eine Verwechs-lung kaum noch möglich. Auch können bei Rotz solche Schwellungen im Bereich des Gesichtes vorkommen. Ein Irrtum ist so gut wie ausgeschlossen, wenn man auf die meist vorhandenen Rotzpusteln und Rotzknoten achtet. Die Sero-diagnose des Milzbrandes ist zur Zeit noch unsicher. Dagegen hat sich bei Rotz die Komplementbindungsreaktion diagnostisch bewährt (LÜHRS).

Milzbrand und Rotz.

Die Schleimhauterysipele des Rachens, die oft sich nur durch die Klagen des Kranken über Schmerzen und Schluckbeschwerden verraten und bei denen man nur eine Rötung und Schwellung sieht, können ganz plötzlich zum Glottisödem führen, wenn das Erysipel in den Kehlkopf hinabsteigt. In seltenen Fällen hat man auch erysipelatöse Pneumonien beobachtet (O. KÖRNER).

Daß es auf der erysipelatösen Haut häufig zu Blasenbildung und sogar zu nekrotischen Prozessen kommt, sei vermerkt. Endlich sei erwähnt, daß bei ungenügender Untersuchung die oft tödlichen „Schlußerysipele" bei hydropischen Kranken, die sich besonders an den Unterschenkeln (oft nach therapeutischen Punktionen) entwickeln, leicht übersehen werden können.

6. Fleckfieber.

Das Fleckfieber war eine in Deutschland erloschene Krankheit. Erst im Weltkrieg lernten wir es wieder kennen. Wir wissen heute, daß das Fleckfieber ausschließlich durch Läuse übertragen wird (NICOLLE). Nicht nur durch Biß bzw. Stich der Kleiderlaus, sondern auch durch Verschmierung von Läusekot und Inhalation von läusekothaltigem Staub kann Fleckfieber übertragen werden (H. WIRTZ [1]).

Amerikanische Autoren, PLOTZ, OLITZKY und BAEHR, sprachen einen anaerob wachsenden Bacillus, der auch durch Fleckfieberserum agglutiniert wurde, als Erreger an. Für die Fälle von BRILLs Disease und mexikanischem Typhus, bei uns unbekannten Erkrankungen, die fleckfieberähnlich verlaufen, scheinen ihre Befunde richtig, ob für das europäische Fleckfieber jedoch, ist sehr zweifelhaft. Als Erreger des letzteren nimmt man heute kleine rundliche oder ovale Gebilde an, die RICKETTS im Darminhalt von Läusen und PROWAZEK im Blute des Menschen gefunden hatten, Rickettsia Prowazeki. Man findet sie im Blute der Kranken bereits im Beginn des Leidens, besonders in den Leukocyten.

Außerdem haben wir in der WEIL-FELIXschen Reaktion eine diagnostisch zuverlässige serologische Probe kennengelernt.

STEINER und VITECEK gelang es, aus dem Urin von Fleckfieberkranken einen Proteus zu züchten, den später als Proteus X bezeichneten, der mit dem Serum von Fleckfieberkranken eine spezifische Agglutinationsreaktion gibt. WEIL und FELIX haben diesen Bacillus und seine Eigenschaften genauer studiert [2] und ihre Reaktion in die Praxis eingeführt. Die WEIL-FELIXsche Agglutinationsprobe wird am Ende der ersten Woche positiv und steigt nach der Entfieberung noch höher an, was diagnostisch bedeutsam ist. Als beweisend gilt ein Agglutinationstiter von 1 : 200 an.

Für die Bedürfnisse des Krieges haben EYER und BRIX [3] eine orientierende Probeagglutination als diagnostischen Schnelltest angegeben: statt gläserner Objektträger benutzen sie Papierfolien, auf denen das Testreagens bereits angebracht ist und dann nach Anfeuchtung mit Wasser und Beschickung mit einem Blutstropfen des Kranken verwendet wird. Die Resultate können bereits nach 3 Minuten abgelesen werden.

Als „atypische WEIL-FELIX-Reaktion" hat ZERBE [4] solche bezeichnet, bei der nach Schütteln des Bodensatzes die Flüssigkeit gleichmäßig trübe ist, im Agglutinoskop aber feinste Flockung (1:400) auftritt.

Erwähnt sei auch, daß Fleckfieberkranke auf einer Impfung mit einer aus dem Proteus X hergestellten Vaccine fast stets die lokale entzündliche Reaktion vermissen lassen, die Gesunde und an anderen Krankheiten Leidende fast regelmäßig zeigen [5]. Man hat diese, der Hautreaktion von DICK und SCHICK analoge Probe mit dem Impfstoff „Exanthin" besonders zu epidemiologischen Zwecken angewandt und festgestellt, daß außer Fleckfieberkranken und -rekonvaleszenten auch Menschen, die bis vor 4 Jahren Fleckfieber überstanden hatten, negativ reagierten [NEMSCHILOW [6], FLECK [7]].

Inkuba-
tionszeit. Das Fleckfieber hat eine Inkubation zwischen 12 und 30 Tagen. Es beginnt zwar oft akut aus voller Gesundheit mit Schüttelfrost und Fieber. Sehr häufig aber gehen dem hohen Fieber doch schon geringere Fieberbewegungen 1 oder 2 Tage voraus, während die Patienten schon subjektive Beschwerden haben, und erst dann steigt unter einmaligem oder wiederholtem Schüttelfrost die Temperatur steil an. Gelegentlich kommen wohl kürzere Inkubationen vor.

MATTHES beobachtete z. B. folgendes Vorkommnis: Im Lazarett lagen zwei Scharlachkranke, die seit Wochen isoliert waren, als Rekonvaleszenten. Ein Kollege hatte auf einer anderen Abteilung einen schuppenden Kranken gefunden und diesen für einen abgelaufenen Scharlach angesprochen. Er legte ihn zu den Rekonvaleszenten. Von diesen erkrankte der eine am zweiten, der andere am fünften Tage an Fleckfieber.

---

[1] H. WIRTZ, Zentralbl. inn. Med. 1942. S. 473.   [2] WEIL und FELIX, Wien. klin. Wochenschr. 1916. Nr. 2.   [3] EYER und BRIX, Dtsch. Mil.-Arzt 1943. S. 193.   [4] ZERBE, Dtsch. Gesundheitsw. 1946, S. 331.   [5] FRIEDBERGER u. VAN DER RIES, Münch. med. Wochenschr. 1919. Nr. 38.   [6] NEMSCHILOW, Klin. Wochenschr. 1934, S. 59.   [7] FLECK, Klin. Wochenschr. 1934, S. 303.

Die Kranken klagen im Beginn über große Abgeschlagenheit, sind oft auch psychisch verstimmt. Außer heftigen Kopfschmerzen und Schwindelgefühlen wurde am häufigsten über Schmerzen in den unteren Abschnitten der Brust bzw. den oberen des Bauches geklagt. Die Schmerzen wurden mitunter doppelseitig, meist aber einseitig links angegeben. Sicher waren es vielfach Milzschmerzen, denn auch die Palpation erwies das Organ als druckempfindlich. Oft wurden Glieder- und Gelenkschmerzen angegeben, und zwar scharf lokalisiert, wie z. B. heftige Schmerzen im linken Knie. Mitunter werden Rücken- und Brustmuskeln, in denen spontane Schmerzen bestehen, sehr druckempfindlich. Bei einer Epidemie unter russischen Gefangenen klagten fast alle Kranken über Schmerzen in den Unterschenkeln. Dabei waren die Waden so druckempfindlich, daß man zunächst an Recurrens denken mußte. Manchmal werden auch Kreuzschmerzen geklagt. Außerdem werden oft Klagen von seiten der Respirationsorgane, z. B. Heiserkeit, Husten geäußert. Verhältnismäßig selten war Erbrechen, öfters dagegen eine Angina, mitunter sogar eine solche mit schmierig-eitrigem Belag, die heftige Schlingbeschwerden hervorrief. Diarrhoen wurden wiederholt gesehen, auch solche mit blutigen Entleerungen; vielleicht handelte es sich dabei um Mischinfektionen mit Ruhr.

Nach dem Fieberanstieg haben viele Kranke ein typisches Aussehen. Das *Allgemeineindruck.* Gesicht ist gerötet, leicht gedunsen, besonders an den Augenlidern. Es bestehen Conjunctivitis mit Schmerzen, Lichtscheu und lebhafter Injektion, so daß es oft zu deutlicher Chemosis kommt (Kaninchenauge). Andere Kranke erwecken den Eindruck eines Typhus- oder Pneumoniekranken; auch tritt bisweilen Herpes labialis auf. Diese Ähnlichkeit kann noch dadurch verstärkt werden, daß die Kranken auffällig beschleunigt atmen. Wenigstens zeigten die Kranken bei einer von MATTHES beobachteten Epidemie (Russen) fast sämtlich diese Polypnoe. Bei deutschen Kranken wurde sie dagegen nicht beobachtet. Ganz unregelmäßige Amung hat auch GANTER beschrieben[1]).

Die Zunge der Kranken ist bei schweren Fällen stark, bisweilen fast schwärzlich belegt, zeigt aber nicht das für Typhus kennzeichnende Freibleiben der Spitze und Ränder. Oft besteht eine Angina, die sich mit kleinen roten Flecken auf das Zäpfchen und die Schleimhaut des harten Gaumens fortsetzt. Ganz gewöhnlich ist eine mehr minder ausgesprochene Bronchitis; oft sind die Kranken auch heiser. Der Puls ist meist der Fieberhöhe entsprechend be- *Puls.* schleunigt, weich und voll, seltener relativ verlangsamt. Bei einer Epidemie unter russischen Gefangenen war die Pulsverlangsamung direkt auffällig. Gleichzeitig trat aber eine erhebliche Labilität des Pulses als Zeichen der Kreislaufschwäche auf. So hatte z. B. ein Kranker bei einer Temperatur von 40° nur gegen 99 Pulse. Es genügte aber schon das Aufrichten im Bett, um die Pulszahl auf 140 zu treiben. Die untenstehende Kurve demonstriert dieses Verhalten. Zunächst besteht Pulsverlangsamung, die später mit der Verschlechterung des Kreislaufs einer Frequenzsteigerung Platz macht, um dann bis in die Rekonvaleszenz mit der Temperaturkurve wieder parallel zu gehen.

Der Leib ist meist nicht aufgetrieben. Meteorismus ist seltener als beim Typhus. Die Milz ist in zwei Dritteln der Fälle deutlich palpabel. In einem *Milz.* Drittel der Fälle fehlt die Milzschwellung aber und wird dann auch bei der Obduktion vermißt. ZUELZER[2]) fand bei Fieberbeginn oft beträchtliche Vergrößerung von Leber und Milz, die beide von Tag zu Tag abnahmen und bei der Entfieberung kaum noch vergrößert waren.

Am 4. bis 6. Tage tritt dann das Exanthem auf, also erheblich früher als *Exanthem.* die Roseola beim Typhus. Es kann über den ganzen Körper verbreitet sein,

---

[1]) GANTER, Münch. med. Wochenschr. 1919. Nr. 25.)   [2] G. ZUELZER, Verh. d. Kriegstag. d. dtsch. Kongr. f. inn. Med. Warschau 1916. S. 165.

Gesicht, Rumpf, Extremitäten, und zwar auch die Handteller und Fußsohlen befallen, bisweilen aber auch nur in wenigen Roseolen an Leib und Brust aufschießen. Stets bildet es sich binnen weniger Tage aus und tritt nicht schubweise auf. Im Anfang scheinen die in der Tiefe liegenden Efflorescenzen durch und verleihen der Haut ein eigentümlich marmoriertes Aussehen, auf das MURCHISON zuerst aufmerksam gemacht hat. Das Exanthem ist in den typischen Fällen eine deutliche Roseola, die man am besten mit einer luischen Roseola vergleichen kann, nur daß die Farbe hellrot und nicht kupferrot wie bei Lues ist. Es kann aber auch einer frischen Typhusroseola genau gleichen. Die Farbe bleibt nicht lange hellrot, sie wird dunkler und gleichzeitig livide. Im allgemeinen ist das Exanthem im Gegensatz zum Typhus rein makulös, doch kommen gelegentlich auch papulöse Formen vor. Sehr bald wird aber diese makulöse Roseola hämorrhagisch. MURCHISON hat dies als petechiale

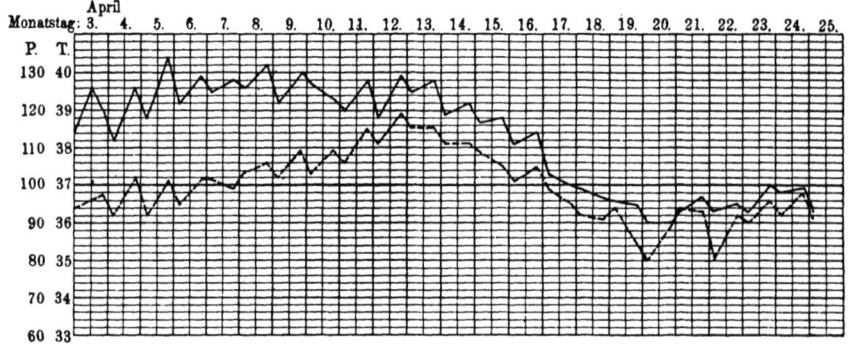

Abb. 31. Fieberkurve bei Fleckfieber.

Umwandlung bezeichnet und als charakteristisch für Fleckfieber angesprochen. Gelegentlich treten auch größere Hämorrhagien in der Haut auf. Diese Petechienbildung und das Hämorrhagischwerden erfolgten meist nach zwei- bis dreitägigem Bestande der Roseola, also anfangs der zweiten Woche.

Miliaria.   Später blassen dann die Petechien ab. Es bleiben bräunliche Flecke zurück. Recht häufig tritt um diese Zeit eine ausgebreitete Miliaria crystallina auf. Endlich kommt es zu einer feinen Schuppung. BRAUER teilte mit, daß man diese Schuppung an dem sog. Radiergummiphänomen schon früh erkennen könne. Streicht man mit dem Finger kräftig über die Haut, so lösen sich feine Schüppchen ab, die Haut sieht aus, als wenn mit einem Radiergummi darüber gefahren wäre. Dieses Symptom ist aber keineswegs für Fleckfieber charakteristisch; es findet sich auch bei anderen Fieberkrankheiten, wenn die Kranken eine so strapazierte Haut haben, wie Soldaten im Feld. Nicht immer ist das Fleckfieberexanthem aber roseolaartig, es kann viel größer fleckig sein und dann einem Masernexanthem sehr ähnlich werden. MATTHES hat derartige Fälle beobachtet; in einigen war das masernähnliche Exanthem, das schon am zweiten Tage nach Fieberbeginn auftrat, von auffälliger Flüchtigkeit, es kam und ging innerhalb von 2 Stunden, hielt sich aber an verschiedenen Stellen in gyrusartigen Figuren etwas papulös 3 Tage. Es traten dann an seine Stelle kleine Hautblutungen. KOPLIKsche Flecke waren nicht vorhanden, dagegen einige kleine Blutungen am weichen Gaumen. In einem anderen Fall trat ein makulöser, masernähnlicher Ausschlag, der später keine petechiale Umwandlung zeigte, erst am fünften Tage auf. Meist lassen diese masernähnlichen Ausschläge das Gesicht frei.

Von weiteren Hautveränderungen erwähne ich die von HAUSMANN beschriebene Gelbfärbung der Hohlhände und die schmutzige, gelbliche Pigmentierung der Haut nach Abklingen des Exanthems (BRINKMANN [1]). BRINKMANN bestätigt übrigens die Häufigkeit
eines punktförmigen hämorrhagischen Exanthems am weichen Gaumen, das bereits am
1. Krankheitstage auftritt, um bis zum 4. völlig zu verschwinden. Er betont auch die
Brauchbarkeit des DIETZschen Phänomens der Provokation des Fleckfieberausschlags
durch den RUMPEL-LEEDE-Versuch.

Der Fleckfieberausschlag in seiner Roseolaform unterscheidet sich von den
Typhusroseolen erstens durch die Zeit seines Auftretens, er tritt früher auf
(4. bis 5. Tag gegen 9. Tag), zweitens dadurch, daß er sich binnen weniger
Tage voll entwickelt, während bei Typhus die Roseolen in wiederholten Schüben
auftreten. Die Ausbreitung des Ausschlages ist kein sicheres Unterscheidungsmittel. Denn es kamen während des Weltkrieges in Polen Typhen mit sehr ausgebreiteter Roseola vor. Allerdings befällt die typhöse Roseola niemals, wie das
Fleckfieber, Fußsohle und Hohlhand. Andererseits kann aber, wie schon betont,
der Fleckfieberausschlag sehr spärlich sein. Unterschiede in der Lokalisation
gegenüber dem Typhus (bei Fleckfieber mehr die Brust, bei Typhus der Bauch)
sind also nicht immer maßgeblich. WEISZ und HANFLAND [2] stellten Unterschiede
zwischen den verschiedenen Exanthemen und zwischen Typhus- und Fleckfieber-
roseole fest. Die masernähnlichen Ausschläge können um so eher zu Verwechslungen mit Masern führen, als sie zu derselben Zeit auftreten und sogar die
Fieberkurve in der Zeit des Aufschießens einen kleinen Knick nach unten zeigen
kann. Der akute Beginn mit Schüttelfrost, das Fehlen der KOPLIKschen Flecke,
die Schwere des Krankheitsbildes, namentlich die Benommenheit des Fleckfieberkranken schützen vor einer Verwechslung. Dagegen kann es schwer sein, das
Fleckfieberexanthem von den bei manchen Formen des Paratyphus auftretenden Hautausschlägen zu unterscheiden. Hier entscheidet aber dann die bakteriologische und serologische Untersuchung. Das gleiche gilt von dem seltenen
initialen hämorrhagischen Exanthem des Typhus, das ich in einer Epidemie
bei Mainz und auch in Rostock beobachtete. Leicht möglich ist auch eine
Verwechslung mit den Initialrashes der Pocken; doch schützt die kennzeichnende Lokalisation der Rashes an den Beinen und Schenkel- und Armbeugen
davor. Einige Male hat im Feld auch die Abgrenzung des Fleckfiebers von
der Trichinose Schwierigkeiten gemacht. Die Trichinose kann in der Tat
wegen der Gedunsenheit des Gesichtes und der Lidödeme dem Fleckfieber
im Beginn sehr ähnlich sehen, zumal fleckfieberähnliche Exantheme bei ihr
vorkommen und die Magendarmstörungen fehlen können. Die exzessive Bluteosinophilie der Trichinose ist aber dem Fleckfieber nie eigen.

Man hat auch die histologische Untersuchung der Fleckfieberroseola differentialdiagnostisch verwendet (A. DIETRICH [3]). Bei dieser findet man — im Gegensatz zur Typhusroseola — dicke Infiltrate um Arteriolen der oberen Hautschicht, außerdem Gefäßwand-
schädigung (hyaline Aufquellung der Wand bis zu völliger scholliger Nekrose mit Ausfüllung
der Lichtung durch feinkörnige Massen, adventitiale Zellwucherung ebenfalls mit Ver-
quellung und schollligem Zerfall).

Endlich kann auch die Differentialdiagnose gegenüber der epidemischen
Meningitis schwierig sein, wenn diese mit fleckfieberähnlichen Exanthemen
verläuft. Die Spinalpunktion bringt nur dann eine sichere Entscheidung, wenn
der Nachweis der Meningokokken gelingt; denn ein entzündlicher Liquor kann
auch bei Fleckfieberkranken angetroffen werden. Das Schlammfieber schien
früher eine dem Fleckfieber ähnliche Erkrankung. Neuere Erfahrungen haben
jedoch gezeigt, daß es sich beim Schlammfieber um eine der WEILschen Krankheit verwandte Spirochätose handelt (KATHE, UHLENHUTH u. a.).

Margin notes: Verwechslung mit Typhus. — Mit Masern — Mit Paratyphus. — Mit Pocken. — Mit Trichinose. — Mit epidemischer Meningitis. — Schlammfieber.

[1]) J. BRINKMANN, Med. Welt 1942. S. 971. [2]) WEISZ und HANFLAND, Münch. med.
Wochenschr. 1918. Nr. 23. [3]) A. DIETRICH, Münch med. Wochenschr. 1942. S. 395.

Stauungs-
phänomen.

Das beim Scharlach schon beschriebene RUMPEL-LEEDEsche Phänomen läßt sich auch beim Fleckfieber gewöhnlich sehr deutlich und frühzeitig (bereits vor Ausbruch des Exanthems) hervorrufen.

Fieber.

Das Fieber bei Fleckfieber hält sich je nach der Schwere des Falles verschieden lange hoch, fällt aber meist gegen den 12. Tag. Es zeigt geringere Neigung zu Remissionen wie der Typhus, ein Stadium der amphibolen Kurven ist meist nicht ausgesprochen. Der Abfall vollzieht sich verschieden, gewöhnlich nicht kritisch, aber doch rascher als beim Typhus.

Blutbefund.

Differentialdiagnostische Bedeutung hat der Blutbefund bei Fleckfieber.

Nach MATTHES findet sich auf der Höhe der Krankheit in rund 80% eine mäßige Leukocytose mit ausgesprochener Neutrophilie und Eosinopenie. Stets beobachtet man dabei Linksverschiebung der Neutrophilen. Im allerersten Beginn besteht dagegen Leukopenie. Die Zahlen bewegen sich später meist zwischen 8000 und 15 000, höhere Werte kommen vor, bis zu 25 000, sind aber selten und betreffen nur schwere Fälle. In späteren Stadien der Erkrankung bleiben die Gesamtzahlen bis weit in die Rekonvaleszenz hinein noch hoch. Die Zahl der Polynucleären sinkt dann bis zu 50%, die der Lymphocyten (vorwiegend der kleinen Lymphocyten) steigt entsprechend, und durchschnittlich etwa 3 Wochen nach der Entfieberung setzt eine Eosinophilie ein, die bis zu 9% betragen kann. Sie sinkt in einigen Wochen wieder auf normale Werte ab. In etwa 20% der Fleckfieberfälle finden sich niedrige Zahlen und in einigen, besonders den mit masernähnlichen Ausschlägen, Zahlen bis zu 4000 herunter. Dabei ist aber stets eine Polynucleose während des Fiebers vorhanden. Man findet in den Lymphocyten in etwa 50% der Fälle azurophile Körnelung bei Doppelfärbung (JENNER, GIEMSA), so daß auch darin eine Ähnlichkeit mit den Masern besteht. V. SCHILLING legt besonderen Wert auf das „bunte Blutbild" (Auftreten TÜRKscher Reizformen, Plasmazellen und starke regenerative Kernverschiebung). Der Blutbefund gestattet also im allgemeinen eine ziemlich sichere Abgrenzung gegenüber dem Typhus. Zahlen unter 4000 dürften an sich gegen Fleckfieber sprechen, aber auch bei den 20% der Fleckfieberfälle mit Zahlen zwischen 4000 und 9000 spricht die Polynucleose gegen Typhus. Auch die Senkungsgeschwindigkeit der Roten unterscheidet Fleckfieber von Typhus. Bei ersterem fand sie stets beschleunigt, bei letzterem — wenigstens im Beginn — meist normal oder niedrig.

Der weitere Verlauf des Fleckfiebers ist gekennzeichnet einmal durch die oft tödliche Kreislaufschwäche und durch die schweren Erscheinungen von seiten des Nervensystems. Die erstere äußert sich in einem oft auffallend

Blutdruck. niedrigen Blutdruck (MUNK). Häufig kommt es zu Venenthrombosen und
Gangrän.   nicht selten zu Gangrän der Füße, besonders, wenn diese vorher leichte Er-
Nasen-   frierungen durchgemacht hatten. Nasenbluten — wohl auch als Ausdruck
bluten.   der Gefäßschädigung — kommt oft vor.

Perakuter
maligner
Verlauf.

Besonders schwer tritt die Kreislaufschwäche bei den malignen, stürmisch innerhalb von 2—4 Tagen zum Tode führenden Fällen auf, wie sie u. a. J. MRUGOWSKY[1]) mitgeteilt hat. Kennzeichnend für diese Fälle war, daß das Exanthem sofort petechial auftrat. Leber und Milz waren vergrößert, Ikterus fehlte. Das Fieber war bei manchen nur gering (Kollapstemperatur). Der Tod erfolgte bei tiefer Bewußtlosigkeit im Kreislaufkollaps.

Von neurologischen Symptomen ist vor allem für schwere Fleckfieberfälle charakteristisch, daß sich die Benommenheit noch weit in die fieberfreie Zone fortsetzt, so lange, wie wohl bei kaum einer anderen Erkrankung. Demgemäß beobachtete ich auch auffallend lang dauernde retrograde Amnesie bei solchen Benommenen. Anscheinend sind diese anhaltende Benommenheit und auch die noch zu erwähnenden motorischen Reiz- und Lähmungserscheinungen bedingt durch kleine Herde im Gehirn, die infolge von Gefäßveränderungen zustande kommen, welche den von FRÄNKEL in den Fleckfieberroseolen beschriebenen entsprechen[2]). MATTHES fand übrigens bei Sektionen Fleckfieberkranker wiederholt ausgesprochene eitrige Leptomeningitiden. Auch die Spinal-

Spinal-
flüssigkeit. punktion auf der Höhe des Fiebers ergab in einigen Fällen zwar klaren Liquor,

---

[1]) J. MRUGOWSKY, Med. Klin. 1942. S. 221.   [2]) JARISCH, Dtsch. Arch. f. klin. Med. Bd. 126.

aber positiven Nonne und Lymphocytose. In anderen Fällen war das Punktat leicht trüb. Der Druck war verschieden, jedenfalls nicht immer erhöht. Auch PFEIFFER fand in Fällen mit Meningismus meist Eiweißvermehrung, positiven Nonne-Apelt, Pandy und mäßige Pleocytose. Die WEIL-FELIX-Reaktion im Liquor war stets negativ.

R. LEMKE[1]) hat bei 150 Fleckfieberkranken den Liquor untersucht und in 78 Fällen pathologische Befunde erhoben: Eiweißerhöhung und Pleocytose meist mäßigen Grades und positive Mastixkurve. Pathologische Liquores waren auch in manchen Fällen, deren Krankheit $1/2$ Jahr und länger zurücklag, zu finden und kennzeichnen die „neurasthenischen" und vegetativen Störungen so mancher Rekonvaleszenten als organisch bedingt.

Die Benommenheit bringt es mit sich, daß die Kranken den Urin oft nicht spontan entleeren; es kommt dann zu einer Ischuria paradoxa. Man muß also stets die Füllung der Blase sorgsam beachten.

Außer der Benommenheit findet man bei Fleckfieber ganz gewöhnlich allerlei schreckhafte Delirien, die den Kranken oft aus dem Bett treiben. Nicht selten *Delirien.* sind auch tikartige Zuckungen in verschiedenen Gebieten, besonders in dem des Facialis. Auch die herausgestreckte Zunge zittert stark. Dieses Zittern und Zucken erschwert auch das Sprechen. Bisweilen findet man auch Fußklonus und vorübergehende Lähmungen von zentralem Charakter. MATTHES beobachtete einmal eine gekreuzte Lähmung (am Facialis der einen, an Arm und Bein der anderen Seite), die nach kurzer Zeit verschwand. F. MUNK[2]) fand eigenartige Muskelhemmung und Flexibilitas cerea in der zweiten Woche ziemlich oft bei Fleckfieberkranken. Auch SCHITTENHELM[3]) betont, daß besonders die Stammganglien bei Fleckfieber erkranken und dementsprechend pallidostriäre Symptombilder auftreten. Auch ich beobachtete einen an Parkinsonismus erinnernden Rigor der gesamten Muskulatur bei einem tödlichen Fall. In seltenen Fällen kommen auch Fleckfieberhemiplegien kapsulären Ursprungs vor (SCHITTEN-HELM). Gelegentlich bleiben aber auch peripherische Lähmungen, z. B. eine *Läh-* Peroneuslähmung, zurück. In der Rekonvaleszenz sieht man oft längere Zeit *mungen.* anhaltende Wahnvorstellungen, die anscheinend aus der Fieberperiode persistieren und sich erhalten, wenngleich die Kranken im übrigen schon vollkommen wieder orientiert sind. Auch Sprachstörungen, namentlich amnestischer Art, beobachtete MATTHES mehrfach in der Rekonvaleszenz. Überhaupt finden sich sehr oft organisch-neurologische Veränderungen noch lange Zeit nach Überstehen der Erkrankung.

R. LEMKE hat solche in 91 Fällen (von 150 Soldaten) noch nach 4—12 Monaten festgestellt, meist Reflexdifferenzen, spastische Reflexe, Areflexie, Pupillenstörungen, Nystagmus, Hypästhesien, ROMBERGsches Phänomen, Paresen des Facialis oder Hypoglossus u. a. m. In 32 Fällen überwogen in diesen Fällen neuritische Symptome, in 76 weiteren Fällen cerebrale und spinale Störungen. Die klinischen und Liquorbefunde von R. LEMKE sind sehr bedeutsam für die Diagnose der Spätschäden nach Fleckfieber.

Ziemlich häufig ist, wie bei Typhus, zentrale Schwerhörigkeit mit günstiger *Schwer-* Prognose; bei spezialistischer Untersuchung fanden sich ausgesprochene Ton- *hörigkeit.* lücken. Ziemlich oft sieht man während der Erkrankung Bronchopneumonien und exsudative Pleuritis.

Septische Komplikationen, wie eitrige Parotitiden, Kehlkopfperichondritiden sind nicht selten. Im allgemeinen dürfte aber JÜRGENS recht haben, wenn er das Bild des Fleckfiebers als eintöniger als das des Typhus bezeichnet.

Auf der Höhe des Fiebers findet man häufig febrile Albuminurie. Sehr selten sind die Nieren erheblicher erkrankt. Auch SCHITTENHELM beobachtete nur einige Male rasch vorübergehende hämorrhagische Nephritis.

[1]) R. LEMKE, Med. Klin. 1944. S. 470 u. f. [2]) F. MUNK, Verhandl. d. Kriegstag d. deutsch. Kongr. f. inn. Med. Warschau 1916, S. 139. [3]) A. SCHITTENHELM, Handbuch von BERGMANN u. STAEHELIN, 3. Aufl., Bd. I. S. 985.

Farb-
reaktion
des Urins.
E. WIENER [1]) hat eine Farbreaktion im Harn von Fleckfieberkranken als diagnostisch beweisend beschrieben. Meine Mitarbeiterin I. SYNWOLD [2]) fand jedoch, daß diese Reaktion auch bei Typhus, Tuberkulose, Masern u. a. m. positiv ausfällt, also diagnostisch wertlos ist.

Abortive
Formen.
Große diagnostische Schwierigkeiten machten früher die leichten und abortiven Fleckfieberfälle. Schon HEINR. CURSCHMANN gab an, daß bei Wärtern und anderen Personen der Umgebung von Fleckfieberkranken nicht selten schwer deutbare, leichte Fiebererkrankungen vorkämen, die er als abortives Fleckfieber ansprach. Die Fälle sind auch darum diagnostisch schwierig zu beurteilen, weil bei ihnen das Exanthem sehr flüchtig sein oder gar fehlen kann. K. LUTZ [3]) beobachtete 16 Leichtkranke ohne jeden Ausschlag. Leichte abortive Fleckfieberfälle kommen also ohne Zweifel (vor allem bei Kindern, Jugendlichen und besonders bei von jeher Verlausten) vor. Heute sind diese abortiven und uncharakteristischen Fälle durch die WEIL-FELIX-Reaktion diagnostisch sicher zu erfassen. Auch ich habe derartige Fälle von „grippeartigem", harmlosem Fieber in der Umgebung von Fleckfieberkranken erlebt, deren richtige Diagnose durch den positiven Weil-Felix gestellt werden konnte.

Als BRILLSche Krankheit hat man in USA. sporadisch auftretende, durch Rattenflöhe übertragene Fleckfieberfälle von auffallend mildem Verlauf bezeichnet. H. MOSER und W. LÖFFLER [4]) stellten fest, daß es sich in solchen Fällen auch um eine Zweiterkrankung eines Menschen an Fleckfieber handeln kann, der vor Jahren die Infektion schon einmal durchgemacht hatte.

Wichtig war endlich die Wirkung der Schutzimpfung auf den Verlauf der Krankheit. Die Fleckfieberschutzimpfung hat, wie die gegen Typhus, eine Milderung des Krankheitsbildes bei den trotz der Impfung später Erkrankten bewirkt. PFEIFFER beobachtete bei Schutzgeimpften keinen einzigen Todesfall. Bei Geimpften kamen meist mitigierte, bisweilen aber auch schwere Erkrankungen vor. Komplikationen wurden durch die Impfung nicht verhindert. Das Exanthem kann bei Geimpften sehr frühzeitig auftreten. Mitigierte Fälle sah PFEIFFER übrigens besonders bei Leuten mit starkem Läuseekzem. Auch EYLER [5]) berichtet über abgekürzten und gemilderten Verlauf mit wesentlich geringerer Beteiligung des Zentralnervensystems und Kreislaufs bei Schutzgeimpften, von denen auch keiner an der Seuche starb.

Da das Fleckfieber eine Erkrankung der Unkultur ist, so darf es nicht wundernehmen, daß Mischinfektionen mit anderen Erkrankungen der Unkultur, z. B. Recurrens, beobachtet wurden.

7. Pocken, Windpocken und pockenähnliche Ausschläge.

Das Krankheitsbild der Pocken muß ausführlicher geschildert werden, weil die meisten Ärzte Pocken heute nicht mehr sehen. Die Pocken haben ein
Inkuba-
tionszeit.
Inkubationsstadium von 11 bis 13 Tagen. Geringe Abweichungen nach unten und oben kommen vor; besonders sollen die hämorrhagischen Pocken oft ein kürzeres Inkubationsstadium zeigen. Jedenfalls ist das Inkubationsstadium der Pocken erheblich länger als das der Impfblattern, dagegen ebensolang oder kürzer als das der Varicellen.

Diese Länge des Inkubationsstadiums ist für die Anamnese wichtig. Im allgemeinen sind die Pocken in Deutschland erloschen und kommen nur eingeschleppt vor. Es ist also a priori schon unwahrscheinlich, daß ein pockenähnlicher Ausschlag echten Pocken entspricht, wenn die betreffende Person keine Gelegenheit gehabt hat, sich zu infizieren. Die eingeschleppten Pockenfälle, die MATTHES sah, waren auf Orientvergnügungsreisen erworben. Ich

[1]) E. WIENER, Münch. med. Wochenschr. 1917. Nr. 21.   [2]) I. SYNWOLD, Münch. med. Wochenschr. 1917. Nr. 32.   [3]) K. LUTZ, Münch. med. Wochenschr. 1942. S. 207.   [4]) Moser und LÖFFLER, Schweiz. med. Wochenschr. 1946. S. 150.   [5]) EYLER und Mitarbeiter, Zeitschrift Hyg. Bd. 122, 1940, S. 702.

beobachtete eine kleine Epidemie bei spanischen Apfelsinenhändlern in Mainz, die nicht revacciniert waren. Auch durch Lebensmittel, Kleider u. a., die von Pockenpatienten an Gesunde gesandt werden, können Infektionen hervorgerufen werden. Eine genaue Anamnese ist also bei jedem verdächtigen Fall unerläßlich, um die Infektionsquelle festzustellen.

Im Krankheitsbild der echten Pocken unterscheidet man die Variola vera, die ausgebildete schwere Form, und die Variolois, die leichte Form, die namentlich bei geimpften Menschen mit nicht mehr vollständigem Impfschutz auftritt.

Die Variola beginnt hoch fieberhaft, oft mit Schüttelfrost, ganz plötzlich Allgemein-scheinbar aus voller Gesundheit heraus. Die Kranken klagen über Kopf- und eindruck. Kreuzschmerzen, hier und da auch über allgemeine Glieder- und Gelenkschmerzen. Häufig ist auch Brechreiz, trockene belegte Zunge, Foetor ex ore. Nicht selten treten in den Anfangsstadien bereits delirante Zustände auf; kurz, man hat den Eindruck einer beginnenden schweren Infektionskrankheit.

Außerordentlich kennzeichnend sind die regelmäßig vorhandenen, schon mehrfach erwähnten, initialen Rashes, die gleichzeitig mit dem Fieber oder Rashes. jedenfalls sehr bald nach dem Fieberbeginn sich entwickeln. Man kann morbillöse, scarlatinöse und petechiale Ausschläge unterscheiden. Sie kommen aber meist kombiniert vor, so daß ein Kranker zwei oder sogar alle drei Formen der Rashes zeigt. Die masernähnlichen Formen bevorzugen in ihrem Sitz die Unterschenkel, die seitlichen Brust- und Bauchwände, bei Frauen auch die Mammae. Doch verschonen sie auch das Gesicht nicht. Oft sind sie dort deutlich papulös, jedenfalls stärker papulös als die Masern. Die scharlachähnlichen und die petechialen Rashes finden sich im Schenkeldreieck und in der Umgebung der Achselhöhle, seltener an den Beinen.

Die übrige Haut bei Variola ist succulent, die Wangen sind gerötet, so daß die Kranken beim ersten Ansehen Pneumoniekranken ähneln.

Der Puls ist frequent, aber nicht stärker, als es der hohen Temperatur ent- Puls spricht (etwa 120 bis 140). Eine Milzschwellung ist nicht regelmäßig und wird und Milz. oft gerade bei schwersten Fällen vermißt. Gelegentlich sind meningitisähnliche Symptome, namentlich Nackensteifigkeit vorhanden. Meist tritt eine leichte Angina auf, ohne Beläge, nur mit einer fleckförmigen Rötung des Rachens.

Sehr kennzeichnend ist der Fieberverlauf (s. Kurve). Am dritten Tage Fieber-sinkt die Temperatur meist ziemlich steil ab, in leichten Fällen bis zur Norm, verlauf. in den schwereren immerhin um 1—2 Grad. Während des Absinkens der Temperatur lassen zwar die fieberhaften Infektionserscheinungen, der Kreuzschmerz, der Kopfschmerz usw. nach, aber es schießt das eigentliche Pockenexanthem auf, bzw. die Rashes gehen in die Pocken über. Die Pocken verhalten sich also anders als jede andere Infektionskrankheit, da das charakteristische Exanthem gleichzeitig mit einer Temperatursenkung sich entwickelt. Nur bei Denguefieber und Röteln kann ein masernähnliches Exanthem gleichzeitig mit dem Fieberabfall aufschießen. Die Masern dagegen haben zwar wie die Pocken ein Podromalfieber und gelegentlich gleichzeitige Rashes, aber sie verhalten sich gerade umgekehrt, das Aufschießen des Exanthems ist bei ihnen mit einem jähen Anstieg der Temperatur verbunden.

Die Entwicklung des Exanthems der Pocken geschieht, wie folgt: Zu- Exanthem. nächst schießen infiltrierte, kleine, rote, kegelförmige Knötchen auf, die sich dann sehr rasch (binnen weniger Stunden) in mehrkammerige, kreisrunde Blasen mit infiltriertem Grunde umwandeln. Da die Bläschen mehrkammerig sind, so läuft ihr Inhalt nicht völlig aus, wenn man sie ansticht. Die Bläschen haben einen anfangs klaren, sich rasch eitrig trübenden Inhalt. Gleichzeitig mit der Trübung tritt eine zentrale Dellenbildung (der sog. Pockennabel) auf. Die Eindellung verschwindet aber bei der weiteren Entwicklung

wieder, so daß später die Pocke als halbkugeliges Eiterbläschen erscheint.
Die Pocke fühlt sich stets derb an. Die eitrigen Bläschen können auch platzen
und auslaufen, gewöhnlich trocknen sie im dritten Stadium, dem der Exsikkation, aus, und zwar oft mit sehr starkem Juckreiz. Das Stadium der
Exsikkation tritt etwa am 12. Tage ein, häufig bilden sich dabei kleine
Borken. An Stelle der Pocken bleiben nach Abstoßung der Borken und
Schüppchen zunächst braun pigmentierte Flecke zurück, die dann allmählich
sich in die bekannten Pockennarben umwandeln. Recht häufig verfärben sich
die Pocken durch Blutaustritt und werden dann schwarz. Geschieht dies
mit vielen Pocken, so spricht man von hämorrhagischen oder schwarzen
Blattern. Diese schweren Fälle, die meist schon im Anfang durch eine ausgedehntere scharlachähnliche Röte mit Petechien gekennzeichnet sind (Purpura

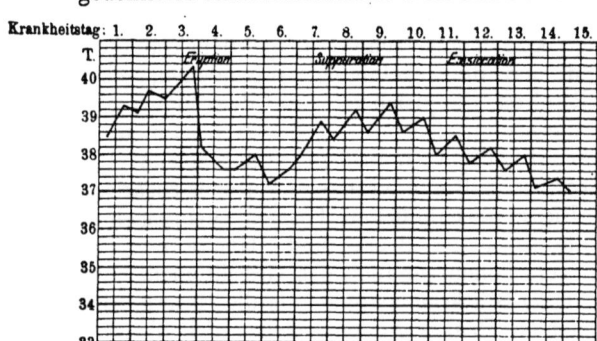

Abb. 32. Fieberkurve bei Pocken.

variolosa), sterben oft, bevor
die Pocken selbst aufschießen.
Die Pocken treten zuerst und
meist am reichlichsten im Gesicht auf, kurz darauf auch an
den Extremitäten. An den
Handtellern und Fußsohlen mit
ihrem straffen Hautgewebe
bilden sie keine Prominenzen,
sie scheinen aber durch die
Haut durch und lassen sich
tasten. Der Rumpf zeigt meist
nur spärliche Pocken, besonders dicht pflegen sie an Stellen
zu stehen, die durch den Druck der Kleider oder sonst irgendwie gereizt sind.
Die Achselhöhle soll regelmäßig frei bleiben. Ganz gewöhnlich sind die Schleimhäute beteiligt. Die Beteiligung der Mund-, Nasen- und Rachenschleimhaut
pflegt den Kranken erhebliche Beschwerden zu machen, die der Conjunctiva
und Cornea ist für das Auge gefährlich. Die Pocken steigen in den Kehlkopf, ja bis in die kleinen Bronchien hinab.

Die Entwicklung der Pocken ist bis zum fünften Krankheitstage vollendet.
Wenn also vielleicht im Aufschießen an einzelnen Körperteilen geringe zeitliche Intervalle bestehen, z. B. zwischen Gesicht und Armen, so weisen doch
mindestens die Pocken an der gleichen Körperregion stets das gleiche Entwicklungsstadium auf. Die Pocken stehen in leichteren Fällen vereinzelt
(Variola discreta), in schwereren konfluieren sie oft, so daß während des
Stadiums der Vereiterung die Haut in eine einzige eiternde Fläche umgewandelt
zu sein scheint (Variola confluens).

Mit der beginnenden Vereiterung der Pocken, also etwa vom fünften Tage
an, steigt dann in allen schweren Fällen die Temperatur wieder und es entwickelt sich das sog. Suppurationsfieber, das sich durch mehrere Wochen
hinziehen kann, in unkomplizierten Fällen aber meist gegen Ende der zweiten
Woche staffelförmig abfällt.

Variolois.   Von diesem kennzeichnenden Verlauf weichen die leichten Fälle, die
Variolois, insofern ab, als bei ihnen der eigentliche Pockenausschlag nicht
die typische Lokalisation innehält, oft nur wenige Pocken überhaupt erscheinen.
Ja es sollen Pockenfälle ohne jede Pocken vorkommen, die natürlich nur
epidemiologisch diagnostizierbar sind. Das Initialstadium kann bei der Variolois
ebenso heftig wie bei schweren Pocken einsetzen; meist ist es aber in allen
seinen Symptomen weniger ausgeprägt. In den letzten Jahren sind in Amerika,
Afrika, aber auch in der Schweiz Epidemien einer der Variolois ähnlichen

Erkrankung mit auffallend leichtem Verlauf beobachtet, die als Alastrim Alastrim.
bezeichnet wird. Ob das Virus mit dem der Pocken identisch ist, läßt sich
noch nicht mit Sicherheit entscheiden (vgl. SOBERNHEIM und ZURUKZOGLU [1]).
Die Pockenimpfung scheint jedenfalls auch gegen Alastrim zu schützen.

In den Epithelien der Variolapustel finden sich Einschlüsse, die GUARNIERIschen Körper- GUARNIERI-
sche Kör-
perchen.
chen. Es sind rundliche, mit Kernfarbstoffen sich stark färbende Gebilde, die von einem
hellen Hof umgeben sind und meist in der Nähe des Zellkerns liegen. Sie sind zwar sicher
nicht die Variolaerreger, aber doch so konstante Gebilde (Reaktionsprodukte der Zelle),
daß man sie diagnostisch benützen kann.

JÜRGENS hat vorgeschlagen, ein Kaninchen mit Pockenbläschen oder Pustelinhalt
in die Cornea zu impfen. Im Laufe von zwei Tagen bilden sich auf der Cornea dann an
den Impfstellen Epithelwucherungen, die als kleine Höcker aus der Cornea heraustreten.
Sie enthalten reichlich GUARNIERIsche Körperchen. Man kann sie im Schnitt nachweisen.
Will man das Auge nicht enukleieren, so genügt es nach v. WASIELEWSKI, in Cocainanästhesie
Material von diesen Höckerchen abzukratzen. PAUL hat vorgeschlagen, die geimpfte Cornea
bereits nach 24 Stunden zu exstirpieren und in Sublimatalkohol zu legen. Es bilden sich
dann makroskopisch erkennbare weiße, runde Trübungen an den Stellen der Epithelwucherungen. Die Einzelheiten dieses Verfahrens sind von GINS [2] beschrieben worden. Sein Vorzug
liegt darin, daß der Arzt nur nötig hat, von einer frischen Pockenpustel (nach Reinigung
derselben mit Alkohol und Wiederverdunsten des Alkohols) Sekret zu entnehmen, dies in
möglichst dicker Schicht ohne Erhitzen auf einem sauberen Objektträger einzutrocknen
und diesen an ein Untersuchungsinstitut einzuschicken.

Das Verfahren beweist bei positivem Ausfall, daß echte Pocken vorliegen. Windpocken
geben die Reaktion nicht. Dagegen versagt das Verfahren in etwa 20% auch bei echten
Pocken, so daß nur der positive Ausfall beweisend ist.

Das eigentliche Pockenvirus erblickt man in einem flüchtigen, filtrierbaren Virus, den
sog. PASCHENschen Körperchen. Man kann diese nur in gut differenzierten, lebenswarm
in Sublimatalkohol fixierten GIEMSA-Präparaten erkennen. Sie stellen sich dann bereits
2 Stunden nach der Impfung als tiefdunkelrote, $1/4$ μ große Körnchen dar, die rasch zu
Hantelformen von etwa doppelter Größe heranwachsen oder zu ausrufungszeichenförmigen
Gebilden. Neuerdings hat PASCHEN Abstriche von einer geimpften Cornea zum Nachweis
der Körperchen benutzt.

Bezüglich des Leukocytenbildes ergibt sich diagnostisch folgendes: Blutbild.

NÄGELI hielt eine Leukocytose mit Vorwiegen der großen einkernigen Zellen für charakteristisch; namentlich erschien ihm das Auftreten von eosinophilen und neutrophilen
Myelocyten, deren Werte bis zu 16% betragen können, im Beginn des pustulösen Stadiums
bedeutsam. Die neutrophilen polynucleären Zellen seien dagegen nach Prozentzahl erheblich,
meist unter 50%, reduziert, wenn ihre Zahl auch noch absolut etwas erhöht sein könne.
Die Zahl der Lymphocyten ist auf wenige Prozente reduziert, die Eosinophilen sind nicht
vermindert. Auch TÜRKsche Reizformen kommen nach NAEGELI vor. In etwa 55% der
Fälle fand er auch Normoblasten. Ähnliche Befunde hat BÄUMLER publiziert, während
KÄMMERER Lymphocytosen fand. BENNECKE endlich hat in den Anfangsstadien Leukopenie und erst in den späteren Stadien Leukocytose festgestellt und nimmt an, daß
das eigentliche Pockenvirus Leukopenie hervorriefe und die spätere Leukocytose Folge
von Sekundärinfektionen sei. Im Knochenmark fand SCHRETZENMAYR [3] starke Vermehrung
der Myelocyten, Reticulumzellen und Plasmazellen.

Differentialdiagnostisch ist ferner folgendes zu beachten: Die initialen Rashes
können, besonders wenn sie wenig ausgebildet sind, übersehen werden. Dann
hat man eben nur die hoch fieberhafte akute Erkrankung vor sich, und Fehldiagnosen sind leicht möglich. Diese Rashes können mit anderen Exanthemen
verwechselt werden. Im allgemeinen wird davor ihre typische Lokalisation, und
der Umstand, daß sie oft in kombinierter Form vorkommen, schützen. Klarheit
bringt natürlich der Fieberverlauf und das Aufschießen der Pocken. Im einzelnen
kann gelegentlich eine Verwechslung mit Scharlach vorkommen. Das Exanthem Verwechs-
lung mit
Scharlach.
des Scharlachs bevorzugt ja auch die Schenkelbeugen. Gegen Scharlach sprechen
aber die starken Kreuzschmerzen, außerdem breitet sich das Scharlachexanthem doch meist rasch aus und bleibt nicht auf die Prädilektionsstellen der Rashes beschränkt. Auch das Aussehen der Rachenorgane ist

---

[1] SOBERNHEIM und ZURUKZOGLU, Dtsch. med. Wochenschr. 1928. Nr. 9. Dort auch die
Literatur. [2] GINS, Dtsch. med.Wochenschr. Nr. 37. 1916 und Zeitschr. f. Hyg. u. Infektionskrankh. Bd. 95, S. 255. 1922. [3] SCHRETZENMAYR, J. trop. Med. a. Hyg. Bd. 41. 1938.

verschieden. Bei Scharlachangina ist die Röte gegen vorn scharf abgesetzt. Bei der Variola ist, wenn überhaupt eine Angina vorhanden ist, diese fleckig und oft sieht man auch schon früh am Gaumen sich Pockenbläschen entwickeln.

Mit Masern. Die Verwechslung mit Masern ist trotz der auch bei diesen gelegentlich auftretenden initialen Rashes wegen der Höhe des Fiebers, wegen der Lokalisation des Ausschlages und endlich wegen des Blutbefundes, kaum denkbar. Endlich fehlen den Pocken die KOPLIKschen Flecke. Bemerkt sei aber, daß ein so erfahrener Kliniker wie HEUBNER bei Erwachsenen im Beginn der Masern, namentlich im Gesicht, dichtstehende Knötchen sah, die beginnenden Pocken sehr glichen. Sie gingen später in ein charakteristisches Masernexanthem über.

Mit Fleck-fieber. Sehr schwierig kann dagegen die Unterscheidung der beginnenden Pocken von den Fleckfieberformen sein, die mit einem masernähnlichen Ausschlag beginnen, zumal da der plötzliche Beginn der Erkrankung, das Aussehen der Ausschläge und ihre Flüchtigkeit sich durchaus gleichen können. Die wenigen Fleckfieberfälle mit masernähnlichem Initialexanthem, welche MATTHES sah, verliefen übrigens mit Leukopenie. Kreuzschmerzen können beim Fleckfieber ebenso intensiv wie bei Pocken sein. Gerade hier wird die Beobachtung des Fieberverlaufs also ausschlaggebend sein.

Mit Menin-gitis epid. Die Abgrenzung gegen anderweitige symptomatische Exantheme, wie die bei Meningitis epidemica, ist meist leicht, außerdem klärt ja die Spinalpunktion stets rasch die Diagnose der Meningitis.

Mit septischem Exanthem. Größere Schwierigkeit kann die Abgrenzung von septischen Exanthemen machen. Namentlich die Petechien kann man mit septischen verwechseln und auch die geringen Pusteln der Variolois für septisch embolische halten.

Mit Varicellen. Sind die Pocken erst ausgebildet, so ist die Diagnose leicht. Natürlich liegt vor allem die Verwechslung mit schweren und ausgebreiteten Varicellen, besonders bei Erwachsenen, nahe. Der Erreger der Varicellen ist noch nicht sicher bekannt; es handelt sich wahrscheinlich um ein ultravisibles Virus (TEZNER[1]). Die früher angenommene Identität zwischen Variola und Varicellen trifft nicht zu. Es besteht nur eine äußerliche Ähnlichkeit in den Hauterscheinungen. Man hat gewisse Unterschiede der Form der echten Pocken und der Windpocken beschrieben. Die Windpocken sollen oft nicht kreisrund sein und meist aus einkammerigen Blasen bestehen, auch fehlt ihnen das infiltrative, kegelförmige Vorstadium, ihr Grund ist nicht infiltriert, sie gehen aus einfachen Roseolaflecken hervor. Ferner ist ihre Verteilung anders. Sie befallen das Gesicht nur spärlich, bevorzugen den Rumpf und verschonen auch die Achselhöhlen nicht. Varicellen bevorzugen also die bedeckten, die Variolen die unbedeckten Körperstellen. Dies trifft zwar alles meist zu. Trotzdem kann es bisweilen schwer sein, die einzelne Efflorescenz der Windpocke von der echten Pocke zu unterscheiden. Die Windpocke gleicht ihr mitunter völlig, sie zeigt den Pockennabel, sie kann auch hämorrhagisch werden. Dagegen ist ein Unterschied darin gegeben, daß die Windpocken meist in mehreren Schüben aufschießen, so daß man mehrere Entwicklungsstadien nebeneinander sieht, vom roten Fleck bis zur ausgetrockneten Pocke. JOCHMANN gibt zwar an, daß bei der Variolois gleichfalls verschiedene Stadien nebeneinander vorkämen. Andere Ärzte haben dies aber nicht bestätigt. Sollten aber einmal Zweifel bleiben, so kann man zunächst die Untersuchung auf GUARNIERIsche Körper veranlassen. PASCHEN hat übrigens mitgeteilt, daß man im Abstrich von frischen Varicellenbläschen stets Riesenzellen fände und daß sich dieser Befund differentialdiagnostisch verwenden ließe. Man wird auch das Blutbild beachten, das bei Varicellen meist anfangs Leukopenie, Lymphocytose und Neutro- und Eosinopenie zeigt, die später in das Gegenteil umschlagen (HEGLER). Wichtig ist bei der Unterscheidung von Variola und Varicellen

---

[1] TEZNER, Ergebn. d. inn. Med. Bd. 41. 1931.

vor allem auch die Anamnese; gegen die erstere Krankheit spricht, daß einerseits ausreichende und erfolgreiche Impfungen vorausgingen und andererseits keinerlei Infektionsquelle feststellbar ist. Übrigens habe ich bei Bangerkrankung gelegentlich einen den Varicellen ähnlichen Ausschlag beobachtet. Über die Beziehungen der Varicellen zum Herpes zoster vergleiche man bei E. HOFFMANN[1]).

Außer den Windpocken kommen auch andere pustulöse Ausschläge differentialdiagnostisch in Betracht. Zum Beispiel gewisse vesiculöse und pustulöse Ausschläge bei Lues; um so mehr, als diese seltenen Formen Fieber bisweilen hervorrufen, das mit dem Suppurationsfieber Ähnlichkeit haben kann. Mit Lues. Bei diesen luischen Ausschlägen finden sich aber gewöhnlich, wie bei den Windpocken, mehrere Entwicklungsstadien nebeneinander. Der Geübte erkennt sie auch an dem eigentümlich kupferigen Aussehen der Knötchen und des Randes der ausgebildeten Pustel. Sie können aber doch Pocken recht ähnlich sehen, namentlich auch Dellung zeigen. Sie' sind aber keine eigentlichen Pusteln, sondern solide Gebilde. Selbstverständlich wird man bei Verdacht auf Lues auch auf andere luische Efflorescenzen, namentlich an Genitalien und Schleimhäuten, nachsehen und die WASSERMANNsche Reaktion anstellen.

Einmal beobachtete ich bei einem gesunden Studenten nach dem Einnehmen von 15 Tabletten Togal in 24 Stunden ein allgemeines variolaähnliches Exanthem, das nach 8 Tagen ohne Narben heilte.

Impetigo und impetiginöse Ekzeme sowie Pemphigus und andere bullöse Dermatosen können gleichfalls Fieber hervorrufen, ihre Efflorescenzen Mit Impetigo. sehen aber nie wie echte Pocken aus.

Möglich ist auch eine Verwechslung mit Rotz, doch sind die Rotzpusteln Mit Rotz. nicht gedellt, sie fühlen sich weicher an als Pocken und haben eine ganz regellose Gruppierung. Meist sind gleichzeitig andere Erscheinungen wie Muskelknoten vorhanden. ORTNER macht auch darauf aufmerksam, daß die Rotzpusteln meist von einem bläulichen Hof umgeben seien.

Die Verwechslung endlich mit einer generalisierten Vaccine, die gelegentlich in der zweiten Woche nach der Impfung auftritt, dürfte schon durch die Mit generalisierter Vaccine. Anamnese, welche die Tatsache der Impfung ergibt, unmöglich sein.

Der weitere Verlauf der Pocken und ihrer Komplikationen gibt zu differentialdiagnostischen Überlegungen kaum Veranlassung. Die häufigsten Komplikationen sind septische, von vereiternden Pusteln ausgehende Abscesse, ferner Bronchopneumonien und bei stärkerer Beteiligung der Larynxschleimhaut auch wohl Glottisödem. Daß die Purpura variolosa noch vor dem Erscheinen der Pocken unter dem Bilde der schwersten Sepsis zum Exitus führen kann, wurde schon erwähnt.

Verschiedenartige Komplikationen von seiten des Nervensystems kommen vor. Man hat Psychosen, relativ häufig Aphasie, aber auch disseminierte Myelitiden beobachtet.

8. Erytheme.

Diagnostische Schwierigkeiten können einige Hautaffektionen machen, die meist unter dem Bilde einer akuten fieberhaften Erkrankung, aber manchmal auch ohne Fieber auftreten. Einige von ihnen verlaufen mit gleichzeitigen Gelenkschwellungen, die dem akuten Gelenkrheumatismus ähnlich sind; auch darin, daß sie bisweilen zu einer Endokarditis führen. Es sind dies das Erythema multiforme und das Erythema nodosum. Das erstere ist trotz seines Namens Erythema multiforme. gewöhnlich ein gut charakterisierter Ausschlag. Es schießen lebhaft rote Papeln auf, die sich rasch bis zu Zehnpfennigstückgröße entwickeln. Sie blassen dann in der Mitte ab, so daß nur noch die Peripherie lebhaft rot bleibt, die zentrale,

---

[1]) E. HOFFMANN, Dtsch. med. Wochenschr. 1926. Nr. 21.

oft etwas eingesunkene Partie dagegen sich livide verfärbt. Durch Zusammenstoßen der Papeln entstehen girlandenförmige Figuren. Wenn im Zentrum
einer bereits vorgeschritteneren Efflorescenz eine neue Infiltration einsetzt,
so können kokardenartige Figuren entstehen. Mitunter kommt es auch zu
zierlichen Bläschenbildungen (Herpes circinatus) oder zu größeren Blasen
(Herpes bullosus). Sehr kennzeichnend ist die Lokalisation. Es werden
entschieden die Streckseiten der Extremitäten bevorzugt, viel seltener wird der
Rumpf und das Gesicht befallen und diese vorzugsweise von den blasenbildenden
Formen. Oft werden die Handteller und Fußsohlen beteiligt. Bei dem straffen
Unterhautbindegewebe dieser Gegenden kommt es meist nur zu mehr in der
Tiefe liegenden, nicht konfluierenden Knötchenbildungen, die große Ähnlichkeit
mit Frostbeulen haben können. Verwechselt kann das Erythema multiforme mit
der Urticaria werden. Doch schützt schon der sehr viel stärkere Juckreiz
bei der Urticaria, ganz abgesehen von ihrem· viel flüchtigeren Verlauf und
ihrer Lokalisation, vor dieser Verwechslung. Das gleiche gilt für die Verwechslung mit Wanzenstichen; außerdem sieht man bei diesen die zentrale Bißstelle. Die Differentialdiagnose gegen das Erythema infectiosum ist bereits
erörtert worden. Dagegen kommen dem multiformen Erythem gleiche Haut-

Serum-
exantheme.

affektionen bei manchen Arzneiexanthemen und bei Serumexanthemen
vor; beide können auch Fieberstöße, die letzteren sogar Gelenkschwellungen
auslösen. Die Serumexantheme selbst treten oft zunächst in Form einer sich
rasch von der Stichstelle aus ausbreitenden Urticaria auf. Diese wird oft abgelöst von flüchtigen, dem Erythema multiforme oder masern- oder scharlachähnlichen Ausschlägen. Meist ist in 2—3 Tagen der Prozeß überwunden. Gelegentlich treten auch anaphylaktische Durchfälle und Kreislaufstörungen auf.
Für die Differentialdiagnose dieser Ausschläge ist die Anamnese, die vorangegangene Seruminjektion oder Verabreichung eines Medikamentes ergibt, entscheidend. Arzneiexantheme treten besonders nach Antifebrilien und Schlafmitteln (Luminal, Veronal) auf. Schwere Hautentzündungen, die mit hohem
intermittierendem Fiebertypus verlaufen und tödlich enden können, werden
nach Salvarsaninjektionen beobachtet. Es sind universelle, exsudative, einem
Eczema rubrum et madidans ähnliche Prozesse, bei denen sich die Oberhaut
in Lamellen löst. Meist besteht starke Eosinophilie.

Erythema
nodosum.

Das Erythema nodosum, das weit häufiger als das Erythema multiforme ist, tritt in Form bläulich-roter, erhabener, infiltrierter Hautflecken von
etwa Linsen- bis Pfenniggröße auf, bevorzugt die Streckseiten der Glieder und
zeigt im weiteren Verlauf den bekannten Farbenwechsel der Kontusionen.
Die von manchen Autoren vertretene Meinung, daß das Erythema nodosum
ein „tuberkulotoxisches Exanthem" bedeute, mag für viele Fälle der Kinder-
praxis gelten. Für das erwachsene Alter trifft sie meines Erachtens nicht zu.
Gelegentlich tritt Erythema nodosum im späteren Verlauf schwerer Scharlachfälle auf. Häufig geht es mit Gelenkrheumatismus oder wenigstens mit rheumatischen Beschwerden einher, so daß es berechtigt erscheint, diese Erythem-
form den rheumatisch-allergischen Syndromen einzureihen. Differentialdiagnostisch ist sie eigentlich mit nichts anderen, als dem Erythema multiforme,
zu verwechseln. Es dürfte wohl auch fließende Übergänge zwischen beiden
Erythemformen geben.

9. Hämorrhagische Diathesen.

Unter dem Begriff der „hämorrhagischen Diathesen" hat man ätiologisch
recht verschiedene Zustände zusammengefaßt: Einerseits die primären hämorrhagischen Diathesen, wie die Purpura rheumatica nebst Abarten, die WERLHOF-
sche Krankheit, Skorbut und MÖLLER - BARLOWsche Krankheit und die

Hämophilie; andererseits die sekundären hämorrhagisch verlaufenden Krankheiten, wie Leukämien, Sepsis, alle Cholämien u. a. m.; außerdem können, wie bereits ausgeführt, fast alle exanthematischen Infekte, wie Scharlach, Masern, Variola, Typhus u. a., mit hämorrhagischen Symptomen der Haut verlaufen. Beim Fleckfieber ist dies ja regelmäßig der Fall.

Ehe ich diese einzelnen Formen schildere, ist es notwendig, einige für die Auffassung der Blutungen wichtige Untersuchungsmethoden kurz zu erörtern.

1. Die Zählung der Blutplättchen mittels des Verfahrens von FONIO. Auf die sorgfältig gereinigte Fingerbeere wird ein Tropfen 14%iger Magnesiumsulfatlösung gebracht und durch diesen hindurch eingestochen. Das in die Magnesiumsulfatlösung fließende Blut vermischt man durch Umrühren mit einem Glasfaden mit demselben. Von der Mischung wird ein Ausstrich gemacht und intensiv mit GIEMSA-Lösung gefärbt. Die Blutplättchen liegen dann isoliert und nicht wie im gewöhnlichen Trockenpräparat zusammengeklumpt. Man zählt nun mit einem Zählokular 1000 Erythrocyten und die auf diese kommenden Plättchen in den gleichen Gesichtsfeldern. Bestimmt man dann außerdem in gewöhnlicher Weise die Zahl der Erythrocyten im Kubikmillimeter, so kann man durch einfache Rechnung auch die Blutplättchenzahl finden. Mit dieser Methode werden in der Norm 100000—300000 im Kubikmillimeter gezählt; Zahlen erst unter 30000 gelten als krankhafte „Thrombopenie". Die bisherigen Methoden der Plättchenzählung haben sich nach F. B. HOFMANN [1] insofern nicht als zuverlässig herausgestellt, als bei einer Verdünnung mit Tyrodelösung viel höhere Zahlen, durchschnittlich 760000, gefunden werden; und zwar liegt das daran, wie BOSHAMER nachwies, daß die kleinen Formen der Blutplättchen (Jugendformen?) bei den älteren Verfahren von FONIO z. B. zerfallen und nicht zur Darstellung kommen.

2. Die Bestimmung der Gerinnungszeit mittels des von SAHLI angegebenen Verfahrens. Man gibt in einen kleinen, 3 ccm im Durchmesser haltenden gewöhnlichen Schröpfkopf vorsichtig, ohne die Seitenwand zu benetzen, ½—1 ccm Blut und überschichtet den in der Höhlung des Schröpfkopfes liegenden Blutstropfen mittels einer feinen Pipette mit Olivenöl oder flüssigem Paraffin. Den Eintritt der Gerinnung verfolgt man durch vorsichtiges Neigen des Schröpfkopfes in Zwischenräumen von je einer Minute. Sobald sich der Blutstropfen beim Neigen nicht mehr verschiebt, ist die Gerinnung vollendet. Die durchschnittliche Gerinnungszeit beträgt bei Zimmertemperatur 9 Minuten. Genauere Resultate erhält man mit dem von BÜRKER beschriebenen Apparat, der jetzt in den meisten Kliniken benutzt wird. Ich verweise auf BÜRKERs Publikationen [2].

3. Bestimmung der Blutungszeit. Man tupft mit einem Streifen Filtrierpapier in Abständen von je einer halben Minute den Blutstropfen ab, der aus einer kleinen Stichwunde quillt. Normalerweise steht die Blutung nach 3—4 Minuten. Die Blutungszeit steht nicht in direkter Beziehung zur Gerinnungszeit, sondern zur Zahl der Blutplättchen, der Kopf des das verletzte Gefäß verschließenden Thrombus besteht aus Blutplättchen, die allerdings nach MORAWITZ doch durch feinste Fibrinfäden zusammengehalten werden. Es sei betont, daß die Gerinnungszeit mit jedem aus der Wunde hervortretenden Tropfen stark abnimmt. HESZ hat dies in einer Kurve dargestellt.

4. Die Retraktion des Blutkuchens und das Auspressen des Serums verfolgt man am einfachsten in einer mit Blut gefüllten Capillare.

5. Für alle Formen der Hautblutungen ist es wichtig, das RUMPEL-LEEDEsche Phänomen zu prüfen, d. i. zu untersuchen, ob durch Anlegen einer Stauungsbinde sich peripherwärts Hautblutungen erzeugen lassen.

6. Endlich versuche man Endothelien im Blute aufzufinden, auf deren Beziehungen zu chronisch infektiösen Prozessen, besonders zu hämorrhagischen Diathesen BITTORF hinwies [3].

Hautblutungen treten entweder in Form kleinster Flecken, der Purpura auf oder in Form größerer Suffusionen, die sich oft mit Schleimhautblutungen kombinieren. Die Purpuraflecken, die stecknadelkopf- bis linsengroß sind, dürfen übrigens nicht mit Flohstichen verwechselt werden. Man unterscheidet sie davon durch ihre ungleiche Größe. Auch ist bei frischen Flohstichen um die Bißstelle herum eine Rötung vorhanden, die bei Purpura fehlt.

Die einzelnen Formen.

---

[1] F. B. HOFMANN, Dtsch. med. Wochenschr. 1926. Nr. 21. [2] BÜRKER, Verhandl. d. dtsch. Kongr. f. inn. Med. 1907 und Pflügers Arch. f. d. ges. Physiol. Bd. 112, sowie auf eine zusammenfassende Arbeit von HESZ, Festschrift der Kölner Akademie 1915, welche die gesamte Literatur bringt. [3] BITTORF, Dtsch. Arch. f. klin. Med. Bd. 133, S. 46.

Septische
Haut-
blutungen.

Man grenzte zunächst die symptomatischen Haut- und Schleimhautblutungen ab, die wir in erster Linie als embolisch bedingte bei späteren Stadien der Sepsis kennen, die aber auch bei den hämorrhagischen Formen anderer infektiöser Erkrankungen vorkommen. M. v. Pfaundler hat sie als plurifokale bezeichnet, um damit auszudrücken, daß sie nicht Blutanomalien, sondern lokalen Veränderungen ihre Entstehung verdanken.

Peliosis
rheumatica.

Von diesen symptomatischen Hautblutungen nenne ich zuerst die einfache Purpura oder Peliosis rheumatica, bei der sich gleichzeitig eine Erkrankung der Gelenke findet, die sich in nichts vom einfachen akuten Gelenkrheumatismus unterscheidet. Die Purpura rheumatica bevorzugt die Streckseiten der Extremitäten, besonders die der Unterschenkel. Sie ist von septischen Hautblutungen an sich nicht zu unterscheiden, sondern nur durch den gesamten Krankheitsverlauf. Bei höherem sie begleitendem Fieber kann man daher wohl Zweifel hegen, ob eine Sepsis oder eine harmlose Peliosis vorliegt, namentlich, wenn Bakterien im Blut sich nicht nachweisen lassen. Meist verläuft aber die Purpura simplex und rheumatica nur mit mäßigen Temperaturen oder sogar fieberlos. Gewöhnlich treten die Blutungen bei ihr in mehreren Schüben auf, in Rezidiven wie der Gelenkrheumatismus selbst. Gelegentlich kommen gleichzeitig auch andere Hauterscheinungen vor, z. B. urticarielle Eruptionen, in denen dann später Petechien entstehen. Auch eine Beteiligung des Endokards kommt wie bei Polyarthritis vor. Die Erkrankung macht also durchaus den Eindruck einer infektiösen, die zur Sepsis etwa in demselben Verhältnis wie die akute Polyarthritis steht.

Purpura
Pulminans.
Henoch-
sche
urpura ab-
dominalis.

Der Sepsis verwandt sind scheinbar auch jene Fälle von hämorrhagischer Diathese, die mit hohem Fieber, oft auch Kollapsen, bisweilen rasch tödlich verlaufen, die sog. „Purpura fulminans". Als schwer imponiert auch die mit Bauchkoliken und Darmblutungen verbundene Henochsche Purpura abdominalis.

Ich beobachtete den Fall eines 14 Jahre alten Knaben. Beginn angeblich nach Diätfehler mit gastroenteritischen Symptomen, aber dauernd ohne Fieber. Es folgten länger dauernde Bauchschmerzen, „Koliken" und Blutstühle. Erst 1—2 Wochen nach den Blutstühlen traten, öfter rezidivierend, reichlich punktförmige Blutungen an Händen, Füßen und Bauch auf. Blutungszeit und Gerinnungszeit, Blutkalk und Thrombocyten (über 400000) normal. Rumpel-Leede positiv. Starke Leukocytose (20000—56200) und Linksverschiebung, Eosinopenie. Keine Myelocyten. Keine Anämie. Serologische und kulturelle Untersuchungen auf Typhus, Paratyphus, echte und Pseudoruhr, Gärtner-Gruppe usw. negativ. Nach dazutretender hämorrhagischer Nephritis Ausgang in Heilung.

In diesem Falle war man also berechtigt, die Diagnose der Henochschen Purpura zu stellen. Die Purpura fulminans und die Henochsche Purpura abdominalis sind selten. Die erstere verläuft meist tödlich, die letztere in der Regel trotz schwerer Symptome gutartig. Ob es sich in vielen Fällen der älteren Literatur bei der Purpura fulminans und Henoch um einheitliche Syndrome gehandelt hat, ist übrigens zweifelhaft; zumal sie in einer Zeit beschrieben wurden, wo man die akuten Leukämien, Panmyelophthisen und Sepsisformen mit hämorrhagischen Symptomen nur ungenügend kannte.

Werlhof-
sche
Krankheit.
Essentielle
Thrombo-
penie.

In neuerer Zeit ist es gelungen, die verschiedenen Purpuraformen durch bestimmte Blutbefunde noch weiter zu sondern. Schon Denis und Hayem hatten gefunden, daß in manchen Fällen von Morb. Werlhof die Thrombocytenzahl vermindert sei, und, daß der Blutkuchen in diesen Fällen sich nur mangelhaft zusammenziehe und wenig Serum auspresse. E. Frank fand, daß bei solchen thrombopenischen Purpurafällen die Blutungszeit, die ja als Funktion der Plättchen anzusehen ist, verlängert ist, dagegen nicht die Gerinnungszeit. Frank bezeichnete diese Fälle, d. i. die eigentliche Werlhofsche Krankheit, als essentielle Thrombopenie. Das Leiden befällt zumeist

Jugendliche, verschont aber kein Alter; meine älteste Kranke war 67jährig, als sie zuerst erkrankte und zunächst genas. Die Kranken neigen von je zu Haut- und Schleimhautblutungen, Nasenbluten, Menorrhagien, auch zu Nieren-, Darm- und Lungenblutungen. FRANK hat verschiedene Formen der essentiellen Thrombopenie unterschieden: eine intermittierende, eine kontinuierliche, eine kontinuierliche in aplastische Anämie endende Form und eine solche, die von Anfang an als aplastische Anämie verläuft. Bei weitem die häufigste scheint mir die in akuten Schüben verlaufende intermittierende Form zu sein. Bei den angeblich als aplastische Anämie endenden Fällen dürfte es sich nicht um Morb. Werlhof, sondern meist um Panmyelophthisen handeln.

Nicht selten ist das Leiden übrigens durch förmlich monosymptomatische Blutungen gekennzeichnet. Manche weibliche Kranke zeigen fast nur profuse Menorrhagien. Ich habe deshalb geraten, auch bei „gewöhnlichen" schweren Menorrhagien junger Mädchen und Frauen stets auf eine etwaige Thrombopenie zu fahnden. Andere Fälle verlaufen nur als Nasenbluten oder ausschließlich als Blasen- oder Nierenblutungen. Sehr selten sind isoliertes, intermittierendes Lungenbluten und tödliche Hirnhaut- und Hirnblutungen, wie PENSKY[1]) und ich sie beobachteten. FRANK war der Meinung, daß die Bildung der Plättchen im Knochenmark bei diesen Kranken Not gelitten habe, während KAZNELSON ein vermehrtes Zugrundegehen der Plättchen in der Milz als Ursache ansah. Wir wissen heute, daß beide Annahmen zutreffen. Wie wichtig aber die Rolle der Milz ist, erhellt aus der Tatsache, daß das Leiden durch Splenektomie völlig heilbar ist.

Die intermittierende Form des Leidens kann lange Zeit harmlos, wenn auch mit mäßiger Anämisierung verlaufen. Viele akute Fälle enden aber auch heute noch tödlich. Auch die scheinbar gutartigen, intermittierenden Fälle können durch einen akuten Schub jederzeit in schwerste Lebensgefahr versetzt werden, die nur durch die Milzexstirpation gebannt werden kann. Es ist deshalb nachdrücklich die Notwendigkeit der frühen Diagnose der Thrombopenie und ihrer exakten Abgrenzung von anderen Purpuraformen zu fordern, damit man sie rechtzeitig der lebensrettenden Splenektomie unterziehen kann. Es sei übrigens bemerkt, daß bei diesen intermittierenden Formen die Thrombocytenzahl in den freien Intervallen ziemlich normal sein kann und bisweilen nur im akuten Schube der Krankheit vermindert ist.

Man hat gegen das von E. FRANK diagnostisch in den Vordergrund gestellte Symptom der Thrombopenie eingewandt, daß es sich deshalb nicht zur Abgrenzung einer besonderen Krankheitsform eigne, weil es auch bei anderen akuten Erkrankungen aufträte. In der Tat beobachtet man Thrombopenie auch bei akuten Leukämien, Panmyelophthise, Sepsis und bei hämorrhagischen Formen akuter Infektionskrankheiten (Typhus, Morbillen u. a.). Alle die genannten Erkrankungen lassen sich aber meist leicht vom echten Morb. Werlhof abgrenzen. Am Begriff der „essentiellen" Thrombopenie ist deshalb meines Erachtens festzuhalten.

GLANZMANN hat ferner eine vererbbare hämorrhagische Diathese als Thrombasthenie beschrieben, bei der die Plättchen nicht vermindert, aber morphologisch abnorm sind (Riesenplättchen usw.) und vor allem die Fähigkeit zur Agglutination nicht besitzen, also der thrombusbildenden Funktion ermangeln. Die Agglutination der Thrombocyten kann man mittels der Methode von MORAWITZ und JÜRGENS[2]) oder einfacher von HORWITZ[3]) prüfen. Echte Thrombasthenien sind außerordentlich selten.

Andere nicht thrombopenische Formen hat GLANZMANN als anaphylaktoide bezeichnet, um ihre Beziehungen zu infektiösen bzw. toxischen Vorgängen zu

---

[1]) PENSKY: Diss. Rostock 1940. [2]) MORAWITZ u. JÜRGENS, Münch. med. Wochenschr. 1930. Nr. 47. [3]) HORWITZ, Zeitschr. f. d. ges. exp. Med. 1930. Bd. 73.

betonen. Zu ihnen gehören in erster Linie die Peliosis rheumatica und die einfache Purpura. Es ist bekannt, daß sich unter diesen Formen noch recht verschiedene Dinge finden. Insbesondere findet man auch Formen schwerer hämorrhagischer Purpura mit normalen Plättchenzahlen, die nicht in diesen beiden Kategorien untergebracht werden können.

Haut- blutungen bei Blut- erkran- kungen.
    Von den symptomatischen Formen wurden oben schon die septischen, die bei hämorrhagischen Infektionskrankheiten und bei Leukämien (besonders akuten) erwähnt. Die diagnostische Abgrenzung der „Infektthrombopenien" dürfte meist leicht gelingen. Auch die der Leukämien ist leicht, wenn das Blutbild ausgesprochen ist. Nur bei manchen Fällen von aplastischer perniziöser Anämie kann die Abgrenzung gegen die mit starker, ebenfalls aplastischer Anämie verlaufenden Formen von Thrombopenie schwierig sein, wenn wenigstens der Plättchenmangel nicht sehr ausgesprochen ist. Man vergleiche auch das beim Kapitel „akute Leukämie" darüber Gesagte. Hautblutungen und allerlei Exantheme kommen auch bei vorgeschrittenen Nierenerkrankungen vor. Diese urämischen Blutungen sind, wenn man ihr Vorkommen kennt, durch den Nachweis des Nierenleidens sofort richtig zu deuten.

Bei Nieren- erkran- kungen.

    Bekannt ist ferner die Neigung zu Blutungen bei Ikterus.

Cholämi- sche Blutungen. Purpura senilis.
    Endlich sei erwähnt, daß man bei Greisen öfter Hautblutungen findet. Diese Purpura senilis ist meist auf die Extremitäten beschränkt und verläuft oft ohne Allgemeinerscheinungen. Man kann eine artefizielle Form (Purpura factitia senilis) abgrenzen, die in der welken Haut nach kleinen Insulten entsteht, und die spontane Purpura senilis. Eine häufige, völlig harmlose Form derselben hat BATEMANN bei alten Leuten besonders der arbeitenden Klassen beschrieben, die besonders die Vorderarme und Dorsalflächen der Hände befällt. A. BUDING[1]) hat neuerdings derartig lokalisierte hämorrhagische Flecken besonders oft bei unterernährten alten Leuten beobachtet.

Relativ selten ist schwere allgemeine Peliosis senilis. Ich[2]) beobachtete tödliche Fälle, die Haut-, Schleimhaut- und Muskelblutungen, auch periostale und Glaskörperblutungen zeigten. Gerinnungs- und Blutungszeit, Thrombocyten und Blutkalk waren normal; durch Capillarmikroskopie und positiven RUMPEL-LEEDE wurden schwere Capillarveränderungen festgestellt. Die Ätiologie blieb unklar. Übrigens habe ich in meiner (unten angeführten) Arbeit an Beispielen gezeigt, daß im Greisenalter neben den scheinbar essentiellen Formen auch die anderen Arten der hämorrhagischen Diathesen vorkommen, wie essentielle Thrombopenie, Skorbut, akute Leukämie, Panmyelophthise und Sepsis.

Skorbut.
    Durch die Kriegs- und Notzeiten hat der Skorbut wieder mehr Interesse gewonnen. MORAWITZ[3]) und HÖRSCHELMANN[4]) haben über Skorbut im Felde berichtet. Nach ihren Beschreibungen scheint, im Gegensatz zu der alten Darstellung LITTENs, die Erkrankung des Zahnfleisches nicht in allen Fällen vorhanden zu sein, der Skorbut vielmehr nach einem Vorstadium rheumatischer Schmerzen und allgemeiner Abgeschlagenheit mit punktförmigen Blutungen an den unteren Extremitäten zu beginnen. Dabei ist die Haut oft reibeisenartig rauh. HAUSMANN[5]) fand im Blutbild Verminderung der Neutrophilen und relative Lymphocytose. Vermehrungen der Gesamtzahlen kommen vor, sind dann aber durch Lymphocyten bedingt. Häufiger ist aber Leukopenie, die den Skorbut von hämorrhagischen Erkrankungen septischer Natur unterscheidet. Linksverschiebung fehlt meist. Dabei ist weder die Blutungszeit verlängert, noch die Gerinnung verlangsamt, auch ist die Zahl der Blutplättchen nicht vermindert. Dagegen ist das RUMPEL-LEEDEsche Phänomen stets positiv.

---

¹) A. BUDING, Ärztl. Wochenschr. 1946, S. 342.   ²) HANS CURSCHMANN, Med. Klin. 1936. Nr. 1.   ³) MORAWITZ, Münch. med. Wochenschr. 1918. Nr. 13.   ⁴) HÖRSCHELMANN, Dtsch. med. Wochenschr. 1917. Nr. 52.   ⁵) HAUSMANN, Zeitschr. f. klin. Med. Bd. 93. 1922.

Der Skorbut ist bekanntlich eine Avitaminose, bedingt durch das Fehlen des antiskorbutischen Vitamin C in der Nahrung; dasselbe ist nach neuerer Forschung identisch mit der Ascorbinsäure.

Über deren physiologische und diagnostische Bedeutung zitiere ich W. Suchier[1]) wie folgt: „Der Normalgehalt des Körpers an l-Ascorbinsäure ist auf etwa 7000—8000 mg zu schätzen. Ein Überschuß an Vitamin C wird innerhalb weniger Stunden (im wesentlichen durch die Nieren) wieder ausgeschieden. Normalerweise enthält der Urin kein Vitamin C, oder höchstens eine Menge von 0,5 mg-%, dagegen aber ein gewisses Quantum unspezifischer, reduzierender Substanzen, die zum Vitamin C-Nachweis benutzt werden können.

Dieser Nachweis beruht darin, daß die Substanzen — ebenso wie die l-Ascorbinsäure — die Entfärbung eines von der Firma Hoffmann-La Roche in den Handel gebrachten Farbstoffes (Dichlorphenol-indophenol-Roche) als Indicator auslösen; er gilt demnach vor allem der Feststellung, ob der normale Reduktionswert des Urins überschritten wird oder nicht. Führt man also einem gesunden — mit Vitamin C gesättigten — Organismus Ascorbinsäure zu, so tritt bei peroraler Verabreichung nach 4—6 Stunden der Hauptanstieg der Vitamin C-Ausscheidung ein, der sich in einer Erhöhung des Reduktionswertes des Urins äußert. Fehlt jedoch die Zunahme des Reduktionswertes, so handelt es sich um eine Hypovitaminose C, die so lange Zufuhr von Vitamin C verlangt, bis sich die Sättigung des Defizits in einem Anstieg des Reduktionswertes um etwa 50% des Ausgangswertes im Minimum auf etwa 5 mg-%, zu erkennen gibt (Belastungstest).

Die C-Hypovitaminose ist aber mittels der sog. ‚Sprechstundenmethode‘, durch Urinuntersuchung mit dem Rocheschen Indicator, schnell und sicher festzustellen, wobei eine Tablette des Indicators dem Titerwert von 1 mg l-Ascorbinsäure entspricht."

Bei unbehandelten Kranken kommt es später zu Zahnfleischblutungen und -schwellungen, sowie zu größeren Suffusionen der Haut, die aber nicht die Streckseiten bevorzugen. Die Zahnfleischerkrankung findet sich übrigens nur an Stellen, wo Zähne vorhanden sind, zahnlose Menschen bekommen sie nicht. Bei den schwereren Skorbutformen kommt es auch zu Blutungen in die Muskulatur, besonders in die der Wade, und dann auch zu Temperatursteigerungen, die sonst dem Skorbut fremd sind. Häufig sind auch Blutungen ins Periost, in die Gelenke und blutige Ergüsse in die serösen Höhlen. In lange vernachlässigten Fällen treten an Stelle der Hautblutungen ausgedehnte Geschwürsbildungen auf, die bisweilen zum Tode führen. Der geschwürige Zerfall des Zahnfleisches kommt dagegen ziemlich früh vor. F. Hoff[2]) hat auf ungewöhnlich starke Pigmentierungen der Haut, besonders der besonnten Teile, bei Skorbut aufmerksam gemacht, die durch Zufuhr des Vitamin C wieder verschwinden können. Über die dem Skorbut ähnlichen Hautblutungen bei manchen Malariaformen und deren Differentialdiagnose gegen Skorbut habe ich schon berichtet. Er darf nur diagnostiziert werden, wenn längere Zeit eine C-vitaminarme oder -freie Ernährung bestanden hat, und ist außerdem durch die zauberhafte Wirkung der geänderten Ernährung ex juvantibus sicher zu erkennen[3]).

Übrigens wurde Skorbut nicht nur bei Segelschiffern, Polarforschern, in Gefängnissen und Gefangenenlagern und bei hungernden Armen beobachtet, sondern nicht ganz selten in milderer Form auch bei diätetisch einseitig lebenden Hypochondern oder Magendarmkranken. Man hat demgemäß auch unter anscheinend normalen Lebensbedingungen auf Skorbut und „Präskorbut" weit schärfer zu achten als dies in der Praxis meist geschieht. Den bezüglich seiner Symptome oft ganz uncharakteristischen Präskorbut wird man heute durch die Ascorbinsäureuntersuchungen (s. oben) früher diagnostizieren können als bis dahin.

Neuerdings hat man auch Mängel der Prothrombinbildung infolge ungenügender Zufuhr oder Resorption des Vitamin K als Ursache von hämorrhagischen Symptomen erkannt, z. B. bei denen cholämischer Kranker, vor allem aber bei der hämorrhagischen Diathese der Neugeborenen. Sie äußert sich klinisch in Magendarm- oder Nabelblutungen, intrakraniellen Hämorrhagien, Ikterus mit sekundärer Anämie und Haut- und Muskelblutungen.

Hämor-rhagische Diathese der Neugeborenen.

---

[1]) W. Suchier, Ärztebl. f. Norddeutschl. 1939, H. 25. — Beck u. Schorlemer, Dtsch. med. Wochenschr. 1938 (4. 9. 38). [2]) F. Hoff, Dtsch. med. Wochenschr. 1936. Nr. 4. [3]) Literatur bei Bieriech, Dtsch. Arch. f. klin. Med. 130.

Diese Form ist nach P. PLUM und H. DAM [1]) häufig durch Gerinnungsstörungen des Blutes bedingt. Fast immer fanden die Autoren bei diesen Kindern Mangel an Vitamin K und demgemäß Störung der Prothrombinbildung. Dabei zeigten die Mütter der Kinder gesteigerte Werte von Vitamin K im Blut, dessen Bestimmung durch die Methode von DAM und GLAVIND (vgl. die Arbeit von PLUM und DAM) gelingt. Die Diagnose dieser Form der frühinfantilen hämorrhagischen Diathese ist deshalb wichtig, weil es durch Zufuhr von Vitamin K gelingt, das sonst meist tödliche Leiden zu heilen.

Hämophilie.   Eine besondere Stellung nehmen die Hautblutungen bei Hämophilie ein. Sie entstehen meist nach so unbedeutenden Traumen, daß sie als spontane erscheinen. Bekanntlich wird der Bluter nicht so sehr an diesen Hautblutungen erkannt, sondern daran, daß geringe Verletzungen, z. B. Zahnextraktionen, zu schwer stillbaren Blutungen führen. Häufig sind auch Blutergüsse in die Gelenke. Nach F. KÖNIGs Beschreibung imponieren sie anfänglich als reiner Hämarthros. Später jedoch, wenn sich entzündliche Vorgänge zugesellen, können sie einem Tumor albus gleichen; zuletzt bilden sich Versteifungen. Nach KÖNIG ist besonders das Zusammenvorkommen dieser verschiedenen Gelenkveränderungen, an derselben Person für die Hämophilie kennzeichnend.

Meist ergibt die Anamnese, daß die Hämophilie von Jugend an besteht. Auch lassen sich immer das familiäre Auftreten und der bekannte Erbgang, sowie die Beschränkung des Leidens auf die männlichen Familienglieder feststellen. Nicht unwichtig ist, daß in manchen Fällen die Hämophilie mit den Jahren, etwa vom 30. Jahre an, sich mildert, vielleicht sogar spontan erlöschen kann. Viele Kranke erleben dies gutartige Ende des Leidens allerdings nicht, sondern gehen vorzeitig an irgendwelchen Blutungen zugrunde.

SAHLI hat als sicheres Merkmal der Hämophilie die Verlängerung der Gerinnungszeit entdeckt. Diese findet sich aber nur in den Intervallen der Blutungen ausgeprägt. Im Verlauf größerer hämophiler Blutverluste kann dagegen das Blut rascher gerinnen. FRANK hat gefunden, daß bei Hämophilen die Zahl der Blutplättchen nicht verringert und auch die Blutungszeit nicht verlängert ist. Der übrige Blutbefund ist nicht charakteristisch. Nach schweren Blutungen tritt auch sekundäre Anämie auf, die sich aber oft überraschend schnell zurückbildet. WOLFHART SCHULZ [2]) fand in Fällen meiner Klinik normale Calcium- und Kaliumwerte im Blut. Erwähnt sei noch, daß RABE und SALOMON in einem Falle einen vollständigen Mangel von Fibrin feststellten, während SAHLI den Fibrinogengehalt normal gefunden hatte [3]).

Beiläufig sei bemerkt, daß STUBER und LANG [4]) das Wesen der Hämophilie entsprechend ihrer Gerinnungstheorie in einer stark verzögerten Blutglykolyse, die mit der Gerinnungsverzögerung parallel geht, sehen. Auch fanden sie eine auffallende Erhöhung des Blutfluorgehaltes bei Hämophilen.

OSLERsche Krankheit.   OSLER [5]) hat 1901 gewisse familiäre Fälle als „familiäre Teleangiektasie mit habituellem Nasenbluten" beschrieben. Meist tritt das Nasenbluten in der Kindheit, bzw. in meinen Fällen seit der Pubertät auf und ist mit kleinen Teleangiektasien der Nase, des Gesichts, seltener des Stammes verknüpft. Die Vererbung ist einfach dominant und betrifft beide Geschlechter; man kennt Familien, in denen die OSLERsche Krankheit in 5 Generationen auftrat. Die Epistaxis kann sehr schwer sein. In einer von mir [6]) beobachteten Familie waren der Vater, ein Sohn und eine Tochter an ihr verblutet. Tödlicher

[1]) PLUM und DAM, Klin. Wochenschr. 1940, S. 853.   [2]) WOLFHART SCHULZ, Fol. haemat. (Lpz.) Bd. 42. H. 4/5. 1930.   [3]) RABE und SALOMON, Dtsch. Arch. f. klin. Med. Bd. 132. S. 240.   [4]) STUBER und LANG, Zeitschr. f. klin. Med. Bd. 108. 1928.   [5]) Literatur über OSLERsche Krankheit bei R. SCHOEN, Dtsch. Arch. f. klin. Med. Bd. 166. 1930. [6]) HANS CURSCHMANN, Klin. Wochenschr. 1930. Nr. 25.

Ausgang ist aber sonst nicht häufig. Übrigens können in manchen Fällen, z. B. auch den meinigen, die Teleangiektasien fehlen oder sehr gering sein. Nach schweren Blutungen kann es zu sekundärer Anämie kommen. Sie kann aber auch, wie in meinen Fällen, völlig fehlen; auch die Leukocytenformel war unverändert. Thrombocytenzahl, Gerinnungszeit und Blutungszeit fand ich gleichfalls normal, das RUMPEL-LEEDE-Phänomen negativ.

Analoge familiäre Bluterei haben OSLER, PEARSON u. a. in Form von familiär gehäuften Magendarm- und Nierenblutungen geschildert.

HESS, v. WILLEBRAND, GLANZMANN u. a. haben endlich familiär gehäufte, auch Frauen befallende Pseudohämophilien geschildert, bei denen Thrombocyten und Gerinnungszeit normal, die Blutungszeit stark verlängert und das Rumpel-Leede positiv waren.

Andererseits haben PENSKY[1]) und ich eine Familie beobachtet, in der eine Tochter an essentieller Thrombopenie starb und 7 andere Sippeglieder (Frauen und Männer) verlangsamte Gerinnung, zum Teil auch verlängerte Blutungszeit bei normaler Thrombocytose zeigten.

10. Bläschen und Pusteln.

Bläschenausschläge in Gestalt des Herpes haben wir als Symptom der verschiedensten Infektionskrankheiten kennengelernt. Am häufigsten kommen sie bei croupöser Pneumonie, epidemischer Meningitis, Angina und Polyarthritis, bei Febris herpetica und gelegentlich bei Paratyphus vor. Schon bei Besprechung der Febris herpetica erwähnte ich die gelungenen Übertragungsversuche auf die Kaninchencornea. Es ist aber doch fraglich, ob die Ätiologie des symptomatischen Herpes bei den verschiedenen Infektionskrankheiten einheitlich ist. Da man Herpesausschläge auch nach Injektion von körperfremdem Eiweiß beobachtet, so liegt der Gedanke nahe, daß sie wenigstens bei solchen nicht infektiösen Prozessen infolge chemischer Reizwirkungen entstehen. Sie treten gelegentlich auch nach subcutaner Einverleibung von Bakterienprodukten als allergische Symptome auf. MATTHES sah einen ausgebreiteten Herpes bei einem schweren, hoch fieberhaft verlaufenden Hitzschlag, bei dem ja auch an einen parenteralen Eiweißzerfall gedacht worden ist. Gelegentlich beobachtet man Herpes auch nach arzneilichen Giften, z. B. nach Salvarsan. Andererseits weiß man von der Gürtelrose, daß Herpeseruptionen in enger Beziehung zu Läsionen der Spinalganglien stehen bzw. der diesen entsprechenden Ganglien der Hirnbasis (GASSERsches Ganglion). Untersuchungen von KUNDRATITZ[2]) ergaben, daß der Herpes zoster Beziehungen zu den Varicellen hat; jedenfalls gelangen dem Autor Übertragungsversuche des Herpes zoster von Mensch zu Mensch; er gibt auch an, daß Herpeszoster-Rekonvaleszentenserum vor einer Varicellenerkrankung schütze.

Pustulöse Ausschläge treten — außer bei Variola, Varicellen, Lues, Typhus, Morb. Bang und einigen primären Hautleiden — besonders auch bei Sepsis auf; sie sind dann wohl embolisch bedingt. Treten sie gleichzeitig mit Muskelabscessen und Gelenkschwellungen bei einer unter dem Krankheitsbild der Sepsis verlaufenden Affektion ein, so wird man auch an die Möglichkeit einer Rotzinfektion zu denken haben. Die Diagnose wird wahrscheinlich, wenn eine Infektionsquelle sich feststellen läßt und wenn Rotzgeschwüre mit knotiger Infiltration der Lymphstränge und Drüsen und Rotz der Nasenschleimhaut nachweisbar sind. Sicher läßt sie sich durch den Nachweis der Rotzbacillen im Eiter und ihrer Wirkungen auf das Meerschweinchen (Hodenschwellungen)

Rotzinfektion.

---

1) PENSKY, Diss. Rostock 1940. 2) KUNDRATITZ, Zeitschr. f. Kinderheilk. Bd. 39. 1925. Vgl. auch E. HOFFMANN, Dtsch. med. Wochenschr. 1926. Nr. 21.

stellen. Pustelbildungen besonders an Lippen und Händen sollen auch an eine Infektion mit Maul- und Klauenseuche denken lassen. Hier kann die spezifische Intracutanprobe (am Meerschweinchen) zur Diagnose verhelfen.

G. Die Differentialdiagnose der akuten fieberhaften Gelenkentzündungen.

Die akuten Gelenkentzündungen können durch direkte Infektion mit Mikroorganismen bedingt sein. Sie können aber auch rein anaphylaktisch bzw. toxisch hervorgerufen werden. Als Beispiel für den ersten Modus seien die septischen Entzündungen, als Beleg für die allergisch-toxische Entstehung die Gelenkentzündungen nach Seruminjektionen angeführt.

Im allgemeinen sind die toxischen Entzündungen meist serös, die durch Mikroorganismen bedingten eitrig. Doch können auch bei letzterer Entstehungsweise rein seröse Entzündungen auftreten. Differentialdiagnostisch ist außer der Form der Entzündung auch wichtig, ob es sich um Entzündung nur eines Gelenkes handelt oder ob mehrere Gelenke ergriffen sind.

Rheuma-
toide.

Multiple, und zwar meist seröse Ergüsse treten im Verlauf einer ganzen Reihe von Infektionskrankheiten auf. Man bezeichnet sie nach GERHARDs Vorgang als Rheumatoide. Dahin gehören die Gelenkentzündungen bei Scharlach, bei epidemischer Meningitis, bei bacillärer Ruhr und bei Pneumonie. Die Gelenkentzündungen bei bacillärer Ruhr sind vielleicht als rein toxische anzusehen, da nach unseren bisherigen Kenntnissen die Ruhrbacillen gewöhnlich nicht in das Blut eindringen. Die seltenen Gelenkaffektionen bei Pneumonie dagegen können sowohl serös als eitrig sein; im letzteren Falle sind mitunter Pneumokokken im Eiter nachzuweisen.

SCHITTENHELM und SCHLECHT haben im Kriege eine Polyarthritis enterica beobachtet. Einige ihrer Fälle waren sichere Ruhrrheumatismen. Bei einem weiteren Teil waren nur leichte Diarrhoen vorausgegangen. Aber diese Fälle häuften sich auch in den für die Ruhrerkrankungen charakteristischen Monaten des Frühherbstes; sie waren außerdem oft mit Urethritiden und Conjunctivitiden kompliziert, so daß es wohl am nächsten liegt, sie gleichfalls als Ruhrrheumatoide anzusehen. Bei einem Drittel der Fälle waren keine Darmerscheinungen vorausgegangen. Gerade für diese Fälle nahmen die genannten Autoren eine enterogene Infektion an. Erwähnt mag noch werden, daß REITER in einem Falle, den SCHITTENHELM und SCHLECHT [1] für ihre Polyarthritis enterica reklamieren, im Blute eine Spirochäte fand. Doch steht dieser Befund isoliert da.

Die Diagnose dieser Gelenkaffektionen ist von vornherein klar, wenn man ihr Vorkommen bei diesen Erkrankungen kennt. Ebenso wird man die nach einer Seruminjektion auftretenden Gelenkschwellungen kaum mißdeuten.

Poly-
arthritis
rheumat.
acuta.

Die häufigste Form der multiplen Gelenkentzündung ist die Polyarthritis rheumatica acuta. Sie ist charakterisiert durch eine fieberhafte, sprungweise mehrere Gelenke befallende Erkrankung, durch die Neigung, das Herz, und zwar Endokard, Perikard und fast stets auch die Herzmuskulatur zu beteiligen, endlich dadurch, daß die Krankheit durch Salicyl meist günstig beeinflußt wird. Charakteristisch sind auch die heftigen Schweiße bei Gelenkrheumatismus, die keineswegs nur beim Abfall der Temperatur eintreten. Die Temperaturen können sich sehr verschieden verhalten. Die Krankheit kann ganz akut, aber auch mehr allmählich beginnen. Im allgemeinen ist die an sich ganz unregelmäßige Kurve dadurch gekennzeichnet, daß die Beteiligung eines neuen Gelenkes stets eine erneute Fiebersteigerung auslöst.

[1] SCHITTENHELM und SCHLECHT, Über Polyarthritis enterica. Dtsch. Arch. f. klin. Med. Bd. 126. 1918. — REITER, Über eine bisher unerkannte Spirochäteninfektion (Spirochaetosis arthritica). Dtsch. med. Wochenschr. 1916. Nr. 50 und: Über Spirochaete forans. Zentralbl. f. Bakteriol. Bd. 72. 1917.

Eine Milzschwellung ist bei Gelenkrheumatismus recht selten. Der Blutbefund zeigt mäßige neutrophile Leukocytose, bei der Werte von 15000 kaum
überschritten werden. Die Diazoreaktion im Urin ist fast immer negativ. Die
Erkrankung bleibt meist auf die Gelenke beschränkt, wenn auch gelegentlich
Muskeln, Sehnenscheiden und Schleimbeutel beteiligt werden. Auf das Vorkommen einer auf Salicylgaben heilenden Periostitis rheumatica acuta, besonders an den Beinen, hat BITTORF aufmerksam gemacht [1]). Der Gelenkrheumatismus neigt sehr zu Rezidiven.

Häufig beginnt die akute Polyarthritis mit einer Angina oder den Symptomen einer Erkältung. Jeder Erfahrene hat den Eindruck, daß der Gelenkrheumatismus Beziehungen zu den septischen Erkrankungen hat. Dies gilt
nicht nur für den typischen Gelenkrheumatismus, sondern auch für die sonst
unter dem Namen akuter rheumatischer Erkrankungen zusammengefaßten
Erkrankungen anderer Organe. Dahin sind die Augenerkrankungen, besonders
Iritiden zu rechnen, auch das Vorkommen prodromaler Conjunctivitiden,
ferner die Erkrankungen seröser Häute, namentlich der Pleuren und des
Perikards und endlich von den Hauterkrankungen die Purpura rheumatica,
das Erythema nodosum und multiforme.

Das anatomische Substrat des Gelenkrheumatismus sehen wir heute mit ASCHOFF,
GEIPEL, FAHR, GRÄFF und vor allem KLINGE in einer Erkrankung des Mesenchyms, die
als spezifische Reaktion die sog. ASCHOFFschen Knötchen im Herzmuskel und entsprechende
rheumatische Granulome in Sehnen, Herzklappen, im periartikulären und peritonsillären
Gewebe hervorbringt.

Wir kennen den Erreger des Gelenkrheumatismus nicht. Die Befunde von
verschiedenen Bakterien in den befallenen Gelenken sind zweifelhaft. Aber
für die Beziehungen zu Streptokokkeninfektionen spricht, daß nicht
nur in der Anamnese des Gelenkrheumatismus wie der übrigen rheumatischen
Erkrankungen sich häufig das Vorhergehen einer akuten Angina follicularis
nachweisen läßt, sondern daß oft die Neigung zu rezidivierenden Erkrankungen
an Gelenkrheumatismus erst dann definitiv erlischt, wenn eine chronische Tonsillitis, eine Nebenhöhleneiterung, eine Streptomykose der Zähne (Caries,
Pulpitis, Periodontitis, deren Diagnose stets durch ein spezielles Röntgenbild
der Zähne zu stellen ist), also eine Mundsepsis beseitigt ist, wie GÜRICH,
PÄSSLER und ROSENOW gezeigt haben.

Die ätiologische Bedeutung der oralen „fokalen Infektion" erhellt auch aus Ergebnissen
von PIETSCH [2]): Von 1172 Fällen von „Rheuma", chronischer Sepsis, Nephritis, Endokarditis wurden 23,4% als durch fokale Infektion bedingt erkannt und demgemäß operativ
behandelt. Von 156 Rheumakranken wurden durch Zahnbehandlung 42 geheilt, 20 gebessert, durch Tonsillektomie 23 geheilt, 11 gebessert, durch Vornahme beider Eingriffe
wurden 4 geheilt, 7 gebessert.

Aber noch eine weitere Erfahrung spricht für einen Zusammenhang der
Polyarthritis mit der Sepsis. Bei chronisch verlaufenden Sepsisformen, die
durch den Streptococcus viridans seu mitior hervorgerufen werden und die unter
Kapitel „chronisch fieberhafte Zustände" beschrieben sind, läßt sich oft nach-
weisen, daß der Sepsis ein Gelenkrheumatismus vorausgegangen ist, der einen
Herzfehler zur Folge hatte.

Eine besondere Form der akuten Polyarthritis stellt anscheinend die
„REITERsche Krankheit" dar, eine Kombination von Gelenkrheumatismus,
Urethritis mit Conjunctivitis, als deren Erreger weder Spirochäten, noch Tuberkulose, noch Lues, noch Gonorrhoe nachgewiesen wurden. Die Erkrankung
ist gegen Salicylate, Sulfonamide und Penicillin gleich refraktär (JACKSON[3]).

---

[1]) BITTORF, Dtsch. med. Wochenschr. 1920. Nr. 22.   [2]) PIETSCH, Klin. Wochenschr.
1937. Nr. 18.   [3]) W. P. U. JACKSON, Ärztl. Wochenschr. 1946. Ref. S. 285.

Die früher beschriebenen Formen des hyperpyretischen Gelenkrheumatismus, bei dem unter Temperatursteigerungen von 41—42° der
Tod eintritt, werden neuerdings von manchen Autoren als Sepsis aufgefaßt. Daß
solche Krankheitsbilder auch durch eine Typhusbacillensepsis bedingt werden
können, beweist der auf S. 28 zitierte Fall. Gegen die generelle Auffassung
dieser hyperpyretischen Rheumatismen als Sepsis spricht jedoch, daß sich bei
ihnen fast nie Sepsiserreger im Blut nachweisen ließen; und weiter, daß es hyper-
pyretische Formen gibt, die sich sonst gar nicht von dem gewöhnlichen Gelenkrheumatismus unterscheiden und gutartig verlaufen. Es ist übrigens auffallend,
daß diese hyperpyretischen Gelenkrheumatismen in den letzten drei Jahrzehnten, wahrscheinlich infolge der Verbesserung der Therapie der Polyarthritis,
zusehends abgenommen haben und heute selten geworden sind.

Die Differenzierung des akuten Gelenkrheumatismus gegenüber den
septischen Zuständen ist nicht immer möglich. Sie wird bis zu einem
gewissen Grade erleichtert durch das Verhalten gegenüber der Salicylmedikation
und ferner durch den Verlauf. Insbesondere sind, mit Ausnahme des sehr
seltenen anfänglichen Schüttelfrostes, wiederholte Schüttelfröste dem Gelenkrheumatismus nicht eigen, sondern sprechen für Sepsis, ebenso wie das
Auftreten einer hämorrhagischen Nephritis oder deutlicher embolischer
Prozesse. Gleichzeitig mit einem neuen Schube können allerdings auch beim
Gelenkrheumatismus rote Blutkörperchen im Urin auftreten, sie verschwinden
aber stets mit dem Zurückgehen der Gelenkaffektion wieder. Entscheidend
für die Sepsis spricht dann der bei ihr oft gelingende Nachweis der Erreger in
der Blut- und Harnkultur. Das Blutbild und die Senkungsreaktion zeigen
bei schwerer Polyarthritis und Sepsis so ähnliche Befunde, daß diese Methoden
differentialdiagnostisch nicht mitsprechen können.

C. REITTER und E. LÖWENSTEIN [1]) (Wien) wiesen in zahlreichen Fällen (z. B. 56 von 82)
von akutem Gelenkrheumatismus mit der LÖWENSTEINschen Methode Tuberkelbacillen im
Blut nach. C. REITTER [2]) kam auf Grund dieser Befunde zu der Annahme, daß der akute
Gelenkrheumatismus und die primär-chronische Polyarthritis nicht als Krankheit sui
generis, auch nicht als Tuberkulose im üblichen Sinne aufzufassen sei, sondern als eine akut
oder chronisch exsudative entzündliche Phase im Ablauf einer endogenen, hämatogenen
tuberkulösen Reinfektion, bedingt durch die hyperergische Bindegewebsreaktion auf den
in das Gewebe eingedrungenen Tuberkelbacillus. Die von den Autoren gefundenen Blut-
Tuberkelbacillen erwiesen sich angeblich als echt und schwer tierpathogen. Andere
Untersucher haben die Befunde von REITTER und LÖWENSTEIN nicht bestätigt und deren
theoretische Schlüsse abgelehnt. Nach der Veröffentlichung von SCHRAMEK [3]) müssen
an der Zuverlässigkeit der LÖWENSTEINschen Methodik so starke Zweifel gehegt werden,
daß auch die von REITTER auf sie begründeten Schlüsse hinfällig werden dürften.

Die sog. MESTERsche Reaktion, der Abfall der Leukocyten nach Injektion von 1⁰/₀₀
Salicylsäurelösung, die zur Differentialdiagnose des akuten Gelenkrheumatismus dienen
sollte, hat sich nach BRANDSTRUP [4]) nicht bewährt.

Gelegentlich macht die Lues ein dem Gelenkrheumatismus sehr ähnliches
Bild. Auch hier versagt die Salicylmedikation. Die Polyarthritis luica tritt
meist nicht ganz so akut wie die rheumatische Form auf, wenn auch heute
durch H. SCHLESINGER feststeht, daß es keine Art der rheumatischen Gelenkerkrankung gibt, die die Lues nicht nachahmen kann. Bemerkenswert ist, daß
die Schmerzen nachts heftiger zu sein pflegen. Das Fieber ist meist keine Kontinua, sondern remittiert, mitunter treten nur nächtliche Temperatursteigerungen
auf. Ein Fall dieser Art wurde von ROSENOW [5]) beschrieben:

Bei 25jährigem Mann, vor 2 Jahren syphilitisch infiziert und mit Quecksilber behandelt, schwoll 1 Jahr nach der Infektion ein Kniegelenk, später auch das andere

---

[1]) REITTER u. LÖWENSTEIN, Wien. Arch. klin. Wschr. 1932. Nr. 10.   [2]) C. REITTER,
Zentralbl. f. inn. Med. 1935. Nr. 21.   [3]) SCHRAMEK, Zeitschr. Tbk. 1936, H. 6.   [4]) BRAND-
STRUP, Zeitschr. f. Rheumaforsch. 1943. 2.   [5]) ROSENOW, Zeitschr. für ärztl. Fortbildung
1921. Nr. 14.

unter Schmerzen an. Auf Bettruhe und Salicyl keine Besserung; vielmehr nahm die Kniegelenkschwellung immer mehr zu; der Kranke kam sehr herunter. Als der Kranke nach einigen Monaten wegen Hornhautentzündung einen Augenarzt befragte und von ihm Jodkali erhielt, trat sofort ein Ausschlag am ganzen Körper ein. Gleichzeitig wurden die Beine steif; es traten Schmerzen auch in den Ellbogen-, Schulter- und Handgelenken auf. In der Klinik zeigte der Kranke subfebrile Temperaturen und starke Druckempfindlichkeit fast aller Extremitätengelenke neben starker Beweglichkeitseinschränkung, namentlich in den Kniegelenken. Die Diagnose eines subakuten syphilitischen Gelenkrheumatismus war jetzt (abgesehen von der positiven Anamnese) leicht, weil ein ausgedehntes makulo-papulöses Exanthem bestand. WASSERMANNsche Reaktion stark positiv. Nach Salvarsan-Hg-Kur in 3 Wochen völlige Heilung aller Gelenkveränderungen.

Über die akuten luischen Gelenkaffektionen sei noch folgendes gesagt: Gelenkschmerzen, die denen bei anderen Infektionen entsprechen, kommen schon vor Ausbruch des Exanthems bei Frühlues vor, sie verschwinden mitunter spontan. Akute, mitunter hoch fieberhafte Polyarthritiden sind aber nicht nur der sekundären Lues eigen, sondern kommen auch noch bei schon lange zurückliegender Infektion zur Beobachtung. Auffallend ist, daß Gummiknoten in den Knochen und an den Gelenken mitunter schon bald nach der Infektion auftreten. Wiederholt wurde beobachtet, daß gleichzeitig mit der akuten Gelenkaffektion eine neue Eruption eines luischen Exanthems erfolgte, wie in dem beschriebenem Falle, während eine Keratitis parenchymatosa namentlich bei hereditärer Lues gleichzeitig gesehen wurde.

Bemerkenswert ist auch, daß bei den luischen Gelenkerkrankungen eine Salvarsaninjektion eine als HERXHEIMERsche Reaktion aufzufassende Verschlimmerung der Beschwerden mit hohem Fieber auslösen kann. Die WASSERMANNsche Reaktion fällt bei akuter Gelenklues im Blute meist positiv aus. Bei negativem Blut-Wassermann versuche man die Reaktion aus einem Gelenkpunktat, die häufiger positiv ausfällt, wie die aus dem Blute. Im übrigen sei auf das Kapitel chronische Gelenkerkrankungen verwiesen, in dem die Gelenklues noch einmal besprochen werden wird.

In den Tropen kann auch das Denguefieber, das Break bone Fever der Engländer, Verwechslungen bedingen. Diese hoch fieberhafte, wahrscheinlich durch Moskitos übertragene Krankheit führt zu heftigen Gelenkschmerzen, namentlich der Hüftgelenke. Die Gelenke können geschwollen und gerötet sein, auch die Muskeln in der Umgebung der befallenen Gelenke sind schmerzhaft. Die Kranken sehen stark gerötet im Gesicht aus und fühlen sich schwer krank. Das Fieber sinkt aber bereits nach 1 oder 2 Tagen, und dann schießt unter gleichzeitigem Nachlassen aller subjektiven Symptome ein masernähnliches Exanthem auf. Das ganze Krankheitsbild kann sich am fünften bis siebenten Tage noch einmal unter erneutem Fieberanstieg wiederholen; dann erst erfolgt die definitive Genesung und eine Hautschuppung. *(Dengue.)*

Die gonorrhoischen, die gichtischen und endlich die tuberkulösen Gelenkerkrankungen machen meist keine diagnostische Schwierigkeit, weil sie meist monartikulär auftreten und auch nicht die prompte Beeinflussung durch Salicyl zeigen. Immerhin kommen gelegentlich sowohl der echte Gelenkrheumatismus in seinem Beginn monartikulär vor, als auch diese Erkrankungen polyartikulär. Besonders tritt der Tripper-Rheumatismus anfänglich nicht selten polyartikulär auf und lokalisiert sich erst später auf ein Gelenk, meist Knie- oder Handgelenk. Soweit die gonorrhoischen Gelenkentzündungen nicht eitrig sind und dann stärkere entzündliche Erscheinungen machen, ähneln sie dem Gelenkrheumatismus sehr; die Haut über den Gelenken ist aber doch meist stärker und dauerhafter gerötet. Auch ist der gesamte monartikuläre Prozeß niemals flüchtig, sondern stets überaus hartnäckig. Neben den sich auf das Gelenk beschränkenden exsudativen Formen des Tripperrheumatismus kommt es durch Übergreifen des entzündlichen Prozesses auf das *(Tripperrheumatismus.)*

periartikuläre Gewebe öfter zu einer Pseudophlegmone in der Umgebung des Gelenkes, die fast nie zur Eiterbildung führt, wohl aber oft Ankylosen hervorruft.

Beim Tripperrheumatismus läßt sich, wenigstens bei Männern, meist der Nachweis eines frischen oder chronischen Trippers führen. Bei Frauen ist dieser Nachweis bekanntlich nicht selten schwierig. In dubio mache man von dem „Gonorrhoe-Wassermann" nach MEINICKE-NAGELL Gebrauch, der nach meiner Erfahrung einwandfreie Gonorrhoediagnosen gerade bei zweifelhaften Gelenkerkrankungen ermöglicht.

Gicht. Die gichtische Natur einer Gelenkaffektion läßt sich außer der meist größeren Flüchtigkeit des Prozesses gewöhnlich schon durch die Anamnese feststellen, die vorangegangene typische Gichtanfälle der Zehen ergibt. Die ersten Gichtanfälle sind zudem fast regelmäßig monartikulär. Ferner leitet das Vorhandensein sonstiger gichtischer Veränderungen, wie der Tophi, auf den rechten Weg, und endlich können die Untersuchung des Stoffwechsels und der Nachweis der vermehrten Harnsäure im Blut, der bei der Erörterung der Gicht besprochen werden wird, die Diagnose sichern.

Tuberkulöser Rheumatismus. Die eigentlich tuberkulöse Gelenkveränderung, der Tumor albus, bietet in seiner Entstehung und seinem Aussehen ein vom Gelenkrheumatismus so verschiedenes Bild, daß eine Verwechslung beider kaum möglich ist.

PONCETsche Form. Erwähnt seien ferner die von PONCET beschriebenen flüchtigen Gelenkschwellungen bei Tuberkulösen, an die zu denken ist, wenn gleichzeitig eine Lungentuberkulose besteht. Sie sind, ebenso wie andere Rheumatoide, in ihrem klinischen Bild dem des Rheumatismus sehr ähnlich, aber ebenso wie diese durch das gleichzeitige Bestehen der Grundkrankheit und durch ihr refraktäres Verhalten dem Salicyl gegenüber gekennzeichnet.

PONCET hat übrigens auch chronische deformierende Gelenkentzündungen bei Tuberkulösen beschrieben. MATTHES beobachtete einen sehr ausgesprochenen Fall dieser Art mit großen tuberkulösen Halsdrüsen. Die Gelenkveränderungen glichen dem eines ausgesprochen chronischen,. vor allem die Hände und Füße befallenden,. deformierenden Rheumatismus. In sehr seltenen Fällen kommen auch polyartikuläre tuberkulöse Gelenkvereiterungen vor. Ich habe einen solchen Fall beobachtet, in dem zahlreiche, große und kleine Gelenke befallen waren.

STILLsche Krankheit. Die STILLsche Krankheit, multiple symmetrische Gelenkschwellungen, am häufigsten im Kindesalter, unterscheidet sich vom Gelenkrheumatismus schon durch ihren mehr chronischen Verlauf nach manchmal hoch fieberhaftem Beginn; außerdem finden sich dabei Milzschwellung, meist Rigidität des Nackens und der Wirbelsäule und Lymphdrüsenschwellungen. STRAUSS [1] teilte mit, daß sich fast in allen Fällen eine chronisch adhäsive Perikarditis findet, daß dagegen das Endokard verschont bleibt. Die Ätiologie ist unklar. Tuberkulose läßt sich nicht nachweisen; man hat an Beziehungen zur Sepsis oder zur Granulomatose gedacht.

Dem STILLschen Krankheitsbild verwandt ist das FELTY-Syndrom, das nach H. BÜCHLER [2] relativ gutartig in Jahren, sogar Jahrzehnten verläuft und durch Splenektomie zu normalisieren, bzw. zu bessern ist.

H. Die Differentialdiagnose der akuten fieberhaften Muskelerkrankungen.

Einfache Muskelatrophien in der Umgebung der befallenen Gelenke kommen schon beim akuten Gelenkrheumatismus und den gonorrhoischen Entzündungen vor. Sie verdanken ihre Entstehung vielleicht nicht nur der Inaktivität, sondern

[1] STRAUSS. Med. Klinik 1926. Nr. 33, dort auch die Literatur.   [2] H. BÜCHLER, Schweiz. med. Wochenschr. 1945, S. 369.

einem Übergreifen des entzündlichen Prozesses auf die Muskulatur. Selbständiger und differentialdiagnostisch wichtig ist das Krankheitsbild der Polymyositis oder, wie die Erkrankung wegen der häufigen Beteiligung der Haut auch genannt wird, der Dermatomyositis. Es hat sehr nahe Beziehungen sowohl zum Gelenkrheumatismus als auch zur Sepsis; von mancher Seite (v. STRÜMPELL) wurden auch solche zur Tuberkulose angenommen.

Man kann etwa drei Haupttypen aufstellen. Die eigentliche Dermatomyositis (HESCH, UNVERRICHT) ist neben der Schmerzhaftigkeit und Schwellung der Muskeln durch ein hartes Ödem der darüber befindlichen Haut charakterisiert. Allerlei Eritheme und Exantheme können sich hinzugesellen. Das Ödem kann auch das Gesicht befallen. Die Erkrankung kann sowohl akut, wie subakut einsetzen, sie ist meist hoch fieberhaft, und zwar besteht ein unregelmäßiges Fieber. Die Muskulatur kann in sehr großer Ausdehnung befallen sein. Die zweite Form ist die hämorrhagische, bei der es zu Hämorrhagien in die Muskeln selbst (auch in die Herzmuskulatur), aber auch zu Hauthämorrhagien kommt. Sie ist vielfach wohl der Sepsis, insbesondere den embolischen Muskelabscessen verwandt, auch sind von einigen Autoren Staphylokokken dabei nachgewiesen. Im Verhältnis zu den beiden erstgenannten, in der Hälfte der Fälle tödlich verlaufenden Erkrankungen ist die dritte Form harmloser. Es treten zugleich mit multiformen oder nodösen Exanthemen Muskelschmerzen und Schwellungen auf, die sich auf die Beine und Arme beschränken. In manchen Fällen treten gleichzeitig neuritische Symptome auf, so daß SENATOR von einer Neuromyositis sprach.

Eine genaue Schilderung der Dermatomyositis hat H. SCHUERMANN[1]) gegeben, auf Grund von 12 histologisch gesicherten Fällen und des gesamten Schrifttums. Er betont die relative Häufigkeit hochgradiger Eosinophilie („Pseudotrichinose") und schwerer allgemeiner, insbesondere kardialer Symptome und kommt zu dem Ergebnis: „Die Dermatomyositis ist also eine Allgemeinkrankheit, bei der sich das wesentliche pathogenetische Geschehen an der terminalen Strombahn abspielt, wobei die Veränderungen des großen Parenchyms Körpermuskulatur (und Haut) im Vordergrund stehen als Folge einer protrahierten, eventuell akut rezidivierenden kollapsartigen Kreislaufstörung, deren Ursache vielfältig sein kann und die öfters gänzlich unbekannt bleibt."

Einen bemerkenswerten Fall von Dermatomyositis bei einem 9jährigen Kinde teilte H. KOOPS[2]) mit: Nach akutem fieberhaftem, scheinbar gelenkrheumatischem Beginn verlief der Prozeß chronisch und endete in einer Hautatrophie, die sowohl klinisch als auch anatomisch an diffuse Sklerodermie mit Muskelbeteiligung erinnerte.

PÖNITZ und WEIDENMÜLLER[3]) berichten neuerdings über den Fall eines 9jährigen Mädchens, eine letale Polymyositis mit septischen Temperaturen, einer Leukocytose von 15200 und nur 1% Eosinophilen. Autoptisch fand sich in den Muskeln eine allergisch-hyperergische Gefäßerkrankung, die alle Übergänge von rheumatischen Knötchen zur Endarteriitis obliterans und Periarteriitis nodosa zeigte.

Zweifellos besteht über diese seltenen Krankheitsbilder noch keine völlig ausreichende Klarheit. Immer wieder wird man Fälle sehen, die diagnostisch schwer deutbar sind, wie z. B. der, den GOTTSTEIN beschrieb[4]).

Der Kranke hatte wiederholt Gelenkrheumatismus, vielleicht auch schon Muskelerscheinungen. Die Erkrankung begann mit mäßigem Fieber und Gangstörung, bald setzte unter mehrfachen Schüttelfrösten hohes, unregelmäßiges Fieber ein; die Muskelerkrankung breitete sich über die ganze Muskulatur aus, war enorm schmerzhaft, die Muskeln bretthart, es fehlten aber Ödeme. Milzschwellung bestand nicht. Blutbild normal bis auf Eosinopenie. Im Urin Eiweiß und Diazo negativ. Es bestanden weite und reaktionslose Pupillen und Steigerung der Patellarreflexe, daneben Dyspnoe mit starker Heiserkeit auf Grund einer Laryngitis, also nicht etwa auf Grund einer Muskellähmung. Später

---

[1]) H. SCHUERMANN, Med. Welt 1939. Nr. 25.   [2]) H. KOOPS, Med. Welt 1942. S. 755.
[3]) PÖNITZ und WEIDENMÜLLER, Zeitschr. f. d. ges. inn. Med. 1946, S. 156 u. f.   [4]) GOTTSTEIN, Dtsch. Arch. f. klin. Med. Bd. 91.

entstanden noch ·Perikarditis und doppelseitige Pleuritis. Bakteriologischer Blutbefund negativ. Die mikroskopische Untersuchung harpunierter Muskelstückchen ergab degenerative Veränderungen, während in anderen Fällen auch entzündliche gefunden sind. Die Muskeln zeigten während der Erkrankung und auch später keine Entartungsreaktion.

Ein ähnliches Krankheitsbild (gleichen Blutbefund, Diazoreaktion, Pupillenveränderungen) beobachtete SICK[1]), bei einer kleinen Endemie der Tübinger Psychiatrischen Klinik. Auch EDENHUISEN[2]) hat einen solchen Fall beschrieben.

Ich[3]) habe 1909 (Januar bis April) in Mainz eine Epidemie schwerer hochfieberhafter Myositis der Halsmuskeln (12 Fälle) beobachtet; die Krankheit dauerte 3—10 Tage, führte zu völliger Nackenstarre ohne alle anderen Meningitissymptome (Pseudogenickstarre) und heilte in allen Fällen rasch auf Salicylate; übrigens im Gegensatz zu vielen anderen Fällen von Polymyositis.

Bornholmer Krankheit. 1930 beschrieb der Däne E. SYLVEST[4]) zuerst die **Bornholmer Krankheit**, eine scheinbar epidemische Myalgie oder Myositis, die besonders an Küsten, Inseln und Flußläufen des Ostseebeckens beobachtet wurde; seltener in Bayern und Schleswig; aber auch in anderen europäischen Ländern, in Nordamerika und Australien wurde das Leiden gefunden. Die Morbiditätskurve verlief parallel dem Typhus und Paratyphus.

Das Leiden befällt alle Lebensalter und betrifft in Form hochgradiger Myalgie die Muskeln des Rückens, des Bauches, des Brustkorbes und des Zwerchfells, oft eine akute schwere lokale Peritonitis, Perforation, Kolik usw. vortäuschend. Es besteht wenige Tage Fieber bis 39 und 40⁰. Rückfälle kommen vor, meist tritt rasch völlige Heilung ein. An Komplikationen kommen Pleuritis, Perikarditis und Orchiepididymitis vor. Das Blut soll weder Leukocytose, noch Eosinophilie zeigen. Todesfälle (nur an Komplikationen) sind sehr selten. Obduktionen fehlen noch. Die etwaige bakterielle Ursache ist ungeklärt. WOLTER glaubte an Zusammenhänge mit der Haffkrankheit. ZEISS weist mit Recht auf die Wichtigkeit der Krankheit in den Ländern um die Ostsee hin. Sein Schüler E. A. HEIDE[5]) hat die Bornholmkrankheit neuerdings epidemiologisch genau studiert und unter anderem gefunden, daß ihr Höhepunkt genau entgegengesetzt dem der Grippe liegt, nämlich in den Monaten Juni bis September. Ich selbst habe neuerdings erst zwei völlig sporadische Fälle beobachtet, die nach Verlauf und Symptomen zur Bornholmkrankheit zu rechnen waren. Gleichzeitig hat THIELE[6]) ähnliche, epidemische Fälle um Rostock festgestellt, die bei sonst gleichem Verlauf im Gegensatz zu den unserigen zum Teil leichte Eosinophilie des Blutes zeigten.

Septische Metastasen. Differentialdiagnostisch kommt bei allen solchen „primären" Myositisfällen zunächst die Sepsis mit multiplen Muskelmetastasen in Betracht. Gegen sie spricht der normale Blutbefund und das Fehlen der Erreger im Blut, die bei Sepsis mit multiplen septischen Embolien sich doch meist nachweisen lassen. Immerhin ist in manchen Fällen, besonders den hämorrhagischen Formen, eine Abgrenzung gegen die Sepsis sehr schwer.

Rotz. Auch die Rotzinfektion ruft multiple knotige Infiltrationen der Muskulatur hervor. Sie sind gewöhnlich nicht oder nur unbedeutend schmerzhaft, vereitern aber leicht und brechen dann durch die Haut durch. Die Kombination mit den kennzeichnenden Hautaffektionen, den Rotzpusteln, muß, ganz abgesehen von der Anamnese, in dieser Richtung Verdacht erwecken.

Trichinose. Differentialdiagnostisch muß gegenüber der Polymyositis vor allem die Trichinose in Erwägung gezogen werden, die übrigens in beiden Kriegen im Osten bei der Truppe gehäuft auftrat[7]) (HOLLER und SCHMID). Die Infektion des Menschen erfolgt meist durch Genuß von trichinösem Fleisch des Schweins, seltener des Bären, Fuchses und Dachses[8]). Bei der Trichinose kommt es im Gegensatz zum Gelenkrheumatismus zuerst zu Schwellungen der Haut, besonders des Gesichtes und zu brettharter Infiltration der Muskeln.

---

[1]) SICK, Münch. med. Wochenschr. 1905. Nr. 23 u. 24. [2]) EDENHUISEN, Dtsch. Arch. f. klin. Med. Bd. 87. [3]) HANS CURSCHMANN, Münch. med. Wochenschr. 1917. Nr. 1. [4]) Zit. nach H. ZEISS, Med. Welt 1936. Nr. 29, 32, 33. [5]) E. A. HEIDE, Die Bornholmer Krankheit. Berlin: Richard Schoetz 1937. [6]) THIELE, Dtsch. med. Wochenschr. 1938, Nr. 1. [7]) G. HOLLER und P. SCHMID, Med. Klinik 1941. S. 984. [8]) H. W. SCHMIDT, Med. Klinik 1941. S. 1181.

Im Verlauf des Fiebers und auch selbst in den Erscheinungen von seiten des Magen-Darmkanals können sich die beiden Erkrankungen aber durchaus gleichen. Ebenso sind heftige, an den Gelenkrheumatismus erinnernde Schweißausbrüche beiden Erkrankungen eigen; gleichfalls das häufige Frösteln bei Seltenheit echter Schüttelfröste. Auch das Befallensein der Augen- und Kehlkopfmuskulatur ist bei Polymyositis in gleicher Weise wie bei Trichinose beobachtet. Bei Trichinose können auch allerlei Hautsymptome auftreten, wie Miliaria, Urticaria, Herpes, Acne, Furunkulose und Roseola ähnliche Flecken. Häufig treten Milztumor, starkes Hautjucken und später Abschuppung der Haut auf. Die Diazoreaktion im Harn fanden HOLLER und

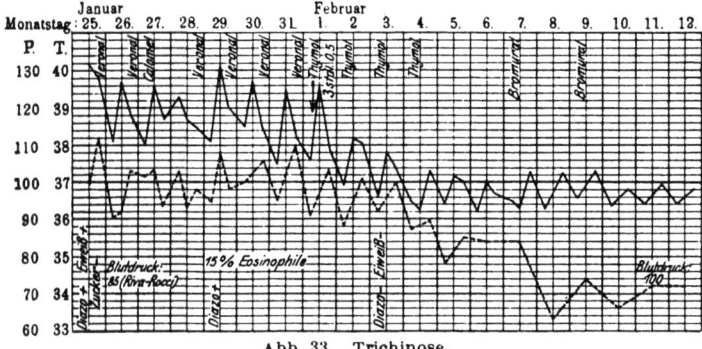

Abb. 33. Trichinose.

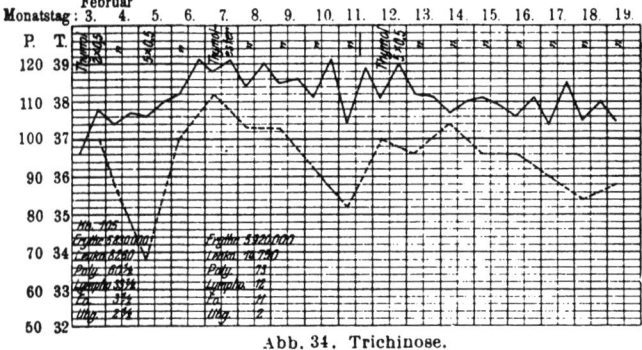

Abb. 34. Trichinose.

SCHMID im akuten Stadium meist positiv. Im Urin fanden sich oft Eiweiß, Erythro- und Leukocyten und Zylinder. Oft verschwinden Patellar- und Achillessehnenreflexe; das KERNIGsche Symptom kann positiv sein. Es kann allerdings auch durch die starke Spannung der Flexoren vorgetäuscht werden. Entgegen diesem von NONNE und HÖPFNER festgestellten Verhalten beobachtete HIS bei Trichinose einige Male Steigerung des Patellarreflexes und Babinski.

Am sichersten läßt sich die Diagnose aus dem Blutbefunde stellen, der bei Trichinose mäßige Hyperleukocytose mit starker Eosinophilie (20 bis 60, ja 85%) ergibt, während bei Polymyositis die eosinophilen Zellen oft fehlen[1]. Allerdings hat SCHUERMANN auch bei Dermatomyositis über erhebliche Eosinophilie berichtet, die ja nach BITTORF auch bei Muskelrheumatismen oft und auch bei der epidemischen Myalgie (Bornholmkrankheit) gelegentlich vorkommt. Jedoch erreicht die Eosinophilie bei sporadischer und epidemischer Myalgie niemals die hohen Grade wie bei Trichinose. Ausnahmsweise können

Eosino-
philie.

_____
[1] HANS CURSCHMANN, Trichinose. Med. Rundsch. 1947. Heft 6.

auch einmal bei Trichinose die eosinophilen Zellen fehlen, nämlich nach STRÄUBLI bei bakteriellen Mischinfektionen und in besonders schweren, foudroyanten Fällen. Hier verschwinden sie kurz vor dem Tode. Wichtig ist, daß hohe und höchste Grade von Eosinophilie das akute Stadium um viele Wochen, ja Monate überdauern können. Mitunter wurde bei Trichinose Polycythämie beobachtet.

Trichinen-nachweis.   Der Nachweis der Trichinellen im Blut ist nach WIGAND[1]) diagnostisch zuverlässig, wenn man zwischen dem 5. und 10. Krankheitstage mindestens 10 ccm Blut mit 3% Essigsäure behandelt, lackfarben macht und dann das Sediment, nach GIEMSA gefärbt, untersucht. Auch im Liquor sind die Trichinellen nachweisbar. Besonders wichtig und eindeutig ist nach WIGAND ihr Nachweis aber durch den Tierversuch nach Verfütterung der verdächtigen Speisereste an Kaninchen oder Ratten. Bei den infizierten Tieren sind nach Tötung 2—3 Tage nach der Fütterung die Trichinellen im oberen Dünndarm nachweisbar. Vom 8. Tage an etwa gelingt der Nachweis der Trichinellen auch in der Muskulatur des Infizierten. Man hat die Proben meist aus dem Biceps entnommen; besonders zahlreich sollen die Trichinen beim Menschen im Rectus abdominis und in der Zungenmuskulatur sein. Ein Bericht aus dem Felde erwähnt demgemäß Fälle mit einer auffallenden Erschwerung der Sprache. Die Trichinellen, die man im einfachen Quetschpräparat leicht auffindet, liegen in dieser Zeit noch nicht zusammengerollt, sondern gestreckt oder peitschenförmig umgebogen im Sarkolemm. Sie haben noch keine Kapseln. Im Stuhl gelingt dagegen der Nachweis der Trichinen beim Menschen meist nicht.

Blutdruck.   Die von MAASE und ZONDEK als differentialdiagnostisch verwertete Blutdrucksenkung ist ohne diagnostische Bedeutung. Denn sie findet sich auch bei Typhus, Paratyphus und Fleckfieber. Verwechslungen mit Fleckfieber sind bei Trichinose mehrfach vorgekommen. Das ist begreiflich, weil die Gedunsenheit des Gesichtes, der akute Beginn und roseolaähnliche Exantheme bei Trichinose tatsächlich ein dem Fleckfieber ähnliches Bild ergeben.

Puls.   Der Puls pflegt bei Trichinose ebenso verlangsamt zu sein wie beim Typhus. Da gleichzeitig auch häufig positive Diazoreaktion und manchmal Roseolen beobachtet werden, muß in den Anfangsstadien auch die Differentialdiagnose gegen Typhus erwogen werden. Im späteren Verlauf der Trichinose sind aber hohe Pulsfrequenzen ganz gewöhnlich, ja sie können in der Rekonvaleszenz noch lange Zeit weiter bestehen bleiben.

Muskel-erschei-nungen.   Die Erscheinungen seitens der Muskulatur können sehr verschieden stark sein. In schwersten Fällen liegen die Kranken mit Schwellungen und hochgradigen Schmerzen bewegungslos im Bett. Da mit Vorliebe die Flexoren von der Trichinose befallen werden, halten sie die Glieder oft spitzwinklig gebeugt. Bemerkenswert sind auch die Schmerzen bei Bewegung der Augenmuskeln, ferner die nicht häufige Heiserkeit durch Beteiligung der Kehlkopfmuskulatur und endlich der sehr seltene Trismus. Tritt der Trismus stärker hervor und ist er mit Gefühlen von Ziehen und Spannen in der Muskulatur verbunden, so kann eine Verwechslung mit Tetanus vorkommen. Ebenso kann eine stärkere Beteiligung der Nackenmuskulatur zu einer gewissen Nackenstarre führen und an Meningitis denken lassen. Es kommen aber bei Trichinose gelegentlich auch echte Meningitiden vor (MASUNOW[2]), da die Trichinellen auch in den Liquor eindringen können.

Im Herzmuskel finden sich keine Trichinellen, dagegen interstitielle, und zwar sehr häufig eosinophile Entzündungsherde, die augenscheinlich toxisch bedingt sind. Das erklärt die so häufige Herzschwäche.

Auch Perikarditiden kommen bei Trichinose vor.

---

[1]) WIGAND, Med. Welt 1944. S. 310 u. f.   [2]) MASUNOW, Dtsch. Zeitschr. f. Nervenheilk. Bd. 103. 1928.

Ich habe bei einer 50jährigen Frau im subakuten Stadium der Trichinose, 2 Monate nach Beginn, eine Pericarditis sicca beobachtet, die in etwa 14 Tagen verschwand; keine Mitbeteiligung der Gelenke und Pleuren.

Die nach Einwanderung der Trichinen in die Muskulatur auftretenden Muskelstörungen dürfen nicht mit der bereits sehr bald nach der Infektion eintretenden hochgradigen Muskelschwäche verwechselt werden. Übrigens werden beide Erscheinungen, wie FLURY nachgewiesen hat, durch die Giftwirkung der Trichinellen und nicht etwa durch die mechanische Wirkung ihrer Einwanderung in die Muskulatur verursacht. EISENLOHR fand bei Trichinose Veränderungen der elektrischen Reaktion der Muskeln bis zur Entartungsreaktion.

Die Ödeme, welche anfangs hauptsächlich das Gesicht und die Augenlider befallen, müssen unterschieden werden von den später auftretenden Ödemen, die die Folge sekundärer Kreislaufschwäche sind. Einmal beobachtete MATTHES bei Trichinose eine Embolie der Arteria cruralis. Thrombosen der Venen sind recht gewöhnlich. Ebenso kommen durch Insuffizienz der Atmungsmuskulatur relativ häufig Bronchitiden und Bronchopneumonien vor. Eitrige Pleuritis und Perikarditis und eitrige Gelenkentzündungen sind selten (MATTHES). Manche Beobachter, besonders KRATZ, der Schilderer der Hederslebener Endemie, beschrieben im Verlauf der Erkrankung äußerst heftige Anfälle von Dyspnoe. GRUBER[1] glaubt, daß man diese doch wohl auf Störungen im kleinen Kreislauf zurückführen müsse, die durch die Myokarderkrankung erklärlich seien. In älteren Fällen kann man gelegentlich verkalkte Muskeltrichinen im Röntgenbild nachweisen. HEINR. CURSCHMANN hat sie besonders im Biceps gefunden.

Neuerdings hat man die Diagnose der Trichinose auch mittels der Komplementbindungsreaktion gestellt, die allerdings erst nach 14 Tagen positiv ausfällt (STRÖBEL). Das Präzipitationsverfahren (BACHMANN und Mitarbeiter) scheint wenig zuverlässig. Wesentlich zuverlässiger ist nach H. SPAETH[2] die Intracutanprobe mittels des Trichinenantigens von I. G. Farben, Werk Höchst, die SPAETH bei allen seinen 85 Trichinosefällen positiv ausfallen sah; im Gegensatz zu den nicht sicheren Resultaten der Komplementreaktion bei den gleichen Kranken. Beim trichinoseverdächtigen Tier kommen nach WIGAND die serologischen und Intracutanproben als unzuverlässig diagnostisch kaum in Betracht.

Außer der Trichinose und Sepsis kann die Lues — übrigens sehr selten — akute Erkrankungen der Muskulatur, die der Polymyositis ähnlich sind, verursachen. LORENZ beschreibt derartige Fälle. Meist ruft die Lues allerdings lokale Muskelgummen hervor und bevorzugt den Biceps. Auch diese Gummiknoten können heftig schmerzen und akut entzündliche Veränderungen vortäuschen. Chronische Muskelerkrankungen auf Basis der Lues finden sich angeblich relativ oft in den Deltoideen. *(Luische Muskelerkrankungen.)*

Mehr chronisch, aber bei gleichzeitiger Lungentuberkulose fieberhaft, verläuft auch die sehr seltene multiple Muskeltuberkulose. Man vergleiche ihre Differentialdiagnose bei der Besprechung des Rotzes. *(Muskeltuberkulose.)*

J. Die Differentialdiagnose der Entzündungen und Beläge des Rachens und der Mundhöhle.

Die Entzündungen und Beläge des Rachens bzw. der Mundhöhle haben zwar in vielen Fällen ein so charakteristisches Aussehen, daß eine Diagnose auf den ersten Blick möglich ist. Es kommen aber doch immer wieder Fälle vor, die auch der Geübte nicht ohne weiteres deuten kann.

Für die Bewertung von Rachenbelägen ist außer ihrem Aussehen das Allgemeinverhalten, insbesondere die Körpertemperatur diagnostisch zu

[1] GRUBER, Zentralbl. f. Herz- u. Gefäßkrankh. 1925. H. 20—24.   [2] H. SPAETH, Dtsch. med. Wochenschr. 1942. Nr. 38.

beachten. Die Angina tonsillaris, speziell die meist auf einer Streptokokkeninfektion beruhende follikuläre Form und ebenso die Scharlachangina setzen meist plötzlich und mit hohem Fieber ein. Beginnt also eine
Halsentzündung mit hohem Fieber um 40° und sogar mit einem Schüttelfrost,
so sind eine Angina follicularis oder Scharlach am wahrscheinlichsten. Die
Diphtherie beginnt in der Mehrzahl der Fälle nicht mit so hohen Temperaturen, sondern meist nur mit Fieber zwischen 38 und 39°. Freilich kommen
Ausnahmen vor. Man darf also nicht etwa sagen: niedere Temperaturen
sprächen gegen einfache Angina, sondern nur: akuter Beginn mit hohem
Fieber spricht mehr für nichtdiphtheritische Angina.

Mit nur geringer Temperatursteigerung oder ganz ohne Fieber verlaufen
die PLAUT - VINCENTsche Angina und ebenso die luische Angina des
Sekundärstadiums. Auch die tertiär-luischen nekrotisierenden Rachen- und
Gaumenaffektionen sind meist nicht mit Fieber verbunden.

Keratose. Der Angina follicularis auf den ersten Blick sehr ähnlich, aber ganz ohne
Fieber, verläuft die Keratose der Mandeln. Es handelt sich um oberflächliche
Verhornungsinseln auf den Tonsillen bei chronischer Tonsillitis. Die Affektion
zeichnet sich dadurch aus, daß die weißen Punkte lange Zeit unverändert
bleiben, wenn sie auch schließlich wieder verschwinden können. Sie entsprechen auch nicht wie die weißen Punkte bei Angina follicularis den
Kuppen der Mandelpfröpfe. Bei Druck auf die Tonsillen entleeren sich die
Mandelpfröpfe häufig, während die Verhornungsinseln nicht davon beeinflußt
werden. Von B. FRÄNKEL ist ein ähnliches Bild wie die Keratosis als Pharyngo-
mycosis benigna beschrieben und auf harmlose Wucherungen von Leptothrix
bezogen worden. DEUSSING[1]) hat allerdings einen Fall dieser Leptothrixangina
beschrieben, bei dem gleichzeitig eine Glomerulonephritis acuta auftrat.

Mit nur unbedeutender Temperatursteigerung oder ohne solche, jedoch
meist mit starken Beschwerden verlaufen auch die Stomatitis bzw. Angina
aphthosa und die BEDNARschen Aphthen bei Säuglingen, die aphthenähnlichen,
meist traumatisch bedingten Efflorescenzen zu beiden Seiten der Gaumennaht.

Maul- und Mit hohem mehrtägigem Fieber und schwerer Beeinträchtigung des All-
Klauen- gemeinbefindens kann jedoch die Humaninfektion mit Maul- und Klauenseuche. seuche verlaufen; Todesfälle sollen allerdings fast nur bei Säuglingen und
Kleinkindern vorkommen. Die Krankheit äußert sich nach kurzem Übelbefinden
in einem heftigen diffusen Bläschenausschlag des Mundes, besonders der Gingiven
und Lippen, die zu leicht blutenden Geschwüren führen; besonders eindrucksvoll ist das Aussehen der heftig geschwollenen, mit Blutborken belegten Lippen.
Auch sonst besteht Neigung zu Hautblutungen. Oft, aber keineswegs immer
kommt es zu entzündlichen, manchmal schweren Paronychien an Fingern und
Zehen, selten zu Geschwüren an Genitalien und Brüsten.

Humaninfektionen sind übrigens im ganzen selten. Während einer großen Rinder-
epidemie 1938 habe ich[2]) nur zwei klinisch sichere Fälle bei jungem Mann und jungem
Mädchen gesehen. In beiden Fällen bestanden neben den obigen Symptomen erhöhte
Senkung (über 25), mäßige Leukocytosen mit Linksverschiebung der Neutrophilen, anfangs
Normo-, später Hyperlymphocytose, Eosinopenie, normale Monocytose und Vermehrung der
Plasmazellen. Thrombocyten normal. Intracutanreaktion bei Meerschweinchen war aller-
dings (einmal) negativ. Das bewies jedoch in Anbetracht der Infektionsmöglichkeit, der
Schwere und Typizität des Krankheitsbildes nichts gegen echte Maul- und Klauenseuche.

Eine frühjahrsmäßige Häufung relativ leichter „vasomotorischer Gingivitis" besonders bei Jugendlichen hat neuerdings ADAMS[3]) beobachtet
und faßt sie als vorwiegend alimentär bedingte Teilerscheinung einer allgemeinen Capillarschädigung auf.

---

[1]) DEUSSING, Dtsch. med. Wochenschr. 1920. S. 1278.   [2]) HANS CURSCHMANN, Med.
Klinik 1938. Nr. 25.   [3]) ADAMS, Dtsch. Gesundheitsw. 1947, S. 348.

Bei einigen Halskrankheiten ist für das Verhalten der Temperatur die Grundkrankheit maßgebend, z. B. bei Soor, der sich besonders gern bei fiebernden, benommenen Kranken entwickelt. Ebenso ist bei tuberkulösen Geschwüren nicht die Mund- und Rachenaffektion, sondern die sonstige Ausbreitung der Tuberkulose für das Verhalten der Temperatur maßgebend.

Die einfache Angina follicularis oder lacunaris ist dadurch gekennzeichnet, daß *Angina follicularis.* man neben der Rötung und Schwellung des Rachens eitrige Pfröpfe in den Mandeln sieht. Um die Mandeln voll übersehen zu können, ist es nötig, den vorderen Gaumenbogen mit einem Haken zurückzuziehen. Die Mandelpfröpfe bei Angina können wohl zusammenfließen; aber sie haben nie den Charakter wirklicher anhaftender Membranen wie bei Diphtherie. Besonders bei der Scharlachangina, die ja oft eine Angina necrotica ist, findet dieses Zusammenfließen oft statt, so daß die gesamte Fläche der Mandeln von einem schmierigen eitrigen Belage bedeckt ist. Die Scharlachangina ist zudem häufig durch eine *Scharlach-* flammende Röte der ganzen Rachenschleimhaut ausgezeichnet (HEUBNER) *angina.* und außerdem oft durch eine besonders hohe Schmerzhaftigkeit. Bei der einfachen Angina sowohl als bei der Scharlachangina beschränken sich die Beläge auf die Mandeln und gehen meist nicht auf die Gaumenbögen oder die Uvula über, was bekanntlich bei Diphtherie ganz gewöhnlich ist.

Über die nekrotisierenden Anginen wurde bereits bei der Differentialdiagnose der akuten Leukämien gesprochen. Die einfachen ohne Belag verlaufenden Anginen, die akuten Rachenkatarrhe, sind ätiologisch nicht einheitlich, gehören aber in der Mehrzahl der Fälle zu den infektiösen Erkrankungen, die man unter dem Namen der Erkältung zusammenfaßt, soweit sie eben *Erkältungs-* nicht Teilerscheinung oder Anfangssymptome von gut charakterisierten Infek- *angina.* tionskrankheiten sind. Für sie ist kennzeichnend, daß entweder zuerst die Rachenschleimhaut, besonders die des Zäpfchens erkrankt und schmerzhaft wird und dann der Prozeß sich oft auf die Nase fortpflanzt, oder, daß die Erkrankung von einem primären Schnupfen in den Rachen herabsteigt. Immerhin ist einiger besonderer Formen zu gedenken. So hat LESCHKE eine Pneumokokkenangina beschrieben, die entweder unter dem Bilde der Angina follicularis oder nur als Rötung und samtartige Schwellung mit sekundärer Halsdrüsenbeteiligung unter dem Bilde der Grippe verläuft.

Von größter Wichtigkeit und immer noch zu wenig beachtet sind Fälle, *Post-* auf die E. FRÄNKEL[1]) und der Berliner Chirurg M. MARTENS[2]) hingewiesen *anginöse,* haben. Es handelt sich um Anginen, die durch Streptokokken, Pneumokokken, *pyämische* besonders aber durch anaerob wachsende Mikroorganismen bedingt werden. *Thrombo-* Sie führen zu einer direkten Infektion der peritonsillären Venen mit *phlebitis der* foudroyanter Pyämie meist ohne Vermittlung einer Lymphdrüsenerkrankung. *V. jugularis* Derartige Fälle von anginöser pyämischer Thrombophlebitis insbesondere der Vena jugularis zeichnen sich also dadurch aus, daß Lymphdrüsenschwellung meist fehlt; es kann jedoch spontaner oder wenigstens auf Druck auftretender Schmerz an der seitlichen Halspartie und mitunter die thrombosierte Vene fühlbar sein. Diese thrombophlebitische Infektion ruft neben meist schweren, gelegentlich aber relativ geringen Allgemeinerscheinungen fast immer bald Schüttelfröste hervor. Seiner Entstehung nach unklarer Schüttelfrost bei oder nach Angina muß stets den Verdacht auf pyämische Jugularisthrombose lenken. Wenn sie rechtzeitig erkannt und durch Unterbindung der Vena jugularis behandelt wird, können die meisten Fälle gerettet werden (MARTENS, SCHOTTMÜLLER, R. STAHL u. a.). Ohne Operation sterben fast alle Patienten an allgemeiner Pyämie und metastatischen Abscessen, vor allem in den Lungen.

---

[1]) E. FRÄNKEL, Dtsch. med. Wochenschr. 1926. Nr. 3 und Virchows Arch. Bd. 254.
[2]) M. MARTENS, Dtsch. med. Wochenschr. 1929. Nr. 29—30.

Angina
typhosa.

Diphtherie.

Erinnert sei endlich an die im Kapitel Typhus besprochene Angina typhosa.

Die wichtigste differentialdiagnostische Aufgabe aber wird dem Arzt gestellt, wenn es gilt, eine der anderen Anginen von einer Diphtherie zu unterscheiden. Die typische Diphtherie ist meist schon klinisch leicht zu erkennen. Die weißlichen Beläge, die wirkliche Membranen darstellen und fest anhaften, so daß sie sich nicht ohne Substanzverlust ablösen lassen, das Übergreifen auf die Umgebung der Tonsillen, insbesondere auf die Uvula, charakterisieren sie genügend. Auch die schweren Fälle von toxischer Diphtherie, bei denen die Beläge manchmal von vornherein mehr oder minder schwärzlich oder bräunlich verfärbt sind und oft aashaft stinken, sind durch ihre Ausbreitung auf die Mund- und Nasenschleimhaut gewöhnlich als solche zu erkennen, obwohl gerade bei diesen Formen Verwechslungen mit den schwersten Formen von septischem Scharlach möglich sind und sich beide Zustände komplizieren können. Aber die geschilderte Ausbreitung der Beläge und ihr kennzeichnendes Aussehen können auch fehlen. Das ist im Beginn der Erkrankung sogar oft der Fall. Und gerade die Diphtherie muß möglichst frühzeitig erkannt werden! Ausnahmsweise kann die Angina mercurialis einer Diphtherie ähnlich sehen. ZINSSER hat einen solchen Fall abgebildet, der auch Temperatursteigerung aufwies. Abheilende Diphtherie kann auch mit PLAUT-VINCENTscher Angina oder Lues verwechselt werden.

Bei kleinen Mädchen findet man gelegentlich auch Diphtherie der Vulva, meist bei Kindern, die vorher Hals- oder Nasendiphtherie gehabt hatten. In einem von LEENDERTZ[1]) beschriebenen Falle war eine Entzündung der Halsorgane nicht vorhergegangen. Der Fall ist bemerkenswert durch die Reihenfolge, in der die sich anschließenden diphtheritischen Lähmungen sich entwickelten; zuerst wurde die Blase, erheblich später der Mastdarm gelähmt und dann erst traten Augenmuskellähmungen und Ataxie auf.

Alle Formen der Halsentzündung können Drüsenschwellungen am Hals zur Folge haben. Beim Scharlach tritt gelegentlich eine Vereiterung der Drüsen auf. Bei reiner Diphtherie habe ich dies nie gesehen. Die Diphtherie steigt in den Kehlkopf hinab, und kann sogar croupöse und pseudomembranöse Affektionen der Bronchien und Bronchiolen erzeugen. Auch katarrhalische und seröse Bronchitis und Bronchiolitis können durch den diphtherischen Infekt entstehen (W. W. KRAUSE[2]).

Eine Vereiterung der Halsdrüsen kommt kaum vor. Die gewöhnlichen und auch die Scharlachanginen rufen dagegen fast niemals Croup hervor. Bemerkt sei, daß eine Anschwellung der Drüsen vor dem Kieferwinkel, wenn keine Zahncaries besteht, stets auf eine Affektion der Nasenschleimhaut, und zwar meist auf eine diphtheritische verdächtig ist. Denn die Lymphabzugswege der Nasenschleimhaut entsprechen den am weitesten nach vorn gelegenen Lymphdrüsen des Halses.

Die Nasendiphtherie findet sich namentlich bei jüngeren Kindern oft. Ein- oder doppelseitiger, hämorrhagischer Ausfluß aus der Nase ist bei ihnen immer auf Diphtherie verdächtig. Die Drüsenschwellung bei Diphtherie kennzeichnet nach KLEINSCHMIDT ein eigentümliches periglanduläres Ödem.

Differentialdiagnostisch gilt es stets, die Rachendiphtherie vor allem von der lacunären und PLAUT-VINCENT-Angina und der Scharlachtonsillitis zu unterscheiden. Da sich alle drei im Krankheitsbeginn ähneln können, ist stets die bakteriologische Untersuchung auszuführen und der Rachenabstrich im gefärbten Präparat und kulturell zu untersuchen.

Wenn aber das klinische Bild auf Diphtherie auch nur einigermaßen verdächtig ist, so versäume man ja keine Zeit mit dem Warten auf das bakteriologische Resultat, sondern spritze gleich Serum in ausreichender Dosis!

---

[1]) LEENDERTZ, Med. Klinik 1920. Nr. 6. [2]) W. KRAUSE, Ärztl. Wochenschr. 1948. S. 52.

Sonst sei zur Differentialdiagnose bemerkt: Diphtheriekranke Kinder machen einen im allgemeinen schwerer kranken Eindruck als solche mit lacunärer Angina und Plaut-Vincent. Beim Erwachsenen kann dieser Unterschied aber fortfallen. Über die differentialdiagnostische Bedeutung des Fiebers habe ich bereits oben berichtet. Oft hört man von dem angeblich typischen Mundgeruch der Diphtheriekranken. Aber nur in schweren Fällen riecht man ihn, in leichten kann er ganz fehlen. Wichtigste praktische Regel sei, jeden angeblich Diphtheriekranken am ganzen Körper, insbesondere an Unterbauch und Oberschenkeln auf ein etwaiges Exanthem zu untersuchen. Nur so wird man nicht wenige scheinbar Diphtherische als Scharlachkranke erkennen!

Neuerdings hat man zur Erkennung der Diphtherie die intracutane Diphtherietoxininjektion nach SCHICK vom Institut für experimentelle Therapie von BEHRING in Marburg vielfach geübt: eine ausbleibende Reaktion spricht in den ersten Tagen der Erkrankung im allgemeinen gegen Diphtherie.

Von den Folgeerscheinungen der Diphtherie werden uns diejenigen von seiten des Herzens und der Nieren später beschäftigen. Hier sei nur kurz der postdiphtherischen Polyneuritis noch einmal gedacht, die am häufigsten zunächst als Gaumensegel- und Konvergenzlähmung auftritt und später die Extremitäten, besonders die Beine, und in schweren Fällen auch die Schluck- und Atemmuskulatur befällt. Die Häufung schwerer, progressiv verlaufender, oft tödlich endender Fälle seit 1940 ist anderen und mir aufgefallen. Differentialdiagnostisch bedeutsam wird das polyneuritische Syndrom, wenn es nach einer scheinbar banalen Angina auftritt und dann den wahren Charakter des Infektes als Diphtherie offenbart.

Eine Folge der Anginen, weit seltener der Diphtherie, sind die nicht seltenen paratonsillären Abscesse. Gewöhnlich sind sie anfangs einseitig und bleiben es auch. Die ganze Gegend der Tonsille ist dabei hochgradig gerötet und geschwollen, so daß sie tumorartig hervorspringt und die Uvula nach der anderen Seite herüberdrängen kann. Meist erscheint die befallene Seite direkt entzündlich ödematös. Besteht die Entzündung einige Zeit, so kann man durch den vorderen Gaumenbogen mit dem Finger oder der Sonde die Abscesse als eine erweichte Stelle fühlen und ihn unschwer eröffnen. Das Fieber bei diesen paratonsillären Abscessen ist hoch, sinkt aber meist nach künstlicher oder spontaner Eröffnung rasch ab. Bisweilen befällt der Tonsillarabsceß mit einem ausgesprochenen zeitlichen Intervall erst die eine und dann die andere Seite.

Paratonsillärer Absceß.

In besonders schweren Fällen schließt sich an den paratonsillären Absceß eine Phlegmone des Mundhöhlenbodens an, die sog. Angina Ludovici. Dann ist die Öffnung des Mundes erschwert, die Zahnreihen können nur wenig voneinander entfernt werden. Auch kann durch ein dazutretendes Glottisödem sogar die Atmung behindert werden.

Eine starke Erschwerung der Atmung kann auch der retropharyngeale Absceß machen, der zwar häufig Folge einer tuberkulösen Wirbelsäulenaffektion ist, aber auch durch eine Infektion mit Eiterkokken entstehen kann. Man soll, falls eine akute Atemnot vom Charakter der Kehlkopfstenose eintritt und man weder eine Diphtherie, noch ein Glottisödem, noch einen paratonsillären Absceß nachweisen kann, an diese Möglichkeit denken. Meist fühlt man den Absceß vor der Wirbelsäule. Er muß sofort geöffnet werden, damit eine Eitersenkung in das Mediastinum vermieden wird. Besonders weise ich darauf hin, daß die Haltung der Kranken — meist handelt es sich um Kinder — bei diphtherischer Stenose und bei der Atmungsbehinderung durch einen retropharyngealen Absceß gänzlich verschieden ist. Bei Diphtherie wirft der Kranke mit Atemnot den Kopf gern nach hinten; bei Retropharyngealabsceß hält er die Wirbelsäule ängstlich

Retropharyngealer Absceß.

steif und fixiert den Kopf in einer nach vorn gestreckten Stellung. Man kann die Diagnose Retropharyngealabsceß aus dieser charakteristischen Haltung oft sofort stellen. Natürlich bedarf diese Diagnose stets der Bestätigung durch digitale Untersuchung und Inspektion des Rachens.

Ich beobachtete einen 7jährigen Knaben, der als epidemische Genickstarre eingewiesen wurde. Der Liquor war völlig normal; Kernig negativ. Die digitale Untersuchung ergab einen großen retropharyngealen Absceß als Ursache der Nackenstarre. Nach Spaltung desselben rasche Heilung. Im Eiter Streptokokken.

PLAUT-VINCENT-Angina. Die PLAUT-VINCENTsche Angina kann auch in einer pseudomembra-nösen Form auftreten. Die Membran löst sich dabei rasch vom Rand aus. Es bleibt dann eine ganz oberflächliche Ulceration zurück, die sich von neuem mit einer dünnen Membran bedeckt. Bei dieser Form können die Spirochäten fehlen und nur der Bacillus fusiformis vorhanden sein. Häufiger ist jedoch die ulceröse Form mit oft ziemlich tiefen, scharf umschriebenen Ulcus-höhlen und weichem, gelblichgrauem schmierigem Belag. Sie kann sich auch auf die Uvula ausbreiten und wird daher leicht mit Diphtherie verwechselt. Groß kann auch die Ähnlichkeit mit luischen Plaques sein. Die mikroskopische Betrachtung eines Rachenabstriches läßt den Bacillus fusiformis und meist auch die Spirochäten erkennen. Zur Färbung eignen sich das BURRIsche Tuscheverfahren oder die ROMANOWSKI-Färbung. Man darf aber nicht vergessen, daß fusiforme Bakterien und Spirillen auch sonst vorkommen, z. B. bei der Stomatitis ulcerosa, selbst bei akut leukämischer und Monocyten-angina und in den Taschen des Zahnfleisches ganz Gesunder. Gelegentlich kommen neben fusiformen Bacillen und Spirillen aber auch Diphtheriebacillen vor. Man soll also, wenn Fieber und andere Symptome den Verdacht auf Diphtherie nahelegen, auch noch auf Diphtheriebacillen fahnden.

TARNOW fand bei PLAUT-VINCENTscher Angina im Blut meist mäßige Leukocytose, aber im Gegensatz zur Diphtherie die Prozentzahl der Poly-nucleären nur zwischen 50 und 60% [1]. W. SCHULTZ und ich sahen bisweilen Monocytose und Lymphocytose, wie bei der Monocytenangina (vgl. den Abschnitt akute Leukämie). Die Angina Vincenti tritt gewöhnlich einseitig, seltener doppelseitig auf. Sie verläuft meist kurz und harmlos, selten subakut in mehreren Wochen.

Soor. Leicht ist meist die Diagnose des Soor. Er bildet weiße, zusammenhängende, leicht abstreifbare Beläge, auf Tonsillen, hinterer Rachenwand und Gaumensegel, die bei mikroskopischer Betrachtung aus einem Gewirr von Pilzfäden und Conidien bestehen. Oft findet sich der Soor bei ungenügender Mundpflege, insbesondere bei fiebernden Schwerkranken und schlecht gepflegten Kindern. Er kann vom Rachen aus die übrige Mundschleimhaut überziehen und selbst in den Oesophagus hinab wuchern.

Lues. Die luischen Affektionen sehen, wenn sie in Form der Plaques mu-queuses auftreten, durchscheinend grau aus; sie sind keine Beläge und nicht abstreifbar, sondern sie liegen in der Schleimhaut, da sie ja den Papeln der äußeren Haut entsprechen. Sie ulcerieren oft oberflächlich, und gerade dann können sie wie eine Diphtherie oder wie eine PLAUT-VINCENTsche Angina aus-sehen. Liegt Verdacht auf luische Affektionen vor, so wird man, da die eben beschriebenen Veränderungen der sekundären Periode der Lues angehören, sofort nach sonstigen Manifestationen der Lues fahnden, also auf Hautausschläge, wie Roseola, auf breite Kondylome und auf den Primäraffekt. Außerdem läßt sich im Reizserum aus den verdächtigen Belägen die Spirochaeta pallida und im Blut die WASSERMANN-Reaktion nachweisen.

---

[1] TARNOW, Med. Klinik 1921. Nr. 34.

Die schwereren ulcerösen luischen Prozesse der Mund-, Zungen- und Rachenschleimhaut, die der tertiären Periode angehören, sind leicht kenntlich und durch ihre Neigung zur Narbenbildung ausgezeichnet. Sie können höchstens mit Ulcerationen tuberkulöser Art oder ulcerierten Neubildungen oder mit schwerer Quecksilberstomatitis verwechselt werden.   Quecksilber-
stomatitis.

Die letztere, die, solange Zähne vorhanden sind, das Zahnfleisch am stärksten befällt, kann aber auch an anderen Stellen zu weißbelegten Geschwürsbildungen und Nekrosen führen, die durch einen sehr charakteristischen Geruch ausgezeichnet sind. Die Anamnese sichert natürlich die Diagnose sofort.

Diagnostische Schwierigkeiten können auch die tuberkulösen Geschwüre der Rachenschleimhaut, der Mandeln und der Zunge verursachen. In typischen Fällen sind sie meist sehr schmerzhafte, wie mit dem Locheisen ausgestanzte, aber unregelmäßig begrenzte Substanzdefekte, die mit grauem, schmierigem Belag versehen sind; auf ihrem Grund und an den Rändern kann man bisweilen Tuberkelknötchen feststellen. Der Nachweis einer vorgeschrittenen Lungen- oder Kehlkopftuberkulose sichert die Diagnose.   Tuber-
kulöse
Geschwüre.

Endlich seien hier noch die Efflorescenzen erwähnt, die sich bei perniziöser Anämie meist auf der Zungen-, gelegentlich aber auch auf der Rachenschleimhaut finden können. Es sind dies aphthenartige, in der Schleimhaut selbst liegende Trübungen oder feinste Rötungen, die einer Hyperämie der Papillenspitzen entsprechen. Die Affektion ist ein Frühsymptom der perniziösen Anämie und deswegen bisweilen schon zu einer Zeit vorhanden, wo die Anämie noch nicht deutlich ist. Die HUNTERsche Glossopathie ist bisweilen flüchtig, verschwindet mit und ohne Therapie rasch, rezidiviert aber häufig. In älteren Fällen wird man statt der Glossitis meist Atrophie der Zungenschleimhaut finden.   HUNTERs
Glossitis.

Hier mögen einige differentialdiagnostische Bemerkungen über den Mumps folgen. Zunächst eins: Der Mumps ist keine ausschließliche Kinderkrankheit. Auch Erwachsene erkranken nicht so selten. Noch unlängst sah ich einen 65jährigen Mann mit Mumps und Orchitis. Die Diagnose des Mumps kann nur so lange zweifelhaft sein, als er einseitig ist; bekanntlich befällt er aber meist bald auch die andere Seite. Die Inkubationszeit beträgt etwa 18 Tage. Zunächst muß festgestellt werden, daß wirklich eine Entzündung der Parotis vorliegt, was aus der Art der Schwellung und dem Abgehobensein des Ohrläppchens leicht gelingt. Lymphdrüsenschwellungen dieser Gegend liegen nie vor dem aufsteigenden Kieferast und sind auch meist schärfer umschrieben als die teigige Schwellung des Mumps. Dann müssen Entzündungen der Parotis anderer Art ausgeschlossen werden. Sie kommen gelegentlich bei eitrigen Mittelohrentzündungen vor und sind dann wohl durch die Glaserspalte fortgeleitet. Häufiger sieht man sie im Gefolge anderer Infektionskrankheiten wie Typhus, Fleckfieber, Pocken. In diesen Fällen sind sie zum Teil als metastatisch bedingt zu deuten, zum Teil durch direkte Infektion von der Mundhöhle her. Auch nach Bauchoperationen beobachtet man Parotitiden. Sie sind gewöhnlich einseitig und zeigen, da sie häufig eitrig werden, eine viel stärkere Rötung der Haut, wie der Mumps, der eine Hautrötung meist vermissen läßt. Nur in sehr seltenen Fällen scheinen eitrige sekundäre Parotitiden auch doppelseitig vorzukommen.   Mumps.

MATTHES beobachtete doppelseitige eitrige Parotitis bei perniziöser Anämie nach Bluttransfusion (Exitus an Glottisödem) und bei schwerer Salvarsandermatose. Ich sah chronische doppelseitige Parotitis ohne Vereiterung gleichfalls bei BIERMERscher Anämie. Differentialdiagnostisch kommt ferner das seltene HEERFORDTsche Syndrom „Febris parotidea" in Betracht, eine doppelseitige, Wochen und Monate dauernde Parotitis, die als epitheloidzellige Granulomatose aufgefaßt wird und histologisch eine tuberkuloide Struktur ohne Verkäsung zeigt. Das gutartige, subfebrile, exquisit chronische, auch Erwachsene befallende Leiden ist mit der akuten Parotitis der Kinder kaum zu verwechseln (H. WENDT [1]).

Die Angaben über das Blutbild bei echtem Mumps lauten verschieden.

Manche Autoren vermißten stets eine Leukocytose und fanden in den Frühstadien relative Monocytose, später postinfektiöse Lymphocytose und Eosinophilie (ZIMMERLI). Andere fanden dagegen mäßige Leukocytosen mit Vorwiegen der Lympho- und Monocyten.

Bei Orchitis beobachtet NÄGELI Zahlen bis zu 20000. Ich beobachtete bei einem jungen Mädchen sogar eine neutrophile Leukocytose von fast 50000, die rasch abklang. MATTHES fand am 2. Tage bei einem 10jährigen Kind mit 38,4 Temperatur Gesamtzahl 6450, Neutrophile 61,5%, Lymphocyten 32,5%, Eosinophile 1,5%, Monocyten 3,5%, Mastzellen 1% und bei einer jungen Frau am 8. Tage bei 38 Temperatur Leukocyten 19850, Segmentkernige 64%, Stabkernige 22%, Lymphocyten 13%, Mastzellen 1%. NÄGELI schreibt, daß die Verschiedenheit der Befunde vielleicht daran denken lasse, daß verschiedene Erreger eine Parotitis epidemica erzeugen könnten.

Meist spricht auch das Auftreten einer Hodenentzündung im Gefolge einer Parotitis für Mumps. Allerdings habe ich das gleiche Syndrom gelegentlich auch bei Banginfektion beobachtet.

Folgekrankheiten an den Gelenken, am Herzen, an den Nieren und anderen Organen sind außerordentlich selten. Ich habe dergleichen nach echter Mumps nie beobachtet. Neuerdings hat H. ALBRECHT[2]) über schwere Polyneuritis mit Tetraplegie nach Parotitis berichtet und über analoge Fälle aus dem französischen Schrifttum (PITRES und VAILLARD, COLLENS und RABINOWITZ, ETIENNE und GERBANT u. a.) Mitteilung gemacht. Aber auch die Polyneuritis nach Mumps ist ausgesprochen selten.

Doppelseitige akute Parotisschwellungen kommen auch bei akutem Jodismus vor. Durch die Anamnese, Schnupfen, Chemosis, Acne und andere Zeichen des Jodismus ist diese Form aber leicht festzustellen.

Im Anschluß an die Erkrankungen der Speicheldrüsen sei hier noch der funktionellen Störungen der Speichelsekretion kurz gedacht. Der abnorm starke Speichelfluß kann entweder als Dauerzustand oder anfallsweise auftreten. Ersterer kommt bekanntlich bei allen Formen der Stomatitis vor und ist hier ein genetisch und diagnostisch klares Symptom. Aber auch als zentralnervöse Störung tritt scheinbarer oder vorgetäuschter Speichelfluß auf, vor allem bei den verschiedenen Formen der Bulbärparalyse, seltener bei Parkinsonzuständen und anderen, besonders senilen Cerebralleiden; bei ersterer trägt auch die verminderte Fähigkeit, den Speichel zu verschlucken, zum Eindruck der Speichelvermehrung sicher bei. Ferner sei auch auf den Speichelfluß mancher Leute im Schlafe und sein physiologisches Vorkommen im Säuglingsalter hingewiesen. Passagerer Speichelfluß tritt nicht nur bei starker Appetitanregung normalerweise auf, sondern bekanntlich bei jeder Form der Nausea meist vor dem Erbrechen; einerlei, ob der Brechreiz gastrogener oder zentralnervöser Natur ist. Zu differentialdiagnostischen Zweifeln werden alle diesen Formen des Speichelflusses kaum je Anlaß geben.

Anders steht es mit der Verminderung bzw. dem Stocken der Speichelabsonderung. Sie kommt bekanntlich bei allen fieberhaften Krankheiten, nach starken Wasserverlusten durch Schweiß oder Durchfälle, bei Diabetes mellitus und insipidus, bei vielen Leber- und Nierenkranken, bei dekompensierten Herzleidenden, bei benommenen und normalen Mundatmern (besonders im Schlafe!) und bei akuten und chronischen Affektionen der Speicheldrüsen vor. Diese bekannten Formen der Speichelverminderung bietet differentialdiagnostisch wohl nie Schwierigkeiten. Dagegen wird die funktionelle Speichelstockung, die Xerostomie, ärztlich viel zu wenig beachtet. Sie tritt in der Regel anfallsweise auf. Als Symptom der Erregung und Angst ist sie ja auch dem Laien wohlbekannt, wie aus der Redensart „da bleibt

---

[1]) H. WENDT, Münch. med. Wochenschr. 1943. 52/53.   [2]) H. ALBRECHT. Med. Rundsch. 1947, S. 225.

einem die Spucke weg" hervorgeht. Diese passagere Xerostomie kann sich bei besonders Disponierten zu großer Intensität steigern und im autoplastischen Krankheitsgeschehen eines Neurotikers die Hauptrolle spielen; zumal dann, wenn sie zu erheblicher Erschwerung des Sprechens, Singens, Blasens usw. bei Professionellen führt. Ich[1]) habe solche schweren Fälle von Xerostomie bei Neurasthenikern, insbesondere bei Rednern, Sängern und Bläsern beschrieben, die, zum Teil unter dem Bilde der Phobie, sich immer bei bestimmten Erregungen, vor allem beim „Lampenfieber" wiederholten. Die Speichelstockung, die zu völliger Mundtrockenheit führen kann, tritt in diesen Fällen stets nur bei Erregungen, aber nie beim Kauen auf. Demgemäß sind Kau- und Schluckakt nicht gestört. In sehr seltenen Fällen kommt hochgradige Xerostomie — in Analogie zum Speichelfluß — auch bei organischen zentralnervösen Störungen vor; ich beobachtete sie in einem Fall von wahrscheinlicher multipler Sklerose mit Symptomen von seiten des Zwischenhirns und der Oblongata. Bisweilen sah ich Xerostomie auch bei klimakterischen Neurosen.

Neben dieser nervösen Form ist seit langem die idiopathische atrophische Xerostomie bekannt (HUTCHINSONs und W. B. HADDENs „Dry Mouth"), die meist langsam und schleichend, sehr selten akut, vorzugsweise bei alten, zahnlosen Frauen auftritt (FR. KRAUS[2]) auftritt und bisweilen mit Verminderung der Nasen- und Tränensekretion, oft auch mit Schmerzen und Parästhesien der Zunge verbunden ist. Man hat direkt von einem Pruritus linguae gesprochen. Diese Form der Speichelstockung, die sowohl beim Kauakt als auch beim Sprechen auftritt, wird als die Folge atrophischer Veränderungen der Schleimhäute und der Speicheldrüsen aufgefaßt und in direkte Analogie zu der allgemeinen Hautatrophie der Greise, die ja auch mit Pruritus einhergehen kann, gesetzt. Diese verschiedenen Formen der Xerostomie brauchen übrigens nicht mit Steigerung des Durstes zu verlaufen.

Die Differentialdiagnose der psychogenen und nervösen Xerostomie bietet keine Schwierigkeiten, ebensowenig die der organisch-neurogenen Formen, wenn man das Grundleiden, die Neurose oder den organischen Nervenprozeß, erkennt, was ja meist keine Schwierigkeiten haben wird. Ebensowenig ist die senile atrophische Xerostomie zu verkennen; wenn man sie kennt, wird man sie mit keiner anderen Mundaffektion verwechseln können. auch nicht mit der HUNTERschen Glossopathie bei perniziöser Anämie.

K. Die Differentialdiagnose der Erkrankungen mit besonderem Hervortreten akuter Magendarmerscheinungen.

Wenn auch bei vielen akuten Infektionskrankheiten Appetitlosigkeit, Übelkeit, anfängliches Erbrechen und Diarrhoen auftreten können, so beherrschen doch diese Erscheinungen bei einer Reihe von Infektionskrankheiten das Bild so vollkommen, daß sie vergleichend besprochen werden müssen.

1. Akute Gastroenteritis.

Unter dem Namen der akuten Gastroenteritis fassen wir Zustände entzündlicher, aber auch anderer ätiologischer Natur zusammen. Ätiologie.

Ein großer Teil dieser Erkrankungen entsteht durch eine Infektion. Dies Infektionen ist besonders bei den Nahrungsmittel-, insbesondere Fleisch- und Fischver- und Vergiftung. giftungen der Fall. Die Fleischvergiftungen werden vor allem durch Infektion

---

[1]) HANS CURSCHMANN, Arch. Verdgskrkh. Bd. 18. 1912 und Münch. med. Wochenschr. 1929. S. 269. [2]) FR. KRAUS, NOTHNAGELs Handbuch Bd. 16. 1. Teil, S. 82 und 83.

des geschlachteten Fleisches (besonders Pökel- und Hackfleisch) mit Gärtner-
oder Breslau-Bacillen bewirkt; Infektionen von seiten eines lebend infizierten
Tieres kommen kaum vor (F. Schönberg [1]). Wurstvergiftungen werden
besonders auf Beschmutzung der Wurst durch Bodenkeime, aber auch Enteritiserreger zurückgeführt. Gleiches gilt von den Fisch- und Muschelvergiftungen.

Nach Kauffmann sind 60—65% der Nahrungsmittelvergiftungen durch das Breslau-
Bacterium bedingt. J. Hohn [2]) stellte unter 386 Enteritisfällen in Essen fest, daß 326
durch Erreger der Breslau- oder Gärtner-Gruppe und nur 60, das sind 15,5%, durch
einen der seltenen serologischen Typen (Newport, Reading, Derby, Panama u. v. a.)
hervorgerufen waren.

Häufig hat man neuerdings schwere Infektionen durch den Genuß von
rohen Enteneiern oder mit ihnen zubereiteten Speisen gesehen, während durch
Hühnereier epidemische Vergiftungen noch nicht hervorgerufen wurden. Die
Enteritiserreger (Gärtner, Breslau) durchwandern bei gewissen Konservie-
rungsmethoden die Eischale und infizieren das Ei. Enteneier sollen deshalb nur
nach Backen oder 8 Min. Kochen genossen werden! Auch die Vergiftungen
durch Gemüsekonserven, Puddings, Speiseeis usw. werden durch die genannten
Erreger hervorgerufen. Für die Fleischvergiftung kommt ferner der Bacillus
botulinus in Betracht; auch kann der Genuß trichinösen Fleisches derartige
akute Magendarmstörungen auslösen.

Nähr-
schäden.

Von den Kranken werden oft andere Ursachen angegeben, über die einiges
gesagt werden soll. Besonders oft werden akute Magendarmstörungen auf den
Genuß zwar unverdorbener, aber subjektiv „zu schwerer" Speisen zurückgeführt. Es ist auch gewiß denkbar, daß nicht spezifisch infektiöse und nicht
direkt giftbildende Mikroorganismen dadurch zu einer Verdauungsstörung
führen, daß sie eine Gärung oder Fäulnis des Magen- oder Darminhalts erzeugen;
ebenso ist natürlich sicher, daß Magenüberladung oder der Genuß von Speisen,
die zwar gut und unverdorben sind, aber von dem Individuum notorisch nicht
vertragen werden (z. B. sehr fette oder sehr süße Dinge, rohes Obst in größerer
Menge) zu Erbrechen und Diarrhoen führen. In solchen Fällen darf man den
aus der Pädiatrie stammenden Begriff des Nährschadens und der Überfütterung auf die Verhältnisse des Erwachsenen übertragen.

Ein charakteristisches Beispiel eines solchen Nährschadens bot mir eine 74jähr. Frau,
die mit der Gier der Kriegsernährten auf einmal eine große Schüssel mit frischen Hasel-
nüssen aufaß und (ohne alle Symptome einer Blausäurevergiftung) dadurch in lebensgefähr-
liche Magendarmstörungen verfiel, aber schließlich genas. Sie hatte die Nüsse in kleinerer
Menge sonst stets vertragen; eine Allergie lag also nicht vor.

Daß auch der Alkoholexzeß zu akut gastroenteritischen Symptomen führen
kann, ist allbekannt.

Allergie.

Ferner kommen nicht selten idiosynkrasische, akute Magendarmstörungen nach Genuß bestimmter Nahrungsmittel vor, die man als allergisch
bedingt auffassen muß.

Ich erwähne von Nahrungsmittelallergien eigener Beobachtung beispielsweise ein junges
Mädchen, das auf Genuß von Leber jedesmal schwerste gastroenteritische Erscheinungen
bekommt, einen Mann, der auf den Genuß oder Geruch von frisch gebratenem Speck mit
Asthma und Erbrechen reagiert, und zwei Männer, Onkel und Neffe, die gleiche Störungen
stets auf Butter hin erleben. K. Hansen u. a. haben solche Nahrungsmittelallergien in
größerer Zahl mitgeteilt. Ihre Zahl und Verschiedenheit sind erheblich, ihre Diagnose meist
schon aus der Anamnese zu stellen. Es gibt aber auch, wie Kämmerer [3]) ausführt, Fälle,
deren allergischer Charakter nicht klar zutage tritt. In solchen Fällen empfiehlt sich die
diagnostische Anwendung bestimmter Diätformen, z. B. der „Suchkost" nach Funk, der
„Eliminationsdiät" nach Rowe oder der Propeptankost nach Urbach. Bezüglich der
Einzelheiten dieser Kostformen verweise ich auf die Arbeit Kämmerers.

¹) F. Schönberg, Med. Welt 1936. Nr. 40.   ²) Jos. Hohn, Med. Klinik 1942. S. 1178 u. f.
³) H. Kämmerer, Wien. klin. Wochenschr. 1941. Nr. 1, S. 5 u. f.

Umstritten ist die Rolle der Erkältung, die vielfach von den Kranken als Ursache akuter Magendarmstörungen angegeben wird. Meist dürfte die Erkältung nur als Hilfsursache für das Haften einer Infektion in Betracht kommen. Zuzugeben ist allerdings die bekannte Tatsache, daß bei vorhandener Disposition Abkühlung des Leibes Durchfälle provozieren kann.

Ferner sei auf die Bedeutung nervöser und innersekretorischer Funktionsänderungen für das Zustandekommen von Magendarmstörungen hingewiesen. Vor allem wird man die sog. Emotions- und Angstdiarrhoen auf psychischnervöse Einflüsse zurückführen dürfen. Auch die verschiedenartigen Magen- und Darmstörungen, insbesondere die Diarrhoen bei BASEDOWscher Krankheit und Morbus Addison gehören zu den neurogen bedingten. Ein gleiches gilt auch für bekannten Magen- und Darmkrisen bei Tabes und Bleivergiftung.

Endlich ist in Betracht zu ziehen, daß heftige Magendarmstörungen nur symptomatisch sein, z. B. durch einen peritonitischen Prozeß oder durch eine Urämie bedingt sein können. Gleiches kommt übrigens im Präkoma und Coma diabeticum vor, bei denen man direkt von „Pseudoperitonitis" gesprochen hat. Hinweisen möchte ich auch auf einen sehr heftigen gastroenteritischen Symptomenkomplex, den MATTHES — in Übereinstimmung mit ORTNER — beobachtete.

Ein aus Triest zugereister älterer Mann war mit dem Verdacht der Cholera eingeliefert, er war kollabiert, hatte heftige Diarrhoen und Erbrechen bekommen. Kein Fieber, keine Bauchdeckenspannung, kein Milztumor, Puls fadenförmig, am Herzen reine leise Töne, Herzdämpfung anscheinend von Lunge überlagert, jedenfalls nicht erheblich vergrößert. In kürzester Frist Exitus. Sektionsbefund: keinerlei Veränderungen am Magendarmkanal, dagegen Ruptur eines Herzaneurysmas.

Das klinische Krankheitsbild der akuten Gastroenteritiden besteht darin, daß Brechreiz, Speichelfluß, einmaliges oder wiederholtes Erbrechen eintreten und bald auch mehr oder minder heftige Diarrhoen und oft Tenesmen. Dazu kommen unangenehme Sensationen im Leib vom einfachen Poltern und Kollern bis zum ausgesprochenen, auf- und abschwellenden peristaltischen Schmerz. Meist besteht ziemlich erhebliches Krankheitsgefühl, insbesondere Abgeschlagenheit und Empfindlichkeit gegen Kälte. Die ersten Stühle sind noch breiig, bald werden sie wässerig, sie können faulig oder auch sauer riechen und in schweren Fällen die fäkulente Beschaffenheit verlieren, farblos und schleimig-blutig werden. Der durch die Diarrhoen und das Erbrechen bedingte Wasserverlust hat im Verein mit etwaigen toxischen Wirkungen eine Verminderung der Urinsekretion zur Folge; oft enthält der Urin Eiweiß, meist reichlich Indican. Selbstverständlich kommen daneben leichtere Formen vor, bei denen sich die ganze Attacke auf Erbrechen, das nicht einmal immer von Diarrhoen gefolgt ist, beschränkt.

Bei einem solchen Krankheitsbilde ist für die Differentialdiagnose eine genaue Anamnese unerläßlich. Sie hat zunächst die Möglichkeit einer direkten Vergiftung (beispielsweise einer Arsenvergiftung) auszuschließen. Ergibt die Anamnese, daß eine verdächtige Mahlzeit genossen ist und daß die Erkrankung sofort oder bald nach dieser Mahlzeit eingesetzt hat, so liegt es nahe, diese als Ursache zu beschuldigen. Man vergesse aber nicht, daß Nahrungsmittelvergiftungen meist als Gruppenerkrankungen auftreten. Wenn von dem fraglichen Gericht mehrere Personen genossen haben und nur eine erkrankt, so ist die Wahrscheinlichkeit einer Nahrungsmittelvergiftung nicht sehr groß. Liegt Grund für die Annahme einer Nahrungsmittelvergiftung vor, so bemühe man sich, entweder noch vorhandene Reste des Gerichtes oder das Erbrochene genau zu untersuchen (Fleischvergiftungen, Fischvergiftungen, Trichinose, Pilzvergiftungen). Bei den ersteren ist eine bakteriologische Untersuchung angezeigt. Bei Pilzvergiftungen leiten mitunter Symptome, die einer Atropin- oder

Marginalia: Erkältung. — Nervensystem. — Symptomatische Diarrhöe. — Klinisches Krankheitsbild. — Vergiftungen.

Muscarinvergiftung entsprechen, auf den richtigen Weg. Man wird also stets das Verhalten der Pupillen prüfen und auf die Pulsfrequenz achten. Selbstverständlich ist die Temperatur zu messen und auf einen Milztumor zu fahnden. Sehr heftiges blutiges Erbrechen mit blutigen Stühlen, dem Kopfschmerz, Schwindel vorausgehen, müssen an die Möglichkeit eines intestinalen Milz-

Milzbrand. brandes denken lassen. Freilich ist Blutbrechen und Blutstuhl beim Milzbrand nicht obligat. Mitunter beginnt der intestinale Milzbrand als einfache Gastroenteritis, aber schon nach wenigen Tagen tritt der rasch tödlich endende Kollaps öfter mit deutlicher Cyanose der Haut ein (vgl. unter Milzbrand).

Botulismus. Ein ganz eigenartiges Krankheitsbild ruft der Botulismus hervor, der durch Genuß von Wurst oder Schinken, weit seltener von Gemüsekonserven, z. B. Bohnen, in denen der Bacillus botulinus sich angesiedelt hat, entsteht. Es handelt sich nicht um eine Infektion mit dem Bacillus, sondern um eine Vergiftung mit dem vom Bacillus in den Nahrungsmitteln gebildeten Gifte. Die Nahrungsmittel selbst zeigen meist Zeichen der Zersetzung, besonders einen eigentümlich ranzigen Geruch. Der Botulismus hat neuerdings anscheinend stark zugenommen und deshalb erhöhtes diagnostisches Interesse. WASMUTH[1]) beobachtete in Kiel in einem Jahr 12 Fälle, zum Teil Gruppenerkrankung, von denen 7 durch den Genuß von essigkonservierten Fischen hervorgerufen waren.

Man unterscheidet beim Botulismus initiale Symptome und solche, die erst durch die Verankerung des Giftes im Zentralnervensystem, besonders in den Kernen der Hirnnerven und in der Medulla oblongata, entstehen.

Die Symptome, die sofort nach der Vergiftung auftreten, bestehen in Übelkeit, Erbrechen, Magendruck und -schmerz, Schwindel und Diarrhöen. Bei einer Gruppenerkrankung, die MATTHES beobachtete, vergingen diese Symptome bei manchen Fällen bereits am ersten Tage wieder, bei anderen hielten sie länger an oder kehrten nach einer Pause wieder.

Die Symptome von seiten der Bulbärnerven treten frühestens nach 24 Stunden, oft später auf und können von den Anfangssymptomen durch eine Zeit von scheinbarem Wohlbefinden getrennt sein. Zuerst treten meist die Augensymptome hervor; es kommt zu einer mehr oder minder vollständigen Ophthalmoplegie. Die Pupillen sind meist weit und nicht nur bei der Akkommodation, sondern auch bei Lichteinfall reaktionslos. Die Akkommodationslähmung äußert sich in Klagen über undeutliches, verschwommenes Sehen. Es kommen allerdings auch vorübergehende Amaurosen vor bei negativem Augenhintergrundsbefund. Entsprechend der Lähmung der einzelnen Augenmuskeln treten Doppelbilder auf; fast regelmäßig und früh ist eine doppelseitige, wenn auch nicht vollkommene Ptosis vorhanden. Sehr bald wird dann die ganze von den Bulbärkernen versorgte Muskulatur beteiligt, so daß ein der Bulbärparalyse ähnliches Krankheitsbild entsteht. Häufig wird auch die Kehlkopfmuskulatur befallen. Die Sprache wird heiser und infolge der Parese der Zungen- und Lippenmuskeln undeutlich. Durch doppelseitige Recurrenslähmung kann die Tracheotomie notwendig werden. Bisweilen treten Schwerhörigkeit bzw. Vertaubung ein, seltener Vestibulärschädigung. Dazu kommen Pulsverlangsamung, starke Obstipation und Unfähigkeit, spontan zu urinieren. Auch Magenatonie mit grober motorischer Insuffizienz ist häufig.

Inkonstanter ist die Beteiligung der übrigen Körpermuskulatur; doch kommen Paresen und Schwund der Sehnenreflexe relativ häufig vor. Sensibilitätsstörungen fehlen meist.

Außer den Erscheinungen von seiten der Muskeln ist starke Trockenheit des Mundes ein hervorstechendes Symptom. Die Speichelsekretion stockt.

---

[1]) WASMUTH, Med. Rundsch. 1947, S. 330.

Blut-, Harn- und Liquorbefund sind meist negativ bzw. uncharakteristisch. Stets suche man die Diagnose durch bakteriologische Untersuchung der verdächtigen Fleischspeise zu sichern. Falls dies nicht mehr möglich ist, kann man vom Tierversuch Gebrauch machen: Citratblut des Kranken erzeugt, Mäusen oder Meerschweinchen intraperitoneal eingespritzt, Lähmung und Tod des Tieres. Bei der Schwere und Gefährlichkeit des Zustandes versäume man aber ja keine kostbare Zeit mit dem Abwarten auf bakteriologische Resultate, sondern versuche stets, die Diagnose aus den klinischen Symptomen zu stellen und mache dann so rasch als möglich eine intravenöse Injektion von polyvalentem Botulismusserum (Höchst), das nach meiner Erfahrung nicht nur in frischen, sondern auch in verschleppten Fällen heilend wirkt[1]).

Auch an eine Methylalkoholvergiftung ist zu denken, bei der Pupillen- *Methylalkoholvergiftung.* starre, Amaurose und Amblyopie aber rascher eintreten und Augenmuskellähmungen meist fehlen, dagegen Dyspnoe mit Cyanose, Leibschmerzen, allgemeine Krämpfe, Kreislaufschwäche mit tiefer Blutdrucksenkung und größte Hinfälligkeit das Krankheitsbild beherrschen. Die Diagnose ist aus der Anamnese und der Liquoruntersuchung zu stellen.

Andere peripherische Lähmungen, z. B. die Diphtherielähmung, lassen sich *Diphtherische Lähmung.* auf Grund der Anamnese ausschließen, obwohl auch beim Botulismus Rötung und Beläge im Hals auftreten können. Bei Diphtherie kommt zwar oft Akkommodationslähmung vor, aber die reflektorische Lichtstarre der Pupille des Botulismus und der Methylalkoholvergiftung ist der Diphtherie fremd.

In vielen Fällen akuter Gastroenteritis klärt der weitere Verlauf die Diagnose. Wenn die Krankheitssymptome rasch abklingen, kann es zweifelhaft bleiben, ob ein Infekt oder eine Intoxikation die Ursache war. Häufig gelingt ja in solchen rasch verlaufenden Fällen weder der Nachweis einer Nahrungsmittelvergiftung, noch der einer bestimmten bakteriellen Infektion.

Häufig beginnen auch Icterus simplex und epidemische Hepatitis mit gastro- *Ikterus* enteritischen Symptomen. Ihre Diagnose wird aber durch die Gelbsucht bald geklärt.

Immerhin muß ihr Auftreten aufs neue zu differentialdiagnostischen Erwägungen Veranlassung geben, insofern, als man die Vergiftungen, die nach anfänglichen Magendarmbeschwerden zu Ikterus führen, in Betracht zieht, also besonders die Arsen- und Phosphorvergiftung und einige Pilzgifte, wie die des Knollenblätterschwamms und der Morchel.

Manche Pilzvergiftungen können vor Eintritt des Ikterus wegen der eigentümlichen Benommenheit der Kranken mit Encephalitis verwechselt werden. Die häufige Beteiligung des Oculomotoriusgebietes, insbesondere Pupillenstörungen, können außerdem an Botulismus denken lassen. Der nach einigen Tagen einsetzende Ikterus klärt natürlich das Bild. Wegen der Wichtigkeit der Pilzvergiftungen sei auf die ausgezeichnete klinische Beschreibung der Krankheitsbilder durch KOBERT[2]) verwiesen.

Von selteneren Intoxikationen, die akute schwere Gastritis mit auffallender Neigung zu epileptischen Krämpfen hervorrufen, sei diejenige durch fluorhaltiges Brot erwähnt, die GUTZEIT[3]) neuerdings in 34 Fällen beobachtete.

Von Infektionen, die eine akute, febrile Gastroenteritis hervorrufen, sei noch die Grippe in ihrer Form als „Magendarmgrippe" genannt. Auch Infektionen mit Pneumokokken, Streptokokken, Pyocyaneus, Bac. flavo-putrescens u. a. kommen gelegentlich als Ursache in Betracht.

Fälle, die anfangs wie beginnender Typhus oder Paratyphus aussehen, kommen öfter vor, ohne daß man den Erreger nachzuweisen vermag. Sie entfiebern meist rasch, besonders wenn anfangs ein Abführmittel gegeben wird.

---

[1]) KÖHLER, Botulismus. Diss. Rostock 1940. Hier die gesamte Literatur. [2]) KOBERT. Dtsch. Arch. f. klin. Med. 127. [3]) GUTZEIT, Ärztl. Wochenschr. 1948, S. 188.

Darm-
infarkt.

Ausnahmsweise kann auch ein Darminfarkt unter den Zeichen eines anfänglichen Brechdurchfalles verlaufen.

In einem Falle von MATTHES war in der Anamnese der Genuß verdächtiger Austern angegeben worden. Es hatte sich im Anschluß daran ein anscheinend nur mittelschwerer Brechdurchfall ohne jeden positiven Befund mit Ausnahme einer auffallenden Pulsbeschleunigung entwickelt. Erst nach 14tägigem Bestand wurde die Diagnose durch langsamen Eintritt einer örtlichen Muskelabwehrspannung auf die Möglichkeit einer Peritonitis gelenkt. Blutbeimischungen im Stuhl fehlten. Die Sektion ergab einen anämischen Infarkt der Mesaraica.

Cholera
nostras.

Die akuten, schwersten Fälle der Gastroenteritis verlaufen unter dem Bilde der Cholera nostras, d. h. mit heftigem Erbrechen und Durchfällen, die sehr bald Reiswassercharakter annehmen oder blutig schleimig, ruhrartig werden. Die Kranken verfallen rasch, bekommen Wadenkrämpfe, spitze Gesichtszüge, Kollapspuls und gehen in seltenen Fällen binnen weniger Tage zugrunde. Die Temperatur kann erhöht sein; bisweilen sind Untertemperaturen vorhanden. Von der echten Cholera sind diese Formen der Cholera nostras nur durch die bakteriologische Untersuchung sicher zu unterscheiden. Meist wird auch das sporadische Auftreten und die Unmöglichkeit einer Infektion mit asiatischer Cholera zur richtigen Diagnose helfen. Die bakteriologischen Befunde bei Cholera nostras sind keine einheitlichen, nur in einem Teil der Fälle werden Bacillen der GÄRTNER-Gruppe gefunden.

Gelegentlich kommen auch bei BANG-Infektion schwere, akute und dann chronisch werdende Diarrhoen vor. Ich beobachtete etwa 8 derartige Fälle, darunter einen, in dem Ulcera des Jejunums perforierten. Im gleichen Falle bestanden Symptome ungenügender exkretorischer Pankreasfunktion.

Akute Ent-
zündung
des Dünn-
darms.

Bemerkenswert endlich ist das Vorkommen schwerer nekrotisierender und ulceröser, allein auf den Dünndarm beschränkter Erkrankungen. Sie können unter unmittelbaren, auch blutigen Durchfällen rasch tödlich verlaufen. Einen solchen Fall hat GLAUS[1]) als primäre Enteritis phlegmonosa staphylococcica ilei beschrieben. Die neuerdings gehäuft auftretende geschwürige und nekrotisierende Form der Enteritis werde ich noch auf S. 592 und 593 besprechen. MATTHES sah isolierbare Dünndarmerkrankungen mehrfach nach Laparotomien, sie führten zu unstillbaren Diarrhoen. Die diphtheroiden Entzündungen, die bei der Sektion in diesen Fällen gefunden wurden, beschränkten sich auf eine Jejunum- oder Ileumschlinge und waren wohl durch Zirkulationsstörungen hervorgerufen; wenigstens fand sich die befallene Schlinge bei der Obduktion stets tief unten im kleinen Becken. Dieselbe Ätiologie dürften die Diarrhoen bei Ileus haben, die man als Choléra herniaire bezeichnet.

2. Cholera.

Die Differentialdiagnose zwischen der Cholera und anderen akuten Darmentzündungen ist eine oft nur bakteriologisch mögliche Aufgabe. Die wichtigste ältere Literatur findet sich bei HIS im v. SCHJERNINGschen Handbuch[2]), neueres Schrifttum bei ELIAS und DOERR[3]).

Bekanntlich erkrankt nur ein Teil der Menschen, welche Choleravibrionen aufgenommen haben. LABES berechnet die Zahl der nicht kranken Bacillenträger auf 10—20%. Ein weiterer Teil der Infizierten erkrankt nur an uncharakteristischen, binnen weniger Tage ablaufenden Diarrhoen, noch andere an sog. Cholerine, bei der die Erscheinungen des Choleraanfalls zwar vorhanden, aber nur rudimentär entwickelt sind. Kriegserfahrungen haben gezeigt, daß solche rudimentären Formen ähnlich wie beim Typhus relativ

Krank-
heitsbild.

---

[1]) GLAUS, Berlin. klin. Wochenschr. 1919. Nr. 20. [2]) v. SCHJERNING, Handbuch der ärztlichen Erfahrungen im Weltkriege. Bd. 3, S. 155. [3]) ELIAS und DOERR, Handbuch von v. BERGMANN und STAEHELIN. Bd. 1. 3. Aufl.

oft bei Choleraschutzgeimpften auftraten. Der eigentliche typische Cholera-anfall verläuft folgendermaßen: In manchen Fällen gehen ihm sog. prämonitorische Diarrhöen voran, in anderen Fällen fehlt aber jeder Vorbote, es setzt plötzliches heftiges Erbrechen und heftiger Durchfall ein. Der Durchfall kann sehr bald den fäkulenten Charakter verlieren und reiswasserähnliche, eiweißhaltige Stühle liefern. Diese reagieren alkalisch und enthalten reichlich Cholerabacillen. Recht häufig aber ist der Stuhl durch Blutbeimengungen rötlich gefärbt; die Ähnlichkeit mit einer Dysenterie kann dadurch noch größer werden, daß es zu heftigem Tenesmus kommt. Der Anfall führt rasch zum Stadium algidum, in dem neben den Zeichen der Intoxikation auch der durch das Erbrechen und die Diarrhoen verursachte Flüssigkeits-verlust des Körpers klinisch vorherrschen. In seltenen Fällen kommt es bei der Cholera nicht einmal zu den Reiswasserstühlen (Cholera siderans); so rasch tritt das Ende ein. Im wesentlichen wird das Bild des Stadium algidum durch eine Splanchnicusparese mit entsprechender Gefäßkontraktion in der Peripherie hervorgerufen. Die Kranken sehen verfallen aus, haben spitze Gesichtszüge, tief halonierte Augen. Die Haut ist eigentümlich grau, cyano- *Stadium algidum.*

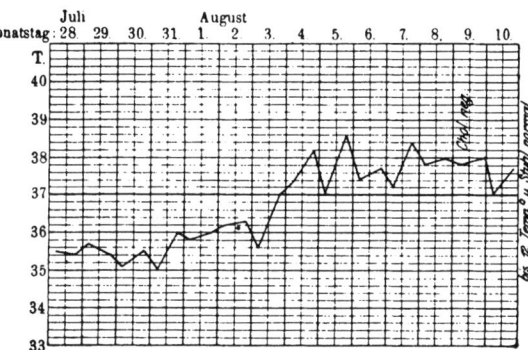

Abb. 35. Fieberkurve bei Cholera.

tisch und so welk, daß aufgehobene Falten stehenbleiben. Charakteristisch ist auch das Aussehen der Hände, die schrumpelig werden, wie in einem längeren Bade (Waschfrauenhände). Dabei sehen die Nägel blau aus. Der Kreislauf wird bis zur Unfühlbarkeit des raschen Pulses schlecht. Die Urinsekretion stockt häufig, der noch vorhandene spärliche Urin ist stark eiweißhaltig. In vielen Fällen wird durch den Wasserverlust das Blut eingedickt, die Erythrocytenzahlen sind dann erhöht, meist besteht Leukocytose. Die Kranken bleiben zwar oft klar, bekommen aber Angst- und Oppressionsgefühle und auffallende Atemnot. Die Stimme wird heiser und versagt (Vox cholerica), schmerzhafte Muskelkrämpfe, besonders Wadenkrämpfe, stellen sich ein; gelegentlich sollen auch echte tetanische Krämpfe mit Übererregbarkeitszeichen (CHVOSTEK, ERB) vorkommen. Quälender Durst peinigt die Kranken, aber jeder Versuch der Flüssigkeitsaufnahme führt zu Erbrechen. Andere Kranke liegen teilnahmslos da mit weit geöffneten Augen, so daß mitunter die Cornea trocken wird; sie reagieren auch auf therapeutische schmerzhafte Eingriffe, z. B. Injektionen, nur wenig. Das Verhalten der Temperatur ist meist dadurch gekennzeichnet, daß die Peripherie wegen der schlechten Zirkulation kühl ist und Achselmessungen Untertemperaturen ergeben. Analmessungen ergeben jedoch Fieber. Choleraleichen kühlen sich deshalb schwer ab, wie schon NIEMEYER bekannt war. Eine Milzschwellung besteht im Stadium algidum nicht. Sehr viele Kranke sterben zu dieser Zeit bereits, also innerhalb der ersten 48 Stunden, mitunter sogar, ohne daß es überhaupt zu Diarrhoen kommt, binnen weniger Stunden: Cholera sicca. Überstehen die Kranken das Stadium algidum, so kann direkt die Rekonvaleszenz eintreten. Es ist oft überraschend, einen Kranken, den man scheinbar sterbend verlassen hat, nach wenigen Stunden in leidlichem Wohlsein zu finden. Bei deutlich ausgesprochenem Stadium algidum schließt sich an dieses aber häufig das Stadium comatosum oder das Choleratyphoid an. Die Diarrhoen

Blutbild.

Temperatur.

Milz.

Cholera-typhoid.

halten zwar noch an, aber in mäßiger Weise. Die Stühle nehmen wieder
fäkulente Beschaffenheit an. Oft tritt ein fleckförmiges oder diffuses Cholera-
erythem besonders am Hals und am Rumpf auf. Unregelmäßiges Fieber setzt
ein; die Kranken machen nun etwa den Eindruck eines Typhuskranken. Eine
charakteristische Kurve füge ich bei (Abb. 35).

Das Typhoid ist zum Teil als Folge der schweren Infektion anzusehen;
es kommt in diesem Stadium öfters zu deutlichen Milzschwellungen; auch
die Darmschleimhaut kann während des Typhoids diphtheritische Entzündungen
aufweisen. Eine bedeutende Rolle spielt nun die um diese Zeit einsetzende
Urämie. Man kann das Typhoid also vielleicht als das Ergebnis der Koinzidenz
von Sekundärinfektionen mit Urämie auffassen. Mit dem Abdominaltyphus
hat es nichts zu tun, obwohl Mischinfektionen von Cholera und Typhus vorkommen. JOCHMANN faßt das Choleratyphoid mit seinem Exanthem nicht als
eine Mischinfektion, sondern als Überempfindlichkeitsreaktion auf; und zwar
deswegen, weil während desselben noch Cholerabacillen nachweisbar sind,
denen gegenüber der Körper eben während des Stadium algidum überempfindlich geworden sei. Allmählich klingen in den Fällen, die das Typhoid überstehen, die Krankheitserscheinungen ab.

An Komplikationen kommen in erster Linie Pneumonien vor, bei
denen nach REICHE das Fehlen des Hustenreizes auffällig ist; sonst kommen
allerlei sekundäre Infektionen, z. B. Parotitiden, vor. Die diphtheroiden
Entzündungen der Darmschleimhaut beteiligen manchmal auch die Blasen-
schleimhaut und bei Frauen die Vagina. Die schwere Erschöpfung äußert sich
während der Rekonvaleszenz gelegentlich in psychotischen Zuständen.

Die Diagnose der Cholera läßt sich ganz zuverlässig nur bakteriologisch
stellen. Wahrscheinlich ist die Diagnose bereits, wenn in den Stühlen Reinkulturen
von Kommabacillen in charakteristischer Anordnung gefunden werden. Sicher
ist die Differenzierung aber erst durch die Kultur, die Agglutination und
den PFEIFFERschen Versuch zu erbringen. Die Differentialdiagnose des Stadium
algidum der Cholera im Vergleich zu den ähnlichen Zuständen der choleriform
verlaufenden Paratyphusenteritis und Ruhr wird noch zu besprechen sein.

Arsen-
vergiftung. Das Bild des Choleraanfalls kann auch Ähnlichkeit mit der akuten Arsenvergiftung haben. Klinisch sind beide aber durch das Fieber, den bakteriologischen Befund und die Infektionsanamnese der Cholera meist leicht zu unterscheiden. Endlich ergibt die Sektion meist schon makroskopisch den Nachweis
der arsenigen Säure zwischen den Schleimhautfalten; er ist auch im Darminhalt
chemisch leicht zu erbringen.

3. Dysenterie, Ruhr.

Der Begriff Ruhr ist ursprünglich ein rein klinischer und bezeichnet einen
akuten geschwürigen Darmkatarrh mit besonderer Beteiligung der untersten
Darmabschnitte. Derartige Zustände können eine sehr verschiedene Ätiologie
haben. Sie kommen als toxische vor, z. B. als Quecksilberenteritis. Dysenterie-
ähnliche Zustände sind ferner bei präurämischen Nierenkranken bekannt.
Diphtheroide Darmentzündungen, die zu unstillbaren Diarrhoen führen, sieht
man gelegentlich nach Laparotomien und in den Endstadien konsumierender
Erkrankungen wie der Tuberkulose oder der Sepsis. Gelegentlich können auch
die Rectumgonorrhoe und -lues entfernte Ähnlichkeit mit einem Ruhranfall
haben. Alle diese Erkrankungen muß man natürlich von der echten Ruhr unterscheiden; ihre Differentialdiagnose ergibt aber kaum Schwierigkeiten.

Aber auch nach Abtrennung dieser geschwürigen Dickdarmprozesse lassen
sich infektiöse Ruhrarten verschiedener Ätiologie unterscheiden: nämlich die
Amöbenenteritis, die bacilläre Ruhr und Ruhrformen anderer und

zwar verschiedener Ätiologie. Bestimmt abgrenzbar sind die Amöben-enteritis und die tropischen bzw. subtropischen Bilharziaenteritiden, ebenso auch die durch das Balantidium coli hervorgerufenen Dickdarmkatarrhe. Ein scharf umrissenes Krankheitsbild bietet auch die bacilläre Ruhr. Große Schwierigkeiten können dagegen die Ruhrformen bereiten, bei denen der Bacillennachweis nicht gelingt. Endlich sind noch die ruhrartigen Zustände abzugrenzen, die durch den Paratyphusbacillus, die Bacillen der GÄRTNER-Gruppe, den Cholerabacillus und die Brucella Bang hervorgerufen werden. Schon hier sei hervorgehoben, daß für die Mehrzahl der Ruhrerkrankungen in Deutschland, insbesondere Norddeutschland, Infektionen mit den Pseudo-dysenterieerregern Flexner, Y, E und Strong in Betracht kommen.

Die Amöbenenteritis kommt zwar unter dem Bilde einer akuten Er-krankung vor, sogar, wie CARTULIS beschrieben hat, unter choleriformen Erscheinungen und in einer akuten gangränösen Form. Allein es ist zweifel-haft, wie JÜRGENS hervorhebt, ob diese akuten Formen nicht durch Kompli-kationen mit bacillärer Ruhr oder anderweitigen Erregern, z. B. der tropischen Malaria, bedingt werden. Das Charakteristikum der Amöbenenteritis ist viel-mehr ihre Neigung, chronische Formen zu bilden. JÜRGENS beschreibt sogar Fälle, in denen kein akuter Beginn der chronischen Form vorausging, ja diese erst nach Rückkehr aus den Tropen auftrat. *Amöben-enteritis.*

In Deutschland sehen wir Amöbenenteritis meist nur bei Leuten, die aus den Tropen zurückkehren. In seltenen Fällen hat QUINCKE sporadische Fälle auch in Deutschland festgestellt. Jedoch hat man neuerdings auch in nichttropischen Ländern epidemisches Auftreten beobachtet; z. B. 1933 in Chicago[1]).

Dort wurden in einem Hotel, unter dessen Küchenpersonal 15 Erkrankte und 11 Amö-benträger gefunden wurden, zahlreiche Hotelgäste infiziert, die die Infektion derart weiter-verbreiteten, daß in wenigen Monaten in 206 Städten der U.S.A. 721 Krankheitsfälle beob-achtet wurden. Neben diesen wurden 1049 Amöbenausscheider konstatiert. Außerdem wurde in einem Industriewerk in gleicher Stadt ein kleinerer Herd von Kranken und Ausscheidern festgestellt. Diese Beobachtung läßt die Möglichkeit enormer Ausbreitung dieser Seuche auch in nichttropischem Klima erkennen.

Ihre klinischen Erscheinungen sind rezidivierende, blutigschleimige Durch-fälle mit Schmerzhaftigkeit der Flexura sigmoidea. Die Kranken sind blaß, in ihrer Ernährung oft reduziert, gegen Diätfehler und Kältewirkungen sehr empfindlich. Die Diagnose ist durch den Nachweis der Amöben leicht zu stellen.

Die Amöbe wurde von LÖSCH zuerst beschrieben, später haben SCHAUDINN und HARTMANN zwei Formen, die Amoeba histolytica und die Amoeba tetragena, abzugrenzen und von einer harmlosen Entamoeba coli zu unterscheiden versucht.

Für Klinik und Praxis genügt es zu bemerken, daß man die Amöben im Stuhl leicht findet, wenn man am Krankenbett frisch entnommenen Stuhl untersucht und entweder einen heizbaren Objekttisch oder wenigstens ein angewärmtes Objektglas benutzt. Die vegetativen Formen (denn nur um diese handelt es sich bei dieser Untersuchung, nicht um die Dauerformen) sind gekennzeichnet durch ihre Größe, die die Größe anderer Zellen weit übertrifft (20—30 μ), durch ihr stark lichtbrechendes Ektoplasma und durch ihre lebhaften amöboiden Bewegungen. Die amöboide Bewegung ist dadurch von anderen scharf unterschieden, daß das stark lichtbrechende, strukturlose Ektoplasma zunächst einen stumpfen Höcker bildet, in den dann das gekörnte Endoplasma nachströmt. Häufig ent-halten die Amöben runde, helle Inhaltskörper, die sich mitunter noch als Reste roter Blutkörper erkennen lassen. Der Kern mit dem Kernkörperchen tritt dagegen erst nach Aufhellung des Präparates mit Essigsäure deutlich hervor.

Sollten Zweifel an der Spezifität gefundener Amöben bestehen, so kann man den Katzenversuch heranziehen: Bringt man von verdächtigem, frischem Stuhlgang ins Rectum einer jungen Katze, so entwickelt sich in etwa 5 Tagen eine typische Dysenterie mit deut-lichen Geschwüren der Darmschleimhaut. CRAIG hat auch eine Komplementbindungs-reaktion mit einer 48stündigen Kultur von Entamoeba histolytica angegeben.

---

[1]) Med. Klin. 1934. Nr. 9, S. 320.

Die Amöbenenteritis ergibt ein charakteristisches pathologisch-anatomisches Bild. Da die Amöbe durch die Drüsenschläuche in die Submucosa eindringt, so brechen die Geschwüre aus der Tiefe nach der Oberfläche durch. Es bilden sich daher Geschwüre mit unterminierten Rändern.

Leber-absceß.
Die Amöbenruhr führte früher, im Gegensatz zu anderen Ruhrformen, häufig zu sekundären Leberabscessen. Heute sind nach W. FISCHER diese Abscesse dank der besseren Behandlung des Grundleidens viel seltener geworden. Die Schmerzhaftigkeit und oft rasche Vergrößerung des Organs sowie septisches Fieber lenken die Aufmerksamkeit auf diese Komplikation. Die Abscesse können akuten, aber auch sehr chronischen Verlauf zeigen.

Ich beobachtete eine ältere Frau mit großem Lebertumor, bei der die Diagnose Carcinom gestellt wurde. W. FISCHER fand bei der Obduktion einen riesigen Amöbenabsceß der Leber, der auf eine vor vielen Jahren erworbene Darminfektion zurückzuführen war.

Daß die Amöbiasis aber nicht nur zum Leberabsceß, sondern auch zu einer diffusen Hepatitis führen kann, werde ich bei Besprechung der Lamblien-infektion noch ausführen.

Bacilläre Ruhr.
Weit wichtiger für unsere Heimat ist die bacilläre Form der Ruhr, die eigentlich epidemische Ruhr. Ruhrepidemien kommen besonders in Irren-anstalten, auf Truppenübungsplätzen und gelegentlich auf dem Lande und in größeren Städten, wie seinerzeit in Barmen, vor. Im Feldzug nehmen Ruhr-epidemien oft einen gewaltigen Umfang an. Auch im polnischen Krieg 1939 kam es zu erheblichen Ruhrepidemien, die Mitte September plötzlich begannen und charakteristischerweise mit Aufhören der Kampfhandlungen sehr rasch erloschen. Die schweren Epidemien in Südpolen waren durch KRUSE-SHIGA-Bacillen bedingt (KALK [1]). Wir wissen, daß die Bacillenruhr eine hochgradig ansteckende, und zwar kontagiös ansteckende Erkrankung ist. (Dies zeigen besonders kleine, gut beobachtete Epidemien, z. B. die von DRESER und MAR-CHAND beschriebene in der Heidelberger Medizinischen Klinik.) Wir wissen andererseits, daß die Ausbreitung der Ruhr zu größeren Epidemien an Schmutz-anhäufung und unzureichende Abfallbeseitigung gebunden ist. Es ist nach-gewiesen, daß die Erreger auch durch Fliegen übertragen werden. Es kann deshalb nicht wundernehmen, daß echte Bacillenruhrfälle in großen Städten mit geregeltem Abfuhrwesen nur sporadisch vorkommen, trotzdem Ruhr-bacillenträger unter der gesunden Bevölkerung festgestellt wurden.

Epi-demiologie
Diese eigentümlichen Verhältnisse der Ausbreitung von Epidemien täuschen eine Gebundenheit in örtlicher und zeitlicher Beziehung vor. Die Ruhrepidemien treten als Sommererkrankungen auf. Zwar überwintert die Ruhr: meist sind es aber dann nur einzelne Erkrankungsfälle. Die Epidemien erlöschen mit der Fliegenplage. Die scheinbare Gebundenheit an den Ort ist besonders deutlich bei den Epidemien auf den Truppenübungsplätzen hervorgetreten. Bestand eine Epidemie unter der Truppe, so erlosch sie sofort, wenn die Truppe vom Übungsplatz in die Garnison zurückverlegt wurde.

Erreger.
Die Ätiologie der epidemischen Ruhr erschien klar, als KRUSE und SHIGA den nach ihnen genannten giftbildenden Bacillus gefunden hatten. Man kann sowohl mit den abgetöteten Bacillen als mit ihren, übrigens in ein Meer-schweinchen- und ein Kaninchengift trennbaren Giften experimentell beim Tier ruhrartige Darmveränderungen erzeugen. Neben den echten Ruhrbacillen wurden aber bald eine Reihe giftarmer Formen isoliert, die KRUSE als Pseudo-ruhrbacillen, BRAUN als Colitisbacillen zusammenfaßte.

Nach LENTZ und PRIGGE umfassen die letzteren den Bac. Schmitz, den E-Bac. Kruse Sonne und die Flexner-Y-Gruppe, den Bac. Flexner, Bac. Y-His-Russel und Bac. Strong. Neuerdings fanden sich in Deutschland besonders in leichten Fällen sehr häufig die E-Bacillen Kruse-Sonne.

---

[1] KALK, Dtsch. Mil.arzt, 1940, 1.

In Deutschland, insbesondere Norddeutschland, sind die leichten und mittelschweren Fälle in der Regel durch Infektion mit den genannten Pseudodysenteriebacillen bedingt. Es kommen aber auch Epidemien von KRUSE-SHIGA-Ruhr bei uns vor; allerdings fast stets eingeschleppt durch Ausländer, wie z. B. eine große Epidemie 1938 in Mecklenburg und Vorpommern, die durch ungarische Wanderarbeiter eingeschleppt worden war.

Die bakteriologische Untersuchung des Stuhls läßt — besonders im Beginn — oft im Stich. Im Weltkrieg schwankten die positiven Ergebnisse der Stuhlkultur zwischen 0,3 und 30% bei sicher Ruhrkranken. Auch im polnischen Feldzug war das nicht viel anders. Die bakteriologische Untersuchung des Stuhls gelingt eben nur, wenn der Stuhl oder noch besser rectal entnommener Darmschleim ganz frisch zur Untersuchung gelangen. Bei klinischer Untersuchung von Ruhrkranken in der Heimat sind deshalb auch die kulturellen Ergebnisse heute weit besser als diejenigen im Kriegsgebiet.

Diagnostisch wichtig ist ferner die Agglutinationsprobe aus dem Serum der Kranken und Rekonvaleszenten. Allerdings sichert der „Ruhr-Gruber-Widal" die Frühdiagnose der Ruhr leider nicht, da die Agglutination erst 8—14 Tage nach dem Infekt auftritt. Für alle subakuten und chronischen Fälle bleibt aber diese Probe von großer diagnostischer Bedeutung. Als positiv darf man sie natürlich nur ansehen, wenn der Titer über 1:100 beträgt.

Die Ruhrbacillen dringen gewöhnlich nicht in die Gewebe ein. Nur in seltenen Fällen sind sie daher im Blut und Harn nachgewiesen worden. Auch Überwandern von Ruhrerregern auf den Embryo wurde einmal beobachtet.

Die Erfahrungen des Weltkrieges und auch des letzten Rußlandfeldzugs haben nun gelehrt, daß sichere klinische Unterschiede zwischen den Infekten mit „echten" und Pseudobacillen nicht bestehen. Immerhin ist für gewöhnliche Zeiten daran festzuhalten, daß die Infektionen mit KRUSE-SHIGA-Bacillen, besonders in Epidemien im europäischen und asiatischen Ausland im ganzen weit schwerer verlaufen und eine viel höhere Mortalität (zwischen 10 und 30%) haben als die durch Pseudoruhrbacillen hervorgerufenen Fälle. Besonders gutartig verlaufen erfahrungsgemäß die in Deutschland so häufigen sporadischen oder in kleinen Familienepidemien auftretenden Pseudoruhrfälle; sie haben nur eine minimale Mortalität. Während des Weltkrieges hat man aber auch sehr schwere, tödliche oder zur Chronizität neigende Fälle nicht selten gesehen. Im Felde sah man gelegentlich echte und Pseudoruhrfälle im bunten Wechsel in einer Epidemie und bei demselben Truppenteil. Aber auch in der Heimat (Mecklenburg) beobachtete ich 1938 gleichzeitig mit einer KRUSE-SHIGA-Epidemie epidemisches Auftreten von Y- und E-Ruhrinfektionen.

Für eine Reihe von Fällen sind andere Erreger angeschuldigt worden. Es sind z. B. Pneumokokken und der Pyocyaneus gefunden worden.

Eine besondere Stellung nehmen die Streptokokken ein. VON WIESSNER fand den Streptococcus lacticus bei Ruhrkranken oft in großer Menge. Er hält ihn aber für den Erreger einer sekundären Infektion, nicht für den primären Ruhrerreger. ALTER fand als Erreger einer Irrenanstaltsepidemie auch einen Streptococcus. Seine und die von LESCHKE beschriebenen Fälle sind aber dadurch ausgezeichnet, daß gleichzeitig Anginen und Halsschwellungen vorhanden waren, also die Möglichkeit einer hämatogenen Infektion bestand.

Im Krankheitsbild der Ruhr lassen sich drei Formen unterscheiden, leichte bzw. mittelschwere, schwer toxische und endlich protrahiert verlaufende Formen. Übergänge in chronische Formen kommen vor, aber im Gegensatz zur Amöbenruhr hat die bacilläre Ruhr weniger Neigung, chronisch zu werden. Der Unterschied liegt allerdings mehr in der Dauer der Chronizität. Während man bei der Amöbenruhr (besonders vor Anwendung des Emetins und

Klinisches Bild.

Yatrens) häufig Fälle mit schweren Rezidiven während vieler (10—15) Jahre sah, beträgt die Dauer des chronischen Stadiums bei der Bacillenruhr selten mehr als ebenso viele Monate. Leichtere gastroenteritische Symptome können aber auch bei echter und Pseudobacillenruhr oft jahrelang persistieren, wie die große Zahl der K.D.B.-Renten wegen Ruhrfolgen nach dem ersten Weltkrieg auch in Deutschland bewies.

Die leichten Formen beginnen meist mit gewöhnlichen Diarrhoen. Anfängliches Erbrechen kommt vor, ist aber nicht die Regel. Die Stühle sind oft typische Gärungsstühle, hellgelb, schaumig und reagieren sauer. Allerdings kommen gelegentlich auch alkalisch reagierende, unreduzierten Gallenfarbstoff enthaltende Stühle vor; saure Stühle sind also nicht obligat. Die Kranken haben meist Leibschmerzen; andere Klagen bestehen kaum. Dagegen ist eine gewisse allgemeine Schwäche meist vorhanden. Die Erkrankung kann in leichten Fällen im Stadium der einfachen Diarrhoen stehenbleiben und bald abheilen, wenn die Kranken mit Bettruhe und Diät behandelt werden. Aber auch diese leichten Fälle neigen bisweilen zu Rückfällen, besonders bei Kälteeinwirkungen und Diätfehlern. Die Rückfälle sind oft schwerer, als die anfängliche Erkrankung. Die mittelschweren Fälle zeigen schon das deutliche Bild der Ruhr. Die Stühle werden sehr zahlreich und nehmen bald wässerigen, sanguinolenten Charakter an, sind kaum noch fäkulent und können den für die Kulturen kennzeichnenden Spermageruch aufweisen. Meist finden sich starke Schleimbeimengungen. Häufig wird nur blutig gefärbter Schleim entleert und endlich kann mehr minder direkt reichlich frisches, hellrotes Blut im Stuhl erscheinen. Man unterscheidet je nach der Blutbeimengung von alters her die rote und die weiße Ruhr.

Die Ruhrkranken haben lebhafte Leibschmerzen; diese haben den Charakter des peristaltischen auf- und abschwellenden Schmerzes. Dem entspricht auch, daß man die kontrahierten, druckempfindlichen Därme fühlen kann. Mitunter kann man den Dickdarm in seiner ganzen Länge abgreifen, meist ist aber nur in der Gegend der Flexura sigmoidea ein harter Strang zu fühlen. Plätschern besteht gewöhnlich nicht. Zu den peristaltischen Schmerzen gesellt sich heftiger und die Kranken fast unaufhörlich peinigender Stuhldrang. Die Entleerung der kleinen Schleim- oder Stuhlmengen ist sehr schmerzhaft, auch die Blasenentleerung schmerzt bisweilen. Der Urin wird wegen des Flüssigkeitsverlustes bald spärlich, er enthält mitunter Spuren von Eiweiß, selten größere Mengen. Die Diazoreaktion ist oft positiv. Der Leib ist gewöhnlich eingezogen und gespannt, nur bei peritonitischen Komplikationen und in schwer toxischen Fällen besteht Meteorismus. Ein fühlbarer Milztumor fehlt meist.

Temperatur. Die Temperatur verhält sich verschieden. Die leichteren Fälle zeigen nur anfangs kurz dauerndes Fieber, verlaufen im übrigen aber fieberfrei. Allerdings kommen gelegentlich noch in der Rekonvaleszenz einzelne Temperaturspitzen vor. Die schwer toxischen Fälle haben entweder Fieber, sehr häufig aber auch Kollapstemperaturen. Die protrahiert verlaufenden Fälle haben mittelhohes, unregelmäßiges, oft stark remittierendes Fieber.

Blutbild. Der Blutbefund ergibt während des Fiebers mäßige Leukocytose, nur bei schwersten Fällen Zahlen von 20000 und darüber. Die Leukocytenformel zeigt oft nur geringe Linksverschiebung und selten Eosinopenie. Gelegentlich wurden die großen mononucleären Zellen etwas vermehrt und TÜRKsche Reizformen beobachtet. Wenn die Ruhrdurchfälle zur „Austrocknung" des Kranken führen, können, wie HANTSCHMANN[1] mitteilte, erhöhte Hämoglobinwerte (bis 112%) und Hyperglobulie auftreten (bis 5,92 Mill.). Die Senkungsgeschwindigkeit

---

[1] HANTSCHMANN. Med. Klin. 1944. S. 318.

der Erythrocyten schwankt (bei Pseudoruhr) in der 1. Woche zwischen 5 und 32, in der 2. Woche zwischen 12 und 28 in der Stunde. Nur in chronischen Fällen fand ich[1]) niedrige Werte, zwischen 2 und 12 mm.

Rectoskopisch sieht man in frischen Fällen die Schleimhaut glasig geschwellt, eher blaß   Rectoro-
wie rot, augenscheinlich stark ödematös, später findet sich eine samtartige Rötung; die   mano-
Schleimhaut pflegt dann oft in großer Ausdehnung mit blutig gestreiftem Schleim oder   skopie.
diphtheroiden Membranen bedeckt zu sein, sie zeigt auch selbst schon blutig sugillierte Stellen. In Fällen, in denen durch die Diarrhoen ein starker Flüssigkeitsverlust statt-gefunden hat, sieht die Schleimhaut trockener, hochrot und granuliert aus. Eigent-liche Geschwüre sieht man meist erst nach Ablauf der ersten Woche, dann aber oft in großer Ausdehnung. Sie sind flach und haben meist keine unterminierten Ränder. In schweren toxischen Fällen sieht die Schleimhaut im ganzen dunkel wie Zunder aus, sie ist sehr morsch und blutet bei Berührung leicht und stark.

Gelegentlich findet sich auffallende Pulsverlangsamung (FR. V. MÜLLER). Meist ist jedoch der Puls der Ruhrkranken beschleunigt; dies ist besonders bei den toxischen Formen der Fall, die ausgesprochenen Kollapspuls zeigen. Außerdem sind sie gekennzeichnet durch das Auftreten von quälendem   Singultus. Singultus, großer Hinfälligkeit und in den Schlußstadien auch Benommenheit. Derartige Kranke sehen verfallen, graublaß aus und sterben vielfach im Anfang der zweiten Woche der Erkrankung. Diese Symptome mögen zum Teil Folge der Wasserverarmung sein, größtenteils sind sie aber als toxische anzusehen; das beweist die günstige Wirkung der Seruminjektionen. Die protrahiert ver-laufenden Fälle führen unter fortdauernden, aber in ihrer Art schwankenden Diarrhoen (bald rein schleimig blutig, bald wieder etwas fäkulent) zu hoch-gradiger Abmagerung und Kachexie. Auch von diesen Kranken geht ein Teil zugrunde. Bisweilen komplizieren toxische oder peritonitische Störungen und zum Schluß Pneumonien das Krankheitsbild.

An Komplikationen treten toxisch (oder allergisch?) bedingte, rheuma-   Kompli-
tische Erkrankungen auf. Es sind Rheumatoide, die besonders die Kniegelenke   kationen.
befallen, aber auch andere Gelenke beteiligen können, ferner Iridocycli-tiden, Conjunctivitiden, Urethritiden und Neuritiden in verschiedenen Gebieten. Man hat, wie ich bereits im Kapitel der Polyarthritis erwähnte, die Koinzidenz von postdysenterischer Conjunctivitis, Urethritis und Poly-arthritis als REITERsches Syndrom bezeichnet. E. LAUDA[2]) hat beobachtet, daß sich bei diesem Syndrom auch eine „rheumatische" Meningoencephalitis einstellen kann, die letal endigte.

BITTORF berichtet über manifeste und auch latente Tetanie bei Ruhr.

Mischinfektionen mit Cholera, Typhus, Fleckfieber und Recurrens wurden während des Feldzuges oft beobachtet. Die Mischinfektionen mit Cholera gaben eine besonders schlechte Prognose.

Auffallend erschien, daß in der Rekonvaleszenz nicht nur wieder Gärungs-   Rekon-
stühle auftraten, sondern vielfach auch Magenbeschwerden, Druckgefühle im   valeszenz.
Epigastrium, selbst Schmerzen und Druckempfindlichkeit. Als Grund für diese Beschwerden und vielleicht auch für die Gärungsstühle wurden von uns und anderen oft Anacidität und Subacidität gefunden.

Die Diagnose Ruhr läßt sich mit Wahrscheinlichkeit aus dem klinischen Krankheitsbild stellen. Auch die Differentialdiagnose der KRUSE-SHIGA-Ruhr und der Pseudoruhrinfektion läßt sich meist bereits aus der Herkunft der In-fektion und der Art der Erkrankung vermutungsweise entscheiden; sie wird aber erst durch die bakteriologische oder serologische Untersuchung gesichert. Schwierigkeiten machen dagegen die Fälle, in denen die bakteriologische und serologische Untersuchung nicht möglich ist oder negativ ausfällt.

---

[1]) HANS CURSCHMANN, Münch. med. Wochenschr. 1933. Nr. 45.   [2]) E. LAUDA, Wien. klin. Wochenschr. 1946, S. 55.

Gastro-enteritis acuta.

Da auch die Ruhr meist mit einfachen Durchfällen beginnt, kommt differentialdiagnostisch zunächst die Unterscheidung von akuter Gastroenteritis durch GÄRTNER - BRESLAU - Bacillen, von Cholera, Trichinose und Typhus in Betracht. Ganz abgesehen vom bakteriologischen Befund unterscheidet sich die GÄRTNER-Enteritis von der Ruhr dadurch, daß bei ersterer das Erbrechen stärker, Tenesmus aber viel geringer auftreten.

Cholera.

Gegenüber leichten Cholerafällen mit ruhrartigen Symptomen läßt sich die Differentialdiagnose nur bakteriologisch stellen. Der bakteriologische Nachweis der Cholera ist ja leicht. Schwere Formen der Cholera zeigen gegenüber den toxischen Ruhrformen vor allem den Unterschied, daß sich bei der Cholera das schwere toxische Krankheitsbild viel rascher entwickelt als bei der Ruhr. Auch treten Cyanose, Wadenkrämpfe und die gesamten Austrocknungssymptome bei Cholera doch rascher und intensiver in Erscheinung als bei Ruhr.

Trichinose.

Die Trichinose kann so heftige Erscheinungen von seiten des Magen-Darmkanals hervorrufen, daß sie sowohl als Cholera imponieren, als auch, wenn Blutstühle vorhanden sind, für Ruhr gehalten werden kann. Der Befund der Eosinophilie muß aber sofort die Diagnose auf den rechten Weg leiten.

Urämie.

Ruhrähnliche, akute Krankheitsbilder kann, wie eingangs bereits bemerkt ist, gelegentlich die Urämie hervorrufen. Natürlich ist ihre Erkennung durch den Nachweis der groben Niereninsuffizienz stets leicht.

Typhus.

Der Typhus kann mit der protrahiert verlaufenden Ruhr gelegentlich die relative Pulsverlangsamung, die niedrige Senkung, die positive Diazoreaktion und die Bronchitis gemeinsam haben. Bei Ruhr fehlen aber die Roseolen und besonders die Leukopenie, so daß auch ohne bakteriologische Kontrolle die Differentialdiagnose meist keine Schwierigkeiten macht.

Anders verhielten sich die von R. v. LIPPMANN[1]) beschriebenen Fälle: Bei ihnen erfolgte nach der Entfieberung nicht die typische, glatte Erholung der Typhusrekonvaleszenten; vielmehr traten anhaltende Durchfälle und fortschreitende Abmagerung ein. Die Kranken wurden von marantischen Ödemen und Hautblutungen befallen. Bei der Sektion fand man lentescierende Typhusgeschwüre im Dickdarm. R. v. LIPPMANN hielt es gegenüber protrahiert verlaufender Ruhr und Mischinfektionen von Typhus und Ruhr diagnostisch für entscheidend, daß sich weder Blut noch Eiter in den Stühlen fand, sondern stets nur uncharakteristische Diarrhoen bestanden. Endlich haben BOHNEKAMP und KLIEWE[2]) Ruhrfälle beschrieben, die mit Fieber, Leibschmerzen, Milztumoren und allgemeiner Abgeschlagenheit begannen, Durchfälle jedoch erst nach einer Reihe von Tagen erlitten.

Spora-dische Ruhr.

Ob andere Mikroorganismen, wie Proteus, Pneumokokken und Pyocyaneus Ruhrepidemien erzeugen können, ist eine Frage, die die Bakteriologen entscheiden müssen. Charakteristische klinische Krankheitsbilder rufen sie jedenfalls nicht hervor. Übrigens beobachtete ich einen Fall von Morbus Bang, der klinisch völlig einer Ruhr glich, aber die serologischen und intracutanen Reaktionen, sowie den Fiebertyp des Bang zeigte.

Sporadische Ruhrfälle sind schwerer zu diagnostizieren, als solche während einer Epidemie. Immerhin gelingt es, mittels der Agglutination, die meisten akuten Fälle zu klären. Gewiß gibt es bei Typhus- und Paratyphuskranken und GÄRTNER- oder BRESLAU-Infektionen Gruppenagglutinationen, die aber im Vergleich zu dem Ausfall der Probe gegenüber Ruhr meist geringgradig ausfallen und rasch verschwinden. Das gleiche gilt auch von der Gruppenagglutination des Serums ehemals Typhusgeimpfter. An dem diagnostischen Wert der Agglutinationsprobe der Ruhr kann deshalb nicht gezweifelt werden.

Da es sich bei sporadischen Ruhrfällen sowohl um Bacillenruhr wie Paratyphus- bzw. GÄRTNER-Infektion handeln kann, so ist auf diese schon deswegen bakteriologisch und serologisch zu untersuchen, weil echte Ruhrfälle nach dem Seuchengesetz meldepflichtig sind.

---

[1]) R. v. LIPPMANN, Med. Klinik 1920. Nr. 23. [2]) BOHNEKAMP und KLIEWE, Dtsch. Arch. f. klin. Med. Bd. 158.

Neuerdings sah man auch in Deutschland öfter schwere Colitiden durch Balantidien. Man kann sie weder klinisch noch rectoskopisch von Ruhr oder anderen Formen der Colitis ulcerativa unterscheiden. Der mikroskopische Nachweis der Erreger ist aber leicht, wenn frischer Stuhl auf dem erwärmten Objektträger untersucht wird. Man findet dann stets das ovale, bewegliche Balantidium coli in vielen Exemplaren. Diese Colitisformen sind wahrscheinlich häufiger als bisher angenommen wurde. Ich habe 2 Fälle meiner Klinik durch ZABEL [1]) mitteilen lassen, da sie zwei ganz verschiedene Verlaufsformen kennzeichneten.

Fall 1, ein 65jähriger Mann ging nach etwa 4monatiger Krankheit an der Balantidiencolitis zugrunde; die Obduktion bestätigte die Diagnose. Fall 2, eine ältere Frau litt bereits seit etwa 18 Jahren an den Symptomen einer ziemlich milden, rezidivierenden Colitis, ohne Fieber, ohne Kachexie, ohne Invalidität. In beiden Fällen war der Röntgenbefund des Colon auffallend geringfügig; Eosinophilie fehlte; im Stuhl massenhaft Balantidien.

Auch Lamblien können als Enteritiserreger im Stuhl oder noch besser im Duodenalsaft nachgewiesen werden. O. PORGES [2]) hat darauf hingewiesen, daß die Lambliasis in der Regel im Dünndarm ihren Sitz hat und erst sekundär den Dickdarm beteiligt. Demgemäß finden sich bei ihr beschleunigte Dünndarmpassage und Dünndarmdiarrhoen mit Vermehrung der Fettreste. Auch der Druckschmerz betrifft im wesentlichen den Dünndarm, besonders links in Nabelhöhe. Später kommt es gelegentlich zur Infektion der Gallengänge. DE MURO und IMPALLOMENI [3]) fanden klinisch Enterocolitis, Proktocolitis und Gallen-Lebersymptome, röntgenologisch Duodenitis, Colitis und Cholecystitis bei Lamblienausscheidern. PAPKE unterscheidet eine katarrhalisch-spastische und eine katarrhalisch-eitrige Form der Lambliasis. GRÜNEIS und PILGERSTORFER beobachten auch sekundäre Anämien bei diesen Kranken. Neuerdings hat H. WESELMANN [4]) über Häufung der Lambliasis bei der Marine berichtet und sehr chronische gastroenterocolische und cholecystitische Syndrome geschildert. Die unbedingte Notwendigkeit, aus der Fülle der unklaren Colitiden und Leberaffektionen die Lamblien- und Amöbenfälle herauszusuchen, ergibt sich aus der relativen Häufigkeit dieser Ätiologie insbesondere bei Leberschwellungen: unter 1118 solchen Fällen fand H. E. BOCK[5]) in 8% Lamblien und in 13% Amöben als Ursache des Leberschadens. Oft bedingten beide in einer Mischform gemeinsam diese „parasitär-enterogene Hepatopathie". Histologisch ergab sich in Leberpunktaten eine auffallend grobe Vakuolisierung der Leberzellen. Klinisch kennzeichnen akute Leberschwellung, Leukocytose, erhöhte Senkung und positiver Takata den Prozeß. Die Amöbiasis und die Lambliosis differentialdiagnostisch zu erfassen ist auch darum von Bedeutung, weil die erstere Form der Hepatose durch Emetin, die letztere durch Atebrin geheilt werden kann.

Übrigens ist nicht jeder Lamblienträger auch krank. BREUER fand bei 104 Personen mit Lamblien im Stuhl, daß 20% der Leute völlig gesund waren.

MATTHES fand bei Bilharziadiarrhoen die Würmer und Eier nicht im Stuhl; aber man kann dabei leicht die charakteristischen Eier des Distomum haematobium im Urin nachweisen, zu dessen Untersuchung man schon durch den Gehalt des Urins an Erythro- und Leukocyten veranlaßt wird. Ein Fall von MATTHES zeigte auch eine Eosinophilie von 24%. An Bilharzia braucht man nur zu denken, wenn die Kranken in den Tropen gelebt haben.

Ferner beobachtete PÄSSLER Fälle von sporadischer akuter Ruhr mit günstiger Prognose im Anschluß an akute Anginen, aber auch bei chronischen Eiterpfröpfen der Tonsillen. Manche Menschen erlitten wiederholt solche Attacken.

---

[1]) ZABEL, Diss. Rostock 1938. [2]) PORGES, Med. Klinik 1938. Nr. 17. [3]) Diese und die anderen Arbeiten über Lambliasis zit. nach L. NORPOTH, Med. Klinik 1942. S. 41 u. 42.
[4]) H. WESELMANN, D. Mil.arzt 1943. S. 205. [5]) H. E. BOCK, Klin. Wochenschr. 1947, S. 331—337.

Nach seiner Beschreibung beginnt der Zustand mit Unruhe, Durstgefühl und hohem Fieber (40—41°). Dann stellen sich Übelkeit und Erbrechen, und zwar kopiöses Erbrechen ein, dann erst dünnflüssige Stühle, die bald in blutig-schleimige und eitrige übergehen. Das Fieber klingt rasch ab. Im Urin tritt eine Albumose auf. Der ganze Zustand heilt in etwa 8 Tagen. PÄSSLER hält das Leiden für nahe verwandt mit der Colica mucosa und für eine anaphylaktische Darmreaktion. Auch A. SCHMIDT hat ähnliche Fälle beschrieben.

Colitis ulcerativa.   Endlich ist die Ruhr gegen die chronische Colitis ulcerativa abzugrenzen. Es handelt sich bei dieser um meist eitrige Entzündungen mit flacher Geschwürsbildung im Dickdarm. A. SCHMIDT glaubte eine oberflächliche, diffuse, eitrige und eine umschriebene infiltrative Form dieser Colitis abgrenzen zu können. Die letztere Form, die langsam weiter krieche, während sie von den erst erkrankten Stellen ausheile, bezeichneten KLEMPERER und DÜNNER als Ulcus chronicum recti und halten für sie eine Neigung zur Stenosenbildung für kennzeichnend. Diese Fälle sind meist sehr hartnäckig, führen oft zu hochgradiger Abmagerung und sekundärer Anämie und kommen oft erst nach jahrelanger Behandlung, mitunter erst nach Anlegung eines Anus praeternaturalis zur Heilung. STRAUSS hat auf Grund serologischer Untersuchungen geglaubt, daß sie doch häufig durch eine Infektion mit Ruhrbacillen bedingt sind. Ich bin aber mit MATTHES der Meinung, daß man die Diagnose ulcerative Colitis nur dann stellen darf, wenn man durch sorgfältiges Suchen nach den Erregern oder die Agglutinationsproben eine Infektion mit Ruhr-, Paratyphus- und GÄRTNER-Bacillen, sowie mit Amöben, Balantidien und Bilharzia und auch tuberkulöse, gonorrhoische und luische Geschwüre ausgeschlossen hat.

In seltenen Fällen kommt ulceröse Colitis auch bei myeloischer Leukämie vor. Gelegentlich können auch die Koliken und Blutstühle der Purpura abdominalis (HENOCH) mit Ruhr verwechselt werden. Die negativen bakteriologischen Resultate und die mehr minder allgemeine hämorrhagische Diathese sichern aber die Diagnose der Purpura und schließen die Ruhr aus.

4. WEILsche Krankheit.

Diese früher seltene Krankheit hat im letzten Krieg erneut an Interesse gewonnen, weil damals häufig kleinere Epidemien beobachtet wurden und weil es

Erreger.   HUEBNER und H. REITER und UHLENHUTH und FROMME gelang, den Erreger, die Spirochaete (Leptospira) icterogenes, zu finden. Ihr Zwischenwirt ist die Wasserratte, die sehr häufig (bis zu 50%) mit Spirochäten behaftet ist. Wahrscheinlich wird das Wasser durch die Spirochäten, die mit dem Harn der Ratte hineingelangen, infiziert.

Nachweis der Erreger. Wenn man von einem Kranken, der frisch an WEILscher Krankheit erkrankt ist, 1,5 ccm Blut einem Meerschweinchen intrakardial einimpft, so erkrankt das Tier an fieberhaftem Ikterus. Impft man Ratten intraperitoneal, so findet man nach 2 Tagen ein typisches seifiges Bauchexsudat (UHLENHUTH). Vom 3. Tage an kann man dann in der Leber die Spirochäten nachweisen. Der Nachweis im menschlichen Blut gelingt bei guter Technik auch oft. Auch aus dem Harn lassen sie sich häufig bis in die Rekonvaleszenz hinein züchten (HEGLER); UHLENHUTH erwähnt Fälle, die noch 63 bzw. 103 Tage nach der Infektion Spirochäten ausschieden. Menschen, die die WEILsche Erkrankung überstanden haben, zeigen in ihrem Serum Schutzstoffe, die sich im Mischungsversuch mit Virusblut nachweisen lassen. Auch gibt das Serum der Kranken vom 7. Tage ab positive Agglutination und Lysis der Spirochäte und positive Komplementbindung (GAETHJENS). Letztere Probe ist als besonders eindeutig zu bevorzugen.

Schon vor dem Krieg hat man die Weilsche Krankheit besonders bei Freibadenden, bei Soldaten, Fleischern und Schlachthofarbeitern epidemisch auftreten sehen.

Das Bild der im Krieg beobachteten Fälle stimmt ganz mit dem von Weil und Fiedler aus den achtziger Jahren überein, während in der von Hecker und Otto beschriebenen, kurz vor dem Weltkrieg beobachteten Epidemie der Ikterus häufig vermißt wurde. Neuerdings wurde in Hamburg bei Pionieren, Elbschiffern und Sielarbeitern eine Häufung von Weil-Infektionen beobachtet (Schottmüller, Hegler); gleiches hatten Kramer aus Rotterdam und Romijn aus Dordrecht (Holland) berichtet; auch in Japan und Schottland, besonders in Kohlengruben, hat man gehäufte Infektionen beobachtet; ebenso in den Gruben des Saargebietes und in den Reisfeldern Australiens. Vor allem hat man häufig beobachtet, daß Leute erkrankten, die in Flüssen, Seen oder Teichen (nicht im Meer) gebadet hatten. Seltener sind dagegen Trinkwasserinfektionen, wie sie in Portugal und Griechenland vorkamen.

Die Erkrankung beginnt plötzlich, oft mit Schüttelfrost und nicht selten mit erheblichen Diarrhoen. Gewöhnlich sind heftige Allgemeinerscheinungen, besonders Kopfschmerzen vorhanden. Das kennzeichnende Symptom aber sind bald nach der Erkrankung auftretende, außerordentlich starke Waden- und Kreuzschmerzen. Am fünften Tage stellt sich ein mittelschwerer Ikterus ein, zugleich mit einer deutlichen Leberschwellung. Der Ikterus ist ein hämolytischer, vielleicht anhepatogener, durch die Hämorrhexis des retikulo-epithelialen Systems bedingt (Lepehne). Bisweilen kann übrigens der Ikterus auch fehlen; besonders in leichten Fällen. Es gibt aber auch schwere Fälle, die als reine Nephritis verlaufen, wie der von Uhlenhuth beobachtete Laborant, der von einer Weilinfizierten Ratte gebissen worden war. Uhlenhuth betont mit Recht, daß jeder Fall fieberhafter Nephritis auf Weil verdächtig sei. In der Mehrzahl der Fälle entwickelt sich ein Milztumor. Endlich tritt regelmäßig eine Nierenerkrankung auf. Sie ist oft leichten Grades, nicht selten

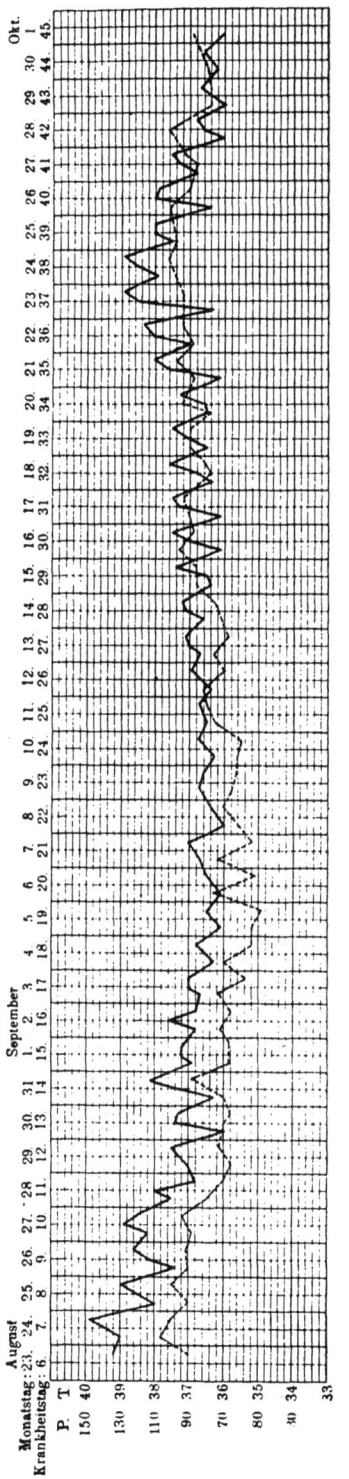

Abb. 30. Fieberkurve bei Weilscher Krankheit.

Ikterus

Milzschwellung.
Nephritis

aber auch recht schwer. Meist ist die Eiweißausscheidung nur mäßig (1—3⁰/₀₀); im Sediment findet man hyaline und granulierte Zylinder, weiße und rote Blutzellen. Bisweilen sah ich früh Hyposthenurie. Die Harnmenge ist meist vermindert; bisweilen bis zur völligen Anurie. Der Blutdruck ist oft nicht gesteigert. Nicht selten kommt es zu Urämie mit sehr hohen Rest-N-Werten (200—370 mg) und gleichzeitiger Senkung des Kochsalzes im Blute. Auf derartige ,,Salzmangelazotämien'' bei Morb. WEIL hat HEGLER besonders hingewiesen. KROETZ hat auf die Bedeutung dieses ,,hepatorenalen Syndroms'', das uns die WEILsche Krankheit in äußerst schwerer und akuter Form vor Augen führt, besonders aufmerksam gemacht; ich verweise diesbezüglich auf die Einleitung zu den Leberkrankheiten.

Die Herztätigkeit ist — im Gegensatz zum Icterus simplex — fast immer beschleunigt (100—120), der Blutdruck gesenkt (100/60 bis 80/40). Myokarditis und Extrasystolie, seltener Endokarditis kommen vor (HEGLER). Selten sind

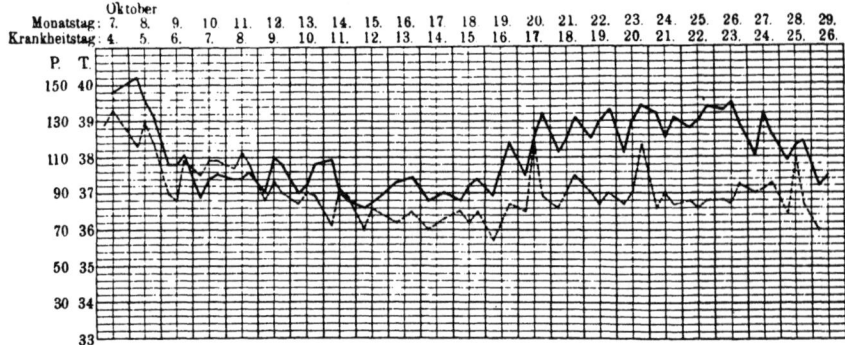

Abb. 37. Kurve bei WEILscher Krankheit.

Blutbild. auch vom Hilus ausgehende Lungeninfiltrate und Lungenblutungen (S. MOESCHLIN [1]). Häufig ist anfangs Nasenbluten vorhanden; auch wird über erhebliche Kopfschmerzen geklagt. In schweren Fällen werden die Kranken benommen. Auch Meningismus mit gelbem Liquor, aber auch reine Spirochätenmeningitis kommen vor, vereinzelt Myelitis.

Ich habe einen letalen Fall beobachtet, in dem mit dem hepatorenalen Syndrom (Rest-N 162,4 mg-%) eine Meningitis mit neutrophiler Leukocytose, starker Vermehrung des Eiweiß und Rest-N im Liquor (166,9 mg-%) auftrat. Die Obduktion ergab neben allen typischen Zeichen des Morb. WEIL eine vorwiegend serofibrinöse Meningitis ohne Hirnherde [2]. Sehr selten kommt es zu Augenstörungen. Ich [3] beobachtete einen 32jährigen Mann, der nach einer WEIL-Infektion an einer reversiblen Neuritis optica erkrankte.

Nicht selten treten Herpes facialis und verschiedene Erytheme, z. B. Roseola auf. In schweren Fällen kommt es zu ausgebreiteten Hautblutungen oder zu Blasenbildungen der Haut. Auch Iritis und Episkleritis sind öfters beobachtet. Meist besteht mäßige neutrophile Leukocytose, in der Rekonvaleszenz Lymphocytose, deren frühes Auftreten prognostisch günstig ist, während das Auftreten von Myelocyten und Normoblasten ein Zeichen schwerer Erkrankung ist. In schweren Fällen kommt es allmählich zu sekundärer Anämie. Die Senkungsgeschwindigkeit der Roten ist im Gegensatz zum Icterus simplex von Anfang an stark erhöht (30—40 mm!) und steigt noch bis zur 5. und 6. Krankheitswoche an (AHLBERG [4]).

Tempe- Sehr kennzeichnend ist der Fieberverlauf. Oft besteht einige Tage, durchratur. schnittlich fünf, hohes Fieber, dann fällt das Fieber lytisch ab in etwa 7 Tagen.

[1]) SVEN MOESCHLIN, Schweiz. med. Wochenschr. 1943. S. 1227. [2]) Mitgeteilt von H. STIBENZ. Diss. Rostock 1938. Hier die gesamte Literatur über WEIL-Meningitis und -Encephalitis. [3]) Mitgeteilt von P. O. PENSKY, Dtsch. Zeitschr. f. Nervenheilk. Bd. 152. H. 3 u. 4. [4]) N. AHLBERG, Act. med. scand. 1939, Nr. 4, S. 99.

Es folgt dann ein fieberfreies Intervall von 9 Tagen und nun langsam Wiederansteigen und Wiederabfall in etwa 9 Tagen. Der Fieberverlauf gestaltet sich aber in den einzelnen Fällen verschieden (siehe die beistehenden Kurven). WEILS Fälle ließen überhaupt ein Fastigium vermissen. Auch unter den letztbeobachteten Fällen sind solche mit nur kurzem anfänglichen Fieber. Das Intervall kann kürzer sein bzw. die Kranken werden im Intervall nicht ganz fieberfrei. Die zweite Fieberperiode kann höher und länger als die erste sein und mehrere Kulminationspunkte zeigen.

Die Mortalität betrug in der von SCHOTT beobachteten Epidemie 13%; nach HEGLER schwankt sie zwischen 10 und 20%. Die Kranken erholen sich oft nur sehr langsam. Haarausfall und Hautjucken sind in der Rekonvaleszenz häufig.

Der pathologisch-anatomische Befund ergibt nach BEITZKE, daß es sich um eine septische Allgemeinerkrankung handelt, die ihr besonderes Gepräge durch allgemeine Gelbsucht, eine schwere, bisweilen aber auch relativ geringe Nierenerkrankung und massenhafte kleine Blutungen und Entartungen der Skeletmuskulatur erhält. In der Leber wurde nichts gefunden, was auf eine mechanische Gallenstauung hindeutete, dagegen Quellung der Leberzellkerne und ein Sichtbarwerden der pericapillären Lymphräume, das BEITZKE als ein Leberödem deutet. WOHLWILL hat in Hamburger Fällen auch Endokarditis, insbesondere Parietalendokarditis gefunden. *Sektionsbefund*

UHLENHUTH u. a. teilten mit, daß auch Hunde an einer ähnlichen Gelbsucht erkranken können (Stuttgarter Hundeseuche). Von SCHÜFFNER wurde ein besonderer Spirochätenstamm, der von dem der Ratten etwas verschieden war, festgestellt. Die Krankheit ist von Hunden auf Hunde, aber auch auf Menschen übertragbar.

Die Differentialdiagnose hat zunächst den Icterus simplex auszuschließen. Leichte Fälle von Morb. Weil ähneln diesem sehr, wenn sie mit nur flüchtiger Albuminurie und geringem Fieber verlaufen. Gewöhnlich ist aber die Unterscheidung durch den Nachweis der Infektiosität, der Nephritis, des ernsten Krankheitszustandes und der hohen Senkung (bei Morb. Weil) relativ leicht. Der Typhus erweckt nur ausnahmsweise differentialdiagnostische Zweifel, da er nur selten und dann meist in späteren Wochen von Ikterus begleitet ist. Außerdem schützt die bakteriologische und serologische Untersuchung vor der Verwechslung beider Erkrankungen. Diagnostische Schwierigkeiten bietet aber der Ikterus bei Paratyphus. In schweren Fällen dieser Art kann die Ähnlichkeit des Krankheitsbildes groß sein. Der akute Beginn mit Fieber und Durchfall, das Eintreten des Ikterus erst nach einigen Tagen, mitunter ein Fieberabfall und später ein Wiederanstieg gleichen den Symptomen der WEILschen Krankheit; ja in einem von FRÄNKEL beschriebenen Falle fehlten selbst Albuminurie und Milztumor nicht. Es handelte sich aber um eine Infektion mit Paratyphus A. Derartigen Fällen gegenüber sind die unterscheidenden Merkmale 1. das Auftreten der WEILschen Erkrankung als Gruppenerkrankung, 2. das Hervortreten der Wadenschmerzen und 3. der Nachweis des Erregers und der spezifischen serologischen Proben.

Neuere Beobachtungen haben gelehrt, daß ganz besonders auch die Hepatitis epidemica (MEULENGRACHT) differentialdiagnostisch in Betracht kommt. *Hepatitis epidemica* Dieser neuerdings von v. BORMANN [1]) und Mitarbeitern, KÄMMERER [2]), VOGT [3]), GUTZEIT [4]) u. a. eingehend geschilderte epidemische Ikterus, der seit 1933/34 in verschiedenen Gegenden Deutschlands, in Skandinavien, Spanien, England, Estland, Schweiz u. a. auftritt, ist ursprünglich im Gegensatz zum Morb. Weil und Icterus simplex vorwiegend bei Kindern zwischen dem 6. und 10. Lebensjahr beobachtet worden. Die Kriegserfahrung hat aber gelehrt, daß er auch in großer Zahl Erwachsene, insbesondere Soldaten, auf allen Kriegsschauplätzen, besonders auf dem Balkan und in Afrika, heimsuchte. Über ein soldatisches Krankengut

---

[1]) F. v. BORMANN, R. E. BADER und Mitarbeiter: Hepatitis epidemica. Med. Welt 1941, 1252 u. f.: hier die ges. Literatur. [2]) KÄMMERER, Med. Welt 1942. S. 791 u. f. [3]) H. VOGT, Med. Welt 1942. S. 595 u. f. [4]) GUTZEIT, Münch. med. Wochenschr. 1939. S. 161.

von 500 Fällen berichten beispielsweise Rüther und Dorow[1]). In der Heimat beobachtete man das Leiden besonders in kleinen Familienepidemien. Nach einer Inkubation von etwa 14 Tagen kommt es zu mäßigem Fieber, Durchfällen manchmal ruhrähnlicher Art, Erbrechen, Bauchschmerzen besonders in der Lebergegend und Anschwellung von Leber und Milz. Meist bestand vor dem Auftreten des Ikterus 6—8 Tage Fieber, das mit dem Ausbruch der Gelbsucht verschwand. Der Ikterus zeigt verschiedene Intensität. Es gibt auch Fälle mit sonst typischem Verlauf, auch mit Leber- und Milzschwellung, in denen die Gelbsucht ganz fehlt. Bei Ikterischen enthält der Urin Bilirubin, aber nur selten Eiweiß und Erythrocyten. Der Stuhl ist nur ausnahmsweise acholisch; Pruritus kommt vor. Die Senkung der Roten ist beschleunigt. Meist besteht Lymphocytose, die mit mehr als 60% ihren Höhepunkt häufig erst in der 5. Krankheitswoche erreicht. Auch die Eosinophilen steigen (bis 5,3) bis zu diesem Termin noch an (A. H. Müller[2]). Die Dauer der Gelbsucht betrug oft nur 14 Tage bis 3 Wochen. Die Rekonvaleszenz der sich oft sehr langsam Erholenden kann sich aber über mehrere Monate hinziehen. Auch kommen — im Gegensatz zu den beiden genannten Ikterusformen — ziemlich häufige und langwierige Rezidive vor. Ernste Folgekrankheiten, z. B. Lebercirrhose, wurden aber bisher nicht beobachtet (Axenfeld).

Differentialdiagnostisch ist die epidemische Hepatitis vom Morb. Weil durch die Nephritis und die serologisch-bakteriologischen Resultate des letzteren ziemlich sicher zu unterscheiden. Vom typischen sporadischen Icterus simplex (etwa vor 1933) ist die Hepatitis durch den epidemischen Charakter, die Schwere und Dauer der Erkrankung, das längerdauernde Fieber, die starke Neigung zu öfteren Rezidiven und das bevorzugte Befallen der Kinder zwischen dem 4. und 10. Jahre meines Erachtens abzugrenzen; der Icterus simplex dagegen befällt in der Regel das 20. bis 25. Lebensjahr; dabei will ich die patholo-gisch-anatomische Identität beider Ikterusformen hier nicht besprechen. Ich werde auf sie im Kapitel der Leberleiden beim Icterus simplex eingehen.

Die Prognose der epidemischen Hepatitis gilt als günstig; nur in der Gravidität sollen Todesfälle vorkommen, ganz vereinzelt auch bei Kindern unter dem Bilde der akuten gelben Leberatrophie. Das Maximum der Morbidität liegt im Herbst und Winter. Die Kontagiosität ist nicht erheblich. Die Infektion soll nur von Mensch zu Mensch er-folgen. Nahrungsmittel, Trinkwasser und tierische Zwischenwirte (insbesondere Ratten und Insekten) scheinen keine Rolle zu spielen. Die Hepatitis epidemica hinterläßt Dauer-immunität. Ätiologisch werden Coli-Typhus-, Ruhrbakterien und Spirochäten ausge-schlossen und eine spezifische Virusätiologie angenommen. Aus dem Duodenalsaft und Harn der Kranken war das Virus auf Hühnerembryonen zu übertragen und durch 16 Passagen weiter zu züchten (Linde und Meding, Dohmen). Auch die Übertragung auf das Schwein ist bereits gelungen.

Der zweiphasische Verlauf der epidemischen Hepatitis und das häufige Vorausgehen einer Ruhr- oder Enteritisinfektion haben K. Ballowitz auf den Gedanken gebracht, eine Doppelinfektion anzunehmen. Seine Tierexperimente[3]) ergaben, daß es durch Ver-fütterung von Bakterien (Ruhr, Bang, Salmonella u. a.) und nachträgliche oder gleichzeitige Infektion mit Influenzavirus gelingt, menschenähnliche Hepatitis zu erzeugen. Die Epi-demien scheinen, wie die pandemische Grippe, alle 20—25 Jahre aufzutreten.

Akute gelbe Leber-atrophie. Die akute gelbe Leberatrophie beginnt meist nicht so akut, sondern mix dem Vorstadium eines scheinbaren Icterus simplex, verläuft außerdem nicht mit Fieber oder jedenfalls nur anfänglich und prämortal mit hohem Fieber. Der Salvarsanikterus ist aus der Anamnese leicht zu erkennen.

Schottmüller wies besonders auch auf die Möglichkeit der Verwechslung schwerer Weil-Fälle mit Pyelophlebitis nach Appendicitis und mit Gasbrand-sepsis nach Abort und solchen der Gallenblase hin.

---

[1]) Rüther und Dorow, Dtsch. Mil.arzt 1943. 3. [2]) A. H. Müller, Dtsch. Gesundheitsw. 1947, S. 119. [3]) K. Ballowitz, Zeitschr. f. Hyg. u. Infekt.krankh. 1944. Bd. 125, S. 468—482.

Vielfach ist früher die WEILsche Krankheit mit der Recurrens verwechselt wor- Recurrens. den. Es bestehen auch gewisse Ähnlichkeiten, z. B. Wadenschmerzen und rekurrierender Fieberverlauf. Aber meist ist der Fieberverlauf doch anders; bei Recurrens ist der kritische Abfall der Temperatur viel ausgesprochener; auch trat wenigstens im Kriege die Recurrens in viel explosiveren Epidemien auf. Außerdem gelingt in der Mehrzahl der Recurrensfälle der Nachweis der OBERMEIERschen Spirillen.

Das von GRIESINGER seinerzeit beschriebene „biliöse Typhoid" in Ägypten, Biliöses das man bisher für eine besondere Art der Recurrens hielt, ist wahrscheinlich Typhoid. mit der WEILschen Krankheit identisch gewesen.

Endlich ist das gelbe Fieber von der WEILschen Krankheit abzugrenzen. Gelbes Die klinischen Erscheinungen besonders des Anfangsstadiums bieten zweifellos Fieber. gewisse Ähnlichkeiten, auch das Eintreten des Ikterus etwa am fünften Tage. Es war also nicht verwunderlich, wenn ein Autor die WEILsche Krankheit direkt als das Gelbfieber der gemäßigten Zone bezeichnet hat. Allein es besteht doch eine Reihe erheblicher Unterschiede, auch abgesehen von dem Nachweis der Spirochaete icterogenes in den oben erwähnten serologischen Proben. Wir wissen, daß das gelbe Fieber nur durch den Stich der Stegomya calopus übertragen wird, und daß es in der Regel eine Erkrankung der Tropen ist, wenn auch einmal eine Epidemie in Portugal und vereinzelte Fälle in anderen europäischen Ländern beobachtet wurden.

Der Erreger ist (nach den Ergebnissen der amerikanischen Kommission unter REED) ein filtrierbares, ultravisibles Virus, das in den ersten 3 Krankheitswochen im Blute des Kranken kreist (BRUGSCH); die von NOGUCHI u. a. beschriebenen Spirochäten wurden von SCHÜFFNER und WERNER nicht bestätigt.

Der Verlauf des Gelbfiebers unterscheidet sich auch von dem des Morb. Weil. Das erstere beginnt nach einer Inkubation von 3—6 Tagen als hoch fieberhafte Infektionskrankheit ohne besondere Kennzeichen. Es hat den Schüttelfrost, die heftigen Kopf- und Lendenschmerzen, die Albuminurie mit der WEILschen Krankheit gemein, unterscheidet sich aber dadurch, daß der Puls nur anfänglich beschleunigt ist und dann seine Frequenz wieder sinkt, so daß ein ausgesprochenes Mißverhältnis zwischen Temperatur und Puls besteht (FAGETsches Zeichen). Ferner tritt beim Gelbfieber das Erbrechen schon anfangs viel stärker auf. Die Temperatur sinkt bereits nach 3 Tagen unter Nachlassen der subjektiven Beschwerden ab und steigt nach kurzer Remission in den schwereren Fällen wieder an; nun erst treten Ikterus, Hauthämorrhagien und das kennzeichnende blutige Erbrechen, Vomito negro, ein. Es fehlt dem Gelbfieber auch die Milzschwellung. HOFFMANN[1]) fand regelmäßig Kalkzylinder in den nephrotisch veränderten Nieren. Eine zusammenfassende Darstellung des Gelbfiebers hat H. WERNER gegeben[2]).

Die wichtigste Literatur der WEILschen Krankheit[3]) findet sich in der Fußnote.

---

[1]) HOFFMANN, Münch. med. Wochenschr. 1924. Nr. 27.   [2]) H. WERNER, Dtsch. med. Wochenschr. 1938. Nr. 16.   [3]) WEIL, Dtsch. Arch. f. klin. Med. Bd. 39. FIEDLER, Dtsch. Arch. f. klin. Med. Bd. 42. HECKER und OTTO, Veröff. a. d. Geb. d. Militär-Sanitätswesens 1911, H. 46. UHLENHUTH und FROMME, Zeitschr. f. Immunitätsforsch. u. exp. Therap. Bd. 25. Die klinische Beschreibung der dazu gehörigen Fälle bei TREMBUR und SCHAL-LERT, Med. Klinik 1916. Nr. 16. HÜBNER und REITRER, Dtsch. med. Wochenschr. 1915. Nr. 43. Die klinische Beschreibung dazu bei SCHOTT, Münch. med. Wochenschr. 1916. Nr. 43. Die pathologische Anatomie bei BEITZKE, Berl. klin. Wochenschr. 1916. Nr. 8. KLIENEBERGER, Die Blutmorphologie der WEILschen Krankheit. Dtsch. Arch. f. klin. Med. Bd. 127. REITER, Die WEILsche Krankheit. Zeitschr. f. klin. Med. Bd. 88, H. 5 u. 6. LEPEHNE, ZIEGLERs Beiträge Bd. 65. 1919 und Sitzungsber. d. nordwestdtsch. Ges. f. inn. Med. 1933. Hamburg; Zentralbl. f. inn. Med. 1933; hier SCHOTTMÜLLER, HEGLER, KNACK, TIMM, SONNENSCHEIN, WOHLWILL, HOLM, PONNDORF, KISTER u. a.; HEGLER, Verh. d. dtsch. Ges. f. inn. Med. Wiesbaden 1933 und Klin. Wochenschr. 1939. Nr. 46. — UHLENHUTH, Med. Welt 1936, H. 28 und 29.

Schlamm-
fieber. Anhangsweise füge ich hier das zuerst von Friedrich Müller geschilderte Schlamm- oder Erntefieber an, das besonders Leute, die in überschwemmten Gebieten (z. B. in Schlesien) und auf nassen Wiesen barfuß arbeiten, aber auch Badende in schlammigen Gewässern, vorwiegend im Sommer, befällt. Es dürfte mit dem russischen „Wasserfieber" identisch sein. Nach Schittenhelm[1] tritt die Krankheit ganz akut unter Frost auf. Kopf-, Nacken-, Gliederschmerzen, heftiges Bauchweh, Durchfälle oder seltener Verstopfung und Erbrechen, Conjunctivitis, Schwellung des Gesichts, Angina, occipitale Lymphdrüsenschwellung und gelegentliche Leberschwellung kennzeichnen den weiteren Verlauf. Ikterus ist sehr selten, ein masernähnliches Exanthem häufig. Mit dem Ausbruch des letzteren endet die Krankheit nach 4—8 Tagen günstig unter lytischer oder kritischer Entfieberung. In seltenen schweren Fällen kommt es, wie beim Morb. Weil und Dengue- und Pappatacifieber, auch zu schweren meningo-cerebralen Erscheinungen mit Somnolenz, Delirien und retrograder Amnesie. Auch Augenstörungen (Iritis, Glaskörpertrübung, Neuritis optica) kommen auf der Höhe der Krankheit vor (Kathe). Während Kathe über das Vorkommen von schweren Nephritiden berichtet, betont v. Hoesslin, daß eine Mitbeteiligung der Nieren selten und dann meist geringfügig sei; im Gegensatz zum Morb. Weil. Bezüglich des Kreislaufs betont v. Hoesslin die Konstanz der Bradykardie. Todesfälle wurden nur äußerst selten beobachtet.

Prausnitz und Lubinski, Kathe u. a. haben als Erreger eine der Weilschen Spirochäte nahestehende, aber weit weniger virulente Spirochäte gefunden. Diese „Leptospira grippotyphosa" wird heute von den meisten Fachmännern als Erreger anerkannt. Eine eingehende, historische Darstellung des „Marschenfiebers", früher im Holsteinschen auch „Ernteseuche" oder Stoppelseuche genannt, verdanken wir W. Schönfeld[2]).

Differentialdiagnostisch ist neuerdings die im Fieberstadium meist gelingende Blutkultur auf Leptospiren sowie die Agglutinations- und Komplementbindungsreaktion des Blutserums der Kranken wichtig, in positiven Fällen entscheidend geworden[3]). Auch das leukocytäre Blutbild ist zur Unterscheidung gegen Typhus, Paratyphus und Grippe kennzeichnend, da bei Schlammfieber Leukocytose (bis 15000) und Linksverschiebung mit Lymphopenie auftreten. Durch die genannten serologischen Proben wird es auch stets möglich sein, das Schlammfieber von Meningitis, Encephalitis, Hitzschlag und Fleckfieber zu unterscheiden (v. Hoesslin[4]).

Das Schlammfieber ist heute keine Rarität mehr, sondern eine differentialdiagnostisch ernstlich zu berücksichtigende Infektionskrankheit, die nach Kathe im Sommer 1939 in Schlesien in Tausenden von Fällen aufgetreten ist. Auf die grundlegenden Arbeiten von Kathe sei verwiesen.

L. Wundinfektionskrankheiten.
1. Tetanus.

Das Bild des ausgebildeten Wundstarrkrampfes sei als bekannt vorausgesetzt. Trismus, Risus sardonicus, die anhaltende tonische Spannung auch der übrigen Muskulatur, die sich meist zuerst in der Nackenmuskulatur bemerklich macht, die stark gesteigerte Reflexerregbarkeit, tonische und seltener auch klonische Krämpfe bei erhaltenem Bewußtsein, starke Schweißausbrüche sind ja kennzeichnend genug. Dagegen können in den Anfangsstadien Zweifel an der Bedeutung der Symptome auftauchen, besonders wenn eine Verletzung nicht nachzuweisen ist. Anfangs zeigen die Kranken ja meist

---

[1]) Schittenhelm, Handbuch von v. Bergmann und Staehelin, Bd. 1, S. 1013 u. f.
[2]) W. Schönfeld, Med. Welt 1941, S. 692—694.   [3]) J. Kathe, Med. Klin. 1941. S. 892 u. f. und Ergebn. d. Hyg. u. Bakter. Bd. 24. 1941. Hier die ganze Literatur.   [4]) H. v. Hoesslin, Med. Klinik 1941. S. 753 u. f.

nur beginnenden Trismus und Erschwerung der Nahrungsaufnahme und des Sprechens. Dieser Trismus muß also von anderen Arten der Kieferklemme abgegrenzt werden. Es kommen zunächst entzündliche Zustände in Betracht, Mundhöhlenphlegmonen (Ludwigsche Angina), Entzündungen des Kiefergelenkes selbst, der Parotis, mitunter sogar Zahnerkrankungen. Sie werden einer aufmerksamen Untersuchung kaum entgehen; außerdem fehlt diesen Trismusarten die bei Tetanus fast stets schon vorhandene Spannung der Gesichtsmuskulatur und das dadurch bedingte Gefühl des Ziehens und Gespanntseins. Auch greift beim Tetanus die Spannung der Muskulatur sehr bald auf die Nackenmuskulatur über und zeigt schon frühzeitig anfallsweise Verstärkung. *Verwechslung mit entzündlichem Trismus.*

Eher können schon Zweifel gegenüber dem Trismus bei Trichinose sich erheben, zumal sich bei dieser gleichzeitig ein Spannungsgefühl in der Muskulatur und auch ein Übergreifen auf die Nackenmuskulatur finden kann. Abgesehen von den übrigen Erscheinungen der Trichinose unterscheidet die hochgradige Eosinophilie der Trichinose diese sofort vom Tetanus. *Mit Trichinose.*

Endlich können auch hysterische Kontrakturen sich als Trismus äußern. Meist werden diese hysterischen Pseudotetanusfälle sich aus der Anamnese, der Fieberfreiheit, dem ganzen Verhalten des Kranken und der suggestiven Heilbarkeit aber leicht erkennen lassen. Übrigens haben andere und ich Fälle von rezidivierendem mastikatorischem Krampf beobachtet, die sicher weder hysterisch noch tetanisch waren und sich vom echten Tetanus durch Fieberfreiheit und Rezidivneigung nach Monaten und Jahren unterschieden. *Mit Hysterie.*

Bei der echten Tetanie der Erwachsenen und Kinder fehlt stets der Trismus, meist auch das Fieber. Außerdem ist sie durch den weniger gestörten Allgemeinzustand, das Fehlen einer Verwundung und durch die Übererregbarkeitszeichen von Chvostek, Erb, Trousseau leicht erkennbar.

An Tetanus können auch die gesteigerte Reflexerregbarkeit und die Schlingkrämpfe der Lyssa erinnern. Bei Lyssa ist aber kein Trismus vorhanden, und in den Pausen der Krampfanfälle ist die Muskulatur nicht wie im Tetanus tonisch gespannt. Auch sind die bei der Wut vorkommenden Depressions- und Erregungszustände dem Tetanus fremd. Bei Verletzung durch Hundebiß ist außerdem Lyssa von vornherein wahrscheinlicher als Tetanus. *Mit Lyssa.*

Das gleiche Bild der Krampfanfälle wie der Tetanus ruft bekanntlich die Strychninvergiftung hervor. Falls man aus der Anamnese nicht das Vorliegen einer Vergiftung erfährt, so kann als Unterscheidungsmerkmal der Umstand dienen, daß die Strychninkrämpfe vorwiegend die Extremitäten, besonders auch die Hände befallen, daß ferner in der Krampfpause kein erhöhter Tonus besteht. Die Strychninvergiftung verläuft außerdem entweder sehr rasch tödlich oder — in sehr seltenen Fällen — unter raschem Nachlassen aller Erscheinungen gutartig. *Mit Strychninvergiftung.*

Die Spannung der Nackenmuskulatur kann namentlich in Tetanusfällen mit geringem Trismus, auch wohl an einen meningitischen Ursprung denken lassen. Es fehlen aber alle anderen meningealen Reizerscheinungen, wie Hauthyperästhesie, Pulsverlangsamung, Erbrechen, Kopfschmerzen; auch ruft der beginnende Tetanus gewöhnlich noch kein Fieber hervor. In Zweifelsfällen entscheidet die Liquorpunktion die Diagnose rasch. *Mit Meningitis.*

Gelegentlich wird der Tetanus auch mit spinaler Kinderlähmung verwechselt. Ein 7jähr. Knabe mit Tetanus wurde mir unter dieser Fehldiagnose, die durch seine Gehstörung bedingt war, überwiesen. Bei der völligen Verschiedenheit der Symptome beider erübrigen sich wohl differentialdiagnostische Ausführungen. *Mit spinaler Kinderlähmung.*

Von besonderen Formen des Tetanus, die differentialdiagnostisch wichtig sind, sei zunächst der Rosesche Tetanus erwähnt, ein Tetanus nach Kopfverletzungen, dessen erstes Zeichen eine einseitige, der Seite der Verletzung *Rosescher Tetanus.*

entsprechende Facialisparese ist. In seinem weiteren Verlauf treten oft Schlingkrämpfe deutlich hervor. Er soll sich im allgemeinen durch leichten Verlauf
auszeichnen; eine Erfahrung, die ich durch zwei neuerliche Beobachtungen
von abortivem Verlauf bestätigen kann[1]).

Säuglings-tetanus. Dann sei des Tetanus der Säuglinge gedacht, der am Ende der ersten
Lebenswoche beginnt und als Eintrittspforte meist eine Infektion der Nabel-
wunde aufweist. Die Kinder kneifen wegen des beginnenden Trismus beim
Saugen plötzlich die Kiefer zusammen und pressen dadurch die Brustwarze,
sehr bald saugen sie überhaupt nicht mehr. Es ist also nötig, bei diesem so
auffallenden Symptom sofort an einen beginnenden Tetanus zu denken.

Tetanus puerperalis. Der Tetanus puerperalis weicht in seinem Verlauf kaum vom Tetanus
anderen Ursprungs ab; nur, daß seine Inkubationszeit gewöhnlich besonders
kurz ist. Seine Erkennung kann erschwert sein, wenn er sich, wie ich beobachtete, mit puerperaler Sepsis kombiniert. Nicht selten ist der puerperale
Tetanus Folge eines kriminellen Abortes. Der Nachweis der Tetanusbacillen,
der in Zweifelsfällen immer versucht werden sollte, ist beim puerperalen Tetanus
in den Lochien leicht zu führen. Bequemer als der Nachweis der Bacillen durch
Kultur ist die Verimpfung des verdächtigen Wundsekretes auf die Maus, die
dann den typischen lokalen Impftetanus bekommt.

Chronischer Tetanus. Schwierig kann die Differentialdiagnose der chronischen Tetanusfälle sein.
Diese Fälle können sich aus einem akuten Tetanus entwickeln und führen
öfter zu bleibenden Verbiegungen der Wirbelsäule bis zum ausgeprägten Gibbus.
Sie können aber auch von vornherein chronisch beginnen, selbst mehrere
Monate nach einer Verletzung, scheinbar, ohne daß ein akuter Tetanus vorausgegangen ist; sie beschränken sich dann oft auf das verletzte Glied. Für
ihre richtige Diagnose ist natürlich die Anamnese entscheidend. Die nächstliegende Verwechslung ist die mit hysterischen Kontrakturen. Es sei deshalb
betont, daß der chronische Tetanus auch in rezidivierender Form vorkommt.
Differentialdiagnostisch wichtig ist, daß er durch eine Narkose nicht völlig
aufgehoben wird, wohl aber durch Novocaininjektion in die Nerven.

BREDEMANN[2]) legt beim chronischen Tetanus auf folgenden Symptomen-
verband besonderen Wert. Muskelschmerzen, meist umschriebene Tonus-
erhöhung der Muskeln, sehr häufig der Bauchmuskeln, starkes Schwitzen
und eventuell Reflexsteigerung (aber ohne Pyramidenbahnreflexe). Natürlich
sind diese Symptome nur bedeutsam bei „positiver" Anamnese. Denn nur
für chronischen Tetanus pathognomonische Symptome gibt es nicht.

2. Lyssa.

Die Lyssa beginnt meist nach dem Biß eines Hundes, viel seltener eines Rindes
oder anderen Haustieres, nach einer sehr wechselnden, etwa 14—50 Tage dauernden Inkubationszeit mit psychischer Verstimmung, allgemeiner Unruhe und
abnormen Empfindungen in der schon geheilten Bißwunde. Die Kranken fangen
dann an, zu fiebern, wenn auch nicht sehr hoch, sie bekommen Speichelfluß
und dann folgen die für die Wut charakteristischen Schlingkrämpfe, die sich
bei jedem Versuch, zu trinken, ja schon beim Erblicken von Wasser einstellen.
Durch die Krämpfe wird auch die Atmung erschwert, die Kranken drohen, zu
ersticken. Die schmerzhaften Krämpfe greifen allmählich auf die gesamte
Körpermuskulatur über. Die reflektorische Erregbarkeit ist hochgradig gesteigert, so daß die Krämpfe überaus leicht, besonders beim Versuch zu trinken,
ausgelöst werden. In den Schlußstadien werden die Kranken verwirrt, sind

---

[1]) Mitgeteilt von A. ELLERMANN, Diss. Rostock 1938, dort Literatur. [2]) BREDEMANN,
Ärztl. Wochenschr. 1947, S. 516.

in Schweiß gebadet, der Speichel läuft beständig zum Mund heraus. Sie können im Anfall ersticken. Es kann aber auch dem Tode ein kurzes Stadium der Lähmungen unter Nachlaß der Krämpfe vorausgehen. Die sog. stille Wut ist erheblich seltener. Ihr fehlen die Krämpfe, vielmehr treten direkt Lähmungen auf. Vorhergeht ein Zittern der der Verletzung zunächst liegenden Muskulaturgruppen. Diese verfallen auch zuerst der Lähmung, die sich aber dann rasch ausbreitet. In seltenen Fällen verläuft die Krankheit abortiv und endet bereits nach den geschilderten Prodromalerscheinungen. Das Verhalten des Liquor bei Wut ist in den wenigen darauf untersuchten Fällen verschieden gewesen; es kann aber auch bei schwerem Verlauf ganz normal sein[1]).

Für die Diagnose der Wut ist zunächst die Beachtung der langen Inkubationszeit wichtig. Nicht selten fürchten Menschen, die von Hunden gebissen sind, wutkrank zu werden, auch wenn die Hunde gar nicht krank waren. Hysterische pflegen dann bisweilen, die Wut zu spielen. Schon um solche Täuschungen zu vermeiden, muß der Arzt das Krankheitsbild kennen. Außerdem kann man sicher sein, daß, wenn die fraglichen Erscheinungen sich früher als 14 Tage nach der Bißverletzung einstellen, es sich nicht um Lyssa handelt, sondern um psychogene Symptome. Hat man Veranlassung, das beißende Tier wirklich für wutkrank zu halten, so bestehe man auf der Tötung und sende den Kopf an eine Untersuchungsstation, die durch den Nachweis der NEGRIschen Körperchen im Gehirn, die sich in 90—95% bei kranken Tieren finden, und durch den Tierversuch die Diagnose sichert. Die Diagnose der Lyssa kann übrigens auch ex juvantibus, nämlich durch die prophylaktische Wirkung der PASTEURschen Impfung bei den von wutkranken Tieren gebissenen Menschen gesichert werden. *Verwechslung mit Hysterie.*

Wie schon erwähnt, ist die Verwechslung der Wut mit Tetanus denkbar; aber schon das Fehlen des Trismus bei Wut macht Tetanus unwahrscheinlich. Außerdem sind die Muskeln in den Krampfpausen nicht tonisch gespannt und endlich fehlen dem Tetanus die psychischen Störungen der Wut. *Mit Tetanus.*

Sonst kann die Wut noch mit akut auftretender Bulbärparalyse verwechselt werden, da bei dieser auch Schlucklähmung und Speichelfluß bestehen. Es fehlen bei ihr aber die Krämpfe, gesteigerte reflektorische Erregbarkeit, Schmerzen beim Schlucken und anamnestisch die Bißverletzung. *Mit Bulbärparalyse.*

3. Rotz.

Der Rotz setzt die Möglichkeit der Infektion voraus. Man wird also an Rotz nur bei Menschen denken, die mit Pferden zu tun haben.

Ist die Stelle der Infektion an der Haut noch zu sehen, so braucht sie sich nicht von dem Aussehen einer beliebigen infizierten Wunde zu unterscheiden. Gewöhnlich stellt sie ein unregelmäßig begrenztes Geschwür dar mit speckigem Grunde, von dem rote Lymphstränge zu den regionären Drüsen ziehen. Die Allgemeinerkrankung bricht dann wenige Tage nach der Infektion hoch fieberhaft aus. Sie braucht zunächst keine Lokalsymptome zu zeigen und kann einer foudroyanten Sepsis durchaus gleichen. Dann kommt es zu meist indolenten Knotenbildungen in der Muskulatur, die rasch eitrig einschmelzen und nach außen durchbrechen können; auch Gelenkschwellungen kommen vor. Am Anfang der zweiten Woche kommt es zu Hauterscheinungen, die Rotzpusteln schießen auf; das Zusammentreffen dieser Pusteln mit den Muskelknoten ist das den Rotz kennzeichnende Syndrom. Die Pusteln und daraus hervorgehende Geschwürsbildungen können auch die Nasen- und Mundschleimhaut befallen, als Nasenrotz auftreten. Dieser führt dann durch Ausbreitung in den Bronchialbaum herab zur Bronchopneumonie. Mitunter geht

---

[1]) LÖWENBERG, Münch. med. Wochenschr. 1926. Nr. 52.

der Pustelbildung eine Schwellung voraus, die besonders in der Augengegend große Ähnlichkeit mit einem Erysipel haben kann.

Verwechs-
lung mit
Sepsis.
Die Diagnose des akuten Rotzes ist nicht schwer, wenn man an seine Möglichkeit denkt. Am nächsten liegt die Verwechslung mit einer Sepsis mit Muskelmetastasen. Sie läßt sich nur durch den Nachweis der Rotzbacillen vermeiden.

Die Kultur auf Kartoffeln gelingt leicht; außerdem ist der Tierversuch beweisend. Meerschweinchen, die mit Rotz intraperitoneal geimpft sind, bekommen eine charakteristische Hodenschwellung (sog. STRAUSSsche Reaktion). Auch durch die Agglutination und Komplementablenkung kann die Diagnose gestützt werden; die Malleinprobe·kommt dagegen nur beim Tier in Betracht.

Mit
Erysipel.
Über die Verwechslung mit Erysipel ist schon bei der Darstellung des Erysipels gesprochen worden. Bezüglich einer Verwechslung von Rotzpusteln mit Pockenpusteln sei gesagt, daß die Rotzpusteln in ihrer Gruppierung ohne

Mit
Pocken.
jede Regel stehen; sie bevorzugen nicht wie die Pocken das Gesicht; sie zeigen auch nicht den Pockennabel und fühlen sich weicher an als Pocken.

Mit
Syphilis.
Manche Syphilide können Rotzpusteln gleichen, aber die Kombination hohes Fieber, Muskelknoten, Pusteln kommt bei Lues kaum vor. Milzbrand-

Mit Milz-
brand.
pusteln treten nur selten multipel auf; auch fehlt der Rotzpustel die Neigung schwarz, gangränös zu werden, die der Pustula maligna eigen ist.

Mit Ge-
lenkrheu-
matismus.
Bei vorwiegender Beteiligung der Gelenke kommt endlich eine Verwechslung mit einem heftigen Gelenkrheumatismus in Betracht. Aber über rotzigen Gelenken pflegt eine so starke Hautentzündung und Rötung vorhanden zu sein, wie sie dem Gelenkrheumatismus doch niemals zukommt.

Chronischer
Rotz.
Der Rotz kann auch chronisch verlaufen. Das Hauptsymptom dieser Form bilden eigentümlich weiche Knoten in der Muskulatur; sie liegen auch in der Tiefe in der Nähe von Gelenken. Oft bleiben diese Knoten lange unverändert, ja sie können wieder verschwinden. Andererseits kommt es aber auch zu Vereiterungen. Die Infektionspforte ist bei diesen chronischen Kranken meist nicht mehr festzustellen. Die Kranken brauchen durchaus keinen schwerkranken Eindruck zu machen; auch können sie fieberfrei sein. Freilich ist die Prognose auf die Dauer auch beim chronischen Rotz nicht gut. Diffe-

Verwechs-
lung mit
Gummi-
knoten und
Muskel-
tuber-
kulose.
rentialdiagnostisch können am ehesten Gummiknoten im Muskel einen ähnlichen Eindruck erwecken und ebenso die sehr seltenen Fälle von Muskeltuberkulose. Den einzigen Fall von Muskeltuberkulose, den MATTHES sah, konnte man zunächst für multiple Rotzknoten halten. Es gelang aber im Punktat der Nachweis der Tuberkelbacillen und in einem exzidierten Stück fanden sich Verkäsungen und Riesenzellen. In seltenen Fällen hat man auch völlig latente Infektionen beobachtet, in denen die Sektion verkalkte, tuberkelähnliche Bildungen mit lebenden Rotzbacillen in inneren Organen ergab.

Mit Sporo-
trichose.
Schließlich sei noch der seltenen Infektion mit Sporotrichon Beurmanni [1] gedacht, die sich bei Menschen findet, welche mit Feldfrüchten zu tun haben. Der Primäraffekt sitzt in der Haut. Es kommt dann durch Metastasierung zur Bildung von gummiähnlichen Knoten in Haut und Weichteilen mit gleichzeitigen Erscheinungen einer akuten oder chronischen Sepsis. Die aus Granulationsgewebe bestehenden Knoten können zu schleimiger Flüssigkeit erweichen und als Cysten imponieren.

4. Milzbrand.

Die Pustula maligna ist im allgemeinen durch ihre rasche Entwicklung aus einer sich schon 2—3 Tage nach der Infektion bildenden geröteten Papel leicht kenntlich. Über ein nicht immer zur Beobachtung gelangendes Bläschenstadium breitet sich die Pustel unter Bildung eines zentralen schwärzlichen Schorfes

---

[1] Literatur bei UMBER, Berl. klin. Wochenschr. 1920. Nr. 21.

und starken Ödems der Nachbarschaft binnen 24 Stunden zu ihrer vollen
Entwicklung aus. Sie bevorzugt unbedeckte Körperstellen, besonders Gesicht
und Hals und ist meist nur in der Einzahl vorhanden. Sie kann aber auch
durch Kratzen auf andere Körperstellen übertragen werden. Die entwickelte
Pustula maligna kann eigentlich nur mit der Noma verwechselt werden. Verwechs-
Aber diese ist eine ausgesprochene Erkrankung des jüngeren Kindesalters und lung mit
schon deswegen kaum mit Milzbrand zu verwechseln, der doch meist im Beruf
erworben wird. Wie schon erwähnt, kann in seltenen Fällen, in denen der Milzbrand sich nur als übrigens ziemlich hart infiltriertes, entzündliches Ödem
äußert, eine Verwechslung mit Erysipel besonders in der Umgebung des Auges Mit
unterlaufen. Doch ist die Infiltration viel stärker als bei Erysipel und außerdem Erysipel.
entwickelt sich im weiteren Verlauf doch meist noch eine Pustula maligna.

Auch die mögliche Verwechslung mit Rotz wurde schon erwähnt. Dem Rotz Mit Rotz.
fehlt die schwärzliche Schorfbildung der Pustula maligna. Übrigens gelingt im
Ausstrich des Pustelsekretes der Nachweis der Milzbrandbacillen leicht, die
freilich erst noch durch Kultur und Tierversuch identifiziert werden müssen.

Mit dem Sekret der Pustel geimpfte Mäuse verenden rasch an Sepsis. In ihrem Blut
sind die Bacillen leicht nachweisbar (LOMMEL[1]). Bei Milzbrand der Lungen und des Darms
kann man die Bacillen im Sputum und Pleurapunktat, bzw. im Stuhl feststellen.

Die Allgemeininfektion mit Milzbrand, die Milzbrandsepsis, führt im Gegen- Milzbrand-
satz zum Milzbrand der Haut, der Pustula maligna, als hochfieberhafte schwere sepsis.
Infektion meist rasch zum Tode. Sie ist ohne weiteres richtig zu erkennen,
wenn eine Pustula maligna als Eingangspforte vorhanden ist; auch gelingt der
Nachweis des Erregers leicht im Blut. In seltenen Fällen von Milzbrandsepsis
ist die Eingangspforte nicht aufzufinden. Mitunter treten Hirnerscheinungen
stark in den Vordergrund des klinischen Bildes, als deren Grund HEINR.
CURSCHMANN in einem Falle Blutungen in der Hirnrinde nachwies.

Die Diagnose der Milzbrandsepsis ohne bekannte Eingangspforte ist naturgemäß nur durch den Nachweis der im Blute kreisenden Bacillen möglich.

Fängt man die aus dem Einstich quellenden Blutstropfen in der 10fachen Menge 3%
Essigsäure auf, so findet man in dem Zentrifugat nach Färbung nach MAY-GRÜNWALD,
zwischen den Leukocytenkernen die gefärbten Bacillen (LOMMEL).
Die Agglutination und die Komplementbindungsreaktion des Milzbrandes werden von
GAEHTGENS und SCHULTEN als aussichtslos bzw. unzuverlässig bezeichnet; nur die Thermo-
präzipation nach ASCOLI soll sich bewährt haben.

Differentialdiagnostische Schwierigkeiten macht auch der Lungenmilzbrand, Lungen-
die Haderkrankheit, über die bei Besprechung der Pneumonien berichtet milzbrand.
wird. Es handelt sich um akut einsetzende, atypisch verlaufende Pneumonien.
Lungenmilzbrand kommt nur bei Leuten vor, die der Inhalation von Milzbrand-
keimen ausgesetzt sind, wie Pelzarbeiter und Lumpensortierer. Ich habe Lungen-
milzbrand aber auch bei einem Dachpappenarbeiter gesehen.

Ferner kann die Infektion vom Magendarmkanal ausgehen, wenn nicht Intesti-
genügend sterilisiertes, infiziertes Fleisch gegessen wird. Der Darmmilzbrand naler Milz-
verläuft als heftigste Gastroenteritis mit oft blutigem Erbrechen und blutigem brand.
Stuhl. Gewöhnlich gehen den enteritischen Erscheinungen schon Kopfschmerzen,
Schwindel und auch Schmerzen im Epigastrium vorher (ROTHSCHILD[2]). Der
ganze Prozeß verläuft rasch progredient oft binnen 2—3 Tagen tödlich, obwohl
auch leichtere in Heilung ausgehende Fälle vorkommen. Die Milz schwillt zwar
an, ist aber meist nicht zu fühlen. Die Temperatur pflegt anfangs nicht sehr
hoch zu sein, aber dann rasch anzusteigen. Die Zirkulation wird bald schlecht,
der Puls klein und rasch; kurz man hat das Bild einer schwersten Erkrankung

---

[1]) LOMMEL, Med. Welt 1939. Nr. 50.   [2]) ROTHSCHILD, Darmmilzbrand beim Menschen.
Med. Klinik 1916. Nr. 47.

vor sich. Als Ausdruck schwerer septischer Infektion kommen gelegentlich sub finem vitae Hautblutungen und Pusteln zur Entwicklung. Die Diagnose ist naturgemäß nicht leicht, eine Verwechslung mit anderweitigen Vergiftungen und heftigen Gastroenteritiden möglich. Der Darmmilzbrand tritt aber meist als Gruppenerkrankung auf, wie alle Nahrungsmittelvergiftungen. Man wird bei Verdacht fragen, ob rohes Fleisch genossen ist, und den Nachweis der Milzbrand-bacillen in etwa noch vorhandenen Fleischresten oder auch im Blut des Kranken versuchen. Naturgemäß kann es auch zu Verwechslungen mit Cholera und, wenn blutige Stühle vorhanden sind, auch mit Ruhr kommen. ROTHSCHILD macht besonders auf die Ähnlichkeit des Eindrucks mit dem Stadium algidum der Cholera aufmerksam. Oft wurde die Diagnose aber erst bei der Sektion gestellt, die in Darm und Magen ausgedehnte, mit Schorfen bedeckte Geschwüre ergibt, die der Pustula maligna entsprechen. Übrigens fand ich [1]) einmal auch bei primärem Lungen-milzbrand massenhafte typische Darmgeschwüre im Dünn- und Dickdarm, die bei dem raschen Verlauf der Krankheit keine Symptome gemacht hatten.

M. Lepra.

Die Lepra wird durch den Leprabacillus hervorgerufen, der das gleiche färberische Verhalten wie der Tuberkelbacillus zeigt. Er läßt sich leicht im Gewebssaft der Lepraknoten nachweisen und findet sich auch in den Sekreten von Lepra befallener Schleimhäute, z. B. dem der Nase, ja sogar in Hautschuppen lepröser Hautstellen. Man unterscheidet zwei Formen der Lepra, je nachdem die Erreger in der Haut zu Granulationsgeschwulstbildungen führen oder die peripheren Nerven befallen. Beide Formen kommen auch kombiniert vor.

A. Lepra tuberosa. Es bilden sich schubweise lepröse Granulationsgeschwül-ste in der Haut. Die Knotenbildung bevorzugt das Gesicht, die Ohren und die Streckseiten der Glieder. Sie läßt die Haut derb, wulstig erscheinen (Facies leontina). Die Farbe der betroffenen Stellen kann unverändert sein, aber namentlich an den Ohren tritt oft Rötung und Bräunung ein. Die Knoten können längere Zeit unverändert bestehen, sie können sich zurückbilden oder auch verschwären und schwer heilende lepröse Geschwüre bilden. Oft findet sich eine starke Schwellung der regionären Lymphdrüsen, die einschmelzen und zur Fistelbildung führen kann. Diese tuberöse Form befällt auch die Schleimhäute der Nase, der Mund- und Rachenhöhle und der Augen. Sie ulceriert meist und führt dann zu Verengerungen und zum Einfallen der vorderen Nasen-abschnitte, zu chronischer Heiserkeit, erheblicher Verdickung der Zunge und ausgedehnten Geschwüren der Mund- und Rachenschleimhaut. An den Augen fallen früh die Brauen und Wimpern aus; oft entsteht ein Entropion.

B. Lepra maculo-anaesthetica. Die Leprabacillen rufen entzündliche Veränderungen in den peripheren Nerven hervor. Es entstehen dadurch spindel-förmige, fühlbare Verdickungen z. B. des Nerv. ulnaris. Die Bacillen können bis ins Rückenmark hinein wandern. Die Folgen der Nervenstörung sind:

1. Schmerzen, die oft dauernd und heftig auftreten.

2. Anästhesien in Fleckform. Die Anästhesie ist im Zentrum der befallenen Zone immer am ausgesprochensten. Oft besteht eine Dissoziation der Empfindungen, Kälte und Wärme sowie Schmerzgefühl sind stärker geschädigt als das Tastgefühl.

3. Lähmungen, namentlich doppelseitige des Facialis und Ulnaris.

4. Hautveränderungen: a) Fleckige Erytheme von roter bis violetter Farbe. Rücken und seitliche Partien der Brust werden davon bevorzugt. Öfter kommt es zur Pemphigusbildung an diesen Erythemen. Die Flecken halten sich oft lange Zeit, sie können aber wieder spurlos verschwinden. Sie können eine

---

[1]) HANS CURSCHMANN, Med. Klinik 1914. Nr. 3.

Atrophie der Haut hinterlassen und zu Leukoderm mit Pigmentverschiebung Veranlassung geben. Regelmäßig ist in ihrem Bereich die Sensibilität gestört.

b) Kupferbraune, flache, zum Teil reversible Infiltrationen der Haut, die Syphilomen sehr ähneln, sich zuweilen auch an den Geschlechtsteilen finden.

5. Sekundäre Veränderungen: Diese sind teils trophischer Art, teils durch die Anästhesie bedingt; sie stellen sich als hartnäckige Geschwürsbildungen an Fingern und Zehen dar, die oft bis zur Abstoßung der Endglieder führen, sog. Lepra mutilans. Bisweilen kommt es zur Erblindung durch Hornhautanästhesie, aber auch durch knotige, leprose Iridocyclitis.

Im Beginn beider Formen und auch im Verlauf können sowohl einzelne Fieberstöße als länger anhaltendes Fieber vorkommen.

Die Diagnose ist bei der knotigen Form leicht, bei der makulo-anästhetischen Form je nach Ausprägung der Symptome schwieriger. Die Anästhesien müssen gesucht werden, die Erytheme können mit anderen Erythemen verwechselt werden; davor schützt aber ihr langes Bestehen. Leicht ist die Verwechslung der kupferbraunen Hautinfiltrationen mit luischen, die denselben Farbenton haben. Die Verunstaltungen der Nase können, da die vordere Seite der Nase befallen wird, mit der syphilitischen Sattelnase kaum verwechselt werden, wohl aber mit dem Nasenlupus. Bei der Lepra mutilans liegen Verwechslungen mit Syringomyelie und auch mit RAYNAUDscher Krankheit nahe. In Gebieten, in denen Lepra häufiger ist, soll man jeden Blinden als lepraverdächtig ansehen. Man achte besonders auf das Fehlen der Wimpern und Brauen.

Wenn man überhaupt die Möglichkeit der Lepra in Betracht zieht, wird man den Nachweis der Bacillen versuchen, der bei tuberösen Formen im ausgekratzten Gewebe der Lepraknoten meist gelingt, bei der makuloanästhetischen Form aber oft versagt, da die Hautveränderungen sekundär sind.

Diagnostisch wichtig ist der merkwürdige Umstand, daß Leprose auf Jodkaligaben von 0,3—3 g mit hohem bis zu zwei Tage anhaltendem Fieber reagieren und während des Fiebers auch Schwellungen und Rötungen der leprosen Partien zeigen. Dabei soll der Nachweis der Leprabacillen im Blut und in den Sekreten, z. B. dem Nasensekret, erleichtert sein.

Versuche mittels der Komplementbindungsreaktion haben gezeigt, daß sie nicht streng spezifische Resultate gibt, vor allem die Konkurrenzkrankheiten (Lues, Tuberkulose, Aktinomykose) nicht sicher auszuschließen gestattet (GAETHGENS und SCHULTEN).

Eine ausführliche Darstellung der Lepra gab KLINGMÜLLER im Handb. d. inn. Med. von BERGMANN und STAEHELIN, Bd. 1. 1934.

II. Die Differentialdiagnose subfebriler bzw. chronischer Fieberzustände.

Angesichts der oft uncharakteristischen, launenhaften und „pseudoneurasthenischen" subjektiven Störungen solcher subfebriler chronischer Krankheiten muß es als Regel gelten, durch genaue Temperaturmessung sicherzustellen, ob Fieber besteht oder nicht. Dies kann nie durch eine einmalige Temperaturmessung geschehen. Die Kranken sind vielmehr einige Tage durchzumessen; und zwar sollen die Messungen stets im After oder Munde ausgeführt werden. Es ist dabei nicht nur die absolute Höhe der Temperatur zu beachten, sondern auch ein etwa auffallend großer Unterschied zwischen Morgen- und Abendtemperatur. Die Messungen sind ferner sowohl bei Bettruhe, als auch nach einer körperlichen Anstrengung vorzunehmen, da mitunter erst eine solche, z. B. ein Spaziergang, die Neigung zu Temperatursteigerungen erkennen läßt. Bei Frauen ist die Zeit der Regel besonders zu berücksichtigen, da Temperatursteigerungen besonders gern vor oder während der Menses auftreten.

In manchen Fällen wird man die Temperatursteigerung sogar nur dann entdecken, wenn man in dem oft rasch vorübergehenden Zustande besonderen
Unbehagens mißt. Endlich denke man daran, daß bei älteren Leuten schon
sehr geringe Temperatursteigerungen als pathologisch gelten müssen. Aber
auch bei jugendlichen Personen kann eine Temperatur von über 37,3° in der
Achsel und 37,5° im After ein krankhafter Zustand sein.

Erschwert wird die Diagnose dadurch, daß die als Ursachen chronischer Fieberzustände in Betracht kommenden Krankheiten nicht dauernd Temperatursteigerungen erzeugen, sondern daß oft fieberfreie Perioden vorkommen. Das
vorübergehende Fehlen von Fieber läßt diese Krankheiten also nicht sicher ausschließen. Der positive Befund eines chronisch subfebrilen Zustandes wird dagegen die Diagnose stets dahin lenken, in der Ursache der Temperatursteigerung
auch die der Klagen zu suchen. Im allgemeinen geht man selten fehl, wenn man
bei ätiologisch dunklen Temperatursteigerungen, die sich nicht durch eine offen-
bare Wärmestauung oder eine eindeutige zentralnervöse Störung der Wärmeregulation erklären, nach einer Infektion als Ursache zu suchen bemüht ist.
Man muß dann stets den ganzen Körper auf das Bestehen eines Infektionszustandes absuchen. Am bekanntesten sind die subfebrilen Zustände im Beginn der
Tuberkulose und der Endocarditis lenta. Daneben gibt es aber viele andere Infektionen, die beachtet werden müssen; z.B. die chronischen Malaria-, Bang-
und Maltafiebererkrankungen. Ganz besonders häufig ist der Sitz dieser Infektionen die Mundhöhle und ihre Umgebung. Ich nenne hier Erkrankungen der
Zähne (Wurzelspitzengranulome, Periostitiden), die chronische Tonsillitis und
Pharyngitis, die Infektionen der Nebenhöhlen; ferner gehören hierher die leichten
chronischen Infektionen des Gallengangssystems, besonders der Gallenblase, die chronische Appendicitis und namentlich bei Frauen Coliinfektionen der ableitenden Harnwege und blande Infektionen des Sexualapparates sowie alle anderen bei der akuten Sepsis geschilderten Infektionsherde.

A. Die Diagnose der beginnenden Lungentuberkulose.

Die Diagnose der beginnenden Lungentuberkulose ist heute auch bei negativem
physikalischen Befund durch das Röntgenverfahren meist möglich.

Es steht fest, daß die Infektion mit Tuberkulose beim Menschen in der Regel
auf dem Wege der Einatmung der Bacillen entsteht; man weiß ferner, daß in der
Mehrzahl der Fälle die Erstinfektion bereits im Kindesalter stattfindet, aber nur in
relativ seltenen Fällen direkt zu einer fortschreitenden Lungentuberkulose führt.

Primärer Herd. Der primäre, meist nur kleine tuberkulöse Ansiedlungsherd entsteht, wie GHONs
Untersuchungen lehrten, gewöhnlich nicht in den Lungenspitzen, sondern am häufigsten im Mittelfach der Lungen, gelegentlich auch im Unterlappen und ist oft subpleural gelegen. Diese Erstinfektion ruft nur sehr selten klinische Erscheinungen
hervor. Wenigstens werden sie bei den befallenen Kleinkindern in der Regel übersehen. In vielen Fällen heilt vielmehr dieser primäre Herd nach Abkapselung
narbig aus. In der Regel gehen aber von ihm auf dem Lymphwege Infektionen
der regionären Drüsen an der Lungenwurzel aus. Verkäst und verkalkt der
primäre Herd, so erscheint er im Röntgenbild als ein hirsekorn- bis erbsengroßer
harter kalkdichter Schatten. Ebenso können die ihm zugehörigen Drüsen harte
meist etwas größere Schatten geben, wie Abb. 38 zeigt. Die Verkalkung des primären Herdes und seiner Drüsenmetastasen erfolgt nach ASCHOFF unter echter Knochenbildung. Beim Erwachsenen sind die Reste dieser primären Herde röntgenologisch zwar oft, aber keineswegs immer festzustellen; eben nur dann, wenn sie verkalkt sind. Aber auch beim Erwachsenen kommen gelegentlich noch frische Primär-
herde zur Beobachtung. Ein frischer primärer Herd beim jungen Kinde dürfte sich
wegen seiner Kleinheit meist auch dem röntgenologischen Nachweis entziehen.

MATTHES führte folgenden Fall eines Säuglings an, der die Entwicklung der fortschreitenden Tuberkulose vom Beginn an zu verfolgen gestattete.

Säugling, 14 Tage alt. Mutter am Tage vor der Aufnahme des Säuglings in die Klinik an Lungentuberkulose gestorben. Das Kind war dauernd im Bett der schwerkranken Mutter gehalten worden.

Der Befund bei der Aufnahme war bis auf einige kleine Drüsenschwellungen hinter dem Sternocleidomastoideus negativ, insbesondere war auch das Röntgenbild völlig normal und die Hilusgegend einwandfrei. PIRQUETsche Reaktion negativ. Allgemeinbefinden in den ersten 8 Wochen nach der Aufnahme gut; keine Temperaturerhöhungen; bei künstlicher Ernährung Körpergewichtszunahme von 2500—3300 g. Die PIRQUETsche Reaktion, die fortlaufend verfolgt wurde, blieb in den ersten 4 Wochen negativ, dann wurde sie positiv; ebenso die Reaktion auf subcutane Tuberkulininjektion. Nach 4 Wochen zeigte auch das Röntgenbild zum ersten Male in der Hilusgegend feinste Schattenbildung, die sich in der Folge rasch ausbreitete und bald in das typische Bild der disseminierten kindlichen Lungentuberkulose überging, deren Knötchen etwas größer als die der Miliartuberkuloße sind. Fieber war erst in der 6. Woche aufgetreten. Appetitlosigkeit und Blässe erst in der 8. Woche. Die Diagnose war also trotz genauester fortlaufender klinischer und röntgenologischer Beobachtung erst in der 4. Woche des Klinikaufenthaltes möglich, die Infektion konnte nur von der Mutter erfolgt sein, der primäre Herd war nicht zu erkennen.

Der Fall beweist, daß es von einem primären Herde bzw. von den Lymphdrüsen aus zu einer tödlichen Ausbreitung der Tuberkulose in den Lungen kommen kann.

Aber auch in vielen anderen Fällen verläuft die Heilung des primären Herdes nicht so reaktionslos wie oben geschildert. Zwar breitet sich die Tuberkulose nicht durch Streuung aus; es entstehen aber sowohl um den primären Herd als auch

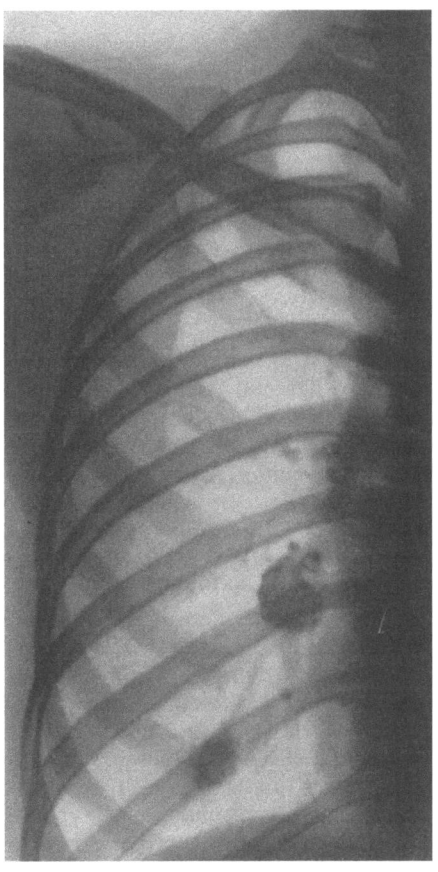

Abb. 38. Primärkomplex.
(Primärherd mit zugehöriger Hilusdrüse.)

um die infizierten Drüsen herum Infiltrationen entzündlicher Art, für die RANKE den Ausdruck „perifokale Herde" wählte. REDEKER hat diese Herde zuerst röntgenologisch nachgewiesen und, weil sie oft entsprechend ihrem gleichzeitigen Ausgang vom primären Herde und den zugehörigen Drüsen eine hantelförmige Gestaltung besitzen, als bipolare Herde bezeichnet. Diese augenscheinlich nicht tuberkulösen Infiltrate können sich sogar über einen ganzen Lungenlappen ausbreiten. Sie sind durch eine erstaunliche Rückbildungsfähigkeit ausgezeichnet. Derartige sich rasch rückbildende Herde kommen aber nach v. ROMBERG auch um bereits ältere tuberkulöse Herde beim Erwachsenen noch vor. Auch MATTHES hatte sie besonders in der Hilusgegend gefunden und wegen ihrer raschen Rückbildungsfähigkeit für unspezifische bronchopneumonische Infiltrationen um einen tuberkulösen Herd herum angesehen. Doch ist es fraglich, ob man sie wirklich als ganz unspezifisch betrachten darf.

Epituberkulose, perifokale Herde.

Wahrscheinlicher ist, daß sie durch aus dem primären Herde austretende Giftstoffe bedingt werden. Aschoff vertritt z. B. die Meinung, daß die produktiven Veränderungen durch von den lebenden Bacillen selbst ausgehende Reize, die exsudativen dagegen von den beim Zerfall derselben frei werdenden Giften bedingt seien.

Endlich kommt es besonders bei subpleural sitzenden Primärherden sehr oft zu trockenen, später zu Adhäsionen führenden Pleuritiden, die sich meist der Beobachtung entziehen.

Birk und Hagen[1]) beobachteten gelegentlich im Interlobärspalt kleine Exsudate, deren Schatten leicht mit perifokalen Herden verwechselt werden können. Derartige Schatten können auch von kleinen Exsudaten in der Nähe der infizierten Drüsen ausgehen. Fleischner[2]) fand, daß derartige Exsudate in der mediastinalen Pleura und im mediastinalen Teile des Interlobärspaltes besonders rechts vorkommen. Sie geben bei bestimmter Stellung (Kreuzhohlstellung) oder bei querer Durchleuchtung scharf begrenzte Sporn-Vogelschnabel- oder dreieckförmige Schatten, während sie bei der gewöhnlichen Stellung und dorso-ventraler Durchleuchtung weniger charakteristische Schatten liefern. Diese kleinen interlobären Exsudate oder deren narbige Überbleibsel werden relativ oft beobachtet; besonders zwischen rechtem Ober- und Unter- oder Mittellappen. Sie scheinen meist unspezifisch zu sein; man hat sie auch als Produkte echter Grippe gesehen.

Nun haben zuerst Ranke und dann Redeker immunbiologische Begriffe zur Erklärung der Verlaufsformen der Tuberkulose herangezogen. Ranke stellte den Begriff der primären, sekundären und tertiären Allergie auf und glaubte, daß die primäre, die Aschoff auch als Anergie bezeichnet, zu der einfachen narbigen Umwandlung des Primärherdes führe. Redeker bestritt die Existenz dieser primären sklerosierenden Allergie. Die sekundäre Allergie wurde von beiden Autoren als eine Überempfindlichkeitsreaktion des ganzen Körpers gegen den Tuberkelbacillus und seine Gifte aufgefaßt, die sich unter anderem auch in der Bildung epituberkulöser bzw. der perifokalen Herde zeigt. Die dritte Allergieform, die tertiäre, dagegen ist die der relativen Immunität, die sich in den cirrhotischen und produktiv infiltrierenden Vorgängen der Phthise der Erwachsenen ausdrücken soll. Der Unterschied zwischen Rankes und Redekers Auffassung besteht darin, daß Redeker bestritt, daß die zweite und dritte Allergieform in zeitlich gebundener, nicht umkehrbarer Weise nacheinander auftreten, sondern glaubte, daß sich die Überempfindlichkeitsreaktion, die sekundäre Allergie, jedesmal wiederhole, wenn ein neuer Herd entstünde. In diesem Sinne spricht auch die schon erwähnte Beobachtung, daß derartige sich rasch zurückbildende Infiltrate noch beim Erwachsenen vorkommen. Man mag diese Anschauungen für bewiesen oder nur für theoretisch halten — Aschoff nahm an, daß sie auch anatomisch gestützt seien — sie geben jedenfalls eine Erklärung dafür, daß die Tuberkulose in Schüben, entsprechend der jeweiligen Allergie bzw. Immunitätslage verläuft und machen in der von Redeker[3]) vertretenen Form auch das Nebeneinandervorkommen exsudativer, produktiver und cirrhotischer Prozesse begreiflich.

Aschoff[4]) gab an, daß stets das exsudative Stadium das Primäre einer Herdbildung sei und daß das produktive Stadium im Herde erst aufträte, wenn das Exsudat verkäse, daß ferner die Verkalkung primärer Herde, wie schon erwähnt, unter echter Knochenbildung erfolge, während die sekundären Herde der Frühinfiltrate zwar auch verkäsen und verkalken können, aber keine Knochenbildung aufweisen.

Eine weitere neue Auffassung für die Entwicklung der Phthise wurde von Aschoff durch die Lehre von der Bedeutung des Reinfektes aufgestellt. Man

---

[1]) Birk und Hagen, Münch. med. Wochenschr. 1928. Nr. 47. [2]) Fleischner, Klin. Wochenschr. 1925. Nr. 8. [3]) Redeker und Walter, Entstehung und Entwicklung der Lungenschwindsucht der Erwachsenen. Leipzig: Curt Kabitzsch 1928. [4]) Aschoff, Klin. Wochenschr. 1929. Nr. 1, vgl. Verhandl. d. dtsch. Ges. f. inn. Med. 1921.

versteht unter Reinfekt in erster Linie den exogenen Reinfekt, wie er bei einem bereits primär tuberkulösen Organismus durch das Zusammensein mit hustenden Tuberkulösen sicher oft zustande kommt, bestreitet aber auch nicht das Vorkommen eines endogenen Reinfektes von einem älteren Herde aus. Dieser Reinfekt zeigt sich röntgenologisch in der Form des meist nicht in den Spitzen lokalisierten Frühherdes, den ASSMANN zuerst, und zwar als infraclaviculären Herd beschrieben hat, der aber gelegentlich auch in den Unterlappen vorkommt. Diese meist subapikalen Frühinfiltrate infizieren meist die zugehörigen Drüsen nicht (Abb. 39). Sie können wieder völlig resorbiert werden, können aber auch — und zwar wohl viel häufiger — zerfallen und dann zur Bildung von Frühkavernen und Blutungen Veranlassung geben. Es kann endlich von ihnen aus eine Ausstreuung erfolgen. Die sich vorzugsweise auf röntgenologische Befunde stützenden Autoren lehrten, daß von ihnen aus und nicht, wie man bisher glaubte, von den Spitzen aus die Entwicklung der fortschreitenden tertiären, auf die Lunge beschränkt bleibenden, jedenfalls nicht mehr zu generalisierten Formen führenden Phthise der Erwachsenen ausginge. In der Tat haben auch nach Statistiken BRÄUNINGs und anderer die reinen Spitzenaffektionen nur in etwa 6% der Fälle eine fortschreitende Phthise zur Folge. Derartige reine Spitzenaffektionen sieht man in Form der von SIMON und PUHL beschriebenen isolierten Spitzenherde.

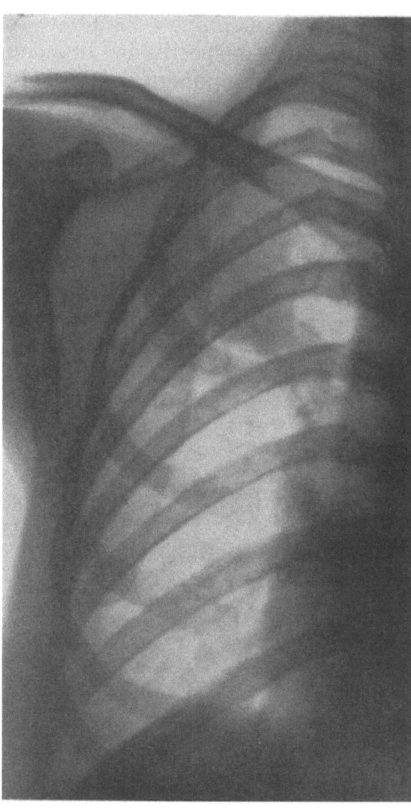

Frühinfiltrat.

Abb. 39. Infraclaviculäres Frühinfiltrat.

Sie gehen nach Ansicht der Röntgenologen aus Streuungen bzw. Metastasen sowohl von Frühherden als auch (seltener) von primären Herden aus und sind demnach, wenn sie zur Beobachtung kommen, größtenteils schon abgelaufene narbige Prozesse, deren Ausgangspunkt längst der Resorption anheimgefallen ist (Abb. 40 zeigt solche verkalkten SIMONschen Herde). Es soll aber nicht verschwiegen werden, daß pathologische Anatomen [GRÄFF[1]), HÜBSCHMANN[2]), LÖSCHCKE, ASCHOFF] sich dieser Ansicht nicht anschlossen, sondern glaubten, daß der Hergang ein umgekehrter und die Lokalisation in der Spitze doch die frühere sei, von der dann erst die Frühherde unterhalb der Clavicula ausgingen. ASCHOFF nahm an, daß die intraclaviculären Herde hauptsächlich nur deswegen häufig als die ersten imponierten, weil sie die größeren, und die kleineren Frühherde der Spitzen oft nicht erkennbar seien.

Neuerdings haben KREMER und RETZLAFF[3]) durch vergleichende tomographische und anatomische Untersuchungen gezeigt, daß und wie Lungenspitzenherde zur chronischen

---

[1]) GRÄFF, Klin. Wochenschr. 1928. Nr. 51. [2]) HÜBSCHMANN, Die pathologische Anatomie der Tuberkulose. Berlin: Springer 1928. [3]) KREMER, Dtsch. med. Wochenschr. 1941. S. 647 und KREMER und RETZLAFF, Röntgenschichtbild bei Lungentuberkulose. Leipzig 1941.

Phthise werden, und damit den Lehren von LÖSCHKE und HÜBSCHMANN neue Stützen verliehen.

FRAENKEL-
sche
Rundherde.

A. FRAENKEL[1]) beschrieb eigenartige, scharf umschriebene Rundherde, die im röntgenologisch völlig intakten Lungenfelde meist subapikal nachweisbar sind. Sie fanden sich meist als Zufallsbefund bei subjektiv völlig gesunden Jugendlichen. Sie können scheinbar das Frühstadium eines typischen Früh-infiltrates sein, also später kavernieren oder auch durch Verkalkung ab-heilen. Wenn sie ohne erkennbare Narben heilen, handelt es sich aber wahr-scheinlich um unspezifische bronchopneumonische Herde. Möglicherweise be-deutet solcher Rundherd manchmal auch den Primärkomplex bei einem bisher noch nicht infizierten Erwachsenen. Die pathologisch-anatomischen Be-funde (SCHMINCKE, PAGEL, PUHL und SIEGERN) beziehen sich meist auf sekundär veränderte, also nicht mehr initiale Fälle. Es wurden käsige, tuberkulöse Herde mit bindegewe-biger Kapsel gefunden. ABEL[2]) be-schrieb multiple tuberkulöse Rund-herde dieser Art, die als Vorstadium eines diffusen infiltrativen Prozesses zu deuten waren. Die FRAENKEL-schen Rundherde sind selten. Das große Röntgenmaterial der Ro-stocker Med. Klinik ergab beispiels-weise keinen einzigen sicheren Fall.

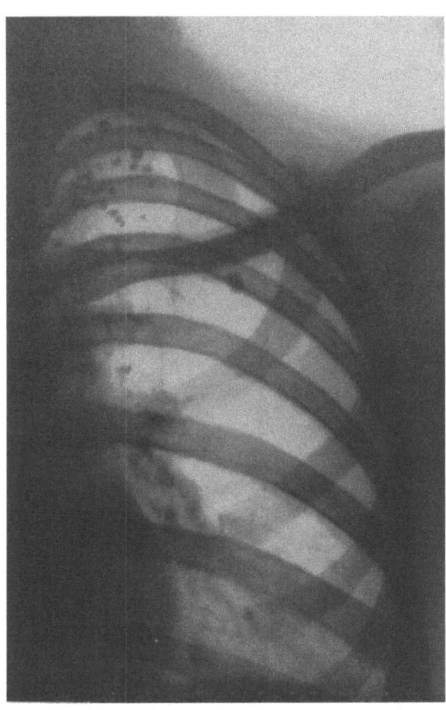

Abb. 40. SIMONscher Herd in der Spitze.

Wie oben bereits ausgeführt, kann der tuberkulöse Prozeß aber auch in den Spitzen beginnen. So hat z. B. SCHITTENHELM[3]) Fälle veröffent-licht, die eine solche Deutung zu-lassen. ROMBERG betonte jedoch, daß ursprünglich infraclaviculär ge-legene Herde, besonders wenn sie der Kavernisierung oder Schrump-fung anheimfielen, durch Narben-zug so verlagert würden, daß sie in das Spitzenfeld hinaufrücken.

ASCHOFF wies darauf hin, daß unter dem Ausdruck Lungenspitze die Röntgenologen, Anatomen und Kliniker ganz verschiedene Begriffe verstünden und schlug vor, daß man den Ausdruck Lungenspitze überhaupt vermeiden und nur nach der Ausbreitung im Gebiete der Bronchien, z. B. des Spitzenbronchus, einteilen solle.

Es ist deshalb zweifelhaft, ob man berechtigt ist, alle isolierten Spitzen-erkrankungen der Erwachsenen als bereits abgelaufene, nicht oder nur aus-nahmsweise zum Fortschreiten neigende anzusehen. Gegen die von REDEKER und anderen gezogene Folgerung, daß diese isolierten Spitzenherde einer Heil-stättenbehandlung nicht bedürften, hat z. B. BACMEISTER seine Stimme erhoben. Wenn auch an der ganz überragenden diagnostischen Bedeutung der subapikalen Frühinfiltrate nicht gezweifelt werden kann, so hängt die Bewertung von Spitzenherden natürlich nicht nur vom Röntgenbild, sondern auch von den gesamten objektiven und subjektiven Erscheinungen ab.

[1]) A. FRAENKEL, Dtsch. med. Wochenschr. 1931. Nr. 50 und PAGEL, Dtsch. med. Wochenschr. 1931. Nr. 50.   [2]) W. ABEL, Röntgenpraxis 1940. H. 1.   [3]) SCHITTENHELM. Münch. med. Wochenschr. 1928. Nr. 47.

Man hat nun zwei Verlaufsformen der Tuberkulose unterschieden, eine primäre Form, die sich im Stadium der Überempfindlichkeit vorzugsweise auf dem Wege der Lymph- und Blutbahnen verbreitet und deswegen so oft zur Generalisierung führt, zur Miliartuberkulose, zur Knochen-, Haut-, Augen- und Gelenktuberkulose, in erster Linie aber zur Infektion der regionären Drüsen; in der Lunge selbst dagegen zu den Epituberkulosen, den akuten käsigen Kinderpneumonien und den disseminierten Tuberkulosen des Kindesalters. Bei dieser Form sollen Milztumoren häufig sein (STARLINGER). Die zweite Form würde dann die sekundäre, vom Frühherde der Reinfektion ausgehende, nach der Basis fortschreitende oder abheilende isolierte Lungenphthise der Erwachsenen sein, die sich vorzugsweise canaliculär ausbreitet, die regionären Drüsen nicht infiziert und nicht mehr zur Generalisierung neigt.

NEUMANN[1]) hat sich an die von BARD und PIÉRY gegebene Einteilung der Lungentuberkulose angeschlossen, die hier kurz erwähnt werden mag. Sie geht aus von der jeweils befallenen Gewebsart. Es werden unterschieden 1. Formen, bei denen der tuberkulöse Prozeß seinen Sitz im Lungenparenchym hat, und diese werden eingeteilt in abortiv verlaufende und progressive Formen, die letzteren wieder in käsige, fibrös-käsige und fibröse Formen, die je nach Ausbreitung, Kavernenbildung und Verschiedenheit der Einzelprozesse noch untergeteilt werden; 2. Formen, die das interstitielle Gewebe befallen; sie werden im wesentlichen durch die verschiedenen Arten der Miliartuberkulosen repräsentiert; 3. die bronchitische Form; 4. die postpleuritische Form, die wieder in verschiedene Gruppen, die pleurite à répétion, die corticale fibröse Form, die pleurogene chronisch tuberkulöse Pneumonie und die corticale fibrös-käsige Form unterteilt werden.

Der Hauptgewinn der neueren Tuberkuloseforschung scheint mir in differentialdiagnostischer Beziehung die Erkenntnis zu sein, daß die Frühherde der Erwachsenen nicht, wie man früher glaubte, unter dem Bilde eines chronisch subfebrilen Zustandes beginnen, sondern unter dem Bilde einer akuten, rasch abklingenden Erkrankung, die meist als Grippe angesehen wird, und aus der (oft erst nach mehrmaligen Wiederholungen der „Grippe"), falls keine glatte Resorption eintritt, sich allmählich der chronisch subfebrile Zustand entwickelt, den man bisher für das Anfangsstadium hielt. Aber man findet Frühinfiltrate gar nicht selten auch als Zufallsbefunde bei subjektiv ganz Gesunden, wie die Reihenuntersuchungen gesunder Jugendlicher (z. B. Soldaten, Studenten) und besonders die Schirmbildaufnahmen der ganzen Bevölkerung, z. B. Mecklenburgs, ergeben haben. Prinzipiell wichtig ist endlich die Feststellung, daß von dem weiteren Verlaufe des Frühherdes das Schicksal der Kranken abhängt. Fällt er der Resorption und Vernarbung anheim, so hat der Kranke Aussicht auf Genesung oder wenigstens auf ein Latentwerden der Infektion. Zerfällt der Herd aber, so wird die Prognose, wenn nicht baldigst eine aktive Therapie (Pneumothorax) eingreift, bedenklich. Denn nun erfolgt sowohl eine direkte Ausbreitung des Herdes als auch Streuungen in entfernte Lungenpartien. Es ist also nach Feststellung eines Frühherdes genaueste fortlaufende Röntgen- und klinische Kontrolle unerläßlich. Beiläufig sei bemerkt, daß jeder Reiz den Zerfall des Frühherdes zur Folge haben kann, und daß deswegen jede Reiztherapie, wie Behandlung mit Höhensonne, Tuberkulin oder Metallsalzen, schädlich werden kann.

Gehen wir nunmehr auf die Frühdiagnose der Tuberkulose im einzelnen ein, so ist zunächst zu wiederholen, daß die Bildung des primären Herdes mit der Infektion der regionären Lymphdrüsen (Primärkomplex) meist ganz unbemerkt verläuft. Derartige Kranke (es handelt sich meist um Kinder) werden nur bei systematischen Untersuchungen entdeckt, wenn gute Röntgenaufnahmen gemacht werden. Denn der physikalischen Untersuchung pflegen sich die Primärkomplexe vollkommen zu entziehen.

---

[1]) NEUMANN, Die Klinik der beginnenden Lungentuberkulose Erwachsener. Wien: Springer 1924.

Außerdem kommen solche Kranke, soweit sie nicht von Massenuntersuchungen erfaßt werden, weil sie ja gesund erscheinen, meist nicht in ärztliche Beobachtung oder erst dann, wenn sie Blutungen, Nachtschweiße oder andere suspekte Symptome zeigen. Falls Zeichen generalisierter Tuberkulose an Drüsen, Gelenken, Knochen, Haut usw. vorhanden sind, werden diese ja sofort in die Augen fallen; fehlen sie, so kann die Röntgenuntersuchung der Lungen Aufschluß geben. Sie können Epituberkulosen oder auch die schon erwähnten fortgeschritteneren Prozesse wie käsige Pneumonien oder disseminierte Tuberkulosen, auch solche der Lungenspitzen feststellen, oft auch Schwellungen der Hilusdrüsen nachweisen.

Bronchialdrüsentuberkulose. Die diese bedingende Bronchialdrüsentuberkulose kann chronisches, aber auch akuteres, weder von der Miliartuberkulose, noch von anderen Tuberkuloseformen durch ihren Typus sicher unterscheidbares Fieber hervorrufen. Sie kann andererseits durchaus fieberlos bestehen; ist sie ja doch in vielen Fällen nur Ausdruck einer bereits überstandenen, abgekapselten Infektion. Die Diagnose ist röntgenologisch meist zu stellen, wenn auch nicht immer rundliche Konturen und Einkerbungen, die den Drüsengrenzen entsprechen, sondern nur eine Verbreiterung und Verdichtung des Hilusschattens nachweisbar sind, besonders wenn sich perifokale Infiltrationen entwickelt haben. Man sei aber dann mit der Deutung vorsichtig. In der Praxis wird mit der Diagnose der Hilusdrüsentuberkulose oft geradezu Unfug getrieben! ASSMANN hat mit Recht betont, daß auch bei chronischen Lungenstauungen (angeborenen Herzfehlern oder anderen, besonders Mitralfehlern) eine Verbreiterung des Hilusschattens neben einer besonders deutlichen Lungenzeichnung durch die Überfüllung der Gefäße bedingt sein kann. In den Mittelschatten fallende Drüsenpartien kann man durch schräge Durchleuchtungsrichtung feststellen.

Übrigens geben auch andere, z. B. tularämische Drüsenschwellungen (H. SCHULTEN) die gleichen Schatten wie die tuberkulösen. Besonders harte Schatten erzeugen, wie unser Bild zeigt, die schon älteren, vom Primärherd infizierten verknöcherten Drüsenschwellungen. Sie sind nicht immer von chalikotischen, die ja nur beim Erwachsenen in Betracht kommen, zu unterscheiden.

Die Symptome der Bronchialdrüsentuberkulose sind außer uncharakteristischem Fieber durch Druckwirkungen der Drüsen bedingt. Als verdächtig gilt exspiratorisches Keuchen, Reizhusten ohne nachweisbaren Lungenbefund, endlich unmotivierte Anfälle von Dyspnoe. Derartige Symptome können natürlich auch von jedem anderen raumbeengenden Prozeß im Mediastinum ausgelöst werden; doch kommen die häufigsten derselben, Mediastinaltumoren und Aortenaneurysmen, für das Kindesalter kaum in Betracht.

Spitzendämpfung. Die physikalische Diagnostik der Bronchialdrüsentuberkulose ist recht unsicher. NÄGELI und GÖLZ haben bei Kindern mit Bronchialdrüsentuberkulose Schallabschwächungen über den Lungenspitzen festgestellt, die, wie die Röntgenkontrolle erwies, nicht durch tuberkulöse Veränderungen bedingt waren, sondern durch Kompressionswirkungen auf Bronchien und Gefäße und dadurch hervorgerufene Atelektasen.

Von KRAEMER sind paravertebrale Dämpfungen, die teils durch vergrößerte Drüsen, teils durch Atelektasen erklärt wurden, beobachtet worden. Man sei sich aber darüber klar, daß die Perkussion im Vergleich zum Röntgenbild äußerst Fragwürdiges leistet! Gleiches gilt von der vermeintlichen diagnostischen Bedeutung der Druckempfindlichkeit der oberen Brustwirbel und auch von der angeblich gesteigerten Bronchophonie der Wirbelsäule (D'ESPINES-Zeichen).

Kehren wir nun zur Tuberkulose der Erwachsenen zurück. Ich sagte schon, daß die Frühherde meist akut febril, aber symptomarm verlaufen. Bei derartigen symptomenarmen akuten Fieberzuständen ist deshalb eine möglichst genaue Anamnese aufzunehmen. Sie hat sich nicht nur auf eine etwa vorhandene erbliche Belastung zu erstrecken, sondern genau nach späteren Infektionsgelegenheiten zu fahnden, insbesondere nach einem Zusammensein mit manifest Tuberkulösen in der Familie oder an der Arbeitsstätte. Sehr häufig gelingt es, die Quelle der Reinfektion zu finden. Dann sind alle etwa vorher gegangenen Krankheitserscheinungen zu berücksichtigen. Verdächtig ist besonders die Angabe einer überstandenen Pleuritis und einer Hämoptoe. Auch auf Residuen anderweitiger tuberkulöser Prozesse (Knochen-, Haut-, Gelenk-, Drüsen-, Augentuberkulose) ist zu achten, ebenso auf Zeichen einer Tuberkulose des Genitalapparates. Ferner ist auch in jedem Falle nach Nachtschweißen, Brust-, Rücken- und Schulterschmerzen, nach dem Bestehen von Husten und Auswurf, nach Abnahme des Körpergewichtes zu fragen. Diagnostisch entscheidend ist jedoch das Röntgenbild, das in verdächtigen Fällen heute unerläßlich und fortlaufend zu kontrollieren ist.

Sehr häufig kommen die Kranken aber erst später in ärztliche Beobachtung, wenn sie schon eine oder mehrere Attacken angeblicher Grippe überstanden haben und sich im eingangs geschilderten Zustande der uncharakteristischen Beschwerden mit subfebrilen Temperaturen befinden.

REDEKER ist der Ansicht, daß die in der Bildung von Indurationsfeldern und harten Herden zum Ausdruck kommende tertiär allergische Reaktionslage zu einem tertiären Habitus hindrängt, dessen ausgesprochenste Form der Habitus phthisicus sei, während umgekehrt die sekundäre Allergiegestaltung zu einem sekundären Habitus hinstrebe, wie er sich besonders in dem prall exsudativen Typus sekundär allergischer Kinder manifestiert. Dabei übersieht REDEKER keineswegs, daß der Habitus phthisicus auch bei nichttuberkulösen Asthenikern vorkommt. Er glaubt sogar, daß die unbestimmten Klagen, die wir als Ausdruck subfebriler Zustände schilderten, nicht so sehr als toxische Erscheinungen, als vielmehr vom konstitutionellen Typus abhängige nervöse Symptome darstellen.

Zur Frühdiagnose ist nun eine genaue Verfolgung der Körpertemperatur erforderlich. Zwar zeigt ein Teil der Anfangsformen, ja sogar auch der bereits vorgerückteren Fälle, normale Temperatur. Aber die meisten derartigen noch nicht erkannten Tuberkulösen weisen bei genauer Messung Temperatursteigerungen oder wenigstens auffällige Tagesschwankungen auf. Temperatursteigerungen nach Bewegungen und prämenstruelle Erhöhungen der Temperatur sind ja gerade bei Anfangstuberkulosen häufig. Wenn sie auch keineswegs Tuberkulose beweisen, so sind sie immerhin ein verdächtiges Symptom. GRENVILLE-MATHERS[1]) beobachtete, daß die prämenstruellen Temperatursteigerung bei gesunden Frauen 5 Tage, bei tuberkulösen durchschnittlich aber 9 Tage dauert und höher ist als bei ersteren. Der Autor glaubt an eine thyreogene Entstehung dieses Symptoms. Bei menstruellen Temperatursteigerungen vergesse man übrigens niemals eine Urinuntersuchung, da auch Coliinfektionen der Harnwege dieselben oft erzeugen.

Außer der Temperaturkontrolle ist eine genaue physikalische und röntgenologische Untersuchung erforderlich. Beide sind notwendig. Ihre Befunde stimmen oft überein, in manchen Fällen aber durchaus nicht. Es kann dies kaum wundernehmen, da die röntgenologische Untersuchung nur schattengebende Verdichtungen, diese allerdings viel genauer als die Perkussion und Auskultation, darstellt. Dagegen entgehen einfache katarrhalische Prozesse, die physikalisch sehr prägnante Symptome hervorrufen, der Röntgenuntersuchung. Meist findet man aber auf dem Röntgenbild viel ausgedehntere Prozesse als man nach der physikalischen Untersuchung erwarten sollte, weil die scheinbar beginnende Lungentuberkulose schon älteren Prozessen entspricht.

Von den Methoden der klinischen Untersuchung ist weiter die Inspektion wichtig. Abgesehen von dem bei akut fortschreitenden Formen oft schon früh deutlich sichtbaren Anflug von Cyanose sieht man das Zurückbleiben der erkrankten Partie bei der Atmung bisweilen sehr früh.

Man untersuche dazu den Kranken sowohl im Liegen als im Stehen. Man lagere ihn so, daß das Licht vom Fußende auf das Bett fällt und betrachte ihn vom Fußende des Bettes. Der Kranke soll eine möglichst bequeme Lage mit nur wenig erhöhtem Oberkörper

(Randnotizen: Temperatur. / Inspektion.)

---

[1]) R. GRENVILLE-MATHERS: Ref. Klin. Wochenschr. 1947. S. 700.

dabei einnehmen. Man betrachte dann den Kranken im Stehen von vorn, gleichfalls bei möglichst bequemer Haltung. Man sehe ihn dann von hinten an, achte auf die Form der Wirbelsäule und den Stand der Schulterblätter und darauf, ob sich diese gleichmäßig bei der Atmung bewegen. Endlich betrachte man ihn von beiden Seiten. Bei jeder Art der Betrachtung lasse man den Kranken erst flach und dann tief atmen.

SAHLI gab an, daß sich beim Husten eine infiltrierte und eine geschrumpfte Lungenspitze weniger hervorwölbt als die gesunde.

Gleichzeitig gewinnt man bei der Inspektion ein Urteil über den Thorax-bau. Im allgemeinen gilt wohl mit Recht der sog. paralytische Thorax als auf Tuberkulose verdächtig. Man denke aber daran, daß ein langer flacher

STILLER-scher Habitus. Thorax mit spitzem epigastrischen Winkel (STILLERscher Habitus) nicht allein den Tuberkulösen eigen ist, sondern vielen asthenischen Schwächlingen. Da derartige Kranke oft blaß aussehen, werden sie oft zu Unrecht für tuberkulös gehalten. Man bedenke auch, daß ein gut gewölbter Thorax keineswegs das Bestehen einer Tuberkulose ausschließt.

Skoliosen. Sorgsam achte man darauf, daß man nicht durch das Bestehen leichter Skoliosen getäuscht wird. Sie können sowohl die Atmung ungleichmäßig erscheinen lassen, als auch leichte Schalldifferenzen der Spitzen bedingen. Sehr häufig bedingen sie auch eine einseitige Vertiefung der oberen und un-teren Schlüsselbeingruben, so daß man geradezu glauben kann, Schrumpfungs-vorgänge einer Spitze vor sich zu haben.

Trapezius-lähmung. Endlich übersehe man auch Muskellähmungen nicht. Insbesondere kann eine Trapeziuslähmung (z. B. nach Schädigung des Nervus accessorius) zu Täuschungen führen. Bei dieser gleitet das Schulterblatt nach vorn und daher erscheint die befallene Seite gegenüber der gesunden abgeflacht.

Intercostal-räume. Außer auf die Bewegung bei der Atmung wird man auf die Beschaffenheit der Intercostalräume und Schlüsselbeingruben zu achten haben, ob sie ein-gesunken oder vorgewölbt sind. Zwar kommen stärkere Einziehungen erst bei den schrumpfenden Formen der Tuberkulose vor, die ja nicht mehr zu den Anfangsformen gehören, aber gerade derartige, relativ gutartige Tuberkulosen kommen oft erst sehr spät zum erstenmal zum Arzt.

Das Verhalten des Stimmfremitus über einer erkrankten Lungenpartie bietet nur bei groben Infiltraten diagnostische Ergebnisse; man beachte dabei, daß schon normalerweise das Stimmzittern über dem rechten Oberfeld stärker ist als über dem linken.

Muskel-span-nungen. POTTENGER hat das Zurückbleiben der befallenen Seite bei der Atmung nicht durch die Veränderungen der Lunge selbst, sondern durch Muskelspannungen bzw. Muskelatrophie, insbesondere des Trapezius und Sternocleidomastoideus erklären wollen.

Druck-empfind-lichkeit. Die Palpation hat bei Klagen über Schmerz festzustellen, ob irgendeine Druck-empfindlichkeit besteht. Es können z. B. manche Wirbelkörper oder die Gegend dicht neben den Wirbeln druckempfindlich sein (besonders bei Hilusdrüsentuberkulose), ebenso die Gegend neben dem Sternum. MATTERSTOCK hat angegeben, daß öfter Schulterschmerz bei Spitzentuberkulose ausgelöst würde, wenn man mit kräftigem Druck oberhalb der Spina scapulae dieser entlang striche, eine Angabe, die auch ORTNER bestätigt. R. SCHMIDT und NEUMANN halten auch eine Druckempfindlichkeit des Plexus brachialis in der Supra-claviculargrube und der oberen Axilla für ein Zeichen einer beginnenden Spitzentuberkulose. Meist ergibt die Untersuchung auf Druckempfindlichkeit aber keine positiv verwertbaren Resultate. Die idiomuskulären Wülste und SCHIFFschen Wellen auf Beklopfen besonders der Brustmuskeln sind dagegen nach meinen Untersuchungen bei Tuberkulösen be-sonders stark ausgeprägt.

Drüsen-schwellun-gen. Deutliche Schwellungen der Achseldrüsen sollen nach PRYM für tuberkulöse Pleuraver-wachsungen sprechen. Auch der Schwellung der sog. ZEBROWSKISchen Drüsen (Lymph-knötchen des 4.—5. Intercostalraums in der vorderen Axillarlinie) will NEUMANN eine Bedeutung für die Diagnose einer Lungentuberkulose zumessen. Am oberen Rande der 2. Rippe dagegen, etwa in der Parasternallinie oder etwas außerhalb liegt eine Gruppe von Lymphdrüsen, die oftmals bei infektiösen Prozessen in der Mundrachenhöhle anschwillt und schmerzhaft wird. Ihre Schwellung und Schmerzhaftigkeit spricht also nicht für Tuberkulose.

Kurz erwähnt seien die merkwürdigen, halbkugeligen Vorwölbungen in der Supraclaviculargrube, die man nicht selten bei etwas älteren fettleibigen Menschen von emphysematösem Habitus sieht. TRUNECEK[1]) hat sich näher mit ihnen befaßt.

Sie entsprechen nicht oder wenigstens nur ganz ausnahmsweise etwa einem Emphysem der Lungenspitzen, sondern sie sind nach TRUNECEKs Untersuchungen durch eine weiche elastische Masse bedingt, welche aus dilatierten Venen und Capillaren besteht. TRUNECEK sieht in diesen Vorwölbungen ein Zeichen der Plethora bzw. der plethorischen Hochdruckspannung. F. SCHULTZE[2]) bestreitet das aber und hält diese Vorwölbungen für einfache Fettablagerungen, die weder mit einer Plethora noch mit Emphysem zu tun haben. Sie können etwas schalldämpfend wirken.

Da diese Vorwölbungen stets doppelseitig sind, rufen sie natürlich die gleiche Schallabschwächung auf beiden Seiten hervor.

Für die Beurteilung der Perkussionsresultate beachte man, daß die Lungenspitze die obere Thoraxapertur nur wenig überragt und ziemlich medial gelegen ist, so daß sie vorn als seitliche Begrenzung etwa den lateralen Ansatz des Sternocleidomastoideus hat und in der Gegend zwischen den Köpfen des Sternocleidomastoideus höchstens 3 cm die Clavicula überragt. Hinten reicht die Spitze kaum höher als bis zur Vertebra prominens und lateralwärts kaum weiter als bis zum medialen Rand der Scapula, wenn man in der von GOLDSCHEIDER zur Spitzenbestimmung vorgeschlagenen Körperhaltung untersucht. (Patient soll rittlings auf einem Stuhl sitzen und dessen Lehne umfassen, damit die Schulterblätter nach vorn kommen und das Spitzenfeld nicht verdecken.)

Die sattelförmige Region über der Schulterhöhe, welche Lungenschall gibt und die man nach KRÖNIG als Lungenschallfeld (KRÖNIGsches Feld) bezeichnet, entspricht also nicht der Spitze, sondern den Lungenpartien bis zur dritten Rippe herunter.

Aus diesem Verhalten geht hervor, daß, wenn wir supraclaviculare Dämpfungen im KRÖNIGschen Feld feststellen, wir damit infraclaviculäre Lungenpartien prüfen, und zwar gerade die Stellen, an denen sich die Frühherde am häufigsten entwickeln. Der Ausdruck Spitzendämpfung war also irreführend. Die Abgrenzung der KRÖNIGschen Felder ist aber, auch wenn sie nicht den Spitzen entsprechen, doch nicht ohne Bedeutung. Verschmälerungen oder unscharfe Begrenzung derselben sind erfahrungsgemäß diagnostisch wichtig. Man vergesse aber nicht, daß die Abgrenzung nach zwei Seiten auch die Fehlerquellen verdoppelt, was die KRÖNIGsche Perkussionsart namentlich bei einseitig stärkerer Muskelentwicklung illusorisch machen kann.

Die genaue Begrenzung der Spitzen nach GOLDSCHEIDER ist, wie leicht verständlich, insbesondere zum Nachweis von Schrumpfungen wichtig, und dasselbe gilt von den Verschmälerungen der KRÖNIGschen Felder.

Im allgemeinen ist für die Diagnose der Anfangstuberkulosen weniger Gewicht auf die Grenzen der Spitzen als auf die Schallunterschiede zu legen, die durch die beginnenden tuberkulösen Infiltrationen hervorgerufen werden.

FR. MÜLLER und seine Schüler[3]) haben durch Untersuchung mittels Resonatoren und Phonographen festgestellt, daß der gedämpfte Schall gegenüber dem sonoren dadurch ausgezeichnet ist, daß er leiser, kürzer und weniger tief ist, da die tieferen Töne des Lungenschalls eingeschränkt sind und deswegen der Eigenton des Plessimeters stärker hervortritt. Man achte also bewußt auf die untere Grenze des Schalls.

Man kann über einer erkrankten Spitze hören: 1. hypersonoren Schall, 2. tympanitischen Schall, 3. normalen Schall, 4. gedämpft-tympanitischen Schall und 5. reine Schallabschwächung.

Bisher hatte man diese Möglichkeiten dadurch erklärt, daß die Infiltration einerseits als solche einen den Schall abschwächenden Einfluß hat, andererseits aber durch die Entspannung der Lunge den Schall hypersonor bzw. bei stärkerer Entspannung tympanisch mache. Je nachdem nun die einzelne

Vorwölbung der Supraclaviculargegend.

Perkussion.

---

[1]) TRUNECEK, Dtsch. med. Wochenschr. 1916. Nr. 3, S. 78. [2]) F. SCHULTZE, Zentralbl. f. inn. Med. 1921. Nr. 29. [3]) SELLING, Dtsch. Arch. f. klin. Med. Bd. 90. MARTINI, Ebenda. Bd. 139 u. 143.

Komponente überwiegt oder sie sich beide gegenseitig aufheben, muß ein verschiedenes Resultat herauskommen. Im ganzen muß man sagen, daß die Feststellung geringer Perkussionsunterschiede darum diagnostisch nicht eindeutiges erschließen läßt, weil sie durch mannigfaltige, auch nicht in der Lunge liegende Ursachen bedingt sein können.

Die Ansichten, ob lautere oder leisere Perkussion der oberen Lungenpartien zuverlässigere Resultate gibt, sind geteilt. Die meisten Erfahrenen sind aber heute mehr für die leisere Beklopfung, besonders nach GOLDSCHEIDER mit PLESCHscher Fingerhaltung. Es ist aber zu raten, stets sowohl die leise wie die laute Perkussion, und zwar stets genau an korrespondierenden Stellen auszuüben.

Die vergleichende Perkussion hat nun in der Praxis einige Fehlerquellen, die ihren Wert mindern. Auch über gesunden Spitzen kann der Schall ungleichartig sein, namentlich kann die rechte Spitze gegenüber der linken leicht gedämpft klingen. Man hat früher diese physiologische Dämpfung meist mit dem Hinweis auf die kräftigere Entwicklung der Muskulatur auf der rechten Seite erklären wollen. FETTEROLF und MORRIS haben aber festgestellt, daß sich dieser Unterschied auch bei Linkshändern findet. Sie glauben ihn deswegen aus den anatomischen Verhältnissen der rechten Spitze erklären zu sollen; diese erlitte durch das stärkere Einschneiden der großen Gefäße gegenüber der linken eine gewisse Verkleinerung und diese bewirke die Schallabschwächung.

Halsrippe.   Beiläufig sei erwähnt, daß eine Halsrippe eine Dämpfung vortäuschen kann. Sie und die durch sie häufig bewirkten Wurzelsymptome dürfen nicht übersehen werden; sie wird allerdings stets erst röntgenologisch gefunden werden.

Pleuritische Schwarten.   Auch pleuritische Verwachsungen können, wie allbekannt, bei gesunden Lungen eine Dämpfung hervorrufen.

Nochmals sei betont, daß selbst unbedeutende Skoliosen den Schall über den oberen Lungenpartien verändern können und, daß beim Bestehen von Skoliosen große Vorsicht in der Verwertung von Dämpfungen geboten ist.

Auskultation.   Die Auskultation stellt bekanntlich folgende Phänomene fest: normales Vesiculäratmen, verschärftes Vesiculäratmen, verlängertes und hauchendes Exspirium, abgeschwächtes oder sakkadiertes Atmen, Bronchialatmen und trockenes oder feuchtes, leiseres oder klingendes Rasseln, in- oder exspiratorisches Giemen und Pfeifen u. a. m. Man auskultiere erst bei flachen, dann bei tiefen Atemzügen und endlich stets auch nach Hustenstößen. Auch lasse man den Kranken außerdem mit offenem Mund ganz kurz und hastig „japsend" inspirieren; bei dieser Atmungsart werden die — besonders den Anfänger — so oft irreführenden Muskelgeräusche für die Auskultation nach meiner Erfahrung am besten ausgeschaltet.

Selbstverständlich beweisen die Auskultationsphänome an sich nicht etwa die tuberkulöse Natur des vorliegenden Prozesses; nur ihre Lokalisation über Spitze und Oberlappen macht sie verdächtig. Man denke also stets daran, daß sie auch anderer Herkunft sein können. Es kommen z. B. bei verschleppten Influenzafällen, Pneumokoniosen und Lungenlues ganz ähnliche Schallphänomene vor. KRÖNIG u. a. beobachteten feinste Bronchiektasien und nichttuberkulöse Kollapsindurationen bei erschwerter Nasenatmung in den Spitzen, F. v. MÜLLER einen chronisch pneumonischen Prozeß in der Spitze, der durch Streptokokken bedingt war. KÜLBS fand bei jugendlichen Emphysematikern mit Tracheitis Rasselgeräusche, die man für tuberkulöse hätte halten können. Im allgemeinen läßt sich aber doch sagen, daß Veränderung der Atemgeräusche und Rasselgeräusche an circumscripter Stelle, die bei wiederholten Untersuchungen immer wieder gehört werden, sehr verdächtig sind. Eine Ausnahme machen die in den größeren Luftwegen der Spitze vorkommenden, groben, brummenden und giemenden Geräusche. Sie finden sich oft jahrelang über einer oder beiden Spitzen, ohne daß sonst Zeichen einer tuberkulösen Erkrankung wahrnehmbar werden. Bei genauem Abhorchen wird man namentlich beim Erwachsenen nur sehr selten den einen oder anderen solchen Rhonchus vermissen. Im Zweifelsfalle wird man besonders darauf zu achten haben, ob neben den groben Rhonchis ein normales oder ein pathologisch verändertes Atemgeräusch besteht. Man vergesse auch nicht, festzustellen, ob etwa in den letzten Wochen vor der Untersuchung ein akuter Katarrh der Luftwege bestanden hat, um dessen gelegentlich in den Spitzen am längsten wahrnehmbare Residuen es sich handeln kann.

An Täuschungsmöglichkeiten seien ferner noch folgende erwähnt. Bekanntlich werden über der rechten Spitze öfters relativ verschärftes Inspirium und verlängertes Exspirium gehört, auch wenn die Spitze gesund ist. Man erklärt dieses Phänomen durch die größere Weite des rechten Spitzenbronchus und die nähere Lage der Spitze zur Trachea. Ferner darf man sich nicht durch einfaches Entfaltungsknistern täuschen lassen. Es verschwindet regelmäßig nach tiefen Atemzügen und Hustenstößen. Ganz bekannt ist, daß besonders bei Skoliosen kleinblasige Rassel- und Reibegeräusche gehört werden können, am stärksten gewöhnlich allerdings an der eingebogenen Stelle des Thorax. Sie dürfen nicht für tuberkulös gehalten werden. DE LA CAMP hat ferner darauf aufmerksam gemacht, daß bei Mitralstenosen über der linken Lungenspitze relativ häufig physikalische Befunde erhoben werden könnten, die denen einer beginnenden Tuberkulose glichen. DE LA CAMP glaubte, daß der Druck des vergrößerten linken Vorhofs auf den linken Bronchus die Ursache dafür sei. Endlich können selbst den geübten Untersucher Muskelgeräusche gelegentlich täuschen. Man untersuche daher nie im kalten Raume, wenn Muskelzittern eintreten kann. Leicht auszuschließen ist das Schulterblattknarren, ein relativ grobes Knarren, welches durch die Bewegung des Schulterblatts entsteht. Es verschwindet gewöhnlich, wenn man den Arm in die Horizontale erheben läßt. Endlich beachte man, daß der Untersucher gelegentlich durch das Knistern der Haare unter dem Stethoskop beim Auskultieren gestört und getäuscht wird. Bei stark behaarten Männern hat man durch Einölen der betreffenden Hautpartien diese Fehlerquelle der Behorchung auszuschalten versucht.

Beurteilen wir nun den Wert der physikalischen Untersuchung zusammenfassend, so darf man sagen, daß sie auch heute noch Bedeutung hat. Sie kann aber auch völlig versagen, und zwar selbst bei vorgeschrittenen Erkrankungen. Man denke nur an Fälle, in denen nach einer initialen Hämoptoe die Lungenuntersuchung absolut negativ verläuft. Es darf also heute nicht mehr vorkommen, daß Kranke allein auf das Auftreten von angeblichen Dämpfungen hin oder von einigen Rasselgeräuschen über den Spitzen oder der Beobachtung eines verlängerten Exspiriums ohne weiteres für tuberkulös erklärt werden; oder, was noch schlimmer ist, daß man sie beim Fehlen von krankhaftem Rasseln usw. für lungengesund hält. Die Wichtigkeit dieser Diagnose erfordert unbedingt, daß sie mit allen Methoden erhärtet wird.

Man wird deswegen in allen Fällen die Röntgendiagnose heranzuziehen Röntgen- haben, sowohl die Durchleuchtung als auch die Photographie. unter-suchung.

Selbst ausreichende Dunkeladaption vorausgesetzt und auch bei Anwendung der Blende sieht man doch nach allgemeinem Urteil auf guten Filmen mehr Details als vor dem Schirm. Dagegen kann die Zwerchfellsbewegung und ihr etwaiges einseitiges Zurückbleiben sowie die mangelhafte Aufhellung der Spitzenfelder nach Hustenstößen nur vor dem Schirm beobachtet werden.

Die photographischen Bilder sind nur bei einiger Übung richtig zu deuten. Der Praktiker wird daher gut tun, stets das Urteil eines erfahrenen Röntgenologen einzuholen. Die verschiedenen Formen der Lungentuberkulose (proliferative, exsudative und cirrhotische Formen) geben bis zu einem gewissen Grade typische Röntgenbilder, aber ihre ausführliche Besprechung kann erst zugleich mit der Schilderung der vorgeschritteneren Tuberkulose gegeben werden. Hier sei nur gesagt, daß die Frühinfiltrate meist ziemlich weiche Schatten geben, ebenso die Epituberkulosen und perifokalen Herde. Bei beiden läßt sich eine eintretende Rückbildung röntgenologisch gut verfolgen, ebenso aber auch beim Frühherd sowohl die Einschmelzung als die Streuungen. Diese können auch nach der Resorption eines Frühherdes zurückbleiben. REDEKER hat sie als infraclaviculäre Aspirationsaussaat bezeichnet. Sie können, wenn sie sich in den Spitzenteilen finden, nach Ansicht der Röntgenologen einen Beginn in den Spitzen vortäuschen. Es dürfte heute sicher sein, daß die fortschreitende, die Lungen von der Spitze aus caudal befallende „gewöhnliche" Phthise meist von den Streuungen der Frühinfiltrate ihren Ausgang nimmt. Die feinen Schattenflecke dieser Streuungen können leicht mit Kreuzungen von Arterien und Bronchien verwechselt werden. Auch beachte man stets, daß bei Stauungszuständen die Lungenzeichnung sich sehr viel deutlicher auszuprägen pflegt und dann derartige Verwechslungen besonders naheliegen. Ferner bedenke man, daß feine Streuungen nur auf weichen Platten sichtbar sind, auf harten weggestrahlt werden. Endlich sei man mit der Beurteilung diffuser Verschattungen besonders über den Spitzen vorsichtig. Sie können auch durch extrapulmonale Veränderungen, namentlich Pleuraschwarten, vielleicht sogar durch eine verschieden starke Entwicklung der Muskulatur beider Seiten bedingt sein. Auch können leichte Skoliosen oder selbst ein nicht genau frontales Einstellen der Platte Helligkeitsunterschiede hervorrufen. Man achte auch auf die Weite der Intercostalräume. Ein weiter Intercostalraum erscheint stets heller als ein engerer. Man achte auch auf etwa vorhandene Halsrippen und vergleiche in jedem Falle Größe und Gestalt beider Spitzen.

Einige Worte seien noch über die von der Hilusgegend ausgehenden Tuberkulosen gesagt, weil sie der Perkussion und Auskultation vollkommen entgehen können. Die tuberkulösen Herde an dieser Stelle können, wie wir oben erwähnten, perifokale Entzündungen sein, sie können aber auch zentral beginnenden käsigen Pneumonien oder konfluierenden Cirrhosen entsprechen. Man vergleiche darüber ULRICI[1]) zur Frage der sog. Hilustuberkulosen. Sie sind anfänglich nur durch das Röntgenbild erkennbar. Relativ häufig sind sie nach STRAUB und OTTEN an der Basis des linken Oberlappens. Die ersten physikalischen Symptome treten dann meist vorn unterhalb der Clavicula auf und können, wenn es sich um fibröse Formen handelt, lange Zeit die einzigen bleiben. Die hilusnahen Tuberkulosen des rechten Oberlappens machen meist erst spät physikalische Symptome; sie werden gelegentlich am Rücken in der Höhe des Schulterblattes unterhalb der Spina nachweisbar.

Die Diagnose dieser hilusnahen Tuberkulosen ist also nur mit Hilfe des Röntgenbildes zuverlässig zu stellen; und zwar bedarf sie neben der dorsoventralen auch der profilen Aufnahme. Anfänglich bleibt sie aber auch bei diesem Verfahren diagnostisch bisweilen zweifelhaft. Die tuberkulöse Infiltration kann nämlich anfänglich einen sehr scharf konturierten Schatten geben, so daß die Verwechslung mit einem Mediastinaltumor oder beginnenden Lungentumor, ja sogar mit einem Aortenaneurysma durchaus möglich ist. Später sieht man allerdings meist unscharfe Begrenzungen des Schattens und distinkte, von ihm

[1]) ULRICI, Beitr. z. Klin. d. Tuberkul. Bd. 46. 1920.

getrennte Herde. Auch GRAU[1]) betont die gelegentliche Schwierigkeit der Unterscheidung vom Lungencarcinom, dessen Differentialdiagnose im Kapitel der Lungentumoren noch besprochen wird.

Das Alter kann differentialdiagnostisch nicht verwertet werden, wenn man natürlich auch im höheren Lebensalter eher an die Möglichkeit eines Tumors denken wird. Es sei aber bemerkt, daß die Lungentuberkulose im höheren Alter nicht selten normale Temperaturen und nur geringen physikalischen Befund produzieren kann; letzteres wohl deshalb, weil gleichzeitig Emphysem und Thoraxstarre bestehen und dadurch Dämpfungen verdeckt werden können. Etwa vorhandene Rasselgeräusche werden leicht für einfach bronchitische gehalten. Es ist ferner bekannt, daß bei Altersphthisen Anorexie und Kachexie oft so das Bild beherrschen, daß leicht die Diagnose Marasmus senilis oder Magencarcinom gestellt und die Lungenphthise völlig übersehen wird. *Greisen-tuber-kulose.*

Von größter Wichtigkeit ist ferner die Untersuchung des Sputums. Der Nachweis der Tuberkelbacillen im Sputum sichert die Diagnose absolut. Man untersuche sowohl den nativen Auswurf als den nach einem der üblichen Verfahren eingeengten (Antiforminbehandlung); wenn auch dies Verfahren häufig im Stiche läßt. Man färbe nicht nur mit dem ZIEHL-NEELSENschen Verfahren, sondern auch nach MUCH auf MUCHsche Granula. *Sputum.*

Für die Gegenfärbung ist übrigens an Stelle des Methylenblaues besser eine Gelbfärbung mit Chrysoidin zu wählen, da es bei dieser transparenten Gegenfärbung gelingt, dicke Sputumschichten zu durchmustern. U. HENKEL[2]) hat an meiner Rostocker Klinik durch vergleichende Zählungen dargetan, daß man bei Chrysoidinfärbung weit mehr Bacillen findet als in den Methylenblaupräparaten.

HOHN und W. HERRMANN[3]) haben die Fluorescenzmikroskopie nach HAGEMANN zur Untersuchung auf Tuberkelbacillen sehr empfohlen. Das Präparat wird mit dem fluorescierenden Farbstoff Auramin gefärbt. Das Finden der Bacillen soll wesentlich rascher erfolgen als bei der bisherigen Färbung. Die Autoren befürworten gleichzeitig die Bacillenkultur nach HOHN, die bei guter Technik jeden lebenden Tbc.-Bacillus im Sputum erfassen soll. Die Kultur würde damit den Tierversuch, der ja auch viel zu langfristig und kostspielig ist, überflüssig machen. Auch G. L. MELDE[4]) hat auf Grund der Untersuchung von über 21000 Sputen festgestellt, daß die Fluorescenzmikroskopie etwa 11,5% mehr positive Ergebnisse zu erzielen ermöglicht, als die bisher übliche Methode. Damit ist bewiesen, daß die erstere tatsächlich die zur Zeit beste und sicherste Methode zur Auffindung von Tuberkelbacillen im Sputum ist.

Vor allem untersuche man das Sputum häufig und wähle geeignete eitrige Teile desselben, insbesondere die sog. Linsen, zur Färbung. Auch ist empfehlenswert, bei Kranken, die spontan keinen Auswurf haben, diesen durch ein Expektorans, z. B. Jodkali zu provozieren. Die Kranken, die angeben, sie hätten keinen Auswurf, husten oft morgens beim Erwachen kleine Mengen aus. Man gewinnt sie am leichtesten, wenn man den Kranken gegen eine vor den Mund gehaltene Glasplatte husten läßt. Von HAUSMANN wurde empfohlen, bei mangelndem Auswurf morgens nüchtern den Magen auszuhebern, um so über Nacht verschlucktes Sputum zu gewinnen. Dieser Rat wird wohl bei Erwachsenen meist unnötig sein, hat sich hingegen den Kinderärzten oft bewährt. Wenn Kranke kein Sputum entleeren, kann man auch Abstriche aus dem Kehlkopf bzw. von den Stimmbändern machen und diese auf Bacillen untersuchen; nicht selten mit positivem Erfolg.

NEUMANN[5]) hat mit französischen Autoren darauf aufmerksam gemacht, daß man verschiedene Formen von Tuberkelbacillen unterscheiden könne, und zwar kurze plumpe und schlanke längere, solche, die homogen gefärbt seien, und solche, die segmentiert

[1]) GRAU, Dtsch. Arch. f. klin. Med. Bd. 98. S. 289. [2]) U. HENKEL, Diss. Rostock 1920. [3]) W. HERRMANN, Med. Klinik 1941. S. 895 u. f. [4]) G. L. MELDE, Med. Welt 1942. S. 86 u. f. [5]) NEUMANN, Der Tuberkelbacillus. Berlin-Wien: Franz Deuticke 1918 und NEUMANN, Die Klinik der beginnenden Tuberkulose.

wären, ferner Zwergformen und besonders langfädige. Er glaubt, daß diese Unterscheidung auch differentialdiagnostische Bedeutung habe, da die lange segmentierte Form den schweren, die homogengefärbten Formen dagegen den gutartigen Tuberkulosen entsprächen; eine Angabe, die aber nicht ohne Widerspruch geblieben ist.

Mitunter zeigen Tuberkulöse das Krankheitsbild der chronischen Bronchitis fibrinosa bzw. pseudomembranosa, d. h. sie entleeren, meist unter qualvollem Husten, dichotomische Bronchialausgüsse. In einem Falle von MATTHES [1]), in dem die Gerinnsel aus reinem Fibrin bestanden, enthielten sie reichlich Tuberkelbacillen und an Zellen fast nur Lymphocyten.

Manche Tuberkulöse entleeren stinkendes Sputum. Man untersuche deshalb in jedem Falle von anscheinend putrider Bronchitis bzw. Lungengangrän auch auf Tuberkelbacillen. Denn es gibt alte Tuberkulosen, die mit fötide infizierten Bronchiektasen kompliziert werden, und umgekehrt.

Eiweiß-
gehalt des
Sputums.

Zellarten.

Außer dem Tuberkelbacillennachweis hat man versucht, noch andere Eigenschaften des Sputums für die Diagnose Tuberkulose zu verwerten. Man hat den Eiweißgehalt des Sputums beachtet. Im allgemeinen dürfte der Eiweißgehalt eines Sputums in erster Linie vom Leukocytenreichtum abhängen. Differentialdiagnostische Bedeutung hat ersterer schon deshalb nicht.

Man hat ferner versucht, aus der Art der Zellen im Sputum diagnostische Schlüsse zu ziehen. So hat WOLFF-EISSNER behauptet, daß bei Frühtuberkulosen das Sputum besonders zahlreich Lymphocyten enthielte. Nachuntersuchungen meiner Assistenten EISEN und HATZFELD haben diese Angabe jedoch widerlegt.

Endlich sei auf die Conjunctivitis lateralis hingewiesen, die SAATHOFF als ein häufiges Frühsymptom der Lungentuberkulose beschrieben hat, eine an der lateralen Fläche und der Umschlagsfalte der unteren Augenlider lokalisierte granuläre Conjunctivitis [2]).

Natürlich kommen für die Entstehung chronischer Fieberzustände nicht nur die Tuberkulose der Brustorgane in Betracht, sondern auch anderweitige Lokalisationen. Es sei z. B. an die tuberkulöse Peritonitis, an die Darm- und Urogenitaltuberkulose, an die Wirbeltuberkulose und kalte Abscesse erinnert. Meist rufen aber diese Formen bestimmte und leicht feststellbare Lokalzeichen hervor, die kaum übersehen werden können. In seltenen Fällen kann auch eine Miliartuberkulose länger dauerndes Fieber produzieren, ohne sonst erkennbare Symptome zu erzeugen.

Tuber-
kulin.

Außer den etwa vorhandenen fieberhaften Temperaturbewegungen ist sämtlichen Frühformen der Tuberkulose die positive Reaktion auf Tuberkulin gemeinsam. Früher galt daher die spezifische Diagnose als einer der wertvollsten Behelfe zur Erkennung der Anfangsformen. Heute wissen wir, daß eine positive Reaktion nur die Gegenwart eines tuberkulösen Herdes bedeutet, aber keineswegs die einer aktiven, klinisch bedeutsamen Tuberkulose. Besonders die feinen cutanen, percutanen und intracutanen Anwendungsformen des Tuberkulins zeigen ohne Zweifel sowohl aktive, als auch überstandene und klinisch gleichgültige tuberkulöse Herde an und fallen bei über 80% aller erwachsenen Menschen positiv aus. Für Erwachsene beweisen also die letztgenannten Reaktionen gar nichts; nur für kleine Kinder sind sie diagnostisch brauchbar und beweisend. Im Kindesalter ist eben ein tuberkulöser Herd kaum jemals als schon ausgeheilt zu betrachten.

Die Pirquetisierung, die gebräuchlichste diagnostische Hautreaktion, besteht darin, daß man eine oberflächliche Hautverletzung mittels des PIRQUETschen Bohrers oder einer stumpfen Impflanzette setzt und auf diese einen Tropfen Alttuberkulin bringt. Gleichzeitig wird eine Kontrollimpfung ohne Tuberkulin angelegt. Die Reaktion — Rötung, Papelbildung — in verschiedener Stärke entsteht in 24—48 Stunden, gelegentlich auch noch später. Die

[1]) Vgl. GOTTSTEIN, Dtsch. Arch. f. klin. Med. 88. [2]) SAATHOFF, Münch. med. Wochenschr. 1922. Nr. 13.

Ophthalmoreaktion nach CALMETTE bzw. WOLFF-EISSNER kann heute als obsolet gelten. Ebenso ist die percutane Methode, die Einreibung von Tuberkulinsalben (MORO, PETRUSCHKY) meist entbehrlich. Nur bei Kleinkindern hat sie (insbesondere mittels Ektebin angestellt) gewisse Vorzüge. Die Intracutanreaktion besteht in der Anlegung einer kleinen, intracutanen Quaddel mit einer Tuberkulinverdünnung von 1:500. Sie ist zweifellos die schärfste Tuberkulinprobe. Die entstehende Reaktion ist nach etwa 40 Stunden ausgebildet.

Man hat versucht, die PIRQUET-Reaktion durch Anwendung verschiedener Tuberkuline zu ergänzen. MORO[1]) hat ein „diagnostisches Tuberkulin" (eingeengtes Tuberkulin von humanen Stämmen plus bovines Tuberkulin) empfohlen, das sicher mehr positive Reaktionen erzielt als das gewöhnliche. Meine Mitarbeiter und ich[2]) haben aber gezeigt, daß rein bovines Tuberkulin die meisten positiven Reaktionen gibt. J. SYNWOLDT fand am Material der Rostocker Klinik nicht weniger als 35% allein auf bovines Tuberkulin positiv reagierende Fälle. Übrigens beweist nach meinen Tierversuchen der bovine Pirquet keineswegs eine Infektion mit bovinen Bacillen, da auch mit humanen Bacillen infizierte Tiere einen stärkeren bovinen Pirquet ergaben. Bezüglich der Intensität aller dieser Hautreaktionen sei schon hier bemerkt, daß sie nicht nur von spezifischen Faktoren abhängig ist, sondern auch von der allgemeinen Allergie der Haut. Denn A. MÜLLER-Rostock stellte einen völligen Parallelismus zwischen Tuberkulin- und unspezifischen Reaktionen (GROER-HECHT) fest.

Bei einer Reihe von Infektionskrankheiten sollen diese Reaktionen trotz vorhandener Tuberkulose auf der Höhe der Krankheit negativ ausfallen können. Am bekanntesten sind in dieser Hinsicht die Masern, bei denen die Anergie gegenüber Tuberkulin nach v. PIRQUETs Untersuchungen etwa 6—8 Tage lang nach dem Ausbruch des Exanthems besteht, und zwar am längsten an den Stellen, an denen das Exanthem am spätesten auftritt, also an den Extremitäten. ROLLY hat ein negatives Verhalten auch bei tuberkulösen Kranken mit croupöser Pneumonie, Typhus, Diphtherie, Erysipel, Polyarthritis rheumatica und Angina follicularis festgestellt; dasselbe soll manchmal auch bei Typhusgeimpften und bei menstruierenden Tuberkulösen vorkommen.

ROSENBERG dagegen fand, daß 60% der an rheumatischen Affektionen leidenden, nicht nachweislich tuberkulösen Kranken und 17% anscheinend Gesunder darauf positiv reagierten. Vor allem ist bekannt, daß nicht tuberkulöse Asthmakranke sehr heftig schon auf minimalste Tuberkulindosen reagieren; eben deshalb, weil sie allgemeine, bzw. unspezifische Hyperallergiker sind.

Aus alledem ergibt sich also, wie bereits gesagt: Für Erwachsene beweisen positive Hautreaktionen diagnostisch nichts; negative Reaktionen sind — mit Vorsicht — bei ihnen verwendbar. Nur bei Kindern bis zum 6. Jahr sollen positive Hautproben diagnostische Bedeutung im Sinne aktiver Tuberkulose haben; so lautet die Meinung der meisten Kinder- und Tuberkuloseärzte. FEER setzt diese Grenze aber auf das 4.—5. Lebensjahr an und MORO meinte sogar, daß nur in den ersten beiden Lebensjahren positive Hautreaktionen die Diagnose aktiver Tuberkulose bewiesen.

Die Tuberkulinreaktionen können bei sehr fortgeschrittenen Tuberkulosen negativ ausfallen. Kranke mit beginnender Miliartuberkulose reagieren aber meist noch schwach positiv auf Tuberkulin.

BESSAU und SCHWENKE haben bei Kindern, PRINGSHEIM bei Erwachsenen durch nach 8tägigem Zwischenraum wiederholte intracutane Einspritzungen der gleichen Tuberkulinmengen geglaubt, eine „Sensibilisierungsreaktion" zu bekommen und dadurch aktive und inaktive Prozesse voneinander trennen zu können. BESSAU und SCHWENKE glauben, daß bei Kindern starke Steigerungen des Reaktionsausfalls bei der zweiten Injektion einen aktiven, progredienten Prozeß ausschließen, PRINGSHEIM meinte sogar, daß die zweiten Reaktionen bei sicher Tuberkulösen im allgemeinen nicht stärker seien als die ersten, wohl aber bei Nichttuberkulösen. KÄMMERER[2]), der diese Angaben nachprüfte, hat sie jedoch nicht bestätigen können, so daß es nicht statthaft erscheint, aus der „Sensibilisierungsreaktion" weittragende Schlüsse zu ziehen.

[1]) MORO, Münch. med. Wochenschr. 1920. Nr. 44. [2]) HANS CURSCHMANN, Med. Klinik 1921. Nr. 22. [2]) KÄMMERER, Über Tuberkulindiagnostik. Med. Klinik 1921. Nr. 6.

Die probatorische subcutane Tuberkulinreaktion bei Erwachsenen wird, wie folgt, ausgeführt:

Man injiziert als Anfangsdosis 0,2 mg. Falls dabei die Reaktion nicht eintritt, steigt man auf 1 mg, dann bei wieder negativer Reaktion auf 5 mg und, in seltenen Fällen, vielleicht noch auf eine Injektion von 1 cg. Vorsichtige Untersucher beginnen aber mit Recht mit 0,1 mg, steigen auf 0,5 mg und schließen mit 1 mg. Die Injektionen dürfen nur ausgeführt werden, wenn die Analtemperaturen vorher 37,3° nicht übersteigen. Handelt es sich also um die Erkennung unklarer Fieberzustände, so wird man vor der probatorischen Injektion versuchen, die Kranken durch längere Bettruhe zu entfiebern. Bekanntlich äußert sich der positive Ausfall der Reaktion in drei Richtungen. Erstens in Rötung und Schwellung an der Injektionsstelle, der Stichreaktion, zweitens in der fieberhaften Temperatursteigerung und endlich drittens in der sog. Herdreaktion, die physikalische Erscheinungen, über den Lungen beispielsweise, erst auftreten oder deutlicher werden läßt. Das gilt sowohl für perkutorische, wie auskultatorische Phänomene. Auch die Feststellung der bei Herdreaktionen angeblich verstärkten (auskultierten) Flüsterstimme wurde zum gleichen Zwecke empfohlen; völlig zu Unrecht, da sie normalerweise über dem rechten Oberlappen stärker ist als über dem linken. Überhaupt ist größte Kritik gegenüber diesen Lungenherdreaktionen am Platze. Wenn man liest, daß angeblich positive Herdreaktionen bei Tuberkulösen von manchen Untersuchern in 8—10%, von anderen in 60—75% der Fälle konstatiert werden, ermißt man, wie subjektiv, also unzuverlässig diese Methode sein muß. Die Herdreaktion der Lunge ist also nur bei grob positivem Ausfall verwertbar. Ferner untersuche man während der Reaktionen das Sputum, in dem dann häufiger Bacillen gefunden werden als in fieberfreier Zeit. Die Herdreaktion soll sich auch in Anschwellen und Schmerzhaftigkeit der regionären Lymphdrüsen äußern.

Die einseitige Beachtung der Temperatur allein kann aber zu Fehlschlüssen führen. Besonders nervöse Menschen reagieren nicht selten auch auf eine Injektion von physiologischer Kochsalzlösung schon mit Fieber. Deswegen tut man gut, bei derartigen Kranken vor der eigentlich probatorischen Tuberkulininjektion eine sog. Injectio vacua von physiologischer Kochsalzlösung auszuführen und ihren Erfolg zu kontrollieren.

Die subcutane Tuberkulinreaktion ist als probatorische Maßnahme kontraindiziert, wenn sich auf andere Weise die Diagnose Tuberkulose sicherstellen läßt. Einige Vorsicht ist bei Herz- und Nierenkranken geboten und, wie BANDELIER und RÖPKE hervorheben, bei Epileptikern und auch bei psychisch und temperaturlabilen Neuropathen.

Gelegentlich versagt die Tuberkulinreaktion in bezug auf die Temperatur, auch ohne daß bestimmte Gründe wie etwa präfinales Krankheitsstadium, bestehen. Wir wissen ja durch R. SCHMIDT, daß es Krankheiten und Konstitutionen gibt, die abnorm geringe Fieberneigung, herabgesetzte „pyrogenetische Reaktivität" haben. Man bewerte also stets das gesamte Verhalten des Kranken, die Stich- und Herdreaktion, sein Allgemeinbefinden und nicht nur einseitig die Temperatur. Es muß aber ausdrücklich hervorgehoben werden, daß zahlreiche kritische Diagnostiker heute auch die subcutanen Tuberkulinproben nicht mehr anwenden, weil sie sie — insbesondere frühdiagnostisch — für überflüssig halten.

Serodiagnostik. Viel Mühe ist auch auf die Serodiagnostik der tuberkulösen Erkrankungen verwendet worden. BOQUET und NÈGRE, v. WASSERMANN, NEUBERG und KLOPSTOCK, WITEBSKY, KLINGENSTEIN und KUTEN, H. NAGELL u. a. haben mit verschiedenen Modifikationen der Komplementbindungsreaktion gearbeitet. Eine einwandfreie Aktivitätsdiagnose ist aber mit diesen Reaktionen nach GAETHGENS und SCHULTEN nicht möglich. Auch Fällungsreaktionen verschiedener Art (LEHMANN-FACIUS und LOESCHCKE, MEINICKE u. a.) haben in der Praxis diagnostisch und prognostisch nicht befriedigt. Neuerdings hat F. KNÜCHEL[1]) eine von ihm gefundene serologische Probe empfohlen, die der Senkungsprüfung überlegen sein soll. Unsere Rostocker Erfahrungen waren diagnostisch enttäuschend. Ausgedehnte Nachprüfungen der MEINICKE-Reaktion durch BÖHME [2]), KALK und BURGMANN [3]) u. a. kamen jedoch zu dem

---

[1]) F. KNÜCHEL, Klin. Wochenschr. 1947, S. 256.   [2]) Versamml. d. Ver. d. Tuberkuloseärzte. Warnemünde 1936.   [3]) KALK und BURGMANN, Dtsch. med. Wochenschr. 1936. Nr. 23.

Ergebnis, daß zwar nicht die einmalige Anstellung, aber die fortlaufende Prüfung der Reaktion diagnostische und prognostische Bedeutung hat. Ihr Wert liegt nach KALK nicht „in der Statik, sondern in der Dynamik" ihres länger verfolgten Verlaufs. Denn es zeigte sich, daß viele Phthisen im Anfang „Meinickenegativ" waren, aber später positiv wurden. Andererseits gibt KALK zu, daß manche Formen, z. B. Frühinfiltrate, sehr rapide verlaufende exsudative Prozesse, aber auch interkurrente pleuritische Ergüsse schwach positiv oder negativ reagieren können; und daß 10% der (nichttuberkulösen) Diabetiker wiederum positiven Meinicke geben sollen. Alles in allem handelt es sich wohl um eine echte Antigen-Antikörperreaktion von biologischem Interesse, deren Bedeutung für die Praxis aber noch recht zweifelhaft ist. Ebenso hat sich die Bestimmung des opsonischen Index für die Diagnose und Prognose praktisch nicht bewährt. Opsonine.

Außer der spezifischen Diagnose hat man auch versucht, die Blutuntersuchung zur Diagnose heranzuziehen. In tuberkulösen Anfangsstadien, namentlich Lungentuberkulosen, findet man häufig eine mehr oder minder ausgesprochene Lymphocytose. Daneben kann eine leichte Leukopenie vorhanden sein, also ein Blutbild, das an das KOCHERsche Blutbild bei Morbus Basedowi erinnert. STEFFEN glaubte, daß die Blutuntersuchung bei Lungentuberkulösen gewisse prognostische Schlüsse zuläßt, insofern als das Bestehen einer Lymphocytose die Prognose günstiger erscheinen ließe; erst im vorgerückten Stadium träte Polynucleose auf. Diese Lymphocytose hat aber keine diagnostische Bedeutung, da sie auch bei anderen chronischen Infektionen und Schwächezuständen und vor allem bei endokrinen und vegetativen Anomalien überaus häufig ist. Blutbild
bei Tuber-
kulose.

Wichtiger als die Leukocytenformel ist die Senkungsgeschwindigkeit der Erythrocyten, die häufig bereits im Stadium des klinisch noch latenten Frühinfiltrats gesteigert ist, auf 12—20 mm. Überhaupt darf die fortlaufende Prüfung der Senkungsreaktion als eines der schärfsten Kriterien der Besserung oder Verschlechterung eines tuberkulösen Lungenprozesses gelten; wobei aber betont sei, daß man auch wiederum ja nicht in das andere Extrem verfalle und den Zustand eines Kranken nur nach seiner Senkung beurteile! Senkung.

B. Andere chronische Fieberzustände.

An die Besprechung der Anfangstuberkulose soll die Differentialdiagnose einiger Zustände angeschlossen werden, die gleichfalls, wenn auch nicht regelmäßig, geringe Temperatursteigerungen hervorrufen und relativ häufig für beginnende Tuberkulosen gehalten werden. Es sind da zunächst manche Formen des Morbus Basedow zu nennen. Namentlich die akuter einsetzenden Fälle haben oft leichte, seltener grobe Temperatursteigerungen und weisen zudem Symptome, wie große Muskelmüdigkeit, Neigung zu Schweißen und erhebliche rasche Körpergewichtsabnahmen auf. Da die Struma dabei oft nur gering ist, so liegt die Verwechslung mit einer beginnenden Phthise nahe, zumal da ja die Anfangsphthisiker auch über Herzklopfen klagen können. Denkt man überhaupt an die Möglichkeit eines Basedow, so wird man leicht dessen charakteristische (später zu erörternde) Symptome feststellen. Morbus
Basedow.

Die Ähnlichkeit des Symptomenkomplexes der beginnenden Phthise und des Basedow hat dazu geführt, daß ernsthaft diskutiert wurde, ob die Schilddrüsenveränderung bei Basedow nicht auf tuberkulöser Basis entstünde. LJUNGHUSEN (Lund) glaubt, daß die Basedowstruma die Tuberkelbacillen zwar vernichtet, aber an den Folgen dieser Invasion erkrankt. Wenn man nun auch dieser generellen tuberkulösen Genese des Basedow ablehnend gegenübersteht, wird man zugeben, daß sich bei manchen beginnenden Lungentuberkulosen vereinzelte Basedowsymptome, z. B. Glanzauge, Tachykardie, Tremor, Neigung zu Schweißen und — aber nur bei febrilen Fällen — wesentliche Erhöhung des Grundumsatzes finden. Jedenfalls suche man bei unklaren, inkompleten Basedows nach einer Lungentuberkulose, indem man bei jedem dieser Kranken auch eine Röntgenaufnahme der Lungen macht!

Außer dem Morbus Basedow dürfte es keine Endokrinopathie geben, die mit chronischem Fieber verläuft; es sei denn die ADDISONsche Krankheit mit gleichzeitiger Lungentuberkulose. Die meist als Ursache des Addison auftretende tuberkulöse Verkäsung der Nebennieren verläuft ja meist fieberlos.

Anaemia perniciosa. Weiter ist die **perniziöse Anämie** in den Kreis der diagnostischen Erwägungen zu ziehen, wenn es sich um blasse, subfebrile Temperaturen zeigende Kranke handelt. Der gesamte Blutbefund, insbesondere der erhöhte Färbeindex sichern aber die Diagnose meist schnell. Von Wichtigkeit ist auch die Beobachtung oder der anamnestische Nachweis der HUNTERschen Glossopathie. Sie besteht oft nur kurze Zeit, rezidiviert aber oft noch nach Monaten und Jahren. Im frischen Schube repräsentiert sie sich als feinste Rötung der Papillenspitzen oder als aphthenähnliche sulzige Infiltration. Außer der HUNTERschen Glossopathie achte man natürlich auch auf die Achylia gastrica und — gelegentlich sehr früh auftretende — Symptome der funikulären Myelose, vor allem Parästhesien und Reflexveränderungen. Auch die Symptome der Hämolyse, Urobilinurie und Vermehrung des Serumbilirubins vergesse man nicht zu prüfen.

Bekanntlich muß man, um die perniziöse Anämie gegenüber chronischen Magen- und Darmblutungen, sowie gegenüber den durch Helminthiasis bedingten Anämieformen abzugrenzen, den Stuhl in jedem Fall auf okkulte Blutungen und auf Würmer untersuchen. Ich erwähne die Magen- und Darmblutungen hier deswegen, weil namentlich Magenblutungen bisweilen von Temperatursteigerungen gefolgt sind. Man muß bei anämischen Menschen mit Temperaturen also auch an diese Möglichkeit denken.

Hämolytischer Ikterus. Ein der perniziösen Anämie in vieler Beziehung ähnliches Bild, der chronische **hämolytische Ikterus** mag hier gleichfalls gestreift werden, da die dabei vorkommenden heftigen Schmerzanfälle, die sog. Milz- und Leberkrisen, mit Temperatursteigerungen verlaufen können. Wegen dieses Krankheitsbildes sei auf das Kapitel Milzerkrankungen verwiesen.

Septische Zustände. Weiter kommen für die Genese chronischer febriler und subfebriler Zustände, besonders **chronisch septische Prozesse** in Betracht. Es ist also in jedem Falle eines unklaren chronischen Fiebers systematisch nach einem eventuellen Sepsisherd zu suchen. Die hauptsächlichsten, nie zu unterlassenden Untersuchungen in dieser Richtung sind schon bei der Erörterung der akuten Sepsis besprochen worden. Hier sei aber noch einmal auf die Endocarditis lenta. relativ häufige **Endocarditis lenta** (SCHOTTMÜLLER) verwiesen.

Ihr Krankheitsbild ist gekennzeichnet durch einen meist kombinierten Mitral- und Aortenklappenfehler, durch unregelmäßiges, nicht immer sehr hohes Fieber, häufig durch Tachykardie, mitunter mit Neigung zu Unregelmäßigkeit des Pulses. In seltenen Fällen kommt aber auch relative Bradykardie vor. Meist finden sich auch sekundäre Anämie und Milztumor.

Das **Fieber** ist besonders dadurch ausgezeichnet, daß sich bisweilen längere fieberfreie Intervalle einschieben, die aber regelmäßig und besonders, wenn die Kranken das Bett verlassen, von neuerlichen Temperatursteigerungen abgelöst werden. Auffällig ist, daß das Allgemeinbefinden der Kranken, wenigstens bei Bettruhe, anfangs verhältnismäßig wenig gestört ist, obwohl Klagen über Kopfschmerzen und Herzpalpitationen meist vorhanden sind. Auch der

Appetit der Kranken bleibt oft auffallend lange gut. Die relative Beschwerdefreiheit und der gute Appetit verführen oft dazu, die Erkrankung für harmloser zu halten als sie ist. Im weiteren Verlauf tritt meist eine sekundäre
Anämie ein.

G. M. Pies [1]) fand bei 44 Fällen meiner Klinik durchschnittlich 3,6—4,5 Mill. Rote
und 65% Hämoglobin, also den typisch verminderten Färbeindex. Hochfebrile und mäßig
febrile Fälle zeigten meist normale oder verminderte Leukocyten, viel seltener gesteigerte
Zahlen (bis 30000). In fast allen Fällen bestand deutliche Linksverschiebung. Lymphopenie war selten, Monocytose nur in 7 Fällen vorhanden. In schweren Fällen bestand
Eosinopenie. Geringe Anisocytose war häufig. Nie fanden sich Erythroblasten.

Kürten [2]) hat zur Diagnose der Endocarditis lenta eine Serumreaktion angegeben,
die auf einem besonderen Verhalten des Globulins gegenüber dem Formalin beruht. Die
Methode scheint keinen diagnostischen Wert zu haben, da sie auch bei Nephrosen,
Urämie und Amyloid positiv ausfällt.

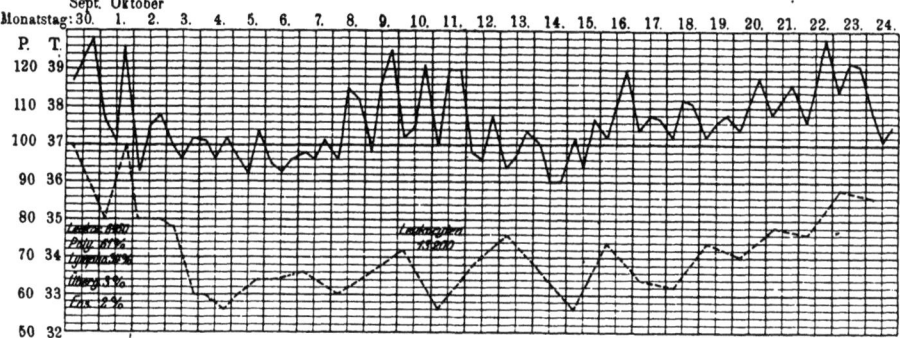

Abb. 41. Endocarditis lenta.

Von Wichtigkeit ist die Senkungsreaktion: Pies fand sie in allen Fällen
wesentlich erhöht; durchschnittlich auf 20—30 mm in der Minute.

Die Kulturen aus dem Blut bleiben bei unzureichender Technik oft steril. Am
meisten Aussicht hat die Blutuntersuchung, wenn die Entnahme zur Zeit des
Fieberanstiegs erfolgt und die Platten gleich am Krankenbett gegossen werden;
dann wächst meist der Streptococcus viridans seu mitior. Außerdem findet man
bei Sepsis lenta im Blutbild häufig Endothelien, oft in zusammenhängenden
Verbänden. Schilling hat zu ihrem Nachweis die Methode des dicken Tropfens
eingeführt. Für eine Schädigung der Capillaren spricht auch, daß das Rumpell-
Leedesche Phänomen positiv sein kann, und ferner, daß bei Prüfung der Ge-
fäßfunktion nach dem Verfahren von Morawitz und Dennecke eine Serum-
eindickung statt der normalen Serumverdünnung eintritt.

Das Verfahren besteht darin, daß der Arm plötzlich so fest umschnürt wird, daß arterieller
und venöser Blutstrom unterbrochen und diese Absperrung 12 Minuten lang aufrechterhalten wird. Es wird der Eiweißgehalt des Serums im abgeschnürten Arm vor der
Abschnürung und am Schlusse derselben refraktometrisch bestimmt und verglichen.

Herd-
nephritis.

Von besonderer Wichtigkeit ist endlich der Nachweis einer leichten Nephritis,
der sog. embolischen Herdnephritis, die mit Eiweißspuren, Erythrocyten,
aber nicht mit den Zeichen der Niereninsuffizienz verläuft. Im Urin der Kranken
werden nicht selten Viridans-Streptokokken gefunden.

Morawitz, Gessler [3]) u. a. haben die Erfahrung bestätigt, daß es bei der
Endocarditis lenta in der Regel zur Erkrankung der Aortenklappen kommt.

[1]) G. M. Pies, Diss. Rostock 1931.   [2]) Kürten, Verh. dtsch. Ges. inn. Med. und Z.
klin. Med. 1928. Bd. 61.   [3]) Morawitz, Münch. med. Wochenschr. 1921. Nr. 46. Gessler,
Med. Klinik 1921. Nr. 49.

In Fällen, in denen ein Gelenkrheumatismus nicht vorausgegangen ist, kann dann die Aorteninsuffizienz leicht für luisch gehalten werden.

Bisweilen findet man bei Endocarditis lenta positive WASSERMANN-Reaktion. Dieser „unspezifische" Wassermann erschwert — zumal bei isolierten Aortenfehlern — die Diagnose und erhöht den Verdacht einer luischen Mesaortitis. In solchen Fällen ist gelegentlich die Blutkultur allein entscheidend. Ich[1]) habe aber Fälle gesehen, bei denen diese Differentialdiagnose bis zum Tode unsicher blieb und erst durch den Obduzenten gelöst wurde.

MORAWITZ hat auch darauf aufmerksam gemacht, daß es bei Endocarditis lenta bisweilen zur Bildung von Aneurysmen, und zwar oft an ungewöhnlichen Stellen käme. Besonders an den basalen Hirnarterien findet man kleine Aneurysmen.

Der Verlauf der Endocarditis lenta ist fast stets fortschreitend und tödlich. Sub finem vitae treten Haut-, Nieren-, Milz- oder Hirnembolien und auch Schüttelfröste auf. Bei den obenerwähnten Fällen, die in der Anamnese keinen Gelenkrheumatismus mit Herzfehler haben, ist es natürlich besonders wichtig, nach der Eintrittspforte der Sepsis zu suchen.

Endo-
carditis
fibro-
plastica.
Eine eigenartige Form der chronischen Endokarditis haben zuerst LÖFFLER (1936) und dann MUMME[2]) unter der Bezeichnung Endokarditis und Aortitis fibroplastica beschrieben. Die anscheinend sehr seltene Erkrankung verläuft unter dem Bilde einer chronischen, unregelmäßig fieberhaften Endokarditis mit Klappenbeteiligung und ist gekennzeichnet durch eine enorme Eosinophilie des Blutes (zwischen 40 bis 65%) und Leukocytose. Niemals ließen sich Streptokokken oder andere Mikroorgasmen im Blut, auch nicht im Endokard, feststellen. In den Fällen von MUMME und einem Fall von TERBRÜGGEN verlief das Leiden tödlich. Trichinose oder andere Zoonosen waren sicher auszuschließen. Anatomisch ergab sich eine eigenartige fibroplastische Entzündung des Endokards und der Aorta. Die Ätiologie ist einstweilen noch völlig unbekannt. Auch HEGLER hat einen solchen Fall beobachtet. Neuerdings haben die rumänischen Autoren I. GOIA, A. MOGA und C. MANTA[3]) zwei weitere letale Fälle beschrieben und über den Obduktionsbefund berichtet. Die klinische Diagnose gelingt durch den Nachweis der Koinzidenz der chronischen Endokarditis mit hochgradiger Bluteosinophilie.

Das genannte Syndrom scheint übrigens häufiger zu sein, als man bisher glaubte. P JUCKER[4]) gab an, daß bisher 110 Fälle beschrieben wurden, die der „persistierenden Eosinophilie mit Hyperleukocytose und Splenomegalie" zuzuordnen sind, von denen 16 mit thrombotischen Auflagerungen auf der Herzwand verliefen.

Mundsepsis.

Fokal-
infektion.
An dieser Stelle sei an Krankheitszustände erinnert, die der Endocarditis lenta sehr ähneln können. Es sind dies Fälle von Mundsepsis, meist chronische Tonsillareiterungen oder Erkrankungen der Zähne und ihrer Umgebung.

Folgender Fall, den ich vor 18 Jahren zuerst behandelte, war einer Endocarditis lenta sehr ähnlich: 32jähr. Landwirt, seit 2 Jahren krank, Herzbeschwerden, subfebrile Temperaturen, allmähliche Entkräftung. Der Kranke zeigte deutliche sekundäre Anämie mit Leukocytose und Linksverschiebung. Starke Erhöhung der Senkung. Am Herzen systolisches Mitralgeräusch. Im Blut negatives kulturelles Resultat, aber in den schwer infizierten Tonsillen Viridansstreptokokken. Geringer Milztumor. Im Urin Spuren Eiweiß und Erythrocyten, keine Streptokokken. Allgemeinzustand auffallend schlecht. Vermutungsdiagnose: Endocarditis lenta. Nach Tonsillenausschälung erfolgte allmähliche Besserung. Die Mitralinsuffizienz blieb aber. Pat. wurde völlig gesund.

---

[1]) HANS CURSCHMANN, Münch. med. Wochenschr. 1922. Nr. 12.   [2]) MUMME, Verhandl. d. nordwestdtsch. Ges. f. inn. Med. Hamburg 1938 und Greifswald 1938. Zentralbl. f. inn. Med. 1938.   [3]) I. GOIA, A. MOGA und C. MANTA, Rev. Roumaine d. Cardiol. März-April 1944. S. 47.   [4]) P JUCKER, Schweiz. med. Wochenschr. 1946, S. 1231.

Die Mundsepsis wurde bereits vor etwa 40 Jahren von dem deutschen Arzt GÜRICH und dann besonders von H. PÄSSLER erforscht und mit Nachdruck propagiert. Später hat vor allem der Amerikaner ROSENOW die orale Sepsis klinisch, bakteriologisch und experimentell bearbeitet. Wenn chronisch septische Erkrankungen auch von jedem beliebigen septischen Herde ausgehen können, so sind doch unzweifelhaft die „focal infections" der Mandeln und der Zähne am häufigsten. Die Zahnerkrankungen (Granulome der Wurzelspitzen) sind nur durch Röntgenaufnahmen sicher zu erkennen und finden sich am häufigsten an plombierten, anscheinend gesunden und nicht schmerzhaften Zähnen. Jeder Arzt hat es schon erlebt, daß monatelang anhaltende subfebrile Zustände, die zu beträchtlicher Anämie und Abmagerung geführt hatten, verschwanden, als der schuldige Zahn entfernt wurde. Vor allem aber ist es sicher, daß viele chronische infektiöse Arthritiden und manche Formen von vornherein chronisch verlaufenden Nephritiden auf derartige septische Herde an den Zähnen oder Tonsillen zurückgeführt werden müssen. Jedenfalls kann mit der Beseitigung dieser Herde Heilung oder wenigstens Stillstand der erwähnten Arthritiden und Nephritiden eintreten. Deswegen ist bei zweifelhaften chronisch subfebrilen Zuständen eine genaue Untersuchung der Mundhöhle unerläßlich. Neben Gaumenmandeln und Zähnen ist auch auf einen etwaigen Fokalinfekt in den Rachenmandeln, den Ohren, in der Nase und der Siebbeinzellenregion und in den Nebenhöhlen des Gesichtsschädels sorgfältig zu untersuchen.

Mitunter führen auch enterogene chronische Infektionen zu derartigen, namentlich mit Anämie verbundenen Zuständen. Wenigstens konnte v. D. REISS[1]) mittels seiner Darmpatrone eine pathologische Besiedelung des Ileum und unteren Jejunum dabei nachweisen, und zwar handelte es sich um hämolytische Streptokokken, gelegentlich auch um andere Keime wie Tetanusbacillen. Durch eine Behandlung mit Transduodenalspülungen konnten diese Krankheitszustände beseitigt werden.

In manchen Fällen können auch chronische Infekte der Gallenblase und der Genitalien Sitz der fokalen Infektion sein. Bezüglich der Differentialdiagnose der weiblichen Adnex- und Uteruserkrankungen, soweit sie mit chronischem Fieber verlaufen, verweise ich auf die Lehrbücher der Frauenheilkunde.

Auf die neueren Anschauungen über das Wesen der fokalen Infektionen, wie sie besonders SLAUCK und W. H. VEIL mitgeteilt haben, werde ich bei Besprechung der Infektarthritiden noch einmal eingehen.

Als Ursache chronischen Fiebers kommt auch die Lues in Betracht. Es ist Lues. bekannt, daß insbesondere manche Formen von Leberlues fieberhaft verlaufen. Meist nahm man an, daß der Grund des Fiebers im Zerfall von Gummen gelegen sei. Ein Fall von HERRMANN bestätigt diese Möglichkeit, da neben anderen luischen Veränderungen miliare Gummiknoten in Milz, Leber und Mesenterialdrüsen gefunden wurden. Die Häufigkeit solcher Fälle ist aber überschätzt worden. Daß der Hergang auch ein anderer sein kann, beweisen zwei Fälle von fieberhafter Leberlues, die KIRCHHEIM unter MATTHES veröffentlichte, in denen eine sekundäre Infektion der Gummen anzunehmen war.

Es handelt sich beide Male um große Gummiknoten in der Leberkuppe, und zwar in der Nähe des Aufhängebandes der Leber. In einem Fall war das Zwerchfell von Gummiknoten durchsetzt. Beide Fälle kamen unter dem Krankheitsbild einer chronischen Pneumonie mit Erguß in das Krankenhaus, fieberten aber weiter, als sich die Pneumonie scheinbar gelöst hatte. Beide Male war die Diagnose subphrenischer Abszeß bzw. Abszeß an der Lungenbasis gestellt worden. Beide Fälle wurden operiert. In der Eiterhöhle des

---

[1]) v. D. REISS, Arch. f. Verdauungskrankh. Bd. 43. 1928.

eingeschlossenen erweichten Gummiknotens wurden in einem Fall Staphylokokken gefunden. Bei beiden Fällen brachte erst die Autopsie die Aufklärung.

Wenn nun also auch die Möglichkeit sekundärer Infektion in solchen Fällen vorliegt, so sind andererseits zahlreiche klinische Beobachtungen gemacht worden, in denen unklare Fieber auf eine spezifische Behandlung verschwanden. Deshalb erscheint es notwendig, bei Verdacht auf viscerale Lues stets die Wassermann-Reaktion auszuführen. Nicht selten sind auch unklare Milzschwellungen verdächtig. Besonders gilt dies von den mit Anämie höheren Grades und gelegentlich perniziösen Charakters einhergehenden Splenomegalien luischen Ursprungs, wie auch ich sie beschrieben habe. Eine latente Lues kann aber, selbst ohne daß deutliche Zeichen einer visceralen Erkrankung vorhanden sind, subfebrile Temperaturen hervorrufen. HUBERT[1]) machte darauf aufmerksam, daß außer unklaren Temperatursteigerungen Erscheinungen wie Blässe, Schlafstörungen, Gewichtsabnahme, neurasthenische Erscheinungen und Lymphocytose das Krankheitsbild der latenten Lues vervollständigen; Erscheinungen also, wie wir sie bei allen subfebrilen Fieberzuständen treffen können, die aber, wenn sie durch eine latente Lues bedingt sind, einer spezifischen Behandlung weichen, während sie sonst jeder Behandlung trotzen. Auch H. KRAUS[2]) berichtete, daß er in seinem Lungensanatorium binnen eines Jahres 4 derartige Fiebernde durch eine spezifische Behandlung geheilt habe.

Der Nachweis einer positiven WASSERMANNschen Reaktion enthebt uns aber keineswegs der Verpflichtung, auch andere Möglichkeiten für die Entstehung subfebriler Zustände, vor allem die beginnende Lungentuberkulose, in Betracht zu ziehen.

Leukämie und Pseudoleukämie. Chronische Temperatursteigerungen kommen ferner bei einer Reihe von Erkrankungen vor, die mit Milztumoren verlaufen. Bei diesen steht aber der Milztumor oder Drüsenschwellungen so im Mittelpunkt des Krankheitsbildes, daß sie hier nur flüchtig gestreift werden sollen. Es sind dies die chronischen und akuten Leukämien und verwandte Zustände, die an einschlägiger Stelle behandelt werden. Hier sei auch besonders auf das Lymphogranulom in seinen visceralen Formen hingewiesen.

Coli- und Bang-Infektionen. Endlich vergesse man nie, daß — besonders bei Frauen — Coliinfektionen der Harnwege häufig chronische Fieberzustände erzeugen können. Gleiches hat man neuerdings bei chronisch verlaufenden Banginfektionen kennengelernt.

Tropenkrankheiten. Findet man keine andere Ursache chronischer fieberhafter Zustände, so ist die Anamnese auch auf ausländische Krankheiten zu ergänzen, z. B. die Möglichkeit eines Maltafiebers, einer Tropenmalaria, eines Wolhynischen Fiebers, Recurrens oder einer Tularämie in Betracht zu ziehen.

Sarkome und Carcinome. Auch Tumoren, insbesondere Sarkome verlaufen nicht selten mit Fieber. Aber auch Carcinome, z. B. Lungenkrebs, zeigen oft unklares Fieber. MATTHES hat dies auch bei Nierenstrumen gesehen, die deswegen verkannt und für tuberkulös gehalten worden waren. Aber auch Magen- und Lebercarcinome, besonders solche mit peritonealer Metastasierung, verlaufen gelegentlich mit Fieber. Ich sah einen Fall, der mit pyämischen Temperaturen einherging, sich aber bei der Obduktion als Pankreaskrebs mit enormer Lebermetastasierung entpuppte. Ich wiederhole also, daß Fieber niemals gegen die Möglichkeit einer bösartigen Geschwulst spricht!

---

[1]) HUBERT, Über die klinischen Grundlagen der latenten und okkulten Syphilis. Münch. med. Wochenschr. 1919. Nr. 13. [2]) KRAUS, Wien. klin. Wochenschr. 1913. Nr. 49.

III. Die Differentialdiagnose des meningitischen Symptomenkomplexes.

A. Akute Meningitisformen.

Wir wissen heute, daß die klinischen Erscheinungen der Meningitis keineswegs immer ein Ausdruck einer bestimmten Form der Entzündung der Hirn- und Rückenmarkshäute sind, sondern daß beinahe jede fieberhafte Infektionskrankheit und auch manche Vergiftungen zu einem meist rasch vergehenden meningitischen Symptomenkomplex ·führen können, bei dem wenigstens die klinischen Symptome der Meningitis mehr oder weniger vollständig ausgebildet sind; wir nennen dies Syndrom „Meningismus".

Diese klinischen Symptome bestehen neben dem Fieber in Kopfschmerzen, Erbrechen, Pulsverlangsamung, Nackensteifigkeit, „Kahnbauch" u. a. Auch das KERNIGsche Symptom (die Erschwerung der Streckung des gebeugten Knies bei Beugung des Oberschenkels im Hüftgelenk) ist hier anzuführen. Erwähnt sei auch das BRUDZINSKIsche Phänomen. In liegender Stellung tritt zwangsweises Beugen der Knie beim Vorwärtsbeugen des Kopfes auf. Auch PEIPERS[1] Leistenbeugenreflex gehört hierher: Druck beiderseits auf die Leistengegend führt bei Meningitikern Beugung der Beine in Knie und Hüfte herbei. Auf dem Gebiete der glatten Muskulatur äußert sich die Meningitis namentlich in spastischer Obstipation. Zu den Allgemeinerscheinungen darf man auch allgemeine, epileptiforme Krämpfe und Delirien rechnen, während circumscripte Krämpfe und Lähmungen mehr die Bedeutung von Herdsymptomen haben. Auch die übrigens seltene meningitische Atemstörung (BIOTsches Atmen), ein Aussetzen der Atmung ohne Veränderung der Tiefe der Atemzüge wie beim CHEYNE-STOKESschen Atmen, dürfte als Allgemeinsymptom gedeutet werden. Das BIOTsche Atmen kommt übrigens auch bei anderen schweren Zuständen vor.

Auf ein weiteres Symptom bei Meningitis hat K. MENDEL[2] aufmerksam gemacht, nämlich auf eine große Druckempfindlichkeit der hinteren Gehörgangswand, die man bei Prüfung mit einer Knopfsonde feststellen kann. MENDEL, der dieses Symptom als Auricularissymptom bezeichnet, ist der Ansicht, daß es durch eine Irradiation vom Ramus meningeus n. Vagi durch das Ganglion jugulare zustande käme.

Die Schwierigkeit, einen Infektmeningismus von einer echten Meningitis zu unterscheiden, ist deswegen gelegentlich nicht gering, weil gerade die Infektionskrankheiten, bei denen Meningismen am häufigsten auftreten, bisweilen auch zur Ausbildung echter Meningitiden führen können, wie z. B. Typhus, croupöse Pneumonie, Sepsis, Scharlach und Influenza.

Man sollte denken, daß die Resultate der Spinalpunktion eine sichere Differenzierung ermöglichen würden, insofern als für die Diagnose Meningismus der Nachweis eines nicht entzündlichen, d. h. eiweiß- und zellfreien Punktates gefordert werden müßte. Das trifft auch für die meisten Fälle zu. Es gibt aber seltene Ausnahmen. Denn MATTHES und auch ich fanden in einigen Fällen, die nach ihrem klinischen Verlaufe, besonders ihrer plötzlichen, entweder spontanen oder im Anschluß an eine Spinalpunktion eintretenden Heilung als Meningismen angesprochen werden mußten, sowohl Druckerhöhungen als auch etwas vermehrten Eiweißgehalt und spärliche Zellbeimischungen.

Übrigens wird auch heute noch der von QUINCKE gebrauchte Ausdruck „seröse Meningitis" von den Autoren in verschiedenem Sinne angewendet. Man sollte eigentlich nur dann von einer serösen Meningitis sprechen, wenn als Ausdruck einer serösen Exsudation der Eiweißgehalt

---

[1]) A. PEIPER, Dtsch. Gesundheitsw. 1946, S. 145. [2]) K. MENDEL, Klin. Wochenschr. 1923. Nr. 17.

des Liquor vermehrt gefunden wird. Viele Autoren sehen aber nicht die Vermehrung des Eiweißgehaltes, sondern vielmehr die Drucksteigerung als das für die Annahme einer serösen Meningitis zu fordernde kennzeichnende Symptom an und rechnen daher auch Fälle ohne Erhöhung des Eiweißgehaltes zur Meningitis serosa. Es ist übrigens zuzugeben, daß es fließende Übergänge zwischen den Meningismen und der Meningitis serosa gibt, daß also eine Unterscheidung beider bisweilen nicht möglich ist.

Diagnostisch irreführend ist ferner gelegentlich der Umstand, daß auch bei ausgesprochenster entzündlicher, ja eitriger Meningitis das Spinalpunktat wasserklar, eiweiß-, bakterien- und zellfrei gefunden werden kann. Das tritt dann ein, wenn der entzündlich erkrankte Teil der Meningen durch Verklebungen von dem unteren Ende des Lumbalsacks abgeschlossen ist, wie es z. B. nicht selten bei den otogenen Meningitiden der Fall ist. Man führe bei derartigem Verdacht stets auch den Occipitalstich aus, der dann Aufklärung bringen kann.

Auch die Sektionsbefunde bei Meningismen sind keine einheitlichen. In den ersten von F. SCHULTZE und seinen Schülern beschriebenen Fällen wurden zwar die Meningen selbst frei von entzündlichen Veränderungen gefunden, dagegen bestanden solche in der Umgebung der kleinsten Gefäße und in den obersten Schichten der Hirnrinde. SCHULTZE nannte deswegen diesen Befund eine Meningitis sine meningitide. In einer größeren Reihe von Fällen, die KIRCHHEIM und SCHRÖDER an MATTHES' Klinik und dem JORESschen pathologischen Institut untersuchten, fehlten dagegen teils alle entzündlichen Veränderungen, teils wurden in anderen Fällen die SCHULTZEschen Befunde bestätigt, teils fanden sich in wieder anderen Fällen sogar anatomisch nachweisbare entzündliche Veränderungen, wenn auch nur geringen Grades.

Das gleiche wie von den anatomischen Befunden gilt auch von den bakteriologischen Untersuchungsergebnissen. FRÄNKEL hat hervorgehoben, daß sich das Eindringen der Mikroorganismen in die Hirnhäute und ihre Ansiedlung in ihnen keineswegs mit den klinischen Erscheinungen der Meningitis deckt; insbesondere können Punktate steril gefunden werden, wenn auch Bakterienansiedlungen vorhanden sind. Es kann auch, wie in einem von SCHOTTMÜLLER beschriebenen Falle, die Arachnoidea zwar frei von Bakterien sein, aber eine infizierte Pachymeningitis bestehen.

Epidem. Meningitis serosa.

Während QUINCKE ursprünglich die Meningitis serosa als ein meningeales Äquivalent seines „Oedema cutis circumscriptum" also als ein allergisches Syndrom) betrachtete, haben WALLGREEN, GÜNTER u. a. neuerdings auch epidemisch gehäufte Fälle von Meningitis serosa beschrieben. E. SCHILLING und ZEUMER[1]) berichten über 15 solche Fälle zwischen 1936 und 1938.

In allen Fällen, Leuten zwischen 18 und 35 Jahren, bestand das Syndrom einer mittelschweren febrilen akuten Meningitis. Der Liquor war stets steril, enthielt aber zwischen 6/3 und 8000/3 Zellen, meist Lymphocyten. Eiweiß- und Zuckerwerte sehr unterschiedlich. Senkung wenig verändert. Geringe Leukocytose, aber stets Eosinopenie und im Verlauf Lymphocytose. Alle Fälle genasen nach Lumbalpunktionen.

Es ist sehr die Frage, ob man solche gehäuften Fälle nur wegen ihres negativen bakteriologischen Befundes als Meningitis serosa bezeichnen darf. Sie dürften vielmehr mit der später zu besprechenden „gutartigen, lymphocytären, epidemischen Meningitis" (ARMSTRONG u. a.) identisch sein.

Meningitis sympathica.

Da meningitische Erscheinungen relativ häufig von lokalen Eiterungen ausgelöst werden (Meningitis sympathica), so hat man bei jedem meningitischen Symptomenkomplex die Möglichkeit eines solchen Ursprungs zu beachten.

Als unbedingte Regel muß deswegen gelten, daß insbesondere die Ohren untersucht werden. Aber auch die Nasenuntersuchung sollte nicht versäumt werden. GERHARDT beschrieb vier Fälle von rhinogener seröser Meningitis, die durch eine entsprechende Behandlung der Nase rasch zurückgingen. Die sonstigen selteneren Ausgangspunkte für fortgeleitete Entzündungen, wie etwa ein Oberlippenfurunkel oder eine Panophthalmie oder ein Erysipel drängen sich der Wahrnehmung von selbst auf.

Differentialdiagnostisch haben die Meningismen dann besonderes Interesse, wenn sie als Anfangssymptome einer Infektionskrankheit auftreten. Stellen sie sich dagegen bei schon ausgesprochenem Krankheitsbilde ein, so

---

[1]) E. SCHILLING und ZEUMER, Dtsch. med. Wochenschr. 1939. Nr. 25.

sind sie leicht als Komplikation zu erkennen. Es handelt sich dann nur darum, sie gegen echte Entzündungen der Hirnhäute abzugrenzen, was durch den Liquorbefund meist leicht gelingt.

Die meningitischen Symptome der Poliomyelitis und Encephalitis epidemica sind bereits besprochen worden. Es sei hier nur gesagt, daß sie wohl nur im Rahmen einer Epidemie richtig gedeutet werden können oder dann, wenn nach anfänglichen meningitischen Symptomen die für diese beiden Erkrankungen kennzeichnenden Symptome einsetzen. Auch der Liquorbefund wurde schon geschildert. Er wird in den meisten Fällen die Abgrenzung von tuberkulöser oder eitriger Meningitis ermöglichen. *Meningitische Symptome der Poliomyelitis und Encephalitis epidemica.*

Relativ häufig treten Meningismen im Beginn der croupösen Pneumonie auf. KIRCHHEIM (Königsberg) fand auf 500 Pneumoniefälle Frühmeningismen 15mal. Die meningitischen Erscheinungen eröffnen dabei die Szene, bevor die Pneumonie physikalisch nachweisbar wird, und klingen oft ab, wenn die physikalischen Zeichen der Pneumonie deutlich hervortreten. Halten sie aber länger an, so überdauern sie doch die Krise nicht. Sie sind am häufigsten bei Oberlappenpneumonien, namentlich im Kindesalter. Die Spinalpunktate waren meist eiweiß- und zellfrei und standen gewöhnlich unter hohem Druck. Man hat Fälle beobachtet, die mehrere Stadien der Verkennung einer Pneumonie erlebten: Zuerst wurden sie für Appendicitis gehalten, dann für Meningitis, bis endlich die Oberlappenpneumonie „herauskam". *Meningismen bei Pneumonie.*

Die zweite Gruppe der meningitischen Erscheinungen bei Pneumonie war dadurch gekennzeichnet, daß trotz des harmlosen Liquorbefundes die meningitischen Erscheinungen die Krise überdauerten.

In einem letalen Falle wurden passagere Lähmungserscheinungen beobachtet, für die der Sektionsbefund keine Aufklärung gab. In einem anderen Fall traten psychische Störungen im Sinne einer KORSAKOWschen Psychose auf; in einem dritten Falle Sprachstörungen und eine länger anhaltende Ataxie. KIRCHHEIM hat in der Literatur nur noch fünf dieser entsprechenden Fälle gefunden. Ihre Prognose ist, wie der zum Exitus gekommene Fall beweist, weniger günstig als die der Frühmeningismen.

Die letzte Gruppe der meningitischen Symptome bei Pneumonie sind dann echte, eitrige Pneumokokkenmeningitiden. Es waren unter jenen 500 Pneumoniefällen vier; sie verliefen sämtlich letal. Ihre Prognose ist bekanntlich sehr ungünstig. ROLLY fand unter 30 Fällen der Leipziger Klinik 26 mit tödlichem Ausgange.

Ähnlich wie bei Pneumonie können meningitische Symptome auch als Anfangszeichen der Grippe auftreten und verschwinden, sobald die katarrhalischen Erscheinungen deutlich werden. Zur Zeit der großen Influenzaepidemien wurden auch andere schwerere, oft tödlich endende zentrale Erkrankungen, die zu Krämpfen, Koma und Lähmungen führten, beobachtet. LEICHTENSTERN hat diese Fälle, die größtenteils durch echte Encephalitiden bedingt waren und im Liquor Influenzabacillen aufwiesen, beschrieben. *Meningismen bei Grippe.*

Echte Grippemeningitiden mit positivem Bacillennachweis (PFEIFFER) kamen während der großen Epidemie bei Kriegsende gelegentlich, wenn auch nicht oft, vor. Kleinere und kürzere Epidemien, z. B. die von 1923, 1933 und 1936 produzierten diese Hirnhautentzündungen anscheinend sehr selten. Ich sah während der letzten Epidemien keine echte Meningitis.

Auch eine Infektion mit Bacterium coli kann zu meningitischen Erscheinungen mit positivem Colibefund im Liquor führen, ohne daß es sich um eine ausgesprochene Colisepsis handeln muß. *Meningismen bei Coliinfektion.*

Beispiel: Kind mit den Erscheinungen einer Meningitis erkrankt. Es wurde tuberkulöse Meningitis angenommen und ungünstige Prognose gestellt. MATTHES fand meningitische Erscheinungen nur andeutungsweise und stellte eine Colicystitis fest.

Endlich sei noch der Fall einer Hysterika zitiert, den ich zur Zeit einer Epidemie von Meningokokkenmeningitiden beobachtete.

Frau von 25 Jahren, Temperatur 38°, ausgesprochene meningitische Erscheinungen, vorübergehende Amaurose. Die Spinalpunktion ergab zellfreien und eiweißfreien, wasserklaren Liquor unter einem Druck von 210 mm Wasser. Keine Meningokokken. Nach der Punktion sofortiges Verschwinden der meningitischen Symptome bei anhaltendem Fieber. Wenige Tage danach Genesung.

Es kann sich hier um eine hysterische Imitation meningitischer Erscheinungen während eines unklaren Fiebers gehandelt haben. Der vorübergehende Meningismus könnte aber auch durch die fieberhafte Erkrankung bedingt gewesen sein. Wenn man andere Fälle der Literatur betrachtet, möchte man den Fall aber doch am ersten für eine hysterische Pseudomeningitis halten. HUGO STARCK hat einen solchen Kranken beschrieben, der in zahlreichen Krankenhäusern auf seine Pseudomeningitis „reiste", alle klinischen Symptome imitierte, bis er durch die Lumbalpunktion entlarvt wurde.

Relativ häufig kommen Meningismen bei Scharlach und bei Typhus vor, doch treten sie bei diesen Krankheiten meist erst bei schon ausgebildetem Krankheitsbild auf. Das Vorkommen meningitischer Erscheinungen wurde z. B. in der HEINR. CURSCHMANNschen Klinik bei einer Typhus-Hausepidemie in sämtlichen Fällen beobachtet. Man pflegt ja derartige Fälle direkt als Meningotyphus zu bezeichnen.

MATTHES teilte mit, daß in einem Falle von Typhus seiner Beobachtung eine etwa 14 Tage lang bestehende Stauungspapille vorhanden war. Das Spinalpunktat war wasserklar, enthielt weder Zellen, noch Typhusbacillen, dagegen eine Spur Eiweiß. Es stand unter normalem Druck. Der Kranke war benommen und unruhig, die Patellarreflexe fehlten, sonst wurde aber jedes Lokalzeichen vermißt, namentlich waren keine Kopfschmerzen vorhanden. Die Genese dieser in der 4. Woche des Typhus auftretenden Stauungspapille blieb, da der Kranke genas, unklar.

Ungewöhnlich war der Befund auch im folgenden Fall:

Bei einem letal verlaufenden Typhus traten sehr heftige meningitische Erscheinungen ein. Das Spinalpunktat war vollkommen wasserklar. Es enthielt im Zentrifugat vereinzelte Leukocyten und rote Blutkörperchen, keine Typhusbacillen. Es stand bei der ersten Punktion unter sehr hohem Druck (340 mm Wasser), bei späteren Punktionen wurde derselbe Befund erhoben, nur war der Druck ein normaler. Die Sektion ergab ausgedehnte Hämorrhagien unterhalb der Dura. Die mikroskopische Untersuchung wies eine starke Füllung der Blutgefäße, sowohl in den Hirnhäuten wie in der Hirnsubstanz nach, doch waren sonst pathologische Veränderungen des Hirns oder seiner Häute nicht nachweisbar, insbesondere fehlte jede kleinzellige Infiltration.

Ähnliche Fälle von Meningealblutungen bei Typhus haben PFISTER und F. SCHULTZE beschrieben. Sie sind sehr selten.

Das Vorkommen dieser hämorrhagischen Prozesse in den Hirnhäuten und die dadurch bedingte Beimischung von roten Blutkörperchen zum Punktat nötigt, den Befund von Blut im Lumbalpunktat etwas näher zu besprechen.

Selbstverständlich ist das Punktat blutig, wenn bei der Punktion zufällig eine Vene angestochen wird. Aber dann läßt die Blutbeimischung beim weiteren Ablaufen der Flüssigkeit gewöhnlich rasch nach; sie findet sich jedenfalls in den ersten Portionen am stärksten. Außerdem ergibt sich beim Zentrifugieren, daß der Liquor ganz oder doch annähernd hämoglobinfrei ist. Eine gelbliche bis bräunliche Verfärbung des Punktates dagegen deutet im allgemeinen darauf hin, daß die Blutbeimischung nicht erst durch den Punktionsstich erfolgte, sondern bereits älteren Datums ist. Eine citronengelbe bis orangefarben Verfärbung des Liquor, sog. Xanthochromie, findet sich öfter bei Kompressionen des Rückenmarks und namentlich bei Kompressionen durch Tumoren. Mit ihr vereint kann in dem durch den Tumor oder eine sonstige komprimierende Ursache vom übrigen Spinalraum abgetrennten Stück eine Anreicherung an Globulin und Albumin stattfinden, die so hochgradig ist, daß der Liquor spontan gerinnt. Dabei fehlt aber eine Zellvermehrung im Liquor, wenn es sich nicht um entzündliche Prozesse handelt. Diese drei Symptome Xanthochromie, Gerinnung oder wenigstens vermehrter Eiweißgehalt mit positiver NONNE-APELTscher Reaktion bei Fehlen einer Zellvermehrung wird bei uns als NONNEsches Syndrom, im Ausland als FROINsches Kompressionssymptom bezeichnet. Die Gelbfärbung ist übrigens durch Bilirubin [1]) bedingt. Beiläufig mag bemerkt werden, daß bei Kompressionen, die einen Teil des Subarachnoidalsacks vom freien Liquor abschließen, sich Drucksteigerungen durch Lageveränderungen oder Komprimieren des Halses nicht auf das abgeschlossene Stück übertragen, daß also der Liquor dort dadurch keine Druckschwankungen zeigt, wohl aber durch Husten, Niesen oder sonstiges Pressen. Dies Symptom wird nach seinem Finder als das QUECKENSTEDTsche Symptom bezeichnet.

FROIN-NONNE- sches Kompressions- symptom.

Bei weitem am häufigsten sieht man diffus blutigen Liquor mit Xanthochromie bei **spontanen subarachnoidalen Blutungen**; einem Krankheitsbild, das sich besonders nach den Arbeiten von O. HESS [2]) als relativ häufig herausgestellt hat. Meine Mitarbeiter JORES [3]) und STRAUBE konnten innerhalb von $2\frac{1}{2}$ Jahren über 17 selbst beobachtete Fälle berichten; und zwar bei Leuten zwischen dem 18. und 62. Lebensjahr. Für viele andere Fälle spreche der folgende sehr typische meiner Beobachtung:

QUECKEN- STEDTsches Symptom. Subarach- noidale Blutungen.

52jährige Dame, seit der Pubertät Migräne; die früher sehr schweren Anfälle seit Klimax gemildert. In letzter Zeit schwere seelische Einwirkungen. Lues, Potus, Nicotin ausgeschlossen. Mäßige Hypertonie; keine Nephrosklerose.

Aus völliger subjektiver Gesundheit heraus nachts plötzlicher Anfall von vernichtendem Kopfschmerz. Es folgten mäßige Somnolenz, leichtere meningitische Symptome. Doppelseitiger Babinski, aber keine Glieder- und Hirnnervenlähmungen. Auf Morphium Besserung, Klarwerden der Psyche, Nachlassen des Schmerzes. Nach etwa 3—4 Tagen plötzlich gleichartiges Rezidiv. Lumbalpunktion ergab diffus blutigen Liquor, nach Sedimentierung Xanthochromie. Auf einige weitere Punktionen, die stets gleich blutigen Liquor ergaben, geringe Besserung. Etwa 10 Tage nach dem ersten Anfall dritter Anfall von enormem Kopfschmerz und Meningismus, bald darauf Bewußtlosigkeit und Tod.

Abgesehen von den eben geschilderten Kardinalsymptomen, dem Anfall von enormem Kopfschmerz mit Somnolenz und Meningismus, ist der Befund je nach Hauptblutungsherd wechselnd. Man beobachtete Hemiparesen, Augenmuskellähmungen, meist aber Fehlen aller Herdsymptome. Kennzeichnend war das Verhalten der Reflexe: Von 10 Fällen fehlten in 8 die Sehnenreflexe der Beine und in 9 bestand (ohne Lähmung) Babinski, meist doppelseitig. Der hämorrhagische Liquor steht unter erhöhtem Druck. Das Blut in ihm gerinnt nicht; ein sehr konstantes, noch nicht erklärtes Phänomen. Lues war meist nicht nachweisbar. Ausgesprochene Arteriosklerose oder Nephrosklerose sind keineswegs obligat, aber immerhin häufig. HANSEN fand Überwiegen weiblicher Kranker nach der Klimax. Nach den anatomischen Untersuchungen der BROUWERschen Klinik-Amsterdam und von HANSEN [4])-Lübeck sind meist Aneurysmen meningealer Gefäße Quelle der Blutungen. Bei manchen Kranken war langjährige Migräne vorausgegangen.

WICHERN [5]) hatte übrigens bereits früher darauf aufmerksam gemacht, daß, abgesehen von der sanguinolenten Punktionsflüssigkeit sich die Aneurysmen dadurch auszeichnen, daß sich die cerebralen Erscheinungen (allgemeine, wie Herdsymptome mit Zurückbleiben von starken Kopfschmerzen und

[1]) Man vergleiche darüber GROSS, Dtsch. Zeitschr. f. Nervenheilk. Bd. 67, S. 353. 1921 und LESCHKE, Dtsch. med. Wochenschr. 1921. Nr. 14. [2]) O. HESS, Klin. Wochenschr. 1929, S. 1622. [3]) JORES, Zeitschr. f. ges. Neurol. u. Psych. Bd. 143. H. 3 u. 4. [4]) HANSEN u. v. STAA, Nervenarzt Bd. 12. 1939. [5]) WICHERN, Klinische Beiträge zur Kenntnis der Hirnaneurysmen. Dtsch. Zeitschr. f. Nervenheilk. Bd. 44, S. 221 und zur Diagnose perforierender Aneurysmen der Hirnarterien. Münch. med. Wochenschr. 1911. Nr. 51.

Nackensteifigkeit) schubweise wiederholen. Diese Schübe entsprechen wiederholten meningealen Blutungen, da die Aneurysmen nicht nur einmal, sondern wiederholt perforieren.

Diese subarachnoidalen Blutungen sind durch das Symptomenbild, den in Anfällen mit langsamer Erholung sich vollziehenden Verlauf und das sanguinolente Punktat von anderen intracerebralen Prozessen, z. B. Tumoren, meist abzugrenzen. Die Hirnaneurysmen kommen zwar bei älteren Leuten auf luischer oder arteriosklerotischer Basis vor, aber sie sind durchaus nicht auf das vorgerücktere Lebensalter beschränkt. EPPINGER hat betont, daß sie angeboren sein können und daß sie endlich gar nicht selten Folge eines infektiösen Embolus bzw. der durch diesen bedingten Infektion der Gefäßwand sind. Auch JOCHMANN erwähnt die multiplen Hirnaneurysmen als Erscheinungen der Endocarditis lenta. Es sei aber nochmals hervorgehoben, daß solche subarachnoidale Blutungen gelegentlich, insbesondere bei Jugendlichen, auftreten, ohne daß Lues oder eine akute oder subakute Infektionskrankheit vorausgegangen sind.

Neuerdings hat man zur Diagnose der intra- und extracerebralen Aneurysmen der Carotis interna und des Circulus arteriosus Willisii die Arteriographie herangezogen (ALBRECHT, SACHS und MONITZ, SJÖQUIST). SJÖQUIST [1]) berichtet über solche Fälle mit akuter Ophthalmoplegie. Die Arteriographie versagt allerdings, wenn das Aneurysma thrombosiert ist.

Eine eingehende klinische und anatomische Darstellung der subarachnoidalen Blutungen hat mein Mitarbeiter G. BOTHE [2]) gegeben.

Apoplexie. Eine stark blutige Spinalflüssigkeit kann man ferner bei intracerebralen Apoplexien mit Durchbruch in die Ventrikel erhalten.

REICHMANN hat darauf aufmerksam gemacht, daß die roten Blutkörperchen in solchen Fällen zum Teil verändert sind und daß eine sekundäre Lymphocytose infolge der meningealen Reizung im Punktat angetroffen wird.

Auch bei Pachymeningitis haemorrhagica kann man einen blutigen Liquor erhalten, wie ein von DUNN [3]) beschriebener Fall beweist. Allerdings ist, wie aus den anatomischen Verhältnissen leicht erklärlich, bei den meisten Fällen dieser Art der Liquor nicht blutig, nicht einmal xanthochrom. Auch nach Schädeltraumen findet man natürlich häufig hämorrhagischen Liquor.

Meningismen bei Menstruation und Schwangerschaft. Nichtinfektiöse Meningismen kennen wir aus verschiedenen Ursachen. QUINCKE hat z. B. Krankheitsbilder beschrieben, in denen ein meningitischer Symptomenkomplex regelmäßig mit der Menstruation rezidivierte. QUINCKE betrachtet diese Zustände als Analoga zum angioneurotischen Ödem. Auch WEITZ beschrieb einen ähnlichen, aber prämenstruellen Fall.

DREYFUSS und TRAUGOTT haben ferner über ein ähnliches, während der Gravidität entstehendes Krankheitsbild berichtet.

Bei einer im dritten Monat schwangeren Frau trat Nackensteifigkeit, Hyperästhesie und insbesondere eine Neuritis optica auf. Die Spinalpunktion ergab einen Liquor mit vermehrtem Eiweißgehalt unter wechselnd hohem Druck. Eine Ventrikelpunktion ließ einen Hydrocephalus als Grund des Krankheitsbildes ausschließen. Nach Einleitung des künstlichen Abortes trat eine rasche und wesentliche Besserung ein, wenn auch die objektiven Symptome sich erst langsam zurückbildeten.

Bei Männern sind diese Zustände seltener. Ich habe einen 58jährigen Mann beobachtet, bei dem innerhalb eines Jahres 6 Anfälle schwerster Meningitis serosa (mit jedesmal völlig normalem Liquor bei allerdings 350—400 mm Druck) auftraten. Stets waren diese meningitischen Zustände mit Anfällen von hämorrhagischer Diathese (Haut-, Mund-, Nasen-, Nierenblutungen usw.) kombiniert.

Bei Würmern. Auch bei Helminthiasis kommen Meningismen vor. Besonders der Trichocephalus dispar wird, wohl zu Unrecht, als Erreger solcher Zustände

---

[1]) SJÖQUIST, D. Nervenarzt 1936. H. 5.   [2]) GERHARD BOTHE, Diss. Rostock 1942 (hier die gesamte Literatur).   [3]) DUNN, Ref. Zentralbl. f. Chirurg. 1923. Nr. 11.

angeschuldigt. Falls man also gar keinen Grund für einen Meningismus finden kann, untersuche man auch den Stuhl auf Würmer bzw. Wurmeier.

Toxisch bedingt sind die Meningismen, die bei chronischen Bleiintoxika- Bei Blei-
vergiftung.tionen vorkommen. Die Liquores wurden dabei teils klar, teils getrübt und zellhaltig gefunden; der Liquordruck war stets erhöht. In allen beschriebenen Fällen wurden von den Punktionen günstige therapeutische Erfolge gesehen. Dies erklärt sich wohl daraus, daß im Liquor der Bleikranken (z. B. bei Steck-schußträgern) sich viel Blei befindet (NEISSER und SCHLESINGER). ·Wegen des Vorkommens dieser Bleimeningismen mache man es sich also jedenfalls zur Regel, bei zweifelhaftem meningitischem Krankheitsbilde an diese Ätiologie zu denken und achte auf das Vorhandensein eines Bleisaums.

Eine Parotitis epidemica wird gelegentlich als Ursache von Meningitis Bei
Parotitis
epidemica.oder Meningismus angesehen, z. B. in einem Falle, den ZABEL beschrieben hat. Es fand sich dabei ein eitriges, aber keimfreies Punktat.

Ich komme nun zu den eigentlichen Meningitiden und zuerst zu ihrer häufig- Tuber-
kulöse
Meningitissten Form, der tuberkulösen Meningitis. Sie verläuft etwa so: Einige Wochen bereits vor Ausbruch der meningitischen Erscheinungen sind die Kranken — meist Kinder — in ihrem Wesen verändert. Sie wollen nicht mehr spielen, sitzen still herum und klagen gelegentlich schon über Kopfschmerzen. Die ge-wöhnlichsten Anfangssymptome sind ferner Appetitlosigkeit, Übelkeit und Er-brechen. Der unachtsame Arzt gibt sich deswegen oft mit der Diagnose einer gastrischen oder „nervösen" Störung zufrieden. Das jähe Aufschreien (Cri hydrocéphalique) kommt im Beginn oder Verlauf der tuberkulösen Menin-gitis bei Kindern öfter vor, bei Erwachsenen aber sehr selten.

Der Verdacht auf tuberkulöse Hirnhautentzündung wird bei den geschilderten Anfangssymptomen bestärkt, wenn unregelmäßiges, meist nicht hohes Fieber besteht. Die Entwicklung der meningitischen Erscheinungen spielt sich dann meist ziemlich rasch ab. Im klinischen Bilde herrschen, da die Meningitis eine vorwiegend basal ausgebreitete ist, Erscheinungen von seiten der Hirn-nerven vor. Diese sind außerdem gegenüber andersartigen Herderscheinungen dadurch ausgezeichnet, daß sie oft nur passagere sind. Augenscheinlich kom-men sie seltener durch die Tuberkeleruptionen selbst als durch lokale, in ihrer Stärke wechselnde, entzündliche Ödeme zustande. Übrigens kommen auch vielfältige flüchtige Cerebralstörungen anderer Art, z. B. Monoparesen, Hemiparesen, Aphasien u. a. m. vor. In seltenen Fällen kommen auch Läh-mungen spinalen und radikulären Charakters vor, wenn Eiterung und Ödem besonders die spinalen Meningen betreffen. Auch Fälle von LANDRYscher auf-steigender Paralyse werden beobachtet.

Ich sah einen Fall, in dem scheinbar eine hochfieberhafte Poliomyelitis von LANDRYschem Typus bestand. Die 15jährige Kranke zeigte außer der schlaffen Tetraparese und Atem-lähmung negativen Röntgenbefund der Lungen und uncharakteristischen Liquor mit Neutro-cytose. Die Obduktion ergab eine eitrige, tuberkulöse, besonders spinale Meningitis und allgemeine Miliartuberkulose.

In der Mehrzahl der Fälle ist die Meningitis tuberculosa nur eine Teil-erscheinung einer allgemeinen Miliartuberkulose. Mitunter ist sie aber eine mehr selbständige Erkrankung. Namentlich ist dies dann der Fall, wenn die Aus-breitung der Tuberkel von einem älteren Hirnherd, etwa einem Kleinhirn-tuberkel ausgeht. Es können dann die Herderscheinungen des alten Herdes den meningitischen Allgemeinerscheinungen vorausgehen (Typus inversus der Typus
inversus.Meningealtuberkulose).

Der Nachweis eines bereits bestehenden, wenn auch oft scheinbar ge-heilten oder inaktiven, tuberkulösen Herdes auch in anderen Organen (Drüsen-,

Knochen- und Lungentuberkulose) sollte stets bei cerebralen Erscheinungen die Möglichkeit einer tuberkulösen Meningitis in Betracht ziehen lassen. Bei manifester Lungentuberkulose ist sie übrigens ziemlich selten.

Stets ergänze man auch die Anamnese. Es kommt oft vor, daß in gesunden Familien ein Kind an tuberkulöser Meningitis erkrankt und dann festgestellt wird, daß ein schwer tuberkulöser Dienstbote im Hause war. Für Erwachsene beachte man Infektionsgelegenheiten an den Arbeitsstätten.

Kann man bei der Meningitis tuberculosa während des Prodromalstadiums ein Röntgenbild der Lunge aufnehmen, so gelingt es bisweilen schon vor dem Ausbruch .der meningitischen Symptome die Diagnose Miliartuberkulose der Lungen zu stellen. Es sei also für verdächtige Fälle die Vornahme der Röntgenuntersuchung ausdrücklich angeraten. Die deutlich erkennbare miliare Aussaat auf den Lungen läßt sich allerdings oft erst während der manifesten Meningitis röntgenologisch feststellen.

Bei der tuberkulösen Meningitis finden sich im Beginn oft relative Pulsverlangsamung, Leukopenie und positive Diazoreaktion, genau wie beim Typhus. Bei tuberkulöser Meningitis findet sich aber, wenn schon meningitische Erscheinungen vorhanden sind, nur selten eine Lymphocytose, wie sie für den Typhus mit Ausnahme der allerersten Stadien kennzeichnend ist. Man darf den diagnostischen Wert der Diazoreaktion und des Blutbildes aber ja nicht überschätzen. Jedenfalls wiegen beide diagnostisch federleicht gegenüber der entscheidenden Bedeutung des Liquorbefundes, der unbedingt und so rasch als möglich stets zu erheben ist.

Spinal-
punktat. Der Liquor ist meist wasserklar, steht aber unter hohem Drucke. Leicht getrübte Punktate sind aber gleichfalls nicht selten, während direkt eitrige die Ausnahme bilden.

Ein von LENK und POLLAK angegebenes Verfahren, der Nachweis eines erhöhten Gehaltes an peptidspaltenden Fermenten im Liquor, dürfte nur für die Klinik geeignet sein. Man versetzt fallende Mengen von Liquor mit je 0,5 Glycyltryptophan und hält das Gemisch eine Stunde im Brutschrank. Positive Reaktion selbst bei Verdünnung des Liquor von 1 : 2 spricht für tuberkulöse Meningitis [1]).

Meist geben auch die klaren Punktate mit der NONNEschen Reaktion einen erhöhten Globulingehalt und nach ROMINGER und WIDMAIER die PANDYsche Reaktion. — Ein Tropfen Liquor in gesättigte Carbolsäurelösung gebracht läßt an der Berührungsschicht bläulichweiße Trübung entstehen [2]). Auch die Flockungsreaktion in Gestalt der Mastixkurve gibt einen oft typischen Befund. Regelmäßig findet man auch beim Zentrifugieren selbst in völlig klaren Punktaten Zellen, und zwar in der Mehrzahl Lymphocyten. Reine oder überwiegende Lymphocytose im klaren oder schwach getrübten Liquor spricht in Fällen, die eine akute luische Frühmeningitis ausschließen lassen, am meisten für Tuberkulose der Hirnhäute. In selteneren, sehr akut, mit stark getrübtem Liquor verlaufenden Fällen finden sich auch reichlich polymorphkernige Neutrophile.

Für Tuberkulose spricht ferner, wenn sich in einem wasserklaren Liquor ein Fibrinnetz „Spinnwebsediment" absetzt. Meist sind in diesem Tuberkelbacillen nachzuweisen.

Relativ leicht findet man die etwa vorhandenen Tuberkelbacillen, wenn man oben auf das Zentrifugierglas eine feine Watteflocke legt und so lange zentrifugiert, bis diese auf den Boden geschleudert ist. Man macht dann von ihrer unteren Seite ein Abstrichpräparat. Man kann auch, wie BOSTRÖM vorgeschlagen hat, den Liquor in ein schmales Gefäß gießen und einen Objektträger hineinstellen. Das Fibrinnetz läßt sich dann mit

---

[1]) Vgl. MANDELBAUM, Zeitschr. f. ärztl. Fortbild. 1920, Oktober. [2]) ROMINGER, Münch. med. Wochenschr. 1919. Nr. 18. WICHMAIER, Ebenda. 1920. Nr. 25.

diesem, wenn man es mittels eines Spatels oben etwas andrückt, ungefaltet in einem Zuge herausheben und ist so ausgebreitet zum Bacillennachweis geeignet.

WALTNER[1]) hat folgende Methode zum Nachweis des Fibringehaltes angegeben: Man mischt den klaren Liquor mit der Hälfte einer 10%igen Natronlauge und schüttelt. Es bilden sich bei vorhandenem Fibrin Luftblasen in der Flüssigkeit wie bei der Eiterreaktion im Urin. Die Probe muß sofort nach der Punktion angestellt werden.

Natürlich ist der Nachweis von Fibrin in einem wasserklaren Liquor nicht beweisend für eine tuberkulöse Meningitis. OHNACKER[2]) hat z. B. hervorgehoben, daß man bei sympathischen, vom Ohr ausgehenden, noch nicht allgemein gewordenen meningitischen Reizungen genau den gleichen Befund wie bei tuberkulöser Meningitis und auch ein Fibrinnetz erhalten könne. Man solle sich also bei nachgewiesener Ohrerkrankung nicht durch einen derartigen Befund vom operativen Eingreifen abhalten lassen. Derselbe Autor gibt ferner an, daß für diese vom Ohr ausgehenden Reizungen ein rascher Wechsel des Liquorbefundes, bald klar und zellarm, bald mehr-minder trüb und zellreicher, kennzeichnend sei.

Auch die Verminderung des Liquorzuckers hat man als kennzeichnend für die tuberkulöse Meningitis aufgefaßt. Nach Untersuchungen G. STRAUBES[3]) an der Rostocker Klinik ist das unrichtig: Alle Formen der akuten Meningitis können mit Verminderung oder Verschwinden des Liquorzuckers verlaufen; insbesondere die diagnostisch konkurrierenden Formen der Meningokokken-, Pneumokokken-, Streptokokken- und Typhusmeningitis. Auch der Kochsalzgehalt des Liquors, der normalerweise 0,68—0,72% beträgt, ist bei Meningitiden und auch bei der tuberkulösen bis auf 0,45% vermindert gefunden. CSAKI[4]) möchte dem Kochsalzgehalt sogar eine höhere differentialdiagnostische Bedeutung beimessen als dem Zuckergehalt.

Die Verimpfung des Punktates auf ein Meerschweinchen ist diagnostisch ohne Bedeutung, weil die Diagnose auf diese Weise zu spät kommt und, falls es sich um Tuberkulose handelt, vom Krankheitsverlauf überholt wird.

Die tuberkulöse Meningitis ist im jugendlichen Alter weitaus am häufigsten. Lebensalter. Doch ist kein Lebensalter von ihr ganz verschont. Der älteste Fall von MATTHES war ein 68jähriger Mann, der das voll entwickelte Bild bot; hier eröffnete eine Hypoglossuslähmung die Szene. SCHLESINGER hat darauf hingewiesen, daß bei alten Menschen die Nackenstarre häufig vermißt wird. Auch andere Ärzte haben bei Greisentuberkulose Meningitis beobachtet, die zwar mit basalen Hirnnervenstörungen, sonst aber unter dem Bilde schwerer halluzinatorischer deliranter Verwirrtheit ohne Nackenstarre und Kernig verlief.

Endlich sei erwähnt, daß in seltenen Fällen die tuberkulöse Meningitis Chronische Form auch in subakut oder chronisch und sogar in rezidivierend verlaufender Form vorkommt. Sie täuscht dann Tumoren, insbesondere der Hirnbasis vor. Z. B. war in zwei Fällen der Heidelberger und der Tübinger Klinik die Diagnose auf Hypophysentumor gestellt worden. Ähnliche Fälle hat auch REICHMANN beschrieben[5]).

Ich beobachtete bei einem 65jährigen Mann das seltene Krankheitsbild einer rezidivierenden tuberkulösen Meningitis. Die Anamnese des Arztes ergab, daß Patient vor etwa 5 Wochen einen 2 Tage dauernden Anfall von ,,Meningismus" durchgemacht hatte. Nach einigen Tagen völliger Beschwerdefreiheit erneuter ähnlicher Anfall von stark deliranter Färbung, der wiederum in 2 Tagen abklang. Dann folgte eine ganz symptomlose Remission über 3 Wochen; dann folgte der dritte wiederum stark delirante Schub der Meningitis, der der Alte in 6 Tagen erlag. Nach der Obduktion, die Miliartuberkulose mit geringer

---

[1]) WALTNER, Klin. Wochenschr. 1924. Nr. 28.   [2]) OHNACKER, Münch. med. Wochenschr. 1925. Nr. 22.   [3]) G. STRAUBE, Dtsch. med. Wochenschr. 1932. Nr. 29.   [4]) CSAKI, Zeitschr. f. klin. Med. Bd. 100. 1924.   [5]) REICHMANN, Dtsch. Zeitschr. f. Nervenheilk. Bd. 52.

Beteiligung der Meningen ergab, konnte O. RANKE[1]) histologisch die meningitischen Herde des verschiedenen Alters differenzieren.

Sehr langsam kann auch eine Meningealtuberkulose verlaufen, wenn sie sich von einem benachbarten Organ auf die Meningen fortsetzt. So beobachtete MATTHES eine Meningealtuberkulose, die von einer primären Keilbeintuberkulose übergegriffen hatte. Die erste Erscheinung derselben, eine Abducens-parese, war zwei Monate ante exitum aufgetreten[2]).

Endlich sei bemerkt, daß im ersten Lebensjahr alle Formen der Meningitis, tuberkulöse sowohl wie eitrige, eine pralle Spannung der noch offenen Fontanelle hervorrufen. Es ist dies ein Unterscheidungsmerkmal gegenüber den dem meningitischen Symptomenkomplex sehr ähnlichen Endstadien der schweren toxischen Verdauungsstörungen, die man früher als Hydrocephaloid bezeichnete. Bei diesen ist die Fontanelle meist eingesunken.

Syphiliti-sche Früh-meningitis. Der tuberkulösen Hirnhautentzündung kann nun ganz besonders die syphilitische Frühmeningitis ähneln: Wenige Wochen oder Monate nach den manifesten Infektionssymptomen kommt es zur mehr oder minder ausgesprochenen Meningitis, die oft auch mit Fieber einhergeht. Nicht selten tritt diese Form nach einer Salvarsanbehandlung als HERXHEIMERsche Reaktion der Meningen auf. Oft ist sie mit basalen Symptomen, vor allem Hirnnervenlähmungen, verbunden. Der unter hohem Druck stehende Liquor ähnelt insofern dem der tuberkulösen Meningitis, als er meist klar oder ganz schwach getrübt ist, Lymphocyten und positive NONNE-APELT-Reaktion zeigt. Entschieden wird die Diagnose aber erst durch die positiven Luesreaktionen (Wassermann, Meinecke, Sachs-Georgi u. a.) in Liquor und Blut sowie durch die meist positive Anamnese des Infektes und den Erfolg der spezifischen Therapie. Diese luische akute Frühmeningitis war nach den ersten Jahren der Salvarsanbehandlung und auch nach dem Kriege relativ häufig. In den letzten Jahren ist sie — wahrscheinlich infolge besserer Luestherapie — anscheinend seltener geworden.

Meningitis durch Hefe-infektion. Ein der tuberkulösen Meningitis gleichfalls ähnliches, sehr seltenes Krankheitsbild ruft die Hefeinfektion der Meningen hervor. Die Erkrankung zieht sich länger hin als die tuberkulöse Meningitis, im TÜRKschen Falle[3]) gegen 6 Wochen, im Falle von MUMME sogar über 5 Monate. Ich[4]) beobachtete einen 37jährigen Mann, der an einer subakuten, in mehreren Schüben verlaufenden Meningitis starb; im klaren Liquor wurden Lymphocytose und massenhaft Hefezellen gefunden; die Obduktion ergab eine Hefeinfektion der Meningen und vieler Teile der grauen Substanz des Gehirns.

Meningitis epidemica. Ich komme nun zu den eitrigen Meningitiden, zuerst zur epidemischen Meningitis. Meist beginnt sie ganz akut, oft mit Schüttelfrost und Erbrechen. Die meningitischen Symptome, insbesondere die Genickstarre, entwickeln sich häufig sehr rasch, oft binnen Stunden. Die Diagnose ergibt sich, abgesehen vom Krankheitsbild, in der Regel sofort aus dem Verhalten des Liquors, der durch Eiter getrübt ist und Meningokokken enthält. Häufig läßt sich der Erreger auch anfangs im Blute und im Rachenabstrich nachweisen.

Aber nicht alle Fälle beginnen so kennzeichnend. Es ist bei dem Kapitel „unklare Infektionskrankheiten" schon der foudroyant verlaufenden Formen gedacht worden, die überhaupt keine meningitische Symptome, sondern nur hohes Fieber zeigen. Der Tod tritt in diesen Fällen so rasch ein, daß es in den Meningen gar nicht zur Eiterbildung kommt. Man findet daher auch an der Leiche nur Rötung und Ödem der Hirnhäute, aber keinen Eiter. Es ist verständlich, daß in solchen Fällen das Spinalpunktat ein Verhalten wie bei Meningitis serosa zeigt. Zwar gelingt meist der Nachweis der Meningokokken

[1]) O. RANKE, Histologische Arbeiten aus der Heidelberger Psychiatr. Klinik, herausgeg. Jena: Gustav Fischer 1908. [2]) TIEFENSEE, Diss. Königsberg 1919. [3]) TÜRK, Dtsch. Arch. von FRANZ NISSL, Bd. 2. f. klin. Med. Bd. 90 und C. MUMME, Zentralbl. f. inn. Med. 1938. Nr. 8. [4]) Mitgeteilt von WOLF S. REICHEL, Klin. Wochenschr. 1939, S. 1468—1471.

darin, aber es kommen doch auch seltene Fälle vor, in denen das Punktat anfangs keimfrei gefunden wird. Leider hat man, wenn man diesen perakuten Fällen außerhalb einer Epidemie begegnet, meist keine Veranlassung, die Spinalpunktion auszuführen; deswegen kann die Diagnose verfehlt werden.

Als Beispiel perakuten Verlaufs erwähne ich folgenden Fall meiner Beobachtung: Ein 20jähriges Dienstmädchen, das abends mit Kopfschmerzen ins Bett gegangen war, wird am nächsten Morgen tot aufgefunden. Die Obduktion ergab eine beginnende epidemische Meningitis mit positivem Meningokokkenbefund in Liquor und Nasenrachenraum.

Auch manche weniger akute Fälle gibt es, die anfangs meningitische Symptome vermissen lassen, wie die folgenden Fälle von MATTHES:

Ein Kranker hatte 4 Wochen lang an heftigen Kopfschmerzen gelitten und war 8 Tage davon wegen einer unklaren fieberhaften Erkrankung in einem Krankenhaus beobachtet, aber nicht spinalpunktiert worden. Bei seiner Aufnahme in die Klinik waren meningitische Beschwerden eben erst angedeutet. Die Diagnose ergab sich sofort aus der Punktion, die meningokokkenhaltigen Eiter lieferte.

Ein 12jähriges Mädchen war mit fieberhafter Angina erkrankt und nach Abklingen der Angina fieberfrei geworden, bot nun aber scheinbar das Krankheitsbild einer schweren Hysterie. Das Mädchen warf sich in typischen hysterischen Attitüden im Bett umher; nur eine Pupillendifferenz ließ vermuten, daß es sich um ein organisches Leiden handle. Erst am 8. Tage des Klinikaufenthaltes traten unter neuerlichem Fieberanstieg meningitische Erscheinungen auf; jetzt erst lieferte die Punktion eitriges, meningokokkenhaltiges Punktat. Die Sektion ergab Meningokokkenmeningitis.

Mitunter kann bei epidemischer Meningitis die Punktion auch aus einem anderen Grunde diagnostisch versagen. Man erhält überhaupt kein Punktat. Dies kann der Fall sein, wenn Verklebungen den unteren Teil des Duralsackes abschließen, aber auch, wenn der Eiter stark eingedickt ist, wie es besonders vorkommt, wenn die Meningitis schon einige Zeit besteht. Man kann zwar vielleicht dann noch durch den Suboccipitalstich Punktat erhalten, jedoch ist das bei Meningitis nicht ohne Gefahr (Blutung).

Auf die bakteriologische Differenzierung der Meningokokken, die bekanntlich gramnegativ sind, soll hier nicht eingegangen werden. Meist gelingt es bereits im gefärbten Sedimentpräparat die charakteristischen, den Gonokokken ganz ähnelnden, meist intracellulären Diplokokken zu finden. Bezüglich des Kulturverfahrens sei erwähnt, daß die Meningokokkenkulturen oft nicht angehen, wenn das Punktat transportiert und abgekühlt wurde. Es ist besser, wenn die Kulturen am Krankenbett selbst angelegt werden oder das Punktat wenigstens unabgekühlt (z. B. in einer Thermosflasche) zur Untersuchungsstelle gelangt. Bei spärlichem Kokkengehalt empfiehlt sich nach TABORAS Vorschlag ein Anreicherungsverfahren. Man setzt zu dem gewonnenen Liquor 1 ccm 10%ige Traubenzuckerlösung und bringt die Mischung auf einige Stunden in den Brutschrank, bevor man die Platten gießt. *(Randnotiz: Meningokokkennachweis.)*

MATTHES beobachtete, daß zur Zeit von Epidemien auch anders bedingte eitrige Meningitiden in vermehrtem Maße auftreten können. Bei einer Kölner Epidemie wurden z. B. in 16% andere Erreger als Meningokokken festgestellt, und zwar Pneumokokken, Influenzabacillen, der FRIEDLÄNDERsche Bacillus, einige Male auch Strepto- und Staphylokokken.

Das klinische Krankheitsbild der typischen Fälle ist gegenüber andersartiger und auch gegenüber der tuberkulösen Meningitis besonders durch die Erscheinungen der Allgemeininfektion gekennzeichnet. Die enormen Schweiße, die hohe Febris continua, der oft sehr ausgebreitete Herpes, die Hautausschläge in Form von purpura-, masern- oder scharlachähnlichen Exanthemen sind der tuberkulösen Form der Meningitis nicht eigen; ebensowenig die allerdings selteneren Gelenkschwellungen. *(Randnotiz: Erscheinungen der Allgemeininfektion.)*

Kann man die eben beschriebenen Allgemeinerscheinungen vielleicht noch als toxisch bedingt auffassen, so gilt dies wohl nicht von den nicht selten bei epidemischer Genickstarre zu beobachtenden Schwellungen der cervicalen und submaxillaren Drüsen, die doch als infektiöse angesehen werden müssen. Ganz abgesehen davon, daß in vielen Fällen die Meningokokken im Blut nachgewiesen wurden, spricht auch das nicht seltene Vorkommen von Milzschwellungen und auch von Endokarditiden für eine Meningokokkensepsis.

Augenscheinlich aber treten ebenso wie bei der Pneumonie die Erscheinungen der Allgemeininfektion nur in wenigen Fällen so hervor, daß sie gegenüber den lokalen das Krankheitsbild beherrschen. Übrigens sah ich Meningokokkensepsis und -endokarditis gelegentlich erst viele Wochen nach völliger Heilung der primären Meningitis auftreten (WEINDEL [1]).

Als WATERHOUSE-FRIDERICHSEN-Syndrom hat man eigenartige Fälle von Meningokokkensepsis ohne Meningitis neuerdings beschrieben D'AGATI und MARANGONI[2]) haben über 6 Fälle berichtet, die schwere Shocksymptome, Lungenödem, Gesichtsödem, Erbrechen und Durchfälle bei hohem Fieber zeigten; nur ein Kranker genas. Anatomisch fanden sich hämorrhagische Veränderungen an Herz, Leber, Nieren und Nebennieren. Intra vitam wurden in allen Fällen Meningokokken im Blut gefunden. ARNEIL hat als Folge der Meningokokkensepsis gleichfalls akute, stets tödliche endende doppelseitige Nebennierenblutungen gefunden (vgl. S. 206). H. SEIDLMAYER[3]) berichtete unlängst über symmetrische Gangrän der Hände bei Meningokokkensepsis.

Fleckfieber, Meningitis. Während beider Weltkriege haben sich wiederholt differentialdiagnostische Schwierigkeiten in der Abgrenzung von epidemischer Meningitis und Fleckfieber ergeben. Das ist verständlich, weil die Exantheme sich ganz gleichen können und weil beim Fleckfieber seröse, seltener auch eitrige Meningitiden vorkommen. Die Differentialdiagnose kann außer durch die Beobachtung des Verlaufes und der epidemiologischen Verhältnisse durch den Nachweis des Erregers, bzw. durch die WEIL-FELIXsche Reaktion gestellt werden.

Blutbild. Das Blutbild der epidemischen Meningitis zeigt im Beginn starke polynucleäre Leukocytose. Bei eintretender Besserung fallen die Werte für die polynucleären Leukocyten und die der Lymphocyten steigen an. In den ungünstig verlaufenden Fällen bleibt dagegen das ursprüngliche Bild unverändert (RUSCA).

Fieberverlauf. Das Fieber kann bei der epidemischen Genickstarre eine hohe Kontinua sein, häufiger ist es aber inter- oder remittierend; namentlich können sich fieberfreie Perioden unter Rückgang aller Symptome einschieben, die dann von neuerlichen Temperatursteigerungen und Verschlimmerungen der meningitischen Erscheinungen gefolgt sind. Die epidemische Meningitis ist auch insofern eine heimtückische Erkrankung, als Kranke, die schon in voller Rekonvaleszenz zu sein schienen, noch ganz plötzlich sterben können. Man findet dann mitunter, trotzdem schon alle meningitischen Erscheinungen verschwunden waren, noch reichliche eitrige Infiltrationen und freien Eiter, besonders an der Konvexität, in anderen Fällen allerdings nur einen Hydrocephalus.

Außerordentlich auffallend ist die geradezu grauenhafte Abmagerung, die die Kranken im subakuten, hydrocephalischen Stadium zeigen; sie ist wohl nur zum Teil durch das anhaltende Erbrechen zu erklären.

Herderscheinungen. Eigentliche Herderscheinungen kommen zwar nicht so regelmäßig wie die basalen Symptome der Meningitis tuberculosa zur Beobachtung, doch sind z. B. Augenmuskellähmungen im Gebiete des Abducens und Oculomotorius nicht selten. Sehr häufig ist Strabismus concomitans. Auch abnorme Weite und Füllung der Venen des Augenhintergrundes kommt oft vor. Eigentliche Stauungspapillen treten meist erst im hydrocephalischen Stadium auf. Im späteren Stadium kommt es übrigens gelegentlich auch zur Panophthalmie. Auch Schwerhörigkeit und Ertaubung sind nicht selten. Sie können zentral, bisweilen aber auch durch eine komplizierende Otitis bedingt sein.

K. HOESCH[4]) hat eingehend über die Symptome des akuten Hydrocephalus occlusus, des Reizhydrocephalus, des chronischen Hydrocephalus und die encephalitischen Syndrome bei und nach Meningokokkenmeningitis berichtet. Er schildert delirant-hyperkinetische Zustandsbilder, wochenlang anhaltende Benommenheit mit Unruhe, Verwirrtheit, KORSAKOW-ähnliche Bilder mit Euphorie, Desorientiertheit, Erinnerungslücken, Syndrome mit eklam-

---

[1] R. WEINDEL, Klin. Wochenschr. 1934. Nr. 9. [2] D'AGATI und MARANGONI, Referat in Ärztl. Wochenschr. 1947, S. 445. [3] H. SEIDLMAYER, Med. Klinik 1948, S. 152. [4] K. HOESCH, Genickstarre und Encephalitis. Leipzig: Joh. Ambr. Barth 1940.

ptischen Anfällen, auch JACKSON-Epilepsie und endlich Zustandsbilder, die der echten Encephalitis bezüglich der psychischen und vegetativen Störungen völlig glichen.

Die Ausgänge der Meningokokkenmeningitis in das hydrocephalische Stadium, die zurückbleibenden, dauernden Erblindungen, Ertaubungen und Demenzen bieten, wenn man die Anamnese kennt, keine differentialdiagnostischen Schwierigkeiten. Ihr Vorkommen scheint übrigens in den einzelnen Epidemien sehr verschieden häufig gewesen zu sein. Heutzutage dürften sie infolge der prompten Heilerfolge des Eubasins meist vermeidbar sein. *Ausgänge.*

Einige Worte mögen noch über die peritonealen Erscheinungen gesagt werden. Die straffe Einziehung der Bauchdecken, der „Kahnbauch" findet sich häufig, wie bei anderen Meningitisformen, wenn auch nicht mit der Regelmäßigkeit wie bei den tuberkulösen Formen. Bei einem Kranken mit epidemischer Meningitis sah MATTHES aber nicht nur eine echte Peritonitis, sondern eine eitrige Entzündung sämtlicher seröser Körperhöhlen, also auch der Pleuren und des Perikards. Sie war durch einen gramnegativen Coccus, wahrscheinlich Meningococcus, bedingt. Ähnliche Fälle, allerdings im Anschluß an Pneumonien, also wohl durch Pneumokokken bedingt, wurden von HEUBNER bei Säuglingen beobachtet, der sie als Polyserositis bezeichnete. *Peritonitische Erscheinungen.*

Eitrige Meningitiden werden ferner noch durch eine Reihe anderer Mikroorganismen erzeugt; vor allem durch den Pneumococcus. Diese Meningitisform gilt, wie bereits erwähnt, als besonders gefährlich und verlief vor Anwendung des Eubasins meist tödlich; so auch in folgendem Fall meiner Klinik: *Pneumokokkenmeningitis.*

53jährige Frau litt seit Jahren an „laufender Nase". Am Abend vor der Aufnahme Kopfschmerz, Erbrechen, nachts Unruhe und Sopor. Bei der Aufnahme Bewußtlosigkeit, Fehlen der Patellarsehnenreflexe, Kernig. Liquor trübe, starke Polynukleose; im Liquor kulturell Pneumokokken. Hohes Fieber, kein Ohrbefund, keine Pneumonie. Exitus 4 Tage nach Krankheitsbeginn. Obduktion ergab eitrige Entzündung der Keilbeinhöhle, diffuse eitrige Meningitis; eitrige Thrombose des Sinus cavernosus.

Auch 3 weitere Fälle von Pneumokokkenmeningitis meiner Klinik verliefen nach 3 bis 4tägigem Verlauf tödlich, ohne daß eine gleichzeitige Pneumonie vorlag.

KLEINSCHMIDT[1]) zählt 15 verschiedene Mikroorganismen als Erreger auf, darunter außer den obligaten Eitererregern das Bacterium coli, Typhus und Paratyphus, Diphtherie und Proteus. Der Verlauf weicht nicht wesentlich von der epidemischen Form ab. Wichtig erscheint aber eine von KLEINSCHMIDT auch erwähnte diagnostische Regel. Wenn man den Ausgangspunkt einer eitrigen Meningitis nicht feststellen kann, so spricht das mit Wahrscheinlichkeit dafür, daß Meningokokken die Erreger sind. Doch sah PATZIG[2]) in der KREHLschen Klinik eine Meningitis durch Infektion mit dem Streptococcus viridans, für die sich ein Ausgangspunkt nicht finden ließ. Daß die otogenen eitrigen Meningitiden, wie die Hirnabscesse, oft durch den Streptococcus mucosus bedingt sind, ist bekannt. Ich verweise diesbezüglich auf das ohrenärztliche Schrifttum. Weniger bekannt ist, daß sich ätiologisch gleichartige Meningitiden an Schnupfen und Sinusitis anschließen können, wie folgender Fall meiner Klinik zeigte:

35jähriger Arbeiter, seit 14 Tagen Schnupfen. Vor wenigen Tagen Fieber, Kopfweh, Sopor, dann Krämpfe. Bei der Aufnahme Fieber, Sopor, etwas Nackensteifigkeit, Kernig, Areflexie. Liquor eitrig, Polynukleose, kulturell Streptococcus mucosus. Mastoidoperation ergibt keinen Befund. Obduktion ergab eitrige Meningitis, eitrige Sinusitis frontalis und ethmoidalis. Thrombophlebitis des rechten Sinus cavernosus.

Im Hinblick auf diesen Fall und den obigen der 53jähr. Frau sei auch auf die Arbeit von SIEGFR. GRÄFF[3]), der pathologisch-anatomisch den Infektionsweg der rhinogenen Meningitis erforschte und ihre Bedeutung und relative Häufigkeit besonders bei Säuglingen und Kleinkindern betonte, hingewiesen.

---

[1]) SCHMIDTs Jahrb. Bd. 324, Sammelreferat. [2]) PATZIG, Dtsch. Arch. f. klin. Med. Bd. 139.
[3]) S. GRÄFF, Med. Welt 1944. S. 456.

Erwähnt mag noch werden, daß KLEINSCHMIDT bei den seltenen, durch den Bacillus aerogenes lactis hervorgerufenen, eitrigen Meningitiden mehrfach Ikterus sah. HUGO MEYER berichtete über Fälle von eitriger Meningitis bei Säuglingen und Kleinkindern, die durch den KOCH-WEEKschen Bacillus bedingt waren. Sie begannen mit einem mehrtägigen, noch keine meningealen Symptome aufweisenden fieberhaften Vorstadium und endeten tödlich. Gleiche Fälle beschrieben HEDWIG MEYER und RUDOLF STEINERT[1]).

Von selteneren Meningitiden sei ferner an diejenige bei der WEILschen Krankheit und auch an die meningitisch komplizierten Fälle von Schlammfieber (KATHE) erinnert; außerdem an die von CHARLEUX[2]) beschriebene Meningitis der Schweinehirten.

CHARLEUX beobachtete bei diesen gutartige Meningitis als Teilerscheinung einer septischen Allgemeininfektion, hervorgerufen durch ein filtrierbares Virus; das von DURAND isoliert wurde. Überträger des Virus ist anscheinend das Schwein.

Auch die ARMSTRONGsche Krankheit, eine lymphocytäre Choriomeningitis, ist durch ein invisibles, nach B. KREIS[3]) spezifisches Virus verursacht, das bei kleinen Nagern (Kaninchen, Meerschweinchen, Ratten) häufig ist, durch den Urin ausgeschieden und auf den Menschen übertragen wird.

Man unterscheidet 3 Formen: eine relativ gutartig verlaufende Meningitis, eine encephalomyelitische und endlich eine uncharakteristische grippeähnliche Form. Die Diagnose ist nur aus dem Liquor und durch den Tierversuch zu stellen.
Bisher wurde das Leiden nur in Amerika, England und Frankreich beobachtet. Neuerdings wurde aber auch in Böhmen und Mähren gehäuftes Auftreten einer gutartigen, lymphocytären Meningitis beobachtet, die epidemiologisch und durch Liquorbefund von der meningitisch komplizierten Poliomyelitis und Encephalitis sicher abzugrenzen war. ROUBICEK und VIKLICKY[4]) betrachten sie als eine ätiologisch wahrscheinlich nicht einheitliche Form der epidemischen Meningitis; in einigen Fällen gelang ihnen bemerkenswerterweise der Nachweis der Leptospira grippotyphosa des Schlammfiebers, bei dem meningoencephalitische Symptome ja bekannt sind.

Keimfreie eitrige Meningitis. Einige Worte mögen noch über keimfreie, eitrige Exsudate gesagt werden. In seltenen Fällen sollen sie luischen Ursprungs sein. Man muß aber auch noch an eine andere Möglichkeit denken, welche die Diagnose der eitrigen Meningitiden erschwert. Man erhält ab und zu eitrige, und zwar meist keimfreie Punktate bei Hirnabscessen, namentlich auch bei chronischen Ohreiterungen, so daß man auch derartige Prozesse differentialdiagnostisch in Betracht ziehen muß. Meist überwiegen dann natürlich die Herdsymptome, und meningitische Erscheinungen fehlen entweder gänzlich· oder sind nur andeutungsweise vorhanden. Immerhin gibt es aber auch Ausnahmen.

Ich beobachtete eine 50jährige Frau mit alter linksseitiger Otitis med. pur. Gleichzeitig entwickelten sich eine eitrige Meningitis (im Liquor 15000/3 Eiterzellen) und eine sensorische Aphasie. Die Diagnose lautete auf Schläfenlappenabsceß links und Meningitis. Die Operation bestätigte sie.

BRONISCH[5]) hat bei posttraumatischen Hirnabscessen nach Abklingen der akuten Symptome klaren Liquor, normale Zellzahlen auf den Eiweißgehalt (bis zu 50 % leicht erhöht) und typische „Paralysekurven" im Liquor gefunden; ein Befund, der in dubio für einen Hirnabsceß sprechen soll.

Eitrige Perimeningitis. Ferner sei noch einer von MORAWITZ[6]) beschriebenen Erkrankung gedacht, die einer Meningitis sehr ähnlich sein und namentlich auch ein eitriges Spinalpunktat liefern kann. Es ist dies eine akute eitrige Perimeningitis, also

---

[1]) H. MEYER und R. STEINERT, Dtsch. med. Wochenschr. 1927. Nr. 42 und Münch. med. Wochenschr. 1928. Nr. 22. [2]) CHARLEUX, Presse méd. 1937. Nr. 24. [3]) BORIS KREIS, Maladie d'Armstrong. Paris 1937. [4]) ROUBICEK und VIKLICKY, Wien. klin. Wochenschr. 1942. S. 887 f. [5]) F. W. BRONISCH, Klin. Wochenschr. 1947. S. 398. [6]) MORAWITZ, Über akute eitrige Perimeningitis. Dtsch. Arch. f. klin. Med. Bd. 128. 1919.

eine extradurale Absceßbildung, die in den beschriebenen Fällen Ausdruck einer Staphylokokkeninfektion war.

MORAWITZ hat folgende differentialdiagnostisch zu beachtenden Merkmale für diese Perimeningitis angegeben: 1. Es fehlen ihr alle ausgesprochenen cerebralen Symptome. 2. Die meningitischen Erscheinungen lassen die obere Körperhälfte relativ frei, sind dagegen an der unteren Körperhälfte ausgesprochen. 3. Es kann ein sehr ausgesprochener, hochgradiger Druckschmerz umschriebener Partien der Wirbelsäule bestehen. 4. Lassen sich in einem eitrigen Spinalpunktat Staphylokokken nachweisen. so muß an eine Perimeningitis gedacht werden.

SCHOTTMÜLLER hat gleichfalls solche Fälle beobachtet und betont, daß der Befund von staphylokokkenhaltigem Eiter aus dem perimeningitischen Absceß und nicht der Spinalflüssigkeit zu stammen brauche und daß man deswegen bei Punktionen an anderer Stelle, namentlich beim Suboccipitalstich, dann klaren Liquor erhielte.

Endlich sei noch des epiduralen Hämatoms gedacht, das nach Schädel- Hämatom traumen meist ohne Fraktur auftreten kann und bisweilen mit einer Meningitis der Dura. verwechselt wurde. Diese Hämatome, die oft Produkt einer Verletzung der Arteria meningea media sind, führen häufig zur Spätlähmung. Mehrere Stunden nach dem Trauma durch Schlag oder Sturz, die im Augenblick noch keine Herderscheinungen zu produzieren brauchen, kommt es allmählich, seltener plötzlich, unter den Zeichen des zunehmenden Hirndrucks (Bradykardie, Erbrechen, Somnolenz) zu cerebralen Lähmungen, bei Blutungen aus der Arteria meningea media zur Hemiplegie, gelegentlich auch zu halbseitigen Rindenkrämpfen. Für die Diagnose dieser Fälle genügen meist die typische Anamnese, der Krankheitsverlauf und der Befund. Encephalographie und Arteriographie, die man neuerdings zur Diagnose dieser Fälle heranzog, sind meines Erachtens meist nicht nötig und verzögern nur die raschestens notwendige Operation. Die Resektion des Schädeldaches ergibt dann ein mehr oder minder großes, flaches epidurales Hämatom, das die Hemisphäre komprimiert. Rechtzeitige Operation vermag das Leben zu retten, die Lähmung zu heilen. Ohne Operation gehen die meisten Verletzten zugrunde. Daß früher die Diagnose meist zu spät gestellt wurde, zeigt die Statistik v. BERGMANNs sen.: unter seinen 99 Fällen wurden durch Operation nur 16 geheilt! Bezüglich der Diagnose der traumatischen Subarachnoidalblutungen, die mit Schädelverletzungen verlaufen, verweise ich auf die Lehrbücher der Chirurgie.

B. Chronische Meningitisformen.

Die chronischen Meningitisformen sind oft nur zum Teil auf die Hirnhäute beschränkte Erkrankungen. Häufig beteiligt sich vielmehr die Substanz des Rückenmarks und auch die des Hirns. Die chronisch entzündlichen Prozesse zeichnen sich vor den akuten dadurch aus, daß sie nicht so regelmäßig wie bei den akuten Formen die Meningen in ganzer Ausdehnung, d. h. sowohl die Rückenmarks- wie die Hirnhäute befallen. Sie sind mehr lokalisiert und beschränken sich entweder auf die Hüllen des Hirns oder die des Markes. Es ist daher verständlich, daß bei den chronischen Meningitiden weniger die Allgemeinsymptome, als die von ihnen verursachten Herdsymptome, und zwar besonders von seiten der Hirnnerven und der Rückenmarkswurzeln im Vordergrunde stehen.

Wenn wir zunächst die spinalen, chronischen Meningitiden betrachten, Meningo- so finden sich meningomyelitische Prozesse bei einer Reihe von Rückenmarks- myelitis. erkrankungen. Der Ausdruck der Beteiligung der Meningen ist im allgemeinen dabei das Auftreten von Wurzelsymptomen, d. h. von Symptomen, die auf eine Schädigung der hinteren Wurzeln hindeuten, also sensibler Art sind. Motorische Störungen durch Schädigung der vorderen Wurzeln kommen aber auch gelegentlich vor. Ihre Darstellung läßt sich nicht von der der Rückenmarkserkrankungen trennen. Bekanntlich spielen für die Diagnose der luischen Meningomyelitis die WASSERMANNsche Reaktion im Blut und Liquor, die NONNE-APELTsche Aussalzungsreaktion und die Zellvermehrung im Liquor eine ausschlaggebende Rolle. WEINBERG hat festgestellt, daß der Zellgehalt verschieden in den Anfangs- und Schlußportionen des abgelassenen Liquors sein kann [1]). WEIGELT fand regelmäßig Unterschiede in der Zusammensetzung des Liquors an verschiedenen Stellen des Subarachnoidealraumes [2]), ferner die diagnostisch zu berücksichtigende Tatsache, daß häufige Wiederholungen der Spinalpunktionen einen pathologischen Liquor eiweiß- und zellärmer machen können. Von neueren Liquorreaktionen seien die Pandy- und Goldsolreaktion und die Mastix-Flockungsreaktion genannt.

Pseudo-
cysten.

Selbständiger sind die Formen, bei denen sich seröse Flüssigkeitsergüsse in den spinalen Meningen, die durch Verwachsungen zu Pseudocysten werden, entwickeln, die Meningitis spinalis circumscripta. Sie muß natürlich wie irgendeine andere Raumbeschränkung im Rückenmarkskanal wirken. Tatsächlich haben OPPENHEIM, F. KRAUSE u. a. derartige Fälle publiziert, in denen aus den Drucksymptomen die Diagnose eines extraduralen Tumors gestellt wurde und erst die Operation Aufschluß über den Charakter des raumbeschränkenden Prozesses gab. Auch ich habe einige solche Fälle gesehen, die durch Operation völlig geheilt wurden. Ihre Diagnose ist heute durch die Myelographie vermutungsweise zu stellen; nicht minder durch die Berücksichtigung der oft sehr langen Anamnese und der im Vordergrund stehenden neuralgischen Symptome und meist zurücktretenden motorischen Störungen.

Pachy-
meningitis.

Bekanntlich kommen auch chronische Entzündungen der harten Hirnhäute an der Dura spinalis vor. Man erinnere sich nur an das klassische Bild der Pachymeningitis cervicalis hypertrophica CHARCOTS, dessen Symptome sich als Kompressionserscheinungen des Halsmarks deuten lassen (Schmerzen in den entsprechenden Wurzelgebieten, atrophische Lähmungen der oberen Extremitäten und spastische der unteren).

Einen Fall, der unter dem Bilde der Pachymeningitis cervicalis hypertrophica verlief, beobachtete MATTHES. Es handelte sich um eine tuberkulöse Pachymeningitis im Anschluß an eine tuberkulöse Erkrankung eines Wirbels. Ein ähnliches Bild, in dem ausschließlich eine doppelseitige spastische Lähmung der Beine bestand, erklärte sich in einem Falle des SCHMORLschen Institutes (von STRUBELL beschrieben) durch eine wahrscheinlich luische Form einer Pachymeningitis externa.

Differentialdiagnostisch wichtig sind auch die lokalisierten Entzündungen der Hirnhaut.

Basale
Menin-
gitiden.

Wir erwähnten schon bei der Besprechung der tuberkulösen Meningitis derartig chronische, unter dem Bilde eines Tumors der Basis verlaufende, tuberkulöse Formen. Sie sind immerhin Seltenheiten. Aber auch die häufigste Form der chronischen Hirnhautentzündung, nämlich die luische, befällt vor allem die basalen Abschnitte. Bekanntlich sind ihre Symptome durch die Beeinträchtigung der basalen Hirnnerven gekennzeichnet. Bisweilen tritt sie streng einseitig auf, manchmal aber auch doppelseitig, z. B. in Gestalt einer doppelseitigen peripherischen Facialislähmung. Relativ häufig findet sich bei diesen Formen ein Diabetes insipidus, so daß dann die differentialdiagnostische Abgrenzung gegen die Hypophysentumoren in Frage kommt. Meist

---

[1]) WEINBERG, Münch. med. Wochenschr. 1921. Nr. 19.   [2]) WEIGELT, Ebenda. Nr. 27 und Dtsch. med. Wochenschr. 1922. Nr. 39.

ist dieselbe wegen der pathognomonischen Symptome der Hypophysentumoren nicht schwer (Akromegalie, bzw. Dystrophia adiposogenitalis, bitemporale Hemianopsie, röntgenologisch nachweisbare Ausweitung der Sella turcica).

Differentialdiagnostisch kommt ferner die **generalisierte metastatische Carcinomatose** oder **Sarkomatose der weichen Hirnhäute** in Betracht (NONNE, REDLICH, HANS CURSCHMANN und HEYDE [1]). Anatomisch erwies sich in diesen Fällen die gesamte Pia des Hirns und Rückenmarks von Blastomgewebe durchsetzt; bisweilen so diffus und fein, daß diese generalisierte Blastomatose nur histologisch feststellbar war. Ich kam auf Grund eines Falles von Carcinose und der Literatur zu dem Schluß: Wenn bei einem exquisit chronisch verlaufenden Hirnleiden mit anfangs intermittierenden, später persistierenden Hirnnervenlähmungen im weiteren Verlaufe die Zeichen der allgemeinen chronischen Meningitis treten, denke man auch an eine generalisierte Carcinomatose oder Sarkomatose der Meningen; auch, wenn ein Primärtumor nicht sicher nachweisbar ist. Als solcher kommt anscheinend in erster Linie das Lungen-, Mamma- und Magencarcinom in Betracht. Gelegentlich kann die Feststellung von Tumorzellen im Liquor die Diagnose stützen. *Generalisierte Carcinomatose der Pia mater.*

Mehrfach sind Fälle von chronischer, basaler Hirnhautentzündung beschrieben worden, z. B. von BITTORF und von ROSENBLAD, die durch eine **Cysticercenmeningitis** bedingt waren. Die Diagnose hatte in diesen Fällen zwischen tuberkulöser und luischer Form sowie der Diagnose einer multiplen Geschwulstbildung geschwankt. Der Liquorbefund kann dabei bis auf das Fehlen der Bacillen ganz dem bei tuberkulöser Meningitis gleichen; auch ein Fibrinnetz kann vorhanden sein. Dagegen dürfte das Auftreten von eosinophilen Zellen im Liquor für einen Cysticercus sprechen. Fast alle Beobachter betonen, daß für den Cysticercus ein rascher Wechsel der Erscheinungen und multilokuläre Hirnsymptome sprechen. Häufig tritt auch das BRUNSsche Symptom, Schwindel und Kollaps bei Bewegungen, namentlich bei plötzlichen Kopfbewegungen, auf [2]. Als Erscheinungen eines an der Hirnbasis sitzenden Cysticercus racemosus sind endlich tonische Zustände bis zur Starre des ganzen Körpers bekannt. Auch epileptiforme Anfälle, sogar Tod im Status epilepticus, sind bei Cysticercose öfter, auch von mir, beobachtet worden. *Cysticercen.*

W. WAGNER und COSAK [3] vermißten übrigens in ihren 3 Fällen die Eosinophilie des Liquors und in 2 Fällen auch des Blutes und halten für die wichtigste diagnostische Maßnahme die Röntgenaufnahme des Gehirns, der Augen, der Haut und der Muskeln, besonders der Extremitäten; hier sind verkalkte Cysticercen gut feststellbar. Auch diese Autoren bestätigen den anfallsweise verlaufenden Charakter des Leidens. Sie empfehlen eine von TRAWINSKI und ROTHFELD [4] angegebene diagnostische Präcipitinreaktion als brauchbar.

Aus dem Erörterten ergibt sich, daß, wenn die Diagnose basaler ausgedehnterer Prozeß sich aus den Ausfallserscheinungen stellen läßt, man zuerst an eine luische Ätiologie zu denken hat. Man wird sie dann durch die serologischen Liquorreaktionen zu bestätigen oder auszuschließen haben. Läßt sich Lues ausschließen, so denke man an die Möglichkeit einer Cysticercenmeningitis. Endlich denke man an die Möglichkeit der seltenen, chronischen tuberkulösen Entzündung. Ebenso selten ist das gleichfalls schon erwähnte Übergreifen von Tuberkulosen der Schädelknochen. Nicht nur die Tuberkulose, sondern auch aktinomykotische Prozesse können z. B. vom Ohr aus die Meningen beteiligen; sie befallen dann meist wie die Tuberkulose die

---

[1] NONNE, Dtsch. Zeitschr. f. Nervenheilk. Bd. 21. 1902. REDLICH, Jahrb. f. Psych. Bd. 26. CURSCHMANN und HEYDE, Arb. a. d. Geb. d. path. Anat. Tübingen. BAUMGARTEN. Bd. 5. H. 3.   [2] Letzte Literatur bei P. SCHENK, Dtsch. Zeitschr. f. Nervenheilk. Bd. 66, S. 301.   [3] WAGNER und COSAK, Zeitschr. f. d. ges. Neur. u. Psychiatr. Bd. 156. 1936. [4] TRAWINSKI und ROTHFELD, Zentralbl. Bakter. Orig.-Bd. 34, S. 472. 1935.

basalen Meningen. In seltenen Fällen können auch Sarkome des Schädel-
knochens örtlich auf die Meningen übergehen.

Andere als meningitische Prozesse an der Basis kommen differentialdiagnostisch wenig in Betracht. Gelegentlich kann eine Sinusthrombose unter
dem Bilde einer Basilarmeningitis verlaufen, wie ein von KLEIN[1]) beschriebener
Fall erweist. Sie kann zu großen differentialdiagnostischen Schwierigkeiten
besonders dann führen, wenn sie autochthon entstanden ist und kein primäres,
z. B. Ohrenleiden, auf ihre mögliche Entstehung hinweist. Schwere meningoencephalitische Symptome zeigte auch ein Fall meiner Klinik von leukämischer
Thrombosierung der Sinus der Dura mater (J. HELLICH, Rostock[2]). Im KLEIN-
schen Falle fehlte anfänglich die Drucksteigerung des Liquor und jede Veränderung des Augenhintergrundes, die man doch als Hyperämie wenigstens
bei akuteren meningitischen Prozessen oft findet. Ferner kann die pontine

Doppel-
seitige Hirn-
nervenläh-
mung bei
HEINE-ME-
DIN, Ence-
phalitis epi-
demica und
Bulbärpara-
lyse.
Form der HEINE-MEDINschen Krankheit und die Encephalitis epidemica
zu doppelten Hirnnervenlähmungen führen, aber dann weist die Anamnese
auf die akute Entstehung hin. Auch die atrophische Bulbärparalyse läßt
sich gegenüber den chronischen, basalen Meningitiden ohne Schwierigkeit
abgrenzen. Schon die Beschränkung der Störungen auf die Lippen-, Zungen-
und Schlundmuskulatur kennzeichnet das Bild, ganz abgesehen davon, daß
die Lähmungen ganz allmählich fortschreiten. Ebenso dürfte eine durch
multiple arteriosklerotische Herde bedingte, doppelseitige Facialisparese (bei
sog. Pseudobulbärparalyse) wohl sich ohne weiteres durch ihre Beschränkung auf das Mundfacialisgebiet als zentrale und nicht basale kennzeichnen.

Bei Leuk-
ämie und
Granulom.
Dagegen muß beim Vorliegen doppelseitiger Facialislähmungen noch die Möglichkeit einer leukämischen Erkrankung in Betracht gezogen werden. Es
handelt sich meist nicht um meningitische Prozesse, sondern um leukämische
Infiltration der Nerven. Ausnahmsweise kommt aber auch bei Leukämischen
Meningitis diffusa vor, z. B. in einem Falle von J. HELLICH von akuter Myeloblastenleukämie, die unter den Zeichen der Hirnhautentzündung starb. Auch
bei einem Fall von malignem Granulom sah MATTHES doppelseitige Facialislähmung, verbunden mit einseitiger Abducens- und Trigeminuslähmung. Die
Lähmungen waren durch lymphogranulomatöse Infiltration der Nerven be-

Bei Lepra.
dingt. Ferner sind doppelseitige Facialislähmungen bei der Lepra nicht selten.
Endlich kommen doppelseitige, meist nicht symmetrische Hirnnervenlähmungen durch Ferndruckwirkung von Hirntumoren vor.

Chronische
seröse
Meningitis.
Abgesehen von diesen basalen, durch die Ausfallserscheinungen charakterisierten Formen hat man angenommen, daß die Beschwerden nach Kopftraumen, wie Kopfschmerz, Schwindel, Rückenschmerzen usw., auch von
Veränderungen des Druckes der Spinalflüssigkeit abhängig seien. QUINCKE,
WEITZ und SCHLECHT haben darauf aufmerksam gemacht, daß sich bei derartigen Kranken oft eine auffallende Erhöhung des Liquordruckes oder auch
ein starkes Schwanken desselben nachweisen läßt. Es gelang in solchen Fällen
durch Spinalpunktionen die Beschwerden zu beseitigen. Es ist aber fraglich,
ob es sich dabei wirklich um chronisch entzündliche Veränderungen der Meningen bzw. des Plexus chorioideus gehandelt hat; denn als einzige Veränderung
des Liquor wurde nur die Druckerhöhung gefunden.

Zu den chronischen Entzündungen darf man auch wohl die Ausgänge der
akuten, meningitischen Prozesse in das hydrocephale Stadium rechnen.

Erwähnt sei endlich ein Fall von WENDEL, bei dem es sich um eine circumscripte Meningitis serosa des Stirnhirns handelte. Er würde also den oben

---

[1]) KLEIN, Med. Klinik 1924. Nr. 23.   [2]) J. HELLICH, Dtsch. Zeitschr. f. Nervenheilk.
Bd. 128. 1932.

erwähnten spinalen circumscripten Formen von OPPENHEIM und F. KRAUSE entsprechen. Es handelte sich in diesem Falle, der zur Trepanation führte, um ein Übergreifen entzündlicher Vorgänge vom Siebbein aus. Übrigens wurden derartige Fälle neuerdings auch von anderen Autoren beschrieben.

Kurz sei wegen ihres differentialdiagnostischen Interesses auch noch auf die meist hämorrhagischen Entzündungen der harten Hirnhäute hingewiesen. Wenn sie tatsächlich auch chronische Veränderungen darstellen, so treten sie doch oft als akute Symptomenkomplexe in Erscheinung, wenn Blutungen in größerer Ausdehnung erfolgen. Sie kommen — übrigens relativ selten — bei älteren Alkoholikern, Gichtikern und Luetikern vor. Sie können Rindensymptome, z. B. auf motorischem Gebiet, machen, wenn die Blutung entsprechend lokalisiert ist. Meist sieht man nur Allgemeinerscheinungen und insbesondere ein Bild eines akuten Verwirrungszustandes mit Somnolenz und mehr oder minder ausgesprochenen meningitischen Symptomen. Diagnostisch wichtig ist, daß der Liquor in diesen Fällen nicht hämorrhagisch oder xanthochrom ist. Da das Syndrom anderen akuten Hirnerkrankungen völlig ähneln kann, ist die Diagnose stets schwierig, oft unmöglich. *Pachy-meningitis haemor-rhagica.*

K. H. LINK[1]) hat neuerdings auf Grund eines großen anatomischen Materials das Krankheitsbild genau studiert und dargestellt. Er verfügte über 112 posttraumatische subdurale Blutungen und 556 Fälle von spontaner hämorrhagischer Pachymeningitis interna. Sie befällt in der Regel Männer im 7. Jahrzehnt und die Konvexität.

IV. Die Differentialdiagnose des peritonitischen Symptomenkomplexes.

A. Allgemeine akute Peritonitiden.

Für den Arzt gibt es kaum eine verantwortungsvollere Aufgabe als die Differentialdiagnose der akuten peritonitischen Erscheinungen. Deswegen ist es nötig, eine Beschreibung ihrer Symptomatologie den eigentlichen differential-diagnostischen Überlegungen vorauszuschicken.

Wir wissen, daß die akuten Entzündungen des Peritoneums allermeist sekundäre sind, die von einem entzündlichen Prozeß derjenigen Organe, welche das Bauchfell überzieht, auf dieses übergreifen. Nur bei wenigen Formen, wie z. B. bei der Pneumokokkenperitonitis, ist die Entzündung keine fort-geleitete, sondern eine primäre, wahrscheinlich hämatogen entstandene.

Die Ausbreitung der sekundären Entzündungen im Bauchfell kann auf drei Weisen erfolgen, die sich allerdings wohl oft kombinieren. *Arten der Aus-breitung.*

1. Das Peritoneum kann sich vor einem benachbarten Entzündungsherd dadurch zu schützen versuchen, daß es in seiner Nähe fibrinöse Verklebungen produziert und den Herd dadurch abzukapseln strebt. Diese Verklebungen werden aber von der fortschreitenden Entzündung oft wieder eingeschmolzen. Es bilden sich dann an der Grenze jeweils neue Verklebungen. Dies geht so fort, bis die Entzündung entweder tatsächlich definitiv begrenzt ist oder bis sie den größten der Bauchfellräume erreicht, d. h. denjenigen, in welchem der Dünndarm mit der großen Oberflächenentwicklung des visceralen Blattes liegt, der nach dem gewöhnlichen Sprachgebrauch als die „freie Bauchhöhle" bezeichnet wird. Erst wenn dieser Raum von der Entzündung befallen wird, entsteht das Bild der allgemeinen Peritonitis. Der Peritonealraum

---

[1]) K. H. LINK, Monographie. Jena: Gustav Fischer 1945.

ist nämlich durch diaphragmaähnliche Organbarrieren, um VON MIKULICZ zu zitieren, in einzelne Räume abgeteilt, die zwar untereinander zusammenhängen, aber deren Verbindungen doch relativ kleine sind. Solche Einzelräume sind der subphrenische Raum, der DOUGLASsche Raum und die Typhlongegend. Die Erkrankungen dieser lokalen Räume rufen das Bild der allgemeinen Peritonitis nicht hervor. Man bezeichnet die eben geschilderte Art der Ausbreitung des entzündlichen Prozesses im Peritoneum als die progrediente, fibrinös-eitrige Peritonitis. Falls es überhaupt zur allgemeinen Peritonitis kommt, gehen die lokalen den allgemeinen Krankheitssymptomen voraus.

2. Die andere Art der Ausbreitung, die tatsächlich wohl immer gleichzeitig eintritt, wenn sie auch nicht immer klinisch nachweisbar ist, wird dadurch bedingt, daß das Peritoneum, wenn es von einem entzündlichen Prozeß an irgendeiner Stelle erreicht wird, mit einer Allgemeinreaktion antwortet und einen Erguß bildet, den sog. Früherguß. Dieser Erguß entsteht vielleicht durch einen rein toxischen Reiz, wenigstens ist er oft steril. Er kann ohne Residuen wieder aufgesaugt werden; es können sich aber in ihm auch fibrinöse Niederschläge bilden, die später zu Verwachsungen werden, und zwar auch an Stellen, die vom ursprünglichen Entzündungsherd weit entfernt gelegen sind. Der Früherguß kann aber auch infiziert werden und direkt in eine echte allgemeine Peritonitis übergehen.

3. Endlich haben Perforationen von keimhaltigen Hohlorganen in die freie Bauchhöhle von vornherein eine allgemeine Peritonitis zur Folge.

Es ist nötig, die verschiedenen Ausbreitungsarten der Entzündungen im Peritoneum zu kennen, weil durch sie erst die Erscheinungen der lokalen und allgemeinen Peritonitis und ihr Ineinandergreifen verständlich werden.

Klinische Erscheinungen. Bezüglich der klinischen Erscheinungen unterscheiden wir die Allgemein-symptome, die Produkte der schweren Infektion sind, und die örtlichen Symptome, die die Peritonitis an den Bauchorganen erzeugt. Für die Klinik bedeutsam ist ferner die Unterscheidung der frühen und der Spätsymptome.

Der Beginn einer Peritonitis kann ganz verschieden sein. Es kann sich z. B. bei einer Perforativperitonitis das Symptomenbild binnen Stunden voll entwickeln. Ja, es kann sogar in seltenen Fällen ein tödlicher Kollaps eintreten, bevor sich überhaupt peritonitische Erscheinungen entwickeln [sog. septische Peritonitis (vgl. CAPELLE [1])]. Die peritonitischen Erscheinungen können aber auch ganz allmählich eintreten, wie dies einem langsamen Fortschreiten der Entzündung entspricht. Die Symptome der Peritonitis, und zwar besonders die lokalen, werden sogar in manchen Fällen vollkommen vermißt, so daß nur das Bild einer unklaren Infektion vorliegt. Dies ist namentlich dann der Fall, wenn das Parietalperitoneum nicht von der Entzündung mitbetroffen wird, etwa weil das Netz vorgelagert ist und das Übergreifen der Entzündung auf diesen mit starker Schmerzempfindung ausgerüsteten Teil des Peritoneums hindert. Das viscerale Peritoneum hat bekanntlich keine Schmerzempfindung.

Die Allgemeinsymptome sind bei der freien Peritonitis in der Regel stärker entwickelt als bei den lokalen Formen. Doch können sie auch bei den letzteren sehr erhebliche sein, wenn die toxische, zum Früherguß führende Reaktion sehr ausgeprägt ist. Die Übergänge können jedenfalls im Anfang durchaus fließende sein. Allerdings lassen bei den lokalen Formen, wenn die Entzündung lokal bleibt, die heftigen Anfangserscheinungen bald wieder nach.

Puls. Von den Allgemeinerscheinungen ist das Verhalten des Kreislaufs besonders wichtig. Der Puls ist meist von Anfang an beschleunigt, weich, klein und oft auch unregelmäßig. Nur in seltenen Fällen fehlt die Veränderung des Pulses,

[1]) CAPELLE, Handbuch der praktischen Chirurgie. Stuttgart: Ferdinand Enke 1922.

besonders bei Peritonitiden, die chronische Erkrankungen komplizieren. Der Puls ähnelt also gewöhnlich dem septischen Pulse, nur daß seine Veränderung noch ausgeprägter als bei den meisten anderen Sepsisformen ist. Er kontrastiert oft auffällig mit dem Verhalten der Temperatur, und zwar ist er stärker beschleunigt, als es der Höhe der Temperatur entspricht. Eine Pulsverlangsamung kommt bei Peritonitis allerdings auch vor, wenn Galle in das Peritoneum fließt, also nach Gallenblasen- oder Leberrupturen. Erwähnt sei auch die gallige Peritonitis ohne Perforation, die CLAIRMONT und VON HABERER beschrieben. Sie kommt meist bei gleichzeitiger Steineinklemmung in der VATERschen Papille vor. NAUWERCK und LÜBKE glaubten aber, daß es sich bei diesen Fällen doch um kleinste, nur mikroskopisch nachweisbare Perforationen gehandelt habe. Vielleicht kommt die Durchlässigkeit durch Verdauung der Wand zustande, da ja bei Steineinklemmungen Pankreassaft in das Gallengangsystem treten kann.

Fieber ist zwar bei den meisten Peritonitiden vorhanden, doch ist die Höhe der Temperatur nicht für die Schwere der Erkrankung kennzeichnend. Gerade besonders schwere Formen können mit niederen Temperaturen verlaufen, die sich augenscheinlich durch den Kollaps erklären. Allerdings sind diese niedrigen Kollapstemperaturen öfters nur bei Achselmessung vorhanden, während die bei Peritonitisverdacht unbedingt vorzuziehende rectale Messung doch Fieber ergibt. Zweifelhaft erscheint es, ob die jeweiligen Infektionserreger einen bestimmenden Einfluß auf die Temperaturkurve haben. Es wurde beispielsweise beobachtet, daß die Infektionen mit Bacterium coli besonders häufig mit niederen Temperaturen verliefen. Es ist aber wohl mehr die Schwere der Infektion und die Giftwirkung ausschlaggebend dafür als die Art des Erregers. Schüttelfröste gehören an sich nicht zum Bilde der Peritonitis. Sie können aber eintreten, wenn gleichzeitig eine allgemeine Sepsis besteht, wie z. B. bei vielen puerperalen Infektionen. *Fieber.*

Der Blutbefund ist bei akuten Peritonitiden verschieden. Oft besteht erhebliche Leukocytose mit Linksverschiebung. In Fällen mit ungünstiger Prognose geht diese aber in Leukopenie über. Bei den Perforationsperitonitiden z. B. ist die Leukocytose, wenn überhaupt nachweisbar, eine ganz vorübergehende und später ist selbst bei Bildung eines reichlichen eitrigen Ergusses Leukopenie die Regel. Auch bei den lokalen Peritonitiden bedeutet die Leukopenie eine schwere Infektion und oft eine Perforation. *Blutbild.*

Bei Versuchen am Tier schien es MATTHES, als ob der Übergang der Leukocytose in die Leukopenie direkt mit dem Eintritt der Perforation erfolgte. Fast stets ist eine Linksverschiebung des Kernbildes nachzuweisen. Ihre Schwankungen können prognostische Hinweise ergeben, insofern als ein Zurückgehen der Linksverschiebung günstig erscheint.

Die Erreger der Erkrankung, z. B. die Streptokokken, lassen sich oft im Blut nachweisen, wenn gleichzeitig bereits eine Allgemeininfektion besteht. Bei den puerperalen Formen ist auch die bakteriologische Untersuchung der Lochien diagnostisch und prognostisch wichtig.

Sehr charakteristisch ist das Verhalten der Zunge. Sie ist bei allen schwereren Peritonitisformen trocken und braun belegt. Ihr Zustand gilt nach allgemeinem Urteil prognostisch als bedeutungsvoll. *Zunge.*

Die meisten Peritonitiden beginnen mit Aufstoßen, dem bald Erbrechen folgt. Dieses initiale, wohl reflektorisch bedingte Erbrechen kann sich wiederholen und direkt in das Stauungs- und Koterbrechen übergehen, das als Zeichen der Darmlähmung beim paralytischen Ileus gilt. Nur bei größeren Magenperforationen fehlt das Erbrechen ziemlich oft. Das Anhalten oder Aufhören des Erbrechens hat eine gewisse prognostische Bedeutung: Bei den sich lokalisierenden Formen hört das Erbrechen auf, bei den fortschreitenden hält es an. *Aufstoßen und Erbrechen.*

Meist sind Peritonitiskranke völlig appetitlos, dagegen besteht starker Durst. Das anhaltende Erbrechen führt nämlich oft zusammen mit starken Schweißen zu starker Wasserverarmung des Körpers.

Urinbefund.

Der Urin wird spärlich bis zur Anurie. Er ist oft eiweißhaltig und enthält schon im Beginn der Erkrankung erhebliche Mengen von Indican.

Stuhl.

Der Stuhl ist bei Peritonitis meist angehalten. In den späteren Stadien entwickelt sich meist das Bild des paralytischen Ileus. Gleichzeitig tritt Verhaltung der Winde ein; ein besonders eindeutiges und wichtiges Symptom. Nur bei den mit allgemeiner Sepsis komplizierten Formen, namentlich bei den puerperalen, können septische Diarrhoen auftreten.

Diese Allgemeinerscheinungen mit Vorwiegen der abdominalen kennzeichnen den Gesamthabitus der Kranken. Die Kranken sehen „abdominal" und gleichzeitig septisch aus. In den vorgerückteren Stadien verfallen sie auffällig, bekommen spitze Züge, tief halonierte Augen, kühle Extremitäten und haben dabei oft noch fieberhaft gerötete Wangen. Die meisten Peritonitiskranken bleiben bis zum Tod bei vollem Bewußtsein, nur die schwer Septischen werden benommen oder delirant. Oft beobachtet man, daß kurz vor dem Exitus eine Euphorie eintritt, die mit dem verfallenen Aussehen stark kontrastiert. Auffällig ist auch, daß der Blutdruck bis kurz vor dem Tode bei manchen Peritonitiskranken normal bleiben kann (vgl. OLIVECRONA[1]). Bemerkenswert für den Gesamteindruck ist auch, daß Peritonitiskranke meist ängstlich still liegen — meist in Rückenlage mit angezogenen Beinen — und jede Körperbewegung vermeiden, um keine Schmerzen auszulösen.

So wichtig nun auch diese Allgemeinsymptome sind, so gewinnen sie ihre eigentliche diagnostische Bedeutung erst durch ihr Zusammentreffen mit den lokalen Symptomen. Das konstanteste Lokalzeichen einer akuten Peritonitis

Bauch-
decken-
spannung.

ist das Auftreten der Bauchmuskelspannung (défense musculaire). Sie ist bei den lokalen Peritonitiden circumscript, bei den allgemeinen über die ganze Bauchmuskulatur ausgedehnt. Sie ist sicher ein Schutzreflex gegen den Schmerz. Dies geht daraus hervor, daß man die Bauchdeckenspannung selbst bei ausgebreiteter eitriger Peritonitis in den Fällen regelmäßig vermißt, bei denen das Netz vor dem entzündeten Peritoneum ausgebreitet liegt und das schmerzempfindliche Parietalperitoneum vor der Entzündung schützt. Das gleiche ist bei den von Därmen abgeschlossenen „zentralen Bauchabscessen" der Fall. Es kann dann auch jeder spontane Schmerz fehlen. Allerdings werden auch in seltenen anderen Fällen Muskelspannung und Schmerz vermißt; z. B. bei sehr kachektischen und benommenen Kranken. Aus diesem Grunde werden ja die finalen Perforationsperitonitiden bei Lungen-Darmtuberkulösen und bei Typhuskranken nicht selten übersehen.

Daß Fieber, Pulsbeschleunigung, Bauchdeckenspannung und Erbrechen auch fehlen können, zeigte mir der Fall eines 60jährigen kräftigen Mannes. Krankheitsbeginn mit anfänglich heftigerem rechtsseitigen Schmerz, der für eine (bereits öfter vom Pat. durchgemachte) Nierenkolik gehalten wurde. Nach 4 Tagen fand ich: Temperatur rectal 37,4, Puls voll, kräftig, 80, kein Erbrechen, weicher, stark aufgetriebener Leib mit geringem Druckschmerz rechts, Verhaltung von Stuhl und Winden. Die Operation ergab Appendicitis und allgemeine Peritonitis infolge durchgebrochenen Kotsteins. Bis zum Exitus völlige Fieberfreiheit. Der Puls stieg erst wenige Stunden ante mortem auf 120 bis 132.

Zwerchfell-
bewegung.

An der Bauchdeckenspannung nimmt auch das Zwerchfell teil, wie KIRCHHEIM bei beginnender Peritonitis röntgenologisch nachwies[2]). Im Anfang einer Peritonitis steht das Zwerchfell nicht höher, sondern eher tiefer als in der Norm und macht nur unbedeutende respiratorische Bewegungen, die

---

[1]) OLIVECRONA, Skandinav. Arch. f. Chirurg. Bd. 54. S. 6922; dort Literatur.
[2]) KIRCHHEIM, Dtsch. Arch. f. klin. Med. Bd. 97.

stoßweise entsprechend der Atmung erfolgen; mitunter steht es auch ganz still. Dieses Verhalten ist vielleicht durch spastische Kontraktion zu deuten.

In den späteren Stadien der Peritonitis läßt dagegen die Spannung nach, es kann dann direkt zu einer Zwerchfellähmung und Hochstand desselben kommen. Die Spannung der Bauchdecken dagegen verschwindet selten vollkommen.

Wenn die Serosa des Zwerchfells selbst an der Entzündung beteiligt ist, kommt es bisweilen auch zu krampfhaften, von der Atmung unabhängigen Kontraktionen, deren Ausdruck ein quälender Singultus ist. *Singultus.*

Die Muskelspannung und namentlich die Beteiligung des Zwerchfells an ihr hat ein weiteres auffallendes Symptom der diffusen Peritonitis zur Folge, das zum Teil auch als Schutzreflex gegenüber dem Schmerz zu deuten ist, nämlich die rein costale Atmung. Hierdurch wird, ebenso wie durch *Costale Atmung.* die Bauchdeckenspannung, jede Bewegung der Bauchorgane möglichst eingeschränkt. Die Atmung ist dabei von Anfang an oberflächlich und, da der Thorax durch die Zwerchfellspannung in dauernder Inspirationsstellung gehalten wird, erfolgt die Atmung um eine erhöhte Mittellage. In den Spätstadien der Erkrankung wird die Atmung dazu noch durch Meteorismus behindert.

Bei lokaler Peritonitis äußert sich die vorhandene Muskelspannung in einem deutlichen Zurückbleiben der befallenen Partie bei erhaltener sonstiger Abdominalatmung. Man kann z. B. das Bestehen einer Appendicitis oft auf den ersten Blick erkennen, wenn man das Zurückbleiben der Atembewegung rechts unten in der Ileocöcalgegend beachtet.

Endlich ist noch ein Symptom von der Bauchdeckenspannung direkt abhängig. Das ist das Verschwinden der Bauchdeckenreflexe. Diese Areflexie ist bei lokalen Entzündungen örtlich beschränkt. So ist z. B. bei der Appendicitis oft nur der rechte untere Bauchdeckenreflex nicht mehr auszulösen. Dabei ist allerdings zu beachten, daß der aufgelegte Eisbeutel auch bei Gesunden, wie mein Assistent W. Schmidt mitteilte, die örtlichen sensiblen Reflexe tilgen kann. Bleiben die Bauchdeckenreflexe erhalten, so ist ihre Auslösung etwas schmerzhaft. *Bauch-deckenreflexe.*

Das nächst der Bauchdeckenspannung wichtigste Zeichen ist der Leib- *Leib-schmerz.* schmerz. Er kann ein anhaltender, nicht wie der peristaltisch bedingte, in seiner Intensität auf- und abschwellender Schmerz sein. Dabei besteht ausgesprochene Druckempfindlichkeit. Sie ist aber nur bei Druck in die Tiefe vorhanden. Eine Hautfalte kann man vorsichtig abheben, ohne daß Schmerz entsteht. Insbesondere ist auch ein plötzlicher Wechsel des Druckes empfindlich. Man prüft dies am besten so, daß man nach dem Eindrücken plötzlich mit dem Druck aufhört. Augenscheinlich wird der Schmerz dann durch das Wiederloslösen der zusammengedrückt gewesenen Peritonealblätter hervorgerufen (Blumbergsches Zeichen). Die Druckempfindlichkeit kann so stark werden, *Blumbergs Zeichen.* daß nicht einmal der Druck der Bettdecke ertragen wird.

Außerordentlich charakteristisch kann der Schmerz bei Perforativ- *Perforativer Schmerz.* peritonitis sein, wenn die Perforation an einem wenig oder gar nicht entzündlich veränderten Peritoneum in die freie Bauchhöhle hinein erfolgt, so z. B. bei der Perforation eines Magengeschwürs. Der Schmerz trägt dann einen plötzlichen und vernichtenden Charakter — als ob im Leibe etwas gerissen sei. — Gleichzeitig kann ein heftiger Schock und Kollaps auftreten und eine allgemeine Bauchdeckenspannung, die den Leib kahnförmig einzieht. Die Atmung wird dadurch rein costal. Hustet der Kranke, so tritt oft ein lokalisierter stechender Schmerz an der Perforationsstelle auf. Beide Symptome, sowohl die rein costale Atmung als das Hustensymptom, sind diagnostisch bedeutungsvoll. Wenn gashaltige Organe perforiert sind, so ist aus dem

Verschwinden der Leberdämpfung unmittelbar nach der Perforation auf das Vorhandensein eines Pneumoperitoneums zu schließen.

Nur bei soporösen Kranken, z. B. Typhuskranken und präfinalen Phthisikern, wird, wie schon erwähnt, der Perforationsschmerz gelegentlich vermißt.

Perforationen, die nicht in die freie Bauchhöhle erfolgen und bei fortschreitenden peritonealen Entzündungen eintreten, markieren sich dagegen keineswegs immer deutlich im Krankheitsbilde. Man denke nur daran, wie oft bereits eine Perforation der Appendix besteht, ohne daß das klinische Bild darauf schließen ließ. Auch die allmählich erfolgenden Perforationen durch Magengeschwüre, die sich nach hinten in das Pankreas einwühlen und gegen das freie Peritoneum durch Verwachsungen abgeschlossen sind, machen keine Perforationssymptome im eben geschilderten Sinne. MATTHES sah einen derartigen Fall, bei dem sich sogar ein Pneumoperitoneum gebildet hatte, das sich spontan resorbierte. Aber auch akut erfolgende Perforationen der unveränderten Serosa haben Perforationserscheinungen nicht zur Folge, wenn sie nicht in die freie Bauchhöhle, sondern in einen der Nebenräume der Bauchhöhle erfolgen, wie folgender Fall von MATTHES beweist:

Ein junges Mädchen ging der Klinik als Typhus zu. Sie war einige Tage vor der Erkrankung mit einer großen Wasserbutte einige Stufen herabgestürzt. Es hatte dann ein langsam ansteigendes Fieber eingesetzt; keine deutliche Milzschwellung, keine Roseolen oder Bronchitis, so daß die Diagnose Typhus zweifelhaft erschien. Die Kranke lag etwa eine Woche lang mit anhaltendem hohem Fieber, der Leib war stets weich, trotzdem kein Stuhl entleert wurde und auch Einläufe nur spärlich Stuhl zutage brachten. Schmerzen waren kaum vorhanden. Plötzlich setzten die Symptome einer diffusen Peritonitis ein, der die Kranke binnen zweier Tage erlag.

Sektion: Es war durch das Trauma das Duodenum kurz hinter dem Pylorus fast völlig abgerissen, und die Kranke hatte über 8 Tage die gesamte Nahrungszufuhr in die Bursa omentalis entleert, die gegen die freie Bauchhöhle durch Verwachsungen abgeschlossen war. Als diese nicht standhielten, war dann die tödliche Peritonitis eingetreten.

Gelegentlich kommt es zu Blasenbeschwerden, die sich dann einstellen, wenn der peritoneale Überzug der Blase an der Entzündung beteiligt ist. Es kann dann schon sehr früh zu Schmerzen bei der Urinentleerung kommen und später
Strangurie.   zu einer quälenden Strangurie. Der Schmerz tritt besonders am Anfang und am Schluß der Miktion ein. Wird deswegen katheterisiert, so findet man nur wenig Harn in der Blase oder die Blase ist leer. Nicht selten kommt es auch zur Unfähigkeit, die Blase zu entleeren. Besonders häufig ist diese Detrusorschwäche bei operierten Peritonitiskranken.

Darm-   Bei allen Peritonitisformen akuter Art wird bald die Darmmuskulatur,
lähmung. je nach Ausbreitung des entzündlichen Prozesses allgemein oder lokal, gelähmt. Man hört dann bei allgemeiner Lähmung keine Darmgeräusche mehr und bei vorgeschrittenen Formen wird überhaupt jedes Zeichen einer Bewegung der Därme vermißt. „Grabesstille herrscht im Bauchraum" (SCHLANGE).

Meteo-   In den gelähmten Därmen kommt es rasch zur Entwicklung eines Meteo-
rismus.   rismus, der bei den lokalen Formen lokal ausgeprägt sein kann, bei den allgemeinen dagegen allmählich alle Darmschlingen befällt. Dieser Meteorismus ist meist kein Frühsymptom. Unmittelbar nach einer Perforation ist beispielsweise noch nichts vom Meteorismus zu bemerken, die Bauchdecken sind vielmehr eingezogen und bretthart gespannt. Allerdings kann ein bereits vorhandener Meteorismus anfangs durch die Bauchdeckenspannung verdeckt werden. Man kann sich davon leicht überzeugen, wenn man auf das Verhalten des Darmes bei einer Laparotomie wegen Peritonitis achtet. Auch wenn der Leib noch nicht vorgewölbt war, stürzen dann oft die geblähten Schlingen aus der Laparotomiewunde heraus, so daß der Operateur Mühe haben kann, sie zurückzubringen. Nur in Fällen, bei denen die Bauchdecken, wie bei Puerperis, nicht so gespannt werden können und auch nach Laparotomien, die wahrscheinlich zu einer

primären Darmlähmung Veranlassung geben, kann in der Tat der Meteorismus fast das erste Zeichen der beginnenden Peritonitis sein.

Die Darmlähmung hat in den Spätstadien endlich das Bild des paralyti- *Para-* schen Ileus zur Folge, dessen Differentialdiagnose zusammen mit den übrigen *lytischer Ileus.* Formen des Ileus erörtert werden wird.

Wichtig ist ferner das Verhalten der Leberdämpfung. Man wußte schon *Verhalten* lange, daß die Leberdämpfung bei Peritonitis verschwinden kann, und führte *der Leber- dämpfung.* dieses Verschwinden meist auf die sog. Kantenstellung der Leber zurück. Diese Erklärung ist auch zutreffend für das Verhalten der Leberdämpfung bei vorgeschrittener Peritonitis. Dabei sind eine Lähmung und ein Hochstand des Zwerchfells vorhanden, und dieser gestattet die Drehung der Leber in die Kantenstellung. Bei beginnender Peritonitis liegen die Verhältnisse aber ganz anders. Dabei besteht, wie oben erörtert wurde, eine Zwerchfellkon- traktion, die eine Drehung der Leber nicht gestattet. Die Leberdämpfung verschwindet zwar bei beginnender Peritonitis auch schon, aber in einer außer- ordentlich auffallenden Weise, nicht gleichmäßig, sondern von links nach rechts fortschreitend.

KIRCHHEIM hat gezeigt, daß zum Zustandekommen dieses von links nach rechts fort- schreitenden Verschwindens der Dämpfung zwei Bedingungen erfüllt sein müssen: Es muß eine Spannung der Bauchdecken, eingeschlossen die Spannung des Zwerchfells, vorhanden sein, und es muß gleichzeitig ein manifester oder okkulter Meteorismus bestehen. Diese Art der Verkleinerung der Leberdämpfung kommt nämlich nicht nur durch eine Kanten- stellung der Leber zustande, sondern dadurch, daß sich das leicht bewegliche Colon trans- versum zwischen Leberoberfläche und vorderer Bauchwand einlagert. Dies wird dadurch ermöglicht, daß die Zwerchfellkontraktion den Thorax in dauernder Inspirationsstellung hält und damit seinen Tiefendurchmesser vergrößert. Der Druck der Bauchmuskulatur drängt dann das, namentlich in seinen medialen Abschnitten, leicht bewegliche Colon trans- versum zwischen Leber und Bauchwand ein.

Es ist klar, daß dies auch geschehen kann, wenn keine Peritonitis besteht, sondern die erwähnten Bedingungen aus anderen Gründen erfüllt sind.

Die Leberdämpfung verschwindet auch, wenn durch eine Perforation eines *Pneumo-* gashaltigen Organes ein Pneumoperitoneum entsteht. Das Verschwinden *peritoneum.* der Dämpfung erfolgt dabei in gleicher Weise von links nach rechts, wie wir es bei der beginnenden Peritonitis geschildert haben. Man wird daher dieses Symptom nur mit großer Vorsicht für die Diagnose Pneumoperitoneum ver- wenden dürfen und nur, wenn man den Kranken unmittelbar nach der Per- foration mit noch kahnförmig eingezogenem Leibe sieht.

Ein anderes Symptom des Pneumoperitoneums hat KIRCHHEIM beschrieben. Man hört bei sitzender Stellung des Kranken rechts hinten unten in der Nähe der Leberlungen- grenze bei Plessimeter-Stäbchenperkussion deutlichen Metallklang. Die Leberdämpfung braucht dabei hinten nicht verschwunden zu sein. Die Beweglichkeit der hinteren unteren Lungengrenze bei der Atmung ist wegen der rein costalen, oberflächlichen Respiration meist nicht so sicher zu prüfen, daß man die schmale tympanitische Zone des Pneumoperi- toneums sicher abgrenzen könnte. Oft fehlt auch diese Zone gänzlich. Sind in den unteren Lungenabschnitten Rasselgeräusche vorhanden, so nehmen auch diese beim Eintritt eines Pneumoperitoneums Metallklang an.

Am sichersten ist natürlich die Diagnose des Pneumoperitoneums durch die Röntgenuntersuchung. Die Luft sammelt sich beim stehenden Kranken oben in der Zwerchfellkuppel und trennt die Organe — Leber, Magen und Milz — vom Zwerchfell. Natürlich ist die Röntgenuntersuchung eines Kranken mit allgemeiner Peritonitis im Stehen oder Sitzen meist nicht möglich.

Unaufgeklärt ist die Entstehung eines Pneumoperitoneums ohne Perforation nach Operationen im unteren Bauchraum, die in der chirurgischen Literatur unter dem Namen *Gas-* der Gasperitonitis beschrieben ist. Es handelt sich um ein nach derartigen Operationen *peritonitis.* auftretendes bedrohliches Krankheitsbild. Es entwickeln sich starke Auftreibung des Leibes mit Verschwinden der Leberdämpfung, außerdem schwerste Atemnot und Cyanose wegen der durch die Hochdrängung des Zwerchfells bedingten Atmungsbehinderung. Natürlich wird man in solchen Fällen auch die eben angegebenen Kennzeichen des Pneumoperitoneums, insbesondere den Metallklang bei Plessimeterstäbchenperkussion finden. Die Operation ergab in den bisher bekannten sehr seltenen Fällen statt des meist diagnostizierten Meteorismus die Anwesenheit großer Mengen geruchlosen Gases in der freien Bauchhöhle ohne nachweisbare Entzündungserscheinungen am Peritoneum (STEGEMANN [1]).

Peritoneal-erguß. Meist ist bei freier Peritonitis ein mehr oder minder reichlicher Erguß vorhanden, sein Nachweis ist aber oft nicht möglich. Das Vorkommen des Frühergusses haben wir ja überhaupt erst durch die frühzeitigen Laparotomien kennengelernt. Kleinere Exsudate entziehen sich dem physikalischen Nachweis regelmäßig. Aber auch größere Ergüsse rufen durchaus nicht immer typische Symptome hervor, weil sie zwischen Verklebungen liegen können. Eine freie Verschieblichkeit des Ergusses ist also nicht zu erwarten. Hin und wieder bewährte sich ein Verfahren zum Nachweis der Fluktuation ähnlich dem, das man zum Nachweis des Hydatidenschwirrens anwendet. Man legt zwei Finger einer Hand etwas gespreizt auf das Abdomen und perkutiert den einen, während man mit dem anderen das Fluktuationsgefühl zu finden sucht. Man kann so systematisch die ganze Bauchhöhle absuchen und fühlt auch die Fluktuation in abgekapselten Exsudaten. Übrigens haben röntgenologische Untersuchungen gezeigt, daß Fluktuationsphänomene auch im dilatierten, atonischen Darm entstehen können (Pseudoundulation). Gerade bei paralytischem Ileus hat man in den dilatierten Darmschlingen multiple Flüssigkeitsspiegel gesehen, die eine gewisse Undulation zeigen können.

Nach dieser Schilderung der Symptomatik ist es klar, daß die Diagnose einer freien Peritonitis bei voll entwickeltem Bild kaum verfehlt werden kann; es sind in erster Linie die Anfangszustände, bei denen Zweifel entstehen. Deswegen seien die Frühsymptome noch einmal kurz zusammengestellt. Es sind weniger das einzelne Symptom, als die Kombination von Allgemein- und Lokalsymptomen für die Diagnose ausschlaggebend. In erster Linie steht die Kombination der Bauchdeckenspannung und der von dieser abhängigen Symptome (Atmung, Erlöschen der Reflexe) mit der Veränderung des Pulses und den Allgemeinerscheinungen von seiten des Magendarmkanals (Beschaffenheit der Zunge, Aufstoßen, initiales Erbrechen). Erst in zweiter Linie ist der Schmerz zu nennen, die mitunter schmerzhafte und bis zur Retention erschwerte Urinentleerung und der Frühmeteorismus. Auch das Verhalten der Leberdämpfung, insbesondere ihr partielles Verschwinden, ist als Frühsymptom sehr wichtig. Dagegen sind die Erscheinungen der Darmlähmung, des paralytischen Ileus, die Wasserverarmung, der Verfall Spätsymptome. Ausdrücklich sei noch einmal betont, daß bisweilen, z. B. von kleinen Kindern, von Benommenen oder Geisteskranken keine Lokalsymptome empfunden bzw. angegeben werden, so daß die Peritonitis unbemerkt verlaufen kann.

Wenn wir uns nunmehr den eigentlich differentialdiagnostischen Überlegungen zuwenden, so sind es zwei Fragen, die bei jedem auf eine Peritoniti. verdächtigen Krankheitsbild beantwortet werden müssen. 1. Liegt überhaupt eine Peritonitis vor? und 2. von wo geht sie aus?

Die Beantwortung der ersten Frage erfordert eine ausführliche Besprechung der peritonitisähnlichen Krankheitsbilder und Zustände. Die zweite Frage wird bei der Besprechung der lokalen Peritonitisformen zu beantworten sein

B. Die peritonitisähnlichen Zustände.

Straffe Bäuche. Oft sieht man gesunde Menschen, die anscheinend stets eine abnorm gespannte Bauchmuskulatur aufweisen oder wenigstens bei jeder Untersuchung des Leibes sofort stark spannen. Es sind dies besonders gegen den

---

[1] STEGEMANN, Arch. f. klin. Chirurg. Bd. 123. 1923, hier Literatur.

Kitzelreiz empfindliche Menschen. Wenn diese nun an einer Magendarm-
affektion erkranken, z. B. an einer akuten Gastroenteritis, so kann eine patho-
logische Bauchdeckenspannung vorgetäuscht werden und der Untersucher zur
Annahme eines peritonitischen Prozesses verleitet werden. Meist pflegen
Menschen mit solcher habituellen Bauchdeckenspannung eine Steigerung der
Bauchdeckenreflexe, nicht aber das bei Peritonitis gewöhnliche Verschwinden
derselben zu zeigen. Auch erregt bei solchen Normalen die Auslösung der
Bauchdeckenreflexe keinen Schmerz, wie bei Peritonitikern.

Krankhafte Bauchdeckenspannung kann auch durch eine Verletzung
oder Erkrankung der die Bauchmuskulatur innervierenden Intercostalnerven
ausgelöst werden. HILDEBRAND fand, daß bei Brustschußwunden eine derartig
bedingte, meist einseitige Bauchdeckenspannung entstehen kann. Beobachtungen
an Verwundeten haben MATTHES von der Richtigkeit der HILDEBRANDschen
Angaben überzeugt und gelehrt, daß nach Brustschüssen doppelseitige, meist
im Epigastrium am stärksten ausgesprochene Bauchdeckenspannung vorkommt.
Kann man in solchen Fällen nicht mit Bestimmtheit ausschließen, daß die
Kugel das Zwerchfell perforiert hat, so ist die Differentialdiagnose gegenüber
einer Peritonitis schwer, wie folgende Fälle zeigen.

Bei einem Soldaten war nur der Einschuß ziemlich hoch dicht unter der Clavicula
zu konstatieren. Man konnte vor dem Röntgenschirm das Geschoß nicht entdecken.
Es trat nach einigen Tagen (etwa am 6. Tage) eine starke doppelseitige Bauchdeckenspannung ein, und gleichzeitig wurde der Puls beschleunigt. Wegen des raschen Wechsels
der peritonealen Symptome nahm man von der schon geplanten Operation Abstand, und
der Kranke genas, ohne daß sich eine Peritonitis entwickelt hätte.

Im zweiten Falle war gleichfalls nur ein Einschuß vorhanden, man entdeckte aber
die Kugel im Röntgenbild tief unten im Abdomen. Es war nur rechts auf der Seite des
Einschusses im Epigastrium Muskelspannung vorhanden. Das Befinden des Kranken war
trotz eines mehrtägigen Transportes gut, insbesondere war der Puls kaum beschleunigt.
MATTHES ließ trotzdem sofort operieren. Das Zwerchfell, die Leber und die Gallenblase
erwiesen sich durchschossen; beginnende Peritonitis.

Diese beiden Fälle lehren, daß man darauf achten soll, ob die Muskelspannung rasch wechselt oder konstant bleibt, wenn man auch im Röntgenbild nicht entscheiden kann, ob nur die Brustorgane verletzt sind. Ist dagegen
eine Perforation des Zwerchfells sicher, so lasse man besser sofort operieren.
Differentialdiagnostisch wichtig erscheint auch das Verfahren von KULENKAMPFF,
der feststellte, daß bei Verletzungen der unteren Brustgegend die übliche
Leitungsanästhesierung der Verletzungsstelle etwa vorhandene peritoneale
Erscheinungen verschwinden läßt [1]).

Erhöhte Bauchdeckenspannung ist ferner ein ziemlich regelmäßiges Symptom
einiger Krankheiten, die zwar auch Fieber, Erbrechen und Leibschmerzen zeigen,
aber mit dem Bauchfell nichts zu tun haben.

Zunächst sind die verschiedenen Formen der Meningitis zu erwähnen,
bei denen es, wie oben bereits geschildert, zur kahnförmigen Einziehung und
straffen Spannung der Bauchdecken kommen kann. Diese Erscheinung tritt
bei Meningitis meist aber erst in den vorgerückteren Stadien auf, wenn die
sonstigen Symptome der Erkrankung bereits so entwickelt sind, daß ein Irrtum
kaum noch möglich sein sollte.

Daß solcher Irrtum aber doch vorkommen kann, lehrte mich der Fall eines Mädchens,
das wegen starker, schmerzhafter Bauchdeckenspannung mit der Diagnose der Appendicitis
der Chirurgischen Klinik zuging. Es entwickelte sich aber eine schwere Meningitis mit
eitrigem Liquor und positivem Meningokokkenbefund. Exitus. Die Obduktion ergab reine
Meningitis und keine Peritonitis.

Leichter ist schon die Verwechslung mit einer akut einsetzenden, heftigen
Bleikolik. Die straff eingezogenen Bauchdecken, die heftigen Schmerzen
lassen in der Tat zunächst an eine Perforationsperitonitis denken. Der harte

(Marginalien rechts:) Verletzung der N. inter-costales. — Meningitis. — Bleikolik.

---

[1]) KULENKAMPFF, Dtsch. med. Wochenschr. 1921. Nr. 35.

Puls, die Blutdrucksteigerung, das Erhaltensein der Leberdämpfung und das Fehlen des Fiebers sprechen aber rasch gegen diese Annahme. Die Inspektion des Zahnfleischrandes im Verein mit der meist vorhandenen basophilen Granulierung der Erythrocyten und der häufig positiven Anamnese klären die Diagnose der Bleikolik meist endgültig.

Tabische
Krisen.

Ebenso leicht ist die Verwechslung mit tabischen Krisen zu vermeiden. Ich erwähne sie aber, weil es tatsächlich vorgekommen ist, daß bei solchen abdominalen Krisen eines Tabikers Perforationsperitonitis angenommen und operiert worden ist. Endlich gibt es auch bei Baucharteriosklerose Magenkrisen, die genau, wie die der Bleikranken und der Tabiker, mit stark erhöhtem Blutdruck einhergehen, wie PAL und ich feststellten. Wie haben sie deshalb als Produkte heftiger Splanchnicusreizung aufgefaßt. In seltenen Fällen können übrigens solche ,,Splanchnicuskrisen'' auch bei abdominalen Migräneformen vorkommen.

Hysterie.

Schwieriger kann die Differentialdiagnose der Peritonitis bei Hysterie sein. In manchen Fällen, in denen Hysterische brechen und einen durch Luftschlucken entstandenen Meteorismus aufweisen, wird zwar die Abgrenzung meist leicht gelingen, wenn man den ganzen körperlichen und seelischen Zustand, die Temperatur und Beschaffenheit des Pulses berücksichtigt. Anders kann die Sache aber liegen, wenn sich die hysterischen, peritonitisähnlichen Symptome zu einer somatischen Erkrankung, z. B. einer akuten Gastroenteritis gesellen, was gelegentlich vorkommt.

Peri-
tonismen
als
Anfangs-
symptom
bei
croupöser
Pneumonie.

Außer der echten Peritonitis kommen nun bei verschiedenen Krankheitszuständen mehr oder minder flüchtige peritonitisähnliche Reizerscheinungen vor. Man bezeichnet sie in Analogie zu den Meningismen als Peritonismen.

Sie kommen nicht selten bei croupöser Pneumonie vor und imitieren meist das Krankheitsbild einer lokalen Peritonitis, und zwar das der appendicitischen, wenn die Pneumonie rechts lokalisiert ist. Kranke mit einer solchen Pseudoappendicitis sehen aber nicht abdominal aus, sondern eben wie ein Pneumoniekranker. Die lokale Schmerzempfindlichkeit, ja selbst Andeutung von Bauchmuskelspannung können vorhanden sein, auch der rechte untere Bauchreflex kann vorübergehend erlöschen. Die Beobachtung der Atmung ergibt vielleicht schon das Zurückbleiben einer Thoraxhälfte, aber nicht das der rechten unteren Bauchgegend. Die Leberdämpfung ist natürlich erhalten, doch beweist dies in diesem Falle nichts, da ihr Verschwinden nur für eine Peritonitis libera, nicht aber für eine circumscripte Peritonitis kennzeichnend ist. Die Lungenuntersuchung läßt dann meist die Pneumonie bald erkennen.

KULENKAMPFF hat angegeben, daß bei dem pseudoappendicitischen Krankheitsbild der Pneumonie regelmäßig eine Druckempfindlichkeit der Intercostalnerven vorhanden wäre, die die gespannten Bauchmuskeln versorgen (D. 9—D. 12), die man in der Axillarlinie am unteren Rand der Rippen konstatieren könne. Das Symptom kann jedoch auch täuschen und ist kaum entscheidend.

Bei linksseitigen Pneumonien können die lokalen Peritonismen ebenfalls linksseitig lokalisiert sein und fehlgedeutet werden. Ich beobachtete z. B. einen mit der Diagnose einer linksseitigen eingeklemmten Hernie eingewiesenen Mann, bei dem sich diese Diagnose nicht bestätigte, aber eine linksseitige Pneumonie zur Entwicklung kam.

Bei Para-
typhus.

Weit schwieriger sind die Fälle, in denen Abdominalerkrankungen mit Peritonismen beginnen. Als Beispiel diene folgende Beobachtung:

25jähriger Mann, stets gesund, zwei Tage vor der Aufnahme plötzlich starkes Erbrechen, heftige Leibschmerzen, Durchfall, Kopfschmerzen. Seitdem Fortbestehen dieser Symptome, starkes Krankheitsgefühl, großer Durst.
Befund: Blasses verfallenes Gesicht, tiefliegende, halonierte Augen, Zunge trocken, belegt. Temperatur 38,9°, Puls 105, Leukocytenzahl 5300. Herz- und Lungenbefund normal. Abdomen stark eingezogen, stark und gleichmäßig gespannt. Diffuser, lebhafter Druckschmerz. Bauchdeckenreflexe nicht auszulösen, rein costale Atmung. Keine pathologische Dämpfung im Abdomen, Leberdämpfung vollkommen erhalten, Darmgeräusche vorhanden. Verlauf: Rasches Verschwinden der peritonealen ·Erscheinungen, palpable Milz, nachdem die Bauchdeckenspannung nachgelassen hat. Auf den aus dem Blut angelegten Platten wächst Paratyphus B. Gruber-Widal für diesen positiv; Heilung.

In diesem Falle war also eine ganze Reihe der oben geschilderten Frühsymptome der Peritonitis scheinbar vorhanden. Es fehlten aber die Zeichen einer Peritonitis libera. Denn nur um eine solche konnte es sich ja angesichts der Symptome allenfalls handeln. Übrigens bemerke ich ausdrücklich, daß gerade beim Typhus die Symptome der örtlichen Peritonitis weit häufiger sind, als die einer allgemeinen. Dies geht ja aus der nicht seltenen Fehldiagnose „Appendicitis" bei Typhuskranken hervor. Wiederholt habe ich frisch appendektomierte Typhuskranke in die Klinik bekommen.

Man sollte denken, daß die Entscheidung, ob peritonitische Erscheinungen einen Peritonismus oder eine wirkliche Peritonitis bedeuten, leicht wäre, wenn sie erst bei voll entwickeltem Krankheitsbild einer anderen, primären Erkrankung auftreten und nicht die Szene eröffnen. *Peritonismen auf der Höhe anderer Erkrankungen.*

Dies kann fast bei jeder schweren Infektionskrankheit vorkommen. Wahrscheinlich sind diese Peritonismen, ganz ähnlich wie die Meningismen, toxisch bedingt und beruhen auf einer Parese der Darmmuskulatur. Ihr Ausdruck pflegen in erster Linie Meteorismus und Stuhlverhaltung zu sein. Bauchdeckenspannung, spontane Schmerzen und Druckempfindlichkeit hängen dabei meist von dem Meteorismus ab, sind also sekundäre Symptome.

Relativ leicht ist die Differentialdiagnose bei Erkrankungen, die nicht abdominaler Natur sind, z. B. auf der Höhe einer Pneumonie, obwohl man *Pneumonie.* gerade dabei auch mit dem gelegentlichen Auftreten echter Pneumokokkenperitonitiden rechnen muß. In einzelnen Fällen hat sich nach MATTHES bei bestehender Pneumonie mit starkem Meteorismus, Stuhlverhaltung und Leibschmerzen diagnostisch ein therapeutischer Versuch mit Physostigmin oder Hypophysin sehr bewährt. Bei diesen toxischen Darmparesen führen diese gewöhnlich Winde und Stuhl herbei. Dann verschwinden der Meteorismus und die von ihm abhängigen sekundären Symptome und die Diagnose Peritonismus ist geklärt. Auch bei Anginen besonders Jugendlicher kommt öfter ein solcher Peritonismus vor. Stürmische Bauchschmerzen und Koliken, die den Verdacht eines peritonitischen Prozesses erwecken können, kommen auch selten einmal bei Grippe vor. Sie werden nach Ansicht von MENDERS-HAUSEN und KÖHN[1]) durch Darmspasmen hervorgerufen.

Das Bild eines Peritonismus kann übrigens bei schweren Infektionskrankheiten ausschließlich durch eine starke Kotanhäufung im Rectum vorgetäuscht werden, bisweilen z. B. bei Typhus (MATTHES). Der Kot kann dabei das Rectum *Bei Typhus.* so ausdehnen, daß die Urinentleerung behindert wird. Das Vorkommen dieser Kotanhäufungen und ihrer Folgeerscheinungen machen in Zweifelsfällen eine digitale Untersuchung des Rectums notwendig.

Bei diesen durch toxische Darmlähmung mit Meteorismus bedingten Zuständen ist, wenn neben dem Meteorismus eine Bauchdeckenspannung eintritt, auch die oben erörterte Bedingung zum Verschwinden der Leberdämpfung gegeben, wie folgender, von MATTHES beobachtete Fall von Sepsis zeigt. *Bei Sepsis.*

24jähriger Mann, vor 5 Tagen mit Halsschmerzen und Schüttelfrost erkrankt. Befund am 10. Juli: Typischer paratonsillärer Absceß, Temperatur 39,3°. Im Urin reichlich Eiweiß und Cylinder. Abends Schüttelfrost, heftige Stiche in der linken Brustseite und im Leib. Am folgenden Tage die Erscheinungen einer beginnenden Pneumonie des linken Unterlappens. Abdomen stark gespannt, mäßig diffus empfindlich. Am 11. Juli: Derselbe

---

[1]) MENDERSHAUSEN und KÖHN, Med. Klinik 1926. Nr. 53.

Lungenbefund, ausgesprochene Facies hippocratica, Somnolenz, Stuhlverhaltung, Singultus, Puls fadenförmig, äußerst beschleunigt, Temperatur 39,5⁰. Eigentümliche, stoßweise erfolgende, oberflächliche Atmung, dabei werden nur die oberen Abschnitte der Bauchdecken bewegt. Leib mäßig stark aufgetrieben, starke aktive Bauchdeckenspannung. Aufhebung der Bauchreflexe. Diffuser Druckschmerz, besonders im Epigastrium, dort auch eine hyperästhetische Zone. Die bei der Aufnahme normale Leberdämpfung ist bis auf einen schmalen tympanitisch gedämpften Streifen in der Axilla verschwunden. Diagnose: Sepsis mit Lungenherd und Peritonitis libera. Die Sektion ergab aber nur die erwartete Sepsis, ausgehend von dem peritonsillären Abszeß mit multiplen metastatischen Lungenabscessen. Das Peritoneum war unversehrt.

Es geht aus dieser Beobachtung also hervor, daß das Verschwinden der Leberdämpfung nicht nur bei Peritonitis libera vorkommt, sondern auch bei den toxisch bedingten Peritonismen, so daß gerade in den differentialdiagnostisch schwierigsten Fällen dieses Symptom versagen kann. Allerdings schließt das Erhaltenbleiben der Leberdämpfung eine Peritonitis libera sicher aus.

Differential-
diagnose
gegen
Perforativ-
peritonitis. Sehr schwierig kann die Abgrenzung des Peritonismus im Laufe des Typhus gegenüber der Perforation eines Typhusgeschwürs sein. Es sind besonders die Plötzlichkeit der Entwicklung des peritonitischen Symptomenkomplexes, der Perforativschmerz und die im allgemeinen stärkere Bauchdeckenspannung, die für eine Perforationsperitonitis sprechen, während sich die Peritonismen langsamer zu entwickeln pflegen und meist mit sehr starkem Meteorismus verlaufen. Allerdings kommen auch Fälle von Peritonismen vor, bei denen der Leib eingezogen erscheint. Ist dann die Leberdämpfung erhalten, so spricht dieser Umstand gegen eine Perforation; aber, wie eben geschildert wurde, kann sie auch verschwinden. Andererseits kann eine Perforation auch an einem bereits meteoristisch gelähmten Darm auftreten oder so spät bemerkt werden, daß inzwischen Meteorismus eingetreten ist. In solchen diagnostisch stets unsicheren Fällen lassen sich Irrtümer und damit irrige operative Indikationen nicht immer vermeiden.

Die Unterscheidung der Peritonismen bei Typhus von der, wenn auch selten vorkommenden, nicht perforativen Peritonitis ist oft nur durch die Beobachtung des Verlaufs möglich. Im allgemeinen rate ich bei Peritonismus eines Typhuskranken zum Abwarten. Wenn die Bauchfellsymptome sich aber verschlechtern — wenn auch nur wenig —, so empfehle ich, wie MADELUNG, der Monograph der Chirurgie des Typhus, die Operation, die ja zahlreichen Typhuskranken das Leben gerettet und anderen, die bei der Laparotomie keine Peritonitis ergaben, auch nur selten geschadet hat.

Für gleichfalls sehr schwierig gilt die Differentialdiagnose der Peritonitis gegenüber einigen Erkrankungen, die auch das Peritoneum beteiligen.

Gegen akute
Pankreas-
erkran-
kungen. Als solche sind zunächst die Pankreasfettgewebsnekrose und die akuten Pankreasentzündungen und -apoplexien zu nennen. Sie beginnen mit einem durchaus an die Perforativperitonitis erinnernden Krankheitsbilde. Da die Schmerzen und die Muskelspannung in der Regel dabei im Oberbauch am heftigsten sind, so gleicht das Bild natürlich am meisten einer Magen- oder Duodenalperforation. Sehr ausgesprochen kann der initiale Kollaps sein. Er kann aber auch ganz fehlen, wie in folgendem Fall meiner Klinik:

Bei einer fettleibigen, 50jährigen Frau, die schon früher an Gallensteinkoliken gelitten hatte, entwickelte sich ein akuter Zustand, der entweder an eine solche Kolik oder ein perforiertes Ulcus denken ließ. Puls ziemlich langsam, kräftig. Blutdruck 140/95. Gesicht stark gerötet. Der weitere Verlauf ergab Pankreasfettnekrose.

Ein Fall von MATTHES kennzeichnet das Krankheitsbild.

36jähriger, früher stets gesunder Mann. In den letzten Wochen vorübergehende Magenschmerzen. Seit 4 Tagen plötzlich stürmisches Erbrechen, starke Schmerzen in der Oberbauchgegend, Stuhl und Flatus vorhanden, seit einem Tage Gelbsucht. Rascher Kräfteverfall. Befund: Kräftiger Mann, stark ikterisch, cyanotisch, Extremitäten kalt, Puls fadenförmig, stark beschleunigt, Temperatur 37,5⁰, Leukocytenzahl 18 000. Im Urin reichlich Eiweiß, kein Zucker, kein Indican. Der Kranke ist benommen und unruhig. Herz und Lungen ohne Befund. Starke gleichmäßige Bauchdeckenspannung, kein Meteorismus, thorakale Atmung, diffuser Druckschmerz des Leibes, am stärksten in der Magengegend und am rechten Rippenbogen. Keine Dämpfung, die auf einen Erguß schließen ließe. Leberdämpfung erhalten. Diagnose unsicher: Gallensteinkolik mit akuter Cholangitis, Sepsis, Fettgewebsnekrose? Exitus nach 24 Stunden.

Sektionsbefund: Akute Pancreatitis haemorrhagica, zahlreiche, meist hämorrhagische Fettgewebsnekrosen im Netz und Peritoneum, einige Eßlöffel bräunlicher Flüssigkeit in der Bursa omentalis, keine Peritonitis, zahlreiche Steine in der Gallenblase, Wirsungianus und Gallengänge frei.

Aus diesen Beispielen ergeben sich folgende, für die akuten Pankreaserkrankungen diagnostisch wichtige Symptome: Häufig sind Magenverstimmungen oder Schmerzen im Oberbauch dem akuten Syndrom einige Tage vorausgegangen. Sie können durch eine Periode des Wohlbefindens von den akuten Symptomen getrennt sein. Meist sind die peritonealen Erscheinungen, wie epigastrischer Schmerz, Druckempfindlichkeit und Muskelspannung am deutlichsten entwickelt, werden aber rasch allgemeine. In selteneren Fällen können die anfänglichen peritonealen Erscheinungen an anderen Regionen, z. B. in der Appendixgegend, zuerst auftreten. Der Perforativperitonitis gegenüber ist das Erhaltensein der Leberdämpfung differentialdiagnostisch und das dauernde Fehlen einer stärkeren Indicanreaktion im Urin wichtig. Zucker im Urin kann vorhanden sein, aber auch fehlen. Im letzteren Falle fahnde man auf eine Hyperglykämie. Von großer Bedeutung für die Erkennung der akuten Pankreatitiden ist die Bestimmung der Diastase im Harn und im Serum nach WOHLGEMUTH.

WOHL-
GEMUTH-
sche Probe.

Auf die Methodik dieser mit Stärkelösung und Jodjodkalilösung anzustellenden Probe kann hier nicht im einzelnen eingegangen werden. Sie ist in jedem Kompendium der Diagnostik nachzulesen.

Für klinische Zwecke genügt die Bestimmung im Harn. Als oberer Grenzwert für die Harndiastase ist bei der 12-Röhrenprobe $d \frac{38^0}{30'} = 64$ anzusehen. Werte, die darüber liegen, sprechen für Pankreatitis.

ROLOFF[1]) hat den Nachweis hoher Diastasewerte nach WOHLGEMUTH[2]) im Urin und im Serum sowie den Nachweis atoxylresistenter Pankreaslipase nach RONA für die Diagnose der akuten Pankreatitis herangezogen. Wenn auch bei Choledochusverschluß und anderen Gallenstauungen gleichfalls erhöhte Diastasewerte im Harn gefunden werden, so spricht dies nicht gegen die Verwendbarkeit der WOHLGEMUTHschen Probe bei akuter, nicht ikterischer Pankreatitis. Allerdings kommen auch bei anikterischer Gallensteinkolik solche Fermententgleisungen in Gestalt erhöhter Diastasewerte vor und geben zu häufigen differentialdiagnostischen Irrtümern Anlaß (BERNHARD[3]).

Man beachte ferner das häufige Vorausgehen von Cholelithiasis und Cholangitis. Diese stehen wahrscheinlich in ursächlicher Beziehung zur Fettgewebsnekrose, weil es von den Gallenwegen aus zu einer Infektion des pankreatischen Ganges und Aktivierung des Pankreasfermentes kommen kann. Manche Fälle von Pankreasfettgewebsnekrose zeigen dementsprechend gleichzeitig Ikterus. Der Nachweis des Fehlens der Pankreasfermente in dem mittels Duodenalsonde gewonnenen Duodenalsaft dürfte bei dem schweren Allgemeinzustand der Kranken meist nicht möglich sein.

Der Blutbefund zeigt anfangs keine Erhöhung der Leukocytenwerte, später meist Leukocytose mit Linksverschiebung. Da mäßige Leukocytosen auch bei Perforationsperitonitis, der diagnostischen Hauptkonkurrentin, vorkommen, besagt das Verhalten der Leukocyten differentialdiagnostisch kaum etwas.

Im Stuhl und im Erbrochenen ist Blut nicht nachzuweisen. Ich erwähne dies ausdrücklich, weil größere Pankreasapoplexien zu hochgradiger Anämie führen können, die an eine innere Blutung denken lassen.

---

[1]) ROLOFF, Dtsch. med. Wochenschr. 1927. Nr. 25. [2]) WOHLGEMUTH. Klin. Wochenschr. 1929. Nr. 27. [3]) FR. BERNHARD, Med. Klin. 1944. S. 361.

Die peritonitischen Reizerscheinungen erklären sich zwanglos durch die Nekroseherde im Peritoneum. Bemerkenswert aber sind das Fehlen eines stärkeren Meteorismus und der Umstand, daß Stuhl und Winde spontan oder auf Einlauf abgehen. Auch auf das frühzeitige Auftreten einer linksseitigen Durchwanderungspleuritis ist zu fahnden.

H. H. BERG [1]) hat auf die Hypochlorämie, die häufige Steigerung des Rest-N und auf folgende Röntgensymptome des Leidens aufmerksam gemacht:

Meteorismus des Magens, des Duodenums und Transversums sprechen in dubio für Pankreasnekrose; ebenso Einbuchtungen von Magenhinterwand oder großer Kurvatur, Verlagerungen, eventuell Blockade des absteigenden oder des tiefen Duodenums in Gegend der Flexura duodeno-jejunalis, eventuell Schleimhautreliefveränderungen grober Art bis zu blastomähnlichen Bildern. Auf die Häufigkeit des Durchwanderungs-pleuro-pulmonalen-Syndroms im Bereich von Hilus oder Lungenbasis beiderseits weist auch BERG hin.

Endlich sei erwähnt, daß sich die Fettgewebsnekrosen meist bei mehr oder minder fettleibigen Personen jenseits der 40 Jahre finden. Dieser Zusammenhang mit der Fettleibigkeit hat während des ersten Weltkrieges eine merkwürdige Bestätigung gefunden. Nach einer Statistik von WILMS waren in den letzten beiden Jahren des Feldzuges die Operationen wegen Fettgewebsnekrose auffallend selten geworden; wohl durch Abnahme der Fettleibigkeit infolge der Kriegsernährung. Allerdings gibt es auch Ausnahmen. Ich beobachtete tödliche Fettgewebsnekrose bei einem mageren Astheniker von 25 Jahren und den gutartig verlaufenden Fall eines gleichfalls sehr mageren 20jährigen Matrosen nach Diphtherie.

ORTNER hat noch folgende Merkmale für die akuten Pankreaserkrankungen angegeben: Die Ausstrahlung des Schmerzes soll nach rückwärts, mitunter in die linke Schulter erfolgen, vor allem aber fächerförmig in das Hypogastrium hinein. Relativ häufig seien gleichzeitig Diarrhoen und massiges galliges Erbrechen; fortdauerndes und sich steigerndes Erbrechen spricht dagegen für Peritonitis. Endlich macht ORTNER darauf aufmerksam, daß bei manchen Pankreaserkrankungen das LÖWIsche Phänomen positiv sei (Erweiterung der Pupille auf Einträufelung von Adrenalin).

Pseudo-peritonitis bei Diabetes. Von EHRMANN und JACOBY u. a. wurde darauf aufmerksam gemacht, daß sich im Coma diabeticum und bei präkomatösen Zuständen heftige, denen der Peritonitis oder der Fettgewebsnekrose ähnliche Bauchschmerzen finden können, die als Pankreasalgien gedeutet wurden und einen chirurgischen Eingriff nicht erheischen. Außer den Erscheinungen des Koma (große Atmung, Acetongeruch, Weichheit der Bulbi) fand EHRMANN bei diesen Zuständen stets erniedrigten Blutdruck (vgl. LANDSBERG [2]). Auch BERNING [3]) nimmt auf Grund der BERGschen Röntgenbefunde, der Diastasewerte und der Hypochlorämie eine pankreatogene Entstehung des Peritonismus in diesen Fällen an. „Es scheinen alle Übergänge zwischen leichter Pankreatitis und schwerer Fettgewebsnekrose wie in einem Falle von WARFIELD und NÄGELI vorzukommen."

CRECELIUS [4]), der ähnliche Fälle aus ROSTOSKIS Abteilung publizierte, sah nach Insulingaben zugleich mit den Erscheinungen des Koma auch die peritonealen Symptome verschwinden. Gleichzeitig sanken die gesteigerten Leukocytenzahlen wieder zur Norm ab; die geringe Temperatursteigerung verschwand. CRECELIUS glaubt, daß man beide Zeichen differentialdiagnostisch gegen die Annahme einer wirklichen Entzündung des Peritoneum verwerten dürfe. Allerdings sei man mit der Annahme einer Pseudoperitonitis bei Komapatienten vorsichtig. Ich glaubte, eine solche bei einem 17jährigen Diabetiker, der bereits ein Koma überstanden hatte, annehmen zu dürfen, da alle Symptome des Koma

[1]) H. H. BERG, 26. Nordwestdtsch. Ges. f. inn. Med. 1938. — Zentralbl. f. inn. Med. 1938. Nr. 27. [2]) LANDSBERG, Dtsch. med. Wochenschr. 1928. Nr. 50, dort auch die Literatur. [3]) BERNING, Zentralbl. f. inn. Med. 1939. Nr. 4. [4]) CRECELIUS, Klin. Wochenschr. 1929. Nr. 19.

bestanden. Die Sektion ergab jedoch, daß gleichzeitig eine Appendicitis und Perforationsperitonitis eingetreten waren.

Peritonitisähnliche Zustände kommen ganz konstant bei Steinkoliken vor. Bei heftigen Nierensteinkoliken, aber auch schon bei Pyelitiden, kann es zu einer diffusen Bauchdeckenspannung kommen. Meist ähnelt das Bild allerdings mehr einem beginnenden Ileus als einer einfachen Peritonitis. Dies war auch bei dem von mir im Kapitel der akuten Peritonitis geschilderten Kranken mit Perforativperitonitis bei Appendicitis der Fall gewesen, der ja auch mehrere Tage lang als rechtsseitige Nierensteinkolik aufgefaßt worden war. Es treten ein rasch sich entwickelnder Meteorismus, Erbrechen und sogar Verhalten von Stuhl und Winden auf, während der Leib oft weich bleibt oder nur sekundär durch den Meteorismus gespannt wird. Der heftige lokalisierte Kolikschmerz, die Anamnese, die das Überstehen ähnlicher Anfälle erweist, endlich die Untersuchung des Harns, der fast immer rote Blutkörper enthält, schützen vor einer Verwechslung mit peritonitischen Zuständen oder mit akutem Ileus. Allerdings kann, namentlich zu Beginn der Attacke, der Urin völlig klar sein. Bei sorgfältiger Palpation wird man meist finden, daß die Muskelspannung in der Lumbalgegend der befallenen Seite doch stärker als anderswo ist; man konstatiert dort auch gewöhnlich eine auffallende Klopfempfindlichkeit. Die Kranken geben bei Befragen ferner meist an, daß der Schmerz in die Blase und die Genitalorgane ausstrahle; mitunter ist bei Männern auch ein am Samenstrang ausgeübter Zug schmerzhaft und der Hoden druckempfindlich.

Peritonismus begleitet auch den akuten Gallensteinanfall ganz regelmäßig; besonders heftig, wenn der Stein im Ductus cysticus eingeklemmt wird; bei Choledochussteinen ist er oft weniger ausgesprochen. Allerdings ist bei Gallensteinkoliken die Diagnose des Peritonismus weniger eindeutig, da hier sowohl eine lokale Peritonitis, als auch ein Gallensteinileus in den Bereich der diagnostischen Erwägung gezogen werden muß. Auch echte diffuse Peritonitiden können von der Gallenblase ausgehen, sei es, daß diese im Anfall perforiert, sei es, daß die Entzündung ohne Perforation sich auf das freie Peritoneum fortpflanzt. KÖRTE hat darauf aufmerksam gemacht, daß bei einer Perforation im cholecystitischen Anfall der vorher fühlbare Tumor der Gallenblase plötzlich verschwinden könne. Bemerkenswert ist auch, daß eine Ruptur der Leber oder Gallenblase zur Pulsverlangsamung führen kann.

Zur differentialdiagnostischen Sonderung dieser eben beschriebenen, von der Niere oder von den Gallenwegen ausgehenden, scheinbar peritonealen Reizerscheinungen kann man sich der von LÄWEN[1]) ausgebauten Methode der paravertebralen Anästhesie bedienen. Nach LÄWEN wirkt diese elektiv nur auf die von dem betreffenden Organ ausgehenden Erscheinungen, wenn sie auf die Anästhesierung einzelner Segmente beschränkt wird, dagegen nicht mehr so deutlich, wenn der peritoneale Überzug wirklich schon an der Entzündung beteiligt ist, also beispielsweise wohl bei einer Cholecystitis, nicht mehr bei einer Pericholecystitis acuta. Auf diese Weise sind also peritoneale Schmerzirradiationen von wirklichen Entzündungen zu unterscheiden. Eine paravertebrale Anästhesierung des 10. rechten Dorsalnerven beseitigt schlagartig Schmerz und Bauchdeckenspannung, deren Ausgangspunkt das Gallengangsystem ist; eine Ausschaltung des rechten 12. dorsalen und 1. Lumbalnerven die von der rechten Niere ausgehenden Erscheinungen, eine Ausschaltung des 6.—8. Brustnerven die vom Magen oder Duodenum ausgehenden Schmerzen. Bei Magen- und Duodenalaffektionen ist je nach dem Sitz eine rechts- oder linksseitige Anästhesierung, oft auch eine doppelseitige notwendig. Das LÄWENsche Verfahren sollte in diagnostisch schwierigen Fällen zum mindesten versucht werden.

Auch die seltenen Pankreassteine und -koliken können Peritonismus erzeugen. Die Diagnose dieser Steine ist nach POPPERT nur ausnahmsweise möglich, nämlich

---

[1]) LÄWEN, Münch. med. Wochenschr. 1925. Nr. 25.

bei Abgang von Steinen, Bestehen eines Diabetes und Auftreten von Fettstühlen. Wenn aber keine Zeichen einer Pankreasfunktionsstörung vorliegen (nur in 34% der Fälle kommt es nach UMBER zum Diabetes), kann die Differential- diagnose zwischen Gallen- und Pankreassteinkoliken nahezu unmöglich werden; zumal auch die Röntgendarstellung der letzteren Steine oft nicht gelingt.

Peritonismus geht ferner manchmal von gynäkologischen Leiden aus, die erwähnt werden sollen, da sie in der Praxis nicht selten mißdeutet werden.

Gegen Stieltorsionen. Es ist zunächst die Stieltorsion eines Ovarialtumors oder eines sub- serösen Myoms zu nennen. Sie kann symptomlos eintreten. Meist sind aber ihre wichtigsten Erscheinungen (nach WINTER) akute, oft im Anschluß an ein leichtes Trauma auftretende Schmerzanfälle, die sich schnell steigern und lang- sam vergehen und meist zur Zeit der Regel einsetzen. Es gesellen sich dazu Übelkeit und Erbrechen und recht häufig eine echte, in diesem Falle nicht immer infektiöse Peritonitis, als deren Ausdruck mäßiges Fieber, starke Puls- beschleunigung, Meteorismus und Bauchdeckenspannung auftreten. Die Diagnose ist leicht, wenn der große, im Anfall schmerzhafte Tumor fühlbar ist, zumal dann, wenn man vorher von dem Bestehen des Ovarialtumors unterrichtet war. Im Anfall ist der Tumor wegen des Meteorismus aber bisweilen nicht sicher nachzuweisen, auch nicht bei vaginaler Untersuchung.

Auch die Netztorsion kann mit einem akuten Peritonismus einsetzen. Kennzeichnend ist für sie neben der raschen Entwicklung eines entzündlichen Tumors der Umstand, daß fast regelmäßig dabei eine Hernie vorhanden ist.

Ähnliche Anfälle, wie eine Stieltorsion hervorruft, können übrigens auch von einer eingeklemmten Wanderniere ausgehen.

Gegen geplatzte Ovarial- cysten und Echino- kokken. Außer der Stieltorsion kann auch die Ruptur einer Ovarialcyste zu einer blanden peritonitischen Reizung führen, wenn die Cyste nicht infiziert war. Die Kranken können dabei akut zugrunde gehen; der myxomatöse Cysten- inhalt kann aber auch nach anfänglicher peritonealer Reizung ziemlich reaktions- los in der Bauchhöhle liegen bleiben. Es können sich auch durch Abkapselungs- vorgänge Pseudocysten bilden. Die sichere Diagnose ist nur möglich, wenn vorher ein Tumor konstatiert war, der nach der Ruptur verschwunden ist, oder wenn der Tumor wenigstens seine Form und Spannung erheblich geändert hat. Übrigens können ähnliche Symptome auch durch Ruptur eines intra- abdominellen Echinococcus auftreten; zu ihnen gesellen sich bisweilen aus- gesprochene anaphylaktische Symptome, z. B. Urticaria.

Gegen Extra- uterin- gravidität. Schwer kann auch die Unterscheidung einer geplatzten Extrauterin- gravidität von einer akuten Peritonitis sein. Wenn die Blutung nicht beträchtlich war, brauchen solche Kranke nicht sehr anämisch auszusehen. Die peritonitischen Erscheinungen sind bisweilen nur mäßig und im Unterbauch lokalisiert, aber doch so stark, daß Schmerz, Erbrechen und peritonitischer Gesichtsausdruck deutlich sind. Oft ist in den abhängigen Partien ein Erguß nachzuweisen. Stärkere Bauchdeckenspannung fehlt meist. Für die Differen- tialdiagnose der Extrauteringravidität ist wichtig, daß die Anamnese ein Aus- setzen der Regel, wenn auch nur um Tage, ergibt. Dies ist allerdings kein absolut untrügliches Zeichen, da die Ruptur auch bereits vor dem Ausbleiben der Regel eintreten kann. Auch kann Amenorrhoe bei anderen gynäkolo- gischen Leiden vorkommen. WINTER rät bei nachweisbarem Erguß zur Probe- punktion mit halbstumpfer Nadel im hinteren DOUGLASschen Raum, wenn der Erguß dem Scheidengewölbe aufliegt. Erhält man dabei Blut, so ist die Diagnose „perforierte Extrauteringravidität" ziemlich sicher.

Gegen Epi- didymitis. Bei Erkrankungen des männlichen Genitals ist Peritonismus relativ selten. Er kommt aber bei akuter schwerer Epididymitis und ·Funiculitis gonorrhoica vor und kann mit Übelkeit, Erbrechen, Darmblähung und Verhaltung von Stuhl und Winden einhergehen.

M. REISINGER beobachtete einen solchen tragikomischen Fall: Er wurde bei einem älteren Patienten in hoher Stellung zugezogen wegen angeblicher Peritonitis nach Appendicitis. Es fanden sich eine floride Gonorrhoe und schwere rechtsseitige Epididymitis und Funiculitis mit dem obligaten Peritonismus. Der Hausarzt hatte anscheinend nicht gewagt, bei diesem Prominenten auch das Genital zu untersuchen.

Recht schwierig, aber in den Anfangsstadien fast immer möglich, ist die Unterscheidung der Peritonitis endlich von Darmaffektionen, die zu schwerer Zirkulationsstörung des erkrankten Darmteils führen. Es sind dies die **Infar-** *Gegen Darm-infarkte.* **zierung des Darms** durch Embolie oder Thrombose, ferner die **Intus-** **suszeption** und endlich die **akute Strangulation des Darmes.** Ihre Differentialdiagnose soll beim Kapitel Ileus besprochen werden.

Gelegentlich kann auch ein **Coronarinfarkt** durch die heftigen Schmerzen *Gegen Coronar-sklerose.* einer Angina pectoris subdiaphragmatica an eine Perforationsperitonitis erinnern. Das Fehlen der Bauchdeckenspannung und der verkleinerten Leberdämpfung und vor allem die bekannten Symptome des Herzinfarktes (Elektrokardiogramm!) führen aber meist zur richtigen Diagnose.

In seltenen Fällen sieht man einen pseudoperitonitischen akuten Symptomenkomplex auch beim **Morbus Addison,** der binnen kurzer Zeit tödlich *Gegen Addison.* verläuft. Man wird daran denken, wenn man die typischen Pigmentierungen, namentlich auch die Schleimhautpigmentierungen, findet, und natürlich, wenn man den Kranken etwa schon vorher als addisonkrank kennt. Auch die akute doppelseitige Nebennierenblutung kann vielleicht einmal an eine akute Perforationsperitonitis erinnern. Man achte aber auf die S. 206 geschilderten Symptome einer solchen. Dann wird die Unterscheidung dieser seltenen Affektion von einer akuten Peritonitis stets möglich sein.

Eine große Seltenheit ist endlich, daß die **Periarteriitis nodosa** eine *Gegen Peri-arteriitis nodosa.* akute Peritonitis vortäuscht. Sicher diagnostiziert kann diese seltene Erkrankung nur werden, wenn man die Gefäßgeschwülstchen an peripheren Arterien nachweisen kann. Ihr Verlauf wird im Kapitel Kreislaufkrankheiten geschildert werden.

C. Die akuten lokalen Peritonitiden.

Die zweite Hauptfrage beim Eintritt einer akuten Peritonitis ist, wie schon bemerkt, die nach ihrem Ausgangspunkt.

Für ihre Beantwortung ist zunächst eine genaue Anamnese wichtig, welche die primären Beschwerden festzustellen hat und, ob es sich um eine erste Attacke handelt, oder, ob schon ähnliche Zustände vorausgegangen sind.

Leicht wird die Entscheidung, wenn man die Kranken in einem Stadium sieht, in dem nur lokale peritonitische Erscheinungen bestehen. Schwieriger kann sie sein, wenn die primäre Reizung des Gesamtperitoneums, die zur Bildung des Frühergusses führt, sehr ausgesprochen ist, obwohl auch dabei gewöhnlich noch die primär erkrankte Stelle die stärkste Muskelspannung und die stärkste Druckempfindlichkeit aufweist. Unmöglich kann die Diagnose des Ursprungs sein, wenn man vor einer voll entwickelten Peritonitis im Spätstadium steht. Man ist dann ausschließlich auf die Anamnese angewiesen.

Freilich können bereits die Übergänge vom Früherguß zur allgemeinen Peritonitis durchaus fließende sein, so daß es mitunter, z. B. bei manchen Appendicitisformen ungemein schwer zu sagen ist, ob schon eine diffuse Peritonitis oder nur die Frühreaktion des Peritoneums vorliegt. Es ist dies übrigens, da in beiden Fällen ein sofortiger chirurgischer Eingriff am Platze ist, diagnostisch nicht mehr bedeutsam.

Peritonitis gonorrhoica.
Besonders hervorgehoben mag aber werden, daß die gonorrhoischen Beckenperitonitiden oft sehr stürmisch beginnen und eine allgemeine Peritonitis oder wenigstens eine perakute Form der Appendicitis vortäuschen können. Dies ist deswegen zu wissen so wichtig, weil die gonorrhoische Peritonitis eine meist gutartige ist und keines operativen Eingriffes im akuten Stadium bedarf. Kennzeichnend für diese Form ist, daß sie häufig im Anschluß an eine Menstruation oder einen Abort oder eine Geburt einsetzt. Die Schmerzempfindlichkeit und die Muskelspannung ist gewöhnlich doch im Unterbauch am stärksten, und zwar doppelseitig ausgesprochen. Der Allgemeineindruck ist meist kein allzu schwerer (Zunge feucht, wenig Erbrechen, verhältnismäßig guter Puls). Man findet ferner eine oft noch floride Gonorrhoe oder kann wenigstens von der Vagina aus einen Adnextumor tasten, der einer Pyosalpinx entspricht. Die allgemeinen peritonealen Reizerscheinungen gehen bei den gonorrhoischen Formen in der Mehrzahl der Fälle, wenn auch mitunter erst nach einigem Hin- und Herschwanken des Krankheitsbildes, zurück.

Beim Manne kommen derartige grobe Beckenperitonitiden auf gonorrhoischer Basis wohl kaum vor; rasch vorübergehende peritoneale Reizungen bei Epididymitis und Funiculitis wurden bereits oben erwähnt.

Andere Beckenperitonitiden.
Diesen günstigen Verlauf haben aber nur die gonorrhoischen Pelveoperitonitiden. Die nicht gonorrhoischen puerperalen können sich zwar auch abkapseln, aber werden doch viel häufiger allgemein. Bei kleinen Mädchen hat RIEDEL Pyosalpinxformen beschrieben, die durch Streptokokken bedingt waren und sehr bösartig verliefen. Man wird also bei Beckenperitonitiden nicht geschlechtsreifer Mädchen immerhin an diese bösartigen Formen denken müssen und sich gerade wegen der Unsicherheit der Diagnose bei Kindern, wenn die gonorrhoische Ätiologie nicht ganz sicher ist, noch früher zum chirurgischen Eingriff entschließen als bei Erwachsenen.

Pneumokokkenperitonitiden.
Bei Kindern, besonders Mädchen, kommt auch die seltene idiopathische Pneumokokkenperitonitis vor und muß von der Appendicitis und anderen akuten Peritonitiden unterschieden werden; auch im Interesse der Therapie, die zunächst abwartend sein sollte. Die Kinder erkranken entweder akut aus voller Gesundheit heraus oder nach bronchokatarrhalischen Prodromen. Nach wenigen Stunden schon besteht schwerstkranker Eindruck; die Temperatur ist hoch (39—40°); die Differenz zwischen Achsel- und Darmwärme soll, im Gegensatz zur Appendicitis, gering sein. Der Puls ist sehr frequent, das Gesicht gerötet; Herpes labialis ist nicht selten. Die Leukocytose ist hoch, nach KRABBEL [1] 40000 und mehr. Das Abdomen soll zunächst nicht oder nur wenig aufgetrieben, aber überall schmerzhaft sein. Die Bauchmuskelspannung ist die gleiche wie bei anderen Peritonitiden. Besonders wichtig ist, daß die für die Appendicitis kennzeichnende Stuhl- und Windverhaltung meist fehlt und profuse Durchfälle häufig sind. Bei konservativer Behandlung kommen die Kinder dann recht häufig in ein subakutes Stadium mit Sinken der Temperatur und des Pulses. Nach einem Intervall von mehreren Tagen kommt es dann zu einem periumbilicalen Peritonealabsceß, der nach Incision oder durch Spontanperforation nach außen heilt.

Aus dem oben Ausgeführten geht bereits die Unterscheidung gegenüber der Appendicitis hervor. Sie zu treffen, ist aber — das sei nachdrücklich bemerkt — stets Sache des Chirurgen, dem solche Zweifelsfälle stets zu übergeben sind. Wenn bei einem kleinen Mädchen, das erst vor wenigen Stunden erkrankt ist, bereits das vollausgebildete Bild der diffusen Peritonitis besteht, sollte der Arzt

---

[1] M. KRABBEL, Med. Klinik 1941. S. 1105.

aber stets auch an eine Pneumokokkenperitonitis denken. Die Diagnose soll dadurch gefördert werden, daß bei den Kindern im Vaginalsekret (bis zu 50% der Fälle) Pneumokokken nachweisbar sind. Pneumonien sind dabei sehr selten, Pneumokokkenkatarrhe der oberen Luftwege aber relativ häufig.

Das Vorkommen der Beckenperitonitiden macht es notwendig, bei jeder Peritonitis unklaren Ursprungs eine Untersuchung per vaginam und beim Manne per rectum vorzunehmen. Nur in klaren Fällen, z. B. bei puerperalen Formen, wird man vielleicht darauf verzichten, um eine Abkapselung nicht zu stören, oder wenigstens die Untersuchung besonders vorsichtig ausführen. *Akute Appendicitis.*

Praktisch weitaus die wichtigste lokale Peritonitis ist die appendikuläre. Sie stellt differentialdiagnostische Fragen, weil sie unter recht verschiedenen Bildern beginnen und verlaufen kann, die nicht nur von der größeren oder geringeren Bösartigkeit des Entzündungsprozesses selbst abhängig sind, sondern auch von der Lage der Appendix. Die Appendix kann bisweilen nach der Mitte hin verlagert sein, sie kann nach oben umgeschlagen sein, so daß sie in der Nähe der Gallenblase liegt. Sie ist sogar an der Milz liegend gefunden worden. Endlich kann sie auch ganz nach hinten in der Lumbalgegend liegen. In den seltenen Fällen eines Situs inversus liegt die Appendix natürlich links an der normalen korrespondierenden Stelle. Linkslage des Coecum nebst Appendix kommt auch bei der angeborenen Anomalie des sog. Mesenterium commune vor und kann so zur Verkennung der Appendicitis führen (FR. BERNER [1]). Es muß bei diesen Verschiedenheiten der Lagerung des Organs als feststehende Regel gelten, daß man bei jeder lokalen und allgemeinen Peritonitis an die Möglichkeit eines Ausgangs von der Appendix zu denken hat.

Die Allgemeinerscheinungen der Appendicitis sind wohl kaum Ausdruck der Erkrankung des Organs selbst. Wahrscheinlich verlaufen die Erkrankungen der Appendix, bevor sie den Peritonealüberzug erreichen, fast symptomlos. Die typische Appendicitis tritt erst mit dem Entstehen der lokalen Peritonitis in Erscheinung. *Allgemeinerscheinungen.*

Hieraus erklärt sich, daß die Allgemeinerscheinungen von der Ausbreitung der lokalen Peritonitis abhängig sind. Sie müssen also denen der Peritonitis gleichen. Sie bestehen bekanntlich einerseits in Erscheinungen, die auf eine Erkrankung der abdominalen Organe hinweisen: Übelkeit, Erbrechen, belegte Zunge, Appetitlosigkeit, Indicanurie; andererseits in einer mehr oder minder ausgeprägten Pulsbeschleunigung, die meist stärker ist als es der Temperatur entspricht. Die Temperatur ist gewöhnlich erhöht. Doch gibt sie, wie bei allen peritonealen Affektionen kaum einen bestimmten Anhalt für die Schwere des Prozesses; nur ist wiederum das bei der Besprechung der Peritonitis schon geschilderte Mißverhältnis zwischen Rectal- und Axillartemperatur vorhanden. Die Allgemeinerscheinungen sind aber gerade bei den gefährlichsten Formen gelegentlich relativ gering; nämlich bei jenen Fällen, in denen eben eine Perforation am wenig veränderten Peritoneum erfolgt, ohne daß lokale peritonitische Reizerscheinungen vorangingen. Es kann dann das „abdominale Aussehen" vollkommen fehlen. Manche Chirurgen, z. B. MERTENS [2], sehen das gleichzeitige Einsetzen von Schmerz und Erbrechen als Kennzeichen einer destruktiven Appendicitis an.

Die lokalen Peritonitiden rufen meist Leukocytose hervor, die bei der Appendicitis zuerst von HEINR. CURSCHMANN studiert worden ist. Bei prognostisch günstigen Fällen besteht meist nur eine mäßige bis mittlere Leukocytose; bei ungünstigeren Fällen, insbesondere bei Perforationen, findet man mitunter Leukopenie. Hohe Leukocytenwerte, über 20000 im Kubikmillimeter

[1] FR. BERNER, Dtsch. med. Wochenschr. 1934. Nr. 10.   [2] MERTENS, Münch. med. Wochenschr. 1920. Nr. 36.

mit entsprechender Linksverschiebung der Neutrophilen sprechen dagegen für einen Absceß. Wenn Leukopenie besteht, kommt es übrigens nicht zu einer Lymphocytose wie bei Typhus, so daß eine Verwechslung mit Typhus kaum möglich ist.

Lokale
Erschei-
nungen
im Früh-
stadium.Die Leukocytose ist besonders bei Kranken in höherem Alter oft differentialdiagnostisch entscheidend, weil bei ihnen die Allgemeinerscheinungen, wie Nausea, Erbrechen, Fieber und Tachykardie fehlen, und auch die örtlichen Bauchsymptome häufig wenig ausgesprochen sind (SIMPSON D. GREY[1]).

Die lokalen Erscheinungen bestehen im Frühstadium, ehe es zur Entwicklung eines Tumors gekommen ist, ausschließlich in Schmerz, Druckempfindlichkeit und vor allem in lokaler Muskelspannung. Liegt der Appendix an normaler Stelle, so sieht man das durch die Muskelspannung bedingte Zurückbleiben der rechten unteren Bauchhälfte bei der Atmung sehr zeitig. Ebenso fehlt der rechte untere Bauchdeckenreflex oder ist abgeschwächt. Manchmal wird der Oberschenkel auffallend flektiert gehalten.

Die Druckempfindlichkeit ist gewöhnlich am MACBURNEYschen Punkt am ausgesprochensten. Dieser Punkt liegt bekanntlich auf der Verbindungslinie zwischen dem Nabel und der rechten Spina anterior superior, und zwar etwa 5 cm von letzterer entfernt. Er entspricht nach LANZ nicht der Lage des Appendix; dies tut vielmehr der LANZsche Punkt, der Schnittpunkt einer zwischen beiden Spinae gezogenen Verbindungslinie mit einer pararectalen Senkrechten oder, wie man auch sagen kann, das Ende des letzten Drittels dieser Linie von rechts gerechnet. ROSENSTEIN[2] machte darauf aufmerksam, daß der Druckschmerz, in linker Seitenlage drei Querfinger breit nach innen und etwas nach unten von der rechten Spina anterior, ein sicheres Zeichen eines entzündlichen Vorgangs an der Appendix sei, da durch diese Lage die entzündete und deshalb schwerere Appendix der Bauchwand genähert würde. Endlich betonte KÜMMELL, daß namentlich bei chronischer Appendicitis oft ein Schmerzpunkt etwa 1—2 cm senkrecht oder etwas nach rechts abweichend unterhalb des Nabels zu finden wäre. Ferner komme auch bei chronischer Appendicitis ein Druckschmerz zwischen Schwertfortsatz und Nabel vor, also ein „Magenschmerz", der sich durch eine Reizung des Ganglion solare erkläre und nach der Operation verschwände[3]). Diese letzteren Druckpunkte seien oft vorhanden in Fällen, in denen der Schmerz am MACBURNEYschen Punkte fehle.

Diese Festlegung bestimmter Druckpunkte hat bei der wechselnden Lage der Appendix aber praktisch wenig Zweck. Jeder sorgfältige Untersucher wird die Bauchuntersuchung sowohl in Rücken- wie in Seitenlage vornehmen, auch nicht unterlassen, in jedem Fall rectal zu palpieren und einen streng lokalisierten Druckpunkt im gesamten Symptomenbild auch für das Bestehen einer Appendicitis verwerten. Einen Druckpunkt als einziges Symptom zur Grundlage der Diagnose zu machen, ist jedoch — besonders für die chronische Appendicitis — nicht angängig.

E. KOBRAK[4]) hat als „Obturatoriuszeichen" eine örtliche Druckschmerzhaftigkeit des neben Coecum und Appendix verlaufenden N. obturatorius dexter an seiner Durchtrittsstelle an der Membrana obturatoria beschrieben. Diese Stelle ist bei Frauen und Kindern leicht per vaginam oder per rectum zu palpieren, bei Männern etwas schwieriger (wegen der Prostata). Das Zeichen soll auch bei verlagerter Appendix differentialdiagnostische Bedeutung für die Appendicitis haben.

Die Palpation konstatiert in den Anfangsstadien nur dann einen Tumor, wenn schon Anfälle vorausgegangen sind, die einen Tumor erzeugten. Wohl pflegt dagegen bei leisester Perkussion schon sehr bald eine leichte Schallabschwächung gefunden zu werden. Später, d. h. 24—48 Stunden nach

¹) SIMPSON D. GREY, Ref. Ärztl. Wochenschr. 1947. S. 639. ²) ROSENSTEIN, Zentralbl. f. Chirurg. 1920. Nr. 26. ³) KÜMMELL, Dtsch. med. Wochenschr. 1921. Nr. 21. ⁴) E. KOBRAK, Dtsch. med. Wochenschr. 1935. Nr. 46.

dem Krankheitsbeginn bildet sich dann bekanntlich ein mehr oder minder circum-scripter Tumor, der aus dem entzündeten Wurmfortsatz, dem infiltrierten Netz und den sich bildenden starken Verklebungen besteht.

Man könnte meinen, daß eine entzündete Appendix bereits gefühlt werden müßte, bevor peritonitische Erscheinungen auftreten, zumal wenn noch keine Bauchdeckenspannung vorhanden ist und man wirklich noch mit Gleitpalpation in die Tiefe dringen kann. Dies ist auch zutreffend, besonders wenn es sich um chronisch veränderte, verdickte Wurmfortsätze handelt. Die Täuschungsmöglichkeiten sind dabei aber große. Da die Palpation sicher nur möglich ist, wenn keine Muskelspannung besteht, so soll die Bedeutung des Befundes eines kleinkalibrigen wurstförmigen Tumors erst bei der Differentialdiagnose der chronischen Appendicitis besprochen werden.

Diese bei normaler ·Lage des Appendix vorhandenen Symptome werden, wie bereits erwähnt wurde, modifiziert durch etwaige abnorme Lage des Anhanges. Liegt der Appendix z. B. nach der Mittellinie zu, so werden die Schmerzen meist um den Nabel herum lokalisiert; liegt der Wurmfortsatz gleichzeitig weit nach hinten, vor dem Promontorium oder nach oben umgeschlagen unter der Leber, so kann sogar die Muskelspannung und die spätere Tumorbildung fehlen oder die letztere sich wenigstens der deutlichen Palpation entziehen. Man fühlt allerdings im ersten Falle bei der rectalen Untersuchung hoch oben öfter eine schmerzhafte diffuse Schwellung. Die Allgemeinerscheinungen von seiten der Verdauungsorgane fehlen besonders oft bei den retrocöcal und dann meist extraperitoneal gelagerten Appendices. Diese verraten sich andererseits durch eine deutliche Spannung der Lumbalmuskulatur mit gleichzeitiger Druckempfindlichkeit. Liegt die Appendix tief im kleinen Becken, so können die ersten Erscheinungen des appendicitischen Anfalls ausschließlich in einer schmerzhaften Strangurie bestehen. Liegt endlich die Appendix nahe der Leber, so kann das Krankheitsbild große Ähnlichkeit mit einem Gallensteinanfall haben, und zwar um so mehr, als hie und da dabei Ikterus vorkommt. Dieser Ikterus ist in seinem Wesen nicht recht klar. Er kann ein septischer, auf Thrombophlebitis hindeutender sein. Das trifft aber für andere Fälle nicht zu. Denn der Ikterus bei Appendicitis verläuft mitunter durchaus gutartig und besteht nur kurze Zeit. Die Verlagerungen der Appendix nach der Leber hinauf finden sich nach den Untersuchungen FÜTHs namentlich während der Gravidität öfters.

ORTNER hat für diese differentialdiagnostisch schwierigen Fälle von Appendicitis mit Ikterus einige Unterscheidungsmerkmale angegeben: Handelt es sich um eine Appendicitis, so ist in der Regel selbst bei nach oben verlagerter Appendix die Muskelspannung nicht nur im oberen Rectusabschnitt, sondern auch im unteren ausgesprochen. Mitunter ist auch bei der Rectal- bzw. Vaginaluntersuchung, entsprechend dem Ursprung der Appendix, eine Schmerzhaftigkeit zu finden, die der Cholecystitis nicht zukommt. Bei Appendicitis ist meist eine ausgesprochene Indicanurie vorhanden, die bei Cholecystitis gewöhnlich fehlt.

ORTNER gibt ferner an, daß in den Fällen, in denen der Descensus des Coecum nicht eingetreten sei und das Coecum mit der Appendix hoch oben liege, ein auffälliges Eingesunkensein der Cöcalgrube beobachtet werde. Endlich macht ORTNER darauf aufmerksam, daß in den Fällen, in denen nach einer Perforation der Appendix sich eine rasch nach oben fortschreitende Eiterung längs des Colon ascendens entwickele, neben den einer Cholecystitis ähnlichen Erscheinungen (wie geringer Ikterus und Schmerzen bei der Atmung) die Symptome einer akuten hämorrhagischen Nephritis sich fänden.

Übrigens muß ausdrücklich betont werden, daß die Mehrzahl der Fälle von „Appendicitis mit Ikterus" Fehldiagnosen sind, in denen es sich re vera um Cholecystopathien handelt.

Auf pyämische Thrombophlebitis im Anschluß an Appendicitis haben besonders SCHOTTMÜLLER, MAX MARTENS[1] und O. KLEINSCHMIDT[2] aufmerksam

Abnorme Lage des Appendix.

Ikterus.

Pyämische Thrombophlebitis.

---

[1] MAX MARTENS, Dtsch. med. Wochenschr. 1929. Nr. 44. [2] O. KLEINSCHMIDT, Klin. Wochenschr. 1933. Nr. 13.

gemacht. Die diagnostische Bedeutung ihrer Kenntnis ist sehr groß. POLYA schätzt die Zahl der Todesfälle an Pyämie nach Appendicitis auf 5% der Todesfälle nach dieser überhaupt. Meist war in solchen Fällen die Appendicitis rasch abgeklungen oder latent verlaufen. Die Erscheinungen der Pylephlebitis waren die einer allgemeinen Pyämie ohne Lokalzeichen mit Schüttelfrösten und Milzschwellung. Es bestand nur geringer Ikterus. Kennzeichnend waren auffallend hohe Leukocytenzahlen (bis 70000) und vor allem der Nachweis von Anaeroben in der Blutkultur. Das bei weitem wichtigste diagnostische Zeichen aber bildet der Schüttelfrost. MARTENS fordert mit Recht schon nach dem ersten Schüttelfrost die Operation solcher Kranker, und zwar durch Unterbindung der Vena ileocolica (nach H. BRAUN). Als weiteres Symptom dieser pyämischen Venenverstopfungen hat MARTENS übrigens akute Thrombopenie geschildert. Operiert man solche Kranke nicht, so kommt es meist zur weiteren Ausbreitung der pyämischen Thrombophlebitis im Pfortadergebiet, zum metastatischen Leberabsceß und zum Tod an Pyämie.

Hämatemesis. In seltenen Fällen kommen bei Appendicitis Magenblutungen vor.

Sind bereits appendicitische Anfälle einer nicht in der Appendixgegend lokalisierten, akuten Peritonitis vorausgegangen, so muß in Betracht gezogen werden, daß diese scheinbare Neuerkrankung ein Folgezustand der überstandenen Appendicitis sein kann, nämlich entweder ein Sekundärabsceß oder die Wanderung einer appendicitischen Eiterung, z. B. entlang dem Psoas in die Nierengegend oder in den subphrenischen Raum. In einem Falle meiner Beobachtung war die Eiterung links neben dem POUPARTschen Bande zum Vorschein gekommen und für einen Bubo angesehen worden.

Die Differentialdiagnose hat bei dieser Vielgestaltigkeit des Krankheitsbildes fast alle akuten Erkrankungen der Abdominalorgane und namentlich auch alle anderen Ausgangspunkte einer lokalen Peritonitis zu berücksichtigen.

Besprechen wir zunächst die Differentialdiagnose der in der Appendixgegend selbst auftretenden Erscheinungen.

Differentialdiagnose gegen Pneumonie. Ich erwähnte schon, daß bei rechtsseitiger Pneumonie ein scheinbar peritonealer Reizungszustand in der Appendixgegend vorkommt.

Gegen Typhus. Nicht selten tritt auch beim Typhus eine cöcale Druckempfindlichkeit auf. Jedem erfahrenen Internisten sind Fälle bekannt, in denen daraufhin wegen Appendicitisverdachtes operiert wurde. Man sollte deshalb bei jedem appendicitischen Krankheitsbilde, ebenso wie an Pneumonie, auch an Typhus denken und dessen klinische Zeichen beachten.

Gegen Erkrankung der Beckenorgane. Ungemein schwer kann die Unterscheidung von den Pelveoperitonitiden sein. Tatsächlich finden sich gelegentlich auch beide Affektionen nebeneinander. Es sei auf die oben gegebene Beschreibung besonders der gonorrhoischen Formen verwiesen und nur wiederholt, daß abgesehen von der häufigen Doppelseitigkeit der gonorrhoischen Affektionen im allgemeinen die Erscheinungen von seiten des Magen-Darmkanals etwas zurücktreten, obwohl sie durchaus nicht völlig zu fehlen brauchen. MAYER und UHLMANN glaubten, daß für die Unterscheidung die Beachtung der Klopfempfindlichkeit und der Hauthyperästhesie mehr leiste als die Prüfung auf Druckschmerz [1]).

Bei der Besprechung der Peritonismen wurde ferner schon erwähnt, daß auch die Stieltorsion eines Ovarialtumors oder des Netzes und die geplatzte Extrauteringravidität in das Bereich der diagnostischen Erwägungen gezogen werden muß. Ich betone deshalb nochmals die Unerläßlichkeit der vaginalen bzw. rectalen Untersuchung.

---

[1]) MAYER und UHLMANN, Med. Klinik. 1921. Nr. 7.

Bisweilen kann, wie erwähnt, auch eine **Pankreasfettgewebsnekrose** unter dem Bilde einer Appendicitis beginnen. Man beachte deshalb die oben geschilderten diagnostischen Merkmale der akuten Pankreaserkrankungen.

Gegen Pankreasfettgewebsnekrose.

Auch die Entzündung eines oder mehrerer Darmdivertikel kann als Appendicitis imponieren; besonders dann, wenn es zu Stenoseerscheinungen dabei kommt. Die Erscheinungen sind der Appendicitis so ähnlich, daß die Diagnosen gewöhnlich erst bei der Operation gestellt werden, falls nicht vorher bereits die Röntgendiagnose der Diverticulosis und Diverticulitis gestellt worden ist; was im Anfall ja nicht mehr möglich sein wird.

Gegen Diverticulitis.

Diagnostische Schwierigkeiten kann auch die **seltene akute Osteomyelitis** der Darmbeinschaufel machen. Pässler beobachtete einen derartigen Fall bei einem älteren Knaben, der als Appendicitis operiert wurde.

Gegen Osteomyelitis des Darmbeins.

Bisweilen entstehen Zweifel, ob die lokale Entzündung nicht von einem **nephritischen** oder **paranephritischen Absceß** bedingt wird. Dies geschieht natürlich am ehesten bei. den nach hinten verlagerten Appendices, die Muskelspannung und Schmerz in der Lumbalgegend hervorrufen. Der Nachweis von Eiter und roten Blutkörperchen im Urin spricht in solchen Fällen zugunsten eines von der Niere ausgehenden Prozesses; ebenso die Feststellung, daß eine Furunkulose vorausgegangen ist, für die Annahme einer Paranephritis. Der pathologische Harnbefund kann übrigens beim paranephritischen Absceß minimal sein oder sogar fehlen. Für diesen sprechen diagnostisch entscheidend der örtliche Befund, insbesondere die schmerzhafte Vorwölbung in der Nierengegend hinten. Eiweiß kann allerdings auch bei schweren Formen der Appendicitis im Urin vorhanden sein, und selbst eine septisch bedingte hämorrhagische Nephritis kann in seltenen Fällen und späten Stadien dabei vorkommen.

Gegen Para- und Perinephritis.

Auch andere schmerzhafte Affektionen der Niere können mit Appendicitis acuta verwechselt werden, z. B. größere Embolien in die rechte Niere, Steinkoliken, Blutungen ins Nierenlager und akute Pyelitis. Am häufigsten kommen rechtsseitige Steinkoliken und Pyelitiden in Betracht. Gewöhnlich lassen sie sich, wenn man nur das Gesamtbild und die lokalen Erscheinungen berücksichtigt, doch abgrenzen. Man achte besonders auf die Ausstrahlung des Schmerzes in die Blase, bei Männern auf die Empfindlichkeit des Hodens, ferner auf die Druck- und Klopfempfindlichkeit der Nierengegend, und vor allem auf den Urinbefund (Pyurie, Bacteriurie). Bei weiblichen Patienten jeden Alters denke man stets zuerst an die rechtsseitige Pyelitis und dann erst — nach Konstatierung eines normalen Katheterharns — an die Appendicitis; ganz besonders dann, wenn eine Coliinfektion der Harnwege aus der Anamnese der Kranken bekannt ist.

Gegen Nierenembolie, Nierenstein u. Pyelitis.

Verwechslungen der akuten Appendicitis mit **Gallensteinkoliken** oder **Cholecystitiden** lassen sich meist vermeiden, selbst wenn es bei diesen Erkrankungen zu lokalen Peritonitiden kommt. Berücksichtigt man die Anamnese, die Art der Schmerzen, ihre Ausstrahlung nach hinten und in die rechte Schulter, ferner die typische Lokalisation genügend, so wird man höchstens in den Fällen im Zweifel sein, in denen die Appendix in die Gegend der Gallenblase verlagert oder in denen ein Ikterus vorhanden ist.

Gegen Gallenstein.

Sehr schwierig kann die Unterscheidung sein, wenn bei Perforation der Gallenblase ein lokaler Absceß eingetreten ist, wie in meinem folgenden Fall: 52jähriger Mann, früher öftere Schmerzanfälle von nur Stundendauer ,,in der Blinddarmgegend". Plötzlich heftiger Schmerzanfall, in 2 Tagen Anstieg des Fiebers bis 38,8⁰, Resistenz und starker Druckschmerz etwas oberhalb des MacBurneyschen Punktes. 25000 Leukocyten. Kein Ikterus, keinerlei Gallenfarbstoffe im Harn. Retention von Stuhl und Flatus. Operation: Keine Appendicitis, sondern perforierte Gallenblase und abgekapselter Absceß.

In seltenen Fällen kommen übrigens Appendicitiden und Cholecystitiden als Doppelerkrankungen vor.

Zur Differentialdiagnose der von der Niere oder der Gallenblase ausgehenden pseudoappendicitischen Krankheitsbilder eignet sich auch das auf S. 227 geschilderte LÄWENsche Verfahren der Paravertebralanästhesie.

Appendicitis bei Kindern. Diagnostische Schwierigkeiten können sich endlich bei jüngeren Kindern ergeben, die nur ungenaue Angaben über Schmerz und Druckempfindlichkeit machen. Es liegt nahe, Erbrechen und Übelkeit auf eine akute Gastroenteritis zu beziehen. SONNENBURG hat betont, daß der Schmerz bei Appendicitis immer das Primäre, das Erbrechen das Sekundäre, bei Gastroenteritis dagegen das Umgekehrte der Fall sei. Gerade bei Kindern sind aber wohl die Bauchdeckenspannung, die rectale Temperatur, das Vorhalten des Pulses und vor allem die Leukocytose die wichtigsten diagnostischen Kriterien.

Entwicklung des appendicitischen Tumors. Hat sich im zweiten Stadium der Appendicitis ein Tumor entwickelt, so kommt die Differentialdiagnose seiner Art in Frage. Sie ist, wenn der Tumor an typischer Stelle und bei einer akuten Erkrankung sich findet, nicht schwer, da die tuberkulösen und aktinomykotischen Tumoren sich chronisch entwickeln, die letzteren außerdem noch dadurch ausgezeichnet sind, daß sie sehr frühzeitig zu Verklebungen mit den Bauchdecken führen.

Allerdings kann es vorkommen, daß sich in einem tuberkulösen Wurmfortsatz eine akute Appendicitis entwickelt. Auch können tuberkulöse Erkrankungen des Coecums zu akuten Stenosenerscheinungen führen und dadurch akut entzündliche Prozesse vortäuschen.

Die Differentialdiagnose gegenüber schmerzhaften Darmspasmen mit eventuell fühlbaren Tumoren wird bei der Besprechung der chronischen Appendicitisformen erörtert werden. Hingewiesen mag noch darauf werden, daß ein bestehender akut-entzündlicher Tumor in der Appendixgegend plötzlich verschwinden kann. In solchem Falle darf man ja nicht an eine Besserung glauben, sondern auch die Möglichkeit der Perforation oder — weit seltener — die Bildung eines Gasabscesses in Betracht ziehen.

Abgesehen von diesen im akuten Stadium erfolgenden Perforationen kann natürlich ein verkannter und nicht operierter appendicitischer Absceß sowohl in den Darm als auch in die Blase durchbrechen. Während man beim Durchbruch in den Darm den Eiter im Stuhl nicht immer leicht findet, ist beim Durchbruch in die Blase stets reichlich Eiter im Urin nachzuweisen.

Ist die Appendix verlagert, so ist selbstverständlich, wie schon ausgeführt wurde, reichlich Gelegenheit zu Verwechslungen. Man kann dann wohl mit Sicherheit das Bestehen einer lokalen Peritonitis diagnostizieren, wird aber mit dem Urteil über ihren Ausgangspunkt zurückhaltend sein müssen und nur stets an die Möglichkeit einer Appendicitis denken.

Ist bekannt, daß früher eine akute Attacke von Appendicitis überstanden war, so ist selbstverständlich auch die Möglichkeit eines Sekundärabscesses in Betracht zu ziehen.

Lokalisation links. In der Literatur sind eine Reihe Fälle bekannt, in denen alle Erscheinungen einer akuten Appendicitis vorhanden waren, aber **links lokalisiert** wurden. In solchen Fällen ist zunächst an einen Situs inversus oder an ein Mesenterium commune zu denken. Es kann sich ferner um einen Sekundärabsceß handeln. So ist vielleicht der folgende Fall zu erklären.

Vor Jahresfrist war eine typische, rechts lokalisierte Appendicitis ohne Operation überstanden. Jetzt alle Erscheinungen einer akuten Appendicitis, namentlich heftige Magendarmerscheinungen, aber Muskelspannung und Druckempfindlichkeit ausschließlich links entwickelt. Die Operation ergab eine fibrinös-eitrige Pericolitis, Heilung.

Es ist aber auch möglich, daß ein derartiges Krankheitsbild einer **primären Erkrankung des Colons** seine Entstehung verdankt. EDLEFSEN hat z. B. beobachtet, daß sich bei manchen Puerperis akute lokale Perikolitiden mit günstiger Prognose entwickeln, die vielleicht auf eine Koprostase zurückzuführen sind. Auch eine isolierte Cöcaltuberkulose kann gelegentlich akute Symptome machen, die an Appendicitis erinnern.

In zwei Fällen sah MATTHES eine lokale Peritonitis an der Flexura sigmoidea sich durch eine Perforation von Darmdivertikeln entwickeln, und in zwei weiteren Fällen war die lokale Peritonitis merkwürdigerweise beide Male im Colon descendens dadurch entstanden, daß eine Gräte den Darm durchspießt hatte. Auch kann es bei geschwürigen Prozessen des Darmes, z. B. bei Ruhr oder bei einer Colitis exulcerativa anderer Ursache, zu einem Übergreifen auf das Peritoneum kommen; in diesen Fällen werden aber die peritonealen Erscheinungen ebenso wie die durch Stenosen oder sonstige Darmabschlüsse verursachten leicht als sekundäre erkannt werden.

Das gleiche gilt für einen Fall, den MATTHES, wie folgt, schildert:

„Alter Mann, bei dem der behandelnde Arzt wegen einer Rhagade des Mastdarms eine stumpfe Dehnung des Analringes in Narkose vorgenommen hatte. Im Anschlusse daran fieberhafte Erkrankung unter den Erscheinungen einer lokalen Peritonitis im linken Hypogastrium. Ich riet zu abwartender Behandlung in Anbetracht des Alters und der Schwäche des Kranken. Nach 2 Wochen sah ich den Kranken wieder, weil der Arzt nunmehr einen Tumor gefühlt hatte und denselben für eine maligne Neubildung des Darmes ansprach. Es war die Flexur als ein erheblich verdicktes, druckempfindliches, gekrümmtes Gebilde deutlich zu fühlen, da die anfangs vorhanden gewesene Bauchdeckenspannung nachgelassen hatte. Ich hielt die ursprünglich gestellte Diagnose aufrecht und der weitere Verlauf (glatte Rekonvaleszenz) bestätigte sie."

Man kann auch durch eine akute Entzündung retroperitonealer Drüsen getäuscht werden. Folgender Fall diene als Beispiel.

Der Entwicklung des akuten Krankheitsbildes waren länger anhaltende Diarrhoen vorausgegangen. Es trat plötzlich heftige Schmerzhaftigkeit, Druckempfindlichkeit und Muskelspannung rechts oberhalb des Nabels auf. Mäßiges Fieber, wiederholtes Erbrechen, starke Pulsbeschleunigung. Die Operation ergab ausschließlich eine stark gerötete, geschwellte Mesenterialdrüse, kein Übergreifen der Entzündung auf das Peritoneum.

Bei Kindern und Jugendlichen kann auch die Tuberkulose der Mesenterialdrüsen bisweilen Symptome erzeugen, die an eine Appendicitis erinnern.

Ähnliche Bilder, namentlich Bauchdeckenspannung und Meteorismus, kann man bei retroperitonealen Hämatomen und Abscessen beobachten. Es ist öfter daraufhin laparotomiert worden. Man beachte also die Anamnese genau (z. B. Schlag in die Lendengegend).

Die lokalen Peritonitiden, die nicht akut verlaufen, sondern chronisches Fieber und entzündliche Tumoren verursachen, können zwar auch appendicitischen Ursprungs sein. Diese Fälle sollen aber bei dem Krankheitsbild der chronischen Peritonitis besprochen werden.

D. Die Differentialdiagnose der chronischen Peritonitis.

Die chronischen Peritonitiden sind zum Teil Ausgänge akuter, entzündlicher Prozesse. Dahin gehören besonders die peritonealen Verwachsungen, die sich in der Nähe akuter Entzündungen der Bauchorgane bilden und nach Ablauf der Organerkrankung selbständige Beschwerden hervorrufen, z. B. die Verwachsungen in der Gegend der Gallenblase, des Wurmfortsatzes, des Magens und Duodenums. Ferner gehören dahin die Überbleibsel akuter allgemeiner Entzündungen, wie die Sekundärabscesse und die Verwachsungen, die sich aus einem Früherguß auch an Stellen bilden können, die entfernt von dem ursprünglich lokalen Entzündungsherd gelegen sind. Endlich treten aber auch Entzündungen des Peritoneums von vornherein als chronische auf. Die wichtigste Gruppe dieser von vornherein chronisch verlaufenden Formen sind die tuberkulösen. Chronische Entzündungen kommen aber auch auf nicht tuberkulöser Basis vor. Es seien als solche genannt die Carcinose des Peritoneums, die Polyserositis, die unter dem Bilde der Zuckergußleber und -milz verläuft, ferner die luischen Peritonitiden und die seltene „Pseudotuberkulose" des Peritoneums. Diese zeigt eine diffuse Aussaat von echten, Tuberkeln sehr ähnlichen Knötchen, die aber durch Fremdkörper entstanden sind, z. B. von tierischen Parasiten oder von pflanzlichen durch kleinste Perforationen ins Peritoneum gelangten Gebilden oder von Cholesterinkrystallen. Ferner gibt es vielleicht idiopathische Formen, wie der von QUINCKE beschriebene entzündliche Ascites bei jungen Mädchen, endlich meist lokale Formen, die auf traumatischer Basis oder in der Umgebung von Geschwülsten sich entwickeln.

In differentialdiagnostischer Beziehung trennen wir die chronischen Peritonitiden am übersichtlichsten in die mit Bildung eines flüssigen Exsudates verlaufenden, in die schwartenbildenden und in die rein adhäsiven Formen, wobei allerdings bemerkt werden muß, daß sich alle diese drei Formen im einzelnen Fall vereint finden können.

Exsudative Formen. Die Differentialdiagnose der exsudativen Formen deckt sich mit der des chronischen Ascites.

Pfortaderthrombose. Ein akut, binnen weniger Tage entstehender Ascites ohne akute Peritonitis ist zweifellos recht selten und kommt ausschließlich bei akutem Verschluß der Pfortader, also besonders bei Pfortaderthrombosen vor. Kann man also in der Anamnese eine derartige akute Entstehung eines Ascites feststellen, so hat man die Pflicht, den Ausgangspunkt der Thrombose zu suchen. Öfter geht eine derartige Thrombose von den Hämorrhoidalgefäßen aus. Man untersuche also die Umgebung des Afters sorgfältig auf etwa dort spielende entzündliche Prozesse. MATTHES beobachtete z. B. bei einem Diabetiker eine Pfortaderthrombose im Anschluß an einen Furunkel ad anum. Pfortaderthrombosen können sich aber auch an andere entzündliche Prozesse, z. B. an eine Appendicitis, oder an eine Ruhr anschließen. Aber auch auf nicht entzündlicher Basis kommen akute Pfortaderthrombosen vor. MATTHES schildert z. B. einen sich binnen 3 Tagen entwickelnden erheblichen Ascites bei einer beginnenden Lebercirrhose. Die Sektion bestätigte die auf Pfortaderthrombose gestellte Diagnose. Selbstverständlich können auch mechanische Momente, Druck von benachbarten Organen oder Geschwülsten eine Thrombose hervorrufen. Das Krankheitsbild der akuten Pfortaderthrombose ist natürlich verschieden, je nachdem es sich um einen infizierten oder blanden Thrombus handelt. Immer aber ist die rasche Entstehung des Ascites kennzeichnend. Die langsam entstehenden Pfortaderthrombosen, welche auf Grund phlebitischer Veränderungen, z. B. Atherom der Pfortader (BORRMANN) oder durch Behinderung des Pfortaderkreislaufes (SAXER, bzw. MARCHAND) entstehen, liefern recht komplizierte, dem Morbus Banti ähnliche Krankheitsbilder, die GRUBER[1]) besonders bearbeitet hat. Bei der Besprechung des Morbus Banti werde ich noch auf sie zurückkommen.

Die langsam entstehenden Ascitesarten, soweit sie Folge eines primären Herzleidens, einer Lebercirrhose oder einer Nephritis sind, bieten meist keine differentialdiagnostische Schwierigkeiten, da die ursächliche Erkrankung leicht erkennbar ist. Zudem besteht der Ascites dabei gewöhnlich aus einem Transsudat. Man erkennt die Flüssigkeit als Transsudat am niedrigen spezifischen Gewicht (unter 1015) und der negativen RIVALTAschen Reaktion. Allerdings finden sich bei Lebercirrhose und Nephritis auch öfters Ergüsse von exsudativem Charakter (über 3% betragender Eiweißgehalt und spezifisches Gewicht über 1015). Der entzündliche Charakter solcher Ergüsse ist dann häufig durch gleichzeitig bestehende Tuberkulose des Peritoneum bedingt.

---

[1]) GRUBER, Dtsch. Arch. f. klin. Med. Bd. 122.

Findet man bei einem langsam entstehenden Ascites keinen Anhaltspunkt für eine der genannten Erkrankungen, so ist zuerst an eine tuberkulöse Peritonitis zu denken. Aber auch die carcinomatösen Peritonitiden und ferner die Ergüsse bei der Polyserositis chronica (der Zuckergußleber, bzw. perikarditischen Pseudo-Lebercirrhose) müssen in Betracht gezogen werden. Für den entzündlichen Charakter des Ascites spricht neben der später zu besprechenden Beschaffenheit des Ascites der Umstand, daß es in vielen Fällen gelingt, nach Ablassen des Ascites peritonitische Schwarten ("Pseudotumoren") zu fühlen. Mitunter ist auch eine entzündliche Röte um den Nabel herum vorhanden (Inflammation périombilicale). Weniger kann das Auftreten von Temperatursteigerungen differentialdiagnostisch verwendet werden. Sie sind zwar in erster Linie der tuberkulösen Peritonitis eigen, können aber dabei fehlen und andererseits bei Tumoren auftreten. Die Bauchdeckenspannung, ein wichtiges Zeichen der akuten Peritonitiden kann bei den chronischen Formen fehlen; häufig ist allerdings der Leib dabei doch etwas straff. Auch Schmerz und Druckempfindlichkeit können fehlen, allerdings sind entzündliche Schwarten doch oft druckempfindlich und machen auch spontane Schmerzen.

Tuberkulöse Peritonitis.

Differentialdiagnostisch ist das Lebensalter der Kranken zu berücksichtigen. Bei jugendlichen Individuen ist natürlich eine tuberkulöse Peritonitis wahrscheinlicher als eine carcinomatöse. Die tuberkulöse Peritonitis verschont aber kein Lebensalter. Für die Annahme eines tuberkulösen Charakters spricht ferner der Nachweis erblicher Belastung und der Befund von Tuberkulose anderer Organe; letztere ist allerdings bei tuberkulöser Peritonitis durchaus nicht immer vorhanden und bisweilen schwer festzustellen. Gesichert wird die Diagnose manchmal durch die Verimpfung von etwa 10—20 ccm Ascitesflüssigkeit auf ein Meerschweinchen. Tuberkulinreaktionen haben natürlich bei Erwachsenen keine diagnostische Bedeutung, falls sie positiv ausfallen; nur bei Kleinkindern sind sie verwertbar. Mit subcutanen Tuberkulinspritzen verschone man Peritonitiker aber wegen der Gefahr ausgedehnter Herdreaktionen ganz!

Der Nachweis eines neben dem Ascites vorhandenen Milztumors spricht im allgemeinen gegen die Annahme einer chronischen Peritonitis und für Lebercirrhose, Banti oder eine andere hepato-lienale Erkrankung. Auch bei der erwähnten chronischen Pfortaderthrombose sind Milztumoren die Regel.

In seltenen Fällen hat man übrigens auch bei tuberkulöser Peritonitis Milztumoren gefunden; z. B. bei Amyloidose oder Tuberkulose der Milz.

Das wichtigste Diagnosticum der tuberkulösen Peritonitis ist und bleibt aber der Nachweis des chronisch entzündlichen Ascites (s. oben). Darum sollte man die Diagnose niemals ohne Probepunktion oder Punktion stellen!

Der Ascites bei chronischer Peritonealtuberkulose ist übrigens häufig kein freier. Oft findet sich rechts vom Nabel dauernd tympanitischer Schall, ein Befund, der dadurch erklärlich wird, daß schrumpfende Prozesse im Mesenterium die Dünndarmschlingen in die rechte Seite hinüberziehen (sog. THOMAYERsches Symptom). Dieses Zeichen kommt natürlich auch bei nichttuberkulösen, chronischen Peritonitiden vor.

Ab und zu kommt es bei Peritonealtuberkulose durch Abkapselung zur Bildung von Pseudocysten. Die erste Laparotomie bei tuberkulöser Peritonitis wurde bekanntlich auf Grund der irrtümlich gestellten Diagnose Ovarialtumor vorgenommen. Es ist in solchen Fällen nicht immer möglich, Irrtümer zu vermeiden. Doch achte man darauf, ob man einen Zusammenhang einer Cyste mit den Sexualorganen bei bimanueller Untersuchung feststellen kann und bewerte außer dem lokalen Befunde die Allgemeinerscheinungen sowie den Befund etwa vorhandener sonstiger tuberkulöser Herde.

Auch die Mesenterialdrüsentuberkulose[1]), bei Kindern weit häufiger als bei Erwachsenen, kann zum Bauchfellexsudat führen und zur „Tabes mesaraica". Sie kann rein hämatogenen Ursprungs, aber auch Folge einer Darmtuberkulose sein. Wenn die Drüsentumoren deutlich palpabel sind, was übrigens selten ist, ist die Diagnose einfach. Blässe, Pigmentierung um den Mund, Leukopenie mit Lymphocytose und gelegentlich Fettstühle ohne Ikterus sollen ferner die Diagnose erleichtern (W. NEUMANN).

Poly-
serositis.

Auch bei der chronischen Polyserositis kommt es neben der Pleuritis und Perikarditis auch zur Peritonitis mit entzündlichem Ascites. Diese chronische Peritonitis führt dann auch zur entzündlichen Perihepatitis und -splenitis, zur sog. Zuckergußleber und -milz (HEINRICH CURSCHMANN). Nicht die chronische Perikardobliteration und nicht die von ihr relativ unabhängige Zuckergußleber erzeugen den entzündlichen Ascites, sondern der Prozeß der Polyserositis an sich. Übrigens ist die Ätiologie der chronischen Polyserositis keineswegs geklärt. Sie kann sicher Teilsymptom einer „rheumatischen" Infektion sein. Nicht selten ist aber auch an eine tuberkulöse Verursachung gedacht worden.

Luische
Peritonitis.

Die chronische luische Peritonitis verläuft meist unter dem Bilde einer adhäsiven Form.

Ich beobachtete den Fall eines 60jährigen Mannes mit einem großen Tumor wechselnder Größe im Mittelbauch, der — laut Röntgenuntersuchung — weder dem Magen, noch dem Darm, noch dem Pankreas angehörte. Die Obduktion ergab eine chronische, adhäsive luische Peritonitis, bei der Netz und Darmteile den Pseudotumor gebildet hatten.

Daß dabei intermittierendes Fieber vorkommen kann, lehrt ein Fall von KORACH[2]). Ist Ascites dabei vorhanden, so beruht er zumeist auf einer gleichzeitigen Erkrankung der Leber; gewöhnlich ist dann auch ein Milztumor nachzuweisen und die WASSERMANNsche Reaktion positiv.

Carcinose
des Peri-
toneums.

Die Carcinose des Peritoneums ist nur äußerst selten eine primäre. Meist greifen die bösartigen Geschwülste von primär erkrankten Bauchorganen oder den weiblichen Genitalien auf das Peritoneum über, und zwar entweder in Form einer miliaren Krebsknötchenbildung, die sich diffus über das ganze Bauchfell erstrecken kann, oder in Form derberer Tumoren. In beiden Fällen entsteht ein erheblicher Erguß. Das klinische Bild deckt sich also darin mit der Tuberkulose, daß man durch den Erguß Tumoren durchfühlen kann. Hervorgehoben sei, daß sich kleinere Ergüsse bei bösartigen Tumoren der Bauchorgane, auch ohne daß es zu einer nachweisbaren Peritonealcarcinose kommt, relativ früh finden. Gewöhnlich gelingt es, das primäre Carcinom festzustellen. Übrigens kann die Bauchfellerkrankung auch als Komplikation eines bereits vorher erkannten Carcinoms auftreten.

Im übrigen gelten folgende Unterscheidungsmerkmale: Der carcinomatöse Ascites führt zu einem rascheren Verfall des Kranken, er verläuft gewöhnlich, wenn auch keineswegs immer, fieberlos. Der Erguß ist beim Carcinom gleichfalls ein entzündlicher, oft ist er hämorrhagisch oder adipös. Das gleiche kommt allerdings, wenn auch weniger oft, auch beim tuberkulösen Ascites vor; und selbst bei nichtspezifischen Ascitesformen werden gelegentlich adipöse Ergüsse beobachtet, so daß ein sicheres Unterscheidungsmerkmal dadurch nicht gegeben ist. Gelegentlich findet man bei Carcinose des Peritoneums endlich die bei der Besprechung der Pleuraergüsse näher geschilderten Siegelringzellen. Sie sind aber nicht für Carcinose charakteristisch, sondern wurden z. B. auch bei Hungerödem gefunden (MEISSNER[3]). Auch sonst sei

---

[1]) W. NEUMANN, Med. Welt 1942. S. 98.   [2]) KORACH, Dtsch. med. Wochenschr. 1924. Nr. 41.   [3]) MEISSNER, Dtsch. med. Wochenschr. 1921. Nr. 26.

man in der Deutung etwa in der Ascitesflüssigkeit nachweisbarer carcinom-
verdächtiger Zellen vorsichtig, da abgelöste Peritonealepithelien oft die merk-
würdigsten Formen zeigen. Lassen sich bei weiblichen Kranken vom DOUGLAS-
schen Raume aus verdächtige knollige Gebilde tasten, so kann man nach
ZANGEMEISTER diese mit einem feinen troikartähnlichen Bohrer punktieren
und so direkt Tumormaterial zur mikroskopischen Untersuchung gewinnen.
Bezüglich tastbarer Metastasen sei bei Krebsperitonitis besonders an die
ziemlich häufige Nabelmetastase erinnert.

Wie schwierig die Differentialdiagnose der Peritonealcarcinose gegenüber hepatogenem
bzw. portalem Ascites sein kann, lehrt folgender Fall meiner Beobachtung: 58jähr. Frau,
bisher stets gesund, seit 5—6 Wochen Durchfälle, viel Blähungen, seit 14 Tagen ziemlich
rasche, schmerzlose Anschwellung des Leibes. Appetit gut, Allgemeinbefinden desgleichen.
Befund: Nicht anämische, nicht abgemagerte Frau, Herzbefund normal. Erheblicher
freier Ascites; Leber und Milz nicht zu tasten oder zu perkutieren. Kein Ikterus, keine
Tumoren im Leib fühlbar. Im Urin Albumen und Urobilinogen vermehrt. Die Operation
ergab eine diffuse Bauchfellcarcinose und primären Ovarialkrebs und widerlegte die
anfängliche Diagnose einer Lebercirrhose mit Ascites.

Von chylösen Ergüssen, die nur bei direktem Übertritt von Chylus in *Chylöse Ergüsse.*
die Ascitesflüssigkeit beobachtet werden, kann man die adipösen Ergüsse
bekanntlich dadurch unterscheiden, daß bei den letzteren die Fettkörnchen
wenigstens teilweise in verfetteten Zellen liegen, während beim chylösen Erguß
die Fettverteilung so fein ist, daß man die Fettkörnchen in der trüben Flüssigkeit
auch mikroskopisch nicht sieht. Der chylöse Ascites kommt entweder durch
Verletzungen oder durch eine starke Stauung in den Chylusgefäßen zustande.

Mitunter ist der Erguß bei bösartigen Geschwülsten myxomatös. Es *Myxo-matöse Ergüsse.*
kann dann tatsächlich ein Myxom vorliegen. Ein derartiger Erguß verdankt
aber häufiger seine schleimige Beschaffenheit dem Platzen einer Ovarialcyste
(Pseudomyxom). MOBITZ[1]), der unlängst über einen letalen Fall von Pseudomyxom des Peritoneums berichtet, teilt mit, daß die Affektion bei Männern
in der Regel von einer Wurmfortsatzerkrankung abzuleiten sei. Endlich kann
auch eine Ovarialcyste für einen freien Erguß gehalten werden. Das ist besonders
bei sehr schlaffen Cystomen leicht möglich. Im allgemeinen wird eine Verwechslung nicht geschehen, wenn man die Form der Dämpfung genau berücksichtigt
und darauf achtet, daß ein freier Erguß das Scheidengewölbe nach unten drängt
und die Beweglichkeit des Uterus nicht einschränkt. Bei sehr schlaffen Cystomen
können aber diese Unterscheidungsmerkmale versagen. DIENST hat angegeben,
daß man bei schleimigen Ergüssen leicht unterscheiden könne, ob sie einer Ovarialcyste oder einem freien Erguß entsprechen, da die freien, schleimigen,
ascitischen Flüssigkeiten stets einen durch Kochsalz aussalzbaren Eiweißkörper
enthielten, die Ovarialcystome dagegen nie.

Noch leichter als eine Ovarialcyste können übrigens die seltenen cystischen *Lymph-angioma cysticum.*
Netzdegenerationen (Lymphangioma cysticum) mit einem freien Ascites
verwechselt werden, da sie sehr schlaffe Cystengeschwülste sind. Differentialdiagnostisch kommt das Fehlen des Fiebers in Betracht, bei weiblichen Kranken
auch der Nachweis, daß der Douglas frei von Erguß ist. Der Inhalt dieser
Cysten kann gleichfalls schleimig sein, aber auch serös, mitunter ist er stark
bräunlich gefärbt, also schon dadurch als Cysteninhalt erkennbar. Übrigens
kommt die Diagnose dieser chronischen Cystenbildungen nur selten in Betracht.
In der Regel machen sie erst dann Erscheinungen, wenn sie sich plötzlich irgendwie einklemmen oder eine Stieldrehung erfahren.

Größere differentialdiagnostische Schwierigkeiten als die exsudativen Formen *Peritoneale Schwarten.*
machen die Schwartenbildungen der chronischen Peritonitis. Sie treten
sowohl isoliert an nur einer Stelle, als mehrfach an verschiedenen Stellen auf.

---

[1]) W. MOBITZ, Med. Rundsch. 1947. S. 44 u. f.

Besonders gern bilden sich tuberkulöse Schwarten an folgenden Orten: Das tuberkulös verdickte Netz rollt sich zu einem Tumor zusammen. Dieser Tumor verwächst mit der Leber und ist daher mit der Atmung verschieblich. Er kann dann leicht mit Vergrößerungen der Leber verwechselt werden. Die gewöhnlich höckerige Beschaffenheit des Tumors, sein meist dicker und runder unterer Rand, seine ganze Konfiguration, die keine Incisur oder einen rechten und linken Leberlappen abgrenzen läßt, machen eine solche Verwechslung meist vermeidbar.

Netz-torsion. Dagegen liegt die Verwechslung mit anderen entzündlichen Netztumoren nahe. MATTHES sah z. B. einen derartigen Netztumor im Anschluß an einen heftigen Gallensteinanfall, der zum Gallensteinileus führte, auftreten, den man ohne Kenntnis der Vorgeschichte zunächst für einen tuberkulösen Tumor gehalten haben würde.

Entzündliche Netztumoren im Anschluß an embolische oder thrombotische Vorgänge im Netz haben KÜTTNER und SCHMIEDEN beschrieben. In dem von KÜTTNER beschriebenen Falle war im Innern des Tumors eine Zerfallshöhle vorhanden, so daß für seine Entstehung auch eine umschriebene Fettgewebs-nekrose in Betracht kam. Entzündliche Netztumoren sind ferner den Chirurgen *BRAUNscher Tumor.* nach Bruchoperationen unter dem Namen des BRAUNschen Tumors bekannt. Sie entstehen durch Entzündungen um Unterbindungsfäden. Ähnliche entzündliche Tumoren nach Operationen, die nicht das Netz direkt betrafen, hat SCHLOFFEL beschrieben. Diese Netztumoren entstehen meist erst längere Zeit nach der Operation oft unter akuten peritonitischen Reizerscheinungen, *Netz-tumoren.* die aber bald wieder abzuklingen pflegen. Ähnlich akut entsteht ein Tumor durch eine Torsion des Netzes, wie schon bei Besprechung der Peritonismen erwähnt wurde. Die Netztorsionen kommen weitaus am häufigsten bei gleich-zeitig bestehenden Hernien vor. Man achte also, auch wenn man derartige Tumoren erst als chronische sieht, auf das Bestehen von Hernien und forsche danach, ob ursprünglich ein akuter Prozeß vorgelegen hat.

Tuber-kulöser Ileocöcal-tumor. Häufiger als die peritonitischen Netztumoren ist der tuberkulöse Ileo-cöcaltumor, der schon bei der Besprechung der Appendicitis erwähnt wurde. Er ist von den einfachen appendicitischen Tumoren durch den chronischen Krankheitsverlauf zu unterscheiden. Von bösartigen Neubildungen des Colons ist er zunächst kaum zu unterscheiden; durch eine Röntgenunter-suchung gelingt dies aber doch manchmal. Okkulte Darmblutungen sind kein Unterscheidungsmerkmal, da bei dem tuberkulösen Ileocöcaltumor gleichzeitig tuberkulöse Darmgeschwüre bestehen und die Quelle für okkulte Blutungen ab-*Aktino-mykose.* geben können. Von den die Ileocöcalgegend gleichfalls bevorzugenden aktino-mykotischen Tumoren läßt sich der tuberkulöse Tumor dadurch unter-scheiden, daß es bei Aktinomykose sehr frühzeitig zu einer Verlötung des Tumors mit den Bauchdecken und zu einer Infiltration derselben kommt. Sie ist immer auf Aktinomykose verdächtig; bei bösartigen Neubildungen kommt sie jedenfalls weit seltener vor.

E. NEUBER[1]) hat bei abdominaler, insbesondere cöcaler Aktinomykose von der dia-gnostischen Intracutanimpfung mit der polyvalenten Aktinomycesvaccine Gebrauch gemacht und empfiehlt sie sehr; um so mehr als sie als Wegbereiterin für die sehr er-folgreiche Vaccinetherapie dient.

Übrigens können alte appendicitische Tumoren so hart und höckerig werden, daß man sie für einen tuberkulösen oder anderen Tumor halten kann.

Schwarten an anderen Stellen. Außer den Netztumoren und den Ileocöcaltumoren kommt die Bildung peritonealer Schwarten auch an anderen Stellen vor. Es kann sich sowohl um tuberkulöse als um einfach entzündliche Schwarten handeln. Sie sind

¹) E. NEUBER: Wien. klin. Wochenschr. 1934 S. 708—710.

bereits bei der Besprechung der akuten Peritonitis erwähnt, mögen aber hier noch einmal zusammengestellt werden. MATTHES sah z. B. derartige, rein entzündliche Schwarten in der Umgebung der Niere, so daß ein Nierentumor vorgetäuscht wurde, eine Verwechslung, die um so näher lag, als Nierentumoren öfter chronische Fieberbewegungen hervorrufen. Erst die Operation brachte in diesem Falle Aufklärung. Ferner beobachtete MATTHES zweimal lokale entzündliche Tumoren in der Umgebung des Colon descendens, die dadurch hervorgerufen waren, daß eine Fischgräte durch die Darmwand gespießt war. Lokale entzündliche Peritonealtumoren sieht man gelegentlich auch als Folge anderweitiger langsam eintretender Darmperforationen, z. B. der eines Divertikels. Das ist gerade an der Flexura sigmoidea mehrfach beobachtet. Auch N. ORTNER erwähnt das Vorkommen einer solchen tumorähnlichen Peridiverticulitis am Sigmoid. Auch im Anschluß an geschwürige Prozesse im Darm, z. B. bei Ruhr können sich solche peritonitischen Schwarten, sei es akut, sei es mehr chronisch entwickeln. In dem oben gleichfalls schon erwähnten Fall entwickelte sich ein erheblicher entzündlicher Tumor der Flexura sigmoidea im Anschluß an eine stumpfe Dilatation des Analringes wegen Fissur. Die von den weiblichen Beckenorganen ausgehenden, lokalen, chronischen Peritonitiden machen insofern keine differentialdiagnostischen Schwierigkeiten, als ihr Ausgang von den Genitalorganen meist klar ist. Da sie in das Gebiet des Gynäkologen gehören, verweise ich auf die Lehrbücher der Frauenheilkunde.

Natürlich erhebt sich bei den lokalen peritonitischen Tumoren jedesmal die Frage, ob sie einfach entzündliche oder tuberkulöse oder endlich blastomatöse sind. Man denke stets daran, daß jede lokale Peritonitis vom Wurmfortsatz ausgehen kann! Im übrigen schützt nur eine genaue Anamnese und eine wiederholte, namentlich nach gründlicher Darmentleerung ausgeführte Untersuchung vor Irrtümern. Die letztere ist notwendig, damit nicht Kottumoren falsch gedeutet werden. Vor allem aber veranlasse man stets die röntgenologische Verfolgung einer Kontrastmahlzeit durch den Darm und, falls diese nicht genügt, auch die Röntgenuntersuchung eines Kontrasteinlaufs. Selbstverständlich untersuche man weiter auf das Vorhandensein von okkulten Blutungen. Auch achte man auf etwa vorhandene metastatische Drüsenschwellungen in den Intercostalräumen und am Hals. Führen aber alle diese Maßnahmen diagnostisch nicht zum Ziele, so schreite man so bald als möglich zur Probelaparotomie. Man berücksichtige übrigens, daß auch in der Umgebung bösartiger Neubildungen, besonders der hoch sitzenden Rectumcarcinome, sich oft entzündliche peritoneale Schwarten bilden. Diese resorbieren sich, wenn durch Anlegung eines Anus praeternaturalis der beständige Reiz des vorbeipassierenden Kotes auf die ulcerierte Geschwulstfläche beseitigt ist, so daß man erst dann ein Urteil über die Größe der Neubildung und über die Operationsmöglichkeit gewinnt.

Mit anderen Bauchtumoren werden entzündliche Peritonealtumoren weniger leicht verwechselt. Die Mesenterialcysten und -Tumoren sind glatt und leichter beweglich als die meist festliegenden Schwarten. Retroperitoneale Tumoren liegen zwar fest, drängen aber die Baucheingeweide vor sich her, was röntgenologisch leicht festzustellen ist. Auch machen sie außer den Verdrängungserscheinungen nur geringe subjektive Beschwerden. Meist sind sie auch glatter als peritoneale Schwarten. *(Mesenterialgeschwülste. Retroperitonealtumoren.)*

Differentialdiagnostisch erwähnt mögen hier noch die freien, in der Bauchhöhle vorkommenden Geschwülstchen werden, die abgerissenen Appendices epiploicae entsprechen. Sie sind außerordentlich beweglich, können aber durch sekundäre Verwachsungen wieder fixiert werden. Sie können heftige, kurz dauernde Schmerzanfälle hervorrufen und vor allem zu Ileuserscheinungen führen. *(Appendices epiploicae.)*

Adhäsionen.   Die adhäsiven chronischen Entzündungen des Peritoneums, meist tuberkulöser Natur, können als sehr ausgedehnte, die Därme zu einem selbst für den pathologischen Anatomen schwer entwirrbaren Knäuel verlötende auftreten. Man denke aber, wie schon erwähnt, auch an die Möglichkeit eines luischen Ursprungs. Es können ausgedehnte Verwachsungen aber auch als Folge akuter Peritonitiden zurückbleiben. Die lokalen Verwachsungen als Folge örtlicher Peritonitiden der Gallenblasengegend, des Magens, des Duodenums und der Appendix sind allgemein bekannt. Ihre differentialdiagnostische Bedeutung wird bei den Organerkrankungen, durch die sie bedingt werden, besprochen. Die differentialdiagnostisch so wichtige chronische Appendicitis wird im Kapitel der Obstipation abgehandelt werden.

Schrump-
fende Peri-
tonitiden.   Es kommen aber auch adhäsive und besonders schrumpfende Peritoniti den vor, ohne daß man eine vorhergehende Organerkrankung feststellen kann. Sie gehen vielfach von geringen entzündlichen Prozessen des Darmes aus. Wichtig sind besonders die schrumpfenden Prozesse des Mesenterium, die z. B. die Schenkel der Flexura sigmoidea wie Flintenläufe parallel stellen und eine Prädisposition zum Volvulus der Flexur abgeben. Auch die von PAYER beschriebene, besonders nach Appendicitis auftretende adhäsive Fixierung der Flexura coli lienalis, die zu intermittierendem Darmverschluß führen kann, gehört hierher. Auch ganze Organe können durch diese schrumpfenden Peritonitiden verlagert werden. In einem Fall von MATTHES und RIEDEL war es auf diese Weise zu einer Verlötung der rechten Niere mit dem unteren Leberrand gekommen, so daß der Chirurg bis zur Eröffnung des Peritoneums glaubte, eine Gallenblase vor sich zu haben.

Die subjektiven Beschwerden, die diese Verwachsungen hervorrufen, sind teils als Zerrungsschmerzen zu deuten, teils beruhen sie auf einer Behinderung der Darmpassage, wenn sie Knickungen des Darmes (Incarceratio über dem Strang) oder Einklemmungen (Incarceratio unter dem Strang) hervorrufen. Die Schmerzen tragen im letzteren Falle den Charakter des auf- und abschwellenden, peristaltischen Schmerzes. Als Ausdruck eines chronischen Passagehindernisses kann sich auch lokale Peristaltik oder ein lokaler Meteorismus nachweisen lassen. Diese Erscheinungen sind bei der Differentialdiagnose des Ileus ausführlich erörtert.

Adhäsions-
schmerz.   Die Zerrungsschmerzen treten besonders bei Körperbewegungen hervor, z. B. beim Bücken, und werden bei Bettruhe geringer. Sie können aber auch durch Bewegungen des Magens und der Därme ausgelöst werden und deshalb von der Nahrungsaufnahme abhängig sein. Sie können endlich durch heftige Zwerchfellbewegungen, wie Husten, Niesen, hervorgerufen werden.

Oft läßt sich die Diagnose peritonitischer Verwachsungen durch das Röntgenbild stellen. Verwachsungen in der Gegend des Magens ziehen diesen häufig nach rechts herüber; meist stehen derartige Mägen auch auffallend hoch. Von anderweitig bedingten Vermehrungen der Rechtsdistanz kann man diese Verzerrungen dadurch unterscheiden, daß sie sich vor dem Schirm durch entsprechende Palpation nicht ausgleichen lassen. Das gleiche gilt auch für die Verwachsungen der Därme. Bei der Besprechung der Röntgendiagnose der Magendarmkrankheiten werden diese Verhältnisse eingehend erörtert.

Auch für die Differentialdiagnose der Zerrungsschmerzen gegenüber anderen Leibschmerzen sei auf die Besprechung des Schmerzes bei der Schilderung der Magen-, Darm- und Leberkrankheiten verwiesen. Relativ schwierig ist die Abgrenzung gegenüber rein nervösen Schmerzen, zumal da Kranke mit Adhäsionsbeschwerden durch die quälenden Schmerzen oft nervös und widerstandslos werden. Endet doch ein Teil dieser Kranken, wenn ihnen auch operative

Eingriffe keine Besserung gebracht haben, als Morphinisten. Es ist zweifellos in vielen Fällen von „Verwachsungsbeschwerden" schwer zu entscheiden, wieviel an diesen Beschwerden durch wirkliche Schmerzen oder durch Hysterie, insbesondere jene eigenartige und häufige Operationssucht der Kranken, oder durch Morphiumbedürfnis bedingt ist. Man denke auch stets an arteriosklerotische Schmerzanfälle, ebenfalls an die Schmerzen, die sich bei Hernien der Linea alba finden. Man untersuche stets auf solche Hernien und die mit ihnen verbundenen kleinen Lipome, die übrigens beim Pressen und Aufrichten deutlicher hervortreten.

Hernia lineae albae.

Bei den tuberkulösen Formen kommt es infolge gleichzeitiger Darmtuberkulose bisweilen zu anhaltenden Diarrhoen. Bei allen Formen kann es durch die Behinderung der Darmpassage zu hartnäckiger Obstipation und auch zu anfallsweise auftretendem Erbrechen kommen.

Fieber ist den peritonealen Verwachsungen, die ja abgelaufene Entzündungsprozesse sind, nicht eigen, ebensowenig die Muskelspannung oder die Druckempfindlichkeit der akuten peritonitischen Prozesse.

Zusammenfassend läßt sich sagen, daß bei chronisch entstehendem entzündlichem Ascites die Peritonealtuberkulose immer am wahrscheinlichsten ist. Nach ihrem Ausschluß sind zunächst die Bauchfellcarcinose und dann die erwähnten anderen Möglichkeiten in Betracht zu ziehen. Das gleiche gilt, wenn auch nicht in so hohem Maße, für die schwartigen Formen; hierbei ist auch an einfach entzündliche Ursachen, in erster Linie an Appendicitis, zu denken. Für die adhäsiven Formen ist neben der Beachtung der Art der Schmerzen, des Röntgenbefundes, der genauen Untersuchung des Magen- und Darmkanals und der Gallenblase die Aufnahme einer genauen Anamnese wichtig, die das Vorangehen von Prozessen erweist, welche zu Verwachsungen führen können. Nicht zu vergessen ist, daß die Grunderkrankungen weiter bestehen können, z. B. eine chronische Appendicitis oder ein Gallenblasenempyem, und daß dann die Adhäsionen nur Komplikationen darstellen.

V. Die Differentialdiagnose des Ileus und der Darmstenosen.

Im Interesse einer klaren Darstellung dieses schwierigen Gebietes ist es zweckmäßig, mit einem Überblick über die verschiedenen **Formen des Ileus** nach der Art ihrer Entstehung zu beginnen. Man unterscheidet danach 1. den Ileus, der durch ein anatomisches Hindernis bedingt wird und 2. den funktionellen Ileus.

Formen des Ileus

Der durch ein anatomisches Hindernis bedingte, sog. **mechanische Ileus** gliedert sich wiederum in zwei differentialdiagnostisch und prognostisch scharf zu scheidende Unterarten, den **einfachen Okklusionsileus** und den **Strangulationsileus**. Beide Formen unterscheiden sich dadurch, daß bei der ersteren nur ein einfacher Verschluß des Darmrohrs besteht, während beim Strangulationsileus die zuführenden Gefäße mit verschlossen werden. Beim Okklusionsileus besteht also anfangs keine Zirkulationsstörung, beim Strangulationsileus dagegen ist sie vorhanden; dadurch wird das strangulierte Darmstück in seiner Ernährung rasch auf das schwerste geschädigt.

Die häufigsten Ursachen des Okklusionsileus sind Neubildungen oder Narben des Darmes selbst oder Verwachsungen des Darms mit benachbarten Schlingen oder die Abknickung über einer sich spannenden Adhäsion (sog. Incarceratio

über dem Strang) oder endlich der Verschluß des Darmes durch einen größeren
Fremdkörper in seinem Lumen (z. B. einen Gallenstein). Gelegentlich kann
auch eine Okklusion dadurch entstehen, daß ein außerhalb des Darmes liegender
Tumor den Darm komprimiert.

Die Strangulation kommt im wesentlichen auf drei Arten zustande. Entweder schlüpft eine Darmschlinge unter einen sich spannenden Strang (Incarceration unter dem Strang) bzw., was in der Wirkung dasselbe ist, in eine der präformierten Bruchpforten; oder es wird der Verschluß durch eine Achsendrehung
und Verknotung des Darmes bedingt; oder aber es entsteht eine Intussuszeption
eines größeren Darmstücks mit seinem Mesenterium in einen anderen Darmteil. In allen drei Fällen verfällt das zugehörige Mesenterium mit seinen Gefäßen gleichzeitig der Abklemmung. Kleinere Intussuszeptionen dagegen, bei
denen nur wenig Mesenterium mit eingestülpt ist, rufen nur die Erscheinungen
der Okklusion hervor.

Der funktionelle Ileus kann durch Lähmung oder durch spastischen
Verschluß, also als paralytischer oder als spastischer Ileus auftreten.
Der erstere entsteht am häufigsten durch die schwere Zirkulationsstörung,
die der Darm durch eine Peritonitis erleidet. In gleicher Weise kann ein paralytischer Ileus durch die Zirkulationsunterbrechung hervorgerufen werden, die
durch Embolie oder Thrombose der Darmarterien bedingt wird, da sich die
Darmgefäße trotz vorhandener Anastomosen wie Endgefäße verhalten.

Es gibt außerdem noch Zustände, die in das Gebiet eines meist nicht
voll entwickelten paralytischen Ileus fallen und Krankheitsbilder hervorrufen, die gleichzeitig Ähnlichkeit mit peritonealen haben. Sie sind schon
bei der Besprechung des peritonealen Symptomenkomplexes erwähnt worden.
Dahin gehören die toxisch bedingten Peritonismen bei den Infektionskrankheiten und die, wohl reflektorisch ausgelösten, ähnlichen Bilder bei Steinkoliken, Hodenquetschungen und Stieltorsionen. Als paralytisch bedingt müssen
auch die Darmunwegsamkeiten bei Rückenmarkserkrankungen, ein Teil der
postoperativen Ileusformen und endlich auch die nach stumpfen Traumen des
Bauches auftretenden aufgefaßt werden. Endlich soll als Steigerung lang-
jähriger Obstipation bei Greisen gelegentlich paralytischer Ileus vorkommen;
eine Annahme, die aber nicht genügend bewiesen erscheint.

Das Vorkommen eines spastischen Ileus ist früher oft bestritten worden.
Man hat sich aber bei Relaparotomien wegen postoperativen Ileus wiederholt überzeugen können, daß wenigstens in einem Teil dieser Fälle der Ileus
auf andauernden, meist über große Strecken des Dickdarms ausgedehnten spastischen Kontraktionen beruhte. Dieser war in einem von PANKOW und
MATTHES beobachteten Fall vielleicht durch Läsionen des Mesenteriums hervorgerufen. Auch bei Tabikern und schweren Bleikoliken mögen Krämpfe
der Darmmuskulatur für ileusähnliche Zustände verantwortlich sein. Endlich
können Muskelkrämpfe des Darmes dadurch einen Ileus hervorrufen, daß
sie Fremdkörper, z. B. Gallensteine oder zusammengerollte Spulwürmer festhalten, auch wenn diese an sich wegen ihrer geringen Größe noch keinen
Verschluß bedingen.

Da der spastische Ileus keine Zirkulationsstörungen des Darmes erzeugt,
so wird er in seinen Erscheinungen dem Okklusionsileus gleichen. Der paralytische Ileus dagegen mit seinen schweren, und im Falle der Embolie und
Thrombose sogar lokalen, Zirkulationsbeschädigungen wird mehr dem Bild
des Strangulationsileus entsprechen.

Außer dieser ätiologischen Einteilung ist für die Kenntnis des Symptomenbildes die zeitliche Art des Einsetzens von größter Wichtigkeit. Man unterscheidet beim Ileus die akuten und die chronisch entstehenden Formen. Es

ist leicht verständlich, daß insbesondere die Formen des einfachen Okklusions-ileus, die sich infolge von wachsenden Tumoren, Narben oder peritonealen Verwachsungen entwickeln, anfangs noch nicht das Bild des vollständigen Ileus hervorrufen, sondern das der chronischen Darmstenose.

A. Die chronischen Darmstenosen.

Meist müssen Darmstenosen schon ziemlich beträchtlich sein, wenn sie klini-sche Erscheinungen hervorrufen sollen. Sie können sich also lange Zeit der Erkennung entziehen und sogar dann plötzlich einen akuten Ileusanfall auslösen, wenn sie durch gröbere Kontenta oder irgendeinen anderen Zufall verlegt werden. Das gilt besonders von den Stenosen, die durch Erkrankungen des Darmes selbst oder durch Kompression desselben zustande kommen. Es ist z. B. ein relativ häufiges Vorkommnis, daß ein Mastdarmcarcinom unter dem Bilde des akuten Ileus manifest wird.

Gewöhnlich ergibt aber die Anamnese Hinweise auf die chronische Ent-stehung und in der Mehrzahl bedingen die Darmstenosen außerordentlich charakteristische klinische Erscheinungen.

Ziemlich vieldeutig sind die Störungen des Stuhlganges selbst. Es tritt Stuhl. besonders bei tiefem Sitz der Stenose meist eine hartnäckige Obstipation ein, die sich aber anfangs noch durch Abführmittel beseitigen läßt. Die spontan entleerten Stühle können die Eigenschaft des Stenosenkotes haben. Sie sind kleinkalibrig in Form von Schafkot oder Bleistiftkot; hier und da bemerkt man an ihnen eine eingedrückte Rinne, durch eine sich spannende Längstänie hervor-gerufen. Es sei aber ausdrücklich betont, daß kleinkalibrige Stühle keineswegs eine organische Darmstenose beweisen, sondern häufiger bei spastischer und proktogener Obstipation gefunden werden. Sind gleichzeitig, wie meist beim Mastdarmcarcinom, zerfallende Geschwürsflächen vorhanden, so können sich dem Stuhl Blut, Schleim oder Gewebsfetzen beimischen. Andererseits kommen bei Stenosen aber auch Diarrhoen vor oder ein Wechsel von diesen mit Obstipation. Diese Diarrhoen entstehen dadurch, daß sich oberhalb der Stenose entzündliche Prozesse der Schleimhaut entwickeln, teils als Folge der übermä-ßigen Dehnung des Darmes durch den Meteorismus, teils auch als Decubitus infolge des sich stauenden Inhalts.

Über einer Darmstenose entwickelt sich, auch wenn Winde noch abgehen, mit der Zeit doch meist ein Meteorismus, der zunächst den oberhalb der Stenose Meteoris-liegenden Darmteil, bei stärkeren Stenosierungen aber alle oralwärts gelegenen mus. Darmabschnitte befällt, also ein „Stauungsmeteorismus". Er wird nie so be-deutend wie beim vollständigen Ileus und ist gewöhnlich nicht konstant, da die Stenose wenigstens zeitweise Gase passieren läßt. Trotzdem ist das Auf-treten eines lokalen Meteorismus ein sehr wichtiges, wenn auch nicht eindeutiges Symptom für das Vorliegen einer Stenose.

Außerordentlich markant und eine Darmstenose beweisend ist dagegen ein Symptom, welches dem Bestreben des Darmes, das Hindernis zu über-winden, seine Entstehung verdankt. Es ist dies eine sicht- und in ihrer Richtung verfolgbare Peristaltik und die plastische Abzeichnung der Darm-schlingen an der Bauchwand, die man also sehen und nicht nur fühlen kann. Das Symptom, die Darmsteifung, kommt dadurch zustande, daß sich der inhaltgefüllte Darm steift. Es wird um so deutlicher, als die Darmmuskulatur Darm-oberhalb einer Stenose sehr rasch hypertrophiert. Dieses plastische Hervor- steifung. treten der Schlingen kommt nur bei gefüllten Därmen vor, die spastischen Kontraktionen bei den gewöhnlichen Darmspasmen, bei spastischer Ob-stipation, bei Bleikolik usw. kann man wohl fühlen, aber nicht sehen. Die

Schlingen sind, da sie bei derartigen Spasmen leer sind, auch viel kleinkalibriger
als bei den gefüllten Därmen über einer Stenose, deren Inhalt nicht nach
beiden Seiten ausweichen kann, sondern sich über der Stenose staut. Voraussetzung für das Sichtbarwerden der Darmsteifung ist natürlich, daß die
Bauchdecken nicht fettreich sind. Die Bauchdecken selbst sind bei den Stenosen,
solange sie nicht mit akuten peritonealen Reizungen kompliziert sind, nicht
gespannt. Sehr kennzeichnend ist nun der Wechsel in diesen Kontraktionen.
Sie stehen eine Weile, werden durch peristaltische Wellen abgelöst und lösen
sich schließlich unter Auftreten von laut hörbaren, gurrenden Darmgeräuschen.
Dann beginnt das Spiel nach einer Weile von neuem. Die Richtung der Peristaltik
ist besonders gut zu verfolgen, wenn eine Schlinge fixiert ist; aber auch sonst
kann man meist konstatieren, daß immer annähernd die gleichen Schlingen
befallen werden.

Man kann nun zwar gelegentlich bei sehr schlaffen Bäuchen und besonders
bei stärkerer Diastase der Recti auch normalerweise die Peristaltik sehen; aber
diese gibt ein ganz anderes Bild. Die normale Peristaltik ist keine stehende:
es fehlt auch die Darmsteifung dabei.

Kolik-
schmerz.   Mit der lebhaften Tätigkeit des Darmes in engster Beziehung steht nun
augenscheinlich ein weiteres markantes Symptom der Stenosierung, nämlich
das anfallsweise Auftreten von heftigen kolikartigen Schmerzen, die oft den
auf- und abschwellenden Charakter des peristaltischen Schmerzes tragen.
Daneben werden gewöhnlich auch Gefühle von peristaltischem Wühlen im
Darm angegeben, die nicht direkt schmerzhaft zu sein brauchen.

Daß Kranke mit Darmstenose an Völlegefühl, Aufstoßen, Appetitlosigkeit
leiden, ja gelegentlich schon erbrechen, ist verständlich.

Dies für die Stenose charakteristische Krankheitsbild — Darmsteifung und
sichtbare und fühlbare Peristaltik, Schmerzanfälle, lokaler, wechselnder Meteorismus, Stenosenkot — kann nun je nach der Art des Hindernisses lange
bestehen, z. B. bei den durch chronisch peritoneale Erkrankungen bedingten
Stenosen; oder es geht bei den fortschreitenden Stenosen unter immer stärkerer Entwicklung der Symptome in den Okklusionsileus über. Nur bei einer
Art des Strangulationsileus finden sich im Beginn gelegentlich ähnliche Symptome, wenn auch nicht in der gleichen Stärke, nämlich bei allmählich entstehender Einklemmung lange bestehender Hernien. Man untersuche deswegen
bei jedem Verdacht auf Darmstenose alle Bruchpforten.

Außer durch das klinische Symptomenbild kann eine Darmstenose noch
durch zwei wichtige Untersuchungen in ihrem Wesen und in ihrem Sitz
aufgeklärt werden. Es ist dies die Untersuchung in Narkose oder auch im
warmen Bade, die beide die Bauchdecken zur Entspannung bringen, und
ferner die Röntgenuntersuchung. Diese letztere soll sowohl die Passage
einer per os aufgenommenen Kontrastmahlzeit durch den Darm (etwa von
der dritten Stunde an stündlich zu wiederholende Untersuchungen bzw.
Aufnahmen) verfolgen, als auch feststellen, wie sich der Darm bei Füllung
mittels Kontrasteinlaufs verhält. Bei Dickdarmstenosen, insbesondere tiefer-
sitzenden, wird man dabei die letztere Untersuchung vorziehen, da sie
einerseits sichere Resultate gibt und andererseits nicht so üble, die Stenosensymptome vermehrende Wirkungen hat wie der oral genommene Kontrastbrei.
Sogar schon ohne Füllung des Darmes mit Kontrastmaterial kann man mitunter kennzeichnende Bilder erhalten. In den geblähten Därmen sieht man
in verschiedener Höhe ,,Niveau- oder Spiegelbildungen" des Inhaltes, die
eine horizontale obere Begrenzung aufweisen (Abb. 42). Es ist selbstverständlich,

daß man derartige Bilder nicht nur bei chronischen Stenosen, sondern bei den meisten Ileusformen sieht, besonders bei den akut entstandenen. Für die akuten Darmverschlüsse oder -lähmungen ist die röntgenologische Darstellung dieser Niveau- oder Spiegelbildungen eines der wichtigsten diagnostischen Mittel. Man vermag auch vor dem Röntgenschirm eine Fixation von Darmschlingen nachzuweisen, wenn man dieselben durch Druck auf den

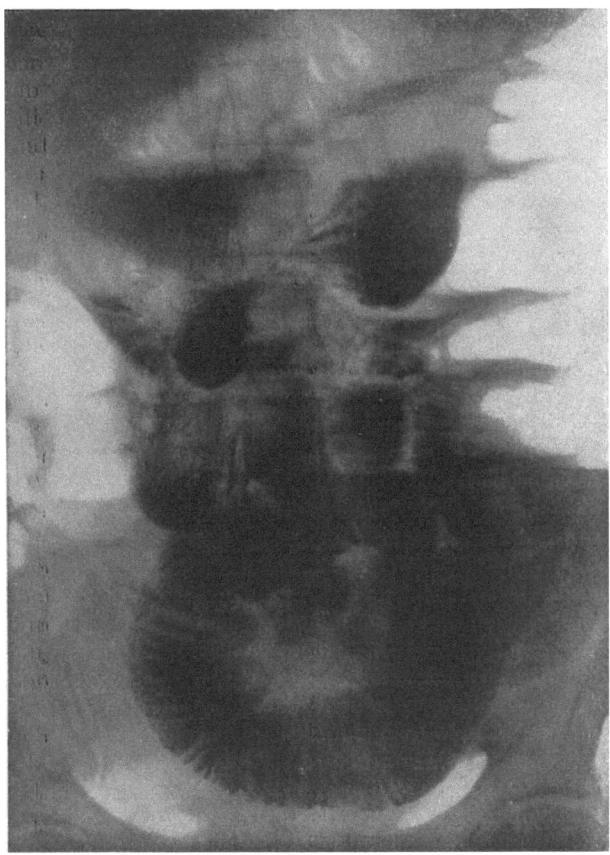

Abb. 42. Niveaubildung bei Darmstenose.

Leib vor dem Schirm zu verschieben versucht. Tumoren kann man an der Aussparung deutlich erkennen. Insbesondere gibt es wohl kaum eine andere diagnostische Methode, welche die unter der Leber verborgen liegenden Carcinome der Flexura hepatica frühzeitig zu erkennen gestattet. Umstehendes Bild (Abb. 43) eines operativ bestätigten Falles von Coloncarcinom an der Flexura sigmoidea mag das Gesagte bestätigen. Es soll aber nicht verschwiegen werden, daß auch die Röntgenuntersuchung des Colon gelegentlich irreführen kann. Spasmen des Colon können Füllungsdefekte vortäuschen, der Darm kann auch von außen komprimiert werden. Immerhin wird eine moderne röntgenologische Dickdarmdiagnostik mittels genauer Schleimhautprofilaufnahme und Funktionsanregung durch intravenöses Pituglandol (Fr. BERNER) nur noch selten solche Verwechslungen zulassen (bezüglich dieser Methode vgl. Abschnitt über Colitis).

A. W. Fischer[1]) hat auf die Schwierigkeit der röntgenologischen Diagnose gerade der Dickdarmgeschwülste aufmerksam gemacht. Er hat auch ein Verfahren angegeben, das mitunter von Wert ist. Man beobachtet vor dem Leuchtschirm die Füllung des Dickdarms durch ein Kontrastklysma und läßt dann, wenn der Darm gefüllt ist, Luft einströmen. Die Luftblasen bahnen sich durch die Kontrastflüssigkeit den Weg und besonders auch durch scheinbare Defekte der Füllung. Man kann durch Drehungen des Kranken dann verschiedene Niveaus im Darmlumen erzeugen.

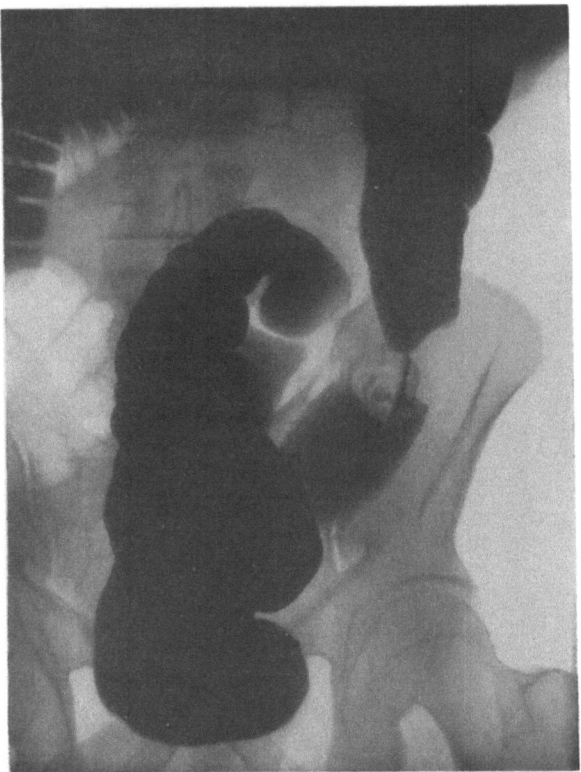

Abb. 43. Aussparung durch ein Carcinom, operativ bestätigt.

Das umstehende Bild (Abb. 44) zeigt, daß es gelingt, die Konturen des luftgefüllten Darms sichtbar zu machen in einem Fall, bei welchem die einfache Füllung mit Kontrastmaterial einen Füllungsdefekt vorgetäuscht hatte.

Niemals versäume man die Untersuchung auf okkulte Blutungen, deren positiver Ausfall das Bestehen von Geschwüren erkennen läßt.

Die Differentialdiagnose hat die Darmstenose im wesentlichen gegen die sonst vorkommenden Darmspasmen abzugrenzen, also das organische Hindernis gegen ein funktionelles.

Darm-
spasmen.

Die Erscheinungen der Darmspasmen gleichen der Stenose insofern, als sowohl „Stenosenstuhl" beobachtet werden kann, wie hartnäckige Verstopfung und auch Wechsel von Verstopfung und Diarrhoen. Ebenso können Darmspasmen schmerzhaft sein und auch darin den Stenosen sehr gleichen. Die

[1]) A. W. Fischer, Ergebn. d. med. Strahlenforsch. Bd. 1. 1925.

Differentialdiagnose ist leicht, wenn wirkliche Darmsteifung mit sichtbarer Peristaltik und plastischem Hervortreten der Därme an der Bauchwand vorhanden ist, was nur bei Leuten mit organischen Stenosen vorkommt; sie ist schwierig, wenn dieses Symptom fehlt. Dies pflegt bei den fortschreitenden organischen Stenosen in der Regel nicht der Fall zu sein, wohl aber bei den organischen Beeinträchtigungen, die der Darm durch peritoneale Verwachsungen erleidet. Den Ausschlag für die Diagnose gibt in solchen schwierigen Fällen dann zunächst die Anamnese. Patienten mit spastischen Darmbeschwerden pflegen in der Regel schon lange, oft jahrelang, an solchen zu leiden. Außerdem sind Leute mit Darmspasmen meist allgemein nervös. Das werden allerdings Kranke

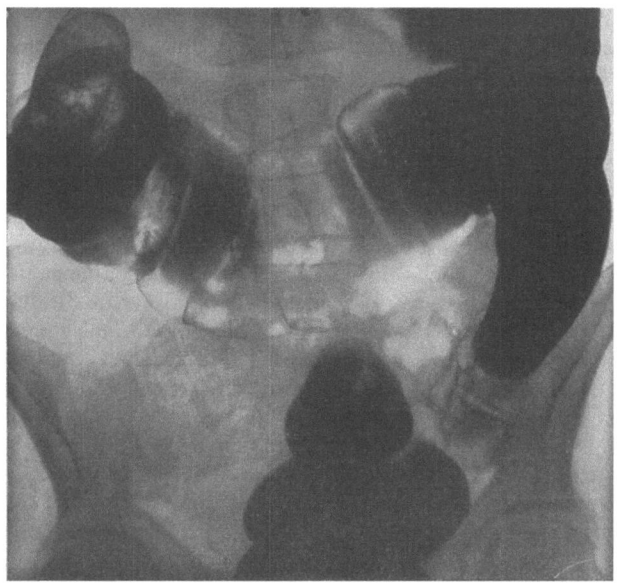

Abb. 44. Mit Luft und Kontrastmaterial gefüllter Darm läßt normale Darmkontur am Übergang des Colon descendens in die Flexura sigmoidea erkennen, wo einfache Kontrastfüllung eine Stenose zu zeigen schien.

mit Adhäsionsbeschwerden meist auch. Aber es läßt sich oft durch eine genaue Anamnese feststellen, daß diese Patienten erst durch die Darmbeschwerden, also sekundär nervös geworden sind. Ferner wird man zu erfahren versuchen, ob irgendein Prozeß vorliegt, der zu Adhäsionen Veranlassung hätte geben können, z. B. eine Tuberkulose, vorangehende appendicitische Anfälle usw. Hier wird natürlich das Röntgenbild Aufklärung schaffen. Man wird sowohl die röntgenologische Magendarmpassage als auch die Kontrastfüllung des Dickdarms per rectum heranziehen und hierdurch am sichersten Darmspasmen von Adhäsionen oder Tumoren unterscheiden können; letzteres ist um so wichtiger, als Kranke mit Coloncarcinomen oft lange frei von Anämie und Abmagerung bleiben, also nicht den Eindruck von Krebskranken zu machen brauchen.

Ein Krankheitsbild, das die größte Ähnlichkeit mit einer tief sitzenden Darmstenose besitzt, ist die HIRSCHSPRUNGsche Krankheit mit den Kardinalsymptomen: hartnäckige Obstipation, Meteorismus und sichtbare Peristaltik. Sie wird am Schluß des Kapitels der Magen- und Darmerkrankungen ausführlich dargestellt. Die Differentialdiagnose gegenüber einer organischen Darmstenose ist nicht immer leicht, schon deswegen nicht, weil ein Teil der Fälle von HIRSCHSPRUNGscher Krankheit höchstwahrscheinlich auf organischen

HIRSCH-
SPRUNGsche
Krankheit.

Passagehindernissen beruht, wie abnormer Faltenbildung, abnormer Länge und damit erleichterter Volvulusbildung, endlich Knickungen des Darmes, wenn auch wieder andere Formen angeboren sein mögen. Die Differentialdiagnose hat außer dem Lebensalter — die HIRSCHSPRUNGsche Krankheit kommt schon im Säuglingsalter zur Beobachtung — auf die Chronizität des Prozesses, auf den Nachweis der Vergrößerung und Verdickung des Colon, auf den oft komplizierenden Krampf des Sphincter ani, auf das Fehlen des Erbrechens Gewicht zu legen. Vor allem aber ermöglicht das Röntgenbild (Kontrasteinlauf) die Diagnose stets leicht.

Hat man die Diagnose einer organischen Stenose gestellt, so muß man die Art derselben festzustellen versuchen und alle die Prozesse in Erwägung ziehen, die zu Stenosierungen führen können. Zunächst wird man die vom Darm selbst ausgehenden Ursachen berücksichtigen. Narben, welche strikturieren, kommen bei Lues, bei tuberkulösen Geschwüren, nach chronischer Ruhr, sehr selten nach Typhus, endlich nach Traumen vor. Die luischen Prozesse, die ebenso wie die tuberkulösen relati oft multipel auftreten, können aus Geschwüren, aber auch aus vernarbenden, diffusen Infiltrationen der Darmwand hervorgehen. Ihre Natur läßt sich durch Anamnese und die WASSERMANNsche Reaktion feststellen. Bei der Darmtuberkulose, die zu Narben führt, läßt sich oft das Bestehen noch offener Geschwüre durch den Befund von okkulten Blutungen und meist auch eine Tuberkulose der Lungen nachweisen. Die Stenosen nach Ruhr lassen sich meist durch die Anamnese und ihren fast stets im Bereich des Colon descendens und Sigmoids gelegenen Sitz diagnostizieren. Im Röntgenbild lassen sich narbige Stenosen fast immer von den Einziehungen durch Spasmen unterscheiden. Übrigens kann auch Diverticulitis sowohl im Dünndarm als auch im Dickdarm zu hochgradigen chronischen Stenosen führen. W. BÖHME und ich haben zwei Fälle beobachtet, in denen bei Diverticulosis hochsitzende Duodenalstenosen auftraten, die Operation nötig machten; leider in beiden Fällen mit tödlichem Ausgang.

Über den Nachweis von Tumoren und Adhäsionen wurde oben schon gesprochen. Speziell für die Anfangssymptome des noch nicht strikturierenden Mastdarmcarcinoms sei auf das betreffende Kapitel verwiesen.

Die Lokaldiagnose der Stenose hat von zwei Gesichtspunkten auszugehen. Man muß festzustellen versuchen, welchem Darmteil die Stenose angehört, und ferner, in welchem Abschnitt des Bauchraumes sie liegt. Die Diagnose des Sitzes soll aber zusammen mit der des vollständigen Darmabschlusses besprochen werden.

B. Die Differentialdiagnose des Ileus.

Besteht vollständiger Darmabschluß, so entwickelt sich das Bild des Ileus. Stuhl und Winde sistieren und es tritt eine Stauung des Inhaltes der Därme oberhalb des Abschlusses ein, die schließlich zum sog. Koterbrechen führt, das aber meist kein eigentliches Koterbrechen ist, da es auch bei Dünndarmabschlüssen auftritt. Die erbrochenen Massen sind stets dünnflüssig und nicht geformt. Wird wirklich geformter Kot erbrochen, so denke man zunächst an eine Vortäuschung durch Hysterische. Außer bei Hysterie kommt Erbrechen geformten Kotes nur bei Magen-Dickdarmfisteln vor.

Der kotige Geruch des Erbrechens bei Ileus beruht auf der rasch in den gestauten Massen einsetzenden Eiweißfäulnis. Er findet sich also nicht gleich anfangs, sondern erst nach einiger Zeit. In den meisten Fällen entwickelt sich das Koterbrechen so, daß bei den Kranken Übelkeit eintritt,

Kot-
erbrechen.

starkes Aufstoßen, dann Erbrechen, das zunächst noch Mageninhalt, aber bald die kotig riechenden, dünnflüssigen Massen herausbefördert. Oft erhält man diese Massen schon vor dem Erbrechen, wenn man den Versuch einer Magenausspülung macht. Der dünnflüssige Inhalt stürzt dann aus der Sonde, bevor man überhaupt Spülflüssigkeit eingeführt hat. Die erbrochenen Mengen übertreffen an Masse weitaus die zugeführte Nahrung, so daß sicher anzunehmen ist, daß der Magendarminhalt dabei größtenteils einer Sekretion leicht faulender Flüssigkeit in die Därme und den Magen seinen Ursprung verdankt. Neben der Stauung des flüssigen Inhaltes kommt es auch zur Ausbildung eines Meteorismus, des oben erwähnten Stauungsmeteorismus. Gewöhnlich hört man in den gestauten Schlingen lautes Gurren und kann leicht Plätschergeräusche erzeugen. Dies sei deswegen erwähnt, weil die flüssigkeitsgefüllten Schlingen in die seitlichen Teile des Leibes sinken können und bisweilen zunächst als Ascites imponieren. Der Nachweis des Plätscherns läßt diesen Irrtum sofort richtigstellen.

Hat man das eben geschilderte Krankheitsbild eines Darmabschlusses vor sich, so ist sofort zu überlegen, welche Form des Abschlusses vorliegt; ob ein mechanischer oder ein funktioneller; und falls man zu der Annahme eines mechanischen Abschlusses kommt, ob eine Okklusion oder eine Strangulation besteht. Diese Erwägung muß aus therapeutischen Gründen so zeitig wie möglich angestellt werden; auch deshalb, weil in den späteren Stadien sich die Unterschiede verwischen, und, weil sich dann peritoneale Reizungszustände auch den Formen des rein mechanischen Ileus zugesellen. Die differentialdiagnostisch wichtigen Symptome lassen sich am besten darstellen, wenn wir den Verlauf der einzelnen Formen zunächst gesondert betrachten.

Die einfache Okklusion des Darmes entwickelt sich meist aus einer allmählich zunehmenden Stenose oder durch den plötzlichen Verschluß einer solchen. Man findet also bei der Okklusion, die aus einer Stenose hervorgeht, den oben geschilderten Symptomenkomplex (gewaltige Peristaltik, Darmsteifung, Meteorismus). Die Kranken sind dabei nicht sonderlich kollabiert, sie haben außer den Stenosenschmerzanfällen keine besonders markanten Schmerzen; namentlich fehlt der akut einsetzende, heftige Initialschmerz der Strangulation; die Bauchdecken sind weich. Die Anamnese ergibt das Vorhergehen von Stenosenerscheinungen oder leichten Ileusanfällen. *Einfache Okklusion*

In recht akuter Form tritt dagegen der arteriomesenteriale Darmabschluß ein, bekanntlich ein Abschluß an der Stelle, an der das Duodenum unter der Radix mesenterii herzieht. Es ist noch strittig, welches seine Ursachen sind, ob eine primäre Magenatonie oder die Verlagerung des Dünndarms ins kleine Becken. Wahrscheinlich ist nach den Untersuchungen von BRAUN und SEIDEL [1] in der Mehrzahl der Fälle eine primäre Magenatonie das auslösende Moment. Man hat derartige Abschlüsse nach Laparotomien und bei Typhen gesehen, und sie sind auch in diesem Buche als Komplikation des Typhus bereits erwähnt worden. Sie kommen aber auch sonst vor, z. B. bei Brustmarkläsionen [2], oder bei HEINE-MEDINscher [3] Krankheit, gelegentlich sogar in periodischer Wiederholung [4]. Es tritt zunächst heftiges Erbrechen ein, das gallig, aber nicht kotig ist. Der Puls ist klein und sehr beschleunigt, die Temperatur normal, die Bauchdecken sind weich, es besteht keine oder wenigstens keine erhebliche Schmerzhaftigkeit des Leibes. Die Kranken haben eine trockene *Arteriomesenterialer Verschluß.*

---

[1] BRAUN und SEIDEL, Mitteil. a. d. Grenzgeb. d. Med. Bd. 17, S. 553. [2] KAUSCH, Mitteil. a. d. Grenzgeb. d. Med. Bd. 7, S. 569. 1901. [3] WOLTZ, Berlin. klin. Wochenschr. 1921. Nr. 25. [4] Vgl. BOLLAG, Korrespondenzbl. f. Schweiz. Ärzte 1913. S. 43.

Zunge, großen Durst, dabei oft eine an Peritonitis erinnernde Facies abdominalis. Es besteht gewöhnlich starke Indicanurie. Das führende Symptom ist aber eine starke Auftreibung des Magens, der sich plastisch an den
Bauchdecken abzeichnet. Sie kann freilich auch fehlen. Der Zustand ist hoch-
gefährlich. Mitunter geht er durch Lageveränderung (Knieellenbogenlage) oder
nach Magenspülungen oder durch Cholin bzw. Hypophysenpräparate zurück.
In anderen Fällen muß operiert werden. Wegen des stürmischen Einsetzens
des Krankheitsbildes mögen einige differentialdiagnostische Erwägungen angeschlossen werden. Es kommen natürlich andersartige hohe akute Abschlüsse
in Betracht, wie der gleich ausführlich zu schildernde Gallensteinileus, ferner
Kompressionen des Darmes, z. B. durch eine Pankreasblutung oder eine Fettgewebsnekrose. Ich verweise auf die Schilderung dieser Krankheitsbilder und
erwähne hier nur, daß ein Ikterus, wie er bei den Pankreasaffektionen vorkommt, gegen die Annahme eines gastromesenterialen Darmverschlusses spricht.
Auch machen die Pankreaserkrankungen meist heftige Schmerzen und Druckempfindlichkeit; meist fällt auch die WOHLGEMUTHsche Diastaseprobe in Blut
und Harn positiv aus. Die Incarceration des Darmes im Foramen Winslowi,
die ein ähnliches Bild hervorrufen kann, ist nach NOTHNAGEL durch fäkulentes
Erbrechen ausgezeichnet, weil sie stets einen tieferen Darmabschnitt betrifft.
Auch von dem symptomatischen Erbrechen bei Steinkoliken, Torsionen oder
Einklemmungen von Wandernieren oder Netzgeschwülsten ist der gastromesenteriale Abschluß differentialdiagnostisch zu unterscheiden, was aber
meist ohne Schwierigkeit gelingt.

H. GERHARTZ[1]) hat gezeigt, daß durch den Schwund des mesenterialen Fettes (infolge
der Hungerei!) das Gefäßband der Art. mesaraica zu einem scharfen und leistenartigen
Strang werden kann, der leicht zur Kompression des vor der Wirbelsäule fixierten Duodenums führt, zumal, wenn Kollaps der Dünndarmschlingen und deren Verlagerung in
den unteren Bauchraum vermehrten Zug am Stamm der Arterie bewirken.

Die akute Magenatonie ist nach GERHARTZ allein, d. i. ohne Veränderung des Mesenteriums nicht imstande, einen Verschluß des Mesenteriums zu bewirken.

Gallen-
steinileus.

Als akuter Ileus tritt auch der Gallensteinileus auf, der stets durch
eine spastische Kontraktion der Darmmuskulatur um einen größeren Stein
bedingt ist. Die Anamnese ergibt das Vorangehen von Gallensteinanfällen.
Da die großen Steine meist direkt in den Dickdarm durchbrechen, ohne daß
sie den Choledochus passieren, so fehlt in der Anamnese oft die Angabe des
vorangegangenen Ikterus. Es können sich aber die Symptome des Ileus auch
direkt an einen schweren Gallensteinfall mit Ikterus anschließen. Die Steine,
die in das Duodenum durchbrechen, rufen das Bild einer sehr hoch sitzenden
Stenose, namentlich starkes Gallenerbrechen hervor, so daß man bei den Symptomen einer hoch sitzenden Stenose immer auch an die Möglichkeit eines
Gallensteinileus denken wird. Der Gallensteinileus ist häufig kein ganz vollständiger; oft gehen noch Winde ab. Auch wechselt mit dem Vorrücken des
Steines der Sitz des Abschlusses, ein Symptom, das direkt für eine Verlegung
des Darmes durch ein Kontentum spricht. Der Gallensteinileus kann noch
nach langem Bestehen durch Abgang des Steines spontan heilen. Wie
leicht verständlich, kann ein direkter Durchbruch von Gallensteinen in den
Darm durch die ihn begleitende lokale Peritonitis zu peritonealer Schwartenbildung bzw. zu Aufrollung des Netzes führen. Das kann, wenn die Anamnese nicht klar ist, zu Verwechslungen mit anderen lokalen, z. B. tuberkulösen Peritonitiden führen. Neuerdings hat man den im Darm eingeschlossenen
Gallenstein bisweilen auch röntgenologisch festgestellt. Da es sich meist um

---

[1]) H. GERHARTZ, Ärztl. Wochenschr. 1947. S. 609.

größere Cholesterinsteine handeln dürfte, ist aber keineswegs mit Sicherheit auf ihre röntgenologische Darstellung zu rechnen.

Gelegentlich kann Ileus auch durch Ascariden hervorgerufen werden. Er Ascariden. kann ein direkter Okklusionsileus durch zusammengeballte Knäuel von Ascariden, aber auch ein spastischer Ileus durch Kontraktion des Darms um einige Exemplare oder endlich ein Strangulationsileus durch Achsendrehung eines mit Ascariden ausgestopften Darmteils sein. Bemerkenswert ist, daß es bei diesem Ascarideníleus anscheinend ziemlich früh zu entzündlichen, peritonealen Reizungen kommen kann. Die Diagnose der Ascaridosis ist einerseits aus der Anamnese (Abgang von Würmern), aus dem Befund von Eiern im Stuhl und aus der Eosinophilie zu stellen. Andererseits gelingt es nicht selten, die Ascariden auch röntgenologisch darzustellen (W. BÖHME-Rostock). Es ist wichtig, daß der Versuch, die Ascariden medikamentös zu entfernen, zwar zu einer Verschlimmerung des Krankheitsbildes führen kann, meist aber den Ileus beseitigt (SCHLOESSMANN [1]). In schweren Fällen zögere man aber nicht mit der Operation.

Vorübergehende Anfälle von Okklusionsileus treten ferner besonders gern Verwach- auch bei den durch Verwachsungen bedingten Darmverlegungen ein. Endlich sungen. macht die schon bei der Peritonitis erwähnte Kotkolik gelegentlich das Bild Kotkolik. eines ziemlich schweren Okklusionsileus, und zwar natürlich eines tief sitzenden.

Bei nicht überwindbarer Okklusion wird die Auftreibung des Leibes immer mächtiger, es kommt zum spät eintretenden Koterbrechen und ganz zum Schluß zur Lähmung des Darmes und sekundären Peritonitis.

Die Strangulation macht entsprechend ihrer Entstehungsart dagegen Strangula- meist das Bild des akuten Ileus. Die Kranken bekommen oft einen heftigen, tionsileus. plötzlichen, meist an der Stelle der Strangulation fixierten Schmerz, der auf Druck im Gegensatz zum peritonealen nicht gesteigert wird. Sie zeigen ferner in vielen Fällen die Erscheinungen eines Schocks, der ganz ähnlich dem Perforationsschock sein kann. Der Puls wird klein, „flattrig", die Gesichtszüge werden spitz, die Harnsekretion stockt, kalter Schweiß bricht aus; dazu kommt Erbrechen, das man im Gegensatz zu dem Stauungserbrechen als initiales, reflektorisches auffaßt. In manchen Fällen können Kollaps und Erbrechen anhalten und direkt in Koterbrechen übergehen; meist erholen sich die Kranken aber aus dem Kollaps. Das Erbrechen hört auf und ist von dem späteren Koterbrechen durch eine ausgesprochene Pause getrennt. Auch bei Strangulation bleibt der Leib im Gegensatz zur Peritonitis anfangs weich; allerdings tritt die sekundäre Peritonitis viel rascher ein als bei den Okklusionen.

Die bisher geschilderten Symptome unterscheiden sich also von denen einer Perforationsperitonitis ausschließlich durch das Fehlen der initialen Bauchdeckenspannung und Druckempfindlichkeit. Sie können dagegen den Anfangssymptomen der Pankreasfettgewebsnekrose, der akuten Stieltorsion eines Ovarialtumors und den noch zu beschreibenden Symptomen mancher Darmembolien gleichen. Sie fehlen öfter oder sind nur in geringem Grade ausgesprochen bei den Einklemmungen lange bestehender Hernien und bei den nicht vollständigen Strangulationen, z. B. den halben Achsendrehungen. Diese gehen öfter spontan zurück. Treten sie dann zum zweiten Male ein, so liegt es nahe, den vorhergegangenen überstandenen Ileusfall auf einen durch eine Stenose bedingten zu beziehen. Vor diesem Irrtum, der auch durch rezidivierende Intussuszeptionen hervorgerufen werden kann, sei ausdrücklich gewarnt. Die

---

[1] SCHLOESSMANN, Mitteil. a. d. Grenzgeb. d. Med. u. Chirurg. Bd. 34. 1921.

Annahme, daß vorangegangene Ileusfälle durch eine Stenose bedingt gewesen seien, ist nur dann gesichert, wenn die Anfälle von Ileus ziemlich rasch aufeinander folgten und von Mal zu Mal an Schwere zunehmen.

Meist treten aber 'nun folgende, für eine Strangulation außerordentlich charakteristische, von der eingeklemmten Schlinge selbst ausgehende Zeichen zu diesen mehr allgemeinen Erscheinungen hinzu: Ganz im Beginn kann die eingeklemmte Schlinge stark spastisch kontrahiert sein und als rundlicher Tumor gefühlt werden.

MATTHES hat dies einmal an einer Darmschlinge gesehen, die unter einen in der linken Bauchseite adhärenten und an der Spitze fixierten Appendix gerutscht war und dadurch an zwei Stellen abgeklemmt wurde. Dieser Befund ist lehrreich deswegen, weil man, wenn bei einem ileusartigen Krankheitsbild ein solcher rundlicher Tumor gefühlt wird, zunächst an eine Intussuszeption denken wird, namentlich, wenn der gefühlte Tumor durch die Spannung des Mesenteriums eine leicht gekrümmte Form hat.

Sehr bald aber wird die eingeklemmte Schlinge gelähmt und dann enorm gebläht. Dies führt zu dem charakteristischen Symptom der Strangulation, das den Namen des v. WAHLschen Zeichens trägt. Der Nachweis einer fixierten, stark geblähten Schlinge ohne sichtbare und auslösbare Peristaltik beweist, daß diese Schlinge stranguliert ist. Dies Symptom ist nur dann deutlich zu erkennen, wenn das strangulierte Stück nicht zu klein ist und Fettleibigkeit des Patienten nicht die Beobachtung erschwert. Im ersteren Fall und besonders, wenn das eingeklemmte Darmstück in das kleine Becken herabgesunken ist, ist das Verhalten des Darms insofern ziemlich charakteristisch, als das oberhalb des strangulierten Darms liegende Darmstück nach einiger Zeit gebläht wird, dabei aber, weil es sich um einen akuten Abschluß handelt, nur eine unbedeutende und meist erst auf Beklopfen auslösbare Peristaltik zeigt. Man hat dieses relativ spät eintretende Symptom als SCHLANGEs Zeichen benannt. Es spricht also nur für einen akuten Abschluß irgendwelcher Art gegenüber der weitaus bedeutenderen stürmischen Peristaltik und Darmsteifung bei den chronischen Stenosen und den sich daraus entwickelnden Ileusformen.

v. WAHLs Zeichen.

SCHLANGEs Zeichen.

Bei der Strangulation kommt es häufig zur Entwicklung eines dem Bruchwasser entsprechenden, meist geringen Ergusses, der sich, ebenso wie der Früherguß bei Peritonitis, dem physikalischen Nachweis zu entziehen pflegt.

Da die sekundäre Peritonitis sehr rasch und zunächst nur über der strangulierten Schlinge einsetzt, so fühlt man sehr bald eine im Gegensatz zur allgemeinen Peritonitis zunächst streng lokale Bauchdeckenspannung.

Diagnostisch leicht irreführend kann bei den akuten Abschlüssen das Verhalten des Stuhlganges sein. Es geht nämlich bei akuten Abschlüssen nicht nur mitunter dem Abschluß eine diarrhoische Entleerung voraus, sondern es können später trotz des Abschlusses wässerige Diarrhoen beobachtet werden, sog. Choléra herniaire, die augenscheinlich das Produkt einer Transsudation in das unterhalb des Abschlusses liegende Darmstück ist. Blutiger Stuhl, und zwar meist bereits zersetzte, stark stinkende hämorrhagische Entleerungen werden bei der Invagination entleert. Es kommen allerdings Blutbeimengungen gelegentlich in geringerem Maße auch bei anderen akuten Abschlüssen, z. B. bei Volvulus der Flexur, vor. Ferner sind blutig-wässerige Stühle recht häufig bei den Embolien der Darmgefäße; es sei auf deren Beschreibung beim paralytischen Ileus verwiesen.

Choléra herniaire.

Über die Diagnose des Sitzes und der Art des mechanischen Ileus.

Wenn auch manchmal Sitz und Art des Hindernisses ohne weiteres durch Palpation zu bestimmen sind, so verfährt man doch bei der Unter-

suchung am besten ganz systematisch. Man untersuche zunächst alle **Bruch-** Bruch-
pforten.
pforten, auch die seltener zur Einklemmung Veranlassung gebenden, wie
das Foramen obturatorium. Dann untersuche man genau das **Rectum** und
bei Frauen auch die **Vagina**. Findet man dort überall nichts, so palpiere man
den Leib auf Tumoren ab. Dies läßt sich, da eine allgemeine Bauchdeckenspannung fehlt, meist ausführen. Verläuft auch die Palpation ergebnislos, so ist die
Art des Meteorismus zu beachten. Die Bedeutung des VON WAHLschen Zeichens Art des
Meteoris-
mus.
der geblähten, fixierten und gelähmten Schlinge wurde schon erörtert; aber
abgesehen von der Strangulation gibt auch bei anderen Formen des Ileus die
Art des Meteorismus mitunter bestimmte Hinweise. Man hüte sich, nur aus
der Dicke der geblähten Schlingen einen Rückschluß darauf zu machen, daß
sie dem Dickdarm angehören. Auch Dünndarmschlingen können ganz außerordentlich gebläht werden. Nur wenn man die Haustren und die Längstänien
deutlich erkennen kann (was aber ohne Röntgenuntersuchung kaum möglich
ist), ist der Schluß auf Dickdarm gestattet.

Die Verteilung des Meteorismus kann insofern von diagnostischer Bedeutung
sein, als der Meteorismus bei sehr hochsitzenden Stenosen, z. B. im Duodenum,
sich gar nicht oder nur ganz gering im Epigastrium entwickelt.

Bei tieferem Sitz des Abschlusses wird über demselben naturgemäß ein Stauungs-
meteoris-
mus.
Stauungsmeteorismus entstehen, der allmählich ein allgemeiner wird. Anfangs
ist er aber doch oft ein lokaler, und dann gestattet er mit Vorsicht einen gewissen
Schluß auf den Sitz der Stenose. Wenn z. B. der Dickdarm stark gebläht ist,
so findet sich manchmal der Bauch in den Flanken besonders aufgetrieben,
sog. Flankenmeteorismus. Er ist sicher nicht beweisend für den Sitz im Dick- Flanken-
meteoris-
mus.
darm, denn er ist sogar bei Jejunalstenose beobachtet worden. Wohl wird man
aber, wenn er ausgesprochen nur rechtsseitig vorhanden ist, den Schluß ziehen
dürfen, daß das Hindernis oberhalb des Colon descendens liegt.

Gleichzeitig mit dem Auftreten des Flankenmeteorismus findet man gewöhnlich hinten an der Nierengegend auffallend lauten, hypersonoren Schall und
auch dieser kann einseitig vorhanden sein, wenn die Stenose oberhalb des Colon
descendens sitzt. Die stark geblähten Därme geben bekanntlich keinen tympanitischen, sondern bereits hypersonoren Schall. Sie zeigen noch ein auffallendes physikalisches Phänomen, nämlich Metallklang bei Plessimeter-
Stäbchenperkussion. Das Auftreten dieses Metallklanges, das **Ballonsymptom**, Ballon-
symptom.
immer an einer bestimmten Stelle läßt vermuten, daß dort der Sitz des
Hindernisses ist bzw. diese Schlinge abgeklemmt ist. Besonders auffällig ist dies
Ballonsymptom beim Volvulus der Flexura sigmoidea, bei dem übrigens durch
die starke Blähung einer großen Flexur der ganze Leib als ein S-förmiger
Wulst erscheinen kann.

GOLD [1]) hat darauf aufmerksam gemacht, daß sich bei der rectalen Untersuchung,
falls der Verschluß im Dünndarm sitzt, oft erweiterte, geblähte oder prall gefüllte, hypertrophische Dünndarmschlingen im kleinen Becken (DOUGLASschen Raum) fühlen lassen.
Dieser Befund (Dünndarmsymptom) fehlt bei Dickdarmverschlüssen, ist also differentialdiagnostisch zu verwerten.

Auch die Beobachtung einer etwa sichtbaren Peristaltik läßt Schlüsse auf Peristaltik.
den Sitz zu, vorausgesetzt, daß der Ileus nicht schon längere Zeit besteht,
da dann das oberhalb der Stenose gelegene Stück bereits gelähmt sein kann.
Sieht man, wie dies beim Okklusionsileus so häufig der Fall ist, stets in einer
Richtung verlaufende Peristaltik, die stets an demselben Punkte aufhört, so
darf man dort den Sitz des Hindernisses annehmen. Die Dünndarmperistaltik

---

[1]) E. GOLD, Über ein differentialdiagnostisch verwertbares Zeichen bei Ileus. Mitteil.
a. d. Grenzgeb. f. inn. Med. u. Chirurg. Bd. 38. 1924.

ist im allgemeinen lebhafter als die des Dickdarms, doch ist ein Schluß aus der lebhafteren oder langsameren Peristaltik auf den Darmteil recht unsicher.

Schmerz.   Das gleiche gilt für die Bewertung des Schmerzes. Der fixierte und lokalisierte Schmerz bei den Strangulationen ist nur mit Vorsicht für die Diagnose des Sitzes zu verwerten.

Art des Erbrechens.   Einiges kann man aus der Art des Erbrechens erschließen. Reines Gallenerbrechen kommt bei Duodenalstenose vor; sitzt das Hindernis etwas tiefer, etwa im Jejunum, so kann Gallen- und Koterbrechen miteinander wechseln. Wie bereits bemerkt, setzt das Erbrechen bei Strangulation oft gleich zu Beginn reflektorisch ein und kann vom späteren Stauungserbrechen durch eine Pause getrennt sein. Bei der Okklusion tritt das Erbrechen dagegen meist langsamer auf; es braucht eben eine gewisse Zeit, bis die Inhaltsstauung so bedeutend geworden ist. Aus der Art des Erbrechens, ob mehr oder minder stürmisch, kann man also einen Schluß auf die Art des Verschlusses, aber nicht auf den Sitz desselben ziehen, wie früher vielfach gelehrt wurde.

Röntgenbild.   Die Röntgenuntersuchung ergibt oft schon ohne Einführung eines Kontrastmaterials und natürlich noch deutlicher nach einer solchen die kennzeichnenden Niveaubildungen (vgl. Abb. 42, S. 249). Sie ist, da die Kranken alles brechen, übrigens oft nur durch Füllung des Darmes per clysma möglich. Sie kann dann bei Sitz der Stenose im Dickdarm das Bild sicher klären. (Man vgl. aber das auf S. 250 Gesagte.) Aber auch bei hochsitzenden Dünndarmstenosen (z. B. solchen in der Pars descendens des Duodenums) ist es Böhme (Rostock) öfters gelungen, den Sitz der Stenose durch oralen Kontrastbrei festzustellen.

Indicanurie.   Wichtig für die Diagnose des Sitzes des Abschlusses ist die Beobachtung der Indicanurie, die als Folge starker Eiweißfäulnis aufgefaßt wird. Da nun normalerweise in den Dickdarm fäulnisfähiges Eiweißmaterial nicht mehr gelangt, sondern bereits vorher resorbiert wird, so ergibt sich, daß bei Sitz der Stenose im Dünndarm die Indicanurie früher, beim Sitz im Dickdarm später eintreten wird. Fehlt also bei einem Ileus die Indicanurie noch am 2. bis 3. Tage, so ist daraus der Schluß auf Sitz im Dickdarm gestattet. Später zeigen auch die Dickdarmhindernisse Indicanurie.

Endlich gilt in praxi ein alter Rat auch heute noch. Man soll, wenn ein Ileus beim Träger eines Bruches ausbricht, immer den Sitz und die Ursache in der Umgebung des Bruches suchen, auch wenn dieser nicht eingeklemmt ist. Und ein anderer Rat ist nicht minder wichtig: bei unklarer Topik der Stenose verliere man ja keine kostbare Zeit mit der Fülle komplizierter Untersuchungen, sondern schreite, falls der Allgemeinzustand des Kranken es fordert und zuläßt, raschestens zur Probelaparotomie, bzw. zur Operation!

C. Der funktionelle Ileus.

Der spastische Ileus kommt praktisch überwiegend als postoperativer in Betracht. Die übrigen Formen, z. B. die der Bleikolik, der postdysenterischen Spasmen usw. sind meist nicht so vollständig, daß es wirklich zum Koterbrechen kommt. Immerhin habe ich gelegentlich bei postdysenterischen Zuständen rezidivierenden Ileus gesehen, der nach dem Röntgenbilde und auch ex juvantibus (Heilung durch Atropin) sicher spastisch war. Fühlt man beim postoperativen Ileus kontrahierte Schlingen, so kann man die Vermutung, daß es sich um einen spastischen Ileus handle, durch die günstige Wirkung einer Atropinmedikation erhärten. Zu den spastischen Formen gehört nach den Beobachtungen der Morawitzschen Klinik auch der Ileus bei Hämatoporphyrie, bei der man öfter Tage und Wochen dauernde heftige Darmkoliken sieht, die sich bis zum akuten (bisweilen tödlichen) Ileus steigern können. Man findet bei ihnen sehr starke Spasmen im Ileum.

Differentialdiagnostisch noch wichtiger ist der paralytische Ileus.

Unter dem Bilde des paralytischen Ileus verläuft ein Teil der Verschlüsse **Darm-** der Mesenterialgefäße durch Embolien oder Thromben, während andere **infarkte.** Formen der Darminfarkte unter den Zeichen einer Enteritis einsetzen. Da nur ein bestimmtes Darmstück außer Funktion gesetzt wird, so müssen sie Ähnlichkeit mit den akuten Strangulationen haben. In der Tat findet man dabei alle Erscheinungen der Strangulation, sowohl die allgemeinen wie Kollaps und Schock, als die lokalen, da oft ein Tumor und Peristaltik im Sinne des SCHLANGEschen Zeichens beobachtet werden. Das infarzierte Stück kann sogar gebläht werden und dann das VON WAHLsche Zeichen vortäuschen. Charakteristisch, aber inkonstant ist anfänglicher Temperatursturz, ferner blutiges Erbrechen und hämorrhagischer Stuhl, der aber auch bei Intussuszeptionen beobachtet wird. Auch hämorrhagisches Erbrechen und Stuhl können völlig fehlen, wie ich bei einer 40jährigen, an Endocarditis lenta leidenden Frau beobachtete, die 48 Stunden nach der Embolie der Art. mesaraica unter den Zeichen eines paralytischen Ileus starb. Lebhafter Schmerz, ganz wie der Initialschmerz bei Strangulation, kann gleichfalls vorhanden sein. Da das infarzierte Stück bald brandig wird, tritt über demselben rasch eine lokale Peritonitis ein, die zuerst zu lokaler, später zu allgemeiner Bauchdeckenspannung führt.

Die Diagnose hat sich vor allem darauf zu stützen, daß eine Quelle der Embolie nachweisbar ist. Darminfarkte kommen aber nicht nur bei Klappenfehlern oder arteriosklerotischen und muskulären Erkrankungen des Herzens vor, sondern auch bei chronischen Nephritiden, so daß der Nachweis des Bestehens solcher Leiden an eine Embolie denken lassen muß. Der Puls ist wie bei allen größeren Embolien stets sehr beschleunigt. Das kann aber natürlich anfangs auch im Schock bei den Strangulationen der Fall sein.

Die Schwierigkeit der Differentialdiagnose zeigt folgender Fall von MATTHES:

61jährige Kranke, früher wegen chronischer Nephritis bereits in der Klinik gewesen. Vor 2 Tagen nach einem Fall akut mit Leibschmerzen und Erbrechen erkrankt. Bei der Aufnahme verwirrt, kollabiert, cyanotisch, hat kleinen, unregelmäßigen Puls, aber weichen, nicht aufgetriebenen Leib. Sie gab an, daß sie Stuhl und Winde gehabt habe. Zwei Stunden nach der Aufnahme erbrach sie fäkulente, dunkel gefärbte Massen, schrie vor Schmerz, der Leib trieb sich rasch auf und war dabei gespannt; oberhalb des Nabels sah und fühlte man eine querverlaufende geblähte Schlinge ohne Peristaltik. Bald trat stürmische Peristaltik ein, deren Lokalisation aber nicht gelang. Im Urin Eiweiß und reichlich Indican. Auf das VON WAHLsche und SCHLANGEsche Zeichen hin wurde Strangulation angenommen. Es fand sich aber eine ausgedehnte Infarzierung der Mesaraica superior.

Derartige Irrtümer sind übrigens insofern nicht schlimm, als sowohl die Strangulationen wie die Darminfarkte eine sofortige Operation indizieren, deren Aussichten allerdings bei den Infarzierungen nur äußerst selten günstig sind; zumal es sich bei diesen Kranken sehr oft um senile oder durch Arteriosklerose, Endokarditis, Nephritis usw. reduzierte Leute handelt.

Weit häufiger als durch die ziemlich seltenen Darminfarzierungen wird der **Peri-** paralytische Ileus durch eine allgemeine, in selteneren Fällen auch durch **tonitischer** eine lokale Peritonitis bedingt. Der peritonitische Symptomenkomplex ist **Ileus.** bereits geschildert worden, so daß hier der Hinweis genüge, daß der Ileus zu den Späterscheinungen der Peritonitis gehört. Er ist dadurch ausgezeichnet, daß neben den Zeichen des Ileus die der Peritonitis vorhanden sind.

Die Differentialdiagnose des peritonitischen und mechanischen Ileus.

Da man heute mit einer auffallenden Zunahme des mechanischen Ileus rechnen muß, wie sie beispielsweise von H. O. SCHUBERT und H. SCHEFFEL[1]

---

[1] SCHUBERT und SCHEFFEL, Ärztl. Wochenschr. 1947. S. 748.

mitgeteilt worden ist, bedarf die Differentialdiagnose dieser Ileusform besonderer Beachtung. Bei jedem Fall kehrt die Frage wieder, ob ein mechanischer oder ein paralytischer Ileus vorliegt. Deshalb gebe ich in folgendem eine
Zusammenstellung der wichtigsten differentialdiagnostischen Kriterien beider
Formen der Darmlähmung unter besonderer Berücksichtigung des peritonitischen Ileus.

Für Peritonitis spricht die Bauchdeckenspannung, das Fehlen von sicht-
und fühlbarer Peristaltik, das Fehlen von Darmgeräuschen. Die Auftreibung des
Leibes ist, wenigstens bei allgemeiner Peritonitis, eine gleichmäßige. Symptome
wie das VON WAHLsche Zeichen oder Flankenmeteorismus sind der Peritonitis
nicht eigen. Nur bei den lokalen Peritonitiden, z. B. bei der Appendicitis können
solche lokalen Darmblähungen beobachtet werden. Sie sind aber meist nicht
so bedeutend wie bei der Strangulation; gewöhnlich läßt sich auch der Inhalt
der geblähten Schlinge bei vorsichtigem Druck verschieben, was bei Strangulation nicht möglich ist. Die lokalen Peritonitiden rufen übrigens kaum
jemals das Bild eines wirklichen anhaltenden Ileus hervor. Für Peritonitis
spricht ferner, daß nicht nur Schmerz, sondern eine lebhafte Druckempfindlichkeit vorhanden ist. Man beachte auch, daß Kranke mit Peritonitis der
Schmerzen wegen jede Lageveränderung vermeiden, während Kranke mit
mechanischen Abschlüssen sich oft im Bett lebhaft herumwerfen.

Fieber spricht gleichfalls für Peritonitis, obwohl auch bei mechanischen
Abschlüssen manchmal Temperatursteigerungen vorkommen. Eine größere
Differenz zwischen Achsel- und Mastdarmtemperatur ist bei Peritonitis die
Regel, bei mechanischen Abschlüssen kommt sie, solange keine sekundäre
Peritonitis besteht, kaum vor. Der Puls bei Peritonitis ist von Anfang an
beschleunigt, klein, weich und oft unregelmäßig. Dies tritt beim mechanischen Ileus nur bei der Strangulation während des primären Schocks auf.
Die Kranken erholen sich aber meist daraus, und der Puls wird erst mit dem
Einsetzen der sekundären Peritonitis wieder schlecht. Bei Darminfarkten verhält sich der Puls dagegen wie bei Peritonitis. Das Erbrechen bei Peritonitis
läßt nicht nach, sondern geht unmittelbar in das Koterbrechen über. Bei
den Strangulationen, die ihres ganzen Verlaufs wegen der Peritonitis gegenüber
leichter differentialdiagnostisch in Betracht kommen als die Okklusionen,
kann dagegen das initiale Erbrechen von dem Stauungserbrechen durch eine
Pause getrennt sein. Das Vorhandensein eines nachweisbaren Ergusses spricht
im allgemeinen für Peritonitis, da der bruchwasserähnliche Erguß bei Strangulation sich wegen seiner geringen Menge dem physikalischen Nachweis entzieht.
Die Leberdämpfung ist bei mechanischem Ileus im Beginn stets erhalten; sie
verschwindet erst, wenn der Meteorismus sehr hochgradig wird und dadurch
die Bauchdecken in eine gewisse passive Spannung versetzt werden. Indicanurie
besteht bei Peritonitis von Anfang an, bei mechanischen Abschlüssen dagegen
nur, wenn sie im Dünndarm ihren Sitz haben.

Sieht man die Kranken erst in vorgerückteren Stadien, in denen sich die
Unterschiede des Krankheitsbildes verwischen, so ist der größte Wert auf die
anamnestische Entwicklung des Krankheitsbildes zu legen; insbesondere sind
alle die Erwägungen, die für die Entstehung einer Peritonitis in Betracht
kommen, anzustellen, wie dies bei der Beschreibung des peritonealen Symptomenkomplexes geschildert wurde.

Der bequemen Übersicht wegen sind die Symptome der verschiedenen
Arten des Ileus auf S. 261 und 262 tabellarisch zusammengestellt. Die Tabelle
stammt von MIKULICZ und ist von MATTHES erweitert worden.

	Paralytischer Ileus		Mechanischer Ileus	
	Peritonealer Ileus	Darminfarkt	Einfache Okklusion	Strangulation
Schock und Kollaps	Schock nur bei Perforation. Bei diffuser Peritonitis allmählich zunehmender Kollaps, bei lokalen Formen und Peritonismus meist kein Kollaps	Schock und Kollaps können von Anfang an stark ausgesprochen sein	Schock fehlend, ebenso Kollaps, erst gegen Ende durch Sekundärperitonitis	Meist starker Schock und Kollaps im Beginn
Puls	Bei diffuser Peritonitis sehr bald weich, klein, beschleunigt, oft schon vor Eintritt der Ileussymptome. Starke Blutdrucksenkung. Leidlich bei lokalen Formen	Stets sehr beschleunigt. Meist schon vor der Erkrankung. Man achte auf Herzveränderungen und Nephritis (hoher Blutdruck)	Lange gut	Bald schlecht
Temperatursteigerung	Gewöhnlich Fieber	Anfangs oft subnormale Temperatur	Fieberlos bis zur Sekundärperitonitis	Meist fieberlos. Anfangs manchmal Untertemperatur
Muskelspannung	Fast regelmäßig stark ausgeprägt, bei diffusen Formen allgemein, bei lokalen lokal	Fehlt, kann aber lokal und später auch allgemein durch die sich rasch entwickelnde Sekundärperitonitis entstehen	Fehlend	Fehlend, höchstens lokal durch beginnende Sekundärperitonitis
Schmerz	Fixiert nur bei den Perforationen und lokalen Peritonitiden. Bei allgemeiner Peritonitis diffus, dabei Druckempfindlichkeit und Drucknachlaßschmerz	Kann sehr heftig und fixiert sein, fehlt in seltenen Fällen	Kein Initialschmerz, dagegen wiederkehrende kolikartige Schmerzanfälle (peristaltischer Schmerz)	Heftig, fixiert, anhaltend, auf Druck nicht stärker werdend
Meteorismus	Diffus hochgradig bei allgemeiner, circumscript und nicht stark bei lokaler Peritonitis	Anfangs nicht vorhanden, später eventuell Blähung der infarzierten Schlinge	Stauungsmeteorismus, nur anfangs lokal, bald diffus	Lokal stark in der strangulierten Schlinge, später Stauungsmeteorismus oberhalb derselben

	Paralytischer Ileus		Mechanischer Ileus	
	Peritonealer Ileus	Darminfarkt	Einfache Okklusion	Strangulation
Peristaltik	Fehlt	Fehlt im infarzierten Stück, kann im darüber liegenden vorhanden, und zwar deutlich sein	Sehr stark bei chronischen Stenosen, angedeutet bei den akuten Abschlüssen	Fehlt in der strangulierten Schlinge (v. WAHLsches Zeichen), später angedeutet oberhalb derselben (SCHLANGEs Zeichen)
Tumor	Bei lokaler Peritonitis oft zu fühlen	Das infarzierte Stück ist anfangs als Tumor (kontrahiert) zu fühlen, später die geblähte Schlinge	Hindernis bisweilen palpabel	Solider Tumor nur bei Invagination und anfangs, solange die strangulierte Schlinge noch kontrahiert ist. Später fühlt man die geblähte Schlinge
Erguß im Abdomen	Meist vorhanden, Früherguß physikalisch nicht nachzuweisen	Fehlt, solange noch keine Sekundärperitonitis vorhanden ist	Fehlend	In geringem Maße vorhanden, bruchwasserartig, gelegentlich hämorrhagisch
Stuhl und Winde	Fehlen, Flatus bisweilen noch möglich, bei septischen Formen auch Diarrhoen	Meist blutig-wässeriger Stuhl	Fehlen, bei Gallensteinileus oft noch Winde und gelegentlich Blut	Fehlen, selten Choléra herniaire. Bei Intussuszeption blutige, oft stark stinkende Entleerungen
Erbrechen	Bald eintretend, anhaltend Koterbrechen erst spät	Nicht regelmäßig, dann und wann blutig	Allmählich zunehmend Stauungserbrechen	Initiales reflektorisches Erbrechen Vom späteren Stauungserbrechen öfter durch eine Pause getrennt
Indicanurie	Stets stark vorhanden	Zu Beginn oft fehlend, später vorhanden	Je nach Sitz positiv oder negativ	Je nach Sitz positiv oder negativ

VI. Die Differentialdiagnose der Erkrankungen des Kehlkopfes und der Trachea.

Der akute Katarrh des Kehlkopfes schließt sich zumeist an einen infek- Akuter
Katarrh.
tiösen Schnupfen bzw. an eine akute Angina an, wenn man von den durch
Einatmung reizender Gase oder durch starke Überanstrengung der Stimme
entstandenen Reizerscheinungen absieht. Diese akuten Katarrhe mit ihren
Symptomen, Hustenreiz, Wehgefühl und Heiserkeit bieten kaum differentialdiagnostische Schwierigkeiten. Sie sind schon durch die Anamnese genügend gekennzeichnet. Der Spiegelbefund zeigt eine gleichmäßige, akute,
entzündliche Röte des Kehlkopfes, manchmal auch Schwellungen der Stimmbänder und eine Parese der Arytaenoidei interni, so daß die Stimmbänder etwas
klaffen und einen ovalen Spalt zwischen sich lassen.

Der chronische Kehlkopfkatarrh bietet, je nachdem er eine akute Chronischer
Katarrh.
Exacerbation zeigt oder nicht, gleichfalls mehr minder akute Rötung, daneben
Schwellung und Verdickung der Schleimhaut. Bei den akuten, noch mehr
aber bei den chronischen Formen kann es zu flachen Epithelnekrosen auf den
Stimmbändern kommen, die oft halbkreisförmig sind, so daß sich die beiden
korrespondierenden Stellen beider Stimmbänder zu einem Kreis ergänzen.
Die Stimmbänder können dadurch fleckig aussehen und Schleimauflagerungen
und in chronischen Fällen auch Krusten erfahren. Die Heiserkeit bei Katarrhen ist recht charakteristisch. Der Geübte unterscheidet sie auch ohne
Spiegeluntersuchung von der Heiserkeit, die beispielsweise durch Polypen
oder Lähmungen bedingt ist. Völlige Aphonie ist selten.

Differentialdiagnostisch ist folgendes wichtig: Chronische Katarrhe des
Kehlkopfes finden sich fast immer in Kombination, bzw. als Folge chronischer
Katarrhe des Nasenrachenraumes. Man achte besonders auf eine Schwellung
der sog. Seitenstränge. Fehlt der Katarrh des Rachens, so ist es unwahrscheinlich,
daß es sich um einen einfachen Katarrh handelt.

Die Rötung und Schwellung ist bei Katarrhen stets eine diffuse, besonders
eine über beide Stimmbänder sich gleichmäßig ausbreitende. Die Beschränkung
eines entzündlichen Prozesses auf ein Stimmband, ja sogar schon seine unregelmäßige Ausbreitung muß den Verdacht auf Tuberkulose oder auf Lues oder
auch auf gewisse in der Tiefe beginnende Tumoren erwecken. Letzteres
besonders dann, wenn sich zu der entzündlichen Veränderung eine, wenn
auch anfangs nur unbedeutende, Bewegungsbeschränkung eines Stimmbandes
gesellt.

Selbstverständlich sind für die Differentialdiagnose die Anamnese und die
allgemeine körperliche Untersuchung gebührend zu bewerten.

Wenn ein älterer Mensch, der bisher nie heiser war, an einer sich allmählich
steigernden Heiserkeit leidet, liegt es am nächsten, an einen bösartigen Tumor
zu denken. Ein positiver Lungenbefund wird auch den scheinbar einfachen
Katarrh als tuberkuloseverdächtig erscheinen lassen. Denn die tuberkulösen
Prozesse imponieren laryngoskopisch anfangs oft als katarrhalische.

Bei einfachen chronischen Katarrhen kann es zur Entwicklung von Epithelverdickungen kommen, den sog. Pachydermien, über die folgendes zu Pachy-
dermie.
sagen ist. In sehr charakteristischer Form treten sie in der Gegend des
Processus vocalis auf. Die verhornte kleine Geschwulst zeigt in der Mitte,

gerade entsprechend dem Processus vocalis der anderen Seite, eine kleine Delle, in welche beim Stimmbandschluß sich der gegenüberliegende Processus hineinlegt. Nach ihrem Aussehen könnte diese Form der Pachydermie wohl mit einem beginnenden Carcinom verwechselt werden. Doch kommen gerade an dieser Stelle nach FRÄNKEL Carcinome nicht vor. Die zweite häufigere Form der Pachydermie entwickelt sich im Interaryraum. Dieser bietet dann Schleimhautfaltungen und Verdickungen dar, die oft zackig erscheinen. Die Affektion kann große Ähnlichkeit mit den im Interaryraum besonders häufigen tuberkulösen Längsgeschwüren der hinteren Kehlkopfwand besitzen, deren oberer zackiger Rand leicht als einfache Pachydermie imponiert. Man versuche also stets durch entsprechende Spiegelstellung und Untersuchung des stehenden Kranken die Hinterwand gut zu überblicken und diagnostiziere eine einfache Pachydermie des Interaryraums erst, wenn man Tuberkulose sicher ausschließen kann.

Polypen. Die einfachen gutartigen Geschwülste, gestielte Polypen, Fibrome, Sängerknötchen, Papillome bieten keine differentialdiagnostischen Schwierigkeiten; doch denke man daran, daß Papillome sich sowohl bei Lues als über einem in der Tiefe sich entwickelnden Carcinom finden können.

Carcinom. Das Carcinom kommt entweder als abgegrenzter, meist breit aufsitzender Tumor oder als diffuse krebsige Infiltration des Stimmbandes vor. Es ist anfangs meist einseitig. Von den Fibromen sind die malignen Tumoren dadurch zu unterscheiden, daß sie das Stimmband infiltrieren, während die Fibrome als reine Schleimhautaffektionen meist verschieblich sind. Carcinome können aber auch die seitlichen Wandungen des Kehlkopfes befallen oder aus der Tiefe herauswuchern. Sie können z. B. aus dem Ventriculus Morgagni heraus sich entwickeln und oft lange sich nur durch eine einseitige Schwellung eines falschen Stimmbandes oder durch das Bild der Perichondritis äußern.

Tuber-
kulose. Die Kehlkopftuberkulose verläuft, wie schon bemerkt, im Anfang und in den leichteren Fällen oft unter dem Bilde eines sich ungleichmäßig ausbreitenden chronischen Katarrhs; häufig ist er aber mit Geschwürsbildung sowohl auf den Stimmbändern als im Interaryraum verbunden. Oft kommen auch tuberkulöse Pseudotumoren vor.

Lues. Die Lues kann bereits im sekundären Stadium den Kehlkopf befallen. Sie ruft dann typische sekundäre Schleimhautefflorescenzen, Plaques muqueuses hervor. Viel häufiger sieht man aber tertiäre Affektionen. Besonders charakteristisch sind die Verunstaltungen der Epiglottis durch Geschwüre und Narben. Natürlich kann die Lues auch andere Stellen befallen, entweder in Form von tiefgreifenden Geschwüren mit speckigem Grund und scharfen Rändern, oder in Form von Gummiknoten, die wieder geschwürig zerfallen können. Sehr charakteristisch ist für die Lues die Neigung, unter Narbenbildung wenigstens teilweise zu heilen. Tiefe strahlige Narben im Kehlkopf sind immer auf Lues verdächtig. In seltenen Fällen können sie aber auch durch Verätzung, Diphtherie oder andere nekrotisierende Prozesse entstanden sein.

Zerfallende Neubildungen, seien sie tuberkulöser, krebsiger oder luischer Natur, sind auch für den Geübten auf Grund des Spiegelbildes nicht immer sicher zu unterscheiden. Hier muß stets die allgemeine Untersuchung ergänzend eintreten. Es sei bemerkt, daß die in das Ohr ausstrahlenden Schmerzen nicht nur Zeichen eines Carcinoms sind, sondern bei allen tiefer greifenden Prozessen vorkommen können. Übrigens kann bei circumscripten Krebsen die sekundäre Drüsenschwellung sehr lange ausbleiben.

Alle tiefer greifenden Prozesse, die Neubildungen sowohl wie die Tuberkulose, als auch besonders die Syphilis rufen im weiteren Verlauf oft das
Bild der **Perichondritis** hervor, insbesondere die Perichondritis des Ary- Peri-
chondritis.
knorpels, die sich dann durch Schwellung, Schwerbeweglichkeit und sekundäres
Ödem der Aryknorpel und der aryepiglottischen Falten kennzeichnet. Das
einseitige Glottisödem ist stets auf eine Perichondritis verdächtig. Von den
akuten Infektionskrankheiten führt der Typhus in späteren, schweren Stadien
relativ am häufigsten zur Perichondritis.

Die Differentialdiagnose der Kehlkopfgeschwülste, tieferen Ulcerationen
und zerfallenen Tumoren ist, wie aus dem Gesagten hervorgeht, durchaus
nicht immer leicht und stets Sache des Facharztes. Die selteneren Erkrankungen:
Sklerom, Cysten, seltenere Geschwülste, Diaphragmabildungen, mögen deshalb
hier unberücksichtigt bleiben.

Anders steht es mit den **Kehlkopflähmungen**, die auch der Praktiker Läh-
mungen.
diagnostizieren muß. Man unterscheidet die totale Lähmung, die **Recurrenslähmung**, von den partiellen Lähmungen.

Bei der ersteren steht das gelähmte Stimmband unbeweglich in Kadaver-
stellung, in etwas mehr als halbgeöffneter Stellung. Da beim Intonieren
das Stimmband der gesunden Seite die Mittellinie durch extremste Adduktion
überkreuzen kann, so ist trotz der Lähmung in manchen Fällen ein Schluß
der Stimmritze und die Phonation möglich. Solche Leute werden nur bei
angestrengtem Sprechen heiser. Häufig tritt leichtere Heiserkeit aber auch
schon beim gewöhnlichen Sprechen auf.

Die totale Stimmbandlähmung wird bekanntlich meist durch einen Druck
auf den Nervus recurrens hervorgerufen und hat hohe diagnostische Bedeutung.
Beide Nervi recurrentes verlaufen nicht gleich. Der linke schlingt sich um
den Aortenbogen, der rechte um die rechte Arteria subclavia. Der linke wird
daher besonders durch ein Aortenaneurysma leicht beschädigt. Das Vorhandensein einer linksseitigen Stimmbandlähmung muß stets zur Untersuchung auf
ein Aneurysma auffordern. Hier und da findet sich eine linksseitige Recurrenslähmung aber auch bei Mitralstenosen, bei exsudativer Perikarditis,
bei Oesophaguscarcinom und bei Mediastinaltumoren. Auch schrumpfende
Prozesse, z. B. schrumpfende Hilusdrüsen können den Recurrens bedrängen.
Der rechte wird, wenn man von dem seltenen Vorkommen eines Aneurysma
der Arteria subclavia absieht, dagegen leicht bei Schrumpfungsprozessen der
rechten Lungenspitze beteiligt. Man achte also auf das Verhalten dieser
Spitze. Beide Recurrentes, der rechte aber häufiger als der linke, können von
Kröpfen und namentlich von substernalen Kröpfen geschädigt werden, in
selteneren Fällen auch von anderen Geschwülsten, z. B. malignen Lymphomen
oder von einer sehr großen Thymus. Also fordert das Finden einer Recurrenslähmung stets dazu auf, die Ursache der Läsion im Verlauf des Nerven zu suchen,
vor allem durch Röntgenuntersuchung des Thorax.

Die verschiedenen Kehlkopfbilder der partiellen Stimmbandlähmungen
sind einfach zu deuten, wenn man sich die Funktion der Muskeln und
die Drehung der Aryknorpel klar macht. Wie die umstehende Abbildung
zeigt, erfolgt die Drehung der Aryknorpel um eine in der Nähe ihres hinteren
medialen Winkels gelegene Vertikalachse. Von den am Processus muscularis
ansetzenden Muskeln müssen also die Laterales, die den Processus muscularis
nach vorn ziehen, die beiden Processus vocales nähern bzw. aneinander stoßen,
die Postici dagegen, die den Processus muscularis nach hinten ziehen, die beiden
Processus vocales voneinander entfernen. Die Annäherung der medialen Flächen
beider Arytänoidknorpel und damit den Schluß der Rima cartilaginea besorgen

die Transversi und Obliqui, die feinere Spannung des Stimmbandes die in diesem selbst verlaufenden Interni. Die Bilder bei den einzelnen Lähmungen müssen demnach folgende sein: Bei der isolierten Lähmung der Laterales kann zwar der hintere Winkel der Aryknorpel durch die Transversi und Obliqui noch geschlossen werden, die Processus vocales werden aber nicht mehr zusammengeführt. Es klafft also die Stimmritze in Form eines Rhombus, dessen vordere Schenkel der membranöse Teil, dessen hintere der knorpelige Teil der Stimmritze darstellen.

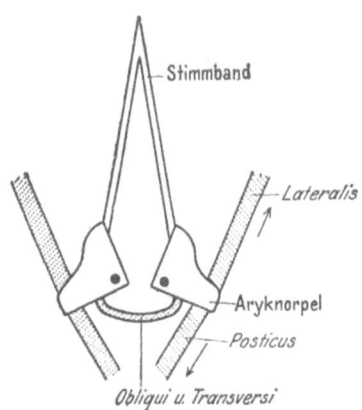

Abb. 45. Schematischer Querschnitt durch den Kehlkopf.

Bei Lähmung des Posticus steht das befallene Stimmband bei ruhiger Atmung unbeweglich in der Medianlinie, so daß die Stimmritze ein rechtwinkliges Dreieck bei der Atmung bildet. Beim Intonieren legt sich das gesunde Stimmband an das gelähmte an, so daß die Phonation nicht gestört zu sein braucht. Allerdings hat sie meist etwas Abgesetztes, Stoßweises. Die doppelseitige Posticuslähmung läßt beide Stimmbänder auch bei der Atmung unbeweglich in der Mittellinie, höchstens machen die hinteren Abschnitte durch die Tätigkeit der Obliqui und Transversi unbedeutende zuckende Bewegungen. Das Stimmband oder bei doppelseitiger Lähmung beide Stimmbänder erscheinen bei Posticuslähmung etwas verkürzt, da die Tätigkeit der Verengerer die Aryknorpel etwas nach vorn zieht und in geringem Grade nach vorn neigt. Die doppelseitige Posticuslähmung hat meist starke inspiratorische Dyspnoe und Erstickungsanfälle zur Folge.

Die Lähmung der Transversi und Obliqui läßt beim Intonieren die Rima cartilaginea in einem kleinen dreieckigen Spalt offen. Die Internuslähmung dagegen verursacht einen ovalen Spalt der Rima respiratoria. Werden gleichzeitig durch eine Schwäche der Laterales die Processus vocales nicht aneinandergeführt, so nimmt dieser Spalt die ganze Stimmritze ein. Werden die Processus zwar geschlossen, leidet aber gleichzeitig die Tätigkeit der Interni, Transversi und Obliqui Not, so klafft die Stimmritze beim Intonieren in einem doppelten Spalt, dessen vorderer vom hinteren Teil durch die sich berührenden Spitzen der Processus vocales getrennt ist.

Eine besondere Stellung nimmt schließlich der Cricothyreoideus anterior ein, der nicht vom Laryngeus inferior, sondern vom superior versorgt wird, welcher der sensible Nerv des Kehlkopfes ist. Dieser Muskel verlängert die Stimmritze und spannt dadurch das Stimmband etwas. Bei einer Lähmung erscheinen die phonatorisch geschlossenen Stimmbänder leicht gewellt.

Die partiellen Lähmungen kommen vor allem bei Hysterie vor. Die Kranken sind dabei nicht heiser, sondern vollkommen aphonisch. Ein Blick in den Kehlkopf zeigt in den meisten Fällen, daß entzündliche Erscheinungen völlig fehlen. Es kommt natürlich auch vor, daß bei Hysterischen ein zufälliger· akuter Katarrh eine psychogene totale Aphonie auslöst. Kennzeichnend für den funktionellen Charakter ist der Umstand, daß die Lähmung durch irgendeine Suggestivbehandlung meist rasch beseitigt wird. Auch ist der Husten dieser Hysterischen nie aphonisch.

Leichte Paresen der Interni kommen, wie schon bemerkt, auch bei stärkeren Katarrhen vor, wohl durch Übergreifen des entzündlichen Prozesses auf die in den Stimmbändern selbst verlaufende Muskulatur.

Isolierte Posticuslähmungen kommen bei Nervenkrankheiten, insbesondere bei Tabes vor. Sie stören, solange sie einseitig sind, nicht. Die doppelseitige Posticuslähmung kann dagegen zu schwerster inspiratorischer Dyspnoe führen und die Tracheotomie erfordern, wie MATTHES in einem Fall von Botulismus erlebte.

Die Stenosen des Kehlkopfes kommen auf verschiedenste Weise zustande. Auch ihr klinisches Bild ist nicht einheitlich.

Eine besondere Stellung unter den Unwegsamkeiten des Kehlkopfes nimmt der Laryngospasmus der Kinder ein. Das Krankheitsbild ist dadurch gekennzeichnet, daß nach einer juchzenden Inspiration die Atmung plötzlich stockt, in den leichteren Fällen nur für kurze Zeit, dann erfolgt wieder eine tiefe Inspiration. In den schwereren Fällen aber kann die Atmung dauernd still stehen, die Kinder werden erst cyanotisch, dann leichenblaß und können akut zugrunde gehen. Gerade in den schwersten Fällen stockt also die Atmung exspiratorisch. Es ist hier nicht der Ort, auf die Pathogenese dieses Zustandes einzugehen, um so mehr, als sie noch keineswegs ganz geklärt ist. Es ist sogar fraglich, ob es sich nur um einen Erstickungstod durch Kehlkopfkrampf handelt oder ob nicht vielmehr der Tod ein Herztod ist. Es genüge, zu bemerken, daß der Laryngospasmus bei Kindern zumeist als Ausdruck der Spasmophilie gilt. Übrigens gibt es auch bei der Tetanie der Erwachsenen gelegentlich Laryngospasmus (v. FRANKL-HOCHWART). Kehlkopf-
krämpfe.

Um einen Kehlkopfkrampf handelt es sich auch bei den Larynxkrisen der Tabiker, die gelegentlich mit Pharynxkrämpfen und Schluckzwang verbunden sind und bisweilen zur Erstickung führen. Sie sind nur durch die Feststellung der bestehenden Tabes zu diagnostizieren; dies ist nicht immer leicht, da auch diese Krisenform Frühsymptom einer inkompletten Tabes sein kann. Bei rezidivierenden Laryngospasmen Kranker im mittleren Alter denke man jedenfalls stets auch an Tabes!

Eine eigenartige Form der Stimmritzenkrämpfe, verbunden mit Schluckzwang, kann nach Grippelaryngitiden auftreten[1]). Die laryngospastischen Anfälle der erwachsenen Kranken, die sicher frei von Tabes, Pertussis oder Tetanie waren, traten besonders nachts auf und waren mit heftigem Zwang zum Luftschlucken verbunden. Kehlkopflähmungen fehlten; es bestand nur leichte Laryngitis. Alle Fälle heilten. Ich nahm als Ursache eine leichte ascendierende Neuritis sensibler Fasern des Nervus laryngeus superior an. Übrigens habe ich ähnliche Anfälle auch mit Luftschluckzwang bei Pertussis älterer Leute, z. B. bei einem 65jährigen Mann, beobachtet. Außer diesen Formen kommt bei Neuropathen gelegentlich leichterer Laryngospasmus vor, sog. Stridulus. Als mildester Ausdruck dieser Störung ist die sog. Aphonia spastica zu betrachten. Beim Versuch zu intonieren legen sich dann die Stimmbänder fest aneinander, so daß der Laut unterbrochen wird und dadurch eine Art Stottern zustande kommt. Endlich können Stimmritzenkrämpfe durch Fremdkörper hervorgerufen werden. Man erlebt solche Krämpfe mit Stocken der Atmung und starkem Angstgefühl nicht so selten, wenn in den nicht cocainisierten Kehlkopf Medikamente, z. B. Pulver gebracht werden. Doch können auch andere Fremdkörper diese Wirkung haben, ja es können kleine Geschwülstchen, z. B. gestielte Fibrome, die sich zwischen die Stimmbänder legen, einen Krampf auslösen.

---

[1]) HANS CURSCHMANN, Dtsch. med. Wochenschr. 1921. Nr. 6.

Bei dem Laryngospasmus und allen nervös bedingten Krämpfen fehlen natürlich entzündliche Veränderungen vollkommen; außerhalb des Anfalls bewegen sich auch die Stimmbänder normal.

Während bei den durch Krampf der Muskulatur hervorgerufenen Kehlkopfabschlüssen die Atmung meist vollkommen stockt, tritt bei allen ProStenosen. zessen, die nur zu Stenosen führen, ein sehr charakteristisches Bild ein. Die Atmung wird vorwiegend inspiratorisch erschwert. Man hört lauten, vorwiegend inspiratorischen Stridor; der Kehlkopf bewegt sich lebhaft auf und ab. Die starke Dyspnoe führt zu Cyanose und inspiratorischen Einziehungen der Intercostalräume und Rippen. Bei jugendlichen Kranken werden die unteren Rippen und der untere Teil des Brustbeins stark eingezogen, bei Erwachsenen mehr die seitlichen Partien, so daß der Thorax im Querdurchmesser verkleinert wird. Falls die Kranken husten, hat der Husten den charakteristischen rauhen Croup-Tton.

Larynxstenosen können, durch verschiedene Ursachen hervorgerufen, als akute und chronische auftreten. Meist gelingt es leicht, ihre Ursache zu erkennen und sie differentialdiagnostisch zu unterscheiden. Ebenso gelingt auch die Trennung von Trachealstenosen, die im klinischen Bilde ihnen ähneln, meist.

Glottis Der Kehlkopfeingang kann verengert werden durch ein Ödem der aryödem. epiglottischen Falten. Dieses tritt in akuter Weise auf beim Übergreifen oberflächlicher Entzündungsprozesse auf die Schleimhaut des Kehlkopfes, z. B. beim Herabsteigen eines Erysipels. Es kann auch ein QUINCKEsches Oedema fugax gerade den Kehlkopfeingang befallen und zur Stenose führen. Es gibt Kranke, deren Ödemanfälle sich regelmäßig hier lokalisieren; leider auch solche, die in einem solchen Anfall zugrunde gehen. Bisweilen sieht man eine auf Ödem beruhende Stenose auch bei septischen, nekrotisierenden Anginen. Bei der Angina Ludovici kann es auch zu Ödem des Kehlkopfes kommen. Der häufigste Grund eines Kehlkopfödems ist aber die Perichondritis, die sich, wie oben beschrieben, oft bei tiefergreifenden oder in der Tiefe sich entwickelnden Prozessen, wie Neubildungen, Lues, Tuberkulose und Typhus findet. Die Stenosenerscheinungen können sich aber auch bei diesen chronischen Prozessen immerhin ziemlich rasch entwickeln.

Das Ödem der aryepiglottischen Falten ist laryngoskopisch leicht zu diagnostizieren. Seine Ursache läßt sich durch genaue Anamnese und die sonstigen, bereits erwähnten Symptome der destruktiven Kehlkopferkrankungen feststellen. Da alle diese Erscheinungen fast nur bei Erwachsenen vorkommen, so wird man bei den Erscheinungen einer Larynxstenose in erster Linie an ein Larynxödem denken und es laryngoskopisch konstatieren.

Diphtherie. Bei Kindern ist die weitaus häufigste Ursache der akuten Kehlkopfstenose die Diphtherie. Sie darf ohne weiteres als Ursache angenommen werden, wenn man diphtheritische Beläge im Rachen sieht. Es sei daran erinnert, daß Kinder mit diphtheritischem Croup eine charakteristische Kopfhaltung insofern zeigen können, als sie den Kopf nach hinten werfen, während Kinder Retro mit einem Retropharyngealabsceß den Kopf ängstlich nach vorn halten pharyngeal absceß. und jede Bewegung der Wirbelsäule vermeiden. Der Retropharyngealabsceß kann gleichfalls erhebliche Stenose hervorrufen; und zwar sowohl rein mechanisch, indem er sich als Geschwulst vorbuchtet, als auch durch Erzeugung eines Glottisödems. Sieht man keine Beläge im Rachen, so denke man jedenfalls an die Möglichkeit des Retropharyngealabscesses und palpiere auf diesen.

Pseudo Größere Schwierigkeiten kann die Unterscheidung des sog. Pseudocroups croup. von der diphtheritischen Stenose machen. Er ist dadurch gekennzeichnet, daß bei jüngeren Kindern nächtliche Anfälle von Larynxstenose auftreten, denen meist ein typisch croupöser Husten vorangeht. Sie scheinen besonders bei Kindern mit exsudativer Diathese vorzukommen, vor allem aber bei Masern. Ihre Ursache ist ein akuter Katarrh mit starker subglottischer Schwellung. Trotz der bedrohlichen Erscheinungen ist ihre Prognose im allgemeinen günstig. Die Diagnose kann mitunter Schwierigkeiten bereiten. Nächtliches Auftreten der Anfälle, ihre Kombination mit Masern oder einer Erkältung, die unbehinderte Atmung nach Überstehen des Anfalls und das Fehlen von Belägen sprechen für Pseudocroup; doch können Beläge auch bei echter Diphtherie fehlen.

Gelegentlich ist die Unterscheidung der diphtherischen Stenose von der pneumonisch bedingten Atemnot nicht leicht. Wiederholt ist bei Broncho-pneumonien zwecklos tracheotomiert worden. Die Cyanose und die inspira-torischen Einziehungen können genau so stark wie bei Diphtherie sein; ein hörbarer Stridor ist allerdings nicht vorhanden. Die Schwierigkeit ist natür-lich dann besonders groß, wenn es sich um Kinder handelt, die neben der Diphtherie eine Pneumonie haben.

Die chronischen Stenosen kommen außer bei chronischem Glottis- *Chronische* ödem besonders durch Narben oder Diaphragmabildungen zustande, gelegent- *Stenosen.* lich auch durch Wucherungen von Papillomen. Papillome und Narben lassen sich selbst bei Kindern durch die Spiegelung feststellen. Bei Kindern kommen, wenn man von den durch ein erschwertes Décanulement hervorgerufenen Stenosen absieht, in erster Linie Papillome als Grund chronischer Stenosen in Betracht. Bei Erwachsenen kommen zwar auch Papillome in einer zur Stenosierung Veranlassung gebenden Ausdehnung vor, man wird aber eher an chronisches Glottisödem oder an Narben denken. Die letzteren, insbesondere auch die Diaphragmabildungen sind meist Folge von Lues. Sie kommen aller-dings auch angeboren vor. Aber gerade die angeborenen Diaphragmabildungen sind kaum je so hochgradig, daß sie die Atmung stören.

Die Stenosen der Trachea machen dieselben Erscheinungen der in- *Tracheal-* spiratorischen Dyspnoe wie die Larynxstenosen. Meist wird bei ihnen aber, *u. Broncho-* wie schon C. GERHARDT angab, das Auf- und Absteigen des Kehlkopfes *stenosen* bei der Atmung vermißt, auch halten die Kranken den Kopf nach vorn *u. Lungen-* geneigt, das Kinn der Brust genähert, um jede Dehnung der Trachea zu ver- *atelektasen.* meiden. Die Stenosen der größeren Bronchien, etwa eines Haupt-bronchus, sind von denen der Trachea dadurch zu unterscheiden, daß über der befallenen Seite kein oder nur abgeschwächtes Atmungsgeräusch gehört wird. Vor allem ist die Diagnose röntgenologisch leicht zu stellen; und zwar durch den Nachweis der diffusen Verschattung der atelektatischen Lunge mit Ver-ziehung des Mediastinums und der Trachea nach der Seite der Atelektase (JAKO-BAEUS) und gleichseitigem Zwerchfellhochstand. Umstehendes Röntgenbild (Abb. 46) kennzeichnet diesen Befund. Die Differentialdiagnose gegenüber der Larynxstenose ergibt sich außer den erwähnten Zeichen auch durch die Spiege-lung, die den von Veränderungen freien Kehlkopf und bisweilen auch den Sitz der Stenose in der Trachea feststellen läßt. Bronchoskopisch kann man auch die Bronchostenose diagnostizieren.

Hat man eine Bronchostenose bzw. Trachealstenose festgestellt, so handelt es sich weiter um die Differentialdiagnose ihrer Art. Weitaus die Mehr-zahl der Trachealstenosen werden durch Kompression der Trachea bedingt.

Für die oberen Abschnitte der Trachea ist die häufigste Ursache der Kom-pression ein Kropf, in selteneren Fällen auch andere Tumoren, z. B. maligne Lymphome, Thymome, von den Wirbeln ausgehende Geschwülste oder prävere-brale Eiterungen. Für die tieferen Abschnitte der Trachea und die großen Bronchien kommen als Ursache der Kompression retrosternale Kröpfe in Betracht, ferner Mediastinaltumoren, Aortenaneurysmen und schwielige Prozesse im Mediastinum auf luischer oder anderer Grundlage, z. B. Narbenbildung in den Trachealdrüsen. Alle diese im Innern des Brustraums wirkenden Kompressionen bedrängen meist auch gleichzeitig die Gefäße und häufig die Speiseröhre, so daß lokale Ödeme des Gesichtes und der oberen Extremität sowie Schluckbeschwerden gleichzeitig auftreten. Verlegungen eines Hauptbronchus können aber auch durch Blutgerinnsel, Fibrinpfröpfe, Fremdkörper oder auch durch ein Bronchialcarcinom veranlaßt werden, wie später noch ausgeführt werden wird.

Bei den Mediastinaltumoren kommen differential-diagnostisch meist maligne Prozesse, sehr selten gutartige Tumoren in Betracht. Die ersteren sind in der Regel Lymphogranulome, leukämische Drüsengeschwülste oder Lymphosarkome. Ihre Diagnose ist durch das Röntgenbild und den Blutbefund (bei Leukämie), bisweilen auch durch den histologischen Befund einer metastatischen Drüse zu entscheiden. Zu den sehr seltenen gutartigen Mediastinaltumoren gehören — neben den relativ häufigen retrosternalen Strumen — das Ganglioneurom, das als großer Tumor im hinteren Mediastinalraum von W. ABEL[1] u. a. beobachtet wurde. Es kann als gutartiger, „lebenslänglicher" Tumor und auch

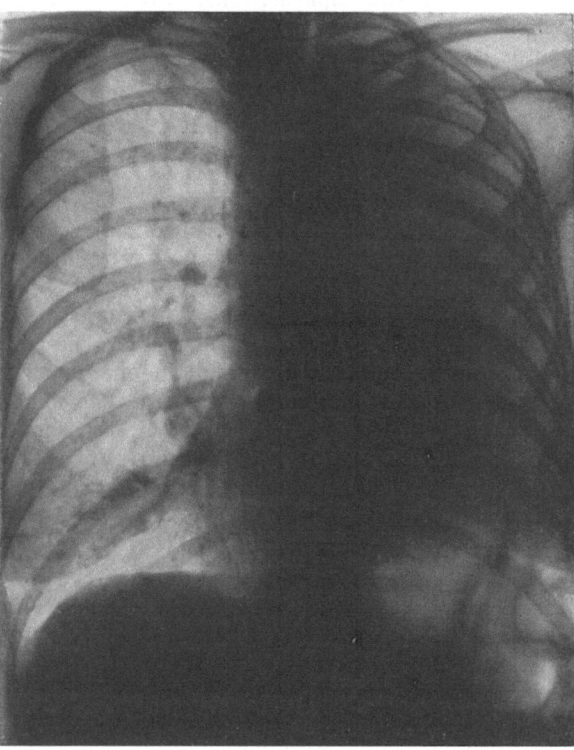

Mediastinaltumoren.

Abb. 46. Komplette Lungenatelektase links mit Hochstand des linken Zwerchfells, dessen Stand durch die Magenblase und die gasgefüllte linke Colonflexur angedeutet wird. Verziehung des Mediastinums und der Trachea nach links. Im 2. ICR links im atelektatischen Bezirk mehrere kalkdichte Abschattungen.

familiär und vererbt auftreten. Aber auch in solchen Fällen hat man maligne Entartung und Metastasierung vom Typ der Sympathogoniome beobachtet (ABEL).

Sehr strittig war bekanntlich, ob der „Thymustod" auf eine Kompressionsstenose der Trachea zurückzuführen ist, wie PALTAUF, der Schöpfer des Begriffs *Status thymico-lymphaticus.* des Status thymolymphaticus, ursprünglich annahm. Manche Autoren (BIRK, KLOSE[2]) unterschieden zwischen der Allgemeinerkrankung, dem Status thymicolymphaticus mit seiner allgemeinen Hyperplasie des lymphatischen Systems, und der isolierten, meist angeborenen Vergrößerung des Thymus. Diese letztere soll sich durch folgende Symptome diagnostizieren lassen: Den Erstickungsanfällen gehen die Symptome einer chronischen Stenosierung voran (Thymusröcheln

----

[1]) W. ABEL, Röntgenpraxis 1943. H. 12.   [2]) KLOSE, Med. Klinik 1919. Nr. 47 und CHRISTELLER, Virchows Arch. f. pathol. Anat. u. Physiol. Bd. 226. 1919. Dort vollständige Literatur.

oder Thymusasthma). Der Erstickungsanfall wird oft durch äußere Ursachen ausgelöst, besonders wenn der Kopf überstreckt wird, Säuglinge z. B. mit überstreck-
tem Kopfe gebettet werden. Kennzeichnend ist, daß nach Beseitigung des
Anfalls durch rechtzeitige Änderung der ungünstigen Körperhaltung die Kinder
weder heiser sind, noch bellenden croupösen Husten aufweisen. Neuere
Autoren nehmen aber wohl mit Recht an, daß der angeblich übergroße Thymus
und ihr Druck auf die Trachea nur äußerst selten die wirkliche Ursache des
plötzlichen Todes jener anscheinend gesunden Jugendlichen und Kinder seien.
AD. OSWALD[1]) kommt auf Grund der klinischen und anatomischen Literatur
vielmehr zu folgenden Schlüssen: Der Thymus und der lymphatische Apparat
sind schon unter normalen Verhältnissen bei gut genährten Gesunden größer,
als früher angenommen. „Großer Thymus" ist deshalb an sich nichts Krankhaftes. Der Status thymolymphaticus ist der anatomische Ausdruck einer
Konstitutionsstörung, die in Alterationen des Körperchemismus ihre Ursache
hat und mit einer Über- und Fehlerregbarkeit des vegetativen Nervensystems
verbunden ist. Die erwähnten plötzlichen Todesfälle sind auf eine solche Übererregbarkeit des den Kreislauf regulierenden Nervenapparates zurückzuführen
und als nervös bedingter Herztod aufzufassen.

Trachealstenosen, die durch Erkrankungen der Wand der Trachea hervorgerufen werden, sind, wenn man von den diphtheritischen absieht, verhältnismäßig selten. Sie kommen als luische vor und sitzen dann meist dicht über
der Bifurkation (C. GERHARDT). Natürlich können Narben auch auf andere
Weise in der Trachea entstehen. Sie sind nach Diphtherie, nach Typhus-
geschwüren und bei chronischem Rotz beobachtet. Zu Verengerungen kann
auch das Sklerom führen. Über diese im Osten heimische Erkrankung, die
besonders GERBER studiert hat, möge noch einiges gesagt werden, da sie leicht
mit luischen oder tuberkulösen Prozessen verwechselt wird.

Sie gehört zu den infektiösen Granulationsgeschwülsten und hat ausgesprochene
Neigung zu narbigen Schrumpfungen. Histologisch ist das Vorkommen vakuolisierter
Zellen, der sog. MIKULICZschen Zellen, kennzeichnend; der Erreger ist wahrscheinlich
der dem FRIEDLÄNDERschen Kapselbacillus ähnliche FRISCHsche Kapselbacillus. Ursprünglich kannte man nur die Lokalisation an der Nase, das Rhinosklerom, die aber nicht in
allen Fällen vorhanden ist. Es handelt sich um derbe, oft in Plattenform auftretende Wucherungen, die zu Verdickungen der Nase führen, auch zum Vestibulum
herauswuchern. Kennzeichnend ist ferner besonders eine Einengung der Choanen, die
durch kulissenartige Anordnung der Narbenzüge ein sehr charakteristisches Bild bieten
kann. Im Kehlkopf sind es vor allem subglottische Schwellungen, die den Verdacht auf
Sklerom erwecken. Das Sklerom kann aber auch in die Trachea und in die Bronchien
herabsteigen und zu langsam fortschreitenden Stenosen führen.

Echte Geschwülste der Trachea, wie primäre Carcinome oder strumöse
Geschwülste sind selten. Öfter kommen schon Papillome auch in der Trachea
vor. Häufig führt das Tragen einer Trachealkanüle zu Stenosenerscheinungen,
die das Décanulement erschweren. Sie können durch Granulationsgeschwülste,
durch Narben und endlich durch ein abnormes Weichwerden der Trachea
bedingt sein. FRÄNKEL beschrieb einen Fall, in dem es durch ein Trauma
zu einer Intussuszeption der Trachea gekommen war.

Stenosierungen der Bronchien können auch durch aspirierte Fremd-
körper hervorgerufen werden. Meist wird ja ein solches Ereignis sofort bemerkt.
Es sind aber Fälle bekannt, in denen im Schlaf oder im Rausch oder bei Sturz ein
Fremdkörper in die Trachea, bzw. den Bronchus gelangte und anamnestisch dies
insbesondere bei Kleinkindern nicht festgestellt werden konnte. Die erste
Erscheinung des Fremdkörpers pflegt ein Hustenparoxysmus zu sein. Dieser

---

[1]) AD. OSTWALD, TUNG CHI, Med. Wochenschr. 1935. Nr. 1.

läßt erst nach, wenn der Fremdkörper durch eine Einklemmung fixiert wird. Ist nur ein Hauptbronchus oder ein kleinerer ausgeschaltet, so braucht eine anhaltende Dyspnoe nicht zu bestehen. Häufig hört man aber an umschriebener Stelle laute Stenosengeräusche in Form von tiefen Rhonchi und kann in- und exspiratorisches Schwirren fühlen. Oft klagen die Kranken über ein Schmerzgefühl an bestimmter Stelle. Doch braucht dies keineswegs dem Sitze des Fremdkörpers zu entsprechen, sondern hängt vielleicht von Verletzungen ab, die der Fremdkörper gemacht hat. Mitunter geben die Kranken an, daß sie bei tiefen Atemzügen ein Gefühl des Widerstandes hätten. Bei einseitiger Broncho- stenose wird auch das Mediastinum inspiratorisch in die stenosierte Thorax-

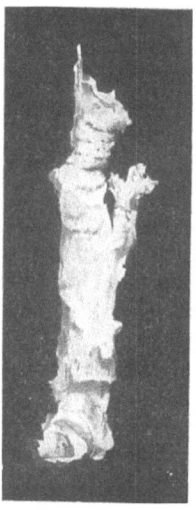

Abb. 47. Bronchitis pseudomembranacea.

hälfte hineingezogen. Exakt lassen sich der Sitz und die Art des Fremdkörpers nur durch die Bronchoskopie fest- stellen und, wenn der Fremdkörper aus einem Kontrast- material besteht, auch durch die Röntgenaufnahme. Die letztere wird dann außerdem die obenerwähnten Atelektase- erscheinungen der gesamten Lunge oder einzelner Lungen- lappen erkennen lassen. Übrigens werden solche akuten Verstopfungen der Bronchien und ihre Folgen bisweilen auch nach Lungenblutungen beobachtet (JAKOBAEUS, HANS CURSCHMANN).

In selteneren Fällen können auch in der Lunge oder in den Bronchien sich bildende Lungensteine ähnliche Erscheinungen wie Fremdkörper auslösen. Abgesehen von den Erscheinungen der Grundkrankheit (Tuberkulose, Lun- genabscesse) rufen diese meist unregelmäßig gestalteten Kalksteine erst, wenn sie beweglich werden, Symptome her- vor. Sie lösen dann Schmerz und Hustenparoxysmen aus, bis sie schließlich ausgehustet werden. Endlich kann ein- mal ein sehr großes Gerinnsel der Bronchitis pseudo- membranacea einen ganzen Bronchus verlegen und erst unter qualvollen Hustenstößen ausgehustet werden. Abb.47 zeigt ein solches, den Hauptbronchus verstopfendes Gerinnsel, das MATTHES beobachtete, in natürlicher Größe.

Über die Differentialdiagnose der akuten Form der Bronchitis pseudo- membranacea vergleiche man unter „croupöse Pneumonie". Die chronische Form findet sich gelegentlich auch bei Tuberkulösen; die Fibringerinnsel können dann Tuberkelbacillen enthalten. Die Gerinnsel bestehen nicht immer aus Fibrin, sondern oft aus Schleim oder aus einer Mischung beider. Doch kommen reine Fibringerinnsel vor, wie z. B. in dem erwähnten Falle (GOTTSTEIN [1]).

Chronische Bronchostenosen werden meist bei Druck oder Wandverände- rungen durch Tumoren beobachtet, besonders bei bronchogenen Carcinomen. Sie können auch durch Narbenbildungen entstehen, z. B. als Folge hämorrha- gischer Grippeerkrankungen der großen Bronchien. Sie führen zum Leiser- werden oder zur Aufhebung der Atmung der befallenen Seite und bei stärkerer Entwicklung auch zu den von JAKOBAEUS geschilderten Symptomen der Atel- ektase. Zu diesen kommt noch das von dem gleichen Autor gefundene Sym- ptom des abnorm niedrigen intrapleuralen Drucks über der atelektatischen Lunge. Auch durch thorakale Endoskopie hat JAKOBAEUS solche Atelektasen aller oder einzelner Lungenabschnitte beobachtet und abgebildet.

---

[1] GOTTSTEIN, Dtsch. Arch. f. klin. Med. Bd. 88.

VII. Die Differentialdiagnose der Erkrankungen der kleineren Bronchien und der Lunge.

Bevor wir auf die Besprechung der einzelnen Erkrankungen ausführlicher eingehen, empfiehlt es sich, einige Symptome vergleichend zu behandeln, um Wiederholungen zu vermeiden.

A. Hämoptoe.

Blutungen kennzeichnen sich als Lungenblutungen bekanntlich dadurch, daß sie beim Husten entleert werden, ferner durch ihre hellrote Farbe und durch ihre schaumige Beschaffenheit. Nur bei sehr großen Blutungen stürzt das Blut im Schwall hervor, ist dann unabhängig von Hustenstößen und auch nicht schaumig. Das ausgehustete Blut gerinnt nur schwer oder gar nicht, vielleicht weil es, wie MAGNUS-ALSLEBEN glaubt, im Kontakt mit Alveolarepithelien war. Es verhält sich also ähnlich wie das in die Pleurahöhlen ergossene Blut.

Größere Blutungen treten namentlich ein, wenn durch einen Zerstörungsprozeß ein Gefäß eröffnet ist. Das geschieht in erster Linie bei Lungentuberkulose, Lungen-tuberkulose. bei der wir Initialblutungen und Blutungen im Krankheitsverlauf unterscheiden, die beide gewöhnlich aus Kavernen erfolgen. Es ist kennzeichnend für die tuberkulöse Lungenblutung, daß es nicht bei dem ein- oder zweimaligen Aushusten größerer Blutmengen bleibt, sondern daß noch tagelang hinterher der Auswurf in abnehmendem Maße blutig, später bräunlich gefärbt ist.

Aus dem Eintritt einer Lungenblutung darf aber keineswegs ohne weiteres die Diagnose eines tuberkulösen Prozesses gestellt werden. Es kommen vielmehr Lungenblutungen bei einer ganzen Reihe von Erkrankungen vor.

Grippepneumonien beginnen z. B. auch nicht ganz selten mit fast reinem, wenn auch nicht profusem Bluthusten. Bei anderen Pneumonien ist dies sicher sehr ungewöhnlich. Größere Blutungen können besonders auch bei nicht tuberkulösen Höhlenbildungen der Lunge entstehen, z. B. bei Bronchektasen, ferner bei Lungenabscessen und Gangränen.

Auch seltenere, nicht tuberkulöse Prozesse der Lungen, die nicht zur Höhlenbildung führen müssen, können mehr oder minder starke Lungenblutungen hervorrufen, z. B. die Lungenlues, der Lungenechinococcus, der Lungenmilzbrand, die Aktinomykose und die Schimmelpilzerkrankungen der Lunge. Bei Streptotrixinfektionen habe ich jahrelang rezidivierende Lungenblutungen beobachtet. Rezidivierende Hämoptoe bei Distoma pulmonale hat SCHEUBE beschrieben.

Diesen zerstörenden Lungenprozessen reihen sich als Quellen der Blutung Durchbrüche extrapulmonaler pathologischer Veränderungen an. In erster Aorten-aneurys-men. Linie sind die Aortenaneurysmen zu nennen, die in die Luftwege durchbrechen. Sie können eine massive tödliche Blutung hervorrufen. Aber die Durchbrüche können auch relativ klein sein, so daß die Blutung wieder zum Stehen kommen kann; ja wiederholte kleinere Blutungen kommen vor. ORTNER glaubt, daß derartige geringe Lungenblutungen bei Aortenaneurysmen ihre Entstehung nicht einem feinen Durchbruch verdankten, sondern einer durch Druckwirkung erzeugten Hyperämie der Trachea. MATTHES beobachtete einen Fall von rezidivierender Aneurysmablutung, bei dem die Durchbruchstelle ventilartig durch einen Zipfel der Aortenwand gedeckt war, und einen anderen Fall, in dem unter dem Bilde einer tödlichen Lungenblutung ein Speiseröhrenkrebs in Luftwege und Aorta perforierte. Auch Durchbrüche von Bronchialdrüsen und von mediastinalen Abscessen können zu Blutungen führen, die als Lungen-blutungen imponieren. Solche Durchbrüche erfolgen mitunter gleichzeitig oder kurz hintereinander in die Luftwege und die Aorta. ORTNER beschreibt einen Fall, in dem eine verkäste Hilusdrüse nach beiden Richtungen durchge-brochen war.

Endlich können direkte traumatische Zerreißungen der Lunge und — weit seltener — Aspiration von spitzen Fremdkörpern zu Blutungen führen.

Aber auch ohne pulmonale Zerstörungsprozesse können Blutungen paren-chymatöser Art auftreten. Ich erwähne einen derartigen Fall bei der Besprechung des Typhus. Lungenblutungen sind auch bei jeder Art der hämorrhagischen Infektionskrankheiten denkbar, wenn auch immerhin selten. Öfter kommen sie bei den eigentlichen hämorrhagischen Diathesen zur Beobachtung; beispiels-weise bei essentieller Thrombopenie.

Ich beobachtete eine Frau mit essentieller Thrombopenie, die sich monatelang aus-schließlich durch rezidivierende kleinere Hämoptysen äußerte; der Röntgenbefund der Lungen war normal.

Als Lungenblutungen müssen auch Blutungen aus der Trachea oder den Bronchien erscheinen. Es kann z. B. bei der akuten und chronischen Form der Bronchitis pseudomembranacea zu beträchtlichen Blutungen kommen. Größere Blutungen sah man bei den letzten Influenzaepidemien ziemlich häufig als Folge der schweren hämorrhagischen Tracheitis. Auch Blutungen nach Einatmung ätzender Kampfgase wurden im Krieg oft beobachtet.

Bei größeren Blutungen kann ein Teil des Blutes verschluckt und später wieder erbrochen werden. Das Blut trägt dann natürlich die Kennzeichen des erbrochenen Blutes, ist dunkel bis schwarz gefärbt; es können dann Teer-stühle die Folge des Verschluckens sein.

Die nun zu besprechenden Krankheiten, die zu Lungenblutungen führen, können zwar auch größere Blutungen hervorrufen, meist aber nur geringere Blutbeimengungen oder blutig gefärbten Auswurf.

Lungen-infarkt.

Kleinere Blutungen, meist nur blutig tingierte Sputa erzeugt bekanntlich der Lungeninfarkt. Dekompensierte Herzfehler, besonders Mitralstenosen, ver-laufen aber nicht selten mit profusem Lungenbluten. BREU[1]) berichtet aus der Klinik v. JAGIC, daß dies in 10% der dortigen Mitralstenosen beobachtet worden sei. Die Autopsien ergaben niemals Infarkte, nie Tuberkulose, sondern stets hochgradige Stauung und Hyperämie der Lungen, so daß eine Läsion von Lungengefäßen infolge des stark erhöhten Drucks im kleinen Kreis; lauf glaublich erscheint. ORTNER glaubt, daß auch bei Hypertonie und Arteriosklerose der Lungengefäße derartiges vorkäme. Dies ist aber sicher sehr selten.

Ebenso selten dürften Lungenblutungen bei Periarteriitis nodosa sein. Viel wichtiger ist das Auftreten von häufiger wiederholtem Bluthusten oder blutigem Auswurf bei älteren, bis dahin lungengesunden Leuten. Es gilt als wichtiges Zeichen eines Lungentumors und sollte stets zur Röntgenuntersuchung auf-

Lungen-tumor.

fordern. Das Bluthusten bei Lungentumor kann Initialsymptom sein; es kann dann persistieren, aber auch zeitweise wieder verschwinden. Mitunter, aber keineswegs überwiegend häufig trägt der Auswurf bei Tumor den viel zitierten Charakter des Himbeergelees. Manchmal zeigt der Auswurf bei Lungen-tumor auch eine olivgrüne oder safrangelbe Farbe.

---

[1]) W. BREU, Med. Klin. 1944. S. 556.

ORTNER erwähnt endlich auch eine vikariierende Form des Bluthustens an Stelle einer ausbleibenden Menstruation, glaubt aber, daß derartiges doch nur bei Menschen mit nicht völlig intakten Lungen vorkäme. Neuerdings sind aber einige solche Fälle mitgeteilt worden, in denen die klinische und röntgenologische Untersuchung tatsächlich völlige Intaktheit der Lungen ergab. Bei Menstruation.

Von Hysterischen und Simulanten können blutig gefärbte Sputa vorgetäuscht werden. LENHARTZ gab an, daß auch diese Sputa oft dünnem Himbeergelee glichen, und daß sie oft wochenlang namentlich morgens in größeren Mengen ausgehustet würden. Kennzeichnend sei das Überwiegen der Pflasterzellen, der fade süßliche Geruch, die blutig-schleimige Beschaffenheit und der relativ geringe Gehalt an Erythrocyten. Dieser hämorrhagische Auswurf wird von den Simulanten wahrscheinlich durch Saugen am Zahnfleisch produziert.

Gelegentlich beobachtet man auch Blutbeimengungen des Auswurfs, die aus der Nase oder dem hinteren Rachenraum stammen und die Kranken ängstigen können. Es gilt deshalb als Regel, daß man bei solchen zweifelhaften Blutungen Rachen- und Nasenhöhle genau auf eine etwaige Quelle der Blutung inspizieren soll. Die kleineren Blutbeimengungen zum Auswurf haben natürlich nicht die schaumige Beschaffenheit der stärkeren Blutungen.

Blutig oder wenigstens rosa gefärbter, schaumiger Auswurf wird in größerer oder geringerer Menge endlich bei Lungenödem beobachtet.

B. Die krankhaften Veränderungen der Atmung.

Krankhafte Veränderungen der Atmung werden in erster Linie durch alle Prozesse hervorgerufen, welche die Sauerstoffversorgung des Blutes erschweren, also durch Erkrankungen der Atmungsorgane selbst, dann durch solche des Kreislaufapparates und endlich durch Blutkrankheiten, die zu einer Verringerung des Hämoglobingehaltes führen. Die Veränderung der Atmung ist als eine Kompensationseinrichtung gegenüber dem Sauerstoffmangel bzw. der Kohlensäureanhäufung anzusehen.

Über die Ursachen der veränderten Atmung ist theoretisch viel gearbeitet worden. Es ist hier nicht der Ort, auf die darüber noch bestehenden Kontroversen einzugehen. Es sei nur so viel bemerkt, daß die Veränderung der Atmung zentral durch eine veränderte Beschaffenheit des Blutes ausgelöst sein kann. Andererseits kann die Erregung des Atemzentrums aber auch auf nervösem Wege erfolgen durch Vagusreflexe (Selbststeuerung der Lunge). Endlich ist die Beschaffenheit der Lunge selbst für den Atemtypus nicht gleichgültig, insofern als z. B. eine Starre derselben eine Vertiefung der Atmung hindert.

Gerade über diese letzte Frage, über die von BASCH gelehrte Lungenstarre als Folge der Stauung bei Herzleiden ist viel gearbeitet worden. Da KRAUS nachwies, daß die Atemgase bei kardialer Dyspnoe den Charakter der Hyperventilation tragen, wurde die Lungenstarre von den meisten Autoren nicht anerkannt. Es wurde höchstens zugegeben, daß beim sog. kardialen Asthma eine dadurch bedingte Erschwerung der Atmung vorläge. Tatsächlich kann man dabei, wie FRÄNKEL zuerst angab, im Anfall eine verringerte Verschieblichkeit der Lungenränder feststellen. Auch die stethographischen Untersuchungen HOFBAUERs bestätigen dies. Ferner hat SIEBECK gezeigt, daß auch bei der gewöhnlichen kardialen Dyspnoe die Atmung in der Peripherie erschwert ist. Die Vitalkapazität ist verringert. Die Atmung wird nicht wesentlich vertieft, sondern in erster Linie beschleunigt. Dadurch steigt das Atemvolum, aber die Durchmischung der Atemgase ist weniger gut wie in der Norm, so daß die Atemgase den Charakter der Hyperventilation tragen können. In der Tat fanden auch PORGES, LEIMDÖRFER und MARCOVICI die alveoläre Kohlensäurespannung bei kardialer Dyspnoe herabgesetzt. Man darf also annehmen, daß bei kardialer Dyspnoe, abgesehen von dem verringerten Gasaustausch durch die schlechtere Lungenzirkulation und einer vielleicht vorhandenen Veränderung des respiratorischen Epithels selbst, doch eine primäre mechanische Funktionsstörung der Lungen neben einer zentralen Änderung des Regulationsmechanismus vorliegt.

Neuerdings haben FLEISCHNER und A. STURM[1] auf den „Lungenkrampf", die Kontraktionsatelektase durch pulmonalen Spasmus, aufmerksam gemacht,

---

[1] A. STURM, Dtsch. med. Wochenschr. 1946. Nr. 21—24 und Nr. 25—28.

die bei Appendicitis, Peritonitis, Gallenkoliken, aber auch nach Tonsillektomie auftreten, oft in Form von streifenförmigen Atelektasen auftritt, die der vegetativ-nervösen Versorgung der betroffenen Lungenteile entsprechen; bisweilen direkt im Segmentbereich einer Wirbelcaries. Dieser Lungenkrampf nimmt nach STURM eine Zentralstellung in der gesamten Lungenpathologie ein. Seine klinische Diagnose dürfte mit Sicherheit wohl nur durch das Röntgenverfahren gelingen.

Die Veränderung der Atmung durch Beschränkung des Gasaustausches ist, wenn sie einigermaßen hohe Grade erreicht, mit dem subjektiven Gefühl eines Lufthungers verbunden, für welches eigentlich der Ausdruck Dyspnoe vorbehalten bleiben sollte. Dieses Gefühl scheint im wesentlichen ein gewisses Angstgefühl zu sein, zu dem sich die unangenehmen Empfindungen gesellen, welche die vermehrte Atemanstrengung selbst hervorruft.

Es ist klar, daß alle Veränderungen der Atembewegungen, die auf einer Erschwerung des Gasaustausches beruhen, schärfer hervortreten müssen, wenn körperliche Bewegung geleistet wird, da dadurch die Anforderungen der inneren Atmung wachsen. So sehen wir denn bei dieser die Kompensationseinrichtungen des Kranken eher versagen als die des gesunden Menschen. Die Steigerung der Dyspnoe bei körperlicher Anstrengung ist charakteristisch für diese Form der Atemstörung. Im einzelnen kann die Atmung dabei in verschiedener Weise verändert sein. In selteneren Fällen kann sie vertieft und verlangsamt werden. Dies geschieht insbesondere wegen der verspätet einsetzenden Vagusreflexe bei den Stenosen der oberen Luftwege und auch beim Asthma nervosum sowie bei manchen Formen von Emphysem. Meist ist die Atmung aber beschleunigt. Eine stärkere Beschleunigung muß selbstverständlich eine Vertiefung unmöglich machen. Auffallend flach ist die Atmung aber besonders dann, wenn tiefere Atemzüge Schmerz hervorrufen, z. B. bei bestehender pleuritischer Reizung; vor allem bei der Pleuritis diaphragmatica.

Bekannt ist, daß eine Stenose der oberen Luftwege die Atmung vorwiegend inspiratorisch erschwert, daß dagegen insbesondere Asthma und Emphysem zu einer exspiratorischen Erschwerung führen, während die dyspnoische Atembewegung bei den meisten anderen Erkrankungen eine gemischte ist und In- und Exspiration in verschiedenem Maße beteiligt.

Eine reine Beschleunigung der Atmung bewirkt die Temperatursteigerung — anscheinend weil dadurch die Wärmeabgabe gesteigert wird; regulieren doch die Tiere ohne Schweißdrüsen, wie Hunde, vorwiegend ihre Wärmeabgabe durch die Atmung. Fiebernde atmen also auch unabhängig von etwaigen Herz- oder Lungenveränderungen rascher wie Gesunde.

Wenig beachtet, aber wichtig ist die bisweilen heftige Dyspnoe Schweranämischer, die bereits als Ruhedyspnoe auftreten kann. Sie ist das begreifliche Produkt einer Insuffizienz der inneren Atmung und schwindet nach meiner Beobachtung durch Heilung der Anämie völlig.

Eine reine Beschleunigung der Atmung ist die psychogene Tachypnoe der Hysterischen. Sie kann enorme Grade erreichen. Ich habe Hysterische beobachtet, die im Anfall 120 Atemzüge in der Minute zeigten. Die hysterische Tachypnoe ist daran zu erkennen, daß jedes Zeichen der organischen Dyspnoe (Cyanose, Nasenflügelatmen, Hochsitzenmüssen usw.) fehlt, und, daß die Atmung durch Körperanstrengung nicht verändert wird. Ich[1]) habe im Anschluß an das „Jagdhundatmen" einer Hysterischen die neurotische

---

[1]) HANS CURSCHMANN, Münch. med. Wochenschr. 1903. Nr. 7.

Atmungstetanie beobachtet und beschrieben. PORGES und ADLERSBERG[1]) haben später festgestellt, daß eine derartige Tachypnoe durch Hyperventilation zur vermehrten Entfernung von Kohlensäure aus dem Blute führen und dadurch eine Alkalosis bedingen könne, die die Ursache zur Tetanie wird. Ich habe übrigens in dem eben erwähnten Fall von Hyperventilationstetanie und anderen Fällen gezeigt, daß sich die hysterische Tachypnoe nicht ganz selten auf ein organisches Herzleiden aufpfropft.

Eine ausgesprochene Vertiefung der Atmung kennen wir als die große Atmung bei diabetischem Koma, bei dem außerdem der Acetongeruch so auffällig ist. Diese KUSSMAULsche Atmung ist übrigens durchaus nicht verlangsamt, sondern meist beschleunigt und nicht selten mit dem Gefühl des Lufthungers verbunden. Eine große Atmung sieht man oft auch bei Urämie; häufiger ist bei ihr allerdings das CHEYNE-STOKESsche Atmen.

Über das CHEYNE-STOKESsche Atmen wird bei den Kreislaufkrankheiten gesprochen werden. Über BIOTsches Atmen vgl. unter Meningitis.

Klinisch wichtig ist auch die Dyspnoe, über die Kranke mit chronischer Nephritis oft als erstes Symptom klagen. Solche Kranke, z. B. Schrumpfnierenkranke mit beginnender Niereninsuffizienz, geben meist an, daß sie die Schweratmigkeit bereits in der Ruhe verspürten, und, daß sie durch Körperbewegungen nicht oder nur unbedeutend gesteigert würde. Die Kranken sehen auch nicht ausgesprochen cyanotisch aus. In anderen Fällen, in denen augenscheinlich schon eine beginnende Herzschwäche besteht, wird die Dyspnoe aber auch durch Körperanstrengung vermehrt.

Sehr auffallend pflegen die Atemnot und auch die Beschleunigung der Atmung bei exsudativer Perikarditis zu sein. Derartige Kranke sehen dabei häufig auch blaß aus, so daß die vorhandene Cyanose nicht so hervortritt. Dadurch entsteht ein so kennzeichnendes Bild, daß der Geübte beim ersten Blick das Bestehen einer exsudativen Perikarditis vermuten kann.

Erwähnt sei endlich, daß chronische Dyspnoe mit erschwertem Gasaustausch eine sehr bezeichnende Folge haben kann, nämlich die sog. Trommelschlägerfinger und -zehen, deren Ausbildung auf das Bestehen einer chronischen Lungen- oder Herzerkrankung mit Stauung schließen läßt.

C. Die Differentialdiagnose des Asthma.

Als Asthma sollte man im Gegensatz zur permanenten Dyspnoe der Herz-, Lungen- und Nierenkranken nur Zustände von anfallsweise auftretender starker Atemnot bezeichnen. Die schon erwähnten Anomalien der Atmung, wie die große Atmung der Diabetiker und Urämiker, die hysterische Tachypnoe, die Atemnot bei Stenosierungen oder Kompressionen der Luftwege darf man nicht Asthma nennen.

So bleiben als eigentliche Asthmaformen nur das kardiale Asthma und das echte Bronchialasthma und Heuasthma übrig.

Über das kardiale Asthma wird bei den Herzleiden ausführlich ge- Kardiales sprochen werden. Wenn es auch im Anfall selbst einem echten Bronchialasthma Asthma. ähnlich sehen kann, so gelingt doch die Differentialdiagnose bei aufmerksamer Untersuchung in den meisten Fällen; nicht in allen! Denn es kommen, wie ich glaube, Mischformen vor, bei denen auch der Erfahrene nicht gleich sagen kann, wieviel hier die kardiale Komponente und, wieviel der „alte Bronchialkatarrh" zur Entstehung des Asthmas beiträgt. Das kardiale Asthma als

---

[1]) PORGES und ADLERSBERG, Klin. Wochenschr. 1922. Nr. 24.

Ausdruck der Coronarsklerose oder einer chronischen Nephritis kommt meist erst im höheren Lebensalter vor. Häufig ist ein Befund am Herzen zu erheben, z. B. eine Hypertrophie des linken Ventrikels, im Anfall auch wohl eine akute Dilatation des rechten Herzens. Der Puls ist im Anfall gewöhnlich klein, beschleunigt oder unregelmäßig, seltener verlangsamt und stark gespannt. Die Kranken können zwar genau so cyanotisch wie beim echten Bronchialasthma aussehen, sind aber außerdem meist blaß. Häufig mischen sich dem Krankheitsbilde die dem Bronchialasthma nicht eigenen Züge der Angina pectoris bei: Schmerzen in der Herzgegend mit Ausstrahlung in die Arme, starke Angst, verfallenes Aussehen und bisweilen die physikalischen Zeichen des beginnenden Lungenödems, während die für das Bronchialasthma kennzeichnenden, trockenen, pfeifenden und schnurrenden, besonders exspiratorischem Rhonchi nur ausnahmsweise auftreten. Das regelmäßige Auftreten von exspiratorischen Pfeifen und Giemen, das auch die Umgebung des Kranken hört, ist überhaupt eins der wichtigsten Symptome des echten bronchialasthmatischen Anfalls. Tiefstand und Schwerbeweglichkeit der unteren Lungengrenzen kommen zwar beim kardialen Asthma auch vor, doch pflegen sie nicht so stark wie beim Bronchialasthma zu sein. Endlich können bisweilen therapeutische Maßnahmen, z. B. die Wirkung des Nitroglycerins und ähnlicher Mittel, differentialdiagnostisch für das kardiale Asthma verwertet werden. Erschwert wird die Unterscheidung dadurch, daß mancher Kranke mit scheinbar sicherem Herzasthma im Anfall an quälendem Husten leiden; und daß der von ihm entleerte Auswurf gelegentlich Eosinophilie zeigt (MORAWITZ [1]).

Bronchial-
asthma.

Das Bronchialasthma ist fast immer durch den charakteristischen Auswurf gekennzeichnet. Er wird meist erst am Schluß des Anfalls hervorgewürgt. Er ist eigentümlich zäh, enthält stets reichlich eosinophile Zellen und (weniger konstant) CURSCHMANNsche Spiralen und CHARCOT-LEYDENsche Krystalle. Ferner ist der Blutbefund bei Asthma kennzeichnend. Man findet in der anfallsfreien Zeit meist eine Lymphocytose mit Verminderung der Neutrophilen bis auf 45% neben einer mäßigen Eosinophilie. In und direkt nach dem Anfall pflegt die Gesamtzahl der weißen Zellen, vor allem der eosinophilen, erheblich zu steigen. Nicht selten bleibt jedoch die Leukocytose aus, während die Steigerung der Eosinophilen (zwischen 5 und 15%) die Regel ist.

Abgesehen von diesen für Bronchialasthma beweisenden Sputum- und Blutbefunden läßt sich die Diagnose Asthma meist auch aus der Anamnese stellen. Es kann zwar in diesem Buche nicht ausführlicher auf die verschiedenen Theorien über das Asthma eingegangen werden. Ich verweise dafür auf die Bücher von GRIMM [2]), KLEWITZ [3]), HOFBAUER [4]), THOMAS [5]), auf die Asthmadebatte der deutschen Gesellschaft für innere Medizin 1926, auf die Publikationen STORM VAN LEUWENS, HANSENS und endlich auf MATTHES' Wiener Vortrag [6]). Zusammenfassend darf heute gesagt werden, daß die Annahme, das Asthma sei eine Überempfindlichkeitsreaktion bei sensibilisierten Menschen, sich für das Gros der Fälle auch durch die klinische Erfahrung belegen läßt.

Wir kennen die „Tierasthmatiker", die beispielsweise beim Zusammenkommen mit Pferden oder Katzen Asthma bekommen, ebenso die Pflanzenasthmatiker. In reinster Form und nach HANSENS [7]) Untersuchungen streng spezifisch tritt die Pollenkrankheit, das Heuasthma, nach Sensibilisierung mit Pollen auf. Wir kennen die (meines Erachtens durchaus nicht häufigen) Nahrungsmittelasthmatiker, die nach Genuß bestimmter Speisen Asthma bekommen,

[1]) MORAWITZ, Therapie d. Gegenw. 73. Jahrg. H. 4. 1932. [2]) GRIMM, Das Asthma. Jena: Gustav Fischer 1925. [3]) KLEWITZ, Das Bronchialasthma. Dresden: Theodor Steinkopff 1928. [4]) HOFBAUER, Wien: Springer 1928. [5]) THOMAS, Asthma. New York: Paul Hoeber 1928. [6]) MATTHES, Wien. med. Wochenschr. 1929. Nr. 4—7. [7]) HANSEN, Dtsch. med. Wochenschr. 1928. Nr. 35.

ferner Asthmatiker, die den schuldigen Stoff augenscheinlich durch Inhalation aufnehmen, wie das Asthma nach Pflanzendüften. Hierher gehört auch das Asthma der Holzsägereiarbeiter, das von mir und GADE beobachtet wurde. Mein Mitarbeiter C. BAHN hat übrigens festgestellt, daß es nicht durch den Holzstaub selbst, sondern durch die Milben und Schimmelpilze der Holzrinde bedingt war. Bekannt ist weiter das Arzneimittelasthma, ferner das Parasitenasthma durch die Untersuchung von ANCONA und FRUGONI, die eine Getreidemilbe als Grund einer „Asthmaepidemie" feststellten. Ein Sonderfall dieses Parasitenasthma ist das Bettasthma, dessen Anfälle nur nächtlich auftreten und wahrscheinlich durch Milben in den Bettfüllungen verursacht werden. Vor allem aber weiß man seit langem, daß Asthmatiker in bestimmten Gegenden Asthma bekommen. STORM VAN LEUWEN hat dies auf im Hausstaub enthaltene Klimaallergene zurückführen wollen. Nach einer von TIEFENSEE [1]) an MATTHES' Klinik durchgeführten Untersuchung über die Verteilung von 1200 Asthmatikern in Ostpreußen ergab sich eine Abhängigkeit der Frequenz von den geologischen Verhältnissen, und zwar insofern, als Sandböden fast frei von Asthma waren, im Gegensatz zu schweren Böden. Die gleiche Erfahrung haben auch STORM VAN LEUWEN und ich gemacht. Vor allem aber ist seit langem bekannt, daß hohes Mittelgebirge (über 800 m) und Hochgebirge und insuläre Orte der Nordsee (wahrscheinlich auch der Ostsee) besonders arm an solchen Klimaallergenen (zu sein scheinen.

Man hat nun vielfach versucht, die Sensibilisierung durch bestimmte Stoffe mittels intracutaner Impfungen mit Extrakten dieser Stoffe festzustellen und so zu einer spezifizierten Diagnose des Asthma zu kommen.

Wir verfügen zur Zeit über etwa 70 Extrakte. Da natürlich nicht jeder Asthmatiker mit sämtlichen Extrakten durchgeimpft werden kann, haben wir Gruppenmischungen der Extrakte dargestellt, und zwar eine Extraktmischung, welche die Extrakte der pflanzlichen Nahrungsmittel enthält, eine weitere, welche die Extrakte der tierischen Nahrungsmittel enthält, und eine 3., die den Extrakten der verschiedenen Blüten und Pollen, eine 4., die Extrakten aus Tierhaaren, Federn usw. entspricht, eine 5., die Bettextrakt, Extrakte aus Bettfüllungen und Kissenfüllungen enthält, eine 6. endlich: Klimaextrakte, Extrakte, die aus Watte gewonnen sind, durch die Luft verschiedener Straßenviertel und verschiedener Gegenden der Provinz gesaugt war. Im allgemeinen wird nur mit den 4 erstgenannten Extrakten geimpft. Bei positivem Ausfall z. B. auf das Mischextrakt tierischer Nahrungsmittel wird dann eine detaillierte Impfung mit den einzelnen Bestandteilen der Mischung vorgenommen (verschiedene Fleischsorten, Fisch, Eier usw.). Mit dem Bettextrakt werden besonders die Asthmatiker geimpft, bei denen die Anfälle vorwiegend des Nachts oder beim Zurechtmachen des Betts auftreten.

Die Ablesung der Impfresultate erfolgt nach 30 Minuten. Zur Kontrollimpfung wird physiologische Kochsalzlösung mit einem Carbolzusatz von 0,5% benutzt.

Für die Praxis sei bemerkt, daß die überwiegende Mehrzahl meiner Asthmatiker am stärksten auf die sog. Klimaallergene reagiert. Mit STORM VON LEUWEN darf angenommen werden, daß die Zahl der wirklichen Nahrungseiweißallergiker relativ klein ist. Sehr bewährt haben sich zur Prüfung der Allergie die Klimaallergene der sächsischen Serumwerke.

In der Tat kann man durch derartige Impfungen mitunter überraschende Aufklärung erhalten. MATTHES beobachtete einen Fall, der auf Impfung mit Platanenextrakt sehr stark reagierte und sich dann erst erinnerte, daß in seiner Heimat vor seinem Hause, in dem er stets von Asthma geplagt war, zwei große Platanenbäume standen. Auch ein Eierasthma ließ sich präzis durch Impfung feststellen. Es gibt also Kranke, die streng spezifisch nur auf einen Stoff reagieren, insbesondere ist das nach HANSEN anscheinend regelmäßig bei der Pollenkrankheit der Fall.

In bemerkenswerter Weise geschah dies bei einer meiner Krankenpflegerinnen, die ausschließlich eine Allergie gegen Hirsespreu aufwies und völlig unfähig war, mit derartigen Hirsekissen zu arbeiten.

---

[1]) TIEFENSEE, Dtsch. Arch. f. klin. Med. Bd. 155.

Aber viele Asthmatiker zeigen eine Gruppenempfindlichkeit gegen die verschiedensten Stoffe, so daß die Differentialdiagnose durch Impfung nicht in allen Fällen möglich ist. Aus der allergischen Natur des Bronchialasthmas wird es verständlich, daß Kombinationen mit anderen allergischen Affektionen wie Urticaria, Ekzemen, Migräne, paroxysmalen Gelenkschwellungen, Colica mucosa und QUINCKESchem Ödem vorkommen. Auch bestehen Beziehungen zur Gicht, wenigstens ist Asthma in Gichtikerfamilien ziemlich häufig. Interessant ist es deswegen, daß THANNHAUSER und WEINSCHENK[1]) bei Asthma, chronischem Ekzem und Migräne zwar die Ausscheidung von intravenös einverleibtem Natriumurat nicht verzögert fanden, wie bei Gichtikern, daß aber dadurch Anfälle von Asthma, Migräne und Hautjucken ausgelöst wurden.

Übrigens wirken nicht nur Eiweißstoffe, wie die bisher erwähnten, als asthmaerzeugende Allergene, sondern auch andere, zum Teil gewerbliche chemische Körper. Beispielsweise haben ich[2]) und meine Schüler GERDOM, MEHL und G. STRAUBE klinisch und experimentell nachgewiesen, daß die Schwarzbeize „Ursol" der Fellfärber (Chinondiimin) rein allergisches Asthma produziert; eine früher sehr häufige und schwere Gewerbekrankheit dieser Berufe. Mein Mitarbeiter W. BERG hat gezeigt, daß auch Straßenteer zum allergischen Bronchialasthma führen kann.

Endlich ist psychogene Entstehung des Asthma beobachtet worden. Ich verweise auf die Arbeiten von HEYER und BÜGLER[3]), RÖMER und KLEEMANN[4]), die interessante Belege dafür bringen. Da die Möglichkeit besteht, allergische Reaktionen bei Disponierten auch durch psychische Einwirkungen zu lenken, ist die psychogene Entstehung mancher Asthmafälle verständlich.

A. HANSE[5]) hat sich mit der psychophysischen Konstitution seiner Asthmatiker beschäftigt. Bei den Männern überwogen Leptosome und Athletiker (etwa 89%) alle anderen Konstitutionen, während bei den Frauen Leptosome und Pykniker an Zahl nur wenig differierten. HANSE glaubt, daß seelische Faktoren bei den Leptosomen und Athletikern mit stärkeren „tetanoid-parasympathischen Reaktionsvarianten am wenigsten in Erscheinung treten"; „im Gegensatz zu den sympathisch-hyperergischen und vegetativhypoergischen Konstitutionen, bei denen die Beziehungen zu allergischen Reaktionen lockere, zu neurotischen Überlagerungen aber um so stärker sind". Übrigens schwächt HANSE in seinen Schlußsätzen das allzu Schematische seiner Deduktionen wieder ab.

Ausnahmsweise kann die Differentialdiagnose zwischen Asthma und Bronchitis fibrinosa Schwierigkeiten machen.

Es handelte sich um einen 36jährigen Mann, der seit 2 Jahren Anfälle von Atemnot hatte, die nur nachts auftraten. Im Auswurf eosinophile Zellen und CURSCHMANNsche Spiralen. Auffallenderweise war im Anfall die Atemnot vorwiegend inspiratorisch. In einem schweren Anfall brachte Asthmolysin sofort Linderung, es wurden typische Bronchialgerinnsel, die dichotomisch verzweigt waren, ausgehustet. Darauf Wohlbefinden. Es kann sich natürlich um eine Kombination von Asthma mit Bronchitis fibrinosa gehandelt haben.

Daß Asthmatische öfter an Polypen der Nasenschleimhaut leiden, und, daß gelegentlich von bestimmten Stellen der Nasenschleimhaut aus Anfälle ausgelöst werden können, ist bekannt. Die Polypen enthalten reichlich eosinophile Zellen. Ihre Entfernung beseitigt das Asthma aber keineswegs immer.

Beim echten Asthma fehlen übrigens die Herzsymptome, die bei Besprechung des kardialen Asthmas angeführt wurden. Todesfälle im asthmatischen Anfall sind sehr selten. MATTHES beobachtete zwei tödliche Fälle, bei deren Sektion die Lunge so stark gebläht war, daß man sie aufrecht hinstellen konnte.

Im Gegensatz dazu steht die „Blähungsbronchitis" der Säuglinge. K. KLINKE[6]) berichtet über 85 Kinder, von denen 13 gestorben sind. Trotz der Asthmaähnlichkeit

---

[1]) THANNHAUSER und WEINSCHENK, Arch. f. klin. Med. Bd. 139. [2]) HANS CURSCHMANN, Münch. med. Wochenschr. 1921. Nr. 7. [3]) HEYER und BÜGLER, Dtsch. Zeitschr. f. Nervenheilk. Bd. 98. [4]) RÖMER und KLEEMANN, Dtsch. Arch. f. klin. Med. Bd. 155. [5]) A. HANSE, Münch. med. Wochenschr. 1935. Nr. 50. [6]) K. KLINKE, Zeitschr. f. d. ges. inn. Med. 1946. S. 176 u. f.

der Symptome ist die Affektion keineswegs stets allergischer Genese, verläuft ohne Eosinophilie und stellt nach KLINKE den „normalen Verlauf einer Bronchitis der mittleren Äste im Säuglingsalter dar".

Für die Differentialdiagnose der Pollenkrankheit ist außer der Anamnese, die das Eintreten der Anfälle nur zur Zeit der Gräserblüte feststellt, auch das Vorhandensein der sonstigen Zeichen des Heufiebers, des Schnupfens und der Conjunctivitis kennzeichnend. Bei der Pollenkrankheit lieferten uns die entsprechenden Impfungen meist positive Resultate.

Wenige Worte seien über die Differentialdiagnose des Emphysems hinzu- Emphysem gefügt. Die akuten Lungenblähungen bei Asthma, beim Keuchhusten, bei Stenosen der Luftwege sind vom echten Emphysem zu trennen, da sie sich beim Fortfall der Ursache zurückbilden; sie sind zum Volumen auctum pulmonum zu rechnen, bei dem die Atmung um eine erhöhte Mittellage erfolgt, was sich auch durch Einübung am Spirometer erzielen läßt. Die theoretisch geforderten Unterschiede zwischen dem inspiratorischen Emphysem mit der Blähung der unteren und dem exspiratorischen Emphysem mit der Blähung der oberen Lungenabschnitte sind klinisch bedeutungslos.

Dagegen muß man, wenn auch eine primäre chondrogene Dilatation des Thorax im Sinne W. A. FREUNDs selten ist, schon wegen der Indikation zu einem operativen Eingriff der Form des Thorax und der Wirbelsäule (Bedeutung der Kyphose für die Stellung der Rippen nach LÖSCHKE) sorgfältige Beachtung schenken. Bemerkt sei auch, daß chronische Trachealstenosen selbst geringfügiger Art bisweilen zu einem bleibenden Emphysem führen können. Ich erwähne das, weil man bei Emphysem jugendlicher Personen an solche Ursachen (z. B. substernale Strumen) denken soll. Übrigens soll nach KREHL bei Kranken mit Emphysem, bei denen die physikalische Untersuchung mit Sicherheit eine Herabsetzung der Lungenelastizität nachzuweisen gestattet, ein Volumen auctum fehlen können; doch ist dies selten. Die physikalischen Zeichen des Emphysems (verringerte Beweglichkeit der Lungengrenzen, Schachtelschall der Lunge, Überlagerung des Herzens, leise Inspiration) seien als bekannt vorausgesetzt; dagegen sei auf die Wichtigkeit der Thoraxmessung und der Spirometrie hingewiesen, sowie auf den Vorschlag VOLHARDs, den Emphysematiker daran zu erkennen, daß man auch, wenn er stark gegen die vor den Mund gehaltene Hand ausatmet, kaum einen Hauch verspüre. Die Röntgenuntersuchung läßt das Emphysem an der Breite der Intercostalräume, der mangelhaften Verschieblichkeit und den Tiefstand des Zwerchfells und an der Aufhellung und den wenig ausgesprochenen oder fehlenden Helligkeitsschwankungen des Lungenfeldes während des In- und Exspiriums erkennen. Man kann röntgenologisch auch die Diagnose des komplementären Emphysems der unteren Lungenabschnitte, z. B. bei Infiltrationen der oberen Abschnitte, stellen. Endlich kann man das Verhalten und die durch den Zwerchfelltiefstand veränderte Lage des Herzens beurteilen. Es sei dabei hervorgehoben, daß nach ASSMANN das Herz, wenn es mit dem Zwerchfell tiefer tritt, gleichzeitig eine Drehung mit der Spitze nach vorn erleidet, die es schmäler erscheinen und die bestehende Vergrößerung der rechten Herzabschnitte oft nicht erkennen läßt. Nicht selten ist freilich das Herz durch gleichzeitige andere krankhafte Prozesse auch nach links hypertrophisch.

D. Die Differentialdiagnose der infiltrativen Prozesse der Lunge.

Die physikalischen Zeichen eines infiltrativen Prozesses mögen als bekannt vorausgesetzt werden. Sie sind durch Perkussion, Auskultation, Stimmfremitus und Röntgenuntersuchung leicht festzustellen. Ihre differentialdiagnostische Deutung kann aber stets nur durch Berücksichtigung des ganzen Krankheitsbildes erfolgen. Selbst in den Fällen, in denen Form oder Lokalisation der Dämpfung Wahrscheinlichkeitsschlüsse zulassen, sind doch stets andere Möglichkeiten zu erwägen. Die Verschiedenheit dieser Möglichkeiten soll in folgendem erörtert werden.

Bevor ich auf die akuten und chronischen Infiltrationen der Lungen eingehe, sei hier der neuen Lehre von der Kontraktionsatelektase durch Lungenkrampf gedacht, wie sie besonders AL. STURM[1]) annimmt. Bekanntlich ist die Lunge von glatter Muskulatur durchzogen, die sowohl das Bronchialsystem als auch das Alveolargebiet kontraktionsfähig macht. Dazu kommt noch die vegetativ-nervös auslösbare Kontraktilität der Alveolarzellen selbst. Unter pathologischen Verhältnissen tritt zu diesem oft segmentären Lungenkrampf Hyperämie und Sekret- und Zelldiapedese. Dieser Lungenkrampf spielt eine pathogenetische Rolle für den Beginn der croupösen Pneumonie, für die Entstehung der tuberkulösen Frühinfiltrate, für die flüchtigen eosinophilen Infiltrate nach LÖFFLER und andere Lungeninfekte. Auch von abdominalen Affektionen (Gallenkolik, Appendicitis u. a.) kann ein örtlicher Lungenkrampf ausgelöst werden, ebenso durch eine Tonsillektomie, durch eine Wirbelcaries, vielleicht sogar durch zentralnervöse Affektionen. STURM glaubt, daß dieser Lungenkrampf eine Zentralstellung in der gesamten Lungenpathologie einnimmt. Seine differentialdiagnostische Bedeutung scheint mir in praxi noch nicht erheblich, da er — auch röntgenologisch — nicht sicher feststellbar ist.

1. Die Differentialdiagnose der akuten Infiltrationen.

a) Die croupöse Pneumonie.

Die Erscheinungen der ausgebildeten Pneumonie sind allbekannt. Der akute Beginn mit Schüttelfrost, Husten, Seitenstechen, Herpes, der rostfarbene Auswurf, die auf einen Lappen beschränkte Dämpfung, das Knisterrasseln zu Beginn und bei der Lösung, das Bronchialatmen auf der Höhe der Infiltration, die Bronchophonie und die Verstärkung des Stimmfremitus sind meist so ausgesprochen, daß die Diagnose leicht ist.

Die Differentialdiagnose gegenüber den pleuritischen Ergüssen ist im Kapitel Pleuritis erörtert worden. Es bleiben aber noch einige Zustände, die mit einer lobären Pneumonie verwechselt werden können.

Lungeninfarkt. Die Zeichen der umschriebenen Infiltration mit blutigem und später mitunter rostfarbenem Auswurf ruft der Lungeninfarkt hervor. Rein physikalisch ist er also von einer pneumonischen Verdichtung nicht immer zu unterscheiden, besonders wenn es sich um einen größeren Infarkt handelt. Im Röntgenbild kann man gelegentlich die Keilform des Lungeninfarktes erkennen; besonders in frischen Fällen. Außerdem läßt sich auch oft die Quelle des Embolus nachweisen, sei es, daß eine primäre Herzaffektion oder daß Thrombosen in der Peripherie bestehen. Die Thrombosen, die bei Fehlern des linken Herzens zu Lungeninfarkten führen, stammen natürlich aus dem rechten Herzen, und zwar meist aus dem rechten Herzrohr.

Es kommen aber bei nicht wenigen chronischen Herzleiden wandständige Thromben im rechten Ventrikel vor, die zu mehr minder häufig rezidivierenden Lungeninfarkten führen.

Ich kenne den Fall eines 61jährigen Mannes mit Coronarsklerose und Herzinsuffizienz. der 13 Lungeninfarkte von einem wandständigen Thrombus durchmachte und dem 14. rasch erlag.

Nur wenn es sich um infizierte Thromben handelt und diese Fieber hervorrufen, kann die Unterscheidung von einer atypisch verlaufenden Pneumonie mitunter unmöglich werden. Bemerkt sei, daß nach den Untersuchungen der SCHOTTMÜLLERschen Klinik der Streptococcus viridans nur

---

[1]) AL. STURM, Dtsch. med. Wochenschr. 1946. Nr. 21—24 und Nr. 25—28.

blande Infarkte, Streptokokken anderer Art, Staphylokokken und Pneumokokken meist Lungenabscesse hervorrufen, während der anaerobe Streptococcus putridus zu gangräneszierenden Embolien führt. Dieser letztere findet
sich besonders, wenn Lungenembolien sich an einen Abort anschließen. Überhaupt muß man bei thrombotischen Prozessen in der Körperperipherie, z. B.
bei den postoperativen, stets auf eine Lungenembolie gefaßt sein. Über die
klinischen Erscheinungen der Lungenembolien sei noch angefügt, daß Embolien
nur in seltenen Fällen vollkommen symptomlos verlaufen, in den meisten
Fällen weisen Stiche, besonders Schulterschmerzen (Reizung des Phrenicus)
auf eine Embolie hin. ORTNER betont, daß bei Infarkt der Schmerz als erstes
Symptom auftrete und einem etwa einsetzendem (übrigens keineswegs häufigen) Schüttelfrost vorausginge im Gegensatz zum umgekehrten Verhalten
bei Pneumonien. Auch plötzliche Angst und Beklemmung mit Vernichtungsgefühl, also Erscheinungen ähnlich einer Angina pectoris, können die ersten
Symptome einer Lungenembolie sein. Auch ist bei Lungenembolien wie bei
anderen Embolien der Puls, wenigstens anfänglich, stets erheblich beschleunigt.
Relativ häufig schließt sich an eine pleuranahe Embolie eine trockene Pleuritis, seltener ein Erguß an. Daß Embolien ebenso wie Pneumonien Erscheinungen von seiten der Bauchorgane hervorrufen können, appendicitis- oder ileusähnliche Bilder, hat BINGOLD[1]) betont. Infarkte, die der Pleura diaphragmatica
nahe liegen, können auch Zeichen einer Pleuritis diaphragmatica hervorrufen.

Als ein Unterscheidungsmerkmal zwischen dem blutigen Auswurf bei Lungeninfarkt und anderen Lungenblutungen kann gelten, daß beim Infarkt trotz
noch blutiger Färbung des Auswurfs bereits nach 4—8 Tagen rote Blutkörperchen
nicht mehr nachweisbar sind. Darauf hat schon C. GERHARDT aufmerksam
gemacht; HAMPELN[2]) hat es bestätigt.

SCHOTTMÜLLER hat angegeben, daß man bei Infarkt Hämatin im Blutserum,
bei Pneumonie dagegen höchstens Bilirubin nachweisen könnte, und, daß dieses
Verhalten differentialdiagnostisch ausschlaggebend sei[3]).

Eine beginnende Pneumonie kann auch mit der seltenen akuten Bronchitis
fibrinosa verwechselt werden. Gemeinsam sind beiden Erkrankungen der
stürmische Beginn mit hohem Fieber, blutiger Auswurf und die auf die
akute Lungenerkrankung hindeutenden subjektiven Erscheinungen, wie
Atemnot, endlich die Gerinnsel des Auswurfs, die dichotomisch verästelt
sind. Bei der akuten fibrinösen Bronchitis pflegt aber häufiger reines Blut
produziert zu werden, ja es kann zu einer direkten Hämoptoe kommen. Auch
ist die Atemnot meist eine sehr erhebliche und steht im ausgesprochenen Gegen-
satze zu dem Fehlen einer nachweisbaren Infiltration. Eine zentrale Pneumonie
ruft kaum jemals eine derartig bedrohliche Atemnot, wie die akute fibrinöse
Bronchitis hervor. Meist fehlt bei der Bronchitis fibrinosa auch das eigentliche Seitenstechen, da die Pleura nicht am pathologischen Prozeß, wie bei
der Pneumonie, beteiligt ist. Dagegen kann ein wehes Gefühl hinter dem
Sternum, ebenso wie bei anderen heftigen Bronchitiden vorhanden sein.
Die Gerinnsel bei der Bronchitis, die übrigens nicht nur aus Fibrin, sondern auch aus Schleim bestehen können, sind meist auch größer, weil sie in
weitere Bronchien hineinreichen als die Gerinnselbildung bei Pneumonie. Sie
werden auch in viel größeren Mengen als bei Pneumonie entleert. Das Fieber
bleibt auch gewöhnlich keine Kontinua, sondern remittiert stark; auch wiederholen sich, im Gegensatz zur Pneumonie, die Schüttelfröste öfter. Vor allem

Bronchitis
fibrinosa
acuta.

[1]) BINGOLD, Münch. med. Wochenschr. 1925. Nr. 30.   [2]) HAMPELN, Dtsch. Arch. f.
klin. Med. 143.   [3]) SCHOTTMÜLLER, Münch. med. Wochenschr. 1914. Nr. 5.

ist auch der Gesamteindruck bei fibrinöser Bronchitis ein anderer wie bei Pneumonie, und wird in der Regel beherrscht durch die enorme Atemnot und die schwierige und darum qualvolle Expektoration der Fibringerinnsel.

Andere differentialdiagnostische Erwägungen kommen meist erst im Verlauf einer Pneumonie, bzw. eines pneumonischen Krankheitsbildes, in Betracht, wenn dieser Verlauf kein typischer ist.

Atypische Pneumonien.

Wir wissen, daß ein atypischer Verlauf sowohl in bezug auf die Temperaturkurve, wie auf die Lösung der Pneumonie auch bei sonst typischen Pneumokokkenpneumonien gar nicht selten ist. Die sog. asthenischen Pneumonien z. B. sind trotz der niederen Temperaturen oft reine Pneumokokkenpneumonien. Sie kommen nicht nur bei Greisen und geschwächten Menschen vor, sondern mitunter auch bei scheinbar robusten Kranken. Auffallend schwer und atypisch verlaufen die Pneumonien bei manchen Berufsarten, die wohl schon vorher zur Schädigung der Lungen geführt haben. So beobachtete MATTHES, daß bei den Messerschleifern der Solinger Gegend die Pneumonien oft besonders schwer und atypisch verliefen.

Eine relativ günstige Prognose bieten die croupösen Pneumonien des Kindesalters. Sie beginnen oft mit Erbrechen und verlaufen als zentrale. Auch fehlt bei Kindern oft der initiale Schüttelfrost.

Kurz hingewiesen sei auch auf einige besondere Verlaufsarten, wie die rekurrierende Pneumonie, bei welcher derselbe Lappen zweimal hintereinander, oft schon vor vollendeter Lösung der ersten Pneumonie befallen wird, ferner auf die Wanderpneumonie, die sich sowohl von einem auf den nebenliegenden Lappen verbreiten kann, als auch auf die andere Seite überspringt.

Kontusionspneumonie.

Auch der sog. Kontusionspneumonie sei gedacht. Man nimmt im allgemeinen an, daß Kontusionen der Lunge zu einer primären Beschädigung führen, die den Pneumokokken die Ansiedlung ermöglicht. Dabei ist insbesondere für Begutachtungsfragen folgendes zu erwägen. Es braucht nicht gefordert zu werden, daß als Ausdruck der primären Lungenbeschädigung eine Hämoptoe oder blutiger Auswurf unmittelbar nach dem Unfall vorhanden war; auch geringere Schädigungen können einen Locus minoris resistentiae bedingen. Ferner braucht nicht die traumatisch getroffene Seite Sitz der Pneumonie zu sein. Für die im Thorax liegende Lunge gelten vielmehr Quetschungen gegenüber dieselben Gesetze wie für das in der Schädelkapsel liegende Hirn; also ist eine Läsion durch Contrecoup möglich. Bei dem Fehlen sicherer Anhaltspunkte nimmt man meist an, daß der Ausbruch einer Pneumonie innerhalb der ersten 4 Tage nach dem Unfall nachweisbar sein muß, wenn ein Zusammenhang als möglich erachtet werden soll.

Hervorgehoben sei, daß jeder Kranke mit Delirium tremens auf das Bestehen einer Pneumonie als Ursache des Ausbruchs des Deliriums verdächtig ist.

Die nicht durch Pneumokokken, sondern durch anderweitige Infektionen bedingten, unter dem Bilde der croupösen sich abspielenden Lungenentzündungen zeigen oft einen atypischen Verlauf. In Betracht kommen namentlich Infektionen mit Streptokokken, Influenzabacillen und die sehr seltenen, durch den FRIEDLÄNDERschen Bacillus bedingten Pneumonien. Die letzteren und besonders auch die durch den Streptococcus mucosus hervorgerufenen Pneumonien können auch ein abweichendes anatomisches Bild (schleimige Pneumonien) bieten. Über die Grippepneumonie vgl. man das bei der Besprechung dieser Erkrankung Gesagte.

Manche Pneumonien sind anscheinend kontagiös, besonders hat man dies von Streptokokkenpneumonien behauptet.

W. Löffler[1]) hat neuerdings — neben den unten zu besprechenden eosino-philen Lungeninfiltraten — noch auf ganz flüchtige, 1—2 Tage dauernde Pneumonien, die sonst alle, auch röntgenologischen Symptome der gewöhn-lichen Fälle zeigen, hingewiesen; ferner auf eigenartige Wassermann-posi-tive Lungeninfiltrate von gleichartiger, streifiger Schmetterlingsform und protrahiertem Verlauf, für die er aber die Lues als Ursache negiert. Diese Form und die von ihm beschriebenen Viruspneumonien sind sulfonamidresistent. Der Verlauf der letzteren soll milder sein als der der bakteriellen Formen. Sie enden ab 7. bis 8. Tag lytisch. Die pneumonischen Röntgenbefunde dieser Fälle sollen gleichartig sein.

Eine neuerdings gehäuft auftretende Pneumonieform ist diejenige bei der Papageienkrankheit, der Psittacosis, von der allein in Hamburg 1929/30 über 50 Fälle beobachtet wurden (Hegler[2])). Die Schwere der Krank-heit erhellt aus ihrer Mortalität: von 215 Fällen in Deutschland starben 45. Die Krankheit ist zwar 1936/37 um etwa die Hälfte der früheren Morbidität zurückgegangen; ihre Mortalität beträgt in Deutschland aber immer noch um 20% (Haagen und Mauer[3])). Der Erreger ist wahrscheinlich ein Virus, das Levinthal in Gestalt filtrierbarer kokkoider Körperchen, Coles und Lillie in gleicher Form fanden und als „Rickettsia psittaci" bezeichneten. Die In-fektion erfolgt von Papageien und Wellensittichen (auch von scheinbar gesunden Virusträgern!), ·nicht von Mensch zu Mensch; leider recht oft auch als Labor-infektion. Nach einer 8—14 Tage dauernden Inkubation treten Fieber und eine physikalisch oft wenig deutliche Pneumonie auf, die im Röntgenbild oft, aber keineswegs konstant eine eigentümliche Keilform zeigt. Das Sputum ist oft gering, kann sogar fehlen. Stets sind psychische Störungen vorhanden, Stupor, Delirien, Depression. Dazu kommt toxische Kreislaufstörung. Meist besteht Leukopenie bei erhöhter Senkung und positive Diazoreaktion. Die bakteriologische und serologische Diagnose beim Menschen ist nur unter be-sonderen Kautelen und in einzelnen Instituten (z. B. Robert-Koch-Institut in Berlin) möglich; sie versagt aber nicht ganz selten, wie auch Haagen und Mauer aus diesem Institut zugeben. Bedson und Western haben neuerdings eine Komplementbindungsreaktion ausgearbeitet.

Man denke heute bei physikalisch undeutlichen, typhusähnlichen Pneumonien mit starken psychischen Reaktionen stets an die Psittakose und revidiere die Anamnese genauestens. Seit dem Reichsgesetz vom 3. 7. 1934 besteht Anzeige-pflicht für dies Leiden.

Meist verläuft die Psittakose akut in wenigen Wochen. Gelegentlich sind aber auch subakute und chronische Fälle beobachtet worden.

Ich behandelte einen 30jährigen Mann, dessen Psittakose sich nach Ablauf des pneu-monischen Stadiums durch Komplikationen, wie multiple Abscesse, Gelenkmetastasen, Thrombophlebitis und Panophthalmie, etwa 5 Monate hinzog.

Neuerdings haben Fr. Meythaler u. a. eine „Viruspneumonie" be-schrieben, die sie epidemisch und gehäuft auf den südöstlichen Kriegsschau-plätzen beobachteten: die Krankheit beginnt akut mit Schüttelfrost und zeigt eine Fieberdauer von 7—13 Tagen, die regionär sehr schwankte. Im Beginn bestehen starke Kopfschmerzen, Apathie, aber kein eigentlicher Status typhosus. Im Gegensatz zur croupösen Pneumonie sind die physikalischen Symptome sehr gering; im Röntgenbild finden sich meist multiple, massive Infiltrations-bezirke und ausgesprochene interstitielle Entzündung im peribronchialen, inter-alveolären und interlobären Bindegewebe, die von Entzündungsflüssigkeit gefüllt

Psittacosis

Virus-pneumonie.

[1]) W. Löffler, Med. Klin. 1944. S. 570.   [2]) C. Hegler, Die ansteckenden Krank-heiten, herausgeg. von M. Gundel. Leipzig: Georg Thieme 1935.   [3]) Haagen u. Mauer. Dtsch. med. Wochenschr. 1938. Nr. 16.

sind. Die Diazoreaktion ist stets negativ. Es bestehen ferner absolute oder relative Leukopenie und starke Linksverschiebung. Die Blutsenkung ist nicht oder nur wenig erhöht und steigt erst nach der Entfieberung auf mittelhohe Werte. Die Lumbalpunktion ergab außer Drucksteigerung keinen Befund. Gleichfalls im Gegensatz zur croupösen Pneumonie ist die Viruspneumonie völlig resistent gegen Sulfonamide und zeigte bisher absolute Gutartigkeit. MEYTHALER beobachtete keinen Todesfall. Übertragungsversuche auf Meerschweinchen sind gelungen (IMHÄUSER und CAMINOPETROS), ebenso 12 Tierpassagen und Übertragung von einem Meerschweinchen auf das andere.

Auch KOLLMEIER[1]) hat über das explosionsartige Auftreten einer solchen epidemischen Viruspneumonie auf dem griechischem Kriegsschauplatz berichtet; es handelte sich um 137 Mann eines Bataillons. Der Verlauf war gutartig innerhalb 3—8 Tagen. Auch diese Fälle waren resistent gegen Sulfonamide.

H. LÖFFLER [2]) hat die Kälteagglutination der Blutplättchen bei Viruspneumonien diagnostisch herangezogen: in 50% der Fälle werden die Plättchen solcher Fälle kalt agglutiniert.

An Komplikationen beobachtete MEYTHALER mehrfach Otitis media und besonders Ulnarisneuritiden; häufig auch Provokationen einer Malaria tertiana.

Wegen des klinisch-anatomischen Bildes bezeichnet MEYTHALER sie als kontagiös-interstitielle Pleuropneumonie.

Auch MARET[3]) hat über ein großes Material von Viruspneumonien berichtet, deren Symptome mit den oben mitgeteilten identisch waren, die alle prognostisch günstig verliefen, keinerlei Komplikationen zeigten und merkwürdigerweise Frauen fast ganz verschonten. Ähnliche Krankheitsbilder scheint auch die von DARRICK zuerst im australischen Queensland beobachtete epidemische Pneumonie zu produzieren, das Q-Fieber. Es ist durch eine von BURNET und FREEMAN[4]) im Blute gefundene Rickettsia, die Rickettsie Burneti, verursacht. Die WEIL-FELIX-Reaktion war in diesen Fällen übrigens stets negativ. Diese Fälle wurden später auch in Europa, insbesondere in England beobachtet.

Die differentialdiagnostischen Unterschiede gegenüber der croupösen Pneumonie, der Grippepneumonie (vgl. besonders deren Letalität!), anderen Bronchopneumonien, der Psittakose, dem Pneumotyphus und anderen Infektionskrankheiten mit Pneumonien gehen aus der obigen Schilderung klar hervor.

Atypische Pneumonien kommen auch im Verlauf der Sepsis vor, die zwar gewöhnlich mehr das Bild der Bronchopneumonie hervorrufen, aber doch gelegentlich einer croupösen Form gleichen; sie befallen meist den Unterlappen. Auch der Lungenmilzbrand kann unter dem Bilde der croupösen Pneumonie auftreten. Da er aber meist mehr der Bronchopneumonie ähnelt, ist der für ihn kennzeichnende Verlauf bei der Differentialdiagnose der Bronchopneumonie geschildert. Der Nachweis der Milzbrandbacillen gelingt zwar im Blut, nicht aber im Sputum.

Akute Verkäsung. Eine besondere Erwähnung verdient endlich die unter dem Bilde der lobären Pneumonie verlaufende, tuberkulöse Verkäsung der Lunge, auch deshalb, weil man bisweilen die Meinung äußern hört, eine sich verzögernd lösende Pneumonie könne tuberkulös verkäsen. Mit Recht hat aber FRÄNKEL betont, daß ein ursprünglich pneumonisches Infiltrat niemals verkäse, daß vielmehr echte Pneumonien bei Tuberkulösen, die übrigens auffallend selten sind, nicht wesentlich anders verliefen als bei Gesunden und höchstens auf die Ausbreitung der Tuberkulose wirken, wie jede andere fieberhafte Erkrankung, die die Respirationsorgane beteiligt, z. B. die Masern. Die akute Verkäsung ist also kein

---

[1]) KOLLMEYER, Ärztl. Wochenschr. 1946. S. 334.   [2]) H. LÖFFLER, Ref. Dtsch. Gesundheitsw. 1947. S. 33.   [3]) F. MARET, Ärztl. Wochenschr. 1947. S. 777.   [4]) BURNET und FREEMAN, Ref. Dtsch. Gesundheitsw. 1947. S. 328.

sekundärer, sondern ein selbständiger Prozeß, bei dem sowohl die Entstehung des Exsudates in den Alveolen als seine Verkäsung durch den Tuberkelbacillus bzw. seine Gifte selbst hervorgerufen werden. Für die Ausbreitung spielt die Aspiration der tuberkulösen Exsudate die Hauptrolle, so daß schon A. FRÄNKEL diese Form direkt als Aspirationstuberkulose bezeichnet.

Allerdings kann der Prozeß akut verlaufen, im Beginn einer croupösen Pneumonie ähneln und zu massiver, lobärer Infiltration führen. Dabei können hohes Fieber, blutig gefärbter Auswurf und eine rasch sich entwickelnde Infiltration vorhanden sein. Der bei der Obduktion stets auffindbare, primäre, ältere Herd der Tuberkulose wird sich aber zunächst der klinischen Feststellung meist· entziehen. Wenn man nun auch derartige Fälle in der Tat kurze Zeit für akute croupöse Pneumonien ansprechen kann, so läßt sich die Diagnose aber stets durch den Nachweis der Tuberkelbacillen im Auswurf sichern. Man findet diese meist bereits schon anfänglich, wenn auch nur spärlich; in späteren Stadien sind sie massenhaft vorhanden. Es ist übrigens zuzugeben, daß in manchen Fällen — bei abacillärem Sputum — erst durch mehrwöchige Beobachtung und Röntgenkontrolle die Differentialdiagnose zwischen „gewöhnlicher" und käsiger Pneumonie entschieden werden kann.

Viel häufiger als die akute Verkäsung eines oder mehrerer Lungenlappen sieht man, daß eine croupöse Pneumonie sich in der Tat nicht glatt löst. Die Differentialdiagnose der dann möglichen Endausgänge, der chronischen Induration, der Absceß- oder Gangränbildung wird beim Kapitel „Chronische Pneumonien" besprochen werden.

Ich muß an dieser Stelle noch einmal auf den Blutbefund bei Pneumonie **Blutbild.** zurückkommen. Auf der Höhe des Fiebers besteht eine mehr oder minder starke Leukocytose mit Linksverschiebung; Zahlen über 20000 sind häufig. Sie gelten im allgemeinen als prognostisch günstig. NAEGELI hat jedoch betont und W. PÜSTOW [1]) bestätigt, daß das Maß der Leukocytose nicht unbedingt ausschlaggebend für die Prognose sei. Nur bei senilen Kranken darf man aus einer hohen Leukocytose wohl auf eine gute Abwehrkraft schließen.

Dies bestätigte uns der Fall einer 72jährigen Frau, die im Beginn 37000 Leukocyten zeigte, ohne Eubasin am 7. Tage unter Leukocytenabfall auf 13000 entfieberte und genas.

Die Veränderung des Blutbildes ist nach GLOOR bei der Pneumonie eine stark toxische und zeigt sich an den Kernen durch eine Pyknose, am Protoplasma durch mehr minder ausgesprochene Basophilie, und zwar mit heller Methylenblaufarbe, an den Granulationen durch das Auftreten von toxischen Granulationen, die in toxische, a) und b) Granulationen unterschieden werden, endlich im Auftreten von Zellvakuolen. Beiläufig sei gesagt, daß GLOOR erwiesen zu haben glaubt, daß diese Veränderungen in erster Linie im entzündlichen Herd selbst und nicht im Knochenmark entstünden, und daß sie deswegen bei dem ausgedehnten entzündlichen Herd einer Pneumonie und dessen guter Kommunikation mit der übrigen Blutbahn besonders ausgeprägt sein müßten.

GLOOR [2]) hebt hervor, daß die Beachtung des toxischen Blutbildes die Differentialdiagnose zwischen Pneumonie und Infarkt gestatte, ebenso die Differentialdiagnose zwischen tuberkulösen Prozessen und den Manifestationen einer Endocarditis lenta, da diese beiden kein stärker toxisches Blutbild hervorriefen. Das letztere stimmt gut mit der erwähnten SCHOTTMÜLLERschen Ansicht überein, daß die durch den Viridans hervorgerufenen Abscesse meist blande seien. Da GLOOR bei anderweitigen Streptokokken- und Staphylokokkeninfektionen aber ebenso wie bei der mit Pneumokokken ein stark toxisches Blutbild fand, so dürfte sich das Blutbild nicht zur Unterscheidung von pneumonischen Prozessen und Infarkten eignen, welche durch diese Mikroorganismen infiziert sind.

Im Anschluß an diese Blutbefunde sei noch der „eosinophilen Lungeninfiltrate" gedacht, die W. LÖFFLER (Basel) neuerdings als häufig beschrieb (150 eigene Fälle).

---

[1]) W. PÜSTOW, Diss. Rostock 1935. [2]) GLOOR, Die klinische Bedeutung der qualitativen Veränderungen der Leukocyten. Leipzig: Georg Thieme 1929.

Es handelt sich um uncharakteristische Röntgenschatten, diffus, rund, miliar oder wandernd, 4—5—14 Tage dauernd, Maximum am 2. bis 3. Tag. Flüchtige Bluteosinophilie bis 72%, meist nur 10%, deren Maximum am 6. bis 7. Tag liegt. Temperatur, Senkung, absolute Leukocytenzahl meist normal, Wassermann negativ. Manchmal 1—2 Tage Husten, Stiche, pleuritisches Reiben. Hilus- und periphere Drüsen oft vergrößert. Häufung Juli-August. Ätiologisch vermutet LÖFFLER allergische Faktoren (Ascariden während der „Wanderung", Pollen, Insektenstiche, Infektionsallergene), sicher keine Tuberkulose.

Neuerdings hat W. MOBITZ[1]) eine Übersicht über das gesamte Schrifttum dieser flüchtigen eosinophilen Infiltrate gegeben, auf die ich verweise. Die Affektion ist immer harmlos. Auch MOBITZ kommt zu dem Resultat, daß es sich dabei stets um eine Ascarideninfektion der Lungen handelt. Diese Ätiologie darf hiermit als gesichert gelten. Die Möglichkeit von Pollen, Insektenstichen und anderen Infektionsallergenen (s. oben) ist damit wahrscheinlich als ausgeschlossen zu betrachten. Allerdings haben GERSTENBERGER und LEONHARDI[2]) auch die Möglichkeit der Tuberkulose als des allergischen Faktors vermutet.

Röntgen-befund bei Pneumonie. Der Röntgenbefund zeigt, daß sich die meisten croupösen Pneumonien vom Hilus aus entwickeln und gegen die Peripherie fortschreiten. Nur selten sieht man die ersten Verdichtungen in der Peripherie und dann merkwürdig oft in der der Achselhöhle entsprechenden Stelle. Am besten kann man die Entwicklung einer Pneumonie an Serienaufnahmen verfolgen. Besonders wertvoll ist die Röntgenaufnahme, wenn es sich um die Differentialdiagnose gegenüber der akuten tuberkulösen Verkäsung handelt, da man bei der letzteren neben der scheinbar pneumonischen Infiltration oft auch andere Herde wird nachweisen können. Auch entscheidet die Röntgenaufnahme, die, am liegenden Patienten und im Bett vorgenommen, schonender ist, als die wiederholte Beklopfung und Behorchung des aufgesetzten Kranken, oft die Diagnose der beginnenden und zentralen Pneumonie.

Kompli-kationen. Im Verlauf einer croupösen Pneumonie kommen differentialdiagnostische Erwägungen insofern in Betracht, als Komplikationen das typische Krankheitsbild und dessen cyclischen Ablauf verändern. Außer serösen Pleuritiden und metapneumonischen Empyemen, welche die gewöhnlichste Komplikation darstellen, kommen vor allem Lungengangrän und -absceß in Betracht; letzterer besonders bei langsam sich lösenden Pneumonien. Hier ist das Röntgenbild diagnostisch entscheidend; natürlich neben der charakteristischen Beschaffenheit des Sputums. Viel seltener kommt es zum Mittelohrkatarrh, der teils durch Pneumokokken, teils durch Sekundärinfektionen entsteht. Man muß daran denken, daß er ein schweres Krankheitsbild weiter unterhalten kann, ohne sich durch lokale Schmerzen zu verraten. Bisweilen hat man auch seröse, seltener auch eitrige Gelenkaffektionen gesehen. Sie können monartikulär, aber auch multipel sein und geben meist eine günstige Prognose, und erfordern keineswegs einen sofortigen chirurgischen Eingriff. Gleichfalls selten, aber prognostisch sehr wichtig sind die stets ernsten Komplikationen mit Perikarditis meist trockener Art und eitriger Mediastinitis und die akute Strumitis und Parotitis.

b) Die Bronchopneumonien.

Die Bronchopneumonien bzw. lobulären Pneumonien entwickeln sich meist aus capillären Bronchitiden. Sie stellen also in der Mehrzahl der Fälle die Verschlimmerung eines bereits bestehenden Krankheitszustandes dar.

Es ist daher verständlich, daß Bronchopneumonien bei Kranken, die wenig ausgiebig atmen, sich besonders leicht entwickeln. Dahin gehören die Greise, aber auch die an schweren Infektionskrankheiten, nach Operation und nach Hirnschlag Darniederliegenden, ferner Menschen mit chronischer Bronchitis. Bekannt ist die große Neigung jüngerer Kinder, an Bronchopneumonien zu

---

[1]) W. MOBITZ, Med. Rundsch. 1947. S. 240.　　[2]) GERSTENBERGER und LEONHARDI, Dtsch. Gesundheitsw. 1946. S. 11.

erkranken. Fast regelmäßig sieht man beispielsweise in den Schlußstadien der Ernährungsstörungen der Säuglinge sich Bronchopneumonien entwickeln.

Ferner haben gewisse Infektionskrankheiten die Neigung, sich mit Bronchopneumonien zu komplizieren, wobei es sich teils um die Entstehung durch den primären Infektionserreger, teils um Sekundärinfektionen handelt, z. B. bei Diphtherie, Keuchhusten, Masern und Influenza. Auch durch Enterokokken werden bisweilen Bronchopneumonien hervorgerufen (LÜDIN [1]). Eine weitere Gruppe stellen die Bronchopneumonien dar, welche durch direkte, die Atmungsorgane treffende, mechanische oder chemische Schädlichkeiten hervorgerufen werden. Es sind dies die Bronchopneumonien nach Einatmung von reizenden Gasen, insbesondere von Äther bei Narkosen. Gerade bei der Narkose spielt aber auch wohl die veränderte Atmung eine Rolle. Außerdem scheinen noch ungeklärte Beziehungen zwischen Bauchoperationen und der Entwicklung von Pneumonien zu bestehen. Jedenfalls neigen Bauchoperierte auch ohne vorausgegangene Äthernarkose besonders zu Bronchopneumonien.

Zu den Fremdkörperpneumonien gehören ferner die Aspirations- und die Schluckpneumonien. So findet man bei Kranken, die in Gefahr waren, zu ertrinken, häufig Bronchopneumonien durch Aspiration von Wasser und Schlamm. Schluckpneumonien bei Lähmungen der Schlundmuskulatur und bei Besinnungslosen sind gleichfalls häufig.

Hier sei auch die von A. SCHMIDT beschriebene, seltene Bronchopneumonie erwähnt. Es kommt bei Perforation der kleinen Traktionsdivertikel der Speiseröhre in der Höhe der Bifurkation durch Eindringen von Speiseteilchen zu circumscripten Bronchopneumonien dieser Gegend, die, entsprechend ihrer Entstehungsweise, oft in Abszeßbildung oder Gangrän übergehen. Sie zeichnen sich durch ihren schwankenden Verlauf, Größer- oder Kleinerwerden der Infiltration aus, führen aber schließlich meist zu einem ungünstigen Ende.

Die Erscheinungen der Bronchopneumonie unterscheiden sich von denen der croupösen einmal dadurch, daß sie nur in Ausnahmefällen den Charakter der typischen Infektionskrankheit zeigen. Das Fieber ist unregelmäßig, zeigt jedenfalls nicht die typisch ausgebildete Kurve der croupösen Pneumonie. Die Erkrankung beginnt auch — mit Ausnahme gewisser infektiöser Formen — nicht so akut wie bei jener. Der Auswurf ist meist eitrig-schleimig oder rein eitrig, aber nicht rostfarben, wie bei croupöser Pneumonie.

Bronchopneumonien sind auch meist nicht auf einen Lappen beschränkt. Sie entwickeln sich mit Vorliebe in den abhängigen Partien der Lunge, also bei Bettlägerigen in den hinteren Teilen der Unterlappen und auch mitunter den hinteren Teilen der Oberlappen (Streifenpneumonien). Bei infektiösen Bronchopneumonien, z. B. den Influenzapneumonien oder den durch Streptokokken hervorgerufenen können allerdings gelegentlich auch die Spitzen befallen werden. Die Dämpfungen sind, da zwischen den infiltrierten Stellen meist noch lufthaltiges Gewebe vorhanden ist, meist nicht intensiv. Oft ist sogar nur Tympanie oder tympanitisch gedämpfter Schall vorhanden und erst sub finem vitae wird die Dämpfung massiver. Im Zweifelsfall sollte man gerade bei schwer auffindbaren Bronchopneumonien Röntgenaufnahmen machen. Das Atmungsgeräusch kann zwar bronchial sein, oft wird es aber völlig von den kleinblasigen Rasselgeräuschen der Capillärbronchitis übertönt. Der Stimmfremitus ist nicht immer erhöht. Oft hört man dagegen deutliche Bronchophonie.

Sehr kennzeichnend ist für die Bronchopneumonie die Beschleunigung und gleichzeitige Flachheit der Atmung. Besonders bei jüngeren Kindern ist dies Symptom so ausgeprägt, daß man daraufhin allein die Diagnose Bronchopneumonie stellen kann, selbst wenn weder Dämpfung noch Bronchialatmen

---

[1] H. LÜDIN, Schweiz. med. Wochenschr. 1945. S. 1028.

bestehen. Charakteristisch ist namentlich das Verhältnis zwischen Puls und Atmung. Während es normalerweise bei Kindern etwa 1 : 4 beträgt, kann es bei bestehender Bronchopneumonie auf 1 : 2 sinken. Jüngere Kinder zeigen auch oft inspiratorische Einziehungen des Thorax. Es ist schon bei der Besprechung der Kehlkopfstenosen bemerkt worden, daß man daraus also nicht immer die Diagnose Kehlkopfstenose stellen darf. Die Prognose der Bronchopneumonie ist bei Kindern viel ungünstiger als die der croupösen Pneumonie, die Kinder meist überraschend gut überstehen.

Der differentialdiagnostischen Wichtigkeit wegen seien noch einige besondere Formen der Bronchopneumonie hervorgehoben.

Lungen-milzbrand. Die Milzbrandinfektion der Lunge verläuft unter dem Bilde der schweren Bronchopneumonie. Ihr Verlauf hat aber immerhin einige Eigentümlichkeiten, die, wenn die Eingangspforte der Infektion nicht erkennbar ist, die Diagnose auf den richtigen Weg leiten können.

Nach Prodromalsymptomen, wie Schwindel, Abgeschlagenheit, Conjunctivitis und Schnupfen setzt die Erkrankung nach EPPINGER oft akut mit Schüttelfrost ein. Die Kranken sehen cyanotisch aus, sind kurzatmig, haben von vornherein einen auffallend raschen und kleinen Puls und machen meist einen besonders schwerkranken Eindruck. Sie klagen über Seitenstechen und Kurzatmigkeit. Auf den Lungen sind mehr oder minder ausgedehnte bronchopneumonische Erscheinungen nachzuweisen. Sehr auffällig ist das Verhalten der Temperatur, die nach anfänglichem hohem Anstieg, wegen der Kollapsneigung der Kranken kontinuierlich wieder absinkt. Der Auswurf ist oft gar nicht charakteristisch, in manchen Fällen aber blutig oder, wie bei den croupösen schweren Pneumonien, pflaumenbrühartig. In der Folge entwickeln sich, falls die Kranken nicht vorher sterben, pleuritische Ergüsse, die oft doppelseitig sind.

Die Diagnose wird in erster Linie durch die Anamnese bestimmt. Wenn Kranke unter einem derartigen Krankheitsbild erkranken, so wird man selbstverständlich fragen, ob sie Gelegenheit hatten, Milzbranderreger zu inhalieren. In erster Linie sind Lumpensortierer, Pelzhändler und Kürschner, in geringerem Grade Menschen, die direkt mit krankem Vieh zu tun haben, gefährdet. Man wird ferner den Nachweis der Erreger zu führen suchen, der im Blut meist, dagegen nicht im Auswurf gelingt. Die Prognose der Erkrankung ist oft ungünstig, man muß mit mindestens 50% Mortalität rechnen.

Blasto-mykose. Selten, aber beachtenswert sind die durch Hefepilze hervorgerufenen Bronchopneumonien.

Ich beobachtete 4 Personen, die im Winter mehrere Tage in einem kalten, „verschimmelten“ Raum genächtigt hatten. Zwei Senile starben rasch an Bronchopneumonien, zwei Jüngere genasen. Im Sputum fanden sich reichlich und ausschließlich Hefepilze.

Lungen-rotz. Auch der Rotz kann mit Bronchopneumonien verlaufen, bezüglich deren Diagnose ich auf das am Schluß der „Infektionskrankheiten“ Ausgeführte verweise.

Lungen-pest. Endlich verläuft auch die Lungenpest unter dem Bilde der akuten Bronchopneumonie.

Differentialdiagnostisch kommen gegenüber der Bronchopneumonie auch Atelektasen in Betracht. Sie sind bereits besprochen worden. Durch das Röntgenbild sind sie meist sicher von bronchopneumonischen Herden zu unterscheiden.

Sehr schwer, ja unmöglich kann es sein, feinste pleuritische Reibegeräusche von kleinblasigen Rasselgeräuschen circumscripter bronchopneumonischer Infiltrationen zu unterscheiden. Man vergleiche das Kapitel Pleuritis.

Tuber-kulose. Häufig kommt auch die Differentialdiagnose gegenüber der Tuberkulose in Betracht. Sie ist aus den physikalischen Symptomen deshalb oft schwierig, weil sich bei Tuberkulose bisweilen gleichzeitig echte bronchopneumonische Herde entwickeln. Insbesondere ist die Differentialdiagnose der in den Spitzen lokalisierten Bronchopneumonien gegenüber der Tuberkulose schwer. Man sieht derartige Spitzenbronchopneumonien bisweilen bei infektiösen Katarrhen, namentlich bei Influenza.

In allen diesen Fällen genügt die einmalige Röntgenuntersuchung nicht. Die fortlaufende Röntgenkontrolle erst ergibt das (meist restlose) Verschwinden der bronchopneumonischen Herde.

Im übrigen wird man stets versuchen, die tuberkulöse Natur der Infiltration durch den Nachweis der Tuberkelbacillen im Sputum zu sichern.

Bisweilen können auch das Röntgenbild und der elende Allgemeinzustand eines Senilen mit Bronchopneumonie den Verdacht eines Lungencarcinoms erwecken. Auch in solchen Fällen wird die öftere Röntgenkontrolle diesen Verdacht bald beseitigen und das Verschwinden der suspekten Verschattung zeigen.

Lungentumor.

2. Die Differentialdiagnose der chronischen Infiltration.

Weitaus die häufigsten chronisch infiltrativen Prozesse in den Lungen sind die tuberkulösen. Ihre Entwicklung und ihre Frühstadien sind bereits geschildert worden. Es bleibt hier ihr weiterer Verlauf und ihre Abgrenzung von andersgearteten Vorgängen in den Lungen zu besprechen. In den meisten Fällen ist das Krankheitsbild zwar in seinen Allgemeinerscheinungen und im Lungenbefund so charakteristisch, daß ein Zweifel kaum möglich ist. Auch wird die Natur des Prozesses durch den Nachweis der Tuberkelbacillen gesichert. Wenn aber der Bacillennachweis nicht gelingt, können nicht selten Zweifel über die Natur der Erkrankung aufkommen. Außerdem erhebt sich die Frage, wieweit es möglich ist, aus den Symptomen die verschiedenen Formen der Lungentuberkulose zu differenzieren und damit auch die Prognose zu beurteilen.

Man unterschied früher die Arten der Lungentuberkulose nur nach dem Grade ihrer Ausbreitung, wie sie das bekannte TURBANsche Schema gab: erster Grad = Befallensein einer Spitze, zweiter Grad = etwas weitere Ausdehnung auf den Oberlappen oder Befallensein beider Spitzen, dritter Grad = alle übrigen Formen. Später versuchte man die spezielle Form nach dem pathologisch anatomischen Befunde abzugrenzen nach dem Vorgang von ALBRECHT und FRAENKEL, und später NICOL (unter ASCHOFF) und RIBBERT und neuerdings besonders von HÜBSCHMANN und LÖSCHCKE. Man kann im wesentlichen drei Formen unterscheiden. 1. die akuten und subakuten exsudativen, verkäsenden bronchopneumonischen Prozesse, 2. die langsamer verlaufenden proliferierenden Formen, die zwar auch mehr-minder rasch fortschreiten, aber doch nicht zu einem so raschen Zerfall neigen und 3. die schrumpfenden cirrhotischen Prozesse.

Die erste Form der akuten verkäsenden Phthise lernten wir schon als den ungünstigen Ausgang eines Frühinfiltrates kennen. Desgleichen wurde darauf hingewiesen, daß in sehr seltenen Fällen akute Verkäsungen in größerem Umfange auch bei Primärkomplexen vorkommen. Die Verkäsung führt gewöhnlich rasch zu Kavernenbildung. Man bezeichnet diese Kavernen, die oft noch nicht eine scharf abgesetzte Bindegewebskapsel haben, als Frühkavernen.

Exsudative Formen.

REDEKER machte darauf aufmerksam, daß jedesmal bei neuen Ausstreuungen im Stadium der Überempfindlichkeit um einen neuen Herd eine perifokale Infiltration entstünde, die wieder einschmelzen, verkäsen und Kavernenbildung zur Folge haben könnte. Auch exsudative Prozesse können sich auf dem Wege der Aspiration, also kanikulär, ausbreiten. Die Streuung von einem Frühinfiltrat, die sowohl zu exsudativen als proliferierenden Metastasierungen führen kann,

die „infraclaviculäre Aspirationsaussaat" REDEKERs ist es, die neben der perifokalen Infiltration die Form und Ausbreitung der Tuberkulose bestimmt.

Im allgemeinen verläuft das Krankheitsgeschehen um so bösartiger und akuter,
je mehr die exsudativen Prozesse überwiegen. Es kommt dann zum Bild der
galoppierenden Schwindsucht, das neben den rasch fortschreitenden Zerfalls-
erscheinungen der Lungen durch toxische Allgemeinsymptome gekennzeichnet
ist, durch hektisches Fieber, Pulsbeschleunigung, Nachtschweiße, rasch zunehmende körperliche Schwäche und Gewichtsabnahme. Komplikationen durch
kanikuläre Infektion, also Kehlkopftuberkulose, Tuberkulose der Mundschleimhaut, tuberkulöse Darmgeschwüre können sich, wie bei jeder tertiären Phthise,
einstellen und sind bei diesen akuten Formen besonders häufig.

Proli-
ferierende
Formen.
Die vorwiegend proliferierenden Formen rufen zwar auch mitunter ein
ziemlich akutes Krankheitsbild mit allen toxischen Symptomen hervor. Sie
zeigen aber doch weniger Neigung zu raschem Fortschreiten und beruhigen sich
bei Bettruhe oft wieder. Es ist nötig, das zu wissen, damit man bei doppelseitiger
Ausbreitung mit einseitig vorwiegend exsudativer, anderseitig infiltrativer
Streuung zuwartet, bis die minderbefallene Seite wieder ruhiger geworden ist,
bevor man den Pneumothorax anlegt. Die proliferierenden Formen können
sich freilich auch durch neue Streuungen in Schüben weiter ausbreiten.

Cirrhotische
Formen.
Bei weniger akutem Verlauf treten bei beiden Formen, häufiger aber bei den
proliferierenden als bei den exsudativen, cirrhotische Vorgänge auf, die, falls
neue Streuungen und die Einschmelzung und Verkäsung nicht überwiegen,
schließlich zum Bilde der cirrhotischen Phthise führen. In vielen Fällen gehen
die Kranken aber vorher an der Allgemeininfektion zugrunde. Es ist leicht
einzusehen, daß bei einem solchen Verlauf der Lungentuberkulose das Krankheitsbild starken Schwankungen unterworfen sein muß. Perioden des Still-
standes wechseln mit solchen des Fortschreitens.

Die physikalischen Erscheinungen, Dämpfung mit oder ohne tympanitischen
Beiklang, Veränderung des Atemgeräusches von einfacher Abschwächung oder
Verschärfung bis zum Bronchialatmen, die verschiedenen Arten der Rasselgeräusche mögen als bekannt vorausgesetzt werden. Es sei aber betont, daß
klingende Rhonchi, Bronchialatmen und erhöhter Stimmfremitus auch bei stärker
schrumpfenden Prozessen vorkommen.

Die Formen der Lungentuberkulose, die bis zum Stadium der Cirrhose fortschreiten, verlaufen, trotzdem sie sehr ausgedehnt sein können, mehr unter
dem Bilde des chronischen Lungensiechtums. Solche vorwiegend fibrösen,
cirrhotischen Prozesse finden sich in der großen Mehrzahl der Alterstuberkulosen
(KAYSER-PETERSEN)[1]. Derartige Kranke sterben oft nicht eigentlich an
ihrer Tuberkulose, sondern an sekundärer Herzschwäche, wie Kranke mit
Emphysem und chronischer Bronchitis, also einen „sekundären Phthisetod"
(REDEKER). Sie sind daher schon durch ihre Anamnese kenntlich, die stets eine
bereits längere Krankheitsdauer ergibt. Nicht selten ist ihr allgemeiner Ernährungszustand relativ günstig oder wenigstens leidlich; oft sind sie auch fieberfrei. Bei
stärkerer Entwicklung erweist sich die erkrankte Partie als deutlich geschrumpft,
die erkrankte Lungenspitze steht tiefer. Die Intercostalräume sind eingesunken
und enger, sie werden bei der Inspiration nach innen gezogen. Das Zwerchfell
steht auf der stärker befallenen Seite höher, das Mediastinum wird in die
kranke Seite hinübergezogen und der Thorax erscheint im ganzen verengt.
Oft haben die Kranken ausgebildete Trommelschlägerfinger. Bei der Perkussion
findet man gedämpften und tympanitischen Schall wie über einer infiltrierten
Lungenpartie: aber der Stimmfremitus ist bei vorwiegender Schrumpfung

---

[1] KAYSER-PETERSEN, Med. Klin. 1942. S. 588.

abgeschwächt (v. ROMBERG). Bei der Auskultation hört man meist verschärftes Vesikuläratmen, nur bei sehr starker Verödung oder Bronchektasen bzw. Kavernen Bronchialatmen.

Über die Art der Lungenprozesse gibt am sichersten das Röntgenbild Auskunft. Die Schirmdurchleuchtung genügt für die feinere Diagnostik nicht. Ich gebe im folgenden einen kurzen Überblick über die differentialdiagnostisch wichtigen Befunde, verweise aber auf ausführlichere Arbeiten, z. B. bei GRÄFF und KÜPFERLE im Buche ASSMANNs, sowie bei v. ROMBERG. Wichtig ist für die feineren Unterscheidungen, daß die Platten so weich sind, daß man die Wirbelsäule nicht durch den Herzschatten sieht, und doch so hart, daß die Spongiosazeichnung der Rippen deutlich ist, und vor allem, daß die normale Lungenzeichnung sichtbar bleibt; sonst werden frische kleinere Herde weggestrahlt. Man muß, da nur kurze Belichtungszeiten gute Bilder geben, für Lungenaufnahmen Apparate von hoher Leistung haben (GUTZEIT)[1]. Man muß sich auch darüber klar sein, daß verschiedene Veränderungen in derselben Lunge gewöhnlich gleichzeitig nebeneinander vorkommen, und daß deren Schatten sich überdecken.

Röntgenbild.

Dieser letztere Mangel ist durch die Entdeckung der Röntgentomographie der Lunge, die die Aufnahme einzelner „Schichten" und „Schnitte" derselben gestattet, beseitigt worden (BOCAGE), an deren Ausbau sich auch BATERLINK[2]), CHAOUL[3]), GROSSMANN[4]) u. a. beteiligt haben.

Tomographie.

JUZBASIC[5]) schildert das Prinzip des Verfahrens so: „Wenn sich die Röntgenröhre über und der Film unter dem aufzunehmenden Gegenstand in entgegengesetzter Richtung um einen festen Punkt bewegen, und zwar so, daß der Film immer in der Ebene einer gewünschten Schicht parallel bleibt, während die Röhre einen Bogen beschreibt, so wird nur eine — gewünschte — Schicht scharf abgebildet; deswegen weil immer nur die Punkte dieser einen Schicht auf dieselbe Stelle des Films fallen. Die oberhalb oder unterhalb dieser Schicht liegenden Punkte fallen während der Aufnahme hierhin und dorthin, jedenfalls nicht auf ein und dieselbe Stelle und können so kein regelrechtes Bild ergeben. Sie verursachen eine Verwischung, die aber noch ein Betrachten der scharf abgebildeten Schicht (z. B. der Lunge) erlaubt. Ändert man die Länge des Bogens, in dem die Röntgenröhre schwingt, so ändert sich auch die Dicke der gewünschten Schicht. Auf diese Weise kann man Schichten und Schnitte von gewünschter Dicke erzielen."

Besonders bei der Kavernendiagnose zum Zweck ihrer chirurgischen Behandlung hat sich die Tomographie bestens bewährt; sie wird mittels eines besonderen Apparates, des Tomographen, ausgeführt. Für die Diagnostik der Tuberkulose und anderer Prozesse in der Praxis ist sie nur selten erforderlich.

Manche Teile der Lunge bedürfen noch besonderer Röntgentechnik; z. B. hat man für die Lungenspitzen ergänzende Ziel- und Kippaufnahmen und neuerdings „extreme Diagonalaufnahmen" mittels des Planigraphen von Siemens mit gutem Erfolg ausgeführt (BANZ[6]).

Folgende Lungenveränderungen werden nun mittels des gewöhnlichen Röntgenverfahrens gefunden:

1. Cirrhotische Veränderungen. Die Lungenschrumpfung äußert sich oft darin, daß die Intercostalräume der befallenen Seite enger sind als die der anderen Seite, daß ferner die Trachea und auch das Mediastinum verzogen erscheinen, und daß sogar ein Zwerchfellhochstand oder Verkleinerung des Spitzenfeldes der befallenen Seite eintreten. Erinnert sei daran, daß enge Intercostalräume weniger hell erscheinen als weite. Die cirrhotischen Herde selbst sind durch dichte Schatten von wechselnder Größe, oft unregelmäßiger Form gekennzeichnet, die meist scharf begrenzt sind; diese Herde sind von einer diffusen Verschattung umgeben, die der Lungenschrumpfung mit Atelektase

---

[1]) GUTZEIT, Über die Technik von Lungenaufnahmen. Zeitschr. f. Tuberkul. Bd. 51, S. 299. 1928. [2]) BATERLINK, Fortschr. a. d. Geb. d. Röntgenstr. 1933. 47. [3]) CHAOUL. Ebenda 1935. 51. [4]) GROSSMANN, Ebenda 1935. 51. [5]) JUZBASIC, Dtsch. med. Wochenschr. 1936. Nr. 50. [6]) J. BANZ, Beitr. Klin. Tbk. 1941. Bd. 97.

entspricht. Das eigentlich Kennzeichnende für die Cirrhose sind aber streifen- und strangförmige Schatten. Sie entsprechen der interstitiellen Bindegewebs- entwicklung und stellen sich als unregelmäßig verzweigte oder auch parallel verlaufende, dichtere Schattenstreifen dar, die meist vom Hilus ausgehen und durch die cirrhotischen Herde hindurch nach der Peripherie in hellere Partien, namentlich auch in die Spitzengegend, ausstrahlen.

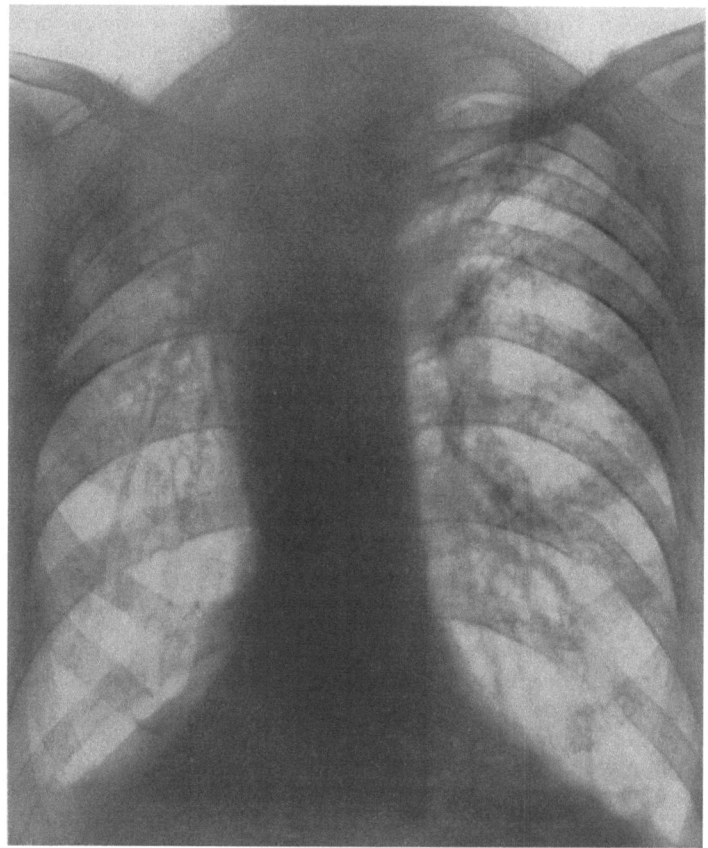

Abb. 48. Cirrhose mit strangförmigem Schatten.

2. Proliferative, acinös und acinös-nodöse Herde. Sie zeigen unregelmäßig gestaltete, oft kleeblattförmige, deutlich begrenzte Herde und geben Schatten von mittlerer Dichte. Ihr Zentrum zeigt, entsprechend dort schon beginnender Cirrhose, häufig stärkere Schattenbildung.

3. Proliferativ exsudative und lobulär käsige Herde geben verwaschene, keine scharfe Begrenzung zeigende, mäßig dichte Schatten von größerer Ausdehnung als die produktiven Herde.

4. Ausgedehntere käsig pneumonische Herde machen diffuse Schatten, die homogen sind und keine eingelagerten dichten Herde oder Streifenbildung. wie die Cirrhose, erkennen lassen.

Die wesentlichsten Unterscheidungsmerkmale liegen also einerseits in der Dichte der Schatten, andererseits in ihrer mehr oder weniger scharfen Begrenzung. Die Abb. 48—50 mögen diese verschiedenen Befunde illustrieren.

Dabei sei betont, daß pleuritische Schwarten sowohl dichte flächenförmige, oft recht scharf begrenzte, als auch strangförmige, meist gleichfalls sehr

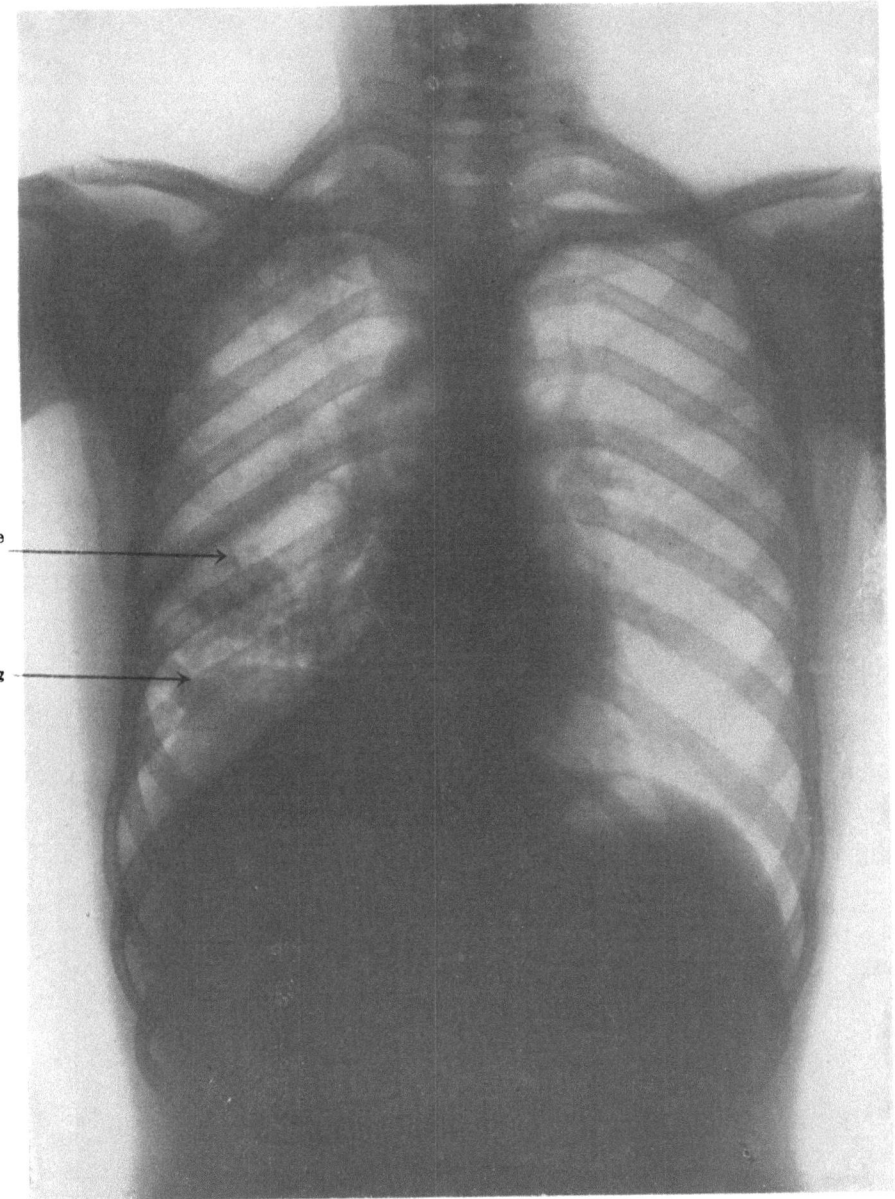

Abb. 49. Proliferative kleeblattförmige Herde rechts unten. Zwerchfellverwachsungen. Kaverne rechts. Man beachte die Enge der Intercostalräume rechts.

dichte Schatten hervorrufen. Flächenförmige dichte Verschattungen sieht man besonders auch bei Spitzenpleuritiden.

Es sind auch ringförmige Pleuraschatten beschrieben worden, die zu Verwechslungen mit Kavernen führen können. AMBERSON und BURNS[1] glauben, daß in Zweifelsfällen

[1] AMBERSON und BURNS, Americ. journ. of roentgenol. and radiumther. Vol. 12. 1924.

die Anlegung eines Pneumothorax die Differentialdiagnose ermöglichen könne, während sie die Füllung des Bronchialbaums mit Kontrastflüssigkeit dafür nicht für geeignet halten.

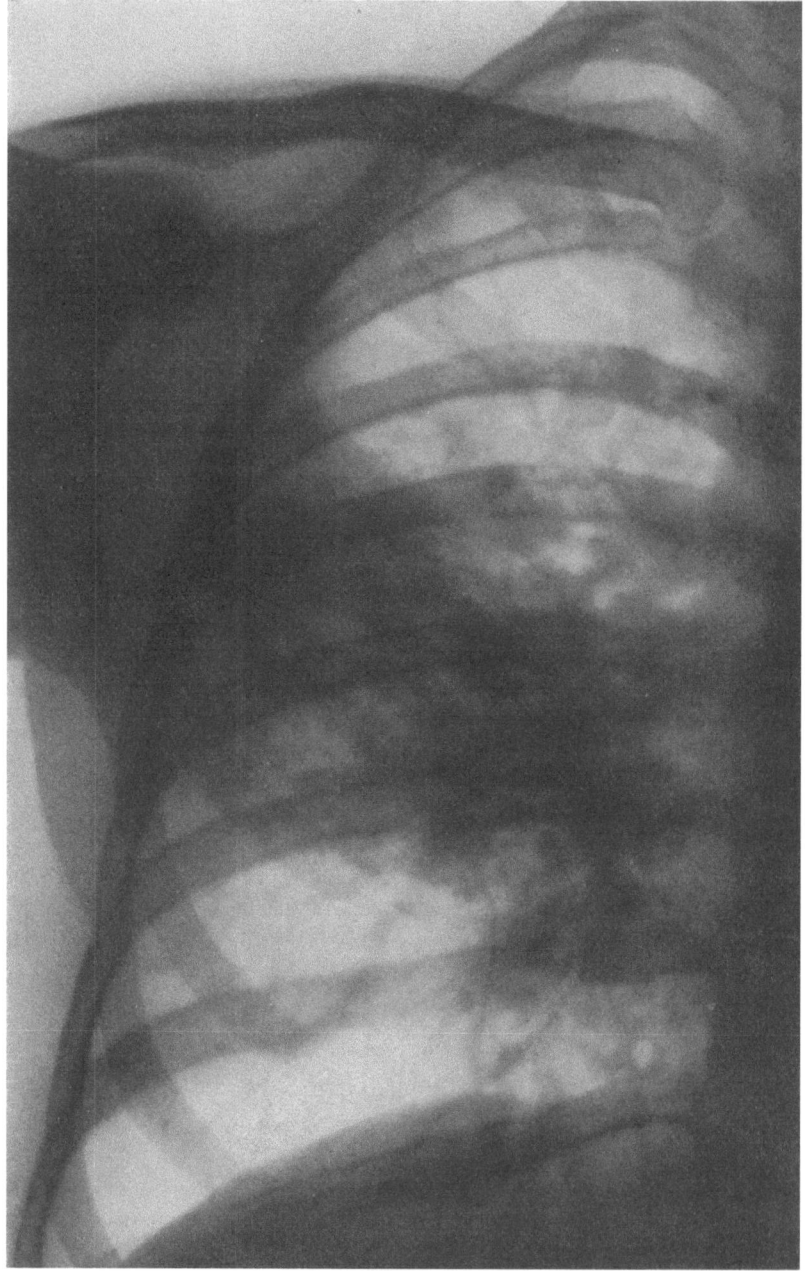

Abb. 50. Größere und kleinere exsudative Herde.

Nach den Erfahrungen der Rostocker Klinik gelingt es übrigens durch Profilaufnahmen, in viel einfacherer Weise diese Differentialdiagnose zu entscheiden.

v. ROMBERG, der sich gleichfalls der GRÄFF-KÜPFERLEschen [1]) Schilderung anschließt, macht darauf aufmerksam, daß bei sehr reichlicher Schattenbildung die Betrachtung der Randpartien das sicherste Urteil gestattet.

Zur Kennzeichnung des Stadiums einer Lungentuberkulose in der Praxis eignen sich die Vorschläge BACMEISTERs, der sie nach folgenden Gesichtspunkten einteilt: 1. Rein klinisch: progrediente, stationäre, zur Latenz neigende und latente Formen. 2. Pathologisch-anatomisch: indurierende, disseminierte und pneumonische Formen. Besser scheint mir allerdings die RIBBERTsche Einteilung in exsudative, granulierend-exsudative und cirrhotische Formen oder die FRÄNKEL-ALBRECHTsche Einteilung. 3. In praktisch hygienischer Art eine Einteilung in offene und geschlossene Tuberkulosen. Dabei sei man sich aber klar, daß der so viel gebrauchte Begriff der „offenen" oder „geschlossenen" Tuberkulose einem rein praktischen Bedürfnis entspricht und wissenschaftlicher Begründung ermangelt. Ist doch diese Einteilung ganz abhängig von der Sorgfalt und Häufigkeit oder der Nachlässigkeit der Sputumuntersuchung! 4. Nach dem Sitze und der Ausbreitung in Spitzen, Oberlappen, Mittel- und Unterlappen sowie Hilustuberkulosen mit oder ohne Kavernenbildung. Es würde dann z. B. eine Tuberkulose als progrediente, exsudative, offene, rechte Oberlappentuberkulose mit Kavernenbildung nach diesen vier Gesichtspunkten ausreichend gekennzeichnet sein.

Klinische Einteilung.

Von größter Bedeutung für den Verlauf einer tuberkulösen Erkrankung ist es, ob eine Kavernenbildung eintritt oder nicht. Zweifellos schwebt der Träger einer Kaverne, da deren Wand fast immer noch tuberkulöse Infiltrationen aufweist, beständig in Gefahr, von seiner Kaverne aus neue Ausbreitungen und Schübe zu erleiden. Deshalb ist die Diagnose der Kavernen so wichtig. Bei der Kavernendiagnose ist die Röntgenuntersuchung der Perkussion und Auskultation weit überlegen. Denn die letzteren Verfahren können erst Kavernen von Walnußgröße an feststellen und auch diese nur, wenn sie wandständig oder durch infiltriertes Gewebe mit der Thoraxwandung verbunden sind. Das Röntgenbild stellt dagegen schon viel kleinere Hohlräume fest. Ich sagte bereits, daß man die aus dem Zerfall eines frischen Frühinfiltrates entstehenden Kavernen als Frühkavernen bezeichnet, und, daß diese meist noch keine bindegewebige Kapsel aufweisen. Dementsprechend erscheinen sie auf der Platte als wie mit dem Locheisen ausgestanzt. Das Frühinfiltrat kann aber auch noch, wenn es bereits cirrhotische Vorgänge aufweist, verkäsen und zerfallen. KAUSCH und KLINGENSTEIN [2]) haben die dann entstehenden Kavernen als sekundäre Frühkavernen und die Einschmelzung alter cirrhotischer Herde als Spätkavernen bezeichnet. Die beiden letzteren Arten zeigen gewöhnlich eine auf dem Röntgenbild sichtbare dichtere Wand.

Außer den soeben geschilderten Formen sind noch einige seltene zu erwähnen, insbesondere die chronischen Miliartuberkulosen, deren Vorkommen und hämatogener Charakter heute feststeht. Sie machen oft relativ wenig Beschwerden, Reizhusten mit spärlichem Sputum, mit und ohne Bacillen, subfebrile oder febrile Temperaturen. Der physikalische Lungenbefund ist oft negativ, das Röntgenbild gleicht der akuten Miliartuberkulose. Der Befund soll nach P. G. SCHMIDT [3]) bisweilen über Jahre hindurch unverändert bleiben; durch Schrumpfung und Verkalkung heilt der Prozeß oder er gleitet gelegentlich auch in eine progressive Phthise über. Differentialdiagnostisch bedürfen diese

Chronische Miliartuberkulose.

---

[1]) GRÄFF und KÜPFERLE, Beitr. z. Klin. d. Tuberkul. Bd. 4, S. 165. v. ROMBERG, Zeitschr. f. Tuberkul. Bd. 34, S. 191. ASSMANN, Lehrbuch der Röntgendiagnostik. [2]) KAUSCH und KLINGENSTEIN, Klin. Wochenschr. 1927. Nr. 24, dort auch die Kavernenliteratur. [3]) P. G. SCHMIDT, Differentialdiagnose der Lungenkrankheiten. Leipzig: Johann Ambrosius Barth 1936.

chronischen Miliartuberkulosen natürlich peinlichster Abgrenzung gegenüber der Lues, den Pneumokoniosen, der Carcinose u. a. m.

Zu dem Formenkreis der chronischen Miliartuberkulose gehört nach P. G. SCHMIDT auch das von MYLIUS und SCHÜRMANN geschilderte, sehr seltene Syndrom, bei dem universelle, sklerosierende, großzellige tuberkulöse Hyperplasien in den Lungen auftreten. Röntgenologisch finden sich dichte, fleckige Verschattungen, deren Herdgröße schwankt, dabei auch Stränge und wabige Zeichnungen auf den Lungen, Folgen der Lymphangitis reticularis. Im Sputum sollen Tuberkelbacillen meist fehlen.

Die Lymphangitis reticularis hat SCHÜRMANN auch als sehr torpide verlaufende Sonderform der Tuberkulose abgegrenzt. Es handelt sich um eine lymphohämatogene Erkrankung vorzugsweise der Lymphbahnen. Im Röntgenbild sollen ziemlich gleichmäßige, im Mittelgeschoß der Lungen besonders dichte, streifige Zeichnungen, in denen durch Überschneidung netz- und wabenförmige Figuren entstehen, zu sehen sein. Im klinischen Bild überwiegen Blässe, Cyanose und Dyspnoe, Zeichen der Herzinsuffizienz, an der die Kranken auch sterben sollen. Im Sputum finden sich keine Bacillen. Häufig soll die Kombination mit Hauttuberkuliden sein.

Kehren wir nach diesen Raritäten nun zur Diagnose der „gewöhnlichen" Phthisen zurück.

Wenn man sich auch aus den Ergebnissen der physikalischen und Röntgenuntersuchung und des gesamten klinischen Krankheitsbildes ein annähernd zutreffendes Bild vom Stand einer Tuberkulose machen konnte, so hat man doch das Bedürfnis nach Methoden empfunden, die eine noch feinere Entscheidung der Frage, ob ein aktiver, d. h. noch fortschreitender, oder ein inaktiver, zum Stillstand gekommener Prozeß vorliegt, ermöglichen.

Man hat zur Stellung der Aktivitätsdiagnose das Verhalten des Blutes untersucht. Es wurde bereits der Befund von STEFFEN erwähnt, nach dem prognostisch gütige Fälle eine Lymphocytose, vorgerücktere Stadien dagegen eine Polynucleose aufweisen. Es sei auch an den Befund bei Miliartuberkulose erinnert, der gleichfalls eine Polynucleose mit Lymphopenie bei stark schwankenden Gesamtzahlen und wenigstens häufiger Verringerung derselben aufweist. Diese Befunde sind namentlich von v. ROMBERG, BRÖSAMLEN und O. MÜLLER bestätigt und erweitert worden. v. ROMBERG fand bei vorgerückteren Fällen häufig eine Linksverschiebung des Kernbildes, legt ihr aber selbst weniger Bedeutung bei als der Eosinophilie, die er in Anfangsfällen entweder als spontane Eosinophilie oder als eine nach Tuberkulinbehandlung auftretende konstatierte; sie fehlt bei vorgerückteren und prognostisch ungünstigen Fällen. Übrigens ist die Aktivitätsdiagnose aus der Leukocytenformel, wie neuere Erfahrungen zeigen, doch eine unsichere Sache. Die anfängliche Überschätzung des weißen Blutbildes bei Tuberkulosen ist denn auch neuerdings mit Recht einer größeren Skepsis gewichen.

Diagnostisch und prognostisch wertvoller ist die Blutsenkungsgeschwindigkeit. Diese Reaktion hat zwar keine spezifische Bedeutung, sondern ist Ausdruck einer Verschiebung der Bluteiweißarten durch infektiöse Prozesse überhaupt. Ähnliche Schlüsse wie aus ihr lassen sich auch aus dem Eiweißquotienten, dem Verhältnis des Fibrinogens bzw. Globulins zum Albumin ziehen.

Da die quantitativen Bestimmungen der einzelnen Eiweißfraktionen für die Praxis zu umständlich sind, hat man sich bemüht, sie durch die einfacheren Ausflockungsreaktionen zu ersetzen; solche sind für Citratplasma mit gesättigter Kochsalzlösung von FRISCH und STARLINGER[1]) angegeben und in noch einfacherer Form von MATÉFI[2]) (1.3 ccm einer $^1/_2$%igen Lösung von Aluminiumsulfat werden mit 0,2 ccm Serum gemischt und die Reaktion bei Zimmertemperatur nach $^1/_2$ Stunde abgelesen).

[1]) FRISCH und STARLINGER. Med. Klinik 1927. Nr. 8.   [2]) MATÉFI, Med. Klinik 1923. Nr. 21. HELLMUTH LUTHER, Diss. Königsberg 1925, dort Literatur. KRÖMECKE, Dtsch. med. Wochenschr. 1924. Nr. 8. ZWERG, ebenda 1925. Nr. 9, S. 2.

Das Urteil über den klinischen Wert der „Senkung" differiert etwas. In älteren Arbeiten haben sich SEDLMAYER[1]), KÖTTER und UNVERZAGT[2]) und besonders HILGERS und HERHOLZ[3]) mehr oder minder skeptisch über den diagnostischen und prognostischen Wert der Reaktion ausgesprochen. In neuerer Zeit kommt jedoch die große Mehrzahl der Autoren zur Bejahung des diagnostischen Wertes der Senkungsreaktion bei Lungentuberkulosen.

Eine Kombination der Blutkörpersenkungsreaktion mit der Tuberkulinreaktion wurde von GRAFE und REINWEIN[4]) versucht. Sie fanden, daß unterschwellige kleinste und deshalb ungefährliche Tuberkulininjektionen bei aktiver Tuberkulose die Senkungsgeschwindigkeit steigern. Aber auch das ist bestritten worden, wenigstens konnte SCHMITT[5]) keine gesetzmäßigen Beziehungen der Tuberkulin- und Senkungsreaktionen nachweisen.

Alles in allem hat langjährige Erfahrung gelehrt, daß bei gleichbleibender Technik und selbstverständlicher Berücksichtigung interkurrenter, unspezifischer Vorgänge, die die Senkung beeinflussen (Anginen, Zahninfekte, Gravidität usw.), die Senkungsreaktion ein treffendes Spiegelbild des Krankheitsgeschehens gibt; meines Erachtens ein zuverlässigeres als die Leukocytenformel. Mit Recht legen fast alle erfahrenen Lungenärzte größten Wert auf die regelmäßige, fortlaufende Bestimmung der Senkung. An der Rostocker med. Klinik wird sie seit Jahren in allen Fällen mit der Gewichtskurve verglichen. Das antagonistische Verhalten beider ist meist sehr eindrucksvoll.

HANTSCHMANN und STEUBE[6]) haben versucht, aus dem Gehalt des Blutes an Aminosäuren, die sie mit der FOLINschen colorimetrischen Methode bestimmten, Schlüsse zu ziehen. Sie fanden, daß frischen Prozessen und Exacerbationen Erhöhungen, Kachexien und unbeeinflußbare Magerkeiten Erniedrigung der Aminosäurenwerte entsprachen. Dieselben Autoren untersuchten auch die Ausscheidung der Aminosäuren im Harn. Bisher lassen sich aus ihren Resultaten diagnostische Schlüsse nicht ziehen.

Endlich ist allgemein bekannt, daß bei Tuberkulösen eine positive Diazoreaktion im Urin eine ungünstige Prognose ergibt. Mein Mitarbeiter A. HATZFELD[7]) hat mittels der GWERDER-Methode der quantitativen Bestimmung des Diazokörpers das Verhalten der Diazoreaktion bei Tuberkulösen quantitativ studiert und interessante, anscheinend typische Verlaufskurven dieser Reaktion gefunden. Zweifellos ist die positive Diazoreaktion eines der wichtigsten Zeichen einer schlechten Prognose.

Dagegen hat sich die Eigenharnreaktion, die WILDBOLZ zur Unterscheidung von aktiven und ruhenden tuberkulösen Prozessen angegeben hatte (intracutane Einspritzung des auf $1/10$ eingeengten Morgenurins) nach den Nachuntersuchungen der Marburger und Rostocker Klinik nicht bewährt.

Differentialdiagnostisch kommen gegenüber tuberkulösen Infiltraten viele echte oder scheinbare Verdichtungen in Betracht, auch die in der Stauungslunge besonders bei Mitralstenosen vorkommenden. ALDER[8]) hat darauf aufmerksam gemacht, daß bei diesen die gestauten Pulmonalgefäße und die perihiläre Verschleierung an Drüsenschwellung, bzw. an tuberkulöse Infiltrate denken lassen. Auch die in diesen Fällen öfters sichtbaren, bis linsengroßen, rundlichen oder zackig begrenzten Schatten (besonders in der Hilusgegend basal) ähneln tuberkulösen. Der Nachweis der Mitralstenose, das Ausbleiben von Zerfall und Progredienz und Bacillensputen läßt aber die Tuberkulose meist bald ausschließen. *Stauungslunge bei Mitralstenose.*

Ferner kommen alle chronischen pneumonischen Prozesse differentialdiagnostisch gegenüber der Lungentuberkulose in Betracht. Die nichttuberkulösen chronischen Pneumonien sind zum Teil Ausgangsstadien der *Chronische Pneumonien.*

[1]) SEDLMAYER, Med. Klinik 1926. Nr. 27. [2]) KÖTTER und UNVERZAGT, Med. Klinik 1928. S. 1199. [3]) HILGERS und HERHOLZ, Beitr. z. Klin. d. Tuberkul. Bd. 66, H. 5. [4]) GRAFE, Klin. Wochenschr. 1922. Nr. 19. [5]) SCHMITT, Dtsch. med. Wochenschr. 1928. Nr. 51, dort Literatur. [6]) HANTSCHMANN und STEUBE, Klin. Wochenschr. 1928. Nr. 14 u. 22. [7]) A. HATZFELD, Beitr. z. Klin. d. Tuberk. Bd. 21. H. 2. [8]) ALDER, Schweiz. med. Wochenschr. 1943. S. 530.

croupösen. Dafür spricht auch, daß sie auf einen Lappen beschränkt sind. Aber auch Bronchopneumonien können sich in chronische interstitielle Formen umwandeln. Diese interstitiellen Pneumonien führen gewöhnlich zur Bildung von Bronchiektasen und mehr oder minder starken Schrumpfungen. Sie werden leicht irrtümlicherweise für Lungentuberkulosen gehalten, obwohl sie sich weit öfter im Unterlappen als im Oberlappen finden. Die Anamnese, die das Vorausgehen einer akuten Pneumonie ergibt, die Beschränkung auf einen Lappen, dauerndes Fehlen von Tuberkelbacillen und eine gute Röntgendiagnostik schützen vor diesem Irrtum. Der Temperaturverlauf ist dagegen kein sicheres Unterscheidungsmerkmal, da bei den chronischen interstitiellen Pneumonien nicht selten auch subfebrile Temperaturen vorkommen. Oft kommt es bei ihnen übrigens zur Ausbildung von Trommelschlägerfingern.

Die Literatur über chronische Pneumonien wurde von GÖTTE [1]) unter Beibringung instruktiver Fälle zusammengestellt. GÖTTE glaubte, daß seine Fälle aus mehr minder atypischen, zur Influenza gehörigen Pneumonien hervorgegangen seien. Mangelnde Lösungstendenz und Chronischwerden der Pneumonien ist ja vielen Ärzten während schwerer Grippeepidemien, z. B. 1918 und später, aufgefallen. GÖTTE hob hervor, daß seine Kranken meist schon älter waren, und, daß auch Thoraxdeformitäten anscheinend eine Disposition zum Chronischwerden einer Pneumonie schaffen. Das gleiche gilt nach MARCHAND von vorausgegangenen, nicht ganz gelösten Pneumonien, die für eine zweite Pneumonie gleichfalls diese Disposition zur Folge haben.

Einen interessanten Fall von ausgedehnter mehrere Lappen befallender chronischer Pneumonie beobachtete MATTHES. Das Röntgenbild wies neben diffusen Verschattungen eine Zeichnung auf, welche der etwas grobkörnigen einer Miliartuberkulose sehr ähnlich war. SYLLA [2]) wies nach, daß diese stärkeren körnigen Schatten Anhäufungen von Hämosiderin entsprachen.

Nicht selten ist, zumal bei vorausgegangener chronischer Bronchitis, wie bereits erwähnt, auch die röntgenologische Unterscheidung einer chronischen oder des Restes einer akuten Bronchopneumonie von einem Lungentumor zunächst schwierig. Die wiederholte Röntgenkontrolle ermöglicht aber die Differentialdiagnose fast stets, weil sie zeigt, daß das vermeintliche Lungencarcinom — ohne Bestrahlung! — restlos verschwindet. Allerdings können bei sehr chronischem Verlauf einer Pneumonie differentialdiagnostische Zweifel auch bezüglich der Deutung des Röntgenbefundes lange bestehen bleiben.

Lungentumor.

Die Neigung zu rezidivierenden Bronchopneumonien ist besonders bei kardial bedingten chronischen Stauungsprozessen in der Lunge ausgeprägt; und ebenso bei bestehendem Emphysem und chronischer Bronchitis, vor allem aber bei Leuten mit Bronchiektasen. Für die differentialdiagnostisch in Betracht kommenden Erwägungen kann auf die Auseinandersetzungen unter Bronchopneumonie verwiesen werden. Bemerkt sei nur, daß die ursächliche Rolle der Herzschwäche sich bei diesen Formen darin ausspricht, daß Digitalis das beste Mittel bei diesen Pneumonien ist.

Die häufig rezidivierenden, sog. interstitiellen Pneumonien peribronchiektatischen Sitzes gehören direkt zum Symptombild der Bronchiektatiker. Die mehr oder minder langen häufigen Fieberschübe dieser Kranken sind weit seltener, als man früher glaubte, Produkte von Eiterretention, als rezidivierende Pneumonien; wie das Röntgenbild und auch der anatomische Befund dieser Fälle bewiesen.

Von ätiologischer Bedeutung für manche chronische und rezidivierende Bronchopneumonien sind ferner die verschiedenen Pneumokoniosen (Anthrakose, Siderose, Chalicose, Silikose, Asbestose u. a.).

Pneumokoniosen.

[1]) GÖTTE, Arch. f. klin. Med. Bd. 155.   [2]) SYLLA, Dtsch. Arch. klin. Med. Bd. 163.

Im Auswurf findet man bei den Pneumokoniosen Partikel von Kohlenstaub, Kalkstaub oder Metallstaub, teils frei, teils in Zellen eingeschlossen. Es sei übrigens bemerkt, daß die Staublungen sich zunächst meist nur durch eine bei der Arbeit eintretende Dyspnoe kenntlich machen, dagegen physikalisch durch Perkussion und Auskultation noch nicht zu erkennen sind. Am sichersten kann man sie bereits in frühen Stadien durch das Röntgenbild feststellen. Sie rufen doppelseitige, vom Hilus oft in Form einer Schmetterlingsfigur sich ausbreitende, fleckförmige Schatten hervor, die meist in den mittleren Lungenpartien lokalisiert sind. Gelegentlich geben Pneumokoniosen, insbesondere Calcinosen, Röntgenbefunde, die an Miliartuberkulose denken lassen, sich aber durch die schärfere Begrenzung und stärkere Zackung der Schatten von letzterer unterscheiden. Von Krankheitssymptomen seien sonst noch Husten (meist morgens) mit spärlichem zähem, schleimigem Sputum, Schmerzen und Druck auf der Brust, Gewichtsabnahme und schließlich Insuffizienz des rechten Herzens mit deren Folgen zu nennen. Häufig sind pleuritische Schmerzen dabei; gelegentlich ist auch pleuritisches Reiben nachweisbar. Böhme[1]) glaubt, daß die Symmetrie der Ausbreitung ein gutes Unterscheidungsmerkmal gegenüber tuberkulösen Verdichtungen abgäbe und, daß in selteneren Fällen, in denen die Lokalisation an anderen beliebigen Stellen (und zwar dann oft unter tumorähnlichen Bildern) erfolge, es wahrscheinlich sei, daß die Staubschwielen sich an bereits vorher, wohl meist durch Tuberkulose bedingten, verdichteten Stellen entwickelten. Man vergleiche auch die ausführliche Darstellung der Pneumokoniosen und ihrer Beziehung zur Tuberkulose von Ickert[2]). Die große Häufigkeit der Kombination der Silicose mit Lungen-

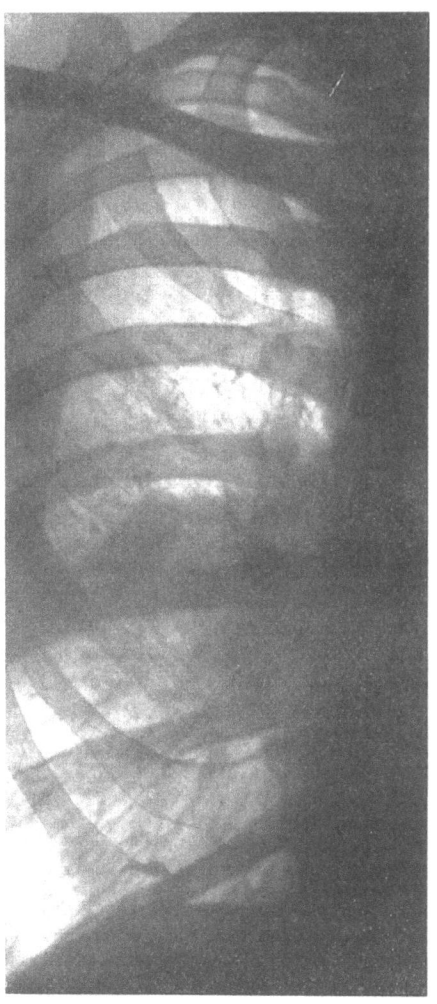

Abb. 51. Lungenlues.

tuberkulose und die daraus sich ergebende Schwierigkeit der Deutung jener Röntgenbefunde wurde auch von Grafe und Bauereiss[3]) hervorgehoben. In dem Material von Böhme (Bochum) waren 60% der Silicosen mit Tuberkulose kompliziert. Bohne[4]) hat über Klinik und Anatomie der Asbestose berichtet, die zu chronischen katarrhalischen und infiltrativen Lungenprozessen

[1]) Böhme, Klin. Wochenschr. 1926. Nr. 27.   [2]) Ickert, Staublunge und Tuberkulose, Tuberkulose-Bibliothek Nr. 19. Beiheft z. Zeitschr. f. Tuberkulose 1924.   [3]) Bauereiss, Diss. Würzburg 1935.   [4]) Bohne, Dtsch. med. Wochenschr. 1936. Nr. 23.

führt. Das Röntgenbild kann versagen. Der mikroskopische Nachweis der „Asbestkörperchen" im Sputum sichert die Diagnose.

GORALEWSKI[2]) beschrieb die „Aluminiumlunge", bei der, wie bei anderen Pneumokoniosen, symmetrische Lungenherde unter Freilassung der Spitzen auftreten. Kennzeichnend soll für die Aluminiumpneumokoniose sein, daß, zunächst häufig nur einseitig, vermehrte netzartige Zeichnung in Ober- und Mittelfeldern und dann Zwerchfellausziehungen mit vermehrter Streifenbahn zu den Hilusdrüsen ohne Hilusvergrößerung unter Verziehung des Herzens nachweisbar werden. Die Herde konfluieren früh.

Lungenlues. Differentialdiagnostisch ist bei chronisch infiltrativen Prozessen, besonders wenn sie in den Lungenspitzen sitzen und keine Anzeichen für eine Tuberkulose bestehen, auch an Lues zu denken. Die Lungenlues bevorzugt allerdings nicht so ausgesprochen die Spitzen, wie das die Tuberkulose tut. Meist handelt es sich um chronische Infiltrationen der Partien unterhalb des Schlüsselbeins, doch kommen auch Gummiknotenbildungen vor.

Die chronisch infiltrative Form ist durch ihre Neigung zur Schrumpfung ausgezeichnet. Es kann daher bei ihr, wie bei jeder Lungencirrhose, zur Bildung bronchiektatischer Kavernen kommen, die gummöse Form führt gleichfalls gelegentlich durch zentrale Nekrose zur Kavernenbildung. Kavernen können also auch bei Lungenlues vorkommen. Häufig bestehen gleichzeitig tertiäre Veränderungen im Kehlkopf. Die Lungenlues kann hektisches Fieber hervorrufen, das durchaus dem bei Tuberkulose gleicht. Auch Lungenblutungen kommen vor, was bei der Möglichkeit der Kavernenbildung verständlich ist.

Die meisten Fälle von Lungenlues sind eben nach ihrem physikalischen und Röntgenbefunde nicht von einer tuberkulösen Infiltration zu unterscheiden. Nur in seltenen Fällen hat man bei Lungenlues charakteristische Befunde erhoben. Es fanden sich dann besonders dichte Schatten in der Hilusgegend, von denen breite und scharf begrenzte Schattenstränge in die seitlichen und unteren Lungenabschnitte ziehen. Oft fehlt dabei jede zerstreut im Gewebe sich ausbreitende Herdzeichnung, wie sie bei Tuberkulose gewöhnlich ist. Gelegentlich sind freilich einzelne Gummiknoten als mittelweiche Schatten zu erkennen. Unter spezifischer Therapie können sich diese Veränderungen weitgehend zurückbilden.

MATTHES beobachtete folgenden Fall: 45jähriger Mann, angeblich keine luische Infektion, keine tuberkulöse Belastung, außer einer Ostern durchgemachten Grippe immer gesund, erkrankt im Mai mit Schüttelfrost, Nachtschweißen und Fieber, begann zu husten, entleerte klumpigen eitrigen Auswurf ohne Blut, fühlte sich matt, nahm stark ab. Wurde wegen Tuberkulose in die Klinik geschickt. Befund: Dämpfung der rechten Spitze bis über die Scapula abwärts reichend. Über den gedämpften Partien vesiculäres Atmen, Giemen und Brummen und vereinzelte klingende kleinblasige Rasselgeräusche, kein Fieber, keine Tuberkelbacillen im Auswurf. Wassermann positiv, Blutbild 79% Hb, 4,7 Mill. Erythrocyten. 9000 Leukocyten, Senkung stark erhöht. Den Lungenbefund zeigt umstehende Abb. 51. Er bildete sich nach zwei spezifischen Kuren fast vollkommen zurück.

A. LIEVEN[3] legt bei der Diagnose der Lungenlues besonderen Wert auf die Lokalisierung des Prozesses. „Verdichtungen mit und ohne Höhlenbildung in den Unter- und Mittellappen besonders rechterseits, zumal, wenn sie einseitig bleiben, sprechen, zumal, wenn die beim erwachsenen Tuberkulösen so gut wie immer ergriffenen Lungenspitzen (bzw. Oberfelder) keine Veränderungen aufweisen, sehr für einen luischen Herd." Weiter sollen das im Vergleich zum Befunde gute Allgemeinbefinden und der geringe Gewichtsverlust für Lues sprechen. Endlich betont LIEVEN, daß gleichzeitiges Bestehen einer andersartigen

¹) GORALEWSKI: Dtsch. Tbk.bl. 17. 1.   ²) A. LIEVEN, Syphilis der Lunge. Handbuch der Haut- und Geschlechtskrankheiten von J. JADASSOHN, Bd. 16. Teil 2. 1931.

visceralen Lues (Aorta, Leber), von Tabes oder Paralyse für die syphilitische Ätiologie des Lungenherdes spräche.

Die diagnostischen Merkmale für die Lungenlues sind also: der Nachweis der Lues durch Anamnese, WASSERMANNsche Reaktion, Bestehen sonstiger luischer Veränderungen, namentlich solcher des Kehlkopfes, dauerndes Fehlen von Tuberkelbacillen im Auswurf, mitunter die Eigenart des Röntgenbildes, endlich eine Lokalisation des Prozesses, die mehr der Hilus- als der Spitzenphthise entspricht, und ein im allgemeinen protrahierter Verlauf; vor allem aber sichert der Heilerfolg der spezifischen Kuren die Diagnose.

Erschwert wird die Diagnose der Lungenlues übrigens manchmal dadurch, daß luische und tuberkulöse Prozesse die gleiche Lunge befallen.

In seltenen Fällen kommt auch die miliare Aussaat des Lymphogranuloms differentialdiagnostisch in Betracht (vgl. dies Kapitel).

Chronische infiltrierende, interstitielle Pneumonien kommen ferner als Produkt einer Aktinomykose vor. Die Diagnose läßt sich durch Nachweis der Aktinomycesfäden und Sporen im Auswurf stellen. Allerdings gibt es Fälle, bei denen diese weder im Spu-

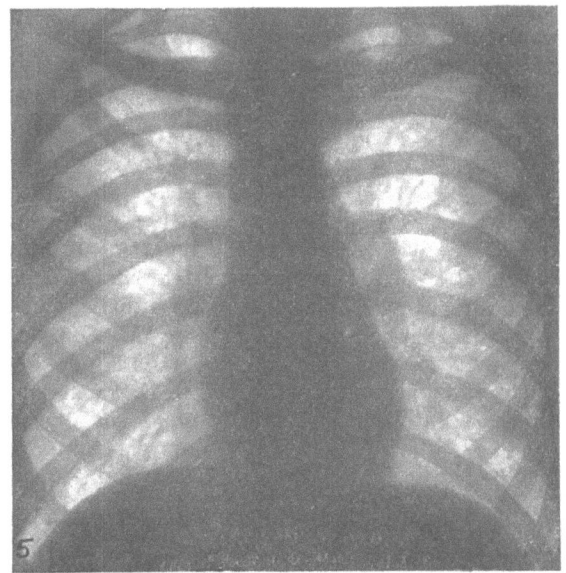

Abb. 52. Isolierte Lungen-Bilharziose, chronische Form mit diffus verstreuten, z. T. konfluierenden Herden.
(Nach FR. MAINZER.)

tum, noch im Pleuraexsudat zu finden sind. Für solche Fälle kann die von ADANT und SPEHL angegebene, bereits bei der Bauchaktinomykose erwähnte Intracutanreaktion mit Aktinomycesextrakt von Nutzen sein; um so mehr, als auch die Röntgendiagnose der aktinomykotischen Lungenerkrankung meist unsicher ist. NEUMANN beschreibt einen Fall von Lungenaktinomykose, bei dem säurefeste Stäbchen im Auswurf gefunden wurden und die Fehldiagnose Tuberkulose veranlaßten. Übrigens haben andere und ich Fälle von gleichzeitigem Auftreten der Aktinomykose und Tuberkulose beobachtet. In einigen Fällen fiel mir die Kombination chronischer infiltrativer Lungenherde und exsudativ pleuritischer Prozesse auf. *Lungen-aktino-mykose.*

SCHRÖDER u. a. haben auch eine Spirochätose der Lungen beschrieben, die in Deutschland sehr selten, in tropischen und subtropischen Ländern häufiger sein soll: Infektion mit Spirochaeta Castellani. Sie soll cirrhotische, aber auch lobäre Prozesse hervorrufen, gelegentlich auch Kavernen. FR. MAINZER[1]) hat eine der Tuberkulose sehr ähnliche, isolierte Bilharziose der Lungen beschrieben, die von einer der Schistomaarten hervorgerufen, in Ägypten und anderen tropischen und subtropischen Gegenden vorkommt und bisher stets verkannt und als Tuberkulose gedeutet wurde. MAINZER unterscheidet klinisch und röntgenologisch eine akute Form, bei der multiple, zum Teil konfluierende Herde überwiegen; ihre miliare Form ist wohl als jüngstes Stadium der Aussaat anzunehmen. Diese Form ist völlig heilbar. Die chronische Bilharziose der Lungen führt vorzugsweise zu cirrhotischem Narbengewebe, das nicht reversibel ist. Die klinischen Symptome (hektisches *Spiro-chätose der Lunge. Bilharziose der Lungen.*

¹) FR. MAINZER, Fortschr. a. d. Geb. d. Röntgenstr. Bd. 54, H. 2.

Fieber, Kachexie, Husten, physikalischer Lungenbefund) ähneln der Tuberkulose. Kennzeichnend sind aber für die Bilharziose das Fehlen von Tuberkelbacillen im Auswurf, die hochgradige Eosinophilie des Blutes (zwischen 10 und 70%), der große Milztumor und das Röntgenbild (vgl. Abb. 52); desgleichen die Heilbarkeit frischer Fälle durch Antimon. Diese isolierte Form ist nach MAINZER streng von gewöhnlicher Bilharziose zu trennen, bei der es oft zur Mitbeteiligung der Lungen kommt. Die isolierte Bilharziose der Lungen hat deshalb für den Tropenarzt differentialdiagnostisches Interesse.

Infektion der Lunge mit Ruhramöben. In seltenen Fällen kommen auch durch Ruhramöben Infektionen der Lunge zustande; sie können entweder von einem Leberabsceß aus auf die Lunge übergreifen oder auch durch primäre Infektion des Respirationstractus zu hartnäckigen, aber anscheinend ziemlich gutartigen Peribronchitiden führen, die auch Lungenblutungen oder wenigstens braun gefärbtes Sputum aufweisen. Meist wurden sie lange für Tuberkulosen gehalten, weil nicht daran gedacht wurde, den Auswurf auf Amöben zu untersuchen. In einem Falle von HABER-FELD [1]) wurden die Amöben durch Emetin zum Verschwinden gebracht.

Lungen-streptothrix. Ähnliche Befunde sind auch bei den Streptothrixinfektionen der Lunge bekannt. NEUMANN, der über eigene Fälle und die Literatur berichtet, gibt an, daß die säurefesten Streptothrixfäden zwar säurefest, aber nicht alkoholfest seien, und, daß sie vor allem nicht antiforminfest sind, so daß man nach Anwendung des Einengungsverfahrens sie nicht mehr nachweisen kann. Immerhin dürfte auch bei Streptothrixinfektionen die Säurefestigkeit und damit die Verwechslungsmöglichkeit mit Tuberkulose selten sein. Im Gegenteil kann man sogar sagen, daß das andauernde Fehlen von Tuberkelbacillen bei sonst auf Tuberkulose verdächtigen Kranken gerade den Verdacht auf derartige seltenere Infektionen lenken muß. Im übrigen sind ja die langen, verzweigten Fäden ohne Strahlenkranzformen und ohne kolbige Endschwellungen für Streptothrix im mikroskopischen Bilde sehr charakteristisch.

Das klinische Bild der Streptothrixerkrankung der Lungen ist dadurch ausgezeichnet, daß oft und wiederholt Hämoptoe auftritt, daß intermittierendes Fieber oft von erheblicher Höhe besteht, daß reichlich eitriger, mitunter auch stinkender Auswurf in großen Mengen entleert wird, und endlich, daß metastatische Erkrankungen wie hämorrhagische Pleuritiden und Perikarditiden, Rippencaries, ja echte Streptothrixsepsis mit Metastasen, z. B. in den Meningen oder in der Hirnsubstanz, vorkommen.

Der Lungenbefund kann völlig dem einer Tuberkulose gleichen, wenn auch KAUTZ berichtet hat, daß in seinen Fällen strangartige, vom Hilus zur Zwerchfellkuppe ziehende Verdichtungen ein auffallender und regelmäßiger Befund gewesen sei. Auch der Verlauf des Leidens kann, wie der der Tuberkulose, sehr langwierig sein.

Ich beobachtete einen 27jährigen Mann, dessen Leiden unter zahllosen Hämoptysen erst nach 6 Jahren letal endete; trotz Pneumothorax und Thorakoplastik.

Selbstverständlich kann sich eine Streptothrixinfektion gelegentlich auch auf eine Phthise aufpfropfen. In einem Fall von MATTHES handelte es sich um den Träger einer alten ausgeheilten cirrhotischen Phthise, der gleichzeitig an einem hartnäckigen Kardiospasmus litt und in dessen Speiseröhre daher wohl die Gelegenheit zu Pilzwucherungen bestand.

Außer den Streptothrixinfektionen können auch Infektionen mit Schimmelpilzen, also mit Aspergillus, Mucor oder Penicillium das Bild einer chronischen Infiltration mit Fieber und Lungenblutungen hervorrufen. Sie kommen bei marantischen Kranken, z. B. bei schwerem Diabetes gelegentlich als

[1]) HABERFELD, Münch. med. Wochenschr. 1927. Nr. 43.

Endaffektionen vor. Selbständiger dagegen sind diese Infektionen als Gewerbe-krankheiten bei Haarkämmern, Schwammwäschern und Taubenzüchtern; gerade diese selbständigen Formen scheinen durch eine Jodbehandlung geheilt werden zu können. Die Diagnose muß durch den Nachweis der Schimmelpilze im Aus-wurf gestellt werden. Über die akuten Hefeinfektionen der Lunge wurde bereits im Kapitel der Bronchopneumonien berichtet. Sie können anscheinend auch subakut und chronisch verlaufen und zum Primärherd einer allgemeinen, auch Hirn und Hirnhäute befallenden Blastomykose werden.

Chronische interstitielle Lungenprozesse finden sich auch im Gefolge schrumpfender pleuritischer Schwarten. Endlich sieht man auch bei chronischen Stenosen der Luftwege interstitielle Pneumonien als Folge der dauernd be-hinderten Atmung.

Von seltenen Schrumpfungsprozessen der Lunge sei noch der Lungeninduration gedacht, die man nach intensiver Röntgenbestrahlung eines Mamma-carcinoms beobachtet hat (P. G. SCHMIDT). Auch die von CORRIG beschriebene, sehr seltene Lungencirrhose sei hier erwähnt, die auf die Inhalation von Paraffinöl zurückgeführt wurde [1]. In manchen Fällen sind einseitige hochgradige Lungen-schrumpfungen nach P. G. SCHMIDT wahrscheinlich auf angeborene Mißbildungen bzw. Hypoplasien zurückzuführen. Erworbene Schrumpfungen hat man auch nach dauerndem Verschluß eines Bronchus durch Fremdkörper beobachtet.

E. Die Differentialdiagnose der Höhlenbildungen der Lunge.

Die typischen, wiederholt geschilderten Höhlensymptome mögen als be-kannt vorausgesetzt werden. Sie sind aber nicht selten vieldeutig und zu einer exakten Diagnose nicht hinreichend. Der Arzt wird deshalb in Verdachts-fällen stets die Röntgenaufnahme zur Entscheidung heranziehen. Ohne sie ist eine genaue Feststellung der Art, Größe und Lokalisierung der Höhle nicht möglich. Zur exakten Diagnostik der Höhlen ist, wie bereits erwähnt, sowohl dorsoventrale als auch Profilaufnahme notwendig. Auch hat sich gerade hier die Tomographie (s. S. 293) sehr bewährt und verdient besonders dann ange-wendet zu werden, wenn die genaue Tiefen- und Ausdehnungsdiagnose der Kaverne in Betracht kommt, wie bei der chirurgischen Behandlung der tuber-kulösen Kavernen.

Die Röntgenuntersuchung der Bronchiektasen kann dadurch erleichtert werden, daß man die Bronchien mit Kontrastmaterial füllt. Man kann dasselbe nach vorhergehender Cocainisierung sowohl durch den Kehlkopf einführen, als mittels Punktion direkt in die Trachea. Es werden Ölaufschwemmungen von Jodipin verwendet. Der Zeitraum, bis die Kranken das Kontrastmaterial aushusten müssen, genügt meist zur Beobachtung bzw. Photographie. Eine genaue Darstellung des Verfahrens gaben BRAUER und LOREY [2].

Man muß die Höhlenbildungen nach ihrer verschiedenen Ätiologie sondern. In Betracht kommen die tuberkulösen Kavernen, die Bronchiektasen, die Abscesse und die Gangrän.

Gemeinsam ist allen Höhlenbildungen, auch den bronchiektatischen, die Neigung zu Lungenblutungen, wie schon erwähnt wurde.

Ob die Höhlenbildungen Folge destruktiver Prozesse sind oder nicht, läßt sich oft aus der Gegenwart oder Abwesenheit von Lungenbestandteilen (elasti-schen Fasern und Lungenschwarz) erschließen.

Im einzelnen sei bezüglich der Kavernenbildung bei Tuberkulose Kavernen. hinzugefügt, daß auch bei ihr der Kaverneninhalt in Fäulnis geraten kann, daß also Fäulnisgeruch nicht immer den tuberkulösen Ursprung des Hohlraums

---

[1] BODEMER und KALLOS, Dtsch. med. Wochenschr. 1933. Nr. 22.   [2] BRAUER und LOREY, Die röntgenologische Darstellung der Bronchien mittels Kontrastfüllung. Ergebn. d. Strahlen-kunde Bd. 3. 1928.

ausschließen läßt. Es ist deshalb notwendig, auch bei anscheinend gangränösen Prozessen auf Tuberkelbacillen zu fahnden. Tuberkulöse Kavernen sitzen bekanntlich meist im Oberlappen und wegen ihrer Entstehung durch Einschmelzung infraclaviculärer Infiltrate häufig unterhalb der Schlüsselbeine.

Lungengangrän.

Die Lungengangrän braucht im Beginn, ehe es zur Sequestrierung kommt, noch keine Höhlensymptome hervorzurufen. Meist kann man aber schon zu dieser Zeit wenigstens Tympanie der befallenen Gegend und reichliche feuchte, klingende Rasselgeräusche hören. Treten die Höhlenzeichen erst deutlich hervor, so kann man den Herd oft mit Sicherheit nachweisen, vorausgesetzt, daß er nicht durch einen Brustfellerguß verdeckt wird. Diese sekundäre Pleuritis, die sowohl serös als eitrig oder jauchig sein kann, entwickelt sich besonders bei den der Pleuraoberfläche nahe liegenden Herden des Unterlappens. Wichtigstes diagnostisches Erfordernis ist natürlich die Röntgenaufnahme, die allein den wahren Umfang von Grangränhöhle und Infiltration festzustellen vermag. Die Gangrän ist ferner gekennzeichnet durch das faul riechende Sputum mit seiner oft ausgesprochenen Dreischichtung und den DITTRICHschen Pfröpfen. Es kommt bekanntlich in gleicher Weise nur bei der putriden Bronchitis (seltener bei manchen Bronchiektasen) vor. Es ist daher die erste differentialdiagnostische Aufgabe, diese beiden Erkrankungen voneinander abzugrenzen. Das ist leicht, wenn deutliche Herdsymptome der Gangrän bereits entwickelt sind und wenn das Sputum Lungenbestandteile (elastische Fasern, Lungenschwarz, eventuell Lungensequester) enthält. Allerdings sind gerade bei Lungengangrän elastische Fasern häufig nicht im Sputum zu finden. Ihr Fehlen schließt also keineswegs das Bestehen einer Gangrän aus. Dann spricht der Nachweis pneumonischer Infiltrate, auch wenn keine Höhlenbildung nachzuweisen ist, gegen eine putride Bronchitis. Außerdem kann die ganze Entwicklung des Krankheitsbildes differentialdiagnostisch verwertet werden. Denn — abgesehen von der Fremdkörperaspiration — bilden allermeist croupöse Pneumonien Ursache und Beginn der Lungengangrän. Wenn auch dieser Ausgang im allgemeinen nicht häufig ist, so scheint er bei manchen Epidemien von Pneumonie relativ oft zu erfolgen. MATTHES beobachtete beispielsweise, daß im ersten Winter seiner Kölner Tätigkeit fast jede dritte der zahlreichen Pneumonien gangräneszierte, während dann lange Zeit keine Gangrän wieder zur Beobachtung kam. Nach den Erfahrungen der Rostocker Klinik scheinen besonders Ausgehungerte oder sonstwie Geschwächte, auch Syphilitiker, zur metapneumonischen Gangrän zu neigen. In sehr seltenen Fällen führt auch ein Lungeninfarkt zur Gangrän. Ferner kommen Gangräne bei schwer septischen Infektionen vor. SCHOTTMÜLLER sah sie besonders bei Pneumonie mit Infektionen mit Streptococcus putridus. Die Erreger können also auch Anaerobier sein. Ferner können auch Fremdkörperaspirationen oder Schluckpneumonien zu Gangränen führen. Spontan soll nach NAUNYNs Beobachtungen die Gangrän bei Diabetikern auftreten; ein Ereignis, das allerdings heute sehr selten geworden ist; unter etwa 530 Diabetikern der Rostocker Klinik, die alle auch röntgenologisch untersucht wurden, fand sich nur ein leichter Fall von Lungengangrän.

Die Feststellung und Lokalisierung eines gangränösen Prozesses ist auch aus therapeutischen Gründen notwendig; und zwar so früh als möglich, also bereits beim Auftreten des ersten stinkenden Sputums. Je früher die Diagnose der Gangrän gestellt wird, desto häufiger gelingt es nämlich, ohne Operation, nur durch eine Salvarsankur das Leiden zu heilen.

Lungenabsceß.

Während die Lungengangrän differentialdiagnostisch hauptsächlich gegen die putride Bronchitis abzugrenzen ist, kann der Lungenabsceß mit einem durchgebrochenen Empyem und in seltenen Fällen mit Bronchiektasen oder einem

Eiterdurchbruch aus einem anderen benachbarten Organ (Leberabsceß, Mediastinalabsceß, Wirbelsäuleneiterung) oder mit einem vereiterten Echinococcus verwechselt werden. Die Differentialdiagnose gegenüber einem abgesackten oder interlobären Empyem kann rein physikalisch deswegen schwierig sein, weil oft um den Absceß herum noch eine Infiltration besteht und die Höhlensymptome durchaus keine deutlichen zu sein brauchen. Das gleiche gilt natürlich für die anderen erwähnten Erkrankungen. Hier hilft, wie bei der Gangrän, nur die exakte

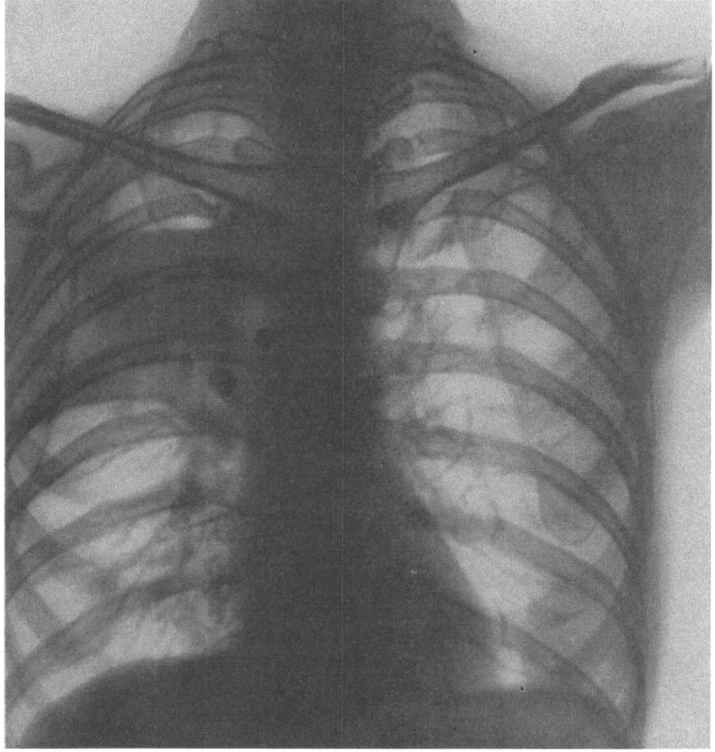

Abb. 53. Lungenabsceß. Man beachte die obere Grenze (Flüssigkeitsspiegel).

und wiederholte Röntgenaufnahme diagnostisch weiter. Mit einem Empyemdurchbruch hat der Absceß übrigens die reichliche Menge eitrigen Sputums gemeinsam, das sich öfters nur bei bestimmter Körperlage entleert. Beweisend für einen Absceß ist der Nachweis von Lungenbestandteilen im Auswurf, vorausgesetzt natürlich, daß es sich nicht um einen tuberkulösen Prozeß handelt. Denn eine tuberkulöse Kaverne liefert bekanntlich gleichfalls ein Sputum, das Lungenbestandteile enthalten kann. Immerhin ist das Kavernensputum selten so dünnflüssiger, reiner Eiter wie das Absceßsputum. Das Krankheitsbild des Lungenabscesses kann sehr verschieden sein. Meist geht seiner Entwicklung, wie der der Gangrän, eine Lungenentzündung oder viel seltener ein Infarkt voraus. Die Kranken werden aber nicht fieberfrei, und der Auswurf wird von einem mehr minder bestimmten Zeitpunkt an reichlich. Das Fieber ist nicht selten abhängig von der Entleerung des Abscesses, steigt, wenn Auswurf nur spärlich entleert wird, fällt nach dem Aushusten größerer Mengen, öfters kommen auch Schüttelfröste vor. In anderen

Fällen handelt es sich um Fremdkörperaspirationen, z. B. von Ähren. Man denke auch an die Möglichkeit eines vereiterten Gummiknotens, wenn man keine andere Ätiologie finden kann. Mitunter kann ein Absceß fast symptomlos bleiben, wie in folgendem Fall von MATTHES:

Frau in mittleren Jahren sucht die Klinik wegen Rückenschmerzen auf, kein Auswurf, kein Husten, kein Fieber. Auf der Röntgenplatte in der linken Lunge ein ovaler, scharf konturierter, etwa hühnereigroßer Herd, der wegen seiner scharfen Konturierung und weil die Kranke eine erhebliche

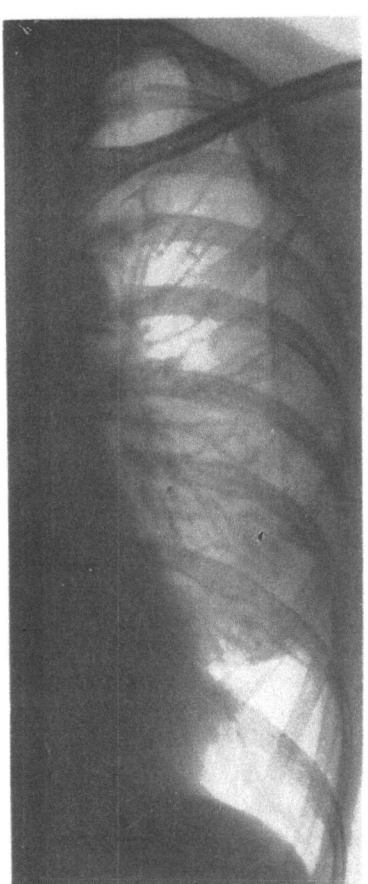

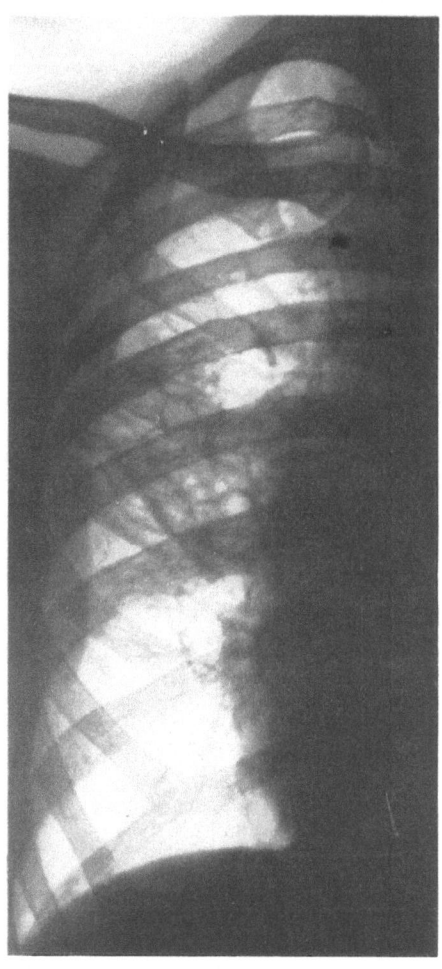

Abb. 54. Zylinderförmige Bronchektasen.

Abb. 55. Sackförmige Bronchektasen im Mittelfach der rechten Lunge.

Eosinophilie zeigte, als Echinococcus angesprochen wurde. Komplementreaktion auf Echinococcus nicht ausgeführt. Die Anamnese versagte, der Herd mußte sich ganz schleichend entwickelt haben. Tuberkulose konnte ausgeschlossen werden. Die Operation ergab einen einfachen Absceß.

Bronchektasen.

Bronchektatische Kavernen endlich soll man nur diagnostizieren, wenn chronische Lungenprozesse wie chronische Bronchitiden oder interstitielle Pneumonien bestehen und ein reichliches Sputum besonders beim Lagewechsel entleert wird. Allerdings hat ORTNER Bronchektasen in Ausnahmefällen auch bei akuten Lungenprozessen beobachtet. Das bronchektatische Sputum kann zersetzt sein, Dreischichtung und DITTRICHsche Pfröpfe aufweisen, es riecht

aber doch meist nicht so faulig wie ein Gangränsputum. Die meist im Unterlappen sitzenden Kavernen pflegen multipel zu sein.

Bei der Röntgenuntersuchung, für die sich die Füllung der Bronchien mit
Kontrastflüssigkeit (s. oben) empfiehlt, geben sackförmige Bronchektasen
je nach ihrer Füllung entweder rundliche Schatten oder Schattenringe mit
zentraler Aufhellung; nur bei sehr großen Bronchektasen sind bei Lagewechsel
verschiebliche Flüssigkeitsspiegel zu erkennen. Oft sieht, namentlich in vorgeschrittenen Fällen mit multiplen Bronchektasen, das Lungenfeld wabenartig
durchlöchert aus. Die zylindrischen Bronchektasen stellen sich, wenn sie
nicht gefüllt sind, als strangförmige, von zwei scharfen Schattenlinien
begrenzte Aufhellungen dar, im gefüllten Zustande naturgemäß als dichtere
Schattenstreifen. Die beiden umstehenden Bilder zeigen sackförmige und
zylindrische Bronchektasen.

KARTAGENER[1] hat in 11 Fällen das Zusammentreffen von angeborenen Bronchektasen, *KARTA-*
Polyposis nasi und Dextrokardie beschrieben. F. MEYER[2] hat einen derartigen Fall mit *GENERS*
Situs inversus totalis und Sinusitis der Kieferhöhlen und Siebbeinzellen und Bronchektasen *Syndrom*
beobachtet.

In seltenen Fällen können erworbene Kavernen mit angeborenen L u n g e n - *Lungen-*
c y s t e n verwechselt werden, die entweder intrapulmonal oder (noch seltener) *cysten.*
extrapulmonal vorkommen; erstere kommen auch multilokulär vor (sog. Waben-
lunge) und kombinieren sich bisweilen mit der cystischen Degeneration anderer
Organe (Niere, Leber usw.). Solche Wabenlungen sah ich aber auch bei Emphysem. Sie kommen auch einseitig vor, beispielsweise an dem unteren Lungenrand. Diese Fehlbildungen können bisweilen im höheren Alter Sitz und Anlaß
sekundärer Infektionen werden und entsprechende Symptome (Husten, Auswurf, sogar Hämoptoe) hervorrufen. Neuerdings haben H. REINWEIN und
E. ZIEGLER[3] sich eingehend mit der Klinik dieser intrapulmonalen, lufthaltigen
Hohlräume und ihrer Unterscheidung von der tuberkulösen Kaverne und dem
lokalisierten Pneumothorax beschäftigt.

F. Die Differentialdiagnose der Lungentumoren.

Die Diagnose der Lungengeschwülste hat deshalb heute erhöhte Bedeutung,
weil sie an Zahl überall stark zugenommen haben. FISCHER-WASELS[4] fand z. B.
an seinem Frankfurter Sektionsgut in den letzten Jahren 10—12mal so
viele primäre Lungentumoren als in der Zeit vor 1914. Die Ursache dieser in
der ganzen Kulturwelt beobachteten Häufung ist nicht klar. Nur für die
bekannten Schneeberger Lungencarcinome hat man mit Wahrscheinlichkeit die
Wirkung von Radiumemanation und -salzen als Ursache angenommen. ALWENS
fand außerdem bei den Chromatarbeitern eine besonders hohe Morbidität an
Lungenkrebs. Auch der Einfluß von Auto- und Motorabgasen wurde beschuldigt. Experimentell haben sich übrigens diese Annahmen nicht bestätigen lassen (SCHMITTMANN, GROSS). Auffallend ist, daß weit mehr Männer
an primären Lungentumoren erkranken als Frauen; nach LUBARSCH beträgt
das Verhältnis 5:1. Die meisten Kranken stehen im 6. und 7. Jahrzehnt. Die
rechte Lunge wird doppelt so oft befallen als die linke, besonders das rechte
Oberfeld, in dem ein Drittel aller Tumoren lokalisiert ist.

Die L u n g e n t u m o r e n sind meist Bronchialcarcinome, seltener Sarkome.
Sie sind oft von den von der Pleura aus auf die Lunge übergreifenden Tumoren nicht zu unterscheiden. Ebenso ist die Abgrenzung von Mediastinaltumoren anderer Art nicht leicht. Auch liefern die vom Hilus ausgehenden

---

[1]) KARTAGENER, Erg. inn. Med. Bd. 49. 1935. [2]) F. MEYER, Dtsch. Mil.arzt 1943.
S. 197. [3]) REINWEIN und ZIEGLER, Med. Klin. 1941. Nr. 34 und 35. [4]) FISCHER-WASELS,
ALWENS u. a., Med. Welt 1936, Januar, S. 63 u. f.

Tuberkulosen ein ähnliches Krankheitsbild, das, solange Tuberkelbacillen im Auswurf fehlen, mit einem Tumor verwechselt werden kann. Gleiches gilt von manchen Fällen von Pneumokoniose und Lungenlues. Wichtiger und häufiger aber ist die Unterscheidung von subakuten oder gar chronischen Pneumonien und Pleuropneumonien besonders bei älteren Leuten. Diese ähneln, wie schon erwähnt, auch röntgenologisch bisweilen dem Lungencarcinom sehr.

Am häufigsten findet man den von der Lungenwurzel (Hilus) ausgehenden Krebs, etwas seltener den diffus infiltrierenden „Lungenmantelkrebs" oder „Lappenkrebs" und isolierte Rundtumoren der Lunge (E. A. ZIMMER[1]). Als besondere Form gelten die sog. Pancoast-Tumoren der Lungenspitze, die ganz verschiedener blastomöser Natur sein können, meist aber bronchogene Carcinome sind und infolge ihres Sitzes ein besonderes Syndrom erzeugen (s. unten).

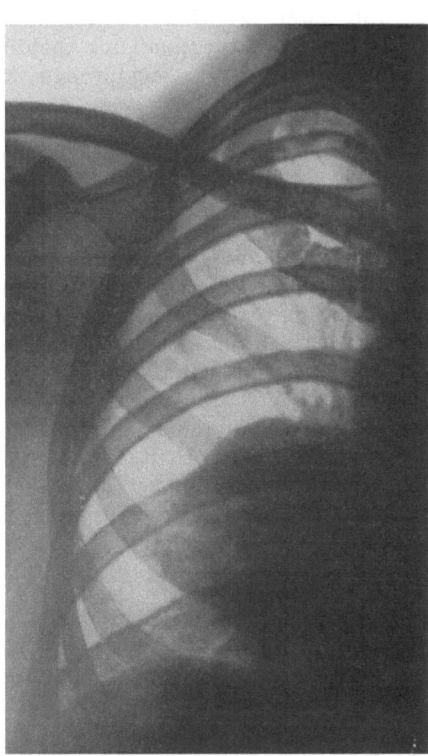

Abb. 56. Bronchogenes Carcinom.

Die klinischen Zeichen des Lungentumors sind die eines langsam sich ausbreitenden, infiltrativen Prozesses. Kennzeichnend ist, daß neben einem anhaltenden Reizhusten sich schon früh blutiger Auswurf einstellt, der in manchen Fällen himbeergeleeartig aussieht. Die blutige Beimengung zum Sputum kann aber nicht selten auch ganz fehlen.

In anderen Fällen klagen die Kranken zuerst über hartnäckige Schmerzen im Interscapularraum, die natürlich vieldeutig sind und ebensogut eine andere Ursache haben können. Der Reizhusten kann in paroxysmalen Anfällen auftreten, die ganz an Keuchhusten, gelegentlich auch an echtes Bronchialasthma erinnern. Auch dieses Symptom kommt aber bei anderen raumbeengenden Prozessen im Mediastinum vor, sollte aber bei Erwachsenen stets Veranlassung zu einer Röntgenuntersuchung geben. Mehr für ein Bronchialcarcinom spricht schon die einseitige Stenosierung eines Bronchus. Mitunter sieht man endlich die Zeichen einer fötiden Bronchitis als sekundäre Komplikationen des Bronchialcarcinoms. Bezüglich der Röntgendiagnostik der Lungentumoren sei bemerkt, daß nicht nur die einfache Aufnahme in verschiedenen Durchmessern, sondern auch Stereoaufnahme und tomographische und kymographische Bilder in manchen Fällen sich als diagnostisch aufschlußreich erwiesen haben.

Die Tumoren rufen häufig Fieber hervor. Oft kommt es später zu komplizierenden exsudativen Pleuritiden, die meist hämorrhagisch sind. Wie bei der Differentialdiagnose der Pleuritis erörtert ist, sind derartige hämorrhagische Ergüsse immer auf Tuberkulose oder Tumor verdächtig.

Im weiteren Verlauf können Lungentumoren Kompressionserscheinungen wie jeder Mediastinaltumor machen, besonders sind lokale Ödeme oder Cyanosen einer

[1] E. A. ZIMMER, Med. Klinik 1942 u. f., hier die gesamte Röntgenliteratur.

Gesichtshälfte oder eines Armes nicht selten. Die Pancoasttumoren der Lungenspitze führen zu folgendem Syndrom: Einerseits zu Schmerzen in Schulter und
oberer Extremität nebst trophischen und paretischen Störungen der Muskeln,
andererseits zum HORNERschen Komplex und halbseitigen Schweißanomalien.
Außerdem findet sich meist eine röntgenologisch nachweisbare Arrosion der
oberen Rippen in ihren hinteren Anteilen, bisweilen auch der oberen Dorsal-
wirbel (G. DELL'AQUA[1]). Neuerdings hat O. WICHTL[2]) über 12 Fälle von

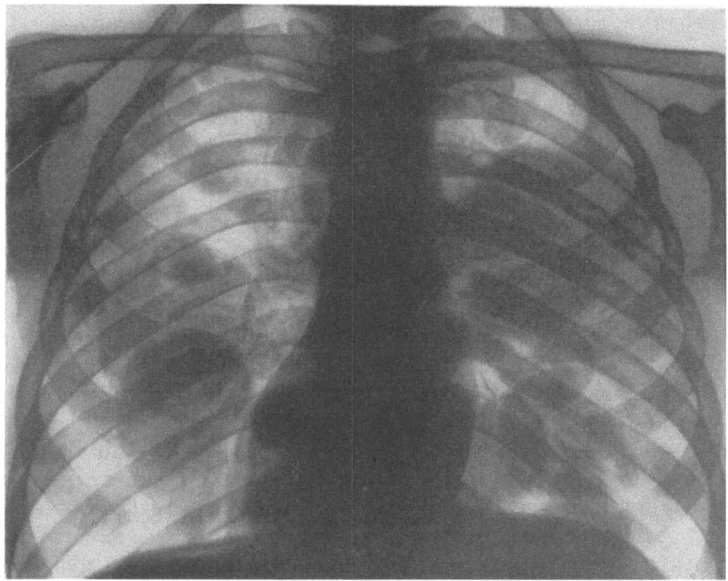

Abb. 57. Sarkommetastasen in der Lunge.

Pancoasttumor berichtet, deren einige von einer Tbc. pulm. differentialdiagnostisch schwer zu unterscheiden waren.
    Im Röntgenbild kann man bei diesen und den anderen Lungengeschwülsten
mitunter scharf konturierte Schatten des Tumors sehen, wenn auch nicht so häufig
wie bei Mediastinaltumoren. Ihre Unterscheidung von Aortenaneurysmen und
Hilustuberkulosen ist bereits bei der Besprechung der Hilustuberkulose erörtert.
Hier sei darauf hingewiesen, daß bei den Tumoren des Oberlappens oft die
untere Begrenzung linear scharf ist, dagegen weniger die obere Begrenzung.
Oft ist es auffällig, daß das Spitzenfeld frei ist. In anderen Fällen erscheinen
gerade die Carcinome weniger deutlich scharf begrenzt und sind gegen die
sie umgebenden Atelektasen oder, entzündlichen Veränderungen entsprechenden,
Schatten nur unsicher abzugrenzen. Sind Bronchostenosen vorhanden, so
sieht man auf der betreffenden Lungenseite die oben beschriebenen Symptome
der allgemeinen oder lokalisierten Atelektase. Besonders kennzeichnend ist
dann, wenn vom Hilus aus einseitig die Tumorschatten wie die Finger einer
Schattenhand in das verdunkelte Lungenfeld eintauchen.
    Dagegen liefern die Schatten einer miliaren Carcinose, wie sie durch
Einbruch in die Lymph- oder Blutbahn bei Lungencarcinomen, aber auch
als metastatische Ausbreitungen von anderen Carcinomen vorkommen, mehr

¹) G. DELL'AQUA, Med. Klin. 1944. S. 439.   ²) O. WICHTL, Wien. klin. Wochenschr.
1946. S. 226.

das Bild der Miliartuberkulose oder wenigstens ein ihr ähnliches, nur mit etwas größeren Knötchen. Größere multiple Schatten, wie sie die Abb. 57 zeigt, sind stets Ausdruck metastatischer Tumoren und werden am häufigsten bei Sarkomen, Hypernephromen und Chorionendotheliomen (DEIST[1]) beobachtet. Sie sind jedoch meist nicht so kreisrund wie Echinokokkenschatten. Selbstverständlich muß man bei solchem Befunde nach dem Primärtumor suchen.

Außer der Röntgenuntersuchung kommt besonders für die bronchogenen Carcinome die Bronchoskopie in Betracht. CHATIE[2]) glaubt z. B., daß von 297 obduzierten Fällen in 42% der Tumor durch Bronchoskopie hätte rechtzeitig gesehen werden können. Wichtig ist auch die Prüfung des Thoraxumfanges. In den Fällen, die zu Bronchostenose geführt haben, wird man eine Verkleinerung der befallenen Seite finden. Erweiterungen werden nur bei komplizierenden Pleuraergüssen beobachtet. Die Blutuntersuchung gibt keinen diagnostischen Anhalt. Sowohl Leukocytose als auch Leukopenie kommen vor. Auch die erhöhte Senkungsgeschwindigkeit hat das Lungencarcinom mit der Tuberkulose, chronischen Pneumonien und anderen Lungenprozessen gemein.

Der Auswurf bei Lungentumoren pflegt außer der schon erwähnten Blutbeimengung nur selten erkennbare Tumorelemente zu enthalten, relativ häufig dagegen sog. Fettkörnchenkugeln, größere, stark verfettete Zellen. Man hat sie früher für verfettete Carcinomzellen gehalten; wohl zu Unrecht. Denn BENNECKE fand sie auch im tuberkulösen Sputum, bei Diphtherie und anderen Affektionen; aber immerhin kommen sie bei Lungentumoren mit bemerkenswerter Regelmäßigkeit vor. Es handelt sich wohl um verfettete Epithelzellen.

Aus alledem geht hervor, daß die Diagnose anfangs nicht leicht ist und häufig nur vermutet werden kann; man achte besonders auf metastatische Drüsenschwellungen am Hals und natürlich auch auf anderweitige primäre Tumoren. Wenn sich bei älteren Leuten chronischer Reizhusten oder häufig rückfällige geringfügige Hämoptysen einstellen, versäume man niemals eine Röntgenaufnahme auszuführen. In manchen Fällen, besonders jenen, in denen es gilt, eine subakute Broncho- oder Pleuropneumonie von einem Lungentumor zu unterscheiden, ist natürlich eine wiederholte Röntgenkontrolle notwendig, die nicht selten den restlosen Rückgang eines Infiltrates erkennen ließ, das anfangs sehr carcinomverdächtig war.

Gutartige Tumoren der Lunge sind selten und bisweilen durch das Röntgenbild von bösartigen zu unterscheiden. Es kommen nach ZIMMER in Betracht: Polypen, Chondrome, Lipome, xanthomatöse Tumoren, Neurofibrome, Fibrome, Lymphogranulome, Gummen und Cysten, insbesondere Echinokokken.

BERBLINGER, Klin. Wochenschr. 1925. Nr. 19. DE LA CAMP, Med. Klinik 1924. Nr. 37. ASSMANN, Ebenda Nr. 50—51. KIKUTH, Virchows Arch. f. pathol. Anat. u. Physiol. 1925. STAEHELIN, Klin. Wochenschr. 1925. Nr. 39. NUSSBAUM, Münch. med. Wochenschr. 1922. Nr. 14. KONRAD und FRANKE, Dtsch. med. Wochenschr. 1929. Nr. 16 (das Material der Königsberger Klinik).

G. Der Lungenechinococcus.

Der Lungenechinococcus tritt meist solitär auf und bevorzugt den rechten Unterlappen. Relativ häufig ist die Leber gleichzeitig echinokokkenkrank, in einzelnen Fällen konnte ein vom Lungenechinococcus zum Zwerchfell über der Leber herunterziehender Bindegewebsstrang gesehen werden, der auf eine Verbindung mit der Leber hindeutete. Eine Aussaat in der Lunge findet nicht statt, wenn eine Echinokokkenblase spontan platzt; wohl aber kann, wenn durch die Punktion des betreffenden Lungenteils eine Gewebsläsion gesetzt

---

[1]) DEIST, Klin. Wochenschr. 1923. Nr. 40.　　[2]) J. A. B. CHATIE, Schweiz. med. Wochenschr. 1945. S. 15.

wird, eine Aussaat stattfinden. Die Diagnose wird durch den Röntgenbefund ermöglicht. Man sieht die runde Echinokokkenblase meist scharf konturiert im Lungengewebe (s. Abb. 58) liegen. Diagnostisch wichtig ist ferner die Eosinophilie im Blut, die aber nicht konstant ist und besonders bei vereiterten Echinokokken oft fehlt. Auch die Komplementablenkungsreaktion hat bei positivem Ausfall diagnostische Bedeutung. Diagnostisch oft entscheidend und technisch einfach ist endlich die intracutane Prüfung der spezifischen Hautallergie mittels

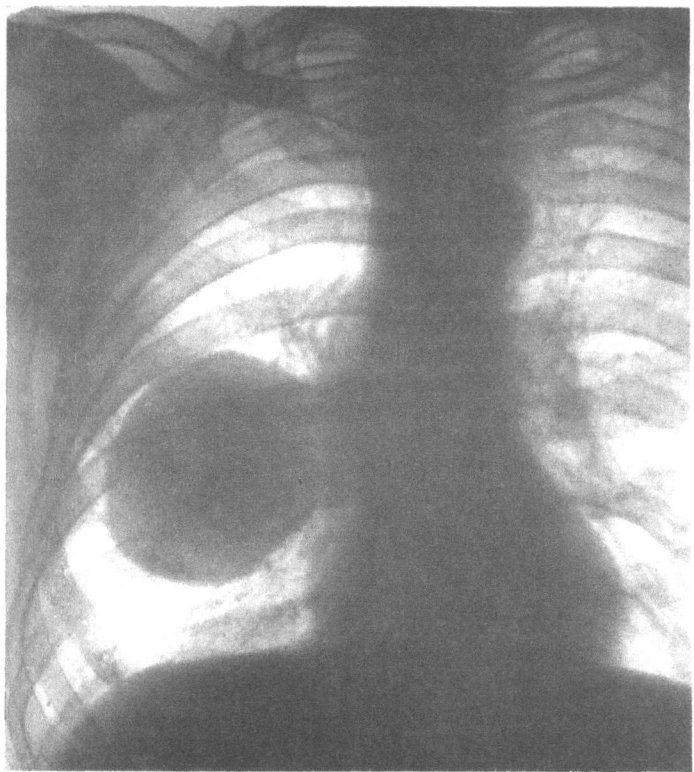

Abb. 58. Lungenechinococcus.

Echinokokkenflüssigkeit, am besten mit dem im Handel befindlichen „Echinantigen" (BOVERIE, G. DEUSCH). Beweisend sind allein die noch nach 24 und 48 Stunden deutlichen reaktiven Infiltrate.

G. DEUSCH und RUHNSTRUCK haben an meiner Klinik gezeigt, daß man bei Echinokokkenträgern durch kleine intracutane Antigenimpfungen sowohl die Eosinophilie als auch die Komplementablenkungsreaktion in Fällen steigern kann, in denen diese Zeichen noch nicht oder nur schwach ausgebildet sind.

Die klinischen Erscheinungen der Lungenechinokokken hat man — etwas schematisierend — in drei Stadien geteilt[1]). Das Initialstadium, das Stadium der deutlichen Geschwulstbildung und das Stadium der Perforation bzw. Vereiterung. Häufig wird in diesem der Echinococcus ganz oder in einzelnen Stücken ausgehustet. Dann findet man Echinokokkenmembranen oder Hacken oder ganze Skolices im Auswurf; die Diagnose ist damit natürlich sicher.

Das Initialstadium ruft kaum kennzeichnende Symptome hervor. Es besteht Reizhusten mit zähem, schleimigem Auswurf. Manchmal treten schon früh

---

[1]) Vgl. BEHRENROTH, Ergebn. d. inn. Med. u. Kinderheilk. Bd. 10.

leichte Hämoptysen auf. Ferner kommt es zu trockenen oder exsudativen Pleuritiden, die in Schüben auftreten und sich durch leichte Resorbierbarkeit etwaiger Ergüsse auszeichnen. Dies gilt natürlich nicht von den Empyemen infolge von Perforation in späteren Stadien. Es können aber im Initialstadium auch akute Erscheinungen, wie Schüttelfröste, Seitenstechen, Atembeschwerden, kurz die Erscheinungen einer Pneumonie eintreten, die bald wieder abklingen und nicht etwa einer Vereiterung, sondern entzündlichen Veränderungen in der Umgebung des Echinococcus entsprechen.

Das zweite Stadium ist durch das Auftreten von Dämpfungen charakterisiert. Die befallene Seite bleibt bei der Atmung zurück. Der Übergang des aufgehobenen oder Kompressivatmens zum normalen ist oft auffallend scharf. der Stimmfremitus abgeschwächt oder fehlend. Verdrängungserscheinungen fehlen meist. Oft wechseln die Befunde auffallend. Alles dieses trifft natürlich nur zu bei Fällen, die nicht durch sekundäre entzündliche Infiltrationen kompliziert sind. Übrigens bedeuten alle diese physikalischen Ergebnisse wenig im Vergleich zu denen der Röntgenuntersuchung. Mit Klopfen und Horchen kann auch der Erfahrenste keinen Lungenechinococcus feststellen.

Jedes Stadium kann leicht mit einem Tumor, einem Aortenaneurysma oder besonders einer Lungentuberkulose verwechselt werden; letzteres ist früher das Schicksal vieler Kranken gewesen. Heute, wo die Röntgenuntersuchung regelmäßig vorgenommen wird, ist diese Gefahr weniger groß. Man denke aber bei chronischen, abacillären Krankheitsbildern, wie den geschilderten, stets an die Möglichkeit des Echinococcus, ergänze die Anamnese bezüglich des Aushustens von Membranen und veranlasse die Röntgen- und Blutuntersuchung und die Intracutanimpfung mit Echinantigen!

VIII. Die Differentialdiagnose der Erkrankungen der Pleura.

A. Die trockene Pleuritis.

Das subjektive Symptom der trockenen Pleuritis ist der bei den Atmungs- und Hustenbewegungen einsetzende Schmerz, der vom parietalen Blatte, das allein Schmerzempfindlichkeit besitzt, ausgelöst wird. Das objektive Symptom ist das pleuritische Reibegeräusch.

Neben diesen Symptomen können Allgemeinerscheinungen, wie Fieber und Zeichen gleichzeitiger Erkrankung der Lungen oder Bronchien bestehen.

Zunächst gilt es stets den pleuritischen Schmerz gegen andersartige Schmerzen der Brust abzugrenzen. Es sind dies die neuralgischen Schmerzen, auch z. B. bei Herpes zoster, die Schmerzen, die Wurzelsymptomen entsprechen, z. B. bei Kompressionen des Rückenmarks durch Tumoren oder Wirbelaffektionen oder Entzündungen der Meninx, die Gürtelschmerzen der Tabes, endlich Schmerzen, die in der Muskulatur selbst entstehen. Die letzteren treten natürlich auch bei der Atmung auf und sind durch ihren Charakter nicht von den pleuritischen zu unterscheiden, sondern höchstens durch die Druckempfindlichkeit der Muskulatur. Aber auch auf dieses Symptom darf großes Gewicht nicht gelegt werden, da nach PERNICE sich die Intercostalmuskulatur oft an der Entzündung der trockenen Pleuritis beteiligt. Die von Nervenläsionen abhängigen Schmerzen können zwar auch durch die Atembewegungen verstärkt werden, zeigen aber doch meist nicht die Eigenschaft, gerade bei tieferen Atemzügen aufzutreten. Dagegen sind sie durch den neuralgischen Charakter, durch das Vorhandensein von Nervendruckpunkten oder Druckempfindlichkeit eines Wirbels gekennzeichnet.

Meist wird bei trockener Pleuritis, wenn sie einseitig ist, die betreffende Seite bei der Atmung geschont.

Das pleuritische Reiben ist gekennzeichnet durch seinen Klangcharakter, der vom groben Neulederknarren bis zum weichsten Reiben wechselt. Nur sehr weiches pleuritisches Reiben ist nicht sicher von feinblasigem Rasseln zu unterscheiden. Außerdem sind die pleuritischen Reibegeräusche meist nicht vorwiegend inspiratorisch, wie Knisterrasseln, und werden nicht, wie viele Rasselgeräusche, nach Hustenstößen geringer, sondern eher nach tiefen In-spirationen undeutlicher. Auch werden pleuritische Reibegeräusche bei Druck mit dem Stethoskop oft deutlicher.

Die Fühlbarkeit des Reibens kommt zwar in erster Linie der trockenen Pleuritis zu und ist, besonders wenn es sich um grobes Reiben handelt, äußerst charakteristisch. Es unterliegt aber keinem Zweifel, daß laute Rhonchi gleichfalls fühlbar werden können. Pleuritisches Reiben tritt begreiflicher-weise oft auch nach Resorption eines Ergusses auf.

In jedem Fall von trockener Pleuritis untersuche man, ob die Pleuritis nicht von primären Erkrankungen der Brustwand bedingt ist. Man achte also auf Rippen-infraktionen, auf Entzündungen oder Tumoren der Rippen und der Muskulatur.

Die Ursachen der trockenen Pleuritis (vor allem die Tuberkulose) sind im übrigen dieselben wie die der exsudativen Formen. Meist geht der letzteren ja auch die erstere voraus. In sehr seltenen Fällen hat man auch eine käsige tuberkulöse Pleuritis ohne Exsudat gefunden.

Gelegentlich wurde epidemisches Auftreten von „idiopathischer", nicht-tuberkulöser trockener Pleuritis beobachtet, die vielleicht grippöser Natur war (EICHHORST, ATTLEE, ARMSLER und BEAUMONT, zit. nach STAEHELIN [1]).

Besonderer Erwähnung bedarf die Diagnose der trockenen Entzündung der Zwerchfellpleura[2]). Sie kann von den Lungen ausgehen, kann aber auch Ausdruck der Durchwanderung eines entzündlichen Prozesses von der Bauch-höhle aus sein. Sie ruft starke, oft unerträgliche Schmerzen hervor; aber Reiben ist nicht zu hören. Das Atemgeräusch ist vielmehr normal. Eine pleuritische Dämpfung fehlt gleichfalls. Die Schmerzen sind am deutlichsten entsprechend den Zwerchfellansätzen ausgeprägt, hinten im Rücken in der Höhe der untersten Rippen, seitlich und vorn in der Höhe des Epigastriums. Sie strahlen auch nach den Schultern aus. Durch Husten, Niesen, Schlucken, Aufstoßen werden sie verschlimmert, ebenso durch vorwiegende abdominale Atmung.

Zwerch-fell-pleuritis.

R. SCHMIDT und später A. BITTORF[3]) haben als respiratorischen Bauchdecken-reflex ein Symptom beschrieben, das bei tiefer Atmung auftritt und für die Pleuritis diaphragmatica kennzeichnend sein soll, nämlich eine blitzartige Zuckung im oberen Rectus-abschnitt der erkrankten Seite. Nach längerer tiefer Atmung verschwindet dieses Zeichen, tritt aber bei Druck auf die schmerzhaften Intercostalräume wieder auf. GUÉNAU DE MUSSY hat eine Reihe bestimmter Schmerzpunkte für Pleuritis diaphragmatica angegeben. Sie finden sich: 1. An der Umschlagstelle des Nervus phrenicus um den Musculus scalenus zwischen beiden Köpfen des Sternocleidomastoideus. 2. Sind die ersten Intercostalräume in der Nähe des Sternalrandes empfindlich. 3. Ist am häufigsten ein Druckpunkt an der Kreuzungsstelle der Parasternallinie mit der Verlängerung der 10. Rippe zu konstatieren: Der bouton diaphragmatique. 4. Kann die Gegend der Zwerchfellsinsertion am Thorax empfindlich sein. 5. Sind Druckpunkte im Bereich des Plexus cervicalis und über den Dornfortsätzen der Halswirbel vorhanden.

Wenn diese Druckpunkte auch nicht immer sämtlich ausgeprägt sind, so empfiehlt es sich doch, darauf zu untersuchen. Erwarten muß man natürlich,

[1]) STAEHELIN, Handbuch STAEHELIN u. v. BERGMANN, 2. Bd., 2. Aufl. [2]) Vgl. EPPINGER. Allgemeine und spezielle Pathologie des Zwerchfells 1911. [3]) A. BITTORF, Dtsch. Gesund-heitsw. 1946. S. 145.

daß die Kranken vorwiegend mit dem oberen Brustkorb atmen und das Zwerchfell möglichst ruhig stellen. PLASCHKES und WEISS[1]) haben darauf aufmerksam gemacht, daß adhäsive Pleuritiden der Basis auch Grund von Magenbeschwerden sein können. Sie haben dabei im Röntgenbild eigentümliche Veränderungen der Silhouette des Magenfundus beobachtet, die sie auf eine von der Pleura her fortgeleitete Perigastritis bezogen.

Sehr bemerkenswert sind als Zeichen einer Pleuritis diaphragmatica Hochstand des Zwerchfells und schlechte Verschieblichkeit der Lungenränder der befallenen Seite, verbunden mit heftigem Schluckschmerz (KRAUS). Man wird bei einem derartigen einseitigen Zwerchfellhochstand, besonders wenn er sich, wie im KRAUSschen Falle, auf der linken Seite findet, zunächst an eine angeborene Relaxatio diaphragmatica denken (vgl. später). Aber im Falle der Pleuritis diaphragmatica ist dieser Zustand kein dauernder, wie bei der Relaxation, sondern ein vorübergehender. In den von OHM und KRAUS beschriebenen Fällen bestand er beispielsweise nur zwölf Tage.

B. Die Differentialdiagnose der pleuritischen Ergüsse.

Die Differentialdiagnose der pleuritischen Ergüsse hat einerseits das Vorhandensein, andererseits die Art des Ergusses festzustellen.

Das typische Bild des Pleuraergusses bedingt neben den subjektiven Symptomen, wie Seitenstechen, Atemnot, Husten ohne Auswurf, folgende Erscheinungen: Zurückbleiben des unteren Thoraxabschnittes der befallenen Seite bei der Atmung, meßbare Ausdehnung der erkrankten Thoraxhälfte, Verstrichensein der Intercostalräume, Dämpfung mit starkem, nach unten zunehmendem Resistenzgefühl, Abschwächung des Stimmfremitus und des Atemgeräusches, Fehlen der Bronchophonie, dagegen mitunter „Ägophonie".

Dämpfungs-   Die Dämpfungsgrenze entspricht einem horizontalen Flüssigkeitsspiegel
grenzen.   nur bei frei beweglichen Ergüssen, also bei Exsudaten mit gleichzeitigem Pneumothorax. Bei diesen wechselt die Dämpfung ihre Lage entsprechend der Körperhaltung.

Bei entzündlichen Ergüssen kommen dagegen nur sehr selten Fälle vor, bei denen die Dämpfungsgrenze ziemlich horizontal verläuft, besonders bei Menschen, die während des Entstehens des Exsudates aufrechte Körperhaltung innehielten. Meist steigt jedoch die obere Grenze der Dämpfung von vorn nach hinten an. Bei linearer Perkussion kann man erkennen, daß die obere Dämpfungsgrenze in Form einer Kurve verläuft, deren Scheitelpunkt in den seitlichen Thoraxpartien liegt; sie fällt also nicht nur nach vorn, sondern auch nach hinten zur Wirbelsäule wieder ab. Diese Begrenzungslinie, die DAMOISEAUsche Linie kommt dadurch zustande, daß in den seitlichen Partien der Erguß tatsächlich am höchsten steht. Man hat dies damit erklären wollen, daß bei der inspiratorischen Erweiterung des Thorax in den seitlichen Partien der verhältnismäßig tiefste negative Druck entstünde, das Exsudat dort also am meisten angesaugt würde. In der Tat kann bei kleinen Exsudaten hinten und seitlich bereits eine deutliche Dämpfung vorhanden sein, während man vorne nur eine mangelnde Verschiebbarkeit der unteren Lungengrenze nachweisen kann. Bei größeren Exsudaten geht die Dämpfung aber auch nach vorn durch, ja es ist dieses Verhalten gegenüber der von einer Pneumonie verursachten Dämpfung sogar sehr kennzeichnend für ein Exsudat. Dies Nachvorndurchgehen der Dämpfung ist links leichter nachzuweisen als rechts, weil links im TRAUBEschen Raum eine Dämpfung an Stelle des normalen tympanitischen Schalles nachweisbar wird.

---

[1]) PLASCHKES und WEISS, Wien. klin. Wochenschr. 1926. Nr. 42.

Die obere Begrenzung eines entzündlichen Ergusses wechselt mit der Körperlage nicht, höchstens läßt sich nach längerer Zeit eine gewisse Verschiebung der Grenze feststellen. Dieses Verhalten mag dadurch bedingt sein, daß der Erguß in seiner Lage durch entzündliche Pleuraverklebungen fixiert ist.

Der Schall über den oberhalb des Ergusses liegenden Lungenteilen pflegt wegen der durch den Erguß bewirkten Entspannung der Lunge tympanitischen Beiklang zu haben.

Kleine Ergüsse (weniger als $^1/_2$ Liter) rufen keine deutliche Dämpfung hervor. Sie lassen sich aber durch die Unverschieblichkeit der unteren Lungengrenze vermuten und röntgenologisch natürlich leicht feststellen.

Ein Zwerchfellhochstand wird dann zur Verwechslung mit einem pleuritischen Erguß führen können, wenn der obere Bauchraum von Dämpfung erzeugenden Organen oder ebensolchen pathologischen Veränderungen, z. B. einem subphrenischen Absceß, erfüllt ist. Rechts kann die Leberdämpfung höher hinaufreichen, links können hochreichende Dämpfungen entstehen durch große Milz- oder Nierentumoren, namentlich durch Hypernephrome. Man sollte nun denken, daß derartige unter dem Zwerchfell liegende Dämpfungen sich leicht von intrapleuralen durch die Beachtung der respiratorischen Verschieblichkeit der Lungengrenzen unterscheiden ließen. Das trifft in der Mehrzahl der Fälle auch sicher zu. Wenn aber das Zwerchfell sehr hochgedrängt oder entzündlich verändert oder aus anderen Gründen, z. B. durch Lähmung, erschlafft ist, kann die Verschieblichkeit fehlen. ORTNER hat Fälle beschrieben, in denen ein durch einen subphrenischen Absceß oder andere Ursachen bedingter Zwerchfellhochstand zur Verwechslung mit Pleuraexsudaten führte, da sowohl die respiratorische Verschieblichkeit der Lungengrenze fehlte, als auch über den unteren Partien der Lunge Bronchialatmen zu hören war. *(Unterscheidung vom Zwerchfellhochstand.)*

Die Diagnose der Exsudate entscheidet am sichersten das Röntgenbild. Man sieht schon sehr kleine Ergüsse, die sich dadurch kenntlich machen, daß der Zwerchfellrippenwinkel verstreicht. Allerdings ist es nötig, den Kranken bei verschiedenem Strahlengang zu untersuchen, ihn also während der Untersuchung zu drehen. Denn es kommt vor, daß bei nur dorsoventraler Durchleuchtung der Zwerchfellwinkel frei zu sein scheint, während eine Punktion, die auf Grund der Unverschieblichkeit der unteren Lungengrenze unternommen wurde, doch Flüssigkeit ergibt. Bei einigermaßen großem Erguß ist ein dichter Schatten vorhanden, dessen obere Begrenzung lateral stark ansteigt und gewöhnlich höher hinaufreicht, als man nach dem Resultat der Perkussion vermuten würde. Ist man doch auch bei Sektionen oft davon überrascht, daß die Ergüsse viel größer sind, als die physikalische Untersuchung glauben ließ. Nach einer Punktion erheblicherer Exsudatmengen sinkt die obere Grenze des Schattens oft fast gar nicht; es hängt das damit zusammen, daß nach der Punktion der ausgeweitete Thorax sich verengt. *(Röntgenbild.)*

Durch einen einigermaßen großen Erguß kommt es meist zu einer deutlichen Verlagerung des Mediastinums nach der gesunden Seite, die sich an der Lage des Herzens perkutorisch und röntgenologisch feststellen läßt. Die Verlagerung kann bei linksseitigem Erguß so bedeutend sein, daß man auf den ersten Blick den Eindruck einer Dextrokardie erhalten kann. *(Verlagerung des Mediastinums.)*

STAEHELIN machte auf eine Täuschungsmöglichkeit bei rechtsseitigem Erguß aufmerksam. Die vordere Lungengrenze soll nämlich dabei neben dem Herzen nicht selten in die Höhe steigen, so daß die Herzdämpfung den Sternalrand nach rechts mehr oder weniger zu überragen scheint. Ihre Grenze verliefe dann von den oberen Teilen des Sternum aus nach unten und außen, ähnlich wie bei einer Pericarditis exsudativa. Diese Dämpfung rühre daher, daß das Exsudat im Gebiet des vorderen Lungenrandes in die Höhe steigen könne, weil hier, wie an allen Stellen, wo die Lunge sich stark verschiebt, offenbar ein stark negativer Druck herrsche. STAEHELIN hob hervor, daß diese Dämpfung nicht selten eine akute Dilatation des Herzens vortäusche.

Stimm-
fremitus.

Über das Verhalten des Stimmfremitus sei folgendes gesagt: Nur in seltenen Fällen, wenn die Lunge an der hinteren Thoraxwand fixiert ist, kann der Stimmfremitus auch über einem Erguß erhöht sein. Im allgemeinen spricht aber ein verstärkter Stimmfremitus gegen einen Erguß. Nicht mit gleicher Sicherheit kann die Abschwächung oder das Fehlen des Stimmfremitus für das Vorhandensein eines Ergusses verwendet werden. Ganz abgesehen davon, daß der Stimmfremitus über einer infiltrierten Lunge zeitweilig fehlen kann, wenn der zuführende Bronchus durch Sekret verstopft ist so kann der Stimmfremitus auch dauernd bei Pneumonien abgeschwächt sein. HOCHHAUS war der Meinung, daß die Verstärkung des Stimmfremitus nicht in erster Linie von dem Vorhandensein einer Infiltration bedingt werde, als vielmehr vom jeweiligen Spannungszustande der Lunge abhängig sei. Dieser ließe sich schwer beurteilen, sei aber von der Durchblutung und serösen Durchfeuchtung beeinflußt. Übrigens ist bei eitrigen Ergüssen der Stimmfremitus nicht selten erhalten, bisweilen sogar etwas gesteigert.

Atmungs-
geräusch.

Das Atmungsgeräusch ist bekanntlich bei kleineren Ergüssen abge-schwächt vesiculär, bei größeren wird leises, aus der Ferne klingendes Bronchial-atmen gehört, sog. Kompressionsatmen; bei großem Erguß kann das Atmungs-geräusch unhörbar werden.

Reibe-
geräusche.

Reibegeräusche werden auch bei exsudativer Pleuritis an der oberen Grenze hörbar und nehmen bei Resorption des Ergusses oft an Umfang zu.

Lungen-
atelektase.

Früher hat man auch röntgenologisch bisweilen den Befund einer allgemeinen oder partiellen Atelektase der Lunge mit einem pleuritischen Erguß ver-wechselt, wie dies ja auch aus der Abb. 46, S. 270 begreiflich wird. Denn beide Affektionen können difusse Dämpfungen, Aufhebung des Atemgeräusches, des Stimmfremitus und der Bronchophonie erzeugen. Bei der Atelektase ist aber das Herz nebst Mediastinum nach der kranken Seite und das Zwerchfell nach oben verzogen. Am Rande der Dämpfung fehlen natürlich Reibegeräusche. Und endlich ergibt die Probepunktion keine Flüssigkeit.

Para-
vertebrale
Dämpfung.

Bei Ergüssen von einiger Größe tritt oft eine paravertebrale Dämpfung auf der gesunden Seite in Form des sog. GROCCO-RAUCHFUSSschen Dreiecks auf. Es ist dies eine nur mit leisester Perkussion festzustellende Dämpfung in Dreiecksform, deren Basis nach unten gerichtet ist, deren Spitze der Höhe des Ergusses entspricht.

Sie wird wahrscheinlich bedingt durch die Anlagerung des Ergusses an die Wirbel. welche die Schwingungsfähigkeit der Wirbel herabsetzt, und nicht wie RAUCHFUSS meinte. durch Verschiebung des Mediastinums oder die Herüberdrängung des hinteren Pleura-recessus vor die Wirbelsäule. MATTHES vermißte z. B. das GROCCOsche Dreieck bei excessiver Verdrängung des Mediastinums durch einen Pneumothorax. Auch die Dreiecks-form der Dämpfung erklärt sich ungezwungen durch diesen Befund. Die tiefer gelegenen Wirbel haben natürlich einen stärkeren hydrostatischen Druck des Ergusses auszuhalten und werden dadurch stärker in ihrer Schwingungsfähigkeit beeinträchtigt.

Der Nachweis des GROCCOschen Dreiecks ist bei Kindern immerhin wichtig und spricht für einen Erguß. Bei Erwachsenen ist das Symptom dagegen recht inkonstant und darum ohne Bedeutung.

Paraverte-
brale Auf-
hellung.

Bei starker Perkussion kann man im Gegensatz zu der paravertebralen Dämpfung auf der gesunden Seite eine paravertebrale Aufhellung des Schalles auf der kranken Seite in Streifenform entlang der Wirbelsäule finden.

HAMBURGER glaubt, daß sie durch horizontale Ausbreitung des Schalles nach der gesunden Seite zustande käme. Sie ist tatsächlich nur bei starker Perkussion zu erhalten. HAMBURGER begründet seine Meinung damit, daß ein Auflegen der flachen Hand auf die gesunde Seite, welches ihre Mitschwingung hindert, die paravertebrale Aufhellung sofort beseitigt. Die diagnostische Bedeutung des Phänomens ist übrigens sehr gering.

Signe
du sou.

Für die Diagnose eines Ergusses verwertbar ist auch der Ausfall des von PITRES ange-gebenen sog. signe du sou. Legt man auf die Vorderwand des Thorax eine Geldmünze als Plessimeter und läßt sie durch einen Gehilfen mit einer anderen Geldmünze beklopfen.

so hört man, wenn man gleichzeitig unter Verschluß des zweiten Ohres am Rücken aus-
kultiert, das Geräusch metallisch, falls ein Erguß vorhanden ist. Bei einer Infiltration der
Lunge hört man das Geräusch nur dumpf, nicht metallisch, wie wenn zwei Holzstücke
aneinandergeschlagen würden (Hartholzton). Das Symptom ist namentlich dann gut zu
brauchen, wenn über einer Infiltration noch ein Erguß steht.

Dagegen findet sich das Formantensymptom von FRÖSCHELS und STÖCKERT [1]) sowohl
bei Ergüssen als bei Infiltrationen. Es besteht darin, daß von Patienten gesprochene Vokale
bei Auskultation am Rücken mit bloßem Ohr unter Verschluß des anderen Ohres ihren
Charakter verändern, A z. B. als O oder U gehört werden.

Endlich hat GERHARDT auf ein subjektives Zeichen, das sich mitunter bei Erguß findet,
aufmerksam gemacht, nämlich das Auftreten von Schulterschmerzen auf der befallenen Schulter-
Seite. GERHARDT glaubt mit MACKENZIE, daß diese Schmerzen vielleicht durch den Nervus schmerz.
phrenicus fortgeleitet wären. STERNBERG und ISSERSON, die speziell bei tuberkulöser
Pleuritis diesen Schulterschmerz beschrieben, meinen dagegen, daß er durch entzündliche
Veränderungen der Schultermuskulatur ausgelöst würde.

Selbstverständlich läßt sich die Diagnose eines Ergusses am sichersten
durch das Röntgenbild und die Punktion entscheiden. Bevor wir aber diese
Verfahren besprechen, seien einige Gründe auseinandergesetzt, warum Ergüsse nicht selten übersehen oder für andere Erkrankungen gehalten werden.

Zunächst kann die Form der Dämpfung irreführen. Bei den abgesackten Anomalien
Exsudaten, namentlich den metapneumonischen, kann die Dämpfung sich ziem- der Dämp-
lich genau an die Grenzen des befallenen Lappens halten. MATTHES hat z. B. fungsform.
mehrfach gesehen, daß nach einer Pneumonie das Empyem sich nur über dem
Mittellappen, also rechts vorn zwischen 4. und 6. Rippe, entwickelt hatte.
In drei Fällen wurde es vom Arzte verkannt. Die Punktion bzw. die Operation
klärte jedoch die Diagnose.

Noch häufiger ist, daß ein bei Bettruhe entstandenes Exsudat hinten abgesackt wird, die Dämpfung also nicht nach vorn durchgeht. Sie wird dann
leicht als eine durch Infiltration bedingte angesehen.

Schwierigkeiten können auch die nur in sehr dünner Schicht stehenden
Empyeme im Kindesalter machen, die sich oft mit Entzündungen anderer
seröser Höhlen, besonders der Bauchhöhle und des Perdikards, kombinieren.
Der dünne Erguß macht natürlich oft keine vollständige Dämpfung.

Schwierig und für die einfache physikalische Untersuchung bisweilen unmöglich kann die Differentialdiagnose gegenüber einem großen Perikar- Perikardial-
dialergusse werden, wenn dieser die linke Lunge komprimiert und einen erguß.
linksseitigen Pleuraerguß mit Verlagerung des Herzens nach rechts vortäuscht.
Man denke eben bei linksseitigen Exsudaten stets auch an einen großen Herz-
beutelerguß, der ja gewöhnlich nach links unten „absackt", und fahnde nach
perikarditischem Reiben. Auch untersuche man röntgenologisch, wodurch fast
stets die Differentialdiagnose entschieden werden kann. Schwierig wird die
Sache aber, wenn eine Kombination vom perikardialen und linksseitigen Pleuraexsudat besteht.

Gelegentlich imponieren auch große Aortenaneurysmen als linksseitige
Exsudate. Auch hier entscheidet aber das Röntgenbild fast stets die Diagnose.

Endlich kann die Dämpfung überhaupt fehlen, nämlich bei den interlobären und den basalen Ergüssen, die sich zwischen unterer Lungen-
und der Zwerchfellsfläche entwickeln.

Nicht nur die Form der Dämpfung führt zu diagnostischen Irrtümern, Verkennung
sondern noch häufiger die Tatsache, daß man über pleuritischen Ergüssen des Er-
statt der abgeschwächten Atmung gelegentlich keuchendes Bronchialatmen gusses
hört. Besonders pflegt dies bei jüngeren Kindern der Fall zu sein, so daß lauten
man es fast als Regel aufstellen kann, daß das Vorhandensein einer starken Bronchial-
Dämpfung im kindlichen Lebensalter einen Erguß bedeutet und eine Probe- atmens.
punktion erheischt, selbst wenn das Bronchialatmen laut ist.

---

[1]) FRÖSCHELS und STÖCKERT, Wien. klin. Wochenschr. 1922. Nr. 22.

Aber auch bei Erwachsenen werden Ergüsse, besonders solche metapneumonischer Natur, oft nicht erkannt. Dies hat außer den etwa bestehenden Abweichungen vom typischen physikalischen Befund noch einen weiteren Grund. Die metapneumonischen Empyeme rufen gelegentlich nur geringes Fieber hervor; auch können Schüttelfröste oder die steilen Kurven des Eiterfiebers fehlen. Immer besteht jedoch erhebliche Pulsbeschleunigung. Der Arzt denkt in solchen Fällen dann bisweilen nicht an die Möglichkeit eines Empyems und nimmt eine verzögerte Lösung der Pneumonie an. Und wenn er an ein Empyem denkt, so scheitert dessen diagnostische Feststellung nicht selten an der Insuffizienz der Probepunktion.

Probepunktion.   Die Probepunktion muß, wenn sie gelingen soll, an der richtigen Stelle und mit dem richtigen Instrument ausgeführt werden. Man punktiere hinten, in der Seite oder (seltener) auch vorn stets an der Stelle stärkster Dämpfung und so tief als möglich; sehr zweckmäßig nach dem Vorschlag von C. HIRSCH bei tiefstem Inspirium. Niemals begnüge man sich mit einer oder zwei Punktionen, sondern punktiere — bei negativem Resultat — an den verschiedensten Stellen. Oft sind 5, ja 10 Probepunktionen nötig, um den Eiter zu finden. Man aspiriere auch aus verschiedenen Tiefen, da es ja ganz flache Eiterschichten gibt. Auch vergesse man nicht, von der Axilla aus und — bei erhobenem Arm — subskapular zu punktieren. Die Punktionsnadel soll mindestens 10 cm lang und entsprechend dick sein; niemals genügt die Pravazspritze zur Probepunktion!

Erst die Probepunktion gibt Aufschluß über die Art des Ergusses. Wird ein seröser Erguß gefunden, so kann man aus seiner Beschaffenheit entscheiden, ob er entzündlichen Charakters ist oder ein reines Transsudat darstellt.

Die Untersuchung des Punktates ergibt beim reinen Transsudat ein niedriges spezifisches Gewicht (unter 1015), einen niedrigen Eiweißgehalt (unter 1%). Ferner ist die RIVALTAsche Reaktion negativ.

Die Reaktion wird in folgender Weise ausgeführt: Man säuert 50 ccm Wasser mit einem Tropfen 50%iger Essigsäure an und läßt in diese Mischung einen Tropfen der zu untersuchenden Flüssigkeit fallen. Bildet sich eine zu Boden sinkende, weißliche Wolke mit längerem weißblauen Streifen, so handelt es sich um einen entzündlichen Erguß.

Nicht ganz selten halten Ergüsse in ihrer Beschaffenheit die Mitte zwischen Transsudat und Exsudat. Das kommt besonders bei nephritischen Ergüssen vor und auch bei den oft recht hartnäckigen, meist rechtsseitigen Exsudaten mancher Herzkranker (D. GERHARDT). Dieser Erguß bildet sich, ohne daß sonst Zeichen anderweitiger Stauung vorzuliegen brauchen. EsSER hat auf Grund einiger Sektionsbefunde geglaubt, sein Zustandekommen durch starke, einseitige Lymphdrüsenschwellung am Hilus und dadurch behinderten Lymphabfluß erklären zu können.

Entzündliche Ergüsse.   Handelt es sich um einen entzündlichen Erguß, so ist seine Ätiologie festzustellen.

Nach den Statistiken der Jenenser Klinik (GROBER und WOLFRAM) sind etwa 40—50% der serösen Exsudate tuberkulösen Ursprungs. Der Rest verteilt sich auf die rheumatischen, durch verschiedene andere Mikroorganismen erzeugten, insbesondere die metapneumonischen, die traumatischen, die bei Nephritiden und Herzkranken und endlich die Ergüsse unklarer Herkunft.

Seitdem man die große Häufigkeit der tuberkulösen Ätiologie der Pleuritiden erkannt, ist bei vielen Ärzten die Möglichkeit ihrer rheumatischen Verursachung über Gebühr verdrängt worden. Diese ist aber, wie auch HANGARTER[1]) auf Grund von Kriegserfahrungen darlegte, keineswegs selten. Einen rheumatischen Erguß darf man annehmen, wenn die Anamnese das Vorangehen einer lacunären Angina ergibt oder gleichzeitig ein akuter Gelenkrheumatismus und eine Perikarditis und Endokarditis auftreten. Diagnostische Schlüsse

---

[1]) HANGARTER, Dtsch. med. Wochenschr. 1944. S. 326.

darf man auch ex juvantibus ziehen: Die rheumatischen Ergüsse gehen meist auf kräftige Salicylgaben rasch zurück.

Die bakteriologische Untersuchung fällt bei Empyemen, besonders den durch Eitererreger oder Pneumokokken bedingten, in seltenen Fällen bereits am einfachen Präparat positiv aus. Bei serösen Ergüssen gelingt die Feststellung der Eitererreger, Typhusbacillen, Bacterium coli oder Pneumokokken meist erst durch die Kultur oder (speziell bei den Pneumokokken), durch Überimpfung auf die Maus, in deren Herzblut die Pneumokokken leicht zu finden sind. Wenn in einem serösen Erguß Streptokokken gefunden werden, wird er meist rasch eitrig, während die durch andere Mikroorganismen bedingten Ergüsse serös bleiben und sich spontan resorbieren können. Das gilt besonders für die Pneumokokkenergüsse, wenn sie nicht postpneumonisch, sondern gleichzeitig mit der Pneumonie auftreten. *Bakteriologische Untersuchung.*

Die rheumatischen und tuberkulösen Ergüsse erweisen sich bei dem üblichen bakteriologischen Verfahren meist als keimfrei. Nur selten gelingt es, Tuberkelbacillen direkt zu finden. Etwas häufiger gelingt dies im Tierversuch. Nur muß man genügende Mengen, mindestens 10 ccm des Exsudates auf das Meerschweinchen verimpfen.

Ein weiteres Verfahren zur Differenzierung der Ergüsse ist die Cytodiagnostik der im Erguß enthaltenen Zellformen. Ihr diagnostischer Wert ist früher stark überschätzt worden. Man darf ihn heute, wie folgt, präzisieren: Überwiegen bei einem akut entstandenen und noch nicht lange bestehenden Erguß die Lymphocyten, so spricht dies für den tuberkulösen oder (viel seltener) für den lymphogranulomatösen Charakter des Ergusses. Denn anders geartete, akut entstandene Ergüsse enthalten anfangs überwiegend polynucleäre Leukocyten. Bei chronischen Ergüssen läßt sich aber ein diagnostischer Schluß aus der Form der Leukocyten nicht mehr ziehen. Bei leukämischen Ergüssen sollen nach FUNK vorzugweise dieselben Zellen beobachtet werden, die auch im Blute überwiegen. *Cytodiagnostik.*

Es ist aber davor zu warnen, daß man bei Verdacht auf einen Pleuratumor etwa aus der Form der im Erguß enthaltenen Pleuraendothelien irgendwelche bindende Schlüsse zieht. Die Pleuraendothelien nehmen in Ergüssen oft merkwürdige Formen an, ohne daß dies irgendeine Bedeutung hat. Nur wenn man direkte Geschwulstpartikel, etwa ausgesprochene Krebszellennester findet, ist dies von diagnostischer Bedeutung.

Eine gewisse diagnostische Bedeutung ist allerdings von STADELMANN, PICK und auch A. FRÄNKEL einer besonderen Art Zellen, den sog. Siegelringzellen beigelegt worden. Es sind dies runde geblähte Zellen, die fast völlig durch eine oder mehrere Vakuolen ausgefüllt sind. Diese Vakuole drückt den Kern gegen den Rand der Zelle, so daß die Zelle die Form eines Siegelrings darbietet. STADELMANN und PICK glaubten, daß ihr Auftreten pathognomon sei für das Bestehen eines Endothelialkrebses, weil sich derartige Zellen auch in diesen Krebsen selbst nachweisen lassen. Nach MEISSNER[1] sind sie aber nicht beweisend, sondern kommen auch bei anderen kachektischen Zuständen (Hungerödem) zur Beobachtung. *Siegelringzellen.*

Mitunter werden adipöse Ergüsse, seltener auch chylöse bei der Punktion entleert. Die adipösen Ergüsse, also solche von milchigem Aussehen, die stark verfettete Zellen enthalten, kommen namentlich bei Tumoren vor, die echten chylösen Ergüsse natürlich nur bei einer Fistel eines Chylusgefäßes. *Adipöse und chylöse Ergüsse.*

In seltenen Fällen entleert man einen durch Cholesterinkrystalle milchig getrübten Erguß. Es handelt sich stets um lange bestehende, oft tuberkulöse Ergüsse. In einem von MATTHES beobachteten Falle setzte sich beim Stehenlassen des Ergusses ein dicker Brei von Cholesterinkrystallen am Boden des Punktates ab. Noch seltener findet man CHARCOT-LEYDENsche Krystalle in pleuritischen Ergüssen, mitunter mit eosinophilen Zellen. *Cholestearinhaltige Ergüsse.*

---

[1] MEISSNER, Dtsch. med. Wochenschr. 1924. Nr. 25.

Blutige Ergüsse kommen, falls keine Verletzung vorangegangen ist, bisweilen bei Tuberkulose, viel häufiger aber bei Tumoren vor. Auch bei Struma
maligna hat man doppelseitigen Hämothorax beobachtet (H. STOLLREITER[1]).
Gelegentlich sieht man sie auch bei hämorrhagischen Diathesen (Skorbut u. a.),
bei Typhus und selten bei Nephritis. Die durch Tumoren — Pleura- sowohl wie
Lungentumoren — bedingten Ergüsse imponieren anfangs häufig als einfache Ergüsse. Sie verlaufen allerdings oft, aber nicht immer fieberlos. Gewöhnlich gelingt
anfangs die Entleerung leicht. Mit der Zeit aber, je mehr sich nämlich Tumor-
massen an Stelle des Ergusses setzen, wird die Entleerung immer schwieriger.
Die Ergüsse sind dann auch vielfach abgesackt. Die Diagnose Tumor läßt
sich außer einer etwa hämorrhagischen Beschaffenheit des Ergusses in vielen
Fällen dadurch stellen, daß man den primären Tumor, z. B. ein Lymphosarkom
der Halsdrüsen feststellt. Auch kann das Röntgenbild Auskunft geben, besonders
wenn man den von meinem Mitarbeiter R. STAHL zuerst geübten diagnostischen
Pneumothorax anlegt.

Nach penetrierenden, aber auch nach stumpfen Traumen können gleichfalls sanguinolente Ergüsse entstehen. Wenn man diese Fälle nicht gleich nach
dem Unfall sieht, wird aber nicht reines Blut, sondern sanguinolentes Serum
entleert. Dies kann auch nach den über das Verhalten des in den Pleuraraum
gedrungenen Blutes vorliegenden Untersuchungen nicht wundernehmen. Denn
MORAWITZ fand, daß in die Pleura experimentell eingebrachtes Blut ungerinnbar wird; und PAGENSTECHER machte auf die Verdünnung des Blutes durch
transsudiertes Serum aufmerksam.

Endlich sei noch des charakteristischen Befundes bei dem seltenen Pleuraechinococcus gedacht. Es kann sich im Pleuraraum ein isolierter Echino-
coccussack entwickeln, dessen obere Begrenzung dann bogenförmig ist. In
zwei Fällen von MATTHES stand aber neben dem Echinokokkensack ein Exsudat,
so daß sie physikalisch als einfache Ergüsse imponierten. Der unkomplizierte
Echinococcus ruft kein Fieber hervor. Jedoch vereitern die Exsudate bei
Pleuraechinokokken oft und führen dann zu Fieber. Sticht man die Echinococcusblase selbst an, so erhält man als Punktat eine eiweißfreie Flüssigkeit von
geringem spezifischen Gewicht (1012), die reichlich Kochsalz und mitunter
Bernsteinsäure enthält. Streifige Membranteile oder Scolices findet man nur
ausnahmsweise. Der Befund der eiweißfreien Flüssigkeit ist aber so auffallend,
daß er ohne weiteres die Diagnose sichert.

Bei der Punktion einer Echinococcusblase tritt ferner oft eine ausgebreitete
Urticaria auf. Man denke also bei solchen allergischen Exanthemen an die
Möglichkeit eines Echinococcus, selbst wenn man nicht das charakteristische
Punktat erhalten hat, sondern einen daneben stehenden Erguß punktierte. Auch
wird man bei Verdacht auf Echinococcus das Blut auf Eosinophilie untersuchen und
Komplementablenkungsreaktion und intracutane Echinantigenprobe anstellen.

Der Vollständigkeit wegen sei erwähnt, daß man auch versucht hat, die Bestimmung
des Gefrierpunktes und der molekularen Konzentration der Punktate heranzuziehen,
um über die Resorptionsfähigkeit ein Urteil zu gewinnen (ROTSCHILD und TORDAY).
Nachuntersuchungen von HIS und MEYER haben aber gezeigt, daß die Verhältnisse von
Exsudation und Resorption sehr komplizierte sind und daß man keineswegs aus der
größeren oder geringeren molekularen Konzentration einen Schluß auf die Resorptionsfähigkeit eines Ergusses zu ziehen berechtigt ist.

Der Fieberverlauf und die Höhe des Fiebers können bekanntlich recht
verschieden sein, wenn auch Pleuritiden im allgemeinen nicht so hohes Fieber
wie Pneumonien hervorrufen. Empyeme können selbstverständlich ein typisches Eiterfieber erzeugen; ich betone aber nochmals, daß bei chronischen
Empyemen das Fieber nicht selten auch durchaus uncharakteristisch ist.

---

[1] H. STOLLREITER, Ärztl. Wochenschr. 1947. S. 740.

Das Blutbild ergibt bei tuberkulösen Pleuritiden meist Leukocytose mit   Blut-
befund.
Lymphocytose, bei nichttuberkulösen Fällen je nach Höhe des Fiebers wechselnde
Leukocytosen mit Linksverschiebung ohne Lymphocytose, bei Empyemen
starke Leukocytose mit Linksverschiebung.

Die interlobären Ergüsse, die oft metapneumonische sind, aber auch   Interlobäre
Ergüsse.
gelegentlich andere Ursachen haben (MANCINI beobachtete einen interlobären
Erguß nach Angina), können sehr unklare klinische Bilder geben. Früher
blieben sie oft undiagnostiziert, falls sie nicht spontan in den Bronchus durch-
brachen. Heute sind sie bei guter Röntgentechnik stets festzustellen.

Bezüglich des Durchbruchs von Empyemen sei bemerkt, daß der Befund von Lungen-
elementen (elastischen Fasern oder Lungenschwarz) im ausgehusteten Eiter für eine Zerstörung der Lunge etwa durch einen Absceß spricht, das Fehlen dieser Elemente dagegen für
die Diagnose „durchgebrochenes Empyem". Die Entleerung maulvoller Eitersputa bei
bestimmter Körperhaltung kommt dagegen beiden Zuständen zu.

Allerdings kann auch bei dem Durchbruch eines Empyems gelegentlich der plötzliche
und massenhafte eitrige Auswurf vermißt werden. A. SCHMIDT hat z. B. Fälle von ganz
allmählicher Entleerung kleiner Pleuraempyeme durch Perforation in den Bronchus beschrieben, die nicht durch besonderes Verhalten des Auswurfs gekennzeichnet waren.

Die interlobären Empyeme verraten sich nur, wenn sie ziemlich erheblich
sind, durch eine Dämpfung. Diese sollte eigentlich entsprechend der Lage
des Pleuraspaltes den Thorax in Form eines schräg verlaufenden Dämpfungs-
streifens umgeben und namentlich sollten die dem Unterlappen entsprechenden
Partien hellen Schall geben. Die Dämpfung sollte eine suspendierte sein, wie
ORTNER sagte. Oft geht die Dämpfung aber, weil der Unterlappen komprimiert
wird, bis nach unten fort. Auch können die dem Empyem benachbarten Lungenpartien akut infiltriert (GERHARDT, ORTNER) und dadurch die Grenzen undeutlich werden, oder es können gleichzeitig pleuritische Schwarten vorhanden sein.

ORTNER gibt als Kennzeichen des interlobären Empyems an: Lokalisation des Schmerzes
im Interscapularraum, während sonst beim freien Erguß der Schmerz mehr an der Basis
lokalisiert wird. Bei circumscripter Dämpfung spricht Bronchophonie für Pneumonie. Man
soll auch die Flüsterstimme auskultieren. Der Stimmfremitus ist nicht zur Unterscheidung geeignet. Oft ist hinten bis herunter Dämpfung nachzuweisen, die aber im Interscapularraum am intensivsten ist. Vorn kann Relaxationstympanie bis unten herab bestehen.
Das Mediastinum wird stark verschoben. Es bleibt auch stark verschoben bei Kombination
mit einem freien Erguß nach dessen Entleerung. Falls die Verschiebung des Mediastinums
bei Empyemen fehlt, kann man daraus die Diagnose einer schwieligen Mediastinitis stellen
mit Fixation des Mediastinum, namentlich wenn gleichzeitig das OLLIVER-CARDARELLIsche
Zeichen vorhanden ist. Das GROCCOsche Dreieck fehlt; dagegen ist eine kreissektorförmige
Dämpfung im Interskapularraum der gesunden Seite vorhanden [1]).

Alle diese diagnostischen Tüfteleien sind aber heute unwesentlich geworden.
Denn das Röntgenbild zeigt uns auch die interlobären Empyeme meist haarscharf an; aber nur dann, wenn man Aufnahmen bei verschiedenem Strahlengang, insbesondere Profilaufnahmen macht.

Mit der Punktionsnadel sind die interlobären Ergüsse nicht immer sicher zu
erreichen; auch ist die Punktion, da sie die freie Pleura infizieren kann, bisweilen nicht unbedenklich.

Die interlobären Empyeme brechen manchmal spontan in die freie Pleura
durch, veranlassen dann oft ein schwereres Krankheitsbild und erfordern einen
operativen Eingriff. Es sei aber betont, daß der Durchbruch in den Bronchus
und eine damit mögliche Spontanheilung immerhin so häufig vorkommen, daß
man gut tut, bei interlobärem Empyem, das nicht in die freie Pleura durchgebrochen ist, mit der eingreifenden Operation zurückhaltend zu sein.

Andererseits ist es natürlich falsch, mit dem operativen Eingriff zu lange zu
warten. Dies geschieht naturgemäß oft, wenn das Empyem nicht erkannt ist.

---

[1]) ORTNER, Med. Klinik 1916. Nr. 31.

In einem Falle von MATTHES hatte das nach einem akuten Prozeß des Oberlappens sich entwickelnde Empyem über ein Jahr bestanden, ehe der Kranke die Klinik aufsuchte. Die rechte Spitze war tympanitisch gedämpft, weiter nach unten nahm auf dem Rücken die Dämpfung zu, um etwa in der Höhe des 3. Brustwirbels absolut zu werden. Diese absolute Dämpfung ging haarscharf in normalen Lungenschall am 5. Brustwirbel über. Vorn war der Schall bis zur 2. Rippe tympanitisch gedämpft und ging weiter unten allmählich in sonoren Schall über. Die unteren Lungengrenzen verschoben sich frei. Die absolute Dämpfung war hinten in Form eines mit der Spitze lateralwärts zeigenden Keils abgrenzbar. Der Stimmfremitus war über der gedämpften Stelle nicht vermindert. Atmungsgeräusch über der Spitze vesiculär, vorn grobes Reiben, hinten deutliches Entfaltungsknistern. Über der Zone der absoluten Dämpfung Übergangsatmen. Das Röntgenbild zeigte nach unten eine haarscharfe Grenze zwischen massivem Schatten und hellem Lungenfeld, nach oben war die Grenze zwar auch zu erkennen, aber das ganze Spitzenfeld erschien getrübt und mit kleinen Herden durchsetzt. Außerdem sekundäre Anämie, mittelhohes Fieber, Leukocytenzahl 8000. Die Punktion ergab eingedickten sterilen Eiter, die Operation ein tuberkulöses interlobäres Empyem.

Bricht ein interlobäres Empyem in die freie Pleura durch, so ist keineswegs immer sofort ein allgemeines Pleuraempyem die Folge. Meist ist die Durchbruchstelle schon vorher durch Verwachsungen mehr minder gegen die freie Pleura abgeschlossen, so daß sich der durchgebrochene Eiter nur wenig in der Fläche ausdehnen kann. Man hat deswegen (SABOURIN) von einer hemdknopfförmigen Pleuritis gesprochen. Die Durchbruchstelle selbst kann schmerzhaft sein; über ihr können sich Reibegeräusche und entzündliche Veränderungen der Thoraxwandungen finden, wie über einem umschriebenen Absceß. Ferner sei bemerkt, daß eine vom Hilus ausgehende tuberkulöse Infiltration einen interlobären Erguß vortäuschen kann. Ihre Grenzen sind namentlich im Beginn oft ganz scharflinige. Man achte darauf, ob sich außer dem fraglichen Schatten noch kleinere Infiltrationsherde in der Umgebung röntgenologisch nachweisen lassen.

Interlobäre seröse Ergüsse, die sich rasch resorbieren und kaum physikalische Erscheinungen machen, sind anscheinend nicht so selten. Man entdeckt sie allerdings nur, wenn man Pneumoniker regelmäßig röntgt.

Basisexsudate. Basisexsudate zwischen unterer Lungenfläche und Zwerchfell erkennt man auch meist erst auf dem Röntgenbild. Sie können anhaltenden Singultus hervorrufen und dadurch die Diagnose auf die richtige Spur leiten. Natürlich können die Basisexsudate auch die Symptome zeigen, die bei der Besprechung der trockenen Entzündungen der Zwerchfellpleura erörtert wurden.

Ergüsse der Pleura mediastinalis. Selten treten Flüssigkeitsansammlungen in der Pleura mediastinalis anterior auf, die klinische Symptome machen. Zwei Fälle beschrieb REHBERG [1]. Die Erscheinungen sind denen eines Perikardialergusses ähnlich. Nur wird bei linksseitiger Pleuritis mediastinalis das Herz nach rechts verschoben und es tritt eine bei Perikardialerguß nicht vorkommende Pulsation rechts vom Sternum auf. Bei rechtsseitiger Pleuritis mediastinalis dagegen soll durch den Erguß eine auffallende Beeinträchtigung des rechten Herzens zustande kommen, die sich in starker Cyanose äußert. Ich beobachtete ein rechtsseitiges paramediastinales Empyem, das eine starke Verbreiterung des Herzens nach rechts vortäuschte; es wurde erst bei der Obduktion entdeckt.

Röntgenologisch fand SAVY bei rechtsseitiger Pleuritis mediastinalis anterior einen dreieckigen, neben dem Herzen liegenden Schatten mit der Basis unten, bei linksseitiger ähnliche Bilder wie bei Aortenaneurysma. Später haben ASSMANN, GRÖDEL und HERRNHEISER Beiträge zur Röntgenologie dieser Erkrankungen geliefert.

Auch in der Pleura mediastinalis posterior kann es zu Entzündung und Flüssigkeitsansammlung kommen. Sie lassen sich nur durch die Röntgen

---

[1] REHBERG, Med. Klinik 1920. Nr. 40

untersuchung von anderen Mediastinalprozessen unterscheiden und äußern sich durch Drucksymptome. STAEHELIN gibt an, daß gelegentlich keuchhusten-ähnliche Anfälle und Erscheinungen von Trachealstenose dabei vorkommen. LAUFER[1]) beschrieb einen Fall von Pleuritis costomediastinalis posterior, der die Erscheinungen einer Infiltration des rechten Unterlappens hervorgerufen hatte und erst röntgenologisch geklärt wurde.

Ihres großen differentialdiagnostischen Interesses halber mögen endlich noch die sog. Durchwanderungspleuritiden eine Erörterung finden.

Während von der Pleurahöhle her die Bauchhöhle nur sehr selten infiziert wird, geschieht das Umgekehrte häufig. Diese Durchwanderung des ent-zündlichen Prozesses erfolgt sicher auf dem Lymphwege. Eine experimentelle Untersuchung PUTZURIANUs ergab wenigstens, daß eine Infektion der Lymph-gefäße des Coecums regelmäßig von einer Pleuritis der rechten Seite, eine In-fektion der Cöcalvenen dagegen nie von einer solchen gefolgt war.

Das Lymphgefäßsystem der Bauchhöhle ist, wie KÜTTNER zeigte, ein paariges, und zwar trennt das Ligamentum suspensorium hepatis beide Seiten. Die entzündlichen Prozesse der linken Bauchhöhle rufen also linksseitige, die der rechten rechtsseitige Durchwanderungspleuritiden hervor. Für die links-seitigen kommen als Ursache perforierte Magengeschwüre, Milzembolien und, wie schon bei der Pankreasfettgewebsnekrose erwähnt wurde, auch Pankreas-affektionen in Betracht. Die Ursache der rechtsseitigen sind in erster Linie Appendicitiden, in zweiter Linie die entzündlichen Prozesse des Gallengang-systems und Leberabscesse. Von paranephritischen Eiterungen können sowohl rechts wie links Pleuritiden ausgehen. Man denke also in jedem Fall von Pleuritis an die Möglichkeit der Durchwanderung und versäume die Unter-suchung der Abdominalorgane nicht. Wie wichtig die Kenntnis dieser Durch-wanderungspleuritiden werden kann, lehrt folgender Fall von MATTHES:

„Es handelte sich um einen Kranken, der an einem Leberabsceß, hervorgegangen aus einer eitrigen Cholangitis, operiert war und der, trotzdem der Absceß gefunden war, weiter hoch fieberte. Der Chirurg legte mir die Frage vor, ob ich einen nochmaligen Eingriff für gerechtfertigt hielte. Ich fand eine doppelseitige Durchwanderungspleuritis, man mußte also sowohl im rechten als im linken Leberlappen entzündliche Vorgänge annehmen. Ich riet daher von der Operation ab, da sich wahrscheinlich multiple Leberabscesse finden würden. Die Sektion bestätigte diese Annahme."

Bemerkt sei noch, daß die Durchwanderungspleuritiden regelmäßig anfangs seröser Natur sind, später aber eitrig werden können.

Von seltenen Vorkommnissen sei kurz der Pleuritis pulsans gedacht. Es kommt sowohl bei serösen als auch bei eitrigen Ergüssen vor, daß über einer Pleuritis und besonders in den Intercostalräumen deutlich herzsynchrone Pulsationen auftreten. Auf der linken Seite ist die pulsierende Pleuritis häu-figer als auf der rechten. Verwechslungen mit Aortenaneurysmen sind bei guter Röntgentechnik vermeidbar.

Zum Schluß sei noch einiger Vorkommnisse bei Pleuritis gedacht, zuerst des Auftretens der sog. albuminösen Expektoration, die nach Pleura-punktion, namentlich wenn sie zu ausgiebig ausgeführt wird, auftreten kann und in seltenen Fällen tödlich endet.

WALDVOGEL hat experimentell erwiesen, daß es sich dabei nicht immer um ein Lungen-ödem handelt, das infolge der Druckschwankung entstanden sei, sondern daß vielmehr ein direkter Übertritt der Pleuraflüssigkeit in die Luftwege der Grund der albuminösen Expektoration sein kann. Zu diesem Übertritt kommt es anscheinend namentlich durch heftige Hustenstöße, die wohl zu Einrissen der entzündeten Pleura führen müssen. Auch GERHARDT pflichtete dieser Auffassung bei.

Als praktisch wichtig sei ferner erwähnt, daß man bei Lungentuberkulosen ab und zu seröse pleuritische Ergüsse sieht, die bis oben hin vollgelaufen sind

Durch-wande-rungs-pleuritis.

Pleuritis pulsans.

Albuminöse Expekto-ration.

Sero-pneumo-thorax tuber-culosus.

[1]) LAUFER, Klin. Wochenschr. 1924. Nr. 47.

und trotz ihrer Größe den Trägern nur geringe Beschwerden machen. Sie
sind eben sehr allmählich entstanden. Es handelt sich bei diesen Fällen meist
um einen vollgelaufenen Spontanpneumothorax. Gleiches beobachten
wir heute ja nicht selten auch bei therapeutischem Pneumothorax.

Auch Lungenembolien sind nach Punktionen, aber gelegentlich auch bei
Pleuritis beobachtet worden.

Das Vorkommen der albuminösen Expektoration, wie das der Lungenembolien führt
zu der Frage nach dem Einfluß der Pleuraexsudate auf den Kreislauf, insbesondere auf den
Lungenkreislauf. Der Druck in einem Pleuraexsudat ist, wenn man vom hydrostatischen
Druck absieht, nach QUINCKE und GERHARDT meist ein negativer, d. h. wenn man den Druck
im Steigrohr mißt, erreicht er nicht die Höhe der oberen Grenze des Ergusses. Außerdem
kann man nach den Untersuchungen von LICHTHEIM, die GERHARDT gegenüber den
LANDGRAFschen Einwänden bestätigte, $4/5$ der Lunge aus der Zirkulation ausschalten, ohne
daß der Blutdruck in den Körperarterien wesentlich beeinflußt wird. GERHARDT kam deshalb
zu dem Schluß, daß die Arbeit des Herzens durch einen Pleuraerguß nicht wesentlich
erschwert werde. Dem stehen allerdings klinische Beobachtungen entgegen, die Erweiterung
des rechten Ventrikels wenigstens bei längerem Bestehen eines Exsudats ergaben.

Druck im Exsudat.

Wirkung auf die Herzarbeit.

Ein Fall, der dafür zu sprechen scheint, daß ein Pleuraerguß die Arbeit des
rechten Herzens erschwert, sei hier zitiert.

Ein Brustkind war am 10. Lebenstage erkrankt, nachdem es die Mutter an ihrer eitrig
entzündeten Brust hatte trinken lassen. Es starb am 21. Lebenstage an einem linksseitigen
Empyem. MATTHES sah das Kind in extremis und fand neben der linksseitigen pleuritischen Dämpfung eine enorme Verbreiterung des Herzens nach rechts mit einem lauten
systolischen Geräusch. Die Sektion ergab eine außerordentliche Dilatation und Hypertrophie des rechten Ventrikels, für die sich außer dem Bestehen des Empyems keine
Ursache feststellen ließ.

Zum Schluß sei noch ein sicher seltener Befund erwähnt, den TREVISANELLO
beschrieben hat. Es hatte sich an der Stelle wiederholter Punktionen eine
hernienartige Vorwölbung der Pleura mitsamt der äußeren Bedeckungen
gebildet, die später von der eigentlichen Pleurahöhle durch Verwachsungen
abgetrennt war und als unklare Cyste imponierte.

Pleura-hernie.

C. Die Differentialdiagnose der pleuritischen Schwarten und der Pleuraverwachsungen.

Pleura-schwarten

Die Bildung einer Pleuraschwarte ist ein häufiger Ausgang einer exsudativen Pleuritis. Im weiteren Verlauf können diese Schwarten stark schrumpfen
und einen Zwerchfellhochstand auf der befallenen Seite, ein Herüberziehen
des Mediastinums und bei Kindern und Jugendlichen gelegentlich sogar Verbiegungen des Thorax und der Wirbelsäule zur Folge haben. Nicht selten
sind sie wegen der erschwerten Entfaltung der von ihr bedeckten Lungenteile
auch Ursache chronischer Katarrhe dieser Lungenabschnitte. Die Differentialdiagnose hat diese Schwarten gegen Exsudatreste oder einen Tumor abzugrenzen. Die sichere Unterscheidung gegenüber den ersteren gelingt nicht immer,
da natürlich die Übergänge ganz fließende sind und selbst zwischen dicken
Schwarten noch etwas flüssiges Exsudat vorhanden sein kann.

Das dorsoventrale Röntgenbild gibt nicht immer sichere Auskunft; eine starke
Schwarte kann einen ebenso dichten Schatten wie ein Erguß hervorrufen.
Allerdings wird eine gute Profilaufnahme die Unterscheidung meist ermöglichen.
Falls eine genaue Röntgenuntersuchung nicht erfolgen kann, mag bezüglich der
Differentialdiagnose zwischen Schwarte und Erguß folgendes angeführt werden:
Eine vergleichende Messung des Brustumfanges ergibt, daß bei ersterer der
Umfang der kranken Seite kleiner als der der gesunden ist. Allerdings bedeutet
diese Verkleinerung des Umfanges nur, daß der Erguß größtenteils resorbiert
ist, nicht aber, daß es sich bereits um seine völlige Aufsaugung handelt. Ferner

lassen sich die gegenüber dem Erguß umgekehrten Verlagerungen der Nachbarorgane als Zeichen von Schrumpfung nachweisen, also Zwerchfellhochstand und
eine Verlagerung des Mediastinums nach der kranken Seite hin. Endlich
ist der Erfolg der Probepunktion negativ. Man hat bei der Probepunktion
oft direkt das Gefühl des Widerstandes, wenn man durch die Schwarten
sticht. Erhält man bei der Probepunktion noch etwas Flüssigkeit, so kann
man einen kleinen diagnostischen Pneumothorax anlegen. Man kann dann
die horizontale Lage des Flüssigkeitsspiegels sehen und den Thorax auf
bestehende Verwachsungen absuchen.

Mitunter gelingt es auch, kleine, in Schwarten verborgene Ergüsse durch die schon erwähnte Ektoskopie von WEISZ aufzufinden. WEISZ[1] hob hervor, daß über Schwarten
das Sprechphänomen (die Hervorwölbung des Intercostalraums beim Sprechen des Wortes
Kitt) fehle, dagegen an circumscripter Stelle, wenn dort noch Erguß wäre, erhalten bliebe.

Die Differentialdiagnose gegenüber einem Pleuratumor, bzw. einem auf
die Pleura übergreifenden Tumor der Nachbarorgane, läßt sich in erster Linie
durch die Röntgenuntersuchung und auch auf Grund der Anamnese stellen,
die bei der Schwarte das Vorangehen einer akuten, fieberhaften, exsudativen
Pleuritis ergibt. Im übrigen sei auf das unter Tumoren der Pleura Gesagte
verwiesen. Besonders hämorrhagische Exsudate mit anscheinender Schwartenbildung sind auf Tumor verdächtig.

Verwachsungen und Adhäsionen der Pleura kann man physikalisch
nur dann diagnostizieren, wenn sie zur Fixierung beweglicher Lungenränder
geführt haben. NEUMANN gibt an, daß man bei nachweisbarer geringerer oder
gar aufgehobener Verschieblichkeit der Lungengrenzen auf das Symptom der
TURBANschen Verschleierung untersuchen solle. Diese besteht darin, daß bei
leiser Perkussion der untere Lungenrand nicht mehr scharf feststellbar ist,
sondern schon etwa handbreit über ihm eine relative, ganz allmählich in die
absolute Dämpfung übergehende Dämpfungszone besteht. *Pleuritische Verwachsungen.*

Am besten sieht man aber die Verwachsungen wiederum auf dem Röntgenbild. Besonders sind Verwachsungen mit dem Zwerchfell sehr deutlich,
da sie bei der Atmung aus der gleichförmig sich abwärts bewegenden
Zwerchfellkuppel spitze Zelte auszuziehen pflegen. Man verwechsle sie aber
nicht mit der auch bei normalem Zwerchfell an der Grenze zwischen musku-
lösem und faserigem Teil auftretenden, mit der Spitze nach unten gerichteten
Einkerbung. Auch Verwachsungen mit dem Perikard können sehr deutlich
werden. Das Perikard wird gleichfalls zipflig an der Stelle der Verwachsung
ausgezogen. Wahrscheinlich sind auch dichte, scharf konturierte Schattenbänder,
die quer durch die Lungenfelder verlaufen, als Verwachsungen bzw. als strangförmige Schwarten zu deuten. Das Symptom der Festons, das bei der Diagnose
der beginnenden Tuberkulose erwähnt wurde, ist wohl auch auf Adhäsionen vielleicht multipler Art und noch frischerer Natur zurückzuführen. Am deutlichsten
kann man das Bestehen von Verwachsungen beim Pneumothorax sehen.

Ein neues Symptom pleuraler Verwachsungen beschrieb JONA[2]: es besteht in der gleich-
sinnigen Verschiebung von Rippen und Lungenzeichnung bei der Atmung vor dem Röntgenschirm, während im Normalfall eine entgegengesetzte Verschiebung deutlich erkennbar ist.

DEIST hat versucht, durch graphische Aufnahmen Pleuraadhäsionen nachzuweisen.
Er bedient sich dazu kleiner Glastrichter, die an symmetrischen Stellen in den Intercostalräumen angesetzt werden und mit einem Schreibapparat verbunden sind. Es scheint
zu gelingen, so Verwachsungen festzustellen. Das hat namentlich für die Auswahl der Stelle,
an der z. B. ein künstlicher Pneumothorax angelegt werden soll, auch praktische Bedeutung.
Wegen der Einzelheiten des Verfahrens sei auf die Originalarbeit verwiesen[3].

Von PANYREK (zit. nach DEIST) sind auch Gruppen dilatierter Capillargefäße als
Symptom einer in der Nachbarschaft vorhandenen adhäsiven Pleuritis beschrieben worden.

[1] E. WEISZ, Diagnostik mit freiem Auge. Wien u. Berlin: Urban & Schwarzenberg
1925. 2. Aufl. [2] JONA, Frschr. Röntgenstr. 67. 2. [3] DEIST, Obliteratio pleurae. Dtsch.
Arch. f. klin. Med. Bd. 134 u. 136.

Es ist aber zweifellos, daß der Kranz erweiterter Hautcapillaren, welcher dem Ansatz des Zwerchfells entspricht, nichts mit den Verwachsungen zu tun hat. SAHLI, der dieses Phänomen bereits 1885 beschrieb, versucht es durch die an dieser Stelle eigentümlichen Druckverhältnisse bei der Atmung zu erklären (s. SAHLI, Lehrbuch).

Die Diagnose der Adhäsionen ist insofern wichtig, als sie nicht selten als Grund sonst unerklärlicher Schmerzen angesprochen werden können.

Kreislauf-
apparat. Einige Worte seien noch über die Beziehungen der Pleuraschwarten und Verwachsungen zum Kreislaufapparat gesagt. v. ROMBERG hat betont, daß schon die Obliteration einer Pleurahöhle zu einer mäßigen Hypertrophie des rechten Herzens führe, die aber nach beendeter Ausbildung der Hypertrophie meist eine ausreichende Kompensation ermögliche. Derartige Herzfolgen sind aber bei Pleuraverwachsungen doch recht selten.

Folgender Fall meiner Rostocker Klinik kennzeichnet dies Krankheitsgeschehen: Ein jetzt 52jähr. machte vor 30 Jahren schwere, linksseitige Pleuritis durch, die zu hochgradiger Schrumpfung der linken Brustseite führte. Seit 2—3 Jahren traten Herzstörungen, schließlich Ödeme auf. Es fanden sich: völlige Verschwartung des linken Lungen-Pleurafeldes, Verziehung von Mediastinum und Herz nach rechts, gleichzeitig hochgradige Dilatation des rechten, geringere des linken Herzens. Starke Leberschwellung und desgleichen Ödeme der Beine. Außerdem alle subjektiven Zeichen der Herzdekompensation. Auf Digitalis rasche Kompensierung aller Insuffizienzsymptome.

Daß eine doppelseitige Obliteration der Pleurablätter zu schweren Insuffizienzerscheinungen seitens des rechten Herzens führen kann, war schon TRAUBE bekannt. Es handelt sich dabei meist um chronisch entstandene Verwachsungen, entweder auf dem Boden einer chronisch verlaufenden Tuberkulose der Pleura oder um den eigentümlichen, die meisten serösen Häute (Pleura, Perikard, Bauchfell) befallenden Entzündungsprozeß, der unter dem Bilde der Lebercirrhose verläuft. Er wurde von HEINRICH CURSCHMANN als Zuckergußleber, von PICK als perikarditische Pseudolebercirrhose beschrieben.

HESS[1]) beobachtete, daß in Fällen, in denen eine durch Pleuraverwachsungen bedingte Kreislaufschwäche eintritt, ebenso wie bei kardialen Verwachsungen sich früh ein geringes prästernales Ödem entwickeln kann. Ferner gab HESS an, daß bei einseitigen Pleuraverwachsungen sich die Zirkulationsstörung in einseitiger Dilatation oberflächlicher Halsvenen und auch in dem einseitigen Fehlen des inspiratorischen Venenkollapses äußern könne.

Pleuritische Schwarten können in sehr seltenen Fällen auch Gefäße bedrängen. Am ehesten kommt es dazu bei Schwarten oder Adhäsionen der Lungenspitzen. Es können dann laute systolische Stenosengeräusche über der Lungenspitze, und zwar gewöhnlich nur an circumscripter Stelle hörbar werden. Daß eine schrumpfende Pleuritis der rechten Spitze auch den rechten Nervus recurrens schädigen und so zu einer rechtsseitigen Stimmbandlähmung führen kann, wurde bereits erwähnt. Wichtiger, weil häufiger, ist die durch Spitzenpleuritis veranlaßte Läsion der Nervus phrenicus, die zur gleichseitigen Zwerchfellparese mit Hochdrängung desselben führen kann; dieses sog. WILLIAMSsche Phänomen hat DE LA CAMP als relativ häufig bestätigt.

D. Die Differentialdiagnose des Pneumothorax.

Der spontane Pneumothorax ist, wenn man vom traumatischen, durch Perforation der äußeren Brustwand entstandenen, absieht, relativ selten. Am häufigsten kommt er bei kavernösen Phthisen vor. Doch sieht man ihn gelegentlich auch bei anderen Lungenaffektionen, die zum Gewebszerfall führen, wie bei Abszeß und Gangrän, relativ am häufigsten nach kleinen corticalen Lungenabscessen bei Grippepneumonien. Bisweilen kommt spontaner Pneumothorax aber auch bei Leuten vor, bei denen vorher und nach Entfaltung der Lunge keinerlei Erkrankung derselben nachweisbar war; vielleicht als Folge

---

[1]) HESS, Med. Klinik 1923. Nr. 7.

des Platzens einer angeborenen oder erworbenen Lungenblase (SCHMINCKE). MELCHIOR[1]) hat über solchen „gutartigen, idiopathischen Pneumothorax" berichtet. Auch ich habe solche Fälle gesehen, in denen auch bei langer Nachbeobachtung keine Lungenerkrankung nachweisbar wurde. PIUS MÜLLER hat über das familiäre Vorkommen eines rezidivierenden Spontanpneumothorax berichtet[2]).

Der Eintritt eines spontanen hochgradigen Pneumothorax wird sich stets durch heftigen Schmerz, starke Beklemmung und Atemnot kennzeichnen. Diese akute schwere Dyspnoe ist deshalb diagnostisch wichtig, weil dies Symptom außer bei akutem Pneumothorax, Miliartuberkulose und sehr großen Kavernen der Lungentuberkulose eigentlich fremd ist (F. LOMMEL[3]). Nur selten, und zwar bei kleineren Luftansammlungen, kann er relativ symptomarm verlaufen. Die Diagnose des Pneumothorax hat besondere Fortschritte gemacht, seitdem sich die Anlegung des Pneumothorax zur Behandlung der Lungentuberkulose eingebürgert hat. Deswegen soll hier ausführlicher auf die Erscheinungen des Pneumothorax eingegangen werden.

Da der spontane Pneumothorax in der Regel durch entzündliche Prozesse bedingt wird, so entwickelt sich meist rasch aus ihm ein Sero- oder Pyopneumothorax, während beim künstlichen Pneumothorax zwar auch nach längerem Bestand sich gelegentlich Ergüsse entwickeln können, meist aber doch ein reiner Pneumothorax besteht.

Ist die Pleurahöhle frei von Verwachsungen, so ist ein Pneumothorax ein *Arten des Pneumothorax.* allgemeiner. Als vollständig bezeichnet man ihn, wenn er zur vollständigen Kompression der Lunge geführt hat. Sind Verwachsungen vorhanden, so kann sich ein abgesackter Pneumothorax bilden.

Wir unterscheiden seit WEILs Arbeiten den offenen, den Ventilpneumothorax, den temporär und den dauernd geschlossenen Pneumothorax. Der offene Pneumothorax steht unter dem gleichen Druck wie der Luftstrom in den Bronchien; der mittlere Druck ist dem Atmosphärendruck gleich. Der Ventilpneumothorax ist dadurch gekennzeichnet, daß bei der Inspiration Luft in ihn einströmt, bei der Exspiration aber nicht oder wenigstens nicht in gleichem Maße entweichen kann. Schließt das Ventil, welches durch besondere anatomische Verhältnisse bedingt wird, bei der Exspiration vollständig, so wird der Ventilpneumothorax nur so lange ein Ventilpneumothorax bleiben, als die Kraft der Inspiration genügt, um das Ventil zu öffnen. Sobald also bei den Inspirationen so viel Luft in ihn eingepumpt ist, daß bei der Inspiration kein negativer Druck mehr entsteht, wird er zu einem temporär durch den Gasdruck geschlossenen. Es muß dann also der mittlere Druck höher als der Atmosphärendruck in ihm sein. Verwächst dann die ursprüngliche Öffnung, so wird aus dem Ventilpneumothorax ein geschlossener. Der Druck im spontan entstandenen, geschlossenen Pneumothorax ist demnach, bis Resorptionsvorgänge einsetzen, stets ein über den Atmosphärendruck erhöhter (meist bis mehrere Zentimeter Wasser). Er wird noch erhöht durch den Sekretionsdruck eines sich bildenden Exsudates.

Bei der Anlegung eines künstlichen Pneumothorax, der nach Entfernung der Punktionsnadel ja stets ein geschlossener ist, hat man natürlich ganz in der Hand, wie hoch man den Druck steigen lassen will.

Ein doppelseitiger Pneumothorax muß tödlich sein, wenn er vollständig ist. Es ist aber bekannt, daß ein doppelseitiger Pneumothorax ertragen wird, wenn z. B. auf einer Seite die Lunge durch Pleuraverwachsungen am Kollabieren gehindert ist; oder aber, wenn der eine Pneumothorax unvollständig und klein ist. Die therapeutischen Erfahrungen mit doppelseitigen Pneumothorax zeigen uns ja täglich, wie relativ gering oft die Atmungsinsuffizienz solcher Kranker ist.

Bildet sich rasch ein freier spontaner Pneumothorax, so tritt eine erhebliche Dyspnoe ein, die um so erheblicher ist, je freier das Mediastinum beweglich ist. Bei freier Beweglichkeit des Mediastinums wird nämlich auch die andere Lunge entspannt, weil ihre Elastizität dann wirken kann und das Mediastinum herüberzieht. Schon MURPHY hat gezeigt, daß man die Dyspnoe beim experimentellen Pneumothorax durch Fixation des Mediastinums beseitigen

---

[1]) P. MELCHIOR, Diss. Marburg 1935. [2]) PIUS MÜLLER, Ärztl. Wochenschr. 1948. S. 147.
[3]) F. LOMMEL, Dtsch. Gesundheitsw. 1946. S. 469.

oder einschränken kann. Entsteht der Pneumothorax dagegen allmählich, so wird die Beschränkung der atmenden Fläche durch Hyperventilation der gesunden Lunge ausgeglichen, und es tritt keine oder nur geringe Dyspnoe auf. Menschen mit vorsichtig angelegtem künstlichem Pneumothorax können sogar zu erheblichen körperlichen Leistungen imstande sein, wie ich bei beruflich und sportlich tätigen Patienten oft gesehen habe.

Beim spontanen vollständigen Pneumothorax sieht man das Zurückbleiben oder das vollkommene Stillestehen der befallenen Seite bei der Atmung meist um so deutlicher, je höher der Druck ist. Die Seite erscheint erweitert, die Intercostalräume sind verstrichen; beim künstlichen Pneumothorax sind, solange er nicht vollständig ist, alle diese Erscheinungen weit weniger ausgeprägt.

Der Perkussionsbefund über einem Pneumothorax hängt direkt von der Spannung ab, unter der er steht. Beim offenen Pneumothorax ist der Schall tympanitisch; wächst der Druck, so geht der tympanitische Schall in hypersonoren und bei stärkerer Spannung in normalen sonoren Schall über. Der Umstand, daß über dem Pneumothorax normaler Lungenschall vorhanden sein kann, ist der Grund, warum er häufig übersehen wird.

Der Stimmfremitus ist über einem gespannten Pneumothorax regelmäßig abgeschwächt oder fehlt ganz. Bei Plessimeterstäbchenperkussion läßt sich häufig ein metallischer Ton erzeugen; doch gelingt dies namentlich bei stärkerer Spannung nicht konstant.

Das Atmungsgeräusch ist meist abgeschwächt, oder ganz aufgehoben. Es ist, wenn sich die Lunge nicht mehr entfaltet, ganz leise bronchial mit amphorischem Beiklang. Etwaige Rasselgeräusche haben metallischen Beiklang. Man kann gelegentlich das Geräusch des fallenden Tropfens und bei offenem Pneumothorax das Wasserpfeifen- oder Lungenfistelgeräusch hören.

Auch Schallwechsel läßt sich oft erzeugen, bei beiden Arten des Pneumothorax der BIERMERsche Schallwechsel (ein Tieferwerden des Perkussionsschalls beim Aufrichten des Kranken), bei offenem Pneumothorax auch WINTRICHscher Schallwechsel. Oft erhält man bei der Perkussion das Geräusch des gesprungenen Topfes. Ist Flüssigkeit im Pleuraraum, so tritt bei Schütteln des Kranken die Succussio Hippocratis auf.

Sehr deutlich markiert sich ein Pneumothorax im Röntgenbild, besonders wenn gleichzeitig ein Flüssigkeitserguß vorhanden ist. Dieser zeigt dann bei aufrechter Körperhaltung eine horizontale Begrenzung. Wenn man den Kranken schüttelt, kann man die Wellenbewegung der Flüssigkeit sehen. Etwas schwieriger kann das Erkennen eines Pneumothorax im Röntgenbilde sein, wenn keine Flüssigkeit darin ist. Man erkennt aber, namentlich wenn der Pneumothorax erheblich ist, die Grenzlinie gegen die um den Hilus liegende komprimierte Lunge deutlich, auch zeigt der helle „Luftmantel" keine Lungenzeichnung; endlich sieht man mitunter die gleich zu besprechenden Anomalien der Zwerchfellbewegung und die Verlagerung des Mediastinums. Bei kleinerem Pneumothorax ist die Erkennung der Grenzlinie gegen die Lunge bisweilen schwierig. Besonders deutlich sieht man sie im Diaphragmawinkel, wenn dort Luft steht; auch versäume man nie, den Patienten vor dem Röntgenschirm zu drehen und auch nicht, ihn summen zu lassen. Dadurch wird auch ein schmälerer Luftmantel viel deutlicher.

Ausführlicher sei auf die Zwerchfellbewegung und die Verdrängung des Mediastinums eingegangen, weil sie vielfache Diskussionen veranlaßt haben. KIENBÖCKS Phänomen. Bei geschlossenem Pneumothorax tritt das KIENBÖCKsche Phänomen auf, d. h. das Zwerchfell bewegt sich nicht auf beiden Seiten gleichmäßig bei der Inspiration nach unten, sondern in Form einer Wippe. Die gesunde Zwerchfellseite steigt normal bei der Inspiration herab, bei der Exspiration hinauf, die erkrankte Seite bewegt sich aber in entgegengesetzter Richtung. Es sei übrigens bemerkt, daß bei geschlossenem Pneumothorax nicht selten auch absoluter respiratorischer Zwerchfellstillstand zu beobachten ist und nicht das paradoxe KIENBÖCKsche Phänomen; vielleicht sind dies Fälle, in denen durch eine Phrenicusschädigung infolge der bei Phthisen so häufigen Spitzenpleuritis bereits eine Parese des Zwerchfells eingetreten ist.

Man hatte nämlich ursprünglich zur Erklärung des KIENBÖCKschen Phänomens eine Lähmung der erkrankten Zwerchfellhälfte angenommen. Diese besteht aber, wie WELLMANN an der MATTHESschen Klinik durch Ableitung des Aktionsstroms zeigte, nicht; was ja auch daraus hervorgeht, daß das sog. KIENBÖCKsche Zeichen nach Phrenicusausschaltung auf der betreffenden Seite nicht aufzutreten pflegt. Das Phänomen ist vielmehr auf folgende Weise zu erklären. Im geschlossenen Pneumothorax entsteht naturgemäß bei der Inspiration eine Druckerniedrigung, die nicht durch Nachströmen von Luft in die Lunge, wie auf der gesunden Seite, ausgeglichen werden kann. Es erfolgt daher eine Ansaugung der Wandungen. In der Tat sieht man deutlich, daß bei der Inspiration sich das Mediastinum mit dem Herzen um mehrere Zentimeter nach der kranken Seite hin bewegt. Da das Mediastinum nun aber breit mit dem Centrum ȯendineum des Zwerchfells verwachsen ist, so wird das Zwerchfell mit nach der kranken Seite gezogen und dadurch auf der kranken Seite entspannt. Diese Entspannung ist so bedeutend, daß sie durch die Kontraktion der Muskulatur, deren Ansatzpunkt stark genähert wird, nicht ausgeglichen werden kann. Das Zwerchfell der kranken Seite bleibt also trotz der Muskelkontraktion schlaff und wird daher vom negativen Druck nach oben gezogen, während die gespannte gesunde Seite herabsteigt.

Daß diese Erklärung zutrifft, beweist auch ein von BITTORF angegebenes Verfahren. Läßt man nämlich einen Gesunden bei geschlossenem Munde und Nase eine kräftige Inspirationsbewegung machen, so wird das Zwerchfell in seinen beiden Hälften nach oben gesaugt, es tritt also dasselbe ein, wie auf der Seite des Pneumothorax bei offener Atmung. Wiederholt man den Versuch beim Pneumothorax, so verhält sich die Zwerchfellsbewegung genau wie beim Gesunden: beide Hälften gehen bei der Inspiration hinauf, und die Mediastinalverschiebung bleibt aus. Nach HITZENBERGER[1]) kann man die Zwerchfellbewegung noch besser als durch den oben beschriebenen MÜLLERschen Versuch durch eine sehr kurze Inspiration (Schnupfen) bei offener Atmung prüfen.

Die geschilderten Phänomene ermöglichen auch die Differentialdiagnose gegenüber einer einseitigen Zwerchfellslähmung. Bei einer einseitigen Zwerchfellslähmung verhält sich das Zwerchfell folgendermaßen: Läßt man mit geschlossenem Mund und geschlossener Nase eine Inspiration ausführen, so wird das Zwerchfell der gelähmten Seite sehr hoch in den Thorax emporgezogen, das der gesunden Seite steigt aber herab. Gleichzeitig tritt eine starke Verschiebung des Mediastinums mit dem Herzen nach der gesunden Seite hin auf. Es erklären sich diese Abweichungen gegenüber dem Verhalten des nicht gelähmten Zwerchfells dadurch, daß das gelähmte augenscheinlich so schlaff ist, daß sein Herauftreten die gesamte Druckverminderung kompensiert und deswegen die nicht gelähmte Seite heruntertreten kann (LEENDERTZ[2]).

Zwerchfelllähmung.

Eine differentialdiagnostische Unterscheidung des Pneumothorax von anderen Zuständen kommt nur selten in Betracht. Am ehesten passiert noch, daß im ersten Augenblick fälschlich Succussio Hippocratis angenommen wird, wenn der Kranke, ohne daß der Arzt es weiß, auf einem Wasserkissen liegt. Ebenso können im Magen entstandene Plätschergeräusche für Sukkussion gehalten werden. Die weitere Untersuchung beseitigt selbstverständlich derartige Irrtümer sofort.

Differentialdiagnose der Sukkussion.

Schwierig kann die Differentialdiagnose gegenüber den sehr seltenen Gasentwicklungen sein, die spontan ohne Durchbruch in Empyemen sich bilden. Es besteht dann eben ein wirklicher Pneumothorax: nur besteht er nicht aus in die Pleura eingedrungener Luft. MAY und GEBHARDT haben solche Pneumothoraxformen ohne primäre Kommunikation beschrieben.

Gasbildung in Empyemen.

---

[1]) HITZENBERGER, Wien. Arch. inn. Med. Bd. 9. 1925. [2]) LEENDERTZ, Mitteil. a. d. Grenzgeb. d. Med. u. Chir. Bd. 32. 1920.

Komplizierte physikalische Befunde können entstehen, wenn die Pleurahöhle durch Verwachsungen in mehrere Abteilungen zerlegt ist und Gasblasen sich unter Verwachsungen fangen, während um sie herum eine Ergußdämpfung besteht.

Ein auffallender, sehr seltener Befund kann am Brustkorb unter folgenden Bedingungen erhoben werden. Findet sich gleichzeitig mit einem Pneumothorax ein Absceß der Brustwand, der mit dem ersteren kommuniziert, so kann durch Druck auf die Stelle des Abscesses ein lautes dem Ileocöcalgurren ähnliches Geräusch entstehen. Die Stelle des Abscesses braucht dabei nicht durch eine Hautrötung angezeigt zu werden. Das Phänomen erlaubt also, falls nicht der Pneumothorax künstlich angelegt ist, die Diagnose Pneumothorax bzw. Lungenfistel neben der des Brustwandabscesses (STEPP und COBET[1]).

BUTZENGEIGER[2]) hat auf Grund einer Beobachtung auf die Möglichkeit der Verwechslung des spontanen partiellen Pneumothorax mit einer Lungencyste aufmerksam gemacht. Die Differentialdiagnose ist natürlich nur durch die Röntgenuntersuchung zu entscheiden, wenn auch nur schwierig.

Subphrenischer Absceß. Bisweilen gilt es, subphrenische Gasabscesse von Pneumothorax zu unterscheiden. Die Röntgenuntersuchung vermag dies stets leicht. Sie zeigt die bekannte Hochdrängung des nach oben stark gerundeten, paretischen Zwerchfells mit entsprechender subdiaphragmatischer Gasblase und dem darunter befindlichen horizontalen Flüssigkeitsspiegel des Absceßeiters.

Kavernen. Ein abgesackter kleinerer Pneumothorax kann in seltenen Fällen auch mit einer größeren Kaverne verwechselt werden. Das Verstrichensein der Intercostalräume spricht in solchen Fällen für einen Pneumothorax, ebenso das Vorhandensein von Succussio. Für eine Kaverne spricht außer dem Eingesunkensein der Intercostalräume WINTRICHscher Schallwechsel oder bruit du pot felé, die über Pneumothorax nur sehr selten vorkommen. Das Röntgenbild verschafft auch in diesem Falle sofort Aufklärung.

Zwerchfellhernie und Relaxation. Ferner kann der Pneumothorax mit den Zuständen verwechselt werden, bei denen lufthaltige Bauchorgane, insbesondere der Magen, in der Pleurahöhle liegen oder zu liegen scheinen, nämlich mit der Zwerchfellhernie und der Eventeratio oder Relaxatio diaphragmatica.

Beide Zustände unterscheiden sich dadurch, daß bei dem letzteren es sich nur um einen Hochstand des sehr schlaffen Zwerchfells, bei dem ersteren dagegen um eine wirkliche Hernie handelt. Meist treten beide Zustände linksseitig auf, die halbseitige Zwerchfellschwäche bzw. Atrophie bei der Relaxatio scheint gewöhnlich angeboren, vielleicht aber doch in manchen Fällen von einer primären Erkrankung des Phrenicus bzw. des Zwerchfells abhängig zu sein. Die Hernien dringen durch angeborene schwache Stellen im Zwerchfell ein, vorn an der Brustwand oder zwischen den mangelhaft angelegten Zwerchfellpfeilern oder endlich durch erweiterte natürliche Öffnungen, besonders das Foramen oesophagi.

Beide Zustände müssen natürlich bei der physikalischen Untersuchung ein dem Pneumothorax ähnliches Bild hervorrufen, oder, wenn im Magen flüssiger Inhalt ist, auch wohl die Symptome des Sero- oder Pyopneumothorax. Auffallend ist allerdings meist der Wechsel der Erscheinungen und das Vorhandensein von metallisch klingenden Darm- oder Magengeräuschen. Im Röntgenbild fallen die kuppelartige Begrenzung nach oben auf, mitunter auch Abteilungen des Luftraumes, wenn Magen und Darm in dem Pleuraraum liegen. Die Verdrängung des Herzens kann erheblich sein. Eine Verwechslung mit einem Pneumothorax kann bei Untersuchung vor dem Röntgenschirm, außerdem durch Einführen einer Sonde in den Magen oder durch seine Füllung mit Kontrastmahlzeit stets vermieden werden.

Die Differentialdiagnose der Hernie und der Relaxation gelingt stets durch die Röntgenuntersuchung, da man Magenwand und Zwerchfell bei der Relaxatio als getrennte Begrenzungslinien sehen kann. Bei der Relaxatio sind die klinischen Erscheinungen meist nicht bedeutend, obwohl Schluckstörungen und Abmagerung neben Schmerzen meist geringen Grades beobachtet wurden. Es

---

[1]) STEPP und COBET, Dtsch. Arch. f. klin. Med. Bd. 159. [2]) K. H. BUTZENGEIGER, Ärztl. Wochenschr. 1948. S. 116.

lag einige Male deswegen die Diagnose Ösophagusstriktur nahe, um so mehr, als die Sonde bei etwa 40 cm auf Widerstand zu stoßen schien.

Aber auch mit nervösen oder arteriosklerotischen Zuständen des Herzens können die Krankheitserscheinungen verwechselt werden.

In einem Falle von MATTHES gab der Kranke an, daß er nach reichlicheren Mahlzeiten Schmerzen in der linken Brust bekäme, die wie die Schmerzen bei Angina pectoris in den Arm ausstrahlten. Der Kranke klagte weiter über Brustbeklemmungen und Angst, die bei linker Seitenlage und durch Aufstoßen von Luft sich besserten. Er zeigte eine paradoxe Bewegung des Zwerchfells nach Art des KIENBÖCKschen Phänomens. Die Diagnose Relaxation ließ sich aber mit Bestimmtheit stellen, da man röntgenologisch die Zwerchfellkontur und die Begrenzung des Magens trennen konnte.

Die echte Hernie dagegen ruft gelegentlich, besonders bei Einklemmungen, viel stürmischere Erscheinungen hervor, die bereits LEICHTENSTERN beschrieben hat. Gewöhnlich gerät nämlich als erstes Organ das Netz in den Bruch und dient dann als Leitseil für den Magen und das Colon. Der Magen wird deshalb herumgedreht, so daß die große Kurvatur nach oben kommt und Kardia und Pylorus dicht aneinanderrücken. Es treten wegen dieses Volvulus des Magens heftige Schmerzanfälle auf, daneben heftiger Würgreiz und Erbrechen, und auch eine Erscheinung, die LEICHTENSTERN als paradoxe Dysphagie beschrieben hat: Große Bissen passieren, kleine nicht, so daß die Kranken die Nahrung hinunterschlingen müssen. Auch heftige Schmerzen in der Herzgegend kommen dabei vor. Manche Kranke fiebern hoch, alle verfallen rasch. Das Röntgenbild zeigt bei Hernien nicht selten den Magen wie einen Sanduhrmagen mit doppeltem Niveau, weil der Magen durch die Bruchpforte in einen Zwerchsack geteilt werden kann. In einigen Fällen ist die Unterscheidung der Hernie von der Relaxatio schwieriger, gelingt aber dem erfahrenen Röntgenologen doch stets. Bezüglich klinischer Einzelheiten verweise ich auf die Arbeiten von BERGMANN[1]), LEICHTENSTERN[2]) und EPPINGER[3]). Die Differentialdiagnose ist nicht unwichtig, weil die Hernie unter Umständen ein operatives Eingreifen erfordert, die Relaxatio natürlich nicht.

IX. Die Differentialdiagnose der Kreislauferkrankungen.

A. Einleitung.

Die Diagnose der Kreislauferkrankungen fußte früher fast ausschließlich auf den Ergebnissen der physikalischen Untersuchung und ihrer Kontrolle durch den Obduktionsbefund. Sie ging von pathologisch-anatomischen Gesichtspunkten aus; dem entsprach auch die Einteilung der Kreislauferkrankungen. Die älteren Lehrbücher teilten ein in die Erkrankungen des Herzens und in die der Gefäße und unterschieden die ersteren wieder in die organischen Erkrankungen des Peri-, Myo- und Endokards, denen man die Störungen ohne pathologisch-anatomische Befunde als nervöse gegenüberstellte.

Die Bedürfnisse des Arztes befriedigte diese Darstellung wenig. Man lernte mehr und mehr erkennen, daß der Kreislauf als etwas Einheitliches aufgefaßt werden muß, daß jede Störung eines Teiles eine Rückwirkung auf das Ganze zur Folge hat. Man sah, daß das Versagen des Kreislaufs trotz verschiedener pathologisch-anatomischer Ursachen im wesentlichen unter dem gleichen klinischen Bilde der Kreislaufinsuffizienz verläuft und stellte demgemäß bald weniger

---

[1]) BERGMANN, Ergebn. d. inn. Med. u. Kinderheilk. 1913.   [2]) LEICHTENSTERN, Berl. klin. Wochenschr. 1874.   [3]) EPPINGER, Allgemeine und spezielle Pathologie des Zwerchfells im NOTHNAGELschen Handbuch.

den pathologisch-anatomischen Charakter, als die Frage der Leistungsfähigkeit des Kreislaufs in den Vordergrund.

Die Diagnose der Kreislaufschwäche war das wichtigste Ziel. Der Herzmuskel in seiner Eigenschaft als Motor, die Gefäße als Beherrscher der peripheren Zirkulation traten in den Mittelpunkt des klinischen Interesses. Man
suchte eifrig nach exakten Methoden, um über ihre Leistungsbreite und ihr
Versagen ein Urteil am Krankenbett zu gewinnen, nach funktionellen Untersuchungsmethoden. Als Rest der früheren pathologisch-anatomischen Be-
trachtungsweise blieb aber die Vorstellung zurück, daß man die Kreislaufschwäche als Folge von Erkrankungen mit greifbarem pathologisch-anatomischem Befunde ansehen müsse, während man als Kennzeichen der nervösen
Störungen das Fehlen jeder wirklichen Insuffizienzerscheinungen betrachtete.
Noch v. ROMBERG gab in seinem Lehrbuch folgende Begriffsbestimmung: „Unter
Herz- und Gefäßneurosen verstehen wir die funktionellen Störungen der Herz-
und Gefäßinnervation, die ohne Beeinträchtigung des allgemeinen Kreislaufs,
ohne dauernde Änderung der allgemeinen Blutverteilung, ohne anhaltende
Änderung der Herzgröße verlaufen und die mit abnormen, subjektiven Empfindungen und oft mit einer Alteration der Herzbewegung und der Gefäßtätigkeit
einhergehen." Der Nachweis der Kreislaufschwäche galt und gilt vielfach heute
noch differentialdiagnostisch als beweisend für eine organische Erkrankung.

Neuerdings haben sich aber erhebliche Zweifel an der absoluten Gültigkeit
dieser Lehre erhoben. Man sah, daß Störungen, die man früher zu den
nervösen gerechnet hatte, wie z. B. die beim Morbus Basedowi, zu schweren
Insuffizienzerscheinungen führen können. Man lernte ferner, daß Störungen des
Reizleitungssystems des Herzens durchaus unabhängig und ohne Störung der
eigentlichen Herzkraft bestehen können, und, daß die Rhythmusstörungen, die
durch Erkrankungen des Reizleitungssystems hervorgerufen werden, keineswegs
allein Folge, sondern vielmehr selbständige Ursache von Insuffizienzerscheinungen sein können. WENCKEBACH hat gezeigt, daß bei vollkommen leistungsfähigem Herzmuskel ausschließlich durch Rhythmusstörungen Erscheinungen
einer Kreislaufsinsuffizienz zustande kommen können, und daß die Feststellung der letzteren die Diagnose einer irreparablen organischen Veränderung
keineswegs ohne weiteres rechtfertigt.

Endlich haben uns die Kriegserfahrungen gelehrt, daß die gesamte Kon-
stitution für die Leistungsfähigkeit der Kreislauforgane von ausschlaggebender Bedeutung ist. Viele Menschen mit an sich nicht nachweisbar kranken
Herzen ertrugen die Anstrengungen des Feldzuges nicht. Und die Krankheitserscheinungen, die sie zeigten, haben neues Licht auf die Wirkung der
Überanstrengung und der Ermüdung sowohl, wie auf die psychisch wirkenden
Einflüsse geworfen und gezeigt, daß man keineswegs aus dem Nachweis des
Fehlens oder Vorhandenseins einiger Insuffizienzerscheinungen Schlüsse auf
die Leistungsfähigkeit der Kranken im Dienst zu ziehen berechtigt ist.

Man darf also nicht mehr sagen, daß nervöse Erkrankungen durch das
Fehlen von Insuffizienzerscheinungen gekennzeichnet seien, und ebensowenig,
daß das Fehlen von Insuffizienzerscheinungen die organische Natur einer Störung sicher ausschließen ließe. Damit wollen wir aber ja nicht — das sei ausdrücklich betont — der verhängnisvollen Neigung mancher Ärzte Vorschub
leisten, in jedem Fall von subjektiver Kreislaufstörung Neurotischer eine „nervöse Herzschwäche" zu diagnostizieren und daraus weittragende therapeutische
Folgerungen (Digitalis, Nauheim) zu ziehen. Diese schädlichen iatrogenen
Krankheitserzeugungen müssen vielmehr auf das schärfste bekämpft werden!

Aber nicht nur in der Bewertung der Insuffizienzerscheinungen, auch in
der Deutung anderer objektiver Befunde, wie dem der Herzgröße, der Bedeutung

der Herzgeräusche, dem Verhalten des Blutdrucks, ist man heute vorsichtig geworden. Ich werde darauf später noch eingehen. Jetzt genüge es, darauf hinzuweisen, daß, wie überall in der Medizin, so auch in der Differentialdiagnose der Kreislaufskrankheiten nicht ein einzelnes Symptom überschätzt und als das allein entscheidende betrachtet werden darf. Wir dürfen auch nie das erkrankte Organ allein diagnostisch berücksichtigen, sondern müssen stets die gesamte körperliche und geistige Beschaffenheit des Kranken und die Entwicklungsbedingungen seines Leidens festzustellen versuchen.

Endlich sei bereits hier betont, daß die Neurosen des Kreislaufs nur Teilerscheinung und körperlicher Ausdruck der allgemeinen psychischen und vegetativen Abwegigkeit des Neurotikers sind, aber auch, daß bei jeder organischen Herzkrankheit die psychische Veränderung, die der Kranke durch seine Krankheit erleidet, für das Krankheitsbild von Bedeutung ist.

B. Die subjektiven Klagen.

Die Art der Klagen der Kreislaufkranken ist diagnostisch wichtig. Sie läßt in vielen Fällen bestimmte Schlüsse auf die Erkrankung zu, in anderen dagegen sind die Klagen mehrdeutig. Wir können demnach Klagen unterscheiden, die einen bestimmten Zustand mehr oder minder kennzeichnen, und solche, die bei verschiedenen Zuständen in ähnlicher Weise geäußert werden.

Als erste Gruppe sollen die Klagen besprochen werden, die direkt Ausdruck einer bestehenden Kreislaufschwäche sind. Soweit sie Kreislauf und Atmung betreffen, sind sie dadurch gekennzeichnet, daß sie durch körperliche Anstrengung verstärkt oder in leichteren Fällen überhaupt erst hervorgerufen werden. Dies gilt von der Arbeitsdyspnoe und dem durch die Arbeit hervorgerufenen Herzklopfen. Kurzatmigkeit bei Muskelarbeit, insbesondere beim Treppensteigen, später auch bei ebenem Gehen und jeder körperlichen Tätigkeit und zuletzt sogar in der Ruhe, insbesondere beim Liegen, ist zweifellos das wichtigste subjektive Symptom der Kreislaufschwäche, während Herzklopfen auch ohne jede Herzinsuffizienz von mannigfachen, auch rein nervösen Individuen geklagt zu werden pflegt. Als sichtbarer Ausdruck einer ungenügenden, der verlangten Arbeit nicht mehr gewachsenen Zirkulationsleistung tritt gleichzeitig Cyanose auf.

Insuffizienzbeschwerden.

Andere Klagen sind durch die Stauung bedingt, z. B. die Neigung zu Katarrhen der Atmungsorgane (Stauungskatarrhe). Anfallsweise, besonders nachts und morgens, auftretenden Husten als Symptom eines Stauungskatarrhs hat E. MEYER beschrieben. Schlafstörungen infolge von Herzinsuffizienz hat A. FRÄNKEL geschildert. Der Erfolg der Strophanthintherapie bewies in diesen Fällen den Zusammenhang mit einer Kreislaufstörung.

Von seiten der Verdauungsorgane sind differentialdiagnostisch besonders die Erscheinungen der Stauungsleber bedeutungsvoll. Häufig sind es nur unbestimmte Gefühle von Druck und Völle im Epigastrium. Bei rasch einsetzender Stauung, aber nicht selten auch bei länger bestehender Anschoppung der Leber entstehen gelegentlich heftige Schmerzen. Sie werden leicht irrtümlicherweise auf andersartige Erkrankungen der Abdominalorgane bezogen. Namentlich können Verwechslungen mit Magen- oder Duodenalgeschwüren und mit Gallensteinanfällen vorkommen.

Ich beobachtete den Fall einer chronisch herzinsuffizienten Mitralstenose, bei der akute heftige Leberschmerzen den Arzt zur Diagnose der Gallensteinkrankheit und sogar zum Rat der Operation veranlaßten. Auf energische Digitalisierung verschwanden diese „Gallensteinanfälle".

Auch die durch eine Stauungsleber hervorgerufenen Beschwerden können durch die Nahrungsaufnahme gesteigert werden und, wie alle Leberschmerzen, in die rechte Schulter ausstrahlen. Die Schmerzen und die Spannungsgefühle werden von der mit spinalen sensiblen Nerven versorgten Leberkapsel ausgelöst, sie tragen daher den Charakter spinaler Schmerzen und sind nicht auf- und abschwellend, wie peristaltischer Schmerz.

Herzkranke haben oft auch Beschwerden von seiten des Magens. Zum Teil mögen dieselben dadurch bedingt sein, daß der gefüllte Magen einen Zwerchfellhochstand zur Folge hat und die Tätigkeit des Herzens dadurch direkt belästigt. In anderen Fällen handelt es sich um hartnäckige Appetitlosigkeit, die durch einen Stauungskatarrh des Magens und Duodenums hervorgerufen wird. Auch die medikamentöse Belastung des Magens Herzkranker spielt leider eine Rolle bei der Erzeugung dieser Dyspepsien. Jedenfalls können sie zu erheblicher Ernährungsstörung führen. ROMBERG macht darauf aufmerksam, daß Kranke mit Coronarsklerose so rasch verfallen können, daß eine Verwechslung mit einem Carcinom nahe liegt. Andererseits können sich bei herzinsuffizienten Menschen aber auch Anfälle von Heißhunger einstellen, z. B. sieht man das bei Fettleibigen, die direkt Ohnmachtsanwandlungen bekommen, wenn sie längere Zeit nichts genossen haben. Die gelegentlichen Klagen über Blähungen und Stuhlunregelmäßigkeiten dürften Ausdruck der Stauung in der Darmschleimhaut sein. Beiläufig sei bemerkt, daß die Untersuchungen über die Beeinflussung der Magensekretion und -motilität nicht zu einheitlichen Ergebnissen führten, und, daß die Röntgenuntersuchungen der Rostocker Klinik auffallend geringe Abweichungen der Magen- und Darmfunktion erkennen ließen. Nach F. MÜLLER scheint nur die Resorption des Fettes, nicht aber die der anderen Nahrungsstoffe eingeschränkt zu sein. Übrigens können bisweilen bei einfacher Stauung die Proben auf okkulte Blutungen positiv ausfallen und zu Täuschungen Veranlassung geben.

Auch Blutungen anderer Organe können durch Stauung bedingt sein. So kommen heftige menstruelle Blutungen und auch Neigung zu Nasenbluten als Symptome der Kreislaufstörung vor (E. MEYER).

Öfter hört man bei beginnender Kreislaufschwäche Klagen über gesteigerten Durst und gleichzeitig die Angabe, daß verhältnismäßig wenig Urin gelassen wird. Namentlich findet sich dieses Zusammentreffen, wenn sich Ödeme entwickeln. Sehr häufig besteht dabei aber eine Vermehrung der nächtlichen Harnmenge (Nykturie), über die noch zu sprechen sein wird. Oft sind Klagen über beginnende Ödeme die ersten der Kreislaufkranken. Sie bemerken, daß abends die Stiefel drücken. Bekanntlich verschwinden diese anfänglichen Knöchelödeme bei Bettruhe, also nachts wieder, weil nicht nur die Wirkung der Schwere wegfällt, sondern auch, weil das Herz bei Bettruhe vorteilhafter arbeitet.

Bei manchen Herzkranken beschränken sich die Ödeme oft lange Zeit auf die serösen Höhlen, insbesondere auf die Bauchhöhle. Das ist nicht nur bei den unter dem Bilde der sog. Pseudo-Lebercirrhose verlaufenden Formen der Perikardialverwachsungen der Fall, sondern nicht selten auch bei Kranken mit dekompensierten Klappenfehlern, insbesondere Mitralstenosen.

Arterio-sklerotische Beschwerden. Die zweite Gruppe der Klagen sind die auf arteriosklerotischer Basis erwachsenden. Ihr Kennzeichen ist im allgemeinen ein anfallsweises Auftreten. Diese Anfälle beruhen auf einer für die momentane Beanspruchung unzureichenden Blutversorgung des betreffenden Organs, nicht dagegen auf einer unzureichenden, allgemeinen Zirkulation, obwohl die letztere bei Arteriosklerose natürlich oft genug gleichfalls geschädigt ist. Es kann sich um eine direkte Verengerung des Gefäßgebietes durch arteriosklerotische, lokale Veränderungen handeln oder es kann durch deren Folgen und Komplikationen

(Thrombosen, Embolien) die Blutbahn tatsächlich eingeengt werden, so daß bei gesteigerter Beanspruchung des Organs kein entsprechend gesteigerter Blutstrom mehr möglich ist. Öfter wird es sich nur um eine verminderte Anpassungsfähigkeit an die wechselnden Ansprüche handeln. Denn das Vasomotorenspiel der arteriosklerotischen Gefäße ist geschädigt, wie die plethysmographischen Untersuchungen OTFR. MÜLLERs zeigten, die sehr mangelhafte Reaktionen der Arterien solcher Kranker nachwiesen. Mitunter kommt es aber auch an sklerotischen Gefäßen zu direkten Krämpfen. Es traten z. B. bei einem MATTHESschen Kranken mit Coronarsklerose vorübergehende Amblyopien auf. Es gelang dem Ophthalmologen WAGENMANN, den Krampf der Retinalarterie und seine Lösung direkt im Augenhintergrund zu beobachten.

Als Beispiele typischer arteriosklerotischer Beschwerden mögen die Angina pectoris vera, die Zustände des intermittierenden Hinkens und der Dyspraxia intestinalis arteriosclerotica ORTNERs genannt werden. Die Schmerzen dabei sind zweifellos als ischämische aufzufassen. Sie tragen bei der Angina pectoris nach L. R. MÜLLER nicht den Charakter des gewöhnlichen spinal geleiteten, sondern den des sympathisch geleiteten Schmerzes, d. h. sie sind mit anderweitigen sympathischen Erscheinungen, wie Schweißausbruch, Blässe, Speichelfluß, Angst oder allgemeinem Vernichtungsgefühl verbunden und können in spinal-sensibel versorgte Gebiete, wie die Arme, ausstrahlen, besonders in linke Schulter, Arm und Hand, auffallend oft ins Ulnarisgebiet, sehr selten in den Daumen. Oft entpuppen sich angebliche Brachialneuralgien als Stenokardie. Gelegentlich führen die Anfälle der Coronarsklerose zu einem im Epigastrium, in Leber oder Nieren lokalisierten Schmerz, der oft dadurch gekennzeichnet ist, daß er sich an körperliche Anstrengung anschließt und meist mit Angst und Opression verbunden ist.

Es ist begreiflich, daß nervöse, zu Angiospasmen neigende Menschen gelegentlich ähnliche Symptome erleben, wie sie bei arteriosklerotischen Gefäßkrämpfen vorkommen. Dies kommt besonders bei der rein nervösen Angina pectoris vasomotoria NOTHNAGELs nicht selten vor. Sie kennzeichnet sich vor allem durch die Koinzidenz von Angina-pectoris-Beschwerden mit Angiospasmen der Finger und der Füße, seltener der Nase und Ohren. Gelegentlich beobachtete ich[1] dabei auch Amblyopie und Migräne. Es gelingt, solche Anfälle bei Disponierten durch Eintauchen der Hände in Eiswasser auszulösen. Häufigste Ursache dieser rein nervösen Angina pectoris vasomotoria sind sexuelle Unstimmigkeiten, vor allem fortgesetzter Coitus interruptus. UNVERRICHT[2] fand sie auch bei starken Rauchern und bei Patienten mit fokalen Infekten und hebt das jugendliche Alter der Betroffenen (20—26 Jahre) und ihre asthenischnervöse Konstitution hervor.

Angina pectoris vasomotoria.

Nach meiner Beobachtung[3] kommen bisweilen auch bei coronarsklerotischer Angina pectoris schwere Angiospasmen der Akra im Anfall vor. Als Unterscheidungsmerkmal zwischen diesen nervösen und organisch bedingten Fällen glaubte ich die erhebliche paroxysmale Blutdrucksteigerung der letzteren verwenden zu können. Erinnert sei ferner daran, daß die chronische Nicotinvergiftung zu ganz ähnlichen stenokardischen Anfällen führen kann. Kennzeichnend für die Schmerzen bei echter Angina und bei Nicotinabusus ist die Angabe, daß der Schmerz und das Beklemmungsgefühl unter dem oberen Ende des Sternums lokalisiert werden, während nervöse Herzschmerzen mehr in der Gegend der Herzspitze empfunden werden.

---

[1] HANS CURSCHMANN, Dtsch. Zeitschr. f. Nervenheilk. Bd. 38 u. Med. Klinik 1931. Nr. 31. [2] UNVERRICHT, Med. Welt 1942. S. 400. [3] HANS CURSCHMANN, Deutsch. med. Wochenschr. 1906. Nr. 38.

Endlich denke man daran, daß das Äquivalent eines Migräneanfalls den arteriosklerotischen sehr ähnliche Schmerzen, namentlich im Gebiet der Bauchorgane, auslösen kann.

Als erstes Zeichen der Arteriosklerose kann auch die Neigung zu Blutungen auftreten, bei Hypertonikern besonders zu Nasenbluten; aber auch andere Blutungen, wie Magen- oder Darmblutungen, und endlich klimakterische Uterusblutungen sollen manchmal durch Arteriosklerose bedingt sein.

Nervöse Beschwerden. **Die dritte Gruppe** bilden Beschwerden, die sowohl bei Kranken mit Kreislaufschwäche oder Arteriosklerose als auch bei nervösen Kranken vorkommen, wenn auch die Art ihres Auftretens und ihre Kombination öfter doch noch bestimmte Schlüsse zulassen.

Hierher gehören Schmerzgefühle in der Herzgegend, vor allem aber das Gefühl des lästigen Herzklopfens, das Bewußtwerden arhythmischer Störungen, wie der Extrasystolen, angioneurotische Beschwerden wie Wallungen, kalte Extremitäten, Kopfweh und Schwindel.

Über das Zustandekommen des Gefühls des Herzklopfens ist wenig Sicheres bekannt. Wir wissen, wie oben schon angegeben, daß es nach Überanstrengungen schon beim Normalen auftreten kann, natürlich auch bei Herzkranken, z. B., worauf Katsch[1] hinwies, bei Aorteninsuffizienzen, die sonst in der Ruhe ganz kompensiert sind. Man beobachtet es aber auch bei schwacher Herztätigkeit, z. B. bei Anämischen und frischeren Endokarditiden, vor allem aber bei Nervösen. Man hat es früher wohl als eine sensible Überempfindlichkeit gedeutet; es ist jedoch nicht unwahrscheinlich, daß es letzten Endes doch ein Zeichen einer veränderten Herztätigkeit ist, wie Katsch meint: „ein Zeichen einer mehr weniger plötzlichen Umstellung der Herzarbeit und einer Dysharmonisierung der den Kreislauf beherrschenden tonischen und dynamischen Faktoren". Manche sich gut beobachtende Kranke können es in ein systolisches und diastolisches Herzklopfen unterscheiden.

Differentialdiagnostisch spricht für den nervösen Ursprung das Fehlen von Klagen über eigentliche Insuffizienzbeschwerden und der Umstand, daß vorhandene Beschwerden durch Körperbewegungen nicht verstärkt, sondern mitunter sogar gebessert werden. Ein solcher vermeintlich Herzkranker gibt beispielsweise zu, daß er große Skitouren ohne alle Beschwerden absolvieren kann. Vor allem aber sind die Beschwerden der Nervösen stark von psychischen Einflüssen abhängig.

Kennzeichnend ist auch, daß nervöse Menschen im allgemeinen ihre Klagen viel lebhafter äußern als die Mehrzahl organisch Kranker; die Kranken drücken sich oft auch merkwürdig unbestimmt aus, sie sprechen gern in Vergleichen und sagen: „Mir ist, als ob das Herz zerspringen wollte, zusammengeschnürt würde, zum Hals herausschlüge" u. a. m.

Demgegenüber klagen Kranke mit beginnender Herinsuffizienz in der Ruhe oft auffallend wenig, sie empfinden ihre Pulsbeschleunigung und Rhythmusstörung, selbst eine Arhythmia perpetua, kaum oder gar nicht, geben dagegen fast immer eine Steigerung der Beschwerden nach Anstrengungen schon spontan an. Bei Kranken mit reiner Mitralstenose findet man allerdings gelegentlich ähnliche Klagen über Herzklopfen, wie bei Nervösen, namentlich vor dem Einschlafen (Fahrencamp[2]).

Recht schwierig ist bisweilen die Unterscheidung von arteriosklerotischen und nervösen Klagen: Kopfschmerzen, Schwindel, Angst und Herzklopfen können bei beiden Zuständen ziemlich ähnlich geklagt werden. Aber ganz abgesehen von dem Verhalten gegenüber der körperlichen Beanspruchung des Kreislaufes drücken Arteriosklerotiker meist ihre Beschwerden viel präziser aus; sie sprechen weniger in Vergleichen. Auch gelingt heute durch den objektiven Befund meist die Unterscheidung nervöser und arteriosklerotischer Beschwerden. Endlich ist

---

[1]) Katsch, Münch. med. Wochenschr. 1923. Nr. 39.   [2]) Fahrencamp, Med. Klinik. 1922. Nr. 31.

natürlich auch das Lebensalter bei dieser Differentialdiagnose zu berücksichtigen. Bei Leuten im Rückbildungsalter sei man prinzipiell sehr vorsichtig mit der Annahme rein nervöser Herzstörungen.

C. Die Funktionsprüfungen.

Den Kreislauf darf man wohl als eine Funktion der Herzkraft und der entgegenstehenden Widerstände bezeichnen. Die Herzkraft wird allerdings durch die Wirkung der Atmung auf den Blutstrom, ebenso durch die der Muskelbewegungen auf die Strömung in den Venen und endlich durch eine stromfördernde Wirkung der Gefäße selbst unterstützt. Wir wissen, daß sich das Herz und die Gefäße in ihrer Leistung wechselnden Beanspruchungen überaus rasch und vollkommen adaptieren, und zwar bis zur Grenze der absoluten Leistungsfähigkeit. Das Herz hat zwei Möglichkeiten, seine Leistung zu verändern. Es kann mit der Frequenz seiner Kontraktionen, aber auch durch Veränderung der Größe des Schlagvolumens regulieren. Beide Veränderungen können gleichsinnig, aber auch entgegengesetzt wirken. Denn zwischen beiden Faktoren muß ein optimales Verhältnis existieren, über das hinaus sie sich entgegenwirken. Wächst die Frequenz zu stark, so daß nicht Zeit genug zur Füllung des Herzens in der Diastole bleibt, so muß das Schlagvolum sinken. Wächst die Frequenz sogar über die sog. kritische Frequenz (vgl. die paroxysmale Tachykardie), so beginnt die Vorhofsystole bereits, ehe die Ventrikelsystole beendet ist. Es tritt dann die später ausführlich zu beschreibende Pfropfung und damit ein direktes Zirkulationshindernis ein. Die Größe des Schlagvolumens ist im übrigen abhängig von der jeweiligen Füllung und der Höhe des entgegenstehenden Druckes oder, um die von MORITZ eingeführten Ausdrücke zu gebrauchen, von der Belastung (Füllung) und der Überlastung (dem zu überwindenden Widerstand). Das vom Ventrikel ausgeworfene Blutvolumen steigt mit Zunahme und sinkt mit Abnahme der Belastung, steigt dagegen mit Abnahme und sinkt mit Zunahme der Überlastung.

Was können wir nun messen? Wir können die Frequenz zählen; wir können den Blutdruck messen und mit dem SAHLIschen Sphygmobolometer die lebendige Kraft der Pulswelle; und endlich können wir auch am Menschen das Minutenvolumen und damit das Schlagvolumen des Herzens feststellen.

Die bisher bekannten Methoden, wie die gasanalytischen von ZUNTZ-PLESCH und BERNSTEIN, die plethysmographischen und ähnlichen von O. MÜLLER und A. MÜLLER sind zu kompliziert für die Verwendung am Krankenbett und in ihren Resultaten auch keineswegs unbestritten. Weit einfacher ist die Methode von G. LILJESTRAND und ZANDER, die durch Messung des systolischen und diastolischen Drucks eine „reduzierte Druckamplitude" berechnen und dann durch Feststellung der Pulsfrequenz das Minuten- und damit das Schlagvolumen feststellten. Wenn auch von manchen Autoren an dieser Methode Kritik geübt worden ist, vergesse man doch nicht, daß sie bei Vergleichung z. B. mit der Stickoxydulmethode vorzüglich abgeschnitten hat. Jedenfalls ist die Methode nach den Untersuchungen meines Mitarbeiters W. FÖLLMER[1]) besonders zu vergleichenden Untersuchungen sehr wohl brauchbar. Abzulehnen ist wohl der Versuch von FR. KRAUS und NIKOLAI, aus der Form des Elektrokardiogramms Schlüsse auf das Schlagvolumen zu ziehen.

Annähernd genau kann man auch das Schlagvolum auch durch die Analyse der kardiopneumatischen Bewegung bestimmen. Das Verfahren, das auf MATTHES' Veranlassung KLEWITZ[2]) ausgearbeitet hat, gibt im Tierexperiment und auch am Menschen gute Resultate, scheitert aber für den klinischen Gebrauch daran, daß bei angehaltener Atmung nur wenige Menschen die Glottis geöffnet halten können.

Am gebräuchlichsten und für den Menschen anwendbar ist die Methode von GROLLMANN und MARSHALL: Man läßt aus einem Gummisack eine bestimmte Acetylengasmenge einatmen und bestimmt dann nach einer gewissen Zeit die Absorption dieses Gases und

---

[1]) W. FÖLLMER, Zeitschr. f. klin. Med. 1933. Bd. 124. [2]) KLEWITZ, Dtsch. Arch. f. klin. Med. Bd. 124 u. 136.

des Sauerstoffs in der Lunge. Durch diese Methode fand man das Minutenvolumen des ruhenden Menschen zwischen 3,6 und 5,8 Liter; das des körperlich Arbeitenden sah man auf 9—12 Liter steigen (zit. nach FR. V. MÜLLER). Als weitere Methoden nenne ich nur die von HENDERSSON-HAGGARD und MOBITZ und die sehr exakte von BRÖMSER, die aber für Arzt und Kranken trotz aller Vorzüge etwas zu kompliziert sein dürften.

Eine ausgesprochene Herzinsuffizienz ist gewiß leicht festzustellen. Ihre Symptome, die Cyanose, die Ödeme, die Verminderung der Urinmenge usw. sprechen eine zu beredte Sprache, um übersehen werden zu können. Für die Differentialdiagnose handelt es sich aber nicht nur darum, diese vorgeschrittenen Zustände, sondern die Anfangsstadien zu erkennen.

Die ersten Zeichen der Insuffizienz, nämlich Dyspnoe und Herzklopfen, die bei entsprechend starken Anstrengungen auch bei Gesunden eintreten, sind nicht nur Ausdruck der Tätigkeit kompensatorischer Einrichtungen, sondern zu gleicher Zeit Warnungssignale, die von der Fortsetzung der Anstrengung abmahnen. Man hat diese Insuffizienz als Bewegungsinsuffizienz der viel ernsteren Ruheinsuffizienz gegenübergestellt. Es erschien daher der gegebene Weg, für die Funktionsprüfung eines Kreislaufs, der sich nicht auf den ersten Blick als insuffizient erweist, das Verhalten gegenüber einer Beanspruchung durch körperliche Arbeit zu bestimmen.

Dabei erhebt sich aber — wenigstens für eine vergleichende Messung in exakten Zahlen — sofort eine unüberwindliche Schwierigkeit. Wir können wohl das bei einer Funktionsprüfung geleistete Quantum Arbeit mit Ergometern messen und in Kilogrammetern ausdrücken. Aber verschiedene Individuen brauchen zur Leistung einer bestimmten Arbeit, je nach der Entwicklung der Muskeln, des Fettpolsters und vor allem je nach ihrer Übung ein ganz verschiedenes Maß von Kraft und Anstrengung. Man kann also durch Angabe der geleisteten Kilogrammeter nie ein exaktes, sondern stets nur ein mehrfach bedingtes Maß für die Beanspruchung des Kreislaufs erhalten. Man ist deswegen davon zurückgekommen und wählt für die Funktionsprüfung als körperliche Leistung nur ganz einfache Aufgaben, so z. B. eine Anzahl Kniebeugen, den Vergleich zwischen liegender und aufrechter Stellung oder Bewegungen bestimmter Muskelgruppen, Arm- bzw. Fußbeugen.

Puls-
beschleuni-
gung.

Man hat nun zunächst die Pulsbeschleunigung, die durch eine solche Beanspruchung erzielt wird, als Maß für die Leistungsfähigkeit des Herzens genommen. Es ist aber sicher, daß hier unkontrollierbare psychische Einflüsse zu sehr mitwirken. Das gilt auch von dem Gebrauch, die Zeit als Maß zu nehmen, binnen welcher die Pulszahl zur Ausgangsfrequenz zurückkehrt.

Blutdruck.

Man schlug weiter vor (KATZENSTEIN), das Verhalten des Blutdrucks als Maß zu nehmen. Ein leistungsfähiger Kreislauf reagiert auf eine Beanspruchung mit Erhöhung des Blutdrucks, ein schwacher mit einer Blutdrucksenkung. Aber auch dies Verfahren ergibt keine zuverlässigen Resultate.

Atmung.

Diagnostisch wertvoller und eindeutiger ist die Berücksichtigung der Atmung. Die Beobachtung der Atmung ist wohl die einfachste und von den besprochenen Methoden, noch die genaueste. Man zählt die Zahl der Atemzüge nach einer bestimmten körperlichen Leistung, z. B. 10 Kniebeugen und achtet dabei auch auf die etwaige Dyspnoe des Probanden. Oder man läßt den Kranken in einem bestimmten Rhythmus zählen und stellt fest, wie lange er mit einem Atemzug zählen kann, ohne aufs neue Luft schöpfen zu müssen. Die letztere Probe kann ich übrigens als weniger zuverlässig nicht empfehlen.

H. DOETSCH [1]) hat das Atemanhaltevermögen als Prüfung in die Diagnostik der Kreislauferkrankungen eingeführt. Er stellte fest, daß Gesunde gewöhnlich eine Anhaltezeit von 40—60 Sek. haben, und daß eine Minderung der Anhaltezeit auf 20, 10 oder weniger Sek. für eine schlechte Herzfunktion spricht.

---

[1]) H. DOETSCH, D. D. Militärarzt 1944. S. 76—81.

Auch ist zu prüfen, ob nach dem Anhalten der Atmung eine besondere Dyspnoe eintritt oder ausbleibt. Alter, Geschlecht, Gewicht und Konstitutionsform müssen bei der Bewertung der Resultate dieser Prüfung aber berücksichtigt werden.

REHFISCH schlug vor, zur Prüfung auf Herzinsuffizienz das Verhalten des zweiten Aorten- und Pulmonaltons zu beobachten. Normalerweise sei der zweite Aortenton lauter, bei beginnender Insuffizienz nach körperlicher Arbeit, z. B. nach 10 Kniebeugen, dagegen der zweite Pulmonalton, vorausgesetzt, daß es sich nicht um Menschen mit Arteriosklerose oder um Nephritiker handelt. Die Methode hat keine praktische Bedeutung. *Vergleich der zweiten Töne an der Basis.*

Ferner ergibt die Untersuchung des Urins auf Urobilinogen insofern einen Anhalt, als eine starke Rotfärbung in der Kälte, wenn andere Ursachen dieser vieldeutigen Reaktion ausgeschlossen werden können, in der Tat auf eine beginnende Leberstauung schließen läßt (E. MEYER); ein Verfahren, das aber nur bei bereits gröberer Insuffizienz mit Leberstauung Erfolg verspricht, also für die Anfangsstadien kaum verwendbar sein dürfte. *Urobilinogen.*

Endlich ist von HEILMEYER[1]) eine quantitative Messung der Urin- und Serumfarbe mittels des PULFRICHschen Stufenphotometers ausgearbeitet worden. Man kann aus dem reduzierten Harnfarbenwerte auch auf das Vorliegen einer Herzinsuffizienz schließen, wenn dieser Wert auch in erster Linie von dem Zustande der Leber, besonders von einer Leberstauung abhängig ist. Nach v. ROMBERG[2]) hat der reduzierte Harnfarbwert jedoch keine Beziehungen zur Größe der Herzerweiterung oder zur Art des Klappenfehlers.

Fragen wir nun, was die in der Sprechstunde auszuführenden Reaktionen leisten können, so darf man wohl sagen, daß im allgemeinen bei intaktem Kreislauf der Einfluß mäßiger Anstrengung (Kniebeugen) auf Puls und Atemfrequenz nach 1—2 Minuten geschwunden ist, bei beginnender Insuffizienz aber nicht.

Ob darüber hinaus noch weitere Schlüsse möglich sind, wie z. B. SCHRUMPF glaubt, ist zweifelhaft. SCHRUMPF gab an, daß bei Arteriosklerose nach Anstrengungen der diastolische Druck nicht steige, wohl aber nach psychischen Erregungen, daß ferner systolischer Druck und Pulsfrequenz bei Nervösen nach Arbeit besonders hoch anstiegen.

Ferner sind Körpergewicht und Urinmenge genau zu beobachten. Das Körpergewicht steigt und die Urinmenge sinkt bei beginnender Herzinsuffizienz und verhält sich bei Besserung umgekehrt. Und zwar steigt das Gewicht viel früher, als Ödeme sichtbar werden. Die Verfolgung des Körpergewichtes eignet sich auch besonders gut, um ein Urteil über die Wirkung von Medikamenten zu gewinnen, z. B. der Digitalis. Hat unter ihrem Einfluß sich das Körpergewicht vermindert und steigt nach dem Aussetzen des Medikamentes wieder rasch an, so ist der Schluß gerechtfertigt, daß die Zunahme der Ausdruck eines sich wieder ansammelnden Ödems sei.

Ein derartiges latentes Ödem läßt sich nach KAUFMANN namentlich auch durch Hochlagerung der Beine bei beginnenden Insuffizienzen erweisen; sein Verfahren erscheint aber für den ödembereiten Kranken nicht zuträglich, so daß ich auf seine Wiedergabe verzichte.

Sehr brauchbar ist dagegen der Vergleich der Tages und Nachturinmenge und das Fahnden nach der „Nykturie" (H. QUINCKE). Das Verfahren zeigt bei korrekter Ausführung bereits geringe Dekompensationszustände, soweit sie zu Ödem führen, an und ist von jeder psychischen Beeinflussung unabhängig. Bei voll leistungsfähigem Kreislauf ist die Urinsekretion bei Tage (außer Bett) auf die Stunde berechnet größer als bei Nacht und Bettruhe, bei insuffizienten Herzen ist dieses Verhältnis umgekehrt. *Nykturie.*

Der Kranke braucht bei der Prüfung auf Nykturie nicht in seinem gewohnten Flüssigkeitsgenuß beschränkt zu werden; er soll nur nach 6 Uhr abends nichts mehr trinken, wenn man die Zeit von 8 Uhr früh bis 8 Uhr abends als Tag rechnet. Der vor dem Niederlegen gelassene Urin gehört zum Tagurin, der erste beim Aufstehen gelassene dagegen noch zum Nachturin. Man braucht nicht einmal 12 Stunden Bettruhe halten

---

[1]) HEILMEYER, Zeitschr. f. d. ges. exp. Med. Bd. 59. 1928.   [2]) v. ROMBERG, Verhandl. d. dtsch. Ges. f. inn. Med. 1929.

zu lassen, sondern beschränkt sich sogar zweckmäßig auf die gewohnte Ruhezeit und berechnet danach die Stundenwerte.

Die Nykturie wurde früher damit erklärt, daß ein untertags leicht insuffizient gewordenes Herz in der Nachtruhe wieder voll leistungsfähig würde, und daß dadurch die tagsüber mangelhaft gewordene Harnsekretion nachgeholt würde. Diese Annahme läßt sich aber nicht mehr aufrecht erhalten. Man muß vielmehr mit meinem Mitarbeiter A. JORES[1]) folgende Deutung annehmen: Wenn die physiologische relative Harnsperre der Nacht durch den Reiz des in den Geweben retinierten Ödemwassers aufgehoben wird, so muß es zur Nykturie kommen, da die flache Körperlage diuresefördernd wirkt. Dieser Typus inversus der Wasserausscheidung stellt nach JORES einen zentral ausgelösten Mechanismus dar. Übrigens bedingen nach A. JORES nicht nur Ödemkrankheiten, sondern auch Erkrankungen oder Funktionsstörungen des Hypophysenzwischenhirnsystems Nykturie; ein diagnostisch wichtiger Hinweis.

Neben der Diurese hat man auch Puls und Blutdruck als Maßstab für die Leistungsfähigkeit des Kreislaufs betrachtet.

Blutdruck im Schlaf. KLEWITZ fand (unter MORITZ), daß bei leistungsfähigem Kreislauf die Pulsfrequenz während des Schlafes um durchschnittlich 20% sinkt. Bei kompensierten Herzleiden ist das gleiche der Fall, bei Dekompensation bleibt die Senkung der Pulsfrequenz aber mehr oder minder aus. KLEWITZ fand weiter, daß Pulsirregularitäten im Schlafe nicht verschwinden; dagegen verschwinden nervöse Tachykardien im Gegensatz zu organisch bedingten.

Auch der arterielle Blutdruck sinkt bei intaktem Kreislauf in der Nacht um etwa 10—30 mm Hg, und zwar am stärksten in der vierten Stunde der Nachtruhe. C. MÜLLER[2]) fand nun, daß Klappenfehler an sich keinen Einfluß auf die Höhe des Blutdrucks haben, solange sie kompensiert sind. Auch bei ihnen tritt die physiologische Senkung des Blutdrucks während des Schlafes auf. Dagegen fehlt diese Senkung bei Klappenfehlern im Stadium der Dekompensation. MÜLLER glaubte, daß der Blutdruck in solchen Fällen durch einen Reflex vom Herzen auf die Gefäße hoch gehalten würde, der zu einer erhöhten vasomotorischen Stabilität führe und so einem gefahrdrohenden Absinken des Blutdrucks vorbeuge.

Weitere Untersuchungen über das Verhalten des Blutdrucks im Schlaf sind besonders an Kranken mit gesteigertem Blutdruck angestellt worden. KATSCH und PANSDORF[3]) unterschieden zwei Extreme der Reaktion, nämlich auffallend starke Senkungen des Blutdrucks, welche sie bei Kranken mit einfacher Hypertonie fanden und fehlende Blutdrucksenkung, die sie bei Kranken mit Urämie feststellten. Sie geben aber zu, daß die Mehrzahl der untersuchten Fälle sich nicht in diese gegensätzlichen Gruppen einordnen ließen. WIECHMANN und PAAL[4]) stellten fest, daß auch unter den Hypertonikern ohne kardiale Insuffizienz Kranke mit Nykturie waren. Bei ihnen sank teilweise der Blutdruck übernormal, teils fehlte auch die Schlafsenkung des Blutdrucks. Dieselben Resultate hatten sie bei Hypertonikern ohne kardiale Insuffizienz, aber auch ohne Nykturie. Bei Hypertonikern mit kardialer Insuffizienz war die Blutdrucksenkung dagegen minimal oder fehlte; die Nykturie wurde aber stets gefunden.

Die Untersuchung des Pulses im Schlaf ist nicht ohne größere Apparatur möglich, man kann den Puls weder am Bett einfach zählen, noch den Blutdruck messen, ohne den Schlaf zu stören. Es ist vielmehr notwendig, daß der Untersucher von einem benachbarten Zimmer aus den Puls telephonisch abhört und den Druck durch ein von KATSCH und PANSDORF beschriebenes Instrumentarium mißt.

Capillardruck. Die Messung des Capillardrucks, die an sich für die Beurteilung einer Kreislaufstörung von Wert wäre, hat deshalb nur geringe klinische Bedeutung gewonnen, weil die bisher geübten diesbezüglichen Methoden keinen Anspruch

[1]) A. JORES, Dtsch. Arch. f. klin. Med. Bd. 175. 1933. [2]) C. MÜLLER, Dtsch. Arch. f. klin. Med. Bd. 142. [3]) KATSCH und PANSDORF, Münch. med. Wochenschr. 1922. Nr. 50. [4]) WIECHMANN und PAAL, Zeitschr. f. d. ges. exp. Med. Bd. 50, H. 1/2.

auf Exaktheit haben (TH. BRUGSCH [1]). Die Beobachtung des Capillarpulses ist bei manchen Herzfehlern, besonders der Aorteninsuffizienz und bei Thyreotoxikosen von diagnostischem Interesse.

Die von OTFRIED MÜLLER, LOMBARD und E. WEISS ausgebaute Capillarmikroskopie hat großes wissenschaftliches Interesse, ist aber für die Differentialdiagnose des Praktikers wohl zu kompliziert und zu schwierig in der Beurteilung der Ergebnisse, als daß sie am Krankenbett des Herzpatienten Verwendung finden könnte.

Auch die Messung des Venendrucks hat mehr wissenschaftliche als praktische Bedeutung; zumal die Methode von MORITZ und v. TABORA, die mittels Venenpunktion arbeitet, also für die Praxis kaum verwendbar ist. Die Autoren fanden den normalen Druck in der Ven. med. cubiti beim Menschen zwischen 0,7 und 6,6 mm Hg, im Mittel 3,8 mm Hg. Die unblutige Methode der Venendruckmessung nach v. BASCH (am Handrücken), die einen mittleren Druck von 10,7 mm Hg konstatierte, ermangelt meines Erachtens der Exaktheit. Der Venendruck ist übrigens nicht direkt abhängig vom arteriellen Druck. *Venendruck.*

Die Feststellungen von EPPINGER und Mitarbeitern, nach denen bei Kreislaufschwäche sich eine Vermehrung der Milchsäure im Muskel nachweisen läßt, und die Beobachtungen von GRAFE, EPPINGER und von HERBST, wonach bei Kreislaufinsuffizienz ein erhöhter Sauerstoffverbrauch gefunden wird, sind zwar theoretisch bedeutungsvoll, aber wegen der Kompliziertheit der Methoden für eine Verwendung am Krankenbett nicht geeignet. *Stoffwechseluntersuchung.*

Endlich hat WEBER ein plethysmographisches Verfahren angegeben, um die Leistung des Kreislaufs zu prüfen. *WEBERs Verfahren*

Es besteht in der Plethysmographie eines Armes bei gleichzeitiger, einfacher Muskelleistung (Fußbeugung und -streckung). Beim Gesunden nimmt dabei das Volum des Armes zu aus Gründen, auf die einzugehen hier zu weit führen würde. Nur so viel sei bemerkt, daß dies Verhalten durch die Vasomotorentätigkeit und die Steigerung der Herzaktion bedingt ist. Dies Ergebnis wird durch ermüdende Arbeit in sein Gegenteil verkehrt. Bei Kranken mit insuffizienten Herzen verläuft die plethysmographische Kurve dagegen entweder von vornherein oder schon bei einer viel geringeren, die Skeletmuskeln nicht ermüdenden Arbeit negativ. Ferner hat WEBER beobachtet, daß bei Kranken mit geringerer Insuffizienz des Kreislaufs sich zwar noch eine positive Arbeitskurve ergab, die aber, im Gegensatz zum Gesunden, abnorm träge wieder absank. WEBER sieht diese trägen Kurven als einen Ausdruck der venösen Stauung an. Endlich stellte er fest, daß bei Hypertrophien des linken Ventrikels die positive Kurve auch nach Aufhören der Arbeit noch einen nachträglichen Anstieg zeigt. WEBER glaubt, durch das geschilderte Verhalten beginnende Insuffizienzen scharf erkennen, nervöse und organische Herzerkrankungen sicher unterscheiden und endlich den Erfolg therapeutischer Maßnahmen kontrollieren zu können.

Bei der Schwierigkeit der plethysmographischen Methodik dürfte die WEBERsche Probe wohl nur für Spezialinstitute, nicht aber für die Praxis Bedeutung haben.

Endlich hat ALBRECHT gemeint, daß Frequenzreaktionen, wie sie durch Änderungen des intrathorakalen Druckes, z. B. bei tiefer Inspiration beobachtet werden, sich zu einer Funktionsprüfung des Herzmuskels eignen. Eine Nachprüfung von PONGS kam zu dem Schlusse, daß es sich dabei doch nur um vagische Phänomene handelte. *ALBRECHTs Verfahren.*

Alle Funktionsprüfungen erlauben, wie wir sahen, bestenfalls ein Urteil darüber, ob überhaupt eine Insuffizienz des Kreislaufs besteht, gestatten aber keinen hinreichenden Schluß auf die Ursache derselben. Insbesondere ist es unmöglich, durch diese Prüfungen zu unterscheiden, ob eine Insuffizienz auf einer wirklichen Herzschwäche oder auf hämodynamischen, z. B. durch primäre Rhythmusstörungen bedingten Verhältnissen beruht. Eine solche Unterscheidung wird sich nur durch eine genaue Analyse der Arhythmien treffen lassen.

---

[1] TH. BRUGSCH, Pathologie des Kreislaufs, S. 108. Leipzig: S. Hirzel 1937.

Für die ärztliche Praxis dürften nur die einfachen Prüfungen, namentlich die der Atmung nach Anstrengung in Betracht kommen. Schließlich darf der Arzt nicht vergessen, daß die beste Funktionsprüfung für das Herz die Reaktion des gesamten Kreislaufs auf die Anforderungen des täglichen Lebens darstellt. Gegenüber diesem Maßstab ist jedes andere Maß willkürlich und gekünstelt. Als geringfügigstes Anzeichen einer beginnenden Herzinsuffizienz treten dann die subjektiven Symptome nach größeren Tagesleistungen hervor (nächtlichs Herzklopfen, Schlafstörungen, übermäßige Ermüdbarkeit). Die objektiven Merkmale der Insuffizienz (Dyspnoe, Cyanose, Nykturie oder sicht-bare Stauungen) finden sich bei den Patienten, die ein Versagen des Kreis-laufs nicht nur bei erhöhten Ansprüchen, sondern bereits bei denjenigen des gewöhnlichen Lebens erkennen lassen.

Endlich machten A. Fränkel und v. Romberg [1]) auf folgendes aufmerksam: Im Hinblick auf die Entwicklung der einzelnen Symptome ist nicht nur deren Grad, sondern auch das Tempo der Ausbildung einer Herzinsuffizienz von Belang. Bei rasch eintretender Insuffizienz stand die Dyspnoe im Vordergrund und fehlten die Ödeme, bei subakuter Dekompensation waren Ödeme sehr häufig, bei chroni-scher Verschlechterung des Kreislaufs überwog die Leberstauung.

Außer diesen zur Prüfung des gesamten Kreislaufverhaltens angegebenen Methoden hat man sich auch bemüht, Methoden zur Prüfung der Gefäß-funktionen auszubauen. Ich erwähne von ihnen die plethysmographische von O. Müller zur Prüfung der Arterien auf Temperaturreize sowie eine aus v. Rombergs Klinik von Lange veröffentlichte capillar-mikroskopische Methode zur Prüfung der Arterienfunktion, die gleichfalls Temperaturreize benutzt. O. Müller zeigte, daß die plethysmographischen Reaktionen bei peripherer Arteriosklerose leiden, bzw. erlöschen. Ich habe gleiches bei den vasomotorischen und trophischen Neurosen (Morbus Raynaud, Sklerodermie usw.) festgestellt. Die Langeschen Untersuchungen ergaben, daß bei Dekompensation die capillare Nachströmung im Gegensatz zur Norm durch Temperaturreize nicht verändert wird. Die von der Schule O. Müllers [2]) ausgebaute Methode der Capillarunter-suchung hat, wie ich bereits erwähnte, gewiß weitere Aufgaben als die, die Hinlänglichkeit des Kreislaufs zu untersuchen. Für manche Einzelfälle, z. B. die Hypertonien und die mit vasoneurotischen Symptomen verbundenen Krank-heitszustände, ist sie aber auch von praktischer Bedeutung. Auch E. v. Romberg gab an, daß eine Verbreiterung der venösen Schenkel der Capillaren ein Zeichen für beginnende Stauung sei, während Grödel und Hubert [3]) sich skeptisch über die klinische Verwertbarkeit der Methode äußern. Neuere Erfahrungen dürften aber die Bedeutung des O. Müllerschen Verfahrens auch für die wissenschaftliche Prüfung der Kreislaufdynamik erwiesen haben.

D. Die Differentialdiagnose der Rhythmusstörungen.

Die genauere Analyse der Rhythmusstörungen wurde ermöglicht durch die experimentelle und anatomische Forschung, die uns den Bau und die Funktion des Reizleitungssystems des Herzens kennen lehrte. Dieses System besteht

---

[1]) v. Romberg, Verhandl. d. dtsch. Ges. f. inn. Med. 1929. [2]) O. Müller, Zur Funk-tionsprüfung der Arterien. Dtsch. med. Wochenschr. 1906. Nr. 38—39; Lange, Funk-tionsprüfung der Arterien usw. Dtsch. Arch. f. klin. Med. Bd. 148. [3]) F. Grödel und Hubert, Klinische Erfahrungen mit der mikroskopischen Capillaruntersuchungsmethode. Zeitschr. f. klin. Med. Bd. 100.

aus eigenartigen, von denen der übrigen Herzmuskulatur (der des Treibwerks) anatomisch verschieden gebauten Muskelfasern (große, blasse Fasern mit wandständiger Anordnung der Fibrillen und großem, blasigem Kern). Sie enthalten reichlich Nerven und Ganglienzellen und sind namentlich am Pferd als sogenannte PURKINJEsche Fasern schon längst bekannt. Der Streit über die Frage, ob die Reizentstehung und -leitung in diesen Muskelfasern oder in deren nervösen Elementen erfolgt (myogene bzw. neurogene Theorie), ist für den klinischen Betrachter unerheblich und kann deswegen hier übergangen werden.

Für das klinische Verständnis der Rhythmusstörungen genügt es, zu wissen, daß der Kontraktionsreiz normalerweise an der Einmündung der oberen Hohlvene in den rechten Vorhof (dem Venensinus der Kaltblüter entsprechend) entsteht. Wenigstens beherrscht dieser sogenannte nomotope Reiz normalerweise den Rhythmus. Allerdings können Kontraktionsreize auch von jeder anderen Stelle des Herzens ausgehen (heterotope Reize). Es überwiegen aber normalerweise die nomotopen Reize so stark, daß die heterotopen Reize nicht zur Geltung kommen. Man darf annehmen, daß diejenigen Reize die Schlagfolge steuern, die zeitlich am raschesten aufeinanderfolgen, und das sind die nomotopen. Die heterotopen Reize gewinnen also erst Bedeutung, wenn sie den nomotop entstehenden Reiz übertönen, oder, wenn dieser z. B. wegen Unterbrechung der Leitungsbahn nicht weiter geleitet werden kann. Es lassen sich daher zwei verschiedene Arten der Rhythmusstörungen prinzipiell unterscheiden: Es kann erstens durch einen heterotop entstandenen, wirksamen Reiz die normale Schlagfolge einmal oder wiederholt unterbrochen werden, der normale Reizentstehungstypus selbst dabei aber unversehrt bleiben; die der Unterbrechung folgenden Kontraktionen sind wieder durch den normalen Rhythmus bedingt. Im zweiten Fall ist dagegen der normale Rhythmus selbst gestört. Dies muß geschehen, wenn abnorme Reize an der Veneneinmündung, also nomotop wirksam werden. Es wird aber auch dann eintreten, wenn ein heterotop entstehender Reiz den normalen nomotopen vernichtet. Auch ein heterotop entstehender Reiz breitet sich nämlich aus und wird, wenigstens am Vorhof, nicht nur zum Ventrikel, sondern auch rückläufig geleitet. Erreicht er den Ort der Reizentstehung und löst auch dort eine Kontraktion aus, so wird das in Bildung begriffene normale Reizmaterial dadurch aufgehoben. Diese Formen der Störung, bei der der normale Rhythmus also selbst gestört ist, werden auch als Allorhythmien bezeichnet.

Zur Abgrenzung der einzelnen Arhythmieformen sind die ENGELMANNschen Feststellungen über die Dauer der die einzelnen Herzschläge trennenden Pausen wichtig. Bekanntlich ist das Herz, während es sich kontrahiert, und noch in der ersten Zeit des Nachlassens der Kontraktion für jeden Reiz unerregbar. Man nennt diese Zeit die refraktäre Periode. Fällt also in diese Periode ein an sich wirksamer Reiz, so kann er, wenigstens bei normalem Verhalten der Muskulatur, nicht beantwortet werden, und erst der folgende Reiz wird effektiv. Wir werden sehen, daß die Länge der Pausen ein wichtiges Hilfsmittel zur Unterscheidung der einzelnen Formen der Arhythmien ist.

ENGELMANN hatte vier verschiedene Funktionen des Herzens unterschieden: die Reizerzeugung, die Reizleitung, das Vermögen, auf eine bestimmte Reizschwelle anzusprechen und endlich die Kontraktionsenergie selbst. Man kann die Störungen dieser Funktionen auch den Rhythmusstörungen zugrunde legen und sie daher in chronotrope, dromotrope, bathmotrope und inotrope unterscheiden.

Die Bahn der Reizleitung ist, wenn auch über die Verbindung der beiden Knoten noch Widersprüche bestehen, für praktische Zwecke ausreichend bekannt. Die Anhäufung reizleitender Fasern in größeren Gruppen nennt man Knoten. EDENS hat sie mit einem Knotenpunkt in einem komplizierten Schienennetz verglichen. Man unterscheidet den KEITH-FLACKschen Knoten am Beginn der Bahn, den ASCHOFF-TAWARAschen Knoten im Vorhof nahe der Ventrikelgrenze und das von diesem ausgehende HISsche Bündel, das an der Septumwand als einzige muskuläre Brücke den Atrio-

ventrikelring überschreitet. Es teilt sich unmittelbar danach in seinen rechten und linken Schenkel, entsprechend beiden Herzhälften, und verläuft in der Septumwand dicht unter dem Endokard bis in das Papillarmuskelsystem. Durch dessen Vermittlung erreicht es dann die Muskulatur des eigentlichen Treibwerks.

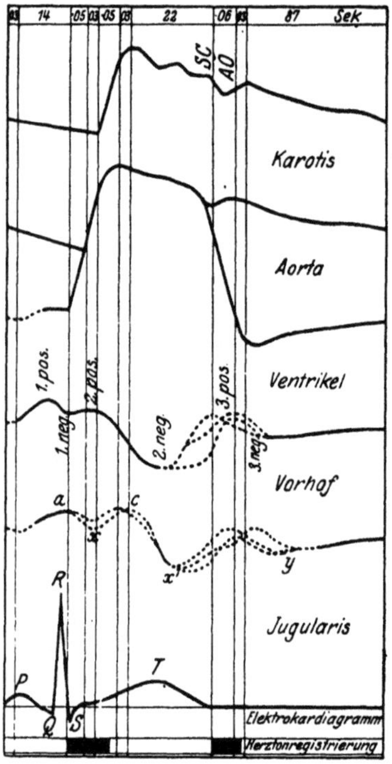

STANLEY KENT fand übrigens, daß am Säugetierherzen die Verbindung zwischen Vorhof und Ventrikel nicht auf das HISsche Bündel beschränkt ist, und beschreibt eine am rechten lateralen Rande des Herzens gelegene muskuläre Brücke zwischen Vorhof und Ventrikel, die zudem die Erregung in beiden Richtungen fortzuleiten imstande ist.

Die feinere Analyse der Arhythmien geschieht entweder durch gleichzeitige Aufnahmen von Venenpuls und Herzstoßkurven oder von Venenpuls und arteriellen Pulskurven oder durch Aufnahme aller dieser drei Kurven. Man kann dadurch jede einzelne Phase der Herztätigkeit festlegen. Die beistehende, LEWIS entnommene, schematische Kurve zeigt dies. Über die Deutung des Vorhof- und Venenpulses beim Menschen vgl. man H. STRAUB [1]).

Abb. 59. Schema der Druckschwankungen in den Herzkammern und deren zeitliche Beziehungen zu Carotis-Aorta-Jugulariskurven, Elektrokardiogramm und Herztönen. (Nach LEWIS.) SC-Linie = Semilunarklappenschluß. AO-Linie = Öffnung der atrioventrikulären Klappen.

Einfacher aufzunehmen und leichter zu deuten ist aber das Elektrokardiogramm, das den Ablauf der elektrischen Potentialschwankungen anzeigt, die dem Ablauf der Erregung der Muskulatur entsprechen und sich, wie der Vergleich mit den mechanisch aufgenommenen Kurven lehrt, bis zu einem gewissen Grade auch auf den Kontraktionsablauf beziehen lassen. Eine kurze, auch für den Praktiker verständliche Darstellung hat E. BODEN [2]) gegeben. Eine erschöpfende Wieder-

Direkte Beobachtung. gabe dieser mechanischen und elektrokardiographischen Kurven ist in diesem Buche nicht beabsichtigt. Sie ist aus den eingehenden Darstellungen von LEWIS, MACKENZIE, BODEN, WENCKEBACH, K. GROSS [3]) u. a. zu ersehen.

Vorgreifend sei zunächst besprochen, was man ohne die Hilfsmittel dieser Registrierungen direkt am Krankenbett beobachten kann. Es lassen sich zwar durch die einfache Beobachtung am Krankenbett exakte Feststellungen nicht vornehmen, aber immerhin kann man durch gleichzeitige Beobachtung des

---

[1]) H. STRAUB, Dtsch. Arch. f. klin. Med. Bd. 130, S. 1.   [2]) E. BODEN, Medizin. Praxis Bd. 14. 1935. II. Aufl. Dresden-Leipzig: Theodor Steinkopff.   [3]) K. GROSS, Münch. Med. Wochenschr. 1936.

Venenpulses und Palpation des Spitzenstoßes sowie des Carotispulses und Auskultation der Herztöne eine Reihe diagnostisch wichtiger Befunde erheben. Den Venenpuls kann man bei guter Beleuchtung und seitlicher Neigung des Kopfes bei vielen Menschen, besonders Herzkranken, gut sehen.

Man kann sich durch den Vergleich mit dem Herzstoß oder dem arteriellen Pulse überzeugen, ob der einen systolischen Venenkollaps ergebende Venenpuls ein normaler negativer, präsystolischer ist, oder ob er als positiver, mit dem arteriellen Puls gleichzeitiger, also systolischer Venenpuls verläuft. Man erkennt dies auch durch Kompression der Vena jugularis. Der normale Venenpuls verschwindet herzwärts der Kompressionsstelle, der positive natürlich nicht. Den normalen Venenpuls kann man wohl sehen, aber nicht fühlen, während ein positiver Venenpuls auch fühlbar sein kann.

Der normale Venenpuls drückt nämlich, wie beiläufig bemerkt werden mag, weniger die Druckschwankung in der Vene aus, als die Füllungsveränderung. Es ist also, wie WENCKEBACH auch betont, in erster Linie ein Volumpuls. Bei der gewöhnlichen Art der Pulsschreibung mit Luftübertragung wird freilich kein reiner Volumpuls, sondern eine aus Druck und Volumpuls gemischte Veränderung aufgezeichnet.

Man kann ferner durch einfache Betrachtung erkennen, ob einzelne Venenpulse besonders groß sind (durch Pfropfung s. später).

Durch Vergleichung des arteriellen und des Venenpulses kann man erkennen, ob sich beide Pulse in ihrer Zahl entsprechen. Bei den ventrikulären Extrasystolen fehlt der zur Extrasystole gehörige Venenpuls, bei den Leitungsstörungen ist der Venenpuls häufiger, weil der Reiz entweder gar nicht oder nicht bei allen Schlägen fortgeleitet wird. Man hat früher solche Störungen durch das U-förmige Doppelmanometer von VOLHARD demonstriert. Auch vor dem Röntgenschirm kann man die verschiedene Tätigkeit von Vorhof und Ventrikel beobachten. Es empfiehlt sich, den rechten Herzrand mit enger Blende einzustellen und die Pulsation des Vorhof- und Aortenrandes zu vergleichen. Viel deutlicher und exakter kann man die Dissoziation zwischen Vorhof und Kammer durch das Röntgenkymogramm des Herzens feststellen.

Bei der Betastung des arteriellen Pulses und gleichzeitiger Auskultation der Töne oder Palpation des Spitzenstoßes kann man erkennen, ob etwa frustrane Kontraktionen bestehen und eine Bradykardie dadurch vorgetäuscht wird, daß nicht alle Pulse bis in die Peripherie dringen.

Man kann weiter feststellen, ob eine Arhythmie durch die Atmungsschwankungen hervorgerufen wird, ob eine respiratorische Arhythmie (Rascherwerden des Pulses bei der Inspiration), ob ein Pulsus paradoxus (Verschwinden des Pulses bei tiefer Inspiration) vorliegt. Man kann am arteriellen Pulse bereits fühlen und dies durch die Auskultation bestätigen, ob ventrikuläre Extrasystolen sich in den Rhythmus einschieben, ob die den gewöhnlichen Rhythmus unterbrechenden Schläge von längeren Pausen gefolgt sind und ob sie in Gruppen als Bigeminus oder Tri- oder Quadrigemini auftreten. Bei einiger Übung kann man sogar die Arhythmia perpetua an den salvenförmig aufeinander folgenden raschen Pulsen erkennen.

1. Die extrasystolischen Arhythmien.

Extrasystolische Arhythmien entstehen, wenn ein oder mehrere Extrareize neben den gewöhnlichen Reizen wirksam werden. Sie sind die häufigste Form der Arhythmien. Man kann sie, je nach dem Ort der Entstehung des Extrareizes, in die ventrikulären, die Vorhof- und die Sinusextrasystolen trennen.

Ventriku-
läre Extra-
systolie.

A. Die ventrikuläre Extrasystolie. Sie stört den Rhythmus des Vorhofs nicht, sie breitet sich nicht rückläufig aus. Retrograde Ventrikelextrasystolen kommen beim Kaltblüter vor, sind aber beim Menschen sehr selten. Wenckebach bildet nur eine einzige Kurve einer komplizierten Störung (partielle Extrasystole) ab, bei der retrograde Extrasystolen in Betracht kommen.

Die ventrikulären Extrasystolen sind durch folgende Merkmale gekennzeichnet.

1. Es entspricht ihnen keine Vorhofszuckung (im Elektrokardiogramm und in der Venenpulskurve fehlt die Vorhofzacke). Fällt die ventrikuläre Extrasystole so spät in die Diastole, daß sie sich zeitlich mit der Vorhofskontraktion des folgenden Schlages deckt, so kann sich der Vorhof nicht entleeren. Es

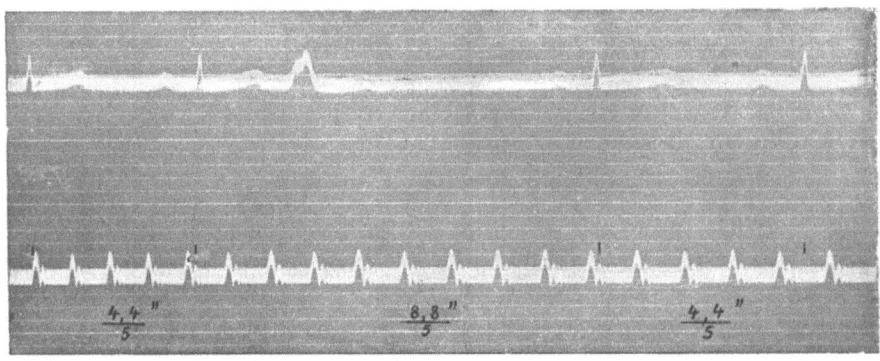

Abb. 60. Ventrikuläre Extrasystole mit kompensatorischer Pause. Der extrasystolische
Komplex ist deformiert, es geht ihm keine Vorhofzacke voraus.

tritt eine Pfropfung ein und als deren Ausdruck wird die Vorhofswelle dieses Venenpulses besonders hoch.

2. Die Pause nach einer ventrikulären Extrasystole ist eine kompensatorische, d. h. vorhergehende Systole, Extrasystole und Pause entsprechen zeitlich genau zwei normalen Schlägen mit normalen Pausen. Dieses Verhalten wird dadurch bedingt, daß der dem Extrareiz folgende normale Reiz das durch den Extrareiz kontrahierte Herz in der refraktären Periode trifft, also wirkungslos bleiben muß. Erst der diesem folgende Reiz löst dann wieder zur normalen Zeit eine Zuckung aus.

Nur bei langsamem Puls ist ein anderes Verhalten möglich, besonders wenn die Extrasystole ziemlich früh fällt. Dann wird der der Extrasystole direkt folgende normale Reiz nicht mehr in die refraktäre Periode fallen, also wirken. Es tritt keine kompensatorische Pause auf; der Rhythmus geht also bis auf die eingeschobene Extrasystole ungestört weiter. Derartige seltenere Extrasystolen nennt man interpolierte.

3. Die Extrasystolen liefern eine typische elektrokardiographische Kurve, so daß sie meist leicht erkennbar sind; namentlich ist die R-Zacke breiter oder in mehrere Spitzen geteilt (vgl. obenstehende Kurve, auf der auch ersichtlich ist, daß die Pause kompensatorisch ist). Mitunter ist die erste (R) Zacke negativ, ähnlich der, die man bei experimenteller Reizung der Spitzengegend erhält.

Kraus führte diese Kurven auf eine Entstehung der Extrasystole im linken Ventrikel zurück, während ein positiv gerichteter Ventrikelkomplex im rechten Herzen entstehen sollte. Man erhält eine derartige Kurve bei experimenteller Reizung der Basis.

Die KRAUSsche Deutung ist später von ihm selbst modifiziert worden. Es ist sicher, daß derartige Unterschiede auch anders bedingt sein können, z. B. durch Durchschneidung des einen Tawaraschenkels (EPPINGER und ROTHBERGER).

Die anormale Form der extrasystolischen elektrokardiographischen Kurve kehrt bei demselben Kranken stets wieder.

4. Der gewöhnliche Ausdruck einer ventrikulären Extrasystole muß ein Bigeminus sein; denn es folgen zwei Herzrevolutionen in kurzem Abstand mit einer darauf folgenden langen Pause aufeinander. Häufen sich Extrasystolen, so können Gruppen in Form der Trigemini und Quadrigemini gebildet werden und bei sehr starker Häufung kann sogar, besonders wenn die Häufung anfallsweise eintritt, eine Art paroxysmaler Tachykardie entstehen.

Oft treten die Extrasystolen insofern mit einer gewissen Regelmäßigkeit auf, als eine feste, sich stets wiederholende, zeitliche Beziehung des extrasystolischen zum vorhergehenden Pulse besteht. Die Entstehungsweise und der Mechanismus derjenigen Extrasystolen, die stets mit der gleichen, sehr kurzen Kuppelung auf die normale Systole folgen und die er Satellitsystolen nennt, versuchte DE BOER so zu erklären, daß nach Ablauf der normalen Kammersystole die Erregungswelle nochmals einen Ausweg hat finden können und aufs neue zirkuliert.

Spätere Arbeiten (vgl. SCHELLONG[1]) haben aber zu einer veränderten Auffassung der Entstehung der Extrasystolen und deswegen auch zu einer neuen Nomenklatur geführt. Während man früher glaubte, daß die Extrasystolen, wie im Tierexperiment, durch einzelne Extrareize entstünden, ist man neuerdings zu der Auffassung gekommen, daß nicht nur die normalen nomotopen Reize rhythmisch erfolgen, sondern auch die heterotopen „Extrareize" einen Rhythmus aufweisen, also zwei Rhythmen dabei versendet werden; daß also diese beiden Rhythmen interferieren. Man spricht daher von Pararhythmie. Es ist klar, daß der langsamere Rhythmus, wenn er nicht von dem rascheren ausgelöscht werden soll, vor ihm durch eine Art Blockierung geschützt sein muß. Man hat deswegen eine „Schutzblockierung" des langsameren Rhythmus angenommen. Andererseits haben besonders KAUFMANN und ROTHBERGER angenommen, daß nicht alle Reize eines Rhythmus weiter geleitet würden, weil sie durch eine „Austrittsblockierung" an der Fortpflanzung gehindert seien. Das Interferieren der Rhythmen wird also durch diese beiden Blockierungen und natürlich auch durch die refraktären Phasen bestimmt. Es kann hier nicht im einzelnen auf die komplizierten Möglichkeiten eingegangen werden, unter denen dadurch Extrasystolen erscheinen. Es genügt zur Orientierung die folgende von SCHELLONG aufgestellte Einteilung der Extrasystolen.

Es ist klar, daß die Interferenzdissoziationen, bei denen also zwei Rhythmen (eine Allorhythmie) vorhanden sind, sich von den einfachen Blockierungen, bei denen nur der Sinusrhythmus besteht, wie z. B. beim partiellen Block, nur durch sehr genaue Kurvenanalyse unterscheiden lassen. Beim totalen Block dagegen kann die Automatie des tiefer gelegenen Abschnitts den zweiten Rhythmus bilden. (Vgl. das Kapitel Leitungsstörungen.)

5. Da die Extrasystole früher als die normale eintritt, so trifft sie das Herz in einem noch wenig gefüllten Zustande; deswegen erscheint die extrasystolische Welle meist kleiner als die normale. Diese kleine Pulswelle überwindet den Widerstand des Gefäßrohrs schwerer und kann deswegen verspätet in der Peripherie ankommen. Man bezeichnet diese Verspätung als Extraverspätung. Diese Extraverspätung verlängert natürlich in der Peripherie die

[1] SCHELLONG, Ergebn. d. inn. Med. u. Kinderheilk. Bd. 25.

verkürzte Pause vor der Extrasystole und verkürzt entsprechend die kompensatorische Pause. Es kann daher dem die Radialis palpierenden Finger die Extrasystole tatsächlich ungefähr in die Mitte zwischen zwei normalen Pulsen zu

Pararhythmie (mit Schutzblockierung).

A. Interferenz zweier Rhythmen (ohne Austrittsblockierung).		B. Parasystolie (mit Austrittsblockierung).	
I. mit höherer Frequenz des Sinusknotens.		II. mit höherer Frequenz des sekundären Zentrums.	
1. Block nahe am sekundären Zentrum, (z. B. in einem Ventrikel).	2. Block nicht nahe am sekundären Zentrum (z. B. im Hisschen Bündel: totale Vorhofkammerdissoziation).	3. Block nahe am Sinusknoten (etwa Sinusvorhofinterferenzdissoziation).	4. Block nahe am sekundärenZentrum (Vorhofkammerinterferenzdissoziation).

fallen scheinen und, da die extrasystolische Welle aus dem eben besprochenen
Grunde auch kleiner als eine normale sein kann, so muß das Bild eines Pseudoalternans entstehen.

Der echte Pulsus alternans, die Folge einer inotropen Störung, unterscheidet sich von einem extrasystolischen Pseudoalternans durch folgende Merkmale: Er hat, wenn nicht gleichzeitig Vorhofflimmern besteht, im Venenpuls
und Elektrokardiogramm eine zu ihm gehörige Vorhofszacke, die dem
Pseudoalternans fehlt. Ferner tritt er, eben weil er kleiner ist als ein normaler
Puls, gewöhnlich auch etwas verspätet auf, so daß die ihm vorhergehende
Pause eher etwas länger ist, als die ihm folgende.

6. Der Umstand, daß die ventrikuläre Extrasystole ein noch relativ wenig
gefülltes Herz antrifft, bewirkt, daß sie besonders rasch verläuft. Dadurch
erscheint der erste systolische Herzton stark paukend. Dagegen ist der zweite
Ton leise oder überhaupt nicht hörbar, augenscheinlich weil der relativ geringe
Füllungszuwachs in der Aorta die Aortenklappen weniger stark spannt, oder,
weil die Extrasystole sie vielleicht überhaupt nicht zu öffnen vermag. Ein
solcher stark paukender erster Herzton wird bekanntlich stets gehört, wenn
das linke Herz wenig gefüllt ist, z. B. bei jeder Mitralstenose.

7. Ist der extrasystolische Puls sehr klein oder vermag die Extrasystole
die Aortenklappen nicht zu öffnen, so dringt er nicht bis in die Peripherie und
kann an der Radialis nicht gefühlt werden. Dieses Vorkommnis bezeichneten
QUINCKE und HOCHHAUS als frustrane Kontraktion. Man kann dann den
extrasystolischen Puls wohl bei der Auskultation des Herzens erkennen, nicht
aber durch die Palpation des Radialpulses. Treten derartige frustrane Kontraktionen in regelmäßigem Wechsel mit normalen Pulsen auf, so wird eine
Bradykardie vorgetäuscht. Die Auskultation der Herztöne läßt aber erkennen,
daß die Bradykardie nur eine scheinbare ist. Schon aus diesem Beispiel ergibt
sich für den Arzt die Notwendigkeit, in jedem Falle von Pulsverlangsamung
stets auch die Schlagfolge am Herzen zu kontrollieren, dies selbst zu tun und
— in der Klinik — das Pulszählen nicht der Schwester zu überlassen!

Vorhof-
extra-
systolie.   B. Die Vorhofextrasystolie. Die Fortleitung der im Vorhof entstehenden
Extrasystolen zum Ventrikel ist ungestört; die ihr entsprechende Ventrikelzuckung erfolgt daher im gleichen Abstand wie nach einer normalen Vorhofkontraktion. Die Vorhofextrasystole verbreitet sich aber im Gegensatz
zu der ventrikulären Extrasystole auch retrograd zum Entstehungsort der
Kontraktionsreize und löst auch dort am Sinus eine Zuckung aus. Diese Zuckung

vernichtet aber den dort im Entstehen begriffenen, neuen, folgenden, normalen Herzreiz (das Reizmaterial, wie man zu sagen pflegt). Naturgemäß braucht die Ansammlung neuen Reizmaterials danach wieder die Dauer einer normalen Pause, bis die folgende normale Zuckung ausgelöst werden kann. Es folgt daraus, daß die der Extrasystole folgende Pause um die Zeit verlängert werden muß, die die Vorhofsextrasystole braucht, um den Sinus zu erreichen.

Das Kennzeichen einer Vorhofsextrasystole ist also

1. daß die Pause zwar verlängert wird, die Verlängerung aber keine kompensatorische ist. Sie ist dann kompensatorisch, wenn die Vorhofsextrasystole so spät nach der normalen Systole eintritt, daß ihr rückläufiger Reiz den fertig ausgebildeten Normalreiz am Sinus trifft und ihn nach Art der Interferenz vernichtet.

2. Hat die Vorhofextrasystole im Gegensatz zu der ventrikulären Extrasystole im Venenpuls und im Elektrokardiogramm die ihr entsprechende Vorhofszacke.

Wenn der Extrareiz am Vorhof spät einsetzt, fällt die von ihm ausgelöste Reizung des Sinus mit dem bereits voll entwickelten, folgenden Reiz zusammen oder kommt sogar etwas später an und fällt am Sinus in die refraktäre Periode. Sie wird dann nicht effektiv; der Sinusrhythmus wird überhaupt nicht gestört. Die Vorhofsextrasystole und die zugehörige Ventrikelzuckung ist dann interpoliert, unterscheidet sich aber von einer interpolierten ventrikulären Extrasystole dadurch, daß die dieser fehlende Vorhofszacke vorhanden ist.

Fällt die Vorhofsextrasystole dagegen sehr früh, noch in die Zeit der Ventrikelkontraktion des vorhergehenden normalen Schlages, so kann sie nicht zum Ventrikel übergeleitet werden, sondern wird blockiert. Als Ausdruck dieser Blockierung tritt dann eine sehr hohe Vorhofswelle auf. Sie ist von der Pfropfung durch eine spät fallende ventrikuläre Extrasystole nur durch genaue zeitliche Bestimmung zu unterscheiden.

3. In seltenen Fällen kann die Vorhofszacke der Extrasystole im Elektrokardiogramm invertiert sein. In Kurve auf S. 352 ist jede dritte Vorhofszacke invertiert. Die auf den extrasystolischen Komplex folgende Pause ist verlängert, aber nicht kompensatorisch.

C. Die Sinusextrasystolie. Extrasystolen, die am Sinus ihren Ursprung nehmen, stören den Sinusrhythmus, den Urrhythmus. Sie werden, wie andere Reize, auf den Vorhof und den Ventrikel fortgeleitet, bedingen daher keine Änderung der auf sie folgenden Pause, da der nächstfolgende Sinusreiz wieder nach der normalen Zeit effektiv wird. Dagegen muß, weil die Sinusextrasystole ja vorzeitig ist, die vorhergehende Pause um den Betrag der Vorzeitigkeit verkürzt sein. WENCKEBACH zeichnete auf seinen Kurven die Überleitung vom Sinus zum Vorhof als gegenüber der Norm etwas verlängert. Es muß deswegen die Extravorhofperiode kürzer als die Normalperiode sein. Die Sinusextrasystolen sind von anderweitig bedingten Sinusarhythmien nur schwer zu unterscheid n. Derartige Sinusarhythmien können z. B. durch Interferenz zweier verschiedener Sinusrhythmen zustande kommen. *(Sinus-extra-systolie.)*

D. Die atrioventrikuläre Schlagfolge. Im allgemeinen darf man annehmen, daß der Teil des Reizleitungssystems die Führung des Rhythmus übernimmt, der in der Zeiteinheit die zahlreichsten Reize produziert. Normalerweise ist dies der Sinus. Sinkt die Frequenz der Sinusreize bis etwa auf 40 in der Minute, so tritt die Reizbildung im TAWARA-Knoten zutage. Diese Reize breiten sich nach beiten Seiten aus, und gemäß der Lage des TAWARA-Knotens muß eine annähernd gleichzeitige Kontraktion des Vorhofs und der Kammer die Folge sein. Ein derartiges Zusammenschlagen von Vorhof *(Atrio-ventriku-läre Schlag-folge.)*

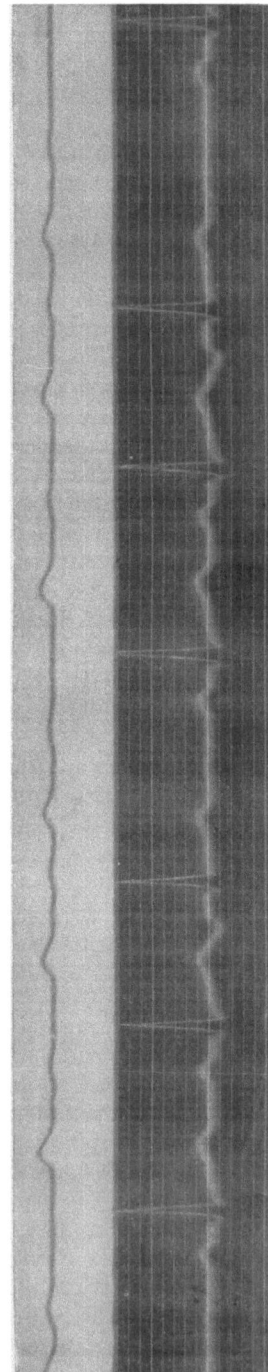

Abb. 61. Vorhofextrasystole. Nach zwei normalen Schlägen eine Extrasystole mit invertierter P-Zacke. Pause nicht kompensatorisch.

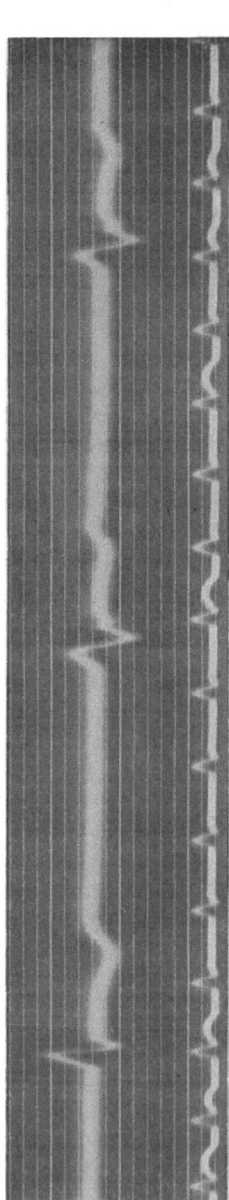

Abb. 62. Atrioventrikulärer Rhythmus. Im 2. und 3. Komplex hinter der R-Zacke eine invertierte P-Zacke; im 1. Komplex ist die P-Zacke nicht zu erkennen, es ist lediglich R in seiner Höhe verändert (durch Summation von P und R).

und Kammer bezeichnet man als atrioventrikuläre Schlagfolge oder als nodalen Rhythmus.

Man kann bei ihm, wie eine Beobachtung von FREY und MATTHES lehrte, eine tachykardische und bradykardische Form unterscheiden. Bei der ersteren darf man eine erhöhte Erregbarkeit und Tätigkeit des TAWARA-Knotens annehmen und sie als extrasystolisch ausgelöst betrachten. Bei der bradykardischen Form, die eine Bradykardie des ganzen Herzens und nicht nur eine Ventrikelbradykardie ist, liegt wahrscheinlich eine Herabsetzung der Sinusfunktion vor. FREY glaubt auf Grund pharmakologischer Prüfungen in seinem Falle sowohl eine Erhöhung des Vagustonus als eine Herabsetzung des Acceleranseinflusses ausschließen zu können und sieht diese nodale Bradykardie als nicht nervös, sondern kardial bedingt an.

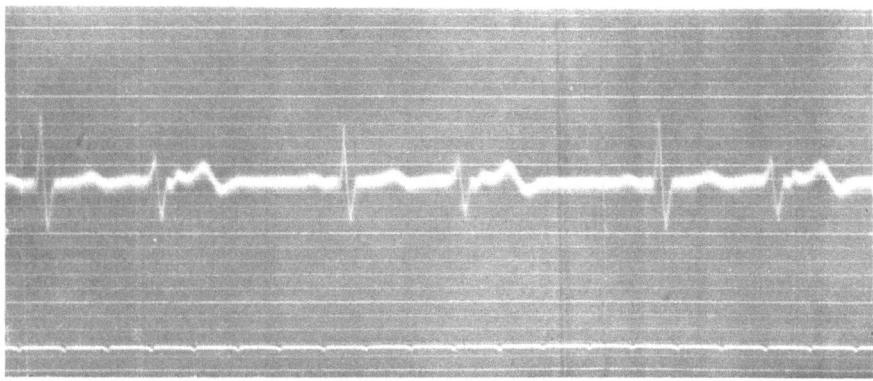

Abb. 63. Atrioventrikulare extrasystolische Bigeminie. Die negative Vorhofszacke der Extrasystolen fällt hinter die R-Zacke in den aufsteigenden Schenkel der S-Zacke. Die Vorhofszacke der normalen Pulse ist positiv und an normaler Stelle.

Die atrioventrikuläre Schlagfolge ist nicht immer leicht zu erkennen. Der Venenpuls muß systolisch sein, da die Kontraktion des Vorhofs und die des Ventrikels annähernd zusammenfallen. Allein ein systolischer Venenpuls kann auch aus anderen Gründen, z. B. beim Vorhofflimmern oder bei Tricuspidal-insuffizienz vorhanden sein. Auch ist das Zusammenfallen der a- und c-Zacke nicht immer von einer blockierten oder gepfropften Extrasystole anderen Ursprungsorts zu unterscheiden. Leichter als im Venenpulsbild ist die Unterscheidung im Elektrokardiogramm, wenn die der Vorhofkontraktion entsprechende P-Zacke invertiert ist, wie dies der rückläufigen Erregung zukommt. Allerdings ist diese Inversion oft nicht vorhanden. Fallen P- und R-Zacke zusammen und ist die erstere nicht invertiert, so kann man aus der Höhe den Schluß auf eine Summation der Negativitäten ziehen (FREY). Anderenfalls ist die Kürze des Intervalls zwischen P und R maßgebend, das nie über 0,1 Sek. beträgt. Die obigen Kurven zeigen einen solchen atrioventrikulären Rhythmus.

Nach dieser Schilderung der verschiedenen Formen der Extrasystolen mag ihr Auftreten differentialdiagnostisch gewürdigt werden.

Einige ältere Beobachtungen seien nur kurz angeführt, z. B. die Beobachtung von EDENS, daß das Auftreten von Extrasystolen einen relativ hohen Kalkgehalt des Blutes zur Voraussetzung hat; wobei aber ja nicht angenommen werden darf, daß jede Hyper-calcämie zur Extrasystolie führt. Erwähnt mag noch werden, daß BRANDENBURG in einem Fall von Ventrikelbradykardie durch körperliche Anstrengungen Extrasystolen auftreten sah und geneigt ist, dies dahin zu deuten, daß der Ventrikel in diesem Falle gegenüber der Mehrbeanspruchung durch die körperliche Anstrengung weder mit der Frequenz noch mit dem Schlagvolum habe reagieren können und es deswegen mit Extrasystolen zu tun versuche. Das Tierexperiment, das zeigt, daß manche Gifte und die Erhöhung des Widerstandes, z. B. durch Abklemmung der Aorta leicht Extrasystolen hervorrufen, hilft auch nicht weiter.

Diagnostische Bedeutung der Extrasystolie.

Im allgemeinen neigen die Experimentatoren dazu, die Ursache für die Entstehung von Extrasystolen weniger in einem abnorm starken Reiz als in einer erhöhten Reizbarkeit des Muskels zu sehen. Die klinische Beobachtung zeigt jedoch, daß Extrasystolie auch bei absolut leistungsfähigem Kreislauf und völlig gesunden Menschen auftreten kann (WENCKEBACH), und zwar gar nicht selten. Extrasystolie kommt aber auch bei ganz verschiedenen organischen Herzstörungen vor, ohne daß sie für eine bestimmte Form einer organischen Störung kennzeichnend wäre. Bemerkenswerterweise pflegt aber die Extrasystole gerade bei den schweren infektiösen Erkrankungen des Myokards zu fehlen; wenigstens bei tachykardischen Fällen. Auch bei hohem Blutdruck, z. B. bei den Nephrosklerosen, ist die Extrasystolie nicht häufig.

Sicher ist, daß Extrasystolie sehr häufig bei nervösen, auch jugendlichen Menschen vorkommt. Sie findet sich bei recht verschiedenen nervösen Zuständen und kann vielleicht auch reflektorisch vom Magen-Darmkanal und Genitalsystem ausgelöst werden. Öfter wurde beobachtet, daß eine nervöse Extrasystolie mit der Gravidität verschwand. WENCKEBACH erwähnt auch einen Fall, bei dem die Exstirpation einer entzündeten Gallenblase eine hartnäckige Extrasystolie zum Verschwinden brachte. MATTHES sah Extrasystolen nach einer Wurmkur verschwinden. Ätiologisch bedeutsam sind ferner psychische Einwirkungen. Bisweilen schließt sich eine Extrasystolie auch an akute Herzüberanstrengungen an.

Im allgemeinen treten Extrasystolen bei sehr raschem Puls weniger leicht auf, als bei langsamerem. Es können daher alle den Puls verlangsamenden Einflüsse Extrasystolen auslösen. Am bekanntesten ist dies von der Digitalis. Nach EDENS erzeugt Digitalis nur bei insuffizienten und gleichzeitig hypertrophischen Herzen durch Extrasystolen Bigeminie; ebenso wie sie nur unter diesen Bedingungen in medizinalen Dosen pulsverlangsamend wirkt. Auch der Vagusdruckversuch wirkt vielleicht auf dem Wege der Pulsverlangsamung Extrasystolie auslösend. Dabei ist es auffällig, daß zentrale, durch erhöhten Hirndruck hervorgerufene Vaguspulse relativ selten zu Extrasystolen führen.

Subjektive Empfindungen. Die subjektiven Empfindungen, die durch Extrasystolen, und zwar namentlich durch ventrikuläre Extrasystolen ausgelöst werden, treten im allgemeinen bei Nervösen stärker hervor als bei Kranken mit organischen Herzleiden. D. GERHARDT glaubte, daß Nervöse die Extrasystolie fast immer am Herzen empfänden, organisch Herzkranke aber nicht. Es kommen aber auch Ausnahmen von dieser Lehre vor.

Die Kranken fühlen die Pause entweder als eine kurze Stockung der Herzaktion, die oft mit einem Gefühl der Beängstigung verbunden ist. Oder sie wird als kurzer, vielleicht durch die Kreislaufstörung im Gehirn bedingter Schwindel gespürt. Viele Kranke fühlen die Extrasystole auch als besonders starken Pulsschlag, als ein unangenehmes Stoßen oder Stolpern des Herzens. QUINCKE und HOCHHAUS glaubten, daß der paukende Schlag der frustranen Kontraktion sich so unangenehm bemerkbar mache. MATTHES meinte, daß der große, der Extrasystole folgende Puls die Empfindung des plötzlichen Stoßes auslöst. Auch WENCKEBACH gibt an, daß Kranke, die ihre Extrasystolen durch ein Signal markieren, das Signal erst nach der Pause geben.

Aus einer Zusammenstellung aus der Königsberger Klinik, die 34 elektrokardiographisch bestimmte Fälle von Extrasystolen betrifft (10 Fälle aurikulär, 3 Fälle nodal, die übrigen ventrikulär), ergab sich übrigens, daß die Extrasystolen sowohl bei leistungsfähigen als dekompensierten Herzen vorkommen, daß sie aber doch bei Myokarderkrankungen besonders häufig sind, häufiger als bei Klappenerkrankungen. Fälle, in denen die Herzinsuffizienz auf das Bestehen von Extrasystolen hätte zurückgeführt werden müssen, wurden nicht beobachtet[1].

---

[1] KONN, Diss. Königsberg 1921.

2. Die Differentialdiagnose der Leitungsstörungen.

Klinisch weitaus am wichtigsten sind die Leitungsstörungen zwischen dem Vorhof und dem Ventrikel. Leitungsstörungen höherer Abschnitte des Reizleitungssystems sind zwar bekannt, doch mag für ihre Analyse auf die Spezialliteratur verwiesen werden.

Eine Erschwerung der Reizleitung zwischen Vorhof und Ventrikel, also im HISschen Bündel, muß sich zunächst in Venenpulskurven oder im Elektrokardiogramm durch eine Verlängerung des Vorhofventrikelintervalls ausdrücken, also des Intervalles der A. c.-Zacke bzw. der P. R.-Zacke.

Erwähnt mag aber werden, daß schon ENGELMANN am Froschherzen sah, daß eine Sinuskontraktion zwar von keiner Vorhofkontraktion, wohl aber von einer Ventrikelkontraktion gefolgt war. WENCKEBACH glaubt, daß Ähnliches auch beim Menschen vorkomme. Er glaubt, daß dann die Leitung nicht auf dem gewöhnlichen Wege (KEITH-FLACKscher Knoten-TAWARA-Knoten-HISsches Bündel) ginge, sondern vielleicht ausschließlich in der Vorhofscheidewand verliefe. Ein solches Vorkommnis würde es erklären, warum nicht unter allen Umständen die Verlängerung des A.-V.-Intervalls ein direktes Maß für die Stärke der Leitungsstörung sei.

Meist kann die Verlängerung des A.-V.-Intervalls aber tatsächlich als Maß für die Größe der Leitungserschwerung angesehen werden. Freilich bleibt dabei unberücksichtigt, ob die Verlängerung des P.-R.-Intervalls nur auf einer Verzögerung der Reizleitung im HISschen Bündel beruht, oder, ob eine verlängerte Latenzzeit der Kammermuskulatur bzw. eine herabgesetzte Reizbarkeit derselben die Ursache ist, oder schließlich, ob der Reiz während der Überleitung eine Abschwächung erfährt.

Versuchen wir eine einfache Leitungsstörung in ihren Folgen für den Rhythmus zu analysieren, so ergibt sich, daß die Leitung mit jeder Vorhofsystole immer stärker erschwert wird, das A.-V.-Intervall immer größer wird, bis schließlich die zugehörige Ventrikelzuckung ausfällt, und erst die nächste Vorhofkontraktion wieder eine Ventrikelzuckung auslöst.

WENCKEBACH hat dies auf der umstehenden Zeichnung veranschaulicht. Diese ergibt, daß der auf den Ausfall der Ventrikelzuckung folgende Kontraktionsreiz gut geleitet wird, also kaum eine erhebliche Verlängerung des A.-V.-Intervalls zeigt, augenscheinlich, weil sich die Leitfähigkeit inzwischen wieder erholt hat. Aber bereits die nächste Zuckung ergibt eine erhebliche Verlängerung des Intervalls und diese wächst zunehmend, bis wieder eine Ventrikelzuckung ausfällt. Man bemerkt dabei, daß die ersten beiden Zuckungen nach der Pause augenscheinlich die Leitfähigkeit relativ am stärksten beeinträchtigen; die folgenden Schläge schädigen sie zwar absolut stärker, aber die Schädigung nimmt nicht in derselben Proportion zu, wie bei den beiden ersten Schlägen.

Die Folge dieses Verhaltens muß sein, daß eine ganz bestimmte, periodische Störung des Ventrikelrhythmus eintritt, in der Zeichnung z. B. auf je vier regelmäßige Schläge die Pause folgt. Man bezeichnet diese Störung als WENCKEBACHsche Periodik.

Man bemerkt, daß die ausfallende Ventrikelzuckung sich durch die Pause markiert, diese Pause ist aber kürzer als die zwei Vorhofskontraktionen entsprechende Zeit: sie ist mithin nicht kompensatorisch.

Ferner sieht man, daß die der Pause folgende Pulsperiode verlängert ist. Das ist leicht begreiflich, da bei diesem Puls die Ventrikelzuckung in annähernd normalem Abstand der Vorhofzuckung folgt, während die nächste Ventrikelzuckung ein bereits erheblich verlängertes A.-V.-Intervall aufweist. Der Abstand zwischen beiden Ventrikelzuckungen muß dadurch entsprechend groß werden.

Die einfache Leitungsstörung ist demnach dadurch gekennzeichnet, daß 1. in der Pause zwei (oder mehrere) Vorhofkontraktionen nur einer Ventrikelkontraktion entsprechen; 2. dadurch, daß die Pause nicht kompensatorisch, sondern kürzer ist und 3. dadurch, daß die der Pause folgende Pulsperiode verlängert ist.

Wenn, wie ziemlich häufig, nur jeder zweite Vorhofsreiz weiter geleitet wird, so muß die Folge eine Halbierung des Vorhofsrhythmus sein; der Ventrikel schlägt nur in der halben Frequenz der Vorhöfe. Dies Frequenzverhältnis von 2:1, der sog. Halbrhythmus, und die anderen bisher geschilderten Störungen der atrioventrikulären Erregungsleitung kennzeichnen den partiellen Herzblock.

Erreichen bei stärkerer Herabsetzung der Leitfähigkeit mehrere Vorhofsreize den Ventrikel nicht mehr, oder, wird überhaupt kein Vorhofsreiz mehr geleitet, tritt also ein totaler Herzblock ein, so müßte eigentlich ein immer länger anhaltender Ventrikelstillstand die Folge sein. Tatsächlich werden auch minutenlange Ventrikelstillstände unter solchen Verhältnissen beobachtet. Aber dann setzt die automatische Ventrikeltätigkeit ein und der Ventrikel schlägt in seinem eigenen, von der Vorhoftätigkeit unabhängigen Rhythmus. Dieser ist gewöhnlich ein bradykardischer;

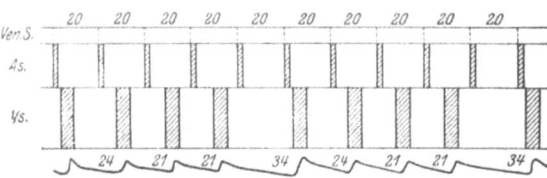

Abb. 64. Störung der Reizleitung mäßigen Grades an der A.-V.-Grenze. Regelmäßiger Ausfall von Ventrikelsystolen. Allorhythmie (Periodenbildung) des Pulses.

und zwar scheint nach EDENS der Ventrikel um so langsamer zu schlagen, je weiter spitzenwärts die Leitungsunterbrechung ihren Sitz hat: z. B. bei einer Unterbrechung hoch oben an der Atrioventrikulargrenze etwa 50 Schläge in der Minute, bei tieferer Unterbrechung bis zu 20 Schlägen.

Es kann nun Zustände geben, in denen bereits Ventrikelautomatie besteht, aber ab und zu doch ein Vorhofsreiz den Ventrikel erreicht und ihn zur Zuckung veranlaßt. Der Rhythmus wird dann ein aus Vorhofs- und automatischen Zuckungen gemischter sein. Da dabei der Ventrikel gewissermaßen durch seine Automatie den Vorhofsreizen „entwischt", bezeichnete LEWIS diesen Zustand als „ventricular escape". Eine weitere Störung des Ventrikelrhythmus kann dadurch eintreten, daß außer den autonomen und den etwa vom Vorhof noch geleiteten Kontraktionen der Ventrikel Extrasystolen produziert. Diese Extrasystolen können die Bradykardie verdecken, ja bei stärkerer Häufung eine Ventrikeltachysystolie vortäuschen.

Intraventrikuläre Leitungsstörungen, Arborisationsblock. Werden nun durch myokarditische Herde oder durch toxische Einwirkungen (Digitalis, Strophanthin) die Schenkel des Bündels oder feinere Verzweigungen desselben betroffen, so kann es zu intraventrikulären Leitungsstörungen kommen, die man als Schenkel- oder Verzweigungsblock (Arborisationsblock) bezeichnet. Durch die besonderen anatomischen Verhältnisse ist es bedingt, daß der rechte Schenkel häufiger und mehr in toto befallen wird als der linke. Die Diagnose eines solchen Arborisationsblocks ist in erster Linie durch eine Verbreiterung von QRS zu stellen, außerdem durch Knotung oder Inversion und Aufsplitterung von QRS in 2 Ableitungen, besonders in 1 und 2, oder auch durch entgegengesetzte Richtung von T und QRS oder endlich nur durch Verlängerung von PR. Ferner findet sich beim Arborisationsblock häufig Verbreiterung von PR und QRS mit Aufsplitterung oder auch Knotung der R-Zacken bei mehreren Ableitungen. Die Erhöhung der QRS-Ausschläge, die für den kompletten Schenkelblock charakteristisch ist, fehlt jedoch beim Verzweigungsblock. Diese intraventrikulären Leitungsstörungen haben im Gegensatz zum totalen Herzblock oft eine gute Prognose und verschwinden bei Nachprüfung des Elektrokardiogramms dann ganz. Ich habe das bei akuten Infektionskrankheiten auch des öfteren beobachtet. Aber auch schlechten Verlauf, sogar Exitus subitus hat man in solchen Fällen, z. B. bei diphtherischer Myokarditis, beobachtet.

Alle diese Leitungsstörungen sind natürlich mit Sicherheit nur durch das Elektrokardiogramm zu analysieren. Die untenstehende Kurve zeigt eine solche bei einem 55jährigen Kranken.

Finden sich sehr lange Pausen der Ventrikeltätigkeit, so leidet naturgemäß der große Kreislauf. Die Kranken erblassen und erleiden Anfälle von Schwindel, Ohnmacht und sogar epileptiformen Krämpfen, den Symptomenkomplex des

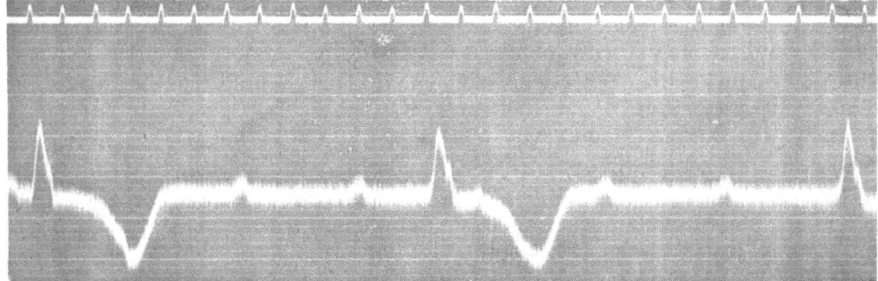

Abb. 65. Vollständiger Block. Es fallen durchschnittlich 3 Vorhofszacken auf eine Ventrikel-schwankung. Die Vorhofszacken sind durch gleiche Zeiträume getrennt. Es besteht keine zeitliche feste Beziehung zum Ventrikelkomplex. Der Ventrikel schlägt in seinem eigenen, vom Vorhof unabhängigen Rhythmus. Die Finalschwankung ist negativ.

echten ADAMS-STOKES. WENCKEBACH hat darauf hingewiesen, daß dabei die Ventrikelpause den nervösen Erscheinungen stets vorausgeht; wohl ein Beweis dafür, daß die letzteren durch Hirnanämie bedingt sind. ADAMS-STOKES-Komplex.

Überleitungsstörungen geringeren Grades kommen, wie schon erwähnt, auch bei Fieberkrankheiten (Anginen, Diphtherie, Scharlach, Polyarthritis u. a.), nach Digitalisgebrauch und durch direkten Vagusreiz zustande. Eine vollständige Dissoziation ist aber meist durch organische anatomische Veränderungen bedingt. Sie braucht nicht irreparabel zu sein und kann beispielsweise akut entzündlicher Natur sein. Rückbildung des ADAMS-STOKESschen Komplexes beobachteten GERHARDT und SCHMALZ auch nach antiluischer Behandlung.

Ein dem ADAMS-STOKES ähnlicher Symptomenkomplex, also starke Pulsverlangsamung mit Schwindel- und Krampfanfällen, kann auch durch eine Erkrankung der Nervi vagi bzw. ihrer Kerne verursacht werden. Man bezeichnet ihn als neurogene oder MORGAGNIsche Form gegenüber der kardiogenen oder ADAMS-STOKESschen Form. Die Bradykardie ist dabei keine ventrikuläre, sondern eine des ganzen Herzens. Sie ist kein seltenes Ereignis, sondern kommt relativ oft bei höheren Graden des Hirndrucks sowohl paroxysmal als auch permanent vor; z. B. bei Tumor cerebri, Hydrocephalus internus u. a. m.

Deshalb ist die erste differentialdiagnostische Aufgabe, die jede Bradykardie stellt, die Frage nach ihrer Art. Es ist zu entscheiden, ob eine Pseudobradykardie durch frustrane Kontraktionen vorliegt, ob es sich um eine nur ventrikuläre Bradykardie durch Leitungsstörung handelt, oder endlich, ob eine Bradykardie des ganzen Herzens besteht und welcher Art sie ist.

RISAK[1]) hat während des letzten Krieges an einem mehrere Tausend umfassenden Material an Soldaten und Sportlern gezeigt, daß sich bei 28% der

[1]) RISAK, Dtsch. Mil.arzt 1941. H. 10.

Fälle das normale Maß weit übersteigende T-Zacken fänden. Eine über 0,20 Sek. verlängerte Überleitungszeit, die man früher als Symptom eines Myokardschadens ansprach, findet sich als Ausdruck vagotonischer Erschöpfung nicht so selten bei Vegetativlabilen. Risak schließt aus seinen Beobachtungen der erhöhten T-Zacke und der verlängerten Überleitungszeit bei nichtorganisch Kranken mit Recht, daß das einmalig aufgenommene Elektrokardiogramm in der militärärztlichen Begutachtung niemals allein als Grundlage für die Diagnose eines Herzmuskelschadens angesehen werden dürfe; eine Mahnung, die ich auch für die allgemeine Zivilpraxis unbedingt zu beherzigen rate.

Auch A. S. Petrides[1]) hat neuerdings mit Recht betont, daß vegetativ- und psychisch nervöse Einflüsse einen erheblichen Einfluß auf das Ekg haben und sehr wohl eine ST-Depression oder T-Abflachung, bzw. Negativierung od. dgl. erzeugen können.

Übrigens finden sich nicht nur bei Vagotonikern und Vegetativlabilen häufige (und reversible) Störungen der Reizleitung, sondern auch bei gewissen Endokrinopathien, vor allem bei Myxödem. Bei diesem bestätigte ich häufig die zuerst von H. Zondek und Maas beschriebene Veränderung des Elektrokardiogramms: Fehlen der Vorhofzacke und Terminalschwankung und Auftreten der Nachschwankung bei ventrikulären, extrasystolischen Erhebungen. Bei Thyreotoxikosen hat man im Elektrokardiogramm bisweilen Vorhofflimmern gefunden. Bei hypophysärer Kachexie wurde ein verlängertes R-T-Intervall im Elektrokardiogramm beobachtet (Moehlig). Auch bei Morb. Addison wurden während der Krisen Reizleitungsstörungen im Elektrokardiogramm angetroffen, während ich das Elektrokardiogramm zu gewöhnlichen Zeiten auch bei Schwerkranken mit tiefer Hypotension ohne grobe Veränderungen fand.

3. Das Vorhofflimmern.

Schon lange war ein Zustand bekannt, in dem das Herz völlig regellos schlägt und jeder Versuch, die Arhythmie auf bekannte Störungen zurückzuführen, ergebnislos blieb. Man beobachtete diese völlig regellose Arhythmie meist bei schweren Herzstörungen, z. B. bei schwer dekompensierten Klappenfehlern mit gleichzeitiger erheblicher Beschleunigung der Frequenz und nannte sie Delirium cordis. Später, als man die einzelnen Formen der Arhythmien abzugrenzen gelernt hatte, bezeichnete man die Störung, deren Vorkommen nun auch bei langsamerer Frequenz bekannt wurde, als Arhythmia perpetua sc. absoluta oder als Pulsus irregularis perpetuus.

Die Störung ist dadurch gekennzeichnet, daß ein Urrhythmus des Herzens fehlt. Die Pausen haben eine völlige unregelmäßige Länge. Früher glaubte man auch, daß ein weiteres Kennzeichen die völlige Unabhängigkeit der Größe des einzelnen Pulsschlages von der vorhergehenden Pause wäre, während bei anderen Rhythmusstörungen im allgemeinen der längeren Pause auch ein größerer Herzschlag folgt. Denn die diastolische Füllung ist naturgemäß von der Länge der vorangegangenen Pause abhängig.

Korteweg hat aber gezeigt, daß auch beim Vorhofflimmern die Pulsgröße eine Funktion der vorhergegangenen Pause ist. Die anscheinend vorhandenen Abweichungen von diesem Verhalten glaubte Wenckebach durch andere Momente, z. B. durch Pfropfung, erklären zu können.

Die elektrokardiographische Untersuchung dieser Form der Arhythmie hat gezeigt, daß bei ihr ein Flimmern des Vorhofs besteht. Die Frequenz der Flimmerkontraktionen wird auf 400—600 in der Minute, von manchen Autoren noch höher, bis zu 2000, angegeben. Seine Entstehung soll durch eine die Mündung der Hohlvenen umkreisende Reizwelle bedingt sein oder

---

[1]) A. S. Petrides, Ärztl. Wochenschr. 1947. 272.

nach HABERLANDT durch das Zusammenwirken zahlreicher dissoziierter Extrasystolen einzelner Muskelpartien (HABERLANDT, DE BOER[1]). Das Flimmern hat aber keine Entleerung des Vorhofs zur Folge. Trotzdem es sich mehr um einen dem Tetanus näher stehenden Zustand handelt, ist der Effekt für die Blutbewegung derselbe wie bei einer Lähmung der Vorhöfe. Es hat sich ergeben, daß die Ventrikelkontraktionen doch durch vom Vorhof kommende Reize ausgelöst werden, also nicht etwa ventrikuläre Entstehung haben. Nur ist die Überleitung eine ganz unregelmäßige und nur bei sehr rascher Ventrikelfrequenz eine scheinbar regelmäßige.

Daß die Vorhöfe während des Flimmerns nicht gelähmt sind, beweist unter anderem der Umstand, daß sie oft hypertrophisch sind. Auch kann das Flimmern mit einer weniger raschen Form der Vorhofstätigkeit, dem Vorhofflattern, wechseln und vom Flattern sogar wieder in regelmäßige Tätigkeit übergehen.

Im Elektrokardiogramm ist das Flimmern, wie die nebenstehende Kurve zeigt, leicht erkennbar. Es fehlen die normalen

[1] DE BOER, Die Physiologie und Pharmakologie des Flimmerns. Ergebnisse d. Physiologie. Bd. 21. 1923 und HABERLANDT, Über Herzwühlen und Flimmern. Pflügers Arch. f. d. ges. Physiol. Bd. 200, H. 5/6. 1923.

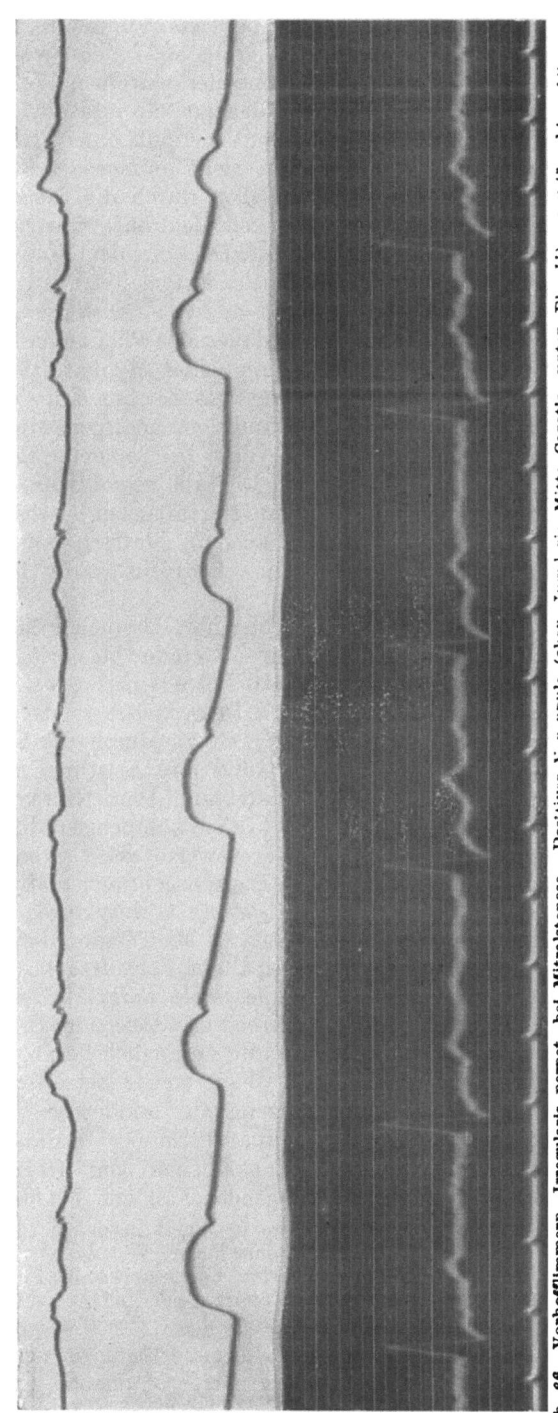

Abh. 66. Vorhofflimmern. Irregularis perpet. bei Mitralstenose. Positiver Venenpuls (oben Jugularis, Mitte Carotis, unten Ekg II). vorgetäuschter Alternans.

P-Zacken und an ihre Stelle sind feine oder auch etwas gröbere Flimmerzacken getreten.

Im Venenpuls kann man das Flimmern nur bei langsamer Frequenz als rasche, feinere oder gröbere Wellenbewegung erkennen. Bei rascher Frequenz ist die Abgrenzung der einzelnen Wellen nicht möglich. Oft findet sich beim Vorhofflimmern dagegen ein positiver Venenpuls. Man hat darüber diskutiert, ob dieser positive Venenpuls einer Tricuspidalinsuffizienz entspräche oder nicht. Sicher ist dies nicht immer der Fall. Vielmehr fängt der beim Flimmern stets gefüllte, aber durch die raschen Kontraktionen gespannte Vorhof den Stoß des Ventrikels nicht auf, während bei normaler Vorhoftätigkeit die Ventrikelsystole auf die Diastole des Vorhofs fällt und von diesem diastolisch weichen Vorhof nicht fortgeleitet wird.

Da das Vorhofflimmern meist bei schweren Herzstörungen gefunden wird und oft ein bis zum Tode dauerndes Phänomen ist, so hat man die Arhythmia perpetua lange als Symptom einer Myokarditis betrachtet und als ein prognostisch unbedingt ungünstiges Zeichen angesehen. Wir wissen aber jetzt, daß es auch bei leidlich funktionstüchtigem Muskel vorkommen kann. Sehr häufig sieht man z. B., daß bei einem dekompensierten, unregelmäßig schlagenden Herzen durch Digitalis sowohl die Dekompensation als auch die unregelmäßige und frequente Herztätigkeit beseitigt werden; das Flimmern aber bleibt. Es kann freilich auch in Flattern oder sogar wieder in regelmäßige Vorhoftätigkeit übergehen. Übrigens kann Digitalis auch Flimmern und Flattern hervorrufen[1].

Man hat auch Fälle beobachtet, in denen das Flimmern nur eine vorübergehende Erscheinung war. Gerade bei solchen muß das Flimmern oft mehr als Ursache, wie als Folge einer etwa vorhandenen Kompensationsstörung aufgefaßt werden. Denn darüber, daß das Flimmern sowohl durch den Ausfall der Vorhoftätigkeit als durch die in seinem Gefolge auftretende Arhythmie die Herzarbeit und ihre Leistung mehr oder minder schwer beeinträchtigt, kann kein Zweifel sein. Immerhin können Fälle von andauerndem Flimmern lange Zeit noch leidlich kompensiert bleiben. Aber gerade dauerndes Flimmern indiziert bemerkenswerterweise, wenigstens bei gesteigerter Pulsfrequenz, den chronischen Digitalisgebrauch. Mitunter läßt sich das Flimmern, besonders wenn die Herzleistung vorher durch Digitalis gebessert ist, durch Chinidinmedikation beseitigen. Man findet dann aber zuweilen im Elektrokardiogramm noch eine gespaltene Vorhofszacke, die als elektrisches Äquivalent einer fraktionierten Vorhofssystole aufgefaßt werden kann.

Bei lange, bisweilen jahrelang andauerndem Flimmern bzw. Pulsus irregularis perpetuus sieht man, wie die anfänglich herabgesetzte Leistungsfähigkeit des Herzens sich wieder hebt. Während die Betroffenen anfangs schon bei geringen körperlichen Leistungen mehr oder minder deutliche Insuffizienzerscheinungen bekommen, können sie später unter Umständen wieder recht erhebliche Anstrengungen ohne jedes Zeichen von Herzinsuffizienz bewältigen. Ein Beispiel hierfür bietet folgender Fall von MATTHES:

Jurist, Ende 40. Vor etwa 10 Jahren, nachdem vorher ab und zu Extrasystolen aufgetreten waren, anscheinend ohne äußere Veranlassung Eintreten des Flimmerns. In den letzten Jahren bei unverändertem Fortbestehen des Pulsus irregularis perpetuus stundenlange Märsche im Gebirge, war im Felde und hat eine schwere fieberhafte Appendicitis ohne Zeichen von Herzinsuffizienz durchgemacht.

Andererseits kann bei Pulsus irregularis perpetuus blitzartig einsetzendes Versagen des Herzens mit schwerer Ohnmacht, Erbrechen usw., auch plötzlicher Herztod beobachtet werden (PAESSLER).

[1] Vgl. EDENS, Die Digitalisbehandlung.

Einen sehr merkwürdigen Fall, in welchem Vorhofsflimmern anfallsweise auftrat und dadurch das Bild einer paroxysmalen Tachykardie hervorrief, werde ich im Kapitel paroxysmale Tachykardie mit den Kurven mitteilen.

Als diagnostisch bemerkenswert sei auch erwähnt, daß das Vorhofflimmern bei Mitralstenose nach MACKENZIE ein Verschwinden des Crescendocharakters des Geräusches zur Folge hat. Es würde das ein Beweis sein, daß das Crescendo des präsystolischen Geräusches tatsächlich der Vorhoftätigkeit seine Entstehung verdankt, und durchaus gegen die von BROCKBANK vertretene Ansicht von der systolischen Entstehung dieses Geräusches sprechen [1]).

Das Herz mit Vorhofflimmern ist im allgemeinen dem regulierenden Einfluß der extrakardialen Herznerven entzogen, Atropin wirkt z. B. nicht mehr (v. ROMBERG). Dagegen kann der Vagusdruck noch wirken und ebenso Digitalis. WENCKEBACH meinte, daß diese Wirkung aber durch eine Hemmung der Reizleitung vom Vorhof zum Ventrikel zustande käme.

Differentialdiagnostisch ist vor allem wichtig, daß das Vorhofflimmern nicht unbedingt als ein Kennzeichen einer schweren Myokardschädigung im klinischen Sinne anzusehen ist, vielmehr nach WENCKEBACH keine pathognomonische Bedeutung für einen bestimmten pathologisch-anatomischen Zustand des Herzens besitzt. Auch kann es in seiner dauernden Form bei vorsichtiger Lebensführung lange ertragen werden.

Andererseits steht fest, daß das Vorhofflimmern sich tatsächlich sehr häufig bei schwerer Dekompensation findet. Wie weit es durch dieselbe hervorgerufen ist, steht dahin. EDENS glaubt z. B., daß in den Fällen, in denen Digitalis das Flimmern beseitigt, dies auf dem Umwege der vorhergehenden Beseitigung der Dekompensation geschähe.

LUNDSGAARD [2]) hat unter Bestätigung schon früherer Angaben von JAMES und HART [3]) hervorgehoben, daß auch beim Vorhofflimmern nicht alle Pulse bis in die Peripherie dringen, daß also frustrane Kontraktionen dabei vorkommen oder nach der Bezeichnung der amerikanischen Autoren ein Pulsdefizit besteht.

Dieses Pulsdefizit kann so festgestellt werden, daß ein Untersucher den Puls und ein zweiter gleichzeitig die Frequenz des Spitzenstoßes bzw. die Herzschläge auskultatorisch zählt. Die Größe des Pulsdefizits gestattet auch einen Schluß auf den funktionellen Zustand des Herzens beim Vorhofflimmern: je größer es ist, um so schlechter funktioniere das Herz. Zur Unterscheidung des Pulsdefizits beim Vorhofflimmern und bei den frustanen Kontraktionen der Extrasystole hebt LUNDSGAARD folgende differentialdiagnostische Merkmale hervor: 1. Bei Extrasystolie ist, abgesehen von den Extrasystolen, der regelmäßige Rhythmus erhalten; wenn man also über die Pausen im gleichen Takt weiter zählt, kommt man wieder mit dem Rhythmus in Einklang, was beim Vorhofflimmern mit seiner vollständigen Arhythmie nicht der Fall ist. 2. Bei Extrasystolie ist meist eine normale oder sogar langsame Herzaktion vorhanden, bei Ausfall von Pulsen in der Peripherie also eine Bradysphygmie mit Normokardie, bei Vorhofflimmern dagegen eine rasche Herzfrequenz (Tachykardie mit Normosphygmie oder mäßiger Tachysphygmie). 3. Das Pulsdefizit nimmt bei flimmerndem Vorhof in der Regel zu, wenn der Kranke sich körperlich anstrengt, bei Extrasystolie dagegen unter der gleichen Bedingung ab, wenn dadurch die Frequenz des Herzschlages erhöht wird; denn eine erhöhte Frequenz ist, wie wir schon sahen, für die Entstehung von Extrasystolen nicht günstig.

Eine Zusammenstellung der Literatur über das Flimmern und eine ausführliche Darstellung geben SEMERAU [4]) und TH. BRUGSCH [5]).

---

[1]) Ich verweise auf die Publikation von D. GERHARDT, Münch. med. Wochenschr. 1912. 50. [2]) LUNDSGAARD, Klin. Wochenschr. 1922. Nr. 10. [3]) W. B. JAMES und T. S. HART. Americ. Journ. of the med. sciences 147. 63. 1914. [4]) SEMERAU, Ergebn. d. inn. Med. u. Kinderheilk. Bd. 19. 1921. [5]) TH. BRUGSCH, Pathologie des Kreislaufs. 1937.

4. Das Kammerflimmern.

Das Kammerflimmern hat in der Praxis leider deshalb kaum differential-diagnostisches Interesse, weil es im Gegensatz zum Vorhofflimmern fast stets zum plötzlichen Tode, zum „Herzsekundentod" (H. E. HERING[1]) führt, also keinerlei Möglichkeiten der Diagnostik mehr bietet.

HOFFA und LUDWIG haben bereits 1850 experimentell durch elektrische Reizung der Herznerven Kammerflimmern erzeugt. WINTERBERG und ROTHBERGER haben später durch faradische Reizung am Versuchstier alle Übergänge von den feinsten Bewegungen über das grobschlägige Flimmern bis zu den regelmäßigen Flattererscheinungen der Vorhöfe hervorgerufen (zit. nach TH. BRUGSCH). Das Flimmern besteht in pausenlosen Kontraktionen der Muskelfibrillen, die keinen systolischen Austreibungseffekt auf Ventrikel und Vorhöfe erzielen; man hat beim Flimmern 300—600, beim Flattern 200—300 Ausschläge beim Menschen registriert.

A. HOFMANN hat es beim Menschen zuerst festgestellt. Es bedeutet eine völlige Inkoordination der contractilen Tätigkeit der Herzkammern und damit den Stillstand der Ventrikelfunktion, also des Kreislaufs. Das führt nach einigen Sekunden durch Hirnanämie zum Aufhören der Atmung, zum rapiden Absinken des Blutdruckes, zur Bewußtlosigkeit und spätestens nach 13 Minuten zum Tode. Beim Menschen können elektrische Unfälle oder die Hinrichtung im „elektrischen Stuhl" schon bei einer Spannung von 110 und weniger Volt, wenn das Herz in diesen Stromkreis eingeschaltet wird, Kammerflimmern und Sekundentod hervorrufen. Gleiches vermag der KRONECKERsche Herzstich in das Septum und der embolische Verschluß einer Coronararterie. Daß auch die Luftembolie in die Coronargefäße Kammerflimmern erzeugen kann, haben STEPP und PARADE[2]) experimentell gezeigt und festgestellt, daß im besonderen Schädigungen im Bereich des oberen Kammerseptum und des Stammes des HISschen Bündels zu diesem tödlichen Effekt führen. Im gleichen Sinne können plötzliche Blutdrucksteigerungen, Kohlensäurevergiftung, Vagus- und Accelerans-reizungen, vor allem die gleichzeitige Reizung von Vagus und Accelerans wirken. Sie können, wie bekannt, auch durch plötzliche heftige psychische Einwirkungen (Angst, Schreck, sogar Freude) bedingt sein; wahrscheinlich auch, wiederum auf dem Wege der Acceleransreizung, durch starke, jähe Kälteeinwirkung, z. B. im kalten Bade ohne vorherige Abkühlung. Auch der Tod in der Chloroformnarkose, wahrscheinlich die Folge einer Überempfindlichkeit des Reizleitungssystems gegen Chloroform, ist durch Kammerflimmern bedingt. In seltenen Fällen können Digitalis und Strophanthin bei überdosierter intravenöser Injektion Kammerflimmern erzeugen. Nur selten wird das Kammerflimmern, wie bereits bemerkt, noch Objekt der ärztlichen Diagnostik sein können, wie z. B. bei Patienten in der Chloroformnarkose, bei denen urplötzlich Puls und Atmung aufhören. Aber auch bei Kohlensäurevergiftungen, bei elektrischen Unfällen, nach überdosierter Strophanthininjektion und bei Leuten, die im kalten Bade die gleichen Erscheinungen zeigen, muß man, wie oben auseinandergesetzt, mit Kammerflimmern diagnostisch rechnen. Diese Diagnose hat in den genannten Fällen insofern eine gewisse Bedeutung, als es bisweilen gelingt, in solchen Fällen, wenn man sie, wie bei der Narkose, sofort behandeln kann, durch intrakardiale Injektion von Adrenalin in den rechten Ventrikel (im 4. bis 5. Intercostalraum hart am linken Sternalrand) den Kreislauf wieder in Gang zu bringen.

Während sich das Kammerflimmern, wie erwähnt, meist der diagnostischen Feststellung entziehen wird, kann man die Flimmerbereitschaft nach STEPP und PARADE aus folgenden Kriterien vermuten: Aus dem Negativwerden der T-Zacke in Ableitung 1 und 2 oder einer dieser beiden Ableitungen, aus den

---

[1]) H. E. HERING, Der Sekundenherztod. Berlin: Springer 1917.   [2]) W. STEPP u. W. PARADE, Münch. med. Wochenschr. 1928. S. 1869.

Zeichen eines Arborisationsblocks sowie feineren Entstellungen der Q-R-S-Gruppe. Zu diesen elektrokardiographischen Symptomen kommen natürlich noch die übrigen, die klinisch für einen schweren Myokardschaden sprechen.

Differentialdiagnostisch kommen beim Herzsekundentod infolge Kammerflimmerns in erster Linie eine plötzliche Ausschaltung des Lungenkreislaufes durch Lungenembolie und das akute Versagen des Kreislaufes, insbesondere der linken oder rechten Kammer bei Leuten mit schwer infektionsgeschädigten Herzen, vor allen bei Diphtherie, viel seltener bei Typhus, Fleckfieber und Polyarthritis, in Betracht. Ferner müssen der diastolische Herzstillstand bei ADAM-STOKESschem Syndrom und eine plötzliche Herztamponade durch Durchbruch eines Herz- oder Aortenaneurysmas oder eines Abscesses in den Herzbeutelraum diagnostisch in Betracht gezogen werden. Die tödliche Lungenembolie erzeugt klinisch die gleichen Symptome wie das Kammerflimmern. Nur das dem Arzt meist bekannte Vorhandensein von Thrombosen post partum oder nach Operationen oder Infektionen macht die Unterscheidung möglich. Gleiches gilt vom Exitus subitus der Infektionskranken mit schwerer Myokarditis. Auch hier vermögen nur die Anamnese und die Konstatierung vorausgegangener Symptome des Myokardschadens die Diagnose zu sichern. Die Unterscheidung des Kammerflimmerns vom akuten, plötzlichen Herzblock wird nur dann möglich sein, wenn vorher die Diagnose des Adam-Stokes gestellt worden war. Eine akute, totale Herztamponade als Ursache des Exitus subitus festzustellen, wird, falls das Aorten- oder Herzaneurysma nicht bekannt war, meist erst durch die Obduktion möglich sein.

5. Die Differentialdiagnose der paroxysmalen Tachykardie.

Als paroxysmale Tachykardie bezeichnet man eine anfallsweise auftretende starke Beschleunigung der Herztätigkeit. Derartige Anfälle kommen bei sonst vollkommen normalen Herzen vor, ja sie brauchen selbst bei jahrzehntelangem Bestehen zu keiner wesentlichen organischen Veränderung am Herzen zu führen. Bei einem Fall von MATTHES[1]) bestand z. B. das Herzjagen in häufigen Anfällen bereits seit 18 Jahren. WENCKEBACH gibt die genaue anatomische Untersuchung des Herzens eines im Anfall gestorbenen Kranken, die völlig negativ ausfiel, so daß man seinem Satze, daß das anfallsweise Herzjagen nicht an eine bestimmte organische Veränderung des Herzens gebunden sei, zustimmen muß. Das Herzjagen kommt in jedem Lebensalter, selbst schon bei Säuglingen vor (FRANKE und WIENER[2]). Eine grob organische, insbesondere coronarsklerotische Herzmuskelerkrankung braucht also keineswegs bei allen diesen Kranken zu bestehen, wie man früher annahm.

WOLFF, PARKINSON und WHITE[3]) beschrieben z. B. das nach ihnen genannte Syndrom: im Elektrokradiogramm eine verkürzte Vorhof-Kammerleitung mit verbreiterter, im Anfangsteil geknoteter Hauptschwankung und starker Neigung zu paroxysmaler Tachykardie bei herzgesunden Personen.

Recht oft sind die Kranken mit Herzjagen nervöse Menschen, neurasthenisch, hysterisch oder hypochondrisch verstimmt. Herzjagen wurde auch bei organisch Nervenkranken beobachtet, z. B. bei Kranken mit Hirntumoren, multipler Sklerose und nach Kopftraumen. Wahrscheinlich ist ferner, daß es mitunter auf toxischer Basis entsteht. Man sieht es bei Nicotinabusus. Auch bei Thyreotoxikosen und urämischen Zuständen kommt paroxysmale Tachykardie vor. WENCKEBACH beschreibt einen Fall, in dem die Anfälle stets nur

---

[1]) Von LOMMEL, Arch. f. klin. Med. Bd. 82 beschrieben. [2]) FRANKE und WIENER. Zeitschr. f. Kinderheilk. 1928. Bd. 46. [3]) WOLFF, PARKINSON und WHITE, zit. nach W. HAHN, Klin. Wochenschr. 1947. S. 629.

in der Schwangerschaft auftraten. Eine periodische Häufung der Anfälle kommt aber auch sonst vor, z. B. in dem oben zitierten Falle. In seltenen Fällen kann der tachykardische Anfall anscheinend auch als Migräneäquivalent und als allergisches Produkt auftreten.

Ferner beobachtete man, daß akute körperliche Überanstrengung zum Herzjagen führte. Bei disponierten Leuten können auch starke Magenüberladung, schwere Obstipation, vor allem aber psychische Einwirkungen eine Tachykardie veranlassen. Bei manchen Menschen aber ist keinerlei Ursache der Störung ersichtlich.

Der Anfall kann sehr verschieden verlaufen. In der Mehrzahl der Fälle beginnt er plötzlich und hört plötzlich auf, so daß die Kranken oft seinen Beginn und sein Ende genau anzugeben vermögen. Meist setzt der Anfall mit dem Gefühl eines Rucks ein und hört ebenso auf. In anderen Fällen beginnt der Anfall allerdings allmählich und hört auch allmählich auf. Auch die subjektiven Empfindungen sind sehr verschieden. Manche Kranke bemerken den Anfall kaum und stellen ihn nur an der erhöhten Pulsfrequenz fest, andere haben sehr lästige Empfindungen, heftiges Gefühl des Herzschlagens, Oppression, Schwindel und Angst. Diese subjektiven Erscheinungen sind meist im Beginn des Anfalls am stärksten.

Bei einer etwa 40jährigen Köchin mit Anfällen, die öfter 3—4 Wochen ohne jede Unterbrechung dauerten, ließen die unangenehmen Empfindungen nach einigen Tagen so weit nach, daß sie ohne jede Beschwerde ihrem Beruf nachgehen konnte, bis dann bei sehr langer Dauer allmählich leichte, wirkliche Insuffizienzerscheinungen auftraten.

Auch objektiv sind die Befunde während des Anfalls verschieden, mitunter sehr unbedeutend; in anderen Fällen sieht man die stürmische Herztätigkeit. Es tritt eine Überfüllung der Halsvenen auf, die Kranken können sehr blaß werden. Man kann im Anfall gelegentlich röntgenologisch eine Verbreiterung des Herzens besonders nach rechts, also wohl eine Dilatation des Vorhofs feststellen. In den meisten Fällen wird sie aber auch während des Anfalls vermißt. GRÖDEL sah sogar bei zahlreichen im Anfall untersuchten Kranken meist eine Verkleinerung des Herzschattens, die er auf die eingeschränkte Füllung des Herzens während der kurzen Diastole zurückführte. Dem entsprechen auch die Zeichen der arteriellen Anämie, der Schwindel, die Blässe und die Kleinheit des Pulses. Stets ist der systolische Blutdruck erniedrigt Nach LEVINE und GOLDEN steigt dagegen der diastolische Druck, so daß die Druckamplitude sehr klein (bis 8 mm) werden kann [1]. Der rasche Puls ist meist klein und weich, doch erwähnt KRAFT auch Fälle mit hartem Puls. Nicht selten kommt es bei längerer Dauer des Anfalls zu den Erscheinungen der akuten Insuffizienz (schmerzhafte Leberschwellung, sogar Ödeme). Meist bilden sich die Insuffizienzerscheinungen nach dem Anfall sofort wieder zurück, so daß man gerade das Herzjagen als den Beweis dafür ansehen kann, daß Rhythmusstörungen primär Herzinsuffizienz auslösen und nicht nur als Folge von Herzinsuffizienz auftreten.

MATTHES sah bei einem 11jährigen Mädchen eine arterielle Embolie beider Beine (reitender Thrombus an der Teilungsstelle der Iliaca) mit Ausgang in Gangrän. Das Kind hatte schon einmal einen Anfall von Herzjagen gehabt, auch erwies das Elektrokardiogramm (Deformierung der nach unten gerichteten Zacke), daß es sich nicht etwa um eine Tachykardie als Folge der Embolie handelte.

WENCKEBACH glaubte, daß die Insuffizienzerscheinungen, namentlich die starke Füllung der Halsvenen Folge einer Vorhofpfropfung durch die rasche Frequenz sei, und daß die kritische Frequenz für diese Vorgänge etwa bei 180 je Minute liege. Jedenfalls darf man aus den hohen systolischen Venenpulsen nicht etwa auf eine Tricuspidalinsuffizienz schließen. Nicht selten sind die raschen Pulse

---

[1] LEVINE and GOLDEN, Arch. of internal med. Vol. 29, Nr. 6. 1922.

alternierend, mit allen Kennzeichen des echten Alternans. Besonders steht also
der kleinere Schlag dem folgenden zeitlich näher als dem vorausgehenden.
In dem eingangs erwähnten Fall traten im Beginn des Anfalls sehr kleine, zwischen
die größeren Wellen eingeschobene Alternantes auf, die allmählich größer
wurden, bis alle raschen Pulse gleich groß waren. Das ist bemerkenswert, weil
es weder mit der Annahme einer raschen Erschöpfung des Muskels durch
die hohe Frequenz stimmt, die als Ursache des Auftretens von Alternans
angenommen wurde, noch mit der Hypothese einer schlechteren diastolischen
Füllung, die WENCKEBACH für die wahrscheinlichste hält.

Auffallend ist endlich das Verhalten der Harnsekretion. Während des
Anfalls wird meist nur spärlich und konzentrierter Harn gelassen, nach dem
Anfall dagegen reichliche Mengen dünnen Urins, „Urina spastica“.

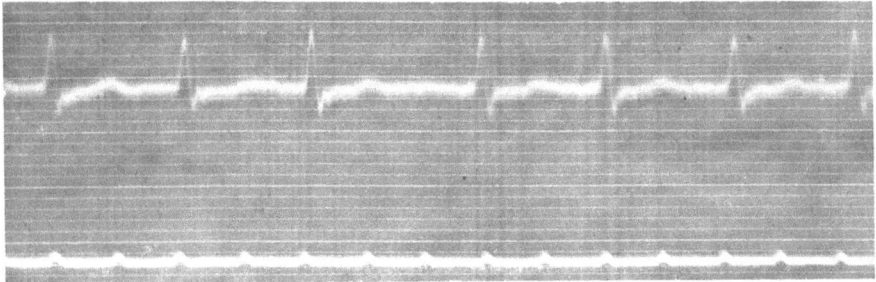

Abb. 67. Anfall von Tachykardie. Frequenz 150. Vorhofflimmern und Arhythmia perpetua.

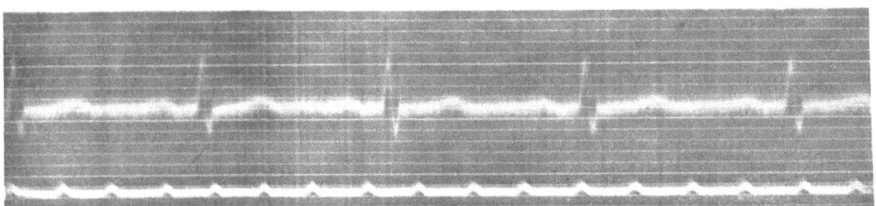

Abb. 68. Außerhalb des Anfalls. P-Zacke aufgesplittert. Frequenz 80.

Nach PAESSLERs Beobachtungen ist das Verhalten der Urinsekretion in typischen Fällen
folgendes: Im Beginn eines längeren Anfalls Polyurie und gesteigerter Harndrang (Urina
spastica), dann allmähliches Herabsinken, fast Versiegen der Harnabsonderung und Aufhören des Harndrangs (wohl infolge Zirkulationsstörung nach Schluß des Anfalls Harnflut
ohne besonderen Harndrang (Wiederausscheidung des während der Herzinsuffizienz ange-
speicherten Wassers). Die Urina spastica sofort beim Beginn des tachykardischen Anfalls
ist überaus häufig, fast typisch; dagegen tritt die Harnflut beim Aufhören des Anfalls
eigentlich nur nach sehr lange dauernden Anfällen ein, bei denen sich Ermüdungser-
scheinungen des Herzens ausgebildet hatten.

Die genauere Analyse der Anfälle ist nur durch das Elektrokardiogramm
möglich, da bei der raschen Frequenz die Venenpulse nicht mehr sicher abgrenzbar sind (LEWIS, WENCKEBACH, AUG. HOFFMANN und HERING). Es ist jedenfalls auffällig, daß im Anfall die Zahl der Pulse auf ein Duplum oder
Quadruplum der früheren Frequenz springt, was in Analogie zu den partiellen
Abkühlungsversuchen von v. KRIES auf Leitungsstörungen hindeutet.

Die isolierte Vorhoftachykardie, das Vorhofflattern, bei der eine durch
Unregelmäßigkeit der Leitung bedingte Arhythmia perpetua des Ventrikels
besteht, rechnete WENCKEBACH zur paroxysmalen Tachykardie. WENCKEBACH
glaubte, daß das Herzjagen nomotop ausgelöst werden könne und erkannte die

von HERING u. a. als Beweis für den stets heterotopen Charakter angeführten Zeichen, nämlich die Umkehrung der P-Zacke und die Verkürzung des A.-V.-Intervalls nur in beschränktem Maße an. Jedenfalls ist das Herzjagen in vielen Fällen eine besondere Störung des Rhythmus, die, wenn sie heterotop entsteht, sowohl aurikulär vom Vorhof, als vom Ventrikel selbst ausgelöst werden kann. In manchen Fällen dagegen, die klinisch diesen durch eine besondere Rhythmusstörung bedingten völlig gleichen, kann das Herzjagen allerdings auch andere Ursachen haben. Es kann nämlich durch eine Häufung von Extrasystolen zu Polygeminien bedingt sein und endlich auch durch Dissoziationen und Interferenzen verschiedener Rhythmen.

Einen seltenen Ursprung der paroxysmalen Tachykardie sah MATTHES bei einer älteren Frau, die seit Jahren tachykardische Anfälle hatte. Digitalis hatte stets schlecht gewirkt. In der Zeit zwischen den Anfällen war sie völlig beschwerdefrei. Es fand sich eine links-seitige Herzhypertrophie mit hohem Blutdruck und Arteriosklerose. Das Elektrokardiogramm (s. beifolgende beide im und nach dem Anfall aufgenommene Kurven) ergab, daß der An-fall durch Vorhofflimmern mit Arhythmia perpetua ausgelöst wurde.

Differentialdiagnostisch lassen sich die Anfälle von Herzjagen meist leicht von anderweitig ausgelösten Pulsbeschleunigungen abgrenzen. Das typisch anfallsweise Auftreten, die meist sehr hohe Frequenz (fast immer über 140 Schläge). das Fehlen von Temperatursteigerungen sind Unterscheidungsmerkmale gegen-über den Beschleunigungen bei akuter oder chronischer Herzschwäche oder den in-fektiös bedingten Formen. Die eigentlichen Vagusneurosen haben kaum jemals so hohe Frequenzen, sie sind außerdem gewöhnlich mit Respirationsstörungen verbunden, die dem Herzjagen nicht eigen sind. Bemerkt mag aber werden, daß in manchen Fällen das Herzjagen sich durch Vagusdruck aufheben läßt.

Basedow-Tachykardien haben in der Zeit zwischen den Anfällen niemals die ungestörte Herztätigkeit der Kranken mit typischem Herzjagen. Bemerkt mag werden, daß die Basedow-Tachykardie eine unregelmäßige ist.

Schwierig kann die Beurteilung von anfallsweisem Herzjagen bei Arterio-sklerotikern sein. Namentlich bei Coronarsklerose sieht man es oft (KREHL). Das ist für die Prognose bedeutungsvoll und bei Beginn der Anfälle im höheren Alter stets in Betracht zu ziehen.

Ich stelle an den Schluß eine dem WENCKEBACHschen Buche entnommene Tabelle der Frequenzen.

Nomotope normale Frequenz . . . . etwa	50— 90	p. M.
Nomotope pathologische Frequenz . . . . „	90—170	„ „.
Nomotope und heterotope paroxysmale Tachykardie. . „	170—240	„ „.
Paroxysmale Vorhofsystolie . . . . „	240—400	„ „
Vorhofflimmern . . . . „	400—600	„ „

Auf Grund neuerer Untersuchungen ist aber die Frequenz des Vorhofs-flimmerns weit höher — 2—3000 — anzunehmen.

6. Differentialdiagnostisches über den Einfluß der Herznerven.

Zum Verständnis der nunmehr zu besprechenden Rhythmusstörungen mag ein kurzer Überblick über die vorgeschlagenen Methoden zur Prüfung dieses Einflusses vorangestellt werden.

1. Der früher Vagusdruckversuch genannte Versuch ist nach Unter-suchungen HERINGs [1]) nicht durch Druck auf den Vagus bedingt, sondern durch Druck auf den Sinus caroticus und wird deshalb besser Carotisdruckversuch genannt. Seine Wirkung ist eine reflektorische, durch den Sinusnerv, einen Ast des Glossopharyngeus, auf den Vagus vermittelte. ORTNER hat gezeigt,

---

[1]) HERING, Kongreß für innere Medizin 1923, Münch. med. Wochenschr. 1924. Nr. 22 u. 27. ORTNER, Med. Klinik 1926. Nr. 15.

daß ähnliche Phänomene auch durch Druck auf andere Arterien, z.B. die Crurales, ausgelöst werden können. Der Sinus caroticus liegt an der Teilungsstelle der Carotis und wird erreicht, wenn man in ihrer Höhe mit der Fingerkuppe etwas peripher von der Carotis in die Tiefe dringt. Es treten bei Druck auf diese Stelle Veränderungen der Herztätigkeit auf, die besonders WENCKEBACH studiert hat; und zwar gewöhnlich eine Verlangsamung des Pulsschlages, eine chronotrope Störung, mitunter auch eine Verlängerung des Vorhof Ventrikel-Intervalls, eine dromotrope Störung. Diese Wirkung ist eine bei anhaltendem Drucke sich abschwächende — der Vagus ist erschöpflich —, aber immerhin kann es zu mehrere Sekunden anhaltendem Stillstand kommen. WENCKEBACH glaubte sogar, daß manche Fälle von plötzlichem Herztod auf Vagusreizung beruhen, daß jedenfalls aber vorübergehende Schwindelzustände durch starken Carotisdruck, z. B. bereits durch einen zu engen Kragen, ausgelöst werden könnten.

Man drückt meist nur auf der rechten Seite allein, weil doppelseitiger Druck doch oft mit einem Herzstillstand sehr unangenehme subjektive Empfindungen auslösen kann. Neuere Untersuchungen sprechen übrigens dafür, daß der rechte Vagus vorwiegend den Sinusknoten, der linke dagegen den TAWARA-Knoten beeinflußt. Hier und da wird auch ein sogenannter paradoxer Vaguseffekt beobachtet, eine Beschleunigung des Pulses, die erst nach Aufhören des Druckes von einer Verlangsamung gefolgt ist.

Man kann aus dem positiven Ausfall des Carotisdruckversuchs mit Sicherheit schließen, daß der Vagus erregbar ist, nicht aber, daß er einen erhöhten Tonus habe. Ein starker Vaguseffekt bedeutet also keineswegs eine sogenannte Vagotonie. Wichtig ist WENCKEBACHs Angabe, ein schon durch leisen Druck auslösbarer, starker Vaguseffekt gestatte einen Schluß auf eine schlechte Verfassung des Herzmuskels. Untersuchungen von KLEWITZ bestätigten WENCKEBACHs Ansicht. Chronotroper Vaguseffekt kommt in geringem Grade auch bei Gesunden vor, dromotroper Effekt dagegen nur bei organisch Herzkranken[1]. Zu einer Bestätigung der WENCKEBACHschen Ansicht kam auch KLEEMANN. der aber ausdrücklich davor warnt, aus der Stärke des Ausfalls des Carotisdruckversuchs etwa auf die Hochgradigkeit einer bestehenden Insuffizienz zu schließen[2]. Beiläufig sei bemerkt, daß der positive Ausfall dieses Druckversuches nach den Angaben HERINGs und seines Schülers EBERHARDT Beziehungen zur Arteriosklerose hat, und, daß es HERING gelang, auch eine Blutdruckerniedrigung bei bestehendem Hochdruck dadurch zu erzielen.

HILDEBRAND und MÖLLER[3] fanden neuerdings beim Carotisdruckversuch an normalen Menschen, daß der periphere Störungswiderstand einmal Verminderung, also Zunahme des Sympathicustonus, zeige. Bei starkem Absinken des Minutenvolumens (z. B. auf 3 Liter) erfolge aber Steigerung des peripheren Widerstandes, also Zunahme des Vagustonus. Die Kreislaufreaktion der Peripherie sei also abhängig vom Zeitvolumen, sie sei eine Funktion des Minutenvolumens.

2. Der ASCHNERsche Bulbusdruckreflex und das ERBENsche Vagusphänomen.

Das ASCHNERsche Zeichen besteht darin, daß bei Druck auf den geschlossenen Bulbus oculi eine Pulsverlangsamung eintritt; das ERBENsche Phänomen in einer Pulsverlangsamung bei tiefer Kniebeuge oder beim Bücken. Beide Symptome sind Zeichen einer leichten Erregbarkeit des Vagus, sie brauchen nicht beide gleichzeitig vorhanden zu sein. Sie finden sich oft bei Menschen mit nervösen Herzbeschwerden, aber auch bei ganz Gesunden.

3. Der Atropinversuch. Atropin — subcutan in Dosen von 1 mg — kann, wie DEHIO zeigte, verwendet werden, um den Vaguseinfluß auszuschalten.

[1] KLEWITZ, Dtsch. Arch. f. klin. Med. Bd. 128. [2] KLEEMANN, Dtsch. Arch. f. klin. Med. Bd. 130. S. 221. [3] HILDEBRAND u. MÖLLER, Z. Kreislaufforsch. 1941. S. 17.

Man muß aber bei der Beurteilung des Resultates bedenken, daß der Versuch nur darüber Auskunft gibt, ob ein Vagustonus besteht. Wird z. B. eine Bradykardie durch Atropin aufgehoben, so ist nach WENCKEBACH der Schluß noch nicht gerechtfertigt, daß sie Folge einer Vagusreizung gewesen sei. Die Aufhebung kann vielmehr auch Folge des Fortfalls des normalen Vagustonus sein. Wird die Bradykardie dagegen nicht beeinflußt, so ist daraus auf eine nicht vagische Störung zu schließen. Auch beim Atropinversuch kann ein paradoxer, übrigens bisher schwer erklärbarer Effekt eintreten.

4. Wirkt Digitalis beim Menschen auf den Vagus. Zum Versuch wählt man die intravenöse Applikation von Strophanthin. Die pulsverlangsamende Wirkung tritt nach EDENS nur bei insuffizienten und gleichzeitig hypertrophischen Herzen, wenigstens bei medizinalen Dosen, ein.

5. Kann die Beobachtung des Einflusses der Respiration auf die Pulsfrequenz zur Entscheidung dienen, ob der Vagus intakt ist.

6. Kann man unter gewissen Umständen aus der Beobachtung des Vorhof - Ventrikel-Intervalls auf eine Wirkung des Vagus schließen.

7. Endlich ist auch der Adrenalinversuch herangezogen worden. Adrenalin ist ein Reizgift für den Accelerans, bzw. dessen periphere Endigung. Es wirkt aber auch durch Blutdruckerhöhung auf den Vagus, so daß die Wirkung im einzelnen schwer zu analysieren ist. Die diagnostische Bedeutung des Adrenalinversuchs für Herzstörungen ist deshalb zweifelhaft.

Im allgemeinen werden diese Prüfungen der Klinik vorbehalten bleiben müssen. Ihre Resultate sind aber nur mit großer Kritik verwertbar. Vor allem denke man auch daran, daß der Atropin- und Adrenalinversuch Ernstlichkranken schaden könnte, und verzichte in Zweifelsfällen auf sie.

7. Die Differentialdiagnose der Bradykardien.

Ich erwähnte schon, daß eine Bradykardie durch frustrane Kontraktionen (Extrasystolen) vorgetäuscht werden kann; diese falsche Bradykardie ist aus den angegebenen Merkmalen leicht zu erkennen. (Vergleich des Spitzenstoßes und der Herztöne mit dem Pulse, Elektrokardiogramm.)

Wir lernten ferner bei der Besprechung der Leitungsstörungen die ventrikuläre Bradykardie kennen, die ebenfalls durch den Vergleich der Ventrikel- und Vorhoftätigkeit leicht festzustellen ist. Es bleiben die eigentlichen Bradykardien des ganzen Herzens. Sie können durch den Zustand des Herzens selbst bedingt, also kardiale Bradykardien im engeren Sinne sein. Sie können aber auch durch einen abnormen Einfluß des die Herztätigkeit steuernden Nervenapparates hervorgerufen werden, entweder durch eine Vagusreizung oder durch einen Ausfall der Accelerauswirkung. Daß die letztere nicht im Spiel ist, kann man wohl annehmen, wenn der Adrenalinversuch eine deutliche Steigerung der Pulsfrequenz im Gefolge hat. Differentialdiagnostisch sehr wichtig erscheint die Feststellung von WENCKEBACH, daß eine durch Vaguswirkung ausgelöste Bradykardie stets eine unregelmäßige sei. Wenn dies zutrifft, so hätte man darin ein bequemes Feststellungsmittel für die Unterscheidung der kardialen, stets regelmäßigen und der vagischen, stets unregelmäßigen Bradykardie außer dem Ausfall des Atropinversuchs, der ja nur mit der erwähnten Einschränkung einen Schluß zuläßt.

Bradykardien des ganzen Herzens sind relativ häufig. So gibt es familiäre Bradykardien (Pulse von 46—48) bei vollkommen leistungsfähigem Kreislauf.

Man frage also stets, wie lange eine Bradykardie besteht. Die familiären, seit der Kindheit bestehenden Bradykardien sind den Trägern meist bekannt. Auch konstitutionelle Bradykardie beobachtet man nicht selten, besonders bei langwüchsigen Menschen. Ferner kann eine vorübergehende Bradykardie bei disponierten Menschen psychisch ausgelöst werden. WENCKEBACH führte als Beispiel für das Stillstehen des Herzens durch eine psychische Erregung die Wirkung der Nachtglocke auf sich selbst an.

Eine ganz regelmäßige Bradykardie ist die Pulsverlangsamung bei Ikterus, die fast nur bei gutartigen Formen (z. B. Icterus simplex) auftritt; und zwar durch den Übertritt von reichlich Cholsäure, die digitalisähnlich auf Vagusursprung und Vagusendigungen im Herzen wirkt, ins Blut. WEINTRAUD sah sie auf Atropin verschwinden. Der Ikteruspuls ist, wie von NOORDEN betonte, weich und fast dikrot, während die übrigen Bradykardien oft eine erhöhte Spannung zeigen.

Kardial bedingt sind wohl auch die Bradykardien mit nodalem Rhythmus, die wir bei der Besprechung der atrioventrikulären Schlagfolge erwähnten. In diesen Fällen ist augenscheinlich die Frequenz der Reizerzeugung am Sinus so stark gesunken, daß nodale Automatie eintritt.

Kardial bedingt ist auch ein Teil der Bradykardien bei akuten Infektionskrankheiten, z. B. bei der diphtherischen Myokarderkrankung. Auch bei Typhus, Masern und Morb. Bang kommen Bradykardien vor. Aber gerade die Typhusbradykardie ist nach Befunden von WENCKEBACH und PIERRET und DARTEVELLE eine unregelmäßige, würde also als eine vagische zu gelten haben; sie wird aber durch Atropin nicht immer beseitigt.

Auch die Bradykardie bei Arteriosklerose, besonders bei der Arteriosklerose der Coronargefäße dürfte kardialen Ursprungs sein.

Selbstverständlich kommen sowohl bei den akuten Infektionskrankheiten als auch bei der Arteriosklerose Leitungsstörungen und eine dadurch hervorgerufene ventrikuläre Bradykardie vor. Wieweit die Bradykardie bei Rekonvaleszenten nach akuten Krankheiten auf einer Herzschwäche beruht, wieweit sie vagisch bedingt ist, müßte im einzelnen Fall durch die erwähnten Prüfungen festgestellt werden. Da sie meist mit starker respiratorischer Unregelmäßigkeit einhergeht, ist sie wohl häufiger vagisch bedingt. Der Rekonvaleszentenbradykardie ist vielleicht die Bradykardie anzureihen, die man bei Hungerzuständen beobachtet. Die Bradykardie im Wochenbett wurde mittels des Atropinversuchs mehrfach geprüft: sie scheint zum Teil vagischer Art, in anderen Fällen jedoch kardialen Ursprungs zu sein. Interessant ist gegenüber der Bradykardie bei Erschöpfungszuständen die Bradykardie kräftiger Sportsleute. Ich sah sie besonders bei hervorragenden Ruderern. Sie wurde von HERXHEIMER untersucht und erwies sich nicht durch starken Vagustonus bedingt[1]. Bradykardien des ganzen Herzens finden sich bekanntlich ohne erhebliche sonstige Störung der Herztätigkeit bei Greisen. Endlich gibt es bei elenden, asthenischen, vegetativ labilen Menschen eine eigenartige dauernde Bradykardie, die regelmäßig mit Hypotonie des Blutdrucks verläuft. FR. KRAUS hat die Fälle als „Vagusherz", H. ZONDEK als „neurohypotonisches Herz" bezeichnet. Der letztere Autor glaubte, daß es sich bei diesen Leuten um larvierte Hypothyreosen handle. Ich[2] habe jedoch in solchen Fällen festgestellt, daß diese Kranken normalen Grundumsatz und auch sonst keine Zeichen des Myxödems hatten.

---

[1] HERXHEIMER, Münch. med. Wochenschr. 1921. Nr. 47; dort auch Literatur.
[2] HANS CURSCHMANN, Dtsch. med. Wochenschr. 1926. Nr. 1.

Von endokrinen Leiden zeigen das Myxödem und die hypophysäre Kachexie häufig erhebliche Bradykardie, meist zusammen mit Hypotension.

Als sicher zentral neurogen sind die Bradykardien bei Meningitis und anderen Steigerungen des Hirndrucks, ebenso die bereits erwähnte Morgagnische Form des Adams-Stokesschen Symptomenkomplexes aufzufassen. Diese gewöhnlich auf vagischen Einfluß zurückgeführten Bradykardien scheinen aber nicht durch die Atmung modifiziert zu werden.

Durch eine Vagusreizung kann es zu einem Wechsel zwischen Tachykardie und Bradykardie kommen; und zwar war bei den untersuchten Patienten[1]) zu gleicher Zeit ein ebenfalls durch nervösen Einfluß bedingter intermittierender Meteorismus vorhanden. In Ortners Fall bestand während des Meteorismus Tachykardie, während des plötzlich erfolgenden Einsinkens des Leibes Bradykardie. Als Ursache des auffälligen Phänomens wurde eine Einbettung des Vagus in eine tuberkulöse Drüse gefunden.

Endlich sei darauf hingewiesen, daß durch Verletzungen bedingte Reizzustände im Halsmark zu tagelang anhaltender Bradykardie führen können. Schott hat solche Fälle nach Schußverletzungen des unteren Halsmarks beschrieben. Injektion von Atropin war ohne Einfluß auf die Bradykardie; dagegen wurde sie durch die den Vagustonus erhöhende Wirkung von Morphium verstärkt.

8. Die respiratorische Arhythmie.

Ein Schwanken der Pulsfrequenz bei der Atmung, und zwar eine Beschleunigung während der Inspiration, eine Verlangsamung während der Exspiration wird angedeutet bei vielen Gesunden beobachtet. Deutlicher ausgesprochen findet sie sich bei Kindern, bei Rekonvaleszenten (Lommel), bei vielen nervösen Menschen, aber nur selten bei Kranken mit organischen Herzleiden.

Man hielt diese Arhythmie von jeher insofern für differentialdiagnostisch bedeutungsvoll, als sie gerade bei guter Herztätigkeit beobachtet wurde, im Zweifelsfall also für die Annahme einer funktionellen und gegen die Annahme einer myokarditischen Störung sprach (F. Müller). Daß sie durch den Vagusweg vermittelt wird, ist sicher, weil schon kleine Dosen Atropin sie beseitigen. Allein die Vagusbahn vermittelt die Arhythmie nur.

Nach Untersuchungen Wiersmas tritt die respiratorische Arhythmie dann stärker auf, wenn die Aufmerksamkeit nicht angespannt ist; sie ist also von der psychischen Tätigkeit abhängig und nicht etwa Ausdruck eines besonders starken Vaguseinflusses. Daher tritt sie auch im Schlafe stärker hervor, wenn die Bewußtseinszentren ihre Tätigkeit einstellen. Winkler und Wiersma fanden, daß die respiratorische Arhythmie verschwindet, wenn die Aufmerksamkeit gespannt wird. Wiersma glaubt sogar, daß man ihr Auftreten differentialdiagnostisch zur Erkennung des psychischen Zustandes verwerten könne. Psychisch Kranke mit intensiver geistiger Spannung, z. B. Melancholiker, zeigen sie nicht, Menschen mit herabgesetztem, pathologisch niedrigem Bewußtseinsgrade dagegen stark. Wenckebach drückt sich so aus: „Die respiratorische Arhythmie entsteht, wenn das Herz gewissermaßen im Schlendrian, sich selbst überlassen, ohne zentrale Kontrolle und ohne Anstrengung arbeitet." Sobald der Zügel der zentralen Kontrolle angezogen wird, hört die respiratorische Arhythmie auf. Man darf also sagen, daß sie kein Zeichen einer ungenügenden Herztätigkeit ist, sondern eher ein Zeichen dafür, daß das Herz ohne Anstrengung arbeitet. Pulsbeschleunigung läßt sie verschwinden. Ihre

---

[1]) Balint, Berlin. klin. Wochenschr. 1917. Nr. 18 und Ortner, ebenda Nr. 29.

differentialdiagnostische Bedeutung besteht darin, daß sie in dubio gegen eine organische Herzstörung spricht.

9. Der Pulsus alternans.

Über den Pseudoalternans durch Extrasystolie wurde bereits ausführlich gesprochen. Der echte Pulsus alternans galt lange Zeit als ein ungünstiges Zeichen. HERING, der ihn bei absterbendem Herzen beobachtete, war anfangs der Meinung, daß er eine Reaktion des absterbenden Herzens darstelle und hat ihn später auf eine partielle Hyposystolie, auf ein ungleichmäßiges Arbeiten der Papillarmuskeln und des Treibwerks zurückgeführt. Das ist für den Tierversuch wohl richtig. KOCH vertrat auch für das menschliche Herz die Meinung, daß eine funktionelle Verschiedenheit einzelner Kammerteile Grundbedingung für das Auftreten des Pulsus alternans sei. Bei dem großen Schlage wirke die gesamte Kammermuskulatur, bei dem kleinen wirken nur die gesunden, vollwertigen Fasern, während die krankhaft veränderten Fasern noch nicht ansprechen. Der Schlag wäre also kleiner, weil ihn nur ein Teil der Muskulatur hervorriefe[1]. Mit WENCKEBACH muß man aber für den Menschen annehmen, daß ein echter Alternans zustande kommt einmal durch Füllungsdifferenzen, also durch Schwankungen in der Belastung, und zweitens durch Schwankungen der Überlastung des entgegenstehenden Druckes. Der Pulsus alternans würde also mehr eine hämodynamisch bedingte Erscheinung sein, als direkt einen Schluß auf eine ungenügende Herztätigkeit zulassen. Endlich erklärte H. STRAUB [2] den Pulsus alternans als eine Ermüdungsreaktion des Herzens. Der ermüdete Muskel erschlafft langsamer; es bestehe daher nach der großen Zuckung noch ein Kontraktionsrest, wenn der Reiz zur folgenden Zuckung einträfe. Diese fiele deswegen kleiner aus, gebe aber die Möglichkeit völliger Erschlaffung, so daß der darauf folgende Schlag wieder ein großer sein müßte.

Ein echter Alternans wird bei paroxysmaler Tachykardie beobachtet. Sein Auftreten hat wie in dem zitierten Falle dabei keine prognostisch üble Bedeutung. Ferner tritt Alternans auf bei hohem Blutdruck, z. B. bei Nephritis mit Herzschwäche. Hier dürfte er der Ausdruck dafür sein, daß das Herz den entgegenstehenden Druck nicht vollständig überwindet und sich dadurch hilft, daß es durch einen kleineren Schlag den Druck etwas herabsetzt, um ihn beim nächsten Schlag besser überwinden zu können. Die Differentialdiagnose gegen den durch Extrasystolen bedingten Pseudoalternans ist bereits bei der Extrasystolie besprochen (vgl. KISCH, Pulsus alternans [3]).

Es gibt noch einige schwer analysierbare Rhythmusstörungen, die differentialdiagnostisch, z. B. für die Diagnose einer Hemisystolie, bedeutsam sind. Ich verweise bezüglich dieser Raritäten auf die Spezialwerke.

10. Der Pulsus paradoxus.

Der Pulsus paradoxus, das Kleinerwerden oder Verschwinden des Arterienpulses bei der Inspiration wurde ursprünglich von GRIESINGER und KUSSMAUL als pathognomonisches Symptom der Herzbeutel-Mediastinalverwachsungen aufgefaßt und galt lange als solches. Sicher zu Unrecht, wie R. SCHMIDT, WENCKEBACH und ich nachwiesen. Denn er kann, wie WENCKEBACH ausführte, durch ganz verschiedene Faktoren veranlaßt werden. R. SCHMIDT fand

---

[1] KOCH, Dtsch. Arch. f. klin. Med. Bd. 137, S. 138. [2] H. STRAUB, Zentralbl. f. Herzkrankh. 1921. H. 13. [3] KISCH, Ergebn. f. inn. Med. u. Kinderheilkunde. Bd. 19. 1921.

ihn häufig als konstitutionelles Stigma bei lordotischer Albuminurie und bei Hypotonie. Das letztere hatte auch ich beobachtet.

Das Symptom kann nach WENCKEBACH 1. extrathorakal bedingt sein dadurch, daß bei der Inspiration der sich hebende Thorax die Subklavia gegen das Schlüsselbein drückt. Man kann dies künstlich hervorrufen, indem man den Schultergürtel fixiert, z. B. dadurch, daß man auf einem Stuhl sitzend mit beiden Händen das Sitzbrett festhält und gewissermaßen hinauf-zuziehen versucht und nun tief atmet. Diese Form des pseudoparadoxen Pulses ist dadurch gekennzeichnet, daß der Radialispuls verschwunden bleibt, solange die Inspirationsstellung innegehalten wird.

Ich[1]) habe übrigens gezeigt, daß die zum Pulsus paradoxus führende Kompression der Arteria subclavia besonders leicht in der Lücke zwischen Musculus scalenus ant. und med. und einem an der Pleurakuppe inserierenden (inkonstanten) Musculus scalenus minimus erfolgen kann; thorakalen Atmungstypus und eine gewisse Hypotension des Blutdruckes vorausgesetzt. Kennzeichnenderweise fand ich in solchen Fällen den Pulsus paradoxus nur an der Arteria radialis, nicht aber an den Fußarterien.

2. Der Pulsus paradoxus kann dynamisch bedingt sein. Bei der Inspi-ration wird bekanntlich Blut in den Thorax hineingesaugt, und als Ausdruck dieser Saugung schwellen die Halsvenen ab. Selbstverständlich hält die In-spiration auch Blut im Thorax fest. Normalerweise merkt man das am arteriellen Pulse kaum, aber schon forciertes und rasches Atmen kann den Puls kleiner werden lassen. Noch viel deutlicher tritt das in Erscheinung bei einer Be-hinderung des Lufteintritts in die Lungen, da dann der durch die Inspirations-muskeln erzeugte negative Druck nicht durch die zuströmende Luft aus-geglichen werden kann und die Saugwirkung auf das Zirkulationssystem ent-sprechend stärker ist. Man kann z. B. einen Pulsus paradoxus durch den MÜLLERschen Versuch (kräftige Inspirationsbewegung bei geschlossenem Mund und Nase) künstlich erzeugen.

Ähnlich wie eine Behinderung des Lufteintritts muß auch eine erhebliche Beschränkung der respiratorischen Fläche wirken, da auch dabei Herz und Gefäße den negativen Druck stärker als in der Norm tragen müssen. Also werden große Pleuraexsudate oder ausgedehnte Lungeninfiltrate einen Pulsus paradoxus erzeugen können. Ferner wird ein schlaffes Herz und eine schlecht gefüllte Aorta leichter durch den negativen Druck erweitert werden können. WENCKE-BACH machte darauf aufmerksam, daß derartige Herzen während der Inspira-tion tatsächlich eine röntgenologisch nachweisbare Vergrößerung aufweisen.

Bei allen diesen durch den negativen Druck direkt hervorgerufenen Arten des Kleinerwerdens des arteriellen Pulses muß die Exspiration einen umgekehrten Einfluß haben uud den Puls vergrößern. Dadurch kommt für den dynamisch bedingten Pulsus paradoxus ein sehr kennzeichnendes Ver-halten zustande: Die Pulswelle ist während der Inspiration am kleinsten oder wird unfühlbar, während sie während der Exspiration am größten ist und während der Atempause eine mittlere Größe aufweist.

3. Der klinisch allein interessierende Pulsus paradoxus ist der mechanisch bedingte, wie er durch eine schwielige Mediastinoperikarditis hervorgerufen werden soll. Das Herz ist dabei mehr oder weniger durch die Verwachsungen fixiert, vorn und hinten und unten „verankert" (WENCKEBACH). Es wird daher von dem sich inspiratorisch hebenden Thorax nach oben gezogen, kann aber dem durch das Tiefertreten des Zwerchfells bedingten Zuge nicht nachgeben. Dieser nach zwei oder noch mehr Richtungen auf das Herz durch die Verwachsungen ausgeübte Zug muß seine Tätigkeit beeinträchtigen. Es wird schlechter gefüllt und wirft weniger Blut aus. Die Folge ist,

---

[1]) HANS CURSCHMANN, Med. Klinik. 1922. Nr. 48.

daß die Halsvenen nicht, wie in der Norm, inspiratorisch abschwellen, sondern anschwellen, und, daß ein Pulsus paradoxus auftritt. Er ist dadurch gekennzeichnet, daß er um so kleiner wird, je stärker der Verwachsungszug wirkt, und um so größer, je mehr dieser Zug nachläßt. Der Puls wird demnach mit der Inspiration allmählich kleiner, mit der Exspiration allmählich größer und ist am größten in der Atempause, in der kein Verwachsungszug besteht.

Die verschiedenen Arten des Pulsus paradoxus lassen sich also durch ihr verschiedenes Verhalten in den einzelnen Atmungsphasen unterscheiden. Nur der mechanisch bedingte Pulsus paradoxus wird für die Diagnose der Adhäsivperikarditis verwendet. Übrigens ist er ein völlig inkonstantes und darum wenig brauchbares Symptom, wie R. Schmidt und ich beobachteten. Ich habe es in keinem meiner Fälle von Mediastinoperikarditis gefunden.

Allerdings kann ein mechanischer Pulsus paradoxus auch noch durch andere Bedingungen verursacht werden. Wenckebach beschreibt z. B. einen Fall, in dem eine mit dem Zwerchfell verwachsene rechte Lunge bei jeder Inspiration einen Zug durch ihren Lungenstiel auf die Vena cava ausübte; derartige Abklemmungen der Gefäße durch sich spannende Verwachsungen sind auch schon früher als eine Ursache des Pulsus paradoxus bei Perikardialadhäsionen betrachtet worden.

E. Differentialdiagnostische Besprechung einiger Folgeerscheinungen der Kreislaufskrankheiten.

1. Cyanose.

Herzkranke sehen, sobald ihr Kreislauf an der Grenze der Insuffizienz steht, mehr oder minder cyanotisch aus.

Nach R. Schoen und Derra[1]) ist Cyanose im wesentlichen der Ausdruck für die Vermehrung des Gehaltes an reduziertem Hb. im Durchschnitt des Capillarblutes über 6,5 Vol.-%. Für die Beurteilung der Cyanose ist die Kenntnis des arteriellen O_2-Sättigungsdefizits von Bedeutung; denn sie ermöglicht nach Schoen die arterielle Cyanose (Störung der O_2-Sättigung) von der capillaren Cyanose (Erhöhung der capillaren O_2-Abgabe), die sich aus der arteriovenösen O_2-Differenz ergibt, zu unterscheiden. Die Autoren betrachten die Cyanose der meisten Herzkranken übrigens als eine „gemischte Cyanose", bedingt durch verminderte arterielle O_2-Sättigung und erhöhte capillare O_2-Abgabe.

Die Cyanose des Herzkranken unterscheidet sich in manchem von der durch Lungenerkrankungen bedingten. Besonders bei schweren Mitralfehlern ist der Cyanose oft ein subikterischer Ton beigemischt, der wohl Folge der Leberstauung ist. Es handelt sich nach Gerhardt um einen echten Ikterus, nicht nur um einen Urobilinikterus. Die Ursache ist eine Cholangitis capillaris, in der zentralen Hälfte der Läppchen fand Gerhardt die intralobulären Gallengänge mit Gerinnseln verstopft. Übrigens fanden Schoen und Derra Cyanose besonders bei Mitralstenosen mit Stauung im Lungenkreislauf. Es handelt sich dabei um eine arterielle Cyanose infolge Erschwerung der Gasdiffusion durch die Alveolarwand. Diese Diffusionsstörung wird von den Autoren mit der Pneumonose L. Brauers identifiziert. Sie ließ sich in reiner Form besonders bei kompensierten Mitralstenosen ohne besondere Lungen- und Atemstörungen feststellen. Charakteristisch ist auch das Aussehen vieler Fälle von Aorteninsuffizienz — sie haben eine ausgesprochene, leicht cyanotische Wangenrötung bei sonstiger Blässe —, ferner das Aussehen der Kranken mit exsudativer Perikarditis, für die die gleichzeitige Blässe und Cyanose kennzeichnend ist.

Schwere Dauercyanose, durch Muskelarbeit und Kälte noch gesteigert, findet sich bei gewissen kongenitalen Herzfehlern, besonders bei Pulmonalstenose. Gleichfalls erhebliche Cyanose von wochen- und monatelanger Dauer ist

---

[1]) R. Schoen und E. Derra, Dtsch. Arch. f. klin. Med. Bd. 168, H. 1 u. 2 und H. 3 u. 4. 1930.

nach meiner Erfahrung charakteristisch für schwere Formen des Emphysems mit Versagen des rechten Herzens und besonders mit Pulmonalsklerose.

Allgemeine Cyanose kommt außer den Erkrankungen der Kreislaufs- und Atmungsorgane aber auch noch anderen Zuständen zu. Man findet sie oft bei der Polycythämie, auch wenn diese keine Beziehungen zu primärer Stauung, wie etwa bei den angeborenen Herzfehlern, hat. Auch manche Endokrinopathien zeigen Cyanose, besonders konstant und schwer der Morbus Cushing. Blässe und Cyanose finden sich ferner bisweilen beim dekompensierten Myxödem und bei hypophysärer Kachexie. Eine der Cyanose ähnliche Verfärbung erzeugen ferner Erkrankungen, bei denen es zur Methämoglobinämie kommt, also Vergiftungen mit Kal. chloric., Dinitrophenol, Anilin und seinen Derivaten, Antifebrin und Phenacetin und neuerdings mit Sulfonamiden, z. B. Eubasin. Endlich hat HIJMANS V. D. BERGH eine merkwürdige enterogene Cyanose beschrieben[1]), die als Sulfhämoglobinämie aufgefaßt wurde[2]).

Differentialdiagnostisch wichtig sind lokale Cyanosen, die ebenso wie lokale Ödeme auf lokale Zirkulationshindernisse, z. B. auf raumbeschränkende Tumoren der Brusthöhle hindeuten können. Ein sehr charakteristisches Bild bietet die Cyanose, die nur die obere oder untere Körperhälfte betrifft und durch einen Verschluß der Cava superior bzw. inferior bedingt wird. Besonders häufig sieht man Dauercyanose und Schwellung des oberen Körperdrittels bei Kompression der oberen Hohlvene durch einen Mediastinaltumor.

Harmlose Produkte peripherer Durchblutungsstörung sind dagegen die Akrocyanosen der Extremitätenenden, wie wir sie als ·endogene Erzeugnisse bei vegetativen und Vasoneurosen und als exogene Produkte bei im Wasser arbeitenden Berufen (Wäscherin usw.) beobachten. Auch die von mir als „Erythrocyanosis symmetrica"[3]) bezeichnete Capillarstörung, jene bei frostdisponierten, pastösen jungen Mädchen und Frauen besonders im Unterdrittel der Unterschenkel, auch an den Oberarmen und Brüsten so häufig vorkommende, flächenhafte, rotbläuliche Hautverfärbung, ist völlig harmlos.

2. Ödeme.

Die durch Kreislaufschwäche bedingten Ödeme sind im allgemeinen dadurch gekennzeichnet, daß sie sich an den abhängigen Körperpartien am ehesten und stärksten entwickeln. Ausnahmen von dieser Regel sind nur insofern zu konstatieren, als bei manchen, namentlich jüngeren Herzkranken als erstes und oft lange Zeit einziges Stauungszeichen allein ein Ascites und bei chronischer Herzinsuffizienz häufig ein hartnäckiger, rechtsseitiger Pleuraerguß auftritt (GERHARDT). Ascites ohne Ödeme der Beine finden wir besonders häufig bei Mitralstenosen mit kardialer Lebercirrhose; vor allem dann, wenn durch Bettruhe und Digitalis etwaige, beim Herumgehen entstandene, leichte Ödeme der Unterschenkel beseitigt worden sind. Lokale Ödeme, wie wir sie unabhängig von der Lage im Gesicht und an den Armen halbseitig oder auch doppelseitig sehen, haben insofern diagnostische Bedeutung, als sie für ein lokales, meist durch intrathorakale Tumoren bedingtes Zirkulationshindernis sprechen. Lokales Ödem meist in einem Bein, seltener im Arm, findet sich regelmäßig bei Thrombosierung größerer Venen.

Über den Ascites bei Herzinsuffizienz gilt im allgemeinen mit Ausnahme der oben besprochenen Fälle jugendlicher Herzkranker die Regel, daß ihm, im Gegensatz zu dem durch Pfortaderstauung bedingten, Ödeme der unteren

---

[1]) HIJMANS V. D. BERGH, Dtsch. Arch. f. klin. Med. Bd. 83. [2]) MAGNUS-ALSLEBEN, Dtsch. med. Wochenschr. 1936. Nr. 13. [3]) FR. BOLTE, Klin. Wochenschr. Bd. 1. Nr. 12. 1922.

Extremitäten vorangehen. Dagegen kann man die Entwicklung eines Medusenhauptes nur insofern diagnostisch verwerten, als sein Vorhandensein für eine Pfortaderstauung spricht, sein Fehlen aber nichts gegen eine Pfortaderstauung beweist.

Nephritische Ödeme unterscheiden sich von Stauungsödemen bekanntlich durch ihre von der Schwerkraft unabhängige Lokalisation in denjenigen Körperpartien, die das lockerste Bindegewebe haben (z. B. Augenlider). Das gleiche gilt übrigens von den Ödemen, die durch Hunger, insbesondere durch eiweißarme Mangelkost, zustande kommen. Sie beruhen im wesentlichen auf einer Herabsetzung des kolloidosmotischen Druckes des Blutplasmas, die ihrerseits durch eine Verminderung des Serumalbumins bedingt ist (J. Kühnau[1]). Die Aminosäuren, aus denen das Serumalbumin aufgebaut wird, sind aber in tierischem Eiweiß reichlich, im pflanzlichen nur in geringer Menge vorhanden.

Übrigens sollen auch bei nur vorübergehender Mangelernährung und bei völlig normalem Serumeiweißspiegel normal albuminotische Spätödeme auftreten. Ratschow[2]) hat 103 solche Fälle während des letztes Krieges in Halle beobachtet.

Bezüglich der Frühdiagnose des Hungerödems hat Dost[3] angegeben, daß von diesen Patienten im Volhardschen Wasserversuch schon vor Ablauf der ersten beiden Stunden überschießende Wassermengen ausgeschieden würden.

Das Hungerödem geht mit auffallender Bradykardie nebst Hypotension einher, aber ohne die Symptome einer Herz- oder Niereninsuffizienz. Im Blut kommt es anfangs zu hohen roten Blutwerten, später zu normo- oder hyperchromer Anämie mit normalen oder erhöhten Bluteisenwerten und starker relativer Lymphocytose. Echte Polyneuritiden sind selten. Oft bestehen Durchfälle, gleich häufig Obstipation[4]). Auffallend ist die Nykturie der Patienten (Berning).

Dem Hungerödem ähneln äußerlich auch die Ödeme bei Phthisikern, Carcinomatösen und schwer Blutkranken, vor allem bei perniziösen Anämien und seltener bei chronischen Leukämien. Man hat sie als „marantische Ödeme" bezeichnet. Sie befallen das Gesicht aber meist nicht und bevorzugen mehr die abhängigen Körperteile. Den marantischen Ödemen ähneln äußerlich die (übrigens harmlosen) Ödeme, die bei schweren Diabetikern früher auf Alkaligaben, heute auf Hafer und Insulin auftreten. Die Ödeme nach einigen Infektionskrankheiten, wie nach Fleckfieber oder nach Recurrens trugen meist den Charakter der Insuffizienzödeme, trotzdem sonstige Zeichen einer Herzschwäche dabei fehlten. Die idiopathischen, nicht nephritischen Ödeme des Kindesalters gleichen den nephritischen Ödemen und sind mit den kardial bedingten deshalb nicht zu verwechseln.

Außerdem sei hier bereits erwähnt, daß auch inkretogene und neurogene Ödeme nicht selten sind. Von den ersteren seien das Myxödem und das klimakterische Ödem erwähnt; bezüglich der neurogenen Ödeme sei bemerkt, daß es kaum eine chronische, amyotrophische und auch keine supranucleare Lähmung gibt, die nicht mit örtlichem Ödem verlaufen kann. Besonders häufig sind sie an gelähmten Gliedern bei Poliomyelitis, Syringomyelie, Medianuslähmung und progressiver Muskeldystrophie einerseits und nach cerebralen Hemiplegien andererseits. Auch diagnostisch sicheres hysterisches Ödem habe ich beobachtet. Über das Oedema circumscriptum cutis (Quincke) wird an anderer Stelle gesprochen werden.

---

[1]) J. Kühnau, Med. Rundsch. 1947. S. 87. [2]) Ratschow und Marx, Dtsch. Gesundheitsw. 1947. S. 77. [3]) F. H. Dost, Ärztl. Wochenschr. 1947. S. 486. [4]) H. Berning, Ther. d. Gegenw. 1944, H. 3—4.

3. Erscheinungen von seiten der Lungen.

Klinisch lassen sich die Atmungsstörungen bei Herzkranken in verschiedene Formen unterscheiden.

Dyspnoe.   1. Die gewöhnliche, jeder Kreislaufsinsuffizienz eigene Kurzatmigkeit, die durch Arbeit vermehrt oder in leichteren Fällen erst durch sie hervorgerufen wird. 2. Eine Dyspnoe, die man besonders bei Hypertoniekranken findet, die von der ersten Form zu trennen ist. Sie bildet oft die erste Klage derartiger Kranker, kann auch schon in der Ruhe vorhanden sein und wird oft durch körperliche Anstrengung nicht oder wenigstens nicht so stark vermehrt, wie die Dyspnoe bei Herzinsuffizienz. Auch Cyanose soll bei dieser Form fehlen. 3. Anfallsweise auftretende Kurzatmigkeit mit Neigung zu Lungenödem, das

Kardiales Asthma.   eigentliche Asthma cardiale.

Über die Entstehung der verschiedenen Formen der Atemnot bei Herzkranken sei folgendes gesagt:

Auf Grund der KRAUSschen Arbeit über die Ermüdung als Maß der Konstitution hatte man lange angenommen, daß die Dyspnoe bei Kreislaufinsuffizienz und die Arbeitsdyspnoe, die erste der obenerwähnten Formen, zentral vom Atemzentrum aus ausgelöst würde, da KRAUS gefunden hatte, daß die Atemgase dabei den Charakter der Hyperventilation tragen. Der KRAUSschen Lehre gegenüber war die ältere BASCHsche Lehre von der Lungenstarre durch Stauung der Lungencapillaren, also die einer peripheren Behinderung der Atmung, in den Hintergrund getreten. Man gab ihr Vorkommen zwar für das eigentliche Herzasthma zu, aber nicht für die Arbeitsdyspnoe, da die meisten Kliniker sich nicht von der Realität einer Lungenstarre überzeugen konnten. FRÄNKEL und ebenso MATTHES und HOFBAUER fanden allerdings, daß beim kardialen, durch Coronarsklerose bedingten Asthma die Lungenränder sich wenig verschieben.

Aber auch die KRAUSsche Lehre von der zentralen Entstehung der gewöhnlichen Dyspnoe erwies sich als anfechtbar. SIEBECK fand, daß die Durchmischung der In- und Exspirationsluft bei Herzkranken nicht so gut vor sich geht wie beim Gesunden, daß daher der Herzkranke bei der Exspiration mehr Einatmungsluft als der Gesunde ausatmet. Seine Totalkapazität ist klein, seine Residualluft dagegen groß. Der Schluß, den KRAUS aus der Beschaffenheit der Atemgase auf das Bestehen einer zentral bedingten Hyperventilation gezogen hatte, erwies sich also nicht als zwingend. Vielmehr konnte die gefundene Beschaffenheit der Atemgase auch das Produkt der geringen Durchmischung sein. Die Atmung ist bei der Dyspnoe auch dementsprechend, wie SIEBECK hervorhebt, weniger vertieft als beschleunigt. Nach SIEBECKs Feststellungen muß die gewöhnliche Dyspnoe bei Herzkranken, auch abgesehen von der Erschwerung des Gasaustausches in den Lungen durch die Verlangsamung des Blutstroms und eine etwa bestehende Veränderung des respiratorischen Epithels, wegen der schlechten Durchmischung der Atemgase mindestens zum Teil als peripher bedingt angesehen werden. Dafür spricht auch, daß die Sauerstoffeinatmung die Dyspnoe vermindert (KREHL). Die Verhältnisse liegen also sehr verwickelt. Außerdem besteht noch nicht einmal darüber Klarheit, ob für die Güte des Gasaustausches die Geschwindigkeit des Blutstromes in den Lungen bzw. deren Herabsetzung maßgebend oder ob die Stauung als solche dafür von Bedeutung ist. Jedenfalls hat KREHL mit Recht darauf hingewiesen, daß eine durch Schwäche der linken Kammer bedingte Atemnot sich bessern könne, wenn auch der rechte Ventrikel schwach würde.

Klarer liegen die ursächlichen Verhältnisse bei der zweiten Gruppe, der Dyspnoe der Hypertoniker. Nach den Untersuchungen STRAUBs sind als ihre Ursache lokale Zirkulationsstörungen in der Gegend des Atemzentrums anzunehmen, die zur lokalen Asphyxie des Atemzentrums führen. Jedenfalls erwies sich die Blutreaktion dabei nicht nach der sauren Seite verschoben wie beim hämatogenen Asthma uraemicum. Diese Atemstörung, „das cerebrale Asthma der Hypertoniker" (STRAUB), hat die Neigung, in periodisches Atmen überzugehen. Wir werden später noch einmal darauf zurückkommen.

Bezüglich des Asthma cardiale nahm man bisher an, daß seine Anfälle dadurch entstünden, daß der linke Ventrikel schlecht arbeitete, während der rechte noch gut weiter pumpte. Das müßte eine starke Stauung in den Lungen verursachen und würde auch erklären, weshalb sich im Anfall so oft ein Lungenödem entwickelt. Da der linke Ventrikel gewöhnlich stärker von der Sklerose befallen wird, so würde es auch verständlich erscheinen, daß zuerst seine Leistung geschädigt wird, wenn der Muskel durch Arbeit beansprucht ist oder wenn die Herztätigkeit, wie im Schlafe, unter ein gewisses Maß sinkt. Es sei dabei daran erinnert, daß nach der reichen Erfahrung HEINRICH CURSCHMANNs das Herzasthma sich namentlich bei diffuser Coronarsklerose findet, während die Verengerung der Einmündung der Coronararterie viel mehr zur eigentlichen Angina pectoris mit ihren Schmerzanfällen führt.

L. HESS[1]) hat an einigen Fällen von kardialem Asthma Myomalacien in der Gegend der Herzspitze gefunden und eine diffuse Coronarsklerose im Gebiet des linken Ventrikels, bestätigt also die alten Beobachtungen von HEINR. CURSCHMANN. Im übrigen sieht HESS als Ursache des Herzasthmaanfalls einen Reflex auf die Lungenarterien an. Tatsächlich mischen sich jedoch in nicht wenigen Fällen asthmatische und anginöse Symptome.

Im Gegensatz zu dieser Meinung von der Entstehung des Herzasthma durch linksseitige Ventrikelschwäche wies ROMBERG darauf hin, daß ein Herzasthma durch zeitweise ungenügende Blutzufuhr vom rechten Herzen und Verlangsamung der Strömung ausgelöst werden könne, z. B. bei Emphysem oder Kyphoskoliose, und, daß ein solcher Anfall durch besonders starke Cyanose ausgezeichnet sei.

Gegen die bisher geschilderte Lehre von der Entstehung des Asthma cardiale haben sich EPPINGER, v. PAPP und SCHWARZ gewandt. Sie sehen die Ursache des Anfalls nicht in erster Linie in einer primären Schwäche des linken Ventrikels, sondern vielmehr in einer Vermehrung des Blutstroms von der Peripherie zum Herzen hin. Diese würde also das Primäre sein und nicht die Schwäche des linken Ventrikels.

Auf die Begründung dieser Lehre kann hier nicht eingegangen werden, sie ist in der Monographie der genannten Autoren nachzulesen. Eine wiederum andere Auffassung hat endlich WASSERMANN[2]) aus der WENCKEBACHschen Klinik ausgesprochen. Nach ihm kommen Anfälle von Herzasthma sowohl bei Links-, als bei Rechtsinsuffizienz des Herzens vor, und zwar das Asthma cardiale typicum nur bei Linksinsuffizienz, bei Rechtsinsuffizienz dagegen nur asthmaähnliche Anfälle. WASSERMANN glaubt aber, daß der Asthmaanfall bei linksseitiger Herzinsuffizienz (im wesentlichen bei Herzinfarkten und Aortenklappeninsuffizienzen) nicht durch eine Lungenstauung bedingt sei, sondern durch die Insuffizienz des arteriellen Kreislaufs, die zur dyspnoischen Reizung des Atemzentrums führe. WASSERMANN faßt also das typische Herzasthma als zentral-nervös bedingt auf und nicht durch eine Überfüllung des Lungenkreislaufs und seine Symptome subjektiver Art wie motorische und psychomotorische Unruhe, Angstgefühl, Beklemmung, Erstickungsgefühle, Strangulationsgefühl als Ausdruck eines zentralen Sauerstoffhungers; ebenso werden auch die objektiven Symptome, besonders die Blutdrucksteigerung, erklärt.

Dem gegenüber wird das Stauungsasthma gestellt, das bei weitgehender allgemeiner Insuffizienz des Kreislaufs, besonders des pulmonalen und venösen Sektors, zustande käme. Es sei gekennzeichnet durch intensive Cyanose, geringe oder fehlende Blutdrucksteigerung und serienweises Auftreten der Anfälle von Dyspnoe. Seine Ursache sei ein cor mitrale mit Rechtsinsuffizienz. Hierbei sei aber betont, daß das gleiche Krankheitsbild ohne Mitralfehler auch beim „Emphysemherz" mit Pulmonalsklerose und schwerer Insuffizienz des rechten Herzens eintreten kann.

Auch für die Genese des Asthma cardiale[3]) scheint aus der neueren Forschung nur hervorzugehen, daß die Bedingungen komplizierte und vielleicht verschiedener Art sein können. Kranke vermeiden übrigens mit Asthma cardiale Bewegungen meist ängstlich.

5. Natürlich kann die Atemnot Herzkranker auch durch Transsudate in den Pleuren und dem Herzbeutel hervorgerufen werden. Und zwar hat H. FELLENBACH[4]) nachgewiesen, daß die Pleuratranssudate bei Herzinsuffizienz stets durch die Insuffizienz des rechten Herzens entstehen. Es kommen aber auch bei Herzschwäche Ergüsse entzündlicher Art vor. Besonders ist der bereits erwähnte rechtsseitige Pleuraerguß zu erwähnen, der oft das Krankheitsbild so beherrscht, daß die primäre Herzschwäche nicht richtig gedeutet wird. Daß ferner die Atemnot Herzkranker mit Stauungslungen durch Stauungsbronchitiden und Bronchopneumonien („Stauungspneumonien") vermehrt wird, und daß eine Atemnot durch die Bildung eines Infarktes hervorgerufen werden kann, ist leicht begreiflich. *(Dyspnoe durch Transsudate.)*

6. Sei der Atemstörungen bei nervösen Herzstörungen gedacht. Solche Kranke geben an, daß sie nicht durchatmen könnten, oder, als ob die Atmung plötzlich stocke. M. HERZ hat das Gefühl des „Nichtdurchatmenkönnens" für die von ihm beschriebene nervöse „Phrenokardie" besonders hervorgehoben. KREHL betrachtet sogar die letztere Störung, bei der die Kranken die Inspiration durch einige schnappende Exspirationen unterbrechen, als besonders *(Dyspnoe bei nervösen Herzen.)*

[1]) HESS, Wien. klin. Arch. 1922, Bd. 3. [2]) WASSERMANN, Wien. klin. Arch. Bd. 12. 1926. [3]) Über das Asthma cardiale, von H. EPPINGER, L. v. PAPP und H. SCHWARZ. Berlin: Springer 1924. [4]) H. FELLENBACH, Zeitschr. f. Kreislaufforsch. Bd. 31, H. 21, 1939.

kennzeichnend für ihren neurasthenischen Ursprung. Die Dyspnoe Nervöser wird durch Muskelarbeit meist nicht gesteigert. Derartige Kranke werden auch nicht cyanotisch.

CHEYNE-STOKES-Atmen.

7. Kurz erwähnt sei das CHEYNE-STOKESsche Atmen beim schwer dekompensierten Herzkranken, bei dem es zum Aussetzen der Atmung auf $1/_4$ bis $1/_2$ Min. kommt. Es ist in höherem Grade meist mit einer dem Einschlafen vergleichbaren, kurzen Bewußtseinsminderung während der Atempause verbunden, während dessen die Kranken die Augen nach oben innen stellen, die Pupillen sich verengern, der Puls beschleunigt und schneller wird. Auch können leichte Zuckungen der Hände oder einzelner Finger, Blässe des Gesichtes, mitunter auch Zunahme der Cyanose gegen Ende der Apnoe eintreten. Mit dem Wiederbeginn der Atmung und dem Erwachen öffnen sich die Augen, die Pupillen erweitern sich, der Puls wird langsamer und voller, und es kann eine erhebliche Atemnot eintreten, die die Kranken zu Unruhe und Orthopnoe führt. In einem Falle BÄUMLERs trat auf der Höhe der tiefen Atemzüge ein lang dauernder Herzstillstand mit Bewußtseinsverlust ein, den BÄUMLER auf eine Vagusreizung zurückführt.

WASSERMANN faßt auch das CHEYNE-STOKESsche Atmen als Folge einer linksseitigen Herzinsuffizienz auf und macht auf sein häufiges Vorkommen bei dekompensierter Aorteninsuffizienz aufmerksam. Das trifft aber nicht zu, da bei jeder Form der Herz- und Niereninsuffizienz jene Atmungsstörung auftreten kann. Demgegenüber hat SINGER [1]) betont, daß das periodische Atmen Folge einer peripherischen Zirkulationsstörung im Atemzentrum sei, das von der Funktion der dieses Zentrum versorgenden Capillaren abhängig sei. Diese Ansicht deckt sich weitgehend mit der oben erwähnten STRAUBs vom „cerebralen Asthma der Hypertoniker", das Neigung hat, in periodisches Atmen überzugehen. Ihm schließt sich auch UHLENBRUCK [2]) an, dem wir eine experimentelle Arbeit über diese Atemstörung verdanken.

Anämiker-Dyspnoe.

Gelegentlich kann auch die Dyspnoe bei Schweranämischen derart als Hauptsymptom imponieren, daß man zunächst eine kardial bedingte Atemstörung annehmen möchte, zumal sie — gleich der kardialen Dyspnoe — durch Muskelarbeit stark gesteigert wird. Folgender Fall kennzeichne dies:

56jähr. Herr, Offizier gewesen, großer Jäger, Golfspieler. Seit 15 Jahren Hämorrhoidenblutungen. Pat. kommt mit der Angabe hochgradiger Atemnot nicht nur bei Treppensteigen, sondern auch bei ebenem Gehen, zuletzt bei jeder rascheren Bewegung. Herzbefund intakt. Auch im Elektrokardiogramm keine nennenswerten Abweichungen. Harn o. B. Normale Nierenfunktion und Rest-N. Dagegen hochgradige sekundäre Anämie (Hgb. um 30%, Erythrocyten um 1,8 Mill.). Auf Behandlung der Hämorrhoiden, Bluttransfusion, Eisen- und Lebertherapie Normalisierung des Blutbildes und sofortiges völliges Verschwinden der Dyspnoe auch beim Gehen, selbst Bergsteigen.

Die Differentialdiagnose der bei wirklich Herzkranken vorkommenden Atemstörungen macht im allgemeinen keine Schwierigkeiten.

Die chronische Dyspnoe ist als Dauerzustand und durch ihre Verschlimmerung durch Körperbewegungen genügend gekennzeichnet. Höchstens ist daran zu erinnern, daß die Dyspnoe bei Lungen- und Pleuraerkrankungen, besonders bei Emphysem und chronischer Bronchitis oft durch eine Herzschwäche verstärkt und deswegen durch eine Digitalistherapie gebessert wird. Die Dyspnoe bei Hypertonie ist durch die oben angegebenen Merkmale und den Nachweis der Blutdrucksteigerung gekennzeichnet. Sie darf aber nicht mit der urämischen Atemnot verwechselt werden, die eine toxische und hämatogene ist. Die Differentialdiagnose dieser letzteren gegenüber, die ja auch das Symptom der Blutdrucksteigerung aufweisen kann, ist identisch mit der Differentialdiagnose der einfachen Hypertonie gegenüber der chronischen Nephritis, in erster Linie der Schrumpfniere; sie wird bei der Besprechung der

---

[1]) SINGER, Wien. Arch. f. inn. Med. Bd. 12. 1925. [2]) UHLENBRUCK, Zeitschr. f. d. ges. exp. Med. Bd. 59. 1928.

Hypertonie geschildert werden. Versagt das Herz des Hypertonikers aber, so können Mischformen mit der Insuffizienzdyspnoe entstehen.

Allein das eigentliche **Herzasthma** kann zu diagnostischen Zweifeln führen. Gegenüber dem **Bronchialasthma** gelingt die Differentialdiagnose meist. Im Anfall selbst können die Kranken sehr ähnlich aussehen. Jedoch ist das exspiratorische Giemen und Pfeifen bei Bronchialasthma weit stärker als beim kardialen Asthma, bei dem es oft ganz fehlt. Der Puls ist beim kardialen Asthma meist klein, der Blutdruck aber oft hoch. Auch kommen gewisse Nebensymptome des Herzasthmas, wie Bradykardie oder Harndrang, dem Bronchialasthma nicht zu. Ferner hat man in der Anamnese und dem Befunde der chronischen Herzinsuffizienz, in der charakteristischen Beschaffenheit des Sputums bei Bronchialasthma (Zähigkeit, CURSCHMANNsche Spiralen, Eosinophilie) wichtige differentialdiagnostische Merkmale. Allerdings gibt es seltene Fälle von kardialem Asthma, die gleichfalls Eosinophilie des Sputums und des Blutes zeigen (MORAWITZ).

Schwieriger kann die Abgrenzung des Herzasthmas gegen die Atemnot bei einer frischen **Lungenembolie** sein, wenigstens ehe der blutige Auswurf und die physikalischen Zeichen des Infarktes nachweisbar sind. Besonders das Bild einer totalen Lungenembolie, bei der der Kranke blaß wird, keine Luft mehr bekommt und meist bald stirbt, ist von einem tödlichen kardialen Asthma schwer zu unterscheiden. Aber auch Embolien einzelner Äste der Lungenarterie können plötzliche Atemnot mit gleichzeitigem Oppressionsgefühl hervorrufen, wobei, wie meist bei Embolien, der Puls klein und frequent ist. Sie können einem Herzasthma ähneln, zumal da sich sogar ein Lungenödem direkt anschließen kann. Die Plötzlichkeit des Einsetzens der Atemnot ohne vorhergehendes Oppressionsgefühl und noch mehr der intensive Seitenschmerz erleichtern aber in solchem Falle die Diagnose Infarkt.

Schwierig kann auch die Differentialdiagnose gegenüber der **nervösen Pseudoangina pectoris** mit asthmaartigen Anfällen sein. Die Berücksichtigung des Lebensalters, gewisser auslösender Momente (Kältewirkung, psychogene Entstehung, besonders auf sexueller Grundlage), das gleichzeitige Bestehen von Hemikranie, die Möglichkeit suggestiver Beeinflussung, bis zu einem gewissen Grade auch das Vorhandensein konstriktorischer Erscheinungen in peripheren Gefäßen sprechen für die nervöse Angina pectoris vasomotoria. Objektiv spricht eine wesentliche Erhöhung des Blutdruckes während des Asthmaanfalls für Coronarsklerose, desgleichen das peinliche Vermeiden jeder Bewegung, während die Kranken mit Pseudoangina sich eher unruhig bewegen. Immerhin sei man bei Kranken jenseits der vierziger Jahre im Urteil stets sehr vorsichtig und fälle es nur nach elektrokardiographischer Untersuchung und unter Berücksichtigung der psychischen Persönlichkeit des Kranken. Größere praktische Bedeutung hat diese Differentialdiagnose insofern nicht, als die nervöse Angina pectoris nur äußerst selten mit asthmaähnlichen Erscheinungen verläuft.

Das **Sputum der Herzkranken** kann differentialdiagnostische Bedeutung haben. Das schaumige, eiweißreiche **Sputum des Lungenödems** ist allbekannt. Aber auch das **Sputum bei gewöhnlichen Stauungskatarrhen** ist im Gegensatz zu dem anderer Bronchitiden ziemlich eiweißhaltig. Pathognomonisch für Stauung in den Lungen sind die namentlich bei Mitralfehlern im Sputum auftretenden **Herzfehlerzellen**. Sie sind nach ORTH als eisenhaltiges Pigment führende **Alveolarepithelien** anzusehen. Der Geübte erkennt sie ohne weiteres, im Zweifelsfall kann man ihren Eisengehalt durch eine mikrochemische Reaktion (Berlinerblau) nachweisen.

(Marginalien: Herzasthma. — Sputum bei Herzkranken.)

Blut im Auswurf deutet bei Herzkranken oft auf einen Lungeninfarkt. Daß aber auch größere Blutungen bei dekompensierten Mitralstenosen gar nicht selten sind, erwähnte ich schon. Sanguinolent ist ferner das schaumige Expektorat bei Lungenödem. Gelegentlich kommen profuse Blutungen durch Perforation eines Aortenaneurysmas in einen Bronchus vor. Sie brauchen nicht immer sofort tödlich zu enden. Das gleiche gilt — außerordentlich selten — von der totalen Embolie bzw. Thrombose der Lungenarterien [1]). Es kann bei langsam sich ausbildendem Verschluß die Bronchialarterie funktionell für die Lungenarterien eintreten und wenigstens bei Bettruhe den Lungenkreislauf genügend speisen.

4. Erscheinungen von seiten der Nieren.

Oft erhebt sich die Frage, ob eine Albuminurie Folge eines Herzleidens, also eine Stauungsniere ist, oder ob neben der Herzkrankheit noch eine Nephritis besteht. Die Frage kann auch für die Therapie bedeutungsvoll sein, ob man z. B. Quecksilberpräparate als Diuretica anwenden darf, die bei Bestehen einer Nephritis kontraindiziert sind, bei reinen Stauungen aber gut wirken. Im allgemeinen sprechen spärliche Urinmenge, hohes spezifisches Gewicht bei gleichzeitig geringem Sedimentbefund (nur vereinzelte hyaline Zylinder und rote Blutkörper) für reine Stauung. Der Eiweißgehalt ist bei Stauungsniere in der Regel gering und steigt selten über $1/4$—$1/2$ pro Mille nach ESBACH.

Die Rest-N-und Harnsäurewerte im Nüchternblut werden bei reiner Stauungsniere nicht erhöht gefunden.

Eine stärkere Erhöhung des Blutdrucks spricht meist für die Annahme einer primären Nierenerkrankung. Immerhin kommt bei seniler Herzinsuffizienz mit allgemeiner Stauung und auch Stauungsniere ein Rest von erheblicherer Hypertonie gar nicht selten vor. Man sei also mit der Verwendung des Hypertoniesymptoms gegen die Diagnose Stauungsniere vorsichtig. Außerdem fand HÜRTER in einigen Fällen eine erhebliche Steigerung des Blutdruckes bei multiplen Nierenembolien ohne nephritische Veränderungen. Die Fälle waren reine primäre Herzerkrankungen, hatten dementsprechende Symptome erzeugt (Cyanose, Atemnot, Herzödeme). Die Stauungsnieren können, was ja bei der durch die Schwellung bedingten Kapselspannung nicht verwunderlich ist, gelegentlich Schmerzen in der Nierengegend hervorrufen.

Das gleiche gilt regelmäßig von den Nierenembolien. Jede kleinere oder größere Embolie wird von mehr oder minder starkem Schmerz begleitet; häufig auch von einer — meist nur mikroskopisch feststellbaren — Hämaturie. Der Schmerz bei rechtsseitigem Niereninfarkt kann in die Cöcalgegend ausstrahlen. MATTHES erwähnt einen Fall, bei dem von einem Arzte bei totaler Embolie der rechten Niere irrtümlich eine Appendixoperation ausgeführt wurde. In seltenen Fällen kann es zu doppelseitiger Embolie der Nierenarterien kommen, die bald zum Tode führt, da die Urinsekretion dauernd stockt (R. SCHMIDT).

Niereninfarkte können aber auch, wie der Sektionsbefund lehrt, symptomlos verlaufen. Meist machen sie aber Schmerzen; diese strahlen aber nicht wie Steinschmerzen aus. Auch ist der Hoden der befallenen Seite nicht empfindlich. Der Schmerz setzt plötzlich ein, ist gleichmäßig und zeigt nach einigen Tagen einen stetigen Nachlaß, keinen intermittierenden, kolikartigen Charakter. Druck und Beklopfen der Nierengegend verstärken den Schmerz, ebenso Husten, tiefes Atmen und Ausstrecken des gebeugten Oberschenkels. Mitunter ist eine deutliche, hyperästhetische, HEADsche Zone vorhanden, deren Maximum nach innen von der Spitze der 12. Rippe liegt und einem Punkte

Stauungs-niere.

Nieren-infarkt.

---

[1]) Fälle von HART, Dtsch. Arch. Bd. 84 u. 85.

am Bauche nach innen von der Spina anterior superior ilei, 3—4 cm nach außen und 2 cm unterhalb des Nabels, entspricht. Der Schmerz kann bei größeren Embolien gleichzeitig mit Kollaps, Erbrechen, Meteorismus, Stuhl- und Urinverhaltung, also mit den Erscheinungen eines Pseudoileus einhergehen, selbst Muskelspannungen in der Nierengegend können vorhanden sein. Auch Temperatursteigerungen, Schüttelfrost, selbst höheres Fieber können eintreten, aber meist nur bei septischen Infarkten. Recht häufig ist eine ausgesprochene Oligurie. Im Harnsediment findet sich meist reichlich Blut. Größere Niereninfarkte rufen stets eine ausgesprochene Pulsbeschleunigung hervor.

Ein ähnliches Bild können Milzinfarkte hervorrufen. Auch sie machen *Milzinfarkt.* meist plötzliche, starke Schmerzen, die anhaltend sind und nicht in der Intensität wechseln. Sie werden bei tiefer Atmung oft stärker. Eine HEADsche Zone kann gleichfalls vorhanden sein, sie liegt aber höher. Im weiteren Verlauf kann man gelegentlich perisplenitisches Reiben konstatieren. Manchmal treten nach Milzinfarkten massenhaft kernhaltige rote Blutkörper im Blut auf und, wenn ein Infarkt in eine leukämische Milz erfolgt, auch reichlich Myeloblasten (NAEGELI, MORAWITZ).

Erwähnt mögen auch die seltenen massiven Blutungen in das Nierenlager *Blutung in das Nierenlager.* werden, die aus verschiedenen, teilweise noch unklaren Ursachen vorkommen. Bisweilen werden sie bei Periarteriitis nodosa beobachtet (vgl. dort). Die Erkrankung macht ähnliche Symptome wie eine schwere Nierenembolie; sie ist meist aber noch kompliziert durch die Symptome einer inneren Blutung. Sie wird der Diagnose erst zugänglich, wenn man die feinen, knötchenartigen Verdickungen an peripheren Arterien fühlen kann.

Differentialdiagnostisch kommen gegenüber den schweren Krankheitsbildern dieser Embolien und Blutungen sämtliche Formen der Peritonitis und des Ileus, sowie die Steinerkrankungen in. Betracht. Es sei auf diese Kapitel verwiesen, in denen auch das Krankheitsbild der Darminfarkte abgehandelt ist, das gleichfalls in Betracht gezogen werden muß. Für die ohne Ileus oder peritonitische Erscheinungen verlaufenden Fälle kommen differentialdiagnostisch alle mit akuten Schmerzen in der Nierengegend verlaufenden Prozesse in Erwägung; also in erster Linie wieder die Steinkoliken, ferner intermittierende Hydronephrosen, sodann akut einsetzende Pyelitiden, aber auch manche Formen der Nierentuberkulose und, wie schon bemerkt, die Appendicitiden. Sie alle lassen sich unter Berücksichtigung der übrigen ihnen zukommenden Symptome meist abgrenzen. Für einen Infarkt spricht außer dem geschilderten Symptomenkomplex in erster Linie das Bestehen eines Herzleidens als Quelle des Embolus. Besonders häufig rufen die Aortenendokarditiden der Sepsis lenta Niereninfarkte hervor.

5. Erscheinungen von seiten des Nervensystems.

Herderkrankungen, wie Apoplexien oder Embolien bzw. Throm *Herderkrankungen.* bosen im Gehirn, sind in höherem Lebensalter eine häufige Folge arteriosklerotischer Veränderungen der Hirngefäße. besonders bei Hypertonikern. Differentialdiagnostisches Interesse haben vorwiegend die Hemiplegien, die vor dem 40. Lebensjahr auftreten. Sie sind gewöhnlich entweder durch eine luische Gefäßerkrankung bedingt oder durch Embolie infolge einer Herzerkrankung (meist Endocarditis lenta) oder durch eine mit Hypertonie verbundene Nephritis. Man untersuche also zunächst diese drei Möglichkeiten. Immerhin sieht man auch bei jüngeren kreislaufgesunden Menschen manchmal Hemiplegien, die durch Encephalitis, Polysklerose oder Hirntumoren bedingt sind.

Einige Erkrankungen erweisen ihre lokal arteriogene Ursache durch das Vorhandensein eindrucksvoller, am Kopf hörbarer, meist systolischer

Gefäß-geräusche. Geräusche. Derartige Geräusche hört man bei traumatischen Aneurysmen, z. B. nach Schußverletzungen (MATTHES). Sie kommen aber auch bei luischen Gefäßveränderungen vor. MATTHES beobachtete z. B. einen solchen Fall, der gleichzeitig ein Aneurysma der Anonyma aufwies. Ausnahmsweise hört man auch Stenosengeräusche, wenn ein Tumor eine größere, intrakranielle Arterie komprimiert oder, wie in einem Falle MEYERS[1]), dadurch, daß sie in einem besonders reichlich vascularisierten Hirntumor entstehen. Im allgemeinen liegt bei diesen laut hörbaren Geräuschen die Diagnose Aneurysma eines intrakraniellen Gefäßes aber am nächsten.

Ranken-angiom. Ein laut hörbares Gefäßgeräusch am Kopf kann endlich noch bei den seltenen Rankenangiomen der Hirngefäße (meist der Piagefäße) gehört werden. Da ihre Diagnose durch die eigentümliche Gruppierung ihrer Zeichen gelegentlich möglich ist und ihre Erscheinungen dann durch Unterbindung des zuführenden Gefäßes gebessert werden können, so seien kurz die charakteristischen Symptome dieses Zustands mitgeteilt. Meist waren ein oder wiederholte Schädeltraumen vorausgegangen. Es entwickeln sich sehr langsam die Erscheinungen eines raumbeengenden Prozesses, fast stets Stauungspapille, häufig Herderscheinungen, wie JAKSONsche Epilepsie oder Hemiparesen. Der Verlauf kann sich über Jahrzehnte erstrecken; die cerebralen Erscheinungen schwanken dabei auffallend in ihrer Intensität und zeigen lang dauernde Spontanremissionen. Es sind Gefäßgeräusche in ziemlicher Ausdehnung am Schädel zu hören. Die Diagnose Rankenangiom gewinnt ferner an Wahrscheinlichkeit, wenn gleichzeitig eine Erweiterung der zuführenden Gefäße (z. B. der Carotis einer Seite) nachzuweisen ist und linksseitige Herzhypertrophien sich entwickelt haben, die fast stets bei Rankenangiomen beobachtet wurden. Neuerdings hat man solche Fälle auch mittels Arteriographie röntgenologisch festgestellt. Außer Erweiterungen der Arterien wurden auch solche der Venen beschrieben, die dann, weil sie die Venen der Schädeloberfläche betreffen, als geschwulstartige Konvolute sehr eindrucksvoll sein können. Schließlich spricht das Vorhandensein von Teleangiektasien an anderen Körperstellen bis zu einem gewissen Grade diagnostisch mit. (Die Literatur der cerebralen Rankenangiome findet sich bei ISENSCHMIDT[2].)

BUERGER-sche Krank-heit des Gehirns. Selten und eigenartig sind die Hirnsyndrome bei der v. WINIWARTER-BUERGERschen Erkrankung des Gehirns, der chronischen Thrombangitis obliterans. V. SCHRETZENMAYR[3]) hat solche Fälle geschildert: bei Leuten mittleren Alters ohne Lues, aber öfter mit Nicotinabsusus kommt es zu chronischen Hirnsymptomen mit den Zeichen des gesteigerten Hirndrucks, Stauungspapille, gesteigertem Liquordruck, hemi- und monoplegischen Symptomen und psychischem Verfall. In manchen Fällen fiel der außerordentliche Wechsel der Symptome und ihre Reversibilität auf. Anatomisch fanden sich Thrombangitis obliterans und Schrumpfungsprozesse im Gehirn. Die peripheren Gefäße können dabei ganz intakt bleiben. H. KRAYENBÜHL[4]) hat neuerdings über 22 Fälle dieser Art berichtet, in denen die Diagnose durch das Pneumencephalogramm gestellt wurde. Die Untersuchung des Druckes in der Art. centralis retinae nach BAILLART ergab auf der befallenen Seite hochgradige Verminderung (auf 30—35 systol., 20—25 diastol.). Die Differentialdiagnose ist nach KRAYENBÜHL heute deshalb von Wichtigkeit, weil im Frühstadium chirurgische Eingriffe (z. B. Ligatur der thrombosierten Arterienstrecke u. a.) erfolgreich sein können.

Arterio-sklerotische Störungen. Die arteriosklerotischen Störungen des Zentralnervensystems, die nicht direkt herdförmig sind, bestehen in leichteren Fällen in Kopfschmerzen, Schwindelzuständen, zunehmender psychischer Leistungsunfähigkeit und Verstimmung. In schwereren Fällen äußern sich die häufig durch multiple Erweichungsherde hervorgerufenen Krankheitserscheinungen in Verwirrungszuständen, in mehr oder minder ausgesprochenen Hemi- oder Monoplegien und schließlich fast stets in fortschreitendem geistigen Verfall.

Diese Symptome der cerebralen Arteriosklerose sind differential-diagnostisch abzugrenzen: 1. gegenüber urämischen Zuständen; es sei diesbezüglich auf das Kapitel Nierenkrankheiten verwiesen, 2. gegen die luischen oder metaluischen Zustände, insbesondere gegen die beginnende Paralyse, 3. gegen die Bulbär- und Pseudobulbärparalysen, 4. gegen die Hirnerkrankung

---

[1]) MEYER, Charitéannalen, N. F. Bd. 14.   [2]) ISENSCHMIDT, Münch. med. Wochenschr. 1912. Nr. 5.   [3]) V. SCHRETZENMAYR: Der Nervenarzt 1940, H. 3, S. 124.   [4]) H. KRAYENBÜHL, Schweiz. med. Wochenschr. 1945. S. 1025.

bei v. WINIWARTER-BÜRGERschen Thrombangitis obliterans und 5. gegen die ALZHEIMERsche Krankheit, einen eigenartigen Zustand von Kolloidentartung der Hirnrinde und Gliawucherungsherden, der zu Sprachstörungen, Gehstörungen, Ataxie mit (seltener ohne) Demenz führt und 6. gegenüber neurasthenischen Krankheitserscheinungen. Ihre ausführliche Diagnostik ist in Lehrbüchern der Psychiatrie nachzulesen.

Chronisch Herzkranke sind psychisch oft abnorm reiz- und erschöpfbar und in depressiver Stimmung, wozu ja das Bewußtsein, herzkrank zu sein, beiträgt. Es kommen aber auch gröbere psychische Störungen besonders während der Dekompensationen vor, namentlich delirante Erregungszustände mit Neigung zu Fluchttrieb und gewaltsamen Handlungen. A. JACOB fand sie am häufigsten bei dekompensierten Klappenfehlern und wies als anatomisches Substrat venöse Hyperämie und perivasculäre Infiltration, sowie Degenerationen der Ganglienzellen in der Hirnrinde nach. Selten sieht man diese psychischen Störungen auch nach rascher Beseitigung von Ödemen.

Von den Störungen peripherer Gefäße kommen gegenüber Erkrankungen des Nervensystems differentialdiagnostisch allein die arteriellen Embolien und Thrombosen in Betracht und die durch Arterienveränderungen bedingten, anfallsweise auftretenden Störungen, wie das intermittierende Hinken. Ähnliche Störungen von Dyskinesia intermittens (DETERMANN) gibt es auch in den Armen, selbst im Magendarmgebiet (ORTNER) und in der Zunge[1]).

Intermittierendes Hinken.

Gegenüber den an den Beinen vorkommenden, auf Gefäßkrämpfen beruhenden ähnlichen Erscheinungen bei vasomotorisch Neurotischen ist differentialdiagnostisch wichtig 1. die Feststellung allgemeiner Arteriosklerose und der sklerotischen Veränderung der peripheren Gefäße durch Palpation und Röntgenaufnahme; 2. das Fehlen oder Kleinsein der entsprechenden Arterienpulse, insbesondere der Arteria dorsalis pedis und tibialis posterior, auch außerhalb des Anfalls; 3. die Feststellung des Nicotinabusus, des Diabetes und anderer ätiologischer Faktoren.

Das intermittierende Hinken zeigt folgende Symptome: Nach kurzem Gehen empfindet der Kranke rasch zunehmende, oft krampfartige Schmerzen, Parästhesien und Kältegefühle in Fuß und Wade. Er muß stillstehen oder sich setzen. Nach kurzer Zeit der Erholung sind dann alle Erscheinungen verschwunden. Das Spiel wiederholt sich aber, sobald durch neuerliches Gehen wieder die mögliche Blutversorgung des Beines für die Beanspruchung zu klein geworden ist. Das intermittierende Hinken ist — übrigens in relativ seltenen Fällen — Vorläufer der distalen arteriosklerotischen Gangrän. Da zu diesem außer der vorgerückten Arteriosklerose des Greisenalters besonders auch der Diabetes disponiert, so tut man gut, auch beim intermittierenden Hinken an die Möglichkeit eines Diabetes zu denken. Man verwechsle aber, falls Zucker vorhanden ist, das intermittierende Hinken nicht mit den oft als Ischialgie verlaufenden diabetischen Neuritiden. Übrigens können sich Neuritis und Beinarteriosklerose am gleichen Gliede kombinieren. Das intermittierende Hinken kann einseitig oder seltener doppelseitig auftreten. Bei gewissen Rückenmarksleiden, insbesondere luischer Gefäßerkrankung im Dorsal- und Lumbalmark, hat man übrigens Syndrome beobachtet, die an intermittierendes Hinken erinnern sollen (Claudication intermittente de la moëlle épinière, DÉJERINE).

Neuerdings wurde auch das seltene Krankheitsbild der Claudicatio intermittens venosa beschrieben. VOGL[2]) beschreibt derartige Fälle, die am Arm auf dem Boden einer Achselvenenthrombose und Periphlebitis entstanden waren.

---

[1]) Literatur bei OEHLER, Dtsch. Arch. f. klin. Med. Bd. 92. [2]) VOGL, Dtsch. Mil.arzt 1941. H. 9.

Die vollkommenen arteriellen Verschlüsse in den peripheren Arterien, wie sie durch Embolien oder Thrombosen entstehen, lösen einen stets plötzlich einsetzenden, äußerst heftigen ischämischen Schmerz und Muskelkrampf im befallenen Gebiet aus und gleichzeitig Anästhesie und Parese auf motorischen Gebieten, also das Bild der Anaesthesia dolorosa. Die Blässe und Kühle des befallenen Gliedes, das Fehlen der arteriellen Pulse, der weitere Verlauf (Ödem und dann Gangränbildung) beseitigen bald jeden diagnostischen Zweifel. Man sieht derartige distale Gangrän bei Diabetes, als Altersbrand und bei einer Reihe von Infektionskrankheiten, besonders beim Fleckfieber, gelegentlich aber auch bei Embolien durch Herzfehler und bei der v. WINIWARTER-BUERGERschen Endangiitis obliterans. Die möglichst frühzeitige Diagnose der arteriellen Embolie und ihres Sitzes ist darum wichtig, weil sie dem Chirurgen in seltenen Fällen die Möglichkeit zur heilenden Embolektomie gibt.

Die bereits erwähnte Endangiitis obliterans, vorwiegend bei relativ jungen Männern (zwischen 20 und 40 Jahren) auftretend, hat nichts mit Embolie oder Arteriosklerose, auch nichts mit Lues oder Nicotinabusus zu tun, sondern tritt entweder völlig spontan oder nach starker Abkühlung (Arbeit im Nassen) auf. Sie führt zu heftigen Schmerzen, anfallsweise zur Ischämie eines Fußes oder einiger Zehen. Die Fußpulse schwinden. Es treten „Anaesthesia dolorosa" und Rotfärbung des Fußes (beim Herunterhängen) auf. Dann entwickeln sich an Zehen oder an Hacken oder Fußrücken offene Stellen, die nicht heilen, sondern brandig eintrocknen; später ergreift die Gangrän ein oder mehrere Zehen, oft auch den ganzen Fuß. Im Gegensatz zum Morb. Raynaud tritt sie nicht symmetrisch auf, kann aber nacheinander auch den anderen Fuß, in seltenen Fällen auch Hand und Finger betreffen. In manchen Fällen wurde Mitbeteiligung des Darms, der Coronargefäße und des Gehirns, wie bereits auf S. 382 erwähnt, beobachtet. Das Leiden verläuft in Schüben und Remissionen. Zur Unterscheidung von der senilen, diabetischen und arteriosklerotischen Gangrän dient der Umstand, daß die BUERGERsche Krankheit bei relativ Jugendlichen, ohne nachweisbare Arteriosklerose und ohne Diabetes, auftritt. Die Gangrän durch arterielle Embolie oder Thrombose ist in Anbetracht ihres akuten Verlaufes leicht auszuschließen. Denn die Endangiitis kann viele Wochen, ja Monate bis zum Eintritt der Gangrän dauern.

Differentialdiagnostisch wichtig ist der Symptomenkomplex, der durch einen Verschluß der Aorta abdominalis ausgelöst wird, weil er für eine akute Querschnittsmyelitis gehalten werden kann. Meist tritt ein solcher Verschluß erst unterhalb des Abgangs der Nierenarterie ein, kurz vor der Teilung, da sich dort das Lumen bereits erheblich verengt. Die Erscheinungen des Verschlusses sind die des STENSENschen Versuches: Heftige Schmerzen in den unteren Extremitäten, sensible und motorische Lähmung, Blasenstörungen, meist im Sinne der Ischuria paradoxa. Im weiteren Verlauf kommt es zur Bildung von Ödemen und Decubitus. Sitzt der Verschluß höher, oberhalb des Tripus Halleri, so gesellen sich zu dem Krankheitsbilde die Erscheinungen des Abschlusses der Mesenterialgefäße bzw. des Nierninfarktes.

Ein Verschluß der Aorta kann sich durch Thrombosierung auch allmählich entwickeln. Dann fehlen die anfänglichen Schmerzen, und die Erscheinungen treten allmählich ein. Solche Fälle können leicht mit primären Rückenmarkserkrankungen verwechselt werden, wenn nicht genau auf das Verhalten der arteriellen Pulse im befallenen Gebiete geachtet wird. Bei den Abschlüssen der Aorta kommen auch Fieberbewegungen vor. Manchmal können diese Symptome durch Entwicklung eines Kollateralkreislaufs erheblich zurückgehen. Meist findet man natürlich am Herzen oder an der Aorta primäre Veränderungen, welche die Embolien oder Thrombosen erklären.

6. Erscheinungen von seiten der Verdauungsorgane.

Ihre Bedeutung in differentialdiagnostischer Beziehung ist bereits teilweise bei den Klagen der Kranken besprochen, teils wird sie bei der Darstellung der Verdauungskrankheiten erörtert werden müssen.

F. Differentialdiagnostische Erwägungen des objektiven Herz- und Gefäßbefundes.

Man achte bei Untersuchung eines Herzkranken ferner auf den allgemeinen Körperbau, besonders auf die Form des Thorax. Das Bestehen einer Fett- Unter-suchung.
leibigkeit, eines besonders langen, flachen oder eines emphysematösen Thorax, einer Skoliose oder Kyphoskoliose und der Trichterbrust ist für die Deutung der Herzsilhouette, wie wir sehen werden, von erheblicher Wichtigkeit; ebenso achte man auf das Bestehen lokaler Deformitäten, etwa eines Herzbuckels, der ohne weiteres eine Herzvergrößerung beweist.

Abnorme Pulsationen können die Diagnose sofort auf bestimmte Veränderungen hinleiten. Pulsation und Schwirren rechts vom oberen Ende des Sternum lassen an das Bestehen eines Aortenaneurysmas oder wenigstens an einen die Pulsation fortleitenden Tumor dieser Gegend denken; eine Pulsation über der Pulmonalisgegend kann dagegen schon bei gesunden, mageren Menschen beobachtet werden. Die Pulsationen am

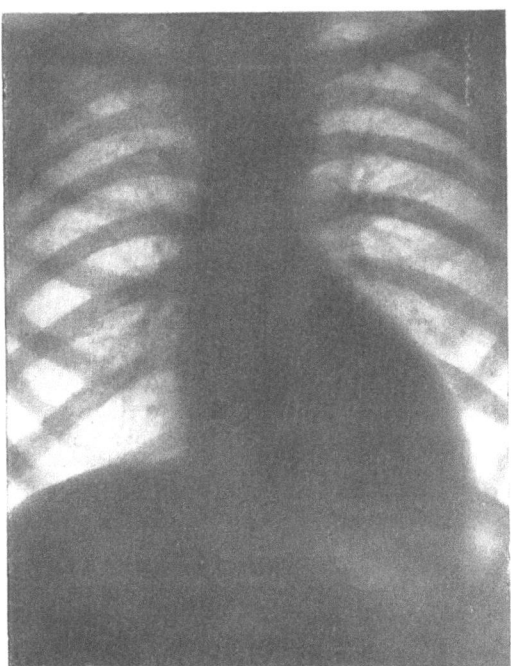

Abb. 69. Aorteninsuffizienz. (Entenherz.)

Hals, besonders der Venenpuls, wurden bei der Besprechung der Arhythmien gewürdigt. Lage und Art des Spitzenstoßes sowie der etwa vorhandenen epigastrischen Pulsationen geben bestimmte, differentialdiagnostische Hinweise. die ich im Anschluß an die Herzform und -größe besprechen will.

Herzgröße und -form kann man nur annähernd durch die Perkussion ermitteln. Zur genaueren Erkennung ist das Röntgenverfahren Röntgen-unter-suchung.
unerläßlich.

Bezüglich seiner Technik sei kurz folgendes bemerkt: Man mache stets Schirmdurchleuchtungen und Aufnahme! Bei der Durchleuchtung genügt nicht die dorsoventrale; immer untersuche man auch in beiden schrägen Durchmessern. Wenn möglich, untersuche man den Kranken im Stehen oder Sitzen. Aufnahmen im Liegen haben stets allerlei Fehlerquellen. Zur Verdeutlichung der Vergrößerung gewisser Herzabschnitte hat W. Böhme (Rostock) die gleichzeitige Aufnahme des Speiseröhre bei Schlucken von Kontrastbrei eingeführt; mit bestem Erfolg. Für die exakte Beurteilung der Herzgröße und -form verwende man die Herzformaufnahme bei kürzester Exposition.

Zur objektiven Feststellung der Bewegungsphänomene am Herzen, insbesondere seiner pulsatorischen Größendifferenzen, genügen weder Röntgenbild noch -durchleuchtung. Das beste Darstellungsverfahren dieser Vorgänge ist die Röntgenkinematographie. Für die Klinik wird sie ersetzt durch die **Flächenkymographie** des Herzens nach PLEIKART STUMPF[1]), die aus dem Einschlitzkymographen von GÖTT und ROSENTHAL hervorgegangen war. STUMPF verwandte statt eines Schlitzes bei der Aufnahme ein Bleiraster und konnte so, statt nur einzelner Teile, das ganze Herz kymographisch erfassen. Man kann sowohl bei bewegtem Raster und ruhendem Film, als auch umgekehrt photographieren. „Die Veränderung der belichteten Fläche des Herzens, die in der üblichen Belichtungszeit von $2^1/_2$ Sekunden entsprechend dem Herzschlag 2—3mal erfolgt, erscheint auf dem Film infolge des Rasterablaufs zackenförmig begrenzt. Die Zackenspitze entspricht der Diastole, dem Maximum der Lateralbewegung, die größte Ausdehnung der belichteten Fläche; die Zackenkerbe entspricht dagegen dem Maximum der Medialbewegung des Herzrandes, der Systole" (FR. KUHLMANN[2]). Beifolgendes Flächenkymogramm des normalen Herzens illustriert das Geschilderte.

Abb. 70. Kymogramm des normalen Herzens.

Aus der Form der Spitzen und Kerben und ihrem Verhalten an verschiedenen Teilen des Herzrandes können wichtige Schlüsse gezogen werden. Rhythmusstörungen, diffuse Erkrankungen des Herzmuskels, aber auch lokalisierte Störungen (z. B. infolge Coronarinfarktes), Veränderungen der Aorta und herznaher großer Arterien, Perikardergüsse u. a. m. lassen sich durch genaue Analyse der Zacken und Kerben des Kymogramms erkennen.

Es sei hier kurz erwähnt, daß man das Kymogramm übrigens auch zur Darstellung der Bewegungsvorgänge an Lungen, Zwerchfell, Magen und Harnleitersystem verwandt hat.

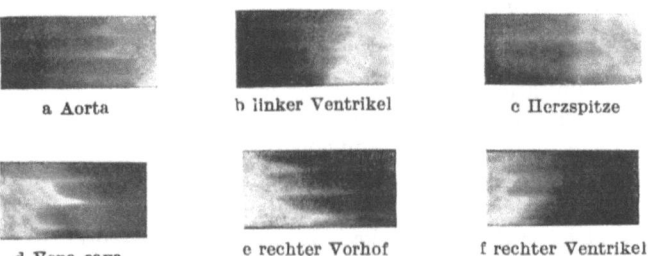

a Aorta   b linker Ventrikel   c Herzspitze

d Vena cava   e rechter Vorhof   f rechter Ventrikel

Abb. 71 a—f. Kymographische Zacken der verschiedenen Teile des Herzrandes, der Aorta und Vena cava.

Die Lage des Herzens und damit auch seine Silhouette sind abhängig vom Zwerchfellstand. Zwerchfellhochstand stellt das Herz quer. Die Herzfigur wird dadurch verbreitert, der Spitzenstoß rückt nach außen, die entlastete

---

[1]) PL. STUMPF, Kongreßbericht 1934 und zehn Vorles. über Kymographie. Leipzig: G. Thieme 1934. [2]) FR. KUHLMANN, Med. Klinik 1936. Nr. 27.

Aorta krümmt sich stärker und gibt röntgenologisch einen breiteren Schatten. Eine derartige Querstellung täuscht leicht eine linksseitige Vergrößerung vor, wenn der Zwerchfellstand nicht berücksichtigt wird. Sie findet sich häufig bei Fettleibigen, oft auch noch nach Schwund des Fettes, wenn die untere Thoraxapertur durch das frühere Bauchfett dauernd erweitert ist). Bei solchen Leuten erfordert die Beurteilung der Herzform besondere Vorsicht. Ein tiefer Zwerchfellstand dagegen bewirkt eine gewisse Längsstellung des Herzens.

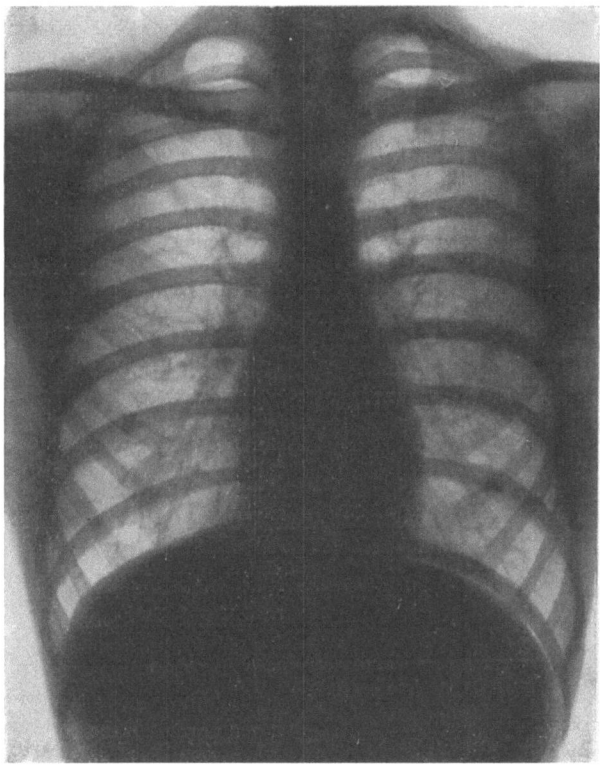

Abb. 72. Tropfenherz.

Man findet deshalb ein längsgestelltes und gestrecktes Herz mit gestreckter Aorta, z. B. bei reinem Emphysem. Man sieht dabei vor dem Röntgenschirm gewöhnlich auch die Herzspitze frei, nicht in den Zwerchfellschatten eingetaucht, und oft auch den Abgang der Vena cava inferior sowie den linksseitigen Ansatz des Perikards. Selbstverständlich wird das Bild des Emphysemherzens durch eine etwa vorhandene Herzhypertrophie und -dilatation modifiziert.

Eine ausgesprochene Längsstellung findet man ferner bei dem mittelständig n „Tropfenherzen". Wir sehen dies Tropfenherz am häufigsten bei Menschen mit langem, flachem Thorax, z. B. bei Menschen mit asthenischem Habitus. Das Herz erscheint dann oft auch auffallend schmal und klein. Tatsächlich handelt es sich dabei bisweilen um Schwächlinge mit wenig leistungsfähigem Herzen. Recht oft erweist sich aber der Kreislauf solcher Leute in Arbeit, Sport und Militärdienst als voll suffizient. Häufig kann man übrigens durch Heraufdrücken des Zwerchfells (GLÉNARDs Handgriff) die normale Silhouette herstellen.

Tropfen-
herz.

Über die Auffassung des Tropfenherzens gingen die Meinungen auseinander. KRAUS glaubte, daß es beim Kümmertypus der Hochwüchsigen vorkomme, der durch einen verhältnismäßig kurzen Thorax bei langen Extremitäten gekennzeichnet sei. Das Zwerchfell stünde bei diesen Leuten nicht abnorm tief, seine Wölbung sei so gut ausgebildet, daß es pistonähnlich in den Thorax passe. Der Schatten des Herzens sei auch weniger dicht, das Herz selbst als hypoplastisch anzusehen. WENCKEBACH dagegen meinte, daß gerade ein Zwerchfelltiefstand zur Ausbildung der tropfenförmigen Gestaltung führe. Heute nimmt man an, daß das „Tropfenherz" keine krankhafte Abartung oder Hypoplasie, sondern eben die typische Herzform des Leptosomen darstellt.

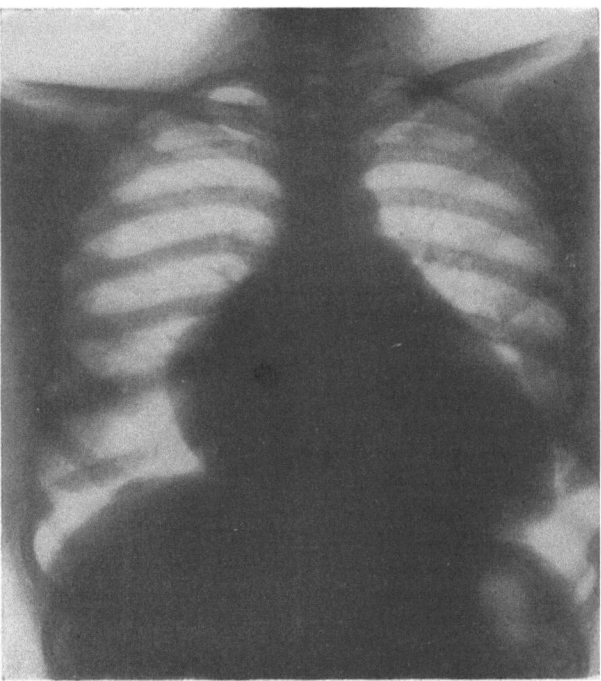

Abb. 73. Dekompensierte Mitralinsuffizienz und Stenose mit starker Erweiterung des rechten Vorhofs.

Wanderherz. Das Herz ist auch normalerweise bei Lagewechsel meist etwas verschieblich. Am ausgesprochensten verstärkt ist diese Verschieblichkeit nach den Untersuchungen von MOZER bei der Sklerose der aufsteigenden Aorta, bei der MOZER eine Verschiebung des Spitzenstoßes um 8 cm nach links und um 3,5 cm nach rechts bei linker bzw. rechter Seitenlage fand. Stärkere Verschieblichkeiten des Herzens sieht man auch bei frisch Entbundenen. RUMPF wollte eine Reihe von Beschwerden bei Neurasthenikern auf eine abnorme Verschieblichkeit des Herzens, auf das „Wanderherz" zurückführen. Aber es ist sehr fraglich, ob man berechtigt ist, dies zu tun, da „Wanderherzbeschwerden" z. B. bei frisch Entbundenen fehlen. Der Ausdruck Wanderherz ist zudem sehr geeignet, die Kranken psychisch ebenso ungünstig zu beeinflussen wie die Diagnose Wanderniere. Eine differentialdiagnostische Bedeutung kommt jedenfalls dieser Verschieblichkeit des Herzens nicht zu.

Die Vergrößerung und Hypertrophie bestimmter Herzabschnitte verändern gleichfalls die Form und Lage des Herzens.

Eine ausgeprägte Querstellung des Herzens findet sich bei reiner linksseitiger Herzhypertrophie, z. B. bei den Nephrosklerosen, bei Altersherzen und bei der Aortenstenose. Die Herzspitze rückt dabei aber nicht wie beim Zwerchfellhochstand auch gleichzeitig höher.

Formveränderungen des Schattenbildes. Kennzeichnende Schattenbilder bedingen die Herzfehler. Die Aorteninsuffizienz ist charakterisiert durch das „entenförmige" Herz, ein querliegendes, stark vergrößertes, walzenförmiges Herz, das dem Körper einer Ente ähnelt, mit einem der oft verbreiterten Aorta entsprechenden Aufsatz.

Die Mitralfehler, besonders die Mitralinsuffizienz, sind durch das „mitral-konfigurierte Herz" gekennzeichnet, ein an der Spitze abgerundetes und nach beiden Seiten vergrößertes Herz, an dem die Herzbucht oder Taille, der Winkel zwischen Aorten- und Ventrikelbogen verstrichen ist. Bei Mitral-stenosen kommt eine Drehung des Herzens durch den sich nach oben ver-breiternden rechten Ventrikel zustande. Daraus resultiert eine steile Schräg-stellung, die von GRÖDEL als stehende Eiform bezeichnet wurde.

Einige Abbildungen mögen diese Formen illustrieren. Für die Ana-lyse besonders der Mi-tralfehler ist die ge-nauere Betrachtung der Silhouette, namentlich der einzelnen Bogen der-selben unerläßlich. Man unterscheidet (vgl. die Abb. 76) rechts zwei Bö-gen, den unteren, der dem rechten Vorhof ent-spricht und den oberen, der Vena cava entspre-chenden. Links dagegen sind drei oder, wenn man den mittleren noch unter-teilt, vier Bögen vor-handen. Der untere ent-spricht dem linken Ven-trikel, der mittlere in seinem unteren Teile dem linken Herzohr, in seinem oberen Teile der Pulmo-nalis. Beide Teile des

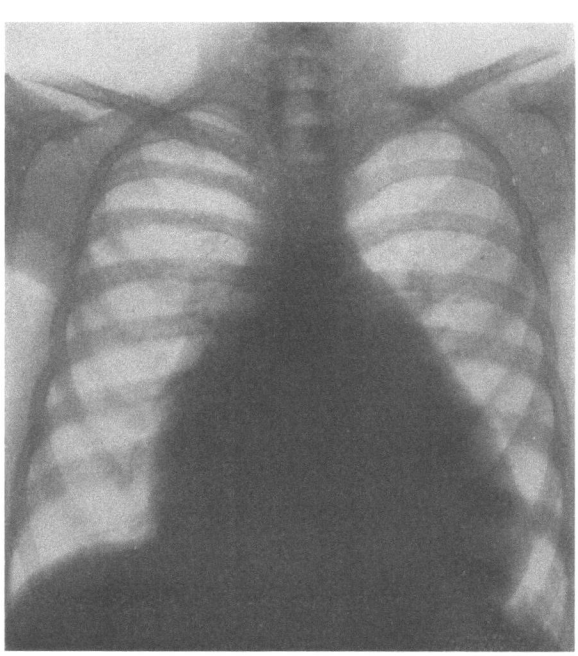

Abb. 74. Mitralinsuffizienz und Stenose.

mittleren Bogens unterscheiden sich, wenn auch nicht regelmäßig, durch ihre Helligkeit. Der untere, dem Herzohr entsprechende, gibt einen weniger dichten Schatten als der Pulmonalschatten. Außerdem kann man bei enger Blende oft die Verschiedenheit der Pulsation erkennen. Der Pulmonalbogen pulsiert systolisch, der Vorhofbogen präsystolisch. Besonders gut kann man dies mittels des Röntgenkymogramms feststellen. Der oberste Bogen endlich wird von der Aorta gebildet.

Der mittlere Bogen kann nun gerade bei Mitralfehlern in seinen beiden Abschnitten verändert sein. Er ladet weiter aus. Am deutlichsten ist dies bei den reinen Mitralstenosen zu sehen. Es sei hervorgehoben, daß bei manchen Mitralstenosen dieser Befund das einzige, objektiv nachweisbare Zeichen ist. Denn es gibt Mitralstenosen mit reinen Tönen und anscheinend fehlender Herz-vergrößerung, bei denen dann, außer der Ausladung des mittleren Bogens, nur noch die Akzentuation des zweiten Pulmonaltones und die Kleinheit des Pulses auf das Bestehen dieses Herzfehlers hinweisen. Bei Mitralinsuffizienzen, die zur linksseitigen Herzvergrößerung führen, wird dagegen der mittlere Bogen nicht selten ganz oder teilweise durch den sich nach oben ausdehnenden linken Ventrikel verdeckt. Auch ist oft der untere, also der Ventrikelbogen, von dem mittleren Bogen nicht mehr durch eine Winkelbildung abgesetzt, so daß der ganze linke Herzrand mit Ausnahme des Aortenbogens vorgewölbt erscheint.

Tricuspidalinsuffizienzen und namentlich die seltenen Tricuspidalstenosen müssen im Röntgenbild eine starke Vergrößerung des rechten Vorhofs zeigen. Dabei kann der untere, dem Vorhof entsprechende Bogen durch Sichtbarwerden des Herzohres zweigeteilt sein. Abb. 77 zeigt die Silhouette eines von MATTHES beobachteten Falles einer Tricuspidalstenose, bei der das übrige Herz nur als ein Anhängsel des kolossal erweiterten rechten Vorhofs erschien. Es bestanden beiderseits Pleuraergüsse.

Die Röntgenbilder der angeborenen Herzfehler seien in diesem Kapitel im Zusammenhang mit den übrigen Symptomen besprochen.

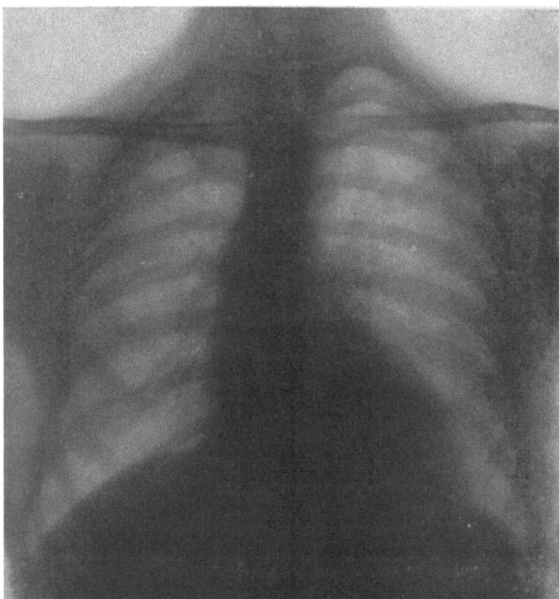

Abb. 75. Aortenstenose.

Natürlich ist die Deutung der geschilderten Befunde nicht immer leicht, namentlich wenn sich bei komplizierten Herzfehlern Kombinationen der röntgenologischen Bilder finden. Bei frischen Klappenfehlern, die noch Bettruhe halten, fehlen die röntgenologischen Veränderungen oft noch völlig. Übrigens gaben EBERTS und STÜRTZ[1]) an, daß sie auch bei gesunden Rekruten mitunter mäßige Vorwölbungen gerade des linken mittleren Bogens angetroffen hätten, so daß eine gewisse Vorsicht in der Beurteilung dieses Befundes am Platze sei. Bemerkenswert ist ferner, daß ein Verstreichen des mittleren Bogens beim Kind häufig ist. BAUER und HELM, die oft nicht nur von der Aorta bis zur Herzspitze eine gerade Grenze, sondern sogar ein Vorspringen des Pulmonalbogens bei „degenerativer Konstitution" fanden (z. B. bei endemischem Kropf), halten diesen Befund für das Produkt einer Persistenz infantiler Verhältnisse. Er ist auch oft mit einer Enge der Aorta kombiniert, die mit der Erweiterung der Pulmonalis kontrastiert und vielleicht durch asymmetrische Anlage des Systems zu deuten ist [2]).

Bei Dekompensationen, die den Lungenkreislauf beteiligen, erscheinen als Ausdruck der Blutüberfüllung der Lungen die Lungenfelder bei der Durchleuchtung im ganzen dunkler, die Zeichnung verwaschen, der Hilusschatten verbreitert. Der Pulmonalbogen springt gleichfalls hervor; oft ist auch eine Zweiteilung des rechten unteren Bogens zu sehen. Diese kommt, wie ASSMANN nachwies, dadurch zustande, daß im oberen Teile der vergrößerte linke Vorhof randbildend wird. Die Beurteilung des „Stauungshilus" und der „Stauungslunge" ist übrigens oft schwierig. Ihr Bestehen wird nicht selten erst dann deutlich, wenn man das anfänglich aufgenommene Bild mit dem nach der erreichten Kompensation des Kranken vergleicht.

---

[1]) EBERTS und STÜRTZ, Dtsch. Arch. f. klin. Med. Bd. 107. [2]) BAUER, Die konstitutionelle Disposition zu inneren Krankheiten.

Von großer Wichtigkeit ist ferner die Röntgenuntersuchung für die Veränderungen an den großen Gefäßen. Hierbei ist nicht nur die Durchleuchtung in dorsoventraler Richtung, sondern auch im ersten schrägen Durchmesser notwendig (in der sogenannten Fechterstellung mit nach vorn gedrehter, rechter Schulter), die den retrokardialen Raum mit der Trachea als helles Feld hinter dem Gefäß- und Herzschatten überblicken läßt. Man sieht bei Erweiterungen der Aorta den Gefäßschatten in dieses helle Feld hineinragen. Die Sklerose der Aorta ist durch folgende Merkmale gekennzeichnet. Der linke Aortenbogen, der „Aortenknopf", springt stark heraus, der Gefäßschatten selbst erscheint oft dunkler als normal und häufig bei beiden Durchleuchtungsrichtungen verbreitert. Der Gefäß-schatten ist ferner verlängert. Dies drückt sich in einem abnormen Hochstand des Bogens (mit Fühlbarwerden der Pulsation im Jugulum) und in einer Krümmung namentlich der Aorta ascendens (rechts von der Wirbelsäule) aus; auch die Descendens ist in der Herzbucht sichtbar. Häufig findet man dabei gleichzeitig ein quergestelltes, linkshypertrophisches Herz. Man kann bei einiger Übung auch wohl erkennen, ob eine Erweiterung vorzugsweise die Aorta ascendens oder den Arcus oder die Descendens betrifft. Dagegen ist es unmöglich, bestimmte Zahlen zu verwerten, da die Breite der Aorta nach Körperbau, nach Alter und Geschlecht, verschieden ist. Man beachte auch folgende Täu-

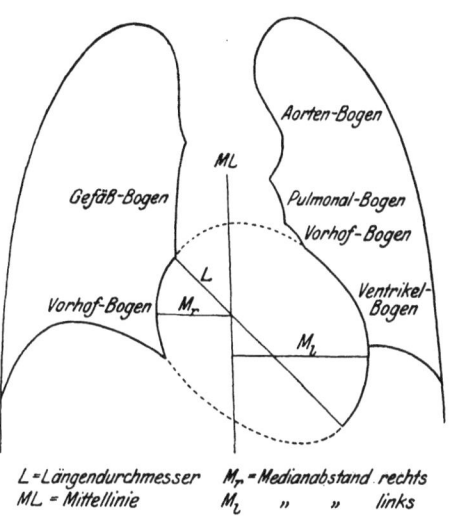

L = Längendurchmesser M_r = Medianabstand rechts
ML = Mittellinie M_l „   „   links

Abb. 76.

schungsmöglichkeiten: Die Breite des Schattens wechselt nach dem Zwerchfellstand. Bei hohem Zwerchfellstand sei man mit der Diagnose Aortendilatation vorsichtig und stelle sie nur, wenn auch im schrägen Durchmesser die Erweiterung deutlich ist. Auch Tumoren oder retrosternale Kröpfe können gelegentlich Aortenerweiterungen vortäuschen. Vor allem aber hüte man sich vor Verwechslungen mit dem Wirbelsäulenschatten bei Kyphoskoliotischen. Auch darf die relativ breite, kurze Aorta des pyknischen Fettleibigen ja nicht mit einer Sklerose oder einem Aneurysma verwechselt werden.

Röntgenologisch nachweisbare Verbreiterungen der Aorta finden sich besonders häufig bei Aortitis luica, und zwar oft als einziger objektiver Befund. Es wäre deswegen wichtig, wenn man sie im Röntgenbild von der arteriosklerotischen Erweiterung sicher unterscheiden könnte.

EISLER und KREUZFUCHS [1] haben nun hervorgehoben, daß eine ungleichmäßige Erweiterung für Lues spräche, und, daß die Übergänge von der ungleichmäßigen diffusen Erweiterung zur Aneurysmabildung fließende seien. Das erstere trifft aber nicht immer zu. Am häufigsten findet sich die luische Erweiterung an der Aorta ascendens. Man achte dann darauf, daß die Ascendens mehr oder weniger gekrümmt und nach rechts herüber verläuft, ebenso weit oder weiter als der Vorhof. Ferner beachte man, daß der Aortenschatten den

---

[1] EISLER und KREUZFUCHS, Dtsch. med. Wochenschr. 1923. Nr. 44.

Vorhofschatten zum Teil überdeckt, also auch weiter diaphragmawärts herab-reicht als in der Norm. Seltener ist schon die Erweiterung des Bogens, die der Aorta eine Keulenform verleiht. Am seltensten ist eine Erweiterung der Descendens, deren ziemlich durchsichtiger Schatten dann den Pulmonalwinkel überbrückt. Es ist sogar fraglich, ob derartige Schatten nicht mehr für eine ein-fache Arteriosklerose sprechen als für Lues. Das Kennzeichen der nicht ganz gleichmäßigen, diffusen Erweiterung ist für die luische Aorta zwar im all-gemeinen verwendbar. Man vergesse aber nicht, daß die Lues sich auch mit

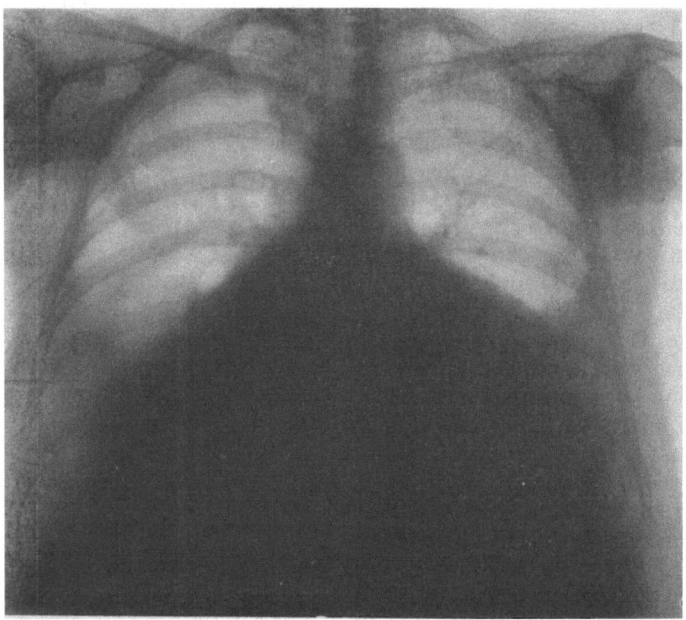

Abb. 77. Stenose der Tricuspidalis und Stenose der Mitralis, beiderseits geringe Pleuraergüsse.

Arteriosklerose kombiniert. Im Einzelfall kann immerhin die Entscheidung schwierig sein. Es sei deswegen auf die spätere Schilderung der sonstigen Symptome der unkomplizierten Aortenlues verwiesen.

Schwierigkeiten macht manchmal auch die röntgenologische Diagnose eines sackförmigen Aortenaneurysmas. Zwar ist bei der Mehrzahl und namentlich bei kleineren Aneurysmen über die Bedeutung des abnormen Schattens kaum ein Zweifel. Die glatte Umrandung, das mitunter deutliche Vorspringen in den retrokardialen Raum, der direkte Zusammenhang mit dem Gefäßschatten geben Anhaltspunkte genug. Bei kleineren Aneurysmen ist gewöhnlich auch die Pulsation als allseitige zu erkennen; besonders, wenn man sich der kymographischen Herzaufnahme bedient. Man kann selbst die Aortenaneurysmen der Ascendens, des Bogens und der Descendens meist unterscheiden, und überhaupt durch das Röntgenbild die Diagnose Aneurysma bereits zu einer Zeit sichern, in der die übrigen Untersuchungsmethoden noch völlig versagen. Die Röntgenuntersuchung auf Aneurysma ist also, zumal bei positiver Anamnese, stets angezeigt.

Es gibt Fälle, in denen die Unterscheidung eines Aortenaneurysmas von einem Mediastinaltumor und einer vom Hilus ausgehenden Lungen-tuberkulose schwierig ist. Gerade bei den letzteren kann der Schatten anfangs

An-eurysmen.

scharf umschrieben sein und jede andere herdförmige Ausbreitung daneben noch fehlen. Die Pulsation ist auch nicht immer ein sicheres Unterscheidungsmittel. Größere, durch Thromben stark ausgefüllte Aneurysmen lassen die Pulsation oft vermissen oder nur angedeutet erkennen; und die Unterscheidung einer fortgeleiteten Pulsation von der allseitigen des Aneurysma ist theoretisch leichter wie in praxi. Am sichersten gibt das Flächenkymogramm Auskunft darüber, ob Eigenpulsation des betreffenden Schattens besteht. Große Aneurysmen können übrigens überraschende Täuschungen veranlassen; z. B. Verwechslungen mit großen Pleuraexsudaten, auch mit Lungenechinokokken.

Verkalkungen der Gefäße, der Aorta (in Gestalt von „Kalkschalen" *Ver-* besonders im Aortenknopf) lassen sich röntgenologisch meist gut darstellen: *kalkungen.* nur an den Kranzarterien gelingt dies nicht. Überhaupt sei gesagt, daß es ein sicheres **röntgenologisches** Kennzeichen der Coronarsklerose nicht gibt. In den peripheren Arterien, z. B. an der Tibialis oder Radialis läßt sich die Verkalkung aber meist sehr gut sehen.

Oft genügen für die Bestimmung der Herzgröße die Resultate der Perkussion, *Herz-* am besten die der GOLDSCHEIDERschen Schwellenwertperkussion, bei der auch *perkussion.* SCHLAYER und ich[1]) durch Kontrolle mit dem Orthodiagramm besonders gute Übereinstimmung zwischen Röntgen- und Perkussionsbefund fanden. Man perkutiere dabei etwas stärker als GOLDSCHEIDER angibt. Auch WENCKEBACH schlägt diese etwas stärkere Perkussion vor. Bezüglich der Resultate der traditionellen „relativen Dämpfung" müssen wir heute aber ruhig bekennen, daß sie mit dem Röntgenbilde meist absolut nicht übereinstimmt. Sie versagt besonders bei stark gewölbten, starren und emphysematischen Brustformen und wird völlig wertlos bei Thoraxdeformitäten.

Die sogenannte absolute Herzdämpfung gibt nur die Größe des wandständigen, nicht von Lunge bedeckten Herzteils an. Sie hat dadurch Bedeutung, daß ihre rechtsseitige Begrenzung ungefähr mit der Grenze zwischen rechtem Vorhof und rechtem Ventrikel zusammenfällt und bei Vergrößerungen des rechten Ventrikels nach rechts rückt. Eine besondere Verkleinerung bzw. ein Verschwinden der absoluten Dämpfung findet sich stets bei jeder Form der Lungenblähung. Eine erhebliche Vergrößerung der absoluten Dämpfung bis zum Zusammenfallen mit der relativen Dämpfung findet sich beim Perikardialerguß.

Für die diagnostische Auswertung der gefundenen Herzgröße muß man daran *Größe des* festhalten, daß die normale Herzgröße von der Körperlänge, vom Körperbau und *Herzens.* nach C. HIRSCH besonders von der Ausbildung der Skeletmuskulatur abhängt. Die MORITZ-DIETLENschen Tabellen geben hierüber und darüber hinaus auch über den Einfluß des Alters und Geschlechtes genügend Auskunft. Zur Orientierung genügt im allgemeinen die Bestimmung der beiden transversalen Durchmesser (siehe Abb. 76). Dabei ist aber naturgemäß die Lage des Herzens zu berücksichtigen. Denn bei querliegendem Herzen fallen diese Durchmesser größer, bei längsgestelltem Herzen kleiner aus. Nach ASSMANN kommt es bei tiefstehendem Zwerchfell leicht zu einer Drehung des Herzens um seine vertikale Achse, die eine Verkleinerung vortäuschen kann, z. B. beim Emphysem Jugendlicher.

GEIGEL[2]) hat vorgeschlagen, man solle zur Beurteilung der Herzgröße nicht sich mit der Bestimmung der Silhouette begnügen, sondern eine Volumgröße dafür einführen. Unter der Voraussetzung, daß das Herzvolum einer Kugel annähernd entspricht, erhält er zwar keine absolut richtigen, aber doch vergleichbare Werte. Diese lassen sich in Beziehung

---

[1]) HANS CURSCHMANN und C. SCHLAYER, Dtsch. med. Wochenschr. 1906. Nr. 50 u. 51.
[2]) GEIGEL, Münch. med. Wochenschr. 1914. Nr. 22.

zum Körpergewicht setzen. Wegen der Entwicklung dieser vereinfachten Formel sei auf GEIGELs Publikation verwiesen[1]). Praktische Bedeutung haben diese GEIGELschen Vorschläge übrigens leider nicht gewonnen.

Die Schwankungen des Schlagvolumens bei Körperarbeit dürften nur selten Gegenstand der Diagnostik sein, wie beispielsweise bei der Untersuchung von MORITZ an Rennradfahrern. Nicht unwichtig erscheint aber eine Beobachtung von E. MEYER, der nach einer schweren Magenblutung bei einem Kranken ein erheblich kleineres Herz fand als nachher, als sich dieser wieder erholt hatte. MEYER hat auch experimentell durch Aderlässe den Zeitpunkt fetgestellt, bis zu dem die Blutmenge durch Nachströmen von Gewebsflüssigkeit wieder zum früheren Volum ergänzt war und damit das Herz die frühere Größe wieder erreichte[2]). Auch sind die Systole und Diastole von Einfluß auf die Herzgröße. Die vor dem Röntgenschirm zu beobachtenden pulsatorischen Schwankungen betragen aber nur wenige Millimeter. Die Volumveränderungen während Systole und Diastole führen nach GEIGEL vielmehr hauptsächlich zu Verschiebungen an der Vorhofkammergrenze.

Im übrigen vergesse man nie, daß die Herzgröße nichts darüber aussagt, ob ein Herz hypertrophisch ist, noch viel weniger, ob es leistungsfähig ist. Wir bestimmen eben nur die Größe und können Dilatation und Hypertrophie dabei nicht unterscheiden, ja nicht einmal eine kompensatorische von einer Stauungsdilatation trennen; obwohl sich annehmen läßt, daß bedeutende Vergrößerungen nach rechts stets Produkt einer Stauungsdilatation sind.

Die früher angenommene Unterscheidung in eine kompensatorische und Stauungsdilatation läßt sich namentlich nach STRAUBs[3]) Untersuchungen nicht mehr aufrechterhalten. Jede Dilatation, bei der die Anfangsspannung vermehrt ist, führt zu einer Erhöhung der Herzleistung. Mag die Erhöhung der Anfangsspannung dadurch bedingt sein, daß das Anwachsen des arteriellen Widerstandes zu einer Vergrößerung des systolischen Rückstandes führt, oder dadurch, daß ein muskelschwaches Herz sich auch gegen einen normalen Widerstand nicht mehr völlig entleert, oder dadurch, daß durch Druckerhöhung im Vorhof der Zufluß vermehrt ist. Die Erhöhung der Anfangsspannung muß kompensatorisch wirken und kann höchstens graduell verschiedene Wirkung haben. Übrigens dürfen wir heute vermuten, daß Dilatationen durch Nachlaß des Tonus der Herzmuskulatur vorkommen, die naturgemäß dann nicht zu einer Erhöhung der Anfangsspannung führen. Nach KIRCH[4]) hat diese tonogene Dilatation keine Verbreiterung der Kammer, wohl aber eine Verlängerung zur Folge.

Allerdings kann man aus einer stärkeren Rundung der Herzspitze auf eine Hypertrophie des linken Ventrikels schließen, während die Hypertrophie des rechten Ventrikels röntgenologisch sich nicht feststellen läßt, da dieser nirgends randbildend ist (ASSMANN). Auch eine stärkere Krümmung des Ventrikelbogens wird von ASSMANN auf eine linksseitige Hypertrophie bezogen.

Die Dilatation des linken Ventrikels beginnt übrigens mit einer isolierten Dehnung der Ventrikelvorderwand in Längsrichtung und Breite und einer damit zusammenhängenden Ausflußbahnverlängerung, daran schließt sich erst eine allmähliche Dehnung der Hinterwand. Eine isolierte Dehnung dieser — der Einflußbahn — scheint nicht vorzukommen.

Diagnose der Hypertrophie. Zur Diagnose der Hypertrophie bedienen wir uns der folgenden Symptome. Wir diagnostizieren sie aus dem Klappen der zweiten Töne an der Basis. Dies gilt besonders für das Klappen der zweiten Pulmonaltöne als Ausdruck der Hypertrophie des rechten Ventrikels. Man vergleiche,

---

[1]) GEIGEL, Münch. med. Wochenschr. 1914. Nr. 22. [2]) MEYER, Dtsch. med. Wochenschr. 1920. Nr. 29 u. Verhandl. d. Gesellsch. f. inn. Med. Wiesbaden 1921. [3]) H. STRAUB, Die klinische und praktische Bedeutung der neueren Anschauungen über Dilatation und Hypertrophie des Herzmuskels. Zentralbl. f. Herzkrankh. 1921. H. 13. [4]) KIRCH, Sitzungsber. d. phys.-med. Ges. Würzburg. 1. Juli 1920 u. Verh. d. Ges. f. inn. Med. 1929.

um diese Akzentuation richtig zu beurteilen, das Verhalten des zweiten Pulmonaltons mit dem des zweiten Aortentons, der normalerweise lauter als der zweite Pulmonalton ist. Vergleicht man nur den ersten und zweiten Pulmonalton, so wird man leicht irregeführt. Nur wenn der zweite Pulmonalton ebenso laut oder lauter als der zweite Aortenton ist, beweist er eine Hypertrophie des rechten Ventrikels; allerdings nur bei Herzkranken. Denn man findet einen klappenden zweiten Pulmonalton auch mitunter bei schwächlichen, anämischen Individuen und vor allem zusammen mit dem „akzidentellen" systolischen Geräusch — sehr häufig — bei Kindern. BAUER und HALM, die diesen Befund auf ein Persistieren kindlicher Verhältnisse zurückführen, sahen bemerkenswerterweise oft gleichzeitig ein Vorspringen des Pulmonalbogens.

GERHARDT [1]) gab an, daß bei Mitralfehlern und anderen Fällen von rechtsseitiger Herzhypertrophie der verstärkte Pulmonalton oft auch fühlbar sei, und zwar nicht an der normalen Auskultationsstelle der Pulmonalis, sondern erheblich weiter nach außen und unten. Dieses Symptom kann einen gewissen Wert haben, um akzidentelle Geräusche von mitralbedingten zu unterscheiden, und zur Erkennung einer rechtsseitigen neben einer linksseitigen Hypertrophie. Relativ oft kann man auch die Pulsation des hypertrophischen rechten Ventrikels direkt fühlen, wenn man die Hand auf die Herzgegend legt.

Das Klappen des zweiten Aortentons findet sich meist bei Hypertrophie des linken Ventrikels. Einen guten Anhalt für die Diagnose der Herzhypertrophie gibt ferner das Verhalten des Spitzenstoßes. Wir diagnostizieren die Hypertrophie des linken Ventrikels dabei nicht etwa aus der Lage des Herzstoßes, denn diese wird allein durch die Größe und Lage des Herzens bestimmt, sondern durch sein funktionelles Verhalten. Man merke zunächst: Ein verbreiterter, stürmischer, selbst hoher Spitzenstoß beweist keineswegs eine Hypertrophie. Er findet sich gewiß häufiger bei organischen Erkrankungen des Herzens als bei rein nervösen kardialen Störungen. Bei thyreogenen Veränderungen der Herzaktion ist er sogar häufig. Er kann selbst bei ausgesprochener Herzschwäche vorhanden sein und dann mit dem kleinen Puls auffallend kontrastieren.

Eine Hypertrophie des linken Ventrikels darf man dagegen aus einem hebenden Spitzenstoß erschließen. Hebend nennen wir aber nur den Spitzenstoß, dessen Wegdrücken eine verhältnismäßig große Kraft für den palpierenden Finger erfordert, verglichen mit dem Wegdrücken des normalen Spitzenstoßes. Es ist möglich, daß dieses Heben erst dann zustande kommt, wenn das hypertrophische Herz nicht mehr völlig suffizient ist und mehr Zeit gebraucht, um den entgegenstehenden Widerstand zu überwinden. Man hat dann sehr deutlich den Eindruck des langsam hebenden Spitzenstoßes. Naturgemäß tritt der Eindruck des langsamen Hebens am deutlichsten ein, wenn der Widerstand sehr hoch ist, den das Herz überwinden muß, und dann vielleicht auch schon bei voll leistungsfähigem Herzen, also z. B. bei einer Aortenstenose oder bei den Nierenerkrankungen mit hohem Blutdruck.

Die Kurve des Herzspitzenstoßes ist von HESS und von WEITZ mit dem FRANKschen Apparat neu studiert worden [2]). Die Anschauungen beider Autoren decken sich nicht ganz. Immerhin scheint durch diese Arbeiten die Frage nach dem Zustandekommen des Spitzenstoßes erheblich besser geklärt zu werden.

Der Spitzenstoß und auch eine etwa sichtbare, verbreiterte Pulsation sind meist systolisch. Bei der Beobachtung der letzteren ist scharf zu unterscheiden zwischen pulsatorischen Bewegungen, die man nur in den Zwischenrippenräumen bemerkt und pulsatorischen Bewegungen der ganzen

Spitzenstoß.

Systolische Einziehungen.

---

[1]) D. GERHARDT, Arch. f. klin. Med. Bd. 135. [2]) Ich verweise namentlich auf die Arbeiten von O. HESS in den Ergebn. f. inn. Med. u. Kinderheilk., Bd. 14 und auf die Arbeiten von W. WEITZ im Dtsch. Arch. f. klin. Med. Bd. 124.

Thoraxwand, eingeschlossen die Rippen. Die ersteren stellen oft systolische Einziehungen dar, verhalten sich also umgekehrt, wie der systolisch sich vorwölbende Spitzenstoß. Das sieht man z. B. gut bei bei sehr mageren Menschen. Das Phänomen beruht darauf, daß die Lunge das durch die Systole entstehende Vakuum nicht rasch genug ausgleicht, also der Formveränderung des Herzens nicht rasch genug folgt. Es ist besonders deutlich bei Verwachsungen der vorderen Lungenränder, hat aber kaum diagnostische Bedeutung.

Differentialdiagnostisch wichtiger ist eine systolische Einziehung der Spitzenstoßgegend selbst. Sie deutet auf eine adhäsive Mediastinoperikarditis mit Fixation des Herzens hin. Man kann aus systolischen Einziehungen der gesamten Brustwand, die Rippen inbegriffen, in der Umgebung des Herzstoßes und namentlich aus einem diastolischen Vorschleudern der Brustwand, wie zuerst L. BRAUER zeigte, einen Schluß auf eine Bedrängung des Herzens und Fixation durch eine schwielige Mediastinoperikarditis ziehen. Es kann dabei sogar zu einer systolischen Einziehung der Rückenteile des Thorax kommen (BROADBENTs Zeichen). Mitunter wird dann gleichzeitig ein diastolischer Schleuderton neben den Herztönen gehört, ja bei gleichzeitiger Spaltung der Herztöne können bis fünf Töne unterschieden werden. Gleichzeitig mit dem diastolischen Vorschleudern können die gestauten Halsvenen plötzlich abschwellen. Übrigens hatte bereits L. BRAUER gezeigt, daß systolische Einziehungen und diastolisches Vorschleudern sich nicht selten auch bei dekompensierten Schrumpfnierenkranken finden. Mit dem FRANKschen Apparat hat REGELSBERGER[1]) graphisch festgestellt, daß sich auch in sonst klinisch unsicheren Fällen noch eine für perikardiale Verwachsungen typische Spitzenstoßkurve aufstellen ließe. Kennzeichnend sei die diastolische Vorwölbung und die systolische Einziehung. Die erstere sei nicht Folge einer aktiven Diastole, sondern der graphische Ausdruck der Einflußstauung (s. später).

RADONIĆIĆ (Klinik ORTNER) gab an, daß bei schwieliger Mediastinitis oft das OLLIVER-CARDARELLIsche Zeichen, die nach abwärts gerichtete Pulsation des Kehlkopfes, angetroffen wird; am deutlichsten bei mäßiger Inspirationsstellung[2]).

Die Bewegungen der gesamten Brustwand und des Epigastriums hat LANG[3]) untersucht und dadurch einige strittige Punkte aufgeklärt. Er stellte u. a. fest, daß der Spitzenstoß auch bei Hypertrophie des rechten Ventrikels allein, z. B. bei Mitralstenose, entgegen einer früher von MACKENZIE geäußerten Meinung systolisch ist. Bei Hypertrophie des linken Ventrikels, wenn dieser den Spitzenstoß bildet, z. B. bei Aorteninsuffizienz, ist der Spitzenstoß systolisch. Die der Vorderfläche der Brustwand angelagerten Teile bis zum Epigastrium zeigen aber, wenn dort Pulsation zu sehen ist, eine systolische Einziehung, wenigstens so lange die Herzkraft gut ist. Bei sinkender Herzkraft dagegen wird diese systolische Einziehung schwächer, und es tritt deutlich ein protodiastolischer Vorstoß auf. Selbstverständlich darf man diese Erscheinung nicht mit dem Puls der Bauchaorta oder mit einem arteriellen Leberpuls verwechseln. Ein starkes systolisches Einziehen und selbst ein diastolisches Vordrängen der Brustwand an dieser Stelle soll nach LANG auch bei Tricuspidalinsuffizienz vorkommen, und zwar so stark, daß man es mit dem von BRAUER beschriebenen, diastolischen Vorschleudern bei schwieliger Mediastinoperikarditis verwechseln könne; eine Angabe, die unseren Erfahrungen nicht entspricht. Kompliziert lagen die Verhältnisse in einem Falle von MATTHES und J. SCHREIBER. Die starken Bewegungen, die in einer Einwärtsbewegung der oberen, namentlich der linken oberen Brusthälfte und einer entsprechenden Vorwölbung der Herzgegend bestanden — ein Brustwandschaukeln darstellten — erwiesen sich nämlich als unabhängig von der Herztätigkeit. SCHREIBER[4]) führte sie auf Kontraktionen der Intercostalmuskeln bei gleichzeitig bestehender adhäsiver Perikarditis zurück.

Herzgröße und Leistungsfähigkeit. Aus der Größe des Herzens darf man ebensowenig auf eine Hypertrophie als auf seine Leistungsfähigkeit schließen. Gewiß sind stärker dilatierte Herzen oft insuffizient. Und die schlanken Tropfenherzen der Astheniker sind es meist nicht.

---

[1]) REGELSBERGER, Dtsch. Arch. f. klin. Med. Bd. 147, H. 3—4. [2]) RADONIĆIĆ, Kongr. f. inn. Med. 1910. [3]) LANG, Dtsch. Arch. f. klin. Med. Bd. 108. [4]) J. SCHREIBER, Zeitschrift f. klin. Med. Bd. 89, H. 1.

Die Weltkriegserfahrungen haben über die Leistungsfähigkeit der Herzen der Soldaten Manches gelehrt. MATTHES nahm mit F. MÜLLER und WENCKE-BACH an, daß 1. sowohl beim Tropfenherzen als auch bei einem mäßig vergrößerten Herzen eine völlig ausreichende Leistungsfähigkeit getroffen werden kann, daß aber 2. völlig normal große und konfigurierte Herzen manchmal wenig leistungsfähig sind. Es muß 3. zugegeben werden, daß Herzbeschwerden verhältnismäßig häufiger bei Menschen mit entweder zu kleinem oder zu großem Herzen gefunden wurden; nach WENCKEBACH besonders dann, wenn der Diagonaldurchmesser (normal 12—14 cm) nach oben oder unten abweicht.

Bemerkt mag dabei werden, daß nach SCHIEFFER[1]) Leute, die beruflich schwere Arbeit leisten, relativ große Herzen aufweisen. Bei einer Untersuchung von KLEWITZ an rückkehrenden Frontsoldaten ohne Herzbeschwerden wiesen Schwerarbeiter in hohem Prozentsatz über die Norm große, Leichtarbeiter in hohem Prozentsatz kleinere Herzen auf, als es ihrer Größe entsprach. Auch bei vielen Sportlern finden wir relativ große, leistungsfähige Herzen. Große Untersuchungsreihen von KAUFMANN an Frontsoldaten erwiesen, daß vorangegangene Infektionen häufig Herzvergrößerungen hervorriefen, aber auch, daß es Fälle gab, in denen sich die Herzvergrößerung zurückbildete.

Bemerkenswert sind die Herzvergrößerungen nach psychischem Schock, deren Vorkommen auch SCHOTT[2]) bestätigte.

Ebenso vorsichtig, wie in der Bewertung der Herzgröße, sind wir in der Beurteilung der Herzgeräusche geworden. Man untersuche stets sowohl in stehender als liegender Stellung des Kranken, da mitunter Geräusche nur in einer von beiden zu finden sind; besonders häufig sind sie am liegenden Kranken zu hören, am sitzenden aber nicht. Auch versäume man nicht, die Untersuchung nach körperlicher Anstrengung zu wiederholen. Herz-geräusche.

Zur Verstärkung der auskultatorischen Ergebnisse hat A. WEBER[3]) eine Kopplung des Stethoskops mit einem Radiogerät mit Anschluß zum Abhören von Schallplatten vorgeschlagen.

Man kann im allgemeinen sagen, daß diastolische Geräusche fast immer einen organischen Ursprung haben. Nur in seltenen Fällen kommt nach SAHLI an der Basis diastolisch verstärktes Nonnensausen vor, das ein diastolisches Geräusch vortäuschen kann. Diastolische Geräusche.

Eine andere Erklärung eines nur über der Pulmonalis, und zwar meist in der Atempause und im Liegen hörbaren, diastolischen Geräusches hat BECHER[4]) gegeben. Er fand es besonders bei flachem Thorax und glaubte, daß es durch eine gewisse Abplattung des Pulmonalostiums zustande komme; eine Annahme, die auch die regelmäßige Koinzidenz dieses Geräusches mit einer Spaltung des zweiten Pulmonaltons verständlich mache, da durch die Abplattung das Spiel der Klappen unregelmäßig würde.

Akzidentelle diastolische Geräusche sah ferner LUBLIN im Anschluß an eine Nachfüllung eines linksseitigen Pneumothorax auftreten. Er glaubt, daß sie durch eine Entrundung der Pulmonalis infolge abnormer Spannungsverhältnisse zustande kämen, da durch die Entrundung eine Klappeninsuffizienz hervorgerufen werden könnte[5]). Man kennt einige Fälle, bei denen klinisch nicht nur ein diastolisches Geräusch, sondern auch andere Zeichen der Aorteninsuffizienz, wie z. B. Pulsus celer, vorhanden waren, aber bei der Sektion die Klappen intakt gefunden wurden. Neben zwei Fällen von HÜTLER[6]) ist besonders ein Fall von REICHE[7]) interessant, in dem markstückgroße sehnige Trübungen der Herzmuskulatur unterhalb der Aortenklappen gefunden wurden. REICHE faßt den Fall als relative Aorteninsuffizienz auf. Durch relative Aorteninsuffizienzen bedingt faßte ORTNER die akzidentellen, sehr seltenen diastolischen Geräusche bei perniziöser Anämie auf. Er glaubte, daß sie durch eine mangelhafte Wirkung der die Aortenklappen bei ihrer Entfaltung stützenden, unter ihnen gelegenen Muskelwülste zustande kämen und fand darin auch starke Verfettung. Endlich machte ORTNER[8]) auf diastolische

[1]) SCHIEFFER, Dtsch. Arch. f. klin. Med. Bd. 89. [2]) SCHOTT, Berlin. klin. Wochenschr. 1920. Nr. 51 u. 52. [3]) A. WEBER, Klin. u. Prax. 1946. S. 49. [4]) BECHER, Dtsch. Arch. f klin. Med. Bd. 121. [5]) LUBLIN, Dtsch. med. Wochenschr. 1921. Nr. 42. [6]) HÜTLER, Wien. med. Wochenschr. 1920. Nr. 28. [7]) REICHE, Med. Klinik. 1922. Nr. 42. [8]) ORTNER, Med. Klinik. 1923. Nr. 13.

Geräusche aufmerksam, die durch Schrumpfungsprozesse in der Umgebung zustande kommen, welche die Klappen verziehen, z.B. bei Aktinomykose der Lungen.

Diastolische Geräusche bei normalen Klappen sollen in seltenen Fällen nach ROMBERG auch an der Herzspitze vorkommen, wenn eine stärkere Dilatation des linken Ventrikels besteht. ROMBERG erklärt so das diastolische Geräusch an der Herzspitze bei Aorteninsuffizienz, das die Amerikaner als FLINTsches Geräusch bezeichnen.

Diastolische Geräusche über der Aorta sind, wenn sich eine Endokarditis in der Anamnese nicht nachweisen läßt, zunächst stets auf einen luischen Ursprung, sehr selten auf einen arteriosklerotischen verdächtig. Sie indizieren stets röntgenologische Untersuchung und WASSERMANNsche Reaktion. Die luischen Insuffizienzgeräusche treten oft mit der Zeit immer deutlicher auf, da die Aortenlues fortschreitet; die aus einer abgeheilten Endokarditis entstandenen zeigen dieses Verhalten nicht. Übrigens führt die Aortenlues wohl zur Insuffizienz der Klappen, aber nicht zur Stenose. Die luischen Erkrankungen der Aortenklappen treten meist erst jenseits des 40. Lebensjahres auf.

Eine Beteiligung der Aortenklappen ist besonders auch der Endocarditis lenta eigen (MORAWITZ [1]).

Vorsicht ist auch bei der Deutung systolischer Geräusche am Platz. Ein systolisches Geräusch über der Pulmonalis ist bei Kindern fast physiologisch, wie F. BOENHEIM [2] an meiner Poliklinik auf Grund von Untersuchungen an 448 Schulkindern feststellte; von den Mädchen hatten 62%, von den Knaben 56% solche Geräusche. Besonders bei den älteren, 14jährigen Knaben waren sie häufig; in nicht weniger als 80%. HÄNISCH und QUERNER haben auf Grund von Röntgenaufnahmen die Meinung ausgesprochen, daß systolische Geräusche über der Pulmonalis dann zustande kämen, wenn während des Exspiriums, wie das bei manchen Menschen der Fall ist, das Herz sich dicht an das Sternum legt, so daß der retrosternale Raum verschwindet. Es mag dann wohl zu einer Abplattung oder Knickung der Pulmonalis kommen [3]. v. FALKENHAUSEN hat die abnorme Annäherung der Pulmonalis an das Sternum als Grund des Geräusches bestätigt. Er glaubt aber, daß es durch direktes Reiben der Pulmonalis am Sternum entstünde [4].

Systolische Geräusche an der Basis und auch an der Spitze finden sich vielfach auch bei Anämien; wahrscheinlich sind sie durch die gesteigerte Blutumlaufgeschwindigkeit bedingt. Sie sind stets an der Basis und vor allem über der Pulmonalis lauter als an der Spitze. Dies sind die typischen „anämischen Geräusche", die übrigens den „akzidentellen Geräuschen" der Kinder völlig gleichen. Systolische Geräusche an der Spitze entstehen aber vor allem auch als sogenannte muskuläre, wenn wegen ungenügender Tätigkeit der Muskulatur die normale, schlitzförmige Verengerung des Ostium venosum während der Systole nicht zustande kommt und die Papillarmuskeln nicht genügend arbeiten. Dann können auch normale Klappen nicht schließen. Es entsteht dann eine wirkliche, aber eben nicht durch eine Klappenveränderung, sondern rein muskulär bedingte Insuffizienz, z. B. eine Mitralinsuffizienz, die natürlich für den Kreislauf alle Folgen einer echten Insuffizienz hat, also auch zum Klappen der zweiten Töne über der Pulmonalis und zu Drucksteigerung bzw. Stauung im kleinen Kreislauf führen kann. Diese muskulären Insuffizienzen kommen in erster Linie bei den akuten Erkrankungen des Muskels vor. Und diese wiederum entstehen gerade bei

Akzidentelle systolische Geräusche.

---

[1] MORAWITZ, Münch. med. Wochenschr. 1921. Nr. 46. [2] BOENHEIM, Dtsch. Arch. f. klin. Med. Bd. 124. 1917. [3] Münch. med. Wochenschr. 1917. Nr. 22 und 23. [4] v. FALKENHAUSEN, Dtsch. med. Wochenschr. 1920. Nr. 44.

den Erkrankungen, die auch zu akuten Endokarditiden führen; handelt es sich doch dabei oft um eine Pankarditis. Muskulär sind wohl auch die häufigen systolischen Geräusche an der Herzspitze bedingt, die man bei thyreogenen Störungen und gelegentlich nach heftigen Körperanstrengungen hört. Es liegt auf der Hand, daß man alle diese, unter dem Namen der akzidentellen Geräusche zusammengefaßten, systolischen Geräusche schon wegen ihres meist weicheren Klangcharakters nicht leicht mit den rauheren Geräuschen eines alten Herzfehlers verwechseln wird, der deutliche kompensatorische Veränderungen und vielleicht Kompensationsstörungen aufweist. Aber die Abgrenzung gegen die weichen Geräusche einer frischen Endokarditis nach dem Klangcharakter ist durchaus nicht leicht. In vielen Fällen, besonders bei akuten fieberhaften Erkrankungen, muß man mit dem Urteil zurückhaltend sein. Im allgemeinen wird man eine frische Mitralinsuffizienz dann annehmen dürfen, wenn das Geräusch allmählich deutlich stärker wird oder wenn fühlbares Schwirren eintritt. GERHARDT hat bereits darauf aufmerksam gemacht, daß man bei frischer Endokarditis doch bereits recht oft neben dem systolischen Geräusch ein diastolisches oder wenigstens einen dritten Ton an der Spitze höre, und, daß dieser Befund gegen die Annahme eines muskulären und für die eines organischen Klappengeräusches spräche.

Erscheinungen, wie leichte Cyanose, rascher und unregelmäßiger Puls, nachweisbare Schwellung der Leber können natürlich auch bei reinen Myokarderkrankungen mit muskulären Insuffizienzen vorkommen. Sie finden sich bei frischen Endokarditiden häufig. Kompensatorische Symptome, wie Akzentuation des zweiten Pulmonaltons und nachweisbare Herzvergrößerungen sprechen bei vorhandenem systolischen Geräusche für eine Klappenerkrankung. Sie können aber ausbleiben, solange der Kranke Bettruhe hält.

Bei Senilen spricht das so häufige systolische Aortengeräusch meist für Arteriosklerose der Aorta.

Einige Worte mögen über die musikalischen Geräusche gesagt werden: Ihr Zustandekommen ist kaum einheitlich zu erklären. Bei einem Teil der systolischen musikalischen Geräusche wurden sich spannende, frei durch das Herzlumen verlaufende Sehnenfäden angeschuldigt, in anderen Fällen genügte diese Erklärung nicht. Für die diastolischen Geräusche wird meist angenommen, daß eine besondere, lippenpfeifenähnliche Öffnung in den Klappen der Grund des musikalischen Timbres sei.

Eine besondere Gruppe stellen jene seltenen Fälle dar, in denen Herzgeräusche ohne aufgesetztes Hörrohr noch meterweit vom Kranken entfernt wahrgenommen werden. Diese besonders lauten Geräusche am Herzen wurden — nach ihrem eigenartigen Klangcharakter — als „Mühlengeräusche" bezeichnet. Meist hat man sie nach Brusttraumen, auch nach hochgradigen Überanstrengungen beobachtet. Meine Mitarbeiter R. STAHL und ENTZIAN [1]) wiesen experimentell nach, daß diese Geräusche in typischer Art nur durch das Hineingelangen von Luft in die rechte Herzkammer entstehen können. Das akute Pneumoperikard gibt ganz andere Klangphänomene. — Mühlengeräusche.

Zusammenfassend läßt sich sagen, daß die Herzgeräusche stets nur unter Berücksichtigung des gesamten übrigen Befundes und der Anamnese diagnostisch zu verwerten sind.

Die Differentialdiagnose der einzelnen Formen der Herzfehler mag als bekannt vorausgesetzt werden. Es sei nur auf einige, weniger bekannte Befunde dabei hingewiesen.

---

[1]) R. STAHL und ENTZIAN, Zeitschr. f. klin. Med. Bd. 100. 1924.

Leberpuls.   Diagnostische Bedeutung hat der Leberpuls. Man darf ihn nicht mit der epigastrischen oder Bauchaortenpulsation verwechseln und muß versuchen, ihn möglichst weit rechts zu fühlen. Sicher ist er als Leberpuls zu konstatieren, wenn man den Leberrand umgreifen kann, was oft wegen der gleichzeitig vorhandenen Leberschwellung möglich ist. Man palpiert am besten bimanuell, die eine Hand auf der Leber, die andere an der unteren Leberfläche, bei Atemstillstand des Kranken.

Fast immer ist der Leberpuls ein venöser. Tritt er als systolischer auf, so wird er für ein Kennzeichen der Tricuspidalinsuffizienz gehalten, und zwar als das Produkt einer relativen Tricuspidalinsuffizienz infolge erheblicher Dilatation der rechten Kammer. Er geht ja auch fast stets mit einem kammersystolischen Jugularpuls einher. Allerdings kommen systolische Venenpulse auch aus anderen Gründen, besonders beim Vorhofflimmern, zustande. Seltener wird ein präsystolischer Venenpuls beobachtet. Man hielt ihn früher (MACKENZIE) für das Kennzeichen einer Stenose der Tricuspidalis. Jedoch fand ihn JOACHIM [1], auch bei anderen Zuständen, die zu starker Blutstauung in der Leber führen. Allerdings wiesen JOACHIMS Kurven neben der Vorhofserhebung auch mehr oder minder deutliche ventrikuläre Zacken auf, während er bei echter Tricuspidalstenose nur ganz unbedeutende ventrikuläre Erhebungen oder ihr völliges Fehlen konstatierte. Schon VOLHARD hatte vorher darauf aufmerksam gemacht, daß ein aurikulärer Leberpuls bei Concretio pericardii bzw. Schwielen des Perikards wegen der dadurch bedingten Hypertrophie des rechten Vorhofs vorkommt. Auch muß es zu einem aurikulären Leberpuls kommen, wenn bei einer Mitralstenose das Foramen ovale nicht geschlossen ist, eine Möglichkeit, die von JOACHIM erörtert wird. Äußerst selten kommt auch ein arterieller Leber- und Milzpuls bei Aorteninsuffizienz vor.

Recurrens-   Es wurde bereits erwähnt, daß eine linksseitige Recurrenslähmung
lähmung.   auch bei Mitralstenose, und zwar durch den Druck des vergrößerten Vorhofs entstehen kann, daß also diese Lähmung nicht nur ein Zeichen des Aortenaneurysma ist. Sie kommt übrigens, wenn auch selten, auch bei Perikarditis und bei raumbeengenden Mediastinaltumoren vor. Ebenso können tuberkulöse und andere schrumpfende Drüsen und sogar ein Speiseröhrenkrebs den linken Recurrens schädigen. Eine rechtsseitige Recurrenslähmung sah STÖRK [2]) bei linksseitiger Relaxatio diaphragmatica. Er erklärt sie durch Zerrung des Nerven durch das verlagerte und wegen des linksseitigen Zwerchfellhochstandes nach rechts geglittene Herz. Ähnlich ist vielleicht auch ein von OHM [3]) beschriebener Fall aufzufassen, bei dem im Gefolge eines rechtsseitigen Pneumothorax eine linksseitige Recurrenslähmung einsetzte, die mit Wiederentfaltung der Lunge zurückging.

Mitral-   Daß bei Mitralstenose gelegentlich jedes Geräusch fehlen kann, wurde schon
stenose.   erwähnt; es sei noch hinzugefügt, daß das diastolische Schwirren, welches bei Mitralstenose so oft an der Herzspitze gefühlt wird, häufig in bemerkenswertem Gegensatz zur Stärke des Geräusches steht; bei sehr leisem Geräusch kann das Schwirren sehr ausgeprägt sein.

Bekanntlich klappt wegen der geringen Füllung des Ventrikels bei Mitralstenose der erste Ton meist auffallend scharf; FR. KRAUS nannte dies den „systolischen Schnapp". Diese Akzentuation des ersten Tons an der Spitze wird bei allen Zuständen beobachtet, die zu geringer Füllung des Ventrikels führen, z. B. bei sehr frühzeitiger Extrasystole und dadurch bedingter frustraner Kontraktion, aber auch bei Verblutungen. Wegen dieses Klappens halten ungeübte Untersucher den ersten Ton leicht für den zweiten und nehmen eine

---

[1]) JOACHIM, Dtsch. Arch. f. klin. Med. Bd. 108.   [2]) STÖRK, Monatsschr. f. Ohrenheilk. u. Laryngo-Rhinol. 1921.   [3]) OHM, Berlin. klin. Wochenschr. 1905. Nr. 49.

Mitralinsuffizienz an, an Stelle der vorhandenen Stenose. Die Beachtung des diastolischen Charakters des etwa vorhandenen Schwirrens und die gleichzeitige Palpation des Carotispulses schaffen aber sofort Klarheit. Die öfter diskutierte Frage, ob das Geräusch bei Mitralstenose diastolisch oder systolisch sei, ist dahin zu beantworten. BROCKBANK und mit ihm WEITZ und EGGERT[1] glaubten das letztere, und zwar sei das Geräusch eigentlich ein Insuffizienzgeräusch, da die starren, schwer beweglichen Klappen sich erst während der Systole, nicht schon im Beginn derselben, dann aber mit großer Gewalt schlössen und dadurch die scharfe Akzentuation des ersten Tones zustande komme.

Gegen diese Auffassung spricht allerdings EIMERS[2]) Fall von typischem Crescendogeräusch, in dem die Stenose nicht durch eine Klappenveränderung, sondern durch eine vom Septum ausgehende, vor der Mitralklappe liegende Geschwulst verursacht war.

Jedenfalls ist von Wichtigkeit, daß das Geräusch nie unmittelbar mit der Diastole beginnt, sondern vom zweiten Ton oft durch eine Pause getrennt ist. Im übrigen können bekanntlich bei Mitralstenosen sowohl rein diastolische als auch präsystolische Geräusche und endlich auch ein in zwei Teile abgesetztes Geräusch auftreten. Den Crescendocharakter trägt nur das präsystolische Geräusch und gerade deswegen hat man angenommen, daß es durch die Vorhofskontraktion entstehe. GERHARDT hat das Verschwinden des Crescendocharakters bei Vorhofflimmern geradezu als einen Beweis für diese Art der Entstehung und gegen die BROCKBANKsche Ansicht sprechend angesehen. MATTHES war EGGERTs Meinung, daß der Crescendocharakter nicht ˋin allen Fällen von Vorhofflimmern schwindet, so daß für das Verschwinden außer dem Flimmern auch noch andere Möglichkeiten, wie z. B. Ventrikelschwäche in Betracht kommen. Er stimmte EGGERT auch darin zu, daß man bei schwersten Stenosen meist nur ein diastolisches, aber vom zweiten Ton getrenntes Crescendogeräusch hört. Erwähnt seien endlich die Fälle von augenscheinlich leichten Stenosen, bei denen man nur ein kurzes präsystolisches Crescendogeräusch hört oder sogar nur einen auffallend klappenden ersten Ton. Da bei diesen, meist jugendliche und schwächliche weibliche Kranke betreffenden Fällen ursächliche Infektionskrankheiten in der Anamnese oft fehlen und auch die Folgeerscheinungen der Mitralstenose wie die Vergrößerung des rechten Herzabschnittes und das Klappen der zweiten Pulmonaltöne fehlen, so hat man sie namentlich in der französischen Literatur als etwas Besonderes angesehen (DUROZIERsche Krankheit) und Beziehungen zur Tuberkulose vermutet. EGGERT[3]) gibt an, daß man dabei keine Mitralstenosen in obductione fände, sondern nur eine bindegewebige Starre der Klappen. KREHL, der auch auf den starken Wechsel der Befunde bei solchen Fällen aufmerksam macht, ist dagegen der Meinung, daß es sich doch um Mitralstenosen leichtester Art handle, deren endokarditischer Prozeß völlig abgelaufen sei.

Eine Verwechslung der Mitralstenose mit einer Aorteninsuffizienz läßt sich in reinen Fällen immer vermeiden, schon auf Grund des Pulsus celer. Schwieriger kann die Entscheidung bei komplizierten Herzfehlern sein, wenn z. B. neben einer deutlichen Mitralinsuffizienz ein diastolisches Geräusch gehört wird, eine starke Herzhypertrophie und kein deutlicher Pulsus celer vorhanden ist. Das Punctum maximum des Geräusches, sein Charakter — Decrescendo bei Aorteninsuffizienz, Crescendo bei Mitralstenose —, das Röntgenbild, das Fehlen sonstiger für Aorteninsuffizienz charakteristischer Zeichen (Capillarpuls), geben dann den Ausschlag.

(Randnotiz:) Aortenklappeninsuffizienz.

---

[1]) EGGERT, Dtsch. Arch. f. klin. Med. Bd. 147. Man vgl. auch EYGLESTON CARY, Amer. J. med. sci. 177. [2]) EIMER, Dtsch. Arch. f. klin. Med. Bd. 159. [3]) EGGERT, s. Fußnote 1.

KÜRT [1]) hat angegeben, daß die Unterscheidung mitunter durch die Auskultation vom Rücken her ermöglicht wird. Das Punctum maximum für an der Aorta entstehende Geräusche liegt in der Gegend des zweiten Brustwirbeldornfortsatzes, für die Pulmonalgeräusche dagegen am vierten und für die Mitralgeräusche links vom sechsten Brustwirbeldornfortsatz.

Aortenstenose.

Für die Differentialdiagnose der nach Endokarditis sehr seltenen reinen Aortenstenose sei auf folgende Punkte hingewiesen. Das meist sehr laute, sägende Geräusch gestattet an sich keinen Rückschluß auf den Grad der Stenose. Es kann von anderen systolischen Geräuschen jedoch durch folgende Merkmale unterschieden werden: 1. durch seine Fortleitung nach oben und in die Carotiden hinein; 2. durch ein oft vorhandenes, deutliches systolisches Schwirren; 3. durch sein Punctum maximum. Doch versagt diese Unterscheidung gegenüber den so oft neben dem diastolischen Geräusch vorhandenen systolischen Geräuschen bei Aortitis luica und endokarditischer Aorteninsuffizienz. Gerade diesen Geräuschen gegenüber ist 4. das wichtigste Unterscheidungsmerkmal, daß eine Aortenstenose stets einen kleinen Pulsus tardus hervorruft, daß also das Vorhandensein eines großen Pulsus celer die Diagnose Stenose nicht zuläßt. 5. Sei erwähnt, daß, wenn wie oft der erste Ton bei Aortenstenose noch hörbar ist, das Geräusch etwas nach dem ersten Ton einsetzt bzw. durch ein kurzes Intervall von ihm getrennt ist. Dieses Verhalten erklärt sich daraus, daß das Geräusch erst nach Ablauf der Anspannungszeit entsteht. 6. Endlich klappt der zweite Ton bei einer Aortenstenose nicht; ein Klappen des zweiten Tones spricht also gegen eine Aortenstenose.

Aortenaneurysma.

Die Diagnose des Aortenaneurysma wird heute meist röntgenologisch gestellt, und zwar in einem viel früheren Stadium, als in der vorröntgenologischen Zeit. Die bekannten Symptome (Dämpfung über dem oberen Ende des Sternum, Pulsation rechts vom Sternum, linksseitige Stimmbandlähmung, Dysphagie, OLLIVER-CARDARELLIs Zeichen, Pulsus differens), sowie die Klagen über Druckgefühle auf der Brust und über Schmerzen dienen zur Sicherung der Röntgendiagnose und zur richtigen Deutung des Röntgenbefundes gegenüber anderweitigen, durch Tumoren oder Tuberkulose bedingten Schatten. Das HEINR. CURSCHMANNsche Zeichen: Schiefstellung bzw. seitliche Verdrängung des Kehlkopfs infolge Seitwärtsdrängung der Trachea durch das Aneurysma kann, wenn auch recht selten, auch bei anderen Geschwülsten vorkommen. Doch betont ASSMANN, daß Tumoren und Kröpfe die Trachea meist umwachsen, während die Aneurysmen sie zur Seite drängen.

Hier sei ein Fall von Aneurysma der Anonyma erwähnt, der aus MATTHES' Klinik von LEPEHNE[2]) beschrieben ist. Es bestand gleichzeitig eine luische Aorteninsuffizienz. Man fühlte ein pulsierende Geschwulst im Jugulum. Es bestand ausgesprochene Pulsdifferenz, röntgenologisch war aber ein Aneurysma der Aorta nicht nachzuweisen. Über der pulsierenden Geschwulst hörte man ein lautes systolisches Geräusch, das sich sehr laut in den Kopf fortpflanzte. Übrigens ist die Koinzidenz von Aortitis luica mit einem gleichfalls luischen Aneurysma der Anonyma nicht ganz selten. W. BÖHME und ich haben sie in drei Fällen klinisch bzw. röntgenologisch festgestellt. Die Diagnose der Aneurysmen herznaher Arterien (Anonyma, Subclavia) ist deshalb nicht bedeutungslos, weil auch sie durch eine spezifische Therapie sehr gut beeinflußt werden können.

Hier sei auch folgender Fall GANTERs[3]) erwähnt. Es fand sich ein Aneurysma der Aorta ascendens mit gleichzeitiger Aortenklappeninsuffizienz. Das diastolische Geräusch war über dem ganzen Sternum, den Rippen und den beiden Schlüsselbeinen in gleicher Intensität zu hören, dagegen nicht in den Zwischenrippenräumen. GANTER schloß aus diesem Verhalten, daß die Aorta dem Sternum anliegen müsse. In der Tat ergab die Obduktion straffe perikardiale Verwachsungen zwischen Aneurysma und Sternum.

---

[1]) KÜRT, Zur dorsalen Auscultation des Herzens und der Gefäße. Wien. klin. Wochenschr. 1913. Nr. 3. [2]) LEPEHNE, Dtsch. med. Wochenschr. 1920. Nr. 28. [3]) GANTER. Zentralbl. f. Herz- und Gefäßkrankheiten. 1925. H. 10 und Münch. med. Wochenschr. 1924. Nr. 3.

Ich komme nun zu den diagnostischen Zeichen eines Aortenaneurysma Aneurysma der Bauch-
tieferer Aortenteile, besonders des Aneurysma der Bauchaorta. Ich aorta.
bemerke bereits eingangs, daß es ein immer wiederkehrender diagnostischer
Irrtum ist, wenn bei guter Fühlbarkeit der Bauchaorta an ein Aneurysma
derselben gedacht wird. Es liegt das daran, daß die Aorta abdominalis
nur in ihrem oberen Teil gewöhnlich gut fühlbar ist und sich dann entsprechend der Krümmung der Wirbelsäule in die Tiefe senkt. Dieser obere
Teil wird dann leicht für eine aneurysmatische Erweiterung gehalten.

Nur ein deutlich abgesetzter, allseitig pulsierender Tumor sollte aber als
Aneurysma angesprochen werden. Das Aneurysma kann sich jedoch auch
nach der Wirbelsäule hin entwickeln und überhaupt nicht fühlbar sein. Die
klinischen Erscheinungen des Bauchaneurysma sind recht verschiedene. Häufig
sind Rücken- oder Leibschmerzen in der Höhe der ersten Brust- und Lendenwirbel und auch allerlei Magenbeschwerden. Auch Druckerscheinungen auf
das Pankreas, die Ureteren, auf Nieren und Milzgefäße sollen vorkommen.
Sind durch das Aneurysma die großen Darmgefäße verengert, so treten
Erscheinungen der Darmarteriosklerose, der Dyspraxia intestinalis ORTNERs
auf. Es sind sogar Fälle bekannt, bei denen es zur Paraplegie durch Usur
der Wirbelkörper kam. Die Schmerzen pflegen dauernd in geringem Maße
vorhanden zu sein, können sich aber bei Nahrungsaufnahme und bei Anfällen
kolikartig steigern.

ESKUCHEN[1]) hat darauf aufmerksam gemacht, daß sowohl die Wurzel-
schmerzen als die diffusen Leibschmerzen beim Husten und Niesen sowie bei
Anspannung der Bauchmuskeln verschlimmert werden, ein Symptom, das
übrigens auch der Hernia obturatoria zukommt. Er gibt ferner an, daß in
seinen Fällen die Kranken oft zwangsweise die linke Seitenlage eingenommen
hätten, und endlich, daß bei Bauchaortenaneurysmen, auch wenn ein luischer
Ursprung nicht in Frage käme, lang dauernde subfebrile Temperaturen
beobachtet werden könnten.

Meist ist Lues anamnestisch nachweisbar oder die WASSERMANNsche
Reaktion positiv. Häufig ist gleichzeitig ein Aneurysma der Brustaorta vorhanden, auf das beim Verdacht auf Aneurysma der Bauchaorta regelmäßig zu
untersuchen ist. In zwei Fällen gelang es MATTHES, das Bauchaortenaneurysma
teils nach Aufblähung des Darmes und Magens, teils nach Sauerstoffeinblasung
in die Bauchhöhle röntgenologisch darzustellen[2]). ESKUCHEN hat gezeigt, daß
für die Diagnose des Bauchaortenaneurysma namentlich auch eine Beachtung
etwa vorhandener röntgenologisch auffindbarer Knochenarrosionserscheinungen
von ausschlaggebender Bedeutung ist. Es ist schon die leichteste Aufhellung
der Lendenwirbelkörper mit bogenförmiger Begrenzung verdächtig. Bei hoch
sitzendem Aneurysma kann die Arrosion auch die beiden unteren Rippen
und den Querfortsatz des ersten Lendenwirbels betreffen.

Die Differentialdiagnose gegenüber anderweitig bedingten Rücken- und
Leibschmerzen ist nicht einfach. Bisweilen wurden solche Leute als hysterisch
oder bleikolikkrank aufgefaßt. Auch eine Verwechslung mit tabischen Krisen
ist möglich, namentlich da eine Reihe Kranker Pupillendifferenzen oder sonst
Zeichen überstandener Lues bieten. Alles in allem berücksichtige der Untersucher aber immer wieder eines: Aneurysmen der Bauchaorta, die in Wirklichkeit sehr selten sind, sind allermeist Fehldiagnosen! Nur wenn alle anderen
differentiellen Möglichkeiten, insbesondere die fortgeleitete Pulsation von

---

[1]) ESKUCHEN, Klin. Wochenschr. 1923. Nr. 48.   [2]) Vgl. BÖTTNER, Münch. med. Wochenschrift 1919. Nr. 11. Dort auch Literatur.

epigastrischen Tumoren, sicher ausgeschlossen werden können, denke man an die Möglichkeit der ersteren Diagnose.

Selten sind auch Aneurysmen der Milzarterie. Sie sind mitunter kaum von denen der Bauchaorta zu unterscheiden, wie eine von ESKUCHEN angeführte Fehldiagnose beweist, bei der eine Knochenaufhellung im Bereich der Lendenwirbelsäule nachweisbar war und eine linksseitige Zwangslage innegehalten wurde. HÖGLER[1]) hebt dagegen hervor, daß die Schmerzanfälle bei Milzarterienaneurysma in der linken Oberbauchgegend und im Rücken durch Rechtslage gebessert würden, ferner daß ein über dem pulsierenden Tumor hörbares Geräusch die Diagnose ermöglichen kann, und endlich, daß sich vor dem Röntgenschirm der Tumor als ein extraventrikulärer abgrenzen ließ.

1. Die Differentialdiagnose der angeborenen Herzfehler.

Die Diagnose eines angeborenen Herzfehlers gegenüber den erworbenen ergibt sich zunächst aus der Anamnese, die feststellt, daß die Störung von Geburt an oder wenigstens von jüngster Kindheit an besteht. Ferner ist die Art des Herzfehlers kennzeichnend. Wir wissen, daß Stenosen der Pulmonalis, Offenbleiben des Ductus Botalli und Defekte der Septa stets als angeboren angesehen werden dürfen. Von den seit früherer Kindheit bestehenden Aortenstenosen gilt das gleiche.

Cyanose.   Kennzeichnend für einige Formen der angeborenen Herzfehler, vor allem die Pulmonalstenose, ist die starke Cyanose (Morbus coeruleus); allerdings ist diese nicht immer ausgesprochen, ja in einem nicht unbeträchtlichen Teil der Fälle findet sich an ihrer Stelle eine tiefe Blässe[2]). Letztere findet sich besonders bei Leuten mit offenem Ductus Botalli. Auch Trommelschlägerfinger und eine stärkere Dyspnoe sind häufige Symptome angeborener Vitien. Es sei aber von vornherein bemerkt, daß es — trotz Elektrokardiographie und Röntgendiagnostik — in nicht wenigen Fällen unmöglich ist, zu einer sicheren Diagnose der Art des angeborenen Herzfehlers zu kommen.

Elektrokardiogramm.   Angeborene Herzfehler zeigen häufig eine Umkehrung des Elektrokardiogramms, so daß wenigstens die Zacken der Ventrikelschwankungen ganz oder teilweise nach unten gerichtet sind. Dies Symptom ist nach E. MÜLLER anscheinend ziemlich konstant und deswegen differentialdiagnostisch wichtig. Umstehende, der Arbeit von LOHMANN und MÜLLER entnommene Kurve zeigt diese Umkehrung. LOHMANN und E. MÜLLER haben experimentell am Tier erwiesen, daß diese Umkehr auf einer Drehung des Herzens beruht.

Häufigkeit der einzelnen Herzfehler.   Was die Häufigkeit der einzelnen angeborenen Vitien anbelangt, so fand SPIELER[3]) unter 122 Fällen von kongenitalem Herzfehler offenen Ductus Botalli 45mal, Ventrikeldefekte 41mal, Pulmonalstenosen 24mal, Aortenstenose 2mal, offenes Foramen ovale 3mal, Transposition großer Gefäßstämme 4mal, angeborene Tricuspidalinsuffizienz 1mal, angeborene Mitralinsuffizienz 1mal, dieselbe mit angeborener Aorteninsuffizienz kombiniert 1mal.

Einteilung.   Die angeborenen Herzfehler kann man in zwei Gruppen teilen, die anormalen Kommunikationen und die der angeborenen Stenosen arterieller Gefäße. Vielleicht ist aber eine von pathologisch-anatomischer Seite (CHRISTELLER) vorgeschlagene Einteilung besser, da sie die häufigen Kombinationen dieser

---

[1]) HÖGLER, Wiener Arch. f. inn. Med. 1920. Bd. 1.   [2]) Vgl. ABELMANN, Diagnose und Prognose der angeborenen Herzfehler. Ergebn. d. inn. Med. u. Kinderheilk. 1913. [3]) SPIELER, Diss. Zürich 1919.

Störungen berücksichtigt. CHRISTELLER teilt in primäre Störungen und in kompensatorisch bedingte. Speziell für die Pulmonalstenosen ergibt sich dann folgendes Schema:

1. Verengerung der Pulmonalarterienbahn ohne Kollateralen, Kompensation nur durch Hypertrophie des rechten Ventrikels;
2. Verengerung oder Verschluß dieser Bahn mit Kollateralen
    a) durch Beförderung des Blutes vom rechten Herzen in das linke durch Septumdefekte,
    b) durch Beförderung des Aortenblutes in die Lungen, durch Offenbleiben des Ductus oder durch kompensatorische Erweiterung von Aortenästen, z. B. der Bronchialarterien.

Die Symptome der einzelnen Störungen sind bekanntlich wegen der häufig vorkommenden Kombinationen nicht immer derartig zu unterscheiden, daß die genaue Diagnose gelingt.

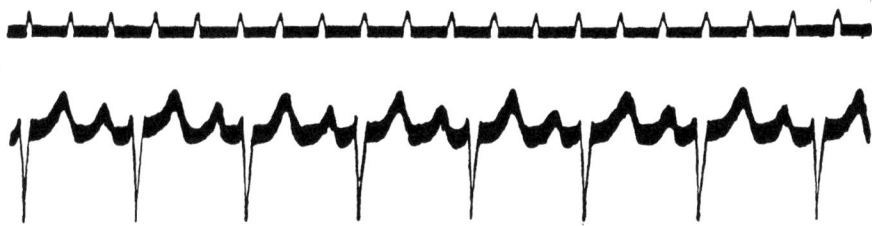

Abb. 78.

Als kennzeichnend für die reine Pulmonalstenose gelten: *Pulmonalstenose.*

1. Die starke Cyanose — die Pulmonalstenose ist der eigentliche Morbus coeruleus.

2. Eine teils unwesentliche, teils erhebliche Dilatation und Hypertrophie des rechten Ventrikels. E. SCHOLLMEYER[1]) fand im Röntgenbild den linken Herzrand steil, deutliche Unterteilung, mäßige Vorwölbung des Pulmonalbogens mit deutlicher Pulsation.

3. Ein lautes systolisches Geräusch links vom Sternum, im zweiten bzw. dritten Intercostalraum, welches sich nicht in die Carotiden, wohl aber nach dem Rücken hin fortpflanzt.

4. Endlich ein Fehlen oder ein nur schwaches Hörbarsein des zweiten Pulmonaltons, weil augenscheinlich durch die geringe Füllung der Pulmonalis die Klappen wenig gespannt werden.

SCHOLLMEYER fand in unserem Falle Hyperglobulie (Erythrocyten 6,8 Mill., 133,3% Hämoglobin), normale Resistenz des Hämoglobins gegen Lauge, abnorm niedrige Senkung der Roten, erhöhte Viscosität des Blutes; aber normale Blutmenge (nach GRIESBACH bestimmt). Der Grundumsatz war normal, die spezifisch-dynamische Eiweißwirkung dagegen fast negativ. Im Capillarmikroskop ergab sich: erhebliche Vermehrung der Capillaren am Nagelrand; Erweiterung der venösen Schenkel, stellenweise lebhafte peristaltikartige Kontraktionen der Capillarwände.

Hingewiesen sei auch auf die Häufigkeit der Tuberkulose bei angeborenen Pulmonalstenosen. Endlich sei erwähnt, daß gelegentlich narbige Verengerungen, z. B. auf arteriosklerotischer oder luischer Basis in der Gegend des Conus arteriosus „wahre Herzstenose" hervorrufen können.

Die Defekte des Ventrikelseptums rufen an sich kaum Cyanose *Septumdefekte.* hervor; sie zeigen ein lautes, fast die ganze Herzphase ausfüllendes Geräusch, das am lautesten über der Mitte des Sternum zu hören ist, jedenfalls lauter

[1]) E. SCHOLLMEYER, Diss. Rostock 1928.

als an der Basis oder an der Spitze; man hat es als Preßstrahlgeräusch bezeichnet (HERMANN MÜLLER sen.); daneben sind oft die Herztöne noch wahrnehmbar, der zweite Pulmonalton ist deutlich zu hören. Die Herzdämpfung braucht nicht vergrößert zu sein; insbesondere fehlt die für eine Mitralinsuffizienz kennzeichnende Hypertrophie des linken Ventrikels. Das Röntgenbild weicht gewöhnlich nicht von der Norm ab. Bei enger Blende kann man dagegen, wie DENECKE beobachtete, sehen, daß auch der rechte Herzrand kräftig pumpende, ventrikuläre Bewegungen isochron mit dem linken ausführt, so daß sich das ganze Herz gleichzeitig zusammenzieht. Beim normalen Herzen sähe man diese rechtsseitige Pulsation nicht und ebensowenig beim Offenbleiben des Foramen ovale oder bei größeren Defekten der Vorhofscheidewand. ASSMANN bestreitet übrigens den Wert des DENECKEschen Symptoms; er sah es bei ganz normalem Herzen und vermißte es bei Septumdefekt.

Die Defekte der Vorhofscheidewand rufen bekanntlich oft keinerlei Symptome hervor. Nur wenn die Kommunikation sehr groß ist, können Geräusche über der Mitte des Sternum auftreten, und zwar sowohl präsystolische wie systolische oder systolisch-diastolische Doppelgeräusche. Da das Röntgenbild bei Vorhofscheidewanddefekten vollkommen normal sein kann und die Kranken auch keine subjektiven Beschwerden haben, können derartige Geräusche leicht irrtümlicherweise für Klappengeräusche gehalten werden.

Offenbleiben des Ductus Botalli.

Das Offenbleiben des Ductus Botalli, der häufigste aller kongenitalen Herzfehler, zeigt folgende Symptome:

1. Ein manchmal leiseres, manchmal lautes, schwirrendes, systolisches Geräusch, mitunter ein auch mit in die Diastole fallendes Doppelgeräusch, das am lautesten im zweiten Intercostalraum links zu hören ist. Dieses Geräusch pflanzt sich deutlich in die Carotis fort und ist gewöhnlich auch von einem deutlichen Schwirren an der Basis begleitet. O. BUDDE hat darauf aufmerksam gemacht, daß das Geräusch und die Pulsation bei tiefer Inspiration und beim VALSALVAschen Versuche schwächer werden[1]. A. BITTORF fand, daß sich beim VALSALVA-Versuch im Röntgenbilde der Pulmonalisbogen abflacht, statt sich, wie normal, vorzuwölben (zit. nach TH. BRUGSCH[2]). 2. Der zweite Pulmonalton ist stark akzentuiert. 3. Das Herz ist oft nach beiden Seiten vergrößert. 4. In ausgesprochenen Fällen findet sich die von C. GERHARDT beschriebene, bandförmige Dämpfung links neben dem Sternum. 5. Im Röntgenbild sieht man eine Ausbuchtung des Pulmonalbogens nach links mit starker Pulsation und bei vorhandener Herzhypertrophie ein mitralkonfiguriertes Herz. Endlich wird gelegentlich ein Pulsus differens und auch ein Pulsus paradoxus beobachtet. Der offene Ductus Botalli geht oft mit allgemeiner Asthenie und Anämie, aber meist ohne Cyanose und auch ohne wirklich anämischen Blutbefund einher. Häufig verläuft dieser angeborene Herzfehler ohne besondere klinische Symptome und wird erst bei der Obduktion entdeckt.

Aortenstenose.

Die angeborene Aortenstenose, ein ausgesprochen seltener Herzfehler, ist durch die typischen Erscheinungen dieses Herzfehlers (konzentrische Hypertrophie mit langsam hebendem Spitzenstoß, lautes systolisches, sich in die Gefäße fortpflanzendes Geräusch, im zweiten Intercostalraum rechts am deutlichsten, ebenda Schwirren, Pulsus tardus) gekennzeichnet.

Atresie der Aorta.

Als Mißbildungen der Aorta kommen auch absolute Atresien vor. Sie können sich sogar mit einer längeren Dauer des Lebens vertragen. In einem Fall von MATTHES endete die Aorta nach Abgang der Carotiden blind, und für die Zirkulation der unteren Körperteile hatte sich eine außerordentlich starke

---

[1] BUDDE, Zentralbl. f. inn. Med. 1921. S. 105. [2] TH. BRUGSCH, Pathologie des Kreislaufs. Leipzig: S. Hirzel 1937.

Erweiterung der ersten Intercostalarterien gebildet, durch die der gesamte Kollateralkreislauf ging. Der Mann hatte mit dieser Anomalie sogar einige Monate als Soldat gedient. Er kam mit schwerster Kompensationsstörung in die Klinik; die Diagnose wurde auf Aortenaneurysma (in der vorröntgenologischen Zeit) gestellt.

Einen erworbenen Verschluß, nämlich eine durch luische Aortitis bedingte totale Obliteration des Aortenisthmus, hat HART beschrieben. Auch dieser Patient war damit zu schwerer Arbeit fähig [1]).

Die Aortenisthmusstenosen (des Teiles zwischen der Einmündung der linken Arteria subclavia und der des Ductus Botalli) kommen wohl dadurch zustande, daß die Obliteration des Ductus sich auf die Aorta fortsetzt. Sie können gelegentlich daraus vermutet werden, daß sich kollateral pulsierende Gefäßstränge am Rücken, an der seitlichen Brustwand, ja selbst an der vorderen Brustwand entwickeln; ein „Caput Medusae arteriosum", wie ich es zu nennen vorgeschlagen habe. In der Mehrzahl der Fälle wurden eine linksseitige Herzhypertrophie und ein hoher Blutdruck, mitunter mit großer Differenz zwischen systolischem und diastolischem Druck, gefunden, es kommt aber auch niedriger Blutdruck mit normaler Amplitude vor (BAHN [2]). Zwei derartige haben BODE und KNOP [3]) beschrieben. Beide erreichten ein höheres Alter und waren selbst zu schwerer Arbeit fähig; sie gingen an Endocarditis lenta zugrunde. *(Isthmusstenose der Aorta.)*

Auch der von mir und C. BAHN beobachtete Mann war bis zum 40. Jahr arbeitsfähig und im Kriege Armierungssoldat gewesen. Der Fall zeigte als Rarität isolierte Dextrokardie mit nach rechts zeigender Herzspitze und links der Wirbelsäule verlaufender Aorta descendens. Alle übrigen Organe zeigten normalen Situs. Die Isthmusstenose der Aorta wurde durch die obengenannten Symptome, insbesondere durch das starke Caput medusae arteriosum auf dem Rücken gekennzeichnet und durch die Sektion bestätigt.

Das Elektrokardiogramm zeigte, entsprechend der isolierten Dextrokardie, völlig normale Kurve. Übrigens starb auch dieser Kranke an einer aufgepfropften Endocarditis lenta.

KOMMEREL [4]) hebt als diagnostisch wichtig ein lautes systolisches Geräusch im 2. Intercostalraum links hervor, das stets auch hinten im Interscapularraum hörbar sei. KIRCHHOF und SAUER-SCHMALTZ [5]) fanden röntgenologisch Usuren an den Rippen durch Veränderungen der Intercostalarterien infolge des erwähnten Kollateralkreislaufes und Fehlen oder geringe Ausbildung des Aortenknopfes, sowie Unmöglichkeit, den Aortenscheitel abzugrenzen.

Eine weitere Mißbildung, die Transposition der großen Gefäße, dürfte sich, ebenso wie das Offenbleiben des Foramen ovale, meist der Diagnose entziehen. HOCHSINGER hat angegeben, daß sich die Diagnose des Ursprungs der Lungenarterie aus dem linken Ventrikel stellen ließe, wenn bei starker blauschwarzer Cyanose reine Herztöne und eine Akzentuation der zweiten Töne an der Basis sich als einzige Zeichen fänden. *(Transposition der Gefäße.)*

Die häufige Kombination dieser verschiedenen Anomalien verwischt selbstverständlich die oben geschilderten reinen Symptome der einzelnen Störungen, so daß man oft die Kombinationen nicht wird diagnostizieren können. *(Kombinationen.)*

Eine weitere diagnostische Schwierigkeit erwächst daraus, daß sich angeborene Herzfehler gar nicht selten später mit verruköser oder — häufiger — septischer Endokarditis komplizieren; wie der obengenannte Fall. Auch FOCKEN, RÖSNER u. a. haben dieses Zusammentreffen beschrieben. Besonders Isthmusstenosen der Aorta scheinen dazu zu neigen. *(Kombinationen mit verruköser oder septischer Endokarditis.)*

Endlich sei mit einigen Worten des Situs inversus gedacht, der ja auch eine angeborene und, wie ich [6]) gezeigt habe, bisweilen familiär auftretende Anomalie ist. Bekanntlich ist die Lage der Organe dabei ein Spiegelbild der *(Situs inversus.)*

---

[1]) HART, Med. Klinik 1920. Nr. 52. [2]) C. BAHN, Dtsch. Arch. f. klin. Med. Bd. 146. 1925. [3]) BODE und KNOP, Dtsch. Arch. f. klin. Med. Bd. 163, H. 5/6. [4]) KOMMEREL, Klin. Wochenschr. 1941. 24. [5]) KIRCHHOF und SAUER-SCHMALTZ, Z. Kreislaufforsch. 1943. S. 2. [6]) HANS CURSCHMANN, Anatomische Hefte von MERKEL und BONNET, H. 171/179. 1919.

normalen Lage. Leicht ist die Diagnose, wenn, wie gewöhnlich, auch die Bauchorgane transponiert sind, da man dann die Leber auf der linken Seite findet; im
Zweifelfall kann man eine Wismutfüllung des Magens benutzen, um dessen
rechtsseitige Lage festzustellen. Der Situs inversus ist bekanntlich kein krankhafter Zustand und bedingt keinerlei Änderungen der Organ-, insbesondere der
Herzfunktion. Daß er gelegentlich, mit anderen angeborenen oder erworbenen
Krankheitszuständen zusammentreffen kann, z. B. mit Bronchiektasien bei dem
sog. KARTAGENERschen Syndrom, erwähnte ich bereits.

Bei Situs inversus ist — laut Literatur — ferner die Form des Elektrokardiogramms bedeutsam, bei der die Zacken, die sonst gewöhnlich, positiv
sind, negativ gefunden werden. Fast alle Untersucher fanden eine Umkehr
aller Zacken der Kurve bei der Ableitung I (rechter Arm — linker Arm),
während die übrigen Ableitungen normale Bilder ergaben.

In einem Falle von MATTHES war bei Ableitung I eine negative Vorhof- und Initial-
zacke vorhanden. Dagegen war die Finalschwankung positiv; bei Ableitung II und III
waren die ersten beiden Zacken positiv, die Nachschwankung fehlte bei Ableitung III
konstant; sie war dagegen bei Ableitung II gelegentlich negativ. Dieses Verhalten, das
etwas von der sonst bei Ableitung I beobachteten vollkommenen Umkehrung der elektrokardiographischen Kurve abweicht, ist wohl dadurch bedingt, daß es sich um ein Herz
handelte, das bei normaler Lage eine negative Finalschwankung aufgewiesen haben würde.
Bemerkt sei übrigens, daß bei gewöhnlicher linksseitiger Lagerung des Herzens die
Finalschwankung nach den Untersuchungen GRAUs leicht umgekehrt wird, wenn man die
Lage des Herzens durch eine Magenaufblähung verändert. Das gleiche kommt bei Verziehung des Herzens nach rechts durch pleuritische Prozesse vor.

Im übrigen liegt nur insofern eine differentialdiagnostische Schwierigkeit
vor, als der Situs inversus mit Verziehungen des Herzens und des
Mediastinums verwechselt werden kann. Diese kommen bei großen pleuritischen Ergüssen, als Folge von Pneumothorax- und Thorakoplastikbehand-
lung bei Lungentuberkulose, bei Zwerchfellhernien, bei Relaxationen und bei
Tumoren vor. Es wird dann das Mediastinum nicht etwa durch den Druck
des Exsudates verschoben, sondern durch die Bildung des Exsudates wird auch
die gesunde Seite entspannt, so daß ihre Elastizität wirken und das Mediastinum
herüberziehen kann. Selbstverständlich kann das Mediastinum durch eine
schrumpfende Pleuritis auch in die kranke Seite hinübergezogen werden.

2. Die Differentialdiagnose der Herzstörungen ohne Klappenfehler.

Die Differentialdiagnose dieser Störungen, die sowohl die Muskelerkrankungen als den größten Teil der arteriosklerotischen Störungen und
endlich die toxischen, avitaminotischen, allergischen und nervösen
Erkrankungen umfassen, ist im Gegensatz zur Diagnose der ausgebildeten
Klappenfehler manchmal deshalb schwierig, weil die physikalischen Befunde
dabei gering sein oder auch völlig fehlen können und die übrigen Symptome oft
vieldeutig sind. Dabei ist die diagnostische Entscheidung sehr verantwortungsvoll. Wenn einem Untersuchten mitgeteilt wird, er sei herzkrank, so bedeutet das oft eine schwere psychische Erschütterung für ihn und führt leicht zu
überwertiger Beachtung von Organempfindungen seitens des Herzens, die Beschwerden lebhaft steigern kann. Jeder erfahrene Arzt weiß ja, wieviel
Schaden durch Verlegenheitsdiagnosen, wie „nervöse Herzschwäche" oder
(zur Zeit besonders aktuell) „Verdacht auf Coronarinsuffizienz" angerichtet wird.

Für die Beurteilung eines Herzens ist, wie schon mehrfach betont,
nie der Herzbefund allein maßgebend. Stets ist vielmehr der gesamte
körperliche und seelische Zustand des Kranken zu berücksichtigen; auch kann
die Anamnese gar nicht genau genug aufgenommen werden.

Schon bei der Besprechung der Arhythmien wurde darauf hingewiesen, daß man das Vorhandensein von Insuffizienzerscheinungen nicht unbedingt als Kennzeichen einer organischen Störung betrachten dürfe. Aber es muß auch gesagt werden, daß nachgewiesene Insuffizienzerscheinungen nur dann als funktionell betrachtet werden dürfen, wenn sie durch den Befund etwa einer Vorhofpfropfung erklärt werden können. Ebenso vorsichtig sei man aber mit dem gegenteiligen Schluß, daß ein Fehlen von Insuffizienzerscheinungen eine organische Ursache ausschließen ließe.

F. v. MÜLLER beobachtete, daß unter den wegen „Herzstörungen bzw. -schwäche" zurückgeschickten Soldaten des Weltkrieges viele konstitutionelle Schwächlinge waren; Menschen, die trotz ihres Alters von über 20 Jahren und ihres häufigen Hochwuchses merkwürdig infantilen Körperbau hatten, der auf noch nicht vollendete sexuelle Reife schließen ließ. Das Gemeinsame dieser Gruppe war eine allgemeine Muskelschwäche. Diese braucht natürlich nicht angeboren zu sein; sie kann auch das Produkt einer Entwicklungshemmung durch Lungentuberkulose, eine chronische Nephropathie, Unterernährung u. a. m. sein. Ein Teil dieser muskelschwachen Menschen war auch fettleibig. Ging man der Anamnese dieser nach, so stellte sich heraus, daß sie schon in der Jugend die normalen Knaben eigene Freude an körperlicher Betätigung vermissen ließen, bisweilen auch, daß sie entweder von vornherein körperlich nicht anstrengende Berufe gewählt hatten oder später einen körperlich angreifenden Beruf mit einem weniger anstrengenden vertauscht hatten. Diese Leute zeigten bei den üblichen Funktionsprüfungen keine Zeichen einer insuffizienten Herztätigkeit. Ihre Klagen bestanden oft ausschließlich in Herzklopfen, Pulsbeschleunigung, mitunter bei Anstrengungen über Atemnot und Beklemmungsgefühle, sogar Neigung zu Ohnmachtsanwandlungen; sie boten aber nur in seltenen Fällen das kennzeichnende psychische Verhalten Nervöser. Sie erholten sich in der Ruhe des Lazarettes auch oft rasch; wurden sie aber wieder zum Felddienst herausgeschickt, so versagten sie und „machten schlapp". Die Truppenärzte schickten sie bald zurück und hatten augenscheinlich ein richtigeres Urteil über ihre Leistungsfähigkeit als die Lazarettärzte.

Man kann sich des Eindrucks nicht erwehren, daß es sich bei den geschilderten Leuten nicht um eigentlich kranke, aber doch um wenig leistungsfähige Herzen handelte, die überanstrengt und dadurch überreizt waren. Solche Fälle kannten wir auch schon im Frieden und haben sie dann bei Soldaten wieder erlebt; und zwar sowohl als Folgen einer einmaligen erheblichen Überanstrengung, z. B. einer Sportleistung, als auch bei chronischen Überanstrengungen; bei den ersteren sogar mit deutlichen, wenn auch nur kurz währenden Zeichen der Insuffizienz. KREHL hat sie vorzüglich beschrieben und DA COSTA hat für sie den treffenden Ausdruck Überreizung des Herzens eingeführt. Selbstverständlich können sich damit nervöse Störungen, namentlich durch die Befürchtung, herzkrank zu sein, kombinieren. Ein Teil dieser Leute erwarb in den Exerzierabteilungen später volle Leistungsfähigkeit. Man sieht also, daß auch ein an sich wenig leistungsfähiges Herz durch zweckmäßige, vorsichtige Übung erstarken kann. Die Überanstrengung als Grund von Herzbeschwerden läßt sich im Frieden wohl bei einer einmaligen Überanstrengung leicht feststellen. Schwieriger ist schon ihre Bedeutung bei chronischer Überanstrengung zu beurteilen. Ich führe z. B. die Beobachtung von BECK an, nach der der größte Teil der Bergführer und sportlichen Einzelgänger keine normalen Herzen, sondern sogar oft nachweisbare Vergrößerungen oder Geräusche aufweist. Auch schildert MÜLLER unter den Soldaten, die wegen Herzbeschwerden ins Lazarett kamen, eine besondere Gruppe, Landsturmleute zwischen 40 und 45 Jahren, die bereits einen stark gealterten

Über- reizung des Herzens.

Eindruck machten, früh durch anstrengende, körperliche Berufsarbeit verbraucht und nicht mehr leistungsfähig waren. KREHL führt endlich als klassisches Beispiel für den deletären, fortschreitenden Verlauf der chronischen Überanstrengung die von PEACOCK beschriebenen englischen Minenarbeiter an, die bereits in den vierziger Jahren an Herzschwäche zugrunde gehen. Natürlich ist es schwer, die Erkrankung in solchen Fällen allein auf die Wirkung der Überanstrengung zurückzuführen; es können dabei wohl auch andere Gründe, überstandene Infektionen, Potus, Arteriosklerose u. a. mitwirken.

Der Weltkrieg hat uns aber nicht nur die ursächliche Bedeutung konstitutioneller Anomalien für die Entstehung von Herzstörungen bewiesen, sondern auch gezeigt, welcher anstrengenden Leistungen organisch kranke Herzen fähig sind, wenn ein fester Wille des Trägers sie verlangt. Eine nicht geringe Reihe von Offizieren mit kompensierten Herzfehlern ertrug beispielsweise alle Strapazen überraschend gut. Voraussetzung war dabei, daß die ursächliche Endokarderkrankung völlig abgelaufen war. Eine vor 20 Jahren durch Endokarditis erworbene Aorteninsuffizienz, die allerdings keinen endokarditischen Rückfall erlebt hatte, ließ tatsächlich bei völliger Kompensation Höchstleistungen zu, ohne daß es zu Kompensationsstörungen kam. WENCKEBACH berichtete über einen Mann, der mit einer Arhythmia perpetua mehrere Monate ohne Beschwerden Schützengrabendienst getan hatte. Ich gedenke dabei auch eines Armeeführers, der mit einem Aortenaneurysma zwei Jahre im Feld war. Dagegen sind Herzen mit viel geringeren Defekten, die aber z. B. unter dem Einfluß von Anginen usw. noch immer entzündliche Nachschübe erleiden, funktionell viel minderwertiger.

Wenden wir uns nunmehr zur Erörterung der einzelnen für die Differentialdiagnose wichtigen Befunde.

Akute Herzerkrankungen bei Infektionen

Relativ einfach ist die Bewertung der im Verlauf fieberhafter Erkrankungen auftretenden Störungen der Herztätigkeit. Abgesehen von der der gesteigerten Temperatur entsprechenden Pulsbeschleunigung wird man nicht fehlgehen, wenn man Störungen, wie Arhythmien, Zeichen beginnender Insuffizienz, wie Leberschwellungen, Cyanose, Kurzatmigkeit auf toxische oder entzündlich infektiöse Schädigungen des Herzens bezieht.

Allerdings wissen wir aus den Untersuchungen von ROMBERG und PÄSSLER, daß es sich bei dem Krankheitsbild der akuten, infektiösen Kreislaufschwäche oft, (z. B. gerade bei der Pneumonie) weniger um eine eigentliche Herzschwäche, als um eine Vasomotorenschwäche handelt. Das Herz wird schlecht gefüllt, die Peripherie blutarm, weil sich das Blut wegen der Lähmung des Splanchnicus in dessen Gebiet ansammelt. Der kleine, beschleunigte, weiche Puls, die Blässe, die Kühle der Extremitäten auch im Kollaps sind gleichfalls in erster Linie Folgen dieser vasomotorischen Störungen. Mit Recht hat D. GERHARDT deswegen gelehrt, das ausgeprägte Bild der Herzschwäche biete der Kranke mit dekompensiertem Klappenfehler, das der Gefäßschwäche dagegen der Ohnmächtige. Nicht immer wird es möglich sein, primäre Herzschwäche und Vasomotorenschwäche am Krankenbett sicher zu unterscheiden. EDENS sagt zwar, daß bei der letzteren der Blutdruck stark sinke, ohne daß äußere Stauungszeichen vorhanden seien, während bei Senkung des Blutdrucks durch Herzschwäche Neigung zu Lungenödem und auch zu Stauung in den Körpervenen bestünde. Auch ist bei primärer Herzschwäche der Blutdruck entweder noch normal oder nur wenig erniedrigt. Es kommen aber doch fraglos Mischbilder vor, Fälle z. B., in denen neben der Blässe Cyanose, zumal an Lippen und Wangen, besteht. Freilich hat andererseits GERHARDT recht, wenn er schreibt, daß Verbreiterung der sichtbaren Pulsation und des Herzstoßes sowie Galopprhythmus bei den Kollapszuständen im Fieberstadium der Infektionskrankheiten kaum beobachtet würden. Dagegen sieht man sie als Folgen akuter Infektionen und auch bei chronisch fieberhaften Zuständen, bei Tuberkulose und chronischer Sepsis.

Es gibt aber auch akute, primäre Erkrankungen des Herzmuskels, eine „primäre" Myokarditis[1]). Bei den akut fieberhaft erkrankten Menschen tritt dann neben den Erscheinungen einer akuten, unklaren Infektion die Beteiligung des Herzens durch Erscheinungen anginöser Art in den Vordergrund. Beklemmungsgefühle, selbst in den Arm ausstrahlende Schmerzen können auftreten bei kleinem, mitunter raschem, öfter aber auch verlangsamtem Puls. Unregelmäßigkeiten des Pulses, selbst Leitungsstörungen können sich dazu gesellen. In KREHLs Fällen bestanden erhebliche nervöse Erscheinungen: Kopfschmerzen, Delirien, so daß man im Hinblick auf die bestehende Pulsverlangsamung eine Meningitis in Betracht ziehen mußte. ROMBERG hat einige Sektionsbefunde beschrieben, die nach mehrwöchentlichem Krankenlager eine diffuse, interstitielle Myokarditis aufwiesen. Immerhin gehören derartige Fälle zu den Seltenheiten.

Eindeutiger sind die Erkrankungen, bei denen es sich im Verlauf einer Sepsis um Beteiligung des Herzens handelt. Man ist gewöhnt, aus dem Auftreten von Herzgeräuschen und „schlechtem" Puls meist auf eine akute Endokarditis, freilich mit Beteiligung des Myokards und mitunter des Perikards, zu schließen. Dieser Schluß wird auch bisweilen durch den weiteren Verlauf, durch das Auftreten septischer Embolien bestätigt. Subjektive Beschwerden von seiten des Herzens können dabei vorhanden sein, aber auch fehlen.

Bekannt ist das Auftreten einer akuten Endokarditis, Myokarditis und Perikarditis im Verlauf des akuten Gelenkrheumatismus. Die Entscheidung, ob sich daraus bleibende Herzfehler entwickeln, oder ob es sich um zurückgehende, muskuläre Insuffizienzen handelt, wird mitunter erst der Verlauf lehren. Diastolische Geräusche und auch ein allmähliches Deutlicherwerden systolischer Geräusche sprechen für eine Klappenerkrankung.

Besonders gefürchtet ist die Erkrankung des Herzens bei Diphtherie. Wie häufig die diphtherische Myokarderkrankung ist, zeigen beispielsweise die Ergebnisse von MOHR[2]), der in 87% seiner Diphtherieobduktionen mehr oder minder schwere Myokarditis fand und als Todesursache ansprach. Pathologisch-anatomische Untersuchungen ergaben sowohl Degenerationen des Muskels als auch entzündliche interstitielle Herde. Bei den schweren toxischen Diphtherien steht das Bild der akuten Herzschwäche, Blässe und mäßige Cyanose und unregelmäßiger, rascher, kleiner Puls, im Vordergrund und unterscheidet sich nicht viel von dem ähnlichen Verlauf anderer schwerer septischer Zustände, z. B. dem des septischen Scharlachs. Differentialdiagnostisch wichtiger sind die Myokarditiden, die erst nach überstandener Diphtherieerkrankung in die Erscheinung treten und gleichfalls sehr gefährlich sind. Sie beginnen oft mit Erbrechen oder mit Leibschmerzen. Dabei werden die Kinder oft auffallend blaß mit cyanotischem Anflug, mitunter in ihrem Wesen verändert, mißgestimmt, sehr still. Doch gibt es auch Fälle, in denen die Kinder ruhig spielend im Bett sitzen. In solchen Fällen scheinen auch subjektive Beschwerden von seiten des Herzens zu fehlen, mitunter werden aber doch Druck auf die Brust, Angst, Schmerzen, Herzklopfen, besonders von älteren Kindern, geklagt. Meist setzen diese Erscheinungen um die dritte Woche der Diphtherieerkrankung ein. Die Myokarditis kann sich durch eine mäßige Temperatursteigerung der um diese Zeit schon fieberfreien Kranken ankündigen; in anderen Fällen fehlt aber Fieber vollkommen. Der Puls

Primäre Myokarditis.

Sepsis.

Gelenkrheumatismus.

Diphtheri

[1]) HAFNER, Akute interstitielle Myokarditis. Dtsch. Arch. f. klin. Med. Bd. 138.
[2]) H. MOHR, Dtsch. Gesundheitsw. 1946. S. 337.

ist gewöhnlich stark beschleunigt, oft unregelmäßig, manchmal sieht man aber auch im Gegenteil Pulsverlangsamungen, und zwar sowohl solche des ganzen Herzens als durch Leitungsstörungen bedingte, ventrikuläre Bradykardien. Die Bradykardie kann so hochgradig werden, daß es zwischen den einzelnen Pulswellen zum Erblassen und zum Bewußtseinsschwund wie beim Adams-Stockes kommt. Demgemäß erkennt man bereits frühzeitig im Elektrokardiogramm derartiger Kranker ausgesprochene Myokardschäden, bisweilen völlige Dissoziation zwischen Vorhof und Ventrikel, in anderen Fällen Flimmerarhythmie. Nicht selten deckt das Elektrokardiogramm bereits Myokardschäden in Fällen auf, die noch kaum Herzbeschwerden zeigten, z. B. partiellen Herzblock. Der Blutdruck ist immer niedrig. Akute Dilatationen nach beiden Seiten können sich rasch entwickeln. Ödeme sind selten. Der Tod erfolgt mitunter plötzlich im Kollaps, in anderen Fällen unter fortschreitender Entwicklung der Herzinsuffizienz. Aber ein großer Teil der leichteren Fälle (KREHL gibt $^2/_3$ der Gesamtzahl an) heilt auch soweit aus, daß man am Herzen nichts Abnormes mehr findet. Ob damit diese Herzen wieder völlig normal sind und bleiben, steht dahin. Jedenfalls findet man in der Anamnese chronischer Myokarditiden mitunter die Angabe einer vor längerer Zeit überstandenen Diphtherie. Aber es gibt auch nicht wenige ehemalige Diphtheriemyokarditiker, die später als Erwachsene in der Arbeit, im Sport und Kriegsdienst völlige Leistungsfähigkeit ihres Herzens bewiesen.

Es ist bekannt, daß fast jede Infektionskrankheit zu akuten Endo- und Myokarditiden führen kann. Besondere Abweichungen von dem gewöhnlichen Bilde bieten diese Erkrankungen nicht. Sie werden deshalb, wenn sie symptomarm sind, in ihren Anfängen oft übersehen. Namentlich kann das leicht geschehen, solange die Kranken Bettruhe halten. Es ist deshalb Pflicht des Arztes, die Herztätigkeit in der Rekonvaleszenz zu kontrollieren. Herzschwächen nach Typhus, nach Pneumonien, besonders nach Scharlach usw. sind nicht ganz selten, wenn auch zweifellos lange nicht so häufig und schwer, als nach Diphtherie.

Chronische postinfektiöse Erkrankungen. Nicht selten erzeugen aber postinfektiöse Myokarderkrankungen erst im Zustand einer chronischen Herzerkrankung Symptome. Deswegen ist bei den chronischen Myokarditiden die Anamnese von so großer Bedeutung. Man hüte sich, kurze Zeit nach einer Infektionskrankheit auftretende Herzbeschwerden für nervöse anzusehen, und achte sorgsam auf beginnende Insuffizienzerscheinungen jeder Art. Aber auch bei bereits länger zurückliegenden Infektionen kann eine sorgsame Anamnese den Zusammenhang zwischen den ersten Anfängen der Herzerscheinungen und der überstandenen Infektion noch aufdecken.

Die postinfektiösen Myokarditiden bilden also eine Gruppe für sich. Eine andere Gruppe bilden die Myokarditiden chronischer Art, die durch einen noch fortbestehenden septischen Herd immer wieder unterhalten werden. Unter diesen Fällen sind die mit chronischer Mundsepsis besonders wichtig. Aber auch andere septische Herde, z. B. Cholecystitiden oder Parametritiden beim weiblichen Geschlecht kommen in Betracht. Es sei auf die Auseinandersetzung bezüglich der einzelnen in Betracht kommenden septischen **Endocarditis lenta.** Herde bei der Besprechung der Sepsis verwiesen. Bei der Endocarditis lenta bildet die Klappenerkrankung selbst den Sitz des Herdes der Viridansstreptokokken. Aber auch die anderen Formen der Myo- und Endokarditiden, die von einem chronischen Sepsisherd unterhalten werden, können als rekurrierende Formen verlaufen.

Myokardschäden infolge Avitaminose. Von prinzipieller Wichtigkeit sind die Beobachtungen von WENCKEBACH[1]), daß bei Beriberi das Bild schwerster Herzschwäche durch eine Quellung der

---

[1]) WENCKEBACH, Verh. d. dtsch. Ges. f. inn. Med. 1929 und AALSMEER und WENCKEBACH, Herz und Kreislauf bei der Beriberi-Krankheit. Urban & Schwarzenberg 1929.

Muskelfasern zustande kommt. WENCKEBACH fand dabei zwar eine Verminderung der Contractilität, aber ein normales Elektrokardiogramm. Die Störung bildet sich zurück, wenn rechtzeitig Vitamin B zugeführt wird. STEPP und KÜHNAU [1]) betonen übrigens, daß auch in unseren Breiten B_1-Mängel zu Myokardschäden führen können, und zitieren eine Reihe von amerikanischen und europäischen, auch deutschen Autoren, die übereinstimmend fanden, daß sich in diesen Fällen in der Regel eine Rechtsinsuffizienz des Herzens entwickelt, wie beim Beri-Beriherzen, mit Dilatation des rechten Herzabschnittes und typischen Veränderungen des Elektrokardiogramms. Die Ursache dieser „Mangelmyokardien" (BICKEL) erblickt man in Durchblutungsstörungen und krankhaften Änderungen des Kohlenhydratstoffwechsels. H. KOEHNLEIN [2]), auf dessen Sammelreferat über Kreislauf und Vitamine ich verweise, führt neuere Arbeiten, z. B. von GIGANTE und H. SCHRÖDER an, aus denen die günstige Beeinflussung der gegen Digitalis und Strophanthin refraktären avitaminotischen Myokardie durch B_1-Vitamine hervorgeht. Dieser therapeutische Effekt würde demnach auch von differentialdiagnostischer Bedeutung sein. Auch die Kreislaufstörungen der Graviden, der Thyreotoxischen, bei Angina pectoris und intermittierendem Hinken sollen durch B_1-Vitamine bis-

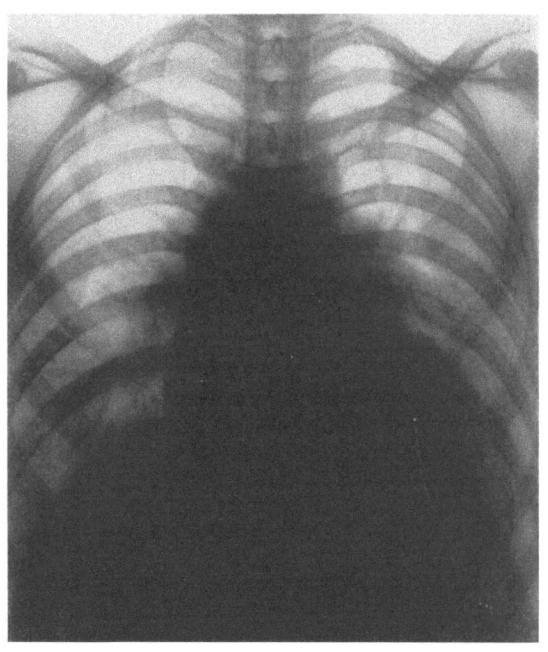

Abb. 79. Pericarditis exsudativa vor der Punktion, auffallend die starke Vorbuchtung rechts oben am Ansatz der Gefäße.

weilen günstig beeinflußt werden. Über die Kreislaufwirkungen bei anscheinendem B_2-Mangel durch Laktoflavin berichteten ALBRICH und BEIGLBÖCK, die besonders die diuretische Wirkung dieses Vitamin-B_2-Faktors hervorheben und sogar bei experimenteller Myokarditis deutliche Besserung im histologischen Bilde durch Laktoflavin erzielten. Neuerdings hat man auch Herzstörungen bei C-Avitaminosen beobachtet, die gleichfalls reversibel waren. Auch auf die Herzinsuffizienz bei Morbus Basedow, bei dem der Vitamin-A-Haushalt gestört ist, sei hier hingewiesen.

Herz bei Avitaminose.

Hat man das Bild einer chronischen Herzerkrankung vor sich, so erhebt sich aber meist die Frage: handelt es sich um eine Muskelerkrankung auf infektiöser oder arteriosklerotischer Basis? Oder handelt es sich etwa um eine sonst symptomlos verlaufende Perikardaffektion, beispielsweise eine Obliteration? Oder endlich handelt es sich um nervöse, nicht organische, also ungefährliche, nicht fortschreitende Herzerkrankung? Wir wollen diese oft schwierige Differentialdiagnose

[1]) STEPP, KÜHNAU u. H. SCHRÖDER, Die Vitamine. S. 90 u. 91. Stuttgart: Ferdinand Enke 1939. [2]) H. KOEHNLEIN, Med. Klin. 1941. S. 1228 u. f.

damit zu erörtern beginnen, daß wir zunächst die Fälle mit dem klaren Befund einer Vergrößerung des Herzens besprechen.

Abgesehen von den schon geschilderten kompensatorischen Vergrößerungen der eigentlichen Herzfehler können Vergrößerungen bei jeder Art der Herzmuskelschwäche als Stauungsdilatationen auftreten. Einigermaßen ausgesprochene Stauungsdilatationen verlaufen aber stets mit anderen Stauungserscheinungen und besonders mit einer so gestörten Herztätigkeit, daß über die Diagnose der Herzinsuffizienz ein Zweifel nicht besteht.

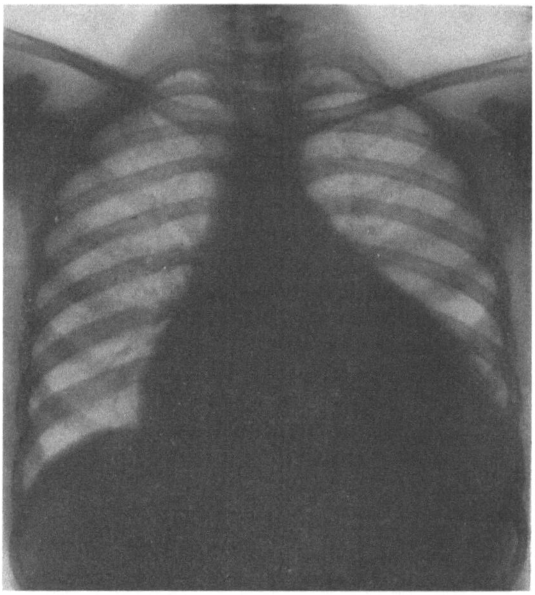

Höchstens kann eine Verwechslung mit einem Perikardialerguß unterlaufen. Für einen Erguß spricht die kennzeichnende Dreiecksform der Dämpfung. Bei einem Perikarderguß werden die Herztöne auffallend leise sein oder an der Herzspitze ganz fehlen; während über dem Sternum und daneben meist noch perikarditisches Reiben zu hören ist. Auch rückt der Spitzenstoß bzw. der Rest der Herzpulsation nach innen, sternalwärts. Alles im Gegensatz zum Cor bovinum! Endlich sei erwähnt, daß nach den klassischen Untersuchungen HEINRICH CURSCHMANNs perikarditi-

Differential- diagnose der Dilatation und des Perikardialergusses.

Abb. 80. Derselbe Fall wie Abb. 79 nach der Punktion.

sche größere Ergüsse — zumal bei Liegenden — sich ganz gewöhnlich links ansammeln und nach links hinten unten „absacken“; oft eine Pleuritis exsud. sin. vortäuschend.

Röntgenbild. Das Röntgenbild des Perikardialergusses kann sehr charakteristisch sein. Zunächst zeigt sich, daß ein Erguß die einzelnen Herzbögen zum Verstreichen bringt. GRÖDEL unterscheidet drei Stadien, zuerst das Glattwerden der Herzumrisse, zweitens die allseitige Vergrößerung des Herzschattens und drittens die Ausdehnung des Schattens am Ansatz der Gefäße, so daß kugelige Schatten entstünden, die sich von denen eines Cor bovinum nur durch den ununterbrochenen Verlauf der meist auch verwaschenen Grenzlinien unterscheiden ließen. DIETLEN spricht von einer Beutelform, die breit auf dem Zwerchfellschatten aufruhe und hebt den dünneren, kurzen Hals des Beutels gleichfalls hervor. SCHWARZ betont, daß wirkliche Dreiecksformen nur bei Herzvergrößerungen vorkämen, aber den Ergüssen nicht eigen seien; er schildert Schatten, die Barbierschüsselform hätten.

Es ist sicher, daß beide Beschreibungen zutreffen können. Die häufigere ist zweifellos die Barbierschüsselform, doch kommen auch Dreiecksformen vor, wie die beistehenden Abbildungen beweisen. Immer aber sind die Bögen verstrichen und ist die Begrenzung nach beiden Seiten konvex, wie es einem flüssigkeitsgefüllten Sack entspricht. Meist kann man sogar den Aortenbogen nicht erkennen. Mitunter sieht man den intensiveren Herzschatten deutlich sich von dem ihn umgebenden Exsudatschatten abheben (vgl. die Abbildungen). Demgegenüber zeigt das Röntgenbild eines Cor bovinum die Bögen stets gut ausgebildet, teils gradlinige, mitunter sogar leicht konkave Begrenzungslinien. Von großer Wichtigkeit ist endlich die Tatsache, daß die Ränder des perikardialen Exsudates auffallend geringe, manchmal nicht sicher sichtbare Pulsation und demgemäß sehr geringe kymographische Zacken zeigen; wiederum im Gegensatz zum hypertrophischen Herzen.

K. HECKMANN[1]) (Klinik STEPP) unterschied röntgendiagnostisch 1. Schlaffe Ergüsse mit geringem Druck im Herzbeutel und starker Formveränderung bei Lagewechsel. 2. Pralle Herzbeutelergüsse mit hohem Innendruck und der Gefahr der „Herztamponade"; bei Lagewechsel zeigen sie nur geringe Formänderung. Bei beiden Formen führt der VALSALVA-Versuch kaum oder gar nicht zur Verkleinerung des Herzschattens. 3. Kleine, bei gewöhnlicher Röntgenuntersuchung nicht nachweisbare Ergüsse, z. B. Stauungstranssudate; sie sollen kymographisch aber deutlich werden. 4. Die partiellen „abgesackten" Perikardergüsse bei Obliteration des übrigen Herzbeutels und die entzündlichen Perikarddivertikel KIENBÖCKs, die wohl Folge der ersteren sind.

Als kennzeichnende Veränderung des Kymogramms erwähnt HECKMANN u. a. die Regelmäßigkeit der Form der Randzacken (reine Volumänderung), das Auftreten vorher fehlender Pulsation bei Seitwärtsbeugung und endlich die Aufspaltung der Randzacken.

Wie groß die diagnostischen Schwierigkeiten aber bei früherer Röntgentechnik sein konnten, möge folgender Fall von MATTHES zeigen.

Junges Mädchen, früher gesund, hat angeblich vor einigen Wochen eine Grippe überstanden, wird fiebernd eingeliefert. Die Kranke sieht etwas cyanotisch aus, ist aber. nicht wie eine Perikarditiskranke, gleichzeitig blaß und erheblich dyspnoisch. Die Herzdämpfung nach beiden Seiten enorm verbreitet, im Röntgenbild der Barbierschüsselform entsprechend, der Pulmonalvorhofsbogen aber nicht verstrichen. Der Spitzenstoß sehr deutlich an der Grenze, nicht innerhalb der Dämpfung, in seiner Umgebung. auch nach oben hin, sehr deutliche, systolische Einziehungen der Intercostalräume. Töne rein, kein Reiben. Puls im Verhältnis zum Spitzenstoß klein, die Zacken des Elektrokardiogramms auffallend niedrig. Auf der Rückenfläche links hinten unten die Lungengrenze gut verschieblich, keine Dämpfung oder Tympanie, normales Atmungsgeräusch.
Die Sektion ergab eine tuberkulöse, exsudative Perikarditis, erklärte aber die beobachteten Erscheinungen gut. Es war nämlich das Perikard über dem linken Herzen und einem Teil des rechten Ventrikels durch straffe, schwartige Verwachsungen völlig obliteriert. Der anderthalb Liter große Erguß lag ausschließlich in der rechten Hälfte der Perikardialhöhle und hatte das Herz stark nach links gedrängt.

Bleiben bei der Untersuchung Zweifel, so entscheidet die Probepunktion. Sie ist ungefährlich, wenn man sie weit außerhalb von der linken Mamillarlinie macht. Denn dort trifft man, wie nach HEINR. CURSCHMANNs Untersuchungen erklärlich ist, stets die größte Exsudatmenge und läuft kaum Gefahr, das Herz selbst anzustechen. Man kann nach meiner Erfahrung auch die Probepunktion bei großen Exsudaten links hinten unten am Rücken vornehmen.

Die Differentialdiagnose der einzelnen Formen der Perikardialexsudate wird später im Zusammenhang besprochen werden.

Abgesehen von den Herzvergrößerungen durch Stauungsdilatationen sehen wir nun Herzvergrößerungen, die sowohl Dilatationen als gleichzeitige Hypertrophien sind, bei einer Reihe von Zuständen, die allerdings mancherlei Beziehungen untereinander und sowohl zur Arteriosklerose als zur Myokarditis bzw. zu Myodegenerationen haben, die differentialdiagnostisch aber doch trennbar sind. Zunächst sei das hypertrophische Bierherz (BOLLINGER) erwähnt. Es ist Bierherz.

[1]) K. HECKMANN, Münch. med. Wochenschr. 1937. Nr. 2.

gekennzeichnet durch seine Ursachen, durch überreichlichen, gewohnheitsmäßigen Biergenuß bei gleichzeitiger, schwerer, körperlicher Arbeit. In seinen reinsten Formen sah man es bekanntlich früher bei den Münchener Brauerknechten. Die sonst kräftigen, muskulösen, wegen ihrer schweren Arbeit trotz des ungeheuerlichen Bierkonsums nicht sonderlich fettleibigen Leute bekamen meist anfangs der 40er Jahre oder noch früher Herzinsuffizienzerscheinungen mit meist schlechter Prognose. Sie kamen oft erst im Stadium der beginnenden oder schon vorgeschrittenen Insuffizienz ins Krankenhaus. Außer der nachweisbaren Herzvergrößerung mit verbreitertem, im Anfang auch noch hebenden Spitzenstoß waren meist reine Töne, seltener systolische Geräusche zu hören. Der Puls war meist frequent, weich, labil, in der Frequenz wechselnd, aber gewöhnlich regelmäßig. F. v. MÜLLER hat später angegeben, daß er bei diesen Leuten regelmäßig erhöhten Blutdruck fände. Die Insuffizienzerscheinungen entwickeln sich auffallend schnell, schneller als bei Insuffizienzen anderer Ätiologie. Sie weichen aber sonst kaum von denen dekompensierter Herzfehler ab. KREHL vertrat die Ansicht, daß Beziehungen zu der gutartigen Nierensklerose, der JORESSchen roten Niere, bestünden und schildert Fälle, bei denen die Diagnose zwischen Bierherz mit Stauungsharn und Hypertrophie mit Dilatation des Herzens bei chronischer Nephritis schwankte. In diesen Fällen schwand aber bei Bettruhe und Digitalis das Eiweiß völlig. Es ist also, wie KREHL bemerkt, zweifelhaft, ob die Diagnose der primären Nephritis richtig war.

Etwas anders verlaufen die Krankheitsbilder, die man früher als Folgen reichlichen, aber nur vorübergehenden Biergenusses sah, z. B. bei Studenten. Hier fehlte wenigstens anfangs die Dilatation und Hypertrophie oder es war die Vergrößerung des Herzens nur angedeutet. Die Symptome einfacher Herzschwäche beherrschten das Bild. Die Kranken gaben an, daß sie leicht kurzatmig würden, z. B. beim Fechten. Dann klagten sie über Druck auf der Brust, Herzstechen, Schmerzen, Herzklopfen. Schwerere Stauungserscheinungen fehlten anfangs, höchstens war die Leber fühlbar. Die Klagen waren also ungefähr die gleichen, wie sie bei Nicotinmißbrauch, bei Fettleibigen und endlich bei rein funktionellen Störungen vorkommen können. Und doch konnte man fast regelmäßig feststellen, daß sie sich zuerst im Anschluß an eine Anstrengung einstellten. Diese kann eine körperliche gewesen sein, z. B. Fechten, ein anstrengender Marsch oder eine Hochgebirgstour. An objektiven Erscheinungen kommen außer dem Nachweis einer etwaigen Herzvergrößerung der auffallend weiche Puls, der nach Anstrengungen stark beschleunigt und leicht unregelmäßig wird, in Betracht. Oft hörte man systolische Unreinheiten an der Spitze; man konnte auch bei Funktionsprüfungen Arbeitsdyspnoe feststellen. Diese von dem Krankheitsbild des hypertrophischen Bierherzens verschiedenen Zustände waren übrigens meist reparabel, wenn die Kranken ein vernünftiges Leben führten. Heute sieht man diese Zustände bei uns natürlich überhaupt nicht mehr.

Herz der Fettleibigen. Die Beziehungen des regelmäßigen Biergenusses zur Entstehung von Fettleibigkeit waren früher sehr enge. Bei diesen fettleibigen Biertrinkern kommt natürlich die durch die Fettleibigkeit bedingte Körperträgheit dazu, um das Mißverhältnis zwischen Herzkraft und Körpermasse noch größer zu machen. Es handelt sich wegen dieses Mißverhältnisses um eine bei jeder Bewegung eintretende Überanstrengung des Herzens, außerdem aber auch noch um eine direkte Beeinträchtigung seiner Tätigkeit.

Ich betonte schon, daß bei Fettleibigen häufig ein Zwerchfellhochstand eintritt, der zur Querlagerung des Herzens führt und dadurch die Beurteilung seiner Größe erschwert. Der Zwerchfellhochstand beeinträchtigt aber auch die Blutbewegung, die durch eine normale Zwerchfelltätigkeit unterstützt wird.

Auf eine weitere Täuschungsmöglichkeit bei der Röntgenuntersuchung Fettleibiger hat SCHWARZ hingewiesen. Auf der äußeren Fläche des Perikards, in der Gegend, wo es auf dem Zwerchfell aufliegt, entwickelt sich ein besonders starkes Fettpolster, und dieses ist röntgenologisch an der Herzspitze als

sogenannter „Fettbürzel" sichtbar, falls mit genügend weichen Röhren untersucht wird, welche die Differenzierung des Herzschattens und des weniger
dichten Fettbürzelschattens erlauben. Man muß bei Fettleibigen übrigens die
Herzgröße stets in tiefster Inspirationsstellung bestimmen, um den Zwerchfellhochstand möglichst auszugleichen.

Von den Klagen der Fettleibigen stehen die über Kurzatmigkeit
im Vordergrund. Außerdem ist die Neigung zu Schwächeanwandlungen zu
erwähnen, wenn die Kranken größere Pausen zwischen den Mahlzeiten
machen. Wiewelt die Insuffizienzerscheinungen allein durch das Mißverhältnis zwischen Herzkraft und Körpermasse sowie durch die mechanische
Behinderung des Blutstroms durch den Zwerchfellhochstand bedingt sind,
wieweit Erkrankungen des Muskels selbst, namentlich Coronarsklerosen, sie
bedingen, ist nicht immer zu entscheiden. Deutliche anginöse Beschwerden
müssen immer an letztere Komplikation denken lassen. Übrigens sollte man den
Ausdruck „Fettherz", der die Kranken erfahrungsgemäß ängstigt und außerdem sachlich meist mangelhaft begründet ist, am besten ganz vermeiden und
dafür von „Herzbeschwerden Fettleibiger" sprechen.

Der Besprechung des Bierherzens und des sogenannten Fettherzens mögen   Einfluß
einige Worte über den Einfluß des Weintrinkens und der konzentrierten   des Wein-
Alkoholica auf den Kreislauf angefügt sein. Ich kann auf Grund von aus-trinkens.
gedehnten Erfahrungen an Rhein und Mosel wohl sagen, daß ein mäßiger fortgesetzter Genuß reiner Weine Kreislauf, Leber und Nieren relativ selten
schädigt; sicher weit weniger als Bier, Grog und Schnaps. Natürlich kann
übermäßiger Weingenuß schließlich auch zu Herzschädigungen und Schrumpfniere führen, sehr selten aber zur Lebercirrhose.

Daß die Nephrosklerosen zur Herzhypertrophie führen, steht fest. Der   Herz bei
Nachweis einer linksseitigen Herzhypertrophie mit stärkerer Blutdrucksteigerung   Nephritis.
wird stets die Diagnose auf die Nieren lenken. Erwähnt sei hier nur, daß
derartige Leute zunächst meist nur über Kurzatmigkeit klagen, die mitunter
durch die Arbeit nicht einmal besonders gesteigert wird, sondern schon in
der Ruhe besonders nachts vorhanden ist. Daneben werden gelegentlich Druck
auf der Brust, allgemeine Leistungsunfähigkeit, Kopfschmerzen und andere
Symptome der Nierenerkrankung geklagt, bezüglich deren auf die Darstellung
bei den Nephrosklerosen verwiesen sei.

Die richtige Deutung der Klagen und des Befundes ist unmöglich, wenn
man nicht den Blutdruck bestimmt. Der Befund selbst besteht in Querlagerung des linkshypertrophischen Herzens, hebendem Spitzenstoß, Akzentuation oder Spaltung der zweiten Aortentöne. Relativ häufig sind Galopprhythmus oder systolische Unreinheiten an der Spitze zu hören. Auch
im Stadium der ausgesprochensten Dekompensation mit starken Ödemen
weist die meist noch nachweisbare Blutdrucksteigerung auf die nephritische
Genese hin.

Bei beginnenden Schrumpfnieren ist die Erkrankung der Niere oft nur
schwer erkennbar. Eiweiß im Urin ist nur in Spuren vorhanden oder wird
ganz vermißt; auch Sedimente können fehlen. Am frühesten wird die mangelnde
Konzentrationsfunktion der Nieren auffallen. Frühzeitige Isosthenurie oder Hyposthenurie sind oft erstes Symptom und führen zusammen mit fixiertem Hochdruck
zur Diagnose der beginnenden Schrumpfniere.

Von den prognostisch relativ günstigen Formen der Schrumpfniere, der
benignen Arteriolosklerose der Niere, trennt man heute das Bild der einfachen

Einfache
Hypertonie.
(essentiellen, genuinen) Hypertonie ab. Wir verstehen unter dieser ein Syndrom, dessen Hauptsymptom eben eine erhebliche und dauernde Blutdrucksteigerung ist. Natürlich kommt es auch dabei mit der Zeit zu einer linksseitigen Herzhypertrophie; es kann sogar, wenigstens zeitweise, etwas Eiweiß im Urin nachweisbar sein, aber andere Erscheinungen von seiten der Niere fehlen.

v. ROMBERG hielt zwar auf Grund klinischer und anatomischer Erfahrungen daran fest, daß die einfache Hypertonie in der Mehrzahl der Fälle das Anfangsstadium und der Ausdruck einer Nierenerkrankung sei. Er betonte, daß eine dauernde Erhöhung des maximalen Blutdrucks über 160 mm Hg mit gleichzeitiger Erhöhung des mittleren Blutdrucks das Bestehen einer Nierenaffektion bewiese. Bei Arteriosklerosen ohne Nierenbeteiligung sei nur eine mäßige Erhöhung des maximalen Blutdrucks, dagegen eine Senkung des diastolischen Druckes, also eine Vergrößerung der Druckamplitude, jedoch keine Steigerung des mittleren Blutdrucks vorhanden.

Demgegenüber betonten die meisten anderen Autoren, z. B. v. KREHL, daß ,,die immer wiederkehrende Behauptung, daß bei hohem Blutdruck eine Schrumpfniere vorliege", falsch sei. Allerdings gibt v. KREHL in Übereinstimmung mit v. ROMBERG zu, daß bei der einfachen Hypertonie der diastolische Blutdruck nicht entsprechend der starken Steigerung des maximalen Blutdrucks erhöht sei, daß also die Pulsamplituden wesentlich größer als die Gesunder seien. Auch v. MÜLLER, v. STAUFFENBERG und v. MONAKOW haben sich gegen die Auffassung v. ROMBERGs gewandt, weil sie in vielen Fällen von einfacher Hypertonie nicht nur jede Funktionsstörung der Nieren bis auf eine Erhöhung des Blutharnsäuregehaltes vermißten und auch bei Obduktionen solcher Fälle keine über die gewöhnlichen senilen Veränderungen hinausgehende Beteiligung der Nieren fanden.

Seitdem ist die Literatur der ,,essentiellen Hypertonie" weiter gewachsen. Ich verweise auf die Arbeiten von MATTHES [1]) und von KYLIN [2]).

Fragen wir, unter welchen Bedingungen stärkere Erhöhungen des Blutdrucks zustande kommen, so herrscht Übereinstimmung darüber, daß eine Erhöhung des Widerstandes in den Arteriolen der wichtigste ursächliche Faktor dafür ist. Ob neben dieser Wirkung der Arteriolen für die Höhe des Blutdrucks auch Änderungen des Schlagvolums des Herzens in Betracht kommen, ist kaum zu entscheiden; bei normaler Weitbarkeit der Gefäße ist dies aber wohl kaum der Fall. Nach den Untersuchungen der Leipziger Schule HEINRICH CURSCHMANNs und derjenigen von FRIEDRICH V. MÜLLER ist auch beim Menschen das Splanchnicusgebiet der Hauptregulator des Blutdrucks, während die Gefäße der Haut und der Muskeln daran nur in sehr untergeordnetem Maße teilhaben. Die Capillaren, denen man von manchen Seiten gleichfalls eine Wirkung auf den arteriellen Blutdruck zuschreiben will, sind nach ihrer ganzen Struktur und ihrer Aufgabe als Ort des Stoffaustausches für eine derartige Funktion ungeeignet. Zudem weiß man, daß der Druck in den Capillaren vom arteriellen Druck ziemlich weitgehend unabhängig ist, ja durch gewisse Pharmaka gegensätzlich beeinflußt werden kann. Fragen wir nun nach dem Grunde eines erhöhten Widerstandes in den Arteriolen, so hat man früher allgemein angenommen, daß er in sklerotischen Veränderungen derselben im Sinne der alten Arteriocapillarofibrosis GULLs und SUTTONs zu suchen sei; man nahm auch meist an, daß die Veränderungen der Nierengefäße nur Ausdruck dieser allgemeinen Arteriocapillarofibrosis seien. Nach pathologisch-anatomischen Untersuchungen von HERXHEIMER und FAHR gibt es aber eine solche allgemeine Sklerose der Arteriolen nicht. Es werden vielmehr von der Sklerose stets nur die Nierenarterien und die des Pankreas befallen, dagegen bleiben die Muskel- und Hautarteriolen frei. Man kann daraus schließen, daß die Sklerose in erster Linie nicht Ursache, sondern Folge des erhöhten Blutdrucks ist, und, daß die Nierengefäße in dieser Hinsicht besonders empfindlich sind. Die eigentliche Ursache der Erhöhung des Blutdruckes ist vielmehr eine Kontraktion der Arteriolen, bzw. die Einstellung derselben auf einen höheren Tonus.

[1]) MATTHES, Die Hypertonie. Med. Klin. 1925. Nr. 7—8.   [2]) KYLIN, Die Hypertoniekrankheiten, 2. Aufl. Berlin: Springer 1930.

Wir sehen somit in der Erhöhung des Blutdruckes nur ein Symptom, nicht eine Erkrankung sui generis, wenn auch die Folgen der Hypertonie einheitliche sind.

Aus der klinischen Beobachtung sind uns nun zunächst vorübergehende Erhöhungen des Blutdrucks bekannt, und zwar durch körperliche Arbeit, durch seelische Erregungen und durch autotoxische Prozesse. Man denke nur an die psychogenen Blutdruckerhöhungen der Neurastheniker, an die plötzliche Blutdrucksteigerung bei tabischen Krisen, bei der Krampfurämie und — sehr selten, aber besonders hochgradig — bei Nebennierenmarktumoren. Die Möglichkeit reflektorisch bedingter, durch körpereigene Abfallprodukte ausgelöster Blutdrucksteigerungen hat FREY experimentell erwiesen. Es erscheint auch denkbar, daß derartige habituell ausgelöste Blutdrucksteigerungen, wie besonders die nervösen, mit der Zeit zu dauernden werden.

Andauernde Blutdrucksteigerungen sind uns außer den nephritischen auch bei Harnverhaltungen durch Prostatahypertrophien bekannt. Gerade sie können aber zurückgehen, wenn die Stauung behoben wird, so daß man sie wohl nur als entweder toxisch oder reflektorisch bedingt ansehen muß. Wir kennen ferner erhebliche Blutdrucksteigerungen bei manchen Formen der Polycythämie, bei chronischen Bleivergiftungen, bei denen allerdings eine Beteiligung der Niere nie sicher auszuschließen ist. Wir kennen endlich die seltenen, von SAHLI beschriebenen Hochdruckstauungen bei Herzkranken. Es wurde auch die Ansicht vertreten, daß stärkere Arteriosklerosen des Splanchnicusgebietes und der Hirnarterien, besonders wenn diese zu cerebralen Erweichungsherden geführt haben, mit Blutdrucksteigerungen einhergehen, während Blutdrucksteigerung der peripheren Arteriosklerose nicht eigen ist. Im besonderen hat man auch neuerdings wieder eine zentral bzw. cerebral bedingte Hypertonie angenommen, die nach KAHLER verschiedene Ursachen haben kann. Eine solche Vasomotorenreizung kann sowohl zentral als auch peripher ausgelöst werden; und zwar durch psychische, inkretorische, toxische, mechanische Faktoren u. a. m.

Neuerdings hat man vor allem angenommen, daß zwischen der Hypophyse, insbesondere deren basophilen Zellen, und dem Hochdruck enge Beziehungen bestehen. A. JORES hat nun nachgewiesen, daß das corticotrope und adrenalotrope Hormon der Prähypophyse bei Leuten mit essentieller Hypertonie im Blute vorkommt. Er nimmt deshalb an, daß die Rolle der Hypophyse eine indirekte sei, und daß durch das genannte Hormon eine Stimulierung der Nebennieren stattfände. Eine direkte Beeinflussung des Blutdrucks durch Überproduktion des vasopressorischen Prinzips, wie sie von CUSHING und ANSELMINO und HOFFMANN für die Eklampsie angenommen wird, scheint noch nicht hinreichend bewiesen. Mit KYLIN deutet auch A. JORES den Hochdruck der Klimakterischen, den am besten gekannten inkretogenen Hochdruck, so, daß durch den Fortfall der Keimdrüseninkrete ein Überaktivitätszustand der Hypophyse mit vermehrter Bildung des cortico- und adrenalotropen und wahrscheinlich auch des thyreotropen Hormons entstände mit der bekannten Kombination von Klimax, Hypertonie und Grundumsatzsteigerung.

Einfache Hypertonien rufen, solange das Herz vollständig leistungsfähig ist und die Hypertonie kompensiert, oft keinerlei subjektive Beschwerden hervor und werden häufig nur als Nebenbefunde entdeckt. Andere Kranke klagen über Beschwerden, namentlich über angioneurotische, wie Wallungen, ferner über Neigung zu Schwindel und Kopfschmerz, mitunter in migräneartiger Form oder über Beklemmungen und Kurzatmigkeit. Auch Klagen über rheumatismusähnliche Schmerzen und dabei über Empfindlichkeit gegen hohe Außentemperatur besonders bei feuchter Luft sind nicht selten, selbst Druckempfindlichkeit des linken Plexus brachialis (R. SCHMIDT) und Anfälle von Pseudoangina pectoris kommen vor. In manchen Fällen kann es sogar zweifelhaft sein, ob cerebrale Erscheinungen wirklich nur funktionelle oder durch Erweichungsherde bedingt sind. Sehr oft werden Klagen über leichte Ermüdbarkeit geäußert. Mitunter hat man direkt den Eindruck psychisch bedingter Beschwerden. Jedenfalls sind aber die Beschwerden nicht so kenn-zeichnend, daß man ohne Blutdruckmessung die Diagnose stellen könnte; sie können vielmehr rein nervösen, arteriosklerotischen und denen einer begin-nenden Schrumpfniere durchaus gleichen.

In seltenen Fällen kann die Hypertonie wieder völlig verschwinden. OTFRIED MÜLLER hat einen solchen Fall beschrieben, in dem das geschah, als ein psychischer Druck, unter dem der Kranke lange gestanden hatte, sich durch eine Aussprache gelöst hatte. MATTHES sah einen Fall, der bereits zu einer leichten Apoplexie geführt hatte und bei dem der Blutdruck zur Norm zurückkehrte. Das können natürlich keine Schrumpfnieren sein; man müßte denn eine Heilung oder wenigstens einen Stillstand der nephritischen Veränderungen annehmen. Gerade solche Fälle widerlegen die ROMBERGsche Theorie der allein nephrogenen Genese der Hypertonien. Es kommen aber doch nicht so selten Fälle vor, die allmählich in das klinische Bild der Schrumpf-niere übergehen. Es gibt eben doch Fälle, die jahrelang als einziges Symptom eine mehr minder hohe Blutdrucksteigerung zeigen und auch solche wie die zitierten, bei denen der Blutdruck dauernd wieder bis zur Norm zurückgeht; und zwar unter augenscheinlicher Besserung des Befindens, und ohne daß etwa Zeichen einer Kreislaufschwäche auftreten.

Es ist demgemäß zu fragen: Können wir diese gutartigeren Hypertonien von den beginnenden Schrumpfnieren unterscheiden?

Zunächst ist sicher, daß sich einfache Hypertonien durch Bettruhe und ent-sprechende Diät bisweilen rückbilden und daß ihr Blutdruck überhaupt stärker schwankt als bei Nephritischen, obschon auch bei diesen der Blutdruck keineswegs immer konstant ist. HERING zeigte auch, daß der Druck nicht nur bei ein-fachen Hypertonien, sondern auch bei Nephritikern durch den Carotisdruck-versuch sinkt; eine Beobachtung, aus der HERING den Schluß zieht, daß auch bei Nephritis der hohe Druck wenigstens teilweise reflektorisch bedingt sei. Die Schwankungen des Blutdrucks bei Hypertonien, insbesondere unter psychischen Einflüssen, sind besonders von FAHRENKAMP studiert. Es ist jedenfalls zu fordern, daß der Blutdruck, wenn man ein sicheres Urteil gewinnen will, täglich mehrfach gemessen wird, am besten in Form einer Kurve, und daß man das Verhalten des Blutdrucks unter dem Einfluß der Therapie berücksichtigt. Längere Zeit hindurch nicht beeinflußbare, nur geringe oder keine Schwankungen des Blutdrucks aufweisende Kranke sind wohl zum größeren Teil Schrumpfnierenkranke und keine einfachen Hypertoniker. Auch lassen sich ähnliche Schlüsse, wie schon erwähnt, aus der Steigerung des diastolischen Druckes ziehen, während eine Vergrößerung der Puls-amplitude nur durch Steigen des systolischen Druckes eine günstigere Prognose zuläßt. Auch das Fehlen einer über die bereits bestehende Hypertonie hinaus-gehenden Blutdrucksteigerung nach körperlichen Anstrengungen ist, nach EDEL und LEUBE Nierenkranken eigentümlich. Natürlich sprechen auch erheblichere Veränderungen der Nierenfunktion, insbesondere Steigerungen des Rest-N und Störungen der Konzentrationsfähigkeit (Hyposthenurie) für eine Nierenerkrankung. Die „Retinitis albuminurica" kommt zwar am häufigsten bei bösartigen Schrumpfnieren vor. Gelegentlich trifft man sie aber auch bei hypertonischen Arteriosklerotikern mit blanden Nephrosklerosen ohne Nieren-insuffizienz.

Es ist oben ausgeführt worden, daß die peripheren Arterien und besonders die Capillaren keine wesentliche Rolle bei der Regulierung des Blutdrucks spielen. FR. v. MÜLLER hat sogar abgelehnt, pathogenetische und diagnostische Schlüsse aus dem Verhalten der Capillaren am Nagelfalz zu ziehen.

Demgegenüber haben aber OTFRIED MÜLLER und HÜBENER[1]) darauf hingewiesen, daß das Capillarbild bei einfacher Hypertonie und bei Nierenerkrankungen dadurch differieren könne, daß bei den ersteren eine gewisse Planlosigkeit des Gefäßaufbaues bestehe und eine Dysergie, die sich darin ausdrücke, daß der arterielle Anteil der Capillarschlingen durchweg enger als der venöse sei, während chronisch Nierenkranke dieses Verhalten nicht zeigen. Auch sei die Strömung bei einfachem Hochdruck vielfach eine körnige oder zeige Stasen. Endlich beobachtete man bei einfachem Hochdruck an Brust, Oberarm und Lippen stark geschlängelte und kontrahierte, einem Glomerulus ähnliche Capillarknäuel; beide Erscheinungen fehlen den chronisch Nierenkranken gleichfalls. O. MÜLLER erblickt in diesen Erscheinungen den Ausdruck einer konstitutionellen vasomotorischen Neurose, die für den einfachen Hochdruck kennzeichnend sei; er schlägt deshalb vor, man solle diesen Hochdruck als konstitutionellen bezeichnen. G. DEUSCH[2]) bestätigte an meiner Rostocker Klinik diese Befunde O. MÜLLERs bei Hypertonikern, konnte aber keine gesetzmäßigen capillar-mikroskopischen Unterschiede zwischen dem Befunde bei essentiellen Hypertonikern und dem bei Nephrosklerosen feststellen.

Der Einfluß der Konstitution auf die Entstehung des einfachen Hochdrucks ist schon deshalb zuzugeben, weil die Erkrankung nach WEITZ u. a. oft familiär auftritt. O. MÜLLER identifiziert seine Capillarbilder, besonders die Überfüllung der venösen Schenkel und die dadurch bedingte Rotfärbung der Haut, mit dem, was VOLHARD den roten Hochdruck genannt hat, und seine Befunde bei Nierenkranken mit sehr engen Capillaren und nur andeutungsweise sichtbarem subpapillären Plexus mit dem blassen Hochdruck VOLHARDs. Er meint auch, daß man dabei von einem spastischen Symptomenkomplex reden dürfe, während er allerdings bei anderen Nierenkranken keine Abweichungen des Capillarbildes von der Norm fand. Bekanntlich hat VOLHARD auf Grund der Arbeiten HÜLSEs, der bei Nephritikern eine Sensibilisierung der kleinsten Gefäße gegenüber Adrenalin durch peptonartige Stoffe annahm, den roten Hochdruck, bei dem die Gefäße nicht krampfen und den blassen Hochdruck, bei dem sie krampfen, unterscheiden wollen; der letztere sei der der Schrumpfnieren.

Es ist verständlich, daß die Autoren, die dem Verhalten der Capillaren einen Einfluß auf die Höhe des Blutdrucks zuschreiben, versuchten, den Capillardruck zu messen. Soweit dies mit dem BASLERschen oder KYLINschen Instrument geschieht, ist zu sagen, daß man damit wohl kaum den Capillardruck, sondern den in den kleinen Gefäßen herrschenden mißt. Dem sei aber, wie ihm wolle, jedenfalls glaubt KYLIN, daß die nephrogenen Hypertonien eine Erhöhung dieses Druckes zeigen, während die einfachen Hypertonien sie vermissen ließen; eine Feststellung, die als rein erfahrungsmäßige immerhin eine gewisse diagnostische Bedeutung hat.

Man hat sich auch bemüht, die Reaktion auf Adrenalininjektionen als Unterscheidungsmerkmal zwischen verschiedenen Arten des Hochdrucks auszubauen; Versuche, die aber zu praktisch verwendbaren Resultaten nicht geführt haben. Auch die Untersuchung auf spontane und Adrenalinhyperglykämie ist praktisch unbrauchbar.

Auch das interessante Phänomen der perversen Reaktion gegenüber Wärmeeinwirkungen, die KAUFMANN[3]) zugleich mit einer auffallenden Empfindlichkeit gegen höhere Außentemperaturen bei einfacher Hypertonie, nicht aber bei nephrogener Hypertonie beobachtete, ist nicht konstant genug, um als klinische Prüfung verwendet werden zu können. Das gleiche gilt von der perversen Gefäßreaktion nach Abschnürung, auf welche WESTPHAL[4]) aufmerksam machte; der kombinierte Nitroglycerin-Wasserversuch KAUFMANNs ist ebenfalls für diagnostische Zwecke der Praxis nicht verwertbar.

---

[1]) OTFRIED MÜLLER und HÜBENER, Dtsch. Arch. f. klin. Med. Bd. 149. [2]) G. DEUSCH, Dtsch. Arch. f. klin. Med. Bd. 160, H. 3/4. [3]) KAUFMANN, Habilitationsschrift. Zeitschr. f. d. ges. exp. Med. Bd. 42 und Zeitschr. f. klin. Med. Bd. 100. [4]) WESTPHAL, Zeitschr. f. klin. Med. Bd. 101.

Neuerdings wurde von vielen Untersuchern bei Hypertonikern Erhöhung des Grundumsatzes beobachtet. R. HERBST kam zu folgenden Schlüssen: 1. Psychischer Hochdruck ruft keine Steigerung des Grund- und Arbeitsumsatzes hervor. 2. Nephritischer Hochdruck läßt ebenso eine Steigerung vermissen. 3. Klimakterischer Hochdruck zeigt eine Steigerung von Grund- und Arbeitsumsatz. 4. Genuiner Hochdruck zeigt gleichfalls eine Steigerung. 5. Hochdruck mit Symptomen von cerebralen oder Coronarsklerosen ohne wesentliche Nierenbeteiligung zeigt keine oder nur eine fragliche Steigerung des Grundumsatzes, aber eine geringe Steigerung des Arbeitsumsatzes.

Wir sahen also, daß wir zwar eine Reihe von Unterscheidungsmerkmalen haben, um die einfache Hypertonie von der nephritischen zu unterscheiden. Aber keins von ihnen ist so entscheidend, wie die Prüfung des Wasser- und Konzentrationsversuches und des Rest-N.

Seit etwa 20 Jahren hat man gewisse Zustände mehr beachtet, deren hervorstechendes Zeichen eine Herabsetzung des Blutdrucks ist, und die man deswegen Hypotonie. zu Unrecht als „essentielle Hypotonie" bezeichnet hat. Herabsetzungen des Blutdrucks finden sich nämlich bei einer großen Reihe von Erkrankungen, in akuter Form nach Blutverlusten, im anaphylaktischen Schock und bei vielen akuten, besonders Infektionskrankheiten, als Dauerzustand bei Tuberkulose, Carcinose, chronischer Sepsis und anderen chronischen Infekten und bei vielerlei Schwächezuständen, besonders wenn sie zu stärkerer Anämie geführt haben. Ebenso kann Kreislaufschwäche zu einer dauernden Erniedrigung des Blutdrucks führen. Vor allem aber werden bei inkretorischen Störungen, namentlich bei Morbus Addison, bei hypophysärer Kachexie, bei Myxödem und bei polyglandulären Insuffizienzen Erniedrigung des Blutdrucks gefunden. Aber außer diesen symptomatischen Erniedrigungen gibt es Zustände von dauernd niedrigem Blutdruck, die differentialdiagnostisch bedeutungsvoll sind. Es handelt sich, nach FR. v. MÜLLER, um Männer mit einem Blutdruck von unter 105 und Frauen mit einem Blutdruck von unter 100 Hg, der zwar ebensowenig fest fixiert ist wie bei Gesunden, der aber doch bei Anstrengungen, Aufregungen und anderen Ursachen nur verhältnismäßig wenig (etwa bis zu 20 mm Hg) ansteigt, um bald wieder auf den niedrigeren Wert zu fallen; der also im Gegensatz zu den Hypertonien wenig labil ist. Die Leute sind körperlich und geistig abnorm ermüdbar, dabei aber gelegentlich auch großen Anstrengungen gewachsen. Sie zeigen Neigung zu Schwindel und Ohnmachten, besonders beim Bücken, aber auch bei irgendwelchen Anstrengungen oder Erregungen und beim Aufenthalt in verbrauchter Luft. Sie klagen oft über Kopfschmerzen. Häufig sind Klagen über einen Zwang zu tiefem Atemholen auch in der Ruhe und über Herzklopfen. In manchen Fällen paart sich damit eine Bradykardie, „hypotonische Bradykardie". Derartige Menschen zeigen meist einen asthenischen Habitus oder auch ein pastöses Aussehen, haben eine hypotonische Muskulatur und schlechte Haltung. Auffallend ist ferner ihre Blässe (ohne nachweisbare Blutveränderungen) und der schlaffe Hauttonus. Bisweilen sinkt die Potenz, bei Frauen sind Periodenstörungen häufig. Die Leute sind ferner meist vegetativ labil, haben mannigfache vasomotorische Störungen, Neigung zu Schweißen, „nervösem" Schnupfen, Urina spastica, außerdem oft Diarrhoen, seltener spastische Obstipation, Phosphaturie und hyperthyreoide Symptome. Meist ist auch ihre Psyche labil.

Die Hypotonie hat in Deutschland, nachdem FRIEDRICH v. MÜLLER zuerst die Aufmerksamkeit auf sie gelenkt hatte, von JOACHIM [1]), von mir [2]) SCHENK und MARTINI und PIERACH [3]) eine genauere Schilderung erfahren.

---

[1]) JOACHIM, Münch. med. Wochenschr. 1926. Nr. 16. [2]) HANS CURSCHMANN, Zeitschr. f. klin. Med. Bd. 103, S. 577. [3]) MARTINI und PIERACH, Klin. Wochenschr. 1926. Nr. 39 u. 40.

Später hat KISCH[1]) die Hypotonie auf Grund des Materials der WENCKEBACHschen Klinik bearbeitet und teilt sie ein in 1. die durch hämodynamische Faktoren bedingten Hypotonien; 2. in eine Gruppe, bei der ein pathologischer Eiweißzerfall, und zwar vielleicht Histaminwirkung, die Hypotonie hervorriefe und endlich eine dritte Gruppe, die durch eine Hypoplasie des chromaffinen Systems konstitutionell Stigmatisierten.

Wenn auch die oben geschilderten körperlichen und funktionellen Stigmata vielen Menschen mit dauerndem Unterdruck anhaften, muß doch betont werden, daß es sehr häufig auch voll leistungsfähige Menschen gibt, bei denen die Hypotension nur als körperliches Konstitutionszeichen, aber keineswegs als „Krankheit" zu betrachten ist. Daß die dauernde Hypotonie keine Krankheit ist, wie die essentielle Hypertonie, erhellt auch aus den großen Erfahrungen amerikanischer Lebensversicherungsgesellschaften, die ergaben, daß Hypotoniker in der Regel eine besonders lange Lebensdauer haben (A. FRIEDLÄNDER).

Während des ersten und auch während des letzten Krieges hat man bei der Heimatbevölkerung häufig Herabsetzungen des systolischen und diastolischen Blutdrucks gefunden und direkt von einer „Kriegshypotonie" sprechen wollen.

Kriegs-
hypo-
tension.

KALK[2]) hat über folgende vergleichende Beobachtungen berichtet, wonach er bei Untersuchung von je 400 Männern während der Jahre 1936—37 und 1941—42 folgende Blutdruckwerte fand:

	1936—37	1941—42
Systolischer Druck: unter 110 mm	30	113
„ „ über 140 mm	171	87
Diastolischer Druck: unter 60 mm	28	62
„ „ über 85 mm	147	69
zwischen 60 und 85 mm	225	269

Die Zunahme der systolischen und diastolischen Hypotensionen ist ebenso eindrucksvoll aus diesen Zahlen zu entnehmen, wie die Abnahme der Hypertensionen. Bei Frauen verhalten sich die Blutdruckwerte nach KALK ähnlich.

Die Frage nach der Ursache dieser Blutdrucksenkung hat uns bereits während des ersten Weltkriegs beschäftigt. Ich[3]) habe damals, während des Steckrübenwinters 1916 bis 1917, Untersuchungen an fast 500 Schulkindern ausgeführt und gefunden, daß diese Kinder (im Alter von 6 und 13 Jahren) keine merkliche Senkung der Blutdruckwerte zeigten. Das Gleiche ist mir auch jetzt aufgefallen: Kinder und männliche Jugendliche, auch Leute bis Mitte der 30er Jahre, zeigten im allgemeinen relativ selten eine auffallende Hypotension. Dagegen fand ich sie bei älteren Leuten häufig. Ich habe durch SCHLEDORN[4]) Untersuchungen an voll arbeitsfähigen Industriearbeitern ausführen lassen, die diesen Eindruck bestätigten. Er fand, daß ausgesprochene, systolische und diastolische Hypotensionen bei jüngeren Leuten zwischen 18 und 30 Jahren nicht häufig waren, dagegen bei Leuten zwischen 45 und 60 Jahren in 30% der Fälle gefunden wurden. Und zwar zeigte sich, daß diejenigen Leute besonders vom Unterdruck betroffen wurden, die besonders starke Gewichtsabnahmen erfahren hatten. SCHLEDORN kam direkt zu dem Resultat: je erheblicher der Gewichtssturz, desto ausgesprochener die Hypotension.

Die Blutdrucksenkung ist also eine Teilerscheinung jener bei Jüngeren und Älteren eigentümlich differenten Reaktionen auf die derzeitige Ernährung: Wie der junge Mensch bei der Kriegskost nur relativ wenig an Gewicht einbüßt, ebensowenig erfährt er eine erheblichere Senkung seines Blutdrucks. Der Mensch des Rückbildungsalters dagegen reagiert auf die gleiche Ernährung in der Regel mit mehr oder minder starker Gewichtsabnahme und gleichzeitig häufig mit einer Hypotonie. Es ist anzunehmen, daß diese Verschiedenheit der Stoffwechsel- und Blutdruckreaktionen auf ein differentes Verhalten der Hormondrüsentätigkeit bei den verschiedenen Altersstufen zurückzuführen ist; insbesondere auf ein prinzipiell verschiedenes Reagieren von Prähypophyse, Keimdrüsen und besonders Schilddrüse auf die Kriegsernährung.

Wichtig erscheint dabei die auch von SCHLEDORN bestätigte Beobachtung, daß diese „Kriegshypotension" keine wesentlichen subjektiven Störungen, insbesondere keine Symptone einer Kreislaufschwäche, hervorzubringen braucht: Von den mit Hypotension behafteten Industriearbeitern war keiner in seiner Arbeitsfähigkeit beeinträchtigt. Eine besondere Behandlung der Blutdrucksenkung

---

[1]) KISCH, Klin. Wochenschr. 1929. Nr. 9—20.   [2]) KALK, Dtsch. med. Wochenschr. 1943. S. 559 u. f.   [3]) HANS CURSCHMANN, Med. Klinik 1919. Nr. 50.   [4]) Dissertation Rostock 1943.

dürfte sich deshalb meist erübrigen. Der Arzt sollte diese „Kriegshypotension" also ja nicht tragisch nehmen und den Patienten mit unnötigen Krankheitssuggestionen und Behandlungen verschonen!

Idiopathische Herzhypertrophie. Ich komme nun zu der früher viel umstrittenen „idiopathischen Herzhypertrophie". Mit v. KREHL und E. v. ROMBERG lehnen wir sie als einen Krankheitszustand sui generis heute ab und sind der Meinung, daß die mit Insuffizienz einhergehenden, anscheinend idiopathischen Hypertrophien Produkte einer Nephrosklerose und Hypertonie waren; auch die sogenannten „Bierherzen". Mit MATTHES, der solche Hypertrophien bei leistungsfähigen Landarbeitern, Bergsteigern und Athleten beobachtete, ist die moderne Sportmedizin zu dem Resultat gekommen, daß bei Sportlern sowohl kleine und mittlere als auch große hypertrophische Herzen vorkommen, die noch nicht insuffizient zu sein brauchen (KIRCH). Allerdings kommt es bei Überschreitung einer gewissen Grenze der Kraft (bei Übertrainierten zumal) bisweilen auch zu einer irreparablen „Überanstrengungsdilatation" (RAUTMANN).

Pubertätsherz. Differentialdiagnostisch reiht sich eine weitere Gruppe von Herzstörungen an, bei der Dilatationen und vielleicht auch Hypertrophien beobachtet werden, aber auch fehlen können, die von KREHL und LOMMEL beschriebene Wachstumshypertrophie, das „Pubertätsherz". Schwere körperliche Arbeit, Infektionskrankheiten oder sonstige nachweisbare Schädlichkeiten konnten bei den Jünglingen, Lehrlingen des Zeißwerkes in Jena, die auch MATTHES untersuchte, als Ursache ausgeschlossen werden. Ein Teil der Knaben war schwächlich gebaut oder besonders lang aufgeschossen, aber andere zeigten keinerlei besondere Eigentümlichkeiten des Körperbaus. Die subjektiven Klagen, wenn solche überhaupt geäußert wurden, bestanden in Klagen über Herzklopfen, Druck auf der Brust, Kurzatmigkeit bei stärkeren Bewegungen, die objektiven Symptome in nachweisbaren Herzvergrößerungen mit den Zeichen der Hypertrophie, hebendem Spitzenstoß, Akzentuation des zweiten Aortentons. Häufig waren systolische Geräusche sowohl an der Spitze als über der Pulmonalis vorhanden. Der Puls war meist beschleunigt, oft arhythmisch, dann und wann aber auch verlangsamt. Viele derartige junge Leute zeigten gleichzeitig eine orthostatische Pubertätsalbuminurie. Manche Kranke mit den Zeichen der Hypertrophie wiesen auffallend dicke, geschlängelte Arterien auf. Derartig fühlbare Arterien bedeuten aber nicht etwa eine juvenile Arteriosklerose, wie man wohl anfänglich glaubte. Die fühlbare Verdickung ist vielmehr nach den Untersuchungen FISCHERs und SCHLAYERs rein funktionell durch Kontraktion der Muskulatur zu erklären. WOLKOW, der Arterien derartiger junger Menschen anatomisch untersuchte, fand die Media verdickt, und, was bemerkenswert ist, bei denselben Leichen eine auffallend enge Aorta. MATTHES fand bei Blutdruckmessung nur vereinzelt mäßige Erhöhungen bis etwa 150, in der Mehrzahl der Fälle waren die Werte normal oder unternormal.

Man kann die Ursache dieses Pubertätsherzens in verschiedenen Dingen suchen. Einmal hat man daran gedacht, daß das Herz dem raschen Körperwachstum nicht entsprechend zu folgen vermöchte und daher leicht Erscheinungen einer verminderten Leistungsfähigkeit aufwiese; fanden doch MORITZ und DIETLEIN die Herzmaße in diesem Alter durchschnittlich etwas klein. Man hat aber auch hormonale Einflüsse der Geschlechtsdrüse im Pubertätsalter in Betracht gezogen. Für solche Erklärungen spricht, daß die Erscheinungen des Pubertätsherzens in der Mehrzahl der Fälle später völlig verschwinden. Immerhin ergab aber eine Nachuntersuchung der 10 Jahre früher von KREHL und MATTHES untersuchten Leute durch LOMMEL und FABER, daß in $\frac{1}{4}$ der Fälle leichte subjektive Herzbeschwerden bestanden, daß zwar die Dilatationen und Hypertrophien nicht mehr nachweisbar waren, dagegen systolische

Geräusche, die Rigidität der Arterien und auch mäßige Blutdrucksteigerungen öfter als früher gefunden wurden. FABER kam demgemäß zu dem Schluß, daß die Minderwertigkeit des gesamten Kreislaufsystems bei der Wachstumshypertrophie im späteren Leben nicht immer völlig ausgeglichen würde. Es ist möglich, daß diese Fälle eine Gruppe der eingangs erwähnten konstitutionell schwachen Herzen bildet.

Allerdings ist zu betonen, daß neuere Autoren und auch ich dies „Cor juvenum" durchaus nicht häufig wirklich vergrößert fanden, wenn sie Röntgenfernaufnahmen ausführten. Echte Hypertrophie gehört meines Erachtens also nicht zu dem geschilderten Syndrom.

Bedeutungsvoll ist ferner für die Bewertung von Herzstörungen die Beachtung der sexuellen Komponente. v. KREHL hatte durch BACHUS das „Masturbantenherz" beschreiben lassen und auf das Verhalten der Herzgröße, des Spitzenstoßes und der Akzentuation der zweiten Töne hin geglaubt, daß sich aus dieser Ursache sowohl Dilatationen als Hypertrophie bilden könnten. v. KREHL ist später in der Auffassung seiner Befunde mit Recht zurückhaltender geworden. Sexuelle Grundlagen, und zwar sexueller Befriedigungsmangel, soll nach HERZ die Ursache eines Syndroms bilden, den HERZ als Phrenokardie bezeichnete, deren kennzeichnendes Symptom Schmerzen sind, die an der Herzspitze lokalisiert werden, weshalb sie HERZ auf das Zwerchfell bezog und Phrenokardie benannte. ERB und v. ROMBERG haben der HERZschen Schilderung beigepflichtet. Auf die gleichen sexuellen Unstimmigkeiten, vor allem auf lange Zeit geübten Coitus interruptus, seltener auf sexuelle Traumen, führte ich die Angina pectoris vasomotoria NOTHNAGELs zurück.

Masturbantenherz.

Phrenokardie.

Daß auch im Kindesalter Herzstörungen sexuellen Ursprungs sein können, lehrte mich folgende Beobachtung: Bei einem 7jährigen frühreifen Knaben traten allerlei subjektive Herzstörungen auf. Hausärztliche Diagnose Herzfehler, Therapie Digitalis. Die Untersuchung ergab keinerlei organischen Herzbefund (Röntgenbild), aber etwas Tachykardie und Neigung zu extrasystolischer Arhythmie. Die Befragung der Mutter ergab, daß die Beschwerden entstanden waren, nachdem ein homosexuelles Attentat auf den Jungen ausgeübt worden war, das ihn psychisch aufs schwerste verstört hatte.

Mit den Änderungen der inkretorischen Keimdrüsenfunktion hängen auch die kardiovasculären Störungen während der Regel, in der Menopause und nach Kastration weiblicher Individuen zusammen. Neben erregter Herztätigkeit treten dabei angioneurotische Symptome, lästige Wallungen zum Kopf, die allbekannte „fliegende Hitze" bei gleichzeitiger Eiseskälte der Extremitäten in den Vordergrund. Derartige Beschwerden kennen wir freilich ebenso als Ausdruck einer allgemeinen vegetativ-nervösen Veranlagung. Sie sind aber als typische und häufige Begleitsymptome des Klimakteriums so bekannt, daß an ihrer inkretogenen Entstehung kein Zweifel sein kann, um so weniger, als der diagnostische Beweis ex juvantibus durch eine Hormontherapie (Progynon usw.) leicht zu erbringen ist.

Herz und weiblicher Geschlechtsapparat.

Lange Zeit hat man auch die Herzerscheinungen bei Myomen zu dieser Gruppe gerechnet. Die Beobachtungen, die LICHTHEIM in WINTERs Klinik anstellte, ergaben aber, daß die Gegenwart eines Myoms wohl kaum die Beschwerden erklärt, sondern daß es sich teils um anämische, teils um anderweitig bedingte Störungen handelte.

F. v. MÜLLER[1]) gab an, daß sich bei Frauen mit Myomen oft Hypertonie fände, und daß diese die Herzbeschwerden bedinge. Allerdings hat BÖHME in MÜLLERs Klinik in exstirpierten Uterusmyomen keine den Blutdruck steigernde Stoffe nachweisen können und KORNHUBER[2]) bestätigte in WINTERs

---

[1]) v. MÜLLER, Münch. med. Wochenschr. 1923. Nr. 1.   [2]) KORNHUBER, Diss. Königsberg 1924.

Klinik die Ansichten F. v. MÜLLERs nur in wenigen Fällen; die Mehrzahl der myomkranken Frauen zeigte keine Blutdrucksteigerung.

Mit der Besprechung dieser durch sexuelle Einflüsse hervorgerufenen Störungen haben wir die Erkrankungen, bei denen Dilatation und Hypertrophie vorkommen, beendet und uns schon dem Grenzgebiet der nervösen Erkrankungen genähert. Ehe wir aber auf deren Besprechung eingehen, müssen die organischen Erkrankungen, die chronische Myokarditis und die arteriosklerotischen Störungen in ihren für die Differentialdiagnose wichtigen Symptomen geschildert werden. Die chronische Myokarditis — chronische Herzmuskelschwäche ist der am wenigsten präjudizierende Ausdruck — ist entweder eine scheinbar primäre, in den meisten Fällen wohl postinfektiöse, oder sie ist eine arteriosklerotische. In letzterem Falle wird man aber korrekter nicht von Myokarditis, sondern von Myodegeneratio cordis sprechen. Sie kann als solche sowohl Teil- und Folgeerscheinung einer allgemeinen Arteriosklerose, als Ausdruck einer Coronarsklerose sein. Die Herzmuskelschädigung kann bei Coronarsklerose durch wiederholte Embolien bzw. Thrombosen entstehen, die embolischen Nekrosen können vernarben, und das Resultat ist dann ein Schwielenherz mit den Erscheinungen einer chronischen Myokardschädigung. Meist wird sich seine Genese durch eine genaue Anamnese, die mehr oder minder ausgesprochene anginöse Anfälle als Ausdruck der Embolien aufweist, feststellen lassen. Eine sehr erhebliche Einschränkung der Zirkulation des Herzens kann auch durch eine von KAISERLING als Panarteriofibrosis der Kranzarterien bezeichnete, seltene Erkrankung der Kranzarterien zustande kommen. MATTHES beobachtete sie in einem Falle eines tödlich verlaufenden Typhus als Nebenbefund. Ihr klinischer Ausdruck war eine Arhythmia perpetua, für deren Bestehen während des Lebens ein rechter Grund nicht aufzufinden gewesen war. Endlich kann chronische Herzmuskelschwäche Folge von Lungenleiden, wie Emphysem, chronischer Bronchitis, Phthise u. a. sein.

Die chronische Myokarditis braucht nicht zu einer Vergrößerung oder Dilatation des Herzens zu führen. Das Herz kann normal groß oder sogar klein erscheinen. Natürlich kommen aber im späteren Verlauf sowohl Stauungsdilatationen als Hypertrophien einzelner Herzabschnitte vor. Herzgeräusche können bestehen, und zwar sowohl durch muskuläre Insuffizienz als durch arteriosklerotische Klappenveränderungen bedingte.

Wir diagnostizieren eine chronische Myokarditis auf Grund der mangelhaften Leistungsfähigkeit des Herzens. Ausdrücklich sei mit WENCKEBACH betont, daß Arhythmien an sich nicht die Diagnose Myokarditis gestatten. Immerhin ist daran festzuhalten, daß sowohl das Vorhofsflimmern als die Leitungsstörungen fast nur bei organischen Erkrankungen vorkommen. Auch ist sicher, daß eine Bradykardie, und zwar eine des gesamten Herzens sehr viel häufiger den Schluß auf Myokardveränderungen als auf nervöse Ursachen gestattet. KREHL gab aber an, daß Bradykardien auch bei Nervösen mit leistungsfähigem Herzmuskel vorkommen. Daß sie bei bestimmten endokrinen Krankheiten und gewissen Konstitutionen häufig sind, wird anderenorts besprochen werden.

Ebensowenig ist aus dem Verhalten des Blutdrucks ein diagnostischer Schluß zu ziehen. Bei gewöhnlichen Myokarderkrankungen wird er zwar meist niedrig getroffen, aber schon bei Besprechung der Hypertonien mit und ohne Nephrosklerose wurde darauf hingewiesen, daß er bei diesen hoch bleibt, auch wenn das Herz schlecht wird („Insuffizienz des starken Herzens").

Im Elektrokardiogramm fand KLEWITZ, daß die T-Zacke bei Erkrankungen des Herzmuskels oft negativ ist oder fehlt. Eine negative T-Zacke ist dabei von übler prognostischer Bedeutung. KLEWITZ konnte sogar feststellen, daß

Chronische Herzmuskelschwäche.

Kranke, die während des Lebens keine Herzstörungen gezeigt hatten, aber eine fehlende oder negative T-Zacke aufwiesen, bei der Obduktion regelmäßig organische Veränderungen des Herzens darboten [1]).

Neben dem durch die Funktionsprüfungen zu erbringenden Nachweis der Leistungsherabsetzung ist die genaue Anamnese nach der Ursache einer Myokarderkrankung wichtig, ferner der Nachweis anderer Störungen, die zu Myokarditis führen, und endlich die Art der Klagen. Alle diese Dinge sind im vorhergehenden zwar bereits besprochen. Es müssen aber noch einige diagnostisch wichtige Beziehungen etwas ausführlicher erörtert werden.

Myokarditiden kommen auch auf der Basis von Lues vor, sei es, daß es sich um primäre Erkrankungen des Myokards, z. B. die Entwicklung eines Gummiknotens handelt, sei es, daß die Herzgefäße luisch erkranken. Das Krankheitsbild dieser luischen Herzerkrankungen braucht von dem einer gewöhnlichen chronischen Myokarditis nicht abzuweichen. Mitunter ist aber auffällig, daß sich demselben Züge, die der Coronarsklerose oder Leitungsstörungen entsprechen, beimischen; das muß namentlich im jüngeren Lebensalter immerhin an die Möglichkeit einer Lues denken lassen. Für eine solche sprechen natürlich auch anderweitige manifeste Zeichen der Lues. Die Prognose dieser luischen Myokarditis ist übrigens nicht ganz ungünstig. Man denke also nicht nur bei Aortitis, bei Aortenaneurysma und bei Insuffizienz der Aortenklappen an einen luischen Ursprung, sondern auch bei Myokarditis. *(margin: Luische Myokarditis)*

Aber nicht nur in späten Stadien, sondern auch im Frühstadium der Syphilis kommen Myokardschäden vor, wie H. BARTSCH und LEWICKI [2]) feststellten.

Diese Autoren fanden bei elektrokardiographischer Untersuchung von 125 Patienten in den Initialstadien der Lues in 8% der Fälle Anzeichen der Myokardschädigung, die auf die spezifische Behandlung hin völlig verschwanden.

Eine chronische Herzinsuffizienz ist ferner oft Folge primärer Erkrankungen der Atmungsorgane. Am deutlichsten ist dieser Zusammenhang bei Erkrankungen, die zur Einschränkung der Lungenblutbahnen und damit zur Stauung im kleinen Kreislauf und zur Überlastung des rechten Herzens führen, wie Lungenemphysem, chronische Bronchitis, vorgeschrittene, insbesondere fibröse Phthisen. Das Krankheitsbild gleicht der Herzinsuffizienz der Herzfehler, die zur Überlastung des kleinen Kreislaufs führen, also beispielsweise der Mitralfehler im Dekompensationsstadium. Ich [3]) fand in der großen Mehrzahl der im Rückbildungsalter so häufigen „Emphysemherzen" eine Dilatation und Hypertrophie des rechten Herzens, und als Zeichen seines Versagens in erster Linie Stauungsleber. Als besonders kennzeichnend für das reine Emphysemherz ist der normale oder erniedrigte Blutdruck dieser Fälle anzusehen. Niedriger Blutdruck bei chronisch Herzinsuffizienten höheren Alters ist stets verdächtig auf ein Emphysemherz! Übrigens ist das Emphysemherz nicht selten mit Pulmonalsklerose verbunden. Natürlich werden die Zeichen des reinen Emphysemherzens nicht selten verwischt durch Arteriosklerose und Nephrosklerose, die dann auch zur Linkshypertrophie führen. Es ist aber therapeutisch wichtig, sich diesen Zusammenhang der Insuffizienzerscheinungen bei chronischen Lungenleiden differentialdiagnostisch klarzumachen. *(margin: Herzschwäche bei chronischen Lungenerkrankungen.)*

Einige Worte müssen über die Bedeutung der Lungentuberkulose für das Herz gesagt werden. Sie kann durch Einengung des Lungenkreislaufs, *(margin: bei Tuberkulose.)*

---

[1]) KLEWITZ, Kongr. f. inn. Med. 1920. [2]) H. BARTSCH u. E. LEWICKI, Wien. klin. Wochenschr. 1941. Nr. 24. [3]) HANS CURSCHMANN, Emphysemherz. VII. Nauheimer Fortbildungskursus 1931, Verhandlungsber.

besonders bei chronischen, fibrösen Phthisen, auf das rechte Herz einwirken. Sie kann aber auch auf andere Weise zu Herzschwäche führen. Dies kann nicht wundernehmen, da dem phthisischen Habitus Tiefstand des Zwerchfells und langgestrecktes, schmales Herz eigen sind. Man müßte erwarten, daß die Phthise wegen der Einengung des Lungenkreislaufs zu einer Hypertrophie des rechten Ventrikels führe. Sorgfältige Wägungen nach der MÜLLERschen Methode haben diese auch stets gefunden. Diese Hypertrophie wird aber bei der gewöhnlichen Untersuchung deshalb nicht auffällig, weil die Herzmuskulatur an der allgemeinen Abmagerung teilnimmt und deswegen das Herz des Phthisikers schwach und in vorgeschritteneren Stadien klein erscheint. Es handelt sich eben um einen allgemein elenden Muskel, der entsprechend wenig leistungsfähig ist. Dazu kommt besonders bei Phthisen mit Temperatursteigerungen wohl auch die Wirkung des infektiös-toxischen Momentes auf die Herztätigkeit. Das Herz der Anfangsphthisiker wird leicht durch körperliche Anstrengung überreizt. Bemerkt sei, daß nach den Untersuchungen W. ACHELIS[1]) das Herz der Lungentuberkulösen bei der physikalischen Untersuchung zu groß gefunden werden kann. Nach ACHELIS liegt das daran, daß bei flachem Thorax, also geringem Sternovertebraldurchmesser, die Herzfläche auf Kosten der Herztiefe vergrößert erscheint.

Herz-
störungen
bei Anämie. Über die Herzstörungen bei anämischen Kranken sei gesagt: Ihr Herz befindet sich, da es den geringen Hämoglobingehalt durch rascheren Blutumlauf zu kompensieren bemüht ist, an sich im Zustand einer dauernden Überanstrengung. Auf die bei Schweranämischen ziemlich häufige, hochgradige Dyspnoe wurde bereits hingewiesen. Ich fand sie besonders bei schwerer sekundärer und bei perniziöser Anämie. Daß die schwere Chlorose früher gleichfalls zu subjektiven und objektiven Herzstörungen, sogar zur Dilatation führte, wurde bereits erwähnt. Man vergleiche damit aber das über den verkleinernden Einfluß einer akuten Anämie auf die Herzgröße Gesagte.

Einfluß des
Zwerchfell-
standes. Daß Zwerchfell-Hoch- und Tiefstand die Lage des Herzens beeinflussen, sahen wir schon. Daß eine mangelhafte Zwerchfellatmung, wie sie Folge dieses anormalen Standes sein kann, den Kreislauf beeinträchtigt, ist leicht verständlich, wenn man bedenkt, daß die Zwerchfelltätigkeit einerseits das Blut aus der Cava inferior und der Leber ansaugt, andererseits die Leber auspreßt. Wichtig ist für diese Funktion, daß die Lebervenen erst oberhalb des Zwerchfells einmünden (HASSE). Deshalb können auch narbige Verengerungen der Durchtrittstellen der Gefäße durch das Zwerchfell störend sein, an die man bei schwieliger Mediastinoperikarditis gedacht hat (HESS), oder auch eine respiratorische Verengerung der Cava durch den durch Verwachsungen fixierten rechten Zwerchfellschenkel (WENCKEBACH).

Gastro-kar-
dialer Sym-
ptomen-
komplex. ROEMHELD[2]) hat einen gastro-kardialen Symptomenkomplex beschrieben, der sich vorwiegend bei Männern jenseits des 35. Jahres meist mit gesunden Herzen entwickle und in erster Linie durch Zwerchfellhochstand ausgelöst werde. Allerdings glaubte ROEMHELD, daß dabei auch visceroviscerale Reflexe vom Magen auf das Herz und toxische, vom Magendarmkanal ausgehende Einflüsse eine Rolle spielen, und daß auch eine konstitutionell bedingte leichtere Erregbarkeit des Herzens anzunehmen sei. Der Zwerchfellhochstand kann sowohl durch eine große Magenblase als durch eine Gasanhäufung in der Flexura lienalis bedingt sein. Dementsprechend wird sich der Zustand bei Magendyspepsien und Obstipationen besonders spastischer Art finden. ROEMHELD sah ihn namentlich bei An- oder Subacidität (nicht bei Carcinomanacidität),

---

[1]) W. ACHELIS, Dtsch. Arch. f. klin. Med. Bd. 104. [2]) ROEMHELD, Ärztliche Rundschau 1926. Nr. 7, dort die Literatur.

dagegen nicht bei Superacidität. Das Symptomenbild ähnelt dem der Angina pectoris bzw. der vasomotorischen Pseudoangina und besteht in Schwere, Druckgefühlen in der linken Brustseite, auch in Schmerzen an der Herzspitze, die in den Arm ausstrahlen. Dazu können sich Extrasystolen, paroxysmal tachykardische Anfälle oder Bradykardien gesellen; oft auch allgemeine nervöse Beschwerden, wie Schwindel, Angst, Ohnmachtsanfälle. Kennzeichnend ist, daß die Beschwerden anfallsweise nach der Nahrungsaufnahme entstehen oder durch diese verschlimmert werden. Charakteristisch ist auch, daß oft eine Erleichterung auftritt, wenn die Kranken aufstoßen können. Auch Herumgehen und das Einnehmen der linken Seitenlage, die das Aufstoßen erleichtert, lindert die Beschwerden, desgleichen das Ablassen von Winden. Kennzeichnend ist ferner, daß die Kranken außerhalb der Anfälle erhebliche körperliche Anstrengungen leisten können, und auch, daß objektive Befunde außerhalb der Anfälle fehlen. Röntgenologisch finden sich Hochdrängung des linken Zwerchfells und Querlagerung des Herzens.

Meine Mitarbeiter BÖHME und WAWERSIG [1]) fanden beim ROEMHELDschen Syndrom ferner folgendes: Der Zwerchfellhochstand kann bei schlaffem Zwerchfell eine Art „Herzschleudern" wie bei Pneumothorax, erzeugen. Ein kräftiges, straff gespanntes Zwerchfell vermag den diastolisch erschlaffenden Herzmuskel erheblich einzudellen. Ein so verlagertes Zwerchfell kann während der Diastole das Herz so stark emporheben, daß es gezwungen ist, bei jeder Systole in seiner Gesamtheit das Zwerchfell um ein gewisses Maß abwärts zu drücken bzw. sich selbst um die Sagittalachse nach abwärts zu drehen. Derartige Vorgänge, insbesondere die genannten Bewegungsvorgänge am Herzen, veranlassen ohne Zweifel Mehrarbeit des Herzens und gleichzeitig — zumal bei Empfindlichen — nicht unerhebliche Beschwerden.

Es ist nicht zu bezweifeln, daß das ROEMHELDsche Syndrom auch bei Herzgesunden, insbesondere vegetativ Nervösen, vorkommt. Häufiger aber findet es sich nach meiner Erfahrung bei Herzkranken aller Art, vor allem bei Leuten mit Coronarsklerose, Myodegeneratio cordis und Aortitis. Das ROEMHELDsche Syndrom ist deshalb — zumal bei älteren Leuten — stets auch verdächtig auf eine organische Herzschädigung.

Eine Herzschwäche kann ferner die Folge einer Obliteration des Perikards sein. Die Obliteration des Perikards kann zwar klinisch völlig symptomlos verlaufen, besonders solange das Perikard dehnungsfähig ist und den Bewegungen des Herzens folgen kann. Ist das verwachsene Perikard aber schwielig verdickt, so daß das Herz umklammert wird, so wird seine Tätigkeit dadurch so beeinträchtigt, daß es zum Bilde der einfachen Herzschwäche kommt. VOLHARD [2]) hat darauf hingewiesen, daß die Umklammerung des Herzens durch das unnachgiebige verdickte Perikard trotz ausgesprochener Herzschwäche die Stauungsdilatation des rechten Herzens unmöglich mache, und, daß das Fehlen dieser rechtsseitigen Erweiterung ein differentialdiagnostisch wichtiges Merkmal gegenüber anderen Herzschwächen wäre. Es kommt bei der Perikardobliteration zu einem Bilde, das VOLHARD als Einflußstauung bezeichnet: nämlich deutliche Erscheinungen von hochgradiger Herzschwäche und venöser Stauung, große Stauungsleber mit frühzeitigem Ascites, starke Schwellung der Halsvenen, die auch in aufrechter Körperhaltung nicht leer laufen und einen charakteristischen doppelten systolischen und diastolischen Kollaps aufweisen, sehr hohe Druckwerte in den Venen bei der Druckmessung nach MORITZ und TABORA. Dagegen finden sich Fehlen jeder Vergrößerung des rechten Herzens, reine leise Herztöne und kleiner, aber regelmäßiger Puls. Auf dieses Mißverhältnis hin hält VOLHARD die Diagnose Perikardobliteration für möglich, selbst wenn Zeichen mediastinaler Verwachsungen, z. B. die schon

Obliteration
des
Perikards.

[1]) W. BÖHME und WAWERSIG, Fortschr. a. d. G. d. Röntg. Bd. 54. 1936. [2]) VOLHARD, Klin. Wochenschr. 1923. Nr. 1.

beschriebenen systolischen Einziehungen und das diastolische Vorschleudern fehlen. Allerdings muß betont werden, daß systolische Einziehung und diastolisches Vorschleudern zusammen mit der inspiratorischen Jugularvenenanschwellung immer noch das sicherste und spezifische Symptom der Mediastinopericarditis adhaesiva darstellen, wie L. BRAUER zuerst nachwies, der ja auch als erster die Operation, die Kardiolyse, ausführen ließ; und zwar in mindestens 12, z. T. auch von mir beobachteten Fällen mit gutem Erfolg. L. BRAUER betont übrigens, daß seine Kardiolyse nur dann helfen kann, wenn äußere mediastino-perikarditische Verwachsungen vorhanden sind; gegen die innere Concretio pericardii nützt sie naturgemäß nichts. Für diese „Umklammerung" des Herzens ist vielmehr die von VOLHARD und SCHMIEDEN angegebene Operation die geeignete. Man darf übrigens die operative Indikation sogar stellen, wenn nur das Bild der Einflußstauung deutlich entwickelt ist, aber entgegen der VOLHARDschen Beschreibung eine Dilatation des Herzens nach rechts nachweisbar ist. Das war bei folgendem Kranken von KIRSCHNER und MATTHES der Fall.

Junger Lehrer, der früher an wiederholten Brustfellentzündungen gelitten hatte. Einige Jahre später entwickelte sich ausgeprägte Herzinsuffizienz mit großer Stauungsleber und dem Bilde der Einflußstauung. Herz mitralkonfiguriert, Dilatation nach rechts stark ausgeprägt. Herztöne regelmäßig, leise und rein, nur der erste Ton an der Spitze gespalten, der zweite Pulmonalton akzentuiert. Am Elektrokardiogramm außer einer Spaltung der Vorhofszacke Verlängerung des Vorhofventrikelintervalls deutlich. Die Diagnose schwankte zwischen Mitralstenose ohne Geräusch — dagegen sprach, daß trotz der starken Herzinsuffizienz kein Vorhofflimmern vorhanden war — und zwischen einer Perikardobliteration mit dem Bilde der perikarditischen Pseudolebercirrhose, dagegen schien die Dilatation des rechten Herzens zu sprechen.

Die von KIRSCHNER ausgeführte Operation ergab eine Obliteration mit einer der Vorhofventrikelgrenze entsprechenden Verkalkung. Bei einem Verbandwechsel entleerte sich einmal eine größere Menge Flüssigkeit, die wohl einem rechts gelegenen Perikarderguß entstammte, der die Verbreiterung der Herzdämpfung nach rechts vielleicht verursacht hatte. Allerdings war bei einer späteren Kontrolle die Herzsilhouette nur unbedeutend verschmälert. Der Kranke war noch nach 3 Jahren voll arbeitsfähig und frei von Stauungserscheinungen.

MATTHES hat noch in zwei weiteren Fällen die Diagnose gestellt, im ersten war gleichfalls eine Verbreiterung des Herzens nach rechts nachweisbar. Bei beiden stellte die von LAEWEN ausgeführte Operation gleichfalls die Arbeitsfähigkeit wieder her.

Eine Verbreiterung nach rechts darf also nicht zur Ablehnung der Diagnose Perikardobliteration führen, wenn das Bild der Einflußstauung voll entwickelt ist. Augenscheinlich bleiben wie in diesen beiden Fällen Exsudatreste öfters rechts vom Herzen zurück; dies ergaben auch Beobachtungen SCHMIEDENs.

Kalkeinlagerungen in das Perikard wie in dem eben angeführten Fall sind vielfach beschrieben worden. Sie bevorzugen die Gegend der Vorhöfe, kommen aber auch über den Ventrikeln vor und können eine derartige Ausdehnung erreichen, daß nur die Herzspitze frei bleibt (Panzerherz). HERM. SCHLESINGER[1] betonte, daß selbst ein sehr ausgedehnter Kalkpanzer nur geringe Funktionsstörungen hervorzurufen braucht, daß die Insuffizienz des Herzens jedenfalls sehr spät erst einsetzt, und, daß sich Kranke mit Panzerherz auffallend widerstandsfähig gegen komplizierende Erkrankungen erweisen. Setzt die Insuffizienz ein, so geschieht das unter dem von VOLHARD geschilderten Bilde der Einflußstauung und der starken Stauungsleber. Es braucht beim Panzerherz nämlich gar nicht gleichzeitig eine Concretio pericardii zu bestehen; und das erklärt wohl das späte Einsetzen der Insuffizienz des Herzens. Öfter wurde eine Verdünnung der Vorhofsmuskulatur bei Panzerherzen gesehen, so daß SCHLESINGER geneigt ist, die Kalkeinlagerung gewissermaßen als einen

(Marginalie links:) Panzerherz.

---

[1] H. SCHLESINGER, Med. Klinik. 1926. Nr. 1. Vgl. auch HEIMBERGER, Fortschr. a. d. Geb. d. Röntgenstr. Bd. 32, dort die ältere Literatur.

Schutz gegen eine Überdehnung des Vorhofs aufzufassen. Die Herztöne bleiben meist rein, selbst wenn die Kalkstacheln bis tief in die Muskulatur reichen. In einem Falle hörte SCHLESINGER ein eigentümliches Knacken. Weitere wichtige Mitteilungen über das Panzerherz stammen von HESS (Bremen) und MOSCHINSKI [1]). Letzterer betont, daß das Röntgenbild diagnostisch entscheidend sei und daß das Kymogramm zur Beurteilung der Herzfunktion wichtiges leiste; ebenso das Elektrokardiogramm, das konstant negative T-Zacken ergäbe. Ich beobachtete einen Fall, in dem neben den Kalkplatten im Perikard ein bröckliger, kreidiger Inhalt im nichtobliterierten Perikardraum gefunden wurde; es handelte sich wahrscheinlich um Reste eines tuberkulösen Exsudates. Die Operation des jugendlichen Kranken durch J. C. LEHMANN hatte guten Erfolg.

Eine unnachgiebige Obliteration des Perikards muß, wenn sie einigermaßen vollständig ist, die Diastole des Herzens stark behindern. Darauf hat EDENS besonders hingewiesen und betont, daß man sich aus diesem Grunde die Wirkungslosigkeit der Digitalis bei Obliteration erklären könne.

Wenden wir uns nun zur differentialdiagnostischen Besprechung der arteriosklerotischen Störungen. v. ROMBERG gibt an, daß $1/3$ aller Arteriosklerotiker Herzstörungen zeigen. Man kann dieselben zwanglos in zwei große Gruppen trennen, die allerdings sich im einzelnen Falle kombinieren können, nämlich in die arteriosklerotische Myodegeneration mit dem klinischen Zeichen der Herzschwäche und in die Coronarsklerosen. Nach HEINRICH CURSCHMANNs großer Erfahrung verursachen umschriebene Veränderungen der Kranzarterien, namentlich am Abgang dieser Arterie aus der Aorta, das klinische Bild der Angina pectoris, ausgedehnte diffuse Veränderungen in den Kranzarterienverzweigungen dagegen das des kardialen Asthma.

Über die objektiven Zeichen der Arteriosklerose ist folgendes zu sagen. Die Betastung der peripheren Arterien, welche die Härte, den geschlängelten Verlauf oder auch die bekannten, gänsegurgelartigen Verdickungen feststellt, beweist nichts für den Zustand des Herzens und der zentralen Gefäße. WENCKEBACH schreibt, vielleicht etwas übertreibend, daß die Leute mit geschlängelten Temporales am längsten leben. Die bereits zitierten Untersuchungen von FISCHER und SCHLAYER ergaben, daß die Intimasklerose nicht fühlbar zu sein braucht. Immerhin ist der Befund einer stärkeren peripheren Arteriosklerose nicht ganz ohne Wichtigkeit, wenn sie mit den Zeichen der Organarteriosklerose zusammentrifft.

Blutdrucksteigerungen können vorhanden sein, aber auch fehlen. Gewöhnlich halten sich die Blutdrucksteigerungen, wenn nicht gleichzeitig eine Nephritis besteht, in mäßigen Grenzen, etwa 140—170 mm Hg. Höhere Blutdrucksteigerungen ohne gleichzeitige Nierenerkrankungen kommen manchen Formen der Arteriosklerose der Hirnarterien und des Splanchnicusgebietes zu.

Wichtig ist die Untersuchung der zentralen Gefäße. Eine Verbreiterung der Aorta, eine röntgenologisch besonders ausgeprägte „Kolbenaorta" und vor allem der Nachweis von Kalkplatten in der Aortenwand sind die diagnostischen Zeichen einer Arteriosklerose. Differentialdiagnostisch ist dabei auf ungleichmäßige Dilatationen zu achten, die eher für eine Lues der Aorta sprechen. Ferner fahnde man auf fühlbare Pulsationen im Jugulum und auf einen verschieden hohen Stand der Subclavia. Man fühlt bei der Arteriosklerose der aufsteigenden Aorta und des Bogens häufig die Pulsation der Subclavia in der oberen Schlüsselbeingrube rechts und die Pulsation im Jugulum. Sorgfältig ist auch auf das Bestehen eines Pulsus differens zu fahnden, der sich allerdings am

¹) MOSCHINSKI, Dtsch. med. Wochenschr. 1941. 256.

häufigsten bei luischer Mesaortitis und Aneurysmen findet. Es sind nicht nur die beiden Radiales, sondern auch die Radialis mit der Carotis und mit der Femoralis zu vergleichen.

Auch die Untersuchung des Augenhintergrundes ist wichtig, da man an den Retinalgefäßen direkt arteriosklerotische Veränderungen sehen kann.

Das Herz selbst braucht in Größe und Form nicht verändert zu sein. Häufig wird man aber doch eine Querstellung finden und bei insuffizienten Herzen auch Stauungsdilatationen.

LANGE und WEHNER[1]) gaben an, daß das Herz bei reiner Arteriosklerose eine liegende, flache niedrige Form zeige und die Aorta kurz und verbreitert sei, während bei reiner Hypertonie das links hypertrophische Herz aufrecht und straff und die Aorta verlängert und schlank erscheine. Diese Angabe trifft aber kaum zu, weil die genannten Veränderungen der Herzform und -lage weitgehend von der Konstitution des Kranken abhängen.

Auskultatorisch am wichtigsten sind die Akzentuation, seltener die Spaltung des zweiten Aortentones und die — besonders bei Greisen — sehr häufigen systolischen Geräusche über der Aorta. Sie sind weicher als das Stenosengeräusch und von ihm auch durch das Fehlen des Schwirrens und die vorhandene Akzentuation des zweiten Tons zu unterscheiden; sie brauchen, insbesondere bei alten Leuten, keinerlei subjektive Störungen zu erzeugen.

Nach A. BITTORF[2]) sprechen: 1. ein dumpfer, leiser, selbst unhörbarer, erster Ton und ein musikalisch klingender zweiter Aortenton für eine diffuse Erkrankung der Aortenwand. 2. Ein systolisches Geräusch und akzentuierter oder normaler zweiter Ton für eine ausgesprochen herdförmige Sklerose mit oder ohne Erhöhung des Blutdrucks. 3. Ein systolisches Geräusch und zweiter klingender Ton für eine Kombination von herd-förmiger und diffuser Sklerose.

BITTORF, LIEBIG und F. TRENDELENBURG[3]) wiesen experimentell nach, daß das Klingen des zweiten Aortentons auf einem Elastizitätsverlust der Aorta beruht, die nicht mehr, wie eine gesunde Aorta, die höheren Töne des zweiten Aortentons dämpft.

MAGNUS-ALSLEBEN[4]) zeigte, daß man die Windkesselfunktion der Aorta mittels der hämodynamischen Formeln von BROEMSER über das Volumelastizitätsmodul beurteilen könne; auch seien die Bestimmung der Pulswellengeschwindigkeit und der Lateralaus-schläge am Flächenkymogramm für die Diagnose der Aortensklerose verwendbar.

Die Klagen der Arteriosklerotiker wurden bereits eingangs geschildert. Aus dem einzelnen Symptom ist schwer ein bestimmter Schluß zu ziehen. Wohl ist es richtig, daß sie in erster Linie durch Körper-bewegung hervorgerufen werden und anfallsweise auftreten. Aber die Unter-scheidung von psychogenen, namentlich angiospastischen Anfällen ist ohne Berücksichtigung des gesamten Untersuchungsbefundes und des Alters kaum möglich. Die Differentialdiagnose zwischen nervöser und arterio-sklerotischer Erkrankung bei Leuten von über 40 Jahren gehört zu den unsichersten, die es gibt.

Es gibt Kranke, deren Gebaren im Anfall scheinbar typisch neurasthenisch oder hysterisch erschien, die aber später durch den tödlichen Verlauf ihrer Angina pectoris die Diagnose der Neurose ad absurdum führten. VON ROMBERG beschrieb einen derartigen Fall, einen Mann in den 30iger Jahren, bei dem während des ersten scheinbar rein hysterischen Anfalls ein typischer Arc de cercle beobachtet wurde und der dritte Anfall tödlich endete. Wenn also auch meist die Klagen und das psychische Gesamtverhalten entscheidend

[1]) LANGE und WEHNER, Dtsch. Arch. f. klin. Med. Bd. 60. [2]) BITTORF, Dtsch. Arch. f. klin. Med. Bd. 81. [3]) BITTORF, LIEBIG und F. TRENDELENBURG, Zeitschr. f. Kreis-laufforsch. 1927. H. 21. [4]) E. MAGNUS-ALSLEBEN, Med. Klinik 1934.

für die Diagnose sein werden, so trifft das gerade bei den arterioklerotischen Herzstörungen, besonders wenn kein objektiver Befund besteht, nicht immer zu.

Nicht einmal das Zurückgehen oder Verschwinden der Beschwerden schließt eine Coronarsklerose sicher aus. Schon HEINRICH CURSCHMANN beschrieb Fälle von Angina pectoris, die ihre Beschwerden dadurch völlig verloren, daß ein Ast der Coronararterie gänzlich zum Abschluß kam, der von ihm versorgte Abschnitt schwielig entartete; bei diesen Kranken war die Leistungsfähigkeit des Herzens durch die Herzschwiele nicht wesentlich beeinträchtigt.

Im allgemeinen wird aber der akute thrombotische Verschluß einer Coronar-arterie und der ihm folgende Herzinfarkt ein sehr schweres Krankheitsbild erzeugen, das in vielen Fällen zum Kammerflimmern und Herzsekundentod führt. Der Myokardinfarkt galt früher zu Unrecht als selten. Heute wissen wir, besonders dank den grundlegenden Untersuchungen von HOCHREIN [1]), daß er häufig und klinisch meist diagnostizierbar ist.

Herz-infarkt.

Von der Thrombose werden besonders oft befallen der Ramus descendens anterior der linken Coronar-arterie. Es erfolgt dadurch eine Infarzierung der Vorderwand der linken Kammer, der Herzspitze und angrenzender Septumteile, also ein „Vorderwand-infarkt". Etwas seltener betrifft die Thrombose die rechte Kranzarterie, die die basisnahen Teile der Herzhinterwand beider Ventrikel und die angrenzen-den Septumteile versorgt; man spricht dann von einem „Hinterwandinfarkt" (A. WEBER [2]). Die

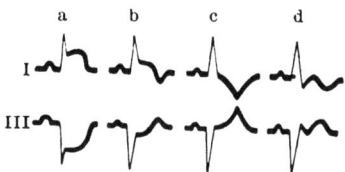

Abb. 81. „Coronares T". Typen der Veränderung des Ekg.s nach Coronar-thrombose in Abl. I u. III.
(Nach PARKINSON und BEDFORD.)

Folge des Infarktes kann eine Myomalacie mit folgender Blutung ins Perikard sein. Weit häufiger aber ist, falls der Kranke den Schock des Infarktes überlebt, die allmähliche Bildung einer festen, bindegewebigen Narbe, mit der die Kranken bisweilen noch Jahre lang leidlich lebens- und leistungsfähig bleiben. Aber auch diese Narbe kann später noch zur Bildung eines Herzwandaneurysmas und sekundärer Perforation führen.

Klinisch gestaltet sich das Syndrom wie folgt: Bei älteren Menschen, be-sonders oft bei Ärzten (HOCHREIN), weit öfter Männern als Frauen, aber auch bei Männern im 4. und 5. Jahrzehnt, die schon vorher mehr oder minder oft anginöse Zustände durchgemacht haben, kommt es zu einem besonders heftigen, meist außerordentlich bedrohlichen Anfall von Angina pectoris, der oft tagelang anhält und sich nicht auf Nitrite, sondern nur auf Morphium bessert. Dabei kollabiert der Kranke schwer, bis zur Ohnmacht, ist blaß-cyanotisch; seine Haut ist kühl und schwitzend. Tachykardie, aber auch Bradykardie, Vorhofflimmern und absolute Arhythmie treten ein. Der Blutdruck auch des vorher Hyper-tonischen sinkt erheblich. Die Herztöne werden leise, besonders der erste Ton; gelegentlich hört man einen Herzalternans (A. WEBER). Als direkte Folge der Myokardnekrose kommt es bisweilen zu einer rasch vorübergehenden trockenen „epistenokardischen" Perikarditis mit perikarditischem Reiben.

Als Allgemeinzeichen der akuten Entzündung des Infarktgebietes treten oft mehrtägiges Fieber, neutrophile Leukocytose meist mäßigen Grades und Beschleunigung der Senkung auf. Auch eine in kurzer Zeit vorübergehende Hyperglykämie, sogar Glykosurie im Anfall wurden beobachtet.

Da der anginöse Schmerz nicht selten ins Epigastrium ausstrahlt und Kollaps, Fieber und Leukocytose eintreten, ist die Differentialdiagnose gegenüber einer schweren Bauchkolik oder einer Perforationsperitonitis bisweilen zunächst nicht leicht; zumal wenn die Kranken mehr Schmerz als Angst äußern.

---

[1]) M. HOCHREIN, Der Myokardinfarkt, 2. Aufl. Dresden: Theodor Steinkopff 1941. Dort ges. Literatur. [2]) A. WEBER, Med. Welt. 1938, Nr. 1.

In solchen Fällen ermöglicht die **Elektrokardiographie** fast stets die Diagnose. Sie ergibt im Anfall folgendes: „Der absteigende Ast der R-Zacke geht nicht in einem Zug steil bis unter die Nullinie, sondern biegt schon oberhalb derselben in nach oben konvexem Bogen ab (sog. Coronarwelle). Man findet die Coronarwelle in der I. und oft auch in der II. Ableitung bei Vorderwandinfarkten, während die Coronarwelle in Ableitung III und evtl. II für einen Hinterwandinfarkt spricht" (A. Weber). Dieser Befund ist oft noch wochenlang nach dem Infarkt nachweisbar. Ich kenne Fälle, in denen die Veränderung der S-T-Welle, das sog. coronare T, viele Monate, ja über zwei Jahre nach dem Infarkt noch nachweisbar war. Auch A. Weber gibt an, daß das Ekg solcher Fälle nach Rückbildung der Coronarwelle nur selten wieder normal

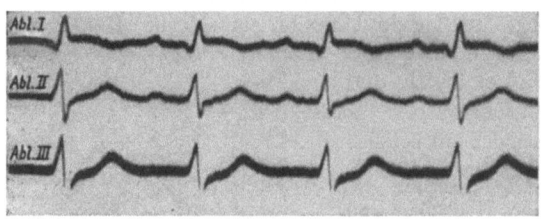

wird. Meist bleibe eine Veränderung des S-T-Intervalls und von T zurück; und zwar zeige sich bei Vorderwandinfarkt Senkung von S-T unter die Nullinie und negatives T in Abl. I, bisweilen auch in Abl. II, während bei Hinterwandinfarkten die gleichen Veränderungen in Abl. III und bisweilen auch II vorkommen sollen.

Abb. 82. Vorderwandinfarkt. (Nach A. Weber.)

Auf andere, weniger häufige Dauerveränderungen des Ekg nach Herzinfarkt kann hier nicht näher eingegangen werden; nur sei auf die verschiedenen Überleitungsstörungen, z. B. Tawaraschenkel- und Arborisationsblock (A. Weber[1]) hingewiesen. — Es gibt übrigens sehr seltene Fälle von (anatomisch bestätigtem) Coronarinfarkt, in denen jede typische Veränderung des Ekg vermißt wird, in denen also der Infarkt wohl „stumme Zonen" des Myokards getroffen hat.

Bezüglich der elektrokardiographischen Diagnose des Coronarinfarktes sei aber ausdrücklich bemerkt, daß die bogenförmige S-T-Welle allein nicht zu dieser Diagnose berechtigt, sondern daß auch das gesamte sonstige klinische Syndrom die Diagnose stützen und bestätigen muß. Denn man findet, wie Eggers[2] (Halle) bei Untersuchung von 100 gesunden Jugendlichen feststellte, gar nicht so selten (in 21 von 100 Fällen) bei völlig Gesunden jenen bogenförmigen Übergang von R in die S-T-Strecke bei fehlender S-Zacke; und zwar besonders bei langwüchsigen, vegetativ nervösen Jünglingen.

Herzaneurysma. Die Röntgendiagnose des Herzinfarktes wird im akuten Anfall meist große Schwierigkeiten haben. Nach Abklingen der bedrohlichsten Erscheinungen hat uns aber die Flächenkymographie (Pl. Stumpf) sehr bemerkenswerte Veränderungen der Herzwandfunktion gezeigt, die genau mit der im Ekg festgestellten Lokalisation des Herzinfarktes übereinstimmten.

Sinusaneurysma. Als eine seltene Erkrankung mag im Anschluß an das Herzaneurysma das Aneurysma des Sinus aortae erwähnt werden, das gewöhnlich den rechten Sinus betrifft. Es entwickelt sich meist in den rechten Ventrikel hinein, seltener in den rechten Vorhof oder nach außen oben. Der Diagnose werden diese Aneurysmen zugänglich, wenn sie bersten und dadurch eine auffallende Veränderung im Krankheitsbild auftritt, z. B. wie in einem Falle von Matthes plötzlich ein vorher nicht vorhandenes, sehr lautes musikalisches Geräusch, das über beide Herzphasen sich erstreckte[3]. Aber auch dann wird man die Diagnose nur wagen dürfen, wenn man vorher weiß, daß die Aortenklappen

---

[1] A. Weber, Die Elektrokardiographie. III. Aufl. Berlin 1937. [2] Eggers, Z. Kreislaufforsch. 1941. 18. [3] Der Fall ist von G. Meyer im Zentralbl. f. Herzkrankh. 1920 veröffentlicht, dort auch die Literatur.

verändert sind. MATTHES hatte in einem solchen Fall die Vermutungsdiagnose Klappenzerreißung gestellt. Ich beobachtete in einem Falle von Herzinfarkt das akute Auftreten eines sehr lauten, systolischen Geräusches. Die Sektion ergab das seltene Ereignis einer myomalacischen Septumzerreißung.

In relativ seltenen Fällen gehen typische Erscheinungen der Arteriosklerose zeitweise völlig zurück, z. B. die der cerebralen Arteriosklerose. Ihre Symptome, wie Schwindel, Kopfschmerzen, Verstimmung, Abnahme des Gedächtnisses und der geistigen Leistungsfähigkeit können fast völlig verschwinden, wenn die Kranken ihre Tätigkeit aufgeben und sich schonen können.

Ein ganz sicheres differentialdiagnostisches Zeichen, das gegen arteriosklerotischen Ursprung spräche, ist also auch eine länger dauernde scheinbare Heilung der jeweiligen Störungen nicht.

Die coronarsklerotische Angina pectoris bietet in ausgeprägten Fällen ein so kennzeichnendes Bild, daß die Diagnose leicht ist, wenn gleichzeitig sichere Zeichen der Arteriosklerose vorhanden sind. Das Eintreten der Anfälle mit ihren über dem oberen Ende des Sternum lokalisierten, in den linken Arm, weit seltener in den rechten, ausstrahlenden Schmerzen oder der Anfälle von Atemnot mit Neigung zu Lungenödem nach körperlichen Anstrengungen oder Magenüberladungen, der kleine meist verlangsamte Puls, die Todesangst und das Vernichtungsgefühl bei sonst ruhigen, nicht nervösen Menschen, das Erbleichen und verfallene Aussehen der Kranken sprechen eine beredte Sprache. Allerdings können echte Angina pectoris-Anfälle auch nach psychischen Erregungen auftreten und nervöse Pseudoangina auch nach Anstrengungen. Gewisse Zweifel bleiben also bisweilen, namentlich wenn man den Kranken nicht im Anfall sieht, bestehen. *Angina pectoris.*

Einige Worte seien über die Ausstrahlungen der Schmerzen gesagt. Sie strahlen nicht nur in die Arme und Finger (fast immer mit Ausnahme des Daumens) aus, vor allem in das Ulnarisgebiet des linken Arms, sondern auch in andere Gebiete, z. B. die Nackenmuskulatur, ins Gesicht, selbst in die Zähne. Auch können die Schmerzen, wie bereits bei Schilderung des Herzinfarktes erwähnt wurde, in den Oberbauch ausstrahlen. Diese Angina subdiaphragmatica äußert sich meist in Schmerzen im Oberbauch, die wie die durch Darmspasmen bedingten Schmerzen in ihrer Intensität ansteigen und wieder abschwellen. Sie können aber auch bestimmter lokalisiert werden, z. B. in der Nierengegend. Es kann sich dabei ein Meteorismus ausbilden und der Anfall unter Aufstoßen oder nach Entleerung von Winden abklingen. Dann liegen Fehldiagnosen, wie Appendicitis, Gallen- oder Nierensteinkoliken, ja Perforativperitonitis nahe. Sie lassen sich aber doch meist vermeiden. Denn die Lokalisation dieser Schmerzen wechselt oft, besonders auch mit typischen Herzschmerzen, und es fehlen die objektiven Zeichen der genannten Erkrankungen. Ebenso werden sich Verwechslungen mit neuralgischen Schmerzen, an die man z. B. wegen gleichzeitig vorhandener Taubheits- und Kribbelgefühle in den Händen denken könnte, schon wegen der Flüchtigkeit des Auftretens und ihrer Kombination mit anderen Erscheinungen der Angina vermeiden lassen. Auch kann im Anginaanfall plötzlicher Stuhl- und Harndrang auftreten.

Außer der oberflächlichen (HEAD) und tiefen Hyperalgesie, die vom unteren Hals- bis in tiefe Dorsalsegmente reicht, finden sich nach HANSEN und v. STAA nicht selten halbseitige Pupillenerweiterung, mimische Krampfung, vasomotorische Zeichen und Spannungsvermehrung in und nach dem Anfall; sogar Herpes zoster im Bereich von D_5 bis D_6 wurde beobachtet.

Manchmal kommt es nach schwersten Schulter-Armschmerzen bei Herzinfarkt zur ankylosierenden Arthrose; ich beobachtete dies im Schultergelenk, bzw. im Ellenbogen bei zwei Kranken. Der Röntgenbefund der Gelenke ergab keine groben Veränderungen.

Häufiger noch als die eben geschilderten schweren Anfälle sind bekanntlich die leichteren und leichtesten Formen der Angina pectoris, die bei älteren Leuten nicht selten viele Jahre lang rezidivieren. Sie treten vor allem regelmäßig beim Gehen, besonders bei Kälte oder gegen den Wind, auf und gehen nach kurzem Stillstehen vorüber. Die Beschwerden (Schmerz am Herzen und im Arm, Angstgefühl usw.) sind demgemäß auch geringer und weit flüchtiger als bei den schweren Fällen. Auch verlaufen diese leichten Fälle oft ohne Erblassen, Schweiß und Dyspnoe. Man hat diese leichteren Fälle als „Bewegungsangina“, die schweren, meist in der Ruhe auftretenden als „Ruheangina“ bezeichnet. Ihre Unterscheidung ist besonders in prognostischer Hinsicht von Bedeutung, da die erstere Form nicht selten viele Jahre lang ertragen wird, während die „Ruheangina“ häufig zum baldigen, raschen Tod führt.

Die pathophysiologische Deutung der Angina pectoris und der ihr zugrunde liegenden Coronarinsuffizienz geht nach der neueren Forschung von einem Mißverhältnis zwischen Blutzufuhr und Blutbedarf der betroffenen Myokardabschnitte aus. Für den Ruhebedarf genügt bei solchen Kranken die Durchblutung noch, aber bei Muskelarbeit und Erregung mit vermehrtem Herzminutenvolumen kommt es zur coronaren Insuffizienz. „Das Herz bekommt dann zu wenig Blut, die relative Anoxämie führt zur Anhäufung von Milchsäure und damit zur Reizung der sensorischen Endapparate mit Fortleitung durch die Nervi cardiaci zu den Ganglien des Halssympathicus und zum Ganglion stellatum und von hier in das Rückenmark“ (NONNENBRUCH[1]). Der Effekt dieses Vorganges ist der anginöse Schmerz- und Angstzustand.

Bezüglich des anatomischen Substrates der Angina pectoris vera sei bemerkt: Viele Autoren glaubten, daß man die echte Angina pectoris in erster Linie bei einer Verengerung der Mündung der Coronararterien in die Aorta anträfe. Freilich hat KRETZ keine Analogie zwischen klinischem Bild und pathologisch-anatomischem Befund nachweisen können. Namentlich brauchen selbst hochgradige Veränderungen und Stenosierungen der Coronarien keine Anginaanfälle hervorzurufen und andererseits können bei schwerer Angina Veränderungen sowohl an den Kranzarterien wie an der Aorta fehlen. Man hat deshalb von jeher vermutet, daß außer den organischen Veränderungen Krampfzustände der Coronararterien eine Rolle spielen, die schließlich auch zu einem Herzinfarkt führen können. Das wird beispielsweise in einem Fall von GRUBER angenommen. Er betraf einen erst 29 jährigen Epileptiker, der im Anfall starb und einen Herzinfarkt aufwies, für den ein organischer Grund nicht gefunden werden konnte. EPPINGER berichtete, daß er zweimal bei tödlichen Fällen von Angina pectoris Herzbeutelverwachsungen fand.

ORTNER[2]) nahm an, daß Angstgefühl mit Erbleichen, sowie der Eintritt der Anfälle auch bei Ruhe und in der Nacht für Coronarsklerose sprechen. Bestimmt darf man auch eine Coronarsklerose annehmen, wenn sich den Anfällen Zeichen eines, wenn auch nur vorübergehenden Lungenödems zugesellen. ORTNER glaubte übrigens, daß eine Aortalgie in eine Angina pectoris übergehen könne. Es ist besonders bei der Annahme einer spastischen Genese auch durchaus denkbar, daß sie sowohl von der Aortenwurzel als von den sklerotischen Coronararterien selbst ausgelöst sein können. Andere Ärzte beobachteten dagegen, daß die gewöhnliche Aortalgie ein bei luischer

---

[1]) NONNENBRUCH, Lehrbuch der inneren Medizin, 4. Aufl., S. 413. Berlin 1939.
[2]) ORTNER, Med. Klinik 1926. Nr. 21.

Mesaortitis besonders häufiges Symptom sei und meist nicht in echte Angina pectoris überginge. CLIFFORD ALBUTT hielt einen hohen Blutdruck bei Angina pectoris für prognostisch günstiger als einen nicht erhöhten. Er sah übrigens bei Kranken mit Anginaanfällen oft die Nachschwankung im Elektrokardiogramm fehlen. Übrigens kann der Blutdruck bei einer bestehenden Hypertonie im Anfall auch sinken. In den relativ seltenen Fällen, in denen der anginöse Anfall mit peripheren Angiospasmen, z. B. der Finger, verbunden war, sah ich aber öfter plötzliche starke Blutdrucksteigerungen. Endlich sei erwähnt, daß v. STOUTZ[1]) in einer Selbstbeobachtung bemerkte, daß jedesmal im Anginaanfall eine straffe Spannung der Intercostalmuskeln bei weiten Intercostalräumen eintrat, die sich auf die Herzgegend beschränkte und am deutlichsten stets in der Gegend der Herzspitze war.

Von Bedeutung scheinen ferner für die Auslösung eines Anfalls Zwerchfellhochstand und überhaupt gastrische Störungen zu sein.

So sah MATTHES einen ziemlich heftigen Anfall mit Blässe, Schwindel, Ohnmachtsgefühl und Pulsverlangsamung bis zum Verschwinden des immer kleiner werdenden Pulses plötzlich enden mit sofortigem Wiederauftreten normaler Pulse, als der Kranke stark saure Massen erbrochen hatte. Die Schmerzen dauerten allerdings in geringem Maße noch etwas fort.

Man kann natürlich mit ROEMHELD die Magenaffektionen als das Primäre, den Anfall auslösende, ansehen, aber auch mit MORAWITZ glauben, daß der Magen erst reflektorisch vom Herzen aus beeinflußt sei. Besonders HOCHREIN[2]) hat neuerdings wieder auf die Beziehungen zwischen Ulcus pepticum und Angina pectoris hingewiesen, die infolge der beiden Erkrankungen zugrunde liegenden neurozirkulatorischen Dystonie die gleichen Konstitutionen befallen und tatsächlich relativ oft koinzidieren.

Erwähnt seien endlich die schon zitierten Anschauungen WASSERMANNS[3]), daß man eine Angina respiratoria von der echten Angina pectoris abzugrenzen habe. Die erstere ist gekennzeichnet durch Angst, innere Unruhe und Drosselungsgefühle in den oberen Luftwegen, weniger durch Schmerzempfindungen. WASSERMANN führt sie auf eine medulläre Anoxyämie zurück, die erster Ausdruck der Kreislaufinsuffizienz sei. Die Fälle zeichneten sich durch die Wirkungslosigkeit der Nitrittherapie aus, wurden aber durch Digitalis günstig beeinflußt, ebenso durch Coffein und Sauerstoffatmung. Man kann nach WASSERMANN diese therapeutische Reaktion direkt differentialdiagnostisch zur Unterscheidung von der Angina vera verwerten.

Beziehungen zwischen Gicht und anginösen Anfällen wurden verschieden beurteilt, meist verneint. Immerhin beobachtete MATTHES Fälle, in denen den Anginaanfällen bei Gichtikern diesen schon bekannte Vorboten eines Gichtanfalles, wie schlechter pappiger Geschmack, Übelkeitsgefühle vorausgingen und unmittelbar mit oder nach dem Anfall leichtere Anfälle von Gelenkgicht auftraten. Im ganzen kann man aber sagen, daß echte Gicht selten von Angina pectoris begleitet wird; eine Tatsache, die ja auch zu der bekannten Langlebigkeit der Gichtiker paßt.

v. ROMBERG[4]) hat bezüglich der Differentialdiagnose zwischen Angina pectoris und Zwischenrippenmuskelrheumatismus angegeben, daß die rheumatischen Schmerzen meist links vom Brustbein, oft in der Brustwarzenlinie oder etwas links davon säßen. Die Kranken klagten auch über eine Beengung bei tiefem Atmen und bei Anstrengungen. Man fände dabei typisch umschriebene Verdichtungen, die auf Druck empfindlich seien und den vom Kranken gefühlten Schmerzen in ihrer Lokalisation entsprächen. Die Schmerzempfindungen seien

---

[1]) v. STOUTZ, Münch. med. Wochenschr. 1926. S. 892. [2]) M. HOCHREIN und SCHLEICHER, Münch. med. Wochenschr. 1941. S. 328. [3]) WASSERMANN, Wien. Arch. f. klin. inn. Med. Bd. 8. 1924. [4]) v. ROMBERG, Münch. med. Wochenschr. 1929. Nr. 1.

am Morgen besonders lästig und nähmen im Laufe des Tages ab. Sie würden von den Kranken und Ärzten gewöhnlich auf das Herz bezogen. Im allgemeinen muß aber betont werden, daß die Intercostalneuralgie, sofern nicht ein Herpes zoster vorausgegangen ist, heute zu den „Cavetediagnosen" im Sinne G. v. Bergmanns zu rechnen ist, die man lieber überhaupt nicht stellt, wenn nicht peinlichste, auch röntgenologische Diagnostik alle anderen Möglichkeiten ausgeschlossen hat.

Äußerst kennzeichnend ist auch ein meist auf einer arteriosklerotischen Veränderung des Hisschen Bündels beruhender Symptomenkomplex, die Adams-Stokessche Krankheit. Das Nähere über dies Syndrom findet sich bei der Besprechung der Arhythmie. Hier sei nur nochmals bemerkt, daß es sich um schwere Anfälle von ventrikulärer Bradykardie mit Ohnmacht, Bewußtlosigkeit, eventuell Krämpfen, bei totalem Herzblock handelt.

Die arteriosklerotischen Störungen der übrigen Organe seien hier nur gestreift. Von den cerebralen Erscheinungen sei noch auf die inkompleten, flüchtigen oder auch vollständigen Hemiplegien und andere zentrale Lähmungen (z. B. unter dem Bilde der Pseudobulbärparalyse) hingewiesen, sowie auf die multiplen arteriosklerotischen Erweichungsherde, die das Bild der pseudourämischen Störungen machen (vgl. unter Urämie). Dann sei der Störungen des intermittierenden Hinkens und der Dyspraxia intestinalis arteriosclerotica gedacht, ferner der distalen Gangrän, besonders an den Extremitäten, und des Zusammenhanges der Arteriosklerose mit dem Diabetes. Arteriosklerotische Schmerzen im Bereich des Bauches können sowohl Ausdruck einer Coronarsklerose in Form der Angina pectoris subdiaphragmatica sein als auch Folge einer Sklerose des Splanchnicusgebietes. Sie sind meist mit Bludrucksteigerung verbunden. Wegen der Blässe, der Facies hippocratica, des schlechten Pulses, der ihnen ebenso wie jeder schwereren Angina eigen sein kann, liegt gelegentlich eine Verwechslung mit einer Perforativperitonitis nahe. Mangel der Bauchdeckenspannung und meist auch der Druckempfindlichkeit beseitigen aber etwa auftretende Zweifel sofort.

Endlich sei darauf hingewiesen, daß das feine Spiel der Vasomotoren bei Arteriosklerose gestört ist, daß ein arteriosklerotisch erkrankter Kreislaufapparat den Erfordernissen des Augenblicks nicht mit der gleichen Promptheit nachzukommen vermag, wie ein gesunder. Das drückt sich z. B. auch darin aus, daß bei körperlichen Anstrengungen beim Arteriosklerotiker der Blutdruck manchmal weniger steigt als beim Gesunden.

Einige Worte mögen noch über das Krankheitsbild der Sklerose der Pulmonalarterien angefügt werden. Man unterschied bisher die primäre und die sekundäre Form. Die letztere, die als eine Folge starker Drucksteigerung im Lungenkreislauf z. B. bei Mitralstenose oder bei den Lungenkreislauf einengenden Lungenerkrankungen, am häufigsten bei schwerem chronischem Emphysem, gefunden wird, erreicht nur selten höhere Grade. Die primäre Form dagegen, deren Ursachen in infektiösen, z. B. postgrippösen Prozessen oder in angeborener Enge der Aorta und der Lungenvenen, in innersekretorischen und konstitutionellen Anomalien gesucht wurde, ruft ein bemerkenswertes Krankheitsbild hervor. Es ist gekennzeichnet durch eine auffallend starke Cyanose, zu der die meist geringe Dyspnoe im Gegensatz steht; auch eine Stauungsbronchitis ist nicht ausgeprägt. Ebenso fehlen Trommelschlägerfinger. Dagegen besteht eine Neigung zu Lungenblutungen. Häufig entwickeln sich bald eine erhebliche Leberstauung und Ascites, sowie andere Stauungsödeme. Die Untersuchung ergibt eine Vergrößerung des rechten Herzens, dagegen keine Vergrößerung des linken Vorhofs und des linken

Ventrikels. Es ist übrigens zu betonen, daß das geschilderte Syndrom der länger dauernden Blausucht mit den Zeichen der Insuffizienz des rechten Herzens gar nicht selten auch als Finalstadium des „Emphysemherzens"[1] auftritt und dann gleichfalls, wie Obduktionsfälle bestätigten, zur Diagnose der Pulmonalsklerose berechtigt. Das Röntgenbild ist nach v. Romberg dadurch gekennzeichnet, daß der dem Conus pulmonalis entsprechende Teil des mittleren Bogens scharf hervorspringt. Nach Eppinger ist entsprechend der fehlenden Lungenstauung die Lungenzeichnung wenig ausgeprägt, das Lungenfeld hell. Der zweite Pulmonalton ist entsprechend der Hypertrophie des rechten Herzens akzentuiert, mitunter wurde eine komplizierende Insuffizienz der Pulmonalklappen beobachtet und es wurden auch systolische Geräusche gehört. Der Puls ist meist klein und der Blutdruck niedrig. Die Erkrankung kommt am häufigsten zwischen dem 40. und 60. Jahre vor. In der spanischen Literatur ist sie unter dem Namen der maladie D'Ayerza (cardiaques noirs) viel bearbeitet worden, in der deutschen Literatur haben besonders Mobitz[2] und Posselt[3] sie genauer studiert. Neuerdings hat Nagel[4] bemerkenswerte klinische und anatomische Befunde bei 3 Fällen von primärer Pulmonalsklerose mitgeteilt.

Es ist klar, daß auch eine durch chronische Verlegung der Lungenarterien bedingte Verengerung des kleinen Kreislaufs ein ähnliches Krankheitsbild geben muß, wie das der Pulmonalarteriensklerose. Ljungdahl[5] hat das Bekannte darüber unter Hinzufügung zweier eigener Fälle zusammengestellt. Übrigens trifft man nach Obduktionsbeobachtungen W. Fischers Sklerose und Thrombosierung der Pulmonalarterien auch gemeinsam.

Von großer Wichtigkeit ist auch aus therapeutischen Gründen die differen- Aortenlues. tialdiagnostische Abgrenzung der gewöhnlichen arteriosklerotischen von den luischen Erkrankungen der Aorta.

Die Aortenlues ist wie die Neurolues eine Späterkrankung. Sie wird bei 43% der Tabiker und bei 62% der Paralytiker gefunden, oft aber auch ohne diese Nervenleiden. Sie wird oft erst jenseits des 50. Lebensjahres beobachtet, also zu einer Zeit, in der auch nicht luische, arteriosklerotische Störungen gewöhnlich sind. Ich bin mit v. Romberg und Schottmüller der Meinung, daß in der großstädtischen Bevölkerung die luischen Aortenerkrankungen häufiger sind als Arteriosklerosen der Aorta, so daß man bei den noch näher zu schildernden Beschwerden immer zuerst an eine luische Ätiologie denken soll.

Die luische Aortitis entwickelt sich schleichend und kann lange symptomenlos bleiben, so daß sie oft als Zufallsbefund bei einer Untersuchung (z. B. auf Tabes und Paralyse) oder auch bei der Obduktion entdeckt wird.

Schottmüller hat etwas schematisierend versucht, verschiedene Stadien abzugrenzen, und zwar unterschied er 1. die Aortitis supracoronaria, der gewöhnlich die klinischen Anfangsstadien entsprechen; 2. die Aortitis coronaria, bei der die luischen Veränderungen die Coronargefäße beteiligen und klinisch deswegen deutliche Zeichen der Angina pectoris bestehen; 3. die Aortitis valvularis, Fälle, die kompliziert sind durch ein Weiterschreiten des Prozesses auf die Aortenklappen und eine dadurch bedingte Schlußunfähigkeit dieser; 4. Aortitis aneurysmatica, das Endstadium der Erkrankung.

Erst bei einem gewissen Grade der Entwicklung der Aortitis stellen sich Beschwerden ein. Sie sind auch bei der häufigsten Form, der unkomplizierten

---

[1] Hans Curschmann, Fortbildungslehrgang in Bad Nauheim, 1931. Emphysemherz.
[2] Mobitz, Dtsch. Arch. f. klin. Med. Bd. 142. [3] Posselt, Wien. Arch. f. inn. Med. Bd. 11. 1925. Vgl. auch Ducach, Zeitschr. f. klin. Med. Bd. 108. [4] Nagel, Z. Kreislaufforsch. 1941. Nr. 17. [5] Ljungdahl, Dtsch. Arch. f. klin. Med. Bd. 160.

Aortitis, der Supracoronaria SCHOTTMÜLLERs, arteriosklerotischen Beschwerden sehr ähnlich, aber doch in ihrer Kombination einigermaßen kennzeichnend. Oft fällt zuerst eine Steigerung der Pulsfrequenz bei Anstrengungen und psychischen Erregungen auf, die subjektiv als Herzklopfen lästig werden kann. Die Kranken werden bei Anstrengungen etwas kurzatmig, hier und da treten auch leichte Beklemmungsgefühle auf. Etwas seltener ist, daß sich zunächst eine Pulsverlangsamung gleichzeitig mit einem Beklemmungsgefühl einstellt, die übrigens später von einer Neigung zur Pulsbeschleunigung abgelöst werden kann. Die Bradykardie kann durch Leitungsstörungen bedingt sein, doch brauchen diese nicht immer nachweisbar zu sein. KISCH[1]) gibt übrigens an, bei alter Aortenlues häufig eine Zwischenzacke zwischen S und T im Elektrokardiogramm gefunden zu haben. Etwas später als diese Pulsanomalien und leichten Insuffizienzerscheinungen treten Schmerzen unter dem oberen Teil des Sternum auf, die besonders nach dem linken Arm ausstrahlen. Nur sind sie weniger von körperlichen Anstrengungen abhängig als die bei coronarsklerotischer Angina pectoris, und treten auch oft bei Körperruhe auf. Häufig besteht auch eine Hyperästhesie der Haut der oberen Brust und der linken Schulter. Mitunter werden die Beschwerden auch wie bei einer Angina subdiaphragmatica in den Bauch verlegt. Auch bei Aneurysmen und Aortitis finden sich neben den hyperalgetischen Zonen nicht selten einseitige Erweiterung der Pupille und Lidspalte, mimische Krampfung, vermehrte Spannung und vasomotorische sowie pilomotorische Reaktionen (HANSEN und v. STAA).

Die relativ seltenen Luesfälle mit Beteiligung der Coronargefäße können natürlich typische und oft auch tödliche Anfälle von Angina pectoris hervorrufen; die Fälle mit Insuffizienz der Aortenklappen führen meist über kurz oder lang zu einer Kreislaufinsuffizienz. Die Fälle mit Aneurysmabildung endlich rufen naturgemäß die Erscheinungen eines raumbeengenden Prozesses in der Brust hervor, wenn das Aneurysma einigermaßen groß wird.

Für die Diagnose der Aortenlues ist zunächst die Anamnese wichtig, die eine Infektion vor 10—30 Jahren ergibt. Die WASSERMANNsche Reaktion erhärtet die Diagnose Lues; leider versagt sie aber in vielen Fällen; VON ROMBERG fand in 30—40% seiner Fälle negativen Wassermann.

Ein Röntgenbild, das eine Verbreiterung der Aorta, namentlich des aufsteigenden Teils ergibt, erweckt stets den Verdacht auf Lues. Natürlich darf bei der Schirmdurchleuchtung nie die Untersuchung im zweiten schrägen Durchmesser versäumt werden, damit man erkennt, ob der sog. HOLZKNECHTsche Raum frei ist. Es ist aber zu betonen, daß die Verbreiterung der Aorta bei Aortitis luica auch häufig fehlt, und daß sie bei pyknischen Menschen mit kurzem Thorax und durch Fettleibigkeit bedingtem Zwerchfellhochstand nicht selten auch vorgetäuscht wird.

Der Blutdruck braucht bei unkomplizierter Aortitis nicht erhöht zu sein. Ebensowenig ist das Herz in Größe und Form stets verändert. Fast niemals aber fehlt das systolische Aortengeräusch, häufiger jedoch die Akzentuation des II. Aortentons. Der Nachweis dieser auskultatorischen Zeichen bei einem noch nicht senilen Menschen, bei dem zudem Endokarditis und Nephrosklerose auszuschließen sind, ist stets auf luische Aortitis verdächtig.

Für eine luische Ätiologie sprechen ferner die Hartnäckigkeit und Konstanz der Schmerzen. HUBERT[2]) gab an, daß in demselben Sinne auffallende Blässe und Abmagerung der Kranken sprächen, die der gewöhnlichen Arteriosklerose

---

[1]) KISCH, Klin. Wochenschr. 1935, S. 1670. [2]) HUBERT, Dtsch. Arch. f. klin. Med. Bd. 128. 1919.

fremd seien. Das trifft nach meiner Erfahrung aber keineswegs immer zu. Für die Diagnose der Lues spricht endlich die häufige Koinzidenz mit kompletten oder inkompletten Symptomen einer Tabes oder Paralyse.

Man sieht also, nicht das einzelne Symptom, sondern die Gesamtheit des Krankheitsbildes kann auch in Fällen mit negativem Wassermann die Diagnose luische Aortitis nahelegen. Im Zweifelsfall ist es wegen der therapeutischen Konsequenzen richtiger, Lues anzunehmen, da eine spezifische Kur — allerdings nur bei wohlkompensiertem Herzen — unschädlich ist.

Den arteriosklerotischen Störungen im Symptomenbild am nächsten verwandt sind die durch chronischen Nicotinabusus hervorgerufenen, die ganz das Bild der Angina pectoris hervorrufen können, insbesondere auch zur Lokalisation des Schmerz- und Druckgefühls unter dem oberen Ende des Sternum führen. *Nicotinabusus.*

GEIGEL gab an, daß diese Raucherangina häufig zwischen dem 45. und 55. Lebensjahre aufträte. Übrigens haben andere Ärzte und ich auch bei weit jüngeren, allerdings neuropathischen Menschen Tabakangina gesehen. Da bei älteren Patienten naturgemäß schon arteriosklerotische Störungen in Betracht kommen, sei darauf hingewiesen, daß bei der Raucherangina die Schmerzen mehr dauernd sind, und daß häufig eine deutliche Hyperästhesie der Schulter und linken oberen Brustpartien besteht. „Man fühlt die Hosenträger". An objektiven Zeichen sieht man Tachykardie, Arhythmie und seltener Bradykardie. Diese durch Nicotin hervorgerufenen Erscheinungen sind gekennzeichnet durch die Anamnese, durch ihr Verschwinden beim Aussetzen des Rauchens und ihre Wiederkehr bei Wiederholung des Nicotinabusus. Endlich verbinden sich damit einige andere Störungen, die gleichfalls wohl auf Spasmen der glatten Muskulatur zurückzuführen sind, wie spastische Obstipation, Schmerzanfälle in der Appendixgegend, die mit einer chronischen Appendicitis verwechselt werden können. Bekanntlich spielt der Nicotinmißbrauch auch in der Ätiologie des intermittierenden Hinkens die Hauptrolle. Bilder einer mehr akuten Intoxikation sah KÜLBS bei Rauchern englischer Zigaretten: Schwindel, Kopfschmerzen, Mattigkeit, periodische Schweißausbrüche, Abmagerung und krisenartige Leibschmerzen [1]).

Ich komme nun zu den **nervösen Störungen des Kreislaufes.** *Nervöse Störungen.*

Man ist heute der Ansicht, daß die Organneurosen, also auch die des Kreislaufs, keine fest umrissenen Krankheitsbilder an sich, sondern nur neurotische Reaktionen psychisch und vegetativ nervöser Persönlichkeiten sind. Wir wissen auch, daß jede organische Krankheit den Menschen psychisch verändert, daß wir also bei einem bestimmten Symptomenkomplex nicht einfach fragen dürfen, was ist organisch und was nervös bedingt, sondern daß sich Körperliches und Seelisches auf das engste miteinander verflechten. Trotzdem wird es immer Aufgabe des Arztes sein, mit allen Mitteln nach dem Vorliegen organischer Störungen zu fahnden. Wenn er sie findet, muß überlegt werden, ob sie das Krankheitsbild genügend erklären, oder ob man neben ihnen psychische Komponenten anzunehmen hat. Wenn man aber organische Störungen ausschließen kann, dann ist zu erforschen, warum im einzelnen Falle die Neurose gerade auf den Kreislauf „organdeterminiert" (HANSEN) ist.

Häufig geben das ganze Gebaren des Kranken und seine Klagen schon einen bestimmten Hinweis. Es wurde schon erwähnt, daß Nervöse ihre Klagen mit besonderer Lebhaftigkeit äußern. Auch beschränken sich die Klagen oft nicht auf den Kreislauf, sondern es finden sich gleichzeitig auch allgemeine Beschwerden, wie Schwächegefühle, Schlafstörungen, Angstzustände usw.

---

[1]) KÜLBS, Kongreßverhandl. 1921.

Die Erscheinungen selbst äußern sich in Herzklopfen, Pulsbeschleunigungen, selten auch in Bradykardie, ferner in Arhythmie, besonders extrasystolischer Art, nur ausnahmsweise dagegen in Flimmerarhythmie oder Leitungsstörungen. Oft treten pseudoanginöse Zustände im Krankheitsbild hervor und besonders in sehr quälender Weise angioneurotische Symptome, wie Wallungen zum Kopf, Absterben der Finger und Füße, kurz das bereits öfter erwähnte Bild der Angina pectoris vasomotoria. Hie und da kommen auch Atemstörungen vor, namentlich das quälende Gefühl nicht „durchatmen" zu können; also die „Phrenokardie" (M. HERZ). Die schon erwähnten Gefühle allgemeiner Schwäche werden von Neurotikern oft auf das Herz bezogen und als Herzschwäche gedeutet. Da der Ausdruck „nervöse Herzschwäche", wenn er von seiten des Arztes gebraucht wird, sehr viel Unheil anrichten kann, sollte er aber dem Kranken gegenüber am besten prinzipiell vermieden werden.

Die Frage, ob es eine nervöse Herzschwäche überhaupt gibt, ist nicht einfach zu beantworten. Sicher ist, daß manche Arhythmieformen, z. B. die paroxysmale Tachykardie, durch Erreichung der kritischen Frequenz oder andere Arhythmieformen, z. B. gehäufte Extrasystolen, durch Pfropfung oder Blockierung zu Insuffizienzerscheinungen führen können; sicher ist auch nach den experimentellen Ergebnissen ROTHBERGERS, daß eine Durchschneidung der herzfördernden sympathischen Nerven zu tödlicher Herzschwäche führen kann. Aber das alles Ausnahmefälle. Die Fragestellung, die uns für die Neurosen interessiert, muß vielmehr heißen, ob psychische Einflüsse zu Insuffizienzerscheinungen führen können. Das ist sicher zuzugeben. Verschiedene Arten der akuten Herzinsuffizienz bis zum tödlichen Kammerflimmern hat man durch schwere, psychische Insulte auftreten sehen. Auch ist nicht daran zu zweifeln, daß schwere seelische Belastungen bei älteren Menschen zur chronischen Kreislaufschwäche führen oder diese zu steigern vermögen.

Trotzdem darf man annehmen, daß, abgesehen von den doch meist vorübergehenden Störungen durch Arhythmien, eine wirkliche Kreislaufsinsuffizienz gegen die Annahme rein neurotischen Ursprungs spricht.

Als Kreislaufneurosen sollte man nur die psychisch ausgelösten Störungen bezeichnen. Man kann sie mit HANSEN trennen in die durch Vorstellungen hervorgerufenen und die, welche als Ausdrucksphänomene zu betrachten sind. Bei den ersteren handelt es sich entweder darum, daß durch irgendwelche psychische Traumen hervorgerufene und organdeterminierte Störungen, z. B. Tachykardien, fixiert werden und auf dem Wege des „Organgedächtnisses" bzw. „eingeschliffener Reflexe" wirksam bleiben. Wer einmal die lästige Empfindung des Herzklopfens kennt, bei dem tritt sie viel leichter wieder auf als bei anderen Menschen. Auch herzneurotische Symptome können Gegenstand einer Phobie werden und sich bei bestimmter Situation pünktlich einstellen. In der Mehrzahl der Fälle sind es Angstempfindungen, die nicht als das Primäre erkannt, sondern aus dem Kausalitätsbedürfnis heraus in die Organe projiziert werden. Der Kranke sucht nach einer Erklärung für die ihm unverständliche Angst und findet sie in der Beachtung eines Organs. Das führt dazu, daß die sonst gewohnheitsmäßig vernachlässigten Organempfindungen bewußt werden. Das Bewußtwerden derartiger Organgefühle ruft nun, wie andere psychische Vorgänge (Schrecken, Erwartung, Angst), tatsächlich Veränderungen der Herztätigkeit hervor, die die primäre Angst noch steigern. Wie intensiv Neurotiker ihre paroxysmalen Beschwerden auf das Herz beziehen, ersieht man ja auch daraus, daß in manchen Gegenden Deutschlands die großen hysterischen Anfälle als „Herzkrämpfe" bezeichnet werden.

Als Ausdruckphänomene können wir Störungen des Kreislaufs ansehen, die entweder direkter Ausdruck widerwärtiger Empfindungen, z. B. von Ekelempfindungen, oder Zeichen einer Flucht in die Krankheit sind, mit denen der Kranke Mitleid erwecken, Beachtung erzwingen oder auch nur seine eigene Leistungsunfähigkeit moralisch vor sich selber rechtfertigen will.

Es ist klar, daß es für das Verständnis der ursächlichen psychischen Vorgänge notwendig ist, in das Seelenleben des Kranken einzudringen. Dazu gibt es ja heute systematisch ausgebaute Methoden von der einfachen genauen Anamnese bis zur schulgerechten Psychoanalyse.

Differentialdiagnostisch sind von den psychogenen Störungen vor allen die ihnen in ihren Symptomen sehr ähnlichen endokrin bedingten zu unterscheiden. Insbesondere müssen die der Thyreotoxikosen als solche erkannt werden. Aber auch die Störungen des Sexualapparates rufen den psychogenen ähnliche Bilder hervor, wie z. B. die der Menopause.

Auch chronische Intoxikationen können psychogenen Störungen ähnlich sein, wie ja aus unserer Schilderung, z. B. der Tabakangina, hervorging.

Ferner sind die Zustände, die wir als Produkte einer kardiovaskulären Minderwertigkeit kennenlernten, den psychogenen ähnlich; sie bedingen jedoch in höherem Grade ein wirkliches Versagen, namentlich ungewohnten Anstrengungen gegenüber, wie die Kriegserfahrungen lehrten.

Auch die durch Lageveränderungen des Herzens hervorgerufenen Erscheinungen können mit psychogenen verwechselt werden; es sei an unsere Besprechung der Relaxation des Zwerchfells, an den Zwerchfellhochstand und an den gastrokardialen Symptomenkomplex erinnert.

Endlich sind bei der Diagnose nervöser Kreislaufstörungen organische Veränderungen des Kreislaufs auszuschließen. Es kommen zunächst die Myo- und Endokarditiden in Betracht, besonders die Endocarditis lenta. Man muß sich aber davor hüten, bei der Anamnese in die leicht suggestiblen nervösen Kranken etwas hinein zu examinieren. Ein Nervöser gibt zwar gewöhnlich spontan keine Klagen über Atemnot bei körperlichen Anstrengungen an. Fragt man ihn aber nach Atemnot, so erhält man gelegentlich zunächst eine positive Antwort. Der Kranke pflegt dann überrascht zu sein, wenn man ihm durch einen Versuch zeigt, daß seine Angabe unzutreffend war. Im allgemeinem wird sich aber der Nachweis wirklicher Insuffizienzerscheinungen bei organischen Erkrankungen leicht führen lassen und damit die Abgrenzung gegen die psychogen bedingten Zustände. Man verwechsle aber die durch subfebrile Zustände bei schleichenden Endokarditisformen auftretenden Symptome, wie Erschöpfbarkeit, Kopfschmerzen und vasomotorische Labilität nicht mit denen einer allgemeinen Nervosität. Selbstverständlich können bei blutarmen und schwächlichen Menschen gelegentlich auch akzidentelle Geräusche auftreten; ihre Abgrenzung von den organischen ist früher bereits besprochen worden. Die größte Schwierigkeit macht aber, besonders bei älteren Patienten, die Unterscheidung psychogener Krankheitsbilder von den arteriosklerotischen und denen der Aortenlues.

2a. Vasomotorische und trophische Neurosen.

Die vasomotorischen und trophischen Neurosen mögen den nervösen Erkrankungen des Kreislaufs folgen. Sie haben, besonders in Gestalt der spastischen Angioneurosen, heute eine außerordentliche Häufung und damit erhöhte praktische Bedeutung erfahren, wie jeder Arzt beobachtet und, neben anderen Autoren, E. Osmald[1] vor kurzem darlegte. Ich folge in diesem Kapitel der nosologischen Gruppierung, wie sie R. Cassirer[2], der Monograph dieser Erkrankungen, und ich[3] von jeher geübt haben, auch wenn sie zu schematisch

---

[1] E. Osmald, Med. Rundsch. 1947. S. 306 u. f. [2] R. Cassirer, Monogr. 1921. Berlin.
[3] Hans Curschmann, Handbuch von v. Bergmann u. Staehelin, Bd. 5. S. 95 u. f.

und nicht ohne Mängel erscheint. Aber sie ist nun einmal — auch im internationalen Schrifttum — die übliche. Bezüglich dieses Kapitels verweise ich auch auf die ausgezeichnete neuere Bearbeitung von M. RATSCHOW[1]).

a) Akroparästhesien. Man hat früher die sich vorwiegend in Parästhesien äußernde Form FR. SCHULTZES von der mit angesprochenen Angiospasmen verlaufenden NOTHNAGELS streng trennen wollen. Mit P. MOEBIUS meine ich, daß dies weder möglich, noch nötig ist. Überhaupt gehört die erstere Form nicht streng zu den vasomotorischen Neurosen, da sie auch durch neuritische und primäre Haut- und Nagelaffektionen bedingt sein kann. Wir wollen also unter dem Begriff der Akroparästhesie nur das Syndrom verstehen, das ich als „vasoconstrictorische Neurose" bezeichnet habe.

Daß sie ein Symptom und keine Krankheit für sich ist, ist klar. Sie ist vielmehr meist Teilerscheinung jener Störungen, die wir bei Individuen finden, die G. v. BERGMANN als „vegetativ stigmatisiert" und ich als „vegetativ debil" bezeichnet haben.

Akroparästhesien (A. p.) sind beim weiblichen Geschlecht häufiger als beim männlichen. CASSIRER fand unter 90 Fällen nur 10 Männer. Erwachsene sind vorwiegend befallen. Aber auch Kinder und Greise werden nicht verschont. Mein jüngster Fall war 10jährig, mein ältester 73jährig. STOELTZNER[2]) beobachtete A. p. sogar bei einem 2jährigen Kind. Die A. k. hängt irgendwie mit dem Sexualleben zusammen; sie bevorzugt einerseits die Postpubertät, andererseits die Klimax. Die Heredität spielt eine Rolle. Homologe Vererbung kommt vor, ist aber seltener als heterologe. Man kennt Familien, in denen einerseits A. p., andererseits symptomreiche vegetative Neurosen mit Allergien anderer Art vorkommen. Exogene Reize sind auch wirksam, Arbeiten in kaltem Wasser löst oft A. p. aus. Auch psychische Reize vermögen dies. Bei den traumatischen Neurosen sind sie allerdings relativ selten. Die große kausale Bedeutung der komplexen „Notfaktoren", der Koinzidenz von Unterernährung, Kälte und psychischer Belastung, hebe ich mit OSMALD besonders hervor. Auch W. SCHULTE[3]) hat über derartig bedingte, gehäufte Fälle berichtet.

DESTUNIS[4]) hat gleichfalls über die Steigerung der Morbidität dieser angiospastischen Akroparästhesien Mitteilungen gemacht.

Die A. p. äußert sich meist in Anfällen, besonders nachts oder gegen Morgen oder nach kaltem Waschen oder Baden. Die Patienten empfinden Ziehen und Prickeln in Fingern und Händen, seltener in den Armen. Gleichzeitig können bei manchen die gleichen Empfindungen in den Füßen auftreten. Die Gliedenden „sterben ab", werden kalt, gefühllos, „klamm" bis zur tetanoiden Steifheit. Seltener werden Nase, Ohren und Wangen betroffen. Sonderbarerweise wird der Daumen meist verschont. Das örtliche „Absterben" äußert sich in verschiedenen Graden der Synkope, in bläulichem bis leichenfarbenem Aussehen der Finger mit mehr oder minder erheblicher Hypästhesie und Kälte. Ulcerationen oder gar Gangrän gehören nicht zur A. p. Dagegen kommen allmähliche trophische Störungen an Haut und Nägeln nicht selten vor. Die Dauer der Anfälle wechselt zwischen Minuten und — seltener — Stunden. Mit dem Abklingen des Anfalls treten oft reaktive Rötung, Schwellung, Hitze und Hyperhidrose auf.

Begleiterscheinungen, wie Schwindel, Migräne, hysterische oder tetanische Anfälle kommen gelegentlich vor. Sie kommen auch differentialdiagnostisch

[1]) M. RATSCHOW, Erg. inn. Med. 1935. S. 48. [2]) STOELTZNER, Charité Ann. 1904. S. 28. [3]) W. SCHULTE, Dtsch. med. Rundsch. Ref. 1947. S. 370. [4]) G. DESTUNIS, Dtsch. Gesundheitsw. 1946. S. 671.

in Betracht, zumal sie einer besonderen, zum Teil spezifischen Therapie bedürfen. Ferner sind differentialdiagnostisch zu beachten die Angina pectoris vasomotoria harmloser, nervöser Natur und die von mir beschriebenen Fälle von Angiospasmen der Peripherie bei ernsthafter coronarsklerotischer Angina pectoris. Die ersteren sind nicht selten sexuellen Ursprungs und kommen besonders nach lange geübtem Coitus interruptus vor, die letzteren sind schwere Zustände, die energischer Therapie (Nitrite u. a.) bedürfen und tödlich enden können.

b) Auch die RAYNAUDsche Krankheit ist differentialdiagnostisch zu berücksichtigen; die symmetrische Gangrän beginnt in leichteren Fällen mit scheinbar harmlosen Akroparästhesien. Auch sie bedarf wegen der Notwendigkeit aktiver Therapie (z. B. nach NÖSKE) der Abgrenzung von den letzteren. Es gibt aber wohl Übergangsformen der A. p. zum echten, schweren Raynaud. Ferner ist die BUERGER-V. WINIWARTERsche Krankheit, dem Morb. Raynaud nahe verwandt, von den harmlosen Akroparästhesien abzugrenzen, was bei der Schwere dieser Fälle wohl stets gelingt. Auch das intermittierende Hinken kann, da es sich ja bisweilen nicht nur an den Füßen, sondern auch an den Händen manifestiert, manchmal im Anfangsstadium der Parästhesien und leichteren Schmerzen an Akroparästhesie — denken lassen.

Endlich bedarf die Mutterkornvergiftung, die „Kriebelkrankheit", differentieller Berücksichtigung. Ihr akuteres Auftreten bei bisher gesunden, nicht vegetativ debilen Menschen und die anamnestische Feststellung der Vergiftungsmöglichkeit, die ja auch förmlich epidemisches Auftreten in großer Häufung bedingen kann, werden ihre Erkennung erleichtern, die natürlich auch aus prophylaktischen und therapeutischen Gründen notwendig ist.

c) Vasodilatorische Neurosen sind gleichfalls Objekt der Differential·diagnose. Sie kommt in Gestalt von „Wallungen", Kopfkongestionen und förmlicher Erythrophobie auch bei vegetativ Neurotischen vor; die fliegende Hitze besonders bei Klimakterischen, aber bisweilen auch bei Jugendlichen. Die Errötungsangst befällt mit Vorliebe masturbierende Jünglinge, das fleckige Schamerythem und der Dermographismus mehr weibliche Patienten.

Differentialdiagnostisch ist auch dies Teilsymptom der vegetativen Neurose nennenswert, weil es therapeutisch bedeutsam sein kann, z. B. bei sexualogener Genese (Klimakterium, Onanie u. a.), bei Morb. Basedow und CUSHINGscher Krankheit.

Zu den vasodilatorischen Zuständen gehört auch die von mir als Erythrocyanosis symmetrica bezeichnete capillare Anomalie, jene flächenhafte, rötlich-blaue Verfärbung der Haut der Oberarme und Unterschenkel, seltener der Brüste; ein Dauerzustand, der subjektive und auch objektive Störungen und besondere Empfindungen nicht erzeugt. Die harmlose Anomalie gibt aber bisweilen zu Unrecht zu Befürchtungen (z. B. des Ulcus cruris) Anlaß; sie verschwindet meist spontan Ende der zwanziger oder Anfang der dreißiger Jahre.

Ein Gemisch von vasomotorisch spastischen und dilatorischen Anfällen, von Hyperhidrose, trophischen und hämorrhagischen Symptomen stellt die „vasomotorische Ataxie" (SOHLIS-COHEN, H. HERZ) dar. Auch sie bedarf differentieller Abgrenzung von ernsteren organischen Erkrankungen, da sie auch mit Leber-, Magen- und Hirnsymptomen verlaufen kann; auch von den primären hämorrhagischen Diathesen (Thrombopenie, Skorbut u. a.) muß sie unterschieden werden. Die Differentialdiagnose ist auch hier aus therapeutischen und prophylaktischen Gründen notwendig. Sie ist in der Regel möglich, wenn man das Vorwiegen psychogener und psychischer Faktoren und Symptome, den Anfallscharakter, die symptomlosen Remissionen und die oben genannten Kombinationen von Erscheinungen berücksichtigt und etwaige gröbere Affektionen des Magens, der Leber, des Herzens und Gehirns durch diesbezügliche Untersuchungen feststellt oder ausschließt. Bezüglich der Therapie sei erwähnt, daß der bisweilen prompte Erfolg der Psychotherapie für die Diagnose der Vasoneurose und gegen eine ernstliche Erkrankung der genannten Organe spricht, ebenso wie der bisweilen prompte Erfolg des Chinins, des Padutins oder der Nitrite.

d) Die Sklerodermie (Skl.d.) hat man — schematisierend — in drei Stadien: das des harten Ödems, der Induration und der eigentlichen Atrophie geteilt. Man unterscheidet meines Erachtens besser lokalisierte und mehr generalisierte Skl.d. Die erstere Form, die sich bisweilen nur auf eine Extremität in Gestalt bandförmiger Skl.d.stellen beschränkt, ist harmlos und mit keiner andere Hautaffektion zu verwechseln. Die mehr oder minder generalisierte, stets symmetrische Skl.d. ist dagegen eine ernsthafte, verunstaltende und oft zur Kachexie führende Affektion. Fast immer sind die Gesichtshaut und die distalen Gliedabschnitte zuerst befallen. Häufig ist die „Sklerodaktylie" mit raynaudähnlichen Angiospasmen verbunden, die sogar partielle Gangrän veranlassen können. Sehr oft führt die Skl.d. zur allgemeinen Verelendung und verbindet sich mit groben pluriglandulären Störungen. Diese Form habe ich als „sklerodermische Dystrophie" bezeichnet. Die höchste Steigerung der generalisierten Skl.d. stellen jene seltenen „Mumienmenschen" (GRASSET) dar, bei denen nicht nur die Haut, sondern auch Muskeln, Bänder und Fascien von der Verhärtung betroffen worden sind.

Manchmal befällt die Skl.d. auch die Schleimhäute des Mundes, Zunge, Kehlkopf, Oesophagus und Vagina.

Die Skl.d. ist, wie erwähnt, bisweilen Teilerscheinung schwerer pluriglandulärer Insuffizienz, z. B. bei der Degeneratio genitosclerodermatica v. NOORDENS, die manchmal tödlich endet; sie kommt auch als lokalisierte Form bei Tabes, Myelitis, Syringomyelie und Neuritis, bei Tuberkulose, bei BIERMERsche Anämie und Porphyrinurie vor.

Differentialdiagnostisch kommen außer den seltenen primären Hautatrophien (HERXHEIMER) die sekundären Hautatrophien bei chronischen Arthritiden und die senile Hautveränderung in Betracht. Auch die örtlichen Hautveränderungen bei Thrombophlebitis und Ulcus cruris und bei Syringomyelie (an den Händen) erinnern bisweilen an Skl.d. Meist wird die Differentialdiagnose in Anbetracht der Härte und Adhärenz der sklerodermischen Haut relativ leicht sein; bei den fleck- und bandförmigen Formen ist sie eigentlich nicht zu verfehlen. In Lepragegenden kann die Morphea atrophica leprosa mit Skl.d. verwechselt werden. Auch pellagröse Hautveränderungen können ihr oberflächlich ähneln, zumal sie, wie übrigens auch die leprösen, mit mehr oder minder starker Pigmentierung verlaufen, die ja auch bei Skl.d. oft vorkommt. Aber auch den leprösen und pellagrösen Hautveränderungen fehlt die Induration.

Die seltenen, zum Teil akut beginnenden Fälle mit überwiegendem Sklerödem besonders des Gesichtes, gelegentlich aber auch der Hände und Arme können, namentlich im Beginn, an nephritisches Ödem, an Hungerödem und vor allem an Myxödem erinnern, die sämtlich aber auch der Härte der Skl.d. ermangeln. Diese Fälle sollen übrigens manchmal besonders bei Jugendlichen akut in Heilung ausgehen (HEYNACHER).

e) Der Skl.d. nahe verwandt ist die Hemiatrophia facialis progressiva; CASSIRER faßte sie sogar als Skl.d. des Trigeminusgebietes auf. Das seltene Leiden führt zu allmählicher Atrophie der Haut, aber auch der Muskeln, Fascien, Bänder des Fettpolsters und Knochen einer Gesichtshälfte. Oft, aber nicht immer ist die Haut sklerosiert und adhärent, meist bräunlich, gelb-lich oder lila verfärbt. Neuralgische Schmerzen, Hypästhesien, Parästhesien des Quintusgebietes, ebenso wie Anhidrose oder Hypertrichose kommen vor. Manchmal tritt die Atrophie nur streifenförmig auf, als „Coups de sabre" fran-zösischer Autoren. Solche Fälle können an Narben von Lupus, Entzündungen und Verbrennungen erinnern. Sonst sind differentialdiagnostisch die SUDEK-sche Knochenatrophie nach Trauma, manche Fälle von Facialis- und von Quintuslähmung, von Kieferatrophie bei Syringomyelie meiner Beobachtung, von cerebraler Kinderlähmung (Porencephalie) zu nennen, die oberflächlich an die Hemiatrophie erinnern, aber auch stets der Härte und Adhärenz er-mangeln.

f) Die äußerst seltene Erythromelalgie (E.) äußert sich in akuten hef-tigen Schmerzanfällen, besonders in den Füßen, mit umschriebener Röte, Hitze und Schwellung und tritt paroxysmal besonders nach Traumen, starker Kälte, Durchnässung, bisweilen auch ohne besondere Ursache auf. Ob es eine essen-tielle E. gibt, wurde übrigens von manchen, z. B. von FRIEBOES, bezweifelt. Differentialdiagnostisch müssen Erysipel, entzündliches Ödem, begin-nende Phlegmone, entzündlicher Plattfuß, Erythema multiforme und gewöhn-licher Frost von der E. unterschieden werden, bisweilen auch QUINCKESches Ödem. Es ist übrigens fraglich, ob man die E. vom Frost und vom QUINCKE-Ödem immer abgrenzen kann. Denn wahrscheinlich sind diese beiden mit dem, was man als E. diagnostiziert, in den meisten Fällen überhaupt identisch. Wir brauchen uns also über die Differentialdiagnose dieses nosologisch frag-würdigen Leidens nicht den Kopf zu zerbrechen, müssen vielmehr versuchen, es so selten als irgend möglich zu diagnostizieren.

g) Von den neurogenen Ödemen sind an chronischen Formen einer-seits die bei organischen Nervenleiden zu nennen. Alle zentral und auch peri-pher gelähmten Glieder können hydropisch werden. Besonders die Hand und der Unterschenkel und Fuß des Hemiplegikers sind sehr häufig dauernd öde-matös geschwollen. Auch bei peripheren Lähmungen besonders des Nerv. medianus findet man oft Ödem nebst Röte und Cyanose.

Das chronische Ödem der Hypothyreosen wird im Kapitel des Myxödems besprochen werden. Das klimakterische Ödem wurde auf S. 375 geschildert. Auch die Ödeme bei Carcinom und anderen Kachexien, bei perniziöser Anämie und das Hungerödem werden an anderer Stelle abgehandelt. Sie sind, wenn man das Grundleiden feststellt, mit den neurogenen Ödemen nicht zu ver-wechseln.

Äußerst selten ist endlich das subakute oder chronische hysterische Ödem (Oedème bleu sc. blanc). Ob es ein Artefakt oder ein essentielles Krankheits-produkt ist, dürfte schwer zu entscheiden sein. Ich glaubte, in dem einzigen Fall, den ich gesehen habe, das Ödem durch Suggestion gebessert und auch gesteigert zu haben.

Weit häufiger ist das akute Oedema circumscriptum cutis QUINCKEs, ein typisch allergisches Produkt, das ich bei der Differentialdiagnose des Myxödems (S. 693) schildern werde. Es kann auch als periodisch rezidi-vierender Gelenk- oder Knochenhauthydrops auftreten. Ein analoger Vor-gang führt an den Hirnhäuten zur serösen Meningitis QUINCKEs, die auch anfallsweise auftreten kann.

h) Das intermittierende Hinken, die Dysbasia und auch die Dys-praxia angiosclerotica, sind bereits im Kapitel der Arteriosklerose differential-diagnostisch dargestellt worden; ich verweise hierauf.

3. Differentialdiagnostische Bemerkungen über einige seltene Erkrankungen.

Ge-
schwülste.

Die seltenen Geschwülste des Herzens entziehen sich gewöhnlich der Diagnose; ja, es ist auffällig, wie geringe Störungen sie hervorrufen, es sei denn, daß sie im Reizleitungssystem sitzen. Auch die Diagnose eines Herzabscesses ist kaum möglich. Die Diagnose eines Echinococcus oder Cysticercen wird auch vielleicht in seltenen Fällen als Vermutungsdiagnose gestellt werden dürfen, wenn deren Diagnose durch anderweitige Lokalisation und die spezifischen Reaktionen bereits sichersteht und wiederholte Embolien das Krankheitsbild komplizieren.

Gleichfalls nicht möglich ist die Diagnose von Kugelthromben oder gestielten Herzpolypen, die sich bisweilen aus varikösen Erweiterungen der Vorhofsvenen bilden.

Peri-
arteriitis
nodosa.

Differentialdiagnostisch wichtiger ist die Periarteriitis nodosa. Eine Zusammenstellung der Kasuistik dieser von KUSSMAUL und MAYER zuerst beschriebenen, recht seltenen Erkrankung durch GRUBER[1]) führte 1926 114 Fälle auf. Seitdem ist die Zahl auf etwa 300 gestiegen (POSTEL und LAAS[2]).

Es handelt sich um entzündliche, circumscripte, zur Bildung von Knötchen oder größeren Knoten führende Prozesse in der Media und Adventitia und um deren Folgezustände und die Bildung von kleinen Aneurysmen und Thrombosen. Die frühere Vermutung einer luischen Ätiologie hat sich nicht bestätigt. Die WASSERMANNsche Reaktion fiel in den meisten Fällen ebenso negativ aus, wie die Anamnese der Kranken. Dagegen sah man in manchen Fällen akute Infekte (Scharlach u. a.) dem Leiden vorausgehen. Allerdings glückten v. HAUN Übertragungsversuche der Periarteriitis auf Meerschweinchen; sie sprachen also für einen spezifischen Infektionserreger. Auch die klinischen Symptome sprechen für einen infektbedingten Prozeß. Auch GRUBER glaubte, daß die Gefäßveränderungen Ausdruck einer durch vorausgegangene Infekte erworbene Allergie seien.

Die Erkrankung verläuft oft fieberhaft, gelegentlich unter dem Bilde der Sepsis. Es sind Milzschwellungen und auch Leukocytose mit Eosinophilie beobachtet worden Ich fand einmal ausgesprochene myeloische Reaktion im weißen Blutbild. Bei anderen Fällen fehlen wieder diese Symptome. Im Vordergrund steht dann eine fortschreitende Anämie.

Im einzelnen kann das klinische Bild, je nach der Ausbreitung des Prozesses und seiner Komplikationen, sehr verschieden und deshalb differentialdiagnostisch ungemein schwierig sein. Manche Fälle verliefen unter dem Bilde einer mehr oder minder akuten Polymyositis, einer Trichinose oder Polyneuritis. Auch Hautexantheme, besonders Purpura, werden öfters erwähnt. Bei anderen standen die Erscheinungen seitens parenchymatöser Organe im Vordergrund. Relativ häufig sind hämorrhagische Nephritiden, die sehr schmerzhaft sein können („Nephritis dolorosa"), und auch die schon erwähnten massiven Blutungen im Nierenlager. Häufig wurden Darmgeschwüre, auch Darmgangrän mit folgender Peritonitis beobachtet, seltener Ikterus. VON SCHRÖTTER glaubte deshalb, daß man ein schweres Nervenbild, ein Muskelbild, ein Nieren- und Darmbild, seltener ein Leber- oder ein Bronchialbild unterscheiden könne. POSTEL und LAAS (Hamburg) berichteten über die seltene, vom Hilus ausgehende

---

[1]) GRUBER, Zentralbl. f. Herz- u. Gefäßkrankh. 1917. 5—9. — Neuere Arbeiten KROETZ, Dtsch. Arch. f. klin. Med. Bd. 135; MERTENS, Klin. Wochenschr. 1922. Nr. 37, dort Literatur; GRUBER, Zentralbl. f. Herz- u. Gefäßkrankh. 1926. Nr. 19; W. BECKER, Med. Klin. 1938. Nr. 26; ROTSTEIN u. WELT, zit. bei BECKER. [2]) POSTEL u. LAAS, Z. Kreislaufforsch. 1941. Nr. 15.

Erkrankung der Lunge bei Periarteriitis nodosa. W. BECKER, ROTSTEIN und WELT wiesen auf das Auftreten im Kindesalter hin: unter 200 Fällen waren 23 Kinder von 3 Monaten bis 15 Jahren. KULKOW[1]) gab an, daß die Erkrankung am häufigsten bei Männern zwischen dem 30. und 40. Lebensjahr vorkäme. Auf Grund des Schrifttums bis 1941 berichtet KULKOW übrigens, daß alle bisher bekannten Fälle tödlich verlaufen seien.

Die Diagnose der meisten Fälle bleibt intra vitam offen. Sie kann nur dann sicher gestellt werden, wenn man die Knötchen an peripheren Arterien feststellen kann. Manchmal entwickeln sich auch Hämatome. KROETZ ist der Ansicht, daß man eine Wahrscheinlichkeitsdiagnose wagen dürfe bei akuter Knötchenbildung in der Subcutis zugleich mit dem Syndrom: epigastrische Krampfschmerzen, Neuritis und Nephritis.

Ich beobachtete eine 20jährige Kranke, die lange Zeit an einer enorm schmerzhaften Nephritis mit profuser Hämaturie, rezidivierender Facialislähmung, Hypertonie, Anämie (ohne Eosinophilie) und eigenartigen Arterienveränderungen im Augenhintergrund litt. Erst spät wurden die typischen Knötchen an einzelnen Arterien tastbar.

Die Differentialdiagnose fordert, daß man den Zusammenhang gefühlter Knoten mit Arterien feststellt, oder wenn dies nicht möglich ist, durch Probeexcision sich über die Struktur der Knoten unterrichtet. Denn sonst können sie mit einer anderweitigen multiplen Knotenbildung, z. B. der bei RECKLINGHAUSENscher Neurofibromatose oder mit Cysticercenknoten recht wohl verwechselt werden, da sie nur selten pulsieren.

Gelegentlich wurde von D. A. DANTES[2]) auch eine lokalisierte Arteriitis der Temporalarterien beobachtet, die mit schmerzhafter knotiger Auftreibung des Gefäßes und außerdem mit leichtem Fieber, hypochromer Anämie, Leukocytose und erhöhter Senkung verläuft und besonders Leute über 55 Jahre befällt. DANTES hält sie für eine „besondere" Krankheit. Sie ist aber meines Erachtens mit der Periarteriitis nodosa identisch.

Hier sei auch der Sklerose der peripheren Venen, der Phlebosklerose, gedacht, die (relativ selten) fast nur an den unteren Extremitäten, besonders im Bereich der V. saphena vorkommt und an sich klinisch belanglos ist. Sie ist schon seit 1833 bekannt (LOBSTEIN), wird aber wenig beachtet. Man kann die sklerotischen Venen als flache, harte, zum Teil verkalkte Stränge abtasten, sie bisweilen auch deutlich sehen. Sie kollabieren auf Hochhalten des Beins nicht oder nur wenig. Manchmal machen sie Schmerzen, meist nur sehr wenig Symptome. Ich sah sie mehrmals mit allgemeiner und Beinarteriosklerose und intermittierendem Hinken verbunden. Die Ätiologie der Phlebosklerose ist unbekannt. In einem meiner Fälle war eine Lues vorausgegangen.

Venensklerose.

Meine Mitarbeiter R. STAHL und ZEH[3]) haben sie histologisch untersucht und diffuse Fibrose der Gefäßwand mit starker Einengung des Lumens gefunden. Bindegewebe in allen Schichten, besonders der Media, verdickt bei relativer Konservierung der elastischen Fasern. Gefäßmuskulatur atrophisch. In der Adventitia starke Gefäßneubildung. In der Media reichlich Kalkplatten.

Diagnostisch sind diese nicht entzündeten, verhärteten, nicht schmerzhaften Venenstränge mit nichts anderem zu verwechseln.

4. Differentialdiagnose der Unfallerkrankungen des Herzens.

Bei der Schwierigkeit, die die Begutachtung von Herzkrankheiten nach Unfällen bieten kann, sei auf diese Differentialdiagnose eingegangen.

Für die im starren Thorax liegenden Organe gelten dieselben Gesetze, wie für den Schädelinhalt, das heißt durch Contrecoup und hydraulische Wirkung können auch Verletzungen entstehen, wenn der Unfall das Herz nicht direkt, sondern nur den Thorax oder sogar nicht einmal diesen direkt

---

[1]) A. E. KULKOW, Act. med. scand. 1941. 6. [2]) DANTES, Med. Rundsch. 1947. Ref. S. 57. [3]) R. STAHL und ZEH, Virchows Arch. Bd. 242, H. 1/2, dort gesamte Literatur bis 1923.

betroffen hat. Ferner ist bekannt, daß eine übermäßige, plötzliche Körper-anstrengung zu Zerreißungen und Überdehnungen führen kann, augenscheinlich durch eine übergroße Steigerung des Blutdrucks. Manche Fälle, z. B. von Klappenzerreißungen, sind dadurch entstanden, daß der Kranke das Herab-stürzen einer Last auf ihn mit Aufgebot der Kraft der Verzweiflung aufhalten wollte, oder, daß er sich beim Ausgleiten krampfhaft hielt, z. B. Leute, die über Bord gespült zu werden drohten.

Die Herzruptur wurde schon erwähnt. Meist dürfte es sich dabei um schon veränderte Herzen gehandelt haben, obwohl es denkbar ist, daß ein normales Herz zerreißt, wenn es von einer Kontusion im Zustande der diastolischen Weichheit getroffen wird. Die Herzruptur führt so rasch zu schwersten Erscheinungen und zum Tode, daß der Zusammenhang mit dem Unfall immer evident ist. Nur sei daran erinnert, daß außer den Symptomen des Hämoperikards und der Herzschwäche auch die schon erwähnten Störungen von seiten der Bauchorgane, cholera- oder ileusähnliche Symptome vorkommen.

Schwieriger sind ohne Sektionsbefund die Klappenzerreißungen zu be-urteilen. Sie kommen am häufigsten an den Aortenklappen vor. Ihre physikali-schen Erscheinungen können sehr deutlich sein und sich in gelegentlich auffallend lauten, musikalischen Geräuschen äußern. Sie entstehen meist plötzlich. Die diagnostische und auch gutachtliche Schwierigkeit liegt natürlich darin, daß man doch nur in seltenen Fällen sicher weiß, ob der Traumatiker vorher herz-gesund war. Es kann ferner auch durch Unfälle zu Blutungen in die Klappen selbst kommen und dann zu allmählichen Schrumpfungen und Stenosenbil-dungen der Klappen, die erst geraume Zeit nach dem Unfall in die Erscheinung treten. Relativ einfach ist die Begutachtung noch, wenn es sich um Stenosen des Aortenostiums handelt, weil diese mit Ausnahme der angeborenen spontan doch sehr selten sind. Aber bei Mitralstenosen ist die Entscheidung, selbst wenn ein Sektionsbefund vorliegt, meist schwierig. Auch können durch Unfälle Beschädigungen des Herzmuskels zustande kommen, die unter dem Bilde einer Myokarditis verlaufen. Endlich muß man auf Grund seltener Beob-achtungen zugeben, daß auch eine tuberkulöse Perikarditis durch ein Trauma ausgelöst werden kann. Natürlich können grobe perforierende Traumen, z. B. bei der Sondierung oder Ösophagoskopie, auch Perforationen der Speiseröhre und des Herzbeutels und damit Hämato- und Pneumoperikard hervorrufen.

Außer diesen groben Schädigungen kommt aber auch eine Commotio cordis vor, die nach Einwirkung stumpfer Gewalt in der Herznähe beobachtet wird. SCHLOMKA[1]), der die Commotio cordis experimentell und klinisch studierte, faßt sie als direkte Folge des Traumareizes auf das Herz selbst auf. Er nimmt akute Durchblutungsstörungen, wahrscheinlich infolge traumatischer Coronarspasmen an. „Im Augenblick des Trauma wird der Puls meist und oft erheblich unregelmäßig (Extrasystolen, Block, Vorhofflim-mern) und sinkt der arterielle Druck eventuell bis zur Unfühlbarkeit der Puls-welle ab" (SCHLOMKA). Auch soll es zu akuter „Schwächedilatation" kommen. Ferner wirkt sich die Herzerschütterung in Bewußtseinsstörungen verschie-dener Grade aus. In schwersten Fällen kann es infolge von Kammerflimmern zum plötzlichen Tode kommen.

In manchen Fällen soll es nach anfänglicher Besserung infolge von Myokard-narben zur Ausbildung eines chronischen postkommotionellen Herz-schadens kommen, der sogar zu Herzwandaneurysmen, adhäsiver Perikarditis und anderen schweren Myokardveränderungen führen kann.

---

[1]) SCHLOMKA, Ergebn. d. inn. Med. u. Kinderheilk. Bd. 47. 1934.

Vielfach ist die Frage nach einer traumatischen Entstehung von Gefäß-veränderungen erörtert worden. Hier sei nur des Einflusses eines Trauma auf die Entstehung der Angina pectoris gedacht. Ich verweise auf die Arbeit von Kohn[1]), der zu dem Schluß kommt, daß ein Zusammenhang zwischen einem Unfall und auch gewerblichen Schädigungen (Bleivergiftung) und der Entstehung einer Angina pectoris nicht von vornherein verneint werden kann.

Allgemein kann gesagt werden, daß ein Zusammenhang mit dem Unfall angenommen werden darf, wenn die zeitlichen Verhältnisse dies zulassen, wenn z. B. die Erscheinungen eines Herzleidens sich unmittel-bar an den Unfall anschließen; ferner, wenn feststeht, daß der Traumatiker vorher herzgesund war und nunmehr ein Klappenfehler besteht. Dabei ist allerdings zu bedenken, daß ein bis dahin latenter Klappenfehler nun zum erstenmal entdeckt wird. Endlich ist nach Matthes die Bildung von Stenosen, namentlich Aortenstenosen, auf einen Zusammenhang mit einem Unfall verdächtig, falls sich keine anderen Gründe für ihre Entstehung finden lassen. Eine Überanstrengung ist nur dann als Unfall anzusehen, wenn sie zweifellos eine extreme war, wie in den oben geschilderten Beispielen. Liegen nur mäßige Überanstrengungen vor, so bedenke man, daß ein schon vorher latent krankes Herz danach wohl zum ersten Male Zeichen der Insuffizienz zeigen kann, daß man aber deswegen nicht berechtigt ist, eine mäßige An-strengung, die ein gesundes Herz anstandslos ertragen würde, als Unfall im Sinne des Gesetzes anzusehen; so sehr auch der Unfallversicherte, der nun zum ersten Male auf sein Herz aufmerksam wird, dazu neigen mag.

Endlich sei nochmals darauf hingewiesen, daß auch schwere psychische Traumen verderbliche Folgen für Herz und Kreislauf haben können. Es sei nur an den plötzlichen Herztod (meist älterer Leute) nach starker Erregung erinnert. In diesen Fällen dürfte es sich aber wohl stets um bereits geschädigte, z. B. coronarsklerotische Herzen handeln.

Daß elektrische Einwirkungen zu schweren, bisweilen tödlichen Herz-störungen (infolge Kammerflimmerns) führen können, wurde bereits im Kapitel des Kammerflimmerns erwähnt. Die Hinrichtung durch den „elektrischen Stuhl" führt zum Herztod. Aber auch leichtere, bzw. reversible Störungen können nach elektrischen Traumen entstehen, wie S. Koeppen[2]) an Hand von 92 Beobachtungen zeigte. Nach Koeppen führt die elektrische Einwirkung direkt zu einer Schädigung des Reizleitungssystems des Herzens.

Koeppen teilt seine Fälle nach ihren klinischen Symptomen in 4 Gruppen: 1. die funk-tionelle Angina pectoris electrica (47 Fälle), 2. die organisch bedingte Angina pectoris electrica (15 Fälle), 3. a) Kreislaufkranke (Hypertonie, Arteriosklerose), die durch ein elek-trisches Trauma eine Verschlechterung ihres Zustandes erlitten hatten (13 Fälle), b) Kreis-laufkranke, deren Leiden oder Tod nicht unfallbedingt waren, und 4. Herzkranke, deren Erkrankung nicht unfallbedingt, sondern nachweislich entzündlicher Natur war.

In dem Krankengut Koeppens fällt also das Überwiegen funktioneller postelektrischer Herzschäden auf. Dies entspricht ganz meinen Erfahrungen insbesonders bei Begutachtung von elektrisch geschädigten Telephonistinnen.

Auch durch Röntgentiefenbestrahlungen wurden bei Kranken (mit Leukämie und Lungentumor) Herzstörungen, z. B. permanentes und paroxys-males Vorhofflimmern hervorgerufen; bei gesunden Versuchstieren übrigens niemals (P. Eggers[3]).

5. Die Differentialdiagnose der Erkrankungen des Perikards.

Die wichtigste Perikardialerkrankung, die Perikarditis, tritt bekannt- Pericarditis
lich als trockene und als exsudative Form auf. Die trockene Perikarditis sicca.

[1]) Hans Kohn, Klin. Wochenschr. 1929. Nr. 17 u. 18. [2]) S. Koeppen, Dtsch. Arch. f. klin. Med. Bd. 186, S. 421 u. folg. 1940. [3]) P. Eggers, Münch. med. Wochenschr. 1941. 242.

ist oft das Anfangsstadium der exsudativen. Die Obliterationen des Perikards, die auch das Mediastinum beteiligenden schwieligen Mediastinoperikarditiden, sind meist Endstadien entzündlicher akuter oder chronischer Prozesse.

Pericarditis exsudativa. An akuter Perikarditis Erkrankte zeigen meist sehr ausgesprochene Symptome: Schmerz in der Herzgegend, Oppressionsgefühle, selbst anginaähnliche, in die Arme ausstrahlende Schmerzen, Druck und Schmerz in der Lebergegend, ferner Vermehrung der Beschwerden durch die Füllung des Magens. Größere Ergüsse führen bisweilen zu Ohnmachten beim Aufrichten, die durch die schwere Bedrängung des Herzens verständlich sind. Größere Ergüsse können auch Druckerscheinungen auf Nachbarorgane und Schluckstörungen oder eine Recurrensparese erzeugen.

Objektiv sind die Kranken mit bereits entwickelten Ergüssen, aber mitunter auch schon bei trockener Perikarditis auffallend kurzatmig und sehen dabei meist blaß und mehr oder minder cyanotisch aus, so daß ihr Gesamteindruck meist der eines schwer und bedrohlich Kranken ist.

Bei weitem am häufigsten führt der fieberhafte Gelenkrheumatismus zur Perikarditis: unter 215 Fällen von HEINR. CURSCHMANN und ZINN zusammen waren 131 rheumatischen Ursprungs. Alle anderen Infekte, Pneumonie, Grippe, Typhus, Scharlach, Fleckfieber führen viel seltener zur Herzbeutelentzündung. Dagegen führt die Tuberkulose relativ oft zur Perikarditis: unter 85 Fällen HEINR. CURSCHMANNs waren immerhin 16 tuberkulöse. Von vornherein chronisch und fieberlos verlaufen meist die Entzündungen des Perikards, die auch andere seröse Höhlen als Polyserositis ergreifen. Chronisch, aber doch öfter fieberhaft verlaufen die Perikarditiden, welche, wie andere Entzündungen seröser Höhlen, die Trichinose, die Nephritiden und den Skorbut komplizieren. Mit wenig charakteristischen Erscheinungen äußern sich oft die vom Herzmuskel aus das Perikard erreichenden Entzündungen, von denen wir die epistenokardischen schon bei der Besprechung des Coronarinfarktes erwähnten. Endlich sei noch auf die Perikarditiden aufmerksam gemacht, die von Carcinomen des Oesophagus oder auch intrathorakalen Eiterungen aus übergreifen. Sie sind meist jauchige und werden besonders bei Carcinomen leicht übersehen, da sie sich oft erst kurz vor dem Tode und dann sehr rasch entwickeln.

Für die Diagnose ist neben dem geschilderten Gesamteindruck das Reibegeräusch charakteristisch. Nur merke man, daß es bei den eitrig fibrinösen und jauchigen Formen oft fehlt. Dagegen ist es bei serösen Exsudaten meist wenigstens über der Mitte des Sternum, wo die Exsudatschicht stets sehr dünn ist, noch zu hören. Die trockene Perikarditis verändert die Herzgröße nicht. Ein Exsudat entwickelt sich in der Weise, daß zuerst der Perikardleberwinkel etwas ausgefüllt wird und dann die Herzdämpfung nach links sich verbreitert, bis endlich die bekannte dreieckige Perkussionsfigur deutlich ist. Wie bereits erwähnt, füllt dann das perikarditische Exsudat den linken unteren Brustraum immer mehr aus und führt auch zur Dämpfung links hinten unten. Über die Unterscheidung des ausgebildeten Ergusses vom Cor bovinum, insbesondere durch das Röntgenbild, wurde bereits gesprochen. Ebenso ist bei der Differentialdiagnose der Pleuritis auf die Möglichkeit der Verwechslung mit einer linksseitigen Pleuritis hingewiesen. Eine Verwechslung kann vielleicht noch vorkommen mit einer eitrigen Mediastinitis anterior, zumal da diese, ebenso wie Perikarditiden, im Anschluß an eine croupöse Pneumonie sich entwickeln kann. Die Dämpfung einer solchen Mediastinitis überschreitet aber den rechten Sternalrand nicht und dehnt sich meist nach links oben höher wie eine Perikarditis bis zur ersten Rippe aus. Röntgenologisch wird man die Bilder auch unterscheiden können. Das gleiche gilt von etwaigen

Verwechslungen mit anderen im Mittelfeld Dämpfungen erzeugenden Prozessen wie Tumoren, Aortenaneurysmen oder tuberkulösen Infiltrationen. Eine entzündliche Perikarditis und ein Hydroperikard sind schon dadurch zu unterscheiden, daß ein Hydroperikard nur bei gleichzeitiger allgemeiner Stauung vorkommt. Die Dämpfungs- und Röntgenfiguren müßten — theoretisch — die gleichen sein. Jedoch ist der Erguß beim Hydroperikard nur sehr selten so groß, daß er sich deutlich ausprägt. Die Nachweisbarkeit des Hydroperikards ist so selten, daß sich beispielsweise unter dem großen Filmmaterial von Herzdekompensierten der Rostocker Klinik kein einziges einwandfreies Hydroperikard fand. TRAUGOTT[1]) beschrieb ein Hämoperikard von etwa 700 ccm, bei dem das Röntgenbild einem Aortenherzen entsprach (trotzdem keine Herzvergrößerung vorlag), aber nichts auf das Bestehen eines

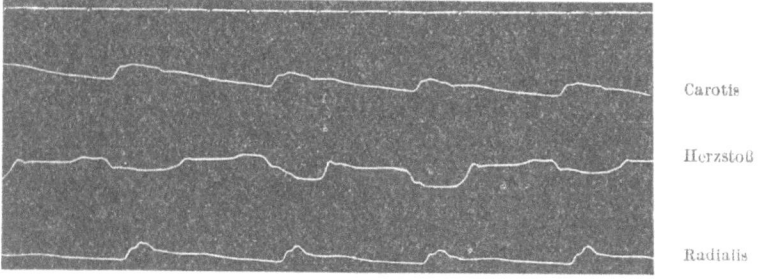

Abb. 83. Diastolisches Vorschleudern und systolische Einziehung über dem Herzen bei Concretio pericardii; 18jähriger Mann. Kardiolyse (Kardio-Sphygmogramm).
(Beobachtung von HANS CURSCHMANN.)

Ergusses hindeutete. Verschieblichkeit eines Exsudates bei Lagewechsel und horizontales Niveau sind röntgenologisch nur beim Pneumoperikard nachweisbar.

Ein Pneumoperikard, das fast immer gleichzeitig ein Sero- oder Pyopneumoperikard ist, kennzeichnet sich außerdem durch die metallischen, der Herzaktion synchronen Plätschergeräusche, die so laut sein können, daß sie den Kranken beim Schlafe stören (SINNHUBER). Sie können höchstens verwechselt werden mit der metallischen Resonanz, welche die Herztöne gelegentlich bei starker Magenblähung zeigen. Dies metallische Plätschern bei Pneumohydroperikard ist aber nicht zu verwechseln mit dem bereits oben erwähnten. noch viel lauteren, schon meterweit vom Kranken hörbaren echten Mühlengeräusch, wie es klinisch und experimentell durch traumatische Aspiration von Luft ins rechte Herz erzeugt wird (R. STAHL und ENTZIAN, GUNDERMANN[2]).

Pneumoperikard.

Spontanes Pneumoperikard ist selten. Ich habe es einmal bei einem Kranken beobachtet, dessen Speiseröhrenkrebs ins Perikard durchbrach. Es entstand ein Pyopneumoperikard. Artifiziell wird Seropneumoperikard erzeugt, wenn man nach WENCKEBACH bei chronischer tuberkulöser Perikarditis therapeutisch Luft einfüllt.

Es ist zu betonen, daß das Pneumo- und Seropneumoperikard, falls sie gutartigen Ursprungs sind, relativ leicht ertragen werden und keine übermäßigen Beschwerden zu machen brauchen; dies haben mich auch die Beobachtungen am therapeutischen Pneumoperikard gelehrt. — Die Art des Ergusses kann man durch die Probepunktion feststellen. Tuberkulöse und carcinomatöse Ergüsse können hämorrhagisch sein. Reines Blut wird man erhalten, wenn die Punktionsnadel in blutreiche fibrinöse Zotten eindringt.

[1]) TRAUGOTT, Münch. med. Wochenschr. 1920. Nr. 35. [2]) Vgl. GUNDERMANN, Mitt. a. d. Grenzgeb. d. Med. u. Chirurg. Bd. 33, S. 78. 1921.

Hämo-
perikard.

Ein Hämoperikard bildet sich ferner nach stumpfen oder scharfen Verletzungen des Herzens, z. B. nach Schüssen, aber auch beim Bersten eines Herzaneurysma oder einer atheromatösen Herzarterie; zuweilen auch, wie schon erwähnt, nach Perforation des Oesophagus und des Perikards durch starre Sonde oder Oesophagoskop. Die Symptome bei einer erheblicheren Blutung sind die eines rasch wachsenden Ergusses, gepaart mit Blässe, kleinem Pulse, gelegentlich mit heftigen epigastrischen Schmerzen, ja, wie in dem bei der Besprechung des Herzaneurysma zitierten Fall, mit heftigem Erbrechen und Diarrhoen. Bei einigermaßen großem Erguß tritt aber besonders durch die Beeinträchtigung der Diastole ein Zustand ein, den man als Herztamponade bezeichnet, und der zwar das Stehen der Blutung zur Folge haben kann, aber auch ein sehr bedrohliches, akutes Versagen der Herztätigkeit. Eine Blutung führt deswegen so leicht zu starkem Druck im Perikard, weil sie meist in ein nicht entzündlich verändertes Perikard erfolgt. Das normale Perikard faßt nämlich neben dem Herzen nur etwa 200 ccm Flüssigkeit, während das entzündete bis zu 1500 ccm fassen kann, da es sich viel stärker dehnen läßt.

Chronische hämorrhagische Perikarditis gutartigen (wahrscheinlich tuberkulösen) Charakters ist äußerst selten. Ich beobachtete einen solchen Fall, der nach etwa einjähriger Dauer und etwa 10maliger Punktion der Perikarditis und Anlegung eines Pneumoperikards klinisch völlig ausheilte. Die Ätiologie blieb trotz aller Untersuchungen unklar.

Obliteration
und
Mediastino-
perikarditis.

Die Obliteration des Perikards ist bereits besprochen worden. Die Differentialdiagnose derselben gegenüber der einfachen Herzschwäche ist wegen der sich ergebenden operativen Indikation wichtig. Hier sei nur noch nachgetragen, daß in einer Reihe von Fällen die Perikardialobliteration unter dem Bilde der schon mehrfach erwähnten Pseudolebercirrhose verläuft, bei dem die Perikardialverwachsung sich mit einer chronischen Entzündung der Leberserosa, der Zuckergußleber kombiniert. VOLHARD betrachtete die Zuckergußleber als Folge des chronischen Ascites und nicht als seine Ursache. Mit HEINRICH CURSCHMANN muß man jedoch daran festhalten, daß Perikardverwachsung und Zuckergußleber voneinander unabhängige Produkte der entzündlichen Polyserositis sind.

Die Mediastinoperikarditis wird der Diagnose zugänglich, wenn sie die bereits besprochenen systolischen Einziehungen der Brustwand mit dem diastolischen Vorschleudern und der Bildung des Schleudertons verursachen. Diese Symptome lassen sich sphygmographisch wesentlich genauer feststellen, als auskultatorisch und palpatorisch, wie das umstehende Sphygmogramm eines auf meine Veranlassung mit Erfolg durch Kardiolyse behandelten Kranken zeigt. Auch an das BROADBENTsche Zeichen der systolischen Einziehungen der Brustwand neben der Wirbelsäule sei erinnert. Nach WENCKEBACH soll sich bei einer schwieligen Mediastinoperikarditis die Fixation des Herzens auch darin ausdrücken, daß eine inspiratorische Einziehung des unteren Sternumteils und seiner Umgebung an Stelle der normalen Hebung auftrete.

Mitunter kann das Röntgenbild Aufschluß geben. Nach SCHWARZ können die Obliterationen, wenn die äußere Herzbeutelfläche gleichzeitig straff mit dem Zwerchfell verwachsen ist, bewirken, daß bei tiefer Inspirationsstellung das Zwerchfell links durch jede Systole etwas gehoben wird. Wertvoll kann auch der Nachweis der mangelnden Vertikalverschiebung des Herzens vor dem Röntgenschirm sein, wie ACHELIS zeigte. FR. BERNER[1]) hat neuerdings darauf hingewiesen, daß man aus den Röntgenkymogramm ziemlich genaue Schlüsse auf Concretio oder Accretio pericardii ziehen könne.

---

[1]) FR. BERNER, Dtsch. Arch. f. klin. Med. Bd. 182, H. 1.

Die Differentialdiagnose des Pulsus paradoxus ist bei den Rhythmusstörungen bereits besprochen; ebenso die Bedeutung der inspiratorischen Jugularvenenanschwellung. Es sei hier auf das Gesagte verwiesen.

EDENS und FORSTER haben sich mit den Pulsveränderungen bei Herzbeutelverwachsungen ausführlich beschäftigt[1]). Sie kommen zu dem Schluß, daß es ein stets vorhandenes sicheres Zeichen für die Erkennung der Herzbeutelverwachsungen nicht gibt. Es braucht kein sicherer Röntgenbefund vorhanden zu sein. Auch kann der negative Herzstoß fehlen, ebenso die Veränderung des Jugularispulses, eine Veränderung des Oesophagokardiogramms und der Pulsus paradoxus.

Als neue, auf Herzbeutelverwachsungen verdächtige, aber nicht obligate Zeichen nennen sie auffallende Kleinheit des Jugularispulses und des Oesophagokardiogramms, Fehlen des Vorhofspulses im Oesophagus, selbst bei Anwendung eines Doppelballons, besondere Kleinheit der vs-Zacke im Oesophagokardiogramm, raschen und starken Abfall nach derselben und vielleicht auch abnormen Anstieg der D-Erhebung.

KIRCH[2]) glaubt, daß man in der Beachtung des Blutdrucks einen diagnostischen Anhalt habe; er habe bei Herzbeutelverwachsung und Fixation ein niedriges Maximum gefunden, auch sei die Pulsamplitude auffallend niedrig (10—15 mm Hg).

HOCHREIN[3]) hat endlich mittels seines Pneumotachographen durch einfache Atemübungen bei Fällen mit Concretio. pericardii eigenartige Verlaufsformen der Atemkurve gefunden, die er als symptomatisch für die Perikardialverwachsungen anspricht.

X. Die Differentialdiagnose der Milzerkrankungen.

Die Funktionen der Milz hängen so eng mit denen der Leber, des Knochenmarks und des lymphatischen Systems zusammen, daß eine Darstellung der Differentialdiagnose oft auf die Leber- und Blutpathologie wird übergreifen müssen. Es würde aber den Rahmen und den Zweck dieses Buches überschreiten, wenn ich eine ausführlichere Erörterung dieser Zusammenhänge und des ganzen Milzproblems geben wollte. Es sei dafür auf die Verhandlungen der deutschen Gesellschaft für innere Medizin 1928 (Referate von HUECK, NAEGELI, LUBARSCH, EPPINGER) verwiesen. Hier genüge zu betonen, daß neuere Untersuchungen (z. B. SCHMIDT, ASCHOFF und LEPEHNE) ergaben, daß das Milzgewebe und die KUPFFERschen Sternzellen der Leber eng verknüpfte, wenn nicht gleiche Funktionen besitzen, nämlich dem Abbau überlebter Erythrocyten dienen und die Gallenfarbstoffbildung damit vorbereiten. Da die große Häufigkeit der Nebenmilzbildungen bekannt ist, so muß man SCHMIDT darin beistimmen, daß das spezifische Milzgewebe ähnlich wie die chromaffine Substanz nicht nur in dem einen Organ, sondern über den Körper zerstreut vorkommt. Es ist daher nicht verwunderlich, daß die Milzexstirpation von den meisten der beobachteten Fälle ohne bleibenden Schaden ertragen wurde. In seltenen Fällen bildeten sich bekanntlich bleibende Polycythämien danach aus. Wir wissen aus diesem Befunde und namentlich auch durch die Wirkung der Milzexstirpationen bei den hämolytischen Anämien und beim Morbus Banti, daß die Milz augenscheinlich die Funktion des Knochenmarks steuert und ein Regulator seiner erythroblastischen Funktion ist. Man kann als Ausdruck des Fehlens der Milzwirkung auf das Knochenmark auch das Auftreten von Jollykörperchen in den roten Blutzellen nach Milzexstirpation betrachten (Kernresten, die auf eine Schwächung der entkernenden Funktion des Knochenmarks nach HIRSCHFELD deuten sollen). E. FRANK[4]) schreibt den Venensinusendothelien und den Reticuloendothelien direkt eine innersekretorische, auch auf die weißen Blutkörper wirkende Tätigkeit zu, „sie produzieren Stoffe" (Leukosplenine), „welche die Eigenschaft haben, auf die Tätigkeit des Knochenmarks hemmend einzuwirken".

Wir wissen ferner, daß die Milz im normalen Zustand nur Lymphocyten und die großen mononucleären Zellen ins Blut abgibt, die wahrscheinlich dem retikulären Gewebe entstammen, daß sie aber unter pathologischen Verhältnissen leicht einer myeloiden Umwandlung unterliegt und wieder zum blutbildenden Organ wird. ISAAC und BIELING[5]) haben gezeigt, daß die Milz „die Hauptstätte der Komplementsekretion im Körper" ist

(margin note:) Funktion und Funktionsprüfung.

[1]) EDENS und FORSTER, Dtsch. Arch. f. klin. Med. Bd. 115. [2]) KIRCH, Wien. Arch. f. klin. Med. Bd. 2, S. 45. [3]) HOCHREIN, Münch. med. Wochenschr. 1930. Nr. 14. [4]) FRANK, Berlin. klin. Wochenschr. 1915. Nr. 41 und 1916. Nr. 21; vgl. auch SCHMINCKE: Über normale und pathologische Physiologie der Milz. Münch. med. Wochenschr. 1916. Nr. 28—31 und HIRSCHFELD, EPPINGER und RANZI, Encyklopädie d. inn. Med. 1920. [5]) ISAAC und BIELING, Zeitschr. f. d. ges. exp. Med. Bd. 25. S. 1.

und augenscheinlich hat sie auch eine Bedeutung für die Bildung der Agglutinine und Anti-körper. STEPHAN[1] fand, daß eine Röntgenbestrahlung der Milz eine Beschleunigung der Blutgerinnung zur Folge hat; eine Beobachtung, die sich in zahlreichen Fällen als Therapie der Blutstillung bestens bewährt hat.

Durch BARCROFT sind neuerdings auch Beziehungen der Milz zum Blutvolum bekannt geworden, die normale Milz ist gewissermaßen ein Depot, aus dem bei Bedarf Blut durch Kontraktion der Milz abgegeben wird.

Wir kennen die Aufgabe der Milz, allerlei Trümmer aus dem Blut und ebenso die im Blut kreisenden Mikroorganismen abzufangen, und sprechen, wenn sie bei dieser Funktion anschwillt, von einem spodogenen Milztumor.

Wir kennen ferner die Rolle der Milz im Eisenstoffwechsel und dürfen auf Grund der Versuche von ASHER und M. B. SCHMIDT annehmen, daß sie Eisen dem Körper erhält. Denn nach Milzexstirpationen ist die Eisenausscheidung gesteigert und entmilzte Versuchs-tiere werden bei einer etwas eisenarmen Kost schon anämisch, auf die gesunde Tiere nicht reagieren.

Endlich bestehen noch wenig geklärte Beziehungen zu den Verdauungsorganen, z. B. zur Trypsinbildung. Wenn die Angaben über diese Wirkung sich auch noch widersprechen, so steht doch fest, daß die Milz auf der Höhe der Verdauung anschwillt. G. ZUELZER nahm an, daß in der Milz „Peristaltikhormone" angehäuft werden.

Bei diesen noch unvollkommenen Kenntnissen von der Milzfunktion sind wir natürlich zu einer zuverlässigen funktionellen Diagnostik der Milz noch nicht gelangt. Folgende Versuche einer solchen seien aber erwähnt.

Es wurde schon das Auftreten der Jollykörper nach Milzexstirpationen erwähnt. HIRSCHFELD sieht darin den Ausdruck einer Asplenie, wenigstens bei gleichzeitiger Hyper-globulie und glaubt, daß ein Achten auf Jollykörper in der Milzpathologie notwendig wäre. SCHILLING[2] konnte ein Beispiel dafür liefern, indem ihm in einem Falle von pluriglandulärer Insuffizienz durch den Nachweis von Jollykörpern die durch die Sektion bestätigte Diagnose „Milzatrophie" gelang. FREY[3] hat den Versuch gemacht, die Wirkung einer Adrenalin-injektion auf das Blutbild, insbesondere auf die Zahl der Lymphocyten, zu einer Funktions-prüfung der Milz auszubilden. Durch die Adrenalinwirkung kontrahieren sich nach FREY die glatten, in der Milz gelegenen Muskeln, das Organ wird beträchtlich verkleinert und dadurch werden Lymphocyten ausgepreßt. Die Adrenalinlymphocytose ist aber anscheinend, wie OEHME[4] hervorhob, nicht allein eine Reaktion der Milz, sondern sie hängt vom Zustande des gesamten lymphatischen Systems und auch von der Erregbarkeit des vegetativen Nervensystems ab, so daß man ihren Ausfall nicht ausschließlich auf die Milz beziehen kann. Auch GRIMM und WATTERHÖFER[5] stellen den diagnostischen Wert einer durch Adrenalin verursachten Lymphocytose in Abrede.

Nach Milzexstirpationen ändert sich das Blutbild insofern, als zuerst eine vorübergehende polynucleäre Leukocytose eintritt, die dann von einer länger dauernden Lymphocytose abgelöst wird. Die roten Blutkörper können gleichfalls eine vorübergehende Vermehrung erfahren, nur bei wenigen Menschen blieb die Polycythämie eine dauernde. In solchen Fällen fanden sich reichlich Jollykörper. Meist wird das Blutbild entmilzter Menschen auch nach meiner Er-fahrung bald und auf die Dauer völlig normal. Entmilzte Tiere zeigen allerdings eine Vermehrung der Blutplättchen. Auf einen gesteigerten Abbau dieser in der Milz führte KAZNELSON gewisse Purpuraformen mit Thrombopenie zurück. Endlich zeigten ASHER und BERNET[6], daß entmilzte Tiere einen gesteigerten Eiweißstoffwechsel haben können. Die Exstirpationen der Milz geben so wider-sprechende Resultate, weil augenscheinlich Lymphdrüsen und die KUPFFER-schen Sternzellen, vielleicht auch das Knochenmark vikariierend eintreten, ganz abgesehen von dem häufigen Vorhandensein von Nebenmilzen. Man sieht das vikariierende Eintreten auch daran, daß nach Milzexstirpationen gelegentlich Lymphdrüsenschwellungen, Schwellungen der Thyreoidea und auch Knochen-schmerzen beobachtet werden.

---

[1] STEPHAN, Münch. med. Wochenschr. 1920. Nr. 11.   [2] SCHILLING, Klin. Wochenschr. 1924. Nr. 43.   [3] FREY, Zeitschr. f. d. ges. exp. Med. Bd. 2 u. 3.   [4] OEHME, Dtsch. Arch. f. klin. Med. Bd. 122.   [5] GRIMM, Jahrb. f. Kinderheilk. Bd. 39. 1919. WATTERHÖFER, Dtsch. Arch. f. klin. Med. Bd. 135.   [6] ASHER und BERNET, Biochem. Zeitschr. Bd. 125. 1922.

Ein Urteil über die Funktion der Milz erlaubt bis zu einem gewissen Grade vielleicht die Größe der Ausscheidung des Urobilinogens im Kot (vgl. unter Magencarcinom), die jedenfalls mit der Blutmauserung in Beziehung steht.

Rein klinisch erkennen wir einen pathologischen Zustand der Milz bekannt- *Palpation.* lich an ihrer Vergrößerung, und zwar bereits durch die Perkussion und Palpation. Sie wird am besten in rechter Seitenlage vorgenommen. Der Untersucher greift mit der linken Hand vom Rücken des Kranken her unter den Rippenbogen, während gleichzeitig mit der Rückenfläche der rechten Hand auf die seitliche hintere Fläche des Thorax gedrückt wird, um das Organ der palpierenden linken Hand entgegenzudrücken. Mitunter kann man das Organ auch gut oder sogar noch besser fühlen, wenn man bei Rückenlage des Kranken von vorn her unter den Rippenbogen greift. Man erkennt die Milz an ihrer charakteristischen Form und Glätte, bei starker Vergrößerung tastet man auch am oberen Rand die kennzeichnenden Einkerbungen. Die Milz bewegt sich im Gegensatz zur direkt nach unten sich verschiebenden Leber bei der Respiration von links oben nach rechts unten. Trotzdem kann es bei starker Vergrößerung des linken Leberlappens mitunter schwierig sein, diesen von der Milz abzugrenzen. Das ist aber deshalb notwendig, weil Vergrößerungen der Leber und der Milz gleichzeitig nicht selten sind. In solchen Zweifelsfällen gelingt es am besten röntgenologisch, Form und Größe von Leber und Milz festzustellen. Von Nierentumoren ist die Milz meist dadurch zu unterscheiden, daß Nierentumoren weiter nach abwärts unter dem Rippenbogen vorkommen und, in der Tiefe liegend, die bekannte Nierenform palpieren lassen. Auch sind sie minder beweglich als die Milz. Nierentumoren können, solange sie in Berührung mit dem Zwerchfell stehen, zwar auch eine respiratorische Beweglichkeit zeigen; diese ist aber, ebenso wie die der Leber stets eine nur nach unten, nie eine schräg von oben links nach unten rechts gerichtete.

Schwieriger kann die Abgrenzung einer Milzvergrößerung von Nebennieren- und anderen retroperitonealen Tumoren sein. Sie zeigen zwar, nur wenn sie sehr groß werden, eine beschränkte respiratorische Beweglichkeit; aber es können doch Schwierigkeiten in der Deutung eines gefühlten Tumors erwachsen. Man kann dann eine Aufblähung des Colon als diagnostisches Hilfsmittel heranziehen. Die Milz liegt vor und über dem Colon, da die Flexura lienalis an die Milz angeheftet ist; die Nieren- und Nebennierentumoren aber haben gewöhnlich das Colon vor sich oder verdrängen es medianwärts. Jedoch können diese Lageverhältnisse, z. B. durch Verwachsungen, verändert werden.

Sehr große Milztumoren wölben die linke Seite deutlich vor, ja man kann bei mageren Menschen die respiratorische Verschiebung des Milztumors sehen. Sehr genau lassen sich Lage und Größe der Milz fast immer röntgenologisch feststellen; übrigens ohne Anlegung des Pneumoperitoneum. Auch der Injektion von Thorotrast, das man neuerdings zur Verdeutlichung der Leber- und Milzschatten intravenös angewandt hat, bedarf es für den röntgenologisch Geübten fast niemals.

Perkutorisch ist die Abgrenzung einer normalen Milz gelegentlich etwas *Perkussion.* unsicher wegen der Kleinheit des Organs, und weil ein luftgefülltes Colon die Dämpfung verdecken kann. Vergrößerte Milzen lassen sich dagegen perkutorisch stets ebensogut abgrenzen wie durch Palpation.

Endlich wurde in manchen Fällen als Untersuchungsmethode die Punktion der Milz *Punktion.* ausgeführt. Sie ist aber nicht ungefährlich und hat bereits öfter zum Verblutungstod geführt. Allerdings hat SVEN MOESCHLIN[1]) neuerdings in 180 Fällen die Milzpunktion ohne schädliche Folgen ausgeführt und bewiesen, daß sie bei guter Technik ungefährlich ist. Er empfiehlt sie zur Diagnostik der Tuberkulose und Sepsis. Ich glaube dagegen, daß man ihrer diagnostisch nur selten wirklich bedarf, und vermeide sie stets.

---

[1]) SVEN MOESCHLIN, Monogr. Basel 1947.

Ein Fühlbarwerden der Milz bedeutet eigentlich stets eine Vergrößerung des Organs, wenn man von Kindern mit sehr schlaffen Bauchdecken und von Erwachsenen mit rapider, starker Abmagerung absieht. Allerdings kommt in seltenen Fällen, besonders wieder nach rascher Abmagerung zugleich mit allgemeiner Enteroptose, eine bedeutende Lockerung der Milz vor, die man als **Wandermilz** bezeichnet. Der dann im Unterleib gefühlte glatte Tumor ist als Milz an seiner Form, besonders an den Einkerbungen, zu erkennen. Natürlich fehlt die Milzdämpfung und ebenso das Röntgenbild an normaler Stelle. Trotzdem kann die Differentialdiagnose gegenüber anderen beweglichen Geschwülsten, besonders gegenüber der Wanderniere und den Mesenterial- und Netzgeschwülsten schwierig sein. Sie ist sicher oft nur durch die Beziehungen zur Lage des Magens und Colons (Aufblähung, Kontrastfüllung) zu ermöglichen.

Wandermilz.

Eine Wandermilz kann torquiert werden und dann die Erscheinungen einer akuten peritonitischen Reizung hervorrufen, wie jede andere Stieltorsion. Meist sind allerdings die peritonitischen Reizerscheinungen bei **Milztorsion** geringer als bei anderen Torsionen. Der Tumor wird aber schmerzhaft. Auch kann sich dabei ein Ascites bilden. Die Wandermilz kann durch sekundäre Verwachsungen an einer abnormen Stelle fixiert werden und dann zu erheblichen Fehldiagnosen Veranlassung geben. Ich entnehme z. B. der PAGENSTECHERschen Darstellung [1] einen Fall, in dem eine mit dem Uterus verwachsene Wandermilz für ein Myom gehalten worden war.

Milztorsion.

Abgesehen von der sehr seltenen Wandermilz können Milztumoren bekanntlich aus recht verschiedenen Ursachen auftreten. Ehe wir auf die Besprechung der einzelnen Formen eingehen, mögen kurz die **Schmerzphänomene** geschildert werden, die von der Milz ausgehen. Milzschmerzen sind scheinbar auch bei Gesunden nicht so selten. Als Ursache des bekannten Seitenstechens der Läufer wurden von jeher Milzschmerzen beschuldigt. Diese Annahme ist es wahrscheinlich, die in alten Zeiten zu der grausamen Sitte führte, professionelle Läufer zu splenektomieren.

Schmerzphänomene.

In sehr seltenen Fällen gibt es scheinbar echte „Milzneuralgien“. Ich beobachtete einen 50jährigen Mann, der bereits in der Schulzeit vom Laufen und Sport dispensiert wurde wegen heftiger, stets rezidivierender Milzschmerzen. Es bestand ein glatter, ziemlich großer Milztumor bei völlig normalem Blut- und sonstigem Befund. Die langjährige Milzneuralgie hatte zum Morphinismus geführt!

Im übrigen ist es eher auffällig, wie wenig direkte Schmerzen häufig die großen chronischen Milztumoren machen. Dagegen schmerzen rasch entstehende Milztumoren gelegentlich erheblich, z. B. die akuten Infektionsmilzen, auch wenn keine Perisplenitis vorhanden ist. Wahrscheinlich entsteht dieser Schmerz durch die Kapselspannung. Übrigens können ältere große leukämische Milztumoren bisweilen doch recht schmerzhaft werden. Der Schmerz kann nach der Bauchmitte, und besonders auch in die linke Schulter ausstrahlen; manche Leukämiker kommen wegen linksseitigem „Schulterrheuma“ zum Arzt. Nicht selten bleibt aber der Milzschmerz auch streng örtlich begrenzt. Das gilt vor allem bei den Schmerzen, die durch die Entzündung der Milzserosa entstehen. Sie zeigen auch Abhängigkeit von der Atmung und anderen Zwerchfellbewegungen.

Von reflektorischen und algetischen Phänomenen fanden HANSEN und v. STAA bei leukämischen und anderen Milztumoren besonders ausgeprägt linksseitige Mydriasis und Erweiterung der Lidspalte, vasomotorische Reaktionen und Spannungsvermehrung linkerseits und eine HEADsche Zone im Bereich von D_{7-9} oder D_{9-12}.

Wenn Patienten mit Endokarditis über plötzliche, heftige Schmerzen in der linken Seite klagen, denke man stets an eine **Milzembolie.** Die Differentialdiagnose der Milz- und Nierenembolie wurde bereits bei den Herzkrankheiten

Milzembolie und Absceß.

---

[1] PAGENSTECHER, Die klinische Diagnose der Bauchgeschwülste.

besprochen. Ein Milzembolus kann vereitern und so in seltenen Fällen zu einem Milzabsceß werden. Die Diagnose läßt sich nur aus den allgemeinen Zeichen eines Eiterherdes und dem gleichzeitigen Vorhandensein einer schmerzhaften Milzschwellung stellen; unter Berücksichtigung der Tatsache, daß Milzabscesse bei Infektionskrankheiten, z. B. bei Recurrens und Typhus und bei septischen Endokarditiden mitunter auftreten. Übrigens kommen Milzabscesse auch als Staphylokokkenmetastasen nach Furunkeln oder Karbunkeln vor. Gelegentlich hat ein Milzabsceß einen linksseitigen subphrenischen Absceß mit Durchwanderungspleuritis zur Folge, der sich von subphrenischen Abscessen anderer Herkunft, wie denen nach Magenperforationen oder bei Fettgewebsnekrosen des Pankreas, nur auf Grund der Anamnese und des ganzen Krankheitsbildes unterscheiden läßt.

Die Milztumoren bei den akuten Infektionskrankheiten lassen sich ohne weiteres als symptomatische erkennen. Erinnert sei auch an die bei Infektionskrankheiten vorkommenden Rupturen der Milz (vgl. unter Typhus). *Infektions-milz.*

Meist handelt es sich bei der Differentialdiagnose der Milztumoren aber um solche chronischer Art.

Von diesen wird die einfache Stauungsmilz nur sehr selten fühlbar; denn sie ist ja meist nicht vergrößert. Nur bei Endocarditis lenta mit und ohne Dekompensation des Herzfehlers sieht man meist septisch vergrößerte Milzen. *Stauungs-milz.*

Die symptomatischen Milzschwellungen als Teilerscheinungen der Leber-erkrankungen, besonders der verschiedenen Formen der Cirrhose machen bei richtiger Bewertung des gesamten Krankheitsbildes selten differentialdiagnostische Schwierigkeiten. *Leber-cirrhose.*

Einfach ist auch die Erkennung der leukämischen Milz- und Leber-tumoren, wenn man die bei jedem größeren Milztumor absolut notwendige Blutuntersuchung ausführt. Das gleiche gilt für den Milztumor bei Polycyt-hämie. Ebenso wird der Milztumor bei essentieller Thrombopenie (WERLHOF-scher Krankheit) nur selten diagnostische Schwierigkeiten machen. Etwas schwieriger ist schon die Differentialdiagnose der Milztumoren bei den Prozessen, die man früher unter dem Namen der Pseudoleukämie zusammenfaßte; ein Name und Begriff, die man heute aber besser verlassen sollte. *Leukämische und polycyt-hämische Milz-tumoren.* *Pseudo-leukämie.*

Es handelt sich um mehr oder minder generalisierte Drüsenschwellungen, die meist auch mit Milztumoren, aber ohne einen leukämischen Blutbefund verlaufen. Man kann sie nach NAEGELI in hyperplastische und in entzündliche Formen trennen. Zu den ersteren gehören die aleukämischen Lymphadenosen und Myelosen, zu den letzteren die Granulome, und zwar das tuberkulöse Granulom, das seltene luische Granulom und endlich das maligne Lymphogranulom.

Bis zu einem gewissen Grade kann man diese Krankheitsbilder bereits auf Grund ihrer klinischen Symptome unterscheiden; vor allem der Art und Lokalisierung der Lymphdrüsenschwellungen. Bei den aleukämischen Formen sind die Drüsen meist gleichmäßig befallen, gut verschieblich und nicht verwachsen; bei den Lymphosarkomen sind sie dagegen frühzeitig „verbacken" und zeigen aggressives Wachstum in die Nachbargewebe. Die Lymphdrüsentuberkulose ist durch ihre Neigung zur Verkäsung, bzw. Vereiterung gekennzeichnet. Dabei können die Drüsen konfluieren oder auch bei den gutartigen Formen isoliert bleiben. Beim Lymphogranulom verwachsen die oft generalisiert vergrößerten Drüsen meist nicht untereinander. In seltenen Fällen verbacken aber die HODGKIN-Drüsen untereinander durch periadenitische Prozesse; ja das Granulomgewebe kann sogar die Kapsel durchbrechen. Doch reichen die Merkmale nicht immer aus, um zu einer sicheren Diagnose zu kommen. Das gleiche gilt vom Verhalten der Temperatur, vom Ausfall der Diazoreaktion, vom Verhalten der

Milz und endlich sogar von dem pathologisch-anatomischen Befund einer exstirpierten Drüse.

Man achte jedenfalls in allen Fällen von Milztumor genau auf etwaige Drüsenschwellungen. Gewöhnlich sind bei den „pseudoleukämischen" Krankheitsbildern die Drüsenschwellungen so ausgeprägt, daß der Milztumor ohne weiteres als Teilerscheinung einer Systemerkrankung erscheint. Aber es kommen auch Fälle vor, bei denen Drüsenschwellungen in der Peripherie nicht tastbar und auch nicht immer durch Röntgenuntersuchung des Thorax festzustellen sind.

Aleuk-
ämien. Die seltenen aleukämischen Lymphadenosen und Myelosen rufen oft große Milztumoren hervor, die letzteren häufiger als die ersteren. Bei den ersteren findet man bei normaler Gesamtzahl der weißen Zellen eine hohe Lymphocytose meist über 90%, seltener zwischen 70 und 90%. Oft trifft man auch zahlreiche Lymphocyten mit abnormer Kerngestaltung (Riederformen), nacktkernige Lymphocyten, große Lymphocyten, auch vereinzelte unreife myeloische Formen. Exstirpierte Drüsen zeigen entweder nur das Bild einer einfachen Hypoplasie oder eine verwischte Zeichnung der Drüsenstruktur, aber an Zellen nur Lymphocyten, keine Riesenzellen oder eosinophile Zellen. Relativ häufig sind bei den aleukämischen Lymphadenosen Hautinfiltrationen nach Art der leukämischen, besonders solche der Augenlider. Die aleukämischen Lymphadenosen verlaufen recht verschieden. NAEGELI will sechs Typen unterscheiden, je nach der mehr-minder ausgeprägten Generalisation, dem Verhalten der Milz, der Beteiligung der Erythrocyten und der Bildung von Infiltraten im Rachen und an den Augenlidern. Er gibt aber selbst zu, daß bei manchen derselben die Diagnose sich nur stellen ließe, wenn der Blutbefund kennzeichnend wäre. Das gilt beispielsweise von der Form, bei der die Drüsen stark verwachsen sind und nur der Blutbefund die Unterscheidung vom Lymphosarkom ermöglicht.

Bei den aleukämischen Myelosen ist die Zahl der weißen Blutkörper gleichfalls nicht vermehrt, doch findet man stets unreife Formen, Myelocyten, Promyelocyten und Myeloblasten in relativ großer Menge.

Die aleukämischen Lymphadenosen kommen gewöhnlich in chronischer Form vor. Es gibt aber auch bei Leuten jeden Alters akute aleukämische Monocytosen (fast stets Myeloblastosen), bei denen die Gesamtzahl der Weißen 15000 nicht überschreitet, aber meist hohe Prozentzahlen (zwischen 20 und 50%) Myeloblasten und Myelocyten gefunden werden. Die Fälle gehen, wie alle akuten Leukämien, meist mit nekrotisierenden Prozessen im Munde und hämorrhagischer Diathese einher und verlaufen fast alle tödlich.

Sehr selten ist das von GIFFIN 1919 zuerst beschriebene Krankheitsbild der „eosinophilen Leukämie": Erwachsene mit teils periodischer, teils persistierender Splenomegalie und Lymphdrüsenschwellung, hypoleukämischer und leukämischer Vermehrung der Leukocyten, von denen bis 91% reife, seltener unreife Eosinophile sind. Die anatomischen und histologischen Befunde waren uneinheitlich. Klinisch sind die Fälle wohl als Leukämien zu rubrizieren.

Zu den ausgesprochenen Raritäten zählen auch die „aleukämischen Retikuloendotheliosen", die ABT-LETTERER-SIWEsche Krankheit, besonders der kleinen Kinder (zit. nach CREMER), und die generalisierten Retothelsarkomatosen.

Myelome,
Chlorome. Milztumoren können auch von den seltenen multiplen Myelomen und Chloromen bedingt werden. Die Symptome des Myeloms sind heftige Knochen- und Nervenschmerzen, multiple Knochenbrüche, besonders der Rippen, und Infraktionen der Wirbel, rundliche Defekte in Schädelknochen und anderen Knochen und endlich das Auftreten des BENCE-JONESschen Eiweißkörpers im Urin. Dies Protein fällt schon bei 60° und löst sich bei höheren Temperaturen wieder auf. Die Chlorome rufen dagegen an den Schädelknochen geschwulstartige, flache Wucherungen hervor und führen öfter zu Exophthalmus. Die kennzeichnende Grünfärbung der Geschwülste ist während des Lebens gewöhnlich nicht festzustellen.

Milztumoren kommen auch noch bei einer anderen, sehr seltenen Erkrankung des Knochensystems vor, die augenscheinlich Beziehungen zur Leukämie hat. Es ist das die von ALBERS-SCHÖNBERG zuerst beschriebene Marmorkrankheit, eine fortschreitende Osteo- ALBERS-sklerose, die zur Verödung der Markhöhlen führt. Dabei kommt es zu einer myeloischen SCHÖN-Metaplasie der Milz und der Lymphdrüsen (BERNHARDT) [1]). Die Erkrankung beginnt im BERGsche jugendlichen Alter, führt allmählich zu Knochenverkrümmung, abnormer Brüchigkeit Krankheit. der Knochen und einer allgemeinen, röntgenologisch leicht feststellbaren Osteosklerose. Häufig sind Zahneiterungen, die auch auf den Kiefer übergreifen können. Das Blutbild zeigt bei normalem Färbeindex eine gleichmäßige Herabsetzung der Werte für Hämoglobin und Erythrocytenzahl und Erythroblasten in geringer Zahl. Die Zahl der Leukocyten ist nicht vermehrt, es finden sich aber Myelocyten.

Es sei darauf hingewiesen, daß auch bei Leukämien Osteosklerosen vorkommen. KRAUS und WALTHER [2]) glauben, daß in solchen Fällen die Osteosklerose die primäre Erkrankung sei.

Eine gleichfalls sehr seltene Form der Splenomegalie findet sich bei dem 1924 von FELTysche FELTY beschriebenen Syndrom [3]), einer Koinzidenz von Milztumor (chronisch entzünd- Krankheit. licher Natur), chronischer Polyarthritis, nicht konstanter Lymphdrüsenschwellungen mit Hautpigmentationen, Leukopenie und sekundärer Anämie. Die Krankheit befällt mehr Frauen als Männer, verläuft sehr chronisch und ähnelt durchaus der STILLschen Krankheit der Kinder (S. 130); nur mit dem Unterschiede, daß sie Leute mittleren und höheren Alters befällt.

Auch beim Lymphogranulom gibt der Milztumor Veranlassung zu differential- Lympho-diagnostischen Erwägungen. Das Granulom kann recht verschiedene klini- granulo-sche Bilder machen. Bei seiner häufigsten Form sind gleichzeitig mehr oder matose. minder bedeutende Lymphdrüsenschwellungen des Halses, der Achseln, der Leistenbeuge u. a. m. nachweisbar. Außer diesen sind die Hilusdrüsen häufig stark vergrößert, während eigentliche Mediastinaltumoren (mit Kompressions-erscheinungen der Hohlvene und der Trachea) relativ selten sind. In sehr seltenen Fällen können auch Speichel- und Tränendrüsen mitbetroffen sein und dadurch das Bild des MIKULICZ-Syndroms zustande kommen. Auch die Lunge kann bisweilen mitgegriffen werden, und zwar in Form miliarer Aussaat von Lymphogranulomknötchen, die feinfleckige Verschattungen und lymphangitische Stränge im Röntgenbild produzieren. Bisweilen kommt es zu pleuritischen, auch hämorrhagischen Ergüssen. Als Frühsymptom sind ferner Hautaffek-tionen zu beachten. Sie treten besonders häufig in Form eines lokalen oder allgemeinen Pruritus auf, mit dem sich Schweißausbrüche verbinden können, in anderen Fällen auch als abnorme Trockenheit der Haut mit Hyperkeratosen, Rissigwerden der Nägel und Haarausfall. Häufig sahen wir auch Erythrodermien und Ekzeme, die letzteren mitunter auf einer etwas ödematös geschwollenen Haut. Auch Pigmentbildungen kommen vor, die aber die Mundschleimhaut nie beteiligen. Außer diesen unspezifischen Hauterscheinungen sieht man gelegent-lich auch sowohl granulomatöse Hautinfiltrate als daraus hervorgegangene Geschwürsbildungen. Bei einem Fall von MATTHES handelte es sich um blau-rote Papeln mit zentraler Delle, die in verschorfende Pusteln übergingen und schließlich wie mit dem Locheisen ausgestanzte Geschwüre darstellten. ZIEG-LER hat diese Veränderungen als der Mycosis fungoides verwandt aufgefaßt. Als Frühsymptom sind weiter Störungen der Magendarmtätigkeit, besonders Durchfälle wichtig. ZIEGLER und NAEGELI heben auch zentrale Schwerhörigkeit als Frühsymptom hervor. Zur Zeit des Fiebers schwellen die Drüsen an. Die Kranken können sich dann schwer krank fühlen, im Gegensatz zum wenig gestörten Befinden während fieberfreier Zeiten. Die Milzschwellung ist meist nur mäßigen Grades, erreicht jedenfalls nur sehr selten die Größe einer leuk-ämischen Milz. Besonders große Milzen sieht man bei der nicht seltenen Form

[1]) BERNHARDT, Klin. Wochenschr. 1926. Nr. 10. [2]) KRAUS und WALTHER, Med. Klinik 1925, Nr. 1. Dort die Literatur. Vgl. auch CLAIRMONT und SCHINZ, Arch. f. klin. Chir. Bd. 132. [3]) CREMER, Med. Klin. 1942. S. 697 u. f. Dort Literatur.

des abdominalen Lymphogranuloms, bei dem äußerlich tastbare Lymphdrüsen-schwellungen minimal sind oder fehlen können und sich die Schwellung auf die Mesenterialdrüsen beschränkt. Pathologisch-anatomisch entspricht dem Granulom bekanntlich die Porphyrmilz. Im Beginn der Erkrankung, wenn nur eine geschwellte Drüse erkennbar ist, kann man übrigens Zweifel hegen, ob überhaupt eine generalisierte Erkrankung in Frage steht, namentlich wenn ein Milztumor, wie in 30% der Fälle von MATTHES, fehlt.

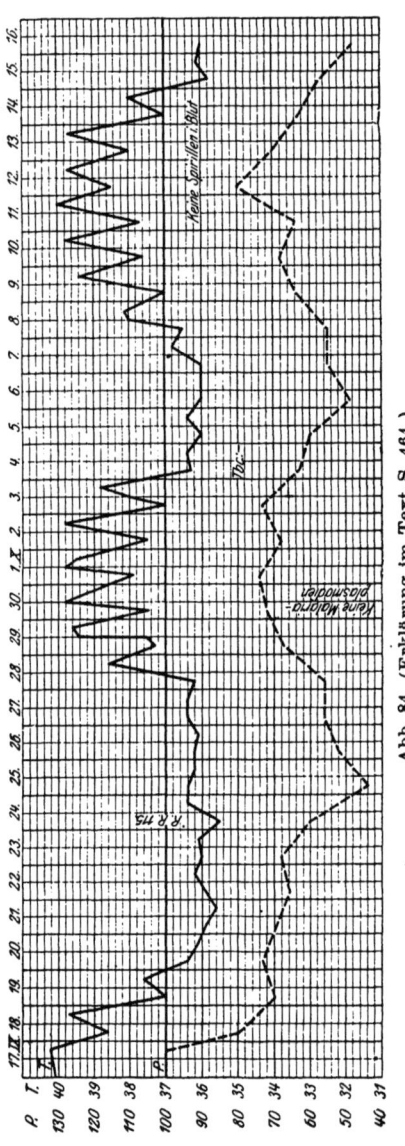

Abb. 84. (Erklärung im Text S. 464.)

Das maligne Granulom unterscheidet sich von anderen Schwellungen der lymphatischen Gebilde nach STERNBERG und PALTAUF dadurch, daß es sich nicht um eine Wucherung der eigentlichen Lymphocyten handelt, sondern daß die Wucherung vom Bindegewebe der Lymphdrüsen und der Milz ausgeht. Man findet deswegen Fibroblasten, Plasmazellen, STERNBERGsche Riesenzellen mit zentralen Kernen und oft auch viele eosinophile Zellen in den granulomatösen Geschwülsten. Auch werden sie im Verlauf der Erkrankung meist härter als etwa die Lymphosarkome. Im Zweifelfall sollte man die Diagnose stets durch die histologische Untersuchung einer Drüse sichern.

Allerdings sind bei Fällen, die einer Röntgenbestrahlung ausgesetzt waren, die Drüsen manchmal so verändert, daß auch die mikroskopische Untersuchung versagt. Endlich scheinen sich in Fällen von längerer Dauer gelegentlich auch ohne Röntgenbestrahlung narbige schrumpfende Prozesse zu entwickeln, welche die Diagnose erschweren[1]. Man wird bei der histologischen Untersuchung auch auf die von MUCH beschriebenen grampositiven, aber nicht säurefesten Granula fahnden, die sich in etwa der Hälfte der Fälle finden sollen. Bezüglich des viel diskutierten angeblichen Zusammenhangs mit Tuberkulose sei nur erwähnt, daß in 53 Fällen der MATTHESschen Klinik nur zweimal Tuberkulose nachweisbar war und die PIRQUETsche Reaktion in allen geprüften Fällen negativ ausfiel; ein Resultat, das dem der meisten neueren Nachuntersucher und auch dem meinigen entspricht.

Neuerdings hat der Engländer GORDON gefunden, daß die intracerebrale Impfung mit Granulomgewebe bei Tieren eine spezifische Encephalitis hervorrufe („GORDON-Test").

---

[1] Man vgl. darüber FABIAN, Zentralbl. f. allg. Pathol. u. pathol. Anat. Bd. 22, Nr. 4. — WEISS und FRÄNKEL, Münch. med. Wochenschr. 1921. Nr. 10 und SCHIFFNER, Med. Klinik 1921. Nr. 39.

K. Wurm[1]) hat dies bestätigt, aber die von Gordon angegebenen „Elementarkörperchen" des Lymphogranuloms nicht gefunden. Auch spezifische proteolytische Fermentwirkungen des Drüsengewebes hat Wurm nicht festgestellt. Einen ätiologischen und auch diagnostischen Fortschritt bedeutet nach dem Urteil der meisten nachprüfenden Autoren der Gordon-Test nicht. Auch daß die Annahme Gordons, daß ein bisher noch nicht identifiziertes Virus der Erreger des Lymphogranuloms sei, bedarf noch des Beweises.

Sachs und Steffel[2]) haben auf Grund eigener großer Erfahrung allerdings den Wert des Gordon-Testes bestätigt und betonen, daß er früher die Diagnose des Lymphogranuloms gestatte, als die (auch für den Patienten lästige) Probeexcision und mikroskopische Untersuchung von Drüsengewebe.

Einen absolut typischen Blutbefund gibt es bei Lymphogranulom nicht. Immerhin ist nach den Untersuchungen G. Straubes[3]) (Rostock, Med. Klinik) für beginnende Fälle normale Leukocytose mit Lymphopenie, für fieberhafte und komplizierte Fälle aber erhöhte Leukocytose mit Lymphopenie kennzeichnend; in schweren, generalisierten und abdominalen Fällen fand sich

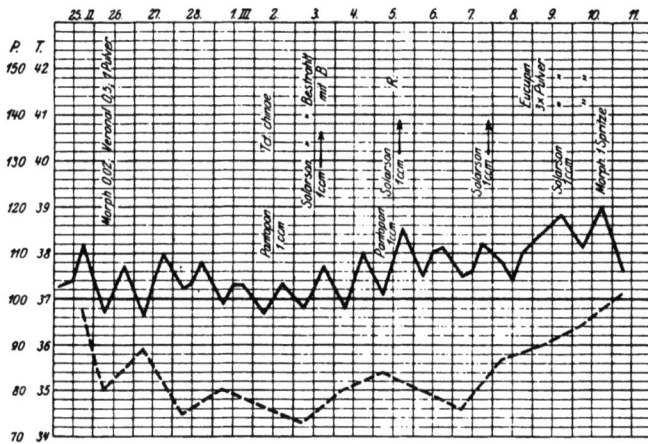

Abb. 85. (Erklärung im Text S. 464.)

meist Leukopenie mit Lymphopenie. In fast allen Fällen bestand Linksverschiebung der Neutrophilen. Eosinophilie (bis 14%) war nur in einem Drittel der Rostocker Fälle positiv; sie ist also keineswegs diagnostische Conditio sine qua non. Recht selten sind sicher Lymphocytosen. Hämoglobin und rote Zellen sind anfangs intakt. Später tritt oft sekundäre Anämie ein, bei der auch vereinzelt Erythroblasten gefunden werden.

Das Sternalpunktat ergibt nach G. Hansen recht wechselnde, widersprechende Befunde, leistet also differentialdiagnostisch bisher noch wenig. Nur so viel steht fest, daß eine stärkere lymphatische Umwandlung des Marks wohl nicht vorkommt.

Karl Singer[4]) beschrieb einen Fall von primärer hämolytischer Anämie mit folgender allgemeiner Lymphogranulomatose und sekundärer hypochromer Anämie und berichtet über 12 analoge Fälle des Schrifttums; es handelt sich vielleicht um ein seltenes Vorstadium der Krankheit.

Die Zahl der Blutplättchen scheint in den verschiedenen Stadien ziemlich zu wechseln (Aubertin[5]). Die Blutsenkungsgeschwindigkeit ist stets beschleunigt.

Manchmal finden sich Eiweiß und Zylinder im Urin. von Knoch[6]) und auch ich haben Fälle von Nierenamyloid bei Lymphogranulom beobachtet.

[1]) K. Wurm, Verh. d. Ges. f. inn. Med. 1937, S. 228 u. f. Hier d. ges. Schrifttum.
[2]) Sachs u. Steffel, Klin. Wochenschr. 1938. S. 1043.   [3]) G. Straube, Fol. Haematol.
Bd. 44. 1931.   [4]) Karl Singer, Med. Klinik 1936, Nr. 6.   [5]) Aubertin, Pathologie de la rate Nouveau. Traité de méd. Tome 9.   [6]) von Knoch, Diss. Königsberg 1928.

Während nun die Fälle mit manifesten Drüsenschwellungen meist leicht zu diagnostizieren sind, können die Fälle, bei denen periphere Drüsenschwellungen fehlen, große differentialdiagnostische Schwierigkeiten bereiten. Wir erwähnten schon Formen von rein abdominalem Typus. Auch der Temperaturverlauf macht bisweilen diagnostische Schwierigkeiten, selbst der des „chronischen Rückfallfiebers", wie er für das Lymphogranulom charakteristisch ist (vgl. Abb. 84). Diese Formen können mit Typhus und vor allem aber wegen des Fieberverlaufes mit einer BANG-Infektion verwechselt werden, zumal beide auch Leukopenien und positive Diazoreaktion aufweisen können. Das Vorkommen der Diazo- und Urobilinogenreaktion bei Granulom ist zwar keineswegs konstant, wie QUEDNAU feststellte [1]). Jedoch ist die Diazoreaktion doch so häufig, daß sie als diagnostisch wertvoll gelten darf.

Man kann ein Lymphogranulom auch auf Grund des Fieberverlaufs zunächst für eine Endocarditis lenta halten; jedoch unterscheiden sich das sonstige Symptomenbild und der Verlauf der letzteren doch sehr vom Granulom. Einige Kurven mit kürzerem und mit unregelmäßigerem Fieber mögen hier Platz finden. Sie stammen von folgenden zwei Fällen.

Älterer Mann, bisher gesund, seit einiger Zeit Fieber, stets 8 Tage lang, dann ebenso langes fieberfreies Intervall: dazwischen völlige Erholung; im weiteren Verlauf vermischten sich diese Perioden (Abb. 84). Organbefund negativ, Milz nicht palpabel, negative Diazo-, positive Urobilinreaktion, Typhus und Malaria ausgeschlossen. Während der Fieberperioden Leukocytose, sonst normale Zahlen, später Subikterus, normale Resistenz der Erythrocyten, Fehlen von Hämolysinen, so daß eine hämolytische Anämie ausgeschlossen werden konnte. Auf der Zunge entwickelten sich gelbe, leicht erhabene Papeln, die zu flachen Geschwüren wurden. Ante mortem Erscheinungen eines Amyloids, Durchfälle und Symptome einer Darmstenose, die sich bei der Sektion als durch Verwachsung mit den geschwollenen retroperitonealen Drüsen bedingt erwies [2]).

Noch schwieriger für die Diagnose sind die Fälle von Granulom, die man als die des periostitisch-osteomyelitischen Typus bezeichnet (ZIEGLER [3]).

MATTHES und ULRICH beobachteten folgenden Fall: 43jähriger Kollege, der aus Mazedonien kam. Seit einigen Monaten rheumatische Schmerzen in Rücken und Beinen, allmähliche Abmagerung, dann etwa 3 Monate lang Fieber von remittierendem Typus (Abb. 85) mit etwas vergrößerter Milz. Heftige Schmerzen in Becken- und Oberschenkelknochen, Klopfempfindlichkeit des Sternum. Anfangs 6150 Leukocyten mit 29% polynucleären Zellen, 20% Myelocyten neben 31% Lymphocyten, 12% Übergangsformen, 5% großen Lymphocyten und 1% Eosinophilen; später unter Röntgenbestrahlung Rückgang der Leukocytenzahl bis auf 2000 unter starker Reduzierung der unreifen Formen. Dann trat eine doppelseitige Trigeminuslähmung im Bereich des 3. Astes, doppelseitige periphere Facialisparese und eine rechtsseitige Abducensparese ein. Der letzte Blutbefund, nach längerem Aussetzen der Bestrahlungen, ergab 45% Hämoglobin, 2 Millionen Erythrocyten, 6900 Leukocyten mit 52% Polynukleären, 4% Eosinophilen, 44% Lymphocyten, keine unreifen Zellen mehr. Im Blute waren sub finem Streptokokken nachgewiesen. Die Diagnose lautete anfangs auf aleukämische Myelose. Die mikroskopische Untersuchung der Milz ergab aber ein malignes Granulom. Die Hirnnervenlähmungen waren durch granulomatöse Infiltration der Nerven bedingt.

Gelegentlich scheint das Granulom nur lokal und nicht als Allgemeinerkrankung vorzukommen; derartige, auf den Darm beschränkte Fälle sind wiederholt beschrieben. In einem von BIEBL[4]) veröffentlichten Falle hatte die operative Beseitigung der erkrankten Partien einen 5jährigen Stillstand zur Folge, dem aber doch ein Rezidiv folgte. Beteiligungen des Darmes bei generalisiertem Lymphogranulom wurden von ZIEGLER und LICHTENSTEIN beschrieben.

Sehr schwierig, bisweilen klinisch unmöglich ist die Unterscheidung des Lymphogranuloms von den sehr seltenen chronischen Reticuloendotheliosen verschiedener Form. Auch diese verlaufen mit Lymphdrüsen- und Milz- und

---

[1]) QUEDNAU, Diss. Königsberg 1920. [2]) Der Fall ist von CH. FIRGAU, Diss. Königsberg 1919, veröffentlicht. [3]) ZIEGLER, Ergebn. d. Chirurg. u. Orthop. Bd. 3. 1911. [4]) BIEBL, Dtsch. Ztschr. f. Chir. 1926, Bd. 198.

Leberschwellung, Anämie, Fieber und allgemeiner Kachexie. Sie zeigen aber in manchen Fällen hochgradige Monocytose, in anderen eher ein myeloisches Blutbild und sollen nicht selten gutartig verlaufen, da sie durch Röntgenstrahlen bisweilen heilbar sind (SCHULTEN).

LÖBISCH[1]) beschrieb einen solchen Fall von chronisch-epitheloidzelliger Reticuloendotheliose des Typus BESNIER, BOECK, SCHAUMANN, der Hilusdrüsenschwellung und disseminierte Lungenherde zeigte, für Tuberkulose gehalten wurde, aber gutartig verlief.

Neuerdings hat KALKHOFF die BOECKsche Krankheit eingehend dargestellt. Sie wird gekennzeichnet erstens durch Hauterscheinungen, knoten- und fleckförmige blaurotbraune Infiltrate, fleckförmige Cyanose, zweitens durch Hilusdrüsenvergrößerung besonders rechterseits, periphere Lymphdrüsenschwellungen, Milzvergrößerung, ein spezifisches Fieber, die Febris uveo-parotidea, und Knochenentzündung in Form der Ostitis cystoides multiplex. Als Verursacher dieses BOECKschen Syndroms hat KALKHOFF mit Sicherheit — auch kulturell — den Tuberkelbacillus nachgewiesen[2]).

Außer diesen leukämischen und pseudoleukämischen Milzschwellungen muß besonders bei gleichzeitiger Leberschwellung auch an das Amyloid gedacht werden; allerdings erreicht die amyloidotische Milz nur sehr selten erhebliche Größe. Meist bleibt sie untastbar. Ein Amyloid muß aber immer eine erkennbare Ursache haben (chronische Eiterungen, Tuberkulosen). Häufig ist gleichzeitig eine Nierenamyloidose mit Eiweißausscheidung im Urin vorhanden, so daß die Diagnose nicht schwer ist, zumal da Leber und Milz durch ihre Härte und durch ihren glatten Rand auffallen. Über die Kongorotreaktion zum Nachweis des Amyloid vergleiche man unter Nierenamyloid. *Amyloid.*

Andere, langsam entstehende Milzschwellungen sind Folgen chronischer Infektionen. Hier ist zunächst die seltene Tuberkulose der Milz zu nennen. Sie kommt sowohl neben anderweitigen tuberkulösen Herden als auch als einziger, klinisch erkennbarer Sitz der Tuberkulose vor. Diese letzteren Fälle sind dadurch gekennzeichnet, daß sich ganz allmählich, oft im Verlauf von Jahren ein großer Milztumor entwickelt, der relativ wenig Beschwerden macht. Von COURTIN und DUKEN [3]) sind röntgenologisch nachweisbare Verkalkungsherde in der tuberkulösen Milz beschrieben worden. Das Blutbild ist entweder gar nicht oder im Sinne einer mäßigen Anämie verändert. *Tuberkulose.*

Ich beobachtete einen 36jährigen Arzt, bei dem vor etwa 4 Jahren ein größerer Milztumor mit mäßiger Leukocytose und vereinzelten Promyelocyten gefunden wurde, die den Verdacht einer Leukämie erweckten. In fast 4jährigem, schleichendem Siechtum mit intermittierendem Fieber entwickelte sich eine schwere sekundäre Anämie mit Leukopenie, Lymphocytose und wenigen Myelocyten. Die klinische Diagnose blieb unklar. Die Obduktion ergab eine isolierte Tuberkulose der Milz und Leber.

REINWEIN und RÖSING[4]) haben diesen Fall und einen anderen von Milz-Lebertuberkulose später mitgeteilt und die Symptomatologie dieser mit Anämie verlaufenden, diagnostisch meist unklar bleibenden Fälle an Hand des Schrifttums dargestellt.

J. KARAWASZ hat aus der v. SCHILLINGschen Klinik über den seltenen Fall der Kombination von Milztuberkulose mit einem Hypernephrom und einer Leukocytose von 74800 mit 2% Myelocyten berichtet (Diss. Rostock 1948).

In einigen Fällen von Milztuberkulose fand sich eine Polycythämie. Bisweilen bestand bei normalem Blutbild eine Beschleunigung der Senkungsreaktion. Bei den isolierten Milztuberkulosen läßt sich übrigens gewöhnlich eine Infektionsquelle nicht feststellen. In sehr seltenen Fällen verläuft die Milztuberkulose unter dem Bilde akuter Infektionen, entweder unter dem des Typhus oder, wie SCHUBERT und GEIPEL[5]) beschrieben, einer rezidivierenden Sepsis. In derartigen Fällen fanden sich Leukopenie bisweilen hohen Grades und relative Pulsverlangsamung.

---

[1]) LÖBISCH, Zeitschr. Tuberkul. 90. 1. [2]) K. N. KALKHOFF, Ärztl. Wochenschr. 1948. S. 201. [3]) COURTIN und DUKEN, Zeitschr. f. Kinderheilk. Bd. 45. [4]) REINWEIN und RÖSING, Beitr. z. Klin. d. Tuberkul. Bd. 92, H. 5. 1938. [5]) SCHUBERT und GEIPEL, Münch. med. Wochenschr. 1914. Nr. 34.

Lues.   Häufiger als die tuberkulösen Milzschwellungen sind die auf luischer Grundlage. Bekanntlich sind sie neben Leberschwellungen bei hereditärer Lues ein relativ häufiges Symptom. Auch bei erworbener Lues sind mäßig große Milztumoren im Sekundärstadium recht häufig; besonders in febrilen Fällen. Wichtiger, als diese passageren Milzschwellungen, sind die großen Milztumoren, die **Pseudo-** meist mit Lebercirrhose bei Spätlues auftreten und zu Banti-ähnlichem Syn- **Banti.** drom führen können. DUNKER [1]), der derartige Fälle meiner Klinik mitteilte, führt 25 Autoren an, die solche luische BANTI-Syndrome klinisch und anatomisch beschrieben haben. Man darf annehmen, daß die Mehrzahl der in Deutschland vorkommenden „Bantis" luischer Natur sind. Sie führen neben den Symptomen der Splenomegalie und Lebercirrhose (mit und ohne Ascites) häufig zu einer schweren, meist sekundären, bisweilen aber auch der perniziösen ähnelnden Anämie und Leukopenie. Schwere Anämien mit Splenomegalie ohne leukämischen Blutbefund mit oder ohne ausgesprochene Zeichen der atrophischen Lebercirrhose erwecken bei Erwachsenen stets den Verdacht syphilitischen Ursprungs. Dies zu wissen ist besonders in Frühfällen auch von therapeutischem Wert, wie ich [2]) an Hand neuerer Beobachtungen gezeigt habe.

Malaria.   In südlichen Ländern bedeutet eine chronische Milzschwellung am häufigsten das Bestehen einer Malaria. Gelegentlich kann sich ein Malariamilztumor auch bei Kranken finden, die niemals Fieberanfälle gehabt haben, aber doch in Fiebergegenden gelebt haben. Es sei auf die Darstellung der Malaria verwiesen und besonders auf die diagnostischen Versuche, einen Anfall oder wenigstens eine Ausschwemmung von Parasiten in das Blut zu provozieren. Denn in den Fällen alter chronischer Malariamilzen mißlingt der Nachweis der Parasiten im Blute sonst häufig. Der Blutbefund ergibt bei Malaria häufig Vermehrung der großen mononucleären Zellen neben gleichzeitiger Leukopenie und Anämie mit basophilpunktierten Erythrocyten. Auch die Malaria kann zum Krankheitsbilde eines Pseudo-Banti führen. Solche chronischen Malariamilztumoren können bisweilen rupturieren.

Bang-   Bisweilen führt die chronische BANG-Infektion zur Splenomegalie und **infektion.** zu einem Banti-ähnlichen Syndrom (SCHITTENHELM, HABS, BÜRGER u. a.), das durch den Nachweis der eigenartigen BANG-Granulome in Milz und Leber (LÖFFLER, WOHLWILL u. a.) anatomisch erklärt wird. Ich [3]) beobachtete zwei solche Fälle, deren erster folgenden Verlauf nahm:

19jähriger Landarbeiter. Infektionsgelegenheit im Hofe. Krankheitsdauer unbekannt. Hohes Wellenfieber, zum Teil hohe Kontinua, zum Teil sepsisähnlich, Agglutination, Komplementbindung und Cutanprobe auf Bang positiv. Großer Milztumor (handbreit über Rippenbogen), Leberschwellung. Anämie: Anfänglich 60—63% Hb., 2560000 Erythrocyten, Leukopenie zwischen 2800 und 3500. Leichte Aniso-Poikilocytose, Polychromasie, basophil Granulierte. Leukocyten anfangs 30—34% segm., 30—32% stabk., bis 60% Lymphocyten, ⌀ Eos., 1—6 Monocyten. Thrombocyten 85000. Im Urin Diazo negativ, Urobilinogen und Urobilin negativ, kein Eiweiß, kein Zucker.

Prontosil und Atebrin versagten. Dann erfolgte eine Vaccinetherapie von 1 Million bis etwa 20 Millionen; anfangs höhere Fieberspitzen, dann Abflachen des Fiebers. Nach 10 subcutanen Vaccinespritzen völlige Entfieberung, die während klinischer Beobachtung im ganzen September und Oktober 1936 anhält. Dabei erholt sich Patient vorzüglich, nimmt stark an Gewicht zu. Die Leber wird normal, die Milz sogar völlig unfühlbar. Das Blut bessert sich gleichsinnig. Hb. steigt bis 80%, Erythrocyten bis 4444000, Leukocyten bis 7060. Aniso-Poikilocytose und Polychromasie schwinden. Die Linksverschiebung der Leukocyten schwindet gleichfalls, die Lymphocyten sinken auf 31%, Eos. 1—2%, Monocyten 5—7%.

Kala-Azar.   Bei ehemaligen Tropenbewohnern mit Splenomegalie kommen ferner in Betracht die Kala-Azar und die sonstigen Leishmaniosen. Diese Erkrankungen

---

[1]) W. DUNKER, Diss. Rostock 1934. Hier Literatur.   [2]) HANS CURSCHMANN, Klin. Wochenschr. 1941, S. 386 u. f.   [3]) HANS CURSCHMANN, Fortschr. d. Ther. 1937, H. 11; ges. Literatur bei M. GRAF V. BASSEWITZ, Diss. Rostock 1938.

werden hervorgerufen von verschiedenen Protozoen von eirunder Gestalt mit rundem haupt- und strichförmigen Nebenkern, die, wie Kulturen erweisen, ihrer wahren Natur nach parasitisch angepaßte Flagellaten sind und mitunter auch schon einen, nahe dem Nebenkern entspringenden Rhizoplasten erkennen lassen [1]). Sie können im strömenden Blut nachgewiesen werden und liegen da dann meist in großen mononucleären Zellen. In der Leber und im Knochenmark gelingt der Nachweis leichter als im peripheren Blut.

Man unterscheidet die indische Kala-Azar, die wohl nur bei aus den Tropen stammenden Kranken beobachtet wird, ferner die kindliche Kala-Azar, die in den Mittelmeerländern die häufigste ist und schon eher bei uns in Erwägung zu ziehen ist. Endlich rufen die Leishmaniosen, die unter verschiedenen Namen beschriebenen Orientbeulen (Biskrabeule, Bagdadbeule) hervor.

Kennzeichnend für die Kala-Azar ist eine allmählich entstehende, riesige, später schmerzhafte Milzschwellung und eine etwas geringere Leberschwellung. Im Anfang besteht remittierendes Fieber, das dadurch charakteristisch ist, daß es mitunter eine doppelte tägliche Remission erkennen läßt. Auffallend ist starke Leukopenie bis zu 1000 herab. In späteren Stadien tritt eine afebrile Remission ein, das Fieber kehrt dann aber wieder. Als charakteristisch gilt die eigentümliche Erdfarbe der Kranken (Kala-Azar heißt schwarze Krankheit). In den Endstadien der Erkrankung entstehen nomaähnliche Geschwüre der Mundschleimhaut und hämorrhagische Diathesen. Neuerdings hat man Kala-Azar durch Antimonpräparate geheilt.

Die Kala-Azar kommt fast nur bei Milzschwellungen im Kindesalter in Betracht. Die Diagnose ist aus der Infektionsmöglichkeit in den Tropen, der Leukopenie, der Milzschwellung, dem Fieber und dem Nachweis der Parasiten im Punktat von Drüsen, Milz, Leber oder Knochenmark zu stellen. Die Differentialdiagnose hat vor allem zu berücksichtigen: Milzschwellungen bei Lues, dann die bei Rachitis, die aber kaum so bedeutend werden, und endlich die Milztumoren der splenomegalischen Anämie der Kinder.

Diese „Anaemia splenica" der Kinder etwa bis zu 4 Jahren ist kein einheitliches Krankheitsbild. Man hat versucht, diese Anämien des Kindesalters, und zwar sowohl die mit als die ohne Milztumor verlaufenden Formen ätiologisch und klinisch voneinander abzugrenzen und namentlich die alimentären von den infektiösen Formen zu trennen. Ich verweise deswegen auf die Kinderanämien im Kapitel Blutkrankheiten. Hier genüge es, auf die Formen mit beträchtlichen Milztumoren hinzuweisen, die gewöhnlich nur unbedeutende Lymphdrüsenschwellungen, aber eine starke, fortschreitende Anämie zeigen: die JAKSCH-HAYEMsche Anaemia pseudoleucaemica infantum. Sie befällt meist rachitische Kinder. Der Blutbefund ergibt neben einer mehr oder minder starken Herabsetzung des Hämoglobins Anisocytose, Poikilocytose, meist auch Erythroblasten, Megalocyten und Megaloblasten. Die Zahl der Leukocyten ist mehr oder minder gesteigert; es überwiegen, wie stets bei jüngeren Kindern, die Lymphocyten. Aber auch unreife, myeloische Formen treten auf, mit dem Unterschiede gegenüber den leukämischen Blutbefunden, daß die eosinophilen und die Mastzellen fehlen (v. JAKSCH).

Bei Kindern reagiert bekanntlich das Blutbild durch Auftreten von unreifen Formen gegenüber allen Schädlichkeiten viel lebhafter als bei Erwachsenen. so daß unreife Formen nicht die gleiche Bedeutung wie bei Erwachsenen haben. Daß aber die Anaemia splenica nicht als eine Abart der Leukämie angesehen werden darf, dafür spricht vor allem der Umstand, daß sie meist ausheilt.

Anaemia splenica.

---

[1]) Leishmania Donovani, Leishmania infantum, Leishmania furunculosa. Für Abbildungen sei auf die Spezialliteratur, z. B. SCHILLINGs Darstellung im KRAUS-BRUGSCHschen Handb., Lieferung 32—34, verwiesen.

Trotzdem kann die Differentialdiagnose gegenüber der Leukämie sowohl wie gegen Kala-Azar in manchen Fällen schwierig sein. Gegen Leukämie spricht bis zu einem gewissen Grade das Überwiegen der Lymphocyten bei der Anaemia splenica; gegen Kala-Azar die Leukocytose. Es kommen jedoch Fälle vor, in denen diese Unterscheidungsmerkmale wenig ausgesprochen sind.

Anémie splenique myéloide Aubertin. Ein der JAKSCH-HAYEMschen Anaemia pseudoleucaemica gleiches, sehr seltenes Krankheitsbild beim Erwachsenen wurde von AUBERTIN[1]) beschrieben; einen derartigen Fall hat HENNING [2]) publiziert. Nur ist die Prognose dieser Erwachsenenfälle ungünstig. Die Erkrankung beginnt allmählich, führt zu starker Anämie und großem Milztumor ohne erhebliche Lebervergrößerung und ohne Beteiligung der Drüsen. Das Blutbild erinnert an die perniziöse Anämie. Der Hämoglobinindex ist gleich oder kleiner wie 1. Auffallend ist das reichliche Auftreten von Normoblasten und Megaloblasten. Die Zahl der weißen Blutkörper ist mäßig erhöht. Jugendformen und Myelocyten können bis zu 10% auftreten. Im allgemeinen sind aber die Granulocyten nur bis etwa 50% im Blutbild zu finden, während die Lymphocyten und Monocyten überwiegen. Das Knochenmark ist rot. Die Kranken fiebern mäßig. Die hohen Leukocytenzahlen, der Reichtum an kernhaltigen roten Blutkörpern, der nicht erhöhte Färbeindex und der große Milztumor ermöglichen die Abgrenzung gegenüber der BIERMERschen Krankheit. Das Blutbild ähnelt (vgl. unter Blutkrankheiten) sehr dem bei Knochenmarksgeschwülsten; aber ganz abgesehen davon, daß dabei doch meist der Primärtumor bekannt ist, spricht auch der große Milztumor dagegen, wenn auch bei Knochenmarkcarcinosen Milztumoren vorkommen. Gegen Leukämien und Aleukämien spricht das Blutbild und auch die große Zahl der kernhaltigen roten Blutkörper. Wie schon bemerkt, sind diese Fälle meist luischen Ursprungs.

Auch die bereits erwähnte aleukämische Reticuloendotheliose, die ABT-LETTERER-SIWEsche Krankheit bedarf der Unterscheidung von dem JAKSCH-HAYEMschen Syndrom. Die erstere befällt vorwiegend Kinder des ersten oder zweiten Lebensjahres, verläuft stets mit größeren Milztumoren, generalisierter Lymphadenose und Leberschwellung, meist auch mit einer hämorrhagischen Diathese. Immer besteht ein schwerer Infektionszustand, meist hypochrome Anämie. Dabei wurden leukämische Blutbilder (mit 91% Lymphocyten), aber auch normale Leukocytosen beobachtet. CREMER [3]), GLANZMANN und WALTHARD machen auf die Ähnlichkeit mit der SCHÜLLER-CHRISTIANschen Krankheit aufmerksam, da auch bei den ABT-LETTERER-Fällen Defekte im knöchernen Schädel beobachtet werden.

Daß auch bei Erwachsenen leukämische Reticuloendotheliosen vorkommen (wenn auch sehr selten), zeigen Fälle von CREMER, OPITZ, EWALD u. a. Auch diese Fälle verlaufen, wie auch die oben erwähnten generalisierten Retothelsarkome, mit Splenomegalie und Lymphdrüsenschwellung.

Perniziöse Anämie. Ein größerer palpabler Milztumor ist bei perniziöser Anämie ausgesprochen selten. Kleinere Milztumoren fanden sich nach STRIECK [4]) in 23% der Fälle meiner Klinik.

Hämolytischer Ikterus. Große Milztumoren finden sich dagegen stets bei dem hämolytischen Ikterus.

Bezüglich der Literatur verweise ich auf die Arbeiten von GÄNSSLEN, ZIPPERLEN und SCHÜTZ[5]), SCHÜPBACH [6]) und MEULENGRACHT [7]) (Kopenhagen). Man glaubte früher, daß alle Fälle familiäre bzw. hereditäre seien. HAYEM gab jedoch an, daß der hämolytische Ikterus auch als erworbenes Leiden vorkomme; eine Annahme, die — für seltene Fälle — meines Erachtens auch zutrifft, z. B. für solche, die nach Infekten entstehen. Ich beobachtete 2 Fälle, die sich nach chronischer Malaria entwickelten. Auch V. SCHILLING und FR. BRÜCKNER [8]) erkennen einen malarischen hämolytischen Ikterus an, der durch die chronische Zerstörung der an sich gesunden Erythrocyten durch die Parasiten bedingt sei. Bei dieser Form und überhaupt beim erworbenen hämolytischen Ikterus fanden sie die osmotische Resistenz der Roten übrigens nicht vermindert. Das trifft aber nicht für alle Fälle zu. In meinen malarischen Fällen war die Resistenz, wenigstens zeitweise, stark herabgesetzt. GÄNSSLEN lehnt übrigens die Annahme erworbener Fälle ab.

---

[1]) AUBERTIN, Nouv. traité de méd. Tome 9, p. 768 f. [2]) N. HENNING, Zeitschr. f. klin. Med. Bd. 106. 1927. [3]) CREMER, Med. Klin. 1942. S. 699. [4]) STRIECK, Med. Klinik, 1924. Nr. 44. [5]) GÄNSSLEN, ZIPPERLEN und SCHÜTZ, Dtsch. Arch. f. klin. Med. Bd. 146. [6]) SCHÜRBACH, Ergebn. d. inn. Med. u. Kinderheilk. Bd. 25. [7]) MEULENGRACHT, Ergebn. d. inn. Med. u. Kinderheilk. Bd. 18. [8]) V. SCHILLING und BRÜCKNER, Med. Welt 1941, S. 975.

GÄNSSLEN nimmt für die angeborene Form das Bestehen einer hämolytischen Konstitution an, die gewissermaßen nur ein Teilausdruck einer überhaupt minderwertigen Konstitution sei. In der Tat finden sich in manchen Fällen noch andere dysplastische Symptome, z. B. die Kombination mit Skeletanomalien, wie Turmschädel oder Kieferanomalien, Polydaktylie, Brachydaktylie, Überbeweglichkeit der Gelenke, ausgesprochenem Negertyp der Gesichtsbildung. Auch Anomalien der Augen, wie Mikrophthalmus, Heterochromie der Iris, Strabismus, ferner Deformitäten der Ohren, Hautaffektionen wie Psoriasis und Ekzeme, Kombinationen mit angeborenen Herzfehlern, Infantilismus, Hypogenitalismus, Muskelatrophie und Prostatahypertrophie sah GÄNSSLEN. Auch ich[1]) beobachtete Infantilismus, Hypogenitalismus und sogar pluriglanduläre Insuffizienz bei familiären Fällen.

Übrigens gibt es in solchen Familien Fälle aller Krankheitsgrade; auch ganz leichte, von denen CHAUFFARD bereits sagte, sie seien mehr gelb als krank.

Das Kernsymptom der Erkrankung wird heute allgemein in einer angeborenen Minderwertigkeit der Erythrocyten gesehen und einem dadurch bedingten gesteigerten Blutzerfall. Meist läßt sich die von CHAUFFARD zuerst beschriebene Resistenzverminderung der roten Blutkörper gegen hypotonische Kochsalzlösungen nachweisen; nur selten fehlt dies Symptom, wie in Fällen von LOMMEL und STRÜVER. Die obere Grenze der osmotischen Resistenz kann von dem Normalwert 0,44 auf 0,7, vereinzelt auch noch darüber hinaus, die untere bis 0,4 verschoben sein (H. SCHULTEN). Mitunter läßt sich dies CHAUFFARDsche Symptom erst durch provokatorische Verfahren, wie Milzduschen oder -bestrahlungen, auslösen; zur Zeit der gleich zu beschreibenden Krisen scheint es regelmäßig vorhanden zu sein. Die Milzvergrößerung steht mit der Minderwertigkeit der Erythrocyten augenscheinlich in einem bisher noch nicht völlig geklärten Zusammenhang. Der Milztumor kann unabhängig vom Krankheitsverlauf in seiner Größe wechseln.

Meist bestehen Anisocytose, Mikrocytose und Polychromasie, oft ohne ausgesprochene Poikilocytose. NAEGELI nimmt an, daß das kennzeichnende Blutsymptom des hämolytischen Ikterus die Kleinheit der Erythrocyten bei großem Volum- und hohem Hämoglobingehalt sei. Gelegentlich findet man kernhaltige rote Blutkörper oder Jollykörper, hier und da auch Megalocyten. Basophil gekörnte Erythrocyten sind selten, dagegen läßt sich bei Vitalfärbung mit Methylenblau bzw. Brillantkresylblau in alkoholischer Lösung in vielen Erythrocyten ein feines Netzwerk (Substantia reticulo-filamentosa = Hématifies granuleuses) nachweisen, das als Ausdruck für Regenerationsvorgänge angesehen wird. V. SCHILLING und BRÜCKNER bezeichnen speziell bei den erworbenen Fällen als hämatologisch besonders wichtig 1. auffallend starke Polychromasie, 2. das Auftreten von Randkörnchen am Rande der Erythrocyten, 2. den Befund von Kernkugeln in derselben, wirklichen Kernresten in Gestalt kleiner Chromatinkügelchen und 3. von „Erythrokonten", blassen, feinen Stäbchen in den roten Blutzellen. Der Hämoglobinindex wird oft größer wie 1 gefunden, wie bei perniziöser Anämie. Das Blutserum zeigt stets eine dunkelgelbe Farbe, meist noch stärker als bei perniziöser Anämie; auch läßt sich in diesem mit der EHRLICHschen Diazoreaktion die anhepatische Art des Bilirubins nachweisen, welche die Diazoreaktion nicht direkt, sondern erst nach Alkoholzusatz oder ohne diesen nur sehr verzögert gibt.

Die Leukocyten sind normal oder vermindert, selten vermehrt; letzteres besonders zur Zeit der gleich zu besprechenden Schübe der Krankheit. GÄNSSLEN hält eine Neigung zur Basophilie und Lymphocytose mit Auftreten von Plasmazellen für typisch, während die Monocyten eher vermindert seien. Übereinstimmend wird aber angegeben, daß zur Zeit der Schübe auch eine Neutrophilie einsetzen könne. Zu dieser Zeit sind auch vereinzelte Myelocyten und

---

[1]) HANS CURSCHMANN, Dtsch. Arch. f. klin. Med. Bd. 142.

Myeloblasten und kernhaltige rote Blutkörper im Blut nachzuweisen. Die Blutplättchen sind entweder normal oder leicht erhöht.

Der Ikterus schwankt in seiner Intensität stark. Oft ist er nur angedeutet,
wenigstens außerhalb der Schübe. Er ruft nie Hautjucken hervor; auch sind die
Stühle nicht entfärbt. Im Urin ist meist reichlich Urobilin bzw. Urobilinogen,
aber kein Bilirubin nachzuweisen oder höchstens in geringen Spuren auf
der Höhe der Schübe. Auch die Funktionsprüfungen der Leber mit Lävulose
und Galaktose (vgl. Lebererkrankungen) fallen beim hämolytischen Ikterus
negativ aus, ein Unterscheidungsmerkmal gegenüber anderen Formen des
Ikterus. Mit der Duodenalsonde erhält man eine dem gesteigerten Blutzerfall
entsprechende dunkle „pleiochrome" Galle und bei Zusatz des EHRLICHschen
Aldehydreagens eine tief dunkelrote Farbe.

Von selteneren Komplikationen sei das Vorkommen von funikulärer Myelose,
auch bei hämolytischem Ikterus erwähnt. Ich[1]) beobachtete sie einmal bei Vater und Sohn,
ein andermal bei einem erworbenen Fall.

Der Verlauf der Erkrankung und ihr Beginn sind sehr verschieden. Oft
ist die Krankheit bereits angeboren, in anderen Fällen wird sie erst später
manifest, z. B. nach Infektionskrankheiten, Überanstrengungen, Verdauungsstörungen, besonders auch während Menstruation und Schwangerschaft. Meist
tritt der Ikterus allmählich ein. Doch hat SCHÜPBACH Fälle beschrieben, in denen
die Erkrankung akut unter dem Bilde einer schweren Infektion einsetzte. Die
Kranken haben oft nur wenig Beschwerden, fühlen sich aber meist doch schwach
und elend, besonders wenn sich die Anämie entwickelt. Auch diese kann
allmählich eintreten, oft aber tritt sie nach hämolytischen Schüben rasch und
stark auf. Diese Krisen verlaufen mit heftigen Schmerzattacken in der Leber-
oder Milzgegend, einer Verschlechterung des Allgemeinzustandes und Temperatursteigerungen. Sie werden wegen des Ikterus leicht für Gallensteinkoliken
gehalten; diese Verwechslung liegt um so näher, als ein Teil der Kranken tatsächlich neben ihrer hämolytischen Anämie Gallensteinträger sind.

Die schon im intervallären Stadium oft deutliche Anämie nimmt nun
nach derartigen Krisen oft so stark zu, daß sie dieselben Grade wie bei der
perniziösen Anämie erreicht; auch Hautblutungen und Netzhautblutungen
können auftreten. Die Differentialdiagnose ist zu diesen Zeiten fast immer
durch den Nachweis der Resistenzverminderung der Erythrocyten möglich.
Auch ist das Blutbild doch ein anderes als bei der BIERMERschen Krankheit:
bei perniziöser Anämie ist die Megalocytose stärker, die Mikrocytose weniger
ausgeprägt. Außerdem beachte man, daß der hämolytischen Anämie die Achylie
der perniziösen Anämie nicht zukommt, ein in praxi wichtiges Unterscheidungsmerkmal. In manchen Fällen konnte man im Blut Hämolysine, und zwar
sowohl Auto- wie Isolysine nachweisen. Auch eine leichtere mechanische Ver-
letzbarkeit der Erythrocyten ist beschrieben worden.

Differentialdiagnostisch verwertbar ist endlich der meist günstige Erfolg der
Milzexstirpation bei hämolytischem Ikterus, zumal bei den familiären Formen,
aber gelegentlich auch bei den erworbenen.

Ein Fall von anscheinend erworbenem Typus[2]) möge hier folgen.

Er wies die kennzeichnenden Symptome, Ikterus, Anämie, Milztumor auf. Lues und
Tuberkulose konnten ausgeschlossen werden. Blutbild bei der Aufnahme: Hb. 28%, Rote
1,39 Millionen, FI = 1, Leukocyten 14 250: 73% polynucleäre, 21% lymphocytäre,
2% eosinophile, 3% Mastzellen, 1% Übergangszellen, vereinzelt Myelocyten, Poly-
chromatophilie, Anisocytose, Poikilocytose. Im Serum die Bilirubinprobe stets stark
positiv, im Urin, abgesehen von den Perioden des stärksten Ikterus, stets negativ bei
starker positiver Urobilin- und Urobilinogenreaktion. Es bestanden heftige Milzkrisen mit
geringen Temperatursteigerungen, während derer sich der palpable Milzteil von einem

---

[1]) HANS CURSCHMANN, Dtsch. Zeitschr. f. Nervenheilk. Bd. 122. H. 3/4.   [2]) Diss.
RABINOWITZ, Königsberg 1919.

Tage bis zum anderen auf das Doppelte vergrößerte. Resistenzverminderung der Erythrocyten gegenüber hypotonischen Kochsalzlösungen; auch Hämolysine im Blut wurden nachgewiesen, und zwar sowohl Auto- wie Isolysine. Während der Krisen waren regelmäßig reichlich Normoblasten vorhanden. Auffällig war das Bestehen einer Proktitis haemorrhagica, sie hatte die Erkrankung eröffnet und exacerbierte während der Krisen. Bereits 2 Wochen nach der Milzexstirpation verschwanden der Ikterus, die Resistenzherabsetzung der Erythrocyten und die Lysine, ebenso heilte die Proktitis.

Die exstirpierte Milz zeigte normalen Aufbau, die Follikel unverändert, die rote Pulpa überwog. Sie war sehr blutreich, das Bindegewebe im Stroma erschien nicht vermehrt. Die Gefäße zeigten weite Lumina, waren mit Blut überfüllt, enthielten aber keine Thromben.

GERHARDT[1]) beobachtete Rückfälle nach Milzexstirpation; er macht darauf aufmerksam, daß die verminderte osmotische Resistenz der roten Blutkörper sich auch bei Sepsis finden könne und daß auch gallenfreier Stuhl beobachtet wurde, was für Retentionsikterus spricht.

Übrigens wurde im Gegensatz zu dem obigen Fall in den meisten anderen die osmotische Resistenz der Roten durch die Milzentfernung nicht normalisiert.

CHAUFFARD hatte angegeben, daß kongenitale Lues und Tuberkulose in Beziehung zum hämolytischen Ikterus stünden, daß die Kranken auf relativ kleine Mengen von Tuberkulin oder Salvarsan heftig reagierten und eine erhebliche Zunahme von Ikterus und Anämie zeigten. MATTHES hat dies in seinen Fällen nicht bestätigen können, erwähnt es aber, weil FREYMANN[2]) trophische Hautgeschwüre an den Unterschenkeln bei der Erkrankung beschrieben hat, die eine luische oder tuberkulöse Ätiologie vermuten ließen. Auch MATTHES hat in einem Falle derartige trophische Hautgeschwüre an den Unterschenkeln bei Geschwistern gesehen; sie veranlaßten ihn, auf hämolytischen Ikterus zu untersuchen. Nach der Milzexstirpation heilten die Geschwüre ab.

Wenn die Blutregeneration, was vorkommen kann, über das Ziel hinausschießt und dann Erhöhungen der Erythrocytenzahlen produziert, ist nach SCHÜRBACH eine Verwechslung mit Polycythämie möglich. Ebenso dürften abortive Fälle von paroxysmaler Hämoglobinurie, die Hyperbilirubinämie, Ikterus, Anämie und Milztumor zeigen, bei denen aber die Hämoglobinurie ausbleibt, an hämolytischen Ikterus denken lassen. Das gleiche gilt von manchen Fällen von chronisch rezidivierenden Cholangien; aber allen diesen gegenüber ist der Nachweis der Resistenzverminderung ausschlaggebend.

Anschließend sei hier der „Sichelzellenanämie" gedacht, einer gleichfalls mit Milztumor und den Zeichen der Hämolyse verlaufenden Erkrankung, auf die ich aber, da sie ein exotisches, fast nur Neger befallendes Leiden ist, nicht näher eingehen kann.

Hierher gehören auch die neuerdings viel beschriebenen „Erythroblastosen", zuerst die familiär und überwiegend bei Kindern von Mittelmeerbewohnern in Amerika beobachtete COOLEYsche Erythroblastenanämie, ein chronisches, nach Jahren meist zum Tode führendes Leiden. Es verläuft mit großen Milz- und Lebertumoren und eigentümlichen osteoporotischen Knochenveränderungen, meist auch mit Turmschädel. Stets finden sich die Zeichen hochgradiger Hämolyse und im Blut dauernde Überzahlen von ganz unreifen Erythrocyten (Paraerythroblasten, HEILMEYER[3]). Der Färbeindex dieser schweren Anämie liegt meist unter 1. Es kommen hochgradige Leukocytosen mit starker Linksverschiebung, schließlich auch Leukopenie und Thrombopenie vor. Die Erythrocyten zeigen eine gewisse osmotische Resistenzverminderung. Im Knochenmark findet sich eine Steigerung der Erythropoese „von gigantischem Ausmaß" (HEILMEYER).

Die Anaemia leuco-erythroblastica mit Myelosklerose (Typ VAUGHAN) befällt durchweg Erwachsene und äußert sich gleichfalls durch erhebliche Milztumoren, eigenartige ostale und periostale Veränderungen, eine leukoerythroblastische Anämie mit 3—12% zum Teil sehr unreifen Erythroblasten und mäßiger Leukocytose mit Myeloblasten und Myelocyten. Die Anämie ist meist geringgradig (50—80%), die osmotische Resistenz der Roten in der Regel vermindert. Das seltene Leiden verläuft — im Gegensatz zu den echten Leukämien — relativ gutartig.

Im Gegensatz dazu hat die akute Erythrämie (DI GUGLIELMO) bösartigen Charakter und endet stets rasch letal. Sie befällt alle Lebensalter, verläuft unter höherem Fieber mit starker Leber- und Milzvergrößerung und erheblicher normochromer Anämie, bei der die enorme Zahl der „Paraerythroblasten" auffällt. Die Leukocyten zeigen außer Linksverschiebung nur geringe Vermehrung, die Thrombocyten Verminderung. Im Knochenmark

Erythroblastosen

[1]) GERHARDT, Mitt. a. d. Grenzgeb. d. Med. u. Chirurg. 1919. H. 5. [2]) FREYMANN, Klin. Wochenschr. 1922. S. 2229. [3]) L. HEILMEYER, Blutkrankheiten. Handbuch von v. BERGMANN u. STAEHELIN. 2. Bd. 1942.

enorme Vermehrung des erythropoetischen Gewebes. Di Guglielmo faßt diese akute Erythroblastose als direktes Gegenstück zur akuten Myeloblastenleukämie auf.

Es gibt daneben auch eine, gleichfalls sehr seltene, chronische, reine Erythroblastose der Erwachsenen (Typ Heilmeyer-Schöner). Im Falle dieser Autoren bestanden geringer Ikterus, enormer Milztumor, Zeichen der Hämolyse, erhebliche, normochrome Anämie mit zahlreichen Erythroblasten und 80% Retikulocyten. Im Sternalpunktat enorme Zunahme der Erythroblasten. Außerdem fanden sich 5900 Leukocyten mit 16% Myelocyten. Die Krankheit scheint meist letal zu enden. Heilmeyer faßt diese Form als einen der chronischen, myeloischen Leukämie parallelen Krankheitsvorgang auf.

An diese sehr seltenen Erythroblastosen schließt sich die Besprechung zweier Lipoidspeicherkrankheiten, nämlich der Niemann-Pickschen Krankheit und der **Splenomegalie Typus Gaucher** an. Die letztere soll uns zuerst beschäftigen. Sie tritt familiär auf. Es handelt sich um eine anatomisch durch eine Durchsetzung der Milz und Leber mit grauweißen bis gelben Herden gekennzeichnete Erkrankung. Die Herde enthalten große und protoplasmareiche, dem reticulo-endothelialen System zugehörige Zellen, die eine zu den Cerebrosiden gehörende, als Kerasin benannte Substanz gespeichert haben; die Sinusendothelien bleiben aber frei von dieser Speicherung. Gelegentlich beteiligen sich auch die Lymphdrüsen. So konnten Knox und Lilienthal die Diagnose Morbus Gaucher aus der mikroskopischen Untersuchung einer exstirpierten Achseldrüse stellen. Die Kranken sind meist etwas anämisch, oft wurde Leukopenie mit relativer Lymphocytose gefunden. Auffallend ist besonders eine braungelbliche, an Ikterus erinnernde Hautfärbung. An den Konjunktiven findet sich im Bereich der Lidspalten mitunter eine bräunlichgelbe keilförmige, mit der Basis zum Cornealrande gerichtete Verdickung, die der Veränderung der Bindehaut bei Ochronose ähnlich ist (L. Pick). Die Milztumoren sind meist sehr groß. Die Erkrankung ist selten, verläuft fieberlos und exquisit chronisch. Brill-Mandelbaum berechnen die Durchschnittsdauer des Leidens auf fast 20 Jahre. Grafe und E. Pachaly[1]) fanden dabei eine Erhöhung des respiratorischen Stoffwechsels bis 50%, die nach Genesung (oder in der Remission?) zur Norm absank. Die Kenntnis des Krankheitsbildes ist nicht unwichtig, um Verwechslungen mit hämolytischem Ikterus oder Bantischer Krankheit zu vermeiden. Die Splenektomie kann auch bei dem Typ Gaucher zur Heilung führen. Im Falle von Pachaly veranlaßte Röntgenbestrahlung der Milz heilungsähnliche Remission.

Mitunter scheint aber die Erkrankung nicht harmlos zu sein. So beschreibt L. Pick[2]) als Komplikationen Thrombopenie, hämorrhagische Diathesen und schwere Knochenveränderungen. Diese entstehen dadurch, daß Gaucher-Zellen in die Knochensubstanz einwandern und sie zerstören. Die Knochenerkrankungen (Gibbus, Hüftgelenkerkrankungen) imponieren leicht als tuberkulöse. Sie erinnern übrigens an analoge Knochenzerstörungen bei der dritten bekannten Lipoidspeicherkrankheit, nämlich der Christian-Schüllerschen Krankheit, die uns im Kapitel der Osteopathien noch beschäftigen wird.

Von der Gaucherschen Erkrankung verschieden verläuft die seltene **Niemann-Picksche Krankheit**, die in den ersten Lebensmonaten beginnt und meist schon innerhalb der ersten beiden Lebensjahre tödlich endet. Sie führt zu einer Infiltration des gesamten blut- und lymphebildenden Apparates mit großen blassen Zellen, die Lipoide, und zwar namentlich Phosphatide gespeichert haben. Entsprechend der Ausdehnung des Prozesses finden sich große Milz- und Lebertumoren sowie eine Schwellung der Lymphdrüsen. Die bräunliche Färbung der Haut ist der bei Gaucher ähnlich. Gelegentlich wurde in den Schlußstadien Ascites beobachtet. Die Thay-Sachssche amaurotische Idiotie wird als eine zur Niemann-Pickschen Krankheit gehörend,

Splenomegalie Typ Gaucher.

Niemann-Picksche Krankheit.

---

cerebrale Lokalisation des Leidens aufgefaßt. PICK betrachtete auch die nach ihm genannte Krankheit als eine familiäre Störung des Phosphatidstoffwechsels. Von der amaurotischen Idiotie war schon ihren ersten Beschreibern bekannt, daß es sich um eine Erbkrankheit besonders der jüdischen Rasse handelt.

Eine ähnliche großzellige Hyperplasie der Milz bei Lipoidämie hat 1910 SCHULTZE-Braunschweig bei einem schweren Diabetiker zuerst beschrieben. Man wird also, wenn bei Diabetes Milztumoren auftreten, sich dieses seither auch schon von LUTZ und MARCHAND bestätigten Befundes erinnern. *Milzschwellung bei Diabetes.*

Diagnostisch bedeutsam scheint, daß sich im Sternalpunktat die typischen Speicherzellen nachweisen lassen; THADDEA [1]) u. a. fanden sie bei den beschriebenen Lipoidosen in Gestalt von Zellen, die sich durch ihre Größe und das eigenartige, gefaltete und zerknitterte Aussehen des Protoplasmas kennzeichnen.

Zu diesen Lipoidspeicherkrankheiten, den Syndromen von GAUCHER, NIE-MANN-PICK, THAY-SACHS und SCHULTZE ist auch die HURLERsche Dystosis multiplex zu rechnen, deren ich im Kapitel Rachitis gedenken werde.

Echte Geschwülste der Milz sind selten und dadurch ausgezeichnet, daß sie die Oberfläche der Milz buckelig und uneben machen. Eine Ausnahme davon macht der bei der KUNDRATschen Lymphosarkomatose auftretende Milztumor, der aber nur selten erhebliche Größe erreicht. Die KUNDRATsche Lymphosarkomatose beginnt in den meisten Fällen als isolierter lokaler Drüsentumor und ist gegenüber anderen Drüsenschwellungen durch ihre Weichheit und vor allem durch den aggressiven Charakter, ihr Einwuchern in die Muskulatur gekennzeichnet. Ihre Differentialdiagnose kommt am ehesten dann in Frage, wenn die Sarkomatose vorwiegend die retroperitonealen Drüsen und die Milz befallen hat. Im Blut findet sich meist mäßige neutrophile Leukocytose, während die Lymphocyten vermindert sind. NÄGELI gibt an, daß er einige Male große und abnorm gelappte Lymphocyten auch bei Sarkomatose gefunden habe. Das leukocytäre Blutbild ist also dem des Lymphogranuloms ähnlich. Fast immer finden sich periphere Drüsenschwellungen. *Lymphosarkom.*

Einen glatten Milztumor von bedeutender Größe können auch die Gefäßgeschwülste der Milz hervorrufen. Ein solches von MATTHES beobachtetes Angiosarkom hat JORES publiziert [2]). *Angiosarkom.*

45jährige Frau, die einen, im Laufe eines halben Jahres gewachsenen, riesigen Milztumor und gleichzeitig Schwellung der Leber zeigte. Blutbefund bei zahlreichen Untersuchungen bis auf mäßige Anämie stets normal. Haut- und Schleimhautblutungen und komplizierende Pleuritis. Röntgen- und andere Therapie ohne Erfolg.

Cysten der Milz kommen als Erweichungscysten, also als falsche Cysten vor, aber auch als echte Cystombildungen. Erweichungscysten wurden beispielsweise bei alten Malariamilzen beobachtet, ebenso bei Maltafieber. Man kann sie nur diagnostizieren, wenn sie fluktuierende Stellen oder Buckel bilden. Dasselbe gilt von dem sehr seltenen Echinococcus der Milz, zu dessen Diagnose die spezifischen Reaktionen und die Eosinophilie beitragen. *Milzcysten.*

Wie selten der Milzechinococcus ist, erhellt aus dem Umstand, daß ich in 25 Jahren in Rostock bei einem sonst großen Material an Echinokokken nur einmal einen solchen der Milz sah; und zwar als Nebenbefund bei der Obduktion.

Größere Cysten der Milz sind mitunter nur schwer von Pankreascysten, die sich im Schwanzteil entwickeln, zu unterscheiden, da Pankreascysten eine erhebliche, sonst den Pankreastumoren nicht eigene respiratorische Beweglichkeit aufweisen können. Die Milzcysten liegen aber im Gegensatz zu den Pankreascysten stets vor dem Magen oder schieben ihn nach rechts.

Milztumoren entwickeln sich auch als Folge thrombophlebitischer Prozesse im Pfortadergebiet, besonders wenn die Vena lienalis thrombosiert wird. Das *Thrombose der Vena lienalis.*

---

[1]) THADDEA, Med. Welt 1943. S. 217.   [2]) JORES, Ein Fall von sarkomatösem Angiom der Milz und der Leber. Zeitschr. f. allg. Pathol. 1908.

kann in ganz akuter Form eintreten und dann zu einem Krankheitsbilde führen, dessen Kennzeichen heftiger epigastrischer Schmerz, ein großer Milztumor, hohes Fieber und Magen- und Darmblutungen sind. Es ist verständlich, daß die Diagnose, wenn der Milztumor nicht richtig bewertet wird, leicht verfehlt werden kann, z. B. in einem von MORAWITZ [1]) beschriebenen Falle, in dem noch kein Blut entleert war, sich aber bei der (unter der Diagnose perforiertes Magengeschwür vorgenommenen) Operation im Magen und Darm fand.

MATTHES sah einen Fall von Milzvenenthrombose, bei dem die Diagnose Magengeschwür röntgenologisch durch den Nachweis eines spastischen Sanduhrmagens sicher schien. Der Kranke erlitt eine akute Magenblutung und starb daran. Die Obduktion ergab keinen Spasmus am Magen, wohl aber ein den Magen ausfüllendes Blutgerinnsel.

Chronische Pfortaderthrombose. Recht schwierig kann die Diagnose der langsam fortschreitenden Pfortaderthrombosen mit Milztumor sein. Sie wurde schon bei der Differentialdiagnose des chronischen Ascites erwähnt. Sie führt oft neben dem Milztumor auch zu erheblicher Anämie und Ascites. Die Thrombosierung wird durch Kreislaufschwäche und spleno- und pylephlebitische Gefäßwanderkrankungen verursacht, die von GRUBER [2]) auf Lues, traumatische Einflüsse und auch kongenitale Anomalien zurückgeführt werden.

Im Krankheitsbild pflegen Blutungen aus dem Pfortadergebiet schon früh eine Rolle zu spielen. Es kann ein sehr wechselndes sein, da die Thrombosen wieder durchgängig werden können, nachdem sie organisiert waren. Der Blutbefund war recht verschieden. Meist fand sich hypochrome Anämie, bisweilen aber auch Hyperglobulie (LOMMEL). Die Zahl der Leukocyten schwankte stark. Vereinzelt wurde auffallende Lymphopenie gefunden. Öfter wurden, wohl im Anschluß an neu erfolgte Thrombosen, Schmerzanfälle beobachtet. Immerhin kann die Diagnose oft schwierig sein. Besonders die Abgrenzung von dem BANTISCHEN Symptomenkomplex dürfte kaum in allen Fällen gelingen. Der Verlauf kann sehr chronisch sein (in einem Falle GRUBERS 27 Jahre).

Milzvenenthrombose. Als eine Unterform der Pfortaderthrombose kann man die auf die Milzvene beschränkte Thrombose betrachten. Ihre Symptome sind ähnliche — großer chronischer Milztumor, Magenblutungen und zeitweise Blutstühle. Die gleichfalls oft vorhandene Anämie zeichnet sich vor anderen Blutungsanämien durch eine gewisse regeneratorische Tendenz aus und ist gewöhnlich mit Leukopenie, mitunter auch mit Thrombopenie verbunden. In einigen Fällen wurde, wie bei der Pfortaderthrombose, auch Polyglobulie beobachtet, die gelegentlich auch bei Milztuberkulose gesehen wird. Es ist deswegen bemerkenswert, daß die Affektion in manchen Fällen durch den Druck tuberkulöser Drüsen auf die Milzvene veranlaßt wurde, während in anderen Fällen anscheinend intestinale Infektionen anderer Art die Thrombose verursachten. Ascites fehlt bei den reinen Formen, ebenso Leberschwellung und Ikterus, obschon ein durch 30 Jahre beobachteter Fall der Heidelberger Klinik (SEEBER und SPRÖHNLE [3]) zum Schluß doch einen unbedeutenden Ikterus aufwies. Die subjektiven Beschwerden der Erkrankung bestehen meist nur in Druck und Völlegefühlen der Magengegend nach dem Essen, gelegentlich aber auch in Schmerzen der Milzgegend. Die Hauptgefahr bilden die oft abundanten Magenblutungen (KRETZ [4]).

Morbus Banti. Das Hauptsymptom der BANTISCHEN Krankheit ist der langsam wachsende Milztumor, zu dem sich eine fortschreitende sekundäre Anämie mit Leukopenie gesellt. Außerdem können leichte Temperaturschwankungen, allgemeine Schwäche, selbst Knöchelödeme bestehen. Nach verschieden langer Dauer dieser ersten anämischen Periode tritt nach BANTI eine zweite Periode auf.

---

[1]) MORAWITZ, Zeitschr. f. ärztl. Fortbild. 1926. Nr. 22. [2]) GRUBER, Dtsch. Arch. f. klin. Med. Bd. 122. [3]) Letzte Literatur SEEBER und SPRÖHNLE, Dtsch. Arch. f. klin. Med. Bd. 163. [4]) KRETZ, Med. Klinik 1929. Nr. 8.

Die Kranken werden subikterisch, ihre Leber schwillt an, bleibt dabei zunächst glatt und schmerzlos. Ihr hochkonzentrierter Urin enthält Urobilin und Urobilinogen; die Stühle sind nicht acholisch. Dann folgt, wieder nach verschieden langer Dauer, die dritte Periode, die durch die Erscheinungen der Lebercirrhose gekennzeichnet ist und zur Entwicklung eines Ascites führt. Der Urin enthält jetzt oft auch Bilirubin. Die Kranken gehen, wie die Cirrhosekranken, entweder unter den Erscheinungen der Hepatargie oder durch interkurrente Blutungen aus erweiterten Venen des Verdauungskanals zugrunde. UMBER hat bei derartigen Kranken einen toxischen Eiweißzerfall gefunden, der nach der Milzexstirpation zur Norm zurückkehrte, und hat damit dem BANTIschen Vorschlag, die Erkrankung durch Exstirpation der Milz zu heilen, eine Stütze verliehen. Dieser toxische Eiweißzerfall fand sich aber nicht in allen Fällen; z. B. nicht in dem Falle LOMMELS. Das schränkt die diagnostische Bedeutung dieses Symptoms natürlich erheblich ein. Außerdem wurden auch Fälle von hämolytischem Ikterus mit erhöhtem Eiweißzerfall beschrieben (EPPINGER [1]), SCHWERINER [2]). EPPINGER glaubte sogar, daß UMBERs Fälle solche von hämolytischem Ikterus gewesen seien.

GRAFE fand bei seinen BANTI-Fällen ebenso wie beim Typ Gaucher den Grundumsatz bis zu 50% gesteigert, während bei Cirrhosen mit großen Milztumoren Stoffwechselveränderungen entweder vermißt oder nur in geringem Maße bei stärker anämischen Kranken gefunden werden [3]).

BANTI hat die nosologische Einheit des von ihm aufgestellten Symptomenkomplexes vor allem auf Grund des pathologisch-anatomischen Befundes behauptet und ferner durch die Erfahrung, daß die Erkrankung durch die Exstirpation der Milz heilbar ist. Diese Erfahrung legt den Schluß nahe, daß es sich um eine primäre Erkrankung der Milz handelt. Der charakteristische pathologisch-anatomische Befund besteht in einer fortschreitenden Wucherung des Stützgewebes, der Fibroadenie, mit entsprechender Verengerung der Sinus und Atrophie bzw. Sklerosierung der Follikel. Häufig ist eine gleichzeitige sklerosierende Endophlebitis der Milzvenen vorhanden. Eine mäßige Fibroadenie ließ sich aber auch bei den erwähnten Fällen chronischer Pfortaderthrombose nachweisen.

Der Blutbefund ergibt im zweiten und dritten Stadium meist eine hypochrome Anämie; gelegentlich kommen aber normale Werte oder sogar Hyperglobulien vor, also genau, wie bei den chronischen Pfortaderthrombosen. Anisocytose kann vorhanden sein, Erythroblasten sollen aber fehlen. Meist besteht Leukopenie, jedenfalls keine Leukocytose. Wenn eine Leukopenie vorhanden ist, sind stets die Neutrophilen vermindert, die großen mononucleären Zellen und die Lymphocyten relativ vermehrt. Bisweilen wurde auch Thrombopenie beobachtet. LEPEHNE fand übrigens an MATTHES' Klinik den Bilirubingehalt des Blutes bei Banti nicht erhöht; auch war er im Milzvenenblut nicht höher als in dem anderer Venen, so daß danach die BANTI-Anämie keine hämolytische sein dürfte. Außer den bisher geschilderten Symptomen finden sich gelegentlich Magendarmstörungen und Neigungen zu Blutungen.

Man kennt die Ursache der BANTIschen Erkrankung nicht. Wir wissen aber wohl, daß eine Reihe von Erkrankungen unter einem Bilde verlaufen kann, das von der BANTIschen Erkrankung kaum zu unterscheiden ist. Es wurden als solche bereits genannt in allererster Linie die Milzlues bzw. Milzund Leberlues, dann die Malaria in ihren chronischen Formen, die chronische BANG-Infektion und endlich die langsam verlaufende Pfortaderthrombose. Man könnte noch manche Formen von Lebercirrhose mit frühzeitig entwickeltem

[1]) EPPINGER, Encyklopädie d. klin. Med. 1921. [2]) SCHWERINER, Berlin. klin. Wochenschrift 1920, S. 1199. [3]) GRAFE, Dtsch. Arch. f. klin. Med. Bd. 139.

starken Milztumor anfügen, die bereits NAUNYN als Pseudobanti bezeichnet hat. Ebenso können bei der Polyserositis, der Zuckergußleber, mitunter erhebliche Milzschwellungen vorkommen. NAUNYN hatte schon darauf hingewiesen, daß auch der zurückbleibende Milztumor nach Cholangitis für einen Banti gehalten werden kann[1]). Sicher ist, daß der „Original-BANTI" in Deutschland und anderen nordischen Ländern extrem selten ist.

Das beweist unter anderem die Erfahrung EPPINGERs, der unter 65 durch Operation und 58 durch Sektion gewonnenen großen Milztumoren nur eine einzige BANTI-Milz fand; und zwar stammte diese von einem Albanesen.

Alle die genannten Erkrankungen können den „BANTIschen Symptomenkomplex" geben. Sie kommen aber differentialdiagnostisch vorwiegend erst in Betracht, wenn schon Leberveränderungen bzw. Ascites bestehen, also im dritten Stadium der Erkrankung. Lues und Malaria lassen sich durch Anamnese, WASSERMANNsche Reaktion, bzw. Plasmodien oder Pigmentnachweis feststellen, die BANG-Erkrankung durch die bereits geschilderten serologischen und intracutanen Proben. Für primäre Erkrankung und Thrombose der Pfortader sprechen frühzeitige und gehäufte Blutungen aus dem Pfortadergebiet, die beim Banti doch erst in den Endstadien auftreten. Immerhin wird es Fälle genug geben, die erst durch lange Beobachtung und genaue Untersuchung eine Unterscheidung erlauben. Man lasse aber nur operieren, wenn die Diagnose Banti oder hämolytische Anämie einigermaßen sichersteht.

Bronze-
diabetes. Hier sei auch der Hämochromatose gedacht. Bei diesem Leiden wird von der Leber nicht die Spaltung des Hämoglobins der zugrunde gehenden roten Blutkörper und seine Umwandlung in Bilirubin vollständig durchgeführt, sondern ein eisenhaltiges Pigment gebildet (Hämosiderin) und in den Geweben abgelagert. Die Folge ist eine eigentümliche bräunliche Verfärbung der Haut. Milz, Leber und auch das Pankreas werden, vielleicht infolge der Hämosiderineinlagerungen, cirrhotisch. Es kommt also zu einem Symptomenbild, das außer der merkwürdigen Hautfärbung einen Milztumor, Lebercirrhose und Diabetes aufweist. Man hat ihn als Bronzediabetes bezeichnet. STEPP hat übrigens beobachtet, daß der Diabetes manchmal lange (z. B. bis 2 Jahre) nach der Entwicklung der Cirrhose auftritt.

Man hat neuerdings behauptet, daß der Bronzediabetes durch eine chronische Kupfervergiftung zustande käme, da die Erkrankung in den Weinbaugegenden Süddeutschlands jetzt häufiger vorzukommen scheint (Kupfervitriolbespritzung der Weinberge). Diese Ansicht ist sicher nicht richtig. Denn man hat viele Fälle beobachtet, in denen diese Intoxikation auszuschließen war.

ROSENBERG[2]) beschrieb einen Fall von Bronzediabetes, der sich bei einem chronisch Bleikranken entwickelt hatte. ROSENBERG glaubt, daß die Bleischädigung des erythropoetischen Apparates in ursächlichem Zusammenhang mit der Erkrankung gestanden habe.

Unklare
Milz-
tumoren. Relativ häufig findet man endlich als Zufallsbefund bei anscheinend gesunden Menschen einen Milztumor. Meist handelt es sich dann wohl um nicht zur Rückbildung gelangte Infektionsmilzen nach Malaria, Typhus, Morb. Bang oder anderen Krankheiten. NAUNYN hat, wie oben erwähnt, auf die Häufigkeit des zurückbleibenden Milztumors nach Cholangitiden aufmerksam gemacht. Man verfolge jedenfalls sorgfältig die Temperaturen derartiger Milztumorträger. Oft sind es Kranke mit chronisch septischen Herden, die man dann unbedingt suchen und finden muß. In vielen Fällen findet man aber anamnestisch keinen Anhaltspunkt, der auf die Entstehung des chronischen Milztumors hinwiese. Diese Fälle bleiben oft unklar. Dahin gehören z. B. die von SCHÖNE beschriebenen Fälle von Milztumoren mit Leukopenie nach vorangegangenen Blutungen [3]).

---

[1]) NAUNYN, Über eine Cholangitis. Mitt. a. d. Grenzgeb. d. Med. u. Chirurg. 1917. Bd. 29.   [2]) ROSENBERG, Klin. Wochenschr. 1928. Nr. 11.   [3]) SCHÖNE, Dtsch. Arch. f. klin. Med. Bd. 125.

AUBERTIN [1]) hat versucht, die Milztumoren systematisch einzuteilen, und unterscheidet folgende Formen: 1. Die Stauungsmilz, 2. die infektiösen Milzvergrößerungen, 3. die hämatopoetischen Formen, 4. die hämolytischen Formen, 5. die sklerotischen, 6. die endothelialen Formen, 7. die Tuberkulose und Syphilis der Milz und 8. die parasitären Milzvergrößerungen. Ich würde diese Einteilung nicht erwähnen, wenn nicht MORAWITZ [2]) auf ihre differential-diagnostische Bedeutung aufmerksam gemacht hätte. Diese sah er darin, daß die erste differentialdiagnostische Aufgabe in jedem Falle sei, festzustellen, ob eine isolierte Splenomegalie oder eine der hepatolienalen Erkrankungen vorliege, die durch die fibrösen bzw. sklerotischen Formen repräsentiert werden. ADLER [3]) hat in MORAWITZ' Klinik gezeigt, daß man drei Formen der sklerotischen Milztumoren, nämlich die Milztumor bei polymorphknotiger Cirrhose, bei der cholangenen Cirrhose und endlich bei BANTI-ähnlicher Erkrankung durch Beachtung der Art des Blutbilirubins und des Verhältnisses des Blutbilirubins zum Harnbilirubin und Urobilin, sowie durch Vergleichung des Blutcholesterins und der Cholesterinester unterscheiden und damit auch die Indikation zur Milzexstirpation, die nur bei der BANTI-ähnlichen Form bestehe, sicherer stellen könne. AUBERTIN hat ferner die mit Anämie verlaufenden Milztumoren nach dem Blutbefund einzuteilen versucht in Splenomegalien mit Leukopenien und relativer Lymphocytose (die größte und verschiedenste Formen umfassende Gruppe), in solche mit Zeichen lebhafter myeloischer Reaktion mit einer Myélemie rouge (JAKSCH-HAYEMsche und AUBERTINsche Anémie splénique myéloide), ferner in Splenomegalien mit Leukocytose und Polynucleose, im wesentlichen Milztuberkulose und Syphilis und endlich in Splenomegalien ohne jede Blutveränderung (GAUCHER).

Stellen wir zum Schluß noch einmal die Untersuchungsmethoden zusammen, die für die Differentialdiagnose der Milzerkrankungen außer der physikalischen Untersuchung notwendig sind und in jedem Falle eines unklaren Milztumors in Betracht kommen. Es sind dies die WASSERMANNsche Reaktion, eine genaue Blutuntersuchung, die histologische Untersuchung etwaiger Lymphdrüsentumoren, die Mikroskopie des Knochenmarkpunktates, die Bestimmung der osmotischen Resistenz der Erythrocyten; endlich die Untersuchung auf Plasmodien und Leishmanien und nicht zuletzt die Beobachtung des klinischen Verlaufs und der Wirkung der Röntgenstrahlen. Diese vielfachen Untersuchungen sind darum notwendig, weil Therapie und Prognose dieser Kranken von einer exakten Diagnose abhängen.

XI. Die Differentialdiagnose der Leber- und Gallenwegserkrankungen.

A. Einleitung.

Die Leber hat eine zentrale und überaus vielseitige Rolle im Stoffwechsel. Sie ist bei der Resorption, bei den folgenden intermediären Umsetzungen, bei der Stapelung und dem Abbau aller Nahrungsstoffe beteiligt. Sie hat ferner eine erhebliche Bedeutung im Mineralstoffwechsel, die am längsten für den Eisenstoffwechsel bekannt ist, aber augenscheinlich sämtliche Mineralien und deren Ionisierung betrifft. Sie spielt nach neueren Forschungen auch im Wasserhaushalt und in der Blutbewegung eine wichtige Rolle. Endlich hat sie auch entgiftende Funktionen. Man sollte daher denken, daß auch in den klinischen Bildern der Lebererkrankungen die Stoffwechselstörungen als Zeichen ihrer gestörten Funktion im Vordergrunde stehen müßten und besonders auch differentialdiagnostische Beachtung verdienten.

Tatsächlich wurden in der englischen und französischen Literatur viele Krankheitssymptome auf eine Leberschädigung zurückgeführt. In Deutschland ist man aber bisher darin viel zurückhaltender gewesen, weil sich eine exakte

[1]) AUBERTIN, Nouv. traité de méd. Tome 9.   [2]) MORAWITZ, Balneologie und Balneotherapie. Karlsbader Vorträge 1928.   [3]) ADLER, Verh. d. dtsch. Ges. f. inn. Med. 1928.

Begründung für die hepatogene Entstehung solcher Krankheitserscheinungen eben nicht erbringen läßt. Auch lehrte sowohl die klinische Erfahrung als auch das Experiment, daß eine recht geringe Menge erhaltener Lebersubstanz noch für die physiologischen Leistungen ausreichen kann. Außerdem wissen wir, daß der Leber ein bedeutendes Regenerationsvermögen eigen ist. Einzig allein die schweren Vergiftungszustände, die wir kurz ante mortem bei Leberkranken beobachten, werden übereinstimmend als Folge des Versagens der Lebertätig-

Hepatargie. keit angesehen. Sie werden als Hepatargie bezeichnet und bestehen in zunehmender Schwäche und allmählich in Somnolenz und Koma übergehender Apathie, die allerdings auch durch Erregungszustände wie Delirien und sowohl allgemeine, als auch isolierte Muskelkrämpfe unterbrochen werden kann.

Bezüglich der experimentell erzeugten Leberintoxikationserscheinungen verweise ich auf FISCHLERs Buch, Die Pathologie und Physiologie der Leber, und auf die Darstellungen dieses Kapitels von EPPINGER und von UMBER. Schon hier sei übrigens bemerkt, daß FISCHLER bei den depressiven Störungen (Trägheit, Hypästhesie, Ataxie) seiner Eck-Fistelhunde auch kataleptische Erscheinungen beobachtete, und daß DAMSCH derartige kataleptische Erscheinungen beim epidemischen Ikterus junger Kinder beschrieben hat. FISCHLER hatte diese depressiven Störungen bereits auf eine Alkalosis, also auf Störungen des Mineralstoffwechsels zurückführen wollen.

FISCHLER erklärte übrigens die Störungen, die er als glykoprive in seinen Experimenten abgrenzte, für identisch mit denen der Hypoglykämie. Auch erwähne ich UMBERs Meinung, der eine Glykogenverarmung — den mangelnden Glykogenschutz — durch die Unterernährung während der letzten Weltkriegsjahre als Ursache des gehäuften Auftretens der Lebererkrankungen in dieser und der darauf unmittelbar folgenden Zeit annahm. Endlich sei bemerkt, daß die dritte Störung, die FISCHLER beschrieb, die zentrale Läppchennekrose, wie sie klinisch auch als Spätwirkung des Chloroforms bekannt ist, nach FISCHLER zu einer Resistenzverminderung gegen das Trypsin führt und ganz direkte Beziehung zu der akuten Leberatrophie hat.

Akutes hepatorenales Syndrom. Von dem typischen Coma hepaticum hat KROETZ[1]) das akute hepatorenale Syndrom abgegrenzt, das am häufigsten bei Morb. Weil, seltener bei Vergiftungen (Gold, Arsen, Nahrungsmitteln), Infektionen (Scharlach u. a.) nach Hitzschlag und Operationen und auch bei Stauungsleber und Herzinfarkt vorkommt. Es tritt also besonders bei gleichzeitiger Leber- und Nierenschädigung auf, wobei die anatomische Läsion der Nieren relativ gering sein kann, bisweilen nur in Stauung besteht.

Kennzeichnend für den Zustand ist neben Ikterus, Koma und den anderen Zeichen der obenerwähnten Krankheitszustände hochgradige Verminderung des Blutchlors, Ansteigen der Harnsäure (über 28 mg-%) und des Rest-N, den ich bei einem WEIL-Kranken bis über 320 mg-% erhöht gefunden habe. KROETZ erklärt das Syndrom so: „Kommt es durch Eiweißzerfall in der Leber zu den Bedingungen des Kreislaufschocks, so tritt Wasser- und Chlorabwanderung aus der Blutbahn auf. Damit fällt der für die Harnstoffdiurese wichtige Reiz eines normalen Chloridspiegels im Blut weg. Die Harnstoffausscheidung sinkt, der Blutharnstoff steigt. Die schockbedingte Chlorabwanderung aus dem Blut bedingt also wahrscheinlich die renale Funktionsstörung in dem genannten Syndrom."

Die Diagnose ist darum wichtig, weil sie zur richtigen, rettenden Therapie führt, nämlich zu NaCl-Infusionen, eventuell mit Traubenzuckereinspritzungen.

Zu diesem hepatorenalen Syndrom können auch die Zeichen der insulären Pankreasinsuffizienz treten, so daß es zu einem hepatorenalen pankreatischen Syndrom kommen kann, wie in folgendem Fall meiner Klinik:

49jähr. Seemann. Akut hochfieberhaft mit „Kopfgrippe" und Gelenkrheumatismus erkrankt. Nach 8 Tagen traten Ikterus und Benommenheit ein. Befund: hohes Fieber (39,5), Ikterus, Somnolenz. Starke Schwellung des rechten Schulter- und linken Handgelenkes. Milztumor. Im Urin viel Eiweiß, Erythrocyten, Cylinder; später Bilirubin. Serumbilirubin 7,0 mg-%. Später gelegentlich Zucker im Harn, keine Ketonkörper. Blutzucker zwischen 200 und 250 mg-%. Im Blut Chlor 301,75 mg-%, NaCl 497,25 mg-%. Im Urin Chlor 120,33 mg-%, NaCl 198,90 mg-%. Rest-N im Blut 215 mg-%. TAKATA-Reaktion schwer pathologisch. Blut-Wassermann, Agglutinationsproben auf Typhus, Morb. Weil, Bang negativ. Leukocytose (25000) ohne Linksverschiebung, Senkung 14 mm. Die Leber war nie tastbar. Exitus im Koma. Die Obduktion ergab diffuse Verfettung, Ikterus

---

[1]) KROETZ, Nordwestdtsch. Ges. f. inn. Med. 1938. Sitzgsber. 1938. Zbl. f. inn. Med.

und Cyanose der Leber, septische Milz, hämorrhagische Herdnephritis mit stark nephrotischem Einschlag, metastatische Gelenkempyeme. Als Ursache dieses hepatorenalen pankreatischen Syndroms wurde eine septische Allgemeininfektion angenommen.

Die Erscheinungen der Hepatargie sind von den durch Übertritt der Galle in die Säfte bedingten cholämischen Erscheinungen zu trennen. Diese be- Cholämie. stehen außer dem Ikterus in Hautjucken, Pulsverlangsamung, Neigung zu Blutungen, Hemeralopie und Xantopsie, Appetitlosigkeit, Abmagerung und auffallend oft in psychischer Depression und ärgerlicher Verstimmung. Dabei können sich im einzelnen Falle hepatargische und cholämische Erscheinungen mischen.

Die Theorie des Ikterus kann hier ebensowenig wie die der Hepatargie ausführlich dargestellt werden. Es genüge zu bemerken, daß NAUNYN an der Meinung festhielt, daß der Ikterus stets ein Symptom einer Erkrankung der Gallenwege sei, da es wahrscheinlich sei, daß die Leberzelle den Gallenfarbstoff nicht in ihrem Inneren fertig bilde. Es würde nie Gallenfarbstoff in der Leberzelle selbst getroffen, sondern der Farbstoff erhalte seine Eigenschaften erst im Augenblicke seiner Sekretion. Diese NAUNYNsche These erscheint auch heute noch für die Auffassung mancher als akute Hepatitiden beschriebenen Krankheitsbilder als Cholangitiden bedeutungsvoll, wird aber von vielen Autoren nicht mehr geteilt. LUBARSCH hat beispielsweise die Entstehung des Bilirubins in der Leberzelle selbst durch den Hinweis auf die Gallenfarbstoffbildung in Leberkrebsmetastasen, die keine KUPFFERschen Sternzellen enthalten, als feststehende Tatsache behauptet, wenn er sich damit auch mehr gegen die Lehre von den Beziehungen des retikuloendothelialen Systems zur Gallenfarbstoffbildung als gegen NAUNYNs Meinung wendet. Durch diese Lehre ASCHOFFs und HIJMANS' VAN DEN BERGH von der Bedeutung des retikuloendothelialen Systems hat sich die alte Frage wieder erhoben, ob jeder Ikterus als hepatogen anzusehen, oder, ob außerdem ein anhepatogener Ikterus anzunehmen sei. Daß eine anhepatogene oder, wie LUBARSCH sagte, eine anhepatocelluläre Gallenfarbstoffbildung möglich ist, darf wohl nach den Untersuchungen der ASCHOFFschen Schule und HIJMANS' VAN DEN BERGH nicht mehr bestritten werden. Fraglich allein kann ihre quantitative Bedeutung sein. Die neueren experimentellen Untersuchungen haben über die Frage der Gallenbildung jedenfalls noch keine übereinstimmenden Resultate gezeigt. Die Schule MINKOWSKIs (MELCHIOR, ROSENTHAL und LICHT [1]) konnten beim nach MANN und NAGATH entleberten Hund weder durch Toluidendiamin noch durch Phenylhydrazinvergiftung Ikterus erzeugen und glauben damit den MINKOWSKIschen Satz vom Primat der Leber in der Gallenfarbstoffbildung bewiesen zu haben. Demgegenüber behauptet ASCHOFF [2] auf Grund der Versuche von MAKINO, daß durch Hämoglobininjektionen bei entleberten Hunden sich Ikterus erzeugen lasse. Die alte Streitfrage, ob die Leberzelle Bildungsstätte oder nur Ausscheidungsstätte des Bilirubins sei, ist jedenfalls noch nicht entschieden. Für die Klinik ist diese theoretische Frage nicht ohne Bedeutung. Es handelt sich eben darum, ob man einen hämatogenen Ikterus vom hepatogenen klinisch zu unterscheiden vermag, und ob ein Ikterus stets Ausdruck einer Lebererkrankung oder auch anderen Ursprungs sei.

Nicht nur bei der Differentialdiagnose des Ikterus erhebt sich die Frage, ob und wieweit gewisse Symptome überhaupt als Produkte einer Lebererkrankung aufzufassen sind. EPPINGER hat mit Recht betont, daß man die Leber und ihre Funktionen in vieler Hinsicht überhaupt nicht für sich allein betrachten könne, sondern nur als ein Glied eines Systems der hepato-lienalen Erkrankungen. Man müsse — nach EPPINGER — von dem Studium einer Monorganpathologie zu einer Polyorganpathologie kommen. In der Tat ist es gerade in differentialdiagnostischer Beziehung außerordentlich wichtig, daß man sich die Beziehungen der Leber zu anderen Organen und Organsystemen stets vor Augen hält.

Eine neue Auffassung hat TH. BRUGSCH [3] vertreten. Er wies nach, daß bei der Entstehung des Bilirubins aus dem Blutfarbstoff Bilirubin und zweiwertiges Eisen in quantitativ bestimmtem Verhältnis frei werden. Er zeigte nun, daß im Bereich der grünen Verfärbung, die sich nach Hautblutungen bildet, eine Eisenreaktion durch intracutane Einspritzung einer $\frac{1}{2}$% Ferricyankalilösung sich durch Bildung einer Blaufärbung dokumentiert. TR. BRUGSCH stellte ferner durch Vergleich mit dem bekannten OSTWALDschen Farbenatlas fest, daß der mechanische Ikterus einen grünlichen Farbton neben dem gelben aufwies, während er bei Ikterusformen, welche die Eisenreaktion geben, neben dem gelblichen einen bräunlichen fand, den er auf die Gegenwart des Eisens zurückführt. BRUGSCH benutzte daher die Eisenreaktion zur Unterscheidung verschiedener Ikterusformen.

---

[1] MELCHIOR, ROSENTHAL und LICHT, Klin. Wochenschr. 1926. Nr. 13.   [2] L. ASCHOFF, Klin. Wochenschr. 1926. Nr. 28.   [3] BRUGSCH, Dtsch. med. Wochenschr. 1929. Nr. 17.

Er nahm nämlich an, daß die Eisenreaktion ein Zeichen dafür sei, daß die Gallenbildung versage und ein acholischer Ikterus entstünde. Eine intensive Blaureaktion soll also nach BRUGSCH schwere Leberinsuffizienz anzeigen. Die Reaktion ist übrigens in der Regel nur positiv, wenn der Bilirubingehalt des Serums über 10 mg-% beträgt, also nur bei schweren Formen des Ikterus.

B. Die Untersuchungsmethoden.

1. Physikalische und Röntgenuntersuchung.

Man ist für die einfache klinische Untersuchung der Leber auf die Inspektion, die Palpation und die sehr leise auszuführende Perkussion angewiesen. Die Inspektion hat neben der Beachtung der etwa sichtbaren Leberkonturen besonders auf die Gestaltung der unteren Thoraxapertur zu achten. Die Palpation hat zunächst die Fühlbarkeit des Organs und besonders seines unteren Randes festzustellen, dann ferner die Härte des Organs, die Glätte oder Unebenheit seiner Oberfläche, die besondere Beschaffenheit des Randes, seine Dicke und die etwaige Fühlbarkeit der Incisur und der Gallenblase. Die respiratorische Verschieblichkeit, die Möglichkeit, einen gefühlten Tumor in seinem Übergang zum Leberrand verfolgen zu können, besonders auch die Palpation des Winkels, in dem ein Schnürlappen oder ein Gallenblasentumor in die Leber übergeht, das Fühlen eines über den Tumor hinziehenden Leberrandes bei Gallenblasentumoren und die Art seiner Verschieblichkeit sind die differentialdiagnostisch wichtigen Zeichen. Denn sie lassen die Zugehörigkeit eines die Leberkontur überragenden Tumors zur Leber erkennen.

Die Röntgenuntersuchung wird zunächst ohne Vorbereitung vorgenommen. Man hat ferner Luftaufblähung des Colons und auch des Duodenums als Hilfsmittel der Röntgendiagnose empfohlen. Ich kann sie nicht befürworten, sondern rate zu einer Füllung des Magens und Duodenums mit Kontrastbrei. Mittels dieser lassen sich auch die Beziehungen der Gallenblase zum Duodenum, z. B. Verwachsungen, darstellen.

Weitere Aufschlüsse kann man durch die Luftaufblähung der Peritonealhöhle, das Pneumoperitoneum, erhalten. Das Verfahren ist zwar ungefährlich, aber für den Kranken unangenehm. Außerdem haben seine diagnostischen Resultate öfters enttäuscht, so daß wir seit Jahren auf seine Anwendung verzichten.

Endlich hat man, wie erwähnt, Leber und Milz durch Injektion von Thorotrast röntgenologisch deutlicher sichtbar gemacht. Was für die Milz gesagt wurde, gilt auch für die Leber; die Methode ist meines Erachtens nahezu überflüssig.

Wichtig ist dagegen die Röntgenuntersuchung der Gallenblase. Man kann die Gallenblase röntgenologisch öfter schon nach einer Aufblähung des Dickdarms sehen, besonders wenn man den Strahlengang von hinten oben nach vorn unten, entsprechend der Unterfläche der Leber, wählt und im zweiten schrägen Durchmesser untersucht. Besser noch gelingt die Sichtbarmachung. wenigstens der den Leberrand überragenden Gallenblasen, wenn man das Duodenum mittels Duodenalsonde bläht (TESCHENDORF). Selbst Steine sind ohne Kontrastfüllung bei subtiler Technik (bewegliche Buckyblende, weiche Strahlung mit kurzer Exposition) häufig darstellbar. Die Frage, ob eine normale gefüllte Gallenblase ohne Kontrastfüllung im Röntgenbild sichtbar sei, ist meist zu verneinen. Dagegen unterliegt es keinem Zweifel, daß man gelegentlich chronisch entzündete Gallenblasen mit ihren verdickten und oft kalkinkrustierten Wänden als gut sichtbare Schatten erkennen kann. Man durchleuchte die Gallenblase deswegen auch stets zuerst ohne Kontrastfüllung. Erwähnt sei, daß eine vergrößerte Gallenblase sich auch durch meist halbmondförmige Impression der Nachbarorgane verraten kann, wie man das besonders bei der Untersuchung des Bulbus duodeni sieht. Ebenso sei auf die bei der

Differentialdiagnose des Ulcus duodeni ausführlicher geschilderten Erscheinungen, die von der Gallenblase ausgehende Adhäsionen hervorrufen, hingewiesen, die für die Diagnose wichtig sind.

Regelmäßiger gelingt die Darstellung der Gallenblase durch Einverleibung einer kontrastgebenden Substanz, die in die Galle ausgeschieden wird, nämlich des Tetrabrom (oder Jod-) Phenolphthalein, sog. Tetragnost oder noch besser des ausgezeichneten Biliselektans.

Früher wurde es meist in der Dosis 4,0:40,0 Aqua dest. intravenös gegeben. Unangenehme Nebenwirkungen haben diese Anwendungsform aber heute bei vielen Ärzten verdrängt zugunsten des von HOFMANN[1]) eingeführten Oral-Tetragnost und des neuerdings besonders bewährten Biliselektan, das auch am Abend zuvor verabreicht wird und ebenso gute Bilder ergibt, wie die intravenöse Methode. Man soll vorher übrigens nicht mit drastischen Mitteln abführen, sondern besser mittels Einlauf!

Neuerdings hat auch GRIESSMANN[2]) nach Vergleich mit der Jodtetragnostmethode das Biliselektan als das weit bessere Mittel besonders zur Schnellcholecystographie befunden.

Man kann auf diese Weise ausreichende Aufnahmen erhalten und sieht die kontrastmaterialgefüllte Gallenblase gut, wenn die Blase normal ist. Man kann auch oft Steine sehen, die sich durch eine entsprechende Aussparung im Schatten kennzeichnen. Die beistehenden Bilder zeigen dies.

Für die Beurteilung des Wertes des Verfahrens[3]) ist zu sagen, daß eine normal gefüllte Gallenblase eine zum mindesten nicht schwer geschädigte

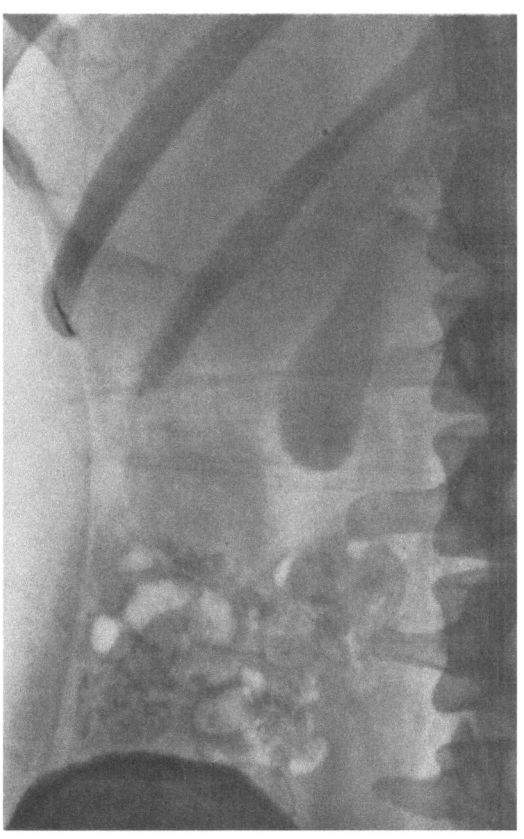

Abb. 86.   Normale, mit Tetragnost gefüllte Gallenblase.

Gallenblasenschleimhaut mit erhaltener Konzentrationsfähigkeit zur Voraussetzung hat. Ein vollständiges Fehlen des Blasenschattens bei mehrfachen Aufnahmen und guter Technik ist ein zuverlässiges Zeichen für eine krankhaft veränderte Gallenblase; allerdings nur unter der Voraussetzung, daß keine Erkrankung der Leber vorliegt, die die Ausscheidung der kontrastgebenden Substanz in die Galle überhaupt in Frage stellt, was bei Ikterus, insbesondere bei Okklusionsikterus, meist der Fall ist. Ein positiver Ausfall beweist aber noch nicht, daß die Gallenblase gesund ist, wie ja schon das Sichtbarwerden der Steine zeigt. Neben der Füllung der Gallenblase ist auch deren Entleerbarkeit von diagnostischer Wichtigkeit. Auf Grund von Tierexperimenten BOYDENs hat man auch am Menschen die Entleerung der von Tetragnost gefüllten Gallen-

[1]) HOFMANN, Münch. med. Wochenschr. 1929. Nr. 15; vgl. auch KIRKLIN. Fortschr. a. d. Geb. d. Röntgenstr. Bd. 38. [2]) H. GRIESSMANN, Dtsch. med. Wochenschr. 1943. Nr. 41 bis 42. [3]) K. W. SCHÜNEMANN, Diss. Rostock 1935.

blaße durch den Genuß von 3—4 in Wein gelösten Eidottern bewirkt und
kann diese Probe röntgenologisch leicht ausführen. Langjährige Erfahrungen
von Böhme (Rostocker med. Klinik) haben erwiesen, daß Tetragnost- oder
Biliselektan-gefüllte Gallenblasen, die sich auf Eigelb nicht entleeren, irgendwie krankhaft verändert sind. Man kann die Entleerung auch mit Hypo-
physin-Pituitrin, mit Butter, Sahne, Öl usw. vornehmen. Es scheint aber,
daß das Eigelb wegen seines hohen Lecithingehaltes und seines Gehaltes an
Cholesterol einen besonders starken Entleerungsreiz auf die Gallenblase ausübt.

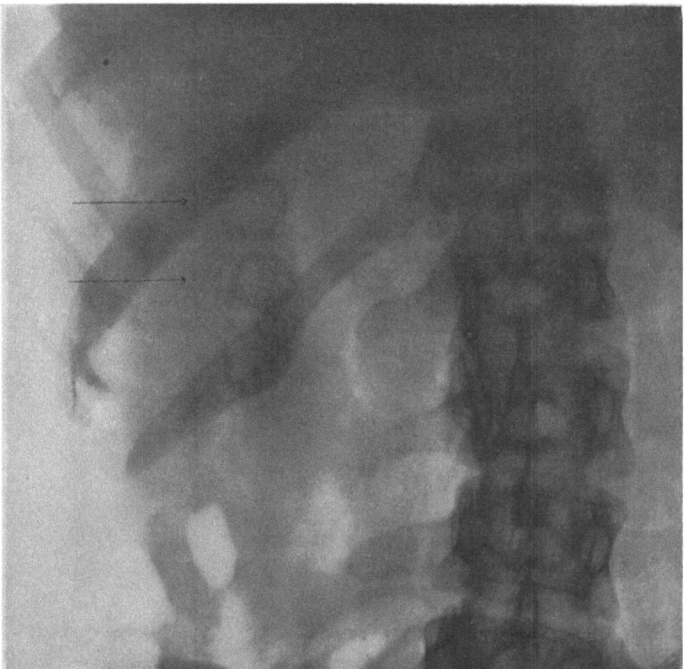

Abb. 87. Gallenblase mit Steinen.

2. Die Prüfungen der Leberfunktionen.

Prüfungen der verschiedenen Leberfunktionen sind am kranken Menschen
in großer und immer noch steigender Zahl angegeben worden. Viele von ihnen
haben sich nicht bewährt und auch die bewährten Proben sind zumeist nicht
streng „leberspezifisch". Ich kann nur die wichtigsten dieser etwa 3 Dutzend
„Originalproben" und ihrer Modifikationen hier anführen.

Abgesehen von der mangelnden Leberspezifität wird man bei solchen Prüfungen stets bedenken müssen, daß Funktionsausfälle nur in den Fällen zu
erwarten sind, in denen es nicht mehr möglich ist, sie kompensatorisch durch
erhöhte Funktion erhaltenen Lebergewebes zu decken. Sie werden also in
erster Linie bei diffusen Erkrankungen des gesamten Lebergewebes eintreten und
dann meist nur den Schluß zulassen, daß die Leber krank ist; einen Schluß, der
sich oft schon aus der klinischen Krankenuntersuchung ziehen läßt. Immerhin
gestatten doch einige dieser Proben über diese einfache Feststellung hinaus
weitere differentialdiagnostische Schlüsse.

a) Prüfung der Leberfunktion im Eiweißstoffwechsel.

Namentlich in der ausländischen Literatur ist der Verminderung des Harnstoffes mit entsprechender Vermehrung des Ammoniaks im Urin, der Giftigkeit des Urins und der Indicanurie große Bedeutung als angeblichen Zeichen der Leberinsuffizienz beigelegt worden. In Deutschland hat FREY [1]) diese Forschungen nachgeprüft. Er fand, daß die Menge des ausgeschiedenen Harnstoffes keine diagnostischen Schlüsse zuläßt, weil beim Menschen ebenso wie bei den fleischfressenden Tieren das Verhältnis des Harnstoff- zur Ammoniakausscheidung eine Funktion der Acidose ist und keineswegs als nur vom Zustand der Leber abhängig betrachtet werden kann. Dagegen sieht FREY in der vermehrten Ausscheidung der Aminosäuren, z. B. bei Cirrhosen, ein funktionelles Diagnostikum, wenn auch — nach FREY — Leberkranke per os zugeführte Aminosäuren ebensogut wie Gesunde verwerten. Da aber eine Erhöhung der Aminosäurenwerte sich auch bei Infektionskrankheiten, bei Carcinomen, bei Leukämien, bei manchen Nephrosklerosen und bei manchen Fällen von Diabetes findet (GALAMBO und TAUSZ [2]), so ist der Wert dieser Prüfung gering.

Auch Belastungsproben der Leber mit Aminosäuren sind zwar versucht worden, haben sich aber nicht durchgesetzt. Man kann zwar versuchen, die chemische Titrierung durch die Anwendung des MILLONschen Reagens zu umgehen; auch EPPINGER hält die Prüfung auf gesteigerte Aminosäurenausscheidung mit dem MILLONschen Reagens immerhin für praktisch wertvoll. Untersuchungen von LEPEHNE und BAUDISCH ergaben aber die Ungeeignetheit des MILLONschen Reagens für diesen Zweck.

Daß auch die Bestimmung des Aminostickstoffgehaltes des Blutes sich nicht zu einer Leberfunktionsprüfung eignet, hat v. FALKENHAUSEN [3]) erwiesen. Ob die Prüfung der Hippursäure für die Leberfunktion diagnostisch mehr bedeutet, wie behauptet wurde, erscheint gleichfalls zweifelhaft.

Eine weitere Funktionsprobe der Leber, die deren Teilfunktion, die aus dem Darmkanal zuströmenden Eiweißspaltprodukte zu fixieren und zu entgiften, prüft, ist die von WIDAL angegebene, als Verdauungshämoklasieprobe bezeichnete Methode, mit der es möglich sein soll, noch symptomlose Leberveränderungen zu erkennen. Ihr liegt die Überlegung zugrunde, daß eine kranke Leber diese fixierende und entgiftende Funktion nicht mehr ausreichend vollbringt. Beim Gesunden findet sich nach Eiweißzufuhr eine Verdauungsleukocytose, eine geringe Erhöhung des refraktometrischen Wertes des Serum, bei insuffizienter Leber dagegen eine Abnahme der Leukocytenzahl bis auf ein Viertel des Anfangswertes, gleichzeitig mit einer Veränderung der Leukocytenformel, ferner ein Absinken des Blutdrucks und des Serumrefraktometerwertes. Für klinische Zwecke genügt die Zählung der Leukocyten innerhalb der ersten anderthalb Stunden nach der Mahlzeit.

Die Probe wird folgendermaßen ausgeführt: Der zu untersuchende Kranke muß vom Vorabend her nüchtern sein. Er trinkt dann morgens 220 ccm Milch. Innerhalb der nächsten 3 Stunden wird in Zwischenräumen von 20 Minuten untersucht. Nachuntersuchungen von ERDMANN [4]) (Königsberger Klinik) und anderen Autoren haben teils ablehnende, teils nur bedingt zustimmende Resultate ergeben.

Neuerdings hat man auch den Fibrinogengehalt des Blutes als Grundlage einer Leberfunktionsprüfung benutzt, und zwar in Gestalt der Takata-Ara-Reaktion und des Koagulationsbandes von WELTMANN, die beide das Verhältnis des Albumin-Globulin im Serum des Kranken bestimmen. Besonders die Takata-Reaktion hat Anerkennung und vielfache Anwendung gefunden, besonders bei der Differentialdiagnose diffuser Lebererkrankungen. Allerdings ist auch sie nicht streng „leberspezifisch", da sie, wie DIRR [5]) gezeigt hat, auch bei akuten Infekten, Gelenkrheumatismus, Nephritiden, Tuberkulosen u. a. schwach, bei malignen Tumoren, Leukämien und multiplem Myelom sogar stark positiv ausfallen kann, ohne daß die Leber klinisch besonders miterkrankt erscheint. Auch fällt die Takata-Reaktion bei Menschen mit Eiweißmangel in der Ernährung oft positiv aus, ohne daß die Leber klinisch miterkrankt ist; das schränkt ihre Verwendbarkeit in Hunger- und Notzeiten sehr ein (H. GROS [6]).

---

[1]) FREY, Zeitschr. f. klin. Med. Bd. 72. 1911. [2]) GALAMBO und TAUSZ, Zeitschr. f. klin. Med. Bd. 77. 1913. [3]) v. FALKENHAUSEN, Arch. f. exper. Pathol. u. Pharmakol. Bd. 103. 1914. [4]) ERDMANN, Med. Klinik 1922. [5]) K. DIRR, Med. Welt 1944. Nr. 402. [6]) H. GROS, Med. Rundsch. 1947. S. 272.

Takata-Probe.

Takata-Probe: Unter Zusatz von 0,3% Natriumchloridlösung setzt man eine Verdünnungsreihe des Blutserums im Verhältnis von 1 : 2, 1 : 4, 1 : 8, 1 : 16 bis 1 : 512 an. In jedes Reagensröhrchen gibt man 0,25 ccm 10%ige Natriumcarbonatlösung und 0,3 ccm Takata-Reagens, das aus gleichen Teilen einer 0,5%igen Sublimatlösung und einer 0,02%-igen Fuchsinlösung besteht. Man läßt die Röhrchen verkorkt 24 Stunden stehen. Die Takata-Reaktion ist positiv, wenn sich innerhalb dieser Zeit ein blauvioletter Bodenniederschlag in mehreren Röhrchen zeigt. Bei parenchymatösen Leberleiden zeigen drei oder mehr Röhrchen diesen Niederschlag. Wenn er bereits bei 1 : 16 stark auftritt, gilt die Reaktion als stark positiv.

WELTMANNs Koagulationsband.

Die WELTMANNsche Probe: In 11 Reagensröhrchen gibt man 5 ccm einer verschieden konzentrierten Calciumchloridlösung von $1^0/_{00}$ bis $0,1^0/_{00}$; also $1^0/_{00}$, $0,9^0/_{00}$, $0,8^0/_{00}$ usw. In jedes Röhrchen tut man 0,1 ccm des Krankenserums, schüttelt um und setzt das Röhrchen 15 Min. in ein siedendes Wasserbad. Abgelesen wird die Verklumpung des Serumeiweißes. Als Koagulationsband bezeichnete WELTMANN die Zone der zur Verklumpung führenden Verdünnungen des Calciumchlorids. Leberparenchymstörungen (z. B. Cirrhosen) liegen mit einiger Sicherheit vor, wenn alle Röhrchen zwischen 0,2 und $1^0/_{00}$ verklumpt sind.

GROS und ROUSSOULIS[1]) haben eine Flockungsreaktion mit HAYEMscher Lösung mit dem Blutserum und der Ascitesflüssigkeit bei takatapositiven und -negativen Leberleiden ausgeführt und fanden, daß der Ascites bei Cirrhosen schon bei Zusatz von 0,18—0,46 HAYEMscher Lösung zu 1 ccm Ascites eine irreversible Flockung zeigt. Dagegen erfordert Ascites infolge von Carcinom, Nephrose und Herzinsuffizienz hierzu die zwei- bis dreifache Menge (0,50—0,95). Auch tritt bei Cirrhoseascites die erste wieder lösliche Flockung und die deutliche Trübung früher auf als bei den anderen, genannten Ascitesflüssigkeiten.

Auch die Untersuchung des Prothrombingehaltes des Blutes durch den Vitamin-K-Test nach KOLLER hat sich bei Nachprüfungen TH. HALSEs[2]) an Leberkranken nicht bewährt.

b) Die Prüfung der Lävulose- und Galaktosetoleranz und andere Proben.

Augenscheinlich ist die Assimilation der Lävulose und in geringerem Maße auch der Galaktose eine spezifische Funktion der Leber, während dies beim Traubenzucker, der ja auch in den Muskeln als Glykogen gespeichert werden kann, nicht im gleichen Maße der Fall ist.

STRAUSS hatte angegeben, daß bei Zufuhr von 100 g Lävulose nur 10% Gesunder, dagegen 78% Leberkranker Lävulosurie zeigen. Die vielfachen Nachuntersuchungen bestätigten diese Tatsache. Zu ihrer sicheren klinischen Bewertung hat HOHLWEG vorgeschlagen, man solle sich nicht mit der Zufuhr von 100 g begnügen, sondern systematisch durch Verringerung dieser Menge die Toleranzgrenze feststellen, die bei Leberkranken häufig viel niedriger, bis zu 25 g herab, läge.

Die Probe wird so ausgeführt: Man verabreicht dem Kranken morgens nüchtern 100—75 g Lävulose (Schering) in Kaffee und sammelt den Urin in den nächsten 6 Stunden in zweistündigen Portionen. Dann prüft man mit der SELIWANOFFschen Reaktion. Stark gefärbte, z. B. ikterische Urine, entfärbt man durch kurzes Schütteln mit Tierkohle. Man versetzt eine Harnprobe mit dem gleichen Volum 25%iger Salzsäure, fügt einige Krystalle Resorcin dazu und kocht kurz auf. Bei positivem Ausfall der Probe bildet sich eine Rotfärbung und dann ein braunroter Niederschlag, der in Alkohol löslich ist. Man kann die Stärke der Reaktion am Ausfall leidlich quantitativ beurteilen. Da die SELIWANOFFsche Probe gelegentlich auch sonst positiv ausfallen kann, ist es notwendig, vor der Lävulosegabe den Urin in gleicher Weise zu untersuchen. Bleiben dann Zweifel, so muß die Polarisation herangezogen werden.

Will man die Lävulose quantitativ bestimmen, so geschieht das am einfachsten durch die Polarisation, und zwar muß bei den üblichen, auf Dextrose geeichten Instrumenten jeder Teilstrich mit 0,57 multipliziert werden, um den Wert für die Lävulose zu ergeben. Eine Ausscheidung von über 0,1% ist nach FREY bei Zufuhr von 100 g Lävulose pathologisch.

Eine regelmäßige und starke Herabsetzung der Toleranz für Lävulose findet sich beim Steinverschluß des Ductus choledochus und beim katarrhalischen Ikterus; diese Herabsetzung bleibt, was differentialdiagnostisch wichtig sein kann, bis zu 4 Wochen, selbst nach aufgehobenem Steinverschluß, erhalten.

Manche Lebertumoren setzen aber die Lävulosetoleranz kaum herab. Eine geringe Herabsetzung findet sich, wenn Tumoren den Choledochus komprimieren; doch ist die Lävulosurie dann so gering, daß das Verhalten für

[1]) GROS und ROUSSOULIS, Klin. Wochenschr. 1940, S. 885.   [2]) TH. HALSE, Med. Rundschau. 1947. S. 114.

die Entscheidung Steinikterus, besonders bei akutem Steinverschluß oder Kompressionsikterus brauchbar erscheint. Steine in der Gallenblase oder im Cysticus geben die Reaktion nicht. Auch bei anderen, insbesondere hämolytischen Ikterusformen (perniziöse Anämie, hämolytischer Ikterus) ist die Probe negativ.

Bei Lebercirrhose und Leberlues fallen die Resultate recht verschieden aus. Auch ergeben nach SCHMIDTs Untersuchungen fieberhafte Infektionskrankheiten eine herabgesetzte Lävulosetoleranz; bei Fieber ist die Probe also nur mit Vorsicht diagnostisch verwertbar. Ferner hat SCHIROKAUER gefunden, daß bei kranken Nieren zwar der Lävulosegehalt des Blutes steigt, die Lävulose jedoch nicht im Urin erscheint. Das sind Einschränkungen, die den Wert der Probe immerhin beeinträchtigen. Die Lävuloseprobe besagt demnach nur, daß die Leber krank ist, eignet sich aber nicht zu einer irgendwie feineren Differenzierung. Diese kann bis zu einem gewissen Grade durch die zuerst von BAUER eingeführte Prüfung auf Galaktosurie erreicht werden.

Diese Prüfung muß wegen der schon bei Gesunden stärker wechselnden Toleranz quantitativ vorgenommen werden. Ein Teilstrich der üblichen Polarimeter muß mit 0,7 bzw. bei sehr reinem Präparat mit 0,61 multipliziert werden.

Es werden 40 g Galaktose (KAHLBAUM) morgens nüchtern in Tee verabreicht und der Urin der nächsten 12 Stunden untersucht. Werte über 3 g darin sind krankhaft.

Die Probe fällt positiv aus bei Erkrankungen, die das ganze Leberparenchym treffen, also bei Icterus simplex, Phosphorvergiftung und bei der akuten Atrophie. Circumscripte Lebererkrankungen, wie mechanische Behinderungen des Gallenabflusses (Gallensteine, Carcinom) geben keine Galaktosurie, sofern sie nicht mit einer Infektion einhergehen. Erkrankungen, die schubweise die Leber treffen und zu starken Regenerationen führen, wie Cirrhose und Leberlues, verhalten sich je nach dem Zustande verschieden. Die praktische Bedeutung der Galaktoseprobe liegt nach WÖRNER in der Möglichkeit, durch sie Icterus simplex und Stauungsikterus (speziell bei Cholelithiasis und Neubildungen) frühzeitig unterscheiden zu können[1]).

Man hat auch versucht, das Verhalten des Blutzuckers nach Zuckergaben für eine Funktionsprüfung der Leber zu verwenden; und zwar hat man sowohl Zucker selbst, wie Traubenzucker, Lävulose und Galaktose, als milchsaure Salze zur Belastung benutzt. HETÉNYI gab z. B. an, daß 50 Minuten nach Einnahme von 100 g Traubenzucker der Blutzuckergehalt bei vorliegender Lebererkrankung mindestens um 40% steige (also von 1 vor der Einnahme auf 1,4 nach derselben. Er nennt dieses Verhältnis den hyperglykämischen Quotienten). Diese Blutzuckerproben haben sich aber in der Klinik nicht bewährt. Dasselbe gilt von den Versuchen, eine erhöhte Empfindlichkeit gegen kleine Dosen Phloridzin als Funktionsprüfung für die Leber zu benutzen.

Ferner hat man auch eine physiologische paradoxe Insulinhyperglykämie als Leberfunktionsprobe verwandt. Nach BÜRGER und KRAMER kommt es bei Gesunden infolge der Glucagonbeimengung des gewöhnlichen flüssigen Insulins bei intravenöser Anwendung von 5—10 Einheiten zuerst zu einer kurzen Hyperglykämie von 10—20 mg-% des gewöhnlichen Wertes, der dann nach kurzem Verbleiben unter den Nüchternwert herabsinkt. Bei Leberkranken, deren Leber besonders glykogenarm ist, bleibt diese paradoxe Insulinreaktion aus, besonders oft bei Fettleber der Tuberkulösen (FR. MEYTHALER), bei akuter und subakuter Atrophie. Bei Carcinose der Leber kann die paradoxe Insulinreaktion aber normal ausfallen. H. KRAMER und G. REWERTS[2]) benutzten die Insulinprobe zur Feststellung der Genesung bei Hepatitisrekonvaleszenten. Wer normale Insulinhyperglykämie zeigte, galt als gesund.

H. SCHUMANN und E. KLOTZBÜCHER[3]) haben die intravenöse Acetoneinspritzung als Leberfunktionsprüfung benützt: Nach Einspritzung von 2 g Aceton wurde beim Gesunden der Acetongehalt des Blutes nach 12 Stunden nicht oder höchstens um 1 mg-% gegenüber der Norm erhöht gefunden. Bei Leberkranken (Icterus simplex, Lebercirrhose, Leberatrophie), aber auch bei Diabetes und Hungerzuständen fanden sie aber den Acetongehalt

---

[1]) Vgl. REISS und JEHN, Dtsch. Arch. f. klin. Med. Bd. 108 und WÖRNER und REISS, Dtsch. med. Wochenschr. 1914. Nr. 14; WÖRNER, Med. Klinik 1919. Nr. 45. BAUER und NYIRI, Klin. Wochenschr. 1926. Nr. 39. [2]) H. KRAMER und G. REWERTS, Münch. med. Wochenschr. 1944. Nr. 15/16. [3]) H. SCHUMANN u. E. KLOTZBÜCHER, Klin. Wochenschr. 1940, S. 1101—1102.

des Blutes 12 Stunden nach der Injektion noch um 1,3—4,1 mg-% erhöht. Negativ fiel die Probe aus bei Stauungsleber, Cholelithiasis, Cholangitis und Krebsmetastasen der Leber.

WEILL (Belgien) hat die entgiftende Funktion der Leber an der Ausscheidung des Chininsulfats im Harn geprüft. HINRICHS [1]) hat die Probe bei zahlreichen gutartigen und auch malignen Affektionen der Leber und Gallenblase nachuntersucht und fand, daß sie tatsächlich leberspezifisch ist. Nur bei Lebergeschädigten trat in den ersten 2 Stunden nach Einnahme von 0,25 Chininsulfat eine mehr minder intensive Ausscheidung desselben im Urin auf (bestimmt durch das TANCRETsche Reagens: Kal. jod. 3,32, Sublimat 1,35, Essigsäure 20,0, Aq. dest. 64,0). Über die Art des Leberleidens verrät aber diese Probe nichts Sicheres. Ihr diagnostischer Wert ist also gering.

c) Die Urobilin- und Urobilinogenproben.

Urobilin bestimmt man am besten nach der Methode SCHLESINGERs. Man mischt eine Urinprobe mit gleichen Teilen einer 10%igen, vor dem Gebrauch zu schüttelnden alkoholischen Zinkacetataufschwemmung, filtriert dann klar und macht mit Ammoniak schwach alkalisch. Es tritt dann eine grüne Fluorescenz auf. Man kann die Probe auch durch Verdünnung zu einer quantitativen gestalten (s. bei FISCHLER). Auf Fluorescenz soll bei künstlichem Licht mit Linsenkonzentration am besten im Dunkelzimmer geprüft werden.

Die Urobilinogenprobe wird mit dem EHRLICHschen Aldehydreagens angestellt (siehe bei Scharlach). Diese Proben geben nach den Untersuchungen von FISCHER und MEYER-BETZ alle nicht stabilen Pyrrolderivate, z. B. die krystallinischen Blutfarbstoff- und Gallenfarbstoffderivate. Eine Urotropinmedikation verhindert den positiven Ausfall der Urobilinogenproben. Man sichere sich also in dieser Beziehung. Urobilinogen geht bekanntlich beim Stehen an der Luft in Urobilin über.

Die Urobilinogenprobe muß im frischen Urin angestellt werden und ist oft positiv, wenn sich Urobilin nicht nachweisen läßt. Die Urobilinogenurie ist zweifellos ein sehr feines Reagens für die gleich zu erörternde Funktion der Leber, das ihr zuströmende Urobilin bzw. Urobilinogen abzufangen.

Die Entstehung des Urobilins und des Urobilinogens aus Bilirubin geschieht im allgemeinen nur im Darmlumen. FISCHLER hat allerdings erwiesen, daß diese Stoffe auch in der Leber gebildet werden können. Wir dürfen aber als Regel annehmen, daß sie bei totalem Abschluß der Galle im Urin fehlen, ihr Fehlen also bei starkem Ikterus differentialdiagnostisch verwertet werden darf. Normalerweise fangen die Leberzellen das aus dem Darm resorbierte Urobilin und Urobilinogen ab und verwenden es vielleicht teilweise zum Aufbau des Gallenfarbstoffs; zum Teil scheiden sie es mit der Galle wieder aus. Eine kranke Leber läßt aber diese Stoffe in den Kreislauf übertreten; sie erscheinen dann im Urin. Das gleiche ist der Fall, wenn bei starkem Blutzerfall das Angebot für die Gallenfarbstoffproduktion sehr reichlich ist und die abfangende Tätigkeit der Leber nicht mehr genügt. Urobilin und Urobilinogen treten daher besonders auch bei den hämolytischen Anämien im Harn auf.

Sie finden sich ferner bei manchen gutartigen, aber auch bei malignen Erkrankungen des Magendarmkanals. Urobilinogenurie tritt auch bei manchen Infektionskrankheiten auf, z. B. beim Scharlach. Sie findet sich aber auch bei schweren Lungenerkrankungen, z. B. Phthisen, bei Herzfehlern, hier als Ausdruck einer Leberstauung. Immerhin ist die diagnostische Bedeutung der Urobilinurie bei Leberkrankheiten nicht gering. Einerseits kann das Wiederauftreten des Urobilins und des Urobilinogens nach Gallenabschlüssen das Wiederdurchgängigwerden der Gallenwege anzeigen, andererseits spricht eine stärkere Urobilinogenurie bei diagnostisch zweifelhaften Kolikanfällen für das Vorliegen einer Gallenblasenerkrankung. Inwieweit sich aus dem Vergleich des Urobilinogengehaltes des Urins mit dem Bilirubingehalt des Serums Schlüsse ziehen lassen, wird bei der Besprechung des Ikterus zu erörtern sein.

FALTA und HÖGLER haben versucht, Urobilinurie durch Belastung hervorzurufen, und gaben an, daß es bei Leberkranken nach Eingabe von 3 g Fel tauri zu einer alimentären Urobilinogenurie käme, während bei Gesunden dies nur bei gleichzeitig bestehender

---

[1]) HINRICHS, Nordwestdtsch. Ges. f. inn. Med. 29. Sitzg. Zbl. f. inn. Med. 1939.

Pleiochromie der Fall sei. Später haben die gleichen Autoren vorgeschlagen, die leicht Erbrechen hervorrufende Rindergalle durch 45 ccm einer alkoholischen Chlorophyllösung zu ersetzen. Dies Verfahren hat sich aber nicht durchgesetzt; und zwar deshalb nicht, weil die Urobilinogenurie an sich schon ein sehr feines Reagens für die abfangende Funktion der Leber ist, das einer Verfeinerung nicht bedarf. Bei seiner Nachprüfung durch LEPEHNE und auch durch meinen Mitarbeiter R. STAHL fiel auf, daß die Urobilinogenurie bei manchen Leberkranken anscheinend Tagesschwankungen zeigt, die vielleicht durch die Mahlzeiten bedingt sind. STRAUSS hat angegeben, daß es eine lordotische Urobilinogenurie gäbe, die der lordotischen Albuminurie entspräche und Ausdruck einer Minderwertigkeit der Leber sei.

Endlich sei erwähnt, daß man bei bilirubinhaltigen Urinen auf Zusatz des Aldehydreagens gelegentlich eine Grünfärbung auftreten sieht, die wahrscheinlich durch eine Oxydation des Bilirubins zu erklären ist.

d) Funktionsproben mittels der Duodenalsonde.

Mittels der Duodenalsonde kann man Galle bzw. mit Duodenalinhalt vermischte Galle gewinnen.

Man führt die Sonde morgens nüchtern zunächst bis auf 50 cm ein, läßt dann den Kranken rechte Seitenlage einnehmen und schiebt langsam, etwa in einer Viertelstunde, die Sonde bis 80 cm weiter. Zunächst erhält man häufig Nüchternsekret des Magens, dann, wenn die Sonde den Pylorus passiert hat, meist klaren, gelblich gefärbten, alkalisch reagierenden Duodenalinhalt. Den Durchgang durch den Pylorus kann man erleichtern, indem man, wenn die Sonde bis auf etwa 60 cm vorgeschoben ist, etwa 30 ccm einer dünnen Bicarbonatlösung einspritzt oder nach STEPPs Vorschlag 25 ccm einer erwärmten Emulsion aus Ol. amygdal. dulc. 20,0, Gummi arab. 10,0, Aqua ad 200,0.

STEPP fand, daß nach Einspritzung von 20 ccm 10%iger Wittepeptonlösung oder 30%iger Magnesiumsulfatlösung eine dunklere konzentriertere Galle fließt als die vor der Einspritzung ablaufende hellere. Dasselbe läßt sich nach KALK und SCHÖNDUBE auch durch eine subcutane Injektion von 2 ccm Pituitrin oder Hypophysin erreichen. Derartig dunklere Galle sieht man auch schon spontan öfters in kleineren Portionen der helleren beigemischt, aber nach den erwähnten Manipulationen fließt sie reichlich. Sie entspricht, wie STEPP experimentell nachwies, der in der Blase eingedickten Galle, während die helle Lebergalle ist.

Erhält man nach Einlegung der Duodenalsonde keine Leber- oder Blasengalle, so ist, ehe man daraus Schlüsse zieht, die Lage des Sondenknopfes röntgenologisch zu kontrollieren, da es vorkommt, daß er sich während der Untersuchung verschiebt. Gewisse Unterschiede in der Farbe zeigt bereits die Lebergalle, die durch die wechselnde Beimischung von Duodenal- und Pankreassaft erklärlich sind. Man beobachte deswegen die Gallensekretion längere Zeit und fange den abfließenden Duodenalinhalt portionsweise in einigen Reagensgläsern auf. Man kann den Farbstoffgehalt bei einiger Übung leidlich schätzen. Er ist erhöht besonders bei der hämolytischen und der perniziösen Anämie, mitunter auch bei mit Ikterus verlaufenden Lebercirrhosen und abklingendem Icterus catarrhalis. Fehlt der Farbstoffgehalt bei richtiger Sondenlage völlig, so darf man auf einen Verschluß des Ductus choledochus schließen. Vermindert ist der Farbstoffgehalt meist bei mechanischem Ikterus mit nicht völligem Verschluß, ferner bei Ikterus durch Parenchymschädigungen der Leber, auch bei Tumormetastasen und mitunter bei Lebercirrhosen.

Erhält man mit den erwähnten provokatorischen Methoden keine Blasengalle, so kann ein Verschluß des Ductus cysticus vorliegen, aber auch eine Schrumpfblase. Man erhält aber auch keine Blasengalle im Beginn und auf der Höhe des Icterus simplex (LEPEHNE).

KALK und SCHÖNDUBE[1]) sahen bei verschiedenen Ikterusformen sowohl während der Entwicklung als auf der Höhe des Ikterus nach Hypophysininjektionen keine Blasengalle fließen, während beim Abklingen die Dunkelfärbung wieder auftrat. Wenn dies allmählich geschah, so glaubten die genannten Autoren, den Ikterus auf eine Parenchymschädigung der Leber zurückführen zu dürfen. Falls dies aber plötzlich auftrat, so deuteten sie dies als Produkt eines mechanischen Verschlusses oder auch eines Spasmus des Choledochus.

---

[1]) KALK und SCHÖNDUBE, Münch. med. Wochenschr. 1926. Nr. 9.

Gewöhnlich enthält die Lebergalle kein Urobilinogen, während es in der Blasengalle stets zu finden ist. Es läßt sich aber auch in der Lebergalle bei einer Reihe von Erkrankungen nachweisen. Besonders stark ist die Urobilinogen-reaktion bei hämolytischer und perniziöser Anämie, ferner oft bei Malaria. Sie ist aber auch positiv bei Cholecystitis und Cholangitis, namentlich in den Anfällen oder kurz danach, mitunter erhält man die Rotfärbung auch bei Leber-cirrhosen und Carcinomen, dagegen ist bei ausgesprochenem Ikterus die Probe höchstens während des Stadiums des Abklingens positiv. Ein gewisser dia-gnostischer Wert ist ihr also immerhin beizumessen.

STEPP und seine Schüler haben angegeben, daß man aus dem jeweiligen Gehalt an Zellen der Leber- und Blasengalle Schlüsse ziehen könne. Zwar differiere dieser nor-malerweise kaum und würde auch fast nur von Zylinderzellen gebildet; aber ein hoher Gehalt an Leukocyten in der Blasengalle bei relativ zellarmer Lebergalle kennzeichne die Cholecystitis, während das umgekehrte Verhalten für eine Cholangitis und gleich reich-licher Gehalt an Eiterzellen für eine Kombination beider Erkrankungen spräche. Nach-untersuchungen an der Königsberger Klinik durch LANGANKE ergaben keine verwertbaren diagnostischen Schlüsse und zwar ließen sich weder aus der Art der Zellen noch aus der Zahl derselben sichere diagnostische Schlüsse ziehen. Dies negative Resultat war ja schon deshalb zu erwarten, weil derartige Zellbeimischungen auch aus dem Duodenum stammen können. Immerhin ist ein reichlicher Gehalt an Eiterzellen beachtenswert.

Ob die Untersuchung der mittels Duodenalsonde zu erhaltenden Flüssigkeit auf ihren Eiweißgehalt und Mucingehalt, die gleichfalls (von STRISOWER, RAUE u. a.) zu differential-diagnostischen Zwecken empfohlen wurde, verwertbare Resultate liefern kann, dürfte aus demselben Grunde zweifelhaft sein.

Daß der Nachweis von Cholesterinkrystallen und Bilirubinkalk in der Duodenalflüssigkeit die Diagnose Cholecystitis mit oder ohne Stein gestattet, hat EINHORN angegeben.

Ich rate übrigens, solche Provokationsmethoden lieber zu unterlassen, wenn es sich um infektiöse Cholangitiden handelt. Denn MATTHES beobachtete Schüttelfröste, Zunahme des Ikterus mit Schmerzen in der Lebergegend nach Hypophysininjektion in einem Falle, in dem die Galle Colibacillen enthielt. Mitunter soll sogar durch Magnesiumsulfat ein Kolikanfall ausgelöst werden; ich habe dies übrigens nie beobachtet.

Der mit der Duodenalsonde gewonnene Duodenalinhalt kann auch bak-teriologisch untersucht werden. Wir werden uns beim Kapitel der perniziösen Anämie noch damit zu beschäftigen haben. Der Befund von Colibacillen im Duodenalinhalt beweist natürlich nicht, daß diese aus den Gallenwegen stammen. Dagegen ist der Nachweis von Typhus- und Paratyphusbacillen von großer Wichtigkeit für die Feststellung der Bacillenträger. Auch Streptokokken, insbesondere viridans, hat man bei Cholangitis bisweilen im Duodenalinhalt gefunden und dann von Cholangitis lenta gesprochen (vgl. S. 500).

Die Duodenalsondierung gestattet auch, die Ausscheidung körperfremder Substanzen, wie die von Farbstoffen, in die Galle zu erkennen; darauf ist die sog. Chromodiagnostik der Leber begründet. Es sind verschiedene Farb-stoffe verwendet worden. Methylenblau (v. FALKENHAUSEN) wird z. B. von einer kranken Leber rascher als in der Norm, Carmin dagegen langsamer aus-geschieden. MATTHES' Erfahrungen beziehen sich auf die von LEPEHNE und HATIÉGANU ausgearbeitete Prüfung mit Carmin.

Man spritzt dabei nach Einlegung der Duodenalsonde dem Kranken 2 ccm einer 1%igen Indigocarminlösung intravenös ein und fängt den Duodenalinhalt in 5 Minutenportionen bis zur beginnenden Grünfärbung auf. Die Grünfärbung tritt bei Lebergesunden nach 15—45 Minuten ein, im Durchschnitt etwa nach 20 Minuten. Verzögerung oder Ausbleiben der Reaktion bedeutet eine Erkrankung der Leber. Daß der Höhepunkt der Ausscheidung erst nach 2—3 Stunden erreicht würde, wie HATIÉGANU behauptet hat, konnte EINWALD nicht bestätigen; überhaupt scheint es nicht möglich, aus der Dauer der Ausscheidung diagnostische Schlüsse zu ziehen.

Die Probe ist positiv, d. h. die Ausscheidung fehlt oder ist verzögert bei Erkrankungen des Leberparenchyms, insbesondere bei dem durch sie bedingten Ikterus, sie ist dagegen negativ bei unkomplizierter Cholecystitis, Cholelithiasis, Echinococcus und perniziöser Anämie. Ihr Ausfall ist wechselnd bei Lebercirrhose und Lues hepatis.

Zum Schluß gedenke ich der Probe des amerikanischen Autors S. M. ROSEN-THAL mittels Tetrachlorphenolphthalein, bei der der Farbstoff aber nicht im Duodenalinhalt, sondern im Blut aufgesucht wird.

Man spritzt intravenös sehr langsam 5 mmg pro Kilo Körpergewicht in 25 ccm physio-logischer Kochsalzlösung bzw. 5—6 ccm des Chlor-Cholegnostyl Gehe (350 mmg Farbstoff enthaltend). Nach 1 Stunde entnimmt man mit farbfreier Nadel und Spritze Blut aus der Vene des anderen Arms und läßt Serum absetzen. Das Serum wird mit 2—3 Tropfen 3% Salzsäure angesäuert und mit 5%ige Natronlauge überschichtet. Enthält es noch Farbstoff, so bildet sich an der Berührungsfläche ein bläulicher bis roter Ring. Man kann je nach dessen intensiver Färbung leichte, mittelstarke und starke Reaktion schätzen.

Das Verfahren, das besonders von REICHE[1]) geprüft wurde, beruht darauf, daß der Farbstoff von einer gesunden Leber größtenteils mit der Galle, teilweise auch im Urin ausgeschieden wird, bei Lebererkrankungen aber im Blut bleibt, weil die Ausscheidung Not leidet. Es ist begreiflich, daß die Probe bei diffuser schwerer Leberschädigung und ebenso bei Choledochusverschluß stark positiv ausfallen muß, dagegen bei circumscripter Schädigung sowohl positiv wie negativ ausfallen kann.

Man hat versucht, diese Methode mit der oben beschriebenen röntgenologischen Dar-stellung der Gallenblase zu kombinieren und hat dafür das Tetrajodphenolphthalein (FALTI-SCHEK und KRASSO) gewählt. Leider gibt aber das Jodpräparat die einfache Ringprobe nicht. Man ist deshalb auf den chemischen Jodnachweis nach Veraschung des Blutes an-gewiesen, der natürlich für eine klinische Methode viel zu umständlich ist.

e) Prüfung des Einflusses der Leber auf den Wasserhaushalt.

Bei parenchymatösen Leberleiden findet sich insofern eine Störung des Wasserhaushalts, als zugeführte Flüssigkeit verspätet ausgeschieden wird. Bei gesunder Leber und Niere wird zugeführtes Wasser aber in etwa 4 Stunden ausgeschieden.

Man prüft entweder mit dem Verfahren ADLERs [2]), indem man den Kranken 1500 ccm Tee trinken läßt, oder man infundiert nach LANDAU und VON PAP[3]) 1 Liter Normasallösung intra-venös. Die Zählung der roten Blutkörperchen durch mehrere Stunden sowie die Verfolgung des Körpergewichts und der ausgeschiedenen Urinmenge gestatten dann ein Urteil. Diese Proben können nur als ergänzende angesehen werden zum Nachweis der Beteiligung der Leber-zelle am krankhaften Prozeß und sind meines Erachtens ohne diagnostische Bedeutung. RAPAPORT [4]) gab an, daß bei Leberkranken das Trinken von 1500 ccm Tee die Senkungs-geschwindigkeit der Erythrocyten ändere, meist beschleunige, seltener vermindere, und wollte hieraus eine Funktionsprüfung ableiten. Mein Mitarbeiter GAPINSKI [5]) bestätigte diese Angaben bezüglich der Leberkranken zwar, fand aber auch bei Gesunden die RAPA-PORTsche Probe sehr häufig positiv; sie ist also diagnostisch unbrauchbar.

f) Zusammenfassung und Bewertung der funktionellen Methoden.

Die meisten der angeführten Methoden erlauben nur den Schluß, daß eine Partialfunktion der Leber gestört ist, unter Umständen auch, daß eine Paren-chymschädigung der Leber in diffuser Form vorliegt. Das wird in vielen Fällen aber schon das klinische Krankheitsbild ergeben. Zweck haben sie also in erster Linie in den Fällen, in denen bei klinischer Untersuchung eine Leber-schädigung nicht nachweislich oder wenigstens zweifelhaft erscheint; und dann genügt zumeist die einfache Urobilinogenreaktion im Urin. Bei ihrer Viel-deutigkeit mag man sie aber durch die Carminreaktion ergänzen. Einige Proben, namentlich die Zuckerproben, gestatten, wie wir sahen, eher diffe-rentialdiagnostische Schlüsse über die Natur eines Ikterus; darauf werde ich bei der Besprechung des Ikterus zurückkommen. Etwas wichtigere Schlüsse lassen sich, wie wir zeigten, aus dem Fehlen oder Auftreten der Leber- und Blasengalle bezüglich des Zustandes der Gallenwege ziehen.

---

[1]) REICHE, Med. Klinik 1926. Nr. 8; Dtsch. med. Wochenschr. 1926. Nr. 7. [2]) ADLER, Klin. Wochenschr. 1923. Nr. 43. [3]) LANDAU und VON PAP, ebenda, Nr. 30. [4]) RAPAPORT, Zeitschr. f. d. ges. exper. Med. 1931. Bd. 79. [5]) GAPINSKI, Diss. Rostock 1937.

C. Die Differentialdiagnose des Ikterus.

Ich habe bereits darauf hingewiesen, daß es theoretisch noch strittig ist, ob es einen anhepatocellulären Ikterus gibt oder nur einen hepatischen. Für die Klinik spitzt sich diese Frage aber darauf zu, ob wir verschiedene Formen des Ikterus klinisch abgrenzen können, und das ist zweifellos der Fall.

Zunächst erhebt sich da die Frage, ob wir einen reinen Farbstoffikterus ohne gleichzeitige Ausscheidung von Gallensäuren, einen sog. Icterus dissociatus annehmen und nachweisen können oder nicht. Die Frage ist schon deswegen nicht einfach zu beantworten, weil selbst beim Bestehen eines unzweifelhaften mechanischen Ikterus die Gallensäureausscheidung bei etwas längerem Bestehen des Ikterus sehr gering zu werden pflegt. Die Hauptschwierigkeit liegt aber darin, daß uns einfache Methoden des Nachweises der Gallensäuren fehlen. Zwar hat man die Änderungen der Oberflächenspannung des Urins und des Duodenalinhaltes daraufhin geprüft, und zwar sowohl mit der etwas umständlicheren stalagmometrischen Methode als mit der einfacheren HAYEMschen Methode oder mit der namentlich in Frankreich geübten Hämokonienmethode. Gegen diese Proben wurden aber berechtigte Einwendungen erhoben. Insbesondere hat ADLER[1]) gezeigt, daß nur ihr positiver Ausfall verwertet werden kann, daß aber ein negativer Ausfall keineswegs die Gegenwart von Gallensäuren in Körperflüssigkeiten ausschließt. Erwähnt sei dabei eine weitere Feststellung ADLERs, daß augenscheinlich Bilirubin nur in den Harn übertritt, wenn Gallensäuren gleichzeitig die Niere passieren.

Trotz dieser Einschränkung benutzt man die Methoden des Gallensäurennachweises in der Klinik. UMBER gibt beispielsweise an, daß er bei mechanischem Ikterus mit der stalagmometrischen Methode stets positive Resultate erhalten habe, dagegen bei der hämolytischen Anämie nie, und daß diese Methode daher zur Unterscheidung geeignet sei. UMBER sagt ferner, daß nur die stalagmometrische Methode einigermaßen zuverlässig, und daß bei Gegenwart von Gallensäuren stets eine Hypercholesterinämie vorhanden sei; doch ist deren Nachweis für die Klinik zu umständlich.

Die stalagmometrische Methode besteht darin, daß die Tropfenzahl bestimmt wird, die in einer bestimmten Zeit aus einer graduierten Capillarröhre fließt (TRAUBES Stalagmometer). Die Tropfenzahl ist abhängig von der Oberflächenspannung; wird diese z. B. durch Gallensäuren vermindert, so nehmen die Tropfen an Größe ab und an Zahl zu (vgl. BORCHARD[2]).

Die HAYEMsche Methode wird so vorgenommen, daß man frisch gelassenen, filtrierten Urin in ein Spitzglas oder in eine PETRI-Schale gibt und, ohne die Wand des Glases damit zu berühren, auf die Oberfläche eine Messerspitze voll trockenen Sulfur crudum sublimatum streut. Sind oberflächenspannungsherabsetzende Substanzen wie Gallensäuren vorhanden, so breitet sich die Schwefelblume rasch zu einem feinen Schleier aus und sinkt zu Boden. Genuß von Alkohol verstärkt die Probe.

Die Hämokonienmethode besteht im Nachweis feinster Fettstäubchen im Blut mittels Dunkelfeldbeleuchtung. Sie ist positiv, wenn durch die Anwesenheit von Gallensäuren im Darm Fett resorbiert wird, und wird deswegen nach Genuß von 30 g Fett auf Brot gestrichen vorgenommen.

Erheblichere Bedeutung für den Nachweis eines latenten Ikterus hat die Bestimmung des Bilirubins im Blut. HIJMANS VAN DEN BERGH und seine Nachuntersucher fanden, daß eine geringe Bilirubinämie physiologisch sei, nach LEPEHNEs Untersuchungen etwa ein Gehalt von 0,3—0,5: 200 000. Der Schwellenwert, bei dem Bilirubin in den Harn übertritt, liegt nach HIJMANS VAN DEN BERGH bei $^1/_{50\,000}$, jenseits desselben kommt es zu sichtbarem Hautikterus, die Verfärbung des Urins kann diesem etwas vorausgehen.

---

[1]) ADLER, Zeitschr. f. d. ges. exp. Med. Bd. 46. 1925.   [2]) L. BORCHARD, Klin. Wochenschr. 1922. Nr. 30.

Quantitativ kann man den Gehalt entweder nach HIJMANS VAN DEN BERGH mittels Alkoholfällung und Zusatz von Diazoreagens bestimmen. Man versetzt 0,5 ccm Blutserum mit 1 ccm 96%igem Alkohol, zentrifugiert, filtriert bzw. pipettiert. 1 ccm des Filtrats wird mit 0,5 Alkohol versetzt und 0,25 Diazoreagens hinzugefügt. Die Farbintensität der entstehenden Rotfärbung wird mit einem Farbkeil (HELLIGE, Freiburg) verglichen und nach Bilirubineinheiten (eine Einheit = 0,5 mg-%) bestimmt. Der Normalwert ist 0,3—0,5 Einheiten, selten bis zu 1 Einheit, bei latentem Ikterus bis zu 4 Einheiten.

Einfacher ist die Methode von MEULENGRACHT, bei der man das Blutserum so lange verdünnt, bis seine Farbintensität mit einer Standardlösung von Kaliumbichromat übereinstimmt. Das MEULENGRACHTsche Bilirubinometer war früher bei P. ALTMANN-Berlin, Luisenstraße 52, käuflich. Man kann unter der Voraussetzung, daß die Serumfarbe von Bilirubin bedingt ist, dadurch den Wert in empirischen Bilirubinzahlen bestimmen.

HIJMANS VAN DEN BERGH hat angegeben, daß man an der Reaktion des Serums gegenüber dem Diazoreagens zwei Modifikationen des Bilirubins unterscheiden könne, nämlich das hepatische, welches die Leber passiert hat, und das anhepatische, ohne Mitwirkung der Leber entstandene. Das erstere gibt die Diazoreaktion sofort und ohne Alkoholzusatz, das letztere verzögert und meist erst nach Alkoholzusatz. Außerdem zeigt das erstere bei Alkoholzusatz ein starkes Adsorptionsvermögen an den Eiweißniederschlag und wird leicht oxydiert. Man prüft am besten nach der Methode von LEPEHNE.

Je 0,25 Nüchternserum werden in drei kleine Reagensgläschen gefüllt, zum ersten wird 0,2 Wasser, zum zweiten und dritten Röhrchen je 0,2 Diazoreagens gesetzt, zum dritten noch einige Körnchen Coffeinum natro-salicyl. und eine Spur Ammoniak. Der Ablauf der direkten Reaktion wird durch den Vergleich der drei Röhrchen bestimmt; das mit Coffein versetzte Röhrchen zeigt stets direkte, maximale, daher bei Übung einigermaßen quantitativ abschätzbare Reaktion.

Die Schwäche der Unterscheidung der beiden Bilirubinarten liegt darin, daß man auf diese eine Reaktion angewiesen ist. Deren Zuverlässigkeit ist aber dadurch zweifelhaft geworden, daß es THANNHAUSER und ANDERSEN gelang, die direkte in die indirekte zu überführen. Auch die Versuche von WITTMANN und JOST[1]) haben ergeben, daß das von Eiweiß adsorbierte Bilirubin sich nicht mit dem direkt an die Diazoreaktion gebundenen deckt.

Stellen wir zum Schluß noch einmal kurz die sich aus den Funktionsproben bei Ikterus ergebenden Unterschiede zusammen, so läßt sich folgendes sagen.

Die Zuckerprüfungen ergeben: 1. Lävulose und Galaktose positiv bei allgemeinen Parenchymerkrankungen, Icterus simplex, septicus, luicus. 2. Lävulose positiv, Galaktose negativ bei Ikterus durch Steinverschluß. 3. Beide negativ beim hämolytischen Ikterus und Ikterus durch Tumorkompression des Ductus choledochus, bei letzterem kann die Lävuloseprüfung schwach positiv sein.

Fehlen von Urobilinogen im Urin findet sich bei Totalverschluß des Choledochus, Fehlen von Bilirubin im Harn bei hämolytischem Ikterus. Direkte Reaktion auf Diazo im Serum kommt dem hepatischen Ikterus, indirekte dem hämolytischen Ikterus zu. Vermehrung des Serumbilirubins trifft man bei noch nicht sichtbarem, bzw. latenten Ikterus und bei den hämolytischen Anämien.

Die auf S. 479 erwähnte Eisenreaktion fand BRUGSCH positiv bei toxischem Ikterus (Icterus simplex, Icterus gravis), bei dem Ikterus nach ausgedehnten Hautblutungen und dem Icterus neonatorum. Dagegen fehlt sie in den ersten Wochen eines mechanischen Ikterus und bei hämolytischem Ikterus.

Ein einfaches Zeichen für latenten Ikterus hat SCHÜRER angegeben. Macht man bei Kranken, die schon Bilirubin im Harn ausscheiden, aber noch keine Gelbfärbung der Haut aufweisen, Striche auf der Haut wie zur Erzeugung der Dermographie, so bleibt nach Abklingen der Rötung eine reine Gelbfärbung. eine ikterische Dermographie zurück.

---

[1]) WITTMANN und JOST, Dtsch. Arch. f. klin. Med. Bd. 161; vgl. auch WITTMANN und HÄCKEL, Med. Klinik 1928, S. 1393.

Über den Übergang von Gallenfarbstoff in andere Körperflüssigkeiten sei folgendes bemerkt: der Speichel ist nicht ikterisch verfärbt, kann es aber nach EPPINGER werden, wenn Entzündungen der Speicheldrüsen den Ikterus komplizieren. Angeblich soll die Tränenflüssigkeit in der Agone ikterisch werden können. Verschiedene Angaben werden über den Farbstoffgehalt des Liquor gemacht. EPPINGER glaubt, daß der Liquor nur dann ikterisch würde, wenn Veränderungen der Rückenmarks- bzw. Hirnhäute die Barriere zwischen Blut und Liquor undicht machten, daß er aber sonst farblos bliebe. Eine ältere Angabe rührt von SCHMORL, der den Liquor der Spinalflüssigkeit bei allen Arten von Ikterus gelb, dagegen die Ventrikelflüssigkeit farblos fand. Neuerdings haben GÜNDELL und JACOBI[1]) dagegen gefunden, daß bei schweren Fällen von allgemeinem Ikterus Bilirubin in den Liquor übertritt, und zwar bei einer Blutkonzentration von etwa 30 Bilirubineinheiten. Untersuchungen an MATTHES' Klinik von JAGUTTIS ergaben, daß der Liquor mit einer Ausnahme eines hämolytischen Ikterus stets gelb gefunden wurde, daß aber auffallenderweise diese gelbe Farbe in der Mehrzahl der Fälle nach 12—48 Stunden abblaßte. In drei Fällen, in denen dies geschah, war die Diazoreaktion positiv, sonst öfter negativ oder zweifelhaft. Quantitative Bestimmungen waren wegen der geringen Menge, wie auch GÜNDELL und JACOBI angeben, undurchführbar. Es dürfte also mindestens zweifelhaft sein, ob die gelbe Farbe der meisten Fälle wirklich durch Bilirubin und nicht etwa durch andere Farbstoffe verursacht wird.

Die ikterische Färbung der Haut kann man bei Lampenlicht nur schlecht erkennen; es wurde deshalb vorgeschlagen, z. B. für Aufnahmestationen von Krankenhäusern, abends bei grünlich-bläulichem Licht (Verikolbirne Siemens & Halske) zu untersuchen.

Mit anderen Hautverfärbungen ist die ikterische schon wegen der Teilnahme der Skleren an der Verfärbung kaum zu verwechseln. Immerhin gibt es einige dem Ikterus ähnliche Hautfärbungen. So ist ein Pseudoikterus bei jungen Kindern nach reichlichem Mohrrübengenuß bekannt. Auch Nitrofarbstoffe können nach UMBER, wenn sie resorbiert werden, eine ikterusähnliche Hautfärbung erzeugen.

UMBER gibt folgenden Nachweis für diese Farbstoffe im Urin an. Der Urin wird mit Salzsäure angesäuert, dann mit 1—3 Tropfen Zinnchlorür (D.A.B.V.) durchgeschüttelt, mit Ammoniak überschichtet und vorsichtig umgeschwenkt, die Berührungsschicht wird lachsrot, während sie bei Ikterus weiß bleibt.

Eine ikterusähnliche Gelbfärbung (auch der Skleren) erzeugen ferner die Pikrinsäure und größere Gaben von Santonin. Bei allen diesen Scheinikterusformen fehlt natürlich der Gallenfarbstoff im Urin.

Die Pikrinsäure läßt sich übrigens aus dem Harn mit Äther ausziehen und krystallisiert beim Verdunsten aus. Löst man die Krystalle in Wasser, so färben sie Wolle und Seide gelb. Pikrinsäuregaben wurden bekanntlich früher zu Täuschungsversuchen, z. B. bei Aushebungen öfter benutzt.

Nach SCHOTTMÜLLER[2]) wird bei geplatzter Extrauteringravidität nicht selten ein mäßiger Ikterus beobachtet. Der Urin ist dabei frei von Gallenfarbstoff, im Blut ist aber Hämatin spektroskopisch nachweisbar. SCHOTTMÜLLER meinte, daß die Gelbfärbung durch das Hämatin verursacht würde. Hämatin würde also im Serum für eine innere Blutung oder wenigstens für eine Infarzierung sprechen und eine grundsätzlich andere Bedeutung als Bilirubin haben. SCHOTTMÜLLER nimmt an, daß in diesen Fällen außer der Resorption des ergossenen Blutes auch hämolytische Vorgänge innerhalb der Gefäßbahn eine Rolle spielen.

Dasselbe gilt von einem Zeichen, das zuerst von CULLEN[3]) und wenig später, unabhängig davon, von HELLENDALL[4]) beschrieben ist. Es besteht in einer blaugrünen Verfärbung des Nabels. Diese kann aber auch aus anderen Ursachen auftreten. ZUM BUSCH[5]) sah sie bei einer Stieltorsion einer Ovarialcyste und RAUSCHOFF hat eine auf die Nabelgegend

---

[1]) GÜNDELL und JACOBI, Dtsch. Arch. f. klin. Med. Bd. 153, H. 3—4. 1926. STÖTZNER, Dtsch. med. Wochenschr. 1919. Nr. 15. [2]) SCHOTTMÜLLER, Münch. med. Wochenschr. 1904. Nr. 5. Über Nachweis des Hämatins im Blut vgl. SCHUMM, Zeitschr. f. physiol. Chem. Bd. 80 und 87; vgl. THORMÄHLEN, Hämatinämie und Hämatinikterus bei unterbrochener Tubenschwangerschaft. Inaug.-Diss. Kiel 1918. [3]) CULLEN, Festschrift zu OSLERs 70. Geburtstage 1919. [4]) HELLENDALL, Zeitschr. f. Gynäkol. 1921. Nr. 25. [5]) ZUM BUSCH, Dtsch. med. Wochenschr. 1922. Nr. 28.

beschränkte, ikterische Verfärbung bei einem Kranken mit Ruptur des Choledochus und freiem Gallenerguß in die Bauchhöhle beobachtet.

Endlich kann die von UMBER u. a. bei schwerem Diabetes nicht selten beobachtete eigenartige Gelbfärbung der Haut, die Xanthosis, mit Ikterus verwechselt werden. Sie findet sich übrigens auch bei Kindern mit schweren Ernährungsstörungen und nach meiner Beobachtung gelegentlich bei pluriglandulärer Insuffizienz. Diese Gelbfärbung ähnelt der ikterischen, ist aber merkwürdig flüchtig, befällt besonders Gesicht und Hohlhände und nie die Skleren. Auch ist der Urin dabei frei von Gallenfarbstoffen.

Ich komme jetzt zur Besprechung der einzelnen Formen des Ikterus.

Auf Grund der verschiedenen Funktionsproben und des gesamten klinischen Bildes hat man nun neuerdings versucht, verschiedene Arten des Ikterus voneinander abzugrenzen. EPPINGER und WALZEL unterscheiden den mechanischen Ikterus, den hämolytischen Ikterus und den Ikterus bei Parenchymerkrankungen der Leber.

Freilich kommt Ikterus bei nicht wenigen Krankheiten vor, bei denen die Leber erst sekundär beteiligt ist. Hier sind zunächst die Erkrankungen zu nennen, die zu gesteigertem Blutzerfall führen, wie Vergiftungen, die Hämoglobinämie oder Methämoglobinämie erzeugen. Aber auch die paroxysmalen Hämoglobinurien und große innere Blutergüsse können bisweilen zu Ikterus führen. Vor allem aber ist der hämolytische Ikterus zu nennen, der bei den Milzkrankheiten geschildert wurde, ebenso viele Fälle von perniziöser Anämie und auch der Ikterus bei Malaria. Allerdings kann gerade bei dieser, besonders bei der Tropica, auch eine direkte Leberschädigung vorliegen.

Wir kennen ferner symptomatischen „biliären" Ikterus bei einer Reihe von Infektionskrankheiten, z. B. bei der biliären Pneumonie, ferner den Ikterus der Infektionskrankheiten, bei denen er Hauptsymptom des Krankheitsbildes ist, wie bei der WEILschen Krankheit und dem gelben Fieber. In allen diesen Fällen läßt sich der Ikterus leicht als symptomatischer erkennen, da die typischen Symptome der Infektionskrankheit die Diagnose sichern. Größere diagnostische Schwierigkeiten ergeben sich beim septischen Ikterus. Er kann jeden septischen Prozeß begleiten. Ich erinnere z. B. an sein gelegentliches Auftreten bei Appendicitis und an die dadurch verursachte Erschwerung der Differentialdiagnose zwischen Appendicitis und cholangitischen Prozessen. Meist wird man aber, da der Ikterus bei Sepsis kein Frühsymptom ist, ihn als Teilerscheinung eines allgemeinen septischen Prozesses und nicht als primäre Erkrankung der Leber oder Gallenwege erkennen können.

Subikterische Hautfärbungen finden sich bekanntlich bei Herzfehlern (besonders Mitralfehlern) häufig als Zeichen der Leberstauung. Merkwürdig verhält sich dabei das Blutbilirubin. Beim Entstehen der ikterischen Verfärbung gibt es indirekte, bei längerem Bestande direkte Diazoreaktion, wie LEPEHNE nachwies. Übrigens wird bei diesen Mitralfehlern bei stärkerer Leberstauung, besonders ante finem, aus dem Subikterus oft schwere Gelbsucht.

Erinnert sei ferner an den Ikterus der Neugeborenen, der übrigens nach LEPEHNE Folge einer Bilirubinämie ist und nicht etwa einer Störung der Ausscheidung des Gallenfarbstoffs durch die Leber. Endlich erwähne ich den seltenen prämenstruellen Ikterus und die gleichfalls sehr seltene, während der Graviditäten rezidivierende Gelbsucht (L. BRAUER).

Etwas zweifelnd hat man dagegen lange der Möglichkeit eines rein psychisch bedingten Ikterus gegenübergestanden; einer Form, die im Volke von jeher populär war, wie aus der Redensart hervorgeht, daß „jemand sich die Gelbsucht anärgern könne". v. BERGMANN hat aber jüngst Fälle beschrieben, die sein Vorkommen sehr wahrscheinlich machen. WESTPHAL hat außerdem gezeigt, daß die Muskeltätigkeit der Gallenwege, besonders die der Gallenblase und des Sphincter ODDI maßgebend sowohl für die Entleerung der Galle als auch für das Zustandekommen von Koliken sind. WESTPHAL[1]) glaubt, eine hypertonische und eine hypotonische Stauungs- gallenblase unterscheiden zu können. Bei der ersteren sei das Abflußhindernis in einem Spasmus der duodenalen Partien des Choledochus gegeben. Sie ent- spräche experimentell einer starken Vagusreizung, während eine schwache Vagusreizung die Gallenblasenmuskulatur zur Kontraktion bringe, den Sphincter aber öffne. Die Hypofunktion der Muskulatur würde dagegen durch eine Sym- pathicusreizung oder Vaguslähmung bedingt. v. BERGMANN hält dadurch die Möglichkeit spastischer und atonischer Zustände der Gallenwege für erwiesen. Der Emotionsikterus würde demnach zum mechanischen Ikterus gehören.

Icterus simplex. Die häufigste gutartige Form ist der Icterus simplex, sc. catarrhalis. Er befällt vorzugsweise jugendliche Erwachsene und beginnt meist mit gastro- intestinalen Störungen. Man erklärte sein Zustandekommen früher durch die Bildung eines die Papilla Vateri verschließenden Schleimpfropfes, also als mechanisch bedingt. Dieser Schleimpfropf ist auch keineswegs legendär, sondern wird tatsächlich beobachtet; nur erklärt man ihn heute als einen sekundären Vorgang. Man nimmt zwar noch immer für eine Reihe von Fällen an, daß es sich um ein Übergreifen entzündlicher infektiöser Vor- gänge vom Darm auf die Gallenwege handelt. Aber viel wahrscheinlicher ist, daß der Icterus simplex in der Mehrzahl der Fälle durch eine hämato- gene Infektion entsteht. Bei schwereren Fällen kann man deshalb mäßiges bis höheres Fieber und auch wohl einen Milztumor finden, während diese Symptome der Infektion in den leichteren Fällen meist fehlen. Bei diesen hämatogenen deszendierenden Formen kann eine Cholangitis capillaris vor- handen sein. Ob sie den Ikterus verursacht, wie NAUNYN annahm, oder ob es sich doch um eine Schädigung der Leberzellen selbst handelt, dürfte kaum zu entscheiden sein. EPPINGER faßt die Erkrankung als eine Parenchym- erkrankung auf. Er beschreibt drei Fälle anatomisch sichergestellter Cholangie, die aber bemerkenswerterweise das Symptom der Galaktosurie, das Symptom der Parenchymschädigung nicht aufwiesen. In typischen Fällen von Icterus simplex, die z. B. durch Verletzungen zur Sektion kamen, vermißte EPPINGER[2]) dagegen Veränderungen an den Gallenwegen.

Eine einheitliche, etwa bakterielle Ursache des Icterus simplex kennen wir nicht. Epidemische Fälle sind wohl stets Infektionen mit der WEILschen Krank- heit oder der Hepatitis epidemica.

F. CORELLI[3]) hat für manche Fälle eine allergische Pathogenese oder wenigstens eine allergische Komponente angenommen. Für die sicher enorm seltenen Fälle von rezidi- vierendem „Icterus simplex" mag das zutreffen. Für das Gros der Fälle ist aber angesichts der „Einmaligkeit" dieses Krankheitsgeschehens die allergische Genese un- wahrscheinlich.

Bezüglich der Unterscheidung des Icterus simplex von der epidemischen Hepatitis sei auf die Untersuchungen von H. AXENFELD und K. BRASS[4]) ver- wiesen. Sie zeigten, daß mittels Leberpunktion gewonnene Präparate eine anatomische Identität dieser beiden Ikterusformen ergaben; ein Befund, der ja der großen Ähnlichkeit beider Formen im klinischen Bilde entspricht. Aus diesen anatomischen Befunden auch auf eine klinische Identität dieser beiden Erkrankungen zu schließen, erscheint mir aber noch nicht statthaft. Denn

[1]) WESTPHAL, Kongreß für innere Medizin 1922 und Habilitationsschrift. Berlin: Springer 1922. [2]) EPPINGER, Klin. Wochenschr. 1929. Nr. 15. [3]) F. CORELLI, Dtsch. Arch. f. klin. Med. Bd. 185, S. 600—625. 1940. [4]) H. AXENFELD u. K. BRASS, Frankf. Zeitschr. f. Pathol. Bd. 57. 1942.

die anatomischen Reaktionen gerade der Leber sind, wie SIEGMUND[1]) zeigte, so monoton, daß aus ihnen ätiologische und nosologische Schlüsse kaum zu ziehen sind. Zeigen doch sogar Morb. Weil und Gelbfieber nach SIEGMUND gleiche histologische Veränderungen der Leber, wie Icterus simplex und Hepatitis epidemica!

Angesichts dieser histologischen Befunde ist mit Nachdruck zu betonen, daß die Leberpunktion nicht ohne zwingenden Grund zu differentialdiagnostischen Zwecken verwendet werden sollte; zumal sie auch nicht ohne Gefahren ist und bereits Todesfälle herbeigeführt hat.

Die Ikterusformen des Icterus simplex und epidemicus unterscheiden sich aber auch durch den infektiösen Charakter, den protrahierten Verlauf und die Rezidivneigung und die in manchen Epidemien beobachtete Bevorzugung der Kinder, die sämtlich nur der epidemischen Hepatitis zukommen, doch recht voneinander. Eine Identität beider Formen ist deshalb vom ärztlichen Beobachter einstweilen meines Erachtens noch nicht zuzugeben. Bezüglich der Diagnose der epidemischen Hepatitis verweise ich übrigens auf das auf S. 161 u. f. Ausgeführte.

Der Icterus simplex klingt meist in 3—6 Wochen ab. Bei längerer Dauer sollte man stets die Diagnose sorgfältig revidieren und einen andersartigen Ikterus in Erwägung ziehen.

Wichtig ist, daß man bei jedem Ikterus die Möglichkeit einer Vergiftung, namentlich einer Arsen- oder Phosphorvergiftung, aber auch die einer Pilzvergiftung oder einer gewerblichen Vergiftung ins Auge faßt. Es kommen immer wieder Fälle vor, wo Vergiftungen nur deswegen übersehen wurden, weil man sich mit der Diagnose eines Icterus simplex zufrieden gab. Man denke ferner an die Möglichkeit eines Ikterus im Sekundärstadium der Lues und untersuche Haut- und Schleimhäute auf luische Symptome; auch denke man an den Salvarsanikterus (auch bei Nichtsyphilitikern). *(Randnotiz: Ikterus bei Vergiftungen.)*

Besondere Beachtung verdient der in der Schwangerschaft auftretende Ikterus. Die bereits erwähnte, sehr seltene, in verschiedenen Schwangerschaften rezidivierende Form ist harmlos; dagegen ist der Ikterus in Verbindung mit toxischen Symptomen (Hyperemesis, Salivation, Eklampsie) ein ernstes Symptom, das die Unterbrechung der Schwangerschaft indiziert. In dem von BRAUER beschriebenen rezidivierenden Fall von Schwangerschaftsikterus fand sich gleichzeitig eine Hämoglobinämie. *(Randnotiz: Schwangerschaftsikterus.)*

Der Ikterus bei Schwangeren ist auch deswegen beachtenswert, weil er nicht selten erstes Symptom einer akuten gelben Leberatrophie ist. Ganz sicher ist man ja nie, daß sich eine solche nicht aus einem anscheinend „katarrhalischen" Ikterus entwickelt. Allerdings sind dann meist frühzeitig eine Vergrößerung und Empfindlichkeit der Leber, auch wohl spontaner Schmerz vorhanden, die bei einem einfachen katarrhalischen Ikterus ungewöhnlich sind. Nach etwa 1—2wöchentlichem Bestehen des Ikterus setzt dann der schwere Symptomenkomplex ein, der sich in rapider Verkleinerung der Leberdämpfung, im Auftreten von Leucin und Tyrosin im spärlichen, oft eiweißhaltigen Harn äußert. *(Randnotiz: Akute gelbe Leberatrophie.)*

GÉRONNE[2]) hat übrigens Leucin und Tyrosin auch bei katarrhalischem Ikterus und Steinikterus gefunden; auch ich habe in Fällen von lang dauerndem Steinverschluß des Choledochus wiederholt Leucin und Thyrosin konstatiert.

Die Temperatur ist bei akuter Leberatrophie meist subnormal, doch kann anfänglich auch Fieber vorhanden sein. Kurz vor dem Tode steigt die Temperatur dagegen oft bis 40°. Ein Milztumor kann vorhanden sein, aber auch fehlen. Häufig beginnt das Leiden mit Erbrechen, zuerst von Mageninhalt, dann

---

[1]) SIEGMUND, Verh. d. Gesellsch. f. inn. Med. Wien 1943. [2]) GÉRONNE, Klin. Wochenschr. Nr. 17. 1922. GÖBEL, Ebenda, Nr. 23.

von Schleim, endlich von Blut in Kaffeesatzform. Der Kranke bietet oft ausgesprochene Zeichen schwerster Intoxikation: Zuerst eigenartige psychische Veränderungen, Krämpfe, Zittern, Delirien, lautes Schreien, später Bewußt-seinsverlust mit reaktionslosen Pupillen und positivem Babinski. Der Puls wird beschleunigt, zeigt dabei große Schwankungen in Frequenz und Größe.

Ich habe 2 junge Mädchen beobachtet, die außer geringem Ikterus im Beginn so ausgeprägt hysteriforme Störungen zeigten, daß sie mit der Diagnose Hysterie eingewiesen wurden. Beide endeten tödlich. Die Obduktion ergab akute gelbe Leberatrophie. Gelegentlich wurden solche Kranke auch als „Delirium tremens" Irrenanstalten übergeben.

Das Blutbild ergibt bei normalem Hämoglobin gelegentlich geringe Hyperglobulie, mäßige Leukocytose, bisweilen mit Linksverschiebung, Lymphocytose oder auch Eosinophilie. Auf der Höhe des Ikterus ist das „direkte Bilirubin" im Blut auf 30—40 mg-% erhöht (TH. BRUGSCH). Die Senkung fand ich im Gegensatz zum Icterus simplex erheblich beschleunigt, den Blutzucker niedrig. Die osmotische Resistenz der Roten ist nach TH. BRUGSCH normal.

WEIGELT fand in einem Falle merkwürdige, wahrscheinlich Cholesterinanhäufungen entsprechende Vakuolen, bezeichnet den Blutbefund aber selbst als weder der Phosphorvergiftung, noch der WEILschen Erkrankung, noch anderen Ikterusformen gegenüber als differentialdiagnostisch bedeutungsvoll [1]. Über die diagnostische Bedeutung des Cholesterinbzw. Cholesterinesterspiegels im Blut bei Lebererkrankungen, besonders auch bei akuter Atrophie haben ADLER und LEMMEL [2] ausführliche Untersuchungen angestellt, auf die hier wenigstens verwiesen werden mag.

Das Lumbalpunktat wurde von UMBER völlig normal befunden. Im Urin wird neben Gallenfarbstoff geringe Albuminurie angetroffen mit Ikteruszylindern, aber kaum die Erscheinungen schwererer Nephritis, wie bei der WEILschen Krankheit. Gelegentlich wurde auch Zucker konstatiert (SOETBEER). Die Harnstoffausscheidung ist kurz ante mortem herabgesetzt, sonst aber normal. Dagegen kann der durch Formoltitration bestimmbare Aminosäurenstickstoff erheblich vermehrt sein (UMBER), ebenso die Kreatininausfuhr. Nach ULLMANN soll der endogene Harnsäurewert erhöht sein. Mitunter tritt bei akuter gelber Leberatrophie auch Ascites auf (KAUSCH). E. FRÄNKEL fand in dem Hamburger Sektionsmaterial Ascites sogar in 20% [3]. Durch Operationen, die irrtümlicherweise unternommen wurden, ist sichergestellt, daß es Fälle von akuter Leberatrophie luischen Ursprungs gibt, die in Heilung ausgehen (UMBER). Bei der Operation sahen die atrophischen Stellen hellrot aus, nicht gelb; auch war die Leber noch fest. UMBER beobachtete dabei übrigens heftige, kolikartige Schmerzen, die er als das Produkt einer infektiösen Cholangitis deutet.

Augenscheinlich sind die geschilderten Erscheinungen durch einen Selbstverdauungsprozeß in der Leber verursacht, der von tryptischen oder autolytischen Fermenten bedingt wird. Das Auftreten der Abbauprodukte Tyrosin und Leucin, gelegentlich auch weniger tief hydrierter Eiweißspaltlinge, wie Albumosen, hängt also nach FISCHLER nicht etwa von einer ungenügenden Tätigkeit der Leber im normalen intermediären Eiweißabbau ab, sondern ist Ausdruck eines Selbstverdauungsprozesses. Dem entspricht das Auftreten von Eiweißhydratationsprodukten, die uns wohl bei der Trypsinverdauung bekannt sind, von denen es aber wohl zweifelhaft ist, ob sie beim regulären intermediären Abbau des Eiweißes überhaupt gebildet werden.

Es ist wahrscheinlich, daß der Prozeß der akuten gelben Leberatrophie sein Analogon in der Fettgewebsnekrose des Pankreas hat. Die Häufung der Leberatrophien nach dem ersten Weltkrieg hat UMBER darauf zurückgeführt,

---

[1] WEIGELT, Dtsch. Arch. f. klin. Med. 130.   [2] ADLER und LEMMEL, Dtsch. Arch. f. klin. Med. Bd. 158; vgl. auch ADLER, Klin. Wochenschr. 1929. Nr. 15.   [3] E. FRÄNKEL, Dtsch. med. Wochenschr. 1920. Nr. 9.

daß die Leber von lange Zeit Hungernden abnorm glykogenarm wurde. Das Glykogen aber bedingt nach UMBER eine normale Defensivfähigkeit der Leber gegen Gifte und Infekte. Von sonstigen ätiologischen Faktoren sei die konnatale und erworbene Lues genannt. UMBER beschreibt einen Fall, in dem eine Salvarsaninjektion das schwere Krankheitsbild kupierte. Andererseits kann eine Salvarsanbehandlung aber auch eine akute gelbe Leberatrophie auslösen. Es sei daran erinnert, was über diese Frage bei der Besprechung der latenten Malaria gesagt wurde. Übrigens haben ich[1]) und später WIELE[1]) in einigen Fällen nach Traumen[1]) der Lebergegend akute gelbe Atrophie auftreten sehen.

In einem Falle von MATTHES lag eine kongenitale Lebercirrhose vor, die bereits zu Ascites geführt hatte. Während des Klinikaufenthaltes setzte die akute gelbe Leberatrophie ein, welche rasch tödlich verlief. Die WASSERMANNsche Reaktion fiel zwar im Leichenblut positiv aus; sie kann aber vielleicht als unspezifisch gedeutet werden. Eine Schwester der Kranken war einige Jahre früher gleichfalls an akuter gelber Leberatrophie gestorben.

Bereits STRAUSS[2]) hatte auf die Beziehungen der subakuten Leberatrophie zur atrophischen Cirrhose hingewiesen. In neuerer Zeit haben andere Autoren und ich wiederholt Fälle beobachtet, in denen sich bei hypertrophischer, mit Ikterus verlaufender Cirrhose anatomisch subakute gelbe Atrophie fand.

Neben den rasch akut letal verlaufenden Fällen gibt es auch — anscheinend enorm selten — solche, die sich in Schüben und Remissionen längere Zeit hinziehen. Ein Fall von LEPEHNE[3]) kennzeichne diese Form.

Bisher gesundes Mädchen, Mitte Dezember 1919 mäßiger Ascites und Beinödem bei nicht nachweisbar kranken Herzen und Nieren. Leber und Milz normal groß, mäßiger Subikterus. Im Blut vermehrter Gallenfarbstoff vom Typus des Stauungsbilirubins, im Urin Galaktose und Lävuloseprobe positiv, also allgemeine Leberschädigung. Wassermann negativ. Bei Bettruhe Besserung. Als gesund entlassen mit noch 1,15 Bilirubineinheiten und prompter direkter Reaktion. Bis März beschwerdefrei, dann wieder Ascites und Ikterus, am 17. April zweite Aufnahme, starker Ikterus und Ascites, Stuhl nicht entfärbt, Leukocyten 15 000, wie bei der ersten Aufnahme. Ascites punktiert, spez. Gewicht 1005, Rivalta positiv. Kein Leucin und Tyrosin im Urin. Benommenheit, Katalepsie, remittierendes Fieber. Exitus. Sektion: Akute Leberatrophie mit multipler knotiger Hyperplasie von regeneriertem hyperplastischem Gewebe.

Es sollen sehr seltene Fälle vorkommen, die akut beginnen, sich länger hinziehen und heilen, und solche, die von vornherein schleichend beginnen, oft mit schubweise verlaufendem Ikterus und Ascites. Auffallend ist, daß sich bisweilen ein getrübter, fast eitrig aussehender Ascites findet, der aber doch nur durch Epithelabstoßung getrübt ist. Ferner sah man Milztumoren schon so früh entstehen und so groß werden, daß Bilder entstehen können, die an Banti oder an eine megalosplenische Lebercirrhose erinnern. Auch im mikroskopischen Befunde gibt es Übergänge von mehr oder minder reiner Parenchymatrophie zu Bildern, die einer echten Cirrhose gleichen.

LEPEHNE[4]) hat derartige Fälle beschrieben und auf die Verwechslungsmöglichkeiten mit Cirrhose wie mit BANTIscher Krankheit aufmerksam gemacht.

Bei akuter Leberatrophie kann die Gallensekretion völlig versiegen. In einem Falle von MATTHES setzte die Atrophie nach einem 14 Tage bestehenden Ikterus bei einer 49jährigen Frau ein. Sie wurde im leicht benommenen Zustande aufgenommen mit total acholischem Stuhl und Fehlen von Urobilinogenurie. Im Urin Leucin und Tyrosin. Die Kranke wurde operiert, weil vielleicht doch ein Gallenabschluß vorliegen konnte; auch weil UMBER geraten hat, man möge als ultimum refugium eine Choledochusdrainage versuchen, wenn, wie in diesem Falle, intravenöse Zuckerzufuhr und Insulin versagten. Es fand sich eine blaurote kleine, ziemlich harte Leber, Gallenblase und Choledochus enthielten keinen Tropfen Galle. Die Sektion ergab gelbe Atrophie.

[1]) HANS CURSCHMANN, Münch. med. Wochenschr. 1915, Nr. 52 und WIELE, Nordwestd. Ges. f. inn. Med. Hannover 1936.   [2]) STRAUSS, Dtsch. med. Wochenschr. 1920. Nr. 18. [3]) LEPEHNE, Dtsch. med. Wochenschr. 1921. Nr. 28, dort auch die Literatur.   [4]) LEPEHNE, Dtsch. Arch. f. klin. Med. Bd. 143.

Vielleicht gehören auch die schweren Formen des Ikterus der Neugeborenen, wie sie von BUHL als akute Fettentartung beschrieben wurden, in diese Gruppe. Bei anderen Formen des Icterus gravis der Neugeborenen, wie sie PFANNENSTIEL beschrieb, ist aber wohl in erster Linie an eine kongenitale Lues zu denken. Eine dritte Art endlich des Icterus gravis bei Neugeborenen stellen die von WINCKEL beschriebenen epidemischen Formen mit Hämoglobinurie dar, die aber anscheinend sehr selten sind.

Toxische und allergische Leberschäden. Ein der akuten Leberatrophie gleiches Bild geben die Phosphorvergiftung, Vergiftungen mit Arsen (Salvarsan), Bleiintoxikationen und Pilzvergiftungen. Bei der Phosphorvergiftung, die früher häufig durch Auflösung der Köpfe von Phosphorzündhölzern in Milch zum Zwecke des Suicids herbeigeführt wurde, sind die anfänglichen Magendarmstörungen meist stärker ausgeprägt. Der Ikterus setzt auffallend früh ein. Der Salvarsanikterus wurde während und nach dem ersten Weltkrieg auffallend häufig beobachtet. Er ist oft harmloser Natur, kann aber, zusammen mit anderen Salvarsanschäden, auch schwer verlaufen und tödlich enden. Von FRIEDEMANN[1] sind bei Salvarsanikterus in einer Anzahl von Fällen Tropikaringe im Blut gefunden worden, auch sah WECHSELMANN[2] Salvarsanikterus bei Kranken, die positive Agglutination für Ruhr- oder Typhusbacillen zeigten. Neuerdings sind besonders in der amerikanischen Literatur auch Leberschädigungen durch Atophan beobachtet worden, von denen einige schwere Fälle unter dem Bilde der akuten gelben Atrophie letal verliefen. Ich selbst beobachtete zwei gutartig verlaufende Atophanhepatosen bei Frauen mittleren Alters. Diese Ikterusformen dürfen in Anbetracht der Seltenheit eines Salvarsan- oder Atophanikterus wohl als Produkte individueller Überempfindlichkeit aufgefaßt werden. Neuerdings hat F. FRIMBERGER[3] über weitere Fälle allergischer Hepatosen berichtet.

Zum Beispiel den Fall einer 34jährigen Frau. Bei ihr traten hartnäckig rezidivierende Gelbsucht und Urticaria gleichzeitig auf; beide verschwanden sofort nach Abtreibung eines Ascaris. Auch bei Lamblieninfektion, die auch bei echter Cirrhose sehr häufig gefunden werden soll, beobachtete der Autor eine allergische Leberschädigung.

D. Die Differentialdiagnose der von Leber und Gallenblase ausgehenden Schmerzen.

Viele Lebererkrankungen verlaufen mit Schmerzen. Deswegen ist der Schmerz ein wichtiges differentialdiagnostisches Symptom. Bekanntlich tritt er am häufigsten und intensivsten bei Gallensteinkranken in Form der Koliken auf, bezüglich deren ich auf S. 514 u. f. verweise. Ferner finden wir Schmerzempfindungen bei Stauungsleber, gewöhnlich bei langsamer Entstehung derselben, mehr als Druck und Gefühl der Schwere, bei akuterer Entstehung aber, z. B. bei diphtheritischer Myokarderkrankung oder bei der paroxysmalen Tachykardie, auch als mehr oder minder ausgesprochener Schmerz. Die von einer Stauungsleber bedingten Schmerzen können durch die Mahlzeiten gesteigert werden und werden deswegen oft fälschlich für magen- oder duodenalbedingt gehalten. Ferner schmerzt die Leber bei akuter gelber Leberatrophie und bisweilen bei Phosphorvergiftung.

Schmerzhaft, besonders druckempfindlich sind Leberabscesse, Carcinomknoten, Gummen und der multilokuläre Echinococcus der Leber. Der

---

[1]) FRIEDEMANN, Klin. Wochenschr. 1922. Nr. 23.   [2]) WECHSELMANN, Med. Klinik 1922. Nr. 34.   [3]) F. FRIMBERGER, Med. Welt 1940, S. 679.

unilokuläre Echinococcus ruft oft keine oder nur geringe Schmerzen hervor. Alle übrigen Lebererkrankungen, insbesondere die Cirrhosen sind auch meist nicht mit Schmerzen verbunden. Allerdings hat NAUNYN angegeben, daß sich gelegentlich bei Lebercirrhosen Schmerzanfälle finden, die einer Gallensteinkolik glichen. Es kann aber auch bei Lebercirrhose einmal eine echte Gallensteinkolik als Komplikation vorkommen. Endlich kommen kolikartige Leberschmerzen, wie bereits erwähnt, häufig bei hämolytischem Ikterus vor.

Die bisher erwähnten Leberschmerzen treten entweder spontan oder bei Druck auf; in vielen Fällen, z. B. bei akuten Entzündungen, Steinkoliken u. a. finden wir gleichzeitig Spontan- und Druckschmerz des Organs. Die Schmerzen, welche als Folge einer akuten Entzündung der Leberserosa entstehen, werden bei den respiratorischen Bewegungen am deutlichsten. Die chronischen Entzündungen der Leberserosa, wie die der Zuckergußleber, verlaufen ohne Schmerzen. Verwachsungen in der Lebergegend kennzeichnen sich wie alle Verwachsungsschmerzen in erster Linie dadurch, daß sie bei Änderung der Körperlage, beim Bücken, durch Erschütterungen, auch beim tiefen Atmen oder Husten bemerkbar werden.

Nicht nur bei der Gallensteinkrankheit, sondern auch bei den meisten anderen chronischen Leber- und Gallenleiden spielen neben den örtlichen Schmerzen die ausstrahlenden eine besondere Rolle. Allgemein bekannt ist, daß sie in die rechte Schulter, den Rücken hinauf, auszustrahlen pflegen. Außerdem findet sich oft eine HEADsche Zone im Bereich von D_6 bis D_{12}, vor allem aber überaus häufig homolaterale Erweiterung von Pupille und Lidspalte, mimische Krampfung und Spannungsvermehrung (HANSEN und v. STAA). Treten diese reflektorischen und algetischen Phänomene auf der linken Seite auf, so spricht dies nach HANSEN und v. STAA für Mitbeteiligung des Pankreas.

E. Die differentialdiagnostische Bedeutung des Fiebers.

Viele Erkrankungen der Leber verlaufen an sich ohne Fieber. Deswegen hat das Auftreten von Fieber bei einer Lebererkrankung differentialdiagnostische Bedeutung. Fieber rufen die Infektionen der Gallenwege hervor. Die akuten Entzündungen der Gallenblase, mit oder ohne Gegenwart von Steinen, können mit Fieber, sogar mit Schüttelfrost beginnen. Länger dauerndes Fieber und besonders wiederholte Schüttelfröste lassen meist auf eine Infektion der tieferen Gallenwege, auf eine Cholangitis bzw. Cholecystitis suppurativa schließen und geben eine Indikation zum operativen Eingreifen. Bei diesen Prozessen können ausgesprochene Leukocytose und mitunter auch ein Milztumor bestehen. Gewöhnlich wird die Diagnose dadurch erleichtert, daß Gallensteinkoliken vorausgingen und außer einer Leberschwellung die Gallenblase fühlbar ist oder Ikterus besteht. {Cholangitis.}

Übrigens gibt es nicht selten Fälle, in denen mehr oder minder schleichende Infektionen der Gallenwege zu geringerem, weniger stürmischem Fieber führen. Man hat diese leichteren, meist mit Ikterus verlaufenden Infektionen als Cholangie bezeichnet (UMBER) und von der Cholangitis und Cholangoitis abgrenzen wollen; wohl zu Unrecht, wie G. v. BERGMANN und FR. STROEBE betonen. Es wird sich bei diesen Cholangitiden auch in der Praxis meist schwer nachweisen lassen, ob sie überwiegend ascendierenden oder hämatogenen Ursprungs sind. Mit v. BERGMANN nehme ich aber an, daß es Fälle der schon von NAUNYN erwähnten Art gibt, in denen eine hämatogene (descendierende) Infektion die Gallenwege trifft, ohne primär in der Gallenblase zu beginnen. Allerdings ist dem Arzt — angesichts seiner eminent häufigen Beschäftigung mit den Cholecystopathien und der Cholelithiasis — die von der Gallenblase ascendierende Cholangitis das geläufigere Krankheitsbild. Bakteriologisch und ätiologisch

sind diese Cholangitisfälle durch die kulturelle Untersuchung des Duodenal-
inhaltes zu klären. Man findet Streptokokken, Enterokokken, Typhus- und
Paratyphus- und Colibacillen und Pneumokokken. Besonderes Interesse hat
die Infektion mit der Viridansvariation der Streptococcus gefunden. SCHOTT-
MÜLLER, EICKHOFF-LÖWENHARDT u. a. haben diese Infektion in naheliegender
Analogie als Cholangitis lenta bezeichnet. Sie ist nicht ganz selten und
verläuft im Gegensatz zur Sepsis und Endocarditis lenta unter unregelmäßigen
Temperaturen und gelegentlichem Ikterus oft relativ gutartig und protrahiert,
jedenfalls durchaus nicht immer septisch oder pyämisch. Folgender Fall meiner
Klinik kennzeichne das Syndrom[1]):

47jähr. Frau. Seit 12 Jahren jeden Herbst Gelenkrheumatismus. Seit 3 Jahren Gallenleiden, Kur in Mergentheim. Nur einmal Ikterus; keine Koliken; mehr Druck und Dyspepsie. Seit langem subjektives Fiebergefühl. Befund: Remittierendes Fieber bis 38,0°,
höchstens 38,5°; keine Fröste; kein endokarditischer Herzbefund. Milz und Leber nicht
vergrößert, leichter Druckschmerz der Leber. Kein Ikterus. Im Urin nur vermehrtes
Urobilinogen, sonst kein pathologischer Befund. Auf Oraltetragnost Gallenblase nicht darstellbar, keine Steine. Im Duodenalinhalt Streptococcus viridans nachgewiesen. Blut und
Harn steril. Der Fall verlief gutartig und besserte sich auf cholagoge Mittel und Karlsbader
Kur weitgehend.

In selteneren Fällen äußert sich die Cholangitis lenta aber stürmischer
und ausgesprochen septisch. EICKHOFF u. a. haben Fälle beschrieben, bei denen
operiert werden mußte; auch letale Fälle wurden beobachtet. Die Diagnose
kann nur durch den kulturellen Nachweis der Viridansstreptokokken im
Duodenalinhalt gesichert werden.

WEILsche | Der fieberhafte Ikterus der WEILschen Krankheit zeigt ein diagnostisch
Krankheit. | eindeutiges Krankheitsbild. Milztumor, Nephritis und die ätiologischen Fest-
stellungen sichern die Diagnose meist rasch.

Auch die anfangs mit mäßigem Fieber verlaufende, seit 1940 gehäuft auftretende Hepatitis epidemica kann angesichts ihres epidemischen Auftretens,
des gutartigen, wenn auch oft protrahierten Verlaufs und des negativen Ausfalls
der für Morbus Weil sprechenden bakteriologischen und serologischen Untersuchungen meist leicht erkannt werden.

Akute | Schwierig ist die Differentialdiagnose in den Fällen fieberhafter Leber-
Hepatitis. | erkrankung, die als akute heilbare Hepatitis von FR. SCHULTZE, BITTORF
und TALMA beschrieben sind.

Im SCHULTZEschen Falle handelte es sich um einen Kranken mit einer auf den linken
Leberlappen begrenzten Entzündung, der eine Schwellung des linken Leberlappens und linksseitige Schmerzanfälle aufwies und bei dem kein Ikterus und auch kein Milztumor bestanden.
Es lag nahe, an eine primäre Erkrankung des Magens zu denken. Die Laparotomie ergab
nur einen abnorm großen, geschwollenen linken Leberlappen, aber keinen Abszeß trotz
wiederholter Probepunktionen der Leber. Der Kranke gesundete nach der Operation
völlig. Die mikroskopische Untersuchung eines herausgeschnittenen Leberstückchens ergab
interstitielle Entzündungsherde mit Neubildung von Gallengängen[2]). BITTORF, der einen
ähnlichen Fall beschrieb[3]) und NAUNYN[4]) sind aber der Ansicht, daß diese Fälle circumscripte Cholangitiden und nicht eigentliche Hepatitiden gewesen seien.

Von besonderem Interesse ist folgender Fall E. FRÄNKELS[5]):

40jähriger Landsturmmann, vor 8 Tagen mit den Erscheinungen eines Magendarm-
katarrhs erkrankt, fieberte bei der Aufnahme mäßig, zeigte Diarrhoen ohne Blut und
Schleim und ohne pathologische Keime. Er hatte eine vergrößerte Leber, die sich knotig
anfühlte, und im Harn 6 pro Mille Eiweiß mit reichlichen Cylindern. Er wurde
bald fieberfrei, die Diarrhoen ließen nach, der Eiweißgehalt wurde geringer. Nach einer
Woche neuerliche Temperatursteigerung, zunehmender Ikterus und Ödeme der unteren
Extremitäten, dann Entfieberung. Nach einer weiteren Woche Exitus. Die Sektion ergab
neben Ödem der Schleimhaut des Colon ascendens und des Coecum eine Lebervergrößerung,

---

[1]) Mitgeteilt in der Dissertation von C. MATZ, Rostock 1938. Hier die gesamte Literatur.
[2]) F. SCHULTZE, Dtsch. Arch. f. klin. Med. Bd. 108.   [3]) BITTORF, Dtsch. Arch. f. klin.
Med. Bd. 111.   [4]) NAUNYN, Mitt. a. d. Grenzgeb. d. Med. u. Chirurg. Bd. 29.   [5]) E. FRÄNKEL,
Münch. med. Wochenschr. 1918. Nr. 20.

als deren Ursache nur mikroskopisch nachweisbare Cholangitiden und Pericholangitiden der kleinen Gallengänge gefunden wurden. Aus dem Herzblut wurde ein Paratyphus A ähnlicher Bacillus gezüchtet, der auch in der Wand der entzündeten Gallengänge nachweisbar war. Er rief bei Verimpfung auf Meerschweinchen eine tödliche Cholangitis und Pericholangitis hervor. FRÄNKEL hielt deswegen die Erkrankung für hämatogen.

Der Fall zeigt, daß hämatogene Infektionen der Gallengänge auch zu Nephritis und Milzschwellung führen können. Beim Auftreten von Ikterus sind solche Fälle von WEILscher Krankheit schwer zu unterscheiden.

Bei anhaltendem Eiterfieber muß auch an einen Leberabsceß gedacht werden. Für diese Diagnose ist vor allem erforderlich, daß man die Erkrankungen berücksichtigt, die notorisch zu Leberabscessen führen. In unserem Klima schließen sich Leberabscesse am häufigsten an eine vorangehende Erkrankung der Gallenwege bzw. der Gallenblase an, sei es, daß ein Gallenblasenempyem in die Leber perforiert, sei es, daß eine Cholangitis zur eitrigen Einschmelzung führt. Man sieht ferner Leberabscesse als Folge von Appendicitiden oder von anderen Prozessen, die eine eitrige Pfortaderentzündung bzw. Thrombose zur Folge haben. Bei vorausgegangenem Typhus ist auch an einen — allerdings sehr seltenen — typhösen Spätabsceß der Leber zu denken. Bei Kranken, die aus den Tropen kommen, sind Leberabscesse als Folgen von Amöbenruhr relativ häufig, während die Bacillenruhr kaum jemals zu einem Leberabsceß führt. In äußerst seltenen Fällen entsteht auch ein Leberabsceß im Anschluß an eine Hauteiterung, etwa einen Furunkel, während bekanntlich paranephritische Eiterungen eine häufige Folge von Furunkeln sind. Ferner können Leberabscesse sich nach direkten Traumen der Leber entwickeln. In sehr seltenen Fällen, auch bei septischen Endokarditiden oder bei gangränösen Prozessen in der Lunge, können sich metastatische Abscesse in der Leber bilden. Endlich kann auch ein vereiterter Echinococcus der Leber die Erscheinungen eines Abscesses hervorrufen. Man denke an diese Möglichkeit und untersuche auf Eosinophilie und die Komplementablenkungs- und Intracutanreaktionen. Das Fieber kann, was differentialdiagnostisch wichtig ist, eine auffallende Regelmäßigkeit zeigen, z. B. den Quotidianatyp der Malaria. Bei länger bestehenden Abscessen kann aber das Fieber fehlen.

Leberabscesse rufen außer dem Eiterfieber Schmerzen hervor. Die tropischen Leberabsceßkranken sollen sich durch eine eigentümlich fahle Gesichtsfarbe auszeichnen, welche dem Geübten die Stellung der Diagnose schon auf den ersten Blick erlauben kann; sie sollen auch oft eine nach rechts gebeugte Körperhaltung zeigen (v. ROMBERG). Leberabscesse machen meist eine Schwellung der Leber. Und zwar entwickelt sich diese nach LEUBE verhältnismäßig oft mehr nach oben wie nach unten. Die Beweglichkeit der Leberlungengrenze ist dabei oft beschränkt, wohl wegen perihepatitischer Adhäsionen, auch wenn keine Durchwanderungspleuritis besteht. Diese Durchwanderungspleuritis tritt aber recht oft ein. Da das Lymphgefäßsystem des Bauches paarig angelegt ist — das Ligamentum suspensorium hepatis bildet die Grenze zwischen rechts und links —, so rufen rechtsseitige Leberabscesse eine rechtsseitige Pleuritis, linksseitige eine linksseitige Pleuritis hervor. Sind doppelseitige Pleuritiden bei sicherem Leberabsceß vorhanden, so gestattet dieser Befund den Schluß auf multiple Absceßbildung und kontraindiziert gewöhnlich einen chirurgischen Eingriff. Natürlich können Leberabscesse auch subphrenische Absceßbildungen zur Folge haben; doch kommen die meist serösen Durchwanderungspleuritiden auch ohne die Vermittlung subphrenischer Eiterungen vor.

Liegt der Leberabsceß der Oberfläche nahe, so kann er als ein mehr-minder circumscripter Tumor imponieren und bei weiterer Entwicklung auch fluktuieren. Der Schmerz wird dann strenger lokalisiert und ebenso die Druckempfindlichkeit, während bei tiefem Sitz der Schmerz nicht circumscript

Leberabsceß.

empfunden wird. Immer ist er aber ein mehr dauernder und nicht kolikartiger Schmerz, meist zeigt er die schon beschriebenen Ausstrahlungen. Oft aber kann man den tief liegenden Leberabsceß nur unsicher lokalisieren. Es sei deshalb ein Wort über die Probepunktion gesagt. Man hat sie früher nicht selten ausgeführt. Sie ist aber dem Praktiker dringend zu widerraten. Nur derjenige darf wegen Verdachts auf Leberabsceß probepunktieren, der sofort hinterher laparotomieren kann, also der Chirurg!

Milztumoren finden sich bei Leberabscessen nur ausnahmsweise, so daß das Vorhandensein eines Milztumors eher für eine schwere infektiöse Cholangitis spricht. Freilich findet man bei Kranken mit tropischen Leberabscessen oft Milzvergrößerungen. Sie sind aber nicht Folge des Leberabscesses, sondern einer gleichzeitigen Malaria. Auch Ikterus tritt beim Leberabsceß in der Regel nicht ein, wenn auch subikterische Färbungen vorkommen. Natürlich kann aber auch bei einem Leberabsceß ein Kompressionsikterus entstehen, wenn große Gallengänge durch den Absceß verlegt werden. Häufig besteht starke Urobilinurie bzw. Urobilinogenurie.

Von großer Wichtigkeit für die Diagnose des Leberabscesses ist natürlich auch die neutrophile Leukocytose (über 20 000), die ganz konstant zu sein pflegt.

Auch sei nochmals betont, daß die Differentialdiagnose zwischen einem an der vorderen oberen Grenze der Leber sich entwickelnden Absceß und einem Empyem über dem Mittellappen schwierig sein kann. Man vergesse also nicht, die Anamnese nach einer etwa vorausgegangenen Pneumonie zu ergänzen. Vor allem aber führe man eine genaue Röntgenuntersuchung aus.

Die biliösen Formen der akuten Infektionskrankheiten, wie namentlich die biliösen Pneumonien, können dagegen mit einer anderen fieberhaften Lebererkrankung, besonders mit dem Absceß, schon wegen ihres gesamten sonstigen Krankheitsbildes, kaum verwechselt werden.

Auch Verwechslungen mit paranephritischen Eiterungen lassen sich wohl immer vermeiden. Zwar könnten die entzündlichen Erscheinungen und der Schmerz wegen ihrer Lokalisation mit einer, namentlich von der hinteren Fläche der Leber ausgehenden Absceßbildung verwechselt werden, aber es fehlt doch jedes andere, auf eine Lebererkrankung hinweisende Zeichen. Das gleiche gilt von Abscedierungen, die von den Bauch- oder Brustwandungen aus entstehen.

Leberlues. Außer den bisher genannten, fieberhaften Lebererkrankungen ist aber stets auch an die Möglichkeit einer Lues zu denken. Meist handelt es sich um nekrotische oder vereiternde Gummiknoten. Diese können auch sekundär infiziert werden, so daß es sich dann nicht mehr um ein einfaches Resorptions- bzw. toxisches Fieber handelt. Übrigens gibt es kaum ein akutes oder chronisches Leberleiden, das nicht auch von einer Leberlues — wenigstens klinisch — imitiert worden wäre. Die Leberlues kann Schüttelfröste hervorrufen, und, da sowohl Schmerzen als auch Leberschwellung und Ikterus dabei vorkommen, mit Leberabscessen oder Cholangitiden verwechselt werden; zumal gerade Fälle von erheblicher akuter Leberschwellung mit Ikterus und hohem Fieber bei luischer Hepatitis vorkommen. In anderen Fällen besteht anhaltendes, stark remittierendes Fieber ohne besonders auf die Leber hindeutende Erscheinungen. Übrigens ist bei Leberlues die WASSERMANN-Reaktion im Blut meist positiv.

Auch Tumoren der Leber, insbesondere metastatische Carcinome, verlaufen gar nicht selten mit Fieber von meist remittierendem Typ.

Ich sah einen Fall von Lebercarcinose, in dem wochenlang „septische" Temperaturen bestanden; sie hatten die Diagnose eines Leberabscesses veranlaßt, zumal heftige Schüttelfröste und hohe Leukocytose (über 40 000) auftraten. Die Obduktion ergab ein primäres Pankreascarcinom mit enormer Metastasierung in der Leber.

Gelegentlich kann auch einmal eine Malaria, insbesondere Tropica, wegen des begleitenden Ikterus, der Leber- und Milzschwellung und der Temperaturen, mit einer Cholangitis verwechselt werden. Man denke bei Leuten, die der Malariainfektion ausgesetzt waren, daran und untersuche auf Plasmodien.

Endlich sei noch auf ein sehr seltenes Krankheitsbild hingewiesen, das mit Cholangitis suppurativa wenigstens anfangs verwechselt werden kann. Es ist dies die akute Vereiterung sämtlicher abdominaler Lymphdrüsen. SCHENK [1]) hat folgenden Fall dieser Art beschrieben:

Vereiterung abdominaler Lymphdrüsen.

Nach Heben einer schweren Last empfand ein gesunder Mann plötzlich heftigen Schmerz in der rechten Bauchseite, der sich bis zur Unerträglichkeit steigerte; der Kranke bekam Fieber und wurde stark ikterisch. Starke Druckempfindlichkeit der wegen starker Bauchdeckenspannung nicht fühlbaren, perkutorisch vergrößerten Leber, weiche Milzschwellung. Spontanschmerz im ganzen Leibe, hohe Leukocytose, Dyspnoe, geringe Funktionsstörung der Leber, Nierenreizung, zeitweilige Darmparese. Später verschwand der Ikterus, es trat Meteorismus mit Ascites auf und endlich Durchwanderungspleuritis. Die Sektion ergab Vereiterung sämtlicher abdominaler Lymphdrüsen mit Arrosion und Thrombose der Pfortader, Durchbrüchen in Magen und Duodenum, tief in die Leber dringende eitrige Lymphangitis. Im Eiter der Drüsen Colibacillen.

Neuerdings wurde übrigens von J. BAIRD [2] über das gehäufte Auftreten einer akuten, nicht tuberkulösen Mesenterialdrüsenentzündung berichtet, die gutartig verläuft und nicht in Eiterung übergeht. Diese in Schüben verlaufende, fast nur Kinder befallende Lymphadenitisform wird von BAIRD auf eine Virusinfektion zurückgeführt.

F. Die Differentialdiagnose der diffusen Lebervergrößerungen.

Eine Lebervergrößerung kann vorgetäuscht werden durch ein Herabsinken der Leber bei starker Erschlaffung ihrer Aufhängebänder. Dies kommt — übrigens recht selten — bei Frauen mit sehr schlaffen Bauchdecken vor. Eine besonders schwere Leber, z. B. eine Stauungsleber mag leichter herabsinken als eine normale. Die Leber gewinnt dabei nur in vertikaler Richtung eine gewisse Beweglichkeit. Sie sinkt bei aufrechter Körperhaltung stärker herab als im Liegen und läßt sich in liegender Stellung gewöhnlich in ihre normale Lage zurückschieben. Außerdem kann man die konvexe Oberfläche auffallend weit umgreifen. Auch steht, wenn die Leber herabgesunken ist, ihre obere, perkutorisch bestimmbare Grenze entsprechend tief. Diese Merkmale genügen, um den Zustand richtig zu erkennen und ihn von echten Vergrößerungen zu unterscheiden.

Senkleber.

Die wirklichen diffusen Vergrößerungen der Leber gehen fast alle mit gleichzeitiger Konsistenzzunahme einher. Nur die Fettleber bei Adipositas und die fettige Degeneration bei Kachexie können weiche, schwer fühlbare Vergrößerungen bedingen. Auch die den Leberabsceß und den Echinococcus begleitende Schwellung des Organs pflegt nicht sonderlich hart zu sein.

Für die Auffassung einer Leberschwellung sind die begleitenden Symptome von ausschlaggebender Bedeutung. Denn die Form und Konsistenz allein sind nur wenig zur Differenzierung geeignet; wenn auch zugegeben werden mag, daß beispielsweise Amyloidleber und Stauungsleber durch ihre Härte und durch den abgerundeten Rand gekennzeichnet sind.

Meist stellen wir aber die Differentialdiagnose aus den begleitenden Symptomen, wie Ikterus, Milzschwellung, Ascites, oder auf Grund einer Kreislaufstörung oder einer chronischen Eiterung und auch der Anamnese, die beispielsweise Alkoholabusus oder Lues ergibt.

---

[1]) SCHENK, Mitt. a. d. Grenzgeb. d. Med. u. Chirurg. 1920, Heft 3, dort auch die ausländische Literatur. [2]) J. BAIRD, Ref. Ärztl. Wochenschr. 1946. S. 189.

Stauungs-leber.   Die Stauungsleber entwickelt sich als Folge einer allgemeinen Kreislauf-störung. Besonders früh und konstant tritt sie, wie bereits besprochen, bei Insuffizienz des rechten Herzens, also z. B. bei Mitralklappenfehlern, auf. Sie ruft meistens das Gefühl des Druckes und der Völle, bei akuter Entstehung auch mäßige Schmerzen hervor. Gewöhnlich führt die Stauung zu einer gleich-mäßigen Vergrößerung des Organs, das dann ziemlich hart werden kann und glatte Oberfläche und stumpfen Rand zeigt. Manchmal beschränkt sich die Stau-ung vorwiegend auf einzelne Abschnitte, z. B. den linken Lappen oder auf einen Schnürlappen, die dann den Eindruck eines Tumors machen können. Eine Milzschwellung fehlt meist. Kennzeichnend für die Stauungsleber sind der Wechsel in der Größe, ihr Abschwellen bei Besserung des Kreislaufs und das gleichzeitige oder spätere Auftreten anderer Stauungserscheinungen, wie Ödeme der Beine und Ascites. Bei vorgeschrittener Herzschwäche ist die Deutung der Leberschwellung als Stauungsleber nicht schwierig. Nur in den Fällen, in denen sich die Stauung auf die Bildung eines Ascites neben der Leber-schwellung beschränkt, können Zweifel entstehen, besonders wenn ein aus-gesprochener Herzfehler nicht nachzuweisen ist. Wir werden bei der Differential-diagnose der Cirrhose auf diese Fälle zurückkommen.

Amyloid.   Mit einiger Wahrscheinlichkeit ist auch die Diagnose der Leberschwellung durch Amyloid zu stellen. Abgesehen von der Härte und dem stumpfen Rande des Organs muß für die Annahme einer Amyloidose der Nachweis einer chronischen Eiterung erbracht sein. Namentlich bei tuberkulösen und osteo-myelitischen Knocheneiterungen, ferner bei lange bestehenden chronischen Lungeneiterungen kommt Amyloidose vor. Meist besteht gleichzeitig Milz-schwellung und Nierenamyloidose, die sich durch die reichliche Albuminurie bei fehlender Blutdrucksteigerung kennzeichnet. Ikterus, Ascites und sonstige Zeichen der Pfortaderstauung fehlen beim Amyloid.

LEUBE hat darauf aufmerksam gemacht, daß das Amyloid gelegentlich vorzugsweise den linken Leberlappen betrifft, und, daß dieser dann durch eine besonders deutliche Incisur vom rechten abgesetzt ist, so daß er bei nicht sorgfältiger Untersuchung mit einer Milz-schwellung verwechselt werden könne. Auch kann sich die amyloide Degeneration mit der Leberlues kombinieren. Dann verwischen die unregelmäßigen Schwellungen durch Gummen oder narbige Einziehungen das Bild.

Das Vorhandensein eines Amyloids läßt sich auch mit der Kongorotprobe nachweisen. In die Blutbahn gebrachtes Kongorot wird vom Amyloid gebunden. (Man vergleiche die Einzelheiten der Probe unter Nierenamyloid.) Man hat übrigens auch durch direkte Punk-tion der Leber Amyloid derselben festgestellt.

Akute Hepatitis.   Man war sich lange nicht darüber einig, ob es eine diffuse akute Hepatitis gibt, die zu Leberschwellung führt. Wir sahen bei der Besprechung des Leber-fiebers, daß die bisher als akute heilbare Hepatitis beschriebenen Fälle sich ebensogut als akute Cholangitiden auffassen lassen. Es ist jedenfalls keine Frage, daß derartige akute Leberschwellungen auf entzündlicher Basis in unserem Klima früher selten waren, wenn wir von den Vorstadien der Leber-abscesse bzw. der sie begleitenden Schwellungen absehen. Sonst wären die zitierten Fälle von F. SCHULTZE und BITTORF wohl kaum als etwas Besonderes beschrieben worden. Heute ist von einer Seltenheit aber keine Rede mehr. Denn wir fassen ja die — in Anschluß an die WEILsche Krankheit besprochene — gutartige epidemische Hepatitis, jene während des Krieges in allen europäischen Ländern und in Afrika grassierende Viruskrankheit, als eine Hepatitis auf. Auch in den Tropen kommen echte akute Hepatitiden vor. Jedenfalls sieht man bei nicht wenigen aus den Tropen zurückkehrenden Menschen Lebervergröße-**Tropen-leber.**   rungen. Diese Tropenleber kann verschieden gedeutet werden. Es kann sich um eine Malarialeber handeln, auch um Vorstadien oder nicht voll zur Entwicklung gekommene Leberabscesse. Jedenfalls ziehe man bei tropischen Leberschwellungen diese beiden Möglichkeiten stets in Betracht.

Leicht festzustellen ist die Beteiligung der Leber am Krankheitsbild der **Leukämie**; schon etwas schwieriger sind die durch die verschiedenen „**pseudoleukämischen**" Prozesse bedingten Leberschwellungen zu deuten. *Leukämie und Pseudo- leukämie.* Ich verweise auf die bei der Besprechung der Milzerkrankungen gemachten Ausführungen, da die Beteiligung der Milz bei diesen Erkrankungen noch regelmäßiger ist als die der Leber. Besonders häufig ist die Leberschwellung bei vorwiegend abdominalem Lymphogranulom.

Schwieriger wird schon die Differentialdiagnose, wenn wir bei einem Kranken ohne weitere besondere Befunde eine mäßig vergrößerte, fühlbare Leber konstatieren. Dies soll nach MATTHES bei älteren Leuten, die sich etwas reichlich ernährt haben, nicht selten vorkommen. Es sei zunächst die Frage der Leberschwellung durch eine **aktive Hyperämie** erörtert. Wir wissen, *Aktive Hyperämie* daß ein reichlicher Blutzustrom durch die Pfortader zu Leberschwellungen führen kann. Wenigstens bekommen die Tiere, denen man eine sogenannte umgekehrte ECKsche Fistel angelegt hatte, eine Leberschwellung. (Es ist dabei nicht die Pfortader in die Vena cava inferior, sondern umgekehrt die Cava in die Pfortader geleitet, so daß der gesamte Blutstrom, auch der unteren Extremitäten, die Leber passieren muß.) Es ist also denkbar, daß ein starker Blutstrom der Pfortader, wie man ihn etwa bei Schlemmern annehmen könnte, Vergrößerungen der Leber zur Folge hat. Auch kann man annehmen, daß eine in lebhafter Tätigkeit befindliche Leber in Analogie anderer arbeitender Organe einen stärkeren arteriellen Zufluß erhält. Derartige aktive Hyperämien der Leber sind aber sicher kaum jemals Objekt klinischer Diagnostik.

Zu anscheinend diffusen Lebervergrößerungen können ferner Prozesse führen, die sich zentral in der Leber abspielen, bei denen also, wie bei einem tiefliegenden Absceß, der eigentliche Herd von intaktem Lebergewebe umschlossen ist. Hier kommt der zentrale, sehr seltene **primäre Leberkrebs** in Betracht. Seine Diagnose läßt sich nur aus der fortschreitenden Kachexie, aus den dumpfen, in der Tiefe lokalisierten Schmerzen, aus etwa nachweisbaren Metastasen oder an die Leberoberfläche kommenden Krebsknoten stellen. Auch ein zentraler **Echinococcus** kann eine anscheinend diffuse Lebervergrößerung hervorrufen. Werden doch zentrale *Echino- coccus.* Echinokokken öfter als Nebenbefund bei Sektionen gefunden. Man muß daran denken, wenn Eosinophilie und positive spezifische Komplement- und intracutane Reaktionen auf diese Wurmerkrankung hinweisen.

Differentialdiagnostisch wichtiger sind die cirrhotischen Prozesse der Leber. Bekanntlich führt nur ein Teil derselben zu dauernder diffuser Lebervergrößerung, während bei den meisten nur in den Anfangsstadien Vergrößerung des Organs, später aber fortschreitende Schrumpfung eintritt.

G. Die Differentialdiagnose der cirrhotischen Prozesse.

Wir wissen heute, daß die Cirrhosen nicht Produkte einer primären Bindegewebsentwicklung sind, sondern daß der ursprüngliche Prozeß eine Parenchymschädigung ist. Dieser geht mit lebhaften Regenerationsbestrebungen und sekundärer Bindegewebsentwicklung einher und führt zu einem Umbau der Leber, der, wenigstens bei der atrophischen Cirrhose, dadurch gekennzeichnet ist, daß das neugebildete Lebergewebe nicht mehr die charakteristische Anordnung der Zellen um die Zentralvene aufweist.

Es kommt ferner auf die Anordnung des sich sekundär entwickelnden Bindegewebes und auf dessen ausgesprochene oder fehlende Schrumpfungstendenz an, ob sich aus dem Prozeß die seltenere **hypertrophische Lebercirrhose** (HANOTsche Cirrhose) oder die häufigere **atrophische Form** (die LAENNECsche

Cirrhose) entwickelt. Übergangsformen zwischen beiden kommen öfter vor; sogar circumscripte Cirrhosen sind beschrieben., Beide Hauptformen der Cirrhose unterscheiden sich klinisch dadurch, daß die atrophische Form zur Pfortaderstauung führt, die hypertrophische dagegen nicht. Die hypertrophische Form verläuft meist mit erheblichem Ikterus, während bei der atrophischen Form Ikterus meist nur gering ist oder fehlt. Bei beiden Formen kommt es zur Entwicklung eines Milztumors, der bei der hypertrophischen Form erheblicher sein soll. Oft zeigt aber auch die atrophische Form einen großen Milztumor (splenomegalische Form der Cirrhose nach NAUNYN).

Atrophische Cirrhose. Während die hypertrophische Form bereits durch ihren initialen Ikterus gekennzeichnet ist, kann die atrophische Cirrhose in ihren Anfangsstadien erhebliche diagnostische Schwierigkeiten bereiten. Wichtig ist vor allem die Beachtung der Ätiologie. Man findet die atrophische Cirrhose in der Regel bei gewohnheitsmäßigen Schnapspotatoren, viel seltener bei Wein- und Biertrinkern. An dieser alkohologenen Ätiologie des Leidens müssen wir Ärzte — trotz des bekannten Widerspruchs mancher Pathologen — unbedingt festhalten. Außer dem Potus kommen für die atrophische Lebercirrhose auch Lues und chronische Malaria in Betracht.

Auch akute Entzündungsprozesse, z. B. Cholangitiden, können zu cirrhotischen Veränderungen führen. Es wird von ihrer Ausdehnung abhängig sein, ob und wieweit sie das Krankheitsbild der Lebercirrhose hervorrufen können. Ein Fall E. FRÄNKELs bewies dies.

Bei einem Kranken war vor Jahren wegen eines in Schüben verlaufenden, fieberhaften Ikterus die Diagnose Cholangitis der intrahepatischen Gänge gestellt; bei der Probelaparotomie wurden verschiedene kleine Eiterherde in der Leber bei freier Gallenblase gefunden. Der Kranke genas und starb später an einer anderen Krankheit. Bei der Sektion wies FRÄNKEL an Stelle der früheren cholangitischen Herde cirrhotische Prozesse nach.

Ich erwähne den Fall auch deswegen, weil wir vielleicht, wie auch BEITZKE betonte, mit Cirrhosen als Folge der WEILschen Krankheit rechnen müssen. Das gleiche gilt, wie bereits im Kapitel des Morb. Bang ausgeführt wurde, heute sicher von der BANGschen Krankheit. Neuerdings hat KALK[1]) nachgewiesen, daß auch die Hepatitis epidemica nach 1—2 Jahren zu einer echten atrophischen Lebercirrhose führen kann. Auch die Beziehungen der Malaria zu den chronischen Leber-Milzsyndromen wurden in dem Kapitel der Milzkrankheiten dargelegt. Über die Beziehungen der akuten gelben Leberatrophie zur Cirrhose wurde bereits auf S. 497 gesprochen. Endlich muß zugegeben werden, daß es in allen Lebensaltern, besonders bei Erwachsenen, seltene Fälle von atrophischer Cirrhose ohne jede erkennbare Ätiologie gibt.

Die Klagen der Kranken mit beginnender atrophischer Cirrhose gleichen denen bei chronischem Magenkatarrh. Der Befund ergibt vor Entwicklung des Ascites oft nur eine mäßige Milz- und Leberschwellung. Frühzeitig können sich Hämorrhoiden als Zeichen der beginnenden Pfortaderstauung entwickeln; ebenso besteht oft eine Neigung zu Meteorismus. Gelegentlich sieht man auch im Beginn des Leidens Blutungen aus den erweiterten Oesophagusvenen, die dann leicht für eine Ulcusblutung gehalten werden.

Die Cirrhose kann in diesem Stadium mit einer Stauungsleber verwechselt werden. Vor diesem Irrtum schützt am besten die Beachtung der Ätiologie und des Milztumors. Ferner ist in diesen Anfangsstadien das Herz der Cirrhotiker noch durchaus leistungsfähig, so daß man andere Zeichen der Herzinsuffizienz noch nicht findet.

Die splenomegalischen Formen der Cirrhose können mit anderen Milzschwellungen verwechselt werden, namentlich mit den Anfangsstadien eines Banti. Man beachte aber, daß der Banti meist eine Erkrankung der jüngeren

¹) H. KALK, Ärztl. Wochenschr. 1948. S. 11.

Jahre ist, in Nordeuropa überhaupt nicht vorkommt und sehr chronisch verläuft; ferner, daß die Anämie weit stärker hervortritt als bei der Cirrhose. Man beachte außerdem den Leukocytenbefund, der bei beginnender Lebercirrhose jedenfalls nicht die beim Banti meist gefundene Leukopenie mit Mononucleose bietet.

Allerdings haben K. Fellinger und R. Klima[1]) auch bei atrophischen Cirrhosen Anämien von hyperchromen Typen gefunden; außerdem Leukopenie, Monocytose und Thrombopenie. Das Serumbilirubin war vermehrt, desgleichen Urobilin und Urobilinogen im Harn. In Sektionsfällen fand sich hyperplastisches erythropoetisches Knochenmark.

Ein etwa vorhandener Subikterus bietet kein brauchbares Unterscheidungs-merkmal der Lebercirrhose von den eben erwähnten Prozessen. Sowohl beim Banti im zweiten Stadium als bei einer Stauungsleber kann ein Subikterus bestehen; bei letzterer allerdings wohl nur deutlich in Fällen, in denen das primäre Herzleiden sehr deutlich ist, etwa bei chronischen Herzfehlern.

Wichtiger, als die bei uns extrem seltene Bantikrankheit, ist aber das banti-ähnliche Syndrom bei Lues, das die größte Zahl der in Nordeuropa beobachteten sog. Bantis ausmacht. Man lese hierüber das im Kapitel der Milzerkrankungen (S. 466) Gesagte nach.

Es gibt nun — sehr selten — Lebercirrhosen, bei denen nicht die Milz, wohl aber das Pankreas im Vordergrund des klinischen Bildes steht. Eppinger[2]) hat auf diese Formen aufmerksam gemacht und hervorgehoben, daß man oft größere Mengen von Neutralfetten, namentlich bei Belastung, in diesen Fällen im Stuhl fände, und, daß auch die Untersuchung auf Lipase nach Bondi im Duodenalsaft eine Insuffizienz des Pankreas aufdecke. Dagegen sei mit Ausnahme der Hämochromatose kein Prozeß bekannt, bei dem die Leber und das Pankreas gleichzeitig cirrhotische Veränderungen zeigen und eine Glykosurie vorhanden ist.

Endlich sei einer eigentümlichen Form der Lebercirrhose gedacht, die sich ziemlich regelmäßig bei der Wilsonschen Krankheit und der dieser nahestehen-den Pseudosklerose entwickelt.

Diese Cirrhose ist dadurch gekennzeichnet, daß sie die Leber durch Bindegewebszüge in etwa erbsengroße Felder schon auf der Oberfläche zerlegt. Diese grobhöckerige Cirrhose ist in typischen Fällen von M. Wilson-Pseudosklerose die Regel. Ich[3]) habe aber milde atypische Fälle gesehen, in denen einfache, glatte Hyperplasie von Leber und Milz bestand.

Cirrhose bei M. Wilson.

Im Vordergrund der genannten Nervenleiden stehen aber die Erscheinungen des Nervensystemes, bei der Pseudosklerose: oscillatorisches Zittern der Extremitäten und des Kopfes, mimische Starre, Steifheit der Beine ohne Zeichen einer Pyramidenerkrankung, Sprachstörungen und psychische Symptome, auch Zwangslachen und — Weinen; bei der eigentlichen Wilsonschen Erkrankung überwiegt dagegen die Starre das Zittern und diese antagonistische Fixationskontraktur (v. Strümpell) bedingt, daß die Kranken oft lange in eigentümlichen Stellungen verharren; im übrigen gleichen sich die Symptome bei den Erkrankungen. Pathologisch-anatomisch findet sich bei diesen Erkrankungen eine progressive Degeneration und Atrophie des Linsenkerngebiets beiderseits. Bei vielen Kranken bildet sich ein eigentümlicher Pigmentring (Fleischer) in den äußeren Abschnitten der Cornea. Übrigens hat man auch bei anderen pallidostriären Erkrankungen eine Beteiligung der Leber festgestellt. A. Westphal hat bei Postencephalitis, K. Goldstein und auch ich[4]) haben bei traumatischem Parkinsonismus, Schaltenbrand bei chronischer Chorea, Ostertag gleichfalls bei einem ähnlich lokalisierten Hirnleiden und Schneider bei Torsions-spasmus die Entwicklung einer Lebercirrhose beobachtet. F. Boenheim hat sich vor allem für das Primat des Hirnleidens und die sekundäre Natur des Leberprozesses eingesetzt. Für die Möglichkeit dieser Auffassung sprechen auch die schon erwähnten zahlreichen Beobachtungen über Leberfunktionsstörungen bei mesencephaler Encephalitis.

Weiterer differentialdiagnostischer Erwägungen bedarf es, wenn sich bei der atrophischen Lebercirrhose ein Ascites entwickelt. Er ist nicht

---

[1]) K. Fellinger und R. Klima, Zeitschr. f. klin. Med. Bd. 126, H. 5/6. 1934.
[2]) Eppinger und Walzel, Diagnost. und Therap. Irrtümer, Heft 16. [3]) Hans Curschmann, Dtsch. Ztschr. f. Nervenheilk. Bd. 142. 1937. [4]) Hans Curschmann, Med. Klin. 1934. Nr. 14.

das Produkt einer allgemeinen Kreislaufstörung und Stauung. Denn der Stauungshydrops beschränkt sich, wenn man von den Endstadien mit allgemeiner Kreislaufschwäche absieht, streng auf das Pfortadergebiet. Nur ein sehr großer Ascites kann vielleicht auch rein mechanisch zu Behinderungen des Cava - Kreislaufes und damit zu Ödemen der unteren Extremitäten führen. Jedenfalls geht aber die Bildung des Ascites den Ödemen der unteren Extremitäten voran. Ein wirkliches Caput medusae, d. h. ein durch die Nabelvene entwickelter Kollateralkreislauf ist übrigens weit seltener, als es dem Lehrbuchschema entspricht. Meist geht der Kollateralkreislauf durch die Vena epigastrica inferior und superior und unterscheidet sich damit nicht von dem Kollateralkreislauf, der sich auch bei nicht auf die Pfortader beschränkten Kreislaufhindernissen entwickeln kann. Da man die Cirrhosekranken oft erst im ascitischen Stadium sieht, kann man erst nach der Ascitespunktion den Milztumor und die Leber entweder noch vergrößert oder häufiger bereits verkleinert fühlen. Die grobkörnige oder kleinhöckerige Oberfläche der Leber ist oft durchzutasten; viel seltener ist sie glatt. Mitunter ist sie durch ihre Verkleinerung so hinter dem Rippenbogen versteckt, daß sie sich überhaupt der Palpation entzieht. Die Ascitesflüssigkeit hat ein niederes spezifisches Gewicht (meist unter 1015). Es sei bezüglich ihrer Eigenschaften als Transsudat auf die Darstellung des Ascites im Kapitel der chronischen Peritonitis verwiesen.

Selbstverständlich muß der transsudative Ascites gegen alle anderen Formen des chronischen Ascites abgegrenzt werden. Der Ascites bei Lebercirrhose nimmt bisweilen sekundär entzündliche Eigenschaften an, sei es, daß sich sekundär eine Peritonealtuberkulose entwickelt, sei es auch ohne diese. UMBER hat bei einfacher Lebercirrhose auch chylösen Ascites gesehen. Die Unterscheidung von dem Ascites bei allgemeiner Herzinsuffizienz ist nach dem Gesagten im allgemeinen leicht. Nur der Ascites bei Zuckergußleber und bei manchen schweren Mitralfehlern mit ausgesprochener „Cirrhose cardiaque" macht davon gelegentlich eine Ausnahme.

Schwierig, ja unmöglich kann auf Grund des klinischen Krankheitsbildes die Unterscheidung von den Endstadien des Banti und der chronischen Pfortaderverschließungen sein. Hier hilft die Anamnese, die bei der Cirrhose den ursächlichen Potus, bei den beiden anderen Erkrankungen die überaus langsame Entwicklung, den Beginn im jugendlichen Alter und die Unterscheidungsmerkmale erkennen läßt, die bei der Schilderung dieser Erkrankungen unter Milzerkrankungen angegeben sind.

Leichter ist die Unterscheidung von entzündlichen Ascitesformen der tuberkulösen und carcinomatösen Peritonitis, schon weil man nach Ablassen des Ascites bei diesen oft peritoneale Schwarten oder Tumoren fühlen kann. Auch sprechen das Vorhandensein von Fieber, der Nachweis sonstiger tuberkulöser Herde und vor allem die entzündliche Beschaffenheit des Ascites mehr für eine Tuberkulose und der oft leichte Nachweis des Primärtumors (insbesondere an Magen und Gallenblase) für das Carcinom.

Stärker ausgesprochener Ikterus, der etwa positive Ausfall der Lävuloseprobe, starke Urobilinurie bei fehlendem Ikterus und positive Takatareaktion sind ferner Symptome, die auf ein primäres Leberleiden hinweisen.

Verkleinerungen der Leber müssen nicht unbedingt auf eine Lebercirrhose im engeren Sinne bezogen werden. Sie finden sich bekanntlich auch bei der atrophischen Muskatnußleber, der Cirrhose cardiaque der Franzosen. Auch die Leber bei stark Unterernährten soll durch einfache Atrophie klein erscheinen. Diese Verkleinerung ist aber schon wegen ihres kardialen Symptomenbildes mit der atrophischen Cirrhose nicht zu verwechseln.

Die hypertrophische Lebercirrhose, bei der Ikterus und Milztumor neben der Lebervergrößerung das Krankheitsbild beherrschen, ist in erster Linie von der Lebervergrößerung durch Gallenstauung, und von der Ikterusleber bei Steinverschluß des Duct. choledochus zu unterscheiden. Meist ist die Ikterusleber nicht so hart wie die der HANOTschen Cirrhose. Sie entwickelt sich auch viel rascher als die Cirrhose, die meist einen langsamen Verlauf über Jahre hinaus hat. Ein Milztumor kann zwar als Folge cholangitischer Prozesse zurückbleiben, doch nimmt er selten die erheblichen Dimensionen wie bei der hypertrophischen Cirrhose an. Unter Berücksichtigung der Vorgeschichte, besonders vorangegangener Kolikanfälle, läßt sich die Diagnose meist stellen. *Hypertrophische Cirrhose.*

Besonders sei aber nochmals auf den luischen Ikterus hingewiesen, der schon im Sekundärstadium eintreten kann und bei längerer Dauer das Bild der cholangitischen hypertrophischen Lebercirrhose hervorrufen kann. Er geht oft mit Perihepatitis einher und kann auch Schmerzanfälle von kolikartigem Charakter und intermittierendes Leberfieber hervorrufen.

Die Leberlues kann aber auch in Form einer hypertrophischen Cirrhose ohne Ikterus unter diffuser Entwicklung von Bindegewebe auftreten; gewöhnlich ist dann auch ein größerer Milztumor nachweisbar. Diese Fälle repräsentieren, wenn Anämie und Leukopenie hinzutreten, die schon erwähnten bantiähnlichen Formen der Lues.

Eine besondere Art der hypertrophischen Lebercirrhose findet sich bei kongenitaler Lues. Diese von den pathologischen Anatomen als Feuersteinleber bezeichnete große, harte Leber hat eine glatte Oberfläche und eine fleckige, rotbraune Schnittfläche. Sie zeigt eine diffuse Bindegewebswucherung zwischen den einzelnen Leberzellbalken und kann später in eine großknotige atrophische Cirrhose übergehen. Man wird an diese Form der hypertrophischen Cirrhose besonders bei Kindern denken müssen. Doch sind auch Fälle bekannt, in denen die Lebererkrankung erst jenseits der 20er Jahre auftrat.

Die übrigen diffusen Leber- und Milzvergrößerungen mit Ikterus lassen sich gleichfalls durch ihren Verlauf von der hypertrophischen Cirrhose unterscheiden. Die hypertrophische Lebercirrhose, für die übrigens der Potus als ätiologisches Moment relativ selten in Betracht zu kommen scheint, verläuft bis zum Ende über eine Reihe von Jahren. Nur der multilokuläre Leberechinococcus zeigt denselben protrahierten Verlauf. Er kann aber, wenn er vereitert, auch akut tödlich verlaufen. Er kann auch starken Ikterus und Milzschwellung bedingen. Gewöhnlich ruft er aber keine diffuse Leberschwellung, sondern deutliche Tumoren hervor. Hier wird man im Zweifelsfall die spezifischen Reaktionen und die Eosinophilie zur Differentialdiagnose heranziehen. Die zentralen Carcinome der Leber können durch Kompression der Gallengänge Ikterus hervorrufen, ebenso macht das Carcinom der Gallenwege selbst Ikterus. Aber ganz abgesehen von dem rascheren Verlauf fehlt diesen Carcinomen die Milzvergrößerung. Auch an die Übergangsformen zur atrophischen Cirrhose sei nochmals erinnert. UMBER beschreibt einen Fall von hypertrophischer Cirrhose, bei dem es trotz fehlendem Ascites zu einer Magenblutung kam; wahrscheinlich nicht aus Oesophagusvaricen, sondern infolge allgemeiner cholämischer Blutungsneigung. MATTHES sah eine tödliche Darmblutung bei einem mit starkem Kompressionsikterus verlaufenden Echinococcus der Unterfläche der Leber. Profuses und tödliches Blutbrechen bei atrophischer Cirrhose stammt aber weitaus am häufigsten aus geplatzten Oesophagusvaricen. Ich beobachtete es auch bei der Cirrhose des Bronzediabetes.

H. Die Differentialdiagnose der ungleichmäßigen Lebervergrößerungen.

Eine nur beschränkte Lebervergrößerung ruft der Schnürlappen der Leber hervor. Da seine Abgrenzung aber in erster Linie gegen die Gallenblasentumoren und gegen die Wanderniere in Betracht kommt, so sei auf die Besprechung in diesen Kapiteln verwiesen.

Die übrigen ungleichmäßigen Lebervergrößerungen stellen von der Leber ausgehende, größtenteils sich im Lebergewebe selbst entwickelnde Tumoren dar. Es kommen differentialdiagnostisch in Betracht die sekundären Lebercarcinome, die Leberlues und die Leberechinokokken, wenn man von seltenen Sarkomen und den gutartigen Geschwulst- oder Cystenbildungen absieht.

Das sekundäre Lebercarcinom ist durch sein rasches Wachstum gekennzeichnet. Ob es mit Ikterus verläuft oder nicht, hängt davon ab, ob es die Gallenwege komprimiert. Jedenfalls ist Fehlen des Ikterus recht häufig und spricht also nie gegen Lebermetastasen. Milztumoren kommen nur dann beim Lebercarcinom vor, wenn gleichzeitig, etwa durch carcinomatöse Drüsen, die Pfortader komprimiert wird. Dann sind aber auch die anderen Erscheinungen der Pfortaderstauung voll entwickelt. Im allgemeinen spricht jedenfalls das Vorhandensein eines Milztumors bei sonst fehlender Pfortaderstauung gegen die Annahme eines Carcinoms. Dagegen findet sich ein mäßiger Ascites, wie bei allen bösartigen Geschwülsten des Bauchraums, ganz gewöhnlich auch ohne daß die Carcinose direkt auf das Peritoneum übergreift. Ein sekundäres Lebercarcinom kann man dann annehmen, wenn es gelingt, den primären Tumor festzustellen. Am häufigsten pflegen Magen- und Darmcarcinome, etwas seltener Genital-, Mamma-, Pankreas-, Nieren- und Augentumoren Lebermetastasen zu erzeugen. Man versäume bei Verdacht auf Lebercarcinom darum nie die Untersuchung des Magens, des Rectums und der Genitalien.

Das Carcinom der Leber bildet höckerige oder auch glatte, druckempfindliche Tumoren. Bei dünnen Bauchdecken gelingt es sogar, die zentrale Delle der Geschwulst, den Krebsnabel zu fühlen.

Zunächst ist festzustellen, ob der Tumor der Leber angehört. In den Fällen, in denen die Tumoren sich innerhalb der Leber entwickeln und die Leber über sie hinaus nach unten reichend gefühlt wird, ist dies leicht. Schwierigkeiten entstehen nur, wenn die Tumoren nach unten die Leberkonturen überragen. Für einen der Leber angehörenden Tumor spricht seine respiratorische Verschieblichkeit und der Umstand, daß man seine Grenzen sich in die Leberkontur fortsetzen fühlt, besonders daß man den Winkel, in welchem er in den Leberrand übergeht, tasten kann. Trotz dieser Zeichen läßt sich aber oft ein sekundäres Lebercarcinom nicht sicher von einem mit der Leber verwachsenen Magencarcinom abgrenzen. Die An- oder Abwesenheit von vermehrtem Urobilinogen im Harn spricht übrigens nicht für oder gegen Lebermetastasen.

Die Unterscheidung von anderen, der Leber nicht angehörenden Tumoren macht nur dann Schwierigkeiten, wenn es sich um sehr große Tumoren handelt. Denn bei sehr großen, bis zum Becken herunterreichenden Lebertumoren kann die Prüfung auf respiratorische Verschieblichkeit versagen. Meist ist dann aber der Tumor, wenn es sich um einen Lebertumor handelt, auch sehr hoch in den Brustraum hinauf entwickelt, so daß die Lungenlebergrenze stark nach oben hinaufgerückt erscheint. Auch beachte man den Verlauf der Leberlungengrenze genau. Gar nicht selten verläuft sie, wenn ein Tumor sich nach oben entwickelt, nicht wie in der Norm, etwa in einer horizontalen Linie um den

Thorax herum, sondern zeigt nach oben einen Buckel, der gewöhnlich in den seitlichen Partien deutlich hervortritt. Am sichersten kann man diese Veränderungen natürlich röntgenologisch feststellen, in manchen Fällen sogar nur durch diese Methode. Daß gegenüber sehr großen, rechtsseitigen Nierentumoren und schwer abgrenzbaren Milztumoren auch die Bestimmung der Lage zum Darm und Magen nach Aufblähung in Betracht kommt, sei beiläufig wiederholt.

Ist festgestellt, daß der Tumor der Leber angehört, so kommen differential-diagnostisch die oben bereits erwähnten Möglichkeiten außer dem sekundären Carcinom in Betracht. Ein festgestelltes primäres Carcinom spricht selbstverständlich in dem Sinne, daß eine Lebermetastase vorliegt.

Schwierig kann die Differenzierung vom multilokulären Echino-coccus sein. Er macht das gleiche Krankheitsbild wie ein sekundäres Lebercarcinom, die gleichen, in der Leber liegenden, druckempfindlichen Tumoren, die starke Vergrößerung des Organs, sogar Ascites in mäßigem Grade. Gegen eine Carcinose sprechen die spezifischen Reaktionen und die Eosinophilie und auch der oft jahrelange Verlauf des multilokulären Echinococcus. Multi-lokulärer Echino-coccus.

Andere Tumoren der Leber sind selten, z. B. die Sarkome. Auch Sarkome. sie gleichen dem sekundären Lebercarcinom im klinischen Bild völlig; nur verläuft das Sarkom noch rascher. Man wird die Diagnose Sarkom wagen dürfen, wenn der primäre Tumor bekannt ist, also etwa ein Knochensarkom oder ein Chorioidealsarkom vorausgegangen ist. Besonders sei nochmals auf die unheimlich späten Lebermetastasen bei dem letzteren Sarkom hingewiesen.

Ich habe eine 42jährige Frau beobachtet, die an multipler Lebersarkomatose starb. Die gut gelungene Operation des Chorioidalsarkoms lag fast 9 Jahre zurück!

Außerdem kann bei melanotischen Sarkomen der Nachweis des Melanins oder des Melanogens im Urin die Diagnose stützen (vgl. unter abnorme Urinfärbungen).

Schwieriger ist die Differentialdiagnose der Leberlues. Leberlues

Sie kann unter dem Bilde einer einfachen atrophischen oder hypertrophischen Cirrhose auftreten. Wie schon bei den Milzkrankheiten erwähnt, kann die Lues auch den BANTISCHEN Symptomenkomplex hervorrufen; sie kann sich unter dem Bilde einer fieberhaften Lebererkrankung verstecken. Das eigentliche Schulbild aber ist entweder die Bildung von gummösen Geschwülsten oder häufiger die Bildung tiefer Narben, die den Leberrand in verschiedene Abteilungen spalten, so daß nicht nur die Gallenblasenincisur, sondern mehrfache tiefe Einziehungen fühlbar werden, ja einzelne Leberteile völlig abgeschnürt erscheinen können („Hepar lobatum"). Fühlt man die kennzeichnenden narbigen Einziehungen, so ist die Diagnose auch ohne WASSERMANNsche Reaktion zu stellen. Scheinbar durch Narben abgeschnürte Teile können zu Verwechslungen mit Schnürlappen oder mit der Leber gar nicht angehörenden Tumoren führen. Doch sind das Seltenheiten. Meist wird man neben einem scheinbar abgeschnürten Stück noch narbige Einziehungen und Unebenheiten der Leber nachweisen können, so daß schon dadurch die Leber als das kranke Organ gekennzeichnet ist. Auch die Leberoberfläche kann durch die narbige Schrumpfung Buckel aufweisen.

MATTHES beobachtete einen Kranken, der mit der Diagnose Magencarcinom zuging, bei dem ein respiratorisch verschieblicher Tumor im Epigastrium bestand, der wohl ein mit dem Leberrand verwachsenes Magencarcinom oder ein sekundäres Lebercarcinom sein konnte. Ein primäres Carcinom ließ sich aber nicht nachweisen, die WASSERMANNsche Reaktion war stark positiv. Unter spezifischer Behandlung verschwand der Tumor völlig.

Ein solches luisches Hepar lobatum kann einer von sekundären Krebsknoten durchsetzten Leber ähneln; auch die Randincisuren können durch vorspringende

Krebsgeschwülste nachgeahmt werden. Man beachte aber, daß das Hepar lobatum klein ist, die Carcinomleber groß.

Mitunter entwickeln sich Lebergummen in den oberen Teilen der Leber; in den Fällen von MATTHES und KIRCHHEIM fieberhafter Leberlues saßen die Gummiknoten zu beiden Seiten des Ligamentum suspensorium. Daher ist es verständlich, daß sie Durchwanderungspleuritiden gemacht hatten.

LEUBE machte darauf aufmerksam, daß sich relativ oft mit der Leberlues ein Amyloid paart, und, daß dann die Gummiknoten gegenüber der sie umgebenden amyloiden Infiltration des Lebergewebes auffallend weich erscheinen, so daß sie leicht für cystische Geschwülste gehalten würden. Aber auch ohne Amyloid liegt eine Verwechslung mit Cysten bei erweichten oder vereiterten Gummen nahe und ist tatsächlich vorgekommen.

Ikterus kann bestehen, wenn schrumpfende Prozesse Gallengänge verlegen. Ascites kommt, wenn man von den unter dem Bilde der Cirrhose verlaufenden Formen absieht, wohl nur dann vor, wenn eine Schrumpfung an der Leberpforte die Pfortader komprimiert. Ein Milztumor wird dagegen recht oft beobachtet. Sein Vorhandensein spricht in Fällen, in denen, wie im obenbeschriebenen, die Natur der Lebergeschwulst zweifelhaft ist, differentialdiagnostisch gegen Carcinom. Bisweilen findet sich bei Leberlues Albuminurie als Zeichen einer Beteiligung der Niere an der visceralen Lues. Auch sie kann differentialdiagnostisch in Betracht kommen. Bei Verdacht auf Lues ist auf sonstige luische Erscheinungen, besonders auf eine Neurolues, zu fahnden und die WASSERMANNsche Reaktion auszuführen. Übrigens ist die Koinzidenz von Lebersyphilis und Neurolues relativ selten.

Endlich bleiben die cystischen Geschwülste der Leber differentialdiagnostisch zu besprechen. Von diesen kommt der cystische, unilokuläre **Echinococcus** besonders in Betracht. Denn die übrigen Cysten wie Angiome, cystisch veränderte Adenome sind so selten, daß man in Gegenden, wo Echinococcus vorkommt, immer zunächst an diesen denken soll.

Echino-coccus.

Die klinischen Erscheinungen des cystischen Echinococcus können je nach Sitz und Größe verschieden sein. Kleine, zentral sitzende Echinokokken können ohne Beschwerden und klinische Symptome ertragen werden. Die größeren Cysten wachsen häufig nach oben. Sie drängen die Leber herab, so daß diese vergrößert erscheint, aber ziemlich weich sein kann. Die Leberlungengrenze ist bei rechtsseitig in die Höhe wachsendem Echinococcus häufig nicht horizontal, sondern zeigt den schon beschriebenen Buckel, dessen Scheitel lateral am höchsten steht.

Der untere Thorax erscheint ausgeweitet, der obere eng, die Intercostalräume sind dagegen nicht wie bei einem Exsudat verstrichen.

Die einseitige glockenförmige Ausweitung des Thorax war bei einem Falle von MATTHES sehr deutlich. Die Erkrankung hatte mit Anfällen begonnen, die ganz den Gallensteinanfällen glichen und von schmerzfreien Pausen unterbrochen waren. Der Echinococcus brach schließlich in den Darm durch, und es entleerten sich große Mengen von Membranen mit dem Stuhl. Ein operativer Eingriff war wegen des Alters der Kranken und einer Hypertonie ausgeschlossen. Die Kranke zeigte nach einem halben Jahr noch die Erscheinungen eines lokal entzündlichen chronischen peritonealen Tumors im rechten Hypogastrium, der sich allmählich vollständig resorbierte.

Das Zwerchfell kann sehr hoch gedrängt werden, so daß auch die Differentialdiagnose eines pleuritischen Prozesses in Betracht kommt. Denn wenn auch meist die respiratorische Beweglichkeit der Leberlungengrenze erhalten bleibt, so kommen doch auch nicht selten Fälle vor, in denen der Echinococcus in die Pleura hineinwuchert. Das Röntgenbild gibt gewöhnlich Aufschluß. Bei einem im linken Leberlappen sich nach oben entwickelndem Echinococcus wird das Herz emporgehoben, aber nicht, wie von einem pleuritischen Erguß, nach rechts gedrängt. Der Echinococcus kann sich nun aber auch so entwickeln, daß er als Tumor innerhalb der Leber der Palpation zugänglich wird. Die Vergrößerung der Leber ist dann ungleichmäßig und auf einen Lappen beschränkt. Der Echinococcus kann dann entweder als circumscripter solider Tumor imponieren oder er läßt wenigstens an umschriebener Stelle Fluktuation oder auch „Hydatidenschwirren" erkennen.

Das Hydatidenschwirren wird von SAHLI als ein direkt schwirrendes Gefühl bezeichnet, das durch Zusammenstoßen von Tochterblasen zustande käme. Es ist augenscheinlich in dieser Form sehr selten. Bei den großen nach oben wachsenden Echinokokken hat CHAUFFARD eine andere Art der Fluktuation beschrieben und als Flot transthoracique bezeichnet. Legt man die eine Hand unterhalb der Scapula auf den Rücken und klopft vorn im Niveau der 5. bis 6. Rippe, so soll man die Fluktuation fühlen.

In anderen Fällen komprimiert der Echinococcus die Gallengänge; dann ist natürlich ein Kompressionsikterus die Folge. Dies geschieht namentlich bei den Echinokokken der Unterfläche der Leber, und zwar schon bei ziemlich kleinen, z. B. den vom Lobus Spigelii ausgehenden. Bei der Entwicklung an der Unterfläche braucht der Echinococcus nicht fühlbar zu sein. Dann kann die Lebervergrößerung und der Ikterus zu Diagnosen, wie hypertrophische Cirrhose oder Gallengangcarcinom oder Choledochusstein, verleiten. Zwar besteht in der Regel bei Echinococcus kein Milztumor. MATTHES berichtet aber über folgenden Fall mit Milztumor.

Ein Kranker mit schwerem Ikterus, Leber- und Milzschwellung wurde von der chirurgischen Klinik als hypertrophische Lebercirrhose nach der inneren Klinik verlegt. Hier fing er an, hoch zu fiebern und wurde daher zur Operation mit der Diagnose Leberabsceß zurückverlegt. Er ging aber noch in der Nacht an einer Darmblutung zugrunde. Die Sektion ergab einen Echinococcus an der Unterfläche der Leber, der den Ductus choledochus komprimiert hatte.

Besonders erschwert wird die Diagnose, wenn gleichzeitig ein Gallensteinleiden besteht, wie in folgendem Fall der Rostocker Klinik:

35jähr. Frau, ledig, keine Gravidität. Vor 14 Tagen nach Spickaalgenuß heftige Gallenkolik, Urin bierbraun, Stuhl normal, Erbrechen. Befund: Subikterus, geringes Fieber, das nach Oraltetragnost bis 39 und 39,5⁰ steigt, gelegentlich leichte Fröste. Leber und Milz vergrößert, erstere schmerzhaft; kein Ascites. Im Urin an angs nur Urobilinogen, später auch Bilirubin positiv. Serumbilirubin 1,1 mg-%. Leukocyten 13000, Linksverschiebung stark, Eosinophile fehlen. Senkung nur 3 mm. Magenacidität normal. Gallenblase röntgenologisch nicht darstellbar, keine Steine. Im Duodenalsaft Blasengalle, Enterokokken. Zunehmende Verschlechterung, Leber stark vergrößert. Durchwanderungspleuritis rechts. Bei Operation außer Leber- und Milzvergrößerung (hypertrophische Cirrhose?) kein sicherer Befund, kein Absceß. Exitus. Obduktion: Zentraler, vereiterter Leberechinococcus, außerdem Gallensteine und Cholecystitis.

Die an der Unterfläche der Leber sich entwickelnden Echinokokken können aus der Leber herauswachsen und als selbständige cystische Bildungen imponieren. Dann sind Verwechslungen mit Gallenblasen- oder mit Pankreas- und Netzcysten wohl möglich und nur durch die bereits erwähnten spezifischen Untersuchungen zu vermeiden.

Bei vereiterten Echinokokken lassen Komplementreaktion und Echinantigenquaddel übrigens oft im Stich; auch kann dann die Eosinophilie fehlen. Ich sah drei Fälle von Leberechinococcus und einen Fall von Milzechinococcus, die alle Reaktionen dauernd negativ ergaben, aber durch Operation bzw. Obduktion sichergestellt wurden. In Zweifelsfällen wird man deshalb auch die Röntgendiagnose heranziehen.

Der Echinococcus der Leber vereitert oft; er kann auch in Nachbarorgane perforieren. Bei Perforation in die Lunge können Blasen ausgehustet werden. Perforationen in die Gallengänge oder in das Nierenbecken verlaufen unter Erscheinungen schwerster Steinkoliken, Perforationen in die Bauchhöhle unter denen akuter Peritonitis. Perforationen in den Darm können, wie in mehreren Fällen meiner Klinik, zur Spontanheilung führen; übrigens manchmal unter Hinterlassung eines rundlichen, im Röntgenbilde hellen, also wohl lufthaltigen Defektes in der Leber, wie BERNER an meiner Klinik beobachtete. Perforationen haben mitunter Urticaria zur Folge, die wir als allergisches Symptom schon nach Punktionen eines Pleuraechinococcus erwähnten.

Kann man beim Echinococcus Fluktuation fühlen, so liegt es natürlich nahe, eine Probepunktion vorzunehmen. Da diese aber nicht ungefährlich ist, wird man sich besser zur Probelaparotomie entschließen.

Leber-
cysten.

Nicht parasitäre Lebercysten sind, wie schon bemerkt, recht selten, SONNTAG[1]) hat darüber berichtet. Außer den sich durch cystische Einschmelzung von Tumoren oder Blutungen bildenden Pseudocysten kommen sowohl Stauungs- bzw. Retentionscysten bei Abflußbehinderung der Galle als echte cystische Geschwülste vor. Die ersteren, die namentlich durch lokale cirrhotische Prozesse nach Cholangitiden auftreten können, haben kaum klinische Bedeutung. Kavernöse Lymphangiome, die an ihrem klaren, gelblichen, dünnflüssigen, eiweiß- und kochsalzreichen, aber galle- und schleimfreien Inhalt zu erkennen sind, gehören zu den größten Seltenheiten. Kavernöse Hämangiome sind, da sie meist keine erhebliche Größe erreichen, gewöhnlich nur zufällige Sektionsbefunde. Dagegen kann das Cystadenoma hepatis, die Cystenleber, die nach BORST aus einer destruierenden Wucherung des Gallengangsepithels entsteht, differentialdiagnostische Schwierigkeiten hervorrufen. Ihr Inhalt kann klar sein, aber auch Gallenfarbstoffe enthalten und dann eine gelbe bis braune Farbe aufweisen. Der Eiweißgehalt beträgt 5—6 pro Mille, ist also gering. Diese meist kongenitalen Cystome können sowohl unilokulär als multilokulär auftreten. Sie kommen relativ oft mit Cystennieren kombiniert vor.

Einen solchen Fall beobachtete MATTHES. Bei 41jähriger Frau hatte sich in 6 Jahren ein riesiger Lebertumor entwickelt und auch zu Ascites und Beinödemen geführt. Der höckerige Tumor ließ sich durch die Fluktuation der Höcker als multilokulärer cystischer Tumor ansprechen. Der Eiweißgehalt der klaren Cystenflüssigkeit betrug nur 3 pro Mille gegen 15 pro Mille der Ascitesflüssigkeit. Keine Bernsteinsäure, keine Echinokokkenbestandteile, Kochsalzgehalt nur 0,59%. Spezifische Reaktionen negativ. Im Urin nichts Krankhaftes außer schlechter Ausscheidung des Wassers und mangelhaften Verdünnungsvermögens. Lävuloseversuch zeigte ungestörte Ausscheidung, die Duodenalsondierung reichlich dunkelgefärbte Galle. Nach Pneumoperitoneum sah man im Röntgenbilde die Cysten, welche die Oberfläche der Leber überragten, als rundliche transparente Gebilde. Einen ähnlichen Fall von Cystenleber mit gleichzeitigen Cystennieren beobachtete ich und werde ihn bei Besprechung der Cystenniere schildern.

J. Die Differentialdiagnose der Erkrankungen der Gallenwege.

Die Gallensteinerkrankung und die verschiedenen Formen der Cholecystitis und Cholangitis bieten so ähnliche Krankheitsbilder, daß ihre Differentialdiagnose gemeinsam besprochen werden muß. Diagnostiziert man doch eigentlich, wie KEHR mit Recht hervorhob, nicht die Gallensteine, sondern die Cholecystitis bzw. Cholangitis; und die Erfahrung lehrt, daß sich die Cholecystitis in der Mehrzahl der Fälle in steinhaltigen Gallenblasen entwickelt.

Die Gallensteinerkrankungen kann man in zwei große, auch prognostisch und therapeutisch verschieden zu bewertende Gruppen unterscheiden: je nachdem die Steine in der Gallenblase bzw. im Ductus cysticus verbleiben oder in den Choledochus vorrücken. Die letzteren bedingen Ikterus, und zwar, wenn

---

[1]) SONNTAG, Bruns' Beitr. z. klin. Chirurg. 1913. Bd. 86, S. 327.

es zu einem vollständigen Choledochusverschluß kommt, einen starken Ikterus mit Entfärbung der Faeces. Wie schon erwähnt, fehlt dabei die Urobilinurie; die Prüfung mit Galaktose fällt negativ, die Lävuloseprüfung aber positiv aus.

Die auf die Gallenblase beschränkten Prozesse können dagegen auch ohne Ikterus verlaufen. Es kann allerdings, wenn gleichzeitig eine infektiöse Cholangitis besteht, vorübergehend ein mäßiger Ikterus oder Subikterus vorhanden sein, der dann aber nicht zur Entfärbung der Faeces führt, bei dem Urobilinurie vorhanden ist und sowohl die Lävulose- wie die Galaktoseprobe positiv ausfallen.

Wir wollen zunächst die Differentialdiagnose der auf die Gallenblase beschränkten Prozesse besprechen, weil man bei ihnen wegen des Fehlens des Ikterus nicht ohne weiteres auf eine von der Leber oder den Gallenwegen ausgehende Erkrankung hingewiesen wird. Man erkennt aber auch sie sofort richtig dann, wenn die Gallenblase fühlbar wird.

Man fühlt eine normale Gallenblase nicht, selbst wenn sie den Leberrand überragt, weil sie zu weich ist. Bisweilen, aber keineswegs regelmäßig, wird die Gallenblase tastbar, wenn sie durch einen entzündlichen Inhalt stärker gespannt ist oder, wenn sie durch Wandverdickung härter wird. Ausnahmsweise kann man wohl auch in ihr befindliche Steine tasten, oder die Gallenblase erscheint durch die in ihr befindlichen Steine als harter Tumor. Man erkennt ihn als Gallenblase an folgenden Eigenschaften: Der Tumor bildet an der der Lage der Gallenblase entsprechenden Stelle eine den Leberrand überragende Kuppe. Größere Gallenblasentumoren, z. B. die bei Cysticussteinen entstehenden, haben Birnen- oder Gurkenform. Der Gallenblasentumor zeigt wie der Leberrand respiratorische Beweglichkeit. Ist er, wie bei größeren Tumoren häufig, auch seitlich verschieblich, so geschieht das in einem Bewegungskreis, der der Fixierung an der unteren Leberfläche entspricht, also anders, wie etwa bei einer Wanderniere. Der Gallenblasentumor liegt immer dicht unter den Bauchdecken. Nicht selten, aber keineswegs immer, kann man den Leberrand über den Tumor wegziehen fühlen. Von anderen Tumoren, z. B. Nieren- oder Netztumoren, ist der Gallenblasentumor durch diese Eigenschaften gewöhnlich zu unterscheiden. Schwierig kann dagegen die Unterscheidung von einem Schnürlappen sein. Der Schnürlappen hat im allgemeinen eine breitere Basis: man fühlt auch nie einen über ihn hinwegziehenden Leberrand. Meist macht ein Schnürlappen auch keine Druckempfindlichkeit und springt nicht so kuppenförmig heraus. In den Fällen aber, wo eine entzündete Gallenblase unter dem Schnürlappen liegt, dürfte eine sichere Unterscheidung nur dann gelingen, wenn man die Gallenblase als einen vom Schnürlappen unterscheidbaren Tumor fühlen kann.

Verwechslungen mit anderen Tumoren der Leber, z. B. mit Krebsknoten oder durch luische Narben abgegrenzten Leberteilen sind rein palpatorisch wohl möglich, ebenso solche mit Magen- oder Pankreastumoren, zumal da die letzteren oft gleichzeitig mit Gallenblasentumoren vorkommen. Im allgemeinen schützt aber die Bewertung der sonst vorhandenen Symptome vor derartigen Verwechslungen. Leicht können Gallenblasentumoren dagegen mit anderen der unteren Leberfläche adhärenten Tumoren verwechselt werden. Durch die röntgenologische Darstellung der Gallenblase wird man aber derartige Irrtümer meist vermeiden können.

Man fühlt einen deutlichen Gallenblasentumor in erster Linie bei dem akuten Hydrops und dem akuten Empyem, also meist nach Steineinklemmung im Duct. cysticus. Der akute Hydrops verschwindet oft binnen kurzer Zeit wieder. Er kann aber in seltenen Fällen auch öfter rezidivieren.

Palpation der Gallenblase.

Akuter Hydrops der Gallenblase.

33*

Dies seltene Bild einer häufig rezidivierenden Cysticussteineinklemmung mit großem Gallenblasentumor bot ein 32jähriger Kollege. Die Operation (Prof. Voss-Rostock) bestätigte meine Diagnose und förderte 2 große Verschlußsteine zutage.

Diese akut entstehenden Tumoren sind glatt, wenigstens solange sie ohne Pericholecystitis verlaufen. Derber, auch wohl etwas uneben, fühlen sich die chronischen Empyeme an, die nach wiederholten Anfällen zurückbleiben. Derb und uneben ist auch das Carcinom der Gallenblase.

Luger[1]) gab an, daß man bei primärem Carcinom der Gallenblase eine besonders stark ausgeprägte Verhärtung der Randpartien der Leber finden könne, die sich bis zu Handtellerbreite ausdehne und metastatische Carcinomknoten an Härte überträfe. Der Rand der Leber bleibe scharf und die Oberfläche glatt, das Niveau unverändert. Mitunter könne man unterhalb des so veränderten Leberrandes den Gallenblasentumor tasten.

Aber durchaus nicht nach jeder Gallensteinkolik wird die Gallenblase fühlbar. Oft ist nur eine mehr oder minder ausgeprägte Druckempfindlichkeit vorhanden und in leichteren Attacken verschwindet auch diese sehr bald, besonders nach Applikation von Wärme oder Opiaten. Naturgemäß wird die Fühlbarkeit der Gallenblase erschwert, wenn gleichzeitig eine starke Muskelspannung vorhanden ist. Das ist besonders dann der Fall, wenn mit dem Kolikanfall peritoneale Reizerscheinungen auftreten. Auch kann die Gallenblase unter einem Schnürlappen oder einem von der Gallenblase selbst ausgezogenen Leberlappen (Riedelschem Lappen) liegen.

Akuter Anfall ohne Ikterus. Das Krankheitsbild des akuten, auf die Gallenblase beschränkten Kolikanfalls ist allbekannt. Der plötzliche Beginn mit heftigem Kolikschmerz, der den Druck der Kleider nicht mehr ertragen läßt, und die starke Druckempfindlichkeit der Gallenblasengegend kennzeichnen den Anfall. Besonders häufig tritt er in den ersten Nachtstunden auf. Auch reichlichere Mahlzeiten und körperliche Erschütterungen können einen Anfall auslösen. Der Schmerz zeigt die schon besprochenen Ausstrahlungen. Er kann sich auf der Höhe der Verdauung steigern, also doch mitunter eine gewisse Abhängigkeit von der Nahrungsaufnahme aufweisen. Der Schmerz wird auch durch die Atmung gesteigert, weniger durch Bücken; im Gegenteil, die Kranken kauern sich oft zusammen. Linke Seitenlage läßt dagegen meist einen schmerzhaften Zug und mitunter das Gefühl empfinden, als ob etwas nach links herüberfiele. Relativ oft beginnt auch der unkomplizierte Anfall mit einem Schüttelfrost. Fast immer findet man bei rectaler Messung Fieber. Es kann sogar einige Tage bestehen, ohne daß man eine schwere Cholangitis oder ein Empyem anzunehmen brauchte. Länger anhaltendes Fieber und namentlich eine Wiederholung der Schüttelfröste sprechen aber in diesem Sinne. Häufig ist initiales Erbrechen, das den Schmerz meist nicht lindert. Oft tritt Urobilinurie auf. Gewöhnlich ist der Leib weich, so daß die Palpation gut gelingt. Seltener ist die Muskulatur gespannt, und zwar besteht im Gebiet des oberen rechten Rectus eine Abwehrspannung mit entsprechendem Zurückbleiben dieser Partie bei der Atmung. Auch kann dann der obere und mittlere rechte Bauchdeckenreflex fehlen. Endlich kann eine Hauthyperästhesie (Headsche Zone) vorhanden sein.

Nach Mackenzie nimmt diese Hauthyperästhesie etwa die aus der umstehenden Zeichnung ersichtliche Zone ein (s. S. 517). Die mit einem Kreuz bezeichnete Stelle, welche stark druckempfindlich zu sein pflegt, entspricht nach Mackenzie der Austrittsstelle eines Astes des 9. Intercostalnerven aus dem Rectus abdominis. Hansen und v. Staa fanden neben einer Headschen Zone im Bereich von D_{8-12} oder D_{5-10} besonders ausgeprägt Erweiterung der Pupille und Lidspalte rechts, mimische Krampfung und Spannungsvermehrung gleichfalls rechterseits.

---

[1]) Luger, Med. Klinik 1925.

Natürlich müssen derartige Anfälle differentialdiagnostisch von allen im Oberbauch vorkommenden Schmerzen unterschieden werden. Die Kranken selbst halten sie bekanntlich gewöhnlich für „Magenkrämpfe".

Ich verweise auf die bei den Magenerkrankungen gegebene ausführliche Erörterung der ursächlichen Momente, die in Betracht zu ziehen sind, wenn Schmerzen im Oberbauch lokalisiert werden. Nur einige Verwechslungsmöglichkeiten, die besonders bei heftigeren akuten Anfällen in Betracht kommen, erwähne ich hier nochmals. Zunächst kann ein Gallensteinanfall mit einer rechtsseitigen Nierensteinkolik verwechselt werden, wenn die Lokalisation der Schmerzen nicht scharf ausgeprägt ist. Vor die em Irrtum schützt sofort die Untersuchung des Urins, die bei Nierensteinen fast immer Erythrocyten im Sediment ergibt. Außerdem lassen sich die Nierensteine oft im Röntgenbild nachweisen, im Gegensatz zu den Gallensteinen, über deren Darstellbarkeit ich noch sprechen werde. Für die sonstigen von der Niere ausgehenden Schmerzanfälle kommt eine Verwechslung weniger in Betracht; doch vergleiche man die Darstellung bei den Nierenerkrankungen. Schwierig kann die Differentialdiagnose gegenüber einer Appendicitis in einem nach oben geschlagenen Wurmfortsatz sein. Man denke an ORTNERs Rat, daß bei Frauen im Zweifelsfall ein Gallensteinanfall, bei Männern eine Appendicitis oder eine Nierenkolik wahrscheinlicher ist. Ikterus kann, obwohl selten, auch bei Appendicitis vorkommen.

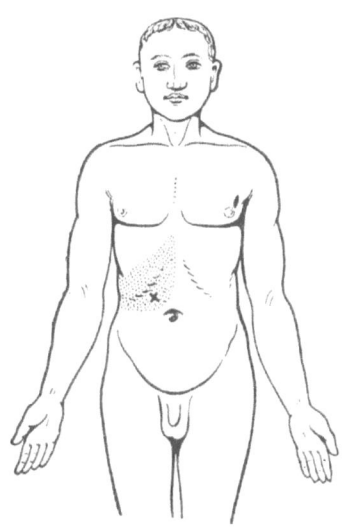

Abb. 88. Die schattierte Fläche zeigt die Ausdehnung der Hauthyperalgesie nach einem Gallensteinkolikanfall. Das × bezeichnet eine bei vielen Gallensteinanfällen empfindliche Gegend und entspricht der Austrittsstelle eines Astes des neunten Intercostalnerven aus dem Rectus abdominalis.
(Nach JAMES MACKENZIE.)

Außerdem mögen noch zwei differentialdiagnostische Merkmale angeführt werden: LÄWEN[1]) fand, daß eine paravertebrale Injektion von 5 bis 10 ccm 2% Novocain-Suprareninlösung, rechts vom 9. Brustwirbeldorn, die den rechten Dorsalnerven trifft, den Schmerz einer Cholecystitis sofort beseitigt. v. BABARCZY[2]) hat angegeben, daß unmittelbar nach dem cholecystischen Anfall eine etwa eine Woche lang anhaltende Hypercholesterinämie eintritt.

Schwierig wird die Differentialdiagnose, wenn sich im Anschluß an eine Gallenblasenerkrankung eine Pericholecystitis und ein lokaler peritonealer Tumor gebildet hat, wie das bei Perforationen der Gallenblase, aber auch ohne diese vorkommt. Meist liegt dieser pericholecystitische Tumor unmittelbar unter dem Rippenbogen und nach rechts herüber, entspricht also der Lage der Gallenblase. In anderen Fällen legt sich aber anscheinend das Netz, das Schutzorgan des Peritoneums, heran. Dann kann sich ein quer durch den Oberbauch ziehender Tumor entwickeln, der große Ähnlichkeit mit einem tuberkulösen Netztumor haben kann. Sieht man derartige Fälle nicht frisch, sondern erst einige Zeit nach der Entwicklung des Tumors, so läßt sich nur die Diagnose lokale Peritonitis im Oberbauch stellen. Hier kommt dann eine örtliche tuberkulöse Peritonitis diagnostisch in Betracht. Auch ein Netztumor, der durch Torsion des Netzes entstanden ist, muß erwogen werden,

[1]) LÄWEN, Münch. med. Wochenschr. 1922. Nr. 40. [2]) v. BABARCZY, Klin. Wochenschrift 1922. Nr. 37.

zumal da der Torsionsshock anamnestisch mit einem Gallensteinanfall verwechselt werden kann.   Man denke daran, daß die Netztorsion fast nur bei
vorhandener Hernie vorkommt, und achte stets auf Hernien.

Leichter ist im allgemeinen die Unterscheidung von appendicitischen Tumoren, obwohl auch diese bei nach oben liegender Appendix bis in diese
Gegend hinaufreichen können.   Das Fehlen jeder Muskelspannung in der
Appendixgegend, die Lokalisation
des Tumors in der Gallenblasengegend und das Fehlen der Empfindlichkeit des MAC BURNEY-
schen Punktes und eines positiven

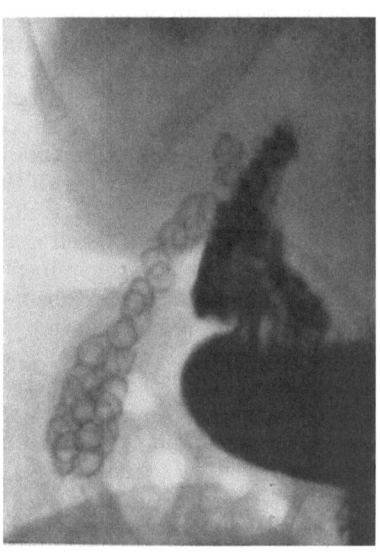

Abb. 89.   Abb. 90.

Abb. 89. Gallensteinblase mit Kontrastfüllung.

Abb. 90. Lange Gallenblase mit traubig angeordneten facettierten Steinen (Bilirubin-Kalk).
Antrum des Magens und Bulbus duodeni gefüllt.

Befundes bei der rectalen und vaginalen Untersuchung sprechen gegen einen
Ursprung von einem Unterleibsorgan.

Sind bei einem heftigen Gallensteinanfall die akuten peritonealen Reizerscheinungen besonders stark entwickelt, so kommen die Perforationsperitonitis
infolge von Ulcus ventriculi oder duodeni und auch das peritonitische Syndrom
der Pankreasfettnekrose differentialdiagnostisch in Betracht. Bestimmend ist
dabei, daß man bei den Steinkoliken, ebenso wie bei den appendicitischen
Prozessen, stets die peritonealen Erscheinungen nicht gleichmäßig, sondern
am Ursprungsort am stärksten entwickelt findet.   Bezüglich der sonstigen
Symptome verweise ich auf das bei der akuten Peritonitis Ausgeführte.

Ist in solchen schwierigen Fällen ein Ascites vorhanden, so spricht seine
gallige Beschaffenheit entschieden für eine Affektion der Gallenblase.   Früher
herrschten unter den Chirurgen Meinungsverschiedenheiten darüber, ob ein
galliger Ascites unter allen Umständen eine Perforation der Gallenblase

zur Voraussetzung habe. Heute steht durch Untersuchungen der MAYO-Klinik (CARTER, CARPENTER, CORKERY) fest, daß zwar die gesunde Gallenblasenwand keine Galle durchläßt, wohl aber die erkrankte Wand bei gleichzeitiger Stauung. Ein diffuser galliger Ascites spricht also nicht immer für eine Perforation der Gallenblase oder -gänge[1]).

Von ausschlaggebender Bedeutung für die Diagnose eines zweifelhaften Krankheitsbildes kann die Anamnese sein. Man erinnere sich der Beziehung der Gallensteine zu Schwangerschaften, zum Typhus, ferner der Entstehung der Anfälle im Anschluß an Erschütterungen durch Fahren oder Reiten, oder eine besonders fette Mahlzeit. Vor allem fahnde man aber nach vorangegangenen Anfällen und frage, ob einer mit Ikterus und Fieber verlief.

Einer merkwürdigen, sehr seltenen Beziehung der Gallensteinerkrankung zu Erkrankungen der Lunge sei noch gedacht, auf die BAHRDT[2]) und KREHL hingewiesen haben. Es kommen nämlich bei Gallensteinkranken, gewissermaßen als Äquivalent für einen Anfall, ganz kurz dauernde Pneumonien vorzugsweise der Unterlappen vor. BAHRDT glaubte, daß die Infektionserreger auf dem Lymphwege durch den Ductus thoracicus in die Cava und dann durch den Blutstrom in die Lungen verschleppt würden.

BERG[3]) und H. SCHLESINGER haben auf larvierte Fälle von Cholelithiasis aufmerksam gemacht, die besonders dem höheren Lebensalter zukämen. Sie kommen unter den Symptomen einer Angina pectoris, einer akuten Arhythmie oder Kreislaufschwäche oder unklarer Magen- und Darmstörungen mit Durchfällen vor. Andererseits findet man aber auch hartnäckige Obstipationen als Ausdruck einer Gallensteinerkrankung.

Bleibt nach überstandenen Gallensteinkoliken dauernd ein der Gallenblase entsprechender, empfindlicher Tumor ohne Ikterus zurück, so handelt es sich oft um ein chronisches Empyem. Während beim akuten Empyem gewöhnlich eine Leukocytose vorhanden ist, kann diese beim chronischen Empyem fehlen. Ebenso fehlt dabei bisweilen auch das Fieber, oder es treten nur geringe subfebrile Temperatursteigerungen auf, die erst bei systematischem Messen erkannt werden. Die Träger derartiger chronisch entzündeter Gallenblasen haben meist dauernd eine geringe Empfindlichkeit der Gallenblasengegend und recht oft anfallsweise Steigerungen dieser Beschwerden, bis zum ausgeprägten Kolikanfall. Diese Beschwerden können, und das beweist ihre Entstehungsart, nach Exstirpation der Gallenblase völlig verschwinden. *Chronische Entzündung der Gallenblase.*

Schwierig ist die Differentialdiagnose zwischen Gallensteinen und Verwachsungen in der Gallenblasengegend. Die Verwachsungen sind ja häufig Folge vorhergehender Entzündungen der Gallenblase, die auf die Serosa übergegriffen haben, oder von Entzündungen benachbarter Organe, wie Duodenum oder Magen. Daher versagt die Anamnese als Unterscheidungsmerkmal völlig, und recht häufig werden bei Gallensteinoperationen nur Verwachsungen gefunden. Außerdem sind ganz gewöhnlich, namentlich nach wiederholten Kolikanfällen, neben Gallensteinen pericholecystitische Verwachsungen vorhanden. *Verwachsungen.*

Die Verwachsungsbeschwerden sind gekennzeichnet durch ihre Abhängigkeit von körperlichen Bewegungen und von der Körperlage; besonders linke Seitenlage ruft Zerrungsschmerz hervor. Schmerzen können auch die Bewegungen der verwachsenen Organe verursachen; deshalb treten die Schmerzen mitunter einige Zeit nach der Mahlzeit auf. Gerade der oft rezidivierende Hunger- und Spätschmerz kann sehr dem des Ulcus duodeni ähneln. Selbst röntgenologisch ist es oft schwer, pericholecystitische Verwachsungen mit dem Zwölffingerdarm von Ulcusnarben an diesem zu unterscheiden. Exakt diagnostizieren kann man Verwachsungen, wenn sie lokale Stenosenerscheinungen, lokalen Meteorismus

---

[1]) Zit. nach F. SELBERG. Med. Welt 1938. Nr. 16. [2]) BAHRDT, Münch. med. Wochenschrift 1912. Nr. 43 und 1919. Nr. 30. [3]) BERG und H. SCHLESINGER, Dtsch. med. Wochenschr. 1925. Nr. 16.

oder lokale Peristaltik verursachen. Verdächtig ist, wenn im Röntgenbild der Magen nach rechts verzerrt ist und auffallend hoch steht.

Bei den mit Ikterus verlaufenden Fällen des Gallensteinleidens wird man im allgemeinen nicht fehlgehen, wenn man, wenigstens bei länger bestehendem und starkem Ikterus nach einem Gallensteinanfall, an ein Eintreten des Steines in den Choledochus denkt, zumal, wenn eine fieberhafte Cholangitis nicht besteht, die den Ikterus hervorrufen könnte. Dagegen erklärt sich ein nur kurz anhaltender und geringerer Ikterus wohl auch durch Spasmen der Gallenwege.

Der weitere Verlauf entwickelt sich folgendermaßen: Mit dem Eintritt des Steines in den Choledochus wird der Abfluß durch den Cysticus frei, der entzündliche Inhalt der Gallenblase kann ablaufen; denn daß der Stein sofort zum absoluten Choledochusverschluß führt, ist wohl selten. Es kann daher ein etwa vorher fühlbar gewesener Gallenblasentumor verschwinden. Bei chronischem Choledochusverschluß kommt es oft zur Entwicklung einer Schrumpfblase. Der Stein im Choledochus passiert diesen nun entweder und geht durch die Papilla Vateri in den Darm — erfolgreicher Anfall RIEDELs —, oder er bleibt im Ductus stecken. Meist verschließt er den Ductus auf die Dauer nicht völlig. Zweifellos tragen Spasmen der Ductusmuskulatur und wechselnde Schwellungszustände der Schleimhaut zum Abschluß bei.

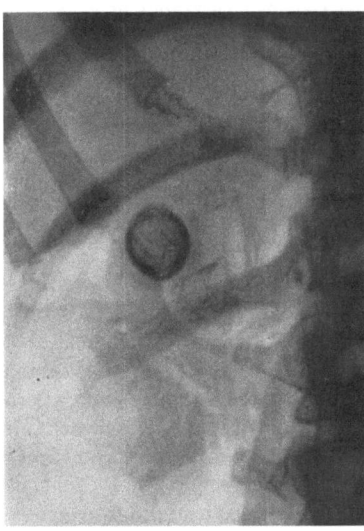

Abb. 91.   Solitärstein (Cholesterin) der Gallenblase mit deutlicher Schichtung der Wand.

Da man immerhin bei Eintritt des Steines in den Ductus auf einen erfolgreichen Anfall hoffen darf, so ist es nach Beginn des Ikterus nötig, auf Steine im Stuhlgang zu suchen. Dies geschieht am besten mittels eines der bekannten Stuhlsiebe. Die Papille können Steine bis etwa Bohnengröße passieren. Bei größeren Steinen muß man annehmen, daß sie durch Durchbruch in den Darm gelangt sind. Selbstverständlich kann das auch von der Gallenblase aus direkt geschehen. Dann braucht kein Ikterus dem Steinabgang voranzugehen, wohl aber heftigere Pericholecystitis mit Bildung eines pericholecystitischen Tumors. Der Stein kann auch vom Choledochus aus perforieren, bzw. es bildet sich an der Papille selbst eine Fistel. Die Perforation kann in den Dünndarm oder in den Dickdarm erfolgen. Bisweilen ist ein Gallensteinileus die Folge der Perforation in den Dünndarm.

Von Wichtigkeit für die Diagnose der Gallensteinleiden ist ferner das Röntgenbild. Außerhalb des Körpers gibt jeder Gallenstein einen Röntgenschatten. Durch die Schichtdicke der Bedeckung (Fettpolster, Muskulatur) oder „Wegleuchtung" durch Gas im Darm werden Steine in der Blase und den Gallengängen aber oft unsichtbar; auch starke Atembewegungen, Leber- und Aortenpulsation können sie röntgenologisch undarstellbar machen. Nur kalkhaltige Steine können in corpore röntgenologisch sichtbar werden.

Nicht kalkhaltige Steine können übrigens, wie mein Mitarbeiter FR. BERNER zeigte, dann dargestellt werden, wenn einerseits der Gallenblaseninhalt so stark eingedickt ist, daß das nicht Schatten gebende Konkrement als Aufhellung sichtbar wird; und andererseits durch Kontrastfüllung der Blase (s. o.), wobei in gleicher Weise das Konkrement als Aufhellung imponiert.

Kalkhaltige und auch kalklose Steine verschwinden aber doch meist bei Kontrastfüllung der Gallenblase; diagnostisch berücksichtige man dies. Nicht selten gelingt es mittels gezielter Aufnahmen im Stehen, die Steine darzustellen. Man schätzte bisher die Zahl der röntgenographisch darstellbaren Steine auf 25—30% der tatsächlich vorhandenen. Durch die Biliselektananwendung wird die Zahl der positiven Befunde aber wohl noch steigen.

Man unterscheidet bekanntlich: 1. radiäre Cholesterinsteine; 2. geschichtete Cholesterinkalksteine; 3. Cholesterinpigmentkalksteine; 4. Bilirubinkalksteine; 5. Kombinationssteine (am häufigsten radiäre Cholesterinsteine als Kern und Kapsel aus Cholesterinpigmentkalk); 6. Kalksteine (kohlensaurer Kalk).

In seltenen Fällen findet sich neben Kalk- und anderen Steinen auch ,,Kalkmilch" in der Gallenblase, entweder als dünne, milchige Flüssigkeit oder als weiche, breiige oder zähe, knetbare oder bröckelige Masse; die Kalkgalle enthält 95% Kalk, im wesentlichen Calciumcarbonat, und ist als diffuser Schatten besonders im unteren Pol der Gallenblase röntgenologisch sichtbar (J. BERG[1]). Gleichfalls sehr selten sind ,,gashaltige Gallensteine". nämlich Konkremente mit sternförmigen Aufhellungen, die als gashaltige Spaltbildungen gedeutet werden (W. ABEL[2]).

Für die Differentialdiagnose der mit Ikterus verlaufenden Gallensteinleiden sind also die Fälle relativ leicht zu beurteilen, in denen sich der Ikterus an eine ausgesprochene Gallensteinkolik angeschlossen hat. Für die mit Fieber verlaufenden Fälle ist allerdings zu erwägen, ob der Ikterus nicht Folge einer infektiösen Cholangitis ist. Aber auch dann spricht ein typischer Schmerzanfall für Steineintritt in den Choledochus, mit dem sich ein infektiöser Prozeß der Gallenwege kompliziert hat.

Die frühe und sichere Diagnose des Choledochussteins mit Gallenstauung gehört zu den wichtigsten und verantwortungsschwersten der gesamten Gallenpathologie, weil sie in allen Fällen die Indikation zur rechtzeitigen Operation entscheidet. Dabei sei bemerkt, daß ein ausgesprochener Kolikanfall der Einklemmung selbst nicht immer vorausgegangen zu sein braucht. In der Anamnese wird man Koliken aber fast nie vermissen. Die Differentialdiagnose zwischen einem solchen Verschlußikterus und einem parenchymatös bedingten ist keineswegs immer leicht. Unter den Methoden, sie zu unterscheiden, ist die Flockungsreaktion mit HAYEMscher Lösung nach GROS eine der zuverlässigeren, wenn auch nicht ganz spezifisch. Die Galaktoseprobe leistet noch weniger. Auch aus dem Blutbild und der Senkungsprobe können wir zu dieser Differentialdiagnose nur wenig beitragen. Dagegen hat uns die Serumeisenbestimmung in dieser Hinsicht, scheint es, wesentlich gefördert. P. BÜCHMANN[3] fand, daß bei parenchymatösem Ikterus regelmäßig erhöhte Serumeisenwerte im Serum gefunden werden, bei Verschlußikterus dagegen normale oder erniedrigte Werte. Das erklärt sich daraus, daß bei dem ersteren die geschädigte Leberzelle die Fähigkeit verliert, das Eisen zu speichern, und es deshalb an die Blutbahn abgeben muß. Beim Verschlußikterus ist dagegen anfangs eine solche Zellschädigung nicht vorhanden, das Serumeisen also nicht erhöht. Bei länger bestehendem Verschlußikterus kommt es nach BÜCHMANN infolge allmählicher sekundärer Zellschädigung aber doch noch zu einer Erhöhung des Serumeisens.

Bei Kolikanfällen mit Ikterus sind noch einige seltene Vorkommnisse zu berücksichtigen. Den Gallensteinkoliken gleiche Schmerzanfälle kann das sehr seltene intrahepatische Aneurysma der Leberarterie machen. Bezüglich seiner Symptome sei gesagt, daß die Druckempfindlichkeit dabei sich oft nicht mit der Lage der Gallenblase deckt, sondern sich an einer anderen Stelle der Leber,

[1] J. BERG, Fortschr. a. d. Geb. d. Röntgenstr. Bd. 60. 1939. [2] W. ABEL, Chirurg. 1940. H. 12. [3] P. BÜCHMANN, Deutsch. med. Wochenschr. 1944. S. 361 u. f.

am häufigsten im rechten Leberlappen findet und daß sich relativ oft das Aneurysma durch eine Darm- oder Magenblutung verrät. Mitunter kann auch ein Tumor gefühlt werden, der allerdings Pulsation erst nach einer seine Spannung vermindernden Blutung zu zeigen pflegt.

NAUNYN hat darauf aufmerksam gemacht, daß gelegentlich auch bei Leber-cirrhosen gallensteinkolikartige Schmerzanfälle vorkämen. In seltenen Fällen können auch, wie schon erwähnt wurde, bei akuter Leberatrophie kolikartige Schmerzen eintreten. Sie veranlaßten z. B. in UMBERs Fall ein operatives Eingreifen. Als Rarität sei schließlich das Papillom der Gallenblase genannt, das in der gefüllten Blase ein Konkrement vortäuschen kann und scheinbar auch Kolikanfälle erzeugt (W. BÖHME-Rostock).

Relativ oft werden die Leber- und Milzkrisen des hämolytischen Ikterus bei ungenügender Untersuchung für Gallensteinanfälle gehalten. Während einer Krise kann die Leber auf Druck etwas empfindlich werden. Im übrigen genügt es, daß man überhaupt die Möglichkeit dieser Ikterusform in Betracht zieht, um vor Täuschungen bewahrt zu bleiben. Besonders die Berücksichtigung des familiären Auftretens, die ausgesprochene Chronizität, der anämische Blutbefund, die Bilirubinämie und der Milztumor sind ausreichende Unterscheidungsmerkmale.

Auch vom Pankreas können Schmerzanfälle mit Ikterus ausgehen. Es sei auf die Darstellung der Pankreasfettgewebsnekrose verwiesen. Relativ oft bestehen Gallensteine und Pankreasaffektionen gleichzeitig. Die Pankreas-blutungen und Nekrosen sind durch die Lokalisation des Schmerzes und die peritonitisartigen Erscheinungen, vor allem durch den starken Kollaps, den sie hervorrufen, gekennzeichnet, ferner mitunter durch das gleichzeitige Bestehen einer Glykosurie und durch das Fehlen der Indicanurie. Über die Verhärtung des Pankreaskopfes (RIEDELscher Tumor) vergleiche man das Kapitel Pankreaserkrankungen. Man darf eine Beteiligung des Pankreas vermuten, wenn sich im Stuhl reichlich Neutralfette entweder schon spontan oder nach einer Belastung, z. B. nach Genuß fetter Hafersuppe (EPPINGER) finden. Auch das Auftreten linksseitiger algetischer und reflektorischer Phänomene (HANSEN und v. STAA) spricht in solchen Fällen für Mitbeteiligung des Pankreas.

Die bereits erwähnte Appendicitis mit Ikterus wird man bisweilen nicht leicht von einem Steinikterus unterscheiden können.

Es kommen ferner sämtliche Krankheiten differentialdiagnostisch in Frage, die überhaupt einen chronischen Ikterus hervorrufen. Von diesen führt aber eine ganze Anzahl, beispielsweise die hypertrophische Lebercirrhose, der Banti und der hämolytische Ikterus gleichzeitig zu einem größeren Milztumor, der dem Steinikterus in der Regel nicht zukommt. Dieser ist aber selten von so erheblicher Größe, wie bei den eben genannten Erkrankungen. Auch läßt sich bei seinem Bestehen das Vorangehen fieberhafter Anfälle von Cholangitis anamnestisch nachweisen. Alle diese Erkrankungen können, wenn ein Milztumor fehlt, ausgeschlossen werden.

Es bleibt also im wesentlichen nur der Ikterus durch Steinverschluß von anderweitigen Verschlüssen des Choledochus zu unterscheiden. Verlegungen der Passage durch einen anderen im Lumen des Ganges selbst sich abspielenden Vorgang gehören aber zu den größten Seltenheiten; MATTHES beobachtete einen solchen Fall, in dem ein gutartiger Schleimhauttumor den Gang verlegt hatte. Gelegentlich kommt auch eine Verlegung durch Ascariden vor.

So beschreibt EPPINGER den Fall eines 6$\frac{1}{2}$jährigen Kindes, der sich dadurch aus-zeichnete, daß nicht nur der Verschluß durch den Ascaris ein totaler war, sondern daß er mit Schüttelfrost und hohem Fieber verlief. Es bestand Leukocytose von 25 000, aber keine Eosinophilie. Die Leber war nicht verkleinert, die Milz kaum vergrößert.

Meist handelt es sich aber um eine von außen erfolgende Kompression des Ductus oder der Gallengänge. Es wird durch eine derartige erheblichere Kompression die Galle hinter dem Hindernis gestaut; das führt gewöhnlich zu einer Stauung in der Gallenblase und damit zu einem fühlbaren Gallenblasentumor. Beim Steinverschluß fehlt dagegen dieser Tumor meist, da der Verschluß selten so vollständig und namentlich dauernd so komplett ist, daß die Galle nicht neben dem Stein ablaufen könnte. Im Gegenteil pflegt sich, wie schon erwähnt, bei einem länger dauernden Steinverschluß gewöhnlich eine Schrumpfblase auszubilden. Man nennt die fühlbare Gallenblase das COURVOISIERsche Zeichen. Es ist für die Diagnose immerhin beachtlich.

Die zum Kompressionsverschluß führenden Prozesse sind vielfacher Art. Der Verschluß kann durch carcinomatös, weit seltener durch sarkomatös oder granulomatös infiltrierte Lymphdrüsen an der Leberpforte zustande kommen. Derartige Prozesse rufen aber doch meist noch andere auffällige Symptome hervor, die sekundären Lebercarcinome z. B. deutliche Lebertumoren. Schwieriger sind die Fälle zu beurteilen, in denen vom Duodenum oder von der Gallenblase ausgehende Adhäsionen bei narbiger Schrumpfung oder luische narbige Prozesse den Choledochus bedrängen. Eine genaue Anamnese und Röntgenuntersuchung des Duodenums werden in solchen Fällen aber meist zur richtigen Diagnose führen.

Weitaus am häufigsten muß die Differentialdiagnose zwischen einem Stein- verschluß und dem Carcinom der Gallenwege beim chronischen Ikterus gestellt werden. Die Fühlbarkeit der Gallenblase spricht, wie eben ausgeführt wurde, zwar im allgemeinen gegen Steinverschluß und noch mehr für ein Carcinom, wenn die Gallenblase in einen höckerigen unebenen Tumor umgewandelt ist, oder, wenn man daneben noch verdächtige Tumoren tasten kann. Ich wiederhole aber, daß besonders das chronische Empyem der Gallenblase durch pericholecystitische Schwartenbildung öfter eine harte, unebene Beschaffenheit erhalten kann. Meist führt es allerdings nicht zum chronischen Ikterus.

Carcinom der Gallenwege.

Die für die Differentialdiagnose zwischen Steinverschluß und Ikterus durch Carcinom der Gallenwege zu berücksichtigenden Merkmale sind demnach folgende: 1. Eine fühlbare und vergrößerte Gallenblase spricht bei chronischem Ikterus für Carcinom und gegen Steinikterus. 2. Beim Steinikterus zeigt die Stärke des Ikterus häufiger Schwankungen als beim Carcinom. 3. Der Nachweis eines, wenn auch geringen Ascites spricht für Carcinom und gegen Steinikterus. 4. Gewöhnlich zeigt das Carcinom der Gallenwege eine etwas stärkere, wenn auch glatte Schwellung der Leber. 5. Das Carcinom verläuft häufig ohne Schmerzen. Wenn aber Schmerzen beim Carcinom vorhanden sind, so tragen sie keinen kolikartigen Charakter, werden vielmehr als dauernde und „heimliche" empfunden. 6. Ein Milztumor fehlt beim Carcinom der Gallenwege. Besteht daher ein Milztumor als Folge vorangegangener cholangitischer Prozesse, so spricht sein Nachweis gegen die Diagnose Carcinom. 7. Auch spricht eine stark erhöhte Senkung der Erythrocyten in dubio für Carcinom und gegen Steinverschluß, da auch der Ikterus des Verschlußikterus die Senkung meist verlangsamt. 8. Endlich sprechen auch höheres Lebensalter der Kranken und das Fehlen einer Gallensteinanamnese für Carcinom.

Trotz dieser Merkmale gelingt die Differentialdiagnose nicht immer. Der Befund des Carcinoms bildet dann bei der Operation eine unangenehme Überraschung. Zwecklos ist die Operation deswegen doch nicht in allen Fällen, weil der Chirurg versuchen wird, einen Abfluß der Galle in den Darm zu ermöglichen und damit wenigstens den Ikterus zu beseitigen.

Endlich sei der nicht ganz seltenen Fälle gedacht, die nach Cholecystektomie wieder Kolikanfälle mit und ohne Ikterus erleiden. Man steht dann oft vor der

Frage eines nochmaligen operativen Eingriffs. Hat ein erfahrener Chirurg
operiert, so darf man im allgemeinen sicher sein, daß keine Steine etwa im
Choledochus zurückgeblieben sind. Es handelt sich dann bei den Koliken
entweder um rezidivierende Cholangitiden oder um intrahepatische Gallensteine in kleinen Gallengängen oder auch um Choledochusnarben.

XII. Die Differentialdiagnose der Erkrankungen der Speiseröhre, des Magens und Darms und des Pankreas.

A. Die Differentialdiagnose der Erkrankungen der Speiseröhre.

Das Hauptsymptom der Speiseröhrenerkrankungen, die Erschwerung des
Schluckens, kann sowohl durch Erkrankungen der Speiseröhre selbst, als
durch Druckwirkung auf sie oder ihre Zerrung hervorgerufen werden. Derartige Druckwirkungen können von Strumen, von Mediastinaltumoren, Media-
stinalentzündungen oder Abscessen, von Aortenaneurysmen, Perikarditiden und
anderen, raumbeengenden, intrathorazischen Prozessen hervorgerufen werden.
Zu Zerrungen oder Knickungen der Speiseröhre können die Hernia diaphragmatica, die Relaxatio diaphragmatica und auch schrumpfende Prozesse in der
Nachbarschaft der Speiseröhre führen.

Solche außerhalb der Speiseröhre liegende Ursachen einer Schluckstörung
sind durch Untersuchung der Brustorgane stets festzustellen. Das ist um so
notwendiger, als einige derselben, insbesondere das Aortenaneurysma, die
zur Erkennung einer Schluckstörung angewandte Untersuchungsmethode, die
Sondierung der Speiseröhre, kontraindizieren, wie folgender Fall zeigt:

Ein Mann gab an, daß er seit langer Zeit ein Speiseröhrendivertikel habe und neuerdings
stärkere Schluckbeschwerden bemerke. MATTHES nahm von der verlangten Sondierung
Abstand, weil ihm der Verdacht gekommen war, daß ein Aneurysma vorliege. Die
Röntgenuntersuchung ergab in der Tat ein großes Aneurysma und außerdem ein höher
als das Aneurysma liegendes ZENKERsches Divertikel.

Die Oesophagussymptome selbst sind den verschiedenen Erkrankungen gemeinsam oder doch sehr ähnlich. Sie bestehen weniger in spontanen oder
Schluckschmerzen im Verlauf der Speiseröhre, als in einer stets vorherrschen-
den Behinderung des Schluckaktes und dessen unausbleiblichen Folgen. Als
letztere nenne ich besonders das Würgen, Regurgitieren, Speichelfluß, Hunger,
Durst und endlich zunehmende Abmagerung.

Unsere erste Aufgabe ist auch hier eine genaue Anamnese, die etwaige ätio-
logische Momente, wie eine Verätzung oder eine überstandene Lues feststellt
und ebenso die Konstanz oder den Wechsel der Erscheinungen, ihr plötzliches
Eintreten oder ihre allmähliche Entwicklung. Ferner berücksichtige man das
Lebensalter, namentlich für die Diagnose des Carcinoms, und das psychische
Verhalten für die Diagnose funktioneller Störungen.

Oeso-
phagitis
simplex.

Die einfachen Entzündungen, die meist nur Schluckschmerz hervorrufen, sind als selbständige Erkrankungen wenig wichtig. Es sind meist mechanische, thermische oder chemische Reize in der Anamnese festzustellen, dahin
gehören natürlich auch die Verätzungen der Speiseröhre durch absichtlich oder

unabsichtlich eingenommene Gifte. Man hat bekanntlich bei jeder Vergiftung das Aussehen der Mundschleimhäute und ihre Reaktion zu prüfen und auf auffallende Gerüche, z. B. nach Lysol, zu achten.

Bei Schwerkranken denke man daran, daß Schluckschmerz und Schluckbeschwerden durch einen in die Speiseröhre hinab gewucherten Soor verursacht werden können. Andere Entzündungen der Speiseröhre, z. B. als Folge eines Pemphigus oder Herpes zoster, sind ausgesprochene Seltenheiten.

Man sieht die Ausstoßung röhrenförmiger, häutiger Gebilde bei einer als Oesophagitis exfoliativa bezeichneten seltenen Entzündungsform. Sie bestehen aus abgestoßenem Epithel. Man sieht sie aber auch nach Verätzungen; dann können auch tiefere Schichten des Gewebes an ihrer Zusammensetzung beteiligt sein. Daß die Diphtherie in den Oesophagus hinabsteigt und durch sie röhrenförmige Ausgüsse geliefert werden, ist sehr selten. *Oeso-phagitis exfoliativa.*

Sehr selten ist auch die Spontanruptur des Oesophagus, die bei Potatoren vorkommt und stets dicht über der Kardia erfolgt. Ob sie durch eine Erweichung infolge regurgitierten sauren Magensaftes oder durch einen heftigen gegen den Oesophaguskrampf erfolgenden Brechakt verursacht wird, ist zweifelhaft. Ihre Symptome sind heftiger, akuter Schmerz mit dem Empfinden, als ob etwas zerrissen sei, Erbrechen und Würgen. Das kennzeichnende Symptom ist aber ein rasch sich entwickelndes Hautemphysem. Auffallend ist, daß Flüssigkeiten noch geschluckt werden können. Die Kranken gehen unter fortschreitendem Kollaps und Dyspnoe zugrunde. Natürlich kann die Ruptur der Speiseröhre, besonders leicht bei Carcinomen, Geschwüren und Divertikeln, auch durch Sondierung und Oesophagoskopierung erfolgen. *Spontan-rupture.*

Geschwürige Prozesse des Oesophagus, tuberkulöse, luische, in seltenen Fällen auch aktinomykotische Geschwüre, sind exakt nur durch Oesophagoskopie und Röntgenbild zu erkennen. Sie lassen sich vermuten, wenn die Grundkrankheit bekannt ist und Schmerzen und Schluckbehinderung eintreten. Das sehr seltene tuberkulöse Geschwür der Speiseröhre wurde von HERM. v. SCHRÖTTER (1906) zuerst oesophagoskopisch festgestellt. *Geschwüre.*

Ich[1]) beschrieb den Fall eines jungen Mädchens mit rasch zunehmender Stenosierung der Speiseröhre, die im Röntgenbild lokalisiert wurde. In der Vorgeschichte tuberkulöse Prozesse an der Cervix uteri, am Bauchfell und Rippenfell. Starke allgemeine und Herdreaktion auf Tuberkulin. Heilung durch Tuberkulin-ROSENBACH.

Außerdem können ziemlich heftige Schluckschmerzen auch bei einer linksseitigen Pleuritis diaphragmatica eintreten. Daß dabei ein Zwerchfellhochstand vorhanden sein kann, wurde bei der Besprechung dieser Pleuritis (vgl. Kapitel Pleuritis) bereits bemerkt.

Das dem Magengeschwür entsprechende Ulcus pepticum des Oesophagus ist sehr selten. Seine Diagnose kann gestellt werden, wenn man röntgenologisch untersucht.

Die Art des Schluckhindernisses kann man, soweit sie sich nicht aus der Anamnese ergibt, exakt durch die Oesophagoskopie erkennen. Den Sitz des Hindernisses stellt bereits die Sondierung fest (Entfernung der Kardia von der Zahnreihe 45 cm). Weniger unangenehm und ebenso exakt können aber Art und Sitz des Hindernisses durch die Röntgenuntersuchung bestimmt werden, so daß sie stets zuerst angewendet werden sollte.

Die Beobachtung des Durchpreß- und Durchspritzgeräusches hat geringere Bedeutung. Man hört diese Geräusche neben der Wirbelsäule in der Höhe der 11. Rippe links oder auch vorne im Winkel zwischen Schwertfortsatz und linkem Rippenbogen, und *Oeso-phagus-geräusch.*

---

[1]) HANS CURSCHMANN, Beitr. z. Klin. d. Tuberkul. Bd. 36. 1916.

zwar das Durchpreßgeräusch etwa 6 Sekunden nach dem Schlucken, es ist das normale Geräusch; das Durchspritzgeräusch dagegen sofort nach dem Schlucken soll nach MELTZER eine Insuffizienz der Kardia anzeigen. Die Bedeutung dieser Geräusche liegt z. B. darin, daß sie beim Kardiacarcinom fehlen. An ihre Stelle können sogenannte Residualgeräusche treten, glucksende Geräusche, die wohl über der Stenose entstehen.

Außer den erwähnten extraoesophagischen Veranlassungen rufen Schluck- hindernisse hervor 1. motorische Störungen, also Krämpfe oder Lähmungen des Oesophagus, 2. Carcinome, 3. narbige Prozesse, 4. Divertikel.

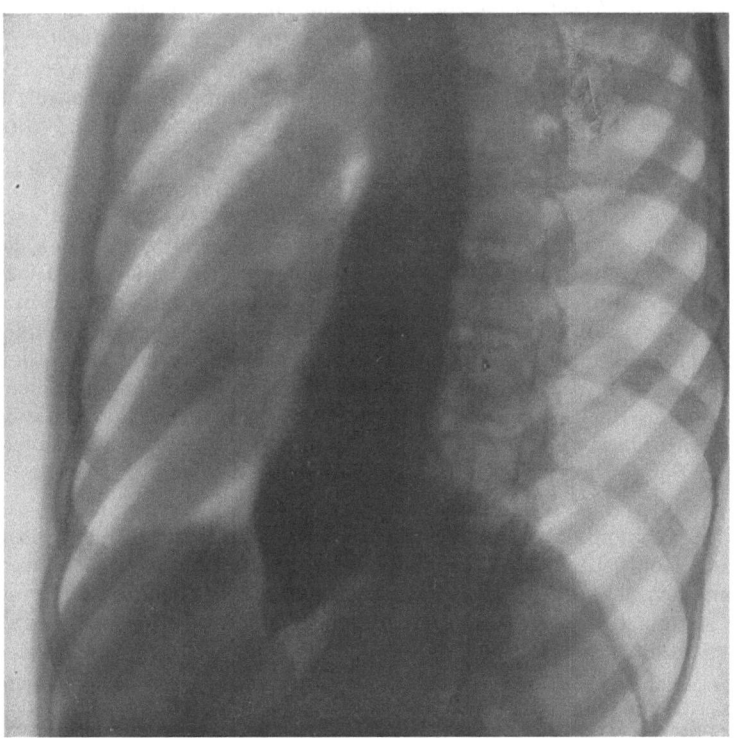

Abb. 92. Kardiospasmus mit Erweiterung der Speiseröhre und pfriemenförmiger Ausziehung.

Krämpfe.   Oesophaguskrämpfe sieht man besonders bei vegetativ Neurotischen. Sie sind dadurch gekennzeichnet, daß dicke Sonden meist passieren, dünne aufgehalten werden, daß die Sonde durch den Krampf umklammert wird, daß die Schluckstörungen nur zeitweise vorhanden sind und sich häufig mit sensiblen Empfindungen, wie Globus, kombinieren. Im Röntgenbild sieht man mitunter den Kontrastbrei besonders langsam abwärts gleiten. Heftige Krämpfe der gesamten Schlingmuskulatur sind bekanntlich der Lyssa eigen. Leichtere, dysphagische Störungen treten bei hypochromer essentieller Anämie auf.

Kardio-spasmus.   Ach der Krampf der Kardia kann ein starkes Schluckhindernis hervor- rufen und befällt keineswegs nur Psychoneurotiker. Er wird neuerdings als eine Störung im Mechanismus des Öffnungsreflexes, nicht als ein primärer Krampf der Kardia angesehen (BÖHM). Wie über einer organisch bedingten Stenose kann es dabei zu einer Erweiterung des Oesophagus kommen. Diese kardiotonischen

Erweite-rungen der Speiseröhre. Erweiterungen der Speiseröhre unterscheidet man gewöhnlich in sekundäre, d. h. durch ein Hindernis hervorgerufene Stauungsdilatationen und in die idio- pathischen Erweiterungen ohne ein organisches Hindernis. Es handelt sich besonders bei den letzteren um oft starke Ektasien. H. STARCK[1]) fand bei einem Material von 781 Fällen im Röntgenbilde Speiseröhren „von jeder nur erdenkbaren Gestalt, von der einfachen zylindrischen oder spindelförmigen Erweiterung bis zu enormen, oberarmdicken Säcken mit divertikelartigen Ausbuchtungen". Diese Ektasien stehen augenscheinlich in naher Beziehung zum Kardiospasmus, vielleicht, wie KRAUS meinte, sind sie Ausdruck einer Vagusschädigung, die gleichzeitig zur Atonie der Speiseröhre und zum Kardiospasmus führt. BÖHM hat jedoch auf Grund pharmakologischer Prüfung bestritten, daß der Einfluß des N. vagus auf den Tonus der Kardiamuskulatur bestimmend für das Zustandekommen des Kardiospasmus sei[2]). Dagegen fand BÖHM, daß Adrenalin durch Sympathicusreizung eine Öffnung des Kardiaringes bewirkt und empfiehlt es als Diagnostikum zur Unterscheidung organischer und funktioneller Stenosen.

Im Röntgenbild sieht man beim Kardiospasmus die Speiseröhre bei Durchleuchtung im zweiten schrägen Durchmesser mit Kontrastmaterial gefüllt und am unteren Ende oft mit einem dünnen, pfriemenartigen Fortsatz enden; in anderen Fällen fehlt dieses spitze Ende und die gefüllte Speiseröhre endet stumpf (siehe Abb. 92). Beobachtet man den Schluckakt vor dem Schirm, so sieht man, wie der erste Bissen stecken bleibt und sich die Speiseröhre dann bei weiterem Essen der Kontrastmahlzeit allmählich füllt. Übrigens verläuft der Kardiospasmus, wie schon FLEINER beschrieb, nicht selten mit lokalisiertem (sanduhrähnlichem) oder allgemeinem Gastrospasmus.

Bei der Sondierung der dilatierten Speiseröhre fällt die auffallend freie Beweglichkeit der Sonde auf, die erst an der Kardia auf Widerstand stößt. K. SICK hat kymographisch festgestellt, daß bei hochgradigen Dilatationen schließlich die peristaltische Bewegung der Speiseröhre ganz erlischt.

Die Differentialdiagnose hat stets, zumal bei älteren Männern, den Oesophaguskrebs auszuschalten, was durch Röntgenuntersuchung, eventuell Oesophagoskopie und Blutuntersuchung (Senkung!) meist gelingt. Auch sprechen fortschreitende Kachexie und kürzere Anamnese meist für Krebs. Wichtig ist die Bestätigung der Diagnose des Kardiospasmus ex juvantibus. Atropin und besonders Papaverin (0,04 subcutan) beseitigen oft den Spasmus und beweisen ihn damit. Die von BÖHM gerühmte Wirkung der Hypnose spricht gleichfalls für eine funktionelle Störung.

Man verlasse sich aber darauf nicht zu fest, da auch bei Carcinomkranken gelegentlich psychotherapeutische Erfolge erzielt werden. Ich beobachtete z. B. einen 60jährigen Mann, dessen Schluckstörung monatelang als nervöser Kardiospasmus gedeutet wurde, da die Psychotherapie eines berühmten Analytikers scheinbar jedesmal bessernd wirkte. Die Untersuchung ergab ein Carcinom, dem der Pat. erlag.

Ferner spricht für Kardiospasmus, daß okkulte Blutungen im Stuhl bei noch durchgängiger Stenose fehlen. Das Fehlen von metastatischen Drüsen ist deshalb nicht für den Spasmus und gegen ein Carcinom diagnostisch verwendbar, weil auch bei dem Carcinom der Speiseröhre fühlbare Drüsen oft vermißt werden. Häufig zeigen Kranke mit Kardiospasmus auch andere Symptome nervöser Konstitution. Recht oft, aber nicht immer, geben Kranke mit Kardiospasmus an, daß sie Flüssigkeiten schlechter schlucken wie feste Bissen. Dieses Symptom spricht, wenn vorhanden, für eine spastische Stenose.

Stenosen nach Verätzungen und Lues sind durch die Anamnese bzw. die WASSERMANNsche Reaktion zu erkennen. Die Differentialdiagnose gegen die Divertikel sei später erörtert.

Narbenstenosen.

---

[1]) HUGO STARCK, Deutsch. med. Wochenschr. 1942. Nr. 962. [2]) BÖHM, Dtsch. Arch. f. klin. Med. Bd. 136, S. 358.

Gegenüber diesen Hyperkinesen und ihren Folgen haben die Lähmungen der Speiseröhre etwas geringeres differentialdiagnostisches Interesse. Experimentell beobachtete KREHL nach doppelseitiger Vagusdurchschneidung eine tödlich verlaufende Lähmung, bei der auch die Kardia gelähmt, also nicht wie in der Norm geschlossen war. Klinisch kommen Lähmungen der Speiseröhre, meist zusammen mit Parese des Gaumensegels besonders bei chronischen Nervenerkrankungen, z. B. bei Polyneuritis insbesondere diphtherischen Ursprungs, bei

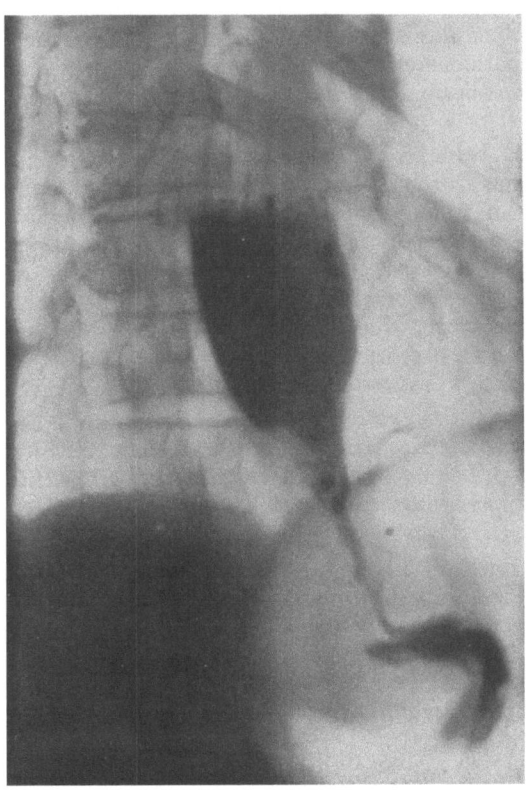

atrophischer und myasthenischer Bulbärparalyse und myotonischer Dystrophie vor. Sie erschweren das Schlucken fester kleiner Bissen namentlich in liegender Stellung, größere Bissen werden besser geschluckt, Flüssigkeiten fließen in aufrechter Stellung mit mehr minder lauten Geräuschen sofort in den Magen. Schließlich kann es zur völligen Schlucklähmung kommen, wie ich bei zwei Frauen mit diphtherischer Polyneuritis beobachtete, die mehrere Wochen lang durch die dauernd eingelegte Duodenalsonde ernährt werden mußten. Die atonische Lähmung läßt sich röntgenologisch genau feststellen. Daß sie auch Endsymptom der kardiospastischen Dilatation der Speiseröhre sein kann, wurde schon erwähnt.

Die Carcinome der Speiseröhre sind leider die bei weitem häufigste Ursache einer Schluckbehinderung. Außer den eben schon erwähnten, differentialdiagno-

Abb. 93. Carcinom der Kardia (man beachte die unscharfe gezackte untere Begrenzung).

stischen Merkmalen kommt für ihre Diagnose folgendes in Betracht: Man findet sie wohl häufig an der Kardia, aber ihre besondere Prädilektionsstelle ist die Höhe der Bifurkation. Nach MATTHES[1]) sitzen 18% im oberen Drittel; mittleres und unteres Drittel sind gleichmäßig befallen. Im Röntgenbild kann man sie von anderweitigen Stenosen dann unterscheiden, wenn die Kontrastsilhouette der Speiseröhre Aussparungen zeigt (s. Abb. 93). Oesophagoskopisch sind sie von anderen Prozessen, Epithelverdickungen, Geschwüren wohl zu unterscheiden. Angesichts der Gefährlichkeit der Oesophagoskopie bei diesen Kranken vermeide man sie aber möglichst und ersetze sie durch die ungefährliche Röntgenuntersuchung.

Differentialdiagnostische Schwierigkeiten können die Durchbrüche der Carcinome in benachbarte Organe machen. Es kann zu Fisteln zwischen

---

[1]) MATTHES, Wien. Diss. Königsberg 1921.

Bronchien und Oesophagus kommen, kenntlich daran, daß beim Schlucken Hustenreiz eintritt und Speiseteile sich dem Auswurf beimischen. Ein Durchbruch kann auch ins Lungengewebe, in die Pleura und in das Perikard stattfinden und führt dann zu meist jauchigen Entzündungen mit raschem Todeserfolg.

Ich beobachtete bei einem alten Mann allmählichen Durchbruch eines Oesophaguscarcinoms ins Perikard; es kam zum Pyo- und Pneumoperikard. Die Obduktion bestätigte die Diagnose. MATTHES sah in zwei Fällen Perforationen des Carcinoms in die Aorta.

Von der Krebsgeschwulst können der Recurrens und auch der Sympathicus geschädigt werden; es kann auch zu einer Usurierung der Wirbelsäule oder der großen Gefäße kommen. Die Möglichkeiten der Komplikationen sind also vielfache.

Auch Varizen des Oesophagus können, trotzdem sie nur sehr selten grobe Schluckstörungen produzieren, mit Krebs oder Spasmen der Speiseröhre verwechselt werden, und zwar besonders im Röntgenbild bei flach wachsenden Carcinomen und auch bei gröberer Oesophagitis, wie sie ja bei spasmogener Dilatation vorkommt. Ich habe es erlebt, daß ein letzterer Fall von röntgenologischer Seite als Varicosis oesophagi diagnostiziert wurde. *Oesophagusvarizen.*

Differentialdiagnostisch ist bezüglich der Varizen folgendes zu sagen: Erstens gibt es sie nicht ohne gleichzeitige, primäre Lebercirrhose irgendwelcher Art. Zweitens verlaufen sie meist ohne grobe Schluckstörungen. Ihre Diagnose wurde früher in der Regel erst nach der ersten Blutung gestellt. Drittens ist es heute möglich, sie durch das Röntgenbild zu diagnostizieren, wie WOLF, H. H. BERG, KIRKLIN-PRÉVOT, POHLAND, A. VOGT[1]) und WOLF S. REICHEL bewiesen haben. Die groben, pflastersteinähnlichen Füllungsdefekte zeigen, im Gegensatz zu krebs- und geschwürbedingten, ausgesprochene Variabilität der Konturen und teilweises Verschwinden der Varizenfüllung und -schatten bei Untersuchung im Stehen; außerdem bleibt die Wandelastizität der Speiseröhre und deren Peristaltik erhalten.

„Der diagnostische Wert der Feststellung von Oesophagusvarizen liegt in der Möglichkeit der Feststellung der Pfortaderthrombose bei klinisch unklaren Leber- und Milzvergrößerungen" (A. VOGT).

Auch Zwerchfellhernien, seltener die Relaxatio diaphragmatica, können Schluckstörungen veranlassen. Bezüglich ihrer Diagnose sei auf S. 332 und 333 verwiesen. Einer besonderen Besprechung bedürfen noch die „Hiatusbrüche" des Zwerchfells, weil sie in geringer Ausbildung recht häufig sind. Aber auch größere Hiatushernien sind nicht selten. Mein Mitarbeiter W. BÖHME hat weit über 20 Fälle beobachtet und äußert sich über sie, wie folgt:

„Unter Hiatusbruch versteht man ein Durchtreten mehr oder weniger größerer Abschnitte des Magens durch den Hiatus oesophageus aus der Leibeshöhle in den Brustraum. Die Vorbedingung hierzu ist gegeben bei zu weitem Hiatus oesophageus, bei zu lockerer bindegewebiger Befestigung des unteren Oesophagusabschnittes im Hiatus oder häufig bei Zusammentreffen beider Momente, eventuell auch im Zusammenhang mit Anomalien des Verdauungstraktes an dieser Stelle. Zuweilen spielen bei der Entstehung auch Verkrümmungen der unteren Brustwirbelsäule eine Rolle. Der Hiatus bildet als Pforte zwischen zwei Leibeshöhlen mit verschiedenen Druck- und Turgorverhältnissen offensichtlich einen Locus minoris resistentiae für Dislokalisationen in Richtung des Thorax. Klinisch bedeutsam sind vor allem die Verlagerungen größerer Abschnitte des Magens (thoracic-stomathic der Amerikaner) und weniger die kleineren Ausstülpungen, die teilweise als Anomalien des unteren Oesophagusendes oder oberen Magenabschnittes angesehen werden können. Hierbei ist es praktisch gleichgültig, ob man sie streng anatomisch betrachtet als „Oesophagusbauch" (ADAM-CHAOUL) — wohl gleichbedeutend mit dem LUSCHKAschen Vormagen — oder mehr funktionell gesehen als Hiatusinsuffizienz bezeichnet (H. H. BERG). Bei sehr großen Verlagerungen erscheinen regelmäßig Teile des Magens hinter dem Herzschatten. Sie haben die Größe eines Apfels bis zu der einer Faust. Bei entsprechender Lagerung kann unter Umständen nahezu der ganze Magen in den Bruchsack hineinschlüpfen." *Hiatushernien.*

[1]) A. VOGT, Röntgenprax. 1944. H. 1—2. Hier die ges. Literatur.

Es handelt sich fast stets um echte Hernien in einem vom Peritoneum gebildeten Sack. Bei permancnter Verlagerung pflegt der Oesophagus verkürzt zu sein. Charakteristisch ist die meist erhebliche Mobilität des Magens in der Bruchpforte.

Im höheren Alter scheint die Neigung zur Ausbildung von Hiatusbrüchen mit der allgemeinen Erschlaffung des Band- und Stützapparates größer zu werden. SCHATZKI und auch BÖHME fanden bei Beckenhochlagerung einen sehr großen Prozentsatz gerade an älteren Patienten.

Nach amerikanischen Autoren (WINTON) soll für den Hiatusbruch ein Druckgefühl morgens nüchtern unter dem Sternum, das

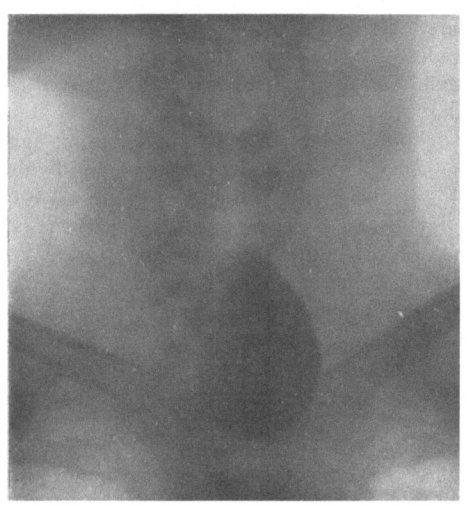
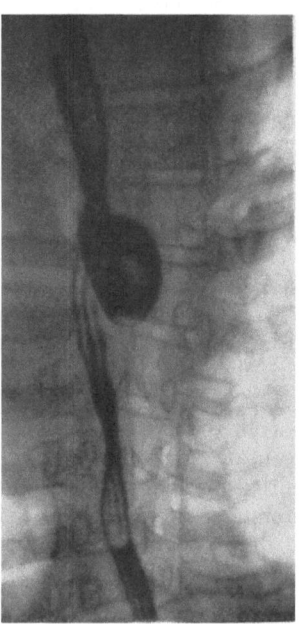

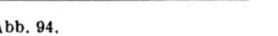

Abb. 94.   Abb. 95.

Abb. 94. ZENKERsches Divertikel.

Abb. 95. Pulsionsdivertikel der Speiseröhre in Höhe der Bifurkation (vielleicht Mischform von Pulsions- und Traktionsdivertikel).

sofort mit den ersten Bissen verschwindet, charakteristisch sein. Meist sind die im Oberbauch auftretenden Beschwerden außer den genannten Schluck-störungen ziemlich unbestimmt: Völle, Oppressionsgefühl, pseudoanginöse Zu-stände, gastro-kardialer Symptomenkomplex, Aufstoßen und Regurgitieren. Da diese Störungen meist im Rückbildungsalter auftreten, verleiten sie leicht zur Diagnose Ca. ventriculi, zumal wenn die Magenausheberung aus den oberhalb des Zwerchfelles gelegenen Teilen nur wenig oder keine Magensäure zutage fördert. Entstehung von Ulcera am Schnürring des Hiatus wurde von uns beobachtet. Einklemmungen scheinen selten zu sein.

Die Diagnose ist ausschließlich röntgenologisch zu stellen, häufig schon am lecren Magen bei Fehlen der Magenblase unterhalb des Zwerchfells und Vor-handensein einer solchen in Höhe des Herzschattens.

Differentialdiagnostisch kommen röntgenologisch andere Zwerchfellhernien in Frage, weniger die Relaxatio diaphragmatica. Genaue Durchleuchtung mit gleichzeitiger Oesophagusfüllung führt stets zur richtigen Diagnose. Die Be-deutung der Erkrankung ist ganz besonders differentialdiagnostischer Art, nämlich im Hinblick auf den Ausschluß einer malignen Affektion und weniger in Richtung einer aktiven Therapie, die bei diesen Hiatushernien sehr schwierig ist und wenig Erfolg verspricht.

H. E. ANDERS und BAHRMANN [*]), denen wir eine pathologisch-anatomische Arbeit über Hiatushernien verdanken, kamen auf Grund von 48 eigenen Fällen gleichfalls zu dem Ergebnis, daß diese Hernien im höheren Alter und besonders bei Männern sehr häufig sind und durch eine senile Erschlaffung des Hiatus oesophageus entstehen. Die Folge dieser Insuffizienz des Hiatus ist eine in kranialer Richtung erfolgende Dystopie des Antrum cardiacum, das aus der normalen subdiaphragmalen Lage in den Brustraum heraufsteigt und röntgenologisch epinephral sichtbar wird. ANDERS betrachtet dies Geschehen nicht als echte Hernie und glaubt, daß eine Incarceration praktisch unmöglich sei.

Endlich können Divertikel Schluckhindernisse bedingen. Man teilt die Divertikel in Pulsions- und in Traktionsdivertikel sowie in solche ein, zu deren Entstehung sowohl Pulsion wie Traktion beigetragen haben. Ein leicht kenntliches Bild rufen die ZENKERschen Divertikel hervor, die in ihren Anfangsstadien oft verkannt werden. Sie entstehen wahrscheinlich durch kongenitale Entwicklungsstörungen des Schlusses der Gaumenspalten und werden dem Kranken nach einer bestimmten, auslösenden Ursache, z. B. einem harten Bissen, bemerklich. Oft entwickeln sie sich aber ganz allmählich und äußern sich zunächst nur durch Rachenbeschwerden oder oesophagisches Erbrechen. Die Kranken merken später, daß die Speisen stecken bleiben. Die Stelle des Hindernisses wird stets ziemlich hoch angegeben, entweder noch im Hals oder oben unter dem Brustbein. Oft haben die Kranken das Gefühl, als ob der Sitz des Hindernisses wandert; seltener merken sie, daß sich die Speisen in einem Sack fangen. Ist das Divertikel mit Speisen gefüllt, so verlegt es die Speiseröhre und wirkt als Schluckhindernis. Die Entleerung der Divertikel erfolgt durch Würgen und Erbrechen; wenn der Divertikelsack von außen fühlbar ist, lernen die Kranken oft ihn selbst auszudrücken. Der herausbeförderte Inhalt besteht aus Speisen, die mit Schleim versetzt sind. Er enthält keine Salzsäure, manchmal aber, wie ich beobachtete, Milchsäure.

Häufig riecht der Divertikelinhalt und auch die Atemluft etwas faulig. Oft sieht man das gefüllte Divertikel als eine seitlich am Hals vorspringende, weiche, bis faustgroße Geschwulst. Ferner kann man nicht selten sowohl während des Essens als auch in den Essenspausen glucksende Geräusche hören, die dadurch zustande kommen, daß sich im Divertikel Flüssigkeit und Luft mischt. Natürlich kann ein gefülltes Divertikel auch auf Nachbarorgane drücken, die Trachea komprimieren oder einen Druck auf die Halsgefäße ausüben, auch wohl zu einer Stimmbandlähmung führen. Auch okulopupilläre Symptome und ausstrahlende Schmerzen durch Druck auf den Sympathicus wurden beobachtet. Bei ausgebildeten Fällen sind bereits die genannten klinischen Symptome recht charakteristisch. Gesichert wird die Diagnose natürlich durch das Röntgenverfahren (Bild und Schirmdurchleuchtung im schrägen Durchmesser!). Nur der sehr Geübte greife zur Divertikelsonde von H. STARCK und zum Oesophagoskop!

Von den übrigen Divertikeln haben die kleinen Traktionsdivertikel, die durch Narbenschrumpfung der Hilusdrüsen ausgezogen werden, eine gewisse Bedeutung; nicht weil sie ein Schluckhindernis hervorrufen, sondern weil sie bisweilen perforieren und dann entweder mediastinale Eiterungen oder die von A. SCHMIDT beschriebenen, rezidivierenden Bronchopneumonien in immer der gleichen, circumscripten Höhe zwischen den Schulterblättern verursachen. Größere Divertikel kommen auch tiefer vor und können Schluckhindernisse hervorrufen. Auch für ihre Diagnose reicht das Röntgenverfahren fast immer aus und macht Sondierung und Endoskopie entbehrlich.

Divertikel.

---

[1]) ANDERS und BAHRMANN, Zeitschr. f. klin. Med. Bd. 122, H. 5 u. 6.

Über die narbigen Veränderungen des Oesophagus ist nur soviel hinzuzufügen, daß ihre Diagnose in erster Linie auf der Anamnese beruht. Die exakte
Differentialdiagnose gegenüber anderen Stenosen ist, wenn die Anamnese versagt, röntgenologisch meist leicht.

**Rumi-
nation.** Eine Anomalie des Schluckaktes ist endlich das Wiederkäuen, die Rumination[1]), die sowohl bei Säuglingen und Kleinkindern, als auch nach
meiner Beobachtung bei Erwachsenen vorkommt; bei letzteren nicht selten
als Erbkrankheit in 3 bis 5 Generationen [L. R. Müller], mit scheinbar
dominantem Erbgang. Sie befällt sowohl „Normale" als auch Neuropathen.

Bisweilen kombiniert sie sich mit anderen Erbleiden. R. Engelke[2]) beschrieb aus meiner
Rostocker Klinik[3]) familiäre Ruminanten, in deren Sippe außerdem Ulcus ventriculi und
Psoriasis gehäuft vorkamen.

Die Ruminanten, die übrigens durch ihre Anomalie kaum belästigt werden,
regurgitieren nach den Mahlzeiten in kurzen Intervallen portionsweise Mageninhalt, kauen ihn und schlucken ihn wieder herunter. Die Funktion der Speiseröhre und des Magens fand ich sekretorisch und motorisch (röntgenologisch
untersucht) völlig normal. Man deutet die Anomalie als einen Infantilismus
oder als Produkt eines pathologischen Bedingungsreflexes. Die Rumination
ist psychischen Einflüssen, auch der Suggestion, zugänglich, allerdings mehr in
„frischen" Fällen. In veralteten Fällen begleitet sie die Befallenen ohne
Schädigung bis ins Alter. Genaue Anamnese und Beobachtung ermöglichen
stets die Diagnose, die nach meiner Erfahrung aber oft verfehlt wird. Man muß
sie aber stellen, da sie den „Kranken", der meist gar keiner Behandlung bedarf,
vor unnötigen therapeutischen Versuchen schützt.

B. Die Differentialdiagnose der Magen-Darmerkrankungen.

1. Magen-Darmsymptome bei anderen Erkrankungen.

Störungen des Verdauungstractus bei akuten und chronischen Fieberzuständen sind bereits in diesen Kapiteln besprochen worden. Sie sind als bloße
Symptome des Infektes meist leicht zu erkennen.

Aber auch abgesehen von fieberhaften Erkrankungen sind die Symptome
von seiten der Verdauungsorgane recht oft nur der Ausdruck einer den Magendarmkanal nicht direkt treffenden Krankheit.

Deswegen erscheint es zweckmäßig, die Besprechung seiner Erkrankungen
mit allgemein differentialdiagnostischen Erwägungen zu beginnen.

Man steht oft folgenden Beschwerden gegenüber: Klagen über Appetitlosigkeit, schlechten pappigen Geschmack, Zungenbelag, üblen Geruch aus dem
Munde, Neigung zum Aufstoßen oder Sodbrennen, Übelkeit, die sich bis zum
Erbrechen steigern kann, endlich allerlei unangenehmen Spannungs- und Völlegefühlen im Leib bis zu direkten Schmerzen. Nicht selten findet man neben
diesen Symptomen einen Rückgang der Ernährung, eine mehr oder minder ausgesprochene Anämie und endlich eine Reihe von nervösen Symptomen, wie
Magenschwindel, allgemeines Unbehagen, Neigung zu Kopfschmerzen und
zu depressiver Verstimmung, schlechten Schlaf, Gefühl von verminderter
Leistungsfähigkeit und Neigung zu rascherer Erschöpfung. Ferner treten oft
gleichzeitig Darmsymptome auf: entweder Verstopfung oder Diarrhoen oder
auch beides im Wechsel, Erscheinungen, die bei der engen funktionellen Verknüpfung des Magens und Darmes leicht verständlich sind.

---

[1]) H. Curschmann, Konstitution und Rumination. Zeitschr. f. angew. Anat. u. Konstit.-
lehre Bd. 6. 1920.   [2]) R. Engelke, Diss. Rostock 1939.

Diese Symptome, die zunächst auf eine Störung im Gebiete der Verdauungsorgane hinzuweisen scheinen, können jedoch recht vielfältige Ursachen haben, deren präzise Feststellung oft versäumt wird. Die Folge ist dann, daß eine Blutkrankheit, Tuberkulose u. dergl. monatelang unter der Fehldiagnose Magenkatarrh läuft. Wenn dann die gegen den „Magenkatarrh" gerichtete Therapie fehlschlägt, wird die Diagnose „nervöses Magenleiden" gestellt. Vor solchem unärztlichen Handeln ist dringend zu warnen. Solche Fälle bedürfen vielmehr eingehender Untersuchung auf fieberhafte, chronische Infekte, auf primäre, womöglich bösartige Krankheiten der Verdauungsorgane, des Kreislaufs und des Gehirns; auch endokrine und toxische Einwirkungen sind diagnostisch zu erforschen. Folgende Krankheitsgruppen kommen als Ursache solcher symptomatischer Dyspepsien hauptsächlich in Betracht:

1. Chronische fieberhafte Infekte. Um sie festzustellen, ist zuerst die Temperatur der Kranken fortlaufend zu messen; denn häufig sind dyspeptische Beschwerden Ausdruck einer chronischen fieberhaften Erkrankung. Ich erinnere hier nur an die Anfangsstadien der Lungenphthise, deren häufige dyspeptische Symptome im Kapitel der Gastritis besprochen werden, aber auch an die chronischen Sepsisformen, an Malaria, Lues und andere fieberhafte Infekte.

2. Auch eine Nephritis kann Ursache von gastrischen Beschwerden suburämischer Natur sein. Man wird also auf alle Symptome einer Nierenerkrankung und -insuffizienz zu untersuchen haben.

3. Häufig sind unbestimmte Beschwerden von seiten des Magens und Darmes die ersten Zeichen einer beginnenden Lebercirrhose. Oft gelingt es, durch den Nachweis eines Milztumors, einer mäßigen Leberverhärtung, einer dauernden Urobilinurie oder anderer Frühsymptome die Vermutungsdiagnose Cirrhose zu stellen. Der chronische Magenkatarrh der Säufer dürfte nicht selten bereits Ausdruck der beginnenden Cirrhose sein.

4. Aber auch andere chronische Intoxikationen können zu Erscheinungen von seiten des Magendarmkanals führen, vor allem der Nicotinabusus, aber auch die Bleivergiftung, und zwar die letztere, auch ohne daß direkt Koliken vorhanden sein müssen. Auch an die häufigen und oft schweren dyspeptischen Symptome der Morphinisten und Cocainisten ist zu denken.

5. Oft veranlassen auch Erkrankungen der Kreislaufsorgane solche Beschwerden. Sie können ein früher Ausdruck der beginnenden Insuffizienz sein; meist steht allerdings die Erkrankung des Herzens so im Vordergrund, daß die Magen- und Darmbeschwerden leicht als symptomatische, d. i. als Ausdruck eines Stauungskatarrhs, erkannt werden. Die „Magenschmerzen" solcher Kranker sind bisweilen aber auch Produkt ihrer Stauungsleber.

6. Unbestimmte Magendarmsymptome machen auch regelmäßig chronische Peritonealerkrankungen, insbesondere die chronische tuberkulöse Peritonitis, aber auch die chronische Appendicitis. Die letztere ist sogar eine recht häufige Quelle „nervös dyspeptischer" Beschwerden.

7. Ganz gewöhnlich haben Gichtiker vor den Anfällen unbestimmte Magenbeschwerden. Diese Kranken lernen die Magenbeschwerden aber natürlich sehr bald als Vorboten der Anfälle zu würdigen. Differentialdiagnostische Schwierigkeiten erwachsen eher bei den mehr chronisch verlaufenden, späteren Stadien der Gicht, in denen es nicht mehr zur Ausbildung akuter Anfälle kommt. Die Untersuchung auf die typischen Zeichen der Gicht (Tophi, Harnsäure im Blut und Harn) lassen das Leiden aber meist leicht erkennen.

8. Man denke in jedem Fall von unbestimmten Magendarmbeschwerden auch an die Möglichkeit einer Blutkrankheit (perniziöse Anämie und Leukämie). Auch endokrine Krankheiten (Basedow, Addison, hypophysäre Kachexie u. a.) führen oft und frühzeitig zu dyspeptischen Störungen. Endlich erinnere man sich auch einer Helminthiasis und untersuche auf Wurmeier und den Abgang von Würmern oder Wurmgliedern.

9. Man denke bei Frauen vor allem an eine Schwangerschaft.

10. Außer dem Schwangerschaftserbrechen denke man auch an rein psychogenes Erbrechen bei Hysterischen, an die oft schweren dyspeptischen Klagen bei manchen, besonders den periodischen Psychosen, an Magenäquivalente der Migräne und Tetanie und an das Erbrechen bei tabischen Krisen.

11. Erfolgt das Erbrechen ohne eigentliche Nausea, so ist auch an eine cerebrale Ursache zu denken. Man untersuche also in einem solchen Falle auf das Vorhandensein eines Hirntumors oder sonstiger hirndruckerhöhenden Erkrankung und untersuche stets den Augenhintergrund.

12. Endlich erinnere man sich auch daran, daß Erbrechen durch Oesophagusstenose oder -dilatation oder Divertikel vorgetäuscht werden kann.

Erst wenn man alle diese Möglichkeiten einer Entstehung der Beschwerden ausgeschlossen hat, versuche man, durch genaue Untersuchung des Magendarmtractus selbst ihre Natur zu ergründen.

Bevor wir jedoch diese Untersuchungen besprechen, seien einige der hauptsächlich kennzeichnenden Symptome zusammenhängend behandelt.

2. Die Differentialdiagnose des Schmerzes im Oberbauch.

Im engen Raum des Epigastrium liegen Magen, Zwölffingerdarm, Netz, Pankreas und Gallenwege, der Plexus solaris und die Mesenterial- und Lebergefäße dicht beieinander, hier und da auch noch verlagerte Organe, wie die Appendix und die Niere. Außerdem kommen als Ursache von Beschwerden noch andere, von fernen Organen ausgehende, fortgeleitete, entzündliche Prozesse in Betracht. Deswegen gilt es bei Schmerzen an dieser Stelle, zunächst sich durch sorgfältiges Befragen des Kranken über die Art des Schmerzes möglichst genau zu unterrichten. Da die meisten Kranken nicht die Fähigkeit haben, alles Wichtige spontan anzugeben, so ist es nützlich, bei der Befragung nach einem bestimmten Schema zu verfahren. Man frage nach folgenden Punkten:

1. Wo der Schmerz empfunden wird, ob er diffus ist, oder ob er lokalisiert werden kann. Im letzteren Falle lasse man den Kranken womöglich mit einem Finger auf die angeblich schmerzhafte Stelle zeigen, begnüge sich ja nicht mit allgemeinen Angaben und einem flüchtigen Hinzeigen auf die Schmerzstelle. Kann der Kranke den Schmerzpunkt nicht genau angeben, so veranlasse man ihn, den Leib selber abzutasten. Der Kranke findet dann den schmerzhaften Punkt bisweilen leichter als der Arzt.

Es ist sehr fraglich, ob wir imstande sind, viscerale Schmerzen, die wir empfinden, auf ein bestimmtes Organ genau zu lokalisieren. Es ist ferner ungewiß, ob derartige Schmerzempfindungen über den Sehhügel hinaus zur Großhirnrinde geleitet werden und dort in bestimmten Feldern ihre Vertretung haben. Man vgl. über diese Frage die Arbeit von L. R. Müller über Magenschmerzen und deren Zustandekommen [1]. Magenschmerzen und Schmerzen in anderen Hohlorganen werden danach wohl hauptsächlich durch Spasmen der glatten Muskulatur verursacht. Namentlich für das Ulcus und für die Gastritis haben das auch Knud Faber[2]) Untersuchungen erwiesen. Viscerale

[1]) L. R. Müller, Münch. med. Wochenschr. 1919. Nr. 21 und inn. Kongreß 1925.
[2]) Knud Faber, Verh. d. dtsch. Ges. f. inn. Med. 1926.

Schmerzen können ferner durch Zerrung oder entzündliche Reizung des parietalen Peritoneums hervorgerufen werden. Es können auch durch visceral-sensorische Reflexe Überempfindlichkeiten von Hautbezirken im Sinne HEADS entstehen, die mit Schmerzen verwechselt werden. Endlich kommen vielleicht auch in den Blutgefäßen entstehene Schmerzen in Betracht; wenigstens ist nach der Erfahrungen der Chirurgen Zerrung oder Unterbindung mesenterialer Gefäße schmerzhaft.

2. Man frage dann, ob der Schmerz ein anhaltender, in seiner Intensität annähernd gleichbleibender oder wechselnder, auf- und abschwellender, peristaltischer Schmerz ist.

3. Man frage ferner, ob es sich um einen Dauer- oder um einen in Anfällen auftretenden Schmerz handelt, im letzteren Falle auch, in welchem zeitlichen Zwischenraum der Schmerz eintritt, und, ob im Intervall völlige Schmerzfreiheit oder doch, wenn auch geringere, Beschwerden bestehen.

4. Man frage nach der Art des Schmerzes. Oft wird man zwar aus Angaben, wie heftig oder dumpf, drückend, bohrend, reißend usw. keinen bestimmten Schluß ziehen können. Aber andere Angaben sind differentialdiagnostisch sehr wichtig, insbesondere die genaue Beschreibung der Ausstrahlung des Schmerzes, ferner die Beschreibung instinktiver Linderungsmaßnahmen seitens des Kranken, Zusammenkauern, Lösen der Rockbänder, Wärmeanwendungen usw.

5. Man frage, was der Kranke etwa über auslösende Momente des Schmerzes angeben kann. Hierbei ist in allererster Linie der Einfluß der Nahrungsaufnahme zu berücksichtigen, ob der Schmerz bei leerem Magen, als nächtlicher Hungerschmerz auftritt, ob er sofort nach dem Essen oder erst nach einem gewissen zeitlichen Abstande eintritt, ob ihn jede Mahlzeit auslöst, oder, ob die Quantität und Qualität derselben einen erkennbaren Einfluß ausüben oder, ob ihn endlich Nahrungsaufnahme zum Verschwinden bringt.

6. Frage man, ob der Schmerz etwa in einer bestimmten Körperlage stärker hervortritt. Es kann z. B. angegeben werden, daß der Schmerz nur im Stehen auftritt oder nur in einer bestimmten Seitenlage, z. B. der linken.

7. Man frage, welche Momente den Schmerz verschlimmern oder bessern, erkundige sich nach dem Einfluß des Hustens oder Niesens, also der Zwerchfellbewegung, auf den Schmerz, ebenso des Bückens, des Treppensteigens, des Zusammenkauerns und vor allem körperlicher, schwerer Arbeit. Man frage endlich, ob Defäkation oder Urinentleerung von Einfluß sind.

Nachdem man so die Art des Schmerzes möglichst genau festgestellt hat, gehe man an die Untersuchung. Es sei betont, daß diese bei den Erkrankungen der Bauchorgane stets in verschiedenen Körperlagen zu erfolgen hat. Man begnüge sich nie mit einer Untersuchung in Rückenlage, sondern untersuche auch in links- und rechtsseitiger Seitenlage, vergesse nie den Rücken und, wenn nötig, auch im Stehen zu untersuchen.

Überblicken wir nun die Möglichkeiten, an die man bei Schmerzen im Oberbauch zu denken hat, so kann als erste Gruppe die der akuten peritonitischen und ihnen ähnlichen Krankheitsbilder abgegrenzt werden. Sie sollen hier nur flüchtig berührt werden, da über ihre Differentialdiagnose bereits bei der Schilderung des akuten peritonitischen Symptomenkomplexes das Nötige gesagt wurde. Dahin gehören die akute Perforation eines Magengeschwürs und andere Perforativperitonitiden, das seltene Ereignis des Magenvolvulus, ins Epigastrium verlegte Schmerzen bei akuter Appendicitis, die akuten Entzündungen, Blutungen und Nekrosen des Pankreas, der gastromesenteriale Darmabschluß mit akuter Magendilatation und ähnliche hochsitzende Ileusformen. Ferner die unter dem Bilde des Strangulationsileus verlaufenden Formen der Embolien der Mesenterialgefäße, die akuten Erkrankungen des Netzes, namentlich die Torsion desselben. Auch

Peritonitische Schmerzen.

sei daran erinnert, daß eine Herzruptur mit heftigem Schmerz im Oberbauch, Erbrechen und Diarrhoen verlaufen kann.

Von chirurgischer Seite wurde angegeben, daß man peritonitische Schmerzen von anderweitigen durch die KAPPISSche Infiltration der N. splanchnici unterscheiden könne. Der peritonitische Schmerz bleibt unbeeinflußt, Gallenblasen- und Nierenkoliken sollen dagegen verschwinden[1]. LAEWEN hat gefunden, daß eine paravertebrale Injektion von 5—10 ccm einer 2% Novocain-Suprareninlösung, die den 10. rechten Dorsalnerv trifft, den Schmerz einer Cholecystitis beseitigt[2].

Diesen akuten und schweren Krankheitsbildern stehen symptomatologisch am nächsten einige gleichfalls in akuten Anfällen einsetzende Schmerzen im Bleikolik. Oberbauch. Als solche nenne ich vor allem die Bleikolik und die in das Epigastrium verlegten peritonitisähnlichen Schmerzen bei Infektionskrankheiten (Pneumonie, Meningitis u. a. m.). Diese Zustände sind aber meist gleich richtig zu deuten, wenn man überhaupt an ihre Möglichkeit denkt. Man erinnere sich ferner, daß jüngere Kinder bei allen möglichen infektiösen Prozessen zunächst über Schmerzen im Leib klagen, und daß man eine solche Angabe lokaldiagnostisch nur verwerten kann, wenn sie durch objektive Zeichen (Muskelspannung, Veränderung der Atmung, Druckempfindlichkeit) gestützt ist. Eine Mitbeteiligung des Pankreas darf man vermuten, wenn bei Mumps. Mumps über heftige Schmerzen im Oberbauch geklagt wird.

Mit peritonitischen Krankheitsbildern können ferner primäre Gefäßerkrankungen, besonders arteriosklerotische, verwechselt werden. Man kann den ins Epigastrium verlegten Symptomenkomplex bei coronar bedingter Angina pectoris und die Symptome der Arteriosklerose der Darmgefäße selbst unterArterio-sklerotische scheiden, die zur Dyspraxia intestinalis arteriosclerotica ORTNER führen. Schmerzen. Der erstere ist dadurch gekennzeichnet, daß der heftige Schmerz im Epigastrium doch meist nach oben, unter das Sternum ausstrahlt, daß gleichzeitig Angst und oft das typische Gefühl der Brustenge auftreten. Freilich können Aufstoßen, Übelkeit, ja Erbrechen sich damit paaren, auch plötzlich auftretender Drang zur Stuhlentleerung. Aber man kann das Bild von einer peritonealen Affektion doch durch den Mangel der Bauchdeckenspannung, durch die gleichmäßig erfolgende Bauchatmung und die gewöhnlich fehlende lokale Druckempfindlichkeit unterscheiden, selbst wenn der Shock so ausgesprochen ist, daß zunächst der Gedanke an eine Perforationsperitonitis geweckt wird. Häufig sind diese Anfälle von körperlicher Anstrengung oder von starken Magenfüllungen abhängig Die genauere Untersuchung kann dann oft besonders durch das Elektrokardiogramm Veränderungen am Herzen feststellen, die ein primäres Leiden der Kreislauforgane feststellen lassen.

Die Arteriosklerose der Mesenterialgefäße, die mit Vorliebe die Mesaraica superior betrifft, ruft kurz dauernde Schmerzanfälle hervor, meist nicht von so heftigem Charakter wie die subdiaphragmatischen Symptome einer Angina pectoris. Die Schmerzen werden oft um den Nabel herum lokalisiert. Kennzeichnend für sie ist, daß gleichzeitig mit ihnen Zeichen von anfallsweise auftretender motorischer Darminsuffizienz, insbesondere intermittierender Meteorismus auftreten. Meist ist dieser Meteorismus nach ORTNERs Beschreibung im Gebiet des Colon ascendens und transversum am stärksten, so daß man diese sehen und fühlen kann. Dagegen fehlt in den meteoristischen Schlingen sichtbare Peristaltik. Es besteht gleichzeitig eine Neigung zur Obstipation, und es werden stark stinkende Stühle entleert. Die Anfälle sollen von der Nahrungsaufnahme völlig unabhängig sein, aber doch auch von der Füllung des Magens ausgelöst werden, und zwar kommt es dann nur auf die Füllung, nicht auf die Qualität oder Form der genossenen Speisen an.

---

[1]) KULENKAMPFF, Dtsch. med. Wochenschr. 1921. Nr. 35.   [2]) LAEWEN, Münch. med. Wochenschr. 1922. Nr. 40.

Die „Angina abdominalis" ist bei Coronarsklerose nicht selten. Differentialdiagnostisch ist wichtig, daß die Angina subdiaphragmatica durch die bei Angina pectoris gebräuchliche Therapie, z. B. Nitroglycerin, günstig beeinflußt wird. Dagegen halte ich das ORTNERsche Syndrom der Darmdyspraxie für eine ausgesprochene Rarität. Alle Fälle, die ich anfangs als solche ansprechen wollte, erwiesen sich bei Beobachtung als etwas ganz anderes; von der chronischen Appendicitis bis zum Coloncarcinom. Man sei also äußerst zurückhaltend mit der Diagnose dieses Krankheitsbildes!

Eine ausgesprochene Seltenheit, die zu heftigen Schmerzen im Epigastrium führen kann, ist gleichfalls das Aneurysma der Bauchaorta. Wir besprachen seine Diagnose schon bei den Herzkrankheiten. Die Schmerzen, die das Aneurysma der Bauchaorta macht, werden als anfallsweise auftretende, heftige, zum Rücken hin ausstrahlende geschildert, die oft vom Essen unabhängig sind und sich manchmal durch Nahrungsaufnahme und auch im Liegen bessern. Mitunter bestehen gleichzeitig Verhalten von Stuhl und Winden, Erbrechen und Aufstoßen, ab und zu auch Meteorismus, so daß das Bild sehr an eine Bleikolik oder an tabische Krisen erinnert. Sitzt das Aneurysma am Abgang der großen Darmgefäße und verengert diese, so kann es dieselben Symptome, wie die Arteriosklerose der Darmgefäße hervorrufen. *Aneurysma der Bauchaorta.*

Auch andere Aneurysmen können Schmerzanfälle im Oberbauch veranlassen. Während des Weltkrieges sah MATTHES einen Kranken, der einen ausgeheilten Brustschuß hatte, der das Zwerchfell durchbohrt haben konnte. Der Kranke klagte über heftige Magenschmerzen. Die Schmerzen waren dauernd, wurden aber durch Nahrungsaufnahme gesteigert, durch Bettruhe nur wenig gemildert. Die Untersuchung des Magens ergab keinen Grund für die Schmerzen, es waren auch keine okkulten Blutungen nachzuweisen. Da der Zustand unerträglich war und Verwachsungsbeschwerden die wahrscheinlichste Diagnose waren, erfolgte Probelaparotomie. Es ergab sich ein Aneurysma der Arteria mesaraica, das augenscheinlich durch die Schußverletzung herbeigeführt war. Es platzte während der Operation und der Kranke erlag der Blutung.

Auch die Periarteriitis nodosa kann, wie überhaupt peritonitisähnliche Symptome, im Oberbauch lokalisierte Schmerzen zur Folge haben[1]). Sie sei hier nur beiläufig erwähnt und auf die Beschreibung dieser Erkrankung am Schlusse des Abschnittes über die Herzkrankheiten hingewiesen. *Periarteriitis nodosa.*

Anfallsweise auftretende heftige Schmerzen im Epigastrium, besonders wenn sie sich mit Erbrechen paaren, müssen auch stets den Gedanken an tabische Krisen nahelegen; man versäume also nie, auf die Zeichen einer beginnenden Tabes zu untersuchen. Die gastrischen Krisen können allererstes Frühsymptom einer Tabes sein. Man prüfe also in jedem Verdachtsfall die Pupillen, die Sehnenreflexe und alle anderen klinischen und serologischen Symptome der Tabes. Man messe auch während des Anfalls den Blutdruck, der bei gastrischen Krisen öfter erheblich, gelegentlich um das Doppelte der Norm gesteigert ist (PAL). Übrigens habe ich einmal während einer heftigen gastrischen Krise Pylorospasmus röntgenologisch beobachtet. Andererseits behauptet W. SCHEID[2]), daß sich bei Tabikern mit gastrischen Krisen stets organische Grundlagen, wie Ulcus, Gastritis oder Cholecystitis fänden. Ich möchte diese Angaben übrigens bezweifeln. *Tabische Krisen.*

Heftige epigastrische Schmerzen können auch bei Erkrankungen der Wirbelsäule und der spinalen Wurzeln auftreten und dann einen intraabdominalen Schmerz vortäuschen. *Spondylitis Radiculitis.*

Ich beobachtete einen Mann, dessen heftige epigastrische Schmerzen von fachärztlicher Seite lange als Magengeschwür gedeutet waren. Als Ursache derselben ergab sich aber eine (röntgenologisch bestätigte) Spondylitis mit obligatem starkem Gürtelschmerz.

---

[1]) WEITZ, Dtsch. Arch. f. klin. Med. 104. GRUBER, Zentralbl. f. Herz- u. Gefäßkrankh.
[2]) W. SCHEID, Dtsch. med. Wochenschr. 1946. S. 103.

Gallen-
steinkolik. Sehr charakteristisch und deswegen diagnostisch weniger schwierig, wenigstens in den ausgeprägten Fällen, sind die Gallensteinkoliken und die
akute Cholecystitis. Meist wird der Schmerz bei ihnen rechts von der
Mittellinie lokalisiert; er strahlt nach oben und hinten bis in die rechte
Schulter aus. Inspiration steigert den Schmerz, desgleichen der Versuch der
linken Seitenlage. Gerade bei Gallensteinkoliken wird oft angegeben, daß der
Druck der Kleider unerträglich sei und der Schmerz durch Zusammenkauern
gebessert würde. Eintretendes Erbrechen mildert den Schmerz oft nicht.
Bekannt ist das Eintreten von Koliken nach starker Magenfüllung, nach
Erschütterungen, aber auch in den ersten Nachtstunden.

WERTHEIMER[1]), A. FRENKEL[2]), W. RUMANN[3]) und BOAS haben Methoden angegeben,
wie man durch Untersuchung in Knieellenbogenlage und am sitzenden Kranken die verschiedenen Ulcera und die Cholelithiasis bezüglich ihrer Schmerzphänomene genauer differenzieren könne. Diese Angaben sind aber von anderen Untersuchern nicht oder nur zum
Teil bestätigt worden.

In vielen Gallensteinkolikfällen können wir bekanntlich an Leber und
Gallenblase durch Betastung nichts Sicheres feststellen. Beim Cysticusstein und
akuten Hydrops der Gallenblase läßt sich aber ein positiver Palpationsbefund
erheben; und in den mit Ikterus verlaufenden Formen leitet dieser auf den
richtigen Weg. Es sei jedoch betont, daß beim akuten Hydrops der Gallenblase
der deutlich fühlbare, schmerzhafte Tumor der Gallenblase nur kurze Zeit zu
bestehen braucht. NAUNYN sagte einmal scherzweise, wenn man den akuten
Hydrops operieren lassen wolle, müsse man den Chirurgen schnell rufen,
sonst sei der Hydrops schon abgelaufen. Andererseits kann ein Tumor bekanntlich auch in der anfallsfreien Zeit weiter bestehen und deutet dann
meist auf ein Empyem hin, auch wenn die Kranken fieberfrei sind. Anfängliche Schüttelfröste sind bei Gallensteinkoliken bekanntlich nicht selten.

An-
eurysmen
der Leber-
arterie. Das recht seltene intrahepatische Leberarterienaneurysma ruft auch
anfallsweise auftretende Schmerzen und gleichzeitig meist Ikterus hervor.
Wenigstens entsteht dabei Ikterus, wenn eine Blutung in die Gallengänge hinein
erfolgt oder sie komprimiert werden. Gerade bei den Blutungen kommt es zu
paroxysmalen Schmerzanfällen, die ganz einer Gallensteinkolik gleichen, nur
nicht immer an der Leberpforte lokalisiert sind. Sie sind aber dadurch gekennzeichnet, daß das Blut in den Darm gelangt. Man findet dann also außer
dem Schmerz und dem Ikterus noch eine Hämatemesis.

Nach QUINCKE kommt es dabei vor, daß ein bereits im Darm entstandenes Gerinnsel
die Abdrücke der KERKRINGERschen Falten zeigt und damit seinen Entstehungsort, oberen
Dünndarm, dokumentiert. Der Schmerzanfall selbst wird wie bei der Gallensteinkolik
nicht selten von Temperatursteigerungen begleitet. Das Blut erscheint in den Faeces etwa
24 Stunden später. Zu Vergrößerungen der Leber kommt es meist nicht oder nur vorübergehend. Wichtig ist, daß der Schmerz je nach dem Sitz des Aneurysma im rechten oder
linken Leberlappen mehr rechts oder mehr links lokalisiert wird. Ein pulsierender Tumor
wird nur selten gefühlt. In den wenigen Fällen, in denen überhaupt ein Tumor gefühlt
wurde, war auffällig, daß er in seiner Spannung wechselte. Pulsation und Geräusche
über dem Tumor wurden erst nach einer die Spannung vermindernden Blutung bemerkt. Die extrahepatischen Aneurysmen rufen, wenn sie bersten, keinen Ikterus, sondern
die Zeichen einer in das Peritoneum erfolgenden Blutung hervor.

HÖGLER[4]) betonte, daß die Feststellung von systolischen Geräuschen über dem Aneurysma besonders wichtig sei, ferner, daß bei geringsten Anlässen, z. B. Aufrichten im Bett,
Schmerzanfälle, die bis in die Schamgegend ausstrahlten, aufträten und bisweilen von plötzlichen Blutungen gefolgt seien, und endlich, daß namentlich beim Aneurysma der Arteria
cystica der Ikterus fehle. Die Aneurysmen der Leberarterie sitzen meist an der Leberpforte und können deswegen besonders leicht Kompressionserscheinungen des Gallengangs
und sogar der Pfortader hervorrufen. Sie entstehen übrigens keineswegs immer auf luischer

¹) WERTHEIMER, Arch. f. Verd. 1924. ²) A. FRENKEL, Zentralbl. f. Chir. 1926. Nr. 1.
³) RUHMANN, Der Ulcuskranke. Beiheft zum Arch. f. Verd. 1926. ⁴) HÖGLER, Wiener Arch.
f. inn. Med. 1920. Bd. I. Vgl. auch FRIEDENWALD und TANNENBAUM, J. A. M. A. June 1923.

Basis, sondern auch als Folge mykotischer Infektionen. Man vergleiche auch die Darstellung der Leberarterienaneurysmen von FRIEDENWALD und TANNENBAUM [1]).

Anfallsweise auftretende heftige Schmerzen im Oberbauch kommen auch bei den Leber- und Milzkrisen des hämolytischen Ikterus vor. Dabei kann Fieber vorhanden sein, aber auch fehlen. Der bestehende Subikterus verführt leicht dazu, diese Krisen für Gallensteinanfälle zu halten. Jedenfalls vergesse man bei Schmerzanfällen im Oberbauch mit Ikterus, insbesondere bei anämischen Kranken, nicht, an diese Krankheit zu denken, suche nach dem Milztumor und untersuche auf die verminderte osmotische Resistenz der Erythrocyten. Leber-
Milzkrisen.

Von der Leber ausgehende, und zwar meist dauernde Schmerzen im Epigastrium findet man bisweilen, wie schon erwähnt, bei Stauungsleber. Gerade weil diese mitunter das einzige Zeichen einer beginnenden Dekompensation des Kreislaufs sind, soll man differentialdiagnostisch stets an diese Möglichkeit denken. Freilich handelt es sich oft nicht um eigentliche Schmerzen, sondern nur um Druck- und Vollseinsgefühle. Aber rascher einsetzende Stauungen können starke Schmerzen machen; selbst anfallsweise treten Schmerzen, durch Leberstauung bedingt, bei den Anfällen der paroxysmalen Tachykardie auf. Stauungs-
leber.

Ich habe eine Patientin beobachtet, deren Stauungsleber — als Folge einer Mitralstenose — so heftige Schmerzanfälle hervorrief, daß man der Patientin bereits die Cholecystektomie vorgeschlagen hatte. Auf Strophanthin und Digitalis heilten die Koliken.

Mehr andauernde, aber auch intermittierende Schmerzanfälle im Oberbauch rufen chronische Erkrankungen des Pankreas hervor, wie Cysten, vielleicht auch leichtere subakute Entzündungen und deren Folgen. Man kann sie nur dann richtig deuten, wenn man eine genaue Pankreasfunktionsprüfung vornimmt. Chronische
Pankreas-
erkran-
kungen.

Heftige Schmerzen im Oberbauch, verbunden mit anderen gastrointestinalen Symptomen, wie Erbrechen, Diarrhoen oder Obstipation, kommen bei ADDISONscher Krankheit vor, die aber meist durch die Pigmentation, Hypotension und Entkräftung leicht erkannt wird. Diagnostisch noch wichtiger sind die bisweilen lebensbedrohenden, krisenartigen Magenschmerzen mit unstillbarem Erbrechen bei Morb. Basedow. Ich[2]) habe mehrfach solche Fälle gesehen, die auf Röntgentherapie ihrer Struma völlig genasen; einer der schwersten, skeletartig abgemagerten Fälle unter einer Gewichtszunahme von 60 Pfund. Die Diagnose dieser in der Praxis meist verkannten Basedow-Magenkrisen ist aus der Steigerung des Grundumsatzes leicht zu stellen. Von gastrischen Krisen der Tabes sind die thyreotoxisch bedingten durch das Fehlen aller bekannten Tabessymptome stets zu unterscheiden. Morbus
Addison
und
Basedow.

In jedem Falle von Klagen über Schmerz im Epigastrium ist an die Möglichkeit einer Hernia epigastrica zu denken und auf diese in der Mittellinie meist 3—5 cm oberhalb des Nabels liegende, kleine Geschwülstchen zu untersuchen. Die epigastrische Hernie ist oft durch eine circumscripte Druckempfindlichkeit charakterisiert, und diese verrät sie auch, wenn man das Geschwülstchen selbst, z. B. bei stark fettleibigen Menschen, nicht fühlen kann. Man prüft auf das kleine „subseröse Lipom", sowohl bei entspannten als bei gespannten Recti, insbesondere beim Pressen und Husten. Die Schmerzen, welche diese kleinen Hernien hervorrufen, treten meist einige Zeit nach der Nahrungsaufnahme ein, wenn die Magenperistaltik einsetzt und nun am Netz gezerrt wird. Häufig soll nach den Beobachtungen von H. SMIDT gleichzeitig ein Magengeschwür oder wenigstens eine Neigung zu Tonussteigerung des Magens bestehen[3]). Man sollte übrigens die subjektiven und objektiven Folgen epigastrischer Hernien nicht Hernia
epigastrica.

---

[1]) Vgl. BICKHARDT und SCHUMANN, Dtsch. Arch. f. klin. Med. Bd. 90. [2]) HANS CURSCHMANN, Münch. med. Wochenschr. 1926 und Dtsch. Zeitschr. f. Chir. Bd. 192, H. 1—6. [3]) H. SMIDT, Arch. f. klin. Chirurg. Bd. 120. 1922.

überschätzen, wie besonders E. v. ROMBERG immer hervorhob. Zahlreiche Träger solcher Hernien haben nie die geringsten Beschwerden von ihnen.

Zu Zerrungsschmerzen können auch alle entzündlichen Prozesse führen,
Verwach-sungen. die lokale Peritonitiden und damit Verwachsungen in dieser Gegend zur Folge haben. Am häufigsten gehen sie von der Gallenblase, vom Duodenum oder von der Appendix aus. Die Zerrungsschmerzen durch Adhäsionen sind dadurch gekennzeichnet, daß sie meist von Körperlage und Bewegungen, namentlich von der des Zwerchfells, abhängen. Die der Gallenblase werden durch linksseitige Körperlage mitunter schlimmer. Auch haben die Kranken dabei das Gefühl, als ob im Leib etwas nach links herüberfiele. Für die Schmerzen der chronischen Appendicitis gibt ORTNER an, daß der epigastrische Schmerz auch durch Druck auf MAC BURNEYs Punkt entstehe.

Gelegentlich können schrumpfende Peritonitiden auch ferner liegende Organe dislozieren; der Schmerz kann dann von diesen ausgehen. MATTHES beobachtete einen Fall, in dem die rechte Niere so nach vorn gezogen und mit dem unteren Leberrand verwachsen war, daß sie selbst bei der Operation zunächst für eine Gallenblase gehalten wurde. Zerrungsschmerzen im Oberbauch können aber auch von mehr selbständigen, chronischen Peritonitiden, namentlich von tuberkulösen Peritonitiden ausgelöst werden. Freilich bringt die ausgedehntere tuberkulöse Peritonitis Schmerzen nicht nur durch Zerrung, sondern wohl auch durch Knickungen und Stenosierung des Darmes zustande. Man kann diese sicher diagnostizieren, wenn man lokalen Meteorismus oder lokale Peristaltik feststellt.

Stenosen des Darms Schmerzen im Oberbauch können aber auch als Folge einer Stenosierung des Darmes durch andere Prozesse, also Narben und besonders Geschwülste hervorgerufen werden. Es sei bezüglich des Krankheitsbildes auf die Entwicklung des Okklusionsileus verwiesen und hier nur differentialdiagnostisch bemerkt, daß die häufigste Ursache solcher Stenosierung, die Darmcarcinome, regelmäßig okkulte Blutungen hervorrufen.

Akute Magen-Darm-infektion. Vom Darm ausgehende Schmerzen im Oberbauch treten akut bei jeder Gastroenteritis auf; auch bei akuter Trichinose und anderen Zoonosen. Bekannt ist auch, daß nach überstandener Ruhr oft lange Zeit eine Schmerzhaftigkeit im
Chronische Ruhr. Epigastrium zurückbleibt, die man auf eine Empfindlichkeit des Quercolon beziehen muß, da bei Gleitpalpation das Quercolon fühlbar und druckempfindlich
Ent-zündung von Mesenterial-drüsen. ist. Gelegentlich machen auch entzündete, vereiterte oder verkäste Mesenterialdrüsen heftige Schmerzanfälle oder Dauerschmerz im Oberbauch.

Magen-carcinom und Ulcus ventriculi. Schmerzen, die durch Magen- oder Duodenalerkrankungen bedingt sind, werden meist recht typisch geklagt. Die Schmerzen beim Magencarcinom pflegen zwar durch die Nahrungsaufnahme stärker zu werden, sind aber häufig dauernde; oft haben sie mehr den Charakter eines Druck- und Völlegefühls, als den eines erheblichen Schmerzes. Die Schmerzen beim Ulcus ventriculi zeichnen sich dadurch aus, daß sie mehr oder minder bald nach der Nahrungsaufnahme eintreten, daß sie in der Mittellinie oder häufiger etwas links davon lokalisiert werden und im Gegensatz zu den von der Gallenblase ausgehenden nach links in den Rücken ausstrahlen. Man findet dort in der Höhe des 12. Brustwirbels eine hyperästhetische Zone, meist links stärker ausgesprochen (BOAS), die als HEADsche Zone zu deuten ist. Die Druckempfindlichkeit ist gleichfalls lokalisiert. Über ihre Beziehung zur Röntgensilhouette des Magens wird später gesprochen werden. Kennzeichnend ist ferner für den Schmerz bei Ulcus, daß er durch Husten, Niesen oder durch die Atmung nicht verstärkt wird, wohl aber durch Körperbewegungen, die Körperlage und oft auch durch Muskelarbeit.

Ulcus duo-deni. Beim Ulcus duodeni treten dagegen die Schmerzen meist 2—5 Stunden nach dem Essen, also bei bereits entleertem Magen als „Spät- oder Hungerschmerz" auf;

häufig auch als Nachtschmerz zwischen 12 und 2 Uhr. Sie werden fast stets durch Nahrungsaufnahme prompt gebessert. Die gleichen Schmerzen, auch ihr Schwinden nach Füllung des Magens, hielt man früher für ein typisches Symptom der reinen Superacidität. Heute wissen wir, daß fast alle Fälle, die man ehemals als Superaciditäten ansprach, Ulcera duodeni sind. Der duodenale Schmerz wird meist etwas rechts von der Mittellinie im Epigastrium lokalisiert; die BOASsche Schmerzzone im Rücken pflegt gleichfalls rechts zu liegen.

Für das Duodenalgeschwür ist ferner sein periodisches Auftreten, oft in ausgesprochenen Frühjahrs- und Herbstgipfeln, kennzeichnend. Daß seine Diagnose stets durch das Röntgenbild zu stellen ist, werde ich noch besprechen.

Als eine rein nervöse Gastralgie darf man einen Schmerz im Oberbauch Gastralgie. erst nach Ausschluß aller anderen Möglichkeiten ansehen. Die Auffassungen über die Genese solcher Gastralgien sind nicht einheitlich. Man kann die Meinung vertreten, daß sie rein psychisch bedingt sind, also etwa durch Angstempfindungen ausgelöste Schmerzhalluzinationen darstellen. Dafür spricht die oft merkwürdige Unabhängigkeit von der Qualität der Nahrung. Sie können nach völlig reizloser Kost eintreten, nach ganz grober Kost aber ausbleiben. Man kann die nervösen Gastralgien aber auch als eine Folge von psychogen ausgelösten Anomalien der Sekretion oder Muskeltätigkeit ansehen, also als Schmerzen, die in das Gebiet des Muskelkrampfes oder der Supersekretion gehören. Sie werden bei der Erörterung dieser Störungen differentialdiagnostisch näher besprochen werden.

Endlich erwähne ich, daß Magenschmerzen, besonders solche in der Nabelgegend, gelegentlich und besonders häufig im Kindesalter als echte Migräne-Äquivalente auftreten, so daß man bei anfallsweise auftretenden Migräne-äquivalent. Schmerzanfällen auch diesen Ursprung berücksichtigen muß. Bei diesen Migräne-Äquivalenten haben FR. BEST und auch ich übrigens Spasmen, z. B. Pylorospasmus röntgenologisch nachgewiesen. Gleiches haben K. HANSEN und ich auch bei Tetanie beobachtet.

3. Die Differentialdiagnose der Hämatemesis.

Die klinischen Kennzeichen der Hämatemesis und namentlich die Unterscheidungsmerkmale zwischen Hämatemesis und Hämoptoe dürfen als bekannt vorausgesetzt werden. Es sei aber daran erinnert, daß bei Hämoptoe auch Blut verschluckt und später erbrochen werden kann, so daß dadurch Irrtümer möglich sind.

Meist wird man bei einer akuten, heftigeren Hämatemesis zuerst an ein Magen- oder Duodenalgeschwür als Ursache denken. Sie tritt besonders bei Ulcus u. häufig bei älteren Ulcuskranken auf. Blutungen bei Carcinom pflegen meist Carcinom. nicht so groß zu sein und äußern sich mehr in dem bekannten, kaffeesatzartigen Erbrechen bereits stark veränderten Blutes.

Als Geschwürsblutungen müssen auch die nach Hautverbrennungen aufgefaßt werden. Sie mögen aber zum Teil auch parenchymatöse sein, da sie mitunter schon wenige Stunden nach der Verbrennung auftraten. Auch nach starker Insolation durch Sonnenbäder sind Magenblutungen beschrieben.

Es kommen aber außer dem Magengeschwür noch einige andere Prozesse als Ursache einer „Magenblutung" in Betracht. Blutbrechen kann auch bei Lebercirrhose eintreten; es stammt meist aus Varicen des unteren Oesophagus- bei Leberendes. Blutbrechen tritt ferner auch bei Carcinom des Pankreasschwanzes auf cirrhose. (O. RIML). Es kommen gelegentlich rezidivierende Magenblutungen auch bei Arterio-starker Arteriosklerose der Magengefäße vor. Einige gleichfalls seltene Ur- Blutungen. sachen der Magenblutung haben wir bereits im Symptomenbild der Aneurysmen

Perforierte Aneurysmen. kennengelernt. Ein Aneurysma der Brustaorta kann in den Oesophagus durchbrechen. Bluterbrechen finden wir auch noch bei Perforationen, z. B. eines Carcinoms des Oesophagus in die Aorta und bei intrahepatischen Aneurysmen der Leberarterie. Magenblutungen können endlich auch auftreten, wenn eine Gallensteinblase in den Magen perforiert und dabei ein größeres Gefäß arrodiert.

Embolien und Thrombosen.

Bei Appendicitis und Typhus.

Bei malignem Granulom.

Neben diesen, aus größeren Gefäßen erfolgenden Blutungen kommen aber auch solche per diapedesin vor. Dahin gehören wohl die Magenblutungen bei einer Embolie der Mesenterialgefäße oder bei einer Thrombose derselben. Ferner auch die Magenblutungen bei einer Reihe fieberhafter Erkrankungen, meist solchen, die die Bauchorgane beteiligen, wie z. B. bei Appendicitis oder Typhus. Bei den bisher zur Sektion gekommenen Fällen wurde ein Quelle der Blutung nicht gefunden, so daß eine Blutung per diapedesin angenommen werden muß. Das gleiche müssen wir bei den Magenblutungen als Folge von hämorrhagischen Diathesen (z. B. bei thrombopenischer Purpura, Skorbut u. a.) vermuten. Eine Seltenheit ist eine Magenblutung bei malignem Granulom, bei der das lymphatische Gewebe die Magenwand durchwucherte und zur Geschwürsbildung geführt hatte (GLANZMANN[1]).

Gelegentlich kommen auch bei tabischen gastrischen Krisen Magenblutungen und Kaffeesatzerbrechen vor.

Hysterische Blutungen.

Hysterische können Blutbrechen vortäuschen; sie produzieren meist ein Gemisch von Speichel und Blut, eine himbeerrote, fadenziehende Flüssigkeit, die wahrscheinlich durch Saugen aus dem Zahnfleisch gebildet wird. Sie ist meist mit einer wirklichen Hämatemesis nicht zu verwechseln. Man muß auch daran

Simulierte Blutungen. denken, daß Magenblutungen simuliert werden können. Bei einem anscheinend endemischen Auftreten von Magenblutungen im Zuchthaus von Werden hatten die Sträflinge sich mittels eines gebogenen Drahtes die unteren Nasenmuscheln verletzt und das verschluckte Blut dann erbrochen.

Vikariierende Blutungen. Es ist auch behauptet worden, daß es vikariierend für die Menses oder gleichzeitig mit den Menses auftretende Magenblutungen gäbe. Sie sollen durch regelmäßige langfristige Wiederholung gekennzeichnet sein.

Cholämische Blutungen. Auch die cholämischen Blutungen bei schwerem Ikterus sind zu den parenchymatösen Blutungen zu rechnen, wahrscheinlich auch die Magenblutungen nach Bauchoperationen, die, wenn auch nur selten, bei vorher Magengesunden beobachtet sind.

Kleinere Magenblutungen führen nicht zum Erbrechen des Blutes, ebensowenig wie Blutungen aus weiter abwärts gelegenen Teilen des Verdauungsschlauches. Sind diese Blutungen erheblich, so kennzeichnen sie sich durch die teerartige Färbung und Beschaffenheit des Stuhles. Sollte Tierkohle, Wismut oder sonst ein den Stuhl schwarz färbendes Medikament oder Nahrungsmittel verabreicht sein, so läßt sich der Teerstuhl durch die chemischen Blutproben als Blutstuhl erkennen. Die chemischen Blutproben sind aber besonders zur Diagnose der kleinsten, sog. okkulten Blutbeimengungen wichtig.

4. Die Bedeutung des Nachweises der okkulten Blutungen.

Der chemische Nachweis kleinster, makroskopisch nicht erkennbarer Blutungen ist nur dann diagnostisch bedeutsam, wenn die Kranken drei oder besser fünf Tage hämoglobinfrei gelebt haben. Sie müssen also während dieser Zeit vollkommen fleischfrei ernährt werden. Außerdem ist es gut, wenn auch stark gefärbte Pflanzenstoffe wie grüne, chlorophyllhaltige Gemüse (Salate, grüne Bohnen z. B.) oder rote Rüben und Kakao vermieden werden.

---

[1] GLANZMANN, Dtsch. Arch. f. klin. Med. Bd. 118.

Der sicherste Nachweis des Blutfarbstoffs ist der spektroskopische nach SNAPPER. Man verreibt dazu eine Stuhlprobe im Mörser mit einem Überschuß von Aceton, filtriert und preßt den Filterrückstand mit dem Pistill aus. Den trockenen Filterrückstand bringt man in den Mörser zurück und verreibt ihn mit einer Mischung von einem Teil Eisessig und drei Teilen Äthylacetat. Zu einem Teil des Filtrates setzt man den vierten Teil Pyridin und zwei Tropfen Schwefelammon. Bei Anwesenheit von Hämochromogen entsteht dann das dafür charakteristische Spektrum, ein Band auf der Grenze von Gelb und Grün.

SNAPPER hat gefunden, daß im Darmkanal das Hämoglobin zu Hämatoporphyrin abgebaut werden kann und schlägt deshalb vor, auch auf dieses spektroskopisch zu untersuchen. Das in obenbeschriebener Weise gewonnene Filtrat bzw. der nach der Untersuchung auf Hämochromogen übrigbleibende Teil wird mit dem vierten Teil 10%iger Salzsäure und etwas Äther versetzt und ausgeschüttelt. Es bilden sich zwei Schichten, in der oberen ätherischen Schicht kann man ein Hämatinspektrum, aber auch ein Chlorophyllspektrum finden, in der unteren Salzsäureschicht das zweibänderige Porphyrinspektrum.

In der Praxis führt man die Blutprobe gewöhnlich in Form der WEBERschen Probe aus (essigsaurer Ätherauszüge der Faeces mit Guajac, Benzidin oder Aloin und Wasserstoffsuperoxyd). Da diese Proben nicht ganz zuverlässig sind, hat BOAS vorgeschlagen, entweder die GREGERSENsche Modifikation der Benzidinprobe oder noch sicherer die von BOAS angegebene Chloral-Alkohol-Guajacprobe anzustellen. Das GREGERSENsche Verfahren, welches die übermäßige Empfindlichkeit der gewöhnlichen Benzidinprobe vermeidet, wird folgendermaßen ausgeführt: Man läßt Benzidin in Pulvern von 0,02 und als Katalysator Pulver von Baryumsuperoxyd zu 0,1 herstellen. Das Benzidinpulver wird in 5 ccm 50%iger Essigsäure gelöst und dann das Bariumsuperoxyd hinzugefügt.

Der Stuhl wird nach BOAS[1]) auf einem Porzellanschälchen fein ausgestrichen und mit dem Reagens übergossen. BOAS hat die beiden Pulver in Tablettenform darstellen lassen, um die Reaktion noch bequemer zu machen. Die GREGERSENsche Probe kann endlich auch in einer Modifikation von ADLER und WOHLGEMUTH angestellt werden. Lösung 1. Benzidin. puriss. 0,5, Acid. acetici (50%) 50,0, kalt gelöst a. vitr. nigr. Lösung 2. Glucose 5,0, Ortizon (Bayer & Cie.) 2,0, Alkohol (50%) 50,0. Der Zucker muß zuerst gelöst werden und dann unter Schütteln das Orizon. Man gibt auf eine fein ausgestrichene Kotprobe je einen Tropfen einer Mischung beider Flüssigkeiten zu gleichen Teilen. Blutgehalt ruft grünblaue Färbung hervor.

Die Chloral-Alkohol-Guajacprobe wird folgendermaßen angestellt: Ein linsengroßes Kotpartikelchen wird auf einem Porzellanschälchen fein ausgestrichen. Man überschüttet die Kotschicht dann mit 2 ccm 70%iger Chloralalkohollösung, der 10 Tropfen Eisessig zugefügt sind, schüttelt und läßt 5 Minuten extrahieren. Man gieße dann den Chloralalkoholextrakt in ein trockenes Reagensglas, in das man einige Körnchen frisch pulverisierten Guajac-Harzes gegeben hat, und fügt 20 Tropfen 3%iges Wasserstoffsuperoxyd dazu. Beim Umschütteln tritt Blaufärbung ein, wenn Blut vorhanden ist[1]).

Sehr brauchbar ist endlich auch das WALTERsche Reagens. Es besteht aus Benzidin und Natriumperborat und ist bei Merck erhältlich.

Bezüglich der diagnostischen Bedeutung dieser Proben sei betont, daß nur deutliche Blutproben einen sicheren diagnostischen Schluß zulassen.

Der Nachweis okkulter Blutungen bei hämoglobinfreier Ernährung bedeutet zunächst weiter nichts, als daß das Blut dem Körper des Kranken entstammt. Ein Schluß auf die Quelle der Blutung darf nur mit gewissen Einschränkungen gezogen werden. Besonders ist der Rückschluß aus dem Nachweis okkulter Blutungen auf einen geschwürigen Prozeß im Magendarmkanal nur dann erlaubt, wenn jede andere Quelle der Blutung ausgeschlossen werden kann. Die Blutungen aus den untersten Abschnitten des Darmkanals, etwa Hämorrhoidalblutungen, sind an der roten Färbung des Blutes zu erkennen. Man kann einen Stuhl, der an der Oberfläche rot gefärbte Stellen zeigt, sogar noch zur Untersuchung auf okkultes Blut verwenden, wenn man derartige gefärbte Teile bei der Entnahme der Probe vermeidet.

Man versichere sich ferner, daß das Blut nicht etwa aus Zahnfleischblutungen herrührt, ebenso, daß das Blut nicht aus der Nase stammt. Auch vermeide man während dieser Untersuchung die Magensondierung. Es können sonst kleine Blutungen, die entweder durch das Würgen oder durch den Magen-

[1]) SNAPPER, Dtsch. med. Wochenschr. 1921. Nr. 34 und SNAPPER und VAN CREFELD Erg. d. inn. Med. u. Kinderheilk. Bd. 32. 1927. BOAS, Arch. f. Verdauungskrankh. Bd. 27 S. 37. 1920.

schlauch entstehen, Täuschungen veranlassen. Ferner versagt die Probe, wenn Stauungen im Gebiet des Magendarmkanals bestehen.

In einem Falle z. B., in dem eine Stauungsleber ziemlich erhebliche epigastrische Schmerzen verursachte, wurde von seiten des behandelnden Arztes auf den Nachweis der okkulten Blutungen hin und den des epigastrischen Schmerzes ein Magengeschwür angenommen. Die Sektion ergab nur das Bestehen einer starken Hyperämie der Schleimhaut.

Auch bei Lebercirrhosen mit Oesophagusvaricen wird oft okkultes Blut im Stuhl gefunden. Es findet sich auch öfter bei Ikterus, z. B. bei akuten entzündlichen Prozessen, bei Typhus, Ruhr, Darmtuberkulose, Appendicitis und auch bei Sepsis. Ebenso werden Erkrankungen, die zu Blutungen in das Pankreas oder in die Gallenwege führen (Aneurysmen der Lebergefäße), natürlich auch okkulte Blutungen ergeben können. Erwähnen möchte ich, daß es nützlich ist, bei jeder stärkeren Anämie auf okkulte Blutungen nachzusehen. Es können z. B. durch kleine Mastdarmpolypen andauernde kleinste Blutungen verursacht werden, die allmählich zum Bilde einer schweren Anämie führen. Man entdeckt diese kleinen Polypen, die oft ziemlich tief sitzen, erst mit dem Rectoromanoskop. Okkulte Blutungen kommen auch bei Helminthiasis vor, insbesondere bei Gegenwart von Anchylostomum.

Endlich wurde in manchen Fällen okkultes Blut gefunden, ohne daß geschwürige Prozesse nachgewiesen werden konnten, z. B. beschrieb SINGER einen Fall von anfallsweise auftretender Supersekretion mit okkulten Blutungen, dessen Sektion ergab, daß der Vagus durch tuberkulöse Drüsen bedrängt worden war. KUTTNER fand okkulte Blutungen bei chronischer Gastritis anacida. Auch KONJETZNY sah multizentrische, capillare Blutungen bei chronischer Gastritis. SCHINDLER nimmt direkt eine Gastritis haemorrhagica als besonderen Typ an.

Im allgemeinen lassen sich aber Täuschungsmöglichkeiten ziemlich leicht ausschließen. Dann bedeutet der Nachweis der okkulten Blutungen in der Tat das Vorhandensein einer ulcerierten Stelle im Magendarmkanal. Fast regelmäßig findet man okkulte Blutungen bei Carcinomen des Verdauungstractus. Die Urteile über ihr Vorkommen bei Magenulcus gehen etwas auseinander. BOAS fand sie in der Mehrzahl der Fälle; für unbehandelte Fälle trifft das zu. Namentlich spricht für Ulcus ein gewisser Wechsel im Befunde; die Blutungen verschwinden, sobald strenge Diät gegeben wird. Es ist aber dringend davor zu warnen, allein aus dem ein- oder zweimaligen Fehlen oder Vorhandensein von okkulten Blutungen irgendwelche differentialdiagnostische Schlüsse auf Carcinom oder Ulcus zu ziehen.

5. Die spezielle Differentialdiagnose der Magenerkrankungen.

Schon die einfache Untersuchung am Krankenbett liefert differentialdiagnostisch wertvolle Kennzeichen.

Gesamthabitus. Das Aussehen der Kranken kann sehr charakteristisch sein: Die schwere Kachexie eines Krebskranken wird dem Arzt sofort diese Diagnose nahelegen. Man erkennt auch an der starken Blässe auf den ersten Blick das ausgeblutete Magengeschwür. Man kann mitunter auch aus dem Aussehen des Kranken allein die Diagnose auf schwere Pylorusstenose stellen. Namentlich die gutartigen chronischen Stenosen führen zur Austrocknung des Organismus. Der Magen resorbiert nach v. MERING kein Wasser, und, wenn die Kranken wegen starken Durstes viel trinken, so gelangt doch wenig zur Resorption. Sie sehen deswegen charakteristisch aus. Sie haben trockene, wenig succulente Haut und stark ausgeprägte Nasolabialfalten, „Magenfalten".

Peristaltik. Bei der Inspektion kann ferner sofort eine etwa vorhandene Magenperistaltik auffallen, die als solche durch ihre Form und ihr Fortschreiten vom

Fundus zum Pylorus meist leicht zu erkennen ist. Sie bedeutet stets, daß ein Hindernis am Pylorus besteht. Sie findet sich weit häufiger bei gutartigen als bei bösartigen Pylorusstenosen; nicht regelmäßig dagegen bei Pylorospasmen von kurzer Dauer. Nur bei den akuten Magendilatationen nach gastromesenterialem Abschluß fehlt sie oder ist nur anfänglich vorhanden. Später sieht man dabei den stark gefüllten Magen sich wohl plastisch an den Bauchdecken abzeichnen, aber keine Peristaltik mehr. Zur Ausbildung der sichtbaren Peristaltik bei chronischen Stenosen ist nämlich eine Muskelhypertrophie erforderlich, die in ihrem Gefolge auftritt; beim gastromesenterialen Abschluß kommt es aber bald zu einer Lähmung der Muskulatur.

Mitunter kann man bei sehr abgemagerten Kranken auch wohl bereits einen Tumor sehen und seine Verschieblichkeit bei der Atmung bemerken.

Eine polsterartige Auftreibung des Magens kann man bei habituellen Luftschluckern sehen.

Die Palpation des Leibes stellt zunächst den Grad der Bauchdecken- spannung fest. Eine lokale Bauchdeckenspannung bedeutet, wie bei der Besprechung der Peritonitis erörtert wurde, fast stets einen entzündlichen Prozeß am Peritoneum, kommt also nur bei akuteren Krankheitsbildern in Betracht. Die Prüfung auf Druckempfindlichkeit ergänzt die anamnestischen Angaben über den spontanen Schmerz und ermöglicht seine Lokalisation.

Palpation.

Nach BOAS kann man beginnende Stenosen durch Beachtung einer palpatorisch nachweisbaren Steifung des Fundus erkennen. Diese Steifung läßt sich nur am gefüllten Magen, am besten 1—2 Stunden nach der Mahlzeit durch Klopfen hervorrufen; sie beschränkt sich auf den Fundusteil und dehnt sich nicht, wie bei stärkeren Graden der Stenose, auch auf den Pylorusteil aus. Sie hält meist nur wenige Minuten an, läßt sich aber durch erneutes Reiben wieder hervorrufen. Gewöhnlich ist sie nur fühlbar, mitunter aber auch sichtbar.

Über die Palpation der Tumoren sei bemerkt: Es ist vorteilhaft, zu palpieren, wenn der Magen leer ist. Man vermeide alles, was eine Bauchdeckenspannung veranlassen kann. Der Kranke muß flach liegen, der Untersuchende darf nur während der Exspiration in die Tiefe dringen. Er muß jede stoßweise Palpation vermeiden, seine Hände müssen warm sein; der Untersuchte muß ruhig und tief, abdominal atmen. Spannt er stark, was bei ängstlichen oder motorisch unbeherrschten Menschen oft vorkommt, so muß man seine Aufmerksamkeit ablenken oder versuchen, die Spannung durch Auflegen von Wärme zu mildern. Auch die Palpation im warmen Bade führt mitunter zum Ziel. Früher hat man zwecks deutlicherer Tastung auch die Narkose angewandt. Angesichts der Sicherung der Diagnose durch das Röntgenbild braucht man heute weder warmes Bad noch Narkose.

Die Tumoren des Magens erwecken meist schon durch ihre unebene, höckerige Beschaffenheit den Verdacht der Bösartigkeit. Sie liegen bei der Atmung still, solange sie nicht mit der Leber verwachsen sind; sind sie dies aber, so zeigen sie respiratorische Verschieblichkeit, so daß es oft schwierig ist, durch Palpation festzustellen, ob der gefühlte Tumor dem Magen angehört oder etwa einer Lebermetastase entspricht.

Magen- tumoren.

Schwieriger ist die Beurteilung der glatten Tumoren. Sie können zwar ebenfalls bösartig sein, aber auch durch die krampfhaft kontrahierte Antrum- bzw. Pylorusmuskulatur hervorgerufen werden. Sie lassen sich nur dann von wirklichen Tumoren unterscheiden, wenn man das Nachlassen der Kontraktion und ihre Wiederbildung unter dem palpierenden Finger konstatieren kann. Vermag doch selbst der operierende Chirurg bisweilen nicht gleich festzustellen, ob ein solcher Tumor bösartig oder durch spastisch zusammengezogene Muskulatur bedingt ist. Neben den Magentumoren kommen im Epigastrium die **Pankreastumoren** in Betracht. Sie rufen, wenn sie dem Pankreaskopf angehören, mitunter gleichzeitig Ikterus und ausnahmsweise auch einmal Glykosurie hervor. Die Cysten des Pankreas dagegen sind gegenüber den Tumoren durch ihre rundliche Gestalt und durch ihre prall elastische Beschaffenheit auffällig. Der Magen liegt nach Aufblähung vor den Pankreastumoren und Cysten, ebenso das aufgeblähte Colon transversum, wenigstens wenn die Tumoren oder Cysten nicht sehr groß sind. Bezüglich topographischer Einzelheiten verweise ich auf den Abschnitt Pankreaskrankheiten.

Pankreas-
tumoren.

Bisweilen kann man das **spastisch kontrahierte Colon transversum** fühlen; die zylindrische Gestalt der Geschwulst, die man bei Gleitpalpation unter den Fingern rollen kann, schützt vor einer Verwechslung mit einem Magentumor. Von einem Pankreastumor und anderen Tumoren dieser Gegend, z. B. von retroperitonealen, kann man einen kontrahierten Querdarm durch seine zylindrische Gestalt und Beweglichkeit und durch einen etwa eintretenden Wechsel in der Kontraktion unterscheiden. Gelegentlich gelingt es auch, beim Palpieren gurrende Geräusche in ihm zu erzeugen. Die **Gallenblasentumoren** sind durch ihre Lage, Form und respiratorische Verschieblichkeit meist genügend gekennzeichnet; sie können übrigens gelegentlich seitlich stark verschieblich sein. Festliegende, unverschiebliche Tumoren im Epigastrium machen die **Aneurysmen** der Aorta oder der Leberarterie, auch die der **retroperitonealen** Drüsen. Beweglich sind die **Netztumoren** und häufig auch die durch chronische, meist tuberkulöse Peritonitiden bedingten, mit der Leber verwachsenen Tumoren. Die genauere diagnostische Unterscheidung gefühlter Tumoren kann durch die Palpation allein gewöhnlich noch nicht erfolgen, wenn auch gerade beim Magencarcinom häufig der erste Griff bereits die Diagnose nahezu sichert.

Kontra-
hiertes
Colon
trans-
versum.

Retro-
peritoneale
Tumoren.

Ein weiteres Symptom ist das Auftreten von **Plätschergeräuschen** bei stoßweiser Palpation. Sie sind kurz nach Flüssigkeitsaufnahme auch bei Gesunden fast regelmäßig zu finden. Sind aber nach der letzten Mahlzeit schon mehrere Stunden verstrichen, so bedeuten Plätschergeräusche eine verzögerte Entleerung der Flüssigkeit. Sie treten daher am ausgesprochensten bei organischen Stenosen des Pylorus auf. Man maß ihnen früher große Bedeutung für die Diagnose einer Dilatation und einer Atonie des Magens bei und wollte sogar oberflächliche und tiefe Plätschergeräusche unterscheiden. Für die Diagnose einer Magenerweiterung ist starkes Plätschern unterhalb des Nabels tatsächlich wichtig; zumal, wenn es mit dem Symptom der „Steifung" des Magens verbunden ist. Für die Diagnose der Atonie und Hypotonie bedeutet das Symptom des Plätscherns aber kaum etwas. Heute, wo wir in der Röntgenuntersuchung eine sichere Methode zur Feststellung von Tonus und Größe des Magens besitzen, haben die Plätschergeräusche nur den Wert eines oberflächlich orientierenden Symptoms.

Plätscher-
geräusche.

Die Größenbestimmung des Magens wurde früher durch Aufblähung des Magens mittels Brausepulvers oder Magenschlauches versucht. Sie sollte heute nicht mehr ganz geübt werden, da sie deformierte Bilder gibt; auch ist sie bei geschwürigen Prozessen nicht ungefährlich. Ein einfaches Verfahren, um rasch die untere Magengrenze zu bestimmen, ist dagegen in der Perkussion der Dämpfung gegeben, die durch Aufnahme von einigen Gläsern Wasser entsteht. Natürlich muß man den Kranken im Stehen perkutieren und erhält dann die Grenze des durch die Flüssigkeitsbelastung etwas gedehnten Magens. Übrigens ist auch diese Methode bei ernstlich Magenkranken als unangenehm und schädlich zu verwerfen.

6. Die Differentialdiagnose der Bewegungsstörungen des Magens.

Die feinere Diagnose der Störungen der motorischen Funktion des Magens und Kenntnis seiner Lage und Größe ist erst durch das Röntgenverfahren ermöglicht worden. Man bestimmte früher die Entleerungszeit des Magens durch Aushebung (6 Stunden nach einer LEUBEschen Probemahlzeit) und die Bestimmung des Nüchternrestes morgens. Auch hat man sich bemüht, durch Verwendung der SAHLIschen Probesuppe noch feinere. Resultate zu erzielen. Für die Beurteilung der Motilität sind diese Verfahren aber durch das Röntgenverfahren überholt. Zum Verständnis sei folgendes vorausgeschickt.

FORSELL wies nach, daß die Magenmuskulatur funktionell fein differenziert ist und zum Teil als Stützapparat des Magens dient. Durch diese Muskelarchitektur ist eine weitgehende Gestaltsveränderung des Magens möglich, insbesondere kann der Magen, wenn das Darmpolster, auf dem er ruht, tief steht, sich anscheinend durch Nachlaß der Zusammenziehung seiner muskulären Stützbänder (der Segmentschlingen) verlängern. Augenscheinlich kann dann auch der Pylorus tiefer treten, da auch seine Lage muskulär durch den Musculus suspensorius duodeni [TREITZ] fixiert wird und dessen wechselnder Kontraktionszustand dem Pylorus eine gewisse Verschieblichkeit gestattet. Die Form des Magens hängt demnach nicht nur von seiner Füllung und dem Druck seiner Umgebung, sondern auch von seiner eigenen Muskeltätigkeit ab.

Man unterscheidet bekanntlich zwei Funktionen der Magenmuskulatur. Die Muskulatur des eigentlichen Magenreservoirs des Fundus bzw. Körpers des Magens, den FORSELL in Fornix, Corpus und Sinus unterscheidet, zieht sich um den Inhalt tonisch zusammen und übt damit einen gleichmäßigen Druck auf den Inhalt aus — peristolische Magenfunktion. Dieser mehr konstante Druck hat die Aufgabe, den Inhalt auch entgegen dem Gesetz der Schwere zusammenzuhalten und dadurch seine Schichtung zu ermöglichen. Feste Nahrung schichtet sich so, daß stets der zuletzt zugeführte Bissen in die Mitte des Speiseballens zu liegen kommt. Nur der Transport der Flüssigkeiten ist ein anderer, sie laufen in einer durch Schleimhautwülste gebildeten Rinne, der WALDEYERschen Magenstraße an der kleinen Kurvatur entlang direkt zum Antrum.

Die Verflüssigung des festen Inhalts geht durch Auflösung von der Peripherie vonstatten. Da also die Pepsinsalzsäure stets nur an der Peripherie wirkt, so kann im Inneren des Speiseballens die amylolytische Speichelverdauung noch lange ungestört bei alkalischer Reaktion fortgehen, selbst wenn reichlich Salzsäure sezerniert wird. Die peripheren verflüssigten oder wenigstens erweichten Teile des Speiseballens werden durch den peristaltischen Druck, der noch durch flache Peristaltik unterstützt wird, ins Antrum gepreßt, während die zentralen Teile unverändert liegen bleiben, bis auch sie allmählich von der Peripherie her der Magenverdauung anheimfallen.

Der Antrumteil, der auch die wesentlich kräftigere Muskulatur besitzt, ist der eigentliche Motor des Magens. Zwar gibt es ein anatomisch etwa durch einen dem Pylorus ähnlichen Schließmuskel gegen das Magenreservoir abgegrenztes Antrum nach den neueren kinematographischen Aufnahmen nicht. Es schnürt sich vielmehr das Antrum durch eine tiefe Welle ab. Nach HÜRTERs kinematographischen Aufnahmen in MATTHES' Klinik beginnt die Antrumperistaltik mit einer Einstülpung an der Umbiegungsstelle der kleinen Kurvatur. Ihr gegenüber entsteht an der großen Kurvatur eine entsprechende Einschnürung, so daß eine Ringwelle gebildet wird. Es bleibt aber eine Verbindung mit dem Hauptmagen bestehen. Es kann nun durch eine allseitige Kontraktion des abgegrenzten Antrumteils der Inhalt in das Duodenum gepreßt werden; es kann aber auch bei geschlossenem Pylorus die Welle pyloruswärts laufen. Sie greift dann wie eine Schaufel (RIEDER) in den Inhalt ein und treibt ihn pyloruswärts. Da er dort an den geschlossenen Pylorus anprallt, so muß die Bewegung zu einer Durchmischung des Inhaltes führen. In demselben Maße, wie sich das gebildete Antrum verkleinert, wird durch eine neue Abschnürungswelle ein neues Antrum gebildet.

Die Öffnung des Pylorus wird durch sowohl vom Darm als vom Magen aus wirkende, in erster Linie chemische Reflexe derart gesteuert, daß sich erst wieder Inhalt entleert, wenn der vorhergehende Schub genügend vom Darm bewältigt ist und namentlich die Salzsäure gebunden ist. Der Sphincter pylori hat sowohl Ring- wie Radiärfasern; er gleicht also in seiner Funktion einer Irisblende, er kann sich aktiv öffnen und schließen.

Der Magen stellt im leeren Zustande nicht etwa einen schlaffen Sack dar, sondern er muß erst von den andrängenden Speisen entfaltet werden. Nur die oberste Partie. der Fornix in der Nomenklatur FORSELLs, wird bei aufrechter Haltung bekanntlich fast regelmäßig von einer Luftblase, der Magenblase, eingenommen. Den Widerstand, den die Fundusmuskulatur der Entfaltung entgegensetzt, und den gleichmäßigen Druck, den sie später auf den Inhalt ausübt, bezeichnet man als Tonus des Magens.

Man untersucht die Entfaltung des Magens vor dem Röntgenschirm zunächst in aufrechter Stellung des Kranken, wenn man sich über den Tonus unterrichten will. Später wird man den Kranken zur Feststellung etwaiger Schleimhautläsionen auf das Omniscop, das die Untersuchung in jeder Körperlage ermöglicht, legen. Die Entfaltung des Magens geht nach Probebrei normalerweise binnen etwa einer Minute vor sich. Man kann deutlich sehen, daß der zugeführte Kontrastbrei unterhalb der Magenblase, die augenscheinlich das erste Einströmen ermöglicht, sich in Form eines nach unten zugespitzten Keils anordnet. Diese Keilspitze zieht sich dann aus, bis allmählich unten im Sinus sich der Inhalt in größeren Mengen sammelt. Mit zunehmender Füllung gleicht sich der Keil immer mehr aus. Ist die Füllung vollendet, so liegt die Magenwand dem Inhalt straff an. Die peristolische Kontrak-

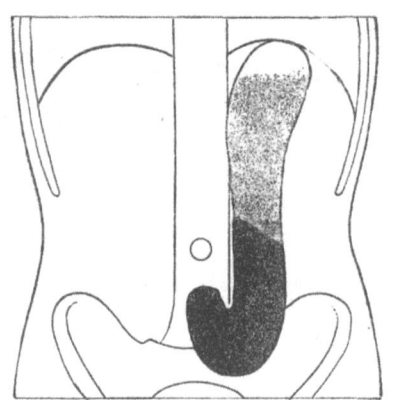 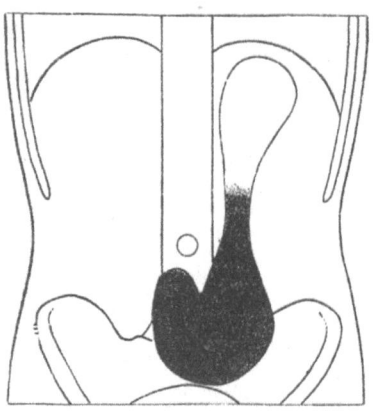

Abb. 96. Langmagen mit tiefstehendem unteren Pol. Guter Tonus, hohe Intermediärschicht.

Abb. 97. Geringe (fragliche) Atonie (Taille) mit Tiefstand.

tion der Muskulatur bewirkt gleichzeitig, daß, entgegen dem Gesetz der Schwere, der Inhalt sich nicht in den untersten Abschnitten des Magens allein anhäuft, sondern, daß er in Form einer Säule den Magen hinauf bis zur Magenblase gleichmäßig ausfüllt.

Eine Täuschungsmöglichkeit besteht dabei: Wenn der Magen reichlich Flüssigkeit, z. B. Sekret, enthält, so steht diese über dem schwereren Kontrastbrei. Man erkennt zwar diese Sekretschicht, „Intermediärschicht", als schwachen Schatten und sieht auch, daß die Magenwände sie in gewöhnlicher Weise umspannen. Aber der Unerfahrene sieht vielleicht nur den stärkeren Schatten des Kontrastbreies im Grunde und nimmt deswegen an, daß der Tonus gestört sei, zumal sich auch das Dreieck bei der Entfaltung nicht zu bilden scheint, sondern die Bissen durch die Sekretschicht gleich zu Boden sinken.

Atonie.   Handelt es sich nämlich um einen mangelhaften Tonus der Muskulatur, so bildet sich der Keil nicht. Vielmehr gleiten die Bissen abnorm rasch dem tiefsten Punkt zu; ferner sammelt sich der Brei nach dem Gesetz der Schwere in dem abhängigen Teil. Der Magen erscheint so nicht gleichmäßig gefüllt, sondern seine oberen Partien weniger oder gar nicht. Bei höhergradiger Atonie liegt der Brei nur in den abhängigen Partien und bildet dort einen nach unten konvex, nach oben gradlinig, aber meist nicht scharf begrenzten, halbmondförmigen Schatten. Die unscharfe, obere Begrenzung kommt dadurch zustande, daß über dem Kontrastmaterial eine Sekretschicht steht. Im allgemeinen kann man sagen, daß der Magen bei Atonie nicht nur in der Länge, sondern auch in der Breite abnorm stark entfaltet wird.

Gleichzeitig steht der untere Magenpol häufig erheblich tiefer. Über diesen Tiefstand ist viel diskutiert worden. Die nächstliegendste Erklärung war die, daß es bei starker Atonie durch die Belastung der unteren Abschnitte zu einer Dehnung käme, daß sich also eine atonische Dilatation ausbilde. Es ist aber sehr zweifelhaft, ob man diesen Tiefstand als Dilatation auffassen darf. Denn ihn zeigen auch zahlreiche Mägen, die durch eine normale Keilbildung und durch gleichmäßige Füllung erweisen, daß sie nicht atonisch sind. Es gibt also zweifellos und ganz überwiegend häufig einfache, nicht atonische Lang-mägen. Und zwar sind sie ein banales Stigma der langwüchsigen, asthenischen Konstitution. Bei diesem Tiefstand kann zwar der Pylorus auch nach unten rücken. Die Antrumpartie erscheint aber doch meist ansteigend und geht nicht über die Mittellinie hinaus, so daß der Langmagen fast ganz in der linken Seite der Bauchhöhle liegt. Tiefstand des unteren Magenpols.

Die, wie wir sahen, keineswegs häufige einfache Atonie oder selbst die atonische Dilatation haben nun anfangs oft noch keine grobe Störungen der Magenentleerung zur Folge. Solange die Antrummuskulatur gut funktioniert, befördert sie alles, was in das Antrum kommt, in das Duodenum. Die Störung bei einfacher Atonie ist nur darin zu sehen, daß die Füllung des Antrum nicht mehr unter dem gleichmäßigen Druck der normalen Peristole erfolgt, und, daß ebenso die Schichtung des Inhaltes und seine Verdauung von der Peripherie her nicht so gleichmäßig vor sich geht als unter normalen Verhältnissen. Bei längerer Dauer und höheren Graden der Atonie kommt es aber meist doch zu ausgesprochener motorischer Insuffizienz des Magens, die sich in dem röntgenologischen 6-Stundenrest ausdrückt. Aber auch in diesem Stadium kann Erbrechen fehlen oder selten sein.

Eine Methode, den Tonus der Magenmuskulatur an dem Druckanstieg zu messen, den das Einblasen von 400 ccm Luft hervorruft, hat O. Bruns angegeben. Es kann damit unterschieden werden, ob bei einem Tiefstand des Magens gleichzeitig eine Hypotonie besteht oder nicht[1]). Praktische Bedeutung hat diese Prüfung übrigens nicht gewonnen.

Im ganzen muß mit Nachdruck betont werden: die früher so viel geübte Diagnose der chronischen „Senkung und Atonie" hat neueren Nachprüfungen in den allermeisten Fällen nicht standgehalten. Die überwiegende Mehr-zahl der früher als „Ptose" und „Atonie" aufgefaßten Fälle waren nichts als ganz gewöhnliche asthenische Langmägen.

Außer den seltenen chronischen Atonien kennen wir akute Formen, die bis zur vollendeten Lähmung des Magens entwickelt sein können unter dem schon bei der Besprechung des Ileus geschilderten Krankheitsbilde des gastro-mesenterialen Abschlusses. Es sei auf diese Schilderung verwiesen. Dieser Zustand wird nach infektiösen Erkrankungen (Ruhr, Typhus), ferner nach Laparotomien, ja gelegentlich schon nach Narkosen beobachtet. Auch bei aci-dotischen Diabetikern will Berning[2]) häufig reversible akute Atonien beob-achtet haben. Seltener tritt sie nach den Leib treffenden Traumen und bei manchen unklaren Kachexien auf. Endlich ist er noch bei Querschnittsläsionen des Rückenmarks und, in sehr seltenen Fällen, nach akuten Überladungen des Magens beschrieben worden. Der Magen wird bei diesem Zustand meist stark durch Sekretion gefüllt und deswegen zeichnen sich seine Konturen plastisch an den Bauchdecken ab. Peristaltik sieht man höchstens anfänglich und nur angedeutet, später liegt der Magen ganz regungslos. Es leuchtet ein, daß dieser hochgefährliche Zustand ein sofortiges therapeutisches Eingreifen, am besten durch Magenspülung, erheischt. Akute Atonie des Magens.

---

[1]) O. Bruns, Dtsch. Arch. f. inn. Med. Bd. 131. [2]) H. Berning, Dtsch. Wochenschr. klin. Med. 191, 1.

Ein ganz anderes Bild zeigen die Störungen der Motilität, die durch einen
zu starken Tonus bedingt sind. Bei ihnen zieht sich der Magen in der Tat
krampfhaft zusammen und wird nur schwer
und ungenügend entfaltet. Man sieht einen
schmalen, hochstehenden Magenschatten
und kann im Wechsel mit der tetanischen

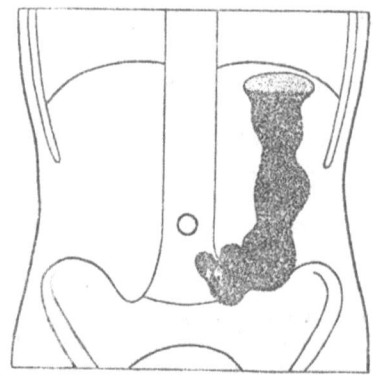

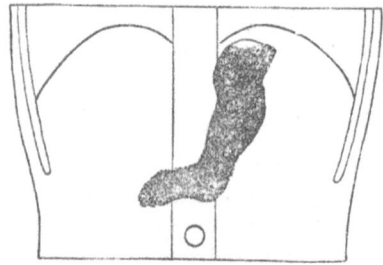

Abb. 98. Hochgradig gesteigerte Peristaltik
ohne Stenose.

Abb. 99. Krampfhafte Zusammenziehung des
Magens während einer gastrischen Krise.

Kontraktion ausgebildete Peristaltik selbst am Fundusteil beobachten. Früher
glaubte man, daß die sog. Stierhornform des Magens öfter Produkt eines
Hypertonus sei. Das war irrig. Wir wissen heute vielmehr, daß diese Stierhornmägen ein sehr häufiges inte-
stinales Stigma der Pykniker und
Fettleibigen darstellen. Hyperto-

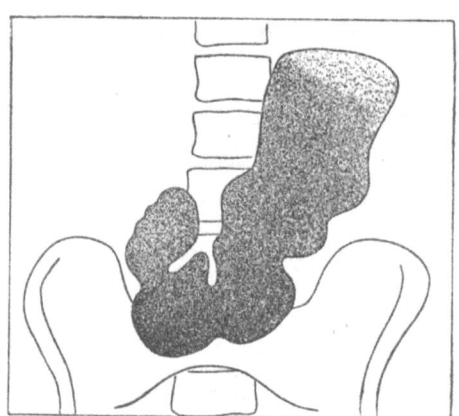

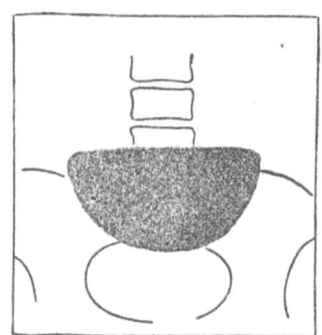

Abb. 100. Stenosen-Peristaltik.

Abb. 101. Erlahmung der Magenmuskulatur
bei Pylorusstenose.

nien können sich aber sowohl an Stierhornmägen als auch an 'asthenischen
Langmägen entwickeln. Die Abb. 99 zeigt einen solchen Magen. Seine
Entleerung war nicht verzögert, so daß man jedenfalls eine stärkere Stenose
nicht als Grund der gesteigerten Peristaltik annehmen konnte.

Pathogenetisch wichtig sind die Versuche von KLEE[1]) über den Einfluß des gesteigerten
Vagus- oder Sympathikotonus. Erhöhte KLEE den Tonus des Sympathicus sowohl wie
des Vagus durch eine Dezerebration nach SHERRINGTON und lähmte dann den Vagus
oder den Sympathicus durch Abkühlung bzw. durch Durchschneiden, so bekam er reine
Bilder des Einflusses eines gesteigerten Vagus- oder Sympathicotonus. Die ersteren ergeben eine starke Steigerung der Peristaltik bis zum ausgebildeten Krampf, die Steigerung
des Sympathicotonus dagegen eine Herabsetzung des Tonus und eine Bewegungslosigkeit
des Magens der Katze. Diese Befunde bestätigen die Auffassung von KATSCH bezüglich

der Hypotonien, die er weniger durch Unterstützungsverschlechterung oder verminderte Wandfestigkeit des Magens erklärt, als durch Änderung der visceralen Innervation. KATSCH und auch HEYER haben demgemäß auch auf die Abhängigkeit des Magentonus von psychischen Faktoren und das Vorkommen von Atonien bei Depressionszuständen aufmerksam gemacht. Als Innervationsänderungen sind auch die Hypotonien des Magens (und Darms) bei Hypothyreosen (DEUSCH) und die von mir beobachteten bei hypophysärer Kachexie[1]) aufzufassen. Die letztere wurde durch SCHELLONG bestätigt. Einen Überblick über diese Dinge gibt das Referat von R. MAGNUS[2]).

Ist ein Hindernis für die Fortbewegung des Inhaltes am Pylorus vorhanden, so müssen die Bilder ganz verschieden ausfallen, je nachdem die hypertrophische Muskulatur gegen das Hindernis arbeitet oder erlahmt.

Man sieht im ersteren Fall ausgedehnte und tief einschneidende Peristaltik auch am Magenkörper, ja sogar Antiperistaltik, sogenannte Stenosenperistaltik. Der Magenschatten erscheint aber dabei nicht so schmal, wie bei einfach erhöhtem Tonus und echtem Magenkrampf, sondern stärker und gleichmäßig gefüllt.

Erlahmt dann die Muskulatur, so werden die peristaltischen Wellen flacher. Endlich erhält man bei diesen Kranken zwar nicht permanent, aber doch zeitweise Bilder, wie die bei schwerer Atonie geschilderten, nämlich die einer schlaffen Dilatation des Magens, dessen Wand und Muskulatur dann auch anatomisch hochgradig verdünnt und atrophisch zu sein pflegen. Nur ein deutlicher Unterschied ist oft vorhanden. Bei der Pylorusstenose nimmt auch die Antrummuskulatur an der Erschlaffung Anteil. Es erscheint daher der Magen nach rechts verbreitert; die sogenannte Rechtsdistanz ist vergrößert. Diese „Rechtsdilatation" des Stenosenmagens war übrigens als besonders wichtiges Kriterium desselben bereits den Magenärzten der vorröntgenologischen Zeit bekannt. In einer Reihe von Fällen kann man, wie später bei der Besprechung des Carcinoms und des Ulcus ausgeführt werden wird, auch die Art des Hindernisses im Röntgenbild direkt erkennen. Jedenfalls gelingt es dem geübten Röntgenologen heute fast immer, die Stauungsdilatation vom einfachen Tiefstand oder von einer atonischen Dilatation zu unterscheiden.

Es ist oben gezeigt worden, daß der Kontraktionszustand erheblichen Einfluß auf Form und Lage der Magensilhouette hat. Betrachten wir im Anschluß daran kurz den Einfluß extrastomachaler Verhältnisse. Daß ein Langmagen mit Tiefstand des unteren Pols besonders bei dem asthenischen Habitus beobachtet wird, wurde schon erwähnt. Es war also verständlich, daß das Gegenteil, ein hochstehender, oft quergelagerter, der Stierhornform sich nähernder Magen bei kurzem Thorax mit Zwerchfellhochstand, insbesondere bei pyknischen Fettleibigen, vorkommt. Eine starke Vergrößerung der Rechtsdistanz bei meist querliegendem, gleichfalls der Stierhornform genähertem Magen entsteht gelegentlich dann, wenn Verwachsungen der Regio pylorica den Magen nach rechts herüberzerren.

Extrastomachal bedingte Formveränderungen.

Die Unterscheidung von anderweitigen Vermehrungen der Rechtsdistanz läßt sich durch die in allen Zweifelsfällen notwendige Schirmdurchleuchtung mit gleichzeitiger Palpation meist treffen. Es gelingt dabei festzustellen, ob man den Magen oder Teile desselben eindrücken und verschieben kann. Man sieht auch die Bewegungen, die der Magen beim Baucheinziehen und bei der Respiration macht.

Der Magen kann auch durch Tumoren verlagert sein. Tumoren oder ein gefüllter Darm, und zwar schon ein nur mit Luft gefüllter Darm, können auch die Silhouette des Magens erheblich verändern. Diese Veränderungen sollen aber erst später besprochen werden, da sie differentialdiagnostisch gegen die Aussparungen des Carcinoms in Betracht kommen.

---

[1]) HANS CURSCHMANN, Dtsch. med. Wochenschr. 1935. Nr. 46.   [2]) MAGNUS, Verhandl. d. dtsch. Ges. f. inn. Med. 1924.

Durch die Beobachtung des mit Kontrastmaterial gefüllten Magens im Abstand von mehreren Stunden ist es möglich, die Entleerung genau zu verfolgen. Der Magen entleert eine Wismutmahlzeit nach RIEDERscher Meinung in etwa 3 Stunden, eine Bariummahlzeit etwas eher. Da der physiologische Spielraum der Entleerung aber 2 bis 6 Stunden beträgt, so nimmt man nach HAUDEKs Vorschlag 6 Stunden als das Maß für die Beurteilung der Motilität. Ist nach 6 Stunden noch ein Rest bis etwa zu einem Viertel der Kontrastmahlzeit im Magen, so bedeutet das zwar eine verschleppte Austreibungszeit, aber noch nicht unbedingt ein organisches Hindernis am Pförtner. Kleinere Sechsstundenreste können durch Hypomotilität bei Atonie, vielleicht auch durch zu große „Hubhöhe" bei gesenktem Langmagen und hohem Pylorus und vor allem durch organische Pförtnerveränderungen oder Krämpfe desselben entstehen. Ob Superacidität und -sekretion eine solche Motilitätstörung verursachen, ist sehr zweifelhaft. In der Regel wird der Kausalnexus ein umgekehrter sein. Läßt sich aber 12 oder gar 24 Stunden nach der Bariumeinnahme noch die Hälfte derselben oder mehr als Rest im Magen nachweisen, so bedeutet das jedenfalls meist eine organische, weit seltener eine spastische Pylorusstenose.

Gelegentlich scheint die röntgenologische Motilitätsprüfung auch zu versagen, bzw. mit der durch die Aushebung gestauter Speisereste 6—8 Stunden nach dem Essen festgestellten motorischen Insuffizienz in Widerspruch zu treten. Das liegt aber nicht an den Mängeln des Röntgenverfahrens, sondern daran, daß auch bei Kranken mit grober motorischer Insuffizienz des Magens diese zeitweise einmal verschwinden kann; meist allerdings nur, um bald wiederzukehren. Natürlich lehren gerade solche Fälle, neben dem Röntgenverfahren auch die Resultate der Magenaushebung gebührend zu bewerten.

Bei der Aushebung zur Prüfung der Motilität unterscheidet man zweckmäßig die sogenannte große und die kleine Stauung; früher als motorische Insuffizienz ersten und zweiten Grades bezeichnet. Unter der ersteren versteht man die Anwesenheit mehr oder minder reichlicher Speisereste bei Nüchternaushebung am Morgen, unter kleiner Stauung den Befund von geringen Resten 6—8 Stunden nach der Mahlzeit. Man wählt zu dieser Prüfung gewöhnlich Dinge, die bei der Spülung auffallen, z. B. Korinthen.

Eine vorzeitige Entleerung des Magens kommt bekanntlich bei anacidem Magensaft, besonders bei einfacher Achylie vor, augenscheinlich weil die Pylorusreflexe versagen. Schwieriger ist die frühzeitige Entleerung bei hohen Salzsäurewerten zu erklären. Sie tritt nämlich bald nach der Nahrungsaufnahme auf und kann im späteren Verlauf durch einen Pyloruskrampf unterbrochen werden. Die frühzeitige teilweise Entleerung bei bestehender Superacidität gilt als eines der Zeichen für das Bestehen eines Duodenalulcus.

Die große Stauung bedeutet immer ein Hindernis am Pylorus, die kleine dagegen entspricht etwa dem 6-Stundenrest der Röntgenuntersuchung.

Fragen wir nun, welche Schlüsse wir klinisch aus dem Nachweis der geschilderten Motilitätsstörungen ziehen können, so läßt sich folgendes sagen: Bei den akuten gastromesenterialen Abschlüssen ist die Situation gewöhnlich aus dem Befunde klar, obwohl gelegentlich Fälle vorkommen, z. B. bei sehr starken Bauchdecken, bei denen man das plastische Hervortreten der Magensilhouette an der Bauchwand nicht sieht. Es kommt in erster Linie für die Diagnose des gastromesenterialen Abschlusses darauf an, daß man an seine Möglichkeit bei den erwähnten Krankheiten denkt und ihn von anderen Formen des Ileus abgrenzt.

Der gewöhnliche asthenische Langmagen mit tiefstehender großer Kurvatur, der ja keineswegs atonisch zu sein pflegt, braucht natürlich keinerlei motorische Störungen oder subjektive Beschwerden zu machen. Manche Menschen mit derartigen asthenischen Langmägen haben aber Beschwerden. Es sind Leute mit „schwachem Magen", die nicht alle Speisen vertragen und besonders nach grober Kost über Völle, und Druckgefühle klagen. Eine ausgeprägte motorische Insuffizienz besteht aber, wenigstens bei vorsichtiger Lebensführung, nicht.

Für die meisten Fälle von relativ seltener echter Atonie ist nun kennzeichnend, daß sie mit Sekretionsanomalien, Völlegefühl und oft auch mit Obstipation verknüpft sind. Häufig handelt es sich um Menschen, bei denen die Atonie die Teilerscheinung einer vegetativ-hormonalen Störung, z. B. hypophysärer oder hypothyreogener Art, ist. Aber auch Kranke ohne deutliche endokrine Anomalie, nämlich allgemein schlaffe und asthenische Menschen, zeigen bisweilen Atonien.

Solche Kranke brauchen nicht eigentlich psychisch nervös zu sein. Aber bei vielen Kranken finden sich doch auch psychasthenische Züge. Wir werden im Kapitel der nervösen Magenstörungen darauf zurückkommen.

Tonussteigerungen ohne Vorliegen eines Hindernisses und echte Spasmen (in Form von schmerzhaften Magenkrämpfen) findet man namentlich bei gastrischen Krisen. Der sonst normal konfigurierte Magen kann dann ganz eng kontrahiert sein. So bildet ASSMANN einen Fall ab, bei dem die Silhouette genau das Bild kopiert, das KLEE bei reiner Steigerung des Vagustonus sah. MATTHES hat mehrfach bei gastrischen Krisen Ähnliches beobachtet. Ich beobachtete reinen Pyloruskrampf bei einem Krisentabiker. Vielleicht beruhen auch manche Fälle von arteriosklerotischem Leibschmerz auf derartigen Spasmen. Aber nicht nur bei organischen Erkrankungen und bei Intoxikationen kommen solche Spasmen vor. ASSMANN[1]) beschreibt z. B. bei einer Hysterica Einziehungen und stark ausgebildete Zähnelung, die sehr an das Bild eines Carcinoms erinnerten. Man kam aber dadurch zur richtigen Beurteilung, daß bei Wiederholung der Untersuchung der Magen normale Konturen zeigte. Auch bei PALschen Gefäßkrisen beobachtete ASSMANN Wechsel zwischen Atonie und Krampf, ebenso während der Anfälle bei Tetanie, und auch während der Anfälle von Leibschmerzen bei Hämatoporphyrinurie. Auch ich habe mehrere Kranke mit Tetanie beobachtet, die im Anfall und danach Pförtnerkrampf (röntgenologisch) zeigten. Ich kenne auch Fälle von röntgenologisch festgestelltem Pylorospasmus bei Migräne.

HEYER wies ferner nach, daß man durch psychische Einflüsse in der Hypnose die Magenmotilität ändern kann; der Einfluß von Ärger oder anderen dysphorisch wirkenden Reizen auf die Motilität, besonders die Entleerung des Magens, ist ja bekannt.

Die schwereren Störungen der Motilität des Magens, die zu grober motorischer Insuffizienz führen, kommen aber meist nur bei wirklichen Steno- sierungen des Pylorus vor. BOAS empfahl, sie aus praktisch klinischen Gründen in eine Insuffizienz ersten und zweiten Grades zu trennen, in solche, bei der die Entleerung des Magens zwar verzögert, aber noch möglich, und in solche, bei denen die Entleerung nicht mehr vollständig möglich ist.

Pylorus- stenosen.

Wichtig ist zunächst die Frage nach der Art der Stenosierung.

Stenosen können in seltenen Fällen auch durch Pylorusspasmen bedingt werden, die durch den Reiz eines Geschwürs entstehen. Man muß aber auch mit der gleichfalls seltenen Möglichkeit rechnen, daß örtliche gastritische Schleimhautschwellungen oder Blutergüsse in die Schleimhaut zu Stenosierungen führen. BOAS wollte die Diagnose Pylorospasmus auf die Fälle beschränken,

---

[1]) ASSMANN, Acta radiol. Vol. VI. Nr. 29—34. HEYER, Wiener klin. Wochenschr. 1923. Nr. 50.

in denen man die Bildung des spastischen Tumors fühlen und sein Verschwinden nach einiger Zeit kontrollieren kann. Er wies nach, daß man gutartige und durch Spasmen oder Schleimhautschwellung bedingte Stenosen von schwereren, namentlich von carcinomatösen durch eine Entlastungsprobe unterscheiden könne, da bei den ersteren durch flüssig-breiige Kost die Erscheinungen der Stenose zurückgingen, bei letzteren andauerten.

Das Erbrochene ist bei großer Magenstauung dadurch gekennzeichnet daß es sehr flüssig und massenhaft ist und Nahrungsreste enthält, die schon lange vorher eingenommenen Mahlzeiten entstammen.

Stauungs-erbrechen.
Bei den gutartigen Stenosen enthält das Stauungserbrechen stets reichliche Massen salzsauren Sekrets, das die bekannte Dreischichtung zeigt; beim carcinomatösen Stauungserbrechen fehlt bekanntlich in der Regel die Salzsäure.

Sarzine.
Im Erbrochenen finden sich bei gutartigen Stenosen meist reichlich Sarzine, dagegen nicht bei carcinomatösen. Fr. Heissen [1] hat an meiner Rostocker Klinik experimentell nachgewiesen, daß Sarcina ventriculi nur in salzsaurem Magensaft gedeihen kann, dagegen bei Anwesenheit von Magensaft Krebskranker oder gar von Carcinompreßsaft zugrunde geht. Der Nachweis von Sarzinen ist also nahezu beweisend für gutartige, d. i. Ulcusstenosen. Auf Carcinom verdächtig ist dagegen die Gegenwart der langen Boas-Opplerschen Bacillen und der chemisch nachweisbaren Milchsäure im Stauungserbrechen.

Das scheinbare Erbrechen bei Oesophagusstenose und -dilatation ist von dem durch Pylorusstenose bedingten einerseits durch das Fehlen der Magenfermente bei ersterem und andererseits röntgenologisch leicht zu unterscheiden.

Einmal fand ich übrigens bei einer riesigen diffusen Dilatation der Speiseröhre und Kardiospasmus bei 25jähr. Mädchen reichlich Milchsäure im Oesophagusinhalt.

Pneumatosis cystoides.
Als eine außerordentliche Seltenheit, welche unter den Symptomen der Pylorusstenose verläuft, sei die Pneumatosis cystoides intestini genannt, eine Bildung von Luftcysten, die meist das Ileum befällt und nicht nur die Erscheinungen der Pylorusstenose, sondern auch die von Darmstenosen hervorrufen kann. Diese oft in großer Ausdehnung traubenförmig gegenüber dem Mesenterialansatz sich bildenden Luftcysten sind in ihrer Entstehung nicht ganz geklärt, man nimmt sowohl ein mechanisches Einpressen von Luft in die Lymphräume an, als eine Entstehung durch die Tätigkeit gasbildender Bakterien. Sehr auffällig ist, daß in vielen Fällen gleichzeitig mit der Cystenbildung eine narbige Pylorusstenose durch Ulcus bestand. Diese bestand auch in einem Falle von Matthes (der Kranke hatte 1915 an der med. Klinik wegen Pylorusstenose mit Superacidität gelegen und war 1919 in der chirurgischen Klinik operiert). Aber auch in Fällen, in denen gleichzeitig keine Pylorusstenose bestand, waren merkwürdigerweise die klinischen Erscheinungen einer Pylorusstenose vorhanden. Die Pneumatosis cystoides ist bisher nur bei Operationen oder Obduktionen gefunden, niemals aber diagnostiziert worden. In einem einzigen Falle der Literatur wird berichtet, daß man das Knistern der Luftblasen hätte fühlen können [2].

7. Die Differentialdiagnose der Sekretionsstörungen.

Auf Grund der Pawlowschen und Bickelschen experimentellen Untersuchungen hatte man früher angenommen, daß der Magensaft stets mit einem gleichbleibenden Säuregehalt sezerniert würde, daß es also nur quantitative, aber keine qualitativen Störungen der Sekretion gebe. Die klinisch konstatierbaren Unterschiede im Säuregehalt seien demnach nur aus dem wechselnden Mischungsverhältnis zwischen der eingeführten Probemahlzeit und der sezernierten Saftmenge, aus der gleichfalls wechselnden Neutralisation durch die Säureaffinitäten der Probemahlzeit, des alkalischen Schleims und endlich aus dem zeitlich verschiedenen Übertreten des Chymus in den Darm zu erklären.

---

[1] Fr. Heissen, Arch. f. Verdauungskrankh. Bd. 27, H. 3. 1921.   [2] Literatur bei Rolf Hey, Diss. Königsberg 1919 und D. Demmer, Arch. f. klin. Chirurg., Bd. 104, H. 2.

Heute weiß man, daß recht oft ein Rückfluß von Duodenalsaft stattfindet, der natürlich die Säure abstumpft und nicht nur bei hohen Säurewerten vorkommt. Auch fand man neuerdings, daß eine verzögerte Entleerung des Magens zu einer Steigerung der Acidität führen muß, weil dann die sekretinartigen Magenhormone länger wirken. Es sei dies erwähnt, weil es die enge Verknüpfung der motorischen mit den sekretorischen Vorgängen zeigt.

Die alte Klinik unterschied auf Grund der Ergebnisse der Aushebung nach EWALDschem Probefrühstück zwischen Superacidität und Supersekretion. Man sprach von Superacidität, wenn ein an Menge normaler, gleichmäßig aus Speisebrei und Magensaft zusammengesetzter Inhalt ausgehebert wurde, mit Werten von über 60 Gesamtacidität und einer erheblichen Differenz zwischen dieser und dem Wert für die freie Salzsäure. Ferner gaben derartige Mageninhalte nach Sedimentierung einen mittleren Schichtungsquotienten. *(Seitennote: Super-acidität und -sekretion.)*

Demgegenüber charakterisierte man die Supersekretion durch ein an Menge vermehrtes Aushebungsergebnis mit geringer Differenz zwischen freier Salzsäure und Gesamtacidität und einem geringen Schichtungsquotienten. Man wußte auch seit langer Zeit, daß man eine starke Saftbildung aus der Höhe der über der Kontrastmahlzeit stehenden Sekretionsschicht röntgenologisch feststellen kann. Man unterschied früher drei Typen der Supersekretion: 1. Den kontinuierlichen Magensaftfluß (REICHMANNsche Krankheit), bei der auch der nüchterne Magen erhebliche Mengen salzsauren Sekrets enthält. 2. Den alimentären Magensaftfluß, bei dem die Nahrungszufuhr die zu starke Sekretion auslösen sollte. Man stellte diese Form durch ein trockenes, aus Cakes bestehendes Probefrühstück fest. Bei normalem Verhalten der Sekretion wird danach nur ein wenig salbenförmiger Brei entleert, bei alimentärer Supersekretion aber eine dünne Suppe. 3. Den intermittierenden Magensaftfluß, der, wie man glaubte, entweder selbständig oder als akute Exacerbation der beiden ersten Formen aufträte. Er ginge meist mit heftigen Schmerzen und Erbrechen einher. Endlich sprach man von Heterochylie, wenn, wie bei Nervösen, ein Wechsel zwischen stark saurem und anacidem Magensaft beobachtet wurde.

Diese Anschauungen über die Magensekretion haben aber eine Revision erfahren, seitdem durch die Einführung der fraktionierten Aushebung und die Verwendung eines eiweiß- und salzfreien, ungepufferten Probetrunkes unsere Kenntnisse von der Magensekretion erweitert worden sind. *(Seitennote: Fraktionierte Aushebung.)*

Man benutzt hierzu entweder nach EHRMANN 300 ccm 5%igen Alkohol, den man mit Geschmackskorrigentien versieht, oder, was ich mehr empfehle, nach KATSCH und KALK 300 ccm einer 0,2%igen Lösung von Coffein natr. salic. Beide Lösungen färbt man mit Methylenblau, damit durch das Verschwinden der Farbe im Ausgeheberten der Zeitpunkt festgelegt werden kann, zu dem der Probetrunk den Magen verlassen hat.

Man führt nun dem nüchternen Kranken eine Duodenalsonde in den Magen und fordert ihn auf, keinen Speichel zu verschlucken. Saugt man mit einer Spritze dann an, so erhält man meist schon einen gewöhnlich keine freie Salzsäure enthaltenden Inhalt, den „Nüchterninhalt". Augenscheinlich durch den Sondenreiz bildet sich nun sofort nach dem Absaugen wieder neues Sekret, das man dreimal in Abständen von 10 Minuten absaugt, das „Nüchternsekret". Nunmehr führt man durch einen auf den Verweilschlauch aufgesetzten Trichter den Probetrunk ein. Man entnimmt dann mit der Spritze alle 10 Minuten eine Probe von 10 ccm, muß aber jedesmal vorher, um eine ausreichende Durchmischung zu erreichen, etwas Luft einblasen. So fährt man fort, bis das Verschwinden der blauen Farbe anzeigt, daß der Probetrunk den Magen verlassen hat. Die Sekretion erlischt damit aber keineswegs, sondern man kann auch noch in der folgenden Zeit Inhalt aushebern, das „Nachsekret". Man setzt die Aushebungen gewöhnlich noch eine Stunde nach dem Verlassen des Probetrunkes fort. Man gewinnt auf diese Weise also eine Reihe von Portionen, von denen die dem Nüchterninhalt und dem Nüchternsekret entsprechenden reiner Magensaft sind, die blau gefärbten Portionen dagegen aus Probetrunk und Magensaft bestehen; das Nachsekret endlich ist wieder reiner Magensaft.

Bemerkt sei, daß, wenn man Untersuchungen auf Pepsin vornehmen will, man auch besser den Coffeinprobetrunk wählt.

Die Bestimmung der Gesamtacidität und der freien Salzsäure kann mit der gewöhnlichen Titrationsmethode mit $^1/_{10}$ Normallauge und Dimethylamidoazobenzol vorgenommen werden, da die Differenzen gegenüber den Methoden, welche die aktuelle Reaktion bestimmen, nach den Untersuchungen von KALK und KUGELMANN für ungepufferte Lösungen kaum erheblich sind. Außer der Aciditätsbestimmung kann man auch den Chlorgehalt, der nicht mit dem Salzsäurechlor parallel zu gehen braucht, bestimmen und bei negativem Befund an freier Salzsäure durch Rücktitrierung das Salzsäuredefizit.

Will man bei Anwendung der Alkohol- oder Coffeintränke nur eine orientierende Probe nehmen, so muß man nach 30 Minuten aushebern.

Die fraktionierte Aushebung ergab folgende Resultate: 1. Der Nüchterninhalt reagiert meist sauer, seine Acidität ist sehr verschieden, freie Salzsäure
fehlt gewöhnlich, mitunter besteht ein erhebliches Salzsäuredefizit (WEITZ),
Schleim ist oft im Nüchterninhalt vorhanden. 2. Das Nüchternsekret, das
also reines Sekret darstellt, hat nicht, wie es nach den Untersuchungen von
PAWLOW und BICKEL schien, stets denselben Säuregehalt, sondern dieser kann
nach DELHOUGNE um 20% etwa von 0,35—0,43% HCl schwanken. HEILMEYER
erhielt zwar bei Gesunden einen konstanten Wert, den „stabilen Typus",
aber in anderen Fällen stark schwankende Säurewerte, den „asthenisch-
labilen Typ", den er für die echte Hyperchlorhydrie als kennzeichnend ansieht. Übrigens haben die Untersuchungen von TIEFENSEE ergeben, daß auch
die Nüchternsekretion wenigstens in ihrer Größe durchaus von psychischen
Einflüssen abhängig ist.

Die LICKINT[1]) fand häufig Tagesschwankungen der Sekretion und Acidität
und in einem Drittel seiner Fälle nachmittags wesentlich höhere Säurewerte
als morgens.

Bei der weiteren Untersuchung wurde an MATTHES' Klinik meist so verfahren, daß
nach 30—40 Minuten, sobald Farblosigkeit eingetreten war, der ganze Inhalt ausgehebert
und besonders das Verhalten der Nachsekretion beachtet wurde. Zeichnet man die
Resultate in Form von Kurven auf, so sieht man, daß sowohl die Höhe der Säurewerte
als auch die Zeit, zu der sie erreicht wird, als endlich die Saftmenge Verschiedenheiten
bieten. REHFUSS hat schon beim normalen Menschen einen super-, iso- und subsekretorischen
Typ unterscheiden wollen. Es sind aber weniger die einzelnen Werte als das Gesamtbild
der Kurve wichtig. Als Kennzeichen der Supersekretion wird ein flacher, nicht sehr hoher
Gipfel, der sich zu einem Plateau ausziehen kann und schließlich mit steilem Abstieg endet,
beschrieben (ROMPE), bei der Superacidität dagegen ein rascher Anstieg zum höchsten Wert
und ebenso plötzlicher Abfall, so daß die Form einer spitzen Pyramide resultiert, der
mitunter gegen Ende der Sekretion ein zweiter Anstieg folgt. Die Superacidität kann
mit einer Neigung zur Entleerungsverzögerung einhergehen, die Supersekretion ist durch
die Vermehrung der Nachsekretion über 80 ccm ausgezeichnet.

Einigermaßen charakteristisch soll auch nach den Feststellungen TIEFENSEEs die
Kurve bei Ulcus duodeni sein, während für das Magengeschwür kennzeichnende Kurven
sich nicht fanden. Das Charakteristische ist, daß die Höhe der Sekretion erst nach
mehrmaligem Abfall der Kurve erreicht wird, daß sogenannte Kletterkurven entstehen,
die von denen der einfachen Superacidität und Supersekretion abweichen. Allerdings muß
man sich darüber klar sein, daß es, wie bereits KATSCH betonte und Untersuchungen von
K. BALLOWITZ[2]) an meiner Rostocker Klinik (an 130 Magenkranken) bewiesen, unbedingt
pathognomonische Kurven für die einzelnen Krankheiten nicht gibt. BALLOWITZ bemerkt
auch mit Recht, daß eine Fehlerquelle der Berechnung der fraktionierten Aushebung
darin besteht: man hat früher fälschlich die gesamte ausgeheberte Flüssigkeit als Magensekret angesehen und titriert. Sie setzt sich aber zusammen aus Sekret und Probetrunk.
Um den quantitativen Anteil des letzteren, des Alkoholanteils, festzustellen, hat BALLOWITZ
Untersuchung der Flüssigkeit mittels des AUTENRIETHschen Keilcolorimeters vorgenommen
und so wahre Sekretwerte ermittelt.

Aus diesen Feststellungen geht hervor, daß die alten klinischen Krankheitsbilder tatsächlich zu Recht bestehen, daß man eine echte Superacidität
mit normaler, aber hochkonzentrierter Saftmenge von der Supersekretion, der
Sekretion eines an Acidität annähernd normalen, an Menge aber vergrößerten
Saftes unterscheiden kann. Labile Sekretionstypen sind nach HEILMEYER
am häufigsten bei Superacidität und, wie die letztere selbst, ein Kennzeichen
funktionell nervöser Zustände. Kombinationen von Supersekretion und Superacidität sind nicht selten.

Bei der Verwendung der modernen Probetrünke, die einen stärkeren Reiz
als das EWALDsche Probefrühstück ausüben, findet man oft bei Leuten, die
nach Probefrühstück eine Sub- oder Anacidität ergeben hatten, normale oder
hohe Säurewerte. Das trifft man besonders bei „Spätaciden" (KATSCH), bei
denen die Höhe der Sekretion oft erst nach zwei Stunden erreicht wird.

―――――――
[1]) F. LICKINT, Dtsch. Gesundheitsw. 1945. S. 246.   [2]) K. BALLOWITZ, Arch. f. Verdauungskrankh. Bd. 47. 1930.

Ebenso wichtig wie die Feststellungen über die Superacidität und Supersekretion sind die Ergebnisse bei Anacidität bzw. Subacidität. Ich erwähnte Anacidität. schon, daß diese bei Verwendung der Reizmahlzeiten seltener gefunden werden als bei Verwendung des EWALDschen Probefrühstücks. Das war eine Bestätigung der schon bei Verwendung meiner „Appetitmahlzeit" und der LEUBESchen Probemahlzeit erhaltenen Resultate.

Nicht immer brauchen solche Sub- und Anaciditäten groborganischer Natur zu sein. Es gibt Menschen, die auf eintönige und mangelhafte Kost, wie BÖTTNER während des Weltkriegs und der Hungerjahre zeigte, mit Sub- und Anacidität reagieren; während viele andere, wie ich an Mecklenburger Menschenmaterial erwies, auf solche Kost mehr mit Superacidität antworteten.

Um nun grob organische und funktionelle Anaciditäten zu unterscheiden, bedient man sich neuerdings des Histamins und des Neutralrots.

Die Injektion von Histamin wird 30 Minuten nach Einnahme des Probetrunkes und, nachdem der gesamte Inhalt abgesaugt ist, am Arm subcutan vorgenommen. Da mitunter unangenehme Herzerscheinungen eintreten, muß man einen Gummischlauch zur Hand haben, um den Arm zur Verlangsamung der Resorption sofort abschnüren zu können. Das Neutralrot wendet man in Form einer intramuskulären Injektion (5 ccm einer 1%igen Lösung) bei liegender Verweilsonde an und konstatiert durch Ausheberungen im Abstand von 10 Minuten, wann die erste Rotfärbung des Inhaltes auftritt. Histamin ist von KATSCH und KALK, das Neutralrot von GLÄSSNER und WITTGENSTEIN in die Diagnostik eingeführt worden.

KATSCH und KALK haben folgende Befundstaffel für diese Verfahren aufgestellt:

1. Normale oder verringerte Säurebildung auf Alkohol- oder Coffeinreiz.
2. Säurebildung nur auf Histaminreiz.
3. Keine Säurebildung, nur Vermehrung der Sekretion auf Histaminreiz.
4. Verlust der Fähigkeit, Neutralrot auszuscheiden.
5. Auf Histaminreiz erfolgt auch keine Sekretionsvermehrung mehr.

Eine Nachuntersuchung an der Königsberger Klinik durch TESCHENDORF [1]) ergab, daß von 21 Fällen, die auf Alkoholtrunk an- oder subacide Säfte geliefert hatten, 11 noch auf Histamin ansprachen. Die 10 Fälle, bei denen Histamin versagte, betrafen ganz verschiedene Erkrankungen, nämlich 3 Fälle von perniziöser Anämie, 1 Fall von Bothriocephalusanämie, 1 Fall nach Gallenblasenexstirpation und einige Fälle von Magencarcinom.

Am konstantesten ist negativer Ausfall der Histaminprobe bei perniziöser Anämie, nicht so konstant bei Magencarcinom. Der Wert der Methode scheint weniger in der Unterscheidungsmöglichkeit bestimmter Krankheiten mit Anacidität zu liegen als in der Feststellung, ob eine mit gewöhnlicher Methode festgestellte Anacidität noch besserungsfähig ist.

Ferner hat man sich auch bemüht, nicht nur die Gesamtacidität und den Gehalt an freier Salzsäure, sondern auch den Gesamtchlorgehalt zu bestimmen. Er geht nicht immer mit den Salzsäurewerten parallel und dürfte besonders auch durch einen etwaigen Rückfluß aus dem Duodenum beeinflußt werden. Klinisch brauchbare Schlüsse sind aus den Werten für das Gesamtchlor noch nicht möglich. Endlich hat man auf v. NOORDENs Vorschlag wieder auf die Bestimmung des Salzsäuredefizits bei anaciden Magensäften zurückgegriffen.

Man hat auch auf etwaige Zusammenhänge der Magensekretion mit dem Säurebasengleichgewicht geachtet.

BENNEC und DODDS, HASSELBACH, ENDRES, SCHULTEN u. a. haben das Verhalten beider untersucht und zum Teil korrespondierendes Verhalten gefunden. C. BAHN und D. RADENKOVIC [2]) haben an 31 Magenkranken meiner Rostocker Klinik einerseits die Aciditätskurve nach fraktionierter Sekretgewinnung und andererseits gleichzeitig Alkalireserve, Urin p_H, Chloride in Blut und Harn und Ca und K im Blut bestimmt. Ein

[1]) TESCHENDORF, Dtsch. Arch. f. klin. Med. Bd. 155. [2]) C. BAHN und D. RADENKOVIC. Diss. Rostock 1929.

Zusammenhang zwischen absoluter Höhe und Verschiebungen der Alkalireserve und Höhe der Salzsäuresekretion war aber nicht deutlich festzustellen. Die Chloride zeigten die bekannten Verschiebungen: bei höherer HCl-Produktion trat eine größere Differenz zwischen Blut- und Harnchloriden ein. K- und Ca-Gehalt zeigten bei Ulcusträgern das gewöhnliche antagonistische Verhalten. Die Urinacidität fehlte mit beginnender Säureproduktion. Jedoch wurde auch bei Anaciden eine Veränderung der aktuellen Reaktion des Harns beobachtet. Andererseits gibt es Fälle, in denen trotz starker HCl-Sekretion die Aciditätskurve des Harns ohne Schwankungen verläuft.

Besonders wichtig waren Untersuchungen von KATSCH[1] über den Magensaft. Durch Bestimmung von Kalium und Natrium neben dem Chlor wurde die Chloridsekretion des Magens endgültig bewiesen. Herabgesetzte Chloridsekretion kennzeichnet die schweren Achylien, während bei weniger hochgradiger Schleimhautschädigung zwar die Säure fehlt, aber kochsalzhaltiges Sekret noch vom Magen geliefert wird. Wenn der Mageninhalt zu stark sauer ist (experimentell z. B. durch Einfüllen von $1/_{10}$ normal Schwefelsäure), so sezerniert er keine HCl, sondern vorwiegend schwach salzhaltiges „Nebensekret". Auch geringe Mengen von alkalischem Pförtnersekret lassen sich nachweisen. Dies ist noch deutlicher nach Pilocarpininjektion. Dann steigt die Natriumkurve über die Gesamtchlorkurve, woraus mit Sicherheit hervorgeht, daß auch im menschlichen Magen ein alkalisches Sekret geliefert wird.

Ist der Mageninhalt alkalisch, so wird lebhaft Säure sezerniert. Durch höhere Salzkonzentration im Mageninhalt wird die Chloridsekretion eingedämmt. KATSCH benutzte Lithiumsalz, um dies nachzuweisen. Es ergeben sich so Einblicke in die Regulierung der Acidität im Magensaft und die Konzentrationsregulierungen überhaupt, die sich im Mageninnern abspielen. Neben dem nervös-reflektorischen Mechanismus der Sekretionserregung und dem hämatogensekretinischen wurde ein physikalisch-chemischer Sekretions- und Regulationsmechanismus erwiesen. Auch Störungen des Regulationsmechanismus kommen in Betracht; Superacidität kann auf solchen Regulationsstörungen beruhen.

Die früher behauptete Bedeutung des Schleims für die Aciditätsregulierung muß endgültig abgelehnt werden. Denn es erwies sich, daß der Magenschleim, wie bereits andere Autoren gefunden hatten, nur wenig Säure binden kann. Ferner konstatierte KATSCH, daß die Viscosität vom p_H abhängt, so daß Subacidität und Achylie schon deshalb mit einer Erhöhung der Viscosität einhergehen. Weiter glaubt KATSCH, daß es nicht mehr angängig sei, vermehrten Schleim im Magen als Gastritissymptom zu betrachten. Es muß vielmehr berücksichtigt werden, bei welcher Acidität der Mageninhalt zäh oder schleimig erscheint. Endlich fand KATSCH, daß bei der Titration schwach-saurerer Magensäfte die im Magensekret vorhandene Kohlensäure erhebliche Titrationsfehler mache, die bisher nicht genügend beachtet wurden.

Wenden wir uns nun zur klinischen und differentialdiagnostischen Bedeutung der Sekretionsstörungen, insbesondere zu der Frage, ob sie als selbständige Störungen anzusehen sind oder nur als Symptome.

Die Symptome der Superacidität bestehen in saurem Aufstoßen, Sodbrennen und Steigerung der Magenschmerzen nach sauren Speisen.

Das populärste Symptom, das Sodbrennen, entsteht nach den Untersuchungen von REICHMANN nur dann, wenn superacider Saft in den Oesophagus emporsteigt.

Aciditäts-
beschwer-
den.

Aciditätsbeschwerden, auch Sodbrennen, kommen übrigens auch bei Anacidität oder Achylie vor, ebenso bei Carcinomkranken mit reichlich Milchsäure im Magensaft; nach KATSCH infolge des Aufsteigens von ätzendem Duodenalsaft, bzw. von Milchsäuremagensaft in die Speiseröhre. Für Superaciditätschmerzen soll sprechen, daß sie durch Nahrungsaufnahme prompt gebessert

[1] KATSCH, Arch. f. Verdauungskrankh. Bd. 56. 1934.

werden; genau wie die des Ulcus duodeni. Wie bereits ausgeführt, stimmen wir heute dem Wort von MOYNIHAN völlig zu: „Heftige rückfällige Hyperchlorhydrie ist Ulcus duodeni". Und das gleiche gilt von den Fällen, die man früher als „intermittierenden Magensaftfluß" auffaßte.

Superacidität und Supersekretion hat man von jeher als Symptom des Ulcus angesehen; in der Tat kommen sie augenscheinlich durch den Geschwürsreiz bedingt vor, wie PAWLOW auch experimentell nachwies. Freilich fand PAWLOW auch das Umgekehrte, daß eine Supersekretion eine Geschwürsbildung zur Folge hatte. Wir wissen aber heute, daß bei Ulcus keineswegs immer Superacidität besteht, und das gleiche gilt von der chronischen Gastritis. Während des Krieges hat man sogar sehr häufig An- oder Subacidität beim Magengeschwür gefunden, nämlich in 44% der Fälle, während beim Ulcus duodeni nur in 10,8% der Fälle Salzsäuremangel festgestellt wurde (O. v. ZIMMERMANN-MEINZINGEN[1]).

Relativ häufig sind Superacidität und Supersekretion auch, wie schon erwähnt, Folge einer Entleerungsverzögerung des Magens, da bei gutartigen Stenosen die sekretinartig wirkenden, safttreibenden Reizstoffe der Magenschleimhaut eine verlängerte Wirkungsdauer haben müssen.

Wir kennen ferner irritative Sekretionsstörungen bei anderen, den Magen nicht betreffenden Erkrankungen der Bauchorgane, z. B. bei chronischer Appendicitis und auch bei Erkrankungen der Gallenwege. Allerdings kommen gerade bei den letzteren häufiger Anacidität oder Subacidität vor, besonders wenn es sich um chronische Gallenblasenerkrankungen handelt. Endlich sei daran erinnert, daß gelegentlich auch tabische Krisen und Magenäquivalente der Migräne und Tetanie neben spastischen Symptomen und Erbrechen auch Magensaftfluß hervorrufen.

Alle diese Möglichkeiten, bei denen der Befund von Superacidität oder Supersekretion nur symptomatisch ist, müssen differentialdiagnostisch in Erwägung gezogen werden.

Es bleibt aber doch ein gewisser, relativ kleiner Rest übrig, in dem solche durchsichtigen Beziehungen nicht vorliegen, und für den nichts anderes übrig bleibt als eine Erklärung durch eine abnorm große Reizbarkeit des sekretorischen Apparates der Magenschleimhaut. Diese kann konstitutionell bedingt sein, d. h. Ausdruck eines abwegigen Verlaufs vegetativ-nervöser, bzw. inkretorischer Einflüsse sein. Sie kann aber auch erworben sein, z. B. durch Mißbrauch scharfer Gewürze oder des Nicotins; wobei allerdings eine Abgrenzung gegenüber gastritischen Prozessen und dadurch bedingter Reizung kaum möglich ist. Sie kann endlich rein psychogen sein, freilich auch dann wohl über die Bahn des vegetativen Nervensystems verlaufend. In das Kapitel dieser Störungen gehören wohl auch zum Teil die Fälle, die K. WESTPHAL als hyperergischen Reizmagen (vgl. Differentialdiagnose der chronischen Gastritis) bezeichnet hat.

Jedenfalls ergibt sich, daß die irritativen Sekretionsstörungen nicht als selbständige Krankheitsbilder gelten können, sondern nur als symptomatischer Ausdruck entweder einer örtlichen Erkrankung oder als Ausdruck einer Allgemeinstörung. Trotzdem ist ihr Nachweis schon aus therapeutischen Gründen wichtig. Denn die Erfahrung lehrt, daß sie, welchen Ursprung sie auch immer haben, doch meist einer symptomatischen Behandlung zugänglich sind.

Wenden wir uns nun den klinischen Bildern der Sub- und Anacidität und der Achylie zu. Sie werden dadurch unterschieden, daß bei den ersteren nur die Salzsäuresekretion; bei der letzteren auch die Fermentbildung gelitten hat. Im allgemeinen darf angenommen werden, daß die Pepsinbildung nur in

---

[1]) O. v. ZIMMERMANN-MEINZINGEN, Med. Klin. 1944. Nr. 228.

Fällen von Atrophie der Schleimhaut erlischt. Pepsinbestimmungen werden in der Klinik nur selten vorgenommen, meist nur die Untersuchungen auf Salzsäure und Gesamtacidität. Daher hat sich auch der Mißbrauch eingebürgert, die Bezeichnungen Anacidität und Achylie promiscue zu verwenden.

Von Pepsinbestimmungsverfahren nenne ich außer der älteren, der Verfolgung des Verdauungsprozesses im METTschen Eiweißzylinder und dem LIEBMANNschen Peptometer, bei dem die Aufhellung, die eine trübe Eiweißlösung durch den Verdauungsprozeß erleidet, bestimmt wird, besonders die refraktometrische von ROSTOCK[1]), die Kongorotmethode von KAWAHARA[2]) und endlich die für klinische Zwecke gut geeignete Methode von BOAS[3]), die darauf beruht, daß die Stärkemenge, die bei der Verdauung von Makkaroni frei ausfällt, volumetrisch gemessen wird. Nur darf bei der Bestimmung nach BOAS der Magensaft nicht bluthaltig sein (HIRSCH, MAMROTH und RINDFLEISCH)[4]). Die an sich einfache Prüfung auf Vorhandensein von Labferment, die man auch durch Verdünnung des der Milch zugesetzten Magensaftes nach BOAS zu einer Grenzwertbestimmung gestalten kann, ist immerhin für die Entscheidung der Frage, ob atrophische Störungen der Magenschleimhaut vorliegen oder nur funktionelle, brauchbar.

Für die klinische und differentialdiagnostische Bewertung der Anacidität bzw. der Achylie sei zunächst noch einmal wiederholt, daß viele Anaciditäten sich bei Untersuchung mit der fraktionierten Aushebung nur anfangs als Anaciditäten erweisen, während im weiteren Verlauf sogar ein superacider Saft gefunden werden kann. Auch mittels meiner „Appetitmahlzeit" hatte ich[5]) solche Scheinanaciditäten als normacid entlarven können.

Als „Appetitmahlzeit" bezeichnete ich eine solche, die vom Kranken frei gewählt wurde und seiner „Leibspeise" entsprach. Mittels solcher Mahlzeiten gelang es häufig, bei scheinbar anaciden oder stark subaciden Kranken, insbesondere Nervösdyspeptischen, völlig normale Säurewerte „hervorzulocken".

Ferner sei nochmals erwähnt, daß viele Kranke mit Anacidität auf Histaminreiz noch Salzsäure zu sezernieren vermögen. Aber weitgehende diagnostische Schlüsse lassen sich aus diesem Verhalten nicht ziehen.

Man kann mit KNUD FABER die Anaciditäten und Achylien in primäre und sekundäre, symptomatische unterscheiden. Die primären Formen sind relativ häufig. Sie nehmen mit dem Alter zu, so daß sie bei Greisen ziemlich häufig werden. Es fragt sich zunächst, ob sie auf rein funktioneller Basis vorkommen können oder ob sie stets Ausdruck organischer Veränderungen sind. Schon FR. MARTIUS hatte die Achylia simplex den atrophischen und entzündlichen Formen gegenübergestellt und angenommen, daß sie durch eine konstitutionelle Minderwertigkeit der Schleimhaut bedingt sei; besonders häufig als konstitutionelles Stigma der perniziösen Anämie sowohl bei Kranken, als auch in deren Familie. Daß es funktionelle Anaciditäten gibt, beweisen schon die Beobachtungen über Heterochylie und der Einfluß einer eiweiß- und gewürzarmen Kost und endlich die Resultate der fraktionierten Aushebung, welche die Gruppe der Spätaciden kennenlehrte. ˑ

FABER und seine Schule haben nun auf Grund sorgfältiger Untersuchungen an frisch konservierten Mägen die Meinung vertreten, daß sich bei den meisten Fällen von Achylie entzündliche, bzw. atrophische Schleimhautveränderungen fänden, wenn er auch das Vorkommen einer rein funktionellen Achylie nicht bestreitet. Die Frage ist nicht leicht zu entscheiden, weil unter den pathologischen Anatomen keineswegs Einigkeit darüber herrscht, was in der Magenschleimhaut als entzündliche Veränderung anzusehen sei, wieweit z. B. eine lymphoide Infiltration in den Bereich des Normalen fällt. Auch wird FABERs Ansicht, daß die

---

[1]) ROSTOCK, Zeitschr. d. exp. Med. 1924. Bd. 42 und Münch. med. Wochenschr. 1924. S. 1311.   [2]) KAWAHARA, Pflügers Arch. f. d. ges. Physiol. 1924, Bd. 20, S. 360. [3]) BOAS, Dtsch. med. Wochenschr. 1925, S. 511 und Lehrbuch.   [4]) HIRSCH, MAMROTH und RINDFLEISCH, ebenda, S. 512.   [5]) HANS CURSCHMANN, 27. Kongr. f. inn. Med. Wiesbaden 1910.

Atrophie Folge einer vorausgegangenen Entzündung sei, nicht allgemein geteilt. HERZBERG z. B., die unter JORES die Mägen von perniziös Anämischen der Kölner medizinischen Klinik untersuchte, kam entgegen der Auffassung FABERS zu dem Resultat, daß bei perniziöser Anämie neben dem Schwund der Drüsen auch Regenerationsbestrebungen, die zum Drüsenumbau führten, gefunden würden, und, daß die Atrophie keineswegs als eine Folge primärer entzündlicher Vorgänge gedeutet werden dürfte. FABER gibt auch zu, daß bei Schleimhautatrophie niemals eine narbige Bindegewebsentwicklung beobachtet sei. HERZBERG fand übrigens die von ihr beschriebenen Veränderungen auch in Fällen, die keine oder noch keine Sekretionsanomalien zeigten.

FABER suchte entsprechend seinen Vorstellungen von der Bedeutung entzündlicher Veränderungen für das Zustandekommen der Anacidität und Achylie die Ursachen der primären Form in lokal auf den Magen wirkenden Schädigungen, wie in einem mangelhaften Gebiß, im chronischen Alkoholismus, kurz in den gewöhnlichen ursächlichen Faktoren der chronischen Gastritis. Zweifellos kommen aber auch noch andere Momente in Betracht. So hebt KATSCH die Häufigkeit einer gleichzeitigen chronischen Cholecystopathie oder doch wenigstens von auf Verwachsungen deutenden Veränderungen der Silhouette des Bulbus duodeni hervor.

H. KADE[1] hat neuerdings die Häufigkeit der Gastritis und der Magenpolypen bei perniziöser Anämie wieder betont. In 49,7% fand er ein gastritisch verändertes Faltenrelief, das in 27% der Fälle als Antrumgastritis anzusprechen war. In 7% der Fälle fanden sich Polypen des Magens. Auch die Entwicklung eines Magencarcinoms aus der Gastritis, ein bekanntlich nicht allzu seltenes Ereignis bei perniziöser Anämie, hat KADE wiederholt beobachtet. Zu ganz ähnlichen Resultaten kamen auch die unten genannten amerikanischen Autoren[2]. Sie fanden in 12,3% der Fälle von perniziöser Anämie autoptisch ein Magencarcinom, in 7% der Fälle Polypen.

Häufig zeigen auch Ruhrrekonvaleszenten die Darmerkrankung lange überdauernde Achylien. Auch wird man für die Anaciditäten bei gewürz- und eiweißarmer Kost wohl kaum entzündliche Veränderungen annehmen. Auch diese können, wie das Beispiel von Zuchthäuslern zeigt, die Änderung der Kost lange überdauern.

Achylien findet man oft auch bei infektiösen Fiebern, z. B. bei Pneumonie, bei chronischen Arthritiden und Arthropathien, bei vorgeschrittenen Phthisen, bei Diabetes und bei der perniziösen, der Bothriocephalusanämie und der hypochromen Anämie K. FABERS. FABER ist geneigt, das Versiegen der Salzsäuresekretion auf toxische Einflüsse zurückzuführen. Er rechnet alle diese Formen, besonders auch die Achylie des Carcinoms, bereits zu den sekundären. Die Carcinomachylie ist wahrscheinlich Folge der das Carcinom begleitenden entzündlichen Vorgänge.

Anacidität und Achylie können bisweilen symptomlos verlaufen, da der Ausfall der Salzsäureverdauung durch die Darmverdauung ersetzt werden kann. In manchen Fällen führen sie aber zu gastrogenen Diarrhoen, deren Vorkommen die Untersuchung des Magens bei jeder chronischen Diarrhoe unerläßlich macht. Anacidität und Achylie veranlassen oft eine frühzeitige Entleerung des Magens, so daß man zur üblichen Aushebungszeit keinen Inhalt mehr erhält.

Differentialdiagnostisch sind die symptomatischen Anaciditäten bei den fieberhaften Erkrankungen meist unschwer zu deuten. Bei den chronischen Formen erhebt sich jedesmal die Frage, ob sie durch ein Carcinom bedingt sind. Die Schwere der Sekretionsstörung ist dabei diagnostisch nicht entscheidend. Zwar

---

[1] H. KADE, Med. Rundsch. 1947. S. 127. [2] RIGLER, KAPLAN u. FINK, Med. Rundsch. 1945. S. 202.

darf man aus dem Pepsinmangel, aus dem negativen Ausfall der Histaminprüfung und auch aus sehr niedrigen Gesamtchlorwerten auf eine besonders starke Beeinträchtigung der Sekretbildung schließen (KATSCH). Aber das ist differentialdiagnostisch nicht so wesentlich, da bei Carcinom die Anacidität nicht einmal obligat ist, und, wie wir sahen, die Histaminprüfung positiv ausfallen kann. Eher ist schon zu verwerten, daß bei nicht carcinomatösen Achylien jede Druckempfindlichkeit zu fehlen pflegt, mit Ausnahme der Formen, die einer chronischen Cholecystopathie ihre Entstehung verdanken; und bei diesen ist die Empfindlichkeit auf die Gallenblasengegend lokalisiert.

ELLINGER und SCHOLZ hatten angegeben, daß bei Carcinomen zum Unterschied von einfachen Atrophien noch im Harn Pepsin nachgewiesen werden könnte, während es bei einfacher Atrophie, weil auch kein Proferment mehr gebildet würde, fehle. Diese Angabe ist aber bestritten worden (W. TESCHENDORF[1]). Er fand vielmehr bei Fällen, die mit der Histaminprobe sich als vollständige Achylien erwiesen hatten, eine Verminderung des Harnpepsins bei vorgeschrittenen Carcinomen ebenso wie bei perniziösen Anämien.

MÖVES[2]) glaubte, daß man das Blutbild zur Differenzierung der Achylie heranziehen könne, da bei Carcinomen Lymphopenie die Regel sei. Nach Untersuchungen von KOCH[3]) an meiner Klinik trifft dies aber nicht zu. In frühen Stadien des Magencarcinoms fand er Lymphocytose und Lymphopenie gleich häufig. Nur in Endstadien mit Metastasierung überwog die letztere stark. Auch die „Senkung" ist differentialdiagnostisch nicht verwendbar. Denn sowohl bei Carcinom als auch bei perniziöser Anämie und bei den oben genannten kachektisierenden Krankheiten mit Achylie des Magens findet man meist in gleichem Maße erhöhte Senkungswerte.

Endlich spricht neben den übrigen Krebssymptomen bei Anacidität konstantes okkultes Blut im Stuhl für Carcinom.

Aber alle diese Untersuchungen, die mit entscheiden sollen, ob eine Anacidität durch Krebs bedingt sei, wiegen diagnostisch federleicht gegenüber einer exakten und wiederholten Röntgenuntersuchung des Magens, auf die ich bei der Differentialdiagnose des Magencarcinoms eingehen werde.

8. Die Sekretions- und Motilitätsstörungen als Ausdruck konstitutioneller Anomalien.

Menschen mit „schwachem" Magen und Darm sind jedem Arzte bekannt. Es sind Leute, die sich bei jeder Gelegenheit den Magen verderben, die ebenso leicht Stuhlstörungen, besonders Diarrhoen bekommen. SCHÜTZ[4]) hat diese Störungen als chronische Magendarmdyspepsie bezeichnet und darauf hingewiesen, daß diese Zustände eminent chronisch sind, oft von Kindheit an bestehen und hereditär und konstitutionell bedingt sein können.

Derartige Leute sind meist auch psychisch nervös. Sie haben tatsächlich sehr empfindliche Verdauungsorgane. Ihre Magensekretion wird ganz verschieden befunden; bisweilen sind sie scheinbar subacid, manchmal auch superacid. Tonus und Motorik des Magens können ganz normal sein. Gewöhnlich sind diese Leute nicht gut genährt und blaß. Ob man diese Zustände von der chronischen Gastritis immer scharf trennen kann, erscheint zweifelhaft. Beim Darm macht es keine Schwierigkeiten, anzunehmen, daß ursprünglich rein durch abnorme Gärungen oder Fäulnis des Darminhalts bedingte Störungen zu einer entzündlichen Veränderung des Darmepithels führen. Warum sollte es beim Magen dies anders sein, wenn die Atonie die normale Schichtung des Inhalts stört oder wenn Sekretionsanomalien bestehen! Das Kennzeichnende dieser

---

[1]) W. TESCHENDORF, Dtsch. Arch. f. klin. Med. Bd. 155, dort auch die Literatur. [2]) MÖVES, Zeitschr. f. klin. Med. 1920. [3]) R. KOCH, Diss. Rostock 1931. [4]) SCHÜTZ, Dtsch. Arch. f. klin. Med. Bd. 94.

Störungen ist aber ihre konstitutionelle Bedingtheit. Es ist richtiger, wenn man dieses Moment auch diagnostisch in den Vordergrund rückt und sich nicht mit einer Symptomdiagnose, wie Atonie oder Subacidität, zufrieden gibt.

Aus diesen konstitutionellen Störungen läßt sich ein Symptomenkomplex besonders herausheben. Bei ihm findet sich ein an Menge oder Säuregrad oder an beiden erhöhter Magensaft. Damit vereint besteht eine Atonie mit Tiefstand des Magens, und mit diesen Erscheinungen von seiten des Magens kombiniert sich das Krankheitsbild der spastischen Obstipation. Häufig neigen derartige Kranke zur Phosphaturie, bei der ein durch fixes Alkali (nicht durch Ammoniak) alkalischer Urin entweder ständig oder doch zeitweise entleert wird, der durch ausgefallene Phosphate und Carbonate trüb ist. Oft erschreckt die Trübung des Urins die Kranken und führt sie zum Arzt.

Wenn auch das Auftreten der Phosphaturie nach LICHTWITZ eine Veränderung des kolloidalen Zustandes des Harns zur Voraussetzung hat, so bestehen doch zweifellos enge Beziehungen zur Sekretion des Magensaftes. Auch ein Gesunder kann auf der Höhe der Magenverdauung einen alkalisch reagierenden, durch Phosphate trüben Urin entleeren. Zweifellos muß die Sekretion einer erheblichen Säuremenge von einer entsprechenden Mehrausscheidung von Alkali im Urin kompensiert werden, wenn die Reaktion des Blutserums eine ungestörte bleiben soll. Das Alkali wird dann nicht, wie sonst, als sauer reagierendes Monophosphat, sondern als alkalisches Diphosphat ausgeschieden und bildet oft bei der Phosphaturie ein buntfarbig, durch Interferenz schillerndes Häutchen auf der Oberfläche des Urins. Für diesen Zusammenhang mit der Superacidität spricht auch die Beobachtung UMBERS, daß die Phosphaturie durch Atropin beseitigt werden kann. *Phosphaturie.*

Die Phosphaturie wird daran erkannt, daß Säurezusatz den Urin mit oder ohne Aufbrausen klärt. Das letztere ist nur der Fall, wenn gleichzeitig mit den Phosphaten Carbonate vorhanden sind. Die Phosphaturie ist wahrscheinlich Folge einer Veränderung der Nierensekretion durch nervöse Einflüsse. Es ist bekannt, daß mit der Phosphaturie außer den beschriebenen Magendarmsymptomen nervöse Störungen vorkommen, wie Neigung zu Schweißen, Tachykardie, Aufgeregtheit und Müdigkeit.

Neuere Untersuchungen haben gezeigt, daß man zwei Arten dieser durch Ausfallen von Erdalkalien bedingten Harntrübungen unterscheiden muß. Die eine, für die der Name Phosphaturie allein gebraucht werden sollte, zeigt keine Veränderung des Kalkstoffwechsels, sondern die erwähnten engen Beziehungen zur Acidität des Magensaftes, die zweite Art aber weist in der Tat Veränderungen des Kalkstoffwechsels, und zwar eine Mehrausscheidung von Kalk durch die Nieren auf, mit der häufig, aber nicht immer, eine entsprechende Verminderung der Kalkausscheidung durch den Darm korrespondiert. Man bezeichnet sie als Calcanurie. Diese Anomalie, zuerst von SENDTNER beschrieben, ist augenscheinlich von sehr komplizierten Bedingungen abhängig und noch nicht genügend klar erforscht. Namentlich die Pädiater haben sich mit ihr viel beschäftigt. v. DOMARUS [1]) nimmt an, daß es sich dabei um eine selbständige Stoffwechselstörung handelt. Sie ist übrigens gleichfalls oft mit nervösen Anomalien kombiniert, deren Intensität mit ihr schwankt. Sie kommt sowohl in akuter wie chronischer Form vor. Ihre Unabhängigkeit von der Acidität dokumentiert sich auch darin, daß bei ihr es auch zu einer Ausscheidung meist krystallinischer Phosphate bei saurer Reaktion des Urins kommt, während für die erste Form die alkalische Harnreaktion Bedingung ist. Sie disponiert augenscheinlich zur Entstehung von Harnkonkrementen. Ihre exakte Diagnose läßt sich nur durch die Verfolgung des Kalkstoffwechsels stellen, vermutungsweise aber aus dem Fehlen einer gleichzeitigen Superacidität und ihrem Auftreten bei saurer Harnreaktion.

9. Die Neurosen des Magens.

Engste Beziehungen zu den konstitutionell begründeten Magen-Darmstörungen haben naturgemäß die nervösen Reaktionen des Verdauungsapparates, die man früher unter dem Sammelbegriff der „Magenneurosen" zusammenfaßte.

Sie sind zuerst von LEUBE unter dem Namen der nervösen Dyspepsie beschrieben worden. LEUBE verstand darunter eine rein sensible Neurose, die sich darin äußert, daß die Nahrungsaufnahme bei derartigen Kranken Druckgefühl, Übelkeit, Aufstoßen, Erbrechen und Schmerz auslöst, ohne daß die objektive Untersuchung irgendwelche Störungen am Magen nachzuweisen vermag. Später hat aber LEUBE zugegeben, daß Anomalien der Saftsekretion dabei vorkämen, und hat die nervöse Dyspepsie als

[1]) Vgl. die zusammenfassende Darstellung von v. DOMARUS, Ergebn. d. inn. Med. u. Kinderheilk. Bd. 16.

gemischte sensible und Sekretionsneurose bezeichnet. Natürlich waren die Zeichen allgemeiner Nervosität, die derartige Kranke boten, LEUBES Scharfblick nicht entgangen; er hielt sie jedoch für sekundär durch die Beschwerden der Kranken erst hervorgerufen. EWALD sah aber bereits die nervös dyspeptischen Beschwerden nur als eine Teilerscheinung der Neurasthenie oder Hysterie im Sinne der damals gültigen Auffassung dieser Neurosen an. GLÉNARD und nach ihm STILLER glaubten dagegen das Krankheitsbild als eine Folge der Lageveränderungen der Baucheingeweide, der Enteroptose, also wieder körperlicher Anomalien, zurückführen zu sollen. Erst v. STRÜMPELL sprach klar aus, daß die Magendarmbeschwerden, die man als nervöse Dyspepsie bezeichnete, rein psychogen bedingt seien. Von Bedeutung für die psychogene Auffassung war endlich auch die psychiatrische Durchforschung der nervösen Dyspepsien durch G. DREYFUSS[1]).

Der Begriff der Organneurosen hat sich seitdem geklärt. Viele Forscher, z. B. BUMKE, vertreten die Ansicht, daß sich vom Gesunden zum Neurotischen fließende Übergänge fänden, daß man überhaupt keine scharf umgrenzten Krankheitsbilder aufstellen könnte, sondern nur von neurotischen Reaktionen psychisch besonders gearteter Persönlichkeiten sprechen dürfe. Bei der Besprechung der Herzneurosen haben wir schon hervorgehoben, daß es nicht möglich ist, Psychisches und Körperliches scharf zu trennen, daß beides sich miteinander verflicht, und, daß wir nicht fragen dürfen: ist eine Krankheit organisch oder nur funktionell bedingt, sondern immer bloß: inwieweit?

Die psychogenen Magen- und Darmbeschwerden unterscheiden sich auch in ihren Äußerungen nicht scharf von denen der konstitutionellen Motilitäts- und Sekretionsstörungen, des chronischen Katarrhs, der Ulcera oder der Verwachsungen. Ist doch gerade die Abgrenzung der Ulcuskrankheit erst durch die moderne Verfeinerung der Diagnose gelungen. Höchstens verleihen sehr starke, unerklärliche Anorexien, manche Arten des Erbrechens und der Gastralgien den psychogenen Störungen eine besondere Note.

Oft liegt ihre psychische Genese klar zutage. Nicht nur, daß die Kranken gleichzeitig andere vegetativ nervöse Erscheinungen zeigen und daß ihr Gesamteindruck die psychisch labile Persönlichkeit erkennen läßt, auch die Beschwerden selbst erweisen sich als abhängig von psychischen Erregungen, wie Ärger, Schreck und anderen dysphorischen Affekten. Sie sind auch durch ihre Launenhaftigkeit und Sonderbarkeit gekennzeichnet. Schwer verdauliche Speisen können z. B. zeitweise anstandslos vertragen werden, während zu anderen Zeiten leichteste Kost heftige Beschwerden auslöst.

In anderen Fällen ist die psychische Genese aber nicht ohne weiteres deutlich. Dann ist es wichtig, zu erkennen, weshalb sich die Beschwerden gerade am Verdauungstractus äußern, auf diesen „organdeterminiert" sind. Eine besondere Empfindlichkeit des Magens kann, wie wir sahen, Ausdruck einer konstitutionellen Schwäche sein; sie kann auch wohl als Ausdruck einer chronischen Schleimhautveränderung nach einer überstandenen organischen Erkrankung zurückbleiben. Sie kann aber auch nach einer solchen primären Beschädigung auf dem Wege eingeschliffener bedingter Reflexe, „des Organgedächtnisses" fixiert werden. Wer einmal Sodbrennen oder Brechneigung gehabt hat und diese Empfindungen aus Erfahrung kennt, bei dem treten sie vielleicht leichter und bei geringfügigeren Veranlassungen wieder auf als bei anderen Menschen. Wer einmal bei einer bestimmten Speise Ekel empfand, dem ist diese auf lange Zeit verleidet. Es ist auch wahrscheinlich, daß die Erinnerung an Situationen, die auch beim normalen Menschen zu Übelkeit oder Erbrechen führen könnten, die Störung immer wieder aufs neue provozieren. Diese „Ekelreminescenzen" sind anamnestisch sehr zu beachten. HEYER, ich[2]) u. a. haben zahlreiche derartige „Ekelneurosen", die meist zum habituellen Erbrechen führten, beschrieben, ihre Ursachen dargelegt und psychotherapeutisch geheilt.

---

[1]) G. DREYFUSS, Die nervöse Dyspepsie. Jena: Gustav Fischer 1908. [2]) HANS CURSCHMANN, Therapeut. Monatshefte. Sept. 1913.

In der Mehrzahl der Fälle läßt sich die Organdeterminierung der Neurose nach HANSEN entweder als durch Vorstellungen bedingt oder als ein Ausdrucksphänomen verstehen. Zur ersten Gruppe, bei der meist ein psychisches Trauma oder auch wirklich durchgemachte Erkrankungen direkt das Organ mit einbeziehen, gehören Vorstellungen, die in irgendeiner, wenn auch nur lockeren Beziehung zum Trauma oder zu den Krankheitsempfindungen stehen und dadurch, wenn auch unbewußt, die Erinnerung an die Situation wecken, die die ersten Krankheitserscheinungen ausgelöst hat. Vor allem sind es aber Angstvorstellungen, deren primäre Natur dem Kranken nicht klar wird, und die er aus dem Kausalitätsbedürfnis heraus auf das Organ projiziert, z. B. den Magen. Dies führt dann zu einer übertriebenen Richtung der Aufmerksamkeit auf dieses Organ und damit zum Bewußtwerden von Organempfindungen, die wir sonst gewohnheitsmäßig vernachlässigen. Diese Organempfindungen ängstigen den Kranken aufs neue und lösen Phobien aus. Von diesen ist wohl die häufigste die Furcht, krebskrank zu sein. Die Carcinophobie ist bei magenempfindlichen Nervösen eine ebenso quälende wie häufige Erscheinung und bedarf oft der psychotherapeutischen Behandlung, die leicht gelingt, wenn wir den Patienten durch eine exakte Magenuntersuchung von der Harmlosigkeit seines Leidens überzeugen können.

Auch die überwertige Beachtung wirklicher oder eingebildeter Diätfehler und damit unnötige rigorose Diätesserei können den Inhalt der Neurose bilden. MATTHES behandelte z. B. einen alten Oberst, dem KUSSMAUL vor 25 Jahren einen Diätzettel aufgeschrieben hatte. Der Kranke hatte aus Furcht, sich sonst zu schaden, diesen nur für einen Tag als Beispiel aufgestellten Diätzettel tagaus, tagein die vielen Jahre hindurch getreulich befolgt.

Psychische Traumen, die das Organ direkt treffen, sind natürlich auf sehr mannigfache Weise denkbar. Sie können sich nach HANSEN auch erst nach längerer Latenzzeit organdeterminieren und auch ein dem Kranken willkommener Anlaß werden, Gefühle allgemeiner Leistungsunfähigkeit gewissermaßen vor sich selbst zu rechtfertigen, und dadurch dauernd festgehalten werden.

Das ist dann schon der Gruppe der Ausdrucksphänomene nahe verwandt, bei denen das psychische Trauma das Organ oft gar nicht mitbetroffen hat, die vielmehr eine Flucht in die Krankheit zur Erreichung bestimmter, vor sich selbst nicht eingestandener Zwecke darstellen, wie der Erzwingung der Beachtung oder des Mitleides. Oft wollen Hysterische nicht essen, sobald sie sich beobachtet fühlen, essen aber heimlich. Bisweilen kommen sie durch ihre Anorexie weit herunter und verlernen das Essen, so daß man sie erst wieder dazu erziehen muß. So kommen Krankheitsbilder zustande, die fließende Übergänge zur hypophysären Postpubertätskachexie zu bilden scheinen. Bisweilen können ganz bestimmte dysphorische Empfindungen das Erbrechen provozieren, z. B. die Furcht vor etwas Unangenehmem, wie das bekannte morgendliche Erbrechen der Schulkinder, das sonntags und in den Ferien sistiert.

Das Schwangerschaftserbrechen gehört aber meines Erachtens nicht zu den überwiegend psychogenen Reaktionen, wie manche Gynäkologen und Neurologen, auch J. MEINERTZ[1]), annehmen. Man hat doch bei zahllosen Frauen mit ausgesprochenem „Willen zum Kinde" und bei vielen, die von der beginnenden Gravidität nichts wußten, Erbrechen beobachtet. Eine deutliche psychische Beeinflußbarkeit, die ja zweifellos vorhanden ist, spricht meines Erachtens auch nicht gegen den überwiegend humoralorganischen Untergrund dieser Erscheinung, in der ich mit v. JASCHKE eine „Graviditätstoxikose" erblicke, hervorgerufen durch einen veränderten chemischen und physikochemischen Zustand der Zellen und des Blutes (SEITZ). Das Schwangerschaftserbrechen ist differentialdiagnostisch von großer Wichtigkeit. Immer wieder

(margin) Schwangerschaftserbrechen.

---

[1]) MEINERTZ, Med. Klin. 1938. Nr. 12.

muß es vom Erbrechen bei Ulcus, Gastritis, Migräne und mannigfachen Neurosen unterschieden werden und häufig, besonders bei der ersten Gravidität einer jungen Frau, wird seine Diagnose verfehlt. In manchen Fällen bedarf es der ASCHHEIM-ZONDEKschen Reaktion zur Erkennung der Gravidität des ersten bis dritten Monats, während derer das Erbrechen besonders häufig auftritt, und zur Ablehnung der vermeintlichen Ulcuskrankheit oder „nervösen Dyspepsie".

Luft-
schlucker. Ein recht kennzeichnendes Bild bieten die habituellen Luftschlucker. Sie klagen über Druck und Völle in der Magengegend, das durch Aufstoßen gelindert wird. Das meist geschmacklose Aufstoßen ist das auffälligste Symptom. Es ist deutlich von psychischen Einflüssen abhängig, befällt die Kranken besonders, wenn sie ein „Publikum" haben, läßt aber nach, wenn sie unbeobachtet sind, und ist von der Art und der Zeit der Nahrungsaufnahme unabhängig. Die Kranken können, da sie oft auch eine nervöse Anorexie haben, ziemlich herunterkommen. Mitunter ist die Magenblähung direkt nachzuweisen, nur selten allgemeiner Meteorismus. Gelegentlich kommt es vor, daß auch Kranke mit organischen Leiden, z. B. mit Ulcus ventriculi, Luftschlucker sind. Auf die eigentümlichen Luftschluckkrämpfe, die ich bei postgrippösem Laryngospasmus beobachtete, wurde bereits hingewiesen.

Übrigens wäre es verfehlt, nervöse Dyspepsien nur bei den Hysterischen, Hypochondern und Neurasthenikern zu suchen. Nicht selten bilden vielmehr dyspeptische Symptome den wesentlichen Inhalt grober psychopathischer Zustände (G. DREYFUSS). Besonders bei den „Psychosen der Sprechstunde", den Cyclothymen und anderen periodischen Seelenstörungen ist dies der Fall. Bei anderen Psychosen, von der Schizophrenie bis zur Paralyse und Presbyophrenie, kommen gleichfalls nervös-dyspeptische Zustände vor, wenn auch anscheinend seltener, als bei den periodischen Psychopathien.

Betrachten wir nun diese Krankheitsbilder differentialdiagnostisch, so ist es klar, daß es, selbst beim dringenden Verdacht der Psychogenie, Pflicht des Arztes ist, mit allen Mitteln auf etwaige organische Erkrankungen zu fahnden. Die genaueste körperliche Untersuchung ist auch aus therapeutischen Gründen notwendig. Sie wirkt, wie schon erwähnt, oft schon beruhigend auf den Kranken, wenn sie von der autoritativen Versicherung gefolgt ist, daß organische Störungen nicht nachzuweisen sind; sie allein kann ferner dem Arzte selbst die notwendige Sicherheit für die psychische Beeinflussung derartiger Kranker verleihen. Im einzelnen kommt natürlich die Differentialdiagnose gegen alle möglichen Magen- und Darmleiden in Betracht, besonders häufig gegenüber der Ulcuskrankheit und den Verwachsungsbeschwerden. Zweifellos hat die Verfeinerung der Ulcusdiagnose die Diagnose der nervösen Dyspepsie viel seltener werden lassen. Man denke aber auch an tabische, thyreotoxische und Bleikrisen des Bauches und ziehe überhaupt alle Möglichkeiten der Gastralgie in Betracht. Bezüglich der Magensekretion sei nochmals auf die besondere Launenhaftigkeit der Sekretion hingewiesen, die nicht selten Anacidität vortäuscht; ich habe gerade solche Fälle durch meine „Appetitmahlzeit" oft als Normacide feststellen können.

Steht das Erbrechen im Vordergrund, so schließe man insbesondere das cerebrale Erbrechen aus. Bei Klagen über Appetitlosigkeit und andere Magenbeschwerden müssen nicht nur die chronische Gastritis, sondern auch urämische oder subfebrile Zustände, namentlich auch beginnende Tuberkulosen ausgeschlossen werden. Bei unbestimmteren Klagen denke man auch an eine Helminthiasis. Dies sind nur einige Beispiele von organischen Erkrankungen. Viel schwieriger ist die Abgrenzung von den konstitutionellen Schwächezuständen, den Motilitäts- und Sekretionsstörungen. Psychogene Einflüsse spielen ja bei beiden letzteren eine erhebliche Rolle und sind von inkretorischen oder vegetativ nervösen kaum zu trennen. Deshalb hat man oft die Frage aufgeworfen, ob man die Motilitäts- und Sekretionsstörungen überhaupt als selbständige Krankheitsbilder anerkennen sollte. Daß diese Störungen nicht nur als Symptome organischer Erkrankungen oder der konstitutionellen Schwäche vorkommen, sondern auch bei psychogener Entstehung eine gewisse Selbständigkeit gewinnen können, ist zweifellos.

Meist gelingt es, die Psychogenie nervöser Magen- und Darmsymptome schon durch eine genaue Anamnese, durch die Bewertung ähnlicher Störungen anderer Organe und durch die Beachtung der ganzen psychophysischen Persönlichkeit des Kranken zu ermitteln. Nur in selteneren Fällen bedarf es dazu der Hypnose oder eines der psychoanalytischen Verfahren. Mitunter kann auch ein einfacher therapeutischer Versuch die Diagnose stützen: Es ist bekannt, daß eine ausschließlich auf das Organ gerichtete Therapie bei psychogenen Störungen oft versagt, daß sich beispielsweise Schmerzen nicht auf eine strenge Ulcusdiät bessern, die bei Ulcus gewöhnlich erfolgreich ist, daß dagegen eine den Magen ganz vernachlässigende Therapie, die bewußt die Aufmerksamkeit von dem Ort der Klagen ablenkt, wirksam sein kann.

10. Die Differentialdiagnose der Gastritis chronica.

Die Diagnose Gastritis chronica ist eigentlich, wie auch KATSCH hervorhebt, eine anatomische, und die anatomischen Anschauungen über die Gastritis sind, wie schon im vorigen Kapitel betont wurde, noch fließende und widerspruchsvolle. Immerhin ist aber als ein Fortschritt zu buchen, daß es nunmehr möglich ist, sich sowohl durch die Gastroskopie als durch die Röntgenuntersuchung des Reliefbildes ein Bild von dem Verhalten der Magenschleim-haut zu verschaffen. Wenn wir diese beiden Formen der Untersuchung vergleichen, so finden wir, daß die Gastroskopie eine für den Kranken und den Untersucher nicht einfache Methode ist, während die Beurteilung des röntgenologischen Reliefs dem Geübten kaum noch Schwierigkeiten macht. Immerhin können die Autoren, welche die Gastroskopie beherrschen, eine einfache schleimige Ent-zündung, eine hypertrophierende und eine atrophierende und eine hämorrhagische Form der Gastritis unterscheiden.

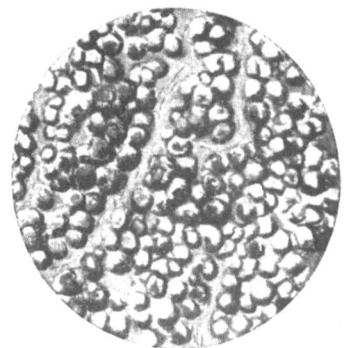

Abb. 102. Gastroskopisches Bild der Gastritis hypertrophicans-atrophicans bei stenosierendem Ulcus duodeni.

Neuerdings hat HENNING [1]) die Methode durch die Einführung der gezielten Farbenphotographie der Magenschleimhaut noch vervollkommnet.

Bezüglich der Vorzüge und Indikationen der Gastroskopie sei kurz folgendes gesagt: GUTZEIT, KORBSCH, TEITGE u. a. betonen, daß die Gastroskopie dem Röntgenverfahren überlegen sei bei der Diagnose der chronischen Gastritiden verschiedener Art und der Feststellung der Ausheilung des Ulcus und der gutartigen Geschwülste des Magens. Bei der Frühdiagnose des Magenkrebses werden dagegen Versager der Gastroskopie zugegeben. Die Diagnose der Pylorus-affektionen durch den Magenspiegel ist gleichfalls schwierig und bisweilen kaum möglich. Daß er die Diagnose des Ulcus duodeni und der Duodenitis nicht ermöglicht, ist gleichfalls ein — bei der großen Häufigkeit dieser Leiden

---

[1]) N. HENNING und KEILHACK, Dtsch. med. Wochenschr. 1938. Nr. 39.

wesentliches — Manko. Auch die erfahrenen Gastroskopiker heben hervor, daß diese Methode nur eine Ergänzung, oft die Entscheidung in diagnostischer Hinsicht bedeute, aber die anderen Untersuchungsmethoden, insbesondere das Röntgenverfahren, keineswegs überflüssig mache.

Die röntgenologische Darstellung der Schleimhautreliefs des Magenkatarrhs wird durch die umstehenden Bilder GUTZEITs (S. 569 und 570) illustriert.

Man gewinnt die Reliefbilder am besten durch eine Füllung mit nicht zu dünnem Bariumbrei (nach GUTZEIT 4 Eßlöffel Barium auf 4 Eßlöffel Wasser). Die Magenfalten sind in der Norm längs gerichtet. Die kleinen Erhebungen und Unregelmäßigkeiten, welche die Schleimhaut bei hypertrophierender Gastritis aufweist, lassen sich im Reliefbild als Aussparungen der Füllung erkennen, die den betreffenden Stellen ein gefeldertes Aussehen verleihen.

Die Gastritis braucht sich nun nicht über die ganze Schleimhaut auszubreiten, sondern kann auf einzelne Stellen beschränkt sein, besonders oft auf das Antrum pyloricum. Auch mischen sich hypertrophische und atrophische Formen bei demselben Kranken. Besonders wichtig ist, daß nach KONJETZNY eine ausgedehntere Gastritis der regelmäßige Begleiter der Ulcera des Magens zu sein scheint. Ja KONJETZNY neigt sogar der Auffassung zu, daß die Ulcera nur Steigerungen chronisch-entzündlicher Prozesse seien. Chronische Gastritiden wurden auch als Begleiterscheinungen anderer destruktiver Schleimhautprozesse, z. B. des Carcinoms, der Magenlues und Tuberkulose, gefunden. Dabei sei ausdrücklich bemerkt, daß die überaus häufigen Magenstörungen der Lungentuberkulösen meist des objektiven Gastritisbefundes ermangeln.

Dyspepsie bei Lungen-tuberkulose. HINTZ[1]) hat an meiner Klinik über 18 Fälle von Lungenphthise berichtet, in denen die Magendyspepsie ganz im Vordergrund des autoplastischen Krankheitsbildes stand. Bei fast allen bestand Normacidität; keiner hatte röntgenologische Zeichen einer gröberen Gastritis, keiner ein Ulcus. Diese dyspeptischen Störungen der Phthisiker sind meines Erachtens als bakteriotoxische aufzufassen[2]).

Von den Magenstörungen und Schleimhautbefunden bei perniziöser Anämie wurde schon bei der Erörterung der Achylie gesprochen.

Das klinische Krankheitsbild der chronisch-entzündlichen Prozesse des Magens ist oft noch weniger scharf umrissen als das anatomische. Manche Menschen mit chronischer Gastritis haben überhaupt kaum Beschwerden. Das gilt besonders von den Trägern des sog. état mamelloné, der allerdings wohl kaum als eine echte Entzündung, sondern als eine lymphatische Infiltration der Schleimhaut aufzufassen ist. Im übrigen gelten die vieldeutigen Symptome wie Appetitlosigkeit, pappiger Geschmack, Foetor ex ore mit Zungenbelag, Übelkeit und gelegentliches Erbrechen (Vomitus matutinus der Trinker!), vor allem aber Gefühle der Völle und Spannung im Oberbauch, besonders nach der Nahrungsaufnahme, als Ausdruck der Gastritis chronica. Die Kranken sagen häufig, die Speisen lägen ihnen schwer im Magen. Eigentliche Schmerzen fehlen meist. Dabei kommt es oft zu mäßiger Abmagerung. Die Erscheinungen wechseln an Intensität, die Kranken sind aber empfindlich und „verderben" sich leicht den Magen. Häufig ist Sodbrennen.

Als objektives Symptom gilt, wenn man von den gastroskopischen und röntgenologischen Befunden absieht, in erster Linie der Nachweis von reichlichem Schleim im Ausgeheberten. Es ist sicher richtig, daß bei vielen Magenentzündungen vermehrter Schleim produziert wird; unter den gastroskopischen Bildern haben wir ja den schleimigen Katarrh kennengelernt. Von jeher galt die Regel, daß der echte vermehrte Magenschleim bei der Magenspülung erst im zweiten und dritten Spültrichter erscheint, während der scheinbare Schleim im ersten Trichter im wesentlichen aus verschlucktem Speichel besteht. Es

---

[1]) HINTZ, Diss. Rostock 1938. [2]) HANS CURSCHMANN, Med. Klin. 1939. Nr. 35.

verlaufen aber keineswegs alle chronischen Gastritiden mit vermehrtem
Schleim. Auch ist es wohl möglich, daß vermehrte Schleimproduktion bei
nichtgastritischen Vorgängen auftritt. KATSCH und sein Schüler BALTZER
haben neuerdings, wie schon erwähnt, das Vorkommen und die Bedeutung
des Magenschleims genau studiert und seine diagnostische Bedeutung stark
eingeschränkt. Der Nachweis des Schleims hat also für die Diagnose
chronische Gastritis keinen überragenden Wert mehr, ist aber im Rahmen der
übrigen Krankheitszeichen doch von Bedeutung. Was den Nachweis von
Leukocyten, insbesondere von
Eosinophilen, im Mageninhalt
anbelangt, so sind diese nach
FR. KAUFFMANN und WESTPHAL
bei chronischer Gastritis nicht
regelmäßig vermehrt. Bei der
akuten Gastritis dagegen sind
beide oft reichlich nachweisbar.

N. HENNING [1]) hat die Diagnose
auf Grund eines getrockneten Magen-
safttropfens empfohlen: Magensaft
Gesunder gibt hauchdünne Schicht,
der bei schwerer Gastritis im Zentrum
des Tropfens grauweißlichen, aus Eiweiß bestehenden Schleier und einen
wallartigen Rand.

Trotz aller dieser Verfeine-
rungen der Diagnostik ist aber
die präzise Feststellung einer
chronischen Gastritis in der ambulanten Praxis keineswegs immer
leicht. Deshalb ist einerseits auf
die röntgenologische Schleim-
hautreliefuntersuchung und
Gastroskopie und andererseits
auf die Anamnese großer Wert
zu legen; auch auf die Feststellung
ätiologischer Faktoren. Diese
bestehen besonders häufig im

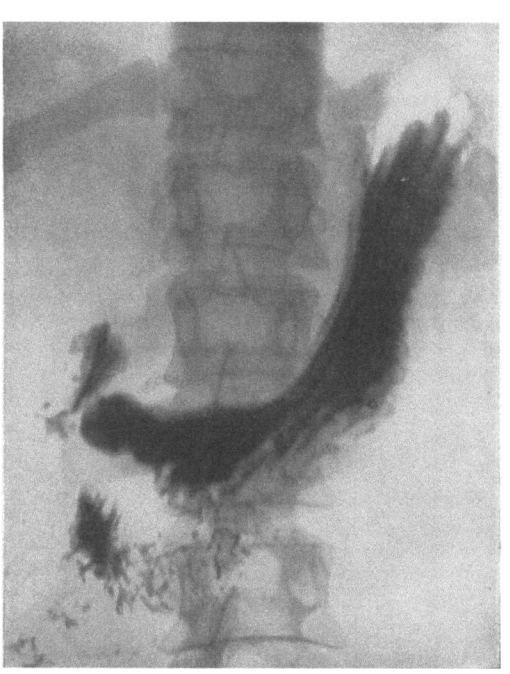

Abb. 103. Gastritis atrophicans-hypertrophicans.
(Nach GUTZEIT.)

chronischen Alkoholismus. Aber auch andere Schädigungen, wie unregelmäßige
Mahlzeiten, sehr hastiges Essen mit schlechter Kauvorbereitung, ein mangelhaftes
Gebiß, gewohnheitsmäßiger Genuß sehr kalter oder heißer oder stark gewürzter
Speisen können als solche Reize gelten. Auch chronischer Nicotinabusus kann,
abgesehen von der direkten Giftwirkung des Nicotins, wahrscheinlich dadurch
zu Magenentzündungen führen, daß regelmäßig der die Rauchprodukte führende
Speichel verschluckt wird. Ferner ist es verständlich, daß ein akuter Entzündungsprozeß bei unzweckmäßigem Verhalten chronisch werden kann. Endlich können chronische Stauungszustände der Schleimhaut katarrhalische
Symptome erzeugen. Einerseits gilt dies vom Stauungskatarrh des Magens
bei jeder Form der Herzinsuffizienz, besonders des rechten Herzens, andererseits von den Zuständen von portaler Stauung. Bei beiden Formen der
Stauung kann die chronische Gastritis vorherrschendes Symptom werden.

KATSCH [2]) hat seine Anschauungen über die Gastritis dahin zusammengefaßt:
1. Es gibt eine Gastritis mucosa, besonders als akuten Reizzustand mit

---

[1]) N. HENNING, Gastritisprobleme. Med. Klin. 1934. Nr. 35.   [2]) KATSCH, Klin. Wochenschr. 1935. Nr. 44.

verstärkter Schleimabsonderung seitens des Deckepithels, also den alten „Schleimhautkatarrh". Zur exakten Feststellung bedarf es allerdings der chemischen Bestimmung des Mucingehaltes. Hierfür hat sich der von BALTZER herangezogene
Reduktionswert, der dem Glykoseanteil des Mucins proportional ist, bewährt.
2. Nimmt KATSCH eine Gastritis serosa an, bei der der Mageninhalt vermehrten Eiweißgehalt aufweist. Diese Eiweißexsudation wird einerseits durch

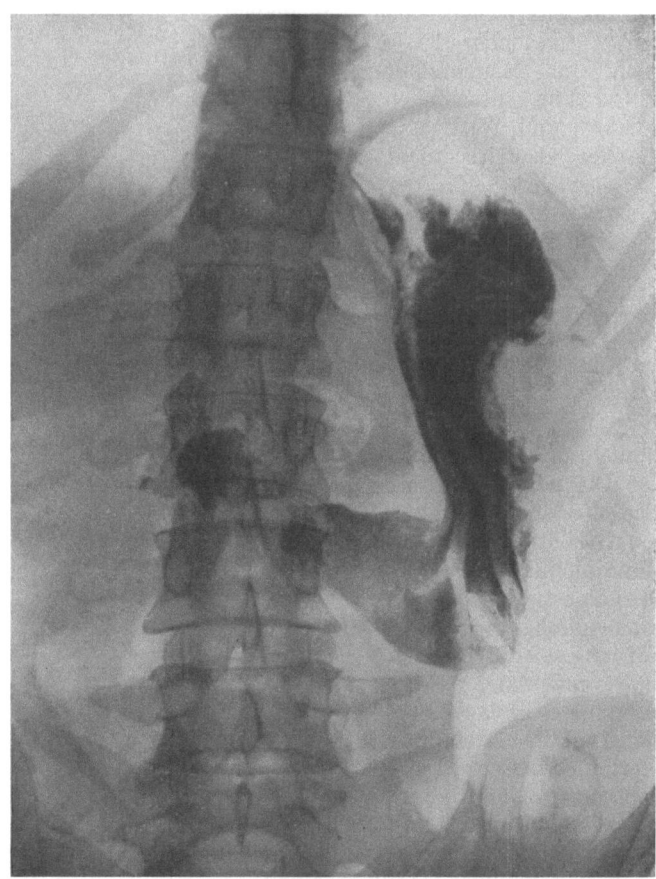

Abb. 104. Gastritis hypertrophicans.

toxisch-infektiöse Prozesse, andererseits durch Stoffwechselgifte bei Leber- und
Nierenkranken hervorgerufen. 3. Findet sich eine seröse mesenchymale Exsudation bei vielen chronischen Gastritiden mit Magensaftmangel.

    An dieser Stelle möge auch jenes relativ häufige Krankheitsbild erwähnt
werden, das K. WESTPHAL und KUCKUCK[1]) als Reizmagen bezeichnet haben:
Leute, die über ulcusähnliche Symptome klagen, aber bei genauer röntgenologischer, endoskopischer, sekretcytologischer und auch histologischer Untersuchung weder ein Ulcus, noch eine Gastritis erkennen lassen. Sie zeigen auch
verschiedene Aciditätsgrade. WESTPHAL unterscheidet hyperergische und
hypoergische Reizmägen, je nachdem, ob in der Magenmotilität und den
sonstigen Erscheinungen mehr vagotrope oder sympathicotrope Erscheinungen

Reiz-
magen.

    [1]) K. WESTPHAL und WALTER und WERNER KUCKUCK, Der Reizmagen. 6 Mitteilungen.
Zeitschr. f. klin. Med. Bd. 124, H. 5, 6.

hervortreten. Es handelt sich nach WESTPHAL wahrscheinlich um präulceröse Zustände. Dafür sprechen auch die Symptome: bei hyperergischem Magen meist Frühschmerz, erhöhte Acidität, gute oder stark tonische Magenkontraktionen mit oft etwas verbreitertem Schleimhautrelief; bei hypoergischem Reizmagen Früh- oder Spätschmerz, Achylie oder Subacidität, verbreitertes Schleimhautrelief, bisweilen verzögerte Entleerung.

11. Die Differentialdiagnose des Magenulcus.

Die Ulcuskrankheit ist heutzutage enorm häufig geworden und hat deshalb erhöhtes differentialdiagnostisches Interesse gewonnen. Die psychophysische Not der Zeit hat, wie E. SCHUBERT[1]) ausführte, auch eine Wandlung gewisser Erkrankungen an peptischer Läsion des Magens und Duodenums hervorgerufen, die die Diagnose erschweren. Das Magengeschwür sowie das Ulcus duodeni sind die häufigsten Leiden des Magens überhaupt. Sie kommen bei Erwachsenen jeden Alters vor. Daß sie aber auch im Kindesalter bereits häufig sind, hat neuerdings PEIPER[2]) betont. Er fand nämlich als Ursache der „Nabelkoliken" der Kinder zumeist Magen- und Duodenalulcera.

In einem früheren Kapitel wurde schon die Differentialdiagnose des Schmerzes besprochen. Ich wiederhole: Das Kennzeichnen für den Magenulcusschmerz besteht darin, daß er nicht wie ein Kolikschmerz rasch einsetzt, eine Steigerung erfährt und rasch abklingt, sondern daß er meist einige Zeit anhält und langsam abklingt. Oft ist er als Frühschmerz von der Nahrungsaufnahme deutlich abhängig, wie das bei einem pylorusfernen Geschwür die Regel ist, als Spätschmerz bei pylorusnahem Geschwür. Man unterscheidet zwischen diesem Spätschmerz, der etwa 2—4 Stunden nach der Nahrungsaufnahme auf der Höhe der Sekretion auftritt, und dem Hungerschmerz und nächtlichen Schmerz, der erst 5—7 Stunden nach der Mahlzeit auftritt. Sowohl der Spätschmerz, als auch der nächtliche und Hungerschmerz kommen besonders bei Ulcus duodeni vor. Der Magengeschwürsschmerz wird entweder in der Mittellinie oder etwas links davon lokalisiert. Er strahlt nach links aus, oft auch in den Rücken, und zwar nicht um den Thorax herumlaufend, sondern wie ein Stich. Der Schmerz wird durch Zwerchfellbewegungen (Atmung, Husten oder Niesen) nicht beeinflußt, dagegen meist durch Lagewechsel. Häufig ist der BOASsche Druckpunkt nachweisbar, bei Magenulcus links neben der Wirbelsäule, bei Duodenalgeschwür meist rechts von ihr; und zwar in der Höhe des epigastrischen Schmerzes. Bisweilen ist dort eine HEADsche Zone nachweisbar; besonders oft eine Steigerung des Kitzelgefühls. Häufiger noch fanden HANSEN und v. STAA auch bei Ulcuskranken homolaterale Pupillenerweiterung, Spannungsvermehrung und mimische Krampfung.

Meist ist bei Geschwürskranken ein deutlicher circumscripter Druckschmerz festzustellen; beim Magenulcus häufiger in der Mitte oder links im Epigastrium, bei Duodenalgeschwür mehr rechts.

Die Angabe, daß der Klopfschmerz häufiger und kennzeichnender sei als der Druckschmerz (MENDEL), hat sich mir nicht bestätigt.

Eine Periodizität der Schmerzen kommt auch bei Ulcus ventriculi vor, aber nicht so häufig wie beim Ulcus duodeni. Zweifellos hängt der Schmerz vom jeweiligen Zustand des Ulcus ab, verschwindet oft nach einigen Tagen, wenn flüssige Kost gegeben wird, und bessert sich auf Wärmeapplikation. Aber es gibt auch sehr seltene Fälle von Ulcus, die gar nicht schmerzen. Daß der Schmerz nach einer Blutung aufhört, wird oft beobachtet.

Klinische Symptome.

[1]) E. SCHUBERT, Monographie. Stuttgart: Wissenschaftliche Verlagsanstalt 1947.
[2]) A. PEIPER, Dtsch. med. Wochenschr. 1946. S. 106.

Der Appetit der Ulcuskranken ist meist ungestört; die Kranken essen nur aus Furcht vor den Schmerzen oft schlecht. Die Zunge pflegt nicht belegt, sondern feucht und gut gerötet zu sein. Neigung zum Erbrechen kommt dem unkomplizierten Ulcus gewöhnlich nicht zu.

Bekanntlich findet sich bei Ulcus ventriculi meist Superacidität; aber es gibt auch, wie erwähnt, nicht selten Ulcera mit anaciden Säften. Allerdings ist es ratsam, bei Anacidität mit ulcusähnlichen Beschwerden in erster Linie an eine chronische Cholecystopathie zu denken und an Ulcus nur bei ganz sicherem röntgenologischem Befund. MATTHES fand bei fraktionierter Aus- hebung keinen für Ulcus ventriculi kennzeichnenden Befund der Acidität im Gegensatz zu den Kletterkurven bei Ulcus duodeni. Stärkere Schleim- beimengungen sind bei Ulcus ventriculi nicht die Regel. Von manchen Autoren ist auf das Vorhandensein einer Supersekretion als Ulcuszeichen Gewicht gelegt und namentlich von KNUD FABER auf das einer „kleinen Stauung". Letztere ist zwar beim Duodenalgeschwür häufig, beim Ulcus ventriculi jedenfalls nicht.

OTFRIED MÜLLERs Schüler MAYER LIST[1] hat auf fleckweise Rötungen der Lippen- schleimhaut, Regel- und Systemlosigkeit des capillarmikroskopischen Bildes und Neigung zu spastischen und atonischen Zuständen am gleichen Gefäßgebiet als Ulcuszeichen auf- merksam gemacht. SCHMINCKE wies auf leichtes Ödem der Lippenschleimhaut hin. Ich erwähne diese Zeichen, weil sie als Stütze der v. BERGMANNschen Anschauungen über die Ulcusgenese gelten dürften.

BALINT hat gefunden, daß bei Ulcus der Harn schwieriger und erst nach längerer Zeit durch Verabreichung von Alkali alkalisch gemacht werden kann. Er glaubte, daß dieser Befund seine Hypothese der Ulcusgenese stütze, nach der bei Ulcuskranken eine stärkere Säuerung der Gewebe bestünde als bei Gesunden; eine Angabe, die Nachuntersuchungen von SAHM[2]) bestätigten.

Okkulte Blutungen. Zu den typischen Ulcussymptomen gehören endlich die okkulten Blutungen im Stuhl. Im Ausgeheberten wird Blut verhältnismäßig selten gefunden. Im Stuhl gelingt der Nachweis okkulten Blutes namentlich bei unbehandeltem Geschwür, solange keine Diät gehalten wird, recht häufig. Dagegen verschwinden die Blutungen meist bei strenger Schonungskost. In der Literatur wird meist angegeben, daß bei Ulcus in etwa 50% der Fälle okkultes Blut vorhanden sei. Die Zahl ist wahrscheinlich noch zu niedrig (BOAS).

Röntgen- unter- suchung. Am exaktesten wird das Ulcus durch die Röntgenuntersuchung fest- gestellt. Bei dem noch ganz oberflächlichen, beginnenden Ulcus dürfte ihr allerdings die Gastroskopie überlegen sein, die aber wieder bei Geschwüren des Pylorus öfter und denen des Duodenums stets versagt. Auffallend häufig, nämlich in 30% der Fälle, soll der Röntgenbefund nach massiven Ulcus- blutungen negativ ausfallen (O. v. ZIMMERMANN-MEINZINGEN[3]). Die Röntgen- untersuchung hat einerseits auf das Ulcus selbst und seine direkten Folgen und andererseits auf die etwaige begleitende Gastritis zu fahnden; letzteres durch Aufnahme des Schleimhautreliefs. Sie hat uns heute eine Reihe sicherer direkter Ulcuszeichen gelehrt, so daß die indirekten Zeichen wie der Sechsstunden- rest, der der kleinen Stauung entspricht, oder der Nachweis einer Supersekretion in Gestalt einer hohen Intermediärschicht keinen besonderen diagnostischen Wert mehr haben.

Um eindeutige Bilder zu erhalten, ist es notwendig, daß der Patient völlig nüchtern ist; nicht nötig ist es, ihn vorher auch abzuführen. Zunächst unter- suche man den stehenden Kranken und gebe ihm zur vorläufigen Orientierung nur wenige Schlucke des Bariumbreis. Man begnüge sich aber nie mit der Unter- suchung in diesem einen Durchmesser, sondern lege den Patienten auf ein dreh- bares Durchleuchtungsgerät, am besten das „Omniskop" (von POHL-Kiel),

---

[1] MAYER LIST, Münch. med. Wochenschr. 1924. Nr. 18 und SCHMINCKE, Ebenda 1923. Nr. 52.   [2]) SAHM, Dtsch. Arch. f. klin. Med. Bd. 63.   [3]) O. v. ZIMMERMANN-MEINZINGEN, Med. Klin. 1944. Nr. 229.

das Durchleuchtung und Aufnahme des Magens und Darms des Kranken in jeder Körperlage ermöglicht. Mit diesem Aufnahmegestell kann man durch Drehung des Patienten um jede Körperachse auch Affektionen der Hinterwand und des gesamten Kardiateils einschl. Fornix zur Anschauung bringen.

Als sicheres Ulcuszeichen ist vor allem der Befund einer Nische anzusehen, d. h. eines aus der Silhouette herausspringenden Schattenflecks (Abb. 105) von rundlicher oder zapfenförmiger Gestalt. Die Nische kann verschieden groß sein, von der kleinsten, eben wahrnehmbaren Vorwölbung bis zur großen Ausbuchtung des penetrierenden Geschwürs, in der sich über dem Kontrast-material oft noch Luftblasen fangen. Man hat früher geglaubt, daß eine Nischenbildung der Beweis für einen Durchbruch des Magengeschwürs sei. Aber man hat mit wachsender Erfahrung gelernt, daß die Nischen sich oft rasch während einer internen Behandlung zurückbilden, daß man sie also nicht immer für ein Zeichen der Penetration halten darf. v. BERG-MANN glaubt auf die Befunde von BERG hin, daß sie der trichterför-migen Bildung entsprechen, die dem Geschwür als Ausdruck eines thrombotischen Vorganges eigen sei, und, daß man sogar oft an der einen Seite eine überhängende Schleimhautlippe erkennen könne. Es ist nach neueren Befunden auch sicher, daß sich in der Umgebung des Geschwürs eine Schleimhaut-schwellung finden kann, die die Nische natürlich tiefer erscheinen lassen muß.

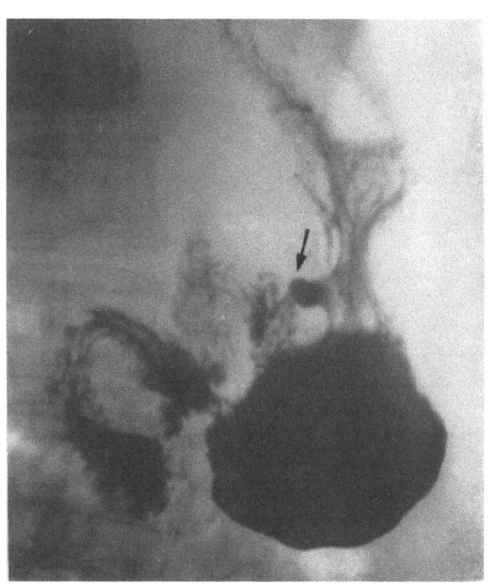

Abb. 105. HAUDEKsche Nische bei Ulcus ventriculi chronicum bei 66jährigem Mann. Beginnender Sanduhr-magen. (Med. Klinik Rostock.)

Untersucht man nach der Entleerung der Kontrastmahlzeit, so wird man, wenigstens bei tieferen Nischen, diese noch mit Kontrastmaterial gefüllt finden und sich als Schattenflecke abheben sehen. Auf Nischenbildung muß man, wenigstens wenn man sie als Profilnischen sehen will, den Magen durch Drehungen des Kranken vor dem Schirm sorgfältig absuchen. Zwar sind en-face-Nischen gelegentlich im Reliefbild gut zu sehen. Auch sind Nischen nach Entleerung des Magens oft „auf Anhieb" festzustellen. Aber doch ist die wieder-holte Untersuchung in verschiedenen Stellungen unerläßlich, um nicht durch Zufallsbefunde (z. B. peristaltische Wellen) getäuscht zu werden.

Das zweite wichtige Röntgensymptom ist die spastische Einziehung, deren Kuppe wie ein Finger (KÄSTLE) auf den Sitz des Geschwürs hinzeigt. Sie geht von der großen Kurvatur aus und teilt bei starker Ausbildung den Magen stets völlig in zwei Teile (Abb. 106). Zum mindesten kann die Verbindungs-brücke unsichtbar sein. Meist aber bildet sie nur den spastischen „Sand-uhrmagen", bei dem die Verbindung, welche stets an der kleinen Kurvatur sich befindet, noch sichtbar ist. Der spastische Sanduhrmagen ist gegenüber dem narbigen und carcinomatösen Sanduhrmagen (Abb. 107) dadurch gekenn-zeichnet. Denn bei diesem geht die Einziehung nicht nur von der großen, sondern auch von der kleinen Kurvatur aus, so daß die Stenose trichterförmig

Spastischer Sanduhr-magen.

erscheint. Mitunter kommt es vor, daß der untere Sack eines Sanduhrmagens nicht senkrecht unter dem oberen liegt, sondern mehr oder weniger nach rechts verschoben ist Das kann z. B. bei Rechtsfixierung des Pylorus durch Narben der Fall sein, aber auch wohl ohne solche. Die Verbindungsstraße verläuft dann schräg oder in einer Kurve. Der spastische Sanduhrmagen bzw. die spastische Einziehung ist durch einen stehenden Dauerspasmus bedingt. Der

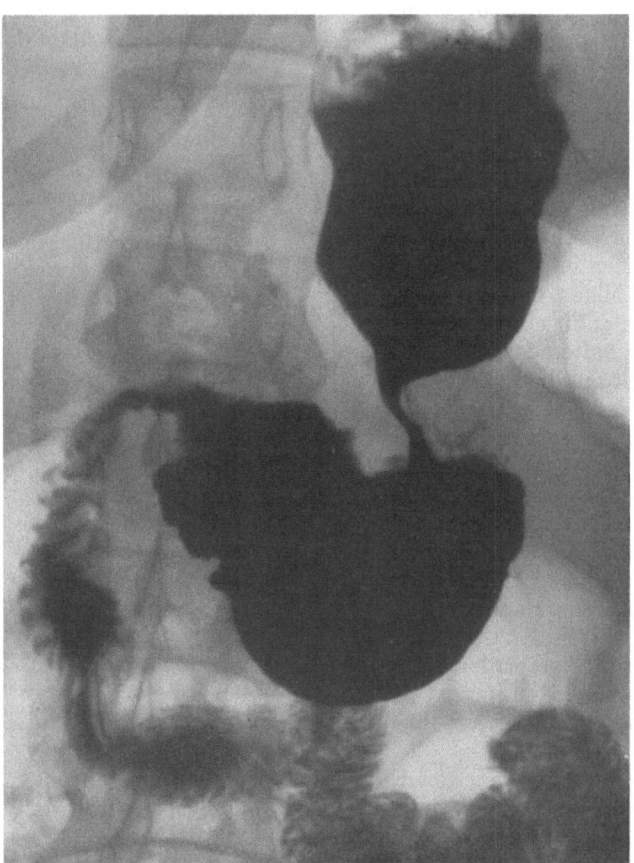

Abb. 106. Spastischer Sanduhrmagen.

Spasmus kann sich während einer Narkose lösen, so daß der Chirurg ihn bei der Laparotomie nicht mehr zu finden braucht.

Das war z. B. bei folgender Kranken der Fall:

67jährige Frau, heftige Schmerzen nach Nahrungsaufnahme, früher nicht magenkrank gewesen, heftiges Erbrechen, aber nicht vom Charakter des Stauungserbrechens, Magensaft anacid, Pepsin vorhanden, stets okkultes Blut im Stuhl. Also ein Befund, der für Carcinom sprach. Wiederholte Röntgenaufnahmen und Schirmbeobachtung ließen stets spastische tiefe Einziehung erkennen. Bei Probelaparotomie erwies sich der Magen von außen völlig normal. Keine Spur eines Sanduhrmagens. Der Magen wurde nicht geöffnet. Unter innerer Behandlung weitgehende Besserung bis zur Beschwerdefreiheit. Nach einem halben Jahr Wiederkehr der Beschwerden, röntgenologisch dasselbe Bild. Die Kranke lebte 2 Jahre später noch, hat also sicher kein Carcinom gehabt.

Hatte sich in diesem Fall die spastische Einziehung während der Laparotomie gelöst, so ist es nicht verwunderlich, daß man sie auch bei Sektionen vermissen kann.

Bei der Sektion einer Frau, die im Leben eine Dauerkontraktion zeigte und an einer Blutung aus der Arteria lienalis starb, konnte man keine Spur eines Sanduhrmagens erkennen, der Magen erschien gleichmäßig schlaff. Das große, in ihm enthaltene Blutgerinnsel zeigte aber den tiefen Eindruck des Dauerspasmus auf das deutlichste.

Die spastische Einziehung kommt nicht nur bei frischem Ulcus vor, sondern, wie der zitierte Fall schon zeigt, auch bei chronischem. SCHMIEDEN beobachtete sie in einem Falle drei Jahre lang.

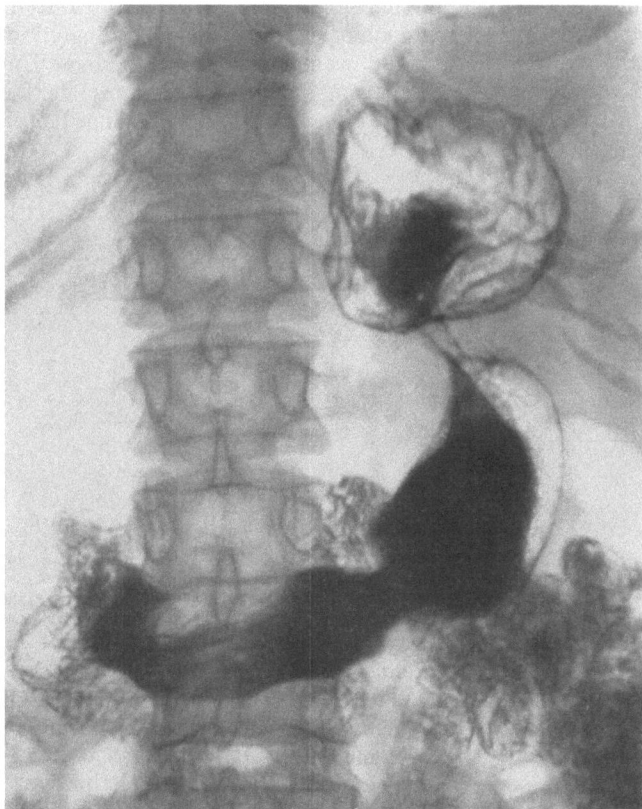

Abb. 107. Narbiger Sanduhrmagen.

Differentialdiagnostisch kann man den durch einen Spasmus hervorgerufenen Sanduhrmagen von einem organisch bedingten unterscheiden einerseits durch seine Form und den Umstand, daß die Verbindung nicht in der Achse des Organs, sondern der kleinen Kurvatur genähert verläuft und andererseits durch folgende Kennzeichen: Beim spastischen Sanduhrmagen gleiten die ersten Bissen der Kontrastmahlzeit oft bis in den caudalen Sack, da sich der Spasmus erst bei zunehmender Füllung ausbildet; bei organischer Stenose wird dagegen, wenn die Verbindung einigermaßen eng ist, der untere Teil anfangs nicht gefüllt. Beim spastischen Sanduhrmagen gelingt es mitunter, durch Massage den Spasmus zu überwinden. Ein besonders wichtiges Kennzeichen ist endlich, daß der Spasmus durch eine subcutane Injektion von 0,04 Papaverin gelöst werden kann.

Andere Einziehungen können kaum mit der spastischen verwechselt werden. Tiefe peristaltische Wellen sind nie stehend. Nur kommen mitunter etwas

länger stehende, aber nie sehr tiefe Einziehungen vor, die sich aber bei wiederholter Untersuchung doch als vorübergehende erweisen. Ganz sicher ist die
Diagnose Ulcus, wenn sich Nischenbildung und spastische Einziehung, wie
sehr häufig, kombinieren und dann die Nische der Spitze der Einziehung
entspricht. Eindrücke benachbarter Organe, z. B. eines luftgefüllten Darms,
oder carcinomatöse Aussparungen, haben kaum jemals eine Form, die sie mit
einer spastischen Einziehung verwechseln ließen.

Sechs-
stunden-
rest.

Der Pyloruskrampf, der wohl auch die Ursache des Sechsstundenrestes
bei Ulcus duodeni ist, kann sich über den ganzen Antrumteil erstrecken
und dadurch ein drittes röntgenologisches Zeichen bedingen, die fehlende
Füllung des Antrum. Diese kann, wenigstens bei einmaliger Untersuchung,
einen durch carcinomatöse Aussparung bedingten Füllungsdefekt des Antrum
vortäuschen, ist aber selten. Häufiger wird durch eine Kontraktion der

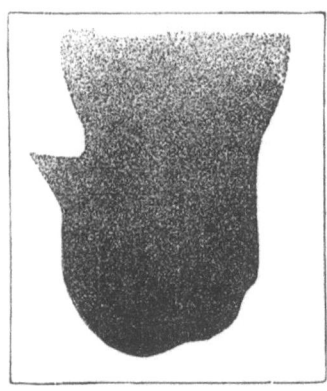 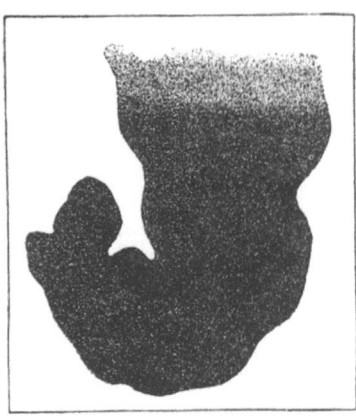

Abb. 108. Einrollung bei Ulcus.

Abb. 109. Derselbe Magen einige Minuten
später. Die Einrollung hat sich gelöst.

Längsfasern der Antrumteil dicht an den Körper des Magens herangezogen;
diese Heranziehung kann so vollkommen sein, daß sie einen Füllungsdefekt
des Antrum vortäuscht. Man nennt dies die schneckenförmige Einrollung
(Abb. 108 u. 109). Oft gelingt es, sie durch Palpation so weit zu lösen, daß
man Antrum und Körper trennen kann. Versagt die Palpation, so bringen
wiederholte Röntgenaufnahmen, wie unser Bild zeigt, Aufklärung. Gewiß kann

Einrollung.

eine solche Einrollung auch durch Narbenzug entstehen und sich dann als mehr
oder weniger konstant erweisen. Doch ist die Einrollung dann nur selten so
hochgradig, daß sie mit einem carcinomatösen Füllungsdefekt verwechselt
werden könnte. Gelegentlich kann eine schneckenförmige Einrollung dadurch
vorgetäuscht werden, daß ein geblähter Darm oder ein extrastomachaler Tumor
dem Magen diese Gestalt durch Druck von außen verleiht. v. BERGMANN
hat z. B. eine solche falsche Schnecke abgebildet. Die Deutung solcher Bilder
ist aber meist möglich, wenn man den Kranken in verschiedenen Stellungen
untersucht.

Ein weiteres röntgenologisches Zeichen sowohl für das Magen- als auch das Duodenalgeschwür hat LENK [1]) als präpylorischen Rest beschrieben. Man versteht darunter einen
gegen Ende der Magenentleerung auftretenden Schattenfleck, der zwischen dem halbmondförmigen Rest im Magen und dem gefüllten Duodenum liegt und der wahrscheinlich
durch einen Spasmus zwischen Antrum und Fundus abgegrenzt wird. Man sieht wenigstens,
wenn man noch eine kleine Menge Kontrastflüssigkeit nachtrinken läßt, wie diese nach

---

[1]) LENK, Dtsch. med. Wochenschr. 1921, S. 744.

Erreichung des Magenbodens über einen mehr minder hohen Wall in den präpylorischen Rest überfließt. Das Symptom ist wenig beachtet worden. Wenn man es sucht, findet man es wahrscheinlich relativ oft. Wie alle indirekten Ulcussymptome hat es heute angesichts der Verfeinerung der direkten Diagnostik keine erhebliche Bedeutung mehr.

An der großen Kurvatur kann man oft zeltförmige Erhebungen der Kontur sehen, die sogenannte Zähnelung (vgl. Abb. 103). Sie bedeuten nicht etwa Zähnelung. Ausziehungen durch Verwachsungen, sondern werden heute als ein Zeichen erhöhter Reizbarkeit der Muscularis mucosa und als durch deren Kontraktionen bedingt angesehen. Sie haben, da sie auch bei zahlreichen nervösen und gesunden Mägen vorkommen, keinerlei diagnostische Bedeutung.

Die beschriebenen Symptome, also 1. die Nischenbildung, 2. die spastische Einziehung, 3. die Einrollung lassen, wenn sie ausgeprägt sind, mit großer Sicherheit die Diagnose Ulcus stellen; das gleiche gilt vom positiven Reliefbild. Immerhin bleiben Fälle von Ulcus übrig, in denen wir diese röntgenologischen Zeichen noch nicht erkennen können. Es dürfte sich dann stets um beginnende Ulcera, also ganz oberflächliche Läsionen der Schleimhaut handeln, die sich eben noch der Röntgendarstellung entziehen. Das sind die Fälle, in denen die Gastroskopie dem Röntgenbilde diagnostisch überlegen ist. Die weitere Kontrolle solcher Fälle führt aber fast stets früher oder später zur Auffindung des Ulcus auch im Röntgenbilde.

Die Folgezustände des Ulcus, in erster Linie die gutartigen Pylorusstenosen und die auf Ulcus beruhenden narbigen Sanduhrmägen, rufen die schon bei der Besprechung der Motilitätsstörungen geschilderten Erscheinungen hervor. Es macht nur ihre gleich zu erörternde differentialdiagnostische Abgrenzung gegenüber Folgezuständen des Carcinoms mitunter Schwierigkeiten.

Perigastritische Verwachsungen können gleichfalls Folge eines Ulcus Peri-gastritische sein. Sie kommen in der Pylorusgegend allerdings häufiger durch entzündliche Verwach-Veränderungen, die von Gallenblase oder Duodenum ausgehen, zustande. sungen.

Zackenbildungen an der kleinen Kurvatur wurden als Ausdruck von Verwachsungen von ASSMANN beschrieben. Auch ein horizontaler Verlauf der „präpylorischen Abschlußlinie" spricht nach FAULHABER für Adhäsionen. Doch kann ein solcher horizontaler Verlauf, wie ASSMANN betont, auch durch Sedimentierung oder durch Druck von außerhalb des Magens liegenden Tumoren bedingt sein, oder endlich dadurch, daß über dem Kontrastmaterial eine Sekretschicht steht. Aus dem letzteren Grunde ist bei starker Sekretion eine der Untersuchung vorhergehende Aushebung wichtig.

Wichtiger ist, daß Verwachsungen am Pylorus oft zu starker Rechtsverzerrung des Magens führen, die sich auch durch Palpation nicht beseitigen läßt; zum Unterschied von den Verlagerungen bei Zwerchfellhochstand und Fettleibigkeit. Diese Rechtsverzerrung bedingt auch wahrscheinlich die eben genannte Eigentümlichkeit der präpylorischen Abschlußlinie. Sie führt aber außerdem dazu, daß der Winkel zwischen Fundus und Antrum ein rechter wird. Bleibt dieser rechte Winkel bei Lageveränderung völlig unverändert, so soll das nach BRÜGEL Verwachsungen beweisen. Verwachsungsbeschwerden werden, im Gegensatz zu den von Geschwüren abhängigen, durch die Körperlage und durch Bewegungen, wie Husten, Niesen, Bücken, meist gesteigert. Im Zweifelsfall sprechen auch dauernd fehlende okkulte Blutungen gegen ein Ulcus des Magens und für Verwachsungen.

12. Die Differentialdiagnose des Magencarcinoms.

Wichtigstes Ziel unserer Diagnostik muß sein, das Carcinom des Magens Anamnese. so frühzeitig wie möglich zu erkennen.

Nehmen wir folgenden, alltäglichen Fall an: Ein älterer Mensch klagt seit einiger Zeit über Magenbeschwerden, Appetitlosigkeit, Völle, Gefühl von

Druck, gelegentlich Schmerz und Erbrechen. Er ist etwas abgemagert. Es ist dann zunächst festzustellen, ob der Kranke früher magengesund gewesen ist. Gerade der Beginn der Beschwerden in höherem Alter muß den Verdacht auf ein Carcinom erwecken und zur genauesten Untersuchung auffordern. Viele der differentialdiagnostisch in Betracht kommenden Zustände, wie Ulcus, Gastritis, Sekretions- und Motalitätsstörungen, lassen sich meist längere Zeit in ihrem Bestehen bzw. ihren Anfängen zurückverfolgen. Damit will ich aber nicht behaupten, daß eine Anamnese, die ein schon jahrelanges Bestehen von Magenbeschwerden ergibt, mit Sicherheit gegen ein Carcinom spricht. Es sei daran erinnert, daß manche Carcinome auf dem Boden eines chronischen Ulcus erwachsen. Aber die relativ kurzfristige Anamnese in höherem Alter spricht im Zweifelsfalle doch für Carcinom.

Die einfache Untersuchung kann nun ergeben, daß entweder kein Tumor oder nur eine unbestimmte Resistenz zu fühlen ist, oder, daß ein fühlbarer Tumor nicht sicher als ein Magentumor gedeutet werden kann. Man beachte dann zunächst den Allgemeineindruck des Kranken. Hat man ihn vorher gekannt, so ist die Veränderung oft sehr in die Augen springend. Eine eigentliche Kachexie pflegt in den Anfangsstadien zwar noch nicht vorhanden zu sein, aber manche Kranke, besonders die mit Pylorusstenosen, sehen schon früh elend und vertrocknet aus. Andere Kranke zeigen eine auffällige Blässe, die der einer Blutungsanämie sehr ähnelt und wahrscheinlich auch die Folge chronischer Blutungen ist. Sie sei hier erwähnt, weil sie oft die Diagnose

Perniziöse Anämie. irrtümlich auf eine perniziöse Anämie lenkt. Die Möglichkeit einer solchen Verwechslung wird dadurch noch größer, daß auch bei perniziöser Anämie Anacidität bzw. Achylie besteht.

Untersuchungen des Urobilinogengehaltes der Faeces, die man früher als diagnostisch bedeutsam ansah, haben heute keine praktische Bedeutung mehr.

In seltenen Fällen hat bei perniziöser Anämie das Vorhandensein eines Pylorustumors zur irrigen Diagnose Carcinom geführt, der sich bei der Obduktion als ein durch Muskelhypertrophie bedingter Tumor erwies.

Chronische Sepsis. Mitunter kann man bei Magencarcinomen Fieber oder doch subfebrile Temperaturen finden. Es können dann Krankheitsbilder entstehen, die denen einer chronischen Sepsis mit fortschreitender Anämie ähneln. Temperatursteigerungen schließen also einen malignen Tumor nicht aus.

Wichtigen Aufschluß kann die Verfolgung des Körpergewichtes geben, wenigstens wenn es eine konstant fortschreitende Abnahme zeigt. Das ist namentlich in den Fällen wichtig, bei denen die Differentialdiagnose gegenüber einfacher Achylie bei negativem Röntgenbefund und Fehlen von okkulten Blutungen in Betracht kommt. Carcinomkranke können aber bei vorsichtiger Diät auch an Gewicht zunehmen: natürlich erst recht, wenn sie Flüssigkeit retinieren, wie die zur Ödembildung neigenden. Also nur die fortschreitende Abnahme des Gewichtes ist verdächtig. Selbstverständlich gilt dies nicht für Kriegs- und Notzeiten und ihre Ernährungslage, während derer alle älteren Menschen erheblich an Gewicht verlieren!

Untersuchung des Mageninhalts. Die genauere Untersuchung des Magens ergibt bekanntlich bei Carcinom meist eine Anacidität und oft das Vorhandensein von Milchsäure.

R. Strauss[1]) hat an den Rostocker Kliniken bei 190 Magencarcinomen in Bestätigung der Angaben von Boas, Rütimeyer u. a. folgendes gefunden: bei 81% fehlte die freie Salzsäure, bei 19% fand sie sich noch, wenn auch fast stets in subaciden Werten. Nur die Fälle mit Pylorusstenose zeigten gelegentlich noch Superacidität. Positive Milchsäurereaktionen fanden sich in 70% der Fälle. Niemals waren gleichzeitig freie HCl und Milchsäure nachweisbar, da nach den grundlegenden Untersuchungen von Konrad Sick[2]) die

[1]) R. Strauss, Berlin. klin. Wochenschr. 1920. Nr. 11.   [2]) Konrad Sick, Dtsch. Arch. f. klin. Med. Bd. 86. 1905.

Anwesenheit von freier Salzsäure das Wachstum der Milchsäurebacillen unbedingt hemmt. Milchsäure fand sich vor allem bei stark ulcerierenden Tumoren, weniger bei Scirrhus.

Auch der Nachweis von Blut im Mageninhalt muß den Verdacht auf ein Carcinom erwecken, besonders, wenn er sich in Form des Kaffeesatzes findet. Doch kommen Magenblutungen ja auch aus anderen Gründen vor, wie oben ausgeführt worden ist. Natürlich ist eine genaue mikroskopische Untersuchung des Ausgeheberten nicht zu versäumen.

In den meisten Fällen wird man bei Carcinom okkulte Blutungen im Stuhl *Okkulte* nach fleischfreier Ernährung dauernd nachweisen können. Aber wenn dieser *Blutungen.* Nachweis im Rahmen der übrigen Erscheinungen auch mit Recht für Carcinom verwertet werden darf, so soll man doch nicht vergessen, daß er gleichfalls nicht absolut beweisend ist, sondern daß auch andere Gründe für okkulte Blutungen vorliegen können. Auch bei einfachen Achylien und auch bei perniziösen und Wurmanämien hat man ja öfters okkultes Blut gefunden.

Über die serologischen diagnostischen Reaktionen ist kurz das eine zu sagen, *Reaktionen* daß weder die Meiostagminreaktion noch andere ältere Serumreaktionen sich *im Serum.* im klinischen Gebrauch bewährt haben.

Günstiger wurde die von G. KLEIN[1]) gefundene Tumorreaktion beurteilt. Aber auch bei ihr sind die unspezifischen positiven Reaktionen doch noch zu häufig, als daß sie als wirklich zuverlässiges Carcinomdiagnostikum gelten darf [HORSTER[2])]. Gleiches gilt von der Serumreaktion nach LEHMANN-FACIUS, die TAGASUGI und SATO in angeblich 95,8% der Fälle von Carcinom und Sarkom positiv fanden. CHROMETZKA und SCHULTE[3]) haben aber die Unzuverlässigkeit auch dieser Methode nachgewiesen. Dasselbe gilt auch von der polarographischen Blutserumreaktion auf Carcinom, deren Resultate nach den Untersuchungen von W. ABEL[4]) nicht befriedigen können, da zahlreiche sichere Krebsfälle negativ reagierten. Auch die Serumkochprobe nach KÜRTEN hat sich in der Carcinomdiagnose nicht bewährt (KNAB[5]). Vielleicht ergibt aber die neuerdings von ABDERHALDEN[6]) gefundene Abwehrproteinasenreaktion zuverlässigere Resultate im Interesse der Frühdiagnose der Magen- und anderer Krebse.

Bisweilen wird man bei Magen- und anderen Tumoren auch durch die histologische Untersuchung besonders einer Metastase die Diagnose sichern können. Und zwar empfiehlt MERENYI[7]), das Material hierzu durch Punktion der Drüse und nachfolgende Prüfung des Ausstrichs zu gewinnen, bzw. zu untersuchen. Diese Methode habe gegenüber der bisher üblichen Untersuchung eines excidierten Schnittes erhebliche Vorteile.

Auch die Prüfungen der Urin- und Magensaftveränderungen, wie die Glycyltryptophanreaktion NEUBAUERs oder der Nachweis hämolytischer Substanzen von GRAFE, haben diagnostisch versagt; über den Pepsinnachweis im Urin wurde schon früher gesprochen und seine Unzuverlässigkeit betont. Auch die Versuche, mittels intracutaner Impfungen das Carcinom zu diagnostizieren, sind fehlgeschlagen.

Auf die diagnostische Bedeutung des Blutbildes wurde bereits hingewiesen. In Frühfällen braucht noch keine Spur von sekundärer Anämie mit neutrophiler Leukocytose vorhanden zu sein; in vorgeschrittenen Fällen ist sie fast immer da. Die von MÖVES als wichtig erklärte Lymphopenie ist nach den Untersuchungen meines Mitarbeiters R. KOCH sicher kein Frühdiagnostikum; sie fand sich nur in Spätfällen mit Metastasierung regelmäßig, während in Frühfällen sogar Lymphocytose relativ häufig war.

Diagnostisch weit bedeutsamer ist die Bestimmung der Senkungsgeschwindigkeit der Roten. Nachdem an der Rostocker medizinischen Klinik über 10 Jahre lang auf sie geachtet wurde, kann gesagt werden, daß sie bei Carcinom in der Regel, nach C. RAUSCH[8]) in 90% der Fälle, erhöht ist, beim unkomplizierten Ulcus aber niemals. Die Senkungsprobe ist heute von allen Blutuntersuchungen die für das Carcinom wichtigste.

---

[1]) G. KLEIN, Arch. f. klin. Chir. Bd. 183. 1935.   [2]) HORSTER, Dtsch. med. Wochenschr. 1936. Nr. 12.   [3]) CHROMETZKA und SCHULTE, Dtsch. med. Wochenschr. 1936. Nr. 48. [4]) W. ABEL, Chirurg 1940. H. 19.   [5]) R. KNAB, Zbl. Chir. 1942. 51.   [6]) ABDERHALDEN, Münch. med. Wochenschr. 1941. S. 726.   [7]) D. MERENYI, Med. Rundsch. 1947. S. 111.   [8]) C. RAUSCH, Diss. Rostock 1935.

Die alte, von WUNDERLICH und STRÜMPELL gemachte Beobachtung der auffallend dunklen oder auch nachgedunkelten Haare des Krebskranken wurde neuerdings von SCHRIDDE bestätigt und anatomisch der Pigmentreichtum dieser „Krebshaare" festgestellt. Wer darauf achtet, wird dies — genetisch unklare — Symptom sehr oft finden. Es hat in Zweifelsfällen eine gewisse Bedeutung; insbesondere in der Differentialdiagnose gegenüber der perniziösen Anämie, deren Träger in der Regel besonders früh und stark ergrauen.

Man hat auch den Verlauf der Blutzuckerkurve nach Glucosebelastung für die Differentialdiagnose zwischen Ulcus und Carcinom herangezogen. Die Angaben über die Brauchbarkeit dieser Methode differieren. SCHERK [1]) fand bei Carcinomen des Verdauungstractus nach Glucosebelastung im allgemeinen eine verzögerte Blutzuckerkurve; jedoch sei nur ein positiver Ausfall der Probe bei Verdacht auf Carcinom diagnostisch zu verwerten. Bei Ulcus wurden normale Kurven gefunden.

Zusammenfassend ist zu sagen, daß alle die genannten Versuche einer Frühdiagnose des Magenkrebses keine absolut sicheren Ergebnisse erzielt haben. Auch bedenke man, daß der Ausspruch RIEGELs auch heute noch zutrifft: „Wo alle wichtigeren Symptome, wie Tumor, hochgradige Kachexie, Milchsäure, Fehlen der freien Salzsäure, kaffeesatzartiges Erbrechen und dergleichen mehr vereint sind, da ist die Diagnose leicht, da hat sie aber nicht viel mehr Bedeutung als eine Leichendiagnose."

Das für die Praxis wichtigste Diagnostikum, auch der Frühfälle, ist heute ohne Zweifel das Röntgenverfahren. Für den geübten Gastroskopiker mag auch die Magenspiegelung — zusammen mit dem Röntgenverfahren und den übrigen Untersuchungsarten — frühdiagnostisch Gutes leisten. Aber es wurde bereits betont, daß auch erfahrene Endoskopiker Versager gerade bei der Frühdiagnose des Magenkrebses zugeben.

MOERSCH und KIRKLIN [2]) haben jedoch in 100 diagnostisch zweifelhaften Fällen von Magenkrebs gezeigt, daß die Endoskopie mehr sichere Resultate ergab als das Röntgenverfahren.

Röntgen-befunde.   Die Magencarcinome liefern verschiedene Röntgenbilder, je nach ihrer Art. Die meisten Carcinome, besonders die medullären Formen, stellen Wucherungen dar, die sich in das Lumen des Magens hineinerstrecken. Sie müssen also im Röntgenbild als Füllungsdefekte oder Aussparungen erscheinen. Tatsächlich ist der unregelmäßig zackig begrenzte Füllungsdefekt das häufigste Bild des Carcinoms. Bei größeren Tumoren sieht man im Bereich des Füllungsdefektes keine Peristaltik und hat auch bei der Palpation vor dem Röntgenschirm den Eindruck, als ob die Elastizität der Magenwand verlorengegangen sei. Kleinere Tumoren stören die Peristaltik manchmal nicht deutlich.

Oft ist es möglich, die Ausdehnung eines Carcinoms und auch seine Verschieblichkeit oder Unverschieblichkeit zu erkennen. Freilich weiß man damit nichts über das Vorhandensein etwaiger Metastasen. Deswegen reicht der Röntgenbefund allein oft nicht aus, um mit Sicherheit die Operabilität eines Magencarcinoms zu beurteilen.

Fehlen des Antrum-teils.   Wenn das Carcinom am Pylorus sitzt, so kommen folgende Bilder zustande: Entweder ist die ganze Antrumgegend ausgespart. Es kommen dadurch Bilder zustande, die von einem Antrumspasmus oder auch von einer stärkeren Einrollung nicht immer sicher zu unterscheiden sind. Hier ist ein Versuch mit Atropin zur Lösung eines Spasmus durchaus angezeigt, wenn die sonstigen Umstände nicht bestimmt auf ein Carcinom hinweisen.

Carcinom-zapfen.   Der Pyloruskanal kann aber auch erkennbar sein. Bisweilen steht er wegen der Anacidität und der Infiltration offen und ist mit Kontrastmaterial gefüllt. Dann sieht man einen sich in den Pylorus hinein erstreckenden Schattenzapfen,

---

[1]) SCHERK, Klin. Wochenschr. 1926. Nr. 32; dort auch Literatur. [2]) H. J. MOERSCH and B. R. KIRKLIN, Ref. Dtsch. med. Rundsch. 1948. S. 112.

den sogenannten Carcinomzapfen, wie in beistehendem Bilde. In anderen Fällen zeigt der Pylorus aber auch ein maximal verengtes Lumen, das keinerlei peristaltische Bewegung erkennen läßt.

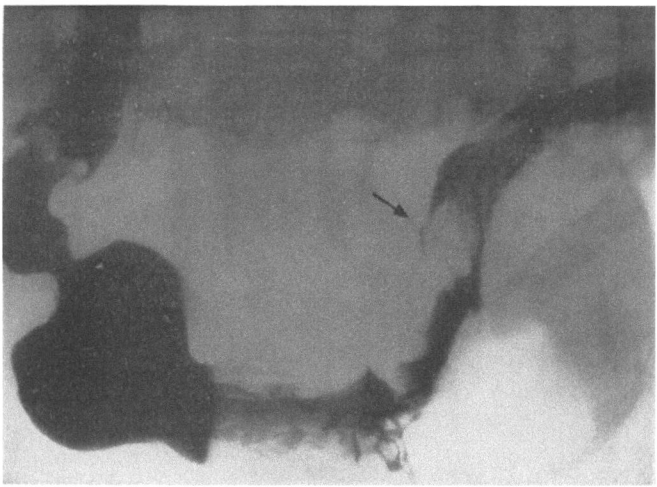

Abb. 110. Carcinom der Kardia. (Der Pfeil zeigt auf den Füllungsdefekt.) (Med. Klinik Rostock.)

An der Kardia sitzende Carcinome kann man mitunter daran erkennen, Kardiacarcinome. daß die Geschwulstmassen in die Magenblase hineinreichen und dort auch ohne Kontrastfüllung des Magens oder nach Luftaufblähung sichtbar werden.

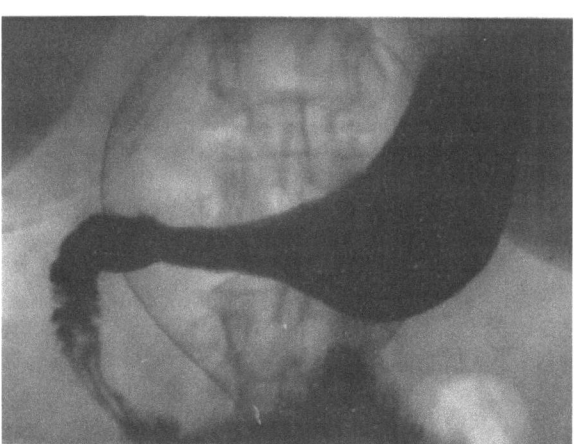

Abb. 111. Scirrhus des gesamten Quermagens mit diffuser hochgradiger Magenverengerung. (Med. Klinik Rostock.)

Ist die Kardia selbst mit vom Carcinom befallen, so kann sie durch die Infiltration dauernd offen gehalten sein und deshalb die Magenblase dauernd fehlen. Man verlasse sich aber auf diese unsicheren und inkonstanten diagnostischen Zeichen ja nicht, sondern versuche stets, mittels des obengenannten POHLschen Omniskops bei Kopf- und Brusttieflage und Beckenhochlage des Kranken gute Röntgenbilder von dem Kardiatumor zu „schießen". Nur so

kann man diese Geschwülste sicher beurteilen. Auch mache man stets Auf-
nahmen bei **nicht total**, sondern nur schwach mit Kontrastbrei gefülltem
Magen, womöglich unter Anwendung des BERNERschen Kompressoriums.
Abb. 110 zeigt ein ausgedehntes Kardiacarcinom bei einem 66jährigen Kranken.

Scirrhus.   Ein besonderes Bild liefert endlich der die Magenwandungen diffus infiltrierende Scirrhus. Das diesen kennzeichnende Röntgenbild ist das des
Schrumpfmagens, eines kleinen, hochstehenden, quergestellten Magens.

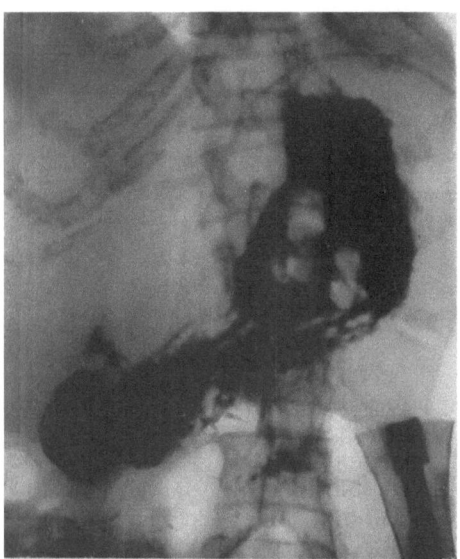

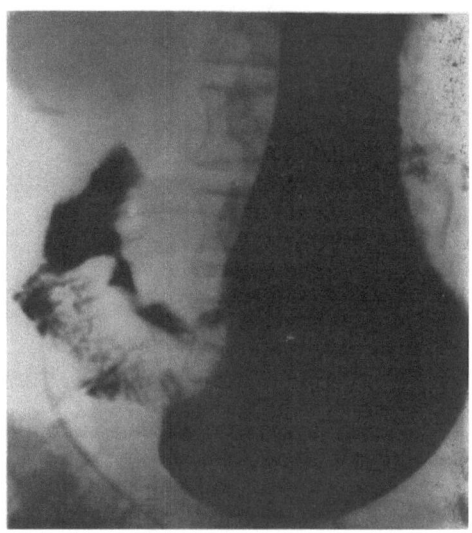

Abb. 112. Beginnendes Carcinom im Längs-
magen mit drei größeren Füllungsdefekten
der hinteren Wand. (Med. Klinik Rostock.)

Abb. 113. Carcinom der gesamten Regio prae-
pylorica bei 46jähriger Frau mit sekundärer
Magenektasie. (Med. Klinik Rostock.)

Abb. 111 zeigt einen typischen Scirrhus des gesamten Quermagens, dessen infiltrierte
Wände natürlich keine Spur von Peristaltik aufwiesen. Bei der Operation erwies sich die
diffuse Infiltration als so wenig hart und tumorartig, daß der Operateur die Diagnose be-
zweifelte und den Leib wieder „zumachte". Nach $\frac{1}{4}$ Jahr Exitus. Die Obduktion bestätigte
den Scirrhus der gesamten Magenwand. Ein derartiger Befund bestätigt den Laienausdruck
von der „Magenverengerung" als recht zutreffend.

Befällt die carcinomatöse Infiltration auch die Kardia, so kommt es zur
Schluckbehinderung und Rückstauung des Speisebreies und auch des Kontrastbreies im Oesophagus. Bei Mitbeteiligung des Pförtners entsteht infolge dauernden Offenbleibens desselben eine *Insuffizienz des Pylorus*. Die Kontrastmahlzeit tritt dann sofort nach der Mahlzeit in den Darm über. Die Abb. 115
zeigt einen derartigen Scirrhus mit offenstehendem Pylorus.

In äußerst seltenen Fällen führt das scirrhöse Carcinom zu ausgedehnter Verkalkung
der Magenwand, die röntgenologisch erkennbar ist (ABEL[1]).

Täu-   So leicht die Röntgenbilder der Magencarcinome nun meist zu deuten
schungs-   sind, so können doch auch erhebliche differentialdiagnostische Schwie-
möglich-   rigkeiten erwachsen, bei denen auch die Palpation vor dem Schirm ver-
keiten.   sagt. MATTHES beobachtete z. B. einen Fall, in dem ein retroperitoneales
Drüsenpaket einen Füllungsdefekt vortäuschte. Der Magen war so fest
durch die Drüsen eingemauert, daß es nicht gelang, durch die Palpation den

[1] W. ABEL, Fortschr. a. d. Geb. der Röntgenstrahlen 1939. H. 1.

Füllungsdefekt richtig zu beurteilen. Auch DIETLEN[1]) teilte eine Reihe solcher Täuschungsmöglichkeiten mit: z. B. einen Fall, in dem ein Choledochuscarcinom den Pylorusteil fest umklammert hatte und eine Aussparung vortäuschte. Ferner einen Fall, der ein auffallend kleines Antrum mit schlechter Füllung, fehlende Peristaltik und Pylorusinsuffizienz aufwies, bei dem ein entzündlicher Netztumor einen Druck ausübte. Endlich betont DIETLEN die Möglichkeit, daß sich im aufsteigenden Magenschenkel über dem Kontrastmaterial eine Sekretschicht finden könne, die der intermediären Schicht im Fundus entspricht. Diese Schicht täusche dann eine schlechte Füllung des Antrum und

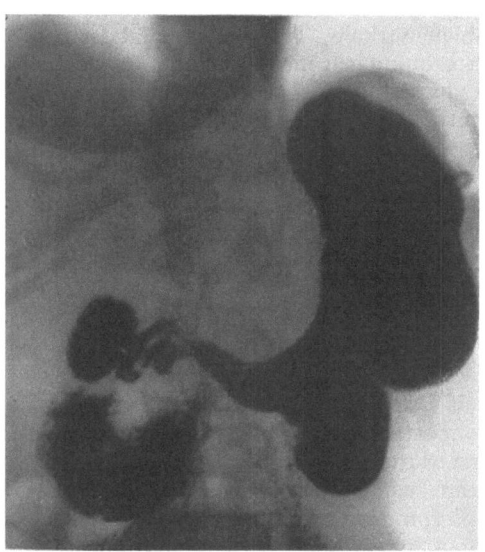

Abb. 114. Carcinom des Magens, enormer Füllungsdefekt an der kleinen Kurvatur und im Quermagen.
(Med. Klinik Rostock.)

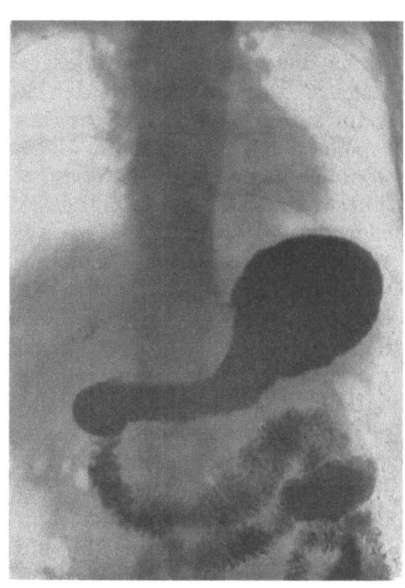

Abb. 115. Scirrhus mit sofortiger
Entleerung. (Nach BERG.)

eine horizontale Begrenzung desselben vor. Vor allem aber können gelegentlich Frühfälle zuerst als hypertrophische Gastritis, z. B. des Antrum pyloricum, imponieren. Lokalisierte hypertrophische Gastritis und Ulcus callosum sind auch heute noch — selbst vom Geübten, wie neuerdings auch W. ABEL[2]) an einem bemerkenswerten Fall von hochgradiger polypöser lokalisierter Gastritis im Sinus des Magens feststellte —, vom Carcinom anfangs bisweilen nur schwer zu unterscheiden. Dies kann um so eher vorkommen, als ja auch die Gastritis mit Anacidität und das Ulcus mit Anämie verlaufen, beide auch im Rückbildungsalter auftreten und Allgemeinbefinden und Körpergewicht erheblich beeinflussen können.

Es gibt also — nicht allzu selten — Fälle, in denen aus dem Röntgenbefund momentan die Diagnose des Krebses noch nicht sicher zu stellen ist. Dann versäume man nie, die Kranken nach 3—4 Wochen aufs neue zur Untersuchung zu bestellen, sie überhaupt in fortlaufender Röntgenkontrolle zu behalten. Nach HENNING[3]) leistet gerade in solchen Fällen die gezielte Farbenphotographie des Magens durch das Gastroskop wichtiges, weil

---

[1]) DIETLEN, Kongreß f. inn. Med. 1912.   [2]) W. ABEL, Röntgenpraxis 1941. H. 3.
[3]) HENNING, Dtsch. med. Wochenschr. 1938. Nr. 39.

ihre Resultate bei Wiederholung der Aufnahme eine Veränderung (Verschwinden oder Wachsen) einer auf Ca. verdächtigen Stelle besonders gut erkennen lassen.

Sicher ist eins: je öfter und exakter solche Kranke von geübten Röntgenologen und Gastroskopikern untersucht werden, um so seltener werden die Zweifelsfälle werden. Wo aber trotz aller Untersuchungen ein Zweifel bleibt, denke man daran, daß es besser ist, 10mal die Probelaparotomie vergeblich auszuführen, als sie einmal bei einem wirklichen Carcinom zu unterlassen!

13. Differentialdiagnostische Bemerkungen über einige seltene Magenerkrankungen.

Sarkome. Zu den seltenen Erkrankungen zählen Sarkom, Tuberkulose und Lues des Magens. Der Diagnose werden diese Erkrankungen meist nur dann zugänglich, wenn sie eine rasch fortschreitende Pylorusstenose machen.

Von den Sarkomen des Magendarmtractus ist allerdings bekannt, daß sie gewöhnlich keine Stenosen hervorrufen, sondern eher zu Erweiterungen des Lumens führen. Bei diffusem Lymphosarkom ist daher die fehlende Magenschrumpfung oder die im Gegensatz dazu vielleicht vorhandene Erweiterung diagnostisch verwertbar, namentlich wenn der Tumor als große Magensgeschwulst getastet werden kann. Ferner wächst das Sarkom nach HAUDEK nicht in das Mageninnere hinein, es macht keine Füllungsdefekte, dagegen verschwindet jede röntgenologisch sichtbare Faltenbildung. Der Magen ist mit einem starren weiten Lumen sozusagen in einem beständigen Entfaltungszustand. Sitzt das Sarkom am Pylorus, so kommt es zu einer starren Erweiterung desselben mit Insuffizienz. Die Kontrastmahlzeit läuft sofort ab; der Speisedurchtritt ist dann kontinuierlich sichtbar. Vom strikturierenden Pyloruscarcinom mit Insuffizienz würde sich dieser Zustand durch die Breite des Schattenbandes unterscheiden lassen. Immerhin können auch bei Sarkom gerade am Pylorus Stenosen vorkommen, wie in einem Fall von SCHLESINGER bei einer 17jährigen Kranken. Sie bot folgende Symptome: Achylie, lange Bacillen und Milchsäure, okkulte Blutungen und Füllungsdefekt des Pylorus.

SCHLESINGER [1]) betonte, daß Carcinome in so jugendlichem Alter sehr stürmisch verlaufen und deswegen zu keinen Stenosen mehr führen. Die Krebse bei Jugendlichen rufen sehr rasch Metastasen hervor und verlaufen oft als hoch-
Juvenile fieberhafte Erkrankungen, allerdings nicht immer; ich beobachtete z. B. einen
Carcinome. 9jährigen Knaben mit (histologisch bestätigtem) Magencarcinom, das den gleich langsamen, fieberlosen Verlauf zeigte, wie bei älteren Leuten. SCHLESINGERs Fall von Carcinom bei einem Jugendlichen bot als erstes Zeichen eine Thrombose der Armvene durch eine Metastase bei Abwesenheit jedes Magensymptoms; er verlief binnen 3 Wochen tödlich. Man wird an ein Sarkom vielleicht gerade dann denken können, wenn sich sehr rasch bei Jugendlichen, die sonst die Zeichen eines bösartigen infiltrierenden Pylorusprozesses bieten, eine Pylorusstenose entwickelt. Natürlich wird die Diagnose „Sarkom" unterstützt durch den Nachweis von etwa sichtbaren Metastasen, beispielsweise Hautmetastasen. Bei Jugendlichen fehlt aber nach SCHLESINGER im Gegensatz zum Carcinom meist die Metastasenbildung, wenn es sich um ein Lymphosarkom handelt, auch geht der Prozeß langsamer, als beim jugendlichen Carcinom. Ferner ist beim Lymphosarkom oft gleichzeitig eine Milzschwellung vorhanden, die dem Carcinom nicht zukommt. Übrigens kommen Sarkome nicht nur bei Jugendlichen vor; ich kenne den Fall eines rasch verlaufenden Magensarkoms bei einem 73jährigen Manne.

---

[1]) Vgl. SCHLESINGER, Unterscheidet sich das Magensarkom klinisch vom Carcinom? Wien. klin. Wochenschr. 1916. Nr. 25; dort auch die Literatur.

Die Tuberkulose des Magens wird man nur vermuten dürfen, wenn eine Tuberkulose anderer Organe, besonders eine Lungentuberkulose besteht. Sie ist — im Vergleich zur Häufigkeit der Lungentuberkulose und der Aufnahme von Bacillen durch verschlucktes Sputum — außerordentlich selten und kommt in verschiedenen Formen vor. LERICHE und MOURIQUAND[1]) unterscheiden die ulcerösen Formen, die entweder durch Pylorospasmus oder durch Vernarbung zur Stenose führen, die hypertrophischen Formen, die sklerosierend entzündlichen Prozesse Außer diesen hat SCHLESINGER noch den gleichfalls Stenosenerscheinungen hervorrufenden, tuberkulösen, ringförmigen Wandabsceß

Magentuberkulose.

beschrieben. In einem von mir[2]) beobachteten Fall hatte das histologisch bestätigte tuberkulöse Ulcus des Pylorus erst $^3/_4$ Jahr nach Beginn Stenosenerscheinungen erzeugt; außerdem bestand eine schwere ulceröse Phthise, der Magensaft zeigte Supersekretion und -acidität.

Die Magentuberkulose kann jedoch gelegentlich den einzigen tuberkulösen Herd im Körper darstellen.

In einem Falle SEVERINs[3]) eines jungen Soldaten bestanden neben Stenose des Pylorus Achylie, keine okkulten Blutungen im Stuhl, jedoch Milchsäurebacillen und positive SALOMONsche Probe im Mageninhalt. Ein Pylorustumor war zu tasten. Der Fall wurde durch Resektion geheilt und ist später tuberkulosefrei geblieben.

Der Fall lehrt, daß man bei Pylorusstenosen in jüngerem Lebensalter immerhin die Tuberkulose mit in Betracht ziehen darf.

Die Magensyphilis gilt Pathologen und Ärzten als selten. Ihre klinische Diagnose ist schwierig, oft

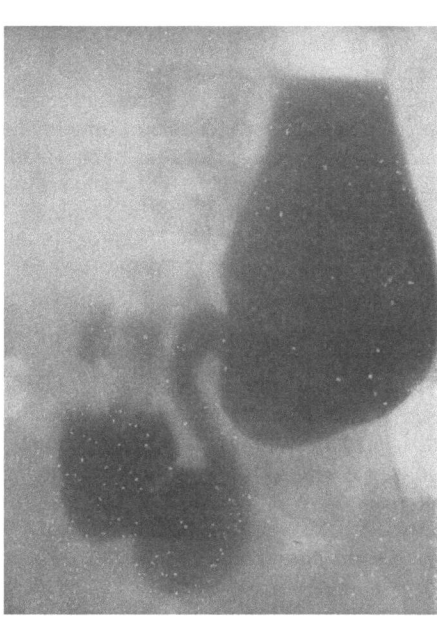

Abb. 116. Lederflaschenform bei fraglicher Lues. Magenlues

unmöglich. Es sind verschiedene Formen der Magenlues beschrieben worden: Einfache chronische Katarrhe, geschwürige Prozesse, die durch zerfallende Gummiknoten oder auf der Basis von luischen Gefäßveränderungen entstehen können, ferner tumorbildende Formen, die als circumscripte und auch diffuse Wandinfiltrationen vorkommen. Die letzteren können bei der Palpation als flache Tumorplatten imponieren; endlich gibt es auch schrumpfende Formen. Diese können, wenn sie aus diffusen Wandinfiltrationen entstehen, zu einer erheblichen Verkleinerung des Magens führen. Der Magen wird dann, wie durch manche Scirrhen, in ein starres Rohr verwandelt. Die Ähnlichkeit mit einem scirrhösen Schrumpfmagen wird dadurch noch größer, daß meist Anacidität besteht und deshalb der Kontrastbrei sofort und anhaltend in den Darm übertritt. Besonders oft scheint sich eine solche Schrumpfung auf den aboralen Teil des Magens zu beschränken, so daß ein sehr charakteristisches Bild, die abgebildete Lederflaschenform des Magens entsteht.

Im Röntgenbild spricht die Beteiligung des aboralen Teils durch Aussparungen im gewissen Sinne für Lues, obwohl sie auch bei Carcinom

---

[1]) VOLKMANNsche Vortr. Neue Folge, Nr. 545/546. [2]) HANS CURSCHMANN, Brauers Beitr. z. Klin. d. Tuberkul. Bd. 2, H. 2. 1903. [3]) SEVERIN, Dtsch. med. Wochenschr. 1926. Nr. 28.

vorkommt. Besonders bevorzugt ist die präpylorische Region. Die Aussparungen werden durch die starke Infiltration der Submucosa bedingt und, soweit sie unregelmäßig begrenzt sind, durch Geschwürsbildungen, die sich von Magengeschwüren durch ihre unterminierten Ränder unterscheiden. Über diese infiltrierten Stellen geht die Peristaltik nicht hinweg. Besonders verdächtig sind multiple Stenosierungen des Magens oder der oberen Dünndarmabschnitte (GÄBERT[1]).

Es kommen aber auch luische Pylorustumoren vor. Aber gerade diese riefen in den Fällen von HAUSSMANN[2]) keine Stenosen hervor und zeichneten sich dadurch aus, daß sie fixiert waren. Von anderer Seite sind aber auch luische narbige Stenosen beobachtet worden. Nach HAUSMANN[3]) sollen die luischen Tumoren der Magengegend oft gar nicht dem Magen angehören, sondern retroperitoneale sein. Die Röntgenuntersuchung wird auch nicht immer Aufschluß ergeben. Endlich wird es auch oft nicht möglich sein, derartige Tumoren von denen des Pankreas zu unterscheiden, mit denen sie die Unverschieblichkeit gemeinsam haben. Sie sind nach HAUSSMANN mehr in der Fläche ausgebreitet; die Hauptrichtung der Tumormasse soll nicht dem Pankreas entsprechen.

Gewöhnlich sollen bei Magenlues Sub- oder Anacidität vorhanden sein, dagegen meist kein Pepsinmangel. Milchsäure soll vorkommen. Auch sind Magenblutungen und okkultes Blut im Stuhl beobachtet worden. Das letztere kann aber gerade bei den intramuralen Infiltrationen auch fehlen, so daß der Nachweis eines Magentumors mit dauerndem Fehlen okkulter Blutungen auf eine luische Natur des Tumors verdächtig sein kann.

Es ist bei dieser Sachlage verständlich, daß weder die Klagen noch das Symptomenbild der Magenlues an sich kennzeichnend zu sein brauchen. Zwar wird oft über Magenschmerzen geklagt. Auch können die Tumoren sowohl spontan wie auf Druck empfindlich sein; ja es können auch nächtliche Schmerzen auftreten, sie sollen sich vom gewöhnlichen Hungerschmerz dadurch unterscheiden, daß sie auf Nahrungszufuhr nicht verschwinden. Im übrigen können die Magenschmerzen von der Nahrungsaufnahme unabhängig sein oder, wie bei Magenulcus, von dieser hervorgerufen werden. Ulcusbeschwerden mit gleichzeitiger Anacidität sollen auch an eine luische Ätiologie denken lassen.

Kennzeichnend soll auch ein launenhafter, wechselvoller Verlauf sein, der in seiner Gesamtheit keinem anderen bekannten Krankheitsbild entspricht, insbesondere auch ein spontanes oder unter einer spezifischen Therapie erfolgendes Kleinerwerden oder Verschwinden nachgewiesener Tumoren. Bei dieser Sachlage ist natürlich die positive Anamnese von größter Bedeutung. Die WASSERMANNsche Reaktion kann positiv sein, aber auch negativ ausfallen, wie bei der Leberlues, so daß ihr Negativsein nicht unbedingt gegen eine Magenlues spricht. Wichtig ist ferner der Nachweis sonstiger luischer Prozesse, z. B. einer Aortitis luica oder einer Tabes, die aber bei Magenlues notorisch besonders selten sind.

Aus alledem geht hervor, daß die Diagnose der Magenlues auch heute noch oft eine recht unsichere Sache ist.

In seltenen Fällen kann endlich ein Magentumor durch im Magen liegende verhärtete Massen vorgetäuscht werden. Es handelt sich dabei um sogenannte
Tricho-
bezoare.   Trichobezoare oder Phytobezoare[3]). Geschwülste, die durch das Verschlucken

[1]) GÄBERT, Mitt. a. d. Grenzgeb. d. Med. u. Chirurg. Bd. 40. 1926/27.   [2]) HAUSSMANN. Ergebn. d. inn. Med. u. Kinderhlk. Bd. 7. — BOAS, Ztschr. f. Haut- u. Geschlechtskrankh. Bd. 13. — SCHLESINGER, Syphilis u. inn. Krankh. Berlin: Julius Springer 1925. — STRAUSS, Med. Klinik. 1925. Nr. 50. B. COHN, ebenda 1926. Nr. 7. — GÄBERT, Mitt. a. d. Grenzgeb. d. Med. u. Chirurg. Bd. 40. 1926/27.   [3]) TH. HAUSMANN, Dtsch. Arch. f. klin. Med. S. 114. KAUFMANN, Münch. med. Wochenschr. 1911. Nr. 8. SCHWARZE. Med. Klin. 1919. Nr. 52.

von abgebissenen Haaren oder pflanzlichen Gebilden entstanden sind. In einem von SCHREIBER beschriebenen Falle rief der Tumor zunächst wegen seiner Beweglichkeit den Eindruck einer Wanderniere hervor, später den einer Wandermilz. Denkt man überhaupt an die Möglichkeit eines solchen Vorkommnisses, so ist natürlich die Feststellung, daß der Tumor dem Magen angehört, durch sein röntgenologisches Verhalten sicher möglich.

Ähnliche Tumoren können auch aus harzigen Massen bestehen, wie der Fall NAUNYNs, bei dem ein Darmtumor durch fortgesetzten Gebrauch eines Myrrhentinktur enthaltenden Mundwassers entstanden war.

14. Die Differentialdiagnose des Ulcus duodeni.

Während man früher das Duodenalgeschwür für erheblich seltener als das Magengeschwür hielt, hat in den letzten Jahrzehnten die pathologisch-anatomische Forschung (HART), aber noch mehr die verbesserte röntgenologische Technik erwiesen, das das erstere häufiger als das letztere ist.

In meinem Krankengut betrug das Verhältnis des duodenalen zum Magengeschwür etwa 70% zu 30%. BERTRAM gab für dies Verhältnis in Hamburg bei Zivilkranken die Zahlen 72:81 und für Soldaten sogar 88:12% an. Im Verlaufe des letzten Krieges haben übrigens die Magengeschwüre an Häufigkeit an vielen Orten erheblich zugenommen, so daß die obigen Zahlen heute nicht mehr zutreffen.

Die Röntgenuntersuchung hat auch gezeigt, daß es sich um meist den Bulbus duodeni befallende Geschwüre handelt, so daß die früher übliche Bezeichnung der juxtapylorischen Geschwüre als nicht zutreffend heute vermieden werden sollte.

Sein Sitz außerhalb des Magens verleiht dem Duodenalgeschwür auch seine klinischen Besonderheiten. Es macht verständlich, daß es bei Blutungen aus einem Duodenalgeschwür nicht zu Bluterbrechen kommen muß, aber doch — und keineswegs selten — kommt. Für das Vorkommen von okkulten Blutspuren im Stuhl gilt dasselbe wie für das Magengeschwür.

Beim Magengeschwür ist die Periodizität der Störungen meist ausgeprägter als beim Duodenalulcus. Außerhalb der in ganz verschiedenen, oft Wochen und Monate dauernden Intervallen auftretenden Attacken kann jedes Symptom fehlen. Gerade deshalb wurden die Kranken, zumal die Schmerzanfälle ganz launenhaft ohne erkennbare Ursache sich einstellen, so häufig für Nervöse oder für Gallensteinkranke gehalten.

Als besonders kennzeichnend gilt, wie schon erwähnt, der Spätschmerz, bzw. der Hungerschmerz, der durch Nahrungsaufnahme oder Alkali gelindert werden kann und besonders oft als nächtlicher Schmerz auftritt. Er verdankt seine Entstehung wohl einem durch eine Supersekretion ausgelösten Krampf der Pylorus- und Duodenalmuskulatur. Wir betonten ja schon, daß sich die anfallsweise auftretenden Superaciditäten und Supersekretionen bei genauer Untersuchung gewöhnlich als Duodenalulcera entpuppen. Man hat die Periodizität, den Spät- und Hungerschmerz deswegen direkt als duodenales Syndrom bezeichnet, obwohl ein derartiger Symptomenkomplex auch bei anderen Erkrankungen des Magens, sogar bei Carcinom gelegentlich vorkommt. Der schon zitierte Ausspruch MOYNIHANs, daß heftige rückfällige Hyperchlorhydrie ein Duodenalgeschwür bedeute, trifft aber sicher für die meisten Fälle zu. *Spätschmerz.*

Eine Druckempfindlichkeit ist während der Schmerzperioden fast regelmäßig vorhanden; außerhalb derselben kann sie auch fehlen. Der Druckpunkt liegt oft etwas mehr nach rechts und kann leicht für einen von der Gallenblase ausgehenden gehalten werden. Die Aushebberung ergibt oft Supersekretion. Bei fraktionierter Aushebberung findet man meist, daß die Acidität in Stufen zu hohen Werten ansteigt; diese „Kletterkurven" haben sich als diagnostisch ziemlich kennzeichnend für ein Ulcus duodeni erwiesen. *Druckpunkt.* *Anfallsweise Peracidität.*

Neben den bisher erörterten Symptomen, die nur eine Wahrscheinlichkeitsdiagnose zulassen, hat besonders durch ÅKERLUND und H. H. BERG die
röntgenologische Diagnostik des Duodenalgeschwürs erheblich an Sicherheit gewonnen. Der Fortschritt, den ÅKERLUND brachte, war in der Anwendung der Serienaufnahmen zu sehen. BERG übertraf diesen noch durch seine Technik der gezielten
Aufnahmen, mittels deren ausgezeichnete Bulbusbilder „geschossen" werden.

Man kann drei Arten von röntgenologischen Ulcussymptomen unterscheiden:
1. die indirekten Zeichen, die früher die Hauptrolle spielten, jetzt aber
als nicht ganz sicher angesehen werden, 2. die direkt vom Ulcus bedingten
Zeichen und 3. endlich die Zeichen der Folgezustände eines Ulcus.

Als indirektes Symptom galt früher die „duodenale Motilität": Anfangs treibt

Duodenale
Motilität. der Magen seinen Inhalt sehr rasch aus. Sehr bald folgt dann aber ein Pylorospasmus mit Retention des übrigen Kontrastmaterials,
so daß meist ein geringer 4—6-Stundenrest im Magen
verbleibt.

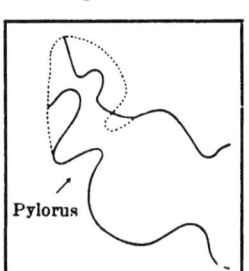

Abb. 117. Theoretisch zu
erwartende Veränderungen
des Bulbus nach ÅKERLUND.
(Punktierte Linie zeigt die
normale Kontur.)

Leicht erklärlich ist der Pylorospasmus bei Superacidität;
dagegen ist das anfängliche Offenstehen des Pylorus nicht ohne
weiteres zu deuten. Wir kennen das Offenstehen des Pylorus
bei Achylie wegen des Fehlens der Pylorusreflexe und ebenso
durch Infiltrationen der Wand, z. B. durch ein Pyloruscarcinom.
Wir wissen, daß der Pylorus durch Kontraktion seiner mit der
Längsmuskulatur des Magens in Zusammenhang stehenden
radiären Muskelfasern geöffnet wird. Man erklärt durch eine
derartige Kontraktion dieser Fasern das von STIERLIN beobachtete Offenstehen des Pylorus nach Querresektion des Magens.
Wir wissen aber nicht, ob eine solche, zur Öffnung führende
Kontraktion dieses Muskels auch durch ein Ulcus duodeni
ausgelöst werden kann. Die Annahme von KREUZFUCHS, daß
bei Duodenalulcus eine vermehrte Gallen- und Pankreassekre-
tion das Eintreten des MERINGschen Reflexes verzögere, ist rein hypothetisch. Die
v. BERGMANNsche Schule hat übrigens beim Duodenalulcus einen maximal sekretorischen
und einen maximal hyperperistaltischen Typus unterschieden und angenommen, daß der
letztere zur frühzeitigen Entleerung führe. Zwischen diesen beiden würden sich nach
KATSCH alle Übergänge einreihen lassen.

Die direkten Ulcuszeichen sind an sich die gleichen wie die des Magengeschwürs, nämlich das Reliefbild, die Nischenbildung, die spastische Einziehung
und die Einrollung, die sich hier aber als Retraktion bzw. als Verkürzung
der kleinen Kurvaturseite des Duodenums darstellt. Dazu kommen noch als
Folgeerscheinungen die Zeichen der Stenosierung und der Taschenbildung.
Das Reliefbild kennzeichnet sich ebenso wie das des Magengeschwürs durch die
radiäre Konvergenz der Falten.

Die Nischen sitzen am häufigsten, wie die Magennische, an der kleinen
Kurvaturseite der Hinterwand des Bulbus. Sie sind leicht kenntlich, wenn sie
aus der Kontur herausspringen. Man kann das oft dadurch feststellen, daß
man die Kranken in die schrägen Durchmesser bringt und die Nischen rand-
ständig macht. Schwieriger sind schon en-face-Nischen zu erkennen, die sich
als ein Fleck stärkerer Füllung inmitten des Bulbus herausheben. Auch nach
Entleerung des Duodenums bleiben die Nischen mitunter als Schattenflecke
erkennbar. Sie können freilich mit Taschen- bzw. Divertikelbildungen verwechselt werden. Die Einziehung kann eine mehr rundliche oder eine spitzere
Einziehung der Wand darstellen. Es gibt auch am Bulbus eine spastische
„Sanduhr"; aber es ist fraglich, ob die Einziehung immer durch einen Spasmus
bedingt ist. Einziehungen können auch durch Schwellungszustände der Schleimhaut erzeugt werden. Sie sind aber allein ohne andere Zeichen nur mit
Vorsicht zu verwerten. Nischen und spastische Deformitäten können sich, wie
am Magen, wieder zurückbilden.

Die Retraktion im Sinne ÅKERLUNDs, die der Einrollung entspricht, kommt durch Spasmen, häufiger aber durch Schrumpfungen der Längsmuskeln zustande, die von einem an der kleinen Kurvaturseite gelegenen Ulcus erreicht werden können. Sie führt zu einer Verkürzung der kleinen Kurvatur des Bulbus und auch dazu, daß die normale konvexe Kontur der Bulbusbegrenzung an der kleinen Kurvaturseite zu einer konkaven wird. Die Einziehung führt also zu einer Asymmetrie des Bulbus und läßt, besonders bei gleichzeitigem Bestehen einer Einziehung von der Gegenseite her, nur ein sehr schmales Lumen für die Passage offen.

Von den Folgeerscheinungen des Duodenalulcus nenne ich nun die Stenosen und die divertikelartigen Taschenbildungen oder Ausstülpungen, die aber nicht mit den meist in der Pars descendens lokalisierten und multipel auftretenden echten Duodenaldivertikeln verwechselt werden dürfen. Die Stenosen sitzen meist im Bulbus selbst oder in der Pars superior des Duodenums. Sie können klinisch dieselben Stauungserscheinungen hervorrufen, wie eine Pylorusstenose, wenn sie stark ausgeprägt sind. Dies ist allerdings weit seltener der Fall als bei Pförtnergeschwüren.

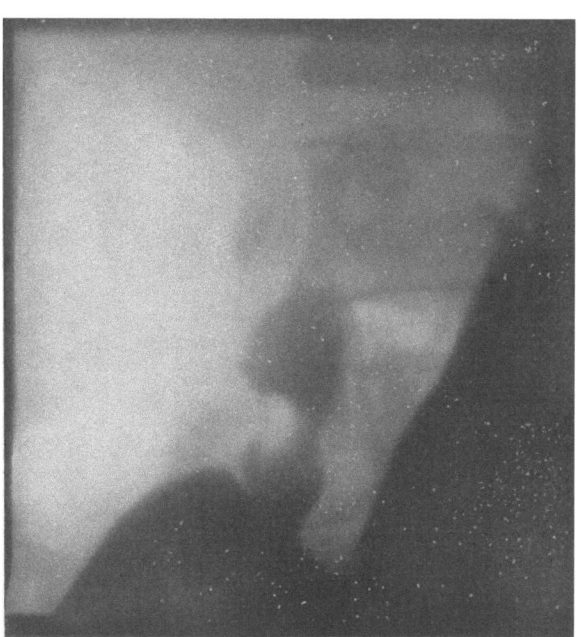

Abb. 118. Einziehung der großen Kurvaturseite.

Deshalb sind echte schwere Stenosensymptome bei Ulcus duodeni sehr selten. Sind die genannten duodenalen Stenosen weniger ausgebildet, so führen sie zu sackartigen Erweiterungen der Duodenalwand vor der Stenose, zur Taschenbildung; diese Taschen hängen dann neben oder über dem Pylorus vom Bulbus herunter. Sie können gefüllt bleiben, wenn sich der Bulbus entleert hat. Ihr Schatten kann also genau wie ein Nischenschatten persistieren und einen Duodenalfleck bilden. Zu dessen Nachweis ist eine Nachdurchleuchtung nach mehreren Stunden unerläßlich. Denn selbstverständlich muß der Magen völlig entleert sein, ehe man aus dem Vorhandensein eines persistierenden Duodenalfleckes Schlüsse ziehen darf. Die Stenosen selbst sieht man entweder, wenn kein Kontrastmaterial in sie eingedrungen ist, überhaupt nicht. Oder man bemerkt Gebilde, die man früher als Duodenalzapfen bezeichnete.

Die Taschenbildung kann sowohl an der Vorder- wie Hinterwand erfolgen, so daß auf beiden Seiten der Bulbuskontur sich Taschen sehen lassen. Aber auch die Nischenbildung kann eine mehrfache sein, denn Duodenaldarmgeschwüre treten oft multipel auf. Besonders bekannt sind die sich gegenüberliegenden „Kissing Ulcers". Natürlich kann die Figur des Bulbus durch solche Vorgänge stark verändert werden. Häufig sind schmetterlingsähnliche Konturen.

Unsere erste ÅKERLUND entnommene Zeichnung zeigt die theoretisch zu erwartenden Veränderungen. Dadurch kann der Bulbus erheblich verkürzt und gewissermaßen aufgebraucht werden. Die übrigen Röntgenogramme geben Beispiele der beschriebenen Veränderungen.

Man hat diese Taschenbildungen auch als Pseudo- oder sekundäre Divertikel bezeichnet im Gegensatz zu den stets auf angeborener Anlage beruhenden echten Divertikeln, auf die aus differentialdiagnostischen Gründen hier kurz eingegangen werden muß. Die letzteren kommen als echte, alle Schichten der Wand beteiligende Ausstülpungen oder auch als falsche vor, bei denen es

Echte Divertikel des Duodenums.

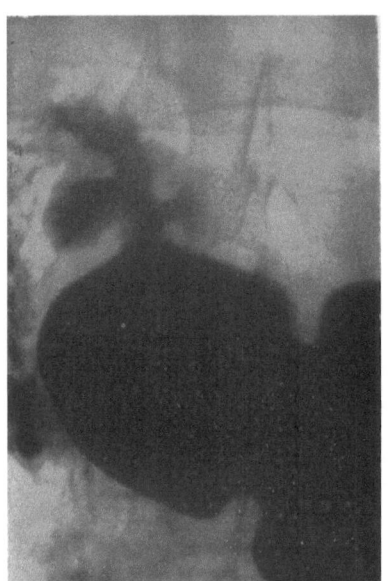

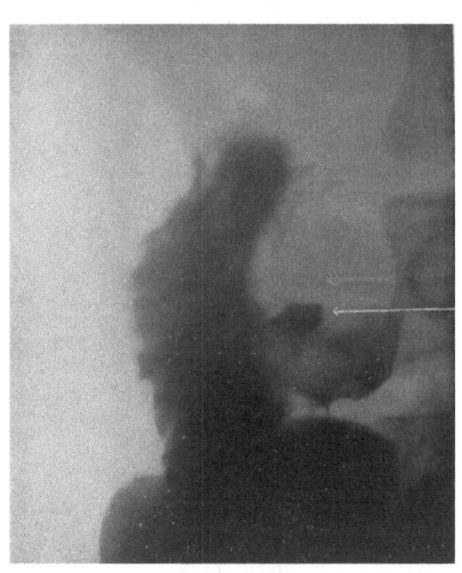

Abb. 119. Schmetterlingsform durch doppelseitige Einziehung und Taschenbildung.

Abb. 120. Nische bei Ulcus duodeni.
Deformierter Bulbus.

sich nur um Ausstülpungen der Schleimhaut durch präformierte oder erworbene Lücken der Muscularis handelt (eingesprengte Pankreasinseln, Gefäßdurchtritte, Durchtritt des Choledochus).

Die duodeno-jejunalen Divertikel sind häufig. W. BÖHME und ich[1]) beobachteten von 1928—1933 45 Fälle, davon 34 mit größeren Divertikeln; darunter 17mal 1, 13mal 2—3 und 2mal multiple Divertikel. Oft sind sie Nebenbefund bei Ulcus, Gallensteinleiden u. a. m. In 15 von diesen Fällen bildeten aber die Divertikel einzigen Befund und damit wohl auch Ursache der Beschwerden. Unter diesen Divertikulosen überwogen die Anaciditäten stark; nur 7 Fälle waren normacid. Auffallend und wichtig war das Überwiegen der höheren Lebensalter: von den 34 Fällen waren 20 zwischen 50 und 79 Jahre alt. Daher werden die Kranken so oft für Carcinome gehalten. Die Beschwerden der Patienten resultieren zum größeren Teil aus der Neigung der Divertikel, Inhalt zu retinieren; über 12stündige Retention von Barium wurde röntgenologisch beobachtet. In selteneren Fällen kommt es durch Diverticulitis zu echten Stenosen; zwei solche operierten Fälle wurden beobachtet. Die Diagnose der Divertikulose ist natürlich ausschließlich röntgenologisch möglich.

Verwechslungen können zwischen Divertikeln und anderen, mit Kontrastmaterial sich füllenden Höhlenbildungen vorkommen, z. B. mit einer gefüllten Gallenblase bei Duodenumgallenblasenfistel (CLAIRMONT und SCHINZ) oder mit einer Zerfallshöhle eines Pankreascarcinoms (HERRNHEISER) oder endlich auch mit einer Ulcusnische der Pars descendens (BERG).

---

[1]) HANS CURSCHMANN, Gesellsch. f. inn. Med. Wiesbaden 1934 und Diss. von H. SCHMIDT. Rostock 1935.

Carcinome mit Stenosenbildung in der Flexura duodenojejunalis sind sehr selten, nur in 0,0033% aller Sektionsfälle. Sie sind nur röntgenologisch fest-zustellen. Ihre Diagnose ist aber wegen der Notwendigkeit und Möglichkeit der rechtzeitigen Operation zu erstreben (K. ISELIN[1]).

Kehren wir zur Röntgendiagnose des Duodenalulcus zurück. H. H. BERG hält für beweisend 1. das Nischensymptom, 2. die radiäre Konvergenz des Schleimhautreliefs bei typischem Sitz, 3. Taschenbildung durch Einengung des Bulbus (von höchster Beweiskraft), 4. Verkürzungen des ganzen Bulbus bei gleichzeitiger Deformität (von hoher Beweiskraft), 5. Formveränderungen des Bulbus durch Aufhebung der Konvexität sprechen a) bei typischer Retraktion und gleichzeitiger Einzie-hung der Gegenseite auch ohne Nische durchaus für Ulcus, b) Konkavität ohne gegenüberliegende Einzie-hung oder umschriebene, nur einen Rand betreffende Einziehungen sprechen nur bedingt für Ulcus, 6. Lage und Richtungsveränderun-gen des Bulbus, Verkle-bungen mit der Nachbar-schaft, Aufhebung der Ver-schieblichkeit und Druck-schmerz ohne gleichzeitige Deformität sind vieldeutig, 7. von den funktionellen Symptomen a) hat die flüch-tige Bulbusfüllung nur als Verdachtsmoment zu gelten,

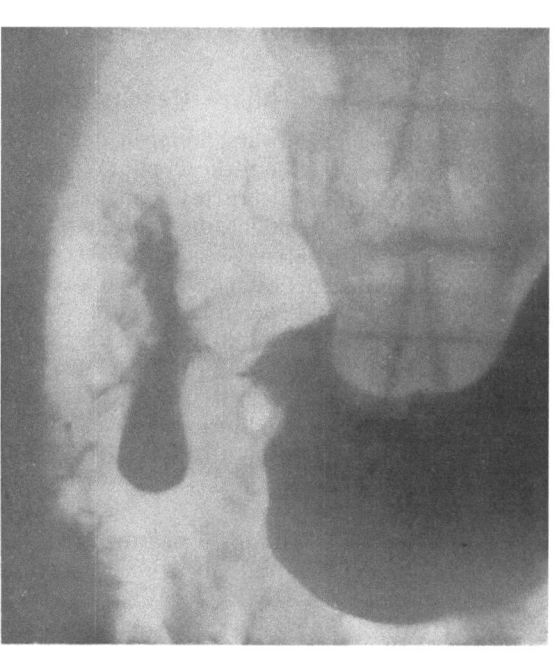

Abb. 121. Ulcusdivertikel (prästenotisch).

b) kann die Dauerfüllung bei Ulcus vorkommen, berechtigt aber nicht ohne weitere Zeichen zu mehr als zu einem Verdacht. Mein Mitarbeiter WOLF S. REICHEL bestätigte die Wichtigkeit der flüchtigen Bulbusfüllung bei normalem Magen-relief, aber gleichzeitiger Motilitätsverzögerung als indirektes Symptom des Ulcus duodeni. Dagegen scheint ihm eine diagnostische Bedeutung der Dauer-füllung nur dann vorzuliegen, wenn dieselbe sich auf 1—2 Stunden erstreckt. Kürzere „Dauerfüllungen" können nach REICHEL auch bei normalen Relief-verhältnissen durch eine gute Peristole bedingt sein, beweisen also diagnostisch nichts für ein Duodenalgeschwür.

Die genannten direkten röntgenologischen Symptome ermöglichen heute fast stets die Diagnose. Nur gegenüber pericholecystischen Verwachsungen mit dem Duodenum versagt gelegentlich auch die beste Röntgentechnik. Dieser Umstand hat das Bedürfnis gezeigt, andere differentialdiagnostisch brauch-bare Symptome zu finden. HADLICH hat versucht, den Nachweis einer Bili-rubinämie dazu zu verwerten. Er erhielt aber auch bei Duodenalgeschwür zur Zeit der Schmerzen häufig positive Befunde, die er durch Spasmen der Gallengänge bei Ulcus erklärt. Eher scheint schon der Nachweis starker Urobilinogenurie im Zweifelfall für eine Gallenwegsaffektion zu sprechen. Man

[1]) K. ISELIN, Schweiz. med. Wochenschr. 1945. S. 32.

kann auch wohl die Darstellung der Gallenblase bzw. ihre Nichtdarstellbarkeit mittels Tetragnost zur Aufklärung herbeiziehen. Von Wichtigkeit für diese Differentialdiagnose sei übrigens nochmals auf den Nachweis okkulten Blutes im Stuhl hingewiesen, das in dubio für das Ulcus spricht.

OETVÖS[1]) gab zur Unterscheidung des Ulcus duodeni von pericholecystischen Störungen folgende Methode an: Er ging von der Annahme aus, daß bei Adhäsionen von der Gallenblase nur das Peritoneum des Zwölffingerdarms betroffen wird, während bei geschwürigen Prozessen der AUERBACHsche Plexus freigelegt und nur leicht gereizt würde. Auf eine Atropingabe trete deswegen beim Duodenalgeschwür eine verzögerte Entleerung des Magens ein, bei Verwachsungen dagegen nicht. STRANZ hat die Angaben von OETVÖS[1]) bestätigt, MISCHKOSWI (unter MATTHES) dagegen nicht.

15. Andere Geschwüre des Darmes.

Von sonstigen Geschwürsbildungen des Darmes sind zu nennen diejenigen bei Infektionskrankheiten, wie Typhus, Tuberkulose, Dysenterie, Lues, Milzbrand, ferner die Geschwüre bei Leukämien, nach Verbrennungen, bei Amyloid der Darmgefäße, endlich die follikulären Geschwüre bei stärkeren Enteritiden und die sekundären Geschwüre über Darmverschlüssen und durch zerfallende Neubildungen. Einmal habe ich auch bei einem Bangkranken multiple Ulcera in Jejunum und Magen beobachtet.

W. MENZEL und R. BOVING[2]) haben über gehäufte Fälle von nekrotisierender Jejunitis (10 Fälle) berichtet, die akut und subakut meist tödlich verliefen bei Männern und Frauen zwischen dem 32. und 78. Lebensjahr. Vier Patienten litten an Diabetes. Eine bakterielle Ursache war nicht nachweisbar.

H. HORMANN teilt gleichfalls derartige Fälle in großer Zahl mit und bringt das gesamte Schrifttum, auf das ich ausdrücklich verweise (Ärztl. Wochenschr. 1947, S. 998).

Auch KLINGER-Hamburg, EDELHOF und MEYER-BURGDORFF-Lübeck und SCHEIDEGGER und BERGER haben über derartige Fälle berichtet (Referate in Med. Klinik 1947. S. 782).

Auch DAMMERMANN[3]) beschrieb gehäuftes Auftreten einer neurotisierenden Enterocolitis in Hamburg, meist sehr schwere Fälle mit hoher Mortalität; eine bakterielle Ätiologie war auch bei diesen Fällen nicht festzustellen. Einige Fälle (mit Durchwandungsperitonitis) konnten durch Operation gerettet werden.

Auch BECKERMANN und LAAS[4]) beobachteten in Hamburg eine auffallende Häufung von schwerster akuter nekrotisierender Enteritis, besonders des Jejunums, seltener des Gesamtdarms, mit hoher Mortalität. Auch bei diesen Fällen versagte die bakteriologische Untersuchung völlig.

K. KLOOS[5]) hat in Kiel gleichfalls eine Häufung dieser neuartigen phlegmonösen Enteritis festgestellt, die meist tödlich verlief; von 16 Fällen blieben nur 2 am Leben. Auch in diesen Fällen waren besonders Jejunum und Ileum befallen; die bakteriologische Ätiologie blieb unklar.

LIPPELT[6]) hat bei der nekrotisierenden Enteritis regelmäßig Bact. coli haemolyticum gefunden und durch Füttern mit demselben bei Mäusen das gleiche Krankheitsbild erzeugen können.

Alle diese Geschwüre wird man nur dann vermuten können, wenn circumscripte Schmerzhaftigkeit besteht und heftige Diarrhoen vorhanden sind. Natürlich gelingt bei bestehenden Darmgeschwüren der Nachweis okkulter Blutungen meist. Dagegen werden Eiter oder Gewebefetzen nur dann im

---

[1]) OETVÖS, Arch. f. klin. Med. 1925 und Klin. Wochenschr. 1925. Nr. 10. [2]) MENZEL u. BOVING, Ärztl. Wochenschr. 1947. S. 421. [3]) DAMMERMANN, Ärztl. Wochenschr. 1947. S. 32. [4]) BECKERMANN u. LAAS, Ärztl. Wochenschr. 1946. S. 329. [5]) K. KLOOS, Ärztl. Wochenschr. 1946. S. 294. [6]) LIPPELT, Med. Rundsch. 1947. S. 449.

Stuhl gefunden, wenn die Geschwüre weit unten sitzen. Darmgeschwüre können sich auch durch größere Blutungen anzeigen, wie z. B. bei Typhus. Doch sind profuse Darmblutungen bei den meisten anderen Darmgeschwürskrankheiten eigentlich selten.

Die Ruhrgeschwüre und die unter dem Bilde der Colitis exulcerativa verlaufenden Geschwüre des untersten Darmabschnittes sind bereits beim Kapitel Ruhr besprochen. Die Folgezustände der Geschwüre — Peritonitiden und Stenosenbildungen — sind bei der Differentialdiagnose des Ileus erwähnt.

16. Die Differentialdiagnose der chronischen Diarrhoen.

Die akuten Diarrhoen wurden bereits bei den Infektionskrankheiten besprochen; es bleibt hier daher nur die Erörterung der chronischen Durchfälle übrig. Sie können sich aus akuten Durchfällen entwickeln, treten aber doch oft von vornherein chronisch auf. Sie sind meist nicht so heftig wie die akuten Formen. Häufig handelt es sich nicht um flüssige, sondern nur um breiige Stühle; aber es kommen auch oft akute Exacerbationen vor.

Des besseren Verständnisses wegen müssen ihrer Besprechung einige pathologisch-physiologische Bemerkungen vorangeschickt werden.

Zunächst muß hervorgehoben werden, daß Diarrhoen meist Symptom einer Erkrankung oder wenigstens Mitbeteiligung des Dickdarms am Krankheitsprozeß sind. Allerdings gibt es prinzipielle Ausnahmen von dieser Regel, z. B. die Diarrhoen bei ausschließlich im Ileum lokalisierten Typhus- und Tuberkulosegeschwüren.

Bei der Besprechung der akuten Gastroenteritis (s. S. 148 und 592) sind derartige Formen der auf den Dünndarm beschränkten Enteritis phlegmonosa bereits erwähnt worden. Leichtere Katarrhe kommen aber auch, und zwar nicht selten, vor. PORGES[1] hat versucht, diese Erkrankung, deren Kardinalsymptome nach ihm Vermehrungen und Fettsäurenadeln in den Faeces und beschleunigte Dünndarmpassage sind, in vier Gruppen zu teilen: 1. die Enteritis dolorosa, bei der die unangenehme Sensationen und Schmerzen das Krankheitsbild beherrschen, 2. die Enteritis flatulenta, bei der Flatulenz und Meteorismus die dominierenden Erscheinungen sind, 3. Enteritis diarrhoica mit Neigung zu Diarrhoen, 4. Enteritis dyspeptica, die Seifendyspepsie, PORGES glaubt, daß neben einer Achylie oder Gastroenterostomie mit Sturzentleerung namentlich der habituelle Genuß von Roh- und Cellulosekost als Ursache in Betracht komme. Die Flatulenz ist bekanntlich während der Kriegskost als Folge reichlicher Cellulosekost eine häufige Erscheinung.

Man darf bei Diarrhoe eine Mitbeteiligung des Dünndarms annehmen, wenn im Stuhl nicht nur auf der Oberfläche haftender, sondern den Faeces innig beigemischter und gallehaltiger Schleim nachzuweisen ist, oder, wenn schon makroskopisch sich im Stuhl normalerweise der Verdauung unterliegende Nahrungsstoffe, z. B. Fleischstücke finden. In demselben Sinne spricht der Befund von unverändertem Bilirubin, namentlich in Schleimflocken.

Bilirubin ist mit konzentrierter Sublimatlösung leicht nachzuweisen; sie färbt Bilirubin grün, seine normalen Umsetzungsprodukte dagegen rot.

Neuere Untersuchungen haben gezeigt, daß die aktuelle Reaktion im Dünndarm um den Neutralpunkt herum schwankt; im Duodenum ist sie öfter schwach sauer, in den tieferen Abschnitten um ein geringes mehr nach der alkalischen Seite verschoben. Diese Reaktion im Dünndarm ist weitgehend unabhängig von der Reaktion des Mageninhaltes, z. B. von einer Anacidität desselben. Nur nach totaler Resektion des Magens fand GOTSCHLICH[2] einen alkalischen Wert. Auch durch Duodenalspülungen mit Säure ist eine Beeinflussung der Reaktion nur auf ganz kurze Zeit möglich. Dagegen kann eine Änderung der Bakterienflora bei manchen Durchfallerkrankungen mit einer Veränderung der Reaktion einhergehen. Normalerweise enthält der Dünndarm in seinem oberen Teile fast ausschließlich grampositive Milchsäurekeime, erst im mittleren Teile treten gramnegative Coli- und Aerogenes-Keime auf. Im oberen Teile überwiegen also rein kohlehydratspaltende, kein Gas bildende Mikroorganismen, während die der tieferen Abschnitte je nach der Reaktion und Beschaffenheit des Inhaltes Eiweiß und Kohlehydrate unter Gasbildung zerlegen. Durch eine Änderung der Bakterienbesiedlung wird auch die Art der intestinalen Umsetzungen geändert. Es geschieht das besonders dann, wenn Mikroorganismen der unteren Dünndarmabschnitte in die oberen hinaufwuchern, ein Zustand, den VAN DER REISS als endogene Infektion

---

[1] PORGES, Dünndarmkatarrh ohne Dickdarmkatarrh. Zeitschr. f. klin. Med. Bd. 109. 1928.
[2] GOTSCHLICH, Dtsch. Arch. f. klin. Med. Bd. 159.

bezeichnet hat. Wichtig ist die Feststellung von VAN DER REISS[1]), daß die gleichen ascendierten Colibacillen sowohl Gärung als Fäulnis hervorrufen können, und zwar je nach der Beschaffenheit des Inhaltes.

Gelegentlich treten auch darmfremde Keime im Dünndarminhalt auf. VAN DER REISS fand z. B. bei unklaren Krankheitszuständen, die mit Schmerzen im Leib, Durchfällen, Gewichtsabnahmen und sekundärer Anämie einhergingen, hämolytische Streptokokken im Ileum und in einem Falle Tetanuskeime.

Beim Vorhandensein von spontanen, nicht durch Abführmittel hervorgerufenen Durchfällen bestehen die Stühle nicht etwa aus unverändertem Dünndarminhalt, wie dies der Fall sein müßte, wenn ausschließlich eine Beschleunigung der Peristaltik oder eine verminderte Resorption ihre Ursache wäre, sondern die Stühle sind entweder faulige, alkalisch reagierende oder gärende saure Stühle. Zwar hat NOTHNAGEL eine sog. Jejunaldiarrhoe beschrieben, fade riechende, sauer reagierende, grünbraune, stark schleimige Stühle, die sich mit der Sublimatprobe intensiv grün färbten und auch makroskopisch unveränderte Nahrungsteile enthielten, die also in der Tat ungefähr unverändertem Dünndarminhalt entsprachen. Aber dieser Befund ist sicher sehr selten. Auch A. SCHMIDT gibt an, daß er ihn nur etwa 6—8 mal und nur für kurze Zeit als Vorläufer akut einsetzender Enterokolitiden gesehen habe. Auch die sog. Schreckdiarrhoen, bei denen man, da sie rein psychisch bedingt sind, am ehesten erwarten dürfte, daß sie unveränderten Dünndarminhalt lieferten, tun dies anscheinend nicht.

Sicher ist, daß es bei Diarrhoen zu einem Flüssigkeitserguß durch Transsudation oder Sekretion in den Darm hinein kommt. Das läßt sich ohne weiteres aus der Massenhaftigkeit, die Flüssigkeitszufuhr weit übersteigender flüssiger Stühle erschließen, die ja, wie bei Cholera, zu einer direkten Austrocknung des Körpers führen kann. Wahrscheinlich kann ein solcher Flüssigkeitserguß nicht nur durch Gärung oder Fäulnis des Inhaltes, sondern schon rein nervös ausgelöst werden. URY sagte: „Nervöse schwitzen in den Darm hinein", und wollte damit wohl ausdrücken, daß Ähnliches wie beim nervösen Schnupfen auch im Darm vorkäme. A. SCHMIDT war der Ansicht, daß ein solcher eiweißhaltiger Flüssigkeitserguß besonders rasch der Zersetzung anheim fiele, und, daß sich so die veränderte Stuhlbeschaffenheit auch bei rein psychischen Diarrhoen erklären ließe.

Die Abgrenzung verschiedener Formen der chronischen Diarrhoen ist deshalb schwierig, weil wir klinisch nur bescheidene Handhaben besitzen, chronisch entzündliche Zustände von rein funktionellen, d. h. Zuständen, die nur durch eine veränderte Beschaffenheit des Darminhaltes bedingt werden, sicher zu unterscheiden; sie wird noch weiter dadurch erschwert, daß diese Veränderungen des Inhaltes bei längerem Bestehen sekundär entzündliche Veränderungen der Darmschleimhaut hervorrufen können.

Durch die direkte Inspektion können wir uns nur soweit über den Zustand der Darmschleimhaut unterrichten, als das Rectoromanoskop dies gestattet.

Die früher vernachlässigte Röntgendiagnostik des Dünndarms und damit der enteritischen Diarrhoen ist heute durch die Methode von PANSDORF[2]) verbessert worden, nachdem sie früher bereits GUTZEIT, KUHLMANN und WELTZ ausgebildet hatten.

Röntgenbild des Dünndarms. Nach PANSDORF muß der auf der rechten Seite liegende Patient 200—300 ccm Kontrastbrei in kleinen Schlucken alle 10 Minuten schlucken; nach $^1/_2$, 1, 2 und 3 Stunden wird dann der Stand der Breispitze und das Bild des Darmes röntgenologisch kontrolliert. Dadurch erhält man Auskunft 1. über das Schleimhautbild von Magen und Dünndarm, 2. über die Geschwindigkeit der Breipassage durch Pylorus und Dünndarm bis zum Coecum, 3. über die Tonusverhältnisse der einzelnen Dünndarmabschnitte.

J. ABEL[3]) bestätigte, daß man mittels dieser Methode bei Gastroenteritiden „das völlig zerhackte Dünndarmrelief mit größeren Breiansammlungen an Einzelstellen, daneben stippchenförmige Breiverteilung in andern Darmteilen" gut darstellen könne. „Bei der Durchleuchtung imponiert das Jagen des Breies in kleinen Einzelportionen bis ins Ileum." Reichlich Luft und stark unterschiedliche Darmweite machen das Bild der Gastroenteritis vollständig. Bei gezielten Aufnahmen einzelner Darmschlingen zeigt das Röntgenbild auch typische Änderungen des Reliefbildes des Dünndarmes, nämlich Verbreiterung der Falten,

---

[1]) VAN DER REISS, Erg. d. inn. Med. u. Kinderheilk. Bd. 27. Funktionsprüfungen innerer Organe. Berlin: Springer 1927. 2. Aufl.   [2]) PANSDORF, Fortschr. Röntgenstr. 56.   [3]) J. ABEL, Dtsch. Militärarzt 1943. 198 (hier Schrifttum).

Verwachsensein der Faltentäler und Streckung der Eiweißfalten sowie stippchenförmige Füllung als Folge umschriebener Entzündungsherde, wie sie PRÉVÔT[1])
beschrieben hat.

Die Klagen der Kranken mit chronischen Diarrhoen sind bei allen Formen
sehr ähnlich. Wirkliche Koliken fehlen meist, dagegen bestehen unbestimmte
Unbehaglichkeitsgefühle, Kollern, Meteorismus, Appetitlosigkeit, Zungenbelag
und oft dünne, an Zahl vermehrte Stühle. Der Untersuchungsbefund ist meist
dürftig. Es können leichte Druckempfindlichkeit des Leibes, bisweilen auffallende Blässe, Müdigkeit, Abmagerung und in schweren Fällen von atrophischer Enteritis direkt Kachexie eintreten.

A. SCHMIDT und STRASBURGER haben versucht, durch Stuhlanalysen nach
Probediät zu einer Differenzierung der chronischen Diarrhoen zu kommen.

Die Probediät besteht aus einer gemischten, dem Darm adäquate Reize zumutenden Probediät.
Kost, die ein nicht durchgebratenes deutsches Beefsteak, also auch rohes Bindegewebe enthält. Dieses rohe Bindegewebe wird nur durch die Pepsinverdauung angegriffen, bleibt also erhalten, wenn diese fehlt oder mangelhaft ist. Nach SCHMIDT werden
auch die feineren Cellulosewände durch eine Pepsinverdauung mit folgender tryptischer
Verdauung gelöst. Daher leidet bei fehlender Pepsinverdauung auch die Verdauung des
Gemüses Not; speziell werden auch Kohlehydrate der Verdauung entzogen.

Die Vorschrift über die Probediät ist: Erstes Frühstück: Milch oder Kakao mit Milch
und ein weiches Ei. Zweites Frühstück: Ein Teller Haferschleimsuppe. Mittags: 1/4 Pfd.
gehacktes, mageres Rindfleisch, nur leicht überbraten, dazu Kartoffelbrei. Nachmittags
wie morgens, abends ein Teller Haferschleim, Semmel und 1—2 Eier. Man untersucht den
Stuhl, nachdem die Probekost 3 Tage genossen ist. Man prüft zunächst die Reaktion. Jede
stärkere saure oder alkalische Reaktion ist krankhaft, der normale Stuhl ist fast amphoter.
Man verreibt dann eine Stuhlportion im Mörser und breitet sie in dünner Schicht auf einen
schwarzen Teller aus.

Der normale Probestuhl ist gleichmäßig homogen und läßt höchstens kleine bis steck-
nadelkopfgroße braune Punkte erkennen, die Pflanzenresten entsprechen und als solche
sich im Zweifelsfall leicht mikroskopisch feststellen lassen.

An pathologischen Bestandteilen finden sich: 1. Bindegewebsreste, weißgelbe, fädige
Gebilde von ziemlicher Konsistenz bei Störungen der Magenverdauung. 2. Makroskopisch
sichtbare, gelblich braune Splitter, die sich unter dem Mikroskop als nur wenig angedaute,
quer gestreifte Muskelstücke mit scharfen Ecken erkennen lassen und eine ungenügende
tryptische Verdauung beweisen. 3. Kugelige, durchscheinende, sagoartige Körner. Es
sind Reste von Kartoffelzellen, die durch Jod färbbare Stärke enthalten und auf eine
Störung der Kohlehydratverdauung hinweisen. 4. Schleim in glasig durchscheinenden
Flocken von verschiedener Größe mit unregelmäßig gezackten Rändern, die sich bei einiger
Übung schon makroskopisch von den Kartoffelzellen unterscheiden lassen, mikroskopisch
durch Thioninfärbung oder durch die streifige Struktur ihrer Substanz nach Essigsäurezusatz als Schleim erkannt werden. 5. Selten kleine gelbe, weiche Klümpchen, die aus
reinem Fett bestehen, bei schwerer Störung der Fettverdauung. Mikroskopisch erkennt man
Fettsäurenadeln und Seifen daran, daß sie auf Essigsäurezusatz zu Tropfen schmelzen
und als Schollen wieder erstarren. Einen guten Überblick über den Fettgehalt erhält man,
wenn man das Präparat nach SAATHOFF mit Sudan-Eisessigmischung behandelt, die alles
Fett in rotgefärbte Fettsäuretröpfen verwandelt. Auch kann man z. B. bei Fettstühlen
das ungespaltene Fett durch die Nilblaufärbung nach LOHRISCH kenntlich machen.

Die mikroskopische Untersuchung der Bakterien des Stuhles ist insofern von Wert,
als bei gutartiger Stauung im Magen im Stuhl oft Sarcine gefunden werden, bei Magencarcinomen grampositive Milchsäurebacillen. Bei mangelhafter Stärkeverdauung findet
man granulosehaltige Bacillen, die sich mit Jod blau färben. R. SCHMIDT hat bei sauren
Diarrhoen und Achylien einen grampositiven Pseudokolitypus als in den Faeces besonders
häufig beschrieben. Die übrige Flora hat kaum ein diagnostisches Interesse, wenn man
von den früher besprochenen Amöben und sonstigen Protozoen, von den Würmern und
deren Eiern und endlich von den pathogenen Bakterien absieht.

Die Möglichkeit der Untersuchung des Dünndarminhaltes ist durch die Anwendung
der Duodenalsonde gegeben. Man kann sogar aus jeder beliebigen Stelle des Darmes
Inhalt entnehmen, wenn man sich der von GANTER und VAN DER REISS konstruierten Darmpatrone bedient, die ein kleines, durch einen Magneten zu öffnendes verschluckbares Gefäß
darstellt. Im allgemeinen genügt aber ein mit Zirkon imprägnierter Darmschlauch, dessen
Lage man im Röntgenbild kontrollieren kann.

---

[1]) PRÉVÔT, Fortschr. Röntgenstr. 62.

VAN DER REISS hat folgendes Verfahren ausgearbeitet: Am Abend Einführung des Duodenalschlauches, der über Nacht in den Dünndarm eindringt. Am Morgen Inhaltsentnahme aus dem Duodenum. Untersucht wird 1. ein Deckglaspräparat und darin auf vermehrten Zell- und Schleimgehalt geachtet, 2. ein Grampräparat. Pathologisch sind zahlreichere gramnegative Mikroorganismen. 3. Anlegung einer Kultur. Pathologisch sind Colibacillen bei wenigen oder fehlenden Milchsäurekeimen. 4. Milchgärprobe: Einimpfen von 2—4 Ösen Duodenalinhalt in ein Röhrchen mit sterilisierter Magermilch. Pathologisch ist eine Durchsetzung der Milch mit Gasblasen nach der Bebrütung. 5. Gärröhrchenprobe: Füllung mit Traubenzuckerbouillon. Pathologisch ist reichliche Gasbildung. Bestimmung der aktuellen Reaktion. 6. Bestimmung der Fermente.

Man kann sich auf diese Weise leicht ein Bild von den im Dünndarm stattfindenden Zersetzungen und von den diese hervorrufenden Keimen machen. Wichtig ist die Feststellung von VAN DER REISS, daß der Charakter der Stühle: Gärungsstuhl mit nach der sauren Seite oder Fäulnisstuhl mit nach der alkalischen Seite verschobener Reaktion, ausschließlich abhängig ist von den Umsetzungsprozessen der ascendierten Colikeime. Dieselben Colibacillen rufen je nach dem Zuckergehalt und der Reaktion des Inhaltes entweder Gärung oder Fäulnis hervor. Doch können auch andere Bakterien für eine Veränderung der Umsetzungen in Betracht kommen, z. B. aus dem Magen stammende Sarcine.

Auf die neuerdings klinisch und bakteriologisch viel studierte „Dysbakterie" des Darms und die auf sie zurückzuführende Autointoxikation werde ich im Anschluß an dies Kapitel eingehen.

Versuchen wir nach diesen Vorbemerkungen nunmehr die einzelnen Formen der chronischen Diarrhoen differentialdiagnostisch zu trennen, so ist neben einer genauen Anamnese erforderlich, daß jeder Durchfallkranke einer genauen körperlichen Untersuchung und Fiebermessung unterzogen wird.

Nur dadurch ist es möglich, symptomatische Durchfälle richtig zu bewerten. Die Diarrhoen einer Darmtuberkulose sind meist Begleiterscheinungen schwerer Lungenphthisen. Doch kommen auch Fälle vor (PÄSSLER), in denen die Darmtuberkulose unter dem Bilde einer unklaren fieberhaften Infektionskrankheit verläuft; ebenso sei der chronischen, auf Mesenterialdrüsentuberkulose beruhenden Diarrhoen des Kindesalters gedacht (Tabes mesaraica). Auf die derzeitige Häufung dieser Fälle (auch bei Erwachsenen) hat neuerdings M. SCHIERGE besonders hingewiesen[1]. In diesen Fällen bestand keineswegs immer eine Lungentuberkulose. Auch chronische peritoneale, insbesondere tuberkulöse peritoneale Prozesse führen manchmal zu chronischen Diarrhoen.

Die neuerdings besonders in Frankreich viel ausgeführte chemische TRIBOULETsche Probe[2] ist keine spezifische Reaktion auf Darmtuberkulose, da sie nur den Nachweis von Albuminen im Darminhalt ermöglicht und deshalb auch bei anderen geschwürigen Darmprozessen positiv ausfällt; z. B. bei Typhus, Ruhr, Enteritiden, Darmcarcinom u. a., wie WIESBROCH[3] feststellte.

Von den chronischen Durchfällen aller Ruhrformen wird im nächsten Kapitel die Rede sein. Hier sei auch auf die gelegentlich langwierigen Diarrhoen BANG-Kranker hingewiesen, bei denen wir, wie schon erwähnt, gelegentlich multiple Geschwüre im Jejunum fanden[4].

Man denke ferner an die urämischen Diarrhoen bei Nephritis oder Nephrosklerose.

Man überlege auch, ob die Möglichkeit eines Darmamyloids als Ursache chronischer Durchfälle vorliegt. Ich habe hartnäckige Diarrhoen mehrfach als erstes Symptom allgemeiner Amyloidose beobachtet. Man denke auch an Stauungskatarrhe, z. B. als Ausdruck einer beginnenden Lebercirrhose. Man erinnere sich, daß manche chronischen Intoxikationen, z. B. der Morphinismus, zu Durchfällen führen.

Als symptomatische Durchfälle müssen auch die im Kapitel der akuten Gastroenteritis besprochenen allergischen Diarrhoen und die endokrin bedingten aufgefaßt und erkannt werden.

[1] M. SCHIERGE, Ärztl. Wochensch. 1947, S. 1065.   [2] TRIBOULET, Med. Welt 1938. Nr. 35, S. 1265.   [3] WIESBROCH, Klin. Wochenschr. 1938. Nr. 41, S. 1455.   [4] HANS CURSCHMANN, Jahreskurse f. ärztl. Fortbild. Okt. 1933. München: J. F. Lehmann.

Die ersteren treten bei spezifisch überempfindlichen Menschen nach Genuß bestimmter Speisen mit Regelmäßigkeit ein, z. B. auf Eier, Milch und andere bestimmte Eiweißstoffe. Sie klingen meist rasch wieder ab und sind häufig mit anderen allergisch bedingten Erscheinungen, wie Urticaria, verbunden.

Endokrin bedingte Durchfälle kennen wir bei Morbus Basedow und Morbus Addison. Basedowdurchfälle treten besonders oft und stürmisch früh morgens auf; sie „jagen den Patienten aus dem Bett". Nur ein Teil dieser Durchfälle zeigt makroskopisch oder chemisch Fett. Häufig sind rein wäßrige Entleerungen wie bei Nervösen. Auch die Addisondiarrhoen enthalten meist kein Fett. Sie entsprechen dem Bilde der gastrogenen Durchfälle. Auch inkomplette und beginnende Formen beider Leiden können mit Diarrhoe verlaufen.

Lassen sich alle die erwähnten Ursachen symptomatischer Diarrhoen ausschließen, so ist die Frage zu beantworten, ob wirklich chronisch entzündliche Veränderungen der Darmschleimhaut vorliegen, oder, ob die Neigung zu chronischen Diarrhoen nur Folge abnormer Zersetzung des Inhaltes bzw. einer sie bedingenden konstitutionellen Funktionsschwäche ist.

Es ist darüber folgendes zu sagen. Es gibt zweifellos Menschen mit einem empfindlichen Verdauungstractus, bei denen ganz verschiedenartige Schädlichkeiten, z. B. irgendwelche Diätfehler, Magenüberladungen, Abkühlungen, Naßwerden der Füße usw. Diarrhoen hervorrufen, „auf den Darm schlagen", wie der Volksmund sagt. Es handelt sich dabei oft um Menschen, die sich auch in anderen Dingen nicht zuviel „zumuten" dürfen, sowohl psychisch, als auch vegetativ Labile. Ihre Klagen sind außer der Neigung zu Diarrhoen meist nur gering. Eigentliche Schmerzen sind selten, sehr häufig aber Druckgefühle und Blähungsneigung. Bei längerem Bestande der Diarrhoen magern sie etwas ab, es sind aber auch Fettleibige unter ihnen. Die Anamnese ergibt häufig, daß sich die Neigung zu Diarrhoen bis in die Kindheit zurückverfolgen läßt. Kurz, man hat den Eindruck, daß es sich um konstitutionelle Anomalien handelt, die oft auch den Magen beteiligen, um eine Magendarmdyspepsie, wie sie SCHÜTZ beschrieb. Es ist möglich, daß, wie VON NOORDEN meinte, dabei zu irgendeiner Zeit eingedrungene pathogene Keime jedesmal bei einer stärkeren Beanspruchung des Darmes erneut abnorm wuchern; wahrscheinlicher ist, daß es sich um die endogene Infektion (VAN DER REISS) handelt, die durch Aufsteigen von Mikroorganismen tieferer Darmabschnitte in höhere bedingt ist. Man vergesse darüber aber nicht, daß bei den meisten Patienten mit habitueller Diarrhoe auch psychische Faktoren eine sehr erhebliche Rolle spielen.

OPLER und EINHORN haben als erste mitgeteilt, daß gewisse chronische Gastrogene Diarrhoen Folge des Salzsäuremangels im Magensaft seien. Es erschien einleuchtend, daß gerade Anaciditäten leicht Durchfälle auslösen könnten, weil bei ihnen ein ungenügend vorbereiteter Mageninhalt wegen des Versagens der Pylorusreflexe vorzeitig in den Darm entleert wird. Dies trifft auch zweifellos zu, obwohl viele Menschen mit Achylie niemals Stuhlstörungen zeigen. Es stellte sich aber bald heraus, daß keineswegs nur Achylien zu gastrogenen Diarrhoen führen, sondern, daß sie auch bei anderen Magenstörungen vorkommen. Auch erwies es sich als unrichtig, daß man aus dem Nachweis des Bindegewebes im Stuhl auf eine Achylie schließen dürfe. MATTHES sah Bindegewebe mit Regelmäßigkeit bei SCHMIDTscher Probekost, z. B. bei Superacidität mit Atonien und gleichzeitiger Neigung zu Durchfall; auch von anderer Seite sind ähnliche Beobachtungen gemacht worden. Es ist allerdings die Gegenwart von Bindegewebe im Stuhl dabei nicht einfach zu deuten, da rohes Bindegewebe im Reagensglas tatsächlich nur von Salzsäurepepsin verdaut wird. Vielleicht handelt es sich bei diesen Fällen um eine Heterochylie; oder die gleichzeitig vorhandenen Motilitätsstörungen hindern, daß die Salzsäure das Bindegewebe überall erreicht.

Wie dem auch sein mag, es steht fest, daß gastrogene Diarrhoen nicht nur bei Säuremangel auftreten, wenn sie auch weitaus am häufigsten bei diesem vorkommen. Häufig findet man bei den gastrogenen Diarrhoen auch saure gärende Stühle. Das gab auch SCHMIDT zu, der die Gärungsdyspepsie mit STRASBURGER als ein besonderes Krankheitsbild abgrenzen wollte. Es werden bei diesem sehr chronischen Zustand hellgelbe, sauer reagierende, mitunter Gasblasen führende Stühle entleert, die meist nur breiig sind und im SCHMIDTschen Gärungsröhrchen eine erhebliche Nachgärung zeigen. Auch bei Ruhr kommen gärende Stühle vor; und zwar am häufigsten bei chronischen Folgezuständen derselben, übrigens auch bei den Infektionen mit Pseudodysenterieerregern (FLEXNER, Y. STRONG). STENSSTRÖM beschrieb Gärungsdyspepsie nach Gastroenterostomie, die er auf Schädigung der Darmdiastase durch die Salzsäure zurückführte[1].

Gärungs-dyspepsie.

Die Einteilung in gastrogene Diarrhoen und in Gärungsdyspepsie hat sich ihrer therapeutischen Konsequenzen wegen zweifellos bewährt. Achyliker verlieren durch Salzsäuremedikation oft ihre Diarrhoen. Sie vertragen rohes oder nur geräuchertes Fleisch schlecht. Bei Gärungsdyspepsie dagegen wirkt die Entziehung der Kohlehydrate meist sehr günstig. Aber trotzdem erscheint es zweifelhaft, ob man auf diese Unterschiede hin scharf umgrenzte Krankheitsbilder aufstellen darf.

Die Klagen der Kranken sind jedenfalls nicht charakteristisch. Es ist deshalb nötig, bei jeder chronischen Diarrhoe den Magen genau zu untersuchen. Eine Minderwertigkeit des Darmes kann sich natürlich recht wohl in einer Verdauungsschwäche gegenüber den einzelnen Nahrungskomponenten ausdrücken. So fand SCHMIDT z. B. gleichzeitig mit Achylie ein temporäres Versagen der Pankreassekretion und beschrieb es als funktionelle Pankreasachylie (vgl. unter Pankreas). Bei der Gärungsdyspepsie dürfte es sich um eine primäre Schwäche der Kohlehydratverdauung handeln. Dagegen spricht auch nicht, daß dieser Zustand, wie auch SCHMIDT angab, gelegentlich erworben wird, bezeichnenderweise nämlich durch eine übermäßige Inanspruchnahme der Kohlehydratverdauung, z. B. durch Einhalten einer vegetarischen Diät.

Hier sei auch eine Erkrankung erwähnt, bei der chronische Durchfälle und später eine perniciosaähnliche Anämie das Krankheitsbild beherrschen. Es ist dies die tropische, namentlich in Indien vorkommende Sprue. Bei ihr werden fettreiche, durch Gasblasen und Schaum porös schwammige, hellgelb aussehende, sehr massige Stühle entleert, die stark riechen und ein Gemisch von Fäulnis- und saurem Geruch zeigen. Die Kranken magern stark ab. Kennzeichnend für die Sprue sind die schmerzhaften Zungenerscheinungen — kleinste, sehr schmerzhafte rote Punkte, die hyperämischen Papillen oder aphthenähnlichen Effloreszenzen entsprechen. Sie sind von BENNECKE histologisch untersucht und ähneln auch in ihrem histologischen und klinischen Verhalten den bekannten Zungenveränderungen bei perniziöser Anämie.

Sprue.

Neuerdings sind relativ oft einheimische Spruefälle beschrieben worden (HOLST[2]). Es ist begreiflich, daß man der Stühle wegen hierzulande zunächst nicht an Sprue, sondern an eine Pankreasaffektion denken wird. Das Blutbild scheint bei Sprue erst nach längerem Kranksein zu einem der perniziösen Anämie ähnlichen zu werden, wie folgender Fall von MATTHES zeigt.

30 jähriges Fräulein aus Königsberg, das Deutschland nie verlassen hat. Vor zehn Jahren Magen-Darmkatarrh. 1918 Blinddarmoperation. 1919 Brennen im Rachen. Seit der Zeit allmähliche Abmagerung und Perioden von Obstipation und leichten Durchfällen. Seit 1923 Brennen und Rötung der Zunge, passagere schmerzhafte Rhagaden und Bläschen in der Lippen- und Wangenschleimhaut. Leichte sekundäre Anämie. Zeitweise dünnbreiige Stühle von graugelber Farbe, massig und schaumig, sowie stark stinkend.

---

[1] STENSSTRÖM, Arch. f. Verdauungskrankh. 1921, S. 208.   [2] J. E. HOLST, Acta medica Scandinavica 1927, Vol. LXVI. Fasc. I—II.

Magenuntersuchung ergab stets freie HCl und normalen Röntgenbefund. Der letzte Schub von schweren Erscheinungen erfolgte im Januar 1927, nachdem schon wochenlang schmerzhafte Zungenerscheinungen, leichte Durchfälle, Schwäche und Abmagerung vorausgegangen waren. Ziemlich plötzlich setzten unstillbares Erbrechen und sehr zahlreiche flüssige Entleerungen ein, die diesmal von heftigen Schmerzen begleitet waren. Bald trat große Atmung auf (Hungerazidose). In schwerkrankem Zustand wurde die Kranke eingeliefert. An der Zunge starke Rötung mit Rhagaden und Bläschen. Aphthenähnliche Bläschen in der Wangenschleimhaut. Fettpolster der Haut völlig fehlend. Tachykardie. R. R. 90. Leib aufgetrieben. Leber und Milz klein. Gegend des Pankreas etwas druckempfindlich. Urin: E. Sp. Z. — Ug. Sp. Ub. — Aceton + +; Acetessigs.: + Sed. Harns. Ammoniak. — Blut-Bild: Hb. 67. Erythroc.: 4 400 000; Leuc.: 5300; Segm. 64,5; Stabk. 5. Lymphoc.: 28; Eos. 1,5; Mast.1%. Stühle: graugelb, flüssig bis breiig schaumig. Mikr. Fettsäuren und reichlich Neutralfett. Viel Hefe. Gärungsprobe: neg. Keine Parasiteneier. — Im Duodenalsaft sind Fermente nachweisbar. — Erholung unter Traubenzucker-Insulin, Pankreon und Diät.

In diesem Falle fehlte das perniciosaähnliche Blutbild. Das ist auch sonst beobachtet worden, z. B. in einem von mir beobachteten, mit Tetanie kombinierten Falle[1]).

Der etwa 26jährige, nie aus Mecklenburg herausgekommene Mann litt seit über einem Jahr an periodisch rückfälligen typischen Spruedurchfällen mit reichlich Fettsäuren und Neutralfett. Jedesmal Exacerbation der Glossitis und Stomatitis. In jedem Anfall zunehmende Alkalose, Hypocalcämie und schwere tetanische Anfälle. Patient war resistent gegen alle Diätformen, auch gegen Obstdiät. Blutbefund: Keine Spur von Anämie. Galle und Pankreasfermente waren normal, ebenso die Magensekretion.

LICHTWITZ[1]) hob bei seinen einheimischen Spruefällen neben den obigen Symptomen die Osteoporose hervor, die Folge der verminderten Kalkresorption und der vermehrten Kalkausscheidung durch den Darm, und führte das Syndrom auf die mangelhafte Resorption des Vitamin D zurück. MÜCKE, BECKMANN, KATSCH, HEGLER und HANSEN[2]) beschrieben ähnliche Fälle; HEGLER machte auf die Verwandtschaft mit dem HARTERschen Infantilismus intestinalis aufmerksam. HANSEN deutet die Sprue als eine Fettdiarrhoe, die, ähnlich wie die Coeliakie der Kinder, zur sekundären Avitaminose aller fettlöslichenVitamine führt. Die begleitende C-Avitaminose beruhe auf der Zerstörung des C-Vitamins im Darm vor seiner Resorption. Auf den B_2-Vitaminmangel werden die Haut-, Haar- und Blutveränderungen zurückgeführt. Aus dem Gesagten wird es verständlich, daß auch Beziehungen der Sprue zu den pellagrösen und präpellagrösen Zuständen bestehen, die während des Krieges auch in Deutschland etwas häufiger auftraten, als zu Zeiten normaler Ernährung.

Während die Sprue im allgemeinen als sehr hartnäckig und kaum völlig heilbar galt, haben englische Autoren[3]) neuerdings über recht milde Formen des Leidens berichtet. Von 26 Fällen tropischer Sprue zeigte nur noch ein Kranker nach deren Heimkehr noch ernstliche Symptome.

Da die Spruestühle Ähnlichkeit mit den Stühlen bei manchen Pankreaserkrankungen haben, sei hier kurz gesagt, daß die Pankreasstühle dünnbreiige bis diarrhoische zu sein pflegen. Häufig sind es fettreiche, mitunter sog. Butterstühle, bei denen eine geronnene Fettschicht den Stuhl überzieht. Wegen der Diagnostik dieser Stühle sei auf die Pankreaserkrankungen verwiesen.

Wir kommen nunmehr zur Besprechung der chronischen Diarrhoen, die als Folge wirklicher entzündlicher und geschwüriger Prozesse der Darmschleimhaut auftreten. Sie bestehen meist nicht anhaltend, sondern wechseln mit zeitweiliger Obstipation. Für den Nachweis entzündlicher oder geschwüriger Prozesse hat man, wenigstens soweit es sich um Prozesse handelt, die nicht endoskopisch erkannt werden können, als einzigen Anhalt den Befund von

---

[1]) HANS CURSCHMANN, LICHTWITZ, HEGLER u. a., Sitzungsber. d. nordwestdtsch. Ges. f. inn. Med. Greifswald 1932; Zentralbl. f. inn. Med. 1932. [2]) HANSEN, Zbl. f. inn. Med. 1936. Nr. 21 und K. HANSEN und H. v. STAA, Die einheimische Sprue. Leipzig: Georg Thieme 1936. [3]) DREW, K. DIXON u. E. SAMUEL, Ref. Dtsch. Gesundheitsw. 1947. S. 331.

Schleim in den Faeces. Und zwar ist dieser Schleim um so inniger mit den Faeces vermischt, von je höheren Darmabschnitten er stammt. Besonders dürfen auch in den Schleim eingebettete Zellen als Merkmale entzündlicher Vorgänge angesehen werden. Für eine Beteiligung des Dünndarms spricht es, wenn sich im Schleim unverändertes Bilirubin findet; auch eine Lienterie kann in dem gleichen Sinne gedeutet werden. Endlich findet man bei entzündlichen Prozessen, wenn höhere Darmabschnitte befallen sind, okkultes Blut, bei Beteiligung tieferer Abschnitte auch wohl unveränderte rote Blutkörper, reichlichere Eitermassen dagegen wohl nur bei Durchbruch von Abscessen. Da Schleim aber auch bei nervösen Durchfällen vorkommt, so kann eigentlich nur sein Zellgehalt im Sinne entzündlicher Vorgänge verwertet werden. Man wird aber entzündliche oder geschwürige Prozesse annehmen dürfen, wenn sich anamnestisch Gründe für sie beibringen lassen, z. B. überstandene Ruhr oder der Nachweis von Stenosen oder Neubildungen, die durch Überdehnung des Darmes zu geschwürigen Prozessen führen können. Endlich ist differentialdiagnostisch wichtig, daß wirkliche chronische Enteritiden zu erheblicher Abmagerung, starker Blässe und Schwächezuständen führen.

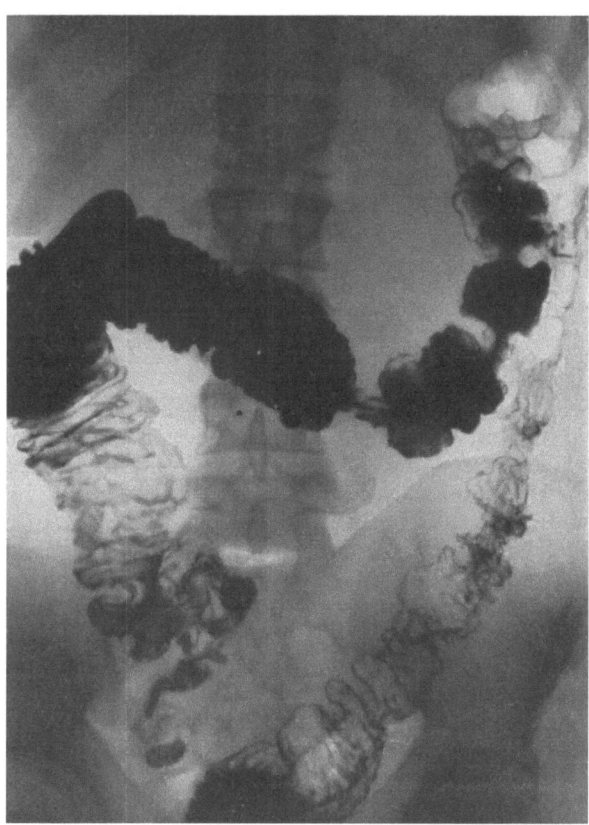

Abb. 122. Colitis im Stadium der Schleimhautschwellung. Enorm verstärkte breite wulstige Falten im Bereich des Coecum ascendens, teilweise durchsetzt von kleinen rundlichen Aufhellungen, die wahrscheinlich entzündlichen Prominenzen entsprechen. Wulstung der Haustren. Im Descendens nur noch ganz feine Spuren von Wandbeschlag, so daß die Schleimhaut „glasig" aussieht. Auch hier verstärkte, wulstige, geschlängelte Falten bzw. auch Fehlen solcher. Rectoskopisch: Zahlreiche Ulcera im Rectum und im unteren Sigma. (FRIEDR. BERNER, Med. Klinik Rostock.)

Die Blässe hat man direkt in Beziehung zur perniziösen Anämie gebracht. Allein die Untersuchungen FABERs ergaben keine regelmäßigen Veränderungen der Darmschleimhaut bei perniziöser Anämie. Daß Veränderungen aber vorkommen, beweisen die schon älteren Angaben HUNTERs; auch MATTHES hat bei perniziöser Anämie eine ausgebreitete diphtheroide Entzündung der Darmschleimhaut gesehen.

Von differentialdiagnostischer Bedeutung für alle, auch die diffusen Colitiden ist heute die Röntgenuntersuchung geworden, sowohl die sog. Darmpassage von oben als auch der Kontrasteinlauf; bei beiden Methoden ist nicht nur auf die Konturen des Darms, sondern auch auf das Schleimhautrelief sorgsam zu achten. Deshalb sei hier auf folgende Prüfung der motorischen Funktion des Dickdarms nach Vorgang meines Mitarbeiters BERNER[1]) hingewiesen:

Intravenöse Verabfolgung eines Hypophysenhinterlappenpräparates (am besten Pituglandol mit 3 Einheiten im Kubikzentimeter). Es wird so lange infundiert, bis der Patient ein Wärmegefühl in der Hals- bzw. Wangengegend empfindet; dann wird mit der Injektion abgebrochen. Beim Auftreten dieses Zeichens der Allgemeinreaktion ist der Schwellenreiz für den Dickdarm erreicht. Es gelingt so, individuell zu dosieren und unangenehme Nebenerscheinungen zu vermeiden. Die Infusion geschieht im Liegen; die Applikationsgeschwindigkeit ist so, daß ungefähr 1 ccm in $1^1/_2$ Minuten gegeben würde. Der gesunde Darm beantwortet den gesetzten Reiz mit alternierend ablaufenden großen Colonbewegungen. Der erkrankte Darm spricht entweder verzögert oder im Übermaß an. Bei entzündlichen exsudativen Veränderungen, auch bei der Darmtuberkulose tritt das STIERLINsche Symptom auf, ein völliger Schattenausfall, der durch Abstreifung bzw. Auspressung der an der Darmwand haftenden Schleimschicht, die ihrerseits wiederum das Kontrastmittel trägt, bedingt ist.

Wie schwierig die Diagnose ohne Röntgenuntersuchung sein kann, mag folgender Fall von MATTHES lehren.

Junges Mädchen, aus einem Dorfe stammend, in dem weder Ruhr noch Typhus vorgekommen waren, erkrankt mit reichlich wässerigen Durchfällen, die bald wieder standen, auf Äpfelgenuß aber wiederkehrten. Stuhl zeitweise mit Blut vermischt, zeitweise wieder fest. Die Untersuchung der sehr elenden Kranken ergab keinen Anhalt für Typhus, Paratyphus, Ruhr und Tuberkulose. Leib weich, nicht druckempfindlich, Magen und Duodenaluntersuchung ergebnislos. Rectoromanoskopisch geringe Hyperämie, keine Geschwüre; keine Protozoen. Im Stuhl Erythrocyten und Leukocyten in mäßiger Menge, kaum Schleim, zweimal dünne, braungefärbte Stühle. Pankreasfunktion normal. Exitus in schwerster Kachexie.

Die Sektion ergab ausgedehnte, geschwürige, fast das ganze Colon und den unteren Teil des Ileums befallende Schleimhauterkrankung bei unversehrtem Rectum.

Gewisse mehr partielle Formen der Colitis kommen bekanntlich als Reste akuter Entzündungen im Coecum vor und als wahrscheinlich von vornherein chronische Prozesse an der Flexura hepatica und lienalis. Da die Flexura hepatica nicht völlig vom Peritoneum bedeckt ist und ihre Lymphwege mit denen der rechten Niere kommunizieren, so können lokale Darmentzündungen der Flexur zu Infektionen des Nierenbeckens führen. Die Bedeutung lokaler Entzündungen und einer spitzwinkligen Knickung an der Flexura lienalis hat PAYER hervorgehoben. Übrigens haben sich diese PAYERschen Stenosen doch als recht selten herausgestellt. Auch sind seine vor Jahren mitgeteilten Röntgenbilder jetzt kaum noch beweisend, da wir heute wissen, daß derartige Befunde physiologisch sein können, jedenfalls keinerlei Störungen zu machen brauchen.

Lokale Entzündungen der Darmschleimhaut gehen ferner nicht ganz selten von Darmdivertikeln aus. Diese Divertikel, seien es nun wahre oder falsche, nur durch Schleimhautausstülpungen in Lücken der Muskulatur entstandene, geben zur Stagnation von Kot Veranlassung. Dadurch entstehen Entzündungen, die auch auf das Peritoneum übergreifen und zu lokalen, ja selbst zu allgemeinen Peritonitiden führen können. Diese Divertikel kommen am häufigsten an der Flexura sigmoidea vor. Man hat aber auch Fälle gesehen, bei denen in der ganzen Länge des Dickdarms dicht bei dicht Divertikel vorhanden waren und durch Perforation eine Peritonitis hervorgerufen hatten.

Die chronischen Diarrhoen als Folgen lokaler Erkrankungen der unteren Colonabschnitte sollen im nächsten Kapitel besprochen werden, da sie diagnostisch vor allem vom Rectumcarcinom abgegrenzt werden müssen.

Es bleiben endlich noch die psychogenen Diarrhoen zu besprechen. Daß psychische Zustände Einfluß auf die Darmfunktion haben, beweist das häufige Vorkommen der Emotionsdiarrhoen bei Schreck, Angst, Erwartung und ähnlichen Anlässen. Wie oft hat man im Felde beobachtet, daß Leute beim

Psychisch ausgelöste Diarrhoe.

---

[1]) FRIEDR. BERNER, Funktionsprüfung des Dickdarms. Röntgenpraxis 1934. H. 5, S. 273 und Fortschr. a. d. Geb. d. Röntgenstr. Bd. 55. 1937.

Eintreten von „dicker Luft" sofort mit Durchfall reagierten! Das gleiche konnte man bei Luftalarmen und -angriffen überaus häufig sehen. Derartige Diarrhoen treten bei vorher ganz normaler Verdauung plötzlich ein. Sie sind, wie auch BICKELs Untersuchungen ergaben, wohl kaum nur auf eine Beschleunigung der Peristaltik, sondern auf gleichzeitig in das Darmlumen hinein erfolgende Flüssigkeitsergüsse zurückzuführen.

Oft ist ein systematisches Eindringen in die Psyche erforderlich, um zu erkennen, warum die Neurose gerade auf die Darmfunktion „organdeterminiert" ist. Bisweilen aber ist die nervöse Diarrhoe eindeutiger Inhalt einer Phobie. Ich beobachtete z. B. folgenden Fall:

23jähriger Student, körperlich kräftig, Allergiker, nicht eigentlich nervös, bekam einmal im Kolleg heftigen Diarrhoeanfall. Seitdem plagte ihn im gleichen Kolleg jedesmal Diarrhoeneigung. Später trat diese auch in anderen „genierlichen" Situationen, z. B. in der Kirche und im Theater ganz regelmäßig auf. Nach dem Examen und im Laufe der Berufsarbeit verschwanden die phobischen Durchfälle ganz.

Auch sonst hat man öfter gesehen, daß solche nervöse Durchfälle an bestimmte Situationen gebunden sind, und, daß sie beim Vermeiden dieser Situationen wegbleiben. Nicht selten treten sie bald nach einer Mahlzeit auf. Natürlich ist auch ihre psychotherapeutische Heilbarkeit kennzeichnend für ihren psychogenen Ursprung.

Meist lassen sich bei solchen Kranken auch in anderen Organgebieten Zeichen neurotischer Störungen nachweisen; auch ihre psychische Gesamtkonstitution erscheint mehr oder minder abwegig. Kennzeichnend für die psychogene Entstehung ist auch eine gewisse Launenhaftigkeit der Diarrhoen, ihre Unabhängigkeit von der Kost. Sie können bei vorsichtiger Kost eintreten, während grobe Kost zu anderen Zeiten anstandslos vertragen wird.

Man denke übrigens, wenn Durchfälle ohne ersichtlichen Grund immer zu bestimmter Stunde auftreten, auch an eine Helminthiasis, besonders an Ascariden, und untersuche den Stuhl auch auf Wurmeier.

H. BOHN[1]) hat eine Gruppe von Fällen, die wohl bisher einerseits als „chronische Enteritis", andererseits als „Darmneurose" aufgefaßt wurden, als *endokrin-nervöse Enteropathie*" herausgehoben. Es sind dies Fälle, die klinisch folgendes zeigen: 1. Stark beschleunigte Dünndarmpassage bei Stagnation des Darminhaltes im Colon („innere Diarrhoen"), feststellbar mit der röntgenologischen Methode von PORGES, und vermehrte motorische Reaktionen des Darms auf Pilocarpin und Acetylcholin. 2. Neigung zu Colica mucosa und zu Gallenwegstörungen. 3. Neigung zu hypoglykämischen Reaktionen, Labilität des Wasserhaushaltes und des Blutdrucks. 4. Nervöse Herzstörungen, insbesondere paroxysmale Tachykardie. 5. Häufig Migräne. 6. Verschlimmerung der Beschwerden durch psychische und Kältereize. Häufig leiden solche Patienten an „Appendicitis" ohne entzündlichen Befund, der „Appendicite neurogène" (MASSON-STOLTZ). FEYRTER[2]) hat nun in diesen exstirpierten Wurmfortsätzen öfters „Carcinoide" gefunden, die weitgehende gestaltliche (und funktionelle?) Übereinstimmung mit dem Inselzellenadenom zeigen. Außerdem fand er in jenen Appendices eigenartige, in die Tiefe gerichtete Knospung des Gelben-Zellen-Organs, „Endophytie" (nach FEYRTER) und gleichzeitige Wucherung des nervösen Geflechtes der Schleimhaut, in das hinein die Endophytie erfolgt.

BOHN und FEYRTER glaubten, daß die gleichen anatomischen Veränderungen auch in dem (von ihnen noch nicht untersuchten) Jejunum und Ileum bestehen. BOHN weist übrigens auf Beziehungen seines Krankheitsbildes zur endemischen Sprue hin. Ob ihre Meinung, daß das genannte Syndrom die Mehrzahl der

(Marginalie:) Endokrin-nervöse Enteropathie.

---

[1]) H. BOHN, Verhandl. d. Ges. f. inn. Med. Wiesbaden 1940, S. 454.   [2]) F. FEYRTER, ebenda. S. 458.

bisher als chronische Enteritis aufgefaßten Fälle ausmacht, zutrifft, werden weitere Untersuchungen zeigen müssen. Differentialdiagnostisch wird man versuchen, diese BOHNschen Fälle vor allem durch ihre hypoglykämischen Reaktionen und durch die beschleunigte Dünndarmpassage zu erkennen; außerdem durch die Beachtung der obenerwähnten nervösen, kardialen, appendicitischen und cholecystitischen Symptome.

Anhang.
Intestinale Autointoxikation und Dysbakterie.

Im Anschluß an das BOHNsche Krankheitsbild will ich kurz auf die viel umstrittene „intestinale Autointoxikation" infolge von Dysbakterie (D. b.) des Darmes hinweisen. Im voraus sei bemerkt, daß es zur Zeit noch kaum möglich ist, diese Krankheitsbilder differentialdiagnostisch abzuhandeln, da — auch nach GUTZEITs brieflicher Äußerung vom 19. 10. 42 — „die Diagnose einer Dysbakterie und einer intestinalen Autointoxikation (I.A.) noch keineswegs auf objektiv gesicherten Füßen steht."

Bezüglich der I.A. und der D.b. verweise ich zunächst auf das klinische Referat von GUTZEIT [1]). Aus ihm ersehen wir, daß FR. v. MÜLLER sich bereits vor 40 Jahren mit diesem Thema beschäftigte, daß später NISSLE und BECHER die bakteriologischen und chemisch-toxikologischen Grundlagen der I.A. zu ergründen suchten, und, daß lange Zeit der Versuch von MAGNUS-ALSLEBEN (die angeblich tödliche Giftigkeit des Dünndarminhalts eines gesunden Hundes bei intravenöser Injektion in Kaninchen) die Lehre von der I.A. zu stützen schienen. Erst die Nachprüfung dieses Versuches durch GUTZEIT ergab, daß Resultate und Deutung von MAGNUS-ALSLEBEN nicht zutrafen. Auch gelang es bisher nicht, bestimmte Giftstoffe aus dem Darminhalt oder Kot zu isolieren, die als Erzeuger einer I.A. und ihrer klinischen Erscheinungsbilder mit Sicherheit anzusprechen waren. „Weder NISSLE noch BECHER werden im Falle einer D.b. oder einer Indol-Phenolvermehrung im Blut eine I.A. für ein bestehendes Krankheitsbild ursächlich auf alle Fälle beschuldigen wollen" (GUTZEIT). Demgegenüber bedeuteten die Untersuchungen W. KOLLATHs [2]) und seiner Mitarbeiter einen zweifelsfreien Fortschritt in ätiologisch-pathogenetischer Richtung. Nach KOLLATHs Untersuchungen, auf die im einzelnen einzugehen mir leider der Raum fehlt, spielen die Bedingungen des anaeroben, bzw. aeroben Wachstums im Darm für die Bildung und Auswirkung pathologischer Colikeime und damit für die Verursachung verschiedener Krankheiten eine entscheidende Rolle. „Es scheint", schreibt KOLLATH ferner, „die Möglichkeit zu bestehen, daß bei höherem Sauerstoffgehalt des Dünndarms und Magens die Aufwärtswanderung der Colibacillen lediglich eine Folge ihrer aeroben Stoffwechselbedürfnisse ist." Dabei geben KOLLATH und vor ihm auch GUTZEIT zu, daß eine D.b. auch bei völlig Gesunden nicht selten vorkommt, daß sie also keine obligate Krankheitsursache darstellt; ja KOLLATH gibt ferner zu, daß in der Mehrzahl der Fälle die D.b. das sekundäre Symptom einer anderen Störung darstellt. Immerhin halten KOLLATH und GEIGER an dem Begriff der D.b. und seiner häufigen Wirkung als Ursache mannigfacher Krankheitszustände fest und bezeichnen es als sehr wahrscheinlich, „daß wir in dem Vorgang der D.b. eine besondere Form der fokalen Infektion vor uns haben, die dadurch gekennzeichnet ist, daß sich die Darmbakterien (insbesondere die Colibacillen) in einem mehr aeroben Milieu befinden." Jedoch kommen die genannten Autoren zu dem Schluß, daß die bisherigen theoretischen Grundlagen für die Erklärung des Wesens und der Entstehung der D.b. noch unzureichend sind.

---

[1]) K. GUTZEIT, Verhandl. d. Ges. f. Verd. u. Stoffw. Krankh., 14. Tag. Stuttgart 1938.
[2]) W. KOLLATH, W. GEIGER, S. KRAMER, Med. Welt 1942, 9. u. 10.

Auch die klinische Betrachtung steht noch heute unter dem Zeichen der Unsicherheit. GUTZEIT führte 1938 eine große Menge verschiedenartiger Symptome und Krankheitsbilder an, die als Folgen einer I.A. in Betracht kämen. Von ihnen nenne ich: 1. Nervöse Störungen, wie Kopfweh, Reizbarkeit, Kältegefühle, Schweiße. vasomotorische Störungen, psychische Alterationen, die „Vormittagsmüdigkeit" (SCHLAYER) u. a. m., 2. auch grobe Cerebralsymptome, wie narkoleptische Zustände, sogar flüchtige Hemiplegien, 3. echte Psychosen, Hypochondrie, depressive Verstimmung, Zwangsvorstellungen, sogar schizophrenieähnliche Zustände (DATTNER), 4. periphere Neuritiden und Neuralgien, 5. eine Reihe von hepatolienalen Erkrankungen (Lebercirrhose u. a.), 6. Schädigungen des Knochenmarks und damit Bluterkrankungen von der perniziösen Anämie bis zur Agranulocytose, 7. BECHTEREWsche Krankheit und chronische Gelenk- und Muskelrheumatismen, 8. Avitaminosen und Hypovitaminosen durch Mängel der Vitaminresorption (besonders für A und B_1) und deren Krankheitsauswirkungen, 9. Pigmentverschiebungen der Haut, bisweilen auch ein Produkt der C-Hypovitaminosen, 10. Addisonismus als Folge einer enterotoxisch bedingten Nebennierenschädigung, die sich in Hypotonie und Hypoglykämie auswirkt. Damit ist die Zahl der als eventuelle Produkte einer I.A. und D.b. beschuldigten Krankheitszustände übrigens noch lange nicht erschöpft.

Aus alledem ist ersichtlich, daß es, wie bereits eingangs bemerkt, heute noch unmöglich ist, die Folgen einer I.A. diagnostisch zu erfassen und solche anscheinende Produkte einer D.b. gegen Krankheitszustände anderer Herkunft differentialdiagnostisch abzugrenzen. Denn, wenn auch der Bakteriologe eine D.b. feststellt, ist damit noch nicht gesagt, daß diese die Ursache einer jener vielen genannten Erkrankungen ist. Nicht einmal der negative Ausfall einer auf die Umstimmung der Darmflora gerichteten Therapie (Mutaflor u. a.) würde gegen eine solche Diagnose sprechen, da es bei D.b. auch völlige Versager dieser Therapie gibt (KOLLATH). Zu beweisen ist der enterotoxische Ursprung eines Syndroms eben nicht durch seine klinischen und bakteriologischen Symptome, sondern durch seine Heilbarkeit allein durch eine Mutaflora- oder äquivalente Therapie; womöglich nach Fehlschlagen anderer, an sich sinngemäßer Heilversuche.

Damit komme ich auf die Bedeutung, die trotz aller Unsicherheit in bakteriologisch-toxikologischer und klinischer Hinsicht die Annahme und damit die ärztliche Diagnose einer I.A. und D.b. hat. Sie liegt in der Möglichkeit, durch diese Diagnose zu einer Therapie von Zuständen zu gelangen, die bisher oft jeder Behandlung spotteten. „Der Praktiker aber möge bedenken, däß dort, wo alle spezifischen Mittel versagen, wo die übliche Behandlung der eventuell bestehenden fokalen Infektion ebenfalls versagt, eine Dysbakterie vorliegen kann, deren Sonderursache geklärt werden muß. Jedenfalls ist eine Bereicherung unserer Therapie sicher zu erwarten" (KOLLATH). Der Diagnostiker stimmt dem zu, muß aber nachdrücklich dazu mahnen, mit schärfster Kritik an die Diagnose auch dieser Krankheitszustände heranzugehen. Geschieht dies nicht, so besteht die Gefahr einer uferlosen Überdehnung des Krankheitsbegriffes der I.A. und damit einer Massenhypochondrie der Patienten einerseits und einer diagnostischen Einseitigkeit mancher Ärzte andererseits.

17. Die Differentialdiagnose der Erkrankungen der unteren Darmabschnitte.

Die Differentialdiagnose der akuten Entzündungen der unteren Darmabschnitte ist bereits unter dem Krankheitsbild der Ruhr besprochen; auf lokale Erkrankungen der Flexura sigmoidea ist bei der Differentialdiagnose der akuten Appendicitis hingewiesen worden. Derartige lokale Erkrankungen rufen klinisch nachweisbare Erscheinungen meist erst hervor, wenn sich der Peritonealüberzug der Flexur an der Erkrankung beteiligt. Das gilt sowohl für die akuten als auch die chronisch verlaufenden Formen, die wahrscheinlich in ursächlicher Beziehung zu schrumpfenden Peritonitiden und damit zu manchen Formen des Volvulus der Flexura sigmoidea stehen. Sie sind bei der akuten und chronischen Peritonitis besprochen worden.

Es bleiben hier also die chronischen Erkrankungen, speziell des Rectum und der untersten Abschnitte des Colon, differentialdiagnostisch abzuhandeln.

Die ihnen gemeinsamen Symptome sind vor allem der Tenesmus, dann der Abgang von meist dünnen oder breiigen Stühlen, die mit bloßem Auge erkennbare Beimischungen von Blut, Eiter und Schleim zeigen.

Die Differentialdiagnose ist deswegen so überaus wichtig, weil sie zusammen- Rectum-
fällt mit der **Frühdiagnose des Rectumcarcinoms.** Zwar kann es bis zum carcinom.
Eintritt des Ileus annähernd symptomlos verlaufen. Gewöhnlich macht es aber doch vorher Beschwerden, und zwar bisweilen lange vorher. Denn es muß betont werden, daß die Anamnese gerade dieses Krebses bisweilen sehr lang sein kann. Erst kürzlich sah ich eine Kranke, deren noch gut operabler Mastdarm- krebs bereits fast 2 Jahre lang Symptome gemacht hatte. Meist ruft er zuerst eine Erschwerung des Stuhlganges hervor. Bald aber gesellt sich Tenesmus dazu und im Stuhl finden sich Blut, Eiter, Schleim, gelegentlich auch Gewebs- fetzen. Die dünnen Stühle sind oft dadurch ausgezeichnet, daß nur ganz geringe Quantitäten, sogenannte Spritzer, jeweilig entleert werden. Besonders charak- teristisch ist häufiger und quälender Stuhldrang, der die Patienten beständig zum Aufsuchen der Toilette zwingt, aber meist nur ganz geringe, oft blutig- schleimige Stuhlportionen, eben jene Spritzer produziert. Schmerzen vor, während und nach der Stuhlentleerung sind häufig, fehlen aber auch nicht ganz selten lange Zeit ganz. Außer diesen, direkt auf eine Darmerkrankung hinweisenden Sym- ptomen sind als Frühsymptome gelegentlich auftretende Blasenbeschwerden zu nennen; ferner ischiasähnliche Beschwerden, Schmerzen im Kreuz, krampfartige Blähungen oder direkt peristaltische Schmerzen, die von den Darmteilen über der Striktur ausgehen.

Bei allen derartigen Erscheinungen, besonders bei älteren Leuten, ist eine Fingeruntersuchung des Mastdarms und, falls diese ergebnislos ist, die Rekto- skopie unerläßlich. In der Mehrzahl der Fälle kann man bei rectaler Unter- suchung das höckerige, harte, oft leicht blutende Carcinom bereits mit dem Finger tasten. In selteneren Fällen kann man das Carcinom oder die über ihm liegenden Darmteile auch schon durch die Bauchdecken als einen runden Strang fühlen. MATTHES betonte aber, daß diese Spasmen sich in der Narkose lösen und ein gefühlter Tumor verschwinden kann, trotzdem ein Carcinom vorliegt. Augenscheinlich wird der Tumor bei noch kleinem ringförmigen Carcinom in erster Linie vom spastisch kontrahierten Darm gebildet. Es kommt vor, daß nach Anlegung eines Anus praeternaturalis sich der „Tumor", und zwar der entzündliche Anteil desselben, erheblich verkleinert, so daß man erst dann ein Urteil über die Operabilität des Carcinoms gewinnt.

In seltenen Fällen mag auch einmal der Tumor ausschließlich entzündlich sein. MATTHES erlebte einen Fall, in dem sowohl der Chirurg als auch er die Diagnose Carci- nom gestellt hatten und dann nach Anlegung eines Anus praeternaturalis sich der Tumor glatt resorbierte. Es hatte sich wohl um eine lokale Peritonitis, hervorgerufen durch eine Colitis ulcerativa, gehandelt.

Von großer Bedeutung für die Diagnose ist das Röntgenverfahren. Es übertrifft bei höher sitzenden Tumoren die Rektoskopie an diagnostischem Wert erheblich. In Zweifelsfällen wende man außer der rectalen Füllung auch die oral beginnende Darmpassage an und achte — unter Vermeidung zu praller Füllung — auch auf das Schleimhautrelief der betreffenden Dickdarmteile.

Gelegentlich versagt aber auch die Röntgendiagnose. Bei einem 47jährigen Mann mit dem klinischen Verdacht subakuter Ruhr hatte unser Röntgenologe ein Carcinom zwischen Rectum und Sigmoid angenommen. Ruhr wurde serologisch ausgeschlossen. Die Operation ergab einen Absceß der nach links verlagerten Appendix und kein Carcinom.

Nicht selten ist das Rectumcarcinom von einer chronischen Colitis diagnostisch zu unterscheiden. Die chronische Colitis, ein weiteres, zu Durchfällen führendes Darmleiden, wird in vielen Fällen als chronisches Stadium einer Bacillenruhr auf-

Colitis ex-ulcerativa. gefaßt. Man stützt diese Ansicht darauf, daß Kranke mit Colitis exulcerativa häufig gegenüber Ruhr- oder Pseudoruhrbacillen eine positive Agglutinationsreaktion geben. Gelegentlich sind auch Gonokokken die Erreger und in tropischen Ländern natürlich oft Amöben.

Auch Infusorien können chronisch eitrige Entzündungen der Rectalschleimhaut hervorrufen. So ist z. B. eine ausgedehnte kleinzellige Infiltration der Darmschleimhaut bei Trichomonasinfektion bekannt. Balantidien-, Lamblien- und Bilharzialdiarrhoen sind auch in Deutschland, wie erwähnt, öfters beobachtet worden. Ihr rectoromanoskopisches Bild zeigt starke, mit diphtherie-ähnlichen Membranen oder mit Eiter belegte Geschwüre, die denen bei chronischer Ruhr sehr ähnlich sind. Es ist also angezeigt, bei unklaren Durchfällen den Stuhl auch auf die Anwesenheit von Flagellaten und Infusorien zu kontrollieren. BARGEN[1]) hat behauptet, daß ein wohl charakterisierter Diplostreptococcus häufig als Erreger der Colitis angesprochen werden müsse. In relativ vielen Fällen gerade von schwerer ulceröser Colitis hat man aber keinerlei bakterielle oder Amöbenerreger feststellen können.

Man hat die Colitis gravis in diffuse, oberflächliche, eitrige und circumscripte, ulcerierende Formen (Ulcus chronicum recti) zu trennen versucht (A. SCHMIDT, KLEMPERER und DÜNNER). Die Erscheinungen der Colitis exulcerativa sind die oben geschilderten, mehr oder minder heftiger Tenesmus, dünne blutig-schleimig-eitrige Stühle. Rektoromanoskopisch sieht man gewöhnlich ziemlich ausgedehnte, aber flache Geschwürsflächen. Sie können im einzelnen Falle von einem ulcerierenden Carcinom durch die Endoskopie nur schwer unterschieden werden. Gerade in solchen Zweifelsfällen entscheidet das Röntgenbild.

Hämor-rhagische Erosionen. WESTPHAL [2]) hat das Krankheitsbild der hämorrhagischen Erosionen des Mastdarms beschrieben: Bei diesen Kranken kommt es plötzlich ohne Vorhergehen von Schmerzen oder Darmstörungen zu Dickdarmblutungen, die sich dann oft und in kurzen Abständen wiederholen. Zuerst wird dunkles geronnenes, dann rotes Blut ausgeschieden. Die erste Blutentleerung erfolgt zusammen mit dem Stuhlgang. Die rectoskopische Untersuchung ergibt keinen Anhalt für entzündliche Prozesse oder Varicen. Als Ursache der Blutung ergeben sich in der sonst unveränderten Schleimhaut stecknadelkopf- bis bohnengroße, bis in die Submucosa reichende Geschwüre, die zum Teil mit einem Fibrinschorf bedeckt sind. Nach WESTPHAL entstehen dieselben seltener durch Embolien oder Thrombosen der zugehörigen Gefäße als durch neurotisch vasomotorische Einflüsse. WESTPHAL macht zur Begründung dieser Auffassung auf ihr Zusammenvorkommen mit hämorrhagischen Erosionen des Magens und Ulcus duodeni aufmerksam, die er gleichfalls auf neurotische Störungen zurückführt. Diese Geschwüre sollen rasch heilen. Rezidive der Blutungen sollen vorkommen, ebenso Perforationen. Die Erkrankung ist anscheinend recht selten.

Eine gleichfalls seltene Ursache der Darmblutung beschrieb KÖRNER[3]). Eine 33jährige Kranke gab an, daß sie mit 15 und 22 Jahren profuse, rasch vorübergehende Entleerungen klumpigen Blutes gehabt habe. Sie wurde, da neben dem Uterus ein wachsender Tumor sich

---

[1]) BARGEN, Journ. Americ. med. assoc. Vol. 91. 1928.   [2]) WESTPHAL, Münch. med. Wochenschr. 1921. Nr. 41.   [3]) KÖRNER, Münch. med. Wochenschr. 1926. Nr. 24.

entwickelte, wegen des Verdachtes einer Extrauteringravidität laparotomiert. Dabei ergab sich, daß der Tumor durch das stark geblähte und gefüllte Sigmoid gebildet war, dessen Oberfläche außerordentlich starke Varicen trug.

Ausnahmsweise können auch leukämische Infiltrationen und durch ihren Zerfall entstandene Geschwüre eine Colitis ulcerativa bedingen; das gleiche gilt vom malignen Granulom.

Differentialdiagnostisch kommt von Erkrankungen der unteren Darmabschnitte ferner die luische Striktur mit darüber befindlichen, sekundären, katarrha- Luische
Strikturen. lischen oder geschwürigen Veränderungen in Betracht. Die klinischen Erscheinungen sind die gleichen, wie beim Carcinom: allmählich stärker werdende Obstipation und eitrig-schleimige Diarrhoen mit Tenesmus. Differentialdiagnostisch ist wichtig, daß man die Striktur bei der Digitaluntersuchung meist fühlen kann, und zwar erscheint sie als trichterförmige Verengerung. Gewöhnlich kann man den scharfen oberen Rand mit der Fingerkuppe erreichen. Man kann die Striktur rektoskopisch wenigstens einstellen, wenn etwa das Instrument sie nicht passiert. Man wird die Diagnose durch die Luesanamnese, die WASSERMANNsche Reaktion und das Fahnden nach weiteren Luessymptomen zu sichern haben. Da die Erkrankung öfter bei Frauen als bei Männern auftritt, hat man gemeint, daß ähnliche Narbenstrikturen vielleicht durch weiche Schanker bedingt seien, deren überfließendes Sekret bei Frauen leicht den Mastdarm infizieren könne.

Ferner kommen tuberkulöse Erkrankungen diagnostisch in Betracht. Tuber-
kulose Sie können sowohl primär das Rectum befallen als auch von benachbarten Organen, z. B. Blase oder Prostata, auf dieses übergreifen. Gewöhnlich befällt die Tuberkulose die allberuntersten Abschnitte, führt also zu einer Proktitis und Periproktitis, häufig mit Fistelbildung. Da diese der Inspektion sowohl wie der Palpation zugänglich sind, macht die Differentialdiagnose gegenüber anderweitigen periproktitischen Entzündungen meist keine Schwierigkeit.

Die Proktitiden rufen an sich keine Diarrhoen hervor. Die Hauptbe- Proktitis. schwerden der Kranken entstehen bei der Passage des geformten Kotes durch die entzündete Partie. Die akuten Formen, namentlich der Periproktitiden, können Fieber mit Schüttelfrost bedingen. Wenn die Analuntersuchung auch schmerzhaft ist, so darf sie doch nicht unterlassen werden, um eine Verwechslung mit anderen Beckenabscessen, z. B. einem Prostataabsceß, zu vermeiden.

Endlich haben einige Erkrankungen an der Analöffnung selbst differential- Fissuren.
Prolapse.
Polypen. diagnostisches Interesse. Die Fissuren sind, wenn man die Schleimhaut gut auseinander zieht, leicht als solche zu erkennen, desgleichen Hämorrhoiden und die von ihnen ausgehenden Entzündungen. Den Analprolaps wird man bei aufmerksamer Betrachtung kaum mit einer Invagination oder einem Mastdarmpolypen verwechseln können. Bei der Invagination kann man stets den Spalt zwischen Intussusceptum und der Darmwand erkennen, der dem Prolaps natürlich fehlt. Der Polyp wird durch seine rundliche, oft deutlich gestielte Form leicht erkennbar sein. Wenn er allein sichtbar ist, so fehlt das Darmlumen, das beim Prolaps stets erkennbar ist.

Polypen sitzen übrigens relativ selten dicht über dem Sphincter und können dann gelegentlich mit großen Hämorrhoidenknoten verwechselt werden. In höheren Abschnitten des Rectum kommen sie öfter vor. Sie rufen dann oft kleine Blutungen hervor, die nur erkennbar sind, wenn man den Stuhl auf okkulte Blutungen untersucht; sie können aber doch mit der Zeit zu erheblichen Anämien führen. Meist genügt zu ihrer Diagnose die rectale Fingeruntersuchung; man sollte in Zweifelsfällen aber stets rektoskopieren. Auch versäume man nicht, Patienten mit Polypen in Kontrolle zu behalten, da sich aus Polypen Carcinome entwickeln können.

Polypen können sich auch mit schwerer Colitis kombinieren, wie in folgendem Fall meiner Klinik: 60jähr. Frau litt vor 6 Jahren an Blutungen, als deren Ursache ein für den

Finger fühlbarer, rektoskopisch sichtbarer Polyp festgestellt wurde. Dann entwickelte sich das Krankheitsbild schwerer Colitis mit Schleim, Blut und Eiter. Es fand sich auch jetzt kein Carcinom. Auf Anlegung eines Anus praeternat. coecalis besserte sich die Colitis zwar, Pat. starb aber nach $1/_2$ Jahr an allgemeiner Entkräftung.

Entzündungen der Analgegend sollten übrigens stets auch Veranlassung geben, nach Oxyuren zu fahnden.

18. Die Differentialdiagnose der Obstipation.

Die Obstipation kann eine symptomatische sein oder als „habituelle Obstipation" einen mehr selbständigen Charakter tragen.

Symptomatische Obstipationen. Man untersuche bei jeder Obstipation rectal, um nicht lokale Hindernisse zu übersehen: ein beginnendes Mastdarmcarcinom, einen verlagerten und fixierten Uterus, eine luische Stenose oder auch einen Sphincterkrampf durch irgendwelche entzündliche Zustände dieser Gegend. Bleibt diese Untersuchung ergebnislos, so denke man daran, daß auch höher sitzende, organische Stenosen zur Obstipation führen können. Es kommen hier besonders Carcinome des *Coloncarcinome.* Colon, die besonders im Coecum, Sigmoid und in den Flexuren lokalisiert sind, in Betracht, die, wie ich vorgreifend erwähne, differentialdiagnostisch meist von tuberkulösen, aktinomykotischen, postdysenterischen Prozessen und Colitis ulcerosa zu unterscheiden sind, was ja meist röntgenologisch und klinisch möglich sein wird.

Gewöhnlich rufen diese gleichzeitig die Beschwerden hervor, die wir unter dem Krankheitsbild der chronischen Darmstenosen schilderten, lokale Peristaltik und Steifung, örtlichen Meteorismus, dazu peristaltischen Kolikschmerz. Aber diese Symptome treten erst auf, wenn die Stenosen beträchtlicher sind. In den oft ein- bis mehrjährigen Anfangsstadien, die v. MIKULICZ erstens als das Stadium der klinischen Latenz und zweitens als Stadium der gastrointestinalen Erscheinungen unterschied, bestehen oft wenig kennzeichnende Symptome, im ersten Stadium fast gar keine. Im zweiten Stadium überwiegen allgemeine Schlappheit und Blässe, Völle- und Druckgefühl im Leibe und unregelmäßiger, oft etwas angehaltener Stuhl (NUSSELT[1]). Beginnende Stenosen werden dann oft für „versetzte Winde" gehalten. Erst im dritten Stadium tritt schwere, dauernde, bisweilen zu heftigem Stenosensyndrom sich steigernde Verstopfung auf. Man untersuche deshalb, besonders wenn von Leuten jenseits der 40er Jahre über früher nicht vorhandene Obstipation geklagt wird, den Stuhl auf okkulte Blutungen und den Kranken vor allem röntgenologisch. Gut gezielte Röntgenaufnahmen lassen das Neoplasma meist früh erkennen. Sie erübrigen auch die früher geübte Untersuchung in Narkose stets.

Man denke ferner daran, daß chronische adhäsive Peritonitiden eine Erschwerung der Darmpassage zur Folge haben können, z. B. die PAYERsche adhäsive Peritonitis der Flexura coli lienalis. Man prüfe, ob zu einer derartigen Annahme Veranlassung vorliegt (tuberkulöse Peritonitiden, Verwachsungen nach Appendicitis, Gallenblasenerkrankungen, Magengeschwüre, Verwachsungen in der Nähe von Bruchpforten).

Man denke weiter daran, daß — meist spastische — Obstipationen als Folge von Vergiftungen auftreten. Das gilt für die Bleivergiftung, aber auch für den chronischen Nicotinabusus. Ferner erinnere man sich daran, daß hartnäckige Obstipationen durch Erkrankungen des Nervensystems ausgelöst werden können, z. B. bei Meningitiden und bei Tabes, nach Art der Dyschezie bei Erkrankungen des Nervensystems, die zu einer Sensibilitätslähmung des Rectum führen.

Endlich kann Verstopfung durch endokrine Erkrankungen hervorgerufen werden. Hier ist am häufigsten und wichtigsten die Obstipation bei

---

[1]) NUSSELT, Hippokrates 1943. 37/38.

Myxödem. Sie kommt nicht nur bei ausgesprochenen Formen regelmäßig vor, sondern auch bei dem gutartigen chronischen Hypothyreoidismus und bildet hier bisweilen das dominierende Symptom. G. Deusch [2]), der die Wirkung des Schilddrüsenhormons auf die Darmbewegung auch experimentell untersuchte, stellte an meiner Rostocker Klinik fest, daß die thyreogene Obstipation den Typus der atonischen hypokinetischen Form bilde: er fand bei Myxödemkranken sehr verzögerte Dickdarmpassage; das Colon zeigte nach Kontrastmahlzeit so breite Füllung, wie nach massiver Rectalfüllung, und nur geringe, breite Haustrierung, ähnlich dem Atropindarm von Katsch.

Man hat auch andere endokrine Störungen als Ursache der chronischen Obstipation erkannt, z. B. habe ich bei Frauen mit prähypophysärer Kachexie neben Magenatonie auch schwere hypotonische Verstopfung festgestellt. Auch bei manchen Addison-Kranken, insbesondere inkompletten, hat man hartnäckige Obstipation beobachtet. Übrigens hat man auch Störungen des Wasserhaushaltes für das Zustandekommen einer Obstipation verantwortlich machen wollen. Derartige Formen hat Grödel als die Obstipation bei ödematösen Herzkranken beschrieben.

Die Obstipationen unterschied man lange — allzu schematisch — in atonische, bzw. hypotonische und spastische.

A. Schmidt wollte den alten Begriff der atonischen Obstipation, dem die Annahme einer mangelhaften Tätigkeit der Darmmuskulatur zugrunde lag, durch die Hypothese ersetzen, es handle sich um eine ungenügende Bildung der die Peristaltik anregenden Stoffe, weil die Nahrung zu gut ausgenutzt würde. Es sei ein eupeptischer Zustand vorhanden, der dadurch zustande käme, daß insbesondere die Celluloseverdauung abnorm gut sei. Schmidts Untersuchungen bewiesen ja, daß bei gewöhnlicher Obstipation ein weder faulender noch gärender, an Menge geringer Kot mit geringem Bakteriengehalt und wenig nicht ausgenutzten Nahrungsresten entleert wird. Allerdings kann dieser Befund auch durch ein längeres Verweilen und eine bessere Durchmischung des Kotes im Colon ascendens erklärt werden.

Die Röntgenuntersuchung hat nun ergeben, daß im Coecum, Colon ascendens und im ersten Drittel des Querdarms eine Einheit gegeben ist, gewissermaßen ein zweites Reservoir, ähnlich dem Magen. Es wird durch eine Dauerkontraktion von den distalen Teilen des Colon transversum abgeschlossen; in ihm findet nun durch Peristaltik und Antiperistaltik ein Hin- und Herschieben des Inhaltes statt, bis der Kot die normale Konsistenz erreicht hat. Man kann sich leicht überzeugen, wenn man Menschen, die an Obstipation leiden, eine Kontrastmahlzeit verabfolgt, daß der Brei zu normaler Zeit im Coecum anlangt. Eine vom Dünndarm ausgehende Verstopfung gibt es also nicht. Das Kontrastmaterial kann nun in dem eben gekennzeichneten Reservoir dem proximalen Colon, lange liegen bleiben, vielleicht weil die erwähnte Dauerkontraktion an der Grenze zwischen dem ersten und dem zweiten Drittel des Colon transversum den Abtransport hindert. Stierlin hat diese Art der Obstipation als Obstipation vom Aszendenstypus bezeichnet. *Aszendenstypus.*

Es ist klar, daß der anhaltende Verschluß des Colons an dieser Stelle auf das oberhalb liegende Coecum und Colon ascendens wirken muß, wie etwa ein Pyloruskrampf auf den Magen. Die Kraft der Muskulatur kann sich erschöpfen und nunmehr eine Atonie eintreten. Derartiges ist von Fischler als Typhlatonie beschrieben worden, ein Zustand, in dem man in dem rechten Hypochondrium das geblähte Typhlon als luftkissenartiges Gebilde fühlt. *Typhlatonie.*

Wilms hat auf Grund von Röntgenaufnahmen und Operationserfolgen in einer abnormen Beweglichkeit des Typhlon eine Ursache für die Obstipation gesehen und dies als Coecum mobile bezeichnet. Allein Nachuntersuchungen *Coecum mobile.*

---

[1]) G. Deusch, Dtsch. Arch. f. klin. Med. Bd. 142. 1923.

haben ergeben, daß man abnorme Beweglichkeit des Coecum recht häufig auch bei Menschen findet, die nicht an Obstipation leiden.

Man kann ferner vor dem Röntgenschirm beobachten, daß der Dickdarm lange Zeit ziemlich gleichmäßig gefüllt bleibt und dabei gewöhnlich noch starke Schlingenbildung und Tiefstand des Colon transversum aufweist, ein Typus, den SCHWARZ als einen hypokinetischen deuten wollte. Endlich kann man recht häufig sehen, daß das Colon descendens und die Flexur spastisch sind und deswegen, soweit sie überhaupt gefüllt sind, schmäler erscheinen als die darüberliegenden, mitunter geblähten Colonteile (G. SINGER, HOLZKNECHT).

Die Röntgenbefunde lehren, daß man nicht so streng wie früher eine atonische und eine spastische Form der Obstipation unterscheiden darf; es kommen vielmehr Spasmen und Atonien bei demselben Menschen gleichzeitig in den verschiedenen Colonteilen vor. Daß es in selteneren Fällen aber auch ganz reine atonische Formen gibt, z. B. die hypothyreogene Obstipation, und ebenso rein spastische, z. B. die saturninbedingte, sei aber doch betont.

Jedenfalls ist aber die Unterscheidung in zwei verschiedene Formen auf Grund klinischer Symptome und auch auf Grund der verschiedenen therapeutischen Beeinflußbarkeit nützlich. Die erste Form, die früher als atonische, heute als hypotonisch-hypoperistaltische benannte, ist gekennzeichnet ·durch einen großkalibrigen, trockenen Stuhl, ferner auch dadurch, daß die Kranken, wie A. SCHMIDT angab, wohl allgemeine Beschwerden, aber verhältnismäßig wenig direkte, insbesondere schmerzhafte Bauchbeschwerden außer der Obstipation haben. Die zweite Form, die der spastischen, heute als hypertonisch-hyperperistaltisch bezeichneten entsprechen würde, ist durch einen kleinkalibrigen, Bleistift- oder Ziegenkot charakterisiert. Bei dieser Form treten Beschwerden von seiten des Leibes stärker hervor; namentlich sind Schmerzen häufig und auch Druckempfindlichkeit der fühlbaren, zu Strängen kontrahierten Därme. Zweifellos kommen aber Übergangsformen vor. Es ist z. B. nicht selten, daß trotz fühlbarer und druckempfindlicher Därme doch gelegentlich ein großkalibriger Stuhl abgesetzt wird, oder, daß bei einem Kranken groß- und kleinkalibrige Stühle wechseln. Auch kommt es oft vor, daß nur die erste Portion des Stuhles hart ist, die folgende aber breiig. BOAS hat darauf aufmerksam gemacht, daß bei Darmspasmen oft gar keine eigentliche Obstipation besteht, im Gegenteil, daß die Kranken häufig Stuhldrang haben, aber immer nur geringe „fragmentäre" Entleerungen zu produzieren vermögen. Meist haben derartige Kranke auch nicht das Gefühl der Erleichterung nach dem Erfolg, trotzdem das Rectum dann regelmäßig leer angetroffen wird. Überhaupt findet man bei Kranken mit Darmspasmen das Rectum gewöhnlich ungefüllt, im Gegensatz zu der vorhin besprochenen Obstipationsform mit großkalibrigem Kot und besonders zu der noch zu besprechenden Dyschezie.

Darmspasmen mit fühlbaren Därmen und kleinkalibrigem Kot kommen bei nervösen Menschen, besonders bei „vegetativ Stigmatisierten" oft vor. Stark ausgeprägt finden wir sie bei Bleikolik, bei Krisentabikern, bei Leuten mit arteriosklerotischen Bauchkrisen und bei Nicotinvergifteten.

Eine gut umgrenzte Form der Obstipation stellt endlich die Dyschezie oder der Torpor recti dar, bei dem, wie der Name sagt, nur die Tätigkeit des Rectum selbst ungenügend ist, und, bei dem es zu enormen Kotanhäufungen im Rectum kommen kann. MATTHES erwähnt z. B. ein kleines Mädchen, zu dem er wegen einer Harnverhaltung gerufen wurde und bei der er das kleine Becken so von Kotmassen ausgemauert fand, daß die Urethra komprimiert war.

Solche Dyschezien sieht man nicht selten bei benommenen Kranken, z. B. bei Typhösen. Sie können hochgradigen Meteorismus, Schmerzen im Leib, auch Übelkeit, kurz das Bild des beginnenden Ileus hervorrufen und werden als Kotkoliken treffend bezeichnet. Völlig indolent und besonders hochgradig kann dieser Zustand bei Rückenmarkskranken mit Mastdarmlähmung auftreten. Bei Kotansammlungen im Rectum Nichtgelähmter können kleine Stuhlmengen entleert werden, so daß die bestehende Obstipation übersehen wird, wenn man das Rectum nicht digital untersucht.

Differentialdiagnostische Schwierigkeiten macht die großkalibrige Obstipation gewöhnlich nicht. Auch die Dyschezie kann einer aufmerksamen Untersuchung nicht entgehen. Dagegen können die Darmspasmen erhebliche diagnostische Schwierigkeiten hervorrufen. Sie sind in ihren Erscheinungen den echten Stenosen ähnlich und müssen von diesen unterschieden werden. Es ist also alles auszuschließen, was für ein beginnendes Carcinom des Darmes sprechen könnte und die Untersuchung auf okkulte Blutungen nicht zu unterlassen.

Außerdem kommen aber die Darmspasmen, weil sie Schmerzen machen, überall differentialdiagnostisch in Betracht, wo es sich um die Diagnose von Leibschmerzen handelt. Weil man bei Darmspasmen besonders in der Typhlongegend oft nicht den FISCHLERschen Tumor, sondern das strangförmig zusammengezogene Coecum fühlt, sind die Darmspasmen am häufigsten von der Appendicitis und besonders von deren chronischen Formen abzugrenzen. Man darf im allgemeinen sagen, daß das Fehlen eines oder mehrerer akuter Anfälle in der Anamnese gegen die Diagnose chronische Appendicitis spricht, wenn auch zuzugeben ist, daß sich ausnahmsweise eine Appendicitis von vornherein chronisch entwickelt. Die stets chronisch beginnenden tuberkulösen und aktinomykotischen Formen, die der Diagnose wegen der deutlichen Tumorbildung meist keine Schwierigkeiten bereiten, sind dabei natürlich nicht gemeint, sondern nur die einfach entzündlichen Appendicitiden und besonders appendicitische Verwachsungen. Ferner spricht gegen eine chronische Appendicitis der Umstand, daß nicht nur in der Typhlongegend ein rundliches, kontrahiertes, druckempfindliches Darmstück zu fühlen ist, sondern auch links in der Gegend der Flexur, oder daß gar der ganze Dickdarm in seiner ganzen Länge abzutasten ist. Unterstützt wird die Annahme einer spastischen Entstehung der Beschwerden durch den Nachweis der spastischen Stühle und durch den direkten Nachweis des Spasmus der untersten Darmabschnitte. Endlich spricht das Bestehen einer allgemeinen Neurose mehr für eine spastische Genese der Beschwerden, als für eine entzündliche.

Häufig wird auch das Röntgenbild Auskunft geben. Bei appendicitischen Verwachsungen ist gelegentlich das Coecum vor dem Schirm nicht so frei manuell zu verschieben wie bei den Spasmen. Auch hat STIERLIN beobachtet, daß chronisch entzündliche, allerdings in erster Linie tuberkulöse Prozesse im Gebiet des Coecum und Colon ascendens, Aussparungen im Röntgenbild hervorrufen. KUTTNER[1]) hat angegeben, daß es besonders für eine chronisch entzündliche Veränderung spräche, wenn ein durch Kontrastbrei gefüllter Wurmfortsatz seine Füllung auch nach einem Abführmittel, das den Dickdarm entleerte, noch behält. Noch wichtiger aber ist, daß der chronisch entzündete Appendix sich meist überhaupt nicht oder nur unvollkommen mit Röntgen-Kontrastbrei füllt. Man soll auf dies Symptom besonders in den Fällen achten, in denen eine chronische Appendicitis unter der Maske eines Duodenalulcus oder einer Gallenblasenerkrankung verläuft. Die Abb. 123 zeigt sehr deutlich einen solchen Füllungsdefekt des geschlängelten Wurmfortsatzes. Außerdem rufen chronische Appendicitiden zeitweise subfebrile Temperaturen hervor. W. RUHBAUM und B. SIEGMUND[2]) haben die Diagnose der chronischen Appendicitis durch Steigerung der Peristaltik mittels Ricinusöl

Darm-
spasmen
und
chronische
Appen-
dicitis.

---

[1]) KUTTNER, Med. Wochenschr. 1924. Nr. 16.   [2]) W. RUHBAUM und B. SIEGMUND, Dtsch. med. Wochenschr. 1935. Nr. 46, S. 1842 u. f.

oder des Sudabades zu sichern gesucht und in solchen Fällen Steigerung des örtlichen Schmerzes und Temperaturerhöhung beobachtet; übrigens auch bei Kranken mit versagender Röntgendiagnose. Für chronische Verwachsungen spricht ferner ziemlich sicher die Steigerung der Beschwerden bei Bewegungen, wie Bücken, bei Eisenbahn- oder Wagenfahrten und ähnlichen Erschütterungen. Bisweilen kann die Differentialdiagnose zwischen Darmspasmen und chronischer Appendicitis aber schwierig bleiben. Dann tut man gut, den Erfolg einer gegen die Darmspasmen gerichteten Therapie (Papaverin, Belladonna), diagnostisch zu verwerten. Man darf dies um so unbedenklicher tun, als es sich ja stets um Fälle handelt, die ein Zuwarten und eine interne Behandlung erlauben.

Colica · pseudo-membranacea.

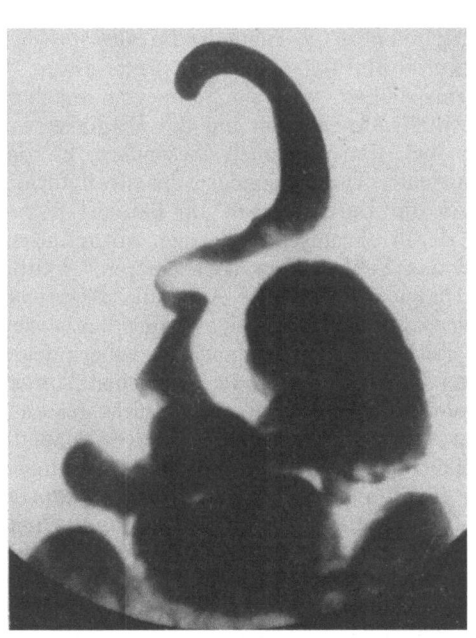

Abb. 123. Chronische Appendicitis; geschlängelter, z. T. fixierter Appendix mit Füllungsdefekt an der Abknickung. (Dr. Lasch-Rostock.)

Kurz mag noch der Colica pseudomembranacea gedacht werden. Es werden dabei röhrenförmige oder fetzige Gebilde entleert, die ziemlich derb, fibrinös, wie Croupmembranen aussehen, aber aus Schleim bestehen. Meist haben die Kranken, häufig Hysterische und andere Neuropathen, vor der Entleerung kolikartige Schmerzen und sind spastisch obstipiert. Man hat, da die endoskopische Untersuchung entzündliche Veränderungen nicht feststellt, die Affektion als Sekretionsneurose gedeutet; oft mit Recht, zumal in Fällen, bei denen die Membrankolik mit Asthma bronchiale und Migräne zusammenfiel oder alternierte (v. Strümpell). Auch hat man in dem Darmschleim dieser Fälle gelegentlich, wie im Blut, Eosinophilie gefunden. In seltenen Fällen wird auch gleichzeitig mit den Membranen, Darmgrieß. manchmal auch ohne sie, eine sandartige Masse, ,,Darmgrieß‘‘, entleert. Nach den Analysen besteht dieser Darmgrieß aus Kalksalzen, enthält aber auch Kieselsäure. Ein Teil der Kranken mit Darmgrieß, darunter auch ein Fall von Matthes, litt gleichzeitig an Gicht.

Ganz ähnliche Membranen werden, allerdings gewöhnlich ohne Koliken, aber auch bei entzündlichen Prozessen und gelegentlich bei Darmcarcinomen entleert, Hensen beschrieb einen Fall bei einem durch Fliegenlarven erzeugten Dickdarmkatarrh. Man findet derartige Membranen auch nicht selten bei Personen, die mit Abführmitteln, besonders mit Einläufen, lange Zeit Mißbrauch getrieben haben. Den Membranen bei Colica pseudomembranacea sehr ähnliche, nur meist etwas dunkel gefärbte Membranen werden übrigens oft nach Tannineinläufen entleert. Man muß sie als artifiziell bedingt kennen.

Hirsch-sprungsche Krankheit. Eine Verstopfungskrankheit, die gelegentlich zu differentialdiagnostischen Schwierigkeiten Veranlassung gibt, ist die Hirschsprungsche Krankheit, eine Erweiterung und Verlängerung des Colons. Sie kommt schon im Säuglingsalter vor; man kennt sie aber auch bei Erwachsenen. Man glaubte früher, daß es sich stets um eine kongenitale Veränderung des

Dickdarms handelte; zumal man diese Darmanomalie nicht selten bei auch sonst konstitutionell minderwertigen Menschen findet. Neuerdings hat man aber gefunden, daß manche Formen doch erworben und Folge von Passagehindernissen sind. Es kommen Knickungen, Faltenbildungen, Spasmen, Neigung zu unvollkommenem Volvulus bei abnorm großer Flexura sigmoidea vor.

H. W. PÄSSLER[1]) unterschied ein symptomatisches und idiopathisches Megacolon. Das symptomatische kann durch mechanischen Verschluß (Atresie, Geschwülste des Anus usw.), durch spinale oder endokrine Faktoren bedingt sein. Das idiopathische Megacolon beruhe dagegen auf einer Sympathicusreizung durch Adrenalinausschüttung von seiten chromaffiner Zellen im Paraganglion aorticolumbale. An Hand klinischer Beobachtungen unterschied PÄSSLER d. J. drei verschiedene Gruppen des idiopathischen Megacolon, je nachdem, welche Dickdarmteile betroffen sind. Bei der dritten Gruppe wurde eine gleichsinnige Blasenstörung („Megacystis") beobachtet. PÄSSLER trat den Beweis für seine Theorie ex juvantibus an: Meist genügte die beiderseitige Resektion des lumbalen Grenzstranges zur Besserung. Sind Rectum und Blase zusammen ektasiert, so mußte — mit Erfolg — auch der Plexus hypogastricus entfernt werden.

Die Symptome der HIRSCHSPRUNGschen Erkrankung sind Meteorismus, hartnäckige Obstipation und sichtbare Peristaltik, also Zeichen einer behinderten Darmpassage. Erbrechen fehlt meist. Allerdings sah MATTHES einen Fall, in dem unstillbares Erbrechen das Hauptsymptom war. Meist gelingt es, durch ein eingeführtes Darmrohr die Gase zu entleeren, und dann kann man oft den hypertrophischen Darm gut fühlen. In einer Reihe von Fällen war gleichzeitig ein Sphincterkrampf vorhanden.

In einem von MATTHES beobachteten Falle zog die Flexura sigmoidea unter Doppelflintenstellung ihre Schenkel rechts hinauf und hatte sich zwischen Leber und Zwerchfell geschoben, so daß das Röntgenbild zunächst als ein Pneumoperitoneum imponierte. Die Füllung des Darmes mit Kontrastmaterial brachte natürlich sofort Aufschluß. Der Kranke hatte nur die Beschwerden chronischer Obstipation. In einem anderen Falle war zunächst eine deutliche Pulsation in beiden Lumbalgegenden irreführend. Sie erwies sich als durch das gefüllte Megasigmoid fortgeleitet, sie verschwand nach Darmentleerung.

Differentialdiagnostisch kommen hartnäckige Obstipationen anderer Art, besonders die Kotkoliken in Betracht. Im Gegensatz zu den Formen der Dyschezie wird bei der HIRSCHSPRUNGschen Krankheit das Rectum bei der Palpation meist leer gefunden. Außerdem ist die HIRSCHSPRUNGsche Krankheit gegen andere Darmunwegsamkeiten und Stenosen abzugrenzen. Gegen solche spricht schon die Anamnese, die ein ganz allmähliches Eintreten der Störung ergibt, ferner aber auch der Umstand, daß nach einer erreichten Entleerung die Beschwerden und der Meteorismus verschwinden. Die letzte differentialdiagnostische Entscheidung bringt aber auch bei der HIRSCHSPRUNGschen Krankheit die Röntgenuntersuchung mittels Kontrasteinlaufs.

Bei Kindern können angeborene Anomalien, z. B. ein MECKELsches Divertikel oder Reste von Atresien, derartige Zustände hervorrufen. Auch harmlose Dinge können zu hartnäckiger Stuhlverstopfung führen, wie Analfissuren oder Phimosen. Bei Kindern und Erwachsenen kommen natürlich auch in erster Linie chronische tuberkulöse Peritonitiden für die Entstehung derartiger Symptomenkomplexe in Betracht. Sehr kennzeichnend für die HIRSCHSPRUNGsche Krankheit ist die Möglichkeit, abnorm große Mengen als Klysma einlaufen zu lassen. Oft läuft nicht ebensoviel zurück wie herein, da z. B. durch Falten ein von oben undurchgängiger Ventilverschluß vorhanden sein kann.

---

[1]) H. W. PÄSSLER, Megacolon und Megacystis. Leipzig: J. A. Barth 1939.

C. Die Differentialdiagnose der Pankreaserkrankungen.

Pankreaserscheinungen sind bereits an verschiedenen Stellen dieses Buches differentialdiagnostisch gewürdigt worden. Die akuten Entzündungen und Fettgewebsnekrosen wurden bei der Besprechung des peritonitischen Symptomenkomplexes erörtert, die Tumoren des Pankreas wurden differentialdiagnostisch gegenüber denen des Magens, der Gallenblase und der Niere abgegrenzt. Die Hämochromatose und der Bronzediabetes wurden bei den Milz- und Bluterkrankungen und die Sekretionsstörungen und chronischen Entzündungen bei der Differentialdiagnose der Diarrhoen berücksichtigt.

Es erscheint trotzdem nötig, die Erkrankungen des Pankreas noch einmal im Zusammenhang differentialdiagnostisch zu besprechen.

Das normale Pankreas ist wegen seiner Lage bekanntlich weder tastbar, noch zu perkutieren. Auch örtlicher Druckschmerz ist nicht so sicher auf das Organ zu beziehen, wie dies bei anderen Bauchorganen der Fall ist. Daß alle diese diagnostischen Schwierigkeiten auch das kranke oder tumoröse Pankreas betreffen, werde ich noch besprechen. Dagegen ist neuerdings die Röntgendarstellung des Pankreas gefördert worden.

KUHLMANN hat zu diesem Zweck den Magen mit Luft (Brausepulver) gebläht und dann Bilder in horizontaler und vertikaler Strahlenrichtung ausgeführt. HOLM[1]) hat dies Verfahren an 449 Fällen erprobt. Dabei stellte sich regelmäßig dorsal vom Magen ein rechteckiges, zwischen Corpus und Cornalis ventriculi und der Wirbelsäule liegendes Gebilde, „die Pankreasloge" dar, dessen Größe und Form Hinweise auch auf eine Erkrankung des Organs geben kann.

Die Symptome, die vom Pankreas selbst ausgehen, sind die Störungen der äußeren Sekretion, die durch den Ausfall des Pankreassekretes bedingten Verdauungsstörungen, und die Störungen der inneren Sekretion, in erster Linie das Auftreten von Hyperglykämie und Glykosurie. Ferner ist als direktes Symptom die frühzeitige und auffallende Abmagerung zu nennen, die sich keineswegs nur bei den bösartigen Neubildungen, sondern auch bei anderen Erkrankungen des Pankreas einstellen kann, und endlich das Fühlbarwerden des Organs oder seiner Tumoren. Von den Symptomen seitens der Nachbarschaft ist das wichtigste der Ikterus durch Kompression des Ductus choledochus, ferner Kompressionserscheinungen seitens des Duodenum und des Magens, endlich heftige Schmerzen, die teilweise in Anfällen, teilweise als Dauerschmerz auftreten, von denen es allerdings zweifelhaft ist, wieweit sie durch Erkrankung des Pankreas selbst oder durch Druck auf die Nervengeflechte in der Umgebung hervorgerufen werden.

Bei der häufigen Schwierigkeit der Diagnose der Pankreaserkrankungen sind die reflektorischen und algetischen Phänomene besonders zu beachten. Sie bestehen vor allem in einer sehr konstanten linksseitigen HEADschen Zone im Bereich von D_6 bis D_7 oder D_8, in gleichfalls sehr häufiger linksseitiger Pupillenerweiterung, mimischer Krampfung und Spannungsvermehrung (HANSEN und v. STAA).

Über die Methoden der Pankreasfunktionsprüfung sei kurz folgendes gesagt:

Die älteren Proben wurden im Stuhl angestellt und bezweckten neben dem mikroskopischen Nachweis der Kreatorrhoe, die Trypsinwirkung in den Faeces festzustellen. Ich erwähne die SCHMIDTsche Kernprobe (gefärbte Gewebskerne mit Lykopodiumkörnern vermischt in Gelatinekapseln von Merck-Darmstadt in den Handel gebracht); 2. das SCHLECHTsche Verfahren der Verabreichung einer mit Kohle gefüllten Geloduratkapsel; 3. das Verfahren von MÜLLER und SCHLECHT mittels der Serumplatte; in einer mit einem Tropfen Stuhlfiltrat beschickten Serumplatte entsteht bei 55° durch Verdauung eine Delle; 4. die Caseinmethode von GROSS.

---

[1]) HOLM, Act. radiol. (Stockholm) 22. 1941.

Diese Methoden sind durch die Duodenalsondierung und die damit gegebene Möglichkeit, Duodenalsaft zu gewinnen, überholt, namentlich nachdem Katsch und v. Friedrich gelehrt haben, durch Einspritzung von 1 ccm Äther einen an Pankreasfermenten reichen Duodenalinhalt zu gewinnen. Ferner hat Gubergritz [1]) vorgeschlagen, den Äther durch eine $1/2$%ige Salzsäurelösung als den physiologischen Reiz zu ersetzen.

Durch die Untersuchungen des Duodenalinhaltes ist zwar erwiesen, daß eine Magenachylie sich meist nicht mit fehlender oder mangelnder Pankreassekretion paart. Aber die Schwankungen in der Sekretion des Pankreassaftes sind doch zu groß, um quantitative Schlüsse zu ermöglichen. Allerdings glaubt Bickel, eine Supersekretion z. B. bei Ulcus duodeni festgestellt zu haben und eine Reihe von Autoren bezeichneten eine ungleichmäßige Störung der Fermentproduktion als Dyspankreatismus. Dagegen läßt sich wohl annehmen, daß, wenn nach Äthereinführung die Pankreasfermente im Duodenalsaft fehlen, eine Erkrankung des Pankreas vorliegt.

Einige Untersuchungsmethoden sind angegeben worden, um eine Störung der Fettverdauung und damit der Pankreasfunktion zu erweisen.

Beim Pankreasdiagnostikum von Winternitz wird Jodbehensäureäthylester in Gelatinekapseln gleichzeitig mit einem Probefrühstück verabreicht. Fehlt in den nächsten 10 Stunden die Jodreaktion im Urin, so soll damit, wenn nicht gleichzeitig Ikterus besteht, eine Störung des Pankreas erwiesen sein. Ehrmann hat zum Nachweis der Lipase eine Modifikation des Volhardschen Ölfrühstücks angegeben, durch das ja Pankreassaft in den Magen zurückfließt. Er gibt 75 g Palmin mit 30 g Reisstärke in 200 g Wasser und hebert nach 2 Stunden aus. Das Ausgeheberte wird mit Petroläther extrahiert und dem Extrakt dann 3% Kupferacetatlösung zugesetzt, die eine Fettspaltung durch Grünfärbung anzeigt.

Ein anderer Weg zur Diagnose der Pankreaserkrankungen ist nach Rona [2]) dadurch ermöglicht, daß die bei Erkrankungen des Pankreas in das Serum übergehende Pankreaslipase im Gegensatz zu allen anderen dort normaler- oder krankhafterweise auftretenden Lipasen atoxylresistent ist.

Die Technik dieser Untersuchung ist folgende: 2—3 ccm Serum werden mit 3 ccm eines Phosphatpuffers, bestehend aus 1 Teil primärem m/3 Natriumphosphat und 14 Teilen sekundärem m/3 Natriumphosphat Ph = 7,6 und mit 1 ccm Atoxyllösung 0,2:100 versetzt. Nach 30 Minuten werden 50 ccm gesättigter Tributyrinlösung (4 Tropfen Tributyrin werden in 1 Liter destilliertem Wasser mehrere Stunden geschüttelt und dann filtriert; jedesmal frisch zubereiten) hinzugesetzt und die Tropfenzahl mit der Zählpipette nach Rona und Michaelis nach 3, 60 und 90 Minuten festgestellt. Enthält das Serum keine atoxylresistente Lipase, so nimmt die Tropfenzahl in 90 Minuten höchstens um 6 Tropfen ab. Höhere Differenzen sprechen für Pankreaslipase und damit für eine Erkrankung des Pankreas. Die Untersuchungen müssen bei konstanter Zimmertemperatur vorgenommen werden. A. Roseno hat angegeben, daß man durch einen Zusatz von Leucylglycyglycyl die Reaktion so beschleunigen könne, daß das Resultat schon nach 5 Minuten abgelesen werden konnte.

Endlich hat Jacoby [3]) den bei den Leberfunktionsprüfungen erwähnten Galaktose- und Lävuloseversuch auch für die Diagnostik der Pankreaserkrankungen herangezogen. Bei manchen Pankreaskrankheiten tritt nämlich, wie bei Lebererkrankungen, danach eine Galaktosurie bzw. Lävulosurie auf, nur mit dem Unterschiede, daß sie durch Insulingaben verschwindet. Jacoby führte also zunächst den Galaktose- und Lävuloseversuch aus und gab dann bei positivem Erfolge den Kranken 3 Tage lang bei konstanter Kost 5 Einheiten Insulin zweimal täglich, am 4. Tage wurde nach einer Injektion von 5 Einheiten bei Nüchternheit der Galaktose- und Lävuloseversuch wiederholt, nunmehr mit negativem Erfolg.

Der Nachweis der Diastase (nach Wohlgemuth [4]) und deren differentialdiagnostische Bedeutung ist bereits bei der akuten Pankreasfettgewebsnekrose besprochen worden.

[1]) Gubergritz, Klin. Wochenschr. 1928. Nr. 50. [2]) Rona, Biochem. Zeitschr. Bd. 130, S. 134. Nach den bisher vorliegenden Publikationen hat sich die Probe diagnostisch bewährt (man vgl. Simon, Klin. Wochenschr. 1924. Nr. 16; ebenda 1925. Nr. 48; Dtsch. med. Wochenschr. 1927. Nr. 9). [3]) Jacoby, Klin. Wochenschr. 1928. Nr. 47. [4]) Wohlgemuth, Klin. Wochenschr. 1929. Nr. 27.

Am klarsten lassen sich die differentialdiagnostisch wichtigen Symptome darstellen, wenn wir sie ätiologisch betrachten. Das Pankreas hat zunächst enge Beziehungen zum Magen, da seine Sekretion durch das Übertreten des Mageninhaltes in den Dünndarm gesteuert wird. A. SCHMIDT hat, wie schon bei der Besprechung der Magenachylie erwähnt wurde, zuerst auf die
Funktionelle Pankreasachylie. Möglichkeit funktioneller Pankreasachylien aufmerksam gemacht und hat in der schnellen Ausgleichbarkeit der von ihm beobachteten Störungen den Beweis für ihre funktionelle Natur gesehen. Er fand bei diesen Störungen weniger die Fettverdauung geschädigt als die des Fleisches, wenn Probekost verabreicht wurde, und sah dieses Symptom als das führende an. Steatorrhoe wurde dagegen nicht konstant bei dieser funktionellen Achylie beobachtet.

SCHMIDT erklärte diesen Befund dadurch, daß bei Salzsäuremangel der Stimulus für die Absonderung des eiweißverdauenden Fermentes fehle. Gegenüber BITTORF, der die Kreatorrhoe allein durch die schnellere Passage erklären wollte, weil in vielen Fällen die Pankreasfermente noch im Stuhl nachweisbar bleiben, berief sich SCHMIDT auf Versuche von SCHLAGINTWEIT und STEPP, nach denen der achylische Magensaft zwar keinen Reiz auf die Pankreassekretion ausübe, aber sie auch nicht völlig unterdrücke.

Jedenfalls steht fest, daß bei manchen Formen von Magenachylie neben der Salzsäure auch die Verabreichung von Pankreaspräparaten oft eine günstige Wirkung hat. Man darf daraus wohl den Schluß auf eine gleichzeitige Insuffizienz der Pankreassekretion ziehen. Die Diagnose der Kreatorrhoe und damit der funktionellen Pankreasachylie läßt sich aber exakt nur bei Verabreichung von Probekost stellen, da bei zu reichlicher Fleischzufuhr der Befund nicht diese Bedeutung beanspruchen kann. Besteht bei gastrogenen Diarrhoen die Kreatorrhoe allein ohne gleichzeitige Steatorrhoe, so läßt sich daraus auf eine leichtere Störung des Pankreas gegenüber schwereren schließen, die auch Steatorrhoe hervorrufen.

Aber nicht nur durch seine Sekretion hat der Magen enge Beziehungen zum Pankreas. Auch die eng benachbarte Lage beider Organe bedingt gelegentlich gemeinsames Erkranken, und zwar dadurch, daß sich relativ häufig nach hinten perforierende Magenulcera in das Pankreas „einfressen". Meist bleiben diese Schädigungen wohl lokale. Aber es läßt sich nicht bestreiten, daß es auf diese Weise auch zu ausgebreiteten Entzündungen des Pankreas kommen kann. Das gleiche gilt vom perforierenden Duodenalgeschwür.

Ich hatte z. B. bei einem 60jährigen Mann auf Grund eines tastbaren walzenförmigen Tumors, der Kachexie und Anacidität ein Magencarcinom angenommen. Die Obduktion ergab aber ein großes Ulcus der kleinen Kurvatur und hinteren Wand, in das ein großer Teil des entzündlich infiltrierten Pankreas hineinragte; dies war der palpable Tumor.

KÜLZ und später HIJMANS VAN DEN BERGH und SIEGENBEEK VAN HEUKELOM[1] fanden ab und zu bei Magen- und Duodenalgeschwüren mäßige Glykosurie oder wenigstens Herabsetzung der Toleranz gegen Traubenzucker. Sie unterscheidet sich vom Diabetes dadurch, daß nach Belastung die Blutzuckerkurve zwar rasch ansteigt, aber auch rascher als bei Diabetikern absinkt.

Die Autoren erörtern die Möglichkeit, daß bei manchen ihrer Kranken perforierende, das Pankreas beteiligende Geschwüre vorhanden gewesen seien; für andere Fälle, bei denen eine Perforation nach dem klinischen Bilde nicht wahrscheinlich war, denken sie an eine Übererregbarkeit des vegetativen Systems als gleichzeitige Veranlassung für die Geschwürsbildung und die Glykosurie.

Übrigens kommt, wie auch ich wiederholt sah, echter Diabetes bei Ulcus duodeni vor. Andererseits beobachteten KABELITZ[2] eine Koinzidenz von Hypoglykämie und den Schmerzanfällen des Ulcus und SCHMIDT[3] das Gegenteil, nämlich passagere Glykosurie bei den Schmerzparoxysmen des Ulcus.

---

[1] HIJMANS VAN DEN BERGH und SIEGENBEEK VAN HEUKELOM, Dtsch. med. Wochenschrift 1925. Nr. 16.   [2] KABELITZ, Dtsch. med. Rundsch. Ref. 1947. S. 419.   [3] SCHMIDT, Dtsch. med. Rundsch. Ref. 1947. S. 419.

Das Duodenalgeschwür kann ferner, wenn es unterhalb des Ausführungs-
ganges oder an ihm selbst Strikturen hervorruft, auch zu einer Behinderung
des Abflusses führen. Es ist aber auch möglich, daß eine Pankreasaffektion
in den Magen perforiert, wie folgender Fall von MATTHES beweist.

72jähriger Mann, bis auf chronische Bronchitis immer gesund gewesen, seit einigen
Wochen elend. Anfangs Durchfälle, später nach Opium Verstopfung.

Kein Organbefund, weder Leber noch Milz vergrößert oder druckempfindlich; auch
kein Tastbefund, der auf das Pankreas bezogen werden konnte. Stühle stets fest ohne
auffallenden Fettreichtum, stets blutfrei. Im Urin nie Zucker, eine Spur Albumen und
stets starke Urobilin- und Urobilinogenreaktion. Bei wiederholten Kontrollen stets Leukopenie von etwa 3000 mit 36% Segment., 6% Stabk., 37% Lymphocyten.

Der Kranke fieberte remittierend zwischen 37⁰ und 40⁰ und kam im Laufe zweier
Monate immer mehr herunter. Lungentuberkulose war röntgenologisch auszuschließen,
Sputum frei von Tuberkelbacillen. Im Blut WASSERMANNsche Reaktion und Untersuchung
auf Malaria negativ. Kulturen steril, so daß auch im Hinblick auf die Leukopenie ein
malignes Granulom am wahrscheinlichsten wurde. Die Sektion ergab ein rundes Loch an
der Hinterwand des Magens mit scharfen Rändern, von dem aus ein langer Fistelgang sich
bis in den Schwanz des Pankreas zog, in den multiple Abscesse mündeten. Eine chronische
Tuberkulose des Pankreas hatte den Durchbruch in den Magen veranlaßt, daneben bestand
frischere miliare Aussaat in Milz und Leber.

Klinisch wichtiger sind die Beziehungen des Pankreas zu den Gallenwegen, **Akute
Erkran-**
die sich aus dem Zusammentreten der Ausführungsgänge ergeben. Die Ent- **kungen.**
zündungen der Gallenwege setzen sich augenscheinlich häufig auf die Ausführungsgänge des Pankreas fort. Das erklärt das häufige Zusammentreffen
von Gallengangserkrankungen, namentlich auch von Ikterus mit Pankreas-
affektionen. Aktiviert die Entzündung das Pankreasferment, so ist, wie wir
aus experimentellen Erfahrungen wissen, darin die Ursache für die Entstehung
der akuten Hämorrhagien und Fettgewebsnekrosen gegeben (v. BERG-
MANN, GULEKE, POLYA und KIRCHHEIM). Bezüglich ihrer Symptomatologie
verweise ich auf die ausführliche Darstellung im Kapitel der akuten Peritonitis.

Sie können auch zu sekundärer Absceßbildung im Pankreas oder subphrenischer Abscedierung führen. Pankreasabscesse können auch metastatisch oder
durch Perforation von Magengeschwüren in das Pankreas entstehen. Sie rufen
die Symptome einer inneren Eiterung im Oberbauch hervor: Fieber, Leukocytose, Schmerz und, wenn sie an die Oberfläche kommen, entzündliche Schwellung der Bedeckungen und in der Tiefe Fluktuation.

Die Tatsache, daß dem akuten pseudoperitonitischen Anfall bereits kleinere **RIEDEL-**
Schmerzanfälle vorausgehen können, spricht für das Vorkommen auch leichterer **scher
Tumor.**
Entzündungen. Für derartige entzündliche Vorgänge spricht auch der von den
Chirurgen so häufig bei Gallenstein- oder Duodenalgeschwürsoperationen
erhobene Befund der Verdickung des Pankreaskopfes, auf den RIEDEL
zuerst aufmerksam machte. Dieser entzündliche Tumor des Pankreaskopfes ist
augenscheinlich eine Folge wiederholter, von den Gallenwegen oder vom Duodenum ausgehender Entzündungsattacken. Dafür spricht, daß sich anamnestisch
wiederholte Schmerzanfälle feststellen lassen, die unter dem Bilde der Gallensteinkolik oder der intermittierenden Schmerzen eines Duodenalgeschwürs
verliefen. In einem von MATTHES beobachteten Falle, in dem sich ein Dauer-
bulbus und eine Duodenalnische nachweisen ließen, wurde bei der Operation ein
solcher RIEDELscher Tumor des Pankreaskopfes gefunden. Nachweisbare
Störungen der äußeren Sekretion des Pankreas können dabei fehlen; immerhin sollte auf sie untersucht werden. Der RIEDELsche Tumor kann sich wegen
seiner tiefen Lage natürlich der Palpation entziehen. Ob eine etwa vorhandene
Druckempfindlichkeit auf ihn oder auf Nachbarorgane zu beziehen ist, läßt
sich nicht immer entscheiden. Wird der Tumor aber fühlbar, so kommt seine

Abgrenzung von anderen Tumoren dieser Gegend in Frage. In erster Linie sind da die Magen-, insbesondere Pyloruscarcinome, ferner auch die sehr seltenen luischen Tumoren zu nennen. Da Kranke mit chronischen Pankreasleiden oft stark abmagern und gelegentlich auch Magenachylie zeigen, so ist für die Differentialdiagnose gegenüber dem Magencarcinom die Anamnese, die das Vorhergehen von Kolikanfällen ergibt, und das Fehlen von okkulten Blutungen wichtig. Das Röntgenbild hat, wie auch bei anderen Tumoren des Pankreas, oft versagt oder auch irregeführt, da der Pankreastumor durch Verdrängung eine Aussparung der Magensilhouette vortäuschen kann. Schwierig ist auch die Abgrenzung gegen einen Gallenblasentumor, besonders wenn dieser von harter Konsistenz ist. Mitunter läßt sich neben dem RIEDELschen Tumor noch ein zweiter palpieren, der der gefüllten Gallenblase entspricht. Das kann besonders dann eintreten, wenn der Pankreaskopftumor auf den Ductus choledochus drückt und zur Rückstauung der Galle und Ikterus führt. Gewöhnlich. handelt es sich dann freilich nicht um einen einfach entzündlichen, sondern um einen bösartigen Tumor des Pankreaskopfes. Die gestaute Gallenblase ist, wenn sie nicht noch außerdem Steine führt, meist ziemlich weich.

Unmöglich kann die Differentialdiagnose gegenüber anderen retroperitonealen Tumoren, z. B. retroperitonealen Drüsen, sein. Man muß derartige Drüsentumoren tuberkulösen oder luischen Ursprungs durch die allgemeine Untersuchung auf andere Erscheinungen dieser Erkrankungen und durch die spezifischen Reaktionen auszuschließen versuchen.

Die einfachen Entzündungen bleiben aber nicht auf den Pankreaskopf beschränkt, sondern können auch das ganze Organ als **chronische Pankreatitis** befallen. Gelegentlich wird es dann fühlbar und liegt als querer Strang vor der Wirbelsäule. Es ist aber schwierig, dies fühlbare Pankreas von einem Magentumor oder kontrahierten Colon zu unterscheiden. Der Nachweis wechselnder Härte oder gurrender Darmgeräusche spricht für Colon. Schmerzempfindlichkeit ist kein sicheres Zeichen und findet sich auch bei Spasmen.

(Randnotiz: Chronische Pankreatitis.)

Eine chronische Pankreatitis darf man annehmen, wenn bei Probekost und namentlich nach Belastung mit Sahne Fett- oder Butterstühle neben gleichzeitiger Kreatorrhoe bestehen. Als Butterstühle bezeichnet man Stühle, die mit einer mehr minder festen Fettschicht überzogen sind. Von einem Ikterusfettstuhl unterscheiden sich diese pankreogenen Fettstühle dadurch, daß sie arm an Seifen und reich an Fettsäuren sind. Die Seifen, die bei Ikterusfettstuhl die Hauptmenge ausmachen, sind an den nadelförmigen Krystallen, in denen sie auftreten, zu erkennen, während die Fettsäuren unter dem Mikroskop in Tropfenform erscheinen. Selbst bei gleichzeitigem Bestehen von Ikterus darf man aus evidenten Butterstühlen oder aus dem reichlichen Auftreten der Fettsäuretropfen den Schluß auf eine Beteiligung des Pankreas ziehen.

Zur Unterscheidung von Neutralfett und gespaltenem Fett im Stuhl kann man außer der schon erwähnten Nilblaufärbung eine von HEUPKE[1]) angegebene einfache Probe benutzen: Ein kleines Stuhlpartikelchen wird auf einem Objektträger mit 1—2 Tropfen gesättigter Kupfernitratlösung verrieben und erhitzt. Dann wird ein Tropfen einer $\frac{1}{4}$%igen alkoholischen Dimethylamidobenzollösung dazu gegeben und verrührt. Man sieht das ungespaltene Fett leuchtend grün, das gespaltene gelb gefärbt. Fettstühle kommen außer bei diesen Erkrankungen und bei Morbus Basedow gelegentlich als Symptom einer Fistula gastro-colica vor[2]).

Noch sicherer wird die Diagnose chronische Pankreatitis, wenn gleichzeitig Hyperglykämie und Glykosurie bestehen. Die Stühle bei chronischer Pankreatitis

---

[1]) HEUPKE, Arch. f. Verdauungskrankh. Bd. 40. 1927.   [2]) STRAUSS, Berl. klin. Wochenschrift 1921. Nr. 58.

sind durch ihre Massenhaftigkeit gekennzeichnet. Meist sind sie auch nicht mehr geformt wie ein einfacher Ikterusstuhl, sondern breiig. Dadurch und durch ihre Färbung können sie dem Stuhl bei Sprue ähneln, wie bereits bei Besprechung der Sprue erwähnt wurde. Aus dem Verhalten der Stühle läßt sich eben die Diagnose der Sprue gegenüber der der Pankreatitis nicht sichern. Dazu gehören eben die anderen bereits besprochenen Symptome des ersteren Leidens. Erinnert sei daran, daß sich außer den Fettstühlen auch gleichzeitige Glykosurie bei Morbus Basedow finden kann. Die Fettstühle waren, wenigstens in meinen Fällen, keine dauernden, sondern passagere und schon wegen der sonstigen deutlichen Basedowsymptome kaum zu mißdeuten.

Die subjektiven Symptome der chronischen Pankreatitis sind wenig charakteristisch. Relativ häufig sind — zumal bei ehemals Gallensteinkranken — Schmerzanfälle im Oberbauch, die nach links ziehen; gelegentlich verlaufen sie mit Fieber. Die chronischen Cirrhosen, die wir als Ursache mancher Fälle von Diabetes ansprechen, entziehen sich meist der Diagnose. Nur bei dem Syndrom des Bronzediabetes darf man mit Sicherheit auf eine mit der Lebercirrhose koinzidierende Pankreascirrhose schließen. Es sei übrigens bemerkt, daß luische, chronische Pankreaserkrankungen selbst mit Diabetes durch eine spezifische Therapie heilbar sein sollen[1]).

Chronische Entzündungen der Ausführungsgänge des Pankreas können zur Bildung von Steinen Veranlassung geben. Diese bestehen ausschließlich aus kohlensauren oder phosphorsauren Erden und sind sowohl cholesterin- als gallenfarbstofffrei, so daß sie, falls man sie im Stuhl findet, leicht von Gallensteinen zu unterscheiden sind. Ihre Symptome sind kolikartige Anfälle, ähnlich den Gallensteinkoliken, aber mit linksseitiger Lokalisation des Schmerzes und des Druckpunktes. Man wird aber aus diesen Symptomen allein kaum die Diagnose wagen. In einigen Fällen fanden sich Speichelfluß und, als Frühsymptom, eine nur im Anfall vorhandene Glykosurie. In den Fällen, in denen dauernde Glykosurie bestand, dürfte es sich um die Komplikation mit chronischer Pankreatitis gehandelt haben. Stuhlveränderungen, die für eine Pankreaserkrankung sprechen würden, sind zwar oft vorhanden, können aber auch fehlen. In einem Falle von PFÖSINGER gelang der (übrigens sonst meist mißlingende) röntgenologische Nachweis eines Pankreassteines. Auch LÜDIN[2]) berichtet über die röntgenologische Feststellung von kalkdichten Einschlüssen oder einzelnen Konkrementen im Pankreas und über Kalkinkrustation einer Pankreascyste. *(Pankreassteine.)*

Zu den differentialdiagnostisch schwierigsten Bildern können die Pankreascysten führen. Sie sind entweder falsche Cysten, durch Erweichung von Blutungen oder Entzündungen entstanden, oder echte Cysten, die sich durch Retention oder infolge cystischer Geschwulstbildungen bildeten. Sehr selten sind Echinococcuscysten im Pankreas. Die Differentialdiagnose der Pankreascysten ist bereits bei der Besprechung anderer retroperitonealer Cysten erwähnt worden. Sie entwickeln sich entweder in die Bursa hinein (Species omentalis) oder in das Mesocolon transversum hinein (Species subcolica). Am häufigsten ist der erste Typus, und zwar kommen sie meist zwischen Magen und Colon an die Oberfläche. Sie sind dann durch den Magen, der über ihnen liegt, von der Leber getrennt und werden an ihrer unteren Grenze vom Colon umkreist. Gelegentlich entwickeln sie sich nach oben und liegen dicht der Leber an. Sie sind von Lebercysten nur dadurch zu unterscheiden, daß sie wenigstens an ihrer unteren Grenze den Magen noch vor sich haben, während Lebercysten, insbesondere Gallenblasen, stets vor dem Magen liegen. Die *(Pankreascysten.)*

---

[1]) Vgl. O. GROSS, Virchows Arch. d. pathol. Anat. u. Physiol. Bd. 229, S. 90.   [2]) LÜDIN, Med. Rundsch. Ref. 1947. S. 163.

subkolischen Pankreascysten, die sich in das Mesocolon transversum hinein entwickeln, treten unterhalb des Colons an die Oberfläche. Sie sind in erster Linie von Ovarialcysten und von Netzgeschwülsten abzugrenzen.

Die Pankreascysten tragen im allgemeinen die Kennzeichen der retroperitonealen Tumoren. Sie sind wenig verschieblich oder liegen fest und sind ihrer Unterlage breit adhärent. Allerdings kommen Ausnahmen vor, besonders dann, wenn sich die Cyste bei ihrem Wachstum zu einem Stiel auszieht, der der Unterlage anhaftet, wie das gerade bei der häufigsten Form der zwischen Magen und Colon auftretenden vorkommt. Sie können dann sowohl passive als etwas respiratorische Beweglichkeit aufweisen. Die sich nach links herüber entwickelnden Pankreascysten können sehr schwer von den noch selteneren Milzcysten unterschieden werden. Die Milzcysten haben aber stets den Magen hinter sich oder schieben ihn nach links hinüber; sie liegen nie wie Pankreascysten hinter dem Magen. Zur Diagnose der Lage der Cysten kommt also in erster Linie ihr Verhalten zu den Nachbarorganen, besonders zum Colon und zum Magen in Betracht, und dieses muß durch röntgenologische Untersuchung festgestellt werden. Die letztere kann je nach Lage und Größe der Cyste verschiedene Bilder ergeben; es kommen Verdrängungen des Magens vor als Ausbuchtungen der kleinen oder auch der großen Kurvatur, Bildungen, die wie Carcinomdefekte aussehen, Pseudosanduhrmagen. Deutsch und Grubel[1]) haben über Röntgenbefunde berichtet. Kleine Cysten brauchen keine Fluktuation zu geben. Bei sehr großen Cysten verwischen sich die topographischen Beziehungen, so daß die exakte Diagnose des Ursprungs des cystischen Tumors unmöglich werden kann. Für die Differentialdiagnose kommen also in erster Linie die mittelgroßen Cysten in Frage. Diese fluktuieren gewöhnlich meist mehr oder minder deutlich. Auffallend ist, daß die Pankreascysten gar nicht oder verhältnismäßig spät die Lumbalmulde ausfüllen im Gegensatz zu den von den Nieren ausgehenden cystischen Tumoren. Die Unterscheidung von anderen retroperitonealen Cystenbildungen, z. B. abgekapselten Exsudaten in der Bursa, ist natürlich kaum möglich.

Die Cysten rufen, wenn sie groß werden, Kompressionserscheinungen seitens der Nachbarorgane hervor. Es kann zu Ikterus kommen. Auch können Erscheinungen von Kompression des Duodenums oder des Magens oder des Kolons auftreten, deren Deutung aber angesichts des mächtigen Tumors kaum differentialdiagnostische Schwierigkeiten macht. Bemerkenswert ist, daß die Stärke dieser Kompressionserscheinungen zu wechseln pflegt. Die sonstigen Beschwerden sind in erster Linie Schmerzen, die entweder dauernd oder in anfallsweiser Steigerung auftreten. Gelegentlich kommt infolge plötzlicher Torquierung der Cyste ein plötzlicher heftiger Schmerzanfall mit anscheinend akuter Schwellung der Cyste und peritonealen Schockerscheinungen vor.

Die Pankreascysten enthalten meist ein mehr oder minder braungefärbtes, eiweißhaltiges Punktat. Dasselbe kann verdauende Eigenschaften zeigen, und zwar sowohl Eiweiß wie Kohlehydrate wie Fett spalten. Wegen der Technik dieser Fermentbestimmungen sei auf die Arbeiten von Willstätter, Waldschmidt-Leitz, Dunaiturria und Künstler[2]) sowie auf Willstätter, Waldschmidt-Leitz und Hesse[3]) verwiesen. Die beiden ersten Eigenschaften können aber auch anderen Cysten zukommen. Matthes sah bei einer Parovarialcyste sowohl Eiweißverdauung wie Kohlehydratspaltung, so daß eigentlich nur der Nachweis des Steapsins sicher für eine Pankreascyste spricht. Das ist wichtig, weil A. Schmidt besonders auf den Nachweis des tryptischen Fermentes Wert gelegt hat. In älteren Pankreascysten können die Fermente übrigens auch fehlen. Immerhin wird man in den meisten Fällen aus dem Nachweis reichlicher Fermente den Schluß auf das Vorliegen einer Pankreascyste ziehen dürfen.

        [1]) Deutsch und Grubel, Klin. Wochenschr. 1927. Nr. 50.   [2]) Willstätter, Waldschmidt-Leitz, Dunaiturria und Künstler, Zeitschr. f. physiol. Chem. Bd. 161. 1926.
[3]) Willstätter, Waldschmidt-Leitz und Hesse, ebenda, Bd. 126.

Für die Diagnose der Pankreascysten ist auch die Anamnese wichtig. Zwar entstehen die echten Cysten ganz allmählich und fallen den Kranken erst auf, wenn sie den Tumor fühlen oder, wenn er Drucksymptome seitens der Nachbarorgane macht. Die häufigeren falschen Erweichungscysten haben aber oft eine sehr kennzeichnende Anamnese. Mitunter ist ein Trauma vorausgegangen. Dieses hat zu vorübergehenden schweren Erscheinungen, wie galligem Erbrechen und anderen peritonitischen Erscheinungen geführt. Dann erst entwickelt sich nach einem Intervall allmählich die Cyste. Man geht wohl kaum fehl, wenn man diese Anfangssymptome auf akute Pankreatitiden bezieht. Derartige heftige, vorübergehende Anfangssymptome sind sonst nur den Milzcysten eigen, die gleichfalls nach Trauma entstehen. Bei den schweren Anfangssymptomen dieser Fälle tritt aber in der Regel mehr das Bild einer inneren Blutung auf als peritonitische Symptome. Die falschen Pankreascysten kommen auch ohne Trauma öfter nach Typhen vor. Aber auch dann gehen Erscheinungen akuter Pankreaserkrankungen, intermittierende Schmerzanfälle oder Erbrechen und peritoneale Reizerscheinungen voraus. Solche anamnestisch feststellbare Symptome sprechen also bei sonst zweifelhaften Cystenbildungen für eine Pankreascyste.

Die bösartigen Neubildungen des Pankreas, meist primäre, weit seltener metastatische Carcinome, sind weit häufiger als die Cysten, und betreffen nach Roch zu etwa 80% den Kopf, zu je 10% den Körper und den Schwanz der Drüse. Sie werden in der Regel erst dann der Diagnose zugänglich, wenn man sie fühlen kann. Aber auch die Palpation hilft oft nicht weiter, weil Pankreastumoren meist schwer von anderen tastbaren Geschwülsten des Oberbauchs zu unterscheiden sind. Außerdem sind Pankreascarcinome nach meiner Erfahrung oft bis zum Ende des Kranken nicht deutlich palpabel. Allerdings rufen sie häufig frühzeitig sowohl dauernde, wie intermittierende Schmerzen in der Tiefe hervor und führen rasch zu einer auffallenden Kachexie.

Bei den an Zahl häufigsten Tumoren, denen des Pankreaskopfes, kommt es oft zu einem allmählich eintretenden und sich verstärkenden, remissionslosen Ikterus. Wenn dabei Gallenstauung eintritt, so findet man relativ oft eine prallgefüllte, große Gallenblase (Courvoisiersches Zeichen), während bei Steinverschluß eine Schrumpfblase die Regel ist (Katsch).

Im Gegensatz zum Magencarcinom braucht, wie Katsch betont, der Appetit lange Zeit nicht zu leiden: „es interferiert die Appetitlosigkeit des Krebskranken mit der Appetitsteigerung des Pankreasdiabetes".

Ascites kann bei Carcinomen des Kopfes, wenn sie nicht zur Pfortaderkompression führen, lange fehlen, bei Carcinomen des Körpers tritt er früher ein und ist nicht selten chylös. Meist liegt der Pankreastumor fest und zeigt keine Beweglichkeit. Die Carcinome des Körpers können kaum von Magencarcinomen unterschieden werden. Sie liegen vor der Wirbelsäule und leiten die Pulsation der Aorta meist deutlich fort. Die Carcinome des Schwanzteils werden bei einer Magenaufblähung undeutlicher; doch kann das auch bei Carcinomen der Hinterwand des Magens der Fall sein. Die Carcinome des Kopfteiles müssen zu denselben differentialdiagnostischen Erwägungen Veranlassung geben, wie der Riedelsche Tumor. Sicher wird ihre Diagnose, wenn sich die Symptomentrias· Ikterus, Glykosurie und fühlbarer Tumor vereinigt findet. Das ist aber relativ oft nicht der Fall. Die Röntgendiagnose dieser Tumoren hat früher meist versagt. Das war auch in meinen Fällen[1] stets der Fall. Hoffentlich wird die erwähnte röntgenologische Untersuchung nach Kuhlmann die Zahl der diagnostischen Versager auch bei den Pankreaskrebsen vermindern.

---

[1] K. A. Diederichs, Pankreascarcinom. Diss. Rostock 1934. Hier Literatur.

Die pankreatische Verdauung kann bei den Carcinomen gestört sein; aber durchaus nicht in allen Fällen. Selbst ein positiver Befund in dieser Richtung beweist nicht mit Sicherheit den Ausgang vom Pankreas, da z. B. ein Carcinom der VATERschen Papille auch zum Abschluß des Pankreassaftes vom Darm führen kann. Nicht selten sind weder die inkretorische noch die exkretorische Funktion des Pankreas gestört; auch die WOHLGEMUTHsche Probe kann negativ ausfallen. Selbst die Senkungsreaktion kann völlig im Stiche lassen: Ich beobachtete drei Fälle von Pankreascarcinom mit normaler Senkung. Aus alledem ergibt sich die bekannte große Schwierigkeit der Diagnose dieser Tumoren.

Übrigens hat O. RIML[1]) (aus der BERGERschen Klinik in Graz) an 3 Fällen gezeigt, daß Pankreasschwanzcarcinome öfter okkulte oder manifeste Melaena, bisweilen mit Hämatemese, zeigen. Bei Darmblutungen mit Oberbauchkolik ohne erkennbare Blutungsquelle in Magen und Darm sollte man deshalb auch an Carcinome des Pankreasschwanzes denken.

Rasch wachsende Pankreastumoren bei Kindern sind meist die sehr seltenen Sarkome; sie können entweder harte Geschwülste, die dann ganz Carcinomen gleichen, oder auch weiche, fast als Cysten imponierende Geschwülste bilden.

An anderen Tumoren kommen noch gleichfalls sehr seltene luische oder tuberkulöse in Betracht. Man kann sie vermuten, wenn der Verlauf ein sehr protrahierter ist und Zeichen gestörter Pankreasfunktion sich finden. An sich sind sie durch die Palpation kaum von retroperitonealen Drüsen zu unterscheiden.

Gutartige Adenome des Pankreas sind neuerdings öfter als Ursache schwerer spontaner hypoglykämischer Zustände beobachtet worden; ich komme auf diese Fälle im Anschluß an den Diabetes mellitus nochmals zurück.

XIII. Die Differentialdiagnose der Erkrankungen der Harnorgane.

Bei diesen Erkrankungen müssen wir zunächst streng unterscheiden zwischen den Erkrankungen der ableitenden Harnwege und den einseitigen Nierenaffektionen einerseits und den diffusen hämatogenen oder arteriogen entstandenen doppelseitigen Nierenleiden andererseits.

A. Die Erkrankungen der Harnwege und die einseitigen Nierenerkrankungen.

1. Die Anomalien der Harnentleerung.

Polyurien. Kommt ein Kranker mit der Angabe, er müsse häufiger und besonders nachts Urin lassen, so muß zunächst festgestellt werden, ob eine wirkliche Polyurie vorliegt, was durch eine Bestimmung der 24stündigen Urinmenge leicht geschehen kann. Echte Polyurien kommen vor: beim Diabetes mellitus und insipidus, bei Pyelitiden und bei Prostatahypertrophien, wenn diese bereits zur Urinstauung geführt haben, ferner bei hydropischen Herz- und Nierenkranken zur Zeit der Entleerung der Ödeme, auf nervöser Basis, und während der Notzeiten besonders häufig als Folge der Kartoffel-, Gemüse- und salzreichen Ernährung als nächtliche Polyurie. Mit Ausnahme des Diabetes mellitus kennzeichnen sich Polyurien schon durch das niedrige spezifische Gewicht des Urins. Die Zuckerharnruhr ist am Zuckergehalt ohne weiteres

---

[1]) O. RIML, Wien. Arch. inn. Med. Bd. 32. 1938.

festzustellen. Eiweißfreie und zuckerfreie Polyurie mit niedrigem spezifischem Gewicht kommt bei echtem Diabetes insipidus oder dem sehr seltenen nervösen Pseudodiabetes insipidus, bei „Urina spastica" und endlich bei Prostatikern vor.

Bei Prostatahypertrophie tritt die Polyurie erst ein, wenn es zu einer dauernden Überfüllung der Blase gekommen ist. Bei diesen Kranken kommt es wohl primär zu starkem Durst und dementsprechender Trinkerei, die die Polyurie erklärt. Solche Patienten kommen meist in der Ernährung stark herunter, weil sie appetitlos werden, und können allmählich sogar das Bild der chronischen Harnvergiftung zeigen; namentlich sind sie bei Tage schläfrig, während der nächtliche Schlaf durch die häufigen Urinentleerungen gestört wird, Schließlich kommt es sogar zu Kochsalz- und Stickstoffretentionen und zu mitunter hohen Blutdrucksteigerungen. Prostata-
hyper-
trophie.

VEIL fand bei derartigen Kranken auffallend trockene gerötete Schleimhäute und die Sekretion eines zähen klebrigen Speichels. Sie zeigten alle Symptome der Wasserverarmung, Vermehrung der Blutkörperchenzahlen, des Hämoglobins und des Serumeiweißes, Verminderung des Wassergehaltes des Blutes. Stoffwechseluntersuchungen ergaben, daß dieser Zustand aber nicht mit einer beginnenden Urämie identisch ist. Es findet sich starke Anhäufung der Aschebestandteile und dementsprechend sehr niedriger Gefrierpunkt des Blutes; dabei kommt es, wenigstens solange erhebliche Wassermengen zugeführt werden, nicht zu kontinuierlichen Retentionen. Allerdings beobachtete VEIL, daß Kochsalzzulagen nur unvollkommen und Stickstoffzulagen nicht so prompt wie in der Norm ausgeschieden wurden. Die Konzentrationsfähigkeit des Harnes war stark eingeschränkt, und zwar schienen sowohl Verdünnung wie Eindickung des Urins in weiteren Grenzen ausgeschlossen [1]).

Die Diagnose hat das Alter der Kranken, die Erschwerung der Urinentleerung, den Nachweis der gefüllten Blase und des vermehrten Resturins beim Katheterismus zu berücksichtigen. Die Prostatahypertrophie selbst kann auch der rectalen Untersuchung entgehen. Die Prostata erscheint nämlich dann nicht vergrößert, wenn nur der mittlere Lappen (der HOMESsche Lappen) vergrößert ist und sich zapfenförmig in der Gegend der inneren Harnröhrenmündung vorwölbt. Man bemerkt dann das Hindernis aber beim Versuch des Katheterismus. Differentialdiagnostisch wichtig ist, daß die Polyurie bei Prostatikern durch regelmäßige Entleerung der Blase mittels Katheter bzw. Einlegung eines Dauerkatheters unter Senkung des Blutdrucks prompt verschwindet. Bei harten und unregelmäßigen Vergrößerungen der Prostata muß man auch stets die Möglichkeit eines Carcinoms in Betracht ziehen. Oft machen die Prostatacarcinome lebhafte Schmerzen, da sie bald sensible Beckennerven, besonders das Ischiadicusgebiet umwuchern. Die Schmerzen strahlen dann in die Aftergegend und in das Bein aus. Kleine Prostatacarcinome können aber lange völlig symptomlos bleiben und sich erst durch ihre Metastasen (besonders in den Knochen), äußern. Prostata-
carcinom.

Die Differentialdiagnose des Diabetes insipidus ist klinisch eine einfache Aufgabe, wenn auch die theoretischen Auffassungen über diese Krankheit noch keine einheitlichen sind. Vgl. das Übersichtsreferat von J. BAUER[2]), die Darstellung von E. MEYER[3]), die Arbeiten meines Mitarbeiters FR. MAINZER[4]) und die Übersicht von BANSI[5]). Diabetes
insipidus.

Die Symptome sind: Hochgradige Steigerung der Harnmenge (zwischen 10 und 30 Liter in 24 Stunden), stark vermehrter Durst und völlige Unfähigkeit, einen höher als 1001 bis 1005 konzentrierten Harn auszuscheiden. Harnflut und Durst sind nachts am größten. Der Urin ist hell, nahezu farblos; er enthält

---

[1]) VEIL, Bruns' Beitr. z. klin. Chirurg. Bd. 102. 1917.   [2]) J. BAUER, Klin. Wochenschr. 1926. Nr. 23.   [3]) E. MEYER, Handbuch der inneren Medizin von BERGMANN und STÄHELIN. Bd. 4.   [4]) FR. MAINZER, Wesen des Diabetes insipidus. Klin. Wochenschr. 1932 I. S. 903. [5]) BANSI, Med. Klin. 1942. 14 u. f.

tatsächlich abnorm wenig Harnfarbstoffe und ist frei von Zucker, Ketonkörpern und Eiweiß. Auch das Sediment des Harns zeigt nichts krankhaftes.

E. MEYER teilte das Leiden in rein renale Formen ein, in denen die Störung auf dem Verlust der Konzentrationsfähigkeit der Niere, und zwar in erster Linie für Kochsalz beruht und in Formen, bei denen gleichzeitig eine Gewebsstörung vorhanden ist. Die erstere Gruppe repräsentiert die leichteren Fälle. VEIL glaubt dagegen, daß man diese beiden Formen als hypochlorämische und hyperchlorämische unterscheiden könne. E. MEYER glaubte, daß eine primäre Störung der Wasserausscheidung nicht vorkomme, sondern daß stets gleichzeitig eine Konzentrationsstörung bestehe. STENSTRÖM endlich meint, daß die Konzentrationsfähigkeit für die stickstoffhaltigen Schlacken erhalten sei, und, daß ein Mangel dieser nur dadurch vorgetäuscht würde, daß eine Eiweißbelastung auch zu einer Kochsalzausschwemmung führe.

FR. MAINZER zeigte an der Rostocker Medizinischen Klinik, daß die drei Kardinal-symptome des Diabetes insipidus, nämlich Polydipsie, Polyurie und Konzentrations-unvermögen, nicht, wie bisher angenommen, in unbedingter kausaler Verknüpfung zu-einander stehen. Denn es ergab sich in zwei Fällen, daß nach Fortlassen des die Polyurie beseitigenden Hypophysenschnupfpulvers als erstes Zeichen der erneut auftretenden Störung ein beträchtlicher Gewichtsanstieg einsetzte. Wenn die Polyurie das Primäre wäre, müßte das Gegenteil erwartet werden. Die Polydipsie kann also nicht Folge der Polyurie bzw. der Konzentrationsschwäche sein. Die Konzentrationsschwäche machte sich schon vor dem Eintritt der Polyurie bemerkbar, ist also auch nicht nur deren Folge.

Jedenfalls stimmen aber alle Autoren darin überein, daß sich wenigstens bei länger bestehenden Formen eine Gewöhnung an die Polyurie und ihre Folgen einstellt, und, daß dadurch die Polyurie eine sekundäre zwangsläufige Selbständig-keit gewinnt. Denn eine Unterbrechung der Flüssigkeitszufuhr führt dann zu einer Eindickung des Blutes, die wieder Durst auslöst. Es lassen sich also klinisch die rein renalen Formen mit Verlust der Konzentrationsfähigkeit, wie BAUER betont, nicht mehr von etwaigen primären Störungen der Wasserausscheidung — primären Polyurien — mit erhaltener Konzentrationsfähigkeit unterscheiden. Die Schwierigkeit der Differentialdiagnose erfordert meines Erachtens stets eine klinische Beobachtung des Falles. Für die diagnostische Verwertung der zur Verfügung stehenden Funktionsprüfungen ist aber zu bedenken, daß sie nur bei positivem Ausfall sichere Schlüsse zulassen, da damit die rein psychogenen Formen ausgeschlossen werden können.

Die Fälle mit aufgehobener oder eingeschränkter Konzentrationsfähigkeit können durch einen, übrigens nicht ganz unbedenklichen Durstversuch (in der bei der Nierenfunktions-prüfung üblichen Anordnung nach VOLHARD) oder durch eine Kochsalzzulage von 10 g erkannt werden. Sie schränken beim Durstversuch weder die Urinmenge ein, noch steigt dadurch das spezifische Gewicht des Urins. Die Kochsalzzulage bewirkt umgekehrt eine Steigerung der Urinmenge und Erhöhung des spezifischen Gewichtes. Man kann auch nach v. KORANYI, in dem aus einem Blutstropfen in einer zugeschmolzenen Capillare abge-schiedenen Serum mit dem PULFRICHschen Instrument den Refraktionsexponenten bestimmen. Seine Zunahme spricht für eine primäre Polyurie, sein Gleichbleiben nach dem Dursten für eine primäre Polydipsie.

Man darf aber aus der Erhaltung der Konzentrationsfähigkeit nicht immer den Schluß ziehen, daß es sich um eine psychogene Form der Harnruhr handle. Dagegen ist diese Diagnose zulässig, wenn neben der Feststellung anderer psychischer Abwegigkeiten die Erkrankung sich suggestiv beeinflussen läßt.

Da der Diabetes insipidus oft ein Symptom organischer Erkrankungen der basalen Hirnabschnitte ist, so muß in jedem Falle nach deren Krankheits-zeichen geforscht werden. Besonders wichtig sind in der Anamnese Schädel-traumen mit den Zeichen der Basisfraktur oder schwerer Kommotion und die Symptome einer luischen Basalmeningitis, weil bei dieser Ätiologie eine spezifische Kur das Leiden heilen kann. Ferner muß man auf die Symptome einer Hypophysenerkrankung fahnden, also auf bitemporale Hemianopsie prüfen, die Form des Türkensattels röntgenologisch feststellen und nach den Symptomen einer Akromegalie oder Dystrophia adiposo-genitalis suchen. In seltenen Fällen können auch leukämische, granulomatöse, sarkomatöse, carcinomatöse und rein entzündlich-degenerative Veränderungen in oder um die Hypophyse die Harnruhr verursachen (vgl. BANSI). Der rein psychogenen Ätiologie des Leidens stehe ich übrigens stark zweifelnd gegenüber, so sehr ich an eine gewisse Abhängigkeit der Symptome von psychischen Faktoren glaube.

Die Bedeutung der Hypophyse für das Zustandekommen des Diabetes insipidus wurde früher von LESCHKE bestritten, der allein die Zentren im Mittelhirn verantwortlich machen wollte. Demgegenüber stehen aber die Ansichten P. TRENDELENBURGs[1]) über die Rolle der Hypophyse und des Tuber cinereum beim experimentellen Diabetes insipidus. Auch lehrt die klinische Erfahrung, daß beim Diabetes insipidus Präparate vom Hypophysenhinterlappen, zumal bei Einverleibung durch Schnupfen, Durst und Polyurie beseitigen und die Konzentrationsfähigkeit wiederherstellen können. Es setzt dabei die Hypophysenwirkung aber anscheinend nicht an der Niere, sondern am Gewebe an.

Andere Inkretorgane haben nur äußerst selten Beziehungen zur Harnruhr; z. B. beschrieb UMBER einen Fall, bei dem mit Auftreten eines Ovarialtumors Harnruhr auftrat, die nach dessen Exstirpation wieder verschwand.

Ferner sei bemerkt, daß bei Diabetes insipidus die Schweißsekretion vermindert ist, daß trotz der Überschwemmung des Körpers mit Wasser keine Blutverdünnung, sondern eine Bluteindickung eintritt, und daß es auch trotz der starken Füllung der Blase nicht zu Blasendehnungen, wie bei der Prostatahypertrophie, kommt; und endlich, daß weder Blutdrucksteigerung noch Herzhypertrophie auftreten.

Klinisch wichtig ist auch, daß Fieber die Symptome des Diabetes insipidus gelegentlich verschwinden läßt. Während des Fiebers kann man also die Erkrankung leicht übersehen.

Daß es sich bei manchen idiopathischen Formen um eine konstitutionell veränderte Nierenfunktion handeln kann, wird dadurch wahrscheinlich, daß erbliche und familiäre Formen des Diabetes insipidus beobachtet wurden (WEIL). Auch ich habe das Leiden mehrfach bei Geschwistern gesehen.

GORKE und DELOCH[2]) haben in einer Reihe von Fällen als Symptome des Diabetes insipidus Superacidität und Supersekretion des Magensaftes mit gleichzeitigen Spasmen des Magendarmkanals beschrieben, die auf eine Labilität des vegetativen Systems schließen ließen. Auch diese Magendarmsymptome wurden durch Verabreichung von Pituglandol gebessert.

BERNHARDT[3]) beschrieb „Formes frustes" des Diabetes insipidus, in denen bei erst mäßiger Polyurie und Polydipsie das Konzentrationsvermögen der Niere bereits im Sinne der Harnruhr gestört war.

HOFF[4]) beobachtete periodischen Diabetes insipidus mit ebenso periodischer starker Gewichtsabnahme (bis zu 50 kg).

Anfallsweise, häufiger wiederholte Entleerung eines auffallend dünnen und reichlichen Urins ist das Kennzeichen der „Urina spastica". Sie tritt bei *Urina spastica.* nervösen Menschen infolge psychischer Erregungen ein, kommt ferner bei Migräne und Epilepsie vor. Auch bei nervösen Herz- und Gefäßattacken (Angina pectoris vasomotoria, paroxysmaler Tachykardie u. a.) und vegetativnervösen Kollaps- und Schwächezuständen wurde Urina spastica beobachtet. Der Harn ist in diesen Fällen sehr reichlich, hell und von niedrigem spezifischem Gewicht, stets frei von Eiweiß und Zucker. Die Nierenfunktion solcher Patienten ist in anfallsfreier Zeit völlig intakt.

In sehr seltenen Fällen kommt Urina spastica auch bei organisch Herzkranken vor. Ich beobachtete z. B. eine 44jährige Arztgattin mit schwerer Myokarditis infolge von chronischer Osteomyelitis. Die ödemfreie Frau litt an häufigen Anfällen von Herzschwäche, während deren sie unter Steigerung des Durstes in wenigen Stunden bis 8 Liter

---

[1]) P. TRENDELENBURG, Klin. Wochenschr. 1928. Nr. 36. [2]) GORKE und DELOCH, Med. Klinik 1921. Nr. 38. [3]) BERNHARDT, Med.Klinik 1939. 143. [4]) HOFF, Dtsch. med. Rundsch. 1947. Ref. S. 419.

fast wasserhellen Urins ausschied. Der Harn hatte niedriges spezifisches Gewicht, war frei von Zucker. Ödeme fehlten ganz. Keinerlei objektive Hypophysensymptome. In anfallsfreier Zeit normale Harnmengen; keine Niereninsuffizienz.

Übrigens kommt auch eine scheinbar zentralnervös bedingte intermittierende Polyurie vor, wenn auch sehr selten.

Ich nahm eine solche in folgendem Fall an: Ein jüngerer, luisch infizierter Mann erkrankt an den Zeichen einer vorwiegend meningealen Hirnlues; Luesreaktionen in Blut und Liquor positiv. Seine Hauptklage waren Anfälle von Schlafsucht, starkem Priapismus und darauf eintretender Pollakis- und Polyurie. Grobe Hypophysensymptome fehlten.

Anfallsweise auftretende Polyurie werden wir als Kennzeichen einer intermittierenden Hydronephrose später noch zu besprechen haben.

Polyurie bei Schrumpf-niere. Die Polyurie bei den eigentlichen Nierenerkrankungen, z. B. den Schrumpfnieren, erreicht selten Werte, die über $2\frac{1}{2}$ Liter hinausgehen Allerdings werden größere Harnmengen zur Zeit der Ausschwemmung von Ödemen entleert. Immerhin wird die Polyurie bei Nierenkranken mitunter dadurch auffällig, daß die Kranken öfter nachts Urin lassen müssen. Das kann verschiedene Ursachen haben. Diese nächtliche Polyurie kann Ausdruck einer beginnenden Kreislaufschwäche sein, also in das Gebiet der Nykturie fallen, die wir bei der Besprechung der Herzkrankheiten erwähnten. In diesem Falle ist die Harnmenge bei Tage geringer und ihr spezifisches Gewicht höher als die des Nachturins. Die häufigeren nächtlichen Entleerungen können aber auch Folge einer Verminderung der Konzentrationsfähigkeit der Niere, also ein Zeichen beginnender renaler Insuffizienz sein. Dann ist die Urinmenge auch am Tage entsprechend hoch. Es empfiehlt sich schon wegen der sich daraus ergebenden verschiedenen therapeutischen Indikationen, diese beiden Formen nächtlicher Polyurien zu unterscheiden.

Strangurie. Die häufigere Urinentleerung ist in vielen Fällen mit Harndrang verbunden, der schmerzhaft sein kann. Diese „Strangurie" kann bekanntlich bei allen akuten und einigen chronischen Formen der Blasenentzündung vorkommen.

Vermehrter schmerzhafter Urindrang kommt aber auch, ohne daß eine Cystitis besteht, bei der sogenannten „Reizblase" vor. Bekannt ist dieser Harndrang nach Genuß unreifen Bieres und ähnlich wirkender Getränke oder nach reizenden Speisen. Vermehrter und gewöhnlich schmerzhafter Urindrang tritt aber auch bei Entzündungen in der Nachbarschaft der Blase auf, z. B. bei Mastdarmfissuren, bei entzündeten Hämorrhoiden und vor allem bei gonorrhoischer Urethritis posterior. Auch Mastdarmcarcinome und Peritonitiden des Blasenperitoneum können zu lebhaftem Harndrang führen. Bei heftigem, anfallsweise auftretendem Harndrang denke man auch an die Blasenkrisen der Tabiker.

Die Cystitis ist an den Harnveränderungen, besonders der Pyurie, leicht zu erkennen: sie soll beim Kapitel Harnveränderungen besprochen werden. Nervöse Pollakis-urie. Hier sei aber betont, daß man eine der cystitischen ähnliche Pollakisurie auch bei Hysterischen antreffen kann. Sie wird bisweilen fälschlich für eine cystitische gehalten. Diese „nervöse Reizblase" ist übrigens nicht selten das Produkt einer längst abgeheilten Gonorrhoe, besonders in Fällen, in denen ärztliche Polypragmasie die betreffende Region dauernd zum Sitz unnötiger Behandlung und damit erhöhter Beachtung gemacht hatte.

Vermehrter Harndrang ist auch der erwähnten Urina spastica neben der Vermehrung und Verdünnung des Urins eigen. Das gleiche gilt von dem vermehrten Urindrang nach kalten Bädern. Im letzteren Falle handelt es sich neben einer Erregung der Nierennerven wohl auch um eine Beeinflussung des Kreislaufs. Beim Gesunden klingt diese allerdings rasch ab; die Vermehrung der Urinmenge wird kompensiert, so daß die Tagesmenge nicht vermehrt ist. Bei Herzkranken haben jedoch kühle Bäder, besonders kohlensaure Bäder, auch einen steigernden Einfluß auf die Tagesharnmenge.

Oligurien sind bislang meist nur als Kennzeichen einer Erkrankung des Kreislaufs oder der Nieren klinisch beachtet worden. Sie kommen aber auch ohne derartige Ursachen vor. Vor allem ist hier die bekannte hypothyreogene Salz- und Wasserretention zu erwähnen, die von EPPINGER[1] klinisch und experimentell studiert wurde. Bei Myxödemen jeder Art kann man sich oft von der Oligurie durch den VOLHARDschen Wasserversuch überzeugen. Auch weist das Verhalten von Diurese und Gewicht bei Hypothyreosen unter Einwirkung des Thyreoidins ja eindeutig auf Wasserretention und Ausschwemmung thyreogenen Ursprungs hin.

Eine nahezu konstante Oligurie, die nicht nur durch die Verminderung des Durstes bedingt ist, findet sich auch bei hypophysärer Kachexie (s. u.)[2]. Außerdem gibt es aber noch eigenartige „primäre Oligurien" ohne grobe inkretogene Symptome.

J. BAUER[3] will diese primären Oligurien, wie folgt, einteilen: 1. in primär renale konstitutionelle Oligurien, bei denen gewissermaßen die Konzentration des Urins habituell eine höhere und die Menge eine entsprechend geringere ist. Salz- und Wasserzulagen werden dabei ungestört ausgeschieden. 2. In konstitutionell primäre Oligodipsien. Diese beiden Formen würden gewissermaßen Gegenstücke der entsprechenden Form des Diabetes insipidus sein. Die interessanteste ist aber die 3. Form, in der die Oligurie durch Salzretention erklärt werden muß. A. LÖB[4] hat derartige Oligurien mit verminderter Kochsalzausscheidung bei orthostatischer Albuminurie beobachtet; andere Autoren haben ebenfalls Fälle von Oligurie mit Kochsalzretention beschrieben. BAUER glaubt, daß man unterscheiden müsse: 1. Formen der Salzretention durch Konzentrationsschwäche der Nieren. Bei diesen würden Salzzulagen prolongiert, aber unter kompensatorischer Polyurie ausgeschieden. 2. Formen, bei denen es sich um eine vermehrte Avidität des Gewebes für Kochsalz handle; bei diesen käme es zu einer gesteigerten Wasserbindung in den Geweben mit Quellung und sogar mitunter mit Ödembildung. Gewöhnlich sei dabei auch eine Achlorhydrie des Magensaftes vorhanden und die Oligurie natürlich eine sekundäre. Die Gründe dieses Verhaltens können verschiedene sein. In einem von JUNGMANN[5] beschriebenen Falle wurden bei der Sektion pluriglanduläre Drüsenveränderungen gefunden. VEIL[6] sah bei seinen Kranken, bei denen die Oligurie mit Schwellungszuständen des Gesichtes und Zunahme des Körpergewichtes verbunden war, Störungen in der Funktion des vegetativen Nervensystems. Er beschreibt auch einen Fall von Schrumpfniere mit passagerer Oligurie im Anschluß an cerebrale eklamptische Krisen, bei denen nach seiner Ansicht die Oligurie zentral bedingt war. Auch JUNGMANN hatte ursprünglich an eine Schädigung des Kochsalzzentrums am Boden des dritten Ventrikels gedacht. In anderen Fällen von Kochsalzretention in den Geweben ließen sich teils Anomalien der inneren Sekretionen nachweisen, teils wurden sie aber auch vermißt. Eine besondere Gruppe bilden augenscheinlich gewisse Fettleibige, bei denen es zwar zu keiner Ödembildung kommt, aber das schwammige Fett das Kochsalz und das Wasser zurückhält. BAUER hat diese Fälle als Hydrolipomatose bezeichnet und ZONDEK[7] hat von Salzwasserfettsucht gesprochen.

Ich[8] habe über „funktionelle Oligurien" berichtet, die bei klimakterischen Ödemen und bei hypophysärer Kachexie auftraten. Die letzteren gingen zum Teil mit Hypostenurie, zum Teil mit normaler, sogar übernormaler Konzentrationsfähigkeit (bei intakter Niere) einher. Außerdem teilte ich Fälle von hochgradiger Oligurie bei Frauen mit ausgeheilten Cystopyelitiden mit; die Oligurie dieser schwer Nervösen war entscheidend von psychischen Faktoren abhängig, konnte aber auch durch Präphyson günstig beeinflußt werden. H. STRAUB berichtete über Fälle von Oligurie und sogar Anurie bei Frauen mit einseitigen organischen Erkrankungen des Nierenbeckens, die gleichfalls im wesentlichen psychogen entstanden.

G. DELL'ACQUA[9] hat bei terminaler hypophysärer Kachexie periodische fieberhafte Oligurie beobachtet.

In das Gebiet der Oligurie mit Ödem nicht kardialen und nicht nephrogenen Ursprungs fallen auch zum Teil jene bekannten Fälle von kachektischem Ödem bei Carcinom, Tuberkulose, schweren Anämien usw.

---

[1] H. EPPINGER, Pathologie und Therapie des Ödems. Berlin: Springer 1917. [2] HANS CURSCHMANN, Prähypophyse und Nierenfunktion. Klin. Wochenschr. 1939. Nr. 46. [3] J. BAUER, Klin. Wochenschr. 1926. Nr. 29, S. 1026, dort auch die Literatur. [4] A. LÖB. Dtsch. Arch. f. klin. Med. Bd. 83. [5] JUNGMANN, Klin. Wochenschr. 1922, S. 1546. [6] VEIL, Dtsch. Arch. f. klin. Med. Bd. 139. [7] ZONDEK, Dtsch. med. Wochenschr. 1925. S. 1267. [8] HANS CURSCHMANN, Med. Welt 1936. Nr. 16. [9] G. DELL'ACQUA, Ref. Med. Rundsch. 1947. S. 162.

Anurie.   Wird kein Urin gelassen, besteht also eine **Anurie**, so muß besonders bei benommenen Menschen der erste Griff des Arztes der nach der Blase sein. Fühlt man die gefüllte Blase als einen aus dem kleinen Becken heraufsteigenden halbkugeligen Tumor, so muß sofort katheterisiert werden. Der Katheterismus empfiehlt sich überhaupt bei allen Tumoren dieser Gegend, um Täuschungen durch eine gefüllte Blase auszuschließen. Eine übermäßige Füllung der Blase kommt außer bei Benommenen oft durch Stenosierungen der Harnwege, namentlich wieder durch eine Prostatahypertrophie vor, und gerade bei i·r kann die Behinderung der Entleerung ganz plötzlich eintreten. Ebenso wird eine Überfüllung der Blase durch eine Lähmung derselben hervorgerufen. Es sei an die Ischuria paradoxa erinnert, die sich bei Rückenmarkkranken besonders anfangs findet, wenn die sympathische Blaseninnervation noch nicht ihre selbständige Funktion zurückgewonnen hat und die Leitung zum Zentralorgan unterbrochen ist, z. B. bei Querschnittsmyelitiden. Später findet dann bei den meisten Rückenmarkskranken die unwillkürliche Urinentleerung so statt, daß der Urin wie beim Säugling, der die willkürliche Beherrschung der Urinentleerung noch nicht erlernt hat, in durch mehrstündige Pausen getrennten, schubweisen Entleerungen erfolgt, ohne daß dem Kranken dies zum Bewußtsein kommt. Eine einfache, mehr oder minder erhebliche Erschwerung des Urinlassens findet sich oft als frühes Symptom der multiplen Sklerose und der Tabes.

Eine Störung der Urinentleerung in der Weise, daß der Urin unwillkürlich abgeht, wenn dem eintretenden Harndrang nicht sofort Folge geleistet wird, kommt außer bei Cystitis besonders bei Prostatikern vor. Ferner haben wir derartige Störungen im Weltkrieg vielfach bei Soldaten gesehen, die Erkältungen ausgesetzt waren. Sie steigerten sich oft bis zur wirklichen diurnen und nok-

Enuresis. turnen Enuresis.

Das eigentliche Bettnässen bei Kindern und Jugendlichen führt insofern zu differentialdiagnostischen Erwägungen, als nächtliche epileptische Anfälle und — für das Tageseinnässen — eine Spina bifida occulta als Ursachen nicht übersehen werden dürfen. Außerdem muß auf reflektorisch wirkende Ursachen wie Phimosen, Mastdarmfissuren und Würmer geachtet werden. In der Mehrzahl der Fälle handelt es sich bekanntlich um nervöse Individuen. Ob die Masturbation bei der Enurese eine ursächliche Rolle spielt, wie behauptet wurde, erscheint mir sehr zweifelhaft.

Anders ist natürlich die Inkontinenz bei Erwachsenen und älteren Leuten, besonders bei Frauen zu beurteilen. Bei beiden Geschlechtern kann sie durch Cystitis und Urethritis bedingt sein, wie bereits bei Prostatikern erwähnt wurde. R. MUELLNER[1]) fand unter 140 Frauen mit Harninkontinenz 45, bei denen Geburtsfolgen (Dammrisse u. a.) die Ursache waren. 95 Frauen hatten keinen Partus durchgemacht. Bei ihnen war keine besondere Läsion der Harnröhre zu finden. In solchen Fällen ist die Inkontinenz als eine funktionelle, hormonal beeinflußte Störung aufzufassen.

Eine sehr kennzeichnende Störung der Urinentleerung wird mitunter dadurch hervorgerufen, daß die Urinentleerung plötzlich mitten im Strahl stockt, wenn

Blasenstein. ein Blasenstein das Orificium der Urethra verlegt. Änderung der Körperlage stellt dann oft die freie Passage wieder her. Bleibt dagegen ein Konkrement in der Urethra selbst stecken, so kann es zu einer meist höchst schmerzhaften, akuten Harnverhaltung, genau wie bei Prostatahypertrophie oder anderen stenosierenden Prozessen kommen.

Anurie.   Die eigentliche Anurie, das Stocken der Harnsekretion, kommt bei schweren Nephritiden und auf reflektorischer Basis bei Steinkoliken und Nierenembolien, auch wohl bei Peritonitiden vor. Dabei sei betont, daß reflektorische völlige

---

[1]) RICHARD MUELLNER, Boston, Ref. Med. Klin. 1947. S. 779.

Anurie nach Verschluß eines Ureters (z. B. durch Stein) zwar immer wieder angenommen wird, aber meist nicht beweisbar ist. Erfahrene Urologen bestreiten ihr Vorkommen. Eine hysterische Anurie ist zwar mehrfach beschrieben worden, sogar mit kompensatorischem Harnerbrechen. Es dürfte sich aber dabei wohl immer um Täuschungsmanöver gehandelt haben.

Ich glaubte, eine reflektorische Anurie bei einem älteren Mann mit Steinverschluß des rechten Ureters annehmen zu dürfen. Es bestand beginnende Urämie mit Rest-N-Werten über 200 mg-%. Anurie und Urämie besserten sich aber nach Entfernung des Steines nicht. Die Obduktion ergab schwere beiderseitige Pyelonephritis.

MATTHES erlebte einen derartigen Fall, bei dem trotz strengster Beaufsichtigung kein Urin entleert wurde und die Blase beim Katheterisieren stets nur wenige Tropfen Urin enthielt. Es wurden aber urinös riechende Flüssigkeiten erbrochen. Die psychopathische Kranke hatte sich daran gewöhnt, den Urin in kleinen Portionen in ein in der Hand bequem zu verbergendes Gefäß zu lassen und dann sofort auszutrinken.

Bevor ich nun auf die Diagnose des Urinbefundes eingehe, sei noch für alle primären Nephropathien und die Erkrankungen der ableitenden Harnwege einer einfachen Untersuchungsmethode gedacht, die — natürlich nur im Verein mit den anderen — gewisse Schlüsse gestattet, nämlich der Senkungsgeschwindigkeit der Erythrocyten (S.G.), die besonders BERTRAM[1]) bearbeitet hat. RUD. VOSS[2]) fand an dem Material meiner Klinik folgendes: Die S.G. ist erhöht bei akuten, aber auch chronischen Glomerulonephritiden, bei Nephrosen und Schrumpfnieren jeder Art. Sie ist aber normal bei gutartigen Restalbuminurien. Die S.G. ist gleichfalls stark erhöht bei allen Cystopyelitiden, besonders in fieberhaften Stadien; sie ist aber normal bei unkomplizierten Steinnieren. Die diagnostische Bedeutung der S.G. für die genannten Krankheitsgruppen ist also künftig weit mehr zu berücksichtigen, als dies bisher geschehen ist.

Senkungsreaktion.

2. Die Diagnose des Urinbefundes.
a) Eiweiß und Zylinder.

Als Kennzeichen einer Nierenerkrankung galt früher in erster Linie die Albuminurie. Nicht jede Nierenerkrankung führt aber zu einer Eiweißausscheidung. Bei beginnenden Schrumpfnieren kann die Albuminurie fehlen oder nur so gering sein, daß sie bei der Kochprobe nicht erkannt wird.

Andererseits bedeutet eine Albuminurie nicht immer eine wirkliche Erkrankung der Niere. Bekanntlich führt die kardiale Stauung oft zu erheblicher Eiweißausscheidung, die mit der Besserung des Kreislaufs wieder verschwinden kann. Ferner treten nach anstrengenden Märschen und Radfahrten oft nicht nur Eiweiß, sondern sogar hyaline, gekörnte und selbst Blutzylinder im Urin auf. Gleiches haben wir bei nierengesunden Langstreckenschwimmern festgestellt.

Das Eiweiß bei Entzündungen der ableitenden Harnwege kann auch aus diesen stammen. Es entspricht dann die Eiweißmenge der Menge des gleichzeitig entleerten Eiters.

Der Befund einer Albuminurie läßt also noch keinen bestimmten Schluß zu, sondern fordert nur zu eingehender Untersuchung auf. Auch ist ein Schluß aus der Menge des Eiweißes auf die Form oder Schwere des Nierenleidens nicht angängig. Dies gilt besonders für die akuten doppelseitigen Nierenerkrankungen. Für die Restzustände und die Schrumpfnieren läßt sich allerdings sagen, daß ein höherer Eiweißgehalt mehr für Reste nephrotischer Zustände bzw. für sekundäre Schrumpfnieren spricht, während die Reste vorwiegend glomerulärer Erkrankungen und die arteriolosklerotischen genuinen Schrumpfnieren sich durch geringen Eiweißgehalt des Urins auszeichnen. Doch gilt dies nicht ausnahmslos, wie ein Fall von STEPP und PETER[3]) zeigt.

---

[1]) BERTRAM, Zeitschr. f. urol. Chir. Bd. 30, H. 3 u. 4.   [2]) RUD. VOSS, Diss. Rostock 1936, hier die gesamte Literatur.   [3]) STEPP und PETER, Dtsch. Arch. f. klin. Med. Bd. 153.

Diese Autoren beobachteten, daß bei einer Frau mit Nierensklerose, Herzinsuffizienz mit Ödemen zwar zunächst nach Digitalis und Theacylongaben eine Besserung eintrat, dann aber wurde unter Verschlechterung der Diurese ein syrupdicker Urin mit einem spezifischen Gewicht von 1112 und einem vorwiegend aus Albumin bestehenden, den Bluteiweißgehalt übersteigenden Eiweißgehalt von 26—30% ausgeschieden.

Die Art des ausgeschiedenen Eiweißes, besonders das Verhältnis zwischen Serumalbumin und Globulin, ist wiederholt eingehend studiert worden. Dieses Verhältnis, der sogenannte Eiweißquotient, hat aber bisher keine diagnostische Bedeutung gewonnen. Dagegen seien über den Essigsäurekörper, ein Eiweiß, das schon auf Zusatz verdünnter Essigsäure ausfällt und im Säureüberschuß wieder löslich ist, einige Worte gesagt.

Der Essigsäurekörper ist früher als ein Globulin angesehen worden, später ist er von MÖRNER als ein chondroitinsaures Eiweiß erkannt worden. Bei Ikterus soll er dagegen nach STRAUSS aus gallensaurem Eiweiß bestehen. MATTHES hat diesen Essigsäurekörper oft bei Infektionsnephritiden, z. B. bei der Scharlachnephritis bereits vor dem Auftreten der eigentlichen Albuminurie gefunden. Er wird aber auch als letzter Rest einer Albuminurie bei abklingenden Nephritiden angetroffen und bei vielen flüchtigen Albuminurien, z. B. bei den orthostatischen und bei Ikterus. Öfter sah MATTHES ihn auch bei sonst eiweißfreien Gichtikern während der Anfälle. STRAUSS möchte ihn wegen seines Vorkommens bei den febrilen Albuminurien als ein tubuläres Phänomen deuten. Nach STRAUSS und POLITZER läßt sich nach seinem Verschwinden oft noch längere Zeit Chondroitinschwefelsäure im Urin nachweisen.

Die Reaktion auf Chondroitinschwefelsäure wird in der Weise ausgeführt, daß man zu einer mit Essigsäure angesäuerten Urinprobe etwa 1 ccm einer 1%igen Lösung von Pferdeserum setzt. Es entsteht dann schon in der Kälte eine Trübung.

Über die Harnzylinder ist differentialdiagnostisch folgendes zu sagen: Wir wissen, daß ein reichlicher Befund von Zylindern aller Arten namentlich den tubulären Nierenerkrankungen eigen ist. Es kommen aber sowohl hyaline wie gekörnte Zylinder auch bei anderen Prozessen, z. B. bei allen Glomerulonephritiden, Stauungsnieren und sogar schon bei den Marschalbuminurien vor. Die differentialdiagnostische Bedeutung der Zylinder für die Unterscheidung der einzelnen Formen der Nierenkrankheiten ist demgemäß unerheblich. Dagegen beweist das Vorhandensein von Zylindern immerhin eine Beteiligung der Nieren. Sie fehlen also bei den Erkrankungen, die nur die ableitenden Harnwege betreffen.

Man hat auch auf das Auftreten von doppeltbrechenden Substanzen Gewicht gelegt. Sie kommen sowohl als freie Körner, als in Form von Auflagerungen auf Zylinder vor und sind mit dem Polarisationsmikroskop leicht zu erkennen, aber auch schon bei der gewöhnlichen mikroskopischen Untersuchung an ihrem Fettglanz auffällig. Über ihre Bedeutung wird bei der Schilderung der Lipoidnephrose ausführlich berichtet werden.

Das Auftreten von Wachszylindern läßt nur den Schluß auf eine schwere Nephritis zu und spricht jedenfalls nicht mit Sicherheit für das Vorliegen eines Nierenamyloids. Bekannt sind die gelbgefärbten Ikteruszylinder und ebenso die kurzen, feinkörnigen, während des diabetischen Komas oft in großen Mengen nachweisbaren „Komazylinder".

Epitheliale Beimengungen aus den Harnwegen kommen als Plattenepithelien und als rundliche oder birnförmige oder geschwänzte Epithelien vor. Von den letzteren glaubte man früher, daß ihr Auftreten für eine Herkunft aus den oberen Harnwegen, besonders aus dem Nierenbecken spräche. Doch trifft dies nicht zu. Sie stammen vielmehr aus den tieferen Schichten des Epithelbelages, finden sich daher bei jeder heftigeren Entzündung, also auch bei den auf die Blase beschränkten, und lassen keinen Schluß auf den Sitz der Entzündung zu.

Die viel kleineren Nierenepithelien sind oft stark verändert und dann nicht leicht von Leukocyten zu unterscheiden. Ziemlich sicher sind sie als Nierenepithelien zu erkennen, wenn sie auf Zylindern liegen. Das Auftreten von Epithelialzylindern, namentlich wenn sie doppeltbrechende Substanzen enthalten, läßt immerhin eine Erkrankung der Tubuli vermuten.

b) Pyurie.

Leukocyten kommen im Harn zwar bei Nierenerkrankungen vor, aber nicht in größerer Menge. Ziemlich reichlich kann man sie bei beginnender Scharlachnephritis treffen, aber nicht derart, daß der Urin den Charakter der Pyurie bekommt. Ich gebrauche diesen Ausdruck, da er leider üblich ist, trotzdem der Name „Eiterharn" für viele Fälle dieser Art, z. B. Coliinfektionen mit fast klarem Urin, eigentlich nicht zutrifft. Die Pyurie ist im allgemeinen Symptom einer Erkrankung der ableitenden Harnwege; höchstens liefert die Nierentuberkulose gelegentlich reichlichere Eitermengen. Wenn die Pyurie nur aus den Harnwegen stammt, so entspricht der Eiweißgehalt des Urins der Menge des vorhandenen Eiters und ist im filtrierten Urin nur gering. Ein stärkerer Eiweißgehalt spricht für eine gleichzeitige Nierenerkrankung.

Man kann den Eitergehalt eines Urins schon dann vermuten, wenn die Trübung weder auf Lauge- noch auf Säurezusatz verschwindet. Ist die Pyurie einigermaßen reichlich, so bildet sich auf Zusatz von Lauge eine Art Gelatine, die besonders, wenn man die Lauge tropfenweise unter gleichzeitigem Umschütteln zusetzt, reichlich mit Luftblasen durchsetzt ist (DONNÉ).

Die mikroskopische Untersuchung ist aber trotzdem erforderlich, um seltenere Harntrübungen von der Pyurie unterscheiden zu können.

Bei Diabetikern findet sich z. B. gelegentlich eine Harntrübung durch Wucherung von Hefepilzen im zuckerhaltigen Urin. Eine Hefetrübung hat HOHLWEG auch bei einem Kranken ohne Diabetes beschrieben. Eine Trübung durch Chylurie wird mikroskopisch an der feinsten Verteilung des Fettes und an der Möglichkeit, sie durch Ätherextraktion zum Verschwinden zu bringen, leicht erkannt. Man denke dabei aber nicht nur an die Filaria- oder an die Bilharziainfektionen, sondern auch an Täuschungsversuche Hysterischer durch Zusatz von Milch. Von W. KAISERLING wurde ein Fall beschrieben, in dem eine Chylurie durch Milchzusatz zum Harn vorgetäuscht wurde.

Hefe-trübungen.

Nicht jede entzündliche Erkrankung der Harnwege führt zu besonders starker Eiterbeimengung. Es sei besonders an die durch das Bacterium coli hervorgerufenen Cystitiden erinnert, bei deren leichteren Formen und Stadien ein saurer, fast klarer, nur leicht opaleszierender Urin entleert werden kann, der nur vereinzelte Eiterkörperchen, dagegen reichlich Bakterien enthält.

Besteht aber eine Pyurie, so erhebt sich die Frage, woher der Eiter stammt. Die Dreigläserprobe gibt darüber Auskunft, ob der Eiter nur aus der vorderen Harnröhre (erste Portion trübe) kommt, ob eine Urethritis posterior besteht (letzte Portion stärker getrübt) oder ob eine Cystitis (gleichmäßige Trübung) vorhanden ist. Eine Unterscheidung, ob der Eiter nur aus der Blase stammt, oder, ob eine Nierenbeckeneiterung besteht, läßt sich wenigstens in den akuteren Fällen dadurch treffen, daß die Pyelitiden Schmerzen in der Nierengegend hervorrufen und auch bei bimanueller Palpation eine Druckempfindlichkeit erkennen lassen. Das ist namentlich bei den einseitigen, nicht durch Urinstauung entstandenen Formen der Pyelitis der Fall. Allerdings kommen auch bei Urethritis posterior Schmerzausstrahlungen nach der Nierengegend vor. Sicher kann man die Herkunft des Eiters aber erst cystoskopisch feststellen. Man hüte sich jedoch, bei bestehender Cystitis und einseitiger Pyelitis den gesunden Ureter zu katheterisieren, da man ihn dann leicht infiziert.

Eine vorübergehende Pyurie, bei der der Harn gewöhnlich sauer bleibt, kann von einem Durchbruch eines Abscesses in die Blase rühren. Meist tritt dann plötzlich eine Trübung auf; die Eitermengen sind dann reichlich. Trotzdem fehlen die subjektiven Symptome der Cystitis. Gewöhnlich lassen auch die sonstigen Befunde die richtige Deutung eines Absceßdurchbruchs zu.

Durch-bruch eines Abscesses.

Bei akuten Formen der Pyurie ist stets zuerst an eine Infektion der Blase zu denken, die durch Übergreifen einer Gonorrhoe oder durch eine Katheterinfektion oder auf weniger durchsichtige Art entstanden ist.

Akute Cystitis.

Ganz besondere Wichtigkeit haben die bereits mehrfach erwähnten Infektionen der ableitenden Harnwege mit Bacterium coli. Hier sei noch einmal betont, daß das Bacterium coli, übrigens ebenso wie Typhus- und Paratyphusbacillen, den Harnstoff nicht zersetzen, und, daß deswegen der Urin sauer bleibt. Bei vielen anderen Infektionen der Blase, besonders bei Proteüsinfektionen, wird der Urin durch ammoniakalische Gärung alkalisch, die bekanntlich am Geruch und am Auftreten von Tripelphosphaten im frischen Urin leicht kenntlich ist.

Tuber-
kulose. Bei jeder chronischen Pyurie ist genau auf etwaige Urotuberkulose zu untersuchen. Namentlich ist jede Pyurie auf Tuberkulose verdächtig, die zunächst mikroorganismenfrei erscheint. Der Nachweis der Tuberkelbacillen, die oft in dicken Zöpfen zusammenliegen, muß stets im Katheterurin geführt werden, um Täuschungen durch Smegmabacillen zu vermeiden. Denn die Smegmabacillen haben fast die gleichen färberischen Eigenschaften wie die Tuberkelbacillen. Man kann zur Sicherheit auch noch die Impfung auf ein Meerschwein mit mehrfach mittels physiologischer Kochsalzlösung gewaschenem Zentrifugat heranziehen.

Der Verdacht auf Tuberkulose wird durch anderweitige Manifestationen der Tuberkulose, besonders des Hodens, der Samenstränge und Samenblasen, oder durch eine Genitaltuberkulose der Frau, fast zur Gewißheit. In jedem Falle von Tuberkuloseverdacht ist die Cystoskopie auszuführen. Sie läßt bei Tuberkulose entweder schon eine ausgedehntere Blasentuberkulose oder wenigstens verdächtige Veränderungen an der Mündung des Ureters der befallenen Seite erkennen (Rötung, Schwellung, kleine Hämorrhagien oder Geschwürchen). Cystoskopie und Ureterenkatheterismus gestatten auch die Entscheidung, ob der Prozeß einseitig oder doppelseitig ist. Sie sind schon deswegen unerläßlich, um eine noch einseitige Erkrankung rechtzeitig der operativen Therapie zuführen zu können.

F. Suter[1]) macht auf die Notwendigkeit des Tierversuches zwecks kultureller Prüfung des Harns von Tbc-Bacillen auch im Harn der „gesunden" Niere aufmerksam. Unter 65 untersuchten Fällen fand er 18mal Bacillen im — mittels Ureterenkatherismus gewonnenen — Harn der scheinbar gesunden Niere, außerdem 34mal leichteste Albuminurie und Leukocyten, was aber die operative Entfernung der dominierend kranken Niere nicht ausschließen darf!

Chronische
Cystitis. Außer der Tuberkulose muß man auch die übrigen häufigen Ursachen chronischer Blasenkatarrhe differentialdiagnostisch in Betracht ziehen, in erster Linie Harnstauungen bei Männern durch Strikturen oder Prostatahypertrophie, bei Frauen durch Genitalerkrankungen wie Uterussenkungen oder Blasenscheidenfisteln. Aber auch Tumoren, z. B. Carcinome der Nachbarschaft oder Abscesse, können die Ursache chronischer Cystitiden sein. Matthes beobachtete einen Arzt, der jahrelang wegen chronischer Cystitis behandelt worden war; tatsächlich aber wurde die Cystitis durch einen neben der Blase liegenden alten appendicitischen Absceß unterhalten. Es ist also stets eine Vaginal- bzw. Rectaluntersuchung auszuführen und eine genaue Anamnese zu erheben. Man denke auch stets daran, daß Blasenkatarrhe Symptome eines bis dahin noch nicht erkannten Rückenmarkleidens sein können.

Blasen-
stein. Endlich muß bei jedem Falle chronischer Pyurie auch die Frage auftauchen, ob sie nicht etwa durch einen Blasenstein oder einen Fremdkörper in der Blase unterhalten wird. Das einfachste Verfahren zu ihrer Feststellung ist die Röntgenphotographie der Blase. Man hüte sich jedoch, die häufigen kleinen Venensteine, die nach ihrer Anordnung leicht zu erkennen sind, für Blasenkonkremente zu halten. Man kann den Stein natürlich auch durch Sondierung mit der Steinsonde oder cystoskopisch feststellen.

Erinnert sei daran, daß bei Kindern ein Mastdarmprolaps öfter ein Zeichen eines Blasensteines ist und jedenfalls zur Urinuntersuchung auffordert. Die

---

[1]) F. Suter, Schweiz. med. Wochenschr. 1945. S. 1025.

Blasensteinbeschwerden sind, abgesehen von den begleitenden cystitischen Erscheinungen, mitunter dadurch gekennzeichnet, daß die Schmerzen und Urinbeschwerden besonders nach Erschütterungen und plötzlichen Bewegungen auftreten und in der Ruhe nachlassen. Die charakteristische Unterbrechung des Urinstrahles bei Verlegung des Orificium internum wurde bereits erwähnt.

c) Die Differentialdiagnose der Hämaturie.

Die Blutbeimengungen zum Urin, soweit sie Folge hämorrhagischer Nephritiden sind, sollen hier nicht behandelt werden. Wenn auch bei ihren akuten Formen der Urin Fleischwasserfarbe annehmen kann, so ist doch aus den übrigen Symptomen, z. B. schon aus dem Nachweis von Zylindern, die Diagnose der Nephritis stets zu stellen. Im folgenden sollen also nur die Formen der nichtnephritischen Urinblutungen besprochen werden.

Zunächst muß in jedem Fall von Blutharn festgestellt werden, woher die Blutung stammt. Da ist folgendes zu beachten: Blutungen aus der Harnröhre oder der Prostata sind unabhängig von der Urinentleerung. Falls Blut und Urin jedoch gleichzeitig entleert werden, so erscheint das Blut in den Anfangsportionen am stärksten. Bei Blasenblutungen dagegen verstärkt sich die Blutbeimischung zum Urin während der Entleerung, besonders aber am Schluß derselben. Bei Blutungen, deren Ursprung oberhalb der Blase ist, wird das Blut dem Urin gleichmäßig beigemischt. Man stellt diese Unterschiede mit der Dreigläserprobe fest.

GUMPRECHT gab an, daß bei Blasenblutungen die roten Blutkörperchen meist sternförmig geschrumpft seien, während bei Nierenblutungen sich kleine kugelige Abschnürungen an ihnen zeigen. GERHARDT fand, daß Nierenblutungen eine stärkere Entfärbung und ein dadurch bedingtes, lederartiges Aussehen der roten Blutkörper aufweisen. Beide Merkmale sind aber diagnostisch wenig bedeutsam und hängen weniger vom Sitz der Blutung als von der Dauer des Verweilens der Blutkörper im Urin ab.

Das einzige sichere Mittel, um festzustellen, ob die Blutung in der Blase oder höher oben ihren Ursprung hat, ist die Cystoskopie, wenn nötig in Verbindung mit Spülungen der Blase. Bei Blasenblutungen läßt sich die Blutung durch die Spülung oft temporär beseitigen, bei höher herabkommenden Blutungen nicht. Ein sicheres Urteil ergibt der Ureterenkatheterismus, der bei Blasenblutungen natürlich blutfreien Urin ergibt.

Ist der Ursprung der Blutung oberhalb der Blase festgestellt, so ist an eine ganze Reihe von Möglichkeiten zu denken; vor allem an folgende: 1. Die Blutung als Folge einer Nierensteinerkrankung. 2. Die Blutungen bei Nierentuberkulose. 3. Die durch Nierentumoren verursachten Blutungen. Auch Tumoren in der Nachbarschaft der Niere rufen mitunter Nierenblutungen hervor, z. B. Nebennierentumoren, selbst wenn sie nicht in die Niere eingewuchert sind. 4. Die durch eine größere Nierenembolie hervorgerufenen Blutbeimengungen. 5. Blutungen nach Traumen der Nierengegend und nach (seltenen) Massenblutungen ins Nierenlager. 6. Hämaturien bei Hämophilie oder anderen hämorrhagischen Diathesen. 7. Können Blutungen bei schweren Pyelitiden, bei Cystennieren und in seltenen Fällen auch bei Wandernieren, wenn diese eingeklemmt werden, vorkommen. 8. Seltenere Ereignisse sind auch durch Parasiten, etwa durch Echinokokken oder durch die in Europa seltene Filaria hervorgerufene Blutungen. 9. Bleiben eine Reihe von Blutungen ohne nachweisbare Ursache, die sogenannten idiopathischen Nierenblutungen, übrig[1]), deren Existenz oft angezweifelt wurde, aber durch den völlig negativen histologischen Obduktionsbefund in einigen Fällen jetzt bewiesen worden ist.

Nieren-
blutungen.

---

[1]) Vgl. darüber NAUNYN, Mitt. a. d. Grenzgeb. d. Med. u. Chirurg. Bd. 5.

Einige von diesen Blutungen lassen sich in ihrer Herkunft durch die begleitenden Symptome richtig deuten. Die Steinblutungen sind durch den heftigen Kolikschmerz gekennzeichnet. Allerdings ist dabei eine Täuschungsmöglichkeit vorhanden: Blutgerinnsel, die den Ureter verstopfen oder nur mühsam passieren, können gleichfalls Koliken hervorrufen. Immerhin ist dies sehr selten. Die Nierensteinblutungen treten gewöhnlich in typischen Anfällen auf. Sie können erheblich sein; meist sind sie gering und nur im mikroskopischen Befund des Harnsediments festzustellen. In der Zeit zwischen den Anfällen ist der Urin meist völlig blutfrei.

Bei der Erörterung der von den Nieren ausgehenden Schmerzphänomene soll auf die Symptomatologie der Nierensteine ausführlicher eingegangen werden: hier genüge zu bemerken, daß eine mit Koliken verbundene Hämaturie eine Nephrolithiasis am wahrscheinlichsten macht. Die seltenen Massenblutungen in die Nieren rufen lokale Nierenschmerzen, aber nicht solche vom Charakter der Kolik hervor; außerdem sind sie oft mit Erscheinungen einer inneren Blutung, also mit deutlicher Anämie und Pulsbeschleunigung verbunden. Die tuberkulösen Blutungen können schon als initiale erheblich und oft schmerzlos sein. Oft aber findet sich bei Nierentuberkulose eine anhaltende, wenn auch geringe Blutbeimischung. Die pyelitischen Blutungen, soweit sie auf entzündlicher Basis erwachsen, sind dadurch ausgezeichnet, daß nur im Beginn der Erkrankung reines Blut sich dem Urin beimischt, sehr bald aber gleichzeitig reichlich Eiter im Urin nachweisbar ist; allerdings kann ein gleiches Verhalten sich auch bei Tuberkulose finden.

Neubildungen rufen von Zeit zu Zeit größere Blutungen, meist ohne Schmerzen, hervor. Für die Annahme einer Nierenembolie ist im allgemeinen der Nachweis einer Quelle des Embolus zu fordern, deren Symptomatologie bei der Differentialdiagnose der Endokarditis abgehandelt wurde. Außerdem gehen Niereninfarkte stets mit mehr oder minder heftigen Schmerzanfällen einher.

Sehr vorsichtig sei man mit der Annahme einer „idiopathischen" Nierenblutung. Wenn auch sicher Nierenblutungen im höheren Alter vorkommen, die nach ihrem Abklingen nie wieder irgendwelche Erscheinungen hervorrufen und bei denen auch später der Obduzent eine Quelle der Blutung nicht aufdecken kann, so sind doch anscheinend idiopathische Blutungen meist der Ausdruck ganz geringer tuberkulöser Veränderungen oder kleiner Tumoren, die noch keine Lokalsymptome machen. Mitunter mögen sie durch Teleangiektasien des Nierenbeckens verursacht sein, bisweilen durch Arteriosklerose. Jedenfalls entschließe man sich nur dann zur Annahme einer idiopathischen Blutung, wenn die genaueste Untersuchung keinen Anhalt für eine andere der genannten Ursachen für Nierenblutungen ergibt.

Blasen-
blutungen.
Die Quelle der Blasenblutungen deckt die Cystoskopie meist auf. Sie kommen vor bei allen heftigeren Cystitiden, auch den gonorrhoischen, bei Blasensteinen, vor allem aber bei bösartigen und gutartigen Geschwülsten (Papillomen), und endlich aus Varicen und sonstigen Gefäßveränderungen. Auch sei erwähnt, daß bei Gravidität Blasenblutungen auftreten können. Sie sind entweder durch Stauung bedingt und stammen dann aus erweiterten Venen oder aber sie sind Ausdruck einer Blasengangrän. Da die Diagnose der Blasenblutungen in das speziell urologische Gebiet fällt, so soll auf die Einzelheiten der cystoskopischen Bilder nicht näher eingegangen werden.

Hämo-
globinurie.
Die Hämaturie darf natürlich nicht mit einer Hämoglobinurie verwechselt werden. Hämoglobinurien kommen nach Vergiftungen mit Blutgiften vor, z. B. mit Kali chloricum, Arsenwasserstoff, Pyrogallussäure, Pilzgiften wie Lorchelgift. In diesen Fällen wird die Anamnese ausschlaggebend sein. Differentialdiagnostisch wichtiger sind die paroxysmalen Formen, von denen wir eine Form

als Schwarzwasserfieber bei der Besprechung der Malaria schilderten. Attacken von Hämoglobinurie sind ferner als Teilerscheinung eines Bronzediabetes von RINDFLEISCH beschrieben [1]). Auf hämoglobinurische Nachschübe bei abklingender, akuter, hämorrhagischer Glomerulonephritis hat BITTORF aufmerksam gemacht [2]). Auch die Marschalbuminurie, die schon erwähnt wurde, kann durch eine primäre Hämoglobinurie ausgelöst werden, wenigstens faßte SCHELLONG [3]) eine derartige Marschhämoglobinurie als wohlumgrenztes Krankheitsbild auf.

Am wichtigsten ist die Kältehämoglobinurie. Sie äußert sich in Attacken von Hämoglobinurie nach Abkühlungen. Die Anfälle beginnen häufig mit Schüttelfrost, Fieber, Erbrechen und Schmerzen in der Nierengegend; mitunter fehlen aber auch diese Symptome. Die Anfälle dauern meist wenige Stunden. Sie können von Ikterus und Milztumor gefolgt sein. DONATH und LANDSTEINER wiesen bei der paroxysmalen Kältehämoglobinurie ein Autolysin nach, dessen Amboceptor nur in der Kälte von roten Blutkörperchen verankert wird. Man kann diesen Amboceptor im Blut der abgekühlten Fingerbeere nachweisen. Etwa 30% der Fälle beruhen angeblich auf Lues. Da aber in der Mehrzahl der Kältehämoglobinurien die Wassermannreaktion positiv ausfällt und meist als unspezifisches Resultat angesprochen wird, ist es fraglich, ob die luische Ätiologie dieser 30% zutrifft. Auch spricht das familiäre Auftreten dieser Anomalie doch sehr für ihren konstitutionellen Charakter.

Man findet bei der paroxysmalen Hämoglobinurie den Urin rot oder braun gefärbt; er enthält aber keine oder nur vereinzelte rote Blutkörper. Spektroskopisch läßt sich das Hämoglobin bzw. Methämoglobin leicht nachweisen, auch fallen die chemischen Hämoglobinproben positiv aus.

Bei dem früher als Methämoglobinurie gedeuteten Phänomen der Haffkrankheit handelt es nach BIELENSTEIN und SCHUMM um die Ausscheidung von Muskelfarbstoff, Myoglobin. Die nur die Fischerbevölkerung des Frischen Haffes befallende Krankheit wird durch dauernden Genuß von Haffischen hervorgerufen und äußert sich in heftigen Muskelschmerzen und paroxysmaler Myoglobinurie, dem etwas Oxyhämoglobin beigemischt sein kann. Vgl. den Bericht der Universitätsgruppe in Königsberg [4]) und SCHITTENHELM [5]).

Haffkrankheit.

Mitunter kann eine Hämoglobinurie dadurch vorgetäuscht werden, daß bei einer Hämaturie der Urin hämolytische Eigenschaften hat. Dann ist aber, wie v. KORÁNY betont, immer nur wenig freies Hämoglobin und reichlich koagulables Eiweiß vorhanden.

Als seltener Befund sei auch die Porphyrinurie erwähnt, bei der der Urin rot oder bräunlich gefärbt ist und Eiweiß enthalten kann. Die Erkrankung kommt sowohl in akuter als auch chronischer Form und als angeborene vor. Die Erkennung des abnormen Farbstoffes, der mitunter mit anderen (Hämatofuchsin) gemeinsam auftritt, geschieht durch sein charakteristisches spektroskopisches Verhalten. Noch feiner als der spektroskopische Nachweis ist die Untersuchung auf Fluorescenz.

Porphyrinurie.

Man versetzt 1 Liter Urin mit 200 ccm 10%iger Natronlauge, der Niederschlag wird auf einem Filter wiederholt mit Wasser gewaschen, dann mit 10 ccm Alkohol-Salzsäure (8 : 2) in einem Schälchen verrieben, im Wasserbad 3 Minuten lang ausgezogen, dann wird filtriert und das Filtrat auf Fluorescenz geprüft [6]). Man kennt verschiedene Porphyrine, z. B. das Uro- und das Koproporphyrin. Eine zusammenfassende Darstellung und eigene Untersuchungen haben BORST [7]) und KÖNIGSDÖRFFER veröffentlicht.

[1]) RINDFLEISCH, Dtsch. Arch. f. klin. Med. Bd. 125. [2]) BITTORF, Münch. med. Wochenschr. 1921. Nr. 26. [3]) SCHELLONG, Zeitschr. f. d. ges. exp. Med. Bd. 34. [4]) Dtsch. med. Wochenschr. 1926. Nr. 8. [5]) SCHITTENHELM, Handbuch v. BERGMANN u. STAEHELIN, Bd. 1, S. 1021—1023. 1934. [6]) LANGECKER, Zeitschr. f. physiol. Chem. Bd. 115, S. 1. [7]) BORST und KÖNIGSDÖRFFER, Untersuchungen über Porphyrie mit besonderer Berücksichtigung der Porphyria congenita. Leipzig: S. Hirzel 1929. Man vgl. auch FISCHER und SCHWERDTEL, Zeitschr. f. physiol. Chemie 1928. Bd. 125.

Die akuten Fälle, die entweder ohne nachweisbare Ursache oder nach Sulfonal-, Trional- oder Veronalmißbrauch, bzw. Vergiftungen beobachtet werden, sind neben dem Urinbefund ausgezeichnet durch die Symptomentrias: Erbrechen, Leibschmerzen und Obstipation. Bisweilen wurden auch Hämatemesis oder blutiger Stuhl beobachtet. Auch aufsteigende Lähmungen im Sinne der LANDRY-schen Paralyse bzw. durch Hirn- und spinale Erscheinungen komplizierter Poly-neuritiden kommen vor; und zwar pflegen diese erst nach einer Reihe von Kolik-anfällen aufzutreten und tödlich zu enden (SNAPPER) [1].

Die chronischen Formen sind vor allem durch eine Empfindlichkeit gegen Sonnenlicht gekennzeichnet. Sie zeigen Hautveränderungen, die sich auf die dem Licht ausgesetzten Bezirke beschränken, in Form der Hydroa aestivale und von Pigmentationen, die addisonähnlich sein können; auch Sklerodermien sind beobachtet. Vielleicht spielt bei ihrer Entstehung ein Vitamin B_2-Mangel eine Rolle, da sie durch Nicotinsäureamid günstig beeinflußt werden sollen. Die angeborenen Formen zeigen neben dieser Lichtempfindlichkeit lepraähnliche Mutilationen der Finger und Nase [2].

Die Hämatophorphyrinurie soll auch als Symptom der chronischen Bleivergiftung Be-deutung haben. GELMAN [3] glaubt sogar, daß die klinischen Erscheinungen der Bleikrisen (Koliken und Encephalopathie) mit denjenigen der akuten, genuinen Hämatoporphyrien übereinstimmen. Man darf eine pathologische Vermehrung des Farbstoffes dann annehmen, wenn der native, mit Salzsäure angesäuerte Harn in einer 5 cm dicken Schicht das Hämato-porphyrinspektrum gibt (HIRSCHKORN und ROBITSCHEK [4]).

Übrigens haben VEIL und seine Schüler quantitative Messungen der Harnfarbe mit dem ZEISSschen Stufenphotometer ausgeführt. VEIL [5] glaubt, daß aus der Harnfarbe direkt der Grad der Hämolyse und damit die Größe der Blutmauserung bestimmt werden kann.

d) Die Differentialdiagnose einiger auffallender anderer Urinbefunde.

Carbol-harn.

Manche Urine nehmen beim Stehen an der Luft allmählich eine dunkle bis schwarze Farbe an. Es kann sich dabei handeln: 1. Um einen Carbolharn, der durch seinen Gehalt an Hydrochinon beim Stehen an der Luft dunkel wird. Das gleiche tritt ein nach andauerndem Salolgebrauch und nach Gebrauch von Folia uvae ursi. Derartige Harne geben mit Eisensesquichlorid eine violette Farbe. Größere Mengen von Phenol beobachtet man bei Carbol- oder Lysolvergiftung.

Man kann das Phenol dann direkt nachweisen, indem man den Harn mit konzentrierter Schwefelsäure (auf 100 ccm Harn 5 ccm Säure) destilliert und das Destillat mit Brom-wasser versetzt. Bei Gegenwart von Phenol entsteht ein gelbweißer Niederschlag von Tribromphenol.

Tetralin-harn.

RÖCKELMANN [6] hat mitgeteilt, daß der Urin der Kinder einer frisch gebohnerten Baracke über Nacht dunkel-olivgrün wurde. In der Bohnermasse war Tetralin, das als Tetralol ausgeschieden, leicht unter Wasserabspaltung in Dihydronaphthalin übergeht. RÖCKEL-MANN hat zum Nachweis folgende einfache Probe angegeben: Man soll den sauer reagierenden Harn mit Natriumnitritlösung versetzen. Es tritt dann eine grasgrüne Färbung auf. Die Ausscheidung des Naphthalins im Harn ist früher, als Naphthalin noch häufig gegeben wurde, im Urin öfter verfolgt worden (EDLEFSEN) [7].

Melanin.

2. Mitunter dunkeln melanin- bzw. melanogenhaltige Urine an der Luft nach. Derartige Harne geben auf Zusatz von Eisenchlorid oder Chromsäure schwarze, wolkig auftretende Niederschläge. Sicherer ist die THORMÄHLENsche Reaktion.

Der Harn wird wie bei der Anstellung der LEGALschen Probe mit einer frisch dar-gestellten, alkalischen, 2%igen Nitroprussidnatriumlösung versetzt. Es entsteht dann bekanntlich zunächst eine Rotfärbung, die in einigen Minuten wieder abblaßt und durch

[1] SNAPPER, Klin. Wochenschr. 1922. Nr. 12.   [2] Literatur s. bei GÜNTHER, Dtsch. Arch. f. klin. Med. 1911. Bd. 105; Dtsch. Arch. f. klin. Med. Bd. 134. 1920. WEISS, ebenda Bd. 149.   [3] D. GELMAN, Arch. f. klin. Med. Bd. 163.   [4] HIRSCHKORN und ROBITSCHEK Zeitschr. f. klin. Med. Bd. 106. 1927.   [5] VEIL, Verh. d. Dtsch. Ges. f. inn. Med. 1928 [6] RÖCKELMANN, Arch. f. exp. Pathol. u. Pharmakol. Bd. 92, S. 53. 1922.   [7] EDLEFSEN, Kongreß f. inn. Med. 1888.

Ansäuern bei Gegenwart von Aceton wieder in Rot umschlägt. Bei melanogenhaltigen Urinen tritt beim Ansäuern eine blaue Färbung auf. Man kann die Reaktion deutlicher hervortreten lassen, wenn man vorher den Körper, aus dem die Melanine entstehen, das Tryptophan, in Dosen von 2—3 g in Zuckerwasser den Kranken trinken läßt. Auch gelingt die Probe im Serum des Kranken.

Der Nachweis von Melanogen bedeutet die Gegenwart einer melanotischen Geschwulst (meist Metastasen von Choreoidealtumoren). Täuschungen können durch reichlichen Indicangehalt des Urins verursacht werden (FEIGL und QUERNER)[1].

3. Dunkelt der Harn bei Alkaptonurie nach, einer Stoffwechselstörung, Alkapton-bei der Homogentisinsäure, ein dem Hydrochinon verwandtes Eiweißderivat, urie. ausgeschieden wird. Man achte bei Alkaptonurie auf etwa vorhandene Ochronose, nämlich dunkle Verfärbungen der Ohrknorpel und der Skleren, besonders entsprechend der Lidspalte. Alkaptonharn hinterläßt in der Wäsche dunkle Flecke. Er gibt die TROMMERsche Probe, wird aber schon beim Schütteln mit Kalilauge dunkel (daher der Name Alkapton von Alkali und ἅπτω). Mit verdünnter Eisenchloridlösung erhält man eine vorübergehende Blaufärbung. Alkaptonharn gibt mit MILLONs Reagens ziegelmehlartigen Niederschlag.

Mitunter dunkeln auch sehr bilirubinreiche Harne nach, doch bereitet diese Nachdunkelung natürlich keine differentialdiagnostischen Schwierigkeiten.

Auffallende Verfärbung zeigt der Harn auch auf manche Arzneimittel; es sei der rötlichen Sulfonamid- und Pyramidonharne und der stark gelbroten Farbe des Santonin- und Isticinharns gedacht, die der Harnfarbe bei Pikrinsäurevergiftung ähnelt.

Das kann diagnostisch bedeutsam werden. Ich behandelte eine Hysterica, die ihrer Umgebung durch ihre auffallende Harnfarbe imponieren wollte. Wir entdeckten, daß sie heimlich seit Wochen Santonin einnahm, übrigens, ohne Würmer zu haben.

Es kann vorkommen, daß mit dem Urin Gase entleert werden (Pneumat-Pneumat-urie). Am häufigsten geschieht das wohl bei der Gärung eines diabetischen urie. Urins innerhalb der Blase. Es besteht das Gas dann häufig nicht nur aus Kohlensäure, sondern aus brennbaren Gasen wie Wasserstoff oder Methan. Gas kann sich aber auch dem Urin beigemischt finden, wenn Fisteln zu einem Darmteil bestehen. Natürlich kann dann auch Darminhalt in die Blase übertreten und mit dem Urin entleert werden.

Für die zur ammoniakalischen Gärung bereits innerhalb der Blase führenden Cystitiden ist bekanntlich der aufdringliche Ammoniakgeruch kennzeichnend. Der Harn wird dabei alkalisch durch Ammoniakverbindungen, während er bei der Phosphaturie bzw. Kalkanurie durch fixes Alkali alkalisch ist. Außer dem Geruch ist der Nachweis von Tripelphosphat in Form der bekannten Sargdeckelkrystalle und der Morgensternformen des Ammoniumurats im frisch gelassenen Urin für die ammoniakalische Gärung beweisend. Hier und da kommt es vor, daß bei der cystitischen Zersetzung des Urins Schwefelwasserstoff gebildet wird und dem Urin seinen charakteristischen Geruch verleiht.

Diese Hydrothionurie ist durch die Schwärzung eines mit Bleiacetat getränkten Streifens Hydro-von Filtrierpapier nachzuweisen, wenn man durch den in einer Flasche mit doppelt thionurie. durchbohrtem Pfropfen befindlichen Urin einen Luftstrom bläst und über die zweite Öffnung das Reagenspapier deckt.

3. Die Differentialdiagnose des Palpationsbefundes.

Die Nieren entziehen sich, wenn sie normal in ihren Nischen liegen, in der Regel der Tastung. Auch ihre perkutorische Abgrenzung ist ganz unsicher. Immerhin kann man, wenn sich die Niere nicht an ihrer normalen Stelle befindet, hinten in der Lendengegend tiefer bei der Tastung eindringen und

---

[1] FEIGL und QUERNER, Dtsch. Arch. f. klin. Med. Bd. 123.

erhält dort auch tympanitischen Schall an Stelle einer Dämpfung. Die von
F. v. KORÁNYI u. a. früher gemachten Vorschläge zur Perkussion der Nieren sind
jedoch heute, zur Zeit ihrer röntgenologischen Darstellbarkeit, obsolet.

Röntgenologisch lassen sich die Nieren nach Darmentleerung meist gut darstellen. Auch Lage und Verlauf der Ureteren sind meist erkennbar, wenn
Ureterenkatheter eingeführt sind. Besonders instruktive Bilder erhält man aber
nach vorheriger Füllung der Nierenbecken mit einer schattengebenden Substanz. Man benutzt dazu meist Umbrenal oder auch Kollargollösung. Man kann
danach Verlauf und Form der Ureteren gut sehen, ebenso die Gestaltung des
Nierenbeckens, z. B. Erweiterung bei Hydronephrose. Man sieht aber auch beim
Vergleich mit dem anderen Nierenbecken bereits geringfügigere Gestaltsab-
weichungen, z. B. bei Nierentumoren, wie Abb. 124 erweist. Bisweilen ist auch
der Tumor selbst in seinem Zusammenhang mit dem veränderten Nierenbecken
kenntlich. Man kann also durch die Füllung des Nierenbeckens mit schatten-
gebender Substanz einen Tumor als der Niere zugehörig erkennen. Auch Tuberkulosen erzeugen gelegentlich charakteristische Veränderungen des Pyelogramms. Größere Nierensteine lassen sich oft schon ohne Füllung des Nierenbeckens darstellen; sie heben sich aber bei Kontrastfüllung als Aussparungen
des Schattens besser hervor. In manchen Fällen hat sich auch die Luftfüllung
des Nierenbeckens zur Steinerkennung bewährt.

Wir haben seit langer Zeit die intravenöse Pyelographie mit Perabrodil ausgeführt,
das gute Bilder gibt, die aber — das gilt für alle Methoden der intravenösen Pyelographie — an Schärfe und darum an diagnostischem Wert hinter den mittels Ureterenkatheterismus erzeugten zurückbleiben. H. SCHNEIDER hat im besonderen die Insuffizienz der intravenösen Pyelographie im Vergleich zur retrograden Methode bei der Diagnose der Nierentumoren, der Nierentuberkulose und der Nierenverletzungen dargelegt[1]).

ROSENSTEIN[2]) hat die „Pneumoradiographie des Nierenlagers", d. h. die Röntgendarstellung der Niere nach Einblasung von Sauerstoff ins Perinephrium angegeben. Sie ermöglicht eine deutliche Darstellung der Form und Konturen der Niere. Sie ist in solchen
Fällen indiziert, wo eine Sondierung des Harnleiters nicht möglich oder nicht erwünscht
ist (Tuberkulose, Strikturen, Verdacht auf Nierenaplasie).

Die „Pneumoradiographie der Blase", d. h. Röntgendarstellung nach Sauerstoffeinblasung in das Cavum Retzii und Sauerstoffauffüllung der Blase, ermöglicht eine Darstellung
der Blasenwand und der Prostata. Insbesondere gibt sie Aufschluß über die Ausdehnung
infiltrativ wachsender Tumoren.

Bei unklaren Erkrankungen im rechten Oberbauch, bei denen die Gallenblasendar-
stellung nicht sicher gelingt, ist es oft möglich, durch Kombination mit der Pneumoradiographie des Nierenlagers die Gallenblase noch sichtbar zu machen.

Für die Untersuchung am Krankenbett wird aber die Palpation immer
eine wichtige Untersuchungsmethode bleiben.

Die normale Niere wird in ihrem unteren Pol tastbar, wenn die Bauchdecken sehr schlaff sind, und noch deutlicher, wenn die Niere tiefer steht
oder als Wanderniere freiere Beweglichkeit zeigt. Die Palpation der Niere
gelingt in Inspirationsstellung, wenn der Tiefstand des Zwerchfells die Niere
nach unten drückt, am besten. Man lasse also bei der Untersuchung tief
atmen. Die Niere ist als solche an ihrer glatten, bohnenförmigen Gestalt zu
erkennen und auch an der eigentümlichen Empfindung, welche die Betastung
beim Untersuchten auslöst, ein Gefühl, welches dem durch Druck auf den
Hoden erzeugten ähnlich ist. Solange die Niere normal liegt, bzw. mit dem
Zwerchfell Berührung hat, zeigt sie auch respiratorische Verschieblichkeit.

---

[1]) Med. Klin. 1948. S. 137. [2]) P. ROSENSTEIN, Die „Pneumoradiographie des Nieren-
lagers", ein neues Verfahren zur radiographischen Darstellung der Nieren und ihrer Nach-
barorgane (Nebenniere, Milz, Leber). Zeitschr. f. Urolog. Bd. 15. 1921. — P. ROSENSTEIN,
Die Pneumoradiographie der Blase. Zeitschr. f. urologische Chirurg. Bd. 10. 1922. —
H. KÖHLER, Über das Indikationsgebiet der Pneumoradiographie der Niere und Blase.
Dtsch. Ges. f. Urolog. 7. Kongr. in Wien (30. Sept. bis 2. Okt. 1926).

Zu bedenken ist bei Nierentiefstand, daß die Niere durch einen supra-
renalen Tumor, z. B. einen Nebennierentumor, herabgedrückt sein kann.
Man versuche die Palpation der Niere stets sowohl bimanuell bei Rückenlage
als auch bei Seitenlage des Kranken.

Die Wanderniere kommt überwiegend (in 85% der Fälle) bei weiblichen
Patienten vor, und zwar einerseits bei jungen Mädchen (vielleicht infolge unzweck-
mäßiger Einschnürung der Taille), andererseits bei Frauen nach der Gravidität
(H. KÜSTNER) [1]. Wir finden sie allermeist rechtsseitig, sehr selten doppelseitig.

Wander-
niere.

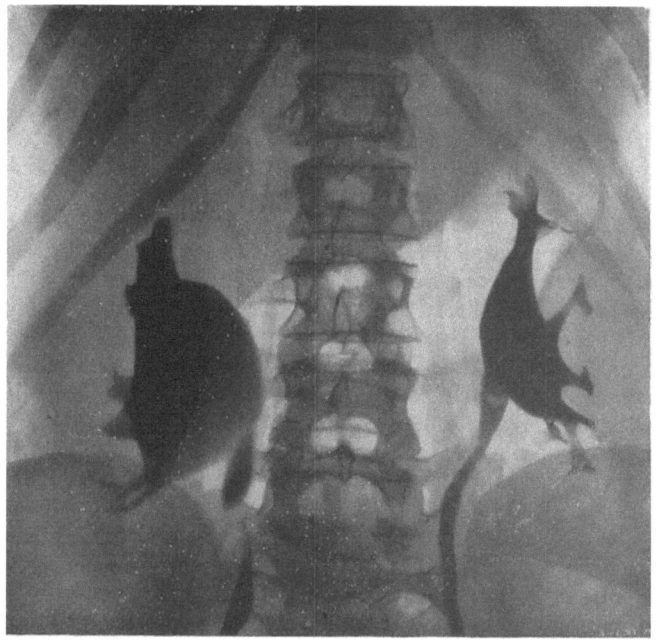

Abb. 124. Rechtsseitige Nierengeschwulst. Erweiterung des Nierenbeckens.

Ein links allein tastbarer, der Niere entsprechender Tumor sollte zunächst
nicht als Wanderniere gedeutet werden. Nur bei Kyphoskoliosen kann man
die linke Niere ganz ausnahmsweise tasten. Die Wanderniere, die bekanntlich am häufigsten bei Leptosomen vorkommt, ist in ihrer Bewegung dadurch
gekennzeichnet, daß diese in einem nur wenig nach oben und mehr nach der
gegenüberliegenden Seite offenen Bewegungskreis stattfindet (PAGENSTECHER),
der die Mittellinie nur ganz ausnahmsweise überschreitet.

Die „Wanderniere" war für frühere Ärztegenerationen eine besonders gern
gestellte Diagnose. Heute wissen wir, daß sie viel seltener ist, als früher
angenommen wurde, und daß zahlreiche, ehedem als Wanderniere gedeutete
Fälle sich bei genauer Untersuchung als etwas ganz anderes herausstellten.
Man sei also sparsam mit dieser Diagnose!

Die Wanderniere kann, abgesehen von den schwer deutbaren, allgemein
„neurasthenischen" Beschwerden, sowohl dauernde, von der Lendengegend in die
Beine ausstrahlende, als auch heftige, anfallsweise auftretende Schmerzen hervorrufen. Das letztere geschieht, wenn die Niere eingeklemmt wird, oder namentlich, wenn durch Knickung des Ureters eine intermittierende Hydronephrose

[1] H. KÜSTNER, Med. Welt 1942. 153.

entsteht. In liegender Stellung kann die Wanderniere in ihr Lager zurück-
schlüpfen und sich der Betastung entziehen. Beim Stehen und namentlich nach
Hochspringen sinkt die Niere dann wieder herunter. Deshalb verschwinden
auch die Beschwerden, insbesondere die durch Ureterabknickung bedingten,
beim Liegen meist prompt, kommen aber beim Stehen und Gehen wieder.

Trotz dieses für die Wanderniere charakteristischen Verhaltens laufen
doch nicht selten Verwechslungen mit anderen Tumoren unter. Ein Schnürlappen der Leber kann für eine Wanderniere gehalten werden, namentlich wenn
sich ein luftgefüllter Darm in die Schnürfurche gelegt hat und den Zusammenhang mit der Leber zu unterbrechen scheint. Es ist für die Diagnose Schnürlappen wichtig, nicht nur auf die respiratorische Verschieblichkeit zu achten,
sondern besonders die Möglichkeit, den Winkel zu tasten, in welchem der Schnürlappen nach links in die Leber übergeht. Das gleiche gilt für eine vergrößerte
Gallenblase, die gleichfalls mit einer Wanderniere verwechselt werden kann.
Die Gallenblase kann gelegentlich ziemlich frei beweglich sein. Die Art der
Beweglichkeit — der Bewegungskreis — ist aber ein anderer als bei der Wanderniere. Schwieriger noch kann die Unterscheidung von den sehr beweglichen,
glatten Netztumoren sein. Kennzeichnend für diese ist außer der meist doch
nicht mit der Niere übereinstimmenden Form, daß ihre Beweglichkeit sich
nicht auf den Bewegungskreis der Wanderniere beschränkt, sondern sich bis
in die gegenüberliegende Körperhälfte erstreckt. Ferner liegen diese Tumoren
der Bauchwand näher als die Wanderniere, sie lassen sich senkrecht in die
Tiefe drücken und schnellen dann wieder hervor, kurz ihre Beweglichkeit
weicht von der der Wanderniere ab.

Darmtumoren, besonders solche des Colon, können bisweilen auch etwas
beweglich sein. Sie machen aber doch meist noch andere Erscheinungen,
namentlich Stenosenbeschwerden; auch findet man meist okkulte Blutungen.

Größere differentialdiagnostische Schwierigkeiten als die einfache Wander-
niere können **Fixationen der Niere an abnormer Stelle und die Nieren-
ektopien** bereiten. Es kann z. B. die Verwachsung der Niere mit dem unteren
Leberrand durch eine schrumpfende Peritonitis die Unterscheidung von einem
Gallenblasentumor fast unmöglich machen. Bei der Besprechung der chronischen
Peritonitis ist ein derartiger Fall bereits erwähnt worden.

Hufeisen-   Von den Dystopien ist die relativ häufigste ein Tiefstand mit gleichzeitiger
niere.   Bildung einer Hufeisenniere. Sie ist mitunter als retroperitonealer, meist
unbeweglicher Tumor zu tasten. Gelegentlich kann sie aber sowohl manuell
als respiratorisch verschieblich werden. Meist liegt sie näher median der
Wirbelsäule, als eine normale Niere. Seltener gelingt es, das vor der Wirbelsäule
liegende Verbindungsstück und die beiden seitlichen Lappen genau zu tasten.
Die seitlichen Lappen sind öfter verschieden groß. Zu Irrtümern kann besonders
das vor der Wirbelsäule liegende Verbindungsstück führen, wenn man nicht
an die Möglichkeit einer Hufeisenniere denkt [1]).

Beschwerden machen dystopische Nieren, solange sie nicht erkrankt sind,
im allgemeinen nicht. Nur die im kleinen Becken oder an der Linea innominata
liegenden Beckennieren können durch Druck auf die Nachbarorgane beim weiblichen Geschlecht Menstruationsstörungen und vor allem ein unüberwindliches
Geburtshindernis ergeben. Einen diagnostischen Anhaltspunkt für die Annahme
einer Nierendystopie als Grund einer an abnormer Stelle fühlbaren Geschwulst hat
man in dem gleichzeitigen Vorkommen anderer Entwicklungsanomalien, z. B. einer
Hodenretention oder einer Uterusatresie; dagegen stimmt die Form des Tumors
nicht immer mit der einer Niere überein. Röntgenologisch wird man heute

---

[1]) Vgl. PICHLER, Das Tasten der Hufeisenniere. Mitt. a. d. Grenzgeb. f. Med. u. Chirurg.
1918, Heft 4/5.

natürlich jede abnorme Lage oder Dysplasie der Niere feststellen können, indem man das Nierenbecken mit Kontrastsubstanz füllt.

Übrigens führt die stärkere Palpation der Wanderniere zur renopalpatorischen Albuminurie. Zum ersten Male hat MENGE nach Palpation der Niere eine Eiweißausscheidung beobachtet; später hat sich SCHREIBER mit dieser Erscheinung beschäftigt[1]). Läßt der Kranke vor der Untersuchung Urin und wird dieser eiweißfrei befunden, dagegen der Urin nach einer palpatorischen Kompression des fraglichen Tumors eiweißhaltig, so kann man den Schluß ziehen, daß dieser Tumor die Niere ist. Die Größe der durch die Kompression hervorgerufenen Albuminurie ist wechselnd von der einfachen Trübung bis zu $3^0/_{00}$ Eiweiß. Dieser Eiweißurin enthält gewöhnlich nur epitheliale Elemente und geringe Menge rote und weiße Blutkörper, vereinzelt hyaline Zylinder, häufiger feinkörnige zylinderähnliche Gebilde. *(Renopalpatorische Albuminurie.)*

Kennzeichnend für die Wanderniere und auch für die dystopische Niere ist, daß der gefühlte Tumor jedes Wachstum vermissen läßt. Das gilt natürlich nur, solange die Niere gesund ist. Derartige Nieren erkranken aber relativ oft. Am häufigsten ist die Entwicklung einer Hydronephrose in ihnen, und zwar bei der Wanderniere oft in Form der intermittierenden Hydronephrose.

Die Hydronephrosen kommen freilich nicht nur bei Wandernieren vor, sondern auch bei an normaler Stelle liegenden Nieren. Ihre Ursache ist ja meist die Verlegung des Harnabflusses, sei es durch Abknickungen des Ureters (bei schiefem, spitzwinkligem Ansatz desselben oder abnormem Verlauf der Nierengefäße), sei es durch Verstopfungen durch Steine, durch Faltenbildungen, Operationsnarben, Blutgerinnsel oder ähnliche Hindernisse. *(Hydronephrose.)*

Da die Urinsekretion nach dem Abschluß bald stocken kann, so müssen diese Ureterenverlegungen nicht notwendig einen tastbaren Tumor zur Folge haben; oft kann man aber die empfindliche, prall elastische, nur selten deutliche Fluktuation zeigende Geschwulst tasten.

Das Krankheitsbild kann bei intermittierenden Formen sehr kennzeichnend sein. Die Erkrankung beginnt mit Schüttelfrost, oft mit Erbrechen und heftigem Schmerz. Dieser strahlt bei den Steinverschlüssen in der bei der Differentialdiagnose des Schmerzes geschilderten Weise aus. Bei den Hydronephrosen anderer Ätiologie ist die Ausstrahlung nicht immer ausgeprägt. Relativ häufig ist anfänglicher Harndrang. Gewöhnlich kann man dann bald den charakteristischen Tumor tasten. Oft wird nach einiger Zeit eine größere Menge dünnen Urins entleert, und der Tumor verschwindet dabei. Intermittierendes Auftreten von Nierentumor und Oligurie mit folgender Polyurie und Verschwinden des Tumors ist besonders typisch für die intermittierende Hydronephrose. Die Entleerung einer größeren Urinmenge erklärt sich aber nicht allein durch das Ablaufen der gestauten Flüssigkeit, sondern kann auch reflektorisch bedingt sein. Denn sie findet sich auch bei Abschlüssen, die nicht zur Bildung einer Retentionshydronephrose geführt hatten. In anderen Fällen fehlen aber bei intermittierenden Hydronephrosen die stürmischen Anfangserscheinungen; besonders kann das bei rezidivierenden Abschlüssen der Fall sein.

Kleinere einseitige Hydronephrosen rufen oft nur geringe Beschwerden hervor. Bei geschlossenen Formen ist meist ein an Größe nicht mehr wachsender Tumor feststellbar. Bei diesen geschlossenen Hydronephrosen ersetzt die Funktion der gesunden Niere, wie nach einer einseitigen Nierenexstirpation, die nicht mehr funktionierende hydronephrotische.

Man unterscheidet offene und geschlossene Hydronephrosen. Bei den ersteren überwindet der Ureterenkatheter das Hindernis (meist Faltenbildungen oder schiefer Ansatz oder Schlängelungen) und läßt sich in das Nierenbecken vorschieben. Häufig sieht man dann bei der Cystoskopie noch spärliche Harnentleerung aus dem Ureter und kann bisweilen die Entleerung durch Druck auf

---

[1]) SCHREIBER, Zeitschr. f. klin. Med. Bd. 55.

den Tumor verstärken. Bei geschlossenen Hydronephrosen ist die Sondierung nicht möglich, oder der Ureterenkatheter läßt sich nur wenige Zentimeter hoch einführen. Die geschlossenen Hydronephrosen entstehen nicht nur akut, etwa durch Steineinklemmung. Sie können auch langsam entstehen, z. B. durch Kompression (z. B. bei Tumoren und Drüsenmetastasen) oder auch angeboren sein. Oft erreichen sie sehr beträchtliche Größe. Bei längerem Bestehen kann die Flüssigkeit harnstofffrei sein, da die Sekretionstätigkeit der Niere aufhört.

Die akuten Hydronephrosen können mit einem akut entstehenden Gallenblasentumor verwechselt werden. Sie unterscheiden sich dadurch, daß die Hydronephrose trotz des anfänglichen Schüttelfrostes, wenn sie nicht infiziert ist, fieberlos verläuft und die oben beschriebene paroxysmale Polyurie zeigt. In den meisten Fällen wird auch die Lage des Tumors, insbesondere sein Übergehen in die Leberdämpfung, beim akuten Gallenblasentumor die Unterscheidung von der akuten Hydronephrose ermöglichen. Gleiches gilt auch vom mikroskopischen Befund des Katheterurins. Ist die Muskelspannung bei akuter Hydronephrose erheblich, so kann sie auch wohl mit einer akuten Appendicitis verwechselt werden.

Die ohne akute Erscheinungen eintretenden, intermittierenden und geschlossenen Hydronephrosen müssen vor allem als von den Nieren ausgehende Tumoren erkannt werden. Auf der rechten Seite ist das bei Beachtung des schon bei der Wanderniere geschilderten Palpationsbefundes meist durch die Palpation möglich. Links muß mitunter das topographische Verhalten zu den Därmen zur Unterscheidung von Milzgeschwülsten herangezogen werden. Die Milz hat nie den Darm vor sich, sondern drängt bei ihrer Vergrößerung die an ihrem unteren Pole angeheftete Flexura lienalis herab. Über der Niere angehörige Geschwülste zieht das Colon aber hinweg. Das läßt sich durch Aufblähung des Darmes besonders röntgenologisch leicht feststellen. Allerdings sind die Beziehungen zwischen Colon und Nieren nicht immer die typischen. Ein wachsender Nierentumor kann das Colon so verdrängen, und zwar sowohl nach auf- wie nach abwärts, daß es nicht mehr vor ihm liegt.

Dies war z. B. bei einem von mir beobachteten Kranken der Fall. Der 63 jährige Mann litt an Morbus Bang. Der sehr große Tumor in der linken Seite wurde anfangs für eine große Milzcyste gehalten, zumal die Probepunktion eine hämorrhagische Flüssigkeit ohne Harnstoff ergab. Die Obduktion zeigte eine alte banginfizierte Hydronephrose.

Die geschlossenen Hydronephrosen können also differentialdiagnostische Schwierigkeiten machen. Wenn sie sehr groß und schlaff sind, fluktuieren sie deutlich und können dann einen Ascites vortäuschen. Die einseitig stärkere Entwicklung, das Fehlen der Dämpfung über der Symphyse und endlich der Umstand, daß der Dickdarm vor der Hydronephrose liegt, ermöglichen aber meist eine Unterscheidung. Auch die Verwechslung mit einem Ovarialtumor läßt sich meist vermeiden. Das Herauswachsen aus dem kleinen Becken, das Verhalten des Tumors bei bimanueller Untersuchung von der Scheide und den Bauchdecken aus kennzeichnet den Ovarialtumor zur Genüge.

Schwieriger ist die Unterscheidung von anderweitigen retroperitonealen Cystenbildungen, z. B. einer Cyste des Pankreas oder einer mesenterialen Cyste. Wenn auch die ersteren meist hinter dem Magen liegen, so können sie doch, namentlich die im Schwanzteil sich entwickelnden Cysten, bis in die Nierengegend herabreichen. Punktiert man eine derartige Cyste, was von vorn aus etwas bedenklich ist, falls nicht Verwachsungen bestehen, so spricht sowohl der Nachweis des Harnstoffgehalts als der evtl. Eiweißfreiheit der Flüssigkeit für eine Hydronephrose, der Nachweis von Fermenten für eine Pankreascyste. Beides gilt nur mit Einschränkung, wie folgender Fall beweist.

MATTHES punktierte eine schlaffe, fast wie ein freier Ascites imponierende Cyste und erhielt ein wasserklares, eiweißfreies Punktat von 1001 spez. Gewicht. Es enthielt reichlich Kochsalz, aber weder Bernsteinsäure noch Echinococcuselemente. Es verdaute tryptisch und diastatisch. Es handelte sich aber, wie die Operation ergab, nicht um eine Pankreascyste, sondern um eine Parovarialcyste.

Auch Echinococcuscysten können eiweißfreie und sehr kochsalzreiche Flüssigkeit führen. Verwechslungen von Pleuraechinokokken mit großen Hydronephrosen der linken Seite, die das Zwerchfell in die Höhe gedrückt hatten, sind vorgekommen. Ist die Nierensekretionstätigkeit in der Hydronephrose, wie in der Mehrzahl der Fälle, nicht erloschen, so geht auch intramuskulär injiziertes Indigocarmin in die Flüssigkeit über und kennzeichnet die Cyste als eine Nierencyste. Solche Fälle wird man am besten röntgenologisch durch intravenöse Abrodilinjektion, also durch Füllung des Nierenbeckens mit Kontrastflüssigkeit, diagnostizieren.

Atypisch dürften sich in dieser Hinsicht die sog. pericruralen Hydronephrosen verhalten, seltene Vorkommnisse, bei denen es zur Urinansammlung in den die Niere umgebenden Geweben durch eine Verletzung der Kapsel kommt, oder, wie in einem von MINKOWSKI beschriebenen Falle, sich die Flüssigkeit zwischen Niere und Kapsel angesammelt hatte. Die akuten Ansammlungen von Urin neben der Niere durch eine Verletzung derselben sind übrigens von einem Hämatom nur durch die Punktion zu unterscheiden.

Im Gegensatz zu den Hydronephrosen sind die Cystennieren — die cystischen Degenerationen der Nieren — meist unebene, nicht glatte Geschwülste. Sie sind auch gewöhnlich doppelseitig, insbesondere die angeborenen Formen. Ein doppelseitiger Nierentumor ist stets auf eine Cystenniere verdächtig. Die Cystennieren zeigen, auch wenn die Cysten sich buckelförmig herauswölben, doch kaum je Fluktuation. Gewöhnlich ist der von ihnen gelieferte Urin etwas eiweißhaltig und dünn, so daß er etwa dem Schrumpfnierenurin entspricht. Es fehlt aber der Harndrang der Hydronephrosen und ebenso die paroxysmale Polyurie. {Cystennieren.}

Eine genaue funktionelle Prüfung des Verhaltens der doppelseitigen Cystenniere ist von VEIL[1]) an drei Fällen durchgeführt worden. Es ergab sich folgender, bei allen Fällen völlig gleicher Symptomenkomplex: Eine Herabsetzung der den Urin konzentrierenden, bei Erhaltung der verdünnenden Kraft. Bei gewöhnlicher Kost Polyurie, bei kochsalz- und stickstoffarmer Kost dagegen normale Urinmengen. Die Ausscheidungsfähigkeit für Kochsalz, Stickstoff und Wasser war erhalten, die für körperfremde Stoffe (Milchzucker, Jodkali, Phenolphthalein) war gleichmäßig herabgesetzt. Konstant waren Eiweißspuren im Urin, aber keine morphologischen Elemente vorhanden. Es fand sich ferner eine mittlere Blutdruckerhöhung (240 ccm Wasser). Im Blut waren Konzentration, osmotischer Druck und Reststickstoffgehalt normal.

M. LOCKERT[2]) hat aus meiner Klinik einen Fall von doppelseitiger Cystenniere (mit Cystenleber) veröffentlicht, bei dem intra vitam die Diagnose durch intravenöses Pyelogramm röntgenologisch gesichert wurde. Die Kranke wurde urämisch; ihr Rest-N stieg ganz enorm, auf 308 mg-% im Blut, 266 mg-% im Liquor. Daneben Coliinfektion; exzessive Leukocytose bis 56 700 ohne leukämischen Befund. Keine Blutdrucksteigerung. Tod an Urämie. Sektion bestätigte klinische Diagnose.

FAHR[3]) hat aber an solchen Fällen gezeigt, daß die Blutdruckerhöhung mit dem mehr oder weniger ausgesprochenen Schwund des Nierenparenchyms parallel gehen kann.

EPPINGER[4]) fand bei Cystennieren und anderen Dysplasien der Niere gelegentlich auf der Seite der kranken Niere einen einseitig lokalisierten Naevus pigmentosus der Bauchhaut.

Differentialdiagnostische Schwierigkeiten erwachsen, wenn Hydronephrosen infiziert werden. Im allgemeinen ist die Infektion eine von der Blase ascendierende. Wenn z. B. die Ursache für die Urinstockung und Ausbildung einer vielleicht sogar doppelseitigen Retentionshydronephrose in einer Prostatahypertrophie liegt, kann das Krankheitsbild kaum mißdeutet werden.

---

[1]) VEIL. Dtsch. Arch. f. klin. Med. Bd. 115. [2]) M. LOCKERT. Diss. Rostock 1934. [3]) FAHR, Dtsch. med. Wochenschr. 1929. Nr. 14. KYLIN, Die Blutdruckerhöhungen, 2. Aufl. [4]) EPPINGER, Dtsch. med. Wochenschr. 1929. Nr. 14.

Bei den ascendierenden Formen ist, da gleichzeitig eine Cystitis besteht, der Urin eitrig getrübt. Ist dagegen die infizierte Hydronephrose zeitweilig geschlossen, z. B. bei einer einseitigen Hydronephrose nach Steineinklemmung, so kann, wenn die Blase gesund ist, gerade während des Verschlusses von der anderen Niere klarer Urin geliefert werden. Wenn der Verschluß sich löst, erscheint dann Eiter im Urin. Dieses wechselnde Verhalten des Urins ist deswegen diagnostisch wichtig, weil es beweist, daß die andere Niere funktionstüchtig ist.

Die abgeschlossene, vereiterte Hydronephrose kann natürlich mit jedem anderen Eitersack in der Nierengegend verwechselt werden. Als Unterscheidungsmerkmale gegenüber anderweitigen Organeiterungen gelten dieselben Überlegungen wie für die Abgrenzung der einfachen Hydronephrosen gegenüber anderen Cysten. Besonders schwierig kann dagegen die Unterscheidung gegenüber anderen Vereiterungen der Niere, z. B. einer Cystenniere oder großen Nierenabscessen sein. Gewöhnlich werden die letzteren allerdings in ihrer Größe konstant bleiben und nicht wie eine infizierte Hydronephrose darin schwanken. Auch sind sie meist, wie schon bemerkt, keine glatten, sondern unebene Geschwülste. Der Ureter beteiligt sich bei ihnen an der Entzündung und ist mitunter verdickt und druckempfindlich. Durch die Schwellung des Ureters kann der Abfluß zeitweilig verlegt werden, so daß, wie bei den infizierten Hydronephrosen, abwechselnd ein trüber und klarer Urin geliefert wird.

Die allgemeinen Erscheinungen der infizierten Hydronephrose und der von der Niere ausgehenden Absceßbildungen, Schmerzen, Fieber, Druckempfindlichkeit, sind bei akuteren Formen immer deutlich; chronische Abscesse lassen aber diese Erscheinungen ebenso wie eine Leukocytose manchmal vermissen.

Paranephritis. Eine fluktuierende Geschwulst kann gelegentlich auch ein paranephritischer Absceß bedingen; meist freilich stellt er sich mehr als diffuse Schwellung, wie als abgrenzbare Geschwulst dar. In der Regel entsteht er metastatisch nach Furunkel, Karbunkel oder Panaritien, sehr selten nach Niereneiterungen selbst. Gegenüber den Pyonephrosen ist die Paranephritis dadurch gekennzeichnet, daß die Schwellung sich hinten in der Lumbalgegend und nicht vorn im Bauch zuerst bemerklich macht. Allerdings können gelegentlich alte, nicht erkannte und nicht operierte paranephritische Abscesse nach vorn und unten absacken und so, wie in einem meiner Fälle, eine vereiterte Hydronephrose vortäuschen. Wegen der Differentialdiagnose gegenüber den appendicitischen Eiterungen und den Eiterungen, die von der Gallenblase ausgehen, sei auf diese Kapitel verwiesen. W. Schulz[1]) hat auch die röntgenologische Darstellung des Pyelogramms zur Differentialdiagnose des paranephritischen Abscesses herangezogen.

Nierengeschwülste Die eigentlichen Nierengeschwülste, Sarkome, Hypernephrome und Carcinome, werden fühlbar, wenn sie sich nach unten entwickeln. Sie dürfen nicht mit einer tiefstehenden Niere verwechselt werden. Gekennzeichnet sind sie durch zeitweise auftretende Hämaturie, Schmerzen und fühlbare Geschwulst. Relativ häufig verursachen sie auch Fieber. Nicht ganz selten ist gleichzeitig eine Varicocele vorhanden (Guillaume). Während der Blutung kann der Urin Eiweiß, Zellen und Zylinder enthalten, in der Zwischenzeit ist er mitunter völlig klar. Gelegentlich finden sich bei Nierentumoren eigenartige rötliche bis weiße Gerinnsel im Urin, die wie Maden oder dicke Tripperfäden aussehen (Israel). Gelegentlich brechen diese aggressiven Tumoren in die Nierenvene ein, ja wuchern innerhalb derselben bis zur Vena cava und können dann eine Cavathrombose veranlassen, die zu rasch entstehenden Ödemen der unteren Extremitäten und zu Ascites führt. Relativ häufig verursachen die Nierentumoren Metastasen in der Wirbelsäule, die sich durch heftige Schmerzen

---

[1]) W. Schulz, Klin. u. Praxis 1946. S. 210.

des befallenen Wirbels und später durch Wurzel- und spinale Symptome äußern. Die letzteren können unter dem Bilde der Querschnittslähmung so im Vordergrund stehen, daß der primäre Nierentumor übersehen wird. Bemerkt sei noch, daß die Nierentumoren zur allgemeinen Kachexie und durch die fortgesetzten Blutungen zu erheblichen Anämien führen können. Differentialdiagnostisch können sie mit lokalen Peritonitiden, die zur Schwartenbildung um die Niere führen, verwechselt werden, insbesondere, wenn diese etwa auf Grundlage einer Nierentuberkulose sich entwickeln und dann gleichfalls Nierenblutungen machen. Nierengeschwülste finden sich häufig bei Kindern und dann erst wieder im höheren Lebensalter, während das mittlere Lebensalter von ihnen meist verschont wird. Im kindlichen Lebensalter fehlt öfter die Blutung. Nierentumoren können von denen der Nebenniere durch die Palpation oft nicht unterschieden werden.

ARNEIL[1]) hat das Syndrom der akuten, doppelseitigen Nebennierenblutung, wie folgt, beschrieben: Akutester Beginn mit Fieber, Anorexie, Durchfall, Erbrechen, Kreislaufkollaps, Pulsus minimus, extreme Hypotonie, Cyanose, CHEYNE-STOKES-Atmen und livide, zuletzt hämorrhagische Flecken der Haut. Nach 9—11 Stunden tritt der Exitus ein, etwa 40 Min. nach Auftreten des Exanthems. In 70% der (bisher 150 beobachteten) Fälle war eine Meningokokkensepsis nachweisbar.

Bei den Nebennierentumoren müssen wir nach Möglichkeit die weit häufigeren Tumoren der Rinde, die „gewöhnlichen" Hypernephrome, von den Tumoren des Markes unterscheiden; wenn auch gelegentlich Mischformen beider Typen vorkommen. Die Tumoren der Nebennierenrinde, die meist malignen Hypernephrome (Carcinome) treten zwischen der 9. und 10. Rippe unter dem Rippenbogen hervor, verursachen oft starken Lendenschmerz, drängen das Zwerchfell nach oben und die Niere nach unten und außen. Auch Durchwanderungspleuritis können sie erzeugen. Bisweilen verschmelzen sie mit der Niere; diese „Verschmelzungstumoren" (ISRAEL) lassen sich durch ihre große Breite vermuten. Der Urin dieser Fälle enthält oft Blut, bisweilen aber auch nichts Krankhaftes. Oft verlaufen auch sie mit Fieber. Diese Tumoren führen häufig zu Metastasen besonders der Lungen, später in den Knochen. Ich kenne mehrere Fälle, deren Diagnose erst durch die Feststellung der Lungenmetastasen gestellt wurde.

Nebennierentumoren.

Rindentumoren.

Hypernephrome.

Diagnostisch sehr wichtig sind die Rückwirkungen der Rindentumoren auf das Genital: besonders bei älteren Frauen kommt es zur Vermännlichung, zum Virilismus oder Hirsutismus. Die Frauen werden nicht eigentlich dick, bekommen aber männlichen Körperbau, grobe Gesichtszüge, virile Behaarung des Stammes, tiefe Stimme, starken Bartwuchs und bisweilen Glatzen. Die Periode erlischt; es treten Frigidität, Homosexualität oder Autosexualität auf (A. JORES[2]). Es kommen auch Fälle von Adenom oder Hypertrophie der Rinde vor, die langsam verlaufen und Kombinationen von Morbus Cushing und Hirsutismus produzieren. Ich habe Frauen beobachtet, bei denen die Diagnose lange zwischen diesen beiden Zuständen schwankte.

Hirsutismus.

Bei Männern erzeugt das maligne Hypernephrom in der Regel nur die Zeichen eines, meist okkult bleibenden, malignen Tumors (allgemeine Kachektisierung usw.) ohne Rückwirkung auf Blutdruck, Sexualität, Zuckerstoffwechsel usw. Nur in ganz seltenen Fällen, nach SIMPSON in 6 Fällen der Weltliteratur, kommt es bei Männern mit Rindentumoren zur „Verweiblichung". Gelegentlich kommen neben der allgemeinen Kachexie (bei Männern) auch Addisonsymptome vor.

Bei Kindern, meist bei Knaben, führen Rindentumoren öfters zur Pubertas praecox. Die Kinder zeigen stark vermehrtes Längen- und Breitenwachstum, denen aber vorzeitige Epiphysenverknöcherung folgt. Sie bekommen frühreife

Pubertas praecox.

[1]) ARNEIL, GAVIN C., Ref. Ärztl. Wochenschr. 1947. S. 827. [2]) A. JORES, Klinische Endokrinologie. Berlin: Springer 1939.

Entwicklung der äußeren und inneren Genitalien, starke Schamhaare und Körperhaare, bisweilen frühen Bartwuchs; oft sind sie fett. Reife Spermatozoen sollen aber fehlen, ebenso Erektionen und Onanie (A. JORES). Bisweilen gehen gerade diese Fälle auch mit Symptomen des Marktumors (Hypertonie, Nephrosklerose, kindliche Arteriosklerose, Glykosurie) einher. Meist handelt es sich um Carcinome mit starker Neigung zur Metastasierung in den Knochen. Von den Zirbeltumoren mit Pubertas praecox sollen sich diese Rindentumoren dadurch unterscheiden, daß nur bei den ersteren tatsächliche Reifung der Hoden und aktiver Sexualtrieb auftreten.

Mark-tumoren.   Anders verlaufen die seltenen Tumoren des Nebennierenmarks, deren Symptomatologie meine Mitarbeiterin CH. PERMIEN [1] an Hand des Schrifttums zusammengestellt hat. Man unterscheidet einerseits die Gruppe der Sympathicoblastome und Sympathicogoniome, bösartige Tumoren, die, fast nur im frühen Kindesalter vorkommend, lokale und allgemeine Tumorsymptome, insbesondere Kachexie und ausgedehnte Mestastasenbildung besonders des knöchernen Schädels erzeugen; zu ihnen gehören auch die gutartigeren Ganglionneurome. Sie alle produzieren keine vermehrte Adrenalinausschüttung und verlaufen ohne deren klinische Symptome; gerade deshalb werden sie meist auch nicht diagnostiziert.

Andererseits kommen — etwas häufiger — Phaeochromozytome oder Paraganglien vor, Tumoren, die alle Zeichen der vermehrten Adrenalinbildung erkennen lassen: die Kranken haben Kopfweh, Erbrechen, Schwindel, Polydipsie, Polyurie, Schweißausbrüche, Herzklopfen, allgemeine Schwäche und starke Abmagerung. Besonders kennzeichnend ist die paroxysmale Hypertension der Kranken, die Werte über 200, ja bis 300 mm Hg erreichen kann; dazu tritt Tachykardie bis 140 in der Minute. Zugleich kommt es zu starken Erhöhungen des Rest-N im Blut bis 200 mg-% ohne eigentliche urämische Symptome. In den Anfällen können Bewußtlosigkeit, Pupillenstarre und Babinski auftreten. Bisweilen werden auch Eiweiß und Erythrocyten im Harn und Neuroretinitis hypertonica im Augenhintergrund gefunden. Zu diesen Symptomen tritt — als typische Folge der Adrenalinüberproduktion — gelegentlich Hyperglykämie, bisweilen mit Glykosurie. Es sind dies Fälle, wie sie vor allen BIEDL [2] geschildert hat. Sie kommen fast nur bei Erwachsenen jüngeren und mittleren Alters vor. Kennzeichnend für alle Tumoren des Marks ist, daß sie in der Regel ohne sekundäre Veränderungen des Genitalapparates, wie sie die Rindentumoren produzieren, verlaufen. Sie treten meist einseitig auf. Gerade die Diagnose der Paraganglien, die aus den obigen Symptomen sehr wohl möglich ist, erscheint notwendig, weil solche Fälle bereits wiederholt durch Operation völlig geheilt worden sind.

4. Die Differentialdiagnose der Schmerzphänomene.

Nieren-schmerz.   Nierenschmerzen können einerseits durch Erkrankung der Niere selbst entstehen. Andererseits beobachten wir häufig Kolikschmerzen, die durch Verschluß oder Hemmung des Harnabflusses und dadurch erzeugte Krampfzustände des Ureters und Dehnung des Nierenbeckens bedingt werden. Die ersteren Schmerzen beschränken sich auf das Organ selbst. Sie sind im allgemeinen dumpf, in der Tiefe, strahlen aber nicht aus. Wir kennen sie bei den akuten und seltener bei chronischen Nephritiden, bedingt durch Schwellung und Kapselspannung, und als besonders heftig bei Nierenembolien. SCHOTTMÜLLER u. a. haben in solchen akuten Fällen direkt von Nephritis dolorosa

---

[1] CH. PERMIEN, Diss. Rostock 1940.   [2] BIEDL, Münch. med. Wochenschr. 1928. Nr. 15.

gesprochen. LICHTWITZ hat sie z. B. bei Periarteriitis nodosa mit Nierenbeteiligung beobachtet. Bei chronischen Nephritiden können die Schmerzen auch wohl durch perirenale entzündliche Kapselverdickungen bedingt sein. Sie kennzeichnen aber auch die Nierentumoren und die Blutungen ins Nierenlager. Das Beklopfen der Nierengegend ist dabei empfindlich und verstärkt den Schmerz. Gewöhnlich wird der Schmerz durch Ausstrecken des Oberschenkels gleichfalls verstärkt, durch Beugen gelindert; auch Husten, Niesen, tiefe Atemzüge pflegen den Schmerz zu steigern. Der in der Nierengegend lokalisierte Schmerz ist im allgemeinen stetig und zeigt keinen intermittierenden Charakter; bei Embolien und Steinkoliken setzt er natürlich plötzlich ein.

Schmerzhafte, einseitige Nierenleiden produzieren einerseits HEADsche Zonen im Bereich von D 8 bis D 12 oder L 1 und tiefe Hyperalgesie, andererseits gleichfalls homolaterale Erweiterung der Pupille und Lidspalte, mimische Krampfung und Spannungsvermehrung (HANSEN und v. STAA).

Der Nierenkolikschmerz ist dadurch gekennzeichnet, daß nicht nur die Nierengegend auf Beklopfen druckempfindlich ist, sondern daß der Schmerz nach der Blase und nach den Genitalorganen ausstrahlt. Bei Männern pflegt gleichzeitig Druck auf den Hoden und Zug am Samenstrang schmerzhaft zu sein. Der Kolikschmerz kann sich bei jeder Blutung finden, wenn ein Blutgerinnsel den Ureter verstopft. Am deutlichsten ausgeprägt ist er bei Steinkolik. Die stärkste Druckempfindlichkeit liegt rechts meist etwas höher als der MACBURNEYsche Punkt, und zwar nach innen vom Psoas und nicht wie der Druckpunkt bei Appendicitis auf dem Psoas (ORTNER). Kolik-schmerz.

Nierensteinkoliken, aber auch Embolien und akute Hydronephrosen können neben den akuten Schmerzanfällen mit den Erscheinungen eines Peritonismus, also mit Kollaps, Erbrechen, Urin- und Stuhlverhaltung einhergehen. Doch lassen sich die lokalen Erscheinungen immer am deutlichsten auf die Nierengegend beziehen. Falls reflektorische Muskelspannung besteht, was, wie schon bemerkt, sehr häufig der Fall ist, so ist sie in der Lumbalgegend am deutlichsten ausgeprägt. Sie kann freilich auch die Bauchmuskulatur vorn befallen, ist dann aber auch in den oberen Partien und nicht, wie bei der Appendicitis, vorzugsweise im rechten unteren Quadranten deutlich. Die Diagnose Steinkolik wird außer durch den Kolikschmerz und den beschriebenen Palpationsbefund unterstützt durch den Nachweis von roten Blutkörperchen im Urin, die sich fast regelmäßig finden, auch wenn größere Blutungen fehlen. Es sei aber daran erinnert, daß gelegentlich auch bei einer Appendicitis eine akute hämorrhagische Nephritis vorkommen kann.

Bei den seltenen Cystinsteinen läßt sich die Diagnose mit Sicherheit schon aus dem Urinbefund stellen, wenn der Harn die, wie ABDERHALDEN schreibt, „eleganten" sechseckigen, farblosen Tafeln des Cystins enthält. Nur braucht das Cystin nicht immer im Urin nachweisbar zu sein, wie ein aus MATTHES' Klinik von SYLLA[1]) beschriebener Fall von vorübergehender Cystinurie zeigt.

Größere Steine lassen sich nach Darmentleerung auch ohne Kontrastfüllung des Nierenbeckens röntgenologisch feststellen und zeigen öfter die Formen des Nierenbeckens. Noch zuverlässiger ist aber die Untersuchung nach Füllung des Nierenbeckens mit Kontrastmaterial. Eine Täuschung kann röntgenologisch dadurch unterlaufen, daß verkalkte, käsige Massen als Steinschatten imponieren, um so mehr, als bei Nierentuberkulosen Kolikanfälle ähnlich wie bei den Nierensteinen vorkommen können. Meist wird man bei Nierentuberkulose, wenn die befallene Niere überhaupt noch Urin liefert, Eiter und Tuberkelbacillen im Urin finden. Außerdem weist auch der cystoskopische Befund oft auf eine Tuberkulose hin.

[1]) SYLLA, Med. Klinik 1929. Nr. 12.

Die Differentialdiagnose der Nierensteinkoliken hat zunächst eine Verwechslung mit ähnlichen Symptomenkomplexen, die von anderen Organen ausgehen, zu vermeiden. Die Differentialdiagnose gegen Peritonitis und Ileus wurde schon besprochen. Sie ist in der Anamnese, in dem nicht fortschreitenden Charakter der Symptome und den oben beschriebenen Lokalzeichen gegeben. Schwieriger kann die Differentialdiagnose gegenüber der Gallensteinkolik sein. Aber auch hier wird die Druckempfindlichkeit der Nierengegend, der Urinbefund (bei Nierensteinkolik rote Blutkörperchen, bei Gallensteinkolik Urobilinurie) und die Erscheinungen seitens des Hodens und Samenstranges die Unterscheidung meist ermöglichen. Auch sind Gallensteine bei Frauen häufiger als Nierensteine. Die Verwechslung mit akuter Appendicitis, die ich leider mehrfach erlebt habe, wird sich gleichfalls meist vermeiden lassen.

KALK und SCHÖNDUBE[1]) konnten durch Injektionen von Hypophysin HÖCHST (2 ccm pro dosi) Kolikanfälle bei Nierensteinen, die schon Anfälle gemacht hatten, hervorrufen und empfahlen dieses Verfahren auch therapeutisch. Daß es diagnostisch wichtig sein kann, lehrt eine von denselben Autoren mitgeteilte Beobachtung v. BERGMANNs, bei der die Differentialdiagnose in einem Falle von ileusähnlichen Erscheinungen, der an ein Passagehindernis im Darm denken ließ, dadurch gestellt werden konnte, daß Hypophysin einen typischen Steinkolikanfall auslöste.

Schmerzen bei Blasenerkrankungen.
Schwieriger ist oft die Abgrenzung von anderweitigen Nierenkoliken, wie den eben erwähnten bei Tuberkulose, Tumoren und Hydronephrosen. Hierbei entscheiden oft nur die Beobachtung und das Röntgenverfahren; denn auch ein eingeklemmter Stein kann zu akuter Hydronephrose und damit zu einem fühlbaren Tumor führen. Noch schwieriger können sich die Verhältnisse gestalten, wenn eine Steinniere infiziert ist. Dann kommt die Abgrenzung gegen anderweitige Niereneiterungen in Frage, die sich nur durch die Anamnese, das Röntgenbild und die Beobachtung feststellen lassen.

Die Schmerzen bei Blasenerkrankungen wurden schon bei der Besprechung der Pyurie geschildert. Die schmerzhafte Strangurie, die Lokalisation eines etwa vorhandenen dauernden Schmerzes dicht oberhalb der Symphyse bei Cystitis, die Abhängigkeit der Schmerzanfälle von körperlichen Bewegungen und ihr Nachlassen in der Ruhe bei Blasensteinen und endlich das ungemein peinigende Gefühl, welches eine Überfüllung der Blase hervorruft, kennzeichnen ihren Ursprungsort zur Genüge. Erwähnt wurden auch bereits die in die Beckennerven, namentlich in das Ischiadicusgebiet ausstrahlenden Schmerzen bei Tumoren der Blase und ihrer Adnexe.

Bei der Entstehung von Koliken und anderen Schmerzen der Nieren sei endlich auch derjenigen gedacht, die durch Spasmen des ringförmigen Nierenbeckenschließmuskels entstehen, die nach BORGARD[2]) Untersuchungen sogar weit häufiger sein sollen, als die durch Harnsteine verursachten. BORGARD nimmt an, daß nur 20—30% aller echten Koliken durch einen Harnstein bedingt, fast alle übrigen aber spastischer Natur, d. h. Stauungskoliken, sind. Die letzteren finden sich meist jenseits des 20. und 30. Lebensjahres und besonders bei „spastischen Konstitutionstypen". Auch das häufige Vorkommen atypischer, zum unteren Nierenpol ziehender Gefäße soll bereits eine gewisse mechanische Behinderung des Harnabflusses bedingen und nicht selten Harnleiterspasmen verursachen. Diese Ureterspasmen führen nach BORGARD teils zu flüchtigen, teils auch zu länger dauernden Stauungskomplikationen im Nierenbeckenkelchsystem, also zunächst zur Dilatation des Pyelons; aber auch zu Stauungsblutungen, die BORGARD als Rißblutungen im Nierenbecken und als die Ursache der bisher nicht deutbaren „essentiellen Hämaturie" auffaßt. Übrigens verlaufen diese intermittierenden, spastisch bedingten

---

[1]) KALK und SCHÖNDUBE, Dtsch. med. Wochenschr. 1926. Nr. 2.   [2]) BORGARD, Klin. u. Prax. 1946. Nr. 6 (hier das gesamte Schrifttum).

Stauungen im Nierenbecken häufig mit einem Schleimhautkatarrh mit wechselndem Leukocytenreichtum des Harns, aber stets ohne Bakterien. Dagegen sollen sich immer Zeichen einer Herdinfektion nachweisen lassen. „Die Harninfektion ist demnach als toxisch bedingt aufzufassen und ihr Entstehungsmechanismus durch Toxinausscheidung im gestauten Nierenbeckenharn zu erklären" (BORGARD).

Bei der Nierensteinkolik kommen bekanntlich neben den reflektorischen Nierenfunktionsstörungen meist auch Obstipation, Erbrechen und Motilitätsstörungen des Darms, im besonderen des Appendix vor; aber, was bisher wenig beachtet wurde, auch Dyskinesien der Gallenblase. Das gleiche fand BORGARD auch bezüglich der Harnleiterspasmen und stellte diese in fast allen seinen Fällen von Dyskinesie der Gallenblase fest.

Ähnliches hat auch die Untersuchung der Magenulcera und nervösen Magensyndrome ergeben. Von 300 chronisch Magenkranken BORGARDs zeigten 268 spastische Nierenbeckenentleerungsstörungen. Und für viele Fälle von habitueller Obstipation oder Durchfällen, aber auch für dysmenorrhoische Beschwerden (bei intaktem Genitalbefund) gilt das gleiche; wahrscheinlich auch für zahlreiche andere Schmerzsyndrome des Rückens und der Gesäßgegend, für scheinbare Ischialgien, Meralgien u. a., bei denen gleichfalls häufig Ureterspasmen festgestellt wurden (BORGARD). Dieser Autor hat nun in über 300 Fällen eine operative Behandlung durchführen lassen (Durchtrennung der zum unteren Nierenpol ziehenden Gefäße, eventuell mit Durchtrennung des Harnleiterschließmuskels u. a.) und in der überwiegenden Mehrzahl der Fälle eindeutige, oft verblüffende Erfolge in bezug auf die Nierentätigkeit, die etwaige Blutung, die rezidivierende Infektion und Steinbildung beobachtet. Aber auch die als „zweite Krankheit" im Sinne RÖSSLEs zu deutenden Syndrome, wie Dysmenorrhoe, funktionelle Cholecystopathien und Magenstörungen, Obstipationen, scheinbare Ischialgien, Coxitiden, „Blinddarmreizungen" usw. werden durch jene Operation oft schlagartig geheilt; ein Beweis dafür, wie wichtig die spastische Harnleiterbeteiligung am Zustandekommen der genannten Symptomenbilder sein muß. Jedenfalls bedürfen diese Ureterspasmen und ihre örtlich und außerordentlich wechselnden Fernwirkungen nach den Arbeiten von BORGARD und seinen Mitarbeitern heute auch in differentialdiagnostischer Beziehung aufmerksamster Beachtung, die sie bisher noch nicht gefunden haben.

B. Die Differentialdiagnose der doppelseitigen Nierenerkrankungen.

Doppelseitige Nierenerkrankungen entstehen, wenn entweder die Blutversorgung in beiden Nieren geschädigt wird (durch allgemeine Stauung, durch ausgebreitete Gefäßveränderungen), oder wenn auf dem Blutwege schädigende Substanzen (Gifte, Mikroorganismen) in die Niere eingeschwemmt werden und zu Degenerationen oder Entzündung des Nierengewebes führen. Man spricht im letzteren Falle von hämatogenen Nierenerkrankungen.

1. Die Einteilung der doppelseitigen Nierenerkrankungen.

Die ältere Klinik, z. B. LEUBE, teilte die doppelseitigen Nierenerkrankungen rein nach pathologisch-anatomischen Gesichtspunkten ein: in die Stauungsniere, die akute und chronische parenchymatöse Nephritis mit ihrem Endstadium der sekundären Schrumpfniere, in die genuine Schrumpfniere und in die Amyloidniere. Man versuchte zwar dieser pathologisch-anatomischen Einteilung die klinischen Symptomenbilder anzupassen, aber das erwies sich als unbefriedigend. Eine ätiologische Einteilung, die FR. v. MÜLLER bereits 1906 empfahl, war nicht durchführbar, da man damals über die Ursachen der Nephropathien noch keine sicheren Kenntnisse besaß.

FR. V. MÜLLER hatte angesichts der Unmöglichkeit einer ätiologischen Einteilung vorgeschlagen, man solle die hämatogenen Nierenerkrankungen in degenerative und in entzündliche trennen und für die ersteren den Namen Nephrosen, für die letzteren die Bezeichnung Nephritiden wählen. Die pathologisch-anatomische Erfahrung und besonders auch die Experimente SCHLAYERs hatten nun ergeben, daß es Nierenerkrankungen und Schädigungen gibt, die in erster Linie primär das Epithel der Tubuli contorti schädigen und andere, bei denen die Glomeruli primär betroffen werden. Die tubulären Schädigungen fand man namentlich in den von FR. V. MÜLLER als degenerative angesprochenen Erkrankungen. Sie wurden deshalb als das anatomische Substrat der degenerativen, als Nephrosen bezeichneten Erkrankungen angesehen. Unter der Bezeichnung Nephrosen faßte man demgemäß alle tubulären Erkrankungen zusammen. Allerdings hat ASCHOFF dagegen Widerspruch erhoben, daß man die tubulären Epithelveränderungen als degenerative betrachtete, wie namentlich RIBBERT im Gegensatz zur Lehre VIRCHOWs von der parenchymatösen Entzündung behauptet hatte. ASCHOFF blieb vielmehr der Meinung, daß die tubulären Epithelveränderungen im Sinne VIRCHOWs eine defensive Entzündung bedeuteten.

Die Schädigungen des Glomerulus wurden dagegen besonders bei der Glomerulonephritis früher allgemein als entzündliche angesehen. VOLHARD hat sie aber als ischämisch bedingte betrachtet. Entsprechend seiner Meinung, die das Wesen der Nephritis in einem allgemeinen Gefäßspasmus erblickt, glaubt VOLHARD, daß das Vas afferens durch einen Spasmus verschlossen würde und so eine Ischämie des Glomerulus bedinge. VOLHARDs[1]) Ansicht wurde von pathologisch-anatomischer Seite durch KUCZYNSKI[2]) zugestimmt. FAHR[3]), der frühere Mitarbeiter VOLHARDs, vertritt demgegenüber den Standpunkt, daß es sich bei der Glomerulonephritis um einen echt entzündlichen, in den Glomerulusschlingen als Endocapillaritis beginnenden Vorgang handle, der sich sowohl auf das Vas afferens wie auf das Vas efferens fortsetzen könne.

Wie man nun aber auch die Natur der Veränderungen auffassen mag, nie darf man vergessen, daß der Glomerulus mit seinen zugehörigen Tubulis eine funktionell zusammengehörende Einheit (Nephron) bildet. Selbst die Blutversorgung ist die gleiche; denn das Vas efferens löst sich in die Capillaren auf, welche die Kanälchen umspinnen. Es kann also nicht wundernehmen, daß Glomerulus und Tubuli oft zusammen erkranken, und, daß selbst in den Fällen, in denen eins der beiden Systeme primär isoliert erkrankt, die Schädigung des anderen bald folgt. Allerdings ist eine solche sekundäre Schädigung in absteigender Richtung stärker, wie aus der Art der Gefäßversorgung begreiflich wird. Es ist auch leicht verständlich, daß es besonders bei den entzündlichen Prozessen zu einer Beteiligung des Nierenbindegewebes kommt, und zwar zu infiltrativen Prozessen, die später der Schrumpfung anheimfallen. Die Verödung der Glomeruli durch einen krankhaften Prozeß führt also nicht nur zur sekundären Atrophie der Kanälchen, sondern auch zu gleichzeitiger Schrumpfung des interstitiellen Gewebes und damit zur sekundären Schrumpfniere. Demgemäß findet selbst der pathologische Anatom auf ein System beschränkte Veränderungen kaum. Man sollte deshalb besser von vorwiegend tubulären oder vorwiegend glomerulären Veränderungen sprechen. Wollen wir diese Veränderungen trotzdem zu einer klinischen Einteilung der Nierenerkrankungen in tubuläre und glomeruläre Formen benutzen, so darf man nicht vergessen, daß wir ihr Vorhandensein nur aus den klinischen Krankheitsbildern zu folgern versuchen.

---

[1]) VOLHARD, Zeitschr. f. Krankheitsforschung. Bd. 1, H. 4. [2]) KUCZYNSKI, Zeitschr. f. Krankheitsforschung. Bd. 1, H. 4. [3]) FAHR. Dtsch. med. Wochenschr. 1926. Nr. 18.

Dies gilt auch von der genuinen Schrumpfniere. JORES d. Ä. hat zuerst gezeigt, daß bei ihr die Schädigung in den Arteriolen beginnt. Die Verödung der Glomeruli ist demnach bei der genuinen Schrumpfniere ein sekundär absteigender Prozeß. Ob und wieweit dadurch die Nierenfunktion geschädigt wird, hängt von der Ausbreitung des Prozesses ab. Später hat LÖHLEIN die benigne und maligne Form der Nierenschrumpfung unterschieden. Es kann aber bei der genuinen Schrumpfniere auch zu Zellproliferationen in der Glomeruluskapsel und um sie herum kommen. Diese entzündlichen Veränderungen hatten VOLHARD ursprünglich zu der Ansicht geführt, daß eine Kombination zwischen Schrumpfniere und Glomerulonephritis bei der malignen Form der Nierenschrumpfung vorliege. Durch eine gleichzeitige Beteiligung des Bindegewebes mit folgender Schrumpfung kann die schon durch die Glomerulusatrophie und die sekundäre des Kanälchensystems bedingte Schrumpfung gleichfalls verstärkt werden. Sie wird aber bei der roten JORESschen Niere nie so stark, wie bei der aus einer Glomerulonephritis hervorgegangenen sekundären weißen Schrumpfniere.

Die Arteriosklerose der mittleren Nierengefäße führt zu herdförmigen, den Infarkten ähnlichen Veränderungen mit Narbenbildungen. Da stets nur ein Teil des Nierengewebes davon betroffen wird, kommt es bei dieser Krankheitsform fast niemals zur Niereninsuffizienz. Für den Krankheitsablauf ist sie deshalb meist ohne entscheidende Bedeutung.

Im Gegensatz zu den vorwiegend pathologisch-anatomischen Einteilungen der Nierenleiden haben sich nun neuerdings andere Anschauungen durchgesetzt. Sie haben das Gemeinsame, daß sie nicht monoorganpathologische sind, sondern daß sie die Nierenveränderungen nur als eine Teilerscheinung einer allgemeinen Erkrankung des Körpers betrachten. Ich erwähnte schon die Annahme VOLHARDs, der einen allgemeinen Gefäßspasmus der kleinen Gefäße als Ursache der Nierenveränderungen bei der Glomerulonephritis ansprach. Im Gegensatz zu der früheren Schulmeinung, daß durch den Kreislauf den Nieren zugeführte bakterielle Gifte die Ursache der Nephritis seien. Aber nicht nur die Glomerulonephritis wurde so als Ausdruck einer Allgemeinerkrankung angesehen. Auch die von JORES beschriebenen Veränderungen der Nierenarteriolen wurden als Teilerscheinung einer allgemeinen Arteriolenerkrankung im Sinne der Arteriocapillarofibrosis GULLs und SUTTONs aufgefaßt. FAHR und HERXHEIMER haben jedoch nachgewiesen, daß es eine derartige Allgemeinerkrankung der Arteriolen nicht gibt, und, daß insbesondere die Muskelarteriolen stets frei von ihr bleiben. Im Pankreas und auch in den Darmgefäßen können solche Veränderungen allerdings auftreten. Es sei auf das im Kapitel der Hypertonie bereits darüber Gesagte verwiesen. Vor allem aber hat man für eine Form der Nephrose, die man früher als genuine Nephrose, heute aber nach MUNK als Lipoidnephrose bezeichnete, nachgewiesen, daß bei ihr Veränderungen des Blutes bestehen, die durch ein Überwiegen der Eiweißkörper geringerer Dispersion über das Albumin und durch eine Hypercholesterinämie gekennzeichnet sind. Er faßte sie deshalb als eine primäre Stoffwechselerkrankung auf. Die weitere Erforschung der Nephrosen verdanken wir, außer VOLHARD, PORT, STEPP, KOLLERT, STARLINGER, MUNK und FR. MAINZER.

Man sieht demnach in der Lipoidnephrose keine eigentliche Nierenerkrankung, sondern mehr den Ausdruck dieser Stoffwechselerkrankung. Sie wird damit in Gegensatz zu anderen Schädigungen der Tubuli gestellt, z. B. zu der Tubulusnekrose durch Gifte, wie das Sublimat.

Betrachten wir nach dieser Übersicht über die pathogenetischen Anschauungen nunmehr die von klinischer Seite versuchten Einteilungen.

Den weitestgehenden Standpunkt vertritt SIEBECK, der die Möglichkeit einer Einteilung auf Grund unserer heutigen Kenntnisse überhaupt ablehnte und jeden Fall einer Nierenerkrankung als ein Problem für sich auffaßte. Er zeichnet deswegen nur Zustandsbilder und gibt Verlaufsschilderungen der einzelnen Fälle, die ersteren gewissermaßen als Querschnitt, die letzteren als Längsschnitt des krankhaften Geschehens.

Eine überwiegend symptomatische Einteilung hat VOLHARD als Grundlage für sein diagnostisches Schema gewählt. Sie ist ziemlich allgemein akzeptiert worden. Die drei Symptome, auf die VOLHARD seine Einteilung aufbaute, sind Ödem, Blutdrucksteigerung und Hämaturie. Die tubulären Erkrankungen sollten durch die Neigung zur Wassersucht und reichlichen Eiweißausscheidung ausgezeichnet sein, dagegen fehle ihnen die Blutdrucksteigerung und meist auch die Hämaturie. Die Herdnephritis habe als Hauptsymptom die Hämaturie; es fehle ihr dagegen die Blutdrucksteigerung und das Ödem. Die Nierensklerosen endlich hätten als Hauptsymptom die Blutdrucksteigerung; ihnen fehlen jedoch Ödem und Hämaturie. Diesen drei monosymptomatischen Formen stellte dann VOLHARD die diffuse Nephritis gegenüber als polysymptomatisch, die alle drei Symptome vereinigen kann. Die Einwände gegen VOLHARDs Schema sind klar. Alle drei Symptome sind bei den einzelnen Gruppen nicht oder doch nur ausnahmsweise konstant vorhanden; sie fehlen in anderen Stadien derselben Erkrankung, bzw. können rückgängig werden. Die Frage der Entstehung des Ödems ist nicht geklärt. VOLHARD vertritt seine extrarenale Genese und faßt es nicht mehr als ein ausschließlich tubuläres Phänomen auf. Er unterscheidet auch scharf zwischen primären Tubulusschädigungen und den sekundären, die von einer primären Glomerulusschädigung abhängig sind. VOLHARD schlug sogar vor, man möge deswegen die Nierenerkrankungen in solche mit Störung der Nierendurchblutung und in solche ohne eine derartige Störung einteilen. Er gab an, daß die ersteren große Neigung zur Niereninsuffizienz, die letzteren dagegen nur geringe Tendenz zu einer solchen zeigen.

Auch die Störungen der Nierenfunktionen, die schließlich zur Insuffizienz führen können, sind als Einteilungsprinzip der verschiedenen Krankheitsformen gewählt worden. Es ist ein Verdienst der Schule FR. v. MÜLLERs, erkannt zu haben, daß zwar in schweren akuten Fällen und in den Endstadien der chronischen Nierenerkrankungen die Ausscheidungen sämtlich gestört sein können. Oft vermag man aber diese Störungen in solche der Partialfunktionen und damit der Krankheitsformen zu unterscheiden, bei denen vorwiegend oder allein die Kochsalzausscheidung, und solche, bei denen die Ausscheidung der stickstoffhaltigen Schlacken, und endlich die der Purinkörper im besonderen gestört ist. Manche Erkrankungen, z. B. die herdförmigen, brauchen überhaupt keine Störungen der Ausscheidungen aufzuweisen. Sind dagegen, wie bei den eben erwähnten, schweren, akuten und chronischen Erkrankungen, alle Ausscheidungsfunktionen gestört, so lassen sich diese Zustände unter dem Begriff der Niereninsuffizienz zusammenfassen, die bei den akuten Formen rückbildungsfähig ist, bei den chronischen dagegen das Endstadium darstellt.

Ein Kennzeichen der Niereninsuffizienz ist die „Sekretionsstarre" (SIEBECK). Bei den akuten Erkrankungen dieser Art wird, wenn nicht überhaupt eine Anurie besteht, ein an Menge geringer, meist ziemlich konzentrierter Urin entleert, dessen spezifisches Gewicht sich weder durch Wasserzufuhr erniedrigen noch durch Dursten oder Schwitzen erhöhen läßt. Bei den chronischen Formen wird dagegen ein reichlicherer Urin mit verhältnismäßig niedrigem spezifischem Gewicht geliefert, das gleichfalls fixiert ist und zeigt, daß die Niere die

Verdünnungs- und Konzentrationsfähigkeit verloren hat. Bekanntlich reagieren deswegen derartige Kranke auf Belastungsproben nur mit einer Vermehrung der Harnmenge. Man bezeichnet diesen Zustand nach v. KORÁNYI als Hyposthenurie, wenn nur die Konzentrationsfähigkeit, als Isosthenurie, wenn auch die Verdünnungsfähigkeit verlorengegangen ist.

Die oben erwähnten Auffassungen endlich, die in den Nierenerkrankungen nur einen Ausdruck allgemeiner, den ganzen Körper treffender Schädigungen sehen wollen, können gleichfalls als Einteilungsprinzip dienen. Die VOLHARDsche Einteilung in Störungen mit und ohne solche der Nierendurchblutung gehört schon dahin. Augenscheinlich muß man wenigstens der Lipoidnephrose nach unseren neueren Kenntnissen eine besondere Stellung einräumen. Für die differentialdiagnostische Betrachtung werden wir uns an keine dieser Einteilungen streng binden, sondern aus allen versuchten Einteilungsmöglichkeiten das gerade für diesen Zweck Brauchbare herauszunehmen suchen.

2. Die Prüfung der Nierenfunktion.

Die Funktionen der Niere, die Ausscheidung von Wasser, Salzen und stickstoffhaltigen Schlacken sind eng miteinander verknüpft. Das darf auch bei der Prüfung der Ausscheidungskraft der einzelnen Stoffe nicht vergessen werden. Ferner hängt die jeweilige Ausscheidung nicht nur von der Zufuhr und der Nierenfunktion, sondern vom Bestande des Körpers an den einzelnen Stoffen ab. Ein Gesunder, der vorher auf kochsalzarme Kost gesetzt ist, hält z. B. eine Kochsalzzulage zurück, die er ausscheiden würde, wenn er sich nicht im Kochsalzhunger befände. Dieser Umstand macht es notwendig, daß die Kranken einige Tage vor den nun zu besprechenden Funktionsprüfungen gleichmäßige Kost einhalten, wenn man brauchbare Werte erhalten soll. Die meisten dieser Funktionsprüfungen sind chemisch quantitative und müssen deshalb dem Laboratorium vorbehalten bleiben. Sie sollen hier nur insoweit berührt werden, als sie zur Tätigkeit des Arztes am Krankenbett gehören.

1. Die Prüfung der Wasserausscheidung. Am Krankenbett leicht ausführbar ist der Wasser- und Durstversuch, den wir VOLHARD verdanken, der auch zeigte, daß man die komplizierte Gefrierpunktsbestimmung für die Praxis sehr wohl durch die Bestimmung des spezifischen Gewichtes ersetzen kann.

Zum Wasserversuch läßt man den Kranken, der vorher einige Tage auf gleichmäßige Flüssigkeitszufuhr gesetzt war, morgens nach Entleerung der Blase 1500 ccm Flüssigkeit trinken (Wasser oder Tee). Man weist ihn an, in den nächsten 2 Stunden halbstündlich, später stündlich, Urin zu lassen und bestimmt das spezifische Gewicht und die Menge der einzelnen Portionen. Der Gesunde scheidet die zugeführte Wassermenge unter entsprechender Herabsetzung des spezifischen Gewichtes des Harnes binnen 4, längstens binnen 6 Stunden aus. Nach VEIL [1] wird sogar vom Gesunden oft mehr Harn ausgeschieden, als Wasser zugeführt war. Man nennt einen solchen Ausfall des Versuches überschießend. Bisweilen ist es notwendig, die Urinausscheidung durch 24 Stunden zu verfolgen. Zum Durstversuch läßt man die Kranken von früh an dursten und untersucht die einzelnen Harnportionen in gleicher Weise. Da die Kranken in der Nacht vor dem Versuch keine Flüssigkeit getrunken haben, so genügt meist eine Flüssigkeitsenthaltung von 4—6 Stunden zu einem ausreichenden Urteil. Der Gesunde schränkt die Harnmenge unter Erhöhung des spezifischen Gewichtes ein. Ein Kranker mit Störung des Wasserausscheidungsvermögens kann den Urin weder verdünnen noch konzentrieren und scheidet deswegen auch annähernd gleiche Harnportionen in der Zeiteinheit aus: er zeigt eine Sekretionsstarre. An vielen Kliniken hat sich die Absolvierung des Wasser- und Durstversuchs an einem Tage bewährt; man läßt den Kranken früh 7 Uhr 1500 ccm trinken und bis abends 7 Uhr dursten, was meist ohne Unannehmlichkeit gelingt. Folgendes Protokoll zeigt Versuche bei Gesunden und einem ödemfreien Nierenkranken mit mangelndem Verdünnungs- und Konzentrationsvermögen.

---

[1] VEIL, Dtsch. Arch. f. inn. Med. Bd. 119.

Der Wasser- und Durstversuch ist im Stadium der medikamentösen Ödem-
ausschwemmung natürlich nicht eindeutig verwendbar. Ebenso wird der Wasserversuch durch starkes Schwitzen gestört.

1. Wasserversuch.

Um 7 Uhr nüchtern 1500 ccm Wasser getrunken.
Davon wurden ausgeschieden:

Zeit	Fall I (gesund)		Fall II (nierenkrank)	
	Menge	spez. Gewicht	Menge	spez. Gewicht
8 Uhr	180	1010	30	1016
8½ ,,	360	1003		
9 ,,	390	1002	40	1018
9½ ,,	255	1004		
10 ,,	160	1010	35	1016
11 ,,	100	1011		
12 ..	80	1011	85	1016
	1525	1005	190	1016

2. Konzentrations-(Durst-)Versuch.

Zeit	Fall I (gesund)		Fall II (nierenkrank)	
	Menge	spez. Gewicht	Menge	spez. Gewicht
8 Uhr	80	1014	100	1014
10 ,,	25	1017	80	1015
12 ,,	—	—	85	1015
2 ,,	30	1026	110	1016
4 ,,			130	1016
6 ,,	20	1030	160	1015
8 ,,			140	1016
nachts	40	1028	195	1015
	195	1022	1000	1015

Es kommt zur Beurteilung des Verdünnungs- und Konzentrationsversuches
nicht nur auf die Gesamtmenge des gelieferten Urins an, sondern auch auf die
Größe der einzelnen Portionen, die einen Schluß auf die Ausscheidungsgeschwin-
digkeit erlaubt. Gelingt die Ausscheidung der gesamten, aufgenommenen
Flüssigkeitsmenge zwar noch, aber nur durch die Entleerung von gleichen
Harnportionen in 4—6 Stunden, so liegt bereits eine Störung des Wasserausscheidungsvermögens vor.

Nach GROTE[1]) ist beim Gesunden die zweite Halbstundenportion die größte. Bei Nierenkranken finden sich verschiedene Typen eines abweichenden Verhaltens. 1. Eine Verschiebung der größten Portion unter gleichzeitiger Erniedrigung bei ausheilenden Erkrankungen. 2. Ein Ausfall mehrerer Portionen; er entspricht akuten Stadien und Rückfällen
und bedeutet eine schwere Störung. 3. Die Anfangsportion ist die größte. Dies Verhalten
findet sich bei schweren chronischen Formen. Von anderen Ärzten sind diese Schlüsse
GROTES übrigens als zu weitgehend bestritten worden.

Eine gute, weil physiologische Erweiterung des einfachen Wasser- und Durst-
versuches ist von SCHLAYER und M. HEDINGER[2]) angegeben worden. Sie
verfahren so, daß dem Kranken eine Probediät verabreicht wird, die gewisse
Anforderungen an das Ausscheidungsvermögen der Niere stellt.

Diese Probediät ist folgende: Erstes Frühstück: 350 ccm Kaffee mit Milch, 50 g Brötchen;
zweites Frühstück ebenso, aber bis 80 g Brot. Mittags ein Teller klare Bouillon, 150 g Beefsteak, 150 g Kartoffelbrei, ein Brötchen, eine Tasse Kaffee. Nachmittags wie Frühstück.

[1]) GROTE, Münch. med. Wochenschr. 1917. Nr. 21.   [2]) SCHLAYER u. HEDINGER, Dtsch.
Arch. f. klin. Med. Bd. 114.

Zum Abendbrot 500 g Reis, Grieß oder Mondaminbrei mit einem Ei. Einige Tage vorher haben die Kranken eine gemischte, nicht allzu kochsalzreiche Diät mit Flüssigkeitszufuhr von etwa 2000 g inne zu halten. Am Versuchstage wird der Urin zweistündig, der Nachturin in einer Portion gesammelt.

Bei gesunden Menschen schwanken unter dem Einfluß dieser Probediät die einzelnen Urinportionen in Menge, spezifischem Gewicht und Kochsalzkonzentration erheblich; auch ist die Gesamtmenge des Tagesurins größer als die des Nachturins. Bei Nierenkranken mit anormaler Nierenfunktion sind die Verhältnisse bis zur Umkehr gestört.

SCHLAYER und BECKMANN[1]) haben weiter vorgeschlagen, die Beobachtung des Verhaltens der Niere nach einer derartigen Reizmahlzeit durch die Beobachtung nach einer Schonungsmahlzeit zu ergänzen. Diese Schonungsmahlzeit besteht aus Milch, Semmel, Schleimsuppe und Brei. Es gelingt durch den Vergleich der Resultate, leichtere Störungen, die nur bei der Reizmahlzeit hervortreten, von schwereren, die schon auf die Schonungsmahlzeit reagieren, zu unterscheiden.

Die Kochsalz- und Stickstoffausscheidung kann nur chemisch analytisch geprüft werden. Eine grobe Prüfung der ersteren ist besonders bei hydropischen Kranken durch die Verfolgung des Körpergewichtes nach einer Kochsalzzulage von 10 g möglich. Steigt es danach, so ist eine Kochsalzretention erwiesen. Der Kochsalzgehalt des Urins läßt sich übrigens für praktische Zwecke ohne quantitative Analyse mit dem von STRAUSS angegebenen Reagensrohr verfolgen.

Genauere Resultate als mit diesen am Krankenbett durchführbaren Methoden erhält man durch einen regulären Stoffwechselversuch mit Belastungsproben. Man setzt dazu die Kranken auf eine konstante, kochsalzarme und nicht allzu stickstoffreiche Diät und legt, nachdem die Diät einige Tage bis zur Konstanz der Ausscheidungen innegehalten ist, einmal 20 g Harnstoff und am nächsten Tage 10 g Kochsalz zu. Man verfolgt die Ausscheidung dieser Zulagen, die ein Gesunder in 24—48 Stunden bewältigt, quantitativ. Diese Zulagen sind aber bei Kranken, die zur Urämie neigen, nicht ganz unbedenklich.

Neuerdings hat man auch die Wichtigkeit der Bestimmung der Bicarbonatkonzentration, bzw. der Wasserstoffzahl für die Nierenfunktion festgestellt. DAVIES, HALDANE und PESKETT hatten eine gemeinsame Konzentrationsgrenze für Bicarbonat und Cl-Ion im Harn gefunden und aus HENDERSON-HASSELBACHs Gleichung wurde eine Beziehung zwischen der Wasserstoffzahl des Harns und seiner Cl-Konzentration hergeleitet. FR. MAINZER[2]) zeigte an der Rostocker Med. Klinik, wie sich diese Beziehung bei normaler Konzentration und auch bei der herabgesetzten Konzentrationsfähigkeit der Nierenkranken gestaltet; und zwar durch Belastungsversuche mit NaCl und Bicarbonat zunächst bei Gesunden. MAINZER fand dabei, daß ein Anstieg der Wasserstoffzahl (Bicarbonatkonzentration) des Harns die Chloridkonzentration herabdrückt, daß aber umgekehrt ein Einfluß der NaCl-Verabreichung auf den p_H und die Bicarbonatkonzentration nicht deutlich ist. Er schließt daraus, daß die Regulation des Säurebasenhaushaltes unter den gegebenen Bedingungen den Vorrang vor der Cl-Ausscheidung habe.

Bei Nierenkranken fand mein Mitarbeiter MAINZER verschiedene Störungstypen dieser Beziehungen: z. B. normales Verhalten bei herabgesetzter Maximalkonzentration; oder Fehlen des wechselseitigen Einflusses der Cl- und Bicarbonatausscheidung im Harn bei beschränkt erhaltener Variationsfähigkeit; oder aber Fixation der Cl- und Bicarbonatkonzentration (Wasserstoffzahl). Die Fixation eines abnorm niedrigen p_H im Harn wird als Konzentrationsunfähigkeit für Bicarbonat erkannt. Jedenfalls zeigen die Störungen des Konzentrierungsvermögens für Chlorid und für Bicarbonat weitgehenden Parallelismus.

---

[1]) SCHLAYER u. BECKMANN, Münch. med. Wochenschr. 1918. Nr. 4.   [2]) FRITZ MAINZER, Untersuchungen über die Konzentrationsbeziehungen verschiedener Harnbestandteile. Zeitschr. f. klin. Med. Bd. 117, H. 1/2, 1931.

Die gefundenen Störungen der Bicarbonatausscheidung haben Bedeutung für die Entstehung der Nierenazidose. Als bedeutsame Faktoren für deren Eintreten stellte MAINZER bilanzmäßig fest: 1. Säureretention (Cl, Phosphorsäure, organische Säuren), 2. Basenverluste, einerseits infolge Ammoniakmangels im Harn und vermehrter Heranziehung fixer Basen zur Säureneutralisation, andererseits infolge Fixation der Bicarbonatausscheidung in normalem Umfang (Blutkonzentration) oder Fehlens einer Anpassung an die gleichzeitig erfolgende Chloridausscheidung, wie sie bei Nierengesunden stattfindet.

Bei der Salyrgandiurese (als Beispiel eines Cl-treibenden Diureticums) fand MAINZER, daß die Wasserstoffzahl des Harnes Neigung zum Absinken hatte, während die Cl-Konzentration im Gegensatz zu anderen Polyurien nur wenig sank, bisweilen sogar anstieg. Also wird auch bei der Salyrgandiurese der Ausscheidungsantagonismus zwischen Cl- und Bicarbonat-Ion deutlich.

Eine vereinfachte Methode der Nierenfunktionsprüfung, die chemische Analysen vermeidet, hat LICHTWITZ angegeben. Sie beruht darauf, daß man aus der Zunahme des spezifischen Gewichtes des Urins nach einer Zulage von Kochsalz oder Harnstoff auf die Menge des ausgeschiedenen Kochsalzes bzw. Harnstoffes schließen kann, wenn man die Harnmenge auf 1000 reduziert und auf diese reduzierte Harnmenge das spezifische Gewicht umrechnet. Beträgt z. B. die tatsächliche Harnmenge 1500 ccm und das tatsächliche spezifische Gewicht 1020, so würde das spezifische Gewicht der auf 1000 reduzierten Harnmenge 1030 sein, nämlich 1500 : 1000 = x : 20. Es ist aber notwendig, daß das spezifische Gewicht bei konstanter Temperatur, z. B. bei 15°, bestimmt wird.

Diese Methode kann dadurch fehlerhaft werden, daß eine Belastungsprobe gelegentlich eine größere oder in seltenen Fällen auch kleinere Ausscheidung eines anderen Stoffes zur Folge hat, daß also z. B. bei Harnstoffbelastung gleichzeitig mehr Kochsalz ausgeschieden wird. Dieser Fehler läßt sich aber dann etwas verbessern, wenn man die Kochsalzmenge bestimmt, die im Gesamttagesurin ausgeschieden ist. Die Methode kann jedenfalls in ernsten Fällen die chemische Analyse nicht ersetzen.

Außerdem ist es neuerdings zweifelhaft geworden, ob eine derartige Prüfung der Ausscheidungsfähigkeit nach einer einmaligen Belastung wirklich von Wert ist. Jedenfalls wies SIEBECK [1]) nach, daß bei länger dauernden Belastungen auch eine bei einer nur einmaligen Belastung scheinbar insuffiziente Niere noch eine erhebliche Leistungsfähigkeit aufweisen kann. Eine Kranke SIEBECKs schied auf einmalige Belastung nur 4—7 g Cl aus, während sie bei dauernder Belastung bis zu 17 g Cl ausscheiden konnte. SIEBECK schlägt daher vor, nach einer Vorperiode von gleichmäßig salzarmer Kost, wenn Salzausscheidung und Körpergewicht konstant geworden sind, abgewogene Mengen Kochsalz in längeren Perioden der Kost zuzusetzen und zu untersuchen, in welcher Zeit das Körpergewicht zunimmt und die Salzausscheidung entsprechend ansteigt. Bemerkenswert ist, daß SIEBECK bei seinen dauernden Zulagen den Kochsalzgehalt des Blutserums zwar erst ansteigen, aber dann wieder sinken sah, trotzdem mehr Kochsalz ausgeschieden wurde. Es ist also nicht allein das Angebot an Kochsalz für die Ausscheidung maßgebend. Ebenso deckte sich in SIEBECKs Untersuchungen das Ansteigen des Körpergewichtes keineswegs mit der Salzretention; wieder ein Beweis, daß die Verhältnisse kompliziert liegen. Wir werden darauf bei der Besprechung der Ödeme zurückkommen müssen. SIEBECK hält die Trägheit der Einstellung für die wesentlichste Funktionsstörung, während die Breite der Anpassungsfähigkeit noch viel besser erhalten sein könne. Das gilt sowohl für das Kochsalz als für Harnstoffzulagen.

Die Wirkung der letzteren ist von v. MONAKOW studiert worden. Bei Nierenkranken mit ungenügender Ausscheidung des Harnstoffs gelingt es, durch wiederholte Harnstoffbelastungen den Harnstoffgehalt des Blutes treppenförmig in die Höhe bis zu Werten zu treiben, wie wir sie sonst nur bei schwer Urämischen kennen (ohne daß eine Verschlechterung im Befinden der Kranken einzutreten braucht). Der Harnstoff wird also in den Geweben und im Blut retiniert, während bei Gesunden Harnstoffzulagen prompt ausgeschieden

¹) SIEBECK, Dtsch. Arch. f. klin. Med. Bd. 137. v. MONAKOW, ebenda, Bd. 122 u. 123. GUGGENHEIMER, Zeitschr. f. exp. Pathol. Bd. 21. 1920.

werden und der Harnstoffgehalt des Blutes nur ganz vorübergehend steigt. Die Ausscheidung des Stickstoffs ist aber nicht allein von der Blutkonzentration abhängig, sondern nach v. MONAKOW auch von der Durchblutung der Niere, die wir freilich nicht bestimmen können. v. MONAKOW meint, daß für die Ausscheidung die Gesamtmenge des in der Zeiteinheit angebotenen Stickstoffs ausschlaggebend sei und nicht die Konzentrationen im Blute. Es könne z. B. bei verschiedenen Blutkonzentrationen, aber reziprok verschiedener Durchblutungsgeschwindigkeit die gleiche Harnstoffmenge ausgeschieden werden.

Diese Feststellungen führen v. MONAKOW zu einer Ablehnung des sog. hämorenalen Index, der AMBARDschen Konstante, als einer zuverlässigen Funktionsprüfung für die Niere. Der hämorenale Index, das Verhältnis des Harnstoffgehaltes des Blutes zur Harnstoffkonzentration des Urins unter Berücksichtigung der gesamten ausgeschiedenen Menge, ist nach AMBARD eine Konstante, zu deren Feststellung — das ist der Vorteil der Methode — man keine Belastungsproben braucht.

Inzwischen ist die Untersuchung der AMBARDschen Konstante für die Praxis durch diejenige des Harnstoffs und Rest-N im Blut verdrängt worden.

Man kann entweder den Harnstoffgehalt des Blutes bestimmen.

Man bedient sich dazu der leicht auszuführenden Methode nach HÜFNER-AMBARD-HALLION, welche allerdings nicht eigentlich den Harnstoff, sondern den sogenannten, dem Harnstoffgehalt fast parallel gehenden Bromlaugenstickstoff bestimmt, oder des Verfahrens mittels Urease und Permutit.

Oder man bestimmt den Reststickstoff im Blute des Kranken, wie dies zuerst STRAUSS zur Nierenfunktionsprüfung vorschlug. Die Einwendungen, die man gegen die Bestimmung des Rest-N als diagnostische Methode erhoben hat, haben zwar eine gewisse theoretische Bedeutung. Wir wissen ja heute, daß die Höhe des Rest-N nicht immer proportional dem Grade der Niereninsuffizienz zu sein braucht. Trotzdem hat diese heute überall eingebürgerte Untersuchung im Rahmen der übrigen klinischen Methoden größten diagnostischen und prognostischen Wert gewonnen. *Rest-N.*

Zur Untersuchung des Harnstoffs und Rest-N sei bemerkt, daß die Blutentnahme morgens beim nüchternen Kranken ausgeführt werden muß, und daß einige Tage konstanter Kost vorhergegangen sein sollten, da die Reststickstoffe von der vorangegangenen Ernährung stark beeinflußt werden.

Die Normalwerte für den Reststickstoff schwanken je nach der angewandten Methode etwas; man darf etwa 40—45 mg in 100 ccm Blutserum als obere Grenze des Normalen betrachten. Die früheren Angaben, daß bei chronischen Nephritiden eine Steigerung bis auf 100 mg die Prognose noch nicht unmittelbar infaust, bei 1—200 mg die Lebensdauer noch auf etwa 1 Jahr zu schätzen sei und darüber nur noch auf Wochen, sind schematisch und unrichtig.

KRAUSS[1] (Klinik von FR. v. MÜLLER) hat vorgeschlagen, die mit den modernen colorimetrischen Methoden bequem auszuführende Bestimmung der Blutharnsäuremenge an Stelle der Bestimmung der übrigen N-Komponenten bei Nierenkrankheiten treten zu lassen, weil ein normaler Harnsäurewert in der Regel einem normalen Reststickstoff entspricht.

Im einzelnen ist für den Harnsäurewert bemerkenswert, daß er bei akuten Nephritiden mit Retention stickstoffhaltiger Schlacken früher als der Blutharnstoff ansteigt und auch bei der Heilung am längsten erhöht bleibt. Bei chronischen Formen kann die Vermehrung der Harnsäure sogar der einzige abnorme Befund im Blute sein. Werte über 10 mg-% geben dabei eine ungünstige Prognose.

Bei den Nephrosen ist der Blutharnsäuregehalt normal und steigt erst nach Schädigung der Konzentrationsfähigkeit gleichfalls als erster Bestandteil des Reststickstoffes.

Bemerkenswert ist, daß reine Hypertonien, welche keine Zeichen einer Nierenaffektion bieten, mit einer Vermehrung der Blutharnsäure einhergehen können. Manche Autoren, z. B. CZONITZER[2] (unter FR. v. MÜLLER), fanden sie nur bei niereninsuffizienten Hypertonikern gesteigert.

Annähernd dieselben Schlüsse, wie aus der Bestimmung des Reststickstoffes, lassen sich aus der Bestimmung des Indicangehaltes des Blutserums ziehen. *Indicanämie.*

---

[1] KRAUSS. Dtsch. Arch. f. klin. Med. Bd. 138.   [2] CZONITZER, Dtsch. Arch. f. klin. Med. Bd. 140.

Die Indicanmengen im normalen Serum schwanken zwischen 0,026 und 0,082 mg in 100 ccm Serum, sie sind von der Art der Ernährung unabhängig. Bei vermehrter Darmfäulnis, z. B. bei Ileus, steigt dieser Wert allerdings, aber bis höchstens auf 0,15 mg; bei Niereninsuffizienz ist er meist höher. Jedenfalls spricht ein Gehalt von über 0,15 mg für eine bestehende Retention. Bei Niereninsuffizienz der akuten Nephritis steigt er im Vergleich zum Reststickstoff nur spät und in geringem Maße, bei chronischer Niereninsuffizienz dagegen früher und stärker; er geht dann auch in die Gewebe. Aber der stärkste Anstieg findet sich im Blutserum[1]. HAAS[2] hat eine Methode angegeben, diesen Grenzwert in einem qualitativen Schätzungsverfahren festzustellen, die ihrer Einfachheit wegen an Stelle der immerhin schwierigen Reststickstoffbestimmung zu empfehlen ist, wenngleich sie kein vollwertiger Ersatz ist. HAAS bedient sich einer von JOLLES angegebenen Farbreaktion mit Thymol, das in eisenchloridhaltiger Salzsäure gelöst ist.

Zu je 2 und 1,5 ccm Serum wird dasselbe Volum Wasser und das doppelte Volum 20%ige Trichloressigsäure zum Zwecke der Enteiweißung gesetzt, gut durchgeschüttelt und vom Niederschlag durch ein kleines, etwa 6 cm im Durchmesser haltendes Faltenfilter möglichst quantitativ abfiltriert; zum Schluß wird das Filter noch durch Druck gegen den Trichterrand gepreßt. Zum Filtrat werden 7 Tropfen 5%ige alkoholische Thymollösung gegeben, es wird durchgeschüttelt und dann das gleiche Volum konzentrierter 5°/$_{00}$ Eisenchlorid enthaltender Salzsäure hinzugefügt und wieder durchgeschüttelt. Nach 2 stündigem Stehen wird mit 2 ccm Chloroform kräftig durchgeschüttelt. Ist das Chloroform bei Betrachtung im durchscheinenden Lichte dann soeben rosaviolett gefärbt, so handelt es sich eindeutig um eine beginnende Niereninsuffizienz, wenn nur 1,5 ccm Serum verwandt waren. Tritt erst bei Verwendung von 2 ccm Serum die Chloroformverfärbung auf, so bedeutet dieser Befund nur dann eine Retention, wenn im Urin nicht mit dem OBERMAYERschen Reagens Indican nachweisbar ist. Ist eine ausgesprochene Indicanurie dagegen vorhanden, so ist der Befund der Indicanämie nur verdächtig auf Retention und muß quantitativ kontrolliert werden.

Xantho-
protein-
probe.

Einfacher als die Indicanbestimmung ist die Xanthoproteinprobe im enteiweißten Blut nach BECHER[3]. Sie zeigt aromatische Substanzen (Fäulnisprodukte) an, deren Gegenwart nach BECHER eine Niereninsuffizienz erweist.

Die Probe wird folgendermaßen ausgeführt: Gesamtblut, Plasma oder Serum wird mit 20% Trichloressigsäure enteiweißt. Zu 2 ccm des Filtrats gibt man in einem Reagensglas 0,5 ccm reiner konzentrierter Salpetersäure und kocht auf. Nach dem Abkühlen fügt man 1,5 ccm 33% Natronlauge hinzu. Im durchfallenden Lichte betrachtet erscheint die Flüssigkeit normal nur ganz schwach gelblich gefärbt, bei Niereninsuffizienz je nach der Stärke derselben deutlich bis intensiv gelb. Man kann sich an der Färbung allein schätzungsweise ein Urteil bilden, kann aber auch den Grad der Färbung colorimetrisch quantitativ bestimmen, in dem man im AUTENRIETHschen Apparat mit einem Vergleichsgefäß vergleicht, das mit einer 0,03874%igen Lösung von Kalibichromat gefüllt ist.

Die qualitative Ausführung der Probe eignet sich wegen ihrer Einfachheit besonders für die Praxis und hat sich allgemein bewährt. BECHER hat ferner angegeben, daß man auf das Bestehen einer Niereninsuffizienz schließen könne, wenn ein blasser Eiweißharn mit niedrigem spezifischem Gewicht durch Schütteln mit Kaolin nach Filtration eine Verstärkung der Gelbfärbung zeige (Verwandlung von Chromogen in Farbstoff).

Relativ einfach ist auch ein von HENSCH und ALDRICH angegebenes Verfahren, welches den Harnstoffgehalt des Speichels bestimmt, da seine Erhöhung dieselben Schlüsse wie die des Reststickstoffs zuläßt.

Methodik: Man gewinnt den Speichel durch Kauenlassen von Paraffin. Die ersten 5—6 ccm Speichel werden als noch durch Speisereste verunreinigt verworfen. Dann mißt man 5 ccm Speichel ab und titriert mit einer wässerigen 5%igen Sublimatlösung, bis der Speichel beim Tüpfeln mit konzentrierter Sodalösung einen deutlichen rotbraunen Niederschlag gibt. SIMMEL und KÜNTSCHER[4], die diese Reaktion nachprüften, schlagen vor, zur Berechnung folgende Beziehung aufzustellen: Wenn x die gesuchten mg Harnstoff in 100 ccm Speichel sind und y die Zahl der verbrauchten Kubikzentimeter Sublimatlösung ist, so ist x = 40 (y—0,6). Bei Nierengesunden verbrauchten diese Autoren 1,65—2,95 ccm Sublimatlösung, was einem Harnstoffgehalt von 26—79 mg-% entspricht. Die Resultate bei Kranken gehen den Resultaten der Rest N-Bestimmung parallel.

[1] Vgl. BECHER, Dtsch. Arch. f. klin. Med. Bd. 129 u. 134. Dtsch. med. Wochenschr. 1921. Nr. 2. [2] HAAS, Münch. med. Wochenschr. 1917. Nr. 42 und Med. Klinik 1926. Nr. 22. [3] BECHER, Münch. med. Wochenschr. 1924. Nr. 46. [4] SIMMEL und KÜNTSCHER, Dtsch. med. Wochenschr. 1925. Nr. 46.

GOSSMANN [1]) hat vorgeschlagen, die Bestimmung des Speichelharnstoffes für den Belastungs-
versuch mit Harnstoff zu gebrauchen. Er fand bei Nierenkranken eine Verzögerung der
Ausscheidung und dementsprechend auch nach 12 Stunden höhere Werte.

Von größerer, weil auch pathogenetischer Bedeutung, insbesondere für die   Liquor-
Genese der Urämie, ist aber die Untersuchung des Liquor cerebrospinalis   untersuchung.
bei Nephritikern. G. STRAUBE [2]) hat an meiner Klinik an 112 liquor- und stoff-
wechselgesunden Menschen zunächst das normale Verhältnis der molekular
gelösten, körpereigenen Stoffe des Liquors im Vergleich zu Blut und Serum
und dann ihr Verhalten bei Niereninsuffizienzen festgestellt.

Die Methode STRAUBES ist in seiner Arbeit nachzulesen. STRAUBE fand die normalen
Verhältniszahlen von Serum zu Liquor, aus den arithmetischen Mitteln errechnet, wie
folgt: an Harnstoff enthält der Liquor 73,5% dessen, was 100 Teile Serum enthalten;
für das präformierte Kreatinin ist die Verhältniszahl 77,0%, für Kreatinin 78,0%. Bei
Nierenkranken verschieben sich die durchschnittlichen Verhältniszahlen von Liquor-
Serum beim Harnstoff auf 41,0%, beim präformierten Kreatinin auf 54,9%, beim
Kreatinin auf 29,16%. Wichtiger als diese Durchschnittszahlen sind die Ergebnisse
in Einzelfällen. Bei einem Patienten mit urämischem Koma betrug der Rest-N im Serum
186,0 mg-%, im Liquor 154,0 mg-%, das präformierte Kreatinin im Serum 25,4 mg%,
im Liquor 11,0 mg-%, das Kreatinin im Serum 14,64 mg-%, im Liquor 4,4 mg-%.
In einem Fall von sekundärer Schrumpfniere fanden sich im Serum Rest-N 92,12 mg-%,
im Liquor 77,20 mg-%, präformiertes Kreatinin im Serum 8,30 mg-%, im Vollblut 9,60 mg-%,
im Liquor 2,70 mg-%, Kreatinin im Serum 8,0 mg-%, im Vollblut 12,90 mg-% und im
Liquor 1,39 mg-%. Übrigens waren die Werte für Harnstoff und Kreatinin im occipitalen
und lumbalen Liquor die gleichen.

Es fand sich also bei Nierenkranken im Liquor eine geringere Konzentration
der genannten Stoffe als in Serum und Vollblut; allerdings war die Verminderung
der Konzentration für Harnstoff, bzw. Rest-N bei Niereninsuffizienten geringer
als bei Stoffwechselnormalen. Bei der durch F. K. WALTER, meinen Mitarbeiter
DEUSCH u. a. festgestellten Erhöhung der Permeabilität der Meningen bei
Nephritikern ist die Erhöhung von Rest-N und Harnstoff im Liquor auch von
pathogenetischer Bedeutung für die Cerebralerscheinungen der Urämie.

Eine Belastung mit Alkali haben ROSENBERG und HELLFORS [3]) als einfache Nierenfunktionsprüfung vorgeschlagen.

Sie gaben den Kranken, um die Aciditätsverhältnisse gleichmäßig zu gestalten, nüchtern
20 Tropfen verdünnter Salzsäure in 400 ccm Wasser und 2 Stunden später 20 g Natr.
bicarb. in 400 ccm Wasser und bestimmten dann mittels WALPOLEschen Comparator und
MICHAELISschen Teströhrenviertel ihr halbstündlich im Urin p_H. Sie fanden, daß bei Nierengesunden p_H in 2 Stunden bis 8 ansteigt, während bei Nierenkranken dieser Wert nicht
erreicht wird. Zu ähnlichen Resultaten kam auch unabhängig von den genannten Autoren,
LEBERMANN [4]). Eine Nachprüfung durch SYLLA [5]) ergab, daß man die vorhergehende Salz-
säuregabe weglassen kann und daß in der Tat die Mehrzahl der Nierenkranken den Wert der
Gesunden von 8,4 nach Alkalibelastung nicht erreicht; doch zeigten auch Superaciditäten
und einfache Hypertonien eine Verzögerung des Ansteigens der p_H.

Die einfache Methode, bei der man sogar mit einer Prüfung mittels auf bestimmte
p_H-Werte eingestellten Lackmuspapier auskommt, ist immerhin zu empfehlen, da man
bei deutlich positivem Ausfall wohl auf das Vorliegen einer Nierenerkrankung schließen
darf, wenn es auch zweifelhaft ist, ob die Methode der Alkalibelastung eine Nierenfunktions-
prüfung und nicht vielmehr eine solche des Säurenbasengleichgewichtes darstellt.

Den beschriebenen Methoden gegenüber ist das ältere SCHLAYERsche Ver-   Jodkali-
fahren der Verfolgung der Jodkali- und Milchzuckerausscheidung etwas   und Milch-
   zuckerbe-
in den Hintergrund getreten. Als krankhaft gilt eine Verzögerung der Jod-   stimmung.
kaliausscheidung nach einer Verabreichung von 0,5 Jodkali in einer Oblaten-
kapsel über 50—60 Stunden.

Der Jodnachweis im Urin ist einfach zu führen, z. B. durch Versetzen mit Stärke-
kleister und Unterschichten mit rauchender Salpetersäure, oder durch Versetzen mit
Salzsäure und Kleister und vorsichtigem Zusatz von Chlorkalklösung. Milchzucker wird

---

[1]) GOSSMANN, Dtsch. Arch. f. klin. Med. Bd. 162.   [2]) G. STRAUBE, Die molekular gelösten
Stoffe im Liquor cerebralis. Dtsch. Zeitschr. Nervenheilk. Bd. 134, H. 5/6, Mitt. I—IV.
[3]) ROSENBERG und HELLFORS, Münch. med. Wochenschr. 1927. Nr. 22.   [4]) LEBERMANN,
Dtsch. Arch. f. inn. Med. Bd. 159.   [5]) SYLLA, Dtsch. med. Wochenschr. 1929. Nr. 19.

intravenös einverleibt, z. B. in Form des von der chemischen Fabrik in Güstrow dargestellten sterilen Präparates Renovasculin. Seine Ausscheidung soll in 7 Stunden beendet sein. Man prüft qualitativ mit Nylander, quantitativ durch Polarisation.

Phenol-phthalein-probe. Ebenso wird die Phenolphthaleinprobe, die früher zur Prüfung der Nierenfunktion verwandt wurde, jetzt nur noch wenig benützt; mit Recht, weil das Phenolphthalein für die Nieren nicht unschädlich ist. Ich verweise auf die Kritik von v. Monakow [1]). Die Probe ist danach wohl geeignet, um z. B. eine schwere Nierenerkrankung als Grund eines unklaren Komas aufzudecken oder auszuschließen, oder, um eine Besserung im Verlauf einer Nierenerkrankung festzustellen, dagegen nicht zur Entscheidung, ob eine latente Erkrankung vorliegt. Das gleiche gilt von anderen Farbstoffproben, z. B. der von Strauss eingeführten Uraninprobe und von der Abkühlungsreaktion nach Schlomka. Sie besteht darin, daß der zu Untersuchende etwa 2 Stunden hindurch alle 10 Minuten 50—75 ccm stubenwarmes Wasser trinkt. Nach dieser Zeit ist die Harnausscheidung ungefähr konstant. Es werden nun beide Unterschenkel in Eiswasser auf die Dauer von 10 Minuten gestellt und außerdem oberhalb des Wassers eine Staubinde um die Unterschenkel gelegt. Zwar finden sich bei diesem Verfahren auch schon bei Normalen Eiweißausscheidungen geringen Grades, aber stärkere Albuminurien und rote Blutkörper im Urin besonders bei Rekonvaleszenten von Nephritis. Schlomka [2]) schlägt deshalb sein Verfahren namentlich vor, um bei fraglichen Nierenerkrankungen eine erhöhte Empfindlichkeit festzustellen. Ich empfehle diese für Nierenkranke nicht indifferente Probe aber keineswegs.

3. Vergleichende Symptomatologie.
a) Ödem.

Die Ödeme Nierenkranker sind dadurch ausgezeichnet, daß sie sich, unabhängig vom Gesetz der Schwere, nicht vorzugsweise an den abhängigen Körperstellen bilden, sondern Orte mit lockerem Unterhautzellgewebe, wie Augenlider und Wangen bevorzugen, schließlich aber den ganzen Körper ziemlich gleichmäßig befallen. Nur bei gleichzeitiger Herzschwäche, z. B. bei vielen Schrumpfnierenerkrankungen zeigen die Ödeme auch den Typus der kardialen. Auffallend ist weiter, daß die Ödeme zwar sehr hartnäckig sind, aber doch zuweilen, z. B. bei den Nephrosen, Sitz und Stärke rasch wechseln.

Die gleiche Verteilung der Ödeme wie bei Nierenkranken findet man aber auch bei marantischen Ödemen, bei Myxödem, bei dem universellen Hydrops jüngerer Kinder und dem Hungerödem, das gleichzeitig mit erheblicher Pulsverlangsamung und mitunter mit Polyurie einhergeht. Auch das allergische, flüchtige Quinckesche Ödem bevorzugt bekanntlich das Gesicht. Diese Krankheitsvorgänge beweisen, daß Ödeme vom Typus der Nierenödeme auch ohne Beteiligung der Nieren entstehen können.

Es sei erwähnt, daß die Ödeme der Entwicklung der Harnveränderungen vorausgehen können. Schon Quincke hat Wassersucht bei Scharlach ohne Nephritis beschrieben. Einen solchen Fall haben Marx und Schmidt [3]) als „akuten Morbus Brightii mit Retinis albuminurica ohne Nephritis" mitgeteilt. Daß auch die mit hochgradigem Ödem einhergehende Kriegsnephritis in 10—15% der Fälle ohne krankhaften Harnbefund beginnt, werden wir noch besprechen. Endlich sei auf den Hydrops gravidarum verwiesen, der mit, aber auch ohne pathologische Veränderungen des Urins verlaufen kann.

Die Theorie der Ödembildung kann hier leider nicht ausführlich erörtert werden. Ich verweise dafür auf Öhmes [4]) zusammenfassende Darstellung. Sie ist schwierig schon wegen der engen Verknüpfung der Wasser- und Kochsalzausscheidung. Beide sind augenscheinlich nicht von der Niere allein abhängig. Zwar konnte in dem Strauss-Widalschen Versuch ein ödematöser Nierenkranker durch kochsalzfreie Kost ödemfrei und durch Kochsalzzulage wieder ödematös gemacht werden. Aber in anderen Fällen kann Kochsalz auch ohne Wasser trocken retiniert werden; es bleibt dann wohl in den kochsalzreichen Geweben wie in der Haut und

¹) v. Monakow, Dtsch. Arch. f. klin. Med. Bd. 116, S. 37.   ²) Schlomka, Zeitschr. f. d. ges. exper. Med. Bd. 61.   ³) H. Marx und C. Schmidt, Dtsch. med. Wochenschr. 1928. Nr. 22.   ⁴) Öhme, Ergebn. d. inn. Med. u. Kinderheilk. Bd. 30.

Muskulatur in einer osmotisch unwirksamen Form liegen. Kochsalz kann auch bei Bildung kochsalzreicher Exsudate zurückgehalten werden, wie die Kochsalzarmut des Urins bei croupöser Pneumonie beweist.

Wenn Wasser und Kochsalz bei der Ödembildung gleichzeitig retiniert werden, erhebt sich die alte Frage: entstehen die Ödeme, weil das Wasser nicht ausgeschieden werden kann oder sinkt die Urinmenge unter Bildung von Ödemen, weil das Wasser vom Gewebe zurückgehalten wird, bzw. wird das Kochsalz nicht ausgeschieden, weil es die Niere nicht ausscheiden kann, oder, weil es ihr nicht zur Ausscheidung angeboten wird? Es ist die Frage nach der renalen oder extrarenalen Entstehung der Ödeme.

Die meisten Autoren stellen heute die extrarenale Entstehung der Ödeme in den Vordergrund, wenn auch die Mitbeteiligung der Niere nicht ganz in Abrede gestellt wird. B. SIEBECK zeigte z. B., daß bei manchen Fällen akuter Ödemnephritiden das Blut gleichzeitig wasser- und kochsalzreich sein kann, der Niere also reichlich Kochsalz zur Ausscheidung angeboten und doch nicht ausgeschieden wird. Andererseits bewies MAGNUS-ALSLEBEN, daß manche Nierenkranke zwar intravenös zugeführte physiologische Kochsalzlösung ausscheiden, sie aber zurückhalten, wenn sie Flüssigkeit trinken. Hier wird also Wasser zurückgehalten, trotzdem die Nieren es ausscheiden können. Wie kompliziert die Verhältnisse des Wasserstoffwechsels liegen, geht auch aus Untersuchungen von MARX (unter SIEBECK) hervor, die zeigten, daß die Diurese schon bei Gesunden nicht einfach von der getrunkenen Flüssigkeitsmenge abhängig ist. Diese gibt vielmehr nur den Anstoß zu komplizierten Verschiebungen zwischen Blut und Organwasser, die zudem vom Nervensystem abhängig sind. Sogar durch hypnotische Suggestion einer Flüssigkeitsaufnahme konnten sie erzielt werden. Es ist also begreiflich, daß die Untersuchungen über den Wassergehalt des Blutes bei Ödemen nicht zu einheitlichen Resultaten geführt haben. Vielleicht hängt das Resultat vom Zeitpunkt der Untersuchung ab. Jedenfalls glaubt VOLHARD, daß das Blut zur Zeit der größten Ödembereitschaft wasserarm sei; bei Beginn der Resorption aber steige der Wassergehalt, um später wieder zu fallen. Dagegen fanden andere Untersucher (ROSENBERG u. a.) das Blut Ödemkranker stets wasserreich. Auch NONNENBRUCH [1]) fand zwar bei den meisten ödematösen Kriegsnephritikern keine Wasserverarmung, sah aber bei einigen Kranken trotz schlechter Erledigung des Wasserversuchs und Ansteigen des Körpergewichtes das Blut wasserärmer werden; das ist nur durch Wasserabstrom in die Gewebe zu erklären. DENECKE [2]) bewies sogar durch die von ihm und MORAWITZ angegebene Methode der Abschnürung des Armes direkt eine erhöhte Durchlässigkeit der Capillaren Ödemkranker, am höchsten bei Nephrosen.

Von jeher hatte man ja eine Mitbeteiligung der Capillarepithelien bei der Ödembildung angenommen und vermutet, daß sie durchlässiger würden, als der Norm entspricht. Aber während man früher als Erklärung eine Schädigung der Capillarendothelien als Grund dafür annahm, hat besonders MUNK die Ansicht vertreten, daß wenigstens bei den nephrotischen Ödemen der eigentliche Grund in einer Veränderung der Körperkolloide nach der Seite geringerer Dispersion liege, deren Ausdruck auch die Lipoidämie sei. Es könnten so nephrotische und nephritische Ödeme vielleicht eine verschiedene Pathogenese besitzen, wenn es sich bei den letzteren um eine andersgeartete Capillarbeschädigung, etwa eine ischämische nach VOLHARDs Annahme oder um eine entzündliche bzw. toxisch bedingte handeln würde.

---

[1]) NONNENBRUCH, Dtsch. Arch. f. klin. Med. Bd. 136. [2]) G. DENECKE, Dtsch. Arch. f. klin. Med. Bd. 140.

Bis zu einem gewissen Grade spricht für eine Verschiedenheit der nephritischen und der nephrotischen Ödeme ihr verschiedener Eiweißgehalt, der, wie BECKMANN[1]) fand, bei Nephrosen und dem Amyloid unter 1,0% liegt, während bei Glomerulonephritiden er meist über 1% ansteigt. Zwischen beiden bewegt sich der Eiweißgehalt der kardialen Ödeme, der meist über 0,4% und der der kachektischen und marantischen Ödeme, der meist unter 0,4% beträgt. Allerdings fand BECKMANN bei akuter Glomerulonephritis den Eiweißgehalt des Ödems hoch, bei demselben Kranken im chronischen Stadium niedrig, was doch nicht gerade für eine verschiedene Pathogenese des Ödemeiweißgehaltes spricht; es sei denn, daß man mit MUNK annimmt, daß sich bei diesem Falle mit der Zeit eine sekundäre Lipoidnephrose entwickelt habe. Diese Annahme stimmt allerdings mit Untersuchungen von HEUSLER[2]) (unter ASCHOFF) überein, der fand, daß eine lipoide Verfettung der Niere auch in den Endstadien der Glomerulonephritis vorkommt, also keineswegs für einen rein degenerativen Prozeß der Tubuli allein kennzeichnend ist.

Endlich sei noch erwähnt, daß sich bei Hungerödem im Gegensatz zu dem nephrotischen eine Armut an Lipoiden findet, demnach nach MUNK ein niedriger Quellungsdruck, im Gegensatz zu dem hohen der Nephrose.

Es wäre gewiß ein differentialdiagnostischer Fortschritt, wenn man extrarenal und renal bedingte Ödeme sicher unterscheiden könnte. Ob das durch die Bestimmung ihres Eiweißgehaltes möglich ist, muß nach dem Gesagten zweifelhaft erscheinen. SCHLAYER glaubte, daß diese Unterscheidung ex juvantibus bis zu einem gewissen Grade gelänge; und zwar wirkten die Diuretika der Coffeingruppe vorzugsweise auf renale Ödeme, die Kochsalzentziehung dagegen auf die extrarenalen. Diese generelle Annahme läßt sich jedoch nicht aufrechterhalten. VOLHARD hat angegeben, daß man eine extrarenal bedingte Herabsetzung des Wasserausscheidungsvermögens durch Hochlagerung der Beine verschwinden lassen oder wenigstens verringern könne. KAUFMANN[3]) vermißte aber bei der Mehrzahl seiner ödematösen Nierenkranken diese Wirkung.

b) Blutdruck und Herzhypertrophie.

Es würde den Rahmen dieses Buches überschreiten, wenn wir die Theorien über das Zustandekommen des erhöhten Blutdrucks bei Nierenkrankheiten ausführlich erörtern würden; es genüge zu bemerken, daß heute ein gesteigerter Gefäßtonus und dadurch erhöhter Widerstand im großen Kreislauf als die wahrscheinlichste Ursache der Herzhypertrophie und der Blutdrucksteigerung angenommen werden muß. Diese Tonussteigerung mag freilich auf verschiedene Weise zustande kommen. Ihr Vorhandensein hat ebenso, wie die Beteiligung der Capillaren bei der Ödembildung, die wir früher erwähnten, immer wieder der Auffassung Stütze verliehen, daß es sich in manchen Fällen um gleichzeitige Erkrankungen der Nieren und der Gefäße handle.

Bemerkenswert sind Versuche von DORNER[4]) über die Wirkung stomachaler und intravenöser Wasserzufuhr auf den Blutdruck. Bei Kranken mit Ödemen ohne gleichzeitige Blutdrucksteigerung trat weder eine Blutverdünnung bei stomachaler Zufuhr ein, noch ein Steigen des Blutdrucks. Bei intravenöser Wasserzufuhr wurde das Blut verdünnt; aber auch dann fehlte die Blutdrucksteigerung. Bei leichten Glomerulonephritiden fehlte die Blutdruckerhöhung gleichfalls, ebenso bei Gesunden; bei schwereren Nephritiden dagegen, besonders bei jugendlichen, kräftigen Menschen, trat eine Blutdruckerhöhung ein. DORNER kommt zu der Meinung, daß unter solchen Umständen bei akuten Nierenerkrankungen die Blutdrucksteigerung wenigstens zum Teil auf Vermehrung der Blutmenge, also echter Plethora beruhe.

[1]) BECKMANN, Dtsch. Arch. f. klin. Med. Bd. 135.   [2]) HEUSLER, Ebenda, Bd. 143.
[3]) KAUFMANN, Dtsch. Arch. f. klin. Med. Bd. 137.   [4]) DORNER, Dtsch. Arch. f. klin. Med. Bd. 133.

Wir wissen, daß die Blutdrucksteigerung den diffusen Glomerulonephritiden und besonders den Nephrosklerosen zukommt. Sie hat aber keine Beziehung zur Stick-stoffretention; man findet sie z. B. auch bei der Schwangerschaftsniere, die keine Stickstoffretention zur Folge hat, und bei der tubulären Nekrose der Sublimat-nephropathie, wenigstens im weiteren Verlauf derselben. Die Blutdrucksteigerung fehlt aber bei den übrigen rein oder vorwiegend tubulären, bei den meisten herd-förmigen und den tuberkulösen Erkrankungen und endlich beim Amyloid. Daß er-hebliche Blutdrucksteigerungen nicht nur bei Nierenerkrankungen vorkommen, ist sicher. Wir verweisen auf die ausführliche Besprechung der einfachen Hyper-tonie. Daß starke Blutdruckschwankungen auch bei Nephritis vorkommen, wurde dabei gleichfalls schon erwähnt. Dagegen zeigten MAGNUS-ALSLEBEN[1]) und KALIEBE[2]), daß bei akuten Nierenerkrankungen der Blutdruck in Form einzelner Wellen anzusteigen pflegt. Das allmähliche Ansteigen des Blutdrucks bei chronisch werdenden Formen der Nephritis, deren sonstige Symptome zurückgehen, wird von VOLHARD als ein Zeichen eines noch nicht abgeschlossenen Prozesses betrachtet.

Endlich seien die Beobachtungen von WEISS[3]) an den Hautcapillaren Schrumpfnierenkranker erwähnt. Man sieht neben einer Vermehrung und Verlängerung der Schlingen namentlich den Blutstrom diskontinuierlich werden.

Die Herzhypertrophie ist nur denjenigen Formen der Nierenleiden eigen, die zu einer Blutdruckerhöhung führen. Es ist daher begreiflich, daß zu-nächst der linke Ventrikel hypertrophiert. Die Hypertrophie ist aber, solange das Herz leistungsfähig bleibt, nicht mit einer Dilatation verbunden. Nach KIRCH wird der linke Ventrikel dadurch länger, aber nicht breiter. Tatsäch-lich wird eine Herzvergrößerung oft vermißt. Wenn sie aber gefunden wird, so kann sie, wie ALWENS und MOOG zeigten, durch eine Kombination mit einem Hydroperikard vorgetäuscht werden[4]). Man erkennt die Herzhypertrophie sicher, wie bei der Besprechung der Herzkrankheiten schon ausgeführt wurde, an dem hebenden Spitzenstoß, am Klappen des zweiten Aortentons und vor dem Röntgenschirm an der stärkeren Rundung des linken Ventrikelbogens. Meist steht das Herz auch quer und ähnelt in seiner Form dem Herzen bei Aortenstenose. Fängt das Herz an zu versagen, so setzt sich die Stauung auch auf den kleinen Kreislauf fort. Das rechte Herz hypertrophiert gleich-falls. PÄSSLER fand an der Leiche eine Beteiligung des rechten Herzens an der Hypertrophie nur dann, wenn gleichzeitig Erscheinungen von Lungen stauung vorhanden waren. Allerdings wurde PÄSSLER von HASENFELD und C. HIRSCH widersprochen; sie fanden bei Schrumpfnieren beiderseitige Hyper trophie, auch wenn das Zeichen einer Lungenstauung fehlte. Später hat aber KIRCH[5]) die PÄSSLERschen Untersuchungen bestätigt. Nimmt die Herz-insuffizienz zu, so kommt es auch zu Dilatationen des Herzens. Auch trockene Perikarditis und Pleuritiden kommen bei schweren Nephritiden bisweilen vor.

Als Ausdruck der Herzschwäche können ein — übrigens meist nur mäßiges und nicht normale oder gar unter normale Druckwerte ergebendes — Absinken des hohen Blutdrucks und auch Galopprhythmus eintreten. Dieser ist dann oft nicht präsystolischer, sondern protodiastolischer Art in Form des diastolischen Nachklappens. Auf das Vorkommen des diastolischen Vorschleuderns bei dekompensierten Nephritikern hat zuerst L. BRAUER hingewiesen. Es hat nach meiner Erfahrung besonders ominöse prognostische Bedeutung. Erlahmt der linke Ventrikel stärker als der rechte, so ist Lungenödem die Folge, das in den Endstadien der Nierenerkrankungen mit hohem Blutdruck nicht selten eintritt.

---

[1]) MAGNUS-ALSLEBEN, Münch. med.Wochenschr.1916, S.1774; 1919, S.259. [2]) KALIEBE, Münch. med. Wochenschr. 1917. [3]) WEISS, Dtsch. Arch. f. klin. Med. Bd. 119. [4]) ALWENS und MOOG, Dtsch. Arch. f. klin. Med. Bd. 133. [5]) KIRCH, Arch. f. klin. Med. Bd. 144. Würzburger Abhandlungen. Bd. 22, H. 3. 1925.

c) Die Augenbefunde.

Bei Nierenerkrankungen kommen verschiedene Veränderungen des Augenhintergrundes vor. Bisweilen rufen sie keine subjektiven Beschwerden hervor.
In den meisten Fällen aber, besonders bei der eigentlichen Neuroretinitis albuminurica und bei Blutungen, finden sich eine Verschlechterung des Sehens,
häufig auch Gesichtsfelddefekte.

Die eigentliche Neuroretinitis, die bekannte Spritzfigur um die Macula, und
ähnliche, wenn auch nicht so typisch angeordnete weiße Flecke, kommen nur bei
schweren, mit erhöhtem Blutdruck verlaufenden Nephritiden und namentlich
in den Endstadien aller Formen von Schrumpfniere vor. In seltenen Fällen
führt die Neuroretinitis zur Sehnervenatrophie und Amaurose. Die Neuroretinitis gilt bei chronischer Nierenerkrankung als ein Zeichen üblen Ausgangs.
Kranke mit Retinitis nephritica pflegen binnen 1—2 Jahren zu sterben. Bei
akuten Nephropathien, z. B. der Schwangerschaftsniere, kann dagegen mit der
Heilung des Nierenleidens auch die Retinitis vollkommen ausheilen. Gelegentlich
sieht man die Retinitis mit Spritzfigur auch ohne eine Nierenerkrankung, z. B.
als Begleiterscheinung einer Tumorpapille (LÖHLEIN).

Die von UMBER früher geäußerte Meinung, daß sich die Retinitis nur bei Azotämie
fände, wenn sie auch in keiner direkten Beziehung zur Höhe des Reststickstoffs stünde,
trifft nicht zu; denn bei der Schwangerschaftsniere besteht keine Stickstoffretention. VOL-
HARD ist geneigt, auch die Retinitis als angiospastische Störung aufzufassen in Analogie zu
seinen Vorstellungen über die ischämischen Vorgänge in den Nierengefäßen bei diffuser
Glomerulonephritis. Nach VOLHARD[1]) ist das Symptom der Retinitis zwangsläufig mit
dem der Blutdrucksteigerung verknüpft.

Die Ödeme der Papille und der Netzhaut (Neuritis optica) und ebenso entzündliche Ausschwitzungen in der Netzhaut kommen häufiger auch bei akuteren
Formen, z. B. bei der Kriegsnephritis vor. Sie machen häufig keine subjektiven
Symptome und können sich wieder zurückbilden. Die Neuritis optica ist aber
auch bei chronischen Nephritiden, besonders bei gleichzeitiger Arteriosklerose,
nicht selten. Ferner findet man oft Blutungen im Augenhintergrund.

Im Gegensatz zu den geschilderten, dem blassen Hochdruck der Nephro-
sklerotiker eigenen Bildern findet man bei essentieller Hypertonie enge Arterien
mit verbreiterten Reflexstreifen, die zunächst eine kupfer- bis goldgelbe Farbe
haben (Kupferdrahtarterien), mit zunehmender Verengerung aber weiß werden
(Silberdrahtarterien). Die Venen sind weit, nur an den Kreuzungsstellen mit
den Arterien verschmälert, oft bogenförmig verlaufend, kleine Venen oft kork-
zieherartig geschlängelt (H. STRAUB und K. BECKMANN[2]).

Flüchtige Augenstörungen bei Urämischen, wie Hemianopsie oder vorübergehende Amaurose, verlaufen meist ohne krankhafte Augenhintergrunds-
befunde. Ab und zu zeigen auch Nierenkranke Chorioidealerkrankungen, ohne
daß sie für eine bestimmte Art kennzeichnend wären. Am häufigsten kommen
sie bei Gichtnieren vor; ob durch die Gicht oder die Nierenerkrankung
bedingt, ist zweifelhaft.

d) Urämie, Klagen der Nierenkranken.

Vielfältig waren von jeher die Meinungen über das Wesen der Urämie. Man
hat neuerdings wieder versucht, die urämischen Erscheinungen in verschiedene
Gruppen zu sondern. Aber diese Unterscheidungen lassen sich nicht streng
durchführen.

---

[1]) VOLHARD, Kongreß f. inn. Med. 1921.   [2]) H. STRAUB und K. BECKMANN, Lehrbuch,
Bd. 2. Berlin: Springer 1939.

ASCOLI unterschied zwei Gruppen. 1. Die Harnvergiftung, deren Kennzeichen zunehmende geistige und körperliche Schwäche, leichte Benommenheit und stärkerer Sopor sei und die meist durch eine Herzlähmung zum plötzlichen Tod führe. 2. Das Nierensiechtum, die eigentlich renale Urämie, das durch Blutdruckerhöhung und Krampfanfälle gekennzeichnet sei und auf einer Vergiftung mit den sich in der kranken Niere bildenden Nephrolysinen beruhe, die ASCOLI experimentell durch Sensibilisierung mittels Nierensubstanz im Tierversuch erzeugen zu können glaubte. Die Rubrizierung von E. REISS nähert sich der von ASCOLI. Er bezeichnete die Harnvergiftung als „asthenische Urämie".

VOLHARD teilte die Urämie in Formen, die mit Erhöhung des Reststickstoffs einhergingen, eigentlich azotämische Formen, und in solche ohne Erhöhung des Reststickstoffs, die er in Anlehnung an die alte TRAUBEsche Theorie als durch Hirnödem bedingt ansehen wollte. Daneben erkennt VOLHARD urämieähnliche Erscheinungen an, die durch Hirnveränderungen (multiple Erweichungsherde als Folge kleiner Blutungen oder Thrombosen und Embolien) hervorgerufen werden. VOLHARD faßt diese beiden Gruppen als pseudo-urämische zusammen. Die echte, durch Azotämie bedingte Urämie sei durch folgende Symptome gekennzeichnet: Enge der Pupillen, dyspeptische Erscheinungen, Müdigkeit, Benommenheit, Übererregung der Muskulatur mit Zuckungen und Sehnenhüpfen, Hautblutungen, große Atmung, Temperaturabfall, urinöser Geruch der Atmungsluft, Häufigkeit der Retinitis albuminurica. Die durch Hirnödem verursachte Form habe dagegen folgende Symptome: Kopfschmerzen, eine ihrem Ausbruch vorhergehende Extrablutdrucksteigerung, namentlich aber epileptiforme Krämpfe, besonders solche vom JACKSONschen Typus oder Äquivalente derselben, nämlich vorübergehende Amaurosen, ebensolche Hör- und Sprachstörungen, flüchtige Lähmungen, halb- oder doppelseitige Steigerung der Reflexe, BABINSKIs und KERNIGs Phänomen, auch wohl Nackensteifigkeit.

Diese allzu schematische Trennung von echter und Pseudourämie berücksichtigt jedoch den Umstand zu wenig, daß einerseits der Grad der echten Urämie durchaus nicht proportional der Höhe des Reststickstoffs zu sein braucht, und, daß andererseits auch bei typischer Eklampsie, z. B. der Scharlachnephritiker, Erhöhungen des Rest-N. in Blut und Liquor keineswegs selten sind; und endlich, daß Hirnödem ohne die genannten pseudo-urämischen Symptome verlaufen kann. Allerdings muß die Möglichkeit einer toxischen Wirkung der kleinen, nicht aus Harnstoff bestehenden Fraktion des Reststickstoffs zugegeben werden. So hat z. B. LICHTWITZ vermutet, daß durch die Harnstoffretention der Eiweißabbau dahin geändert werden könne, daß die Desamidisierung nicht prompt erfolge und damit sehr giftige proteinogene Amine entstünden[1]). VOLHARD selbst will übrigens jetzt nicht mehr die Urämie in Formen mit oder ohne Erhöhung des Reststickstoffs unterscheiden, sondern in solche, deren klinische Erscheinungen nur bei Niereninsuffizienz vorkommen und in Formen ohne Bestehen einer Niereninsuffizienz.

Das Krankheitsbild der durch arteriosklerotische und sonstige Hirnveränderungen bedingten Pseudourämie, das namentlich durch Kopfschmerzen, Schwindel, Verwirrungszustände gekennzeichnet ist, läßt sich dagegen wohl aufrechterhalten, ist aber klinisch durchaus nicht immer von echt urämischen Erscheinungen zu trennen.

Bedeutungsvoll sind die Feststellungen von H. STRAUB[2]), die zu folgendem Ergebnis führten: Während im normalen Serum nicht nur die Reaktion, sondern auch die Konzentration der einzelnen Säureanionen nahezu konstant gehalten wird, geht diese Fähigkeit dem Nierenkranken häufig verloren. Die bunte Zusammensetzung der Gesamtsumme der Säureanionen ist ein wesentlicher Ausdruck dieser Stoffwechselstörung Nierenkranker. Bei Säureüberschuß der Nahrung wird der Urin des Gesunden stark sauer, bei Basenüberschuß alkalisch. Die kranke Niere verliert diese Variationsbreite mehr und mehr, die Reaktion des Urins nähert sich der des Blutes. Damit wird die lebenswichtige Funktion einer konstanten Blutreaktion von der Zusammensetzung der Nahrung abhängig, und die von STRAUB und SCHLAYER schon früher gefundene Azidose der Nierenkranken würde demnach nicht durch die krankhafte Bildung einer Säure im Körper bedingt sein, sondern wäre ein Ausdruck einer Niereninsuffizienz. STRAUB schlägt vor, diesen Zustand in Analogie zu dem Ausdruck Poikilothermie als Poikilopikrie zu bezeichnen. Wir lernen hier also eine ganz neue Störung kennen, die wohl zum klinischen Krankheitsbild der Urämie ursächliche Beziehungen haben kann.

Endlich hat E. BECHER[3]) eine Theorie beider Urämieformen aufgestellt, die sich auf Arbeiten über die Bedeutung des Liquor für den Stoffwechsel des Gehirns stützt. Bei der Besprechung der Funktionsproben wurde schon der Xanthoproteinreaktion im enteiweißten Blut gedacht, die BECHER auf die Gegenwart aromatischer Substanzen zurückführt. BECHER fand, daß die Produkte aromatischer Darmfäulnis, insbesondere Phenole und stark sauer reagierende Oxysäuren, bei Niereninsuffizienz im Blut zurückgehalten

---

[1]) LICHTWITZ, Klin. Wochenschr. 1923. Nr. 44.   [2]) STRAUB, Verhandl. d. Ges. f. inn. Med. Wiesbaden 1921.   [3]) BECHER u. KOCH, Dtsch. Arch. f. klin. Med. Bd. 148. BECHER, Münch. med. Wochenschr. 1926. Nr. 4.

werden, dessen Ausdruck ist eben die positive Xanthoproteinreaktion. Es ist übrigens bemerkenswert, daß BECHER diese Retention von aromatischen Stoffen nur bei chronischen Nephritiden fand, nicht dagegen bei den akuten Formen. Sie ging einher mit einem Ansteigen der Werte für die Blutphosphorsäure. BECHER fand nun, daß diese Stoffe bei durch Niereninsuffizienz bedingter Urämie in den Liquor übergehen und sieht darin, namentlich im Hinblick auf die Ähnlichkeit der Symptome einer Phenolvergiftung mit der asthenischen Urämie, die Ursache dieser Form der Urämie.

Bei der eklamptischen Urämie kommt nach BECHER eine Zurückhaltung intermediärer Eiweißstoffwechsel- und Darmfäulnisprodukte oder ein Übertritt in den Liquor nicht in Frage, eher wohl eine mechanische Störung des Stoffwechselweges über den Liquor durch das Hirnödem, das BECHER mit VOLHARD bei Krampfurämie als sicher annimmt. Die erwähnten Befunde meines Mitarbeiters G. STRAUBE, die die Erhöhung des Reststickstoffs, des Harnstoffs und Kreatinins feststellten, wurden bei echter Retentionsurämie gewonnen, bestätigen also VOLHARDS und E. BECHERS Befunde.

Damit wäre ein Überblick über die Vorstellungen gegeben, die heute über die Entstehung urämischer Symptome möglich sind. Auch die neuere Forschung hat das Rätsel des „Urämiegiftes" noch nicht ganz lösen können und es bedeutet kaum eine Übertreibung, wenn STRAUB und BECKMANN über dieses Gift schrieben: „Die Art des oder der Gifte ist unbekannt".

Halten wir uns, ohne jeden Versuch einer theoretischen Erklärung, an die klinischen Erscheinungen, so läßt sich wohl eine Unterscheidung in die Krampfurämie als akute Form und in die asthenische Urämie als chronische Form aufrechterhalten. Man wird sogar sagen dürfen, daß die asthenische Form ein Zeichen der Niereninsuffizienz ist. Freilich kombinieren sich beide Zustände oft in der Weise, daß die Krampfurämie sich auf die asthenische aufpfropft. Auch die durch organische Veränderungen im Gehirn gesetzten Störungen kann man als eine besondere Form, als Pseudourämie bezeichnen.

Stille Urämie. Betrachten wir zunächst die stille Urämie. Sie bedingt auch die Klagen der Nierenkranken, die man als chronisch urämische bezeichnet. Im Vordergrund stehen nervös-cerebrale Symptome und solche von seiten des Kreislaufs und der Atmung; etwas seltenere betreffen Magendarmfunktion und Haut.

Die Kranken klagen über Kopfschmerzen, bisweilen vom Typus der Migräne, psychische Depression, Müdigkeit, Nachlaßen der geistigen und körperlichen Leistungsfähigkeit. Bei stärkerer Ausprägung der Urämie kommen dazu Muskelunruhe und Steigerung der mechanischen Muskelerregbarkeit und der Sehnenreflexe, und gelegentlich, wenn auch weit seltener als bei Krampfurämie, zum positiven Babinski. Auch Wadenkrämpfe können die Kranken belästigen. Schließlich werden die Kranken soporös; auch Erregungszustände kommen vor.

Dazu kommen hartnäckige Appetitlosigkeit, Übelkeit, Erbrechen und Durchfälle, die sich bis zu dysenterischen Erscheinungen steigern können. Auch hartnäckiger Singultus ist häufig.

Bei hypertonischen Formen kommen oft Nasenbluten, Brustbeklemmungen und Atemnot vor, die schon in der Ruhe bestehen, durch Anstrengungen kaum gesteigert werden und oft in nächtlichen Anfällen auftreten. Sub finem kann große Atmung oder (nach VOLHARD seltener, nach meiner Erfahrung häufiger) CHEYNE-STOKESsches Atmen eintreten.

Die Atemnot und die Beklemmungen Nierenkranker, die man von jeher als Asthma uraemicum bezeichnete, faßt VOLHARD als rein kardiogen bedingt auf und meint, daß sie durch ein flüchtiges Lungenödem oder wenigstens dessen Anfänge verursacht würden. VOLHARD hat (im Gegensatz zu anderen Ärzten) auch angegeben, daß sie, und namentlich ihr nächtliches Auftreten, durch eine Trockendiät stets beseitigt werden könnte.

STRAUB und MEIER haben nun nachgewiesen, daß Nierenkranke oft eine erniedrigte Kohlensäurebindungskurve (Hypokapnie) aufweisen. Bei vielen wird durch Überventilation die Kohlensäurespannung so weit herabgesetzt, daß die Hypokapnie kompensiert ist. Für diese Fälle halten STRAUB und MEIER die Gültigkeit der Reaktionstheorie der Atmungsregulation von WINTERSTEIN für erwiesen. In anderen Fällen kann die Hypokapnie aber nicht kompensiert werden, und die Blutreaktion wird nach der sauren Seite verschoben. Die Dyspnoe ist dann eine hämatogene, durch die primäre Blutveränderung zu erklärende. STRAUB und MEIER wollen für diese, nur im Spätstadium als Ausdruck der Niereninsuffizienz auftretende Dyspnoe durch Hypokapnie die Bezeichnung „urämische Dyspnoe" vorbehalten wissen.

Den Fällen von hämatogener Dyspnoe stehen andere gegenüber, bei denen hochgradige Hyperventilation mit starker Herabsetzung der Kohlensäurespannung besteht, obgleich die Kohlensäurebindungskurve eukapnisch oder hyperkapnisch verläuft und die Blutreaktion nach der alkalischen Seite verschoben ist.

Die Hyperventilation dieser Fälle ist als zentrogen aufzufassen und beruht wahrscheinlich auf lokaler Asphyxie des Atemzentrums durch lokale Kreislaufstörungen, die z. B. in Gefäßspasmen bestehen können, also in ähnlichen Veränderungen, wie sie für die transitorischen Hemiplegien und Amaurosen und starken Blutdruckschwankungen verantwortlich erscheinen. Diese Form, die schon im Frühstadium auftreten kann, wollen STRAUB und MEIER [1] als „cerebrales Asthma der Hypertoniker" bezeichnet wissen. Sie hat Neigung, in die periodischen Atempausen überzugehen.

Klagen über Hautjucken sind ziemlich häufig, etwas seltener Blutungen und entzündliche oder nekrotisierende Ausschläge (GRUBER [2]).

Diese Klagen, die in der mannigfaltigsten Kombination vorkommen, führen bei unachtsamer Untersuchung leicht zu diagnostischen Irrtümern. Es kommt immer wieder vor, daß derartige Kranke für primär anämisch, für Neurastheniker oder chronisch Magenkranke gehalten, ja selbst, daß die Anfälle von Atemnot für bronchialasthmatisch erklärt werden. Nierenkranke sehen häufig, auch wenn sie nicht ödematös sind, sehr blaß aus. Diese Blässe ist bei den Ödemnephritiden meist am ausgesprochensten und mehr rein weiß. Aber auch Schrumpfnierenkranke haben oft eine etwas gelblich-blasse Gesichtsfarbe. Der Blutbefund ergibt aber dann oft ganz normale Werte, so daß die Blässe als Produkt schlechter Hautdurchblutung aufgefaßt werden muß. Bisweilen zeigen blasse Nierenkranke sogar polyglobulischen Blutbefund. In nicht seltenen Fällen findet man aber auch wirkliche Anämien sekundärer Art. Freilich gibt es auch Schrumpfnierenkranke mit frischen Farben, namentlich solange die Niereninsuffizienz noch nicht entwickelt ist. Blasse Ödemnephritiden fallen natürlich sofort durch ihr Gesichtsödem auf. Sie können aber in gewissen Stadien Kranken mit perniziöser Anämie auf den ersten Blick recht ähnlich sehen, wenn das Ödem nicht stark entwickelt ist.

Am sichersten schützt der Nachweis einer bestehenden Niereninsuffizienz vor einer irrtümlichen Deutung urämischer Beschwerden. Zweifel können höchstens bei schwer soporösen Zuständen sich ergeben, da Blutdrucksteigerung und selbst Albuminurie sich bei manchen derartigen Zuständen nicht urämischer Ätiologie finden können. Das gilt vor allem von der arteriosklerotischen Pseudourämie und mitunter auch von den Anfangszuständen der Hirnapoplexie, solange noch die Allgemeinerscheinungen die Herderscheinungen verdecken. Im allgemeinen wird man aber, wenn eine genaue Anamnese möglich ist und man die Entwicklung des Krankheitsbildes beobachten kann, die richtige Diagnose stellen können. In Zweifelsfällen, besonders jenen, in denen subarachnoidale Blutungen oder Ventrikelblutungen in Betracht kommen, wird die Lumbalpunktion entscheiden, ob Blutung oder Urämie besteht. Ein urinöser Geruch der Atmungsluft spricht für Urämie und der Acetongeruch der Atmungsluft wird auch in den Fällen von diabetischem Koma vor Verwechslung mit urämischer Somnolenz schützen, in denen Albuminurie oder Blutdrucksteigerung beim Diabetes besteht. In seltenen Fällen kann aber momentan die Unterscheidung zwischen Coma uraemicum und diabeticum auch schwierig sein, wie im folgenden Fall meiner Rostocker Klinik:

[1]) STRAUB und MEIER, Dtsch. Arch. f. klin. Med. Bd. 138. [2]) GRUBER, Dtsch. Arch. f. klin. Med. Bd. 121; vgl. auch WALTHARD, Urämische Hautveränderungen. Frankfurt. Zeitschr. f. Pathol. Bd. 32. 1925.

54jähr. Mann, in tiefer Bewußtlosigkeit ohne Anamnese eingeliefert. Typische KUSS-MAULsche Atmung, starker Acetongeruch der Atmungsluft, aber keine Ketonkörper im Harn. Blutzucker 250 mg-%; kein Harnzucker. Blutdruck 170/100. Im Urin Spuren Eiweiß, Leukocyten, Zylinder. Rest-N 250 mg-%. Exitus nach 24 Stunden. Die Obduktion ergab doppelseitige Cystenniere.

Krampf-
urämie. Die akute Krampfurämie ist in der Tat besonders den akuten Glomerulonephritiden und namentlich denen jüngerer Menschen eigen, verschont aber auch die Endstadien der Schrumpfniere älterer Leute keineswegs immer. Zum Ödem bestehen keine direkten Beziehungen; bemerkenswert ist aber, daß bei ödematösen Nierenkranken Krampfanfälle gerade zur Zeit der Ausschwemmung der Ödeme vorkommen. Der Anfall kann ohne Vorboten eintreten. Oft geht ihm aber Kopfdruck und -schmerz voraus. LION[1]) und ich machten zuerst auf die halb- oder doppelseitige Steigerung der Sehnenreflexe als prämonitorisches Symptom aufmerksam. Noch wichtiger aber ist nach meiner Beobachtung[2]) das Auftreten des BABINSKIschen Zehenphänomens, das dem Ausbruch der Krampfurämie sogar ein bis zwei Tage vorausgehen kann, während die Steigerung der Sehnenreflexe nicht selten schwindet, ja sogar Erlöschen derselben bei positivem Babinski bisweilen vorkommt. Gewöhnlich tritt auch die von VOLHARD beschriebene besondere Erhöhung des Blutdrucks vor dem Anfall auf. Der Anfall an sich ist von einem epileptischen nicht zu unterscheiden; er kann ganz kurz sein, es kann sich aber auch ein stundenlang anhaltender Status epilepticus entwickeln. Nach demselben können Lähmungen, namentlich vorübergehende Hemiplegien, Amaurosen oder Hemianopsien, Hör- und Sprachstörungen zurückbleiben, aber auch als Äquivalente ohne Krampfanfall auftreten. Sie sind meist nur vorübergehender Natur. Bei den Amaurosen pflegen, im Gegensatz zum Verhalten während des Anfalls, die Pupillen meist zu reagieren; auch der Augenhintergrundsbefund ist oft völlig negativ.

Diese Krampfanfälle, deren Prognose bei akuter Nephritis, bei richtiger Behandlung meist günstig ist, können, wenn die Diagnose Nephritis bekannt ist, mit anderen Krampfanfällen kaum verwechselt werden.

4. Die Differentialdiagnose der einzelnen Krankheitsformen.

Die klinische Trennung der verschiedenen Nephropathien ist für den Arzt aus therapeutischen und prognostischen Gründen unerläßlich. Zunächst muß die Anamnese mit möglichster Genauigkeit erhoben werden. Sie unterrichtet uns darüber, ob es sich um eine frische oder bereits chronische Erkrankung handelt, ferner, ob ein akut beginnendes oder ein allmählich sich entwickelndes Leiden vorliegt, und, welche ätiologischen Faktoren in Betracht kommen. Alsdann erfolge die genaue klinische Beobachtung, die allein eine genaue Unterscheidung der verschiedenen Formen und Stadien ermöglicht.

a) Die Unterscheidung nephrotischer und nephritischer Krankheitsbilder.

Man sollte denken, daß die Abgrenzung dieser Erkrankungen leicht sein müßte, wenn wenigstens die oben mitgeteilten Auffassungen richtig wären, daß es sich um zwei wesensverschiedene Krankheiten handelt; insbesondere, wenn die Auffassung zuträfe, daß die Nephrose keine primäre Nierenerkrankung, sondern eine Stoffwechselerkrankung sei, in der die Nierenerkrankung nur den Wert eines Symptoms hätte. In Wirklichkeit aber sieht der Arzt nicht ganz selten fließende Übergänge von den Nephrosen zu den Nephritiden; wie das ja schon VOLHARD durch die Bezeichnung Nephritis mit nephrotischem Einschlag für die ödematösen Formen der Nephritis zugegeben hat. Für denjenigen, der in der Lipoidnephrose eine primäre Stoffwechselstörung sieht, wird es schwierig sein, den nephrotischen Einschlag als sekundäre lipoide Degeneration aufzufassen; denn dann müßte die Stoffwechselerkrankung bei diesen Formen die sekundär auftretende sein. Aber auch denjenigen, die die Nephrose als eine Degeneration des Kanälchenepithels

[1]) LION, Zeitschr. f. klin. Med. Bd. 50, H. 3 u. 4.   [2]) H. CURSCHMANN, Münch. med. Wochenschr. 1911. Nr. 39.

definieren und nicht als eine allgemeine Erkrankung, haben ASCHOFF und seine Schüler BOHNENKAMP und HEUSLER entgegengehalten, daß man auch bei den Nephrosen, ganz abgesehen davon, ob man den krankhaften Prozeß an den Kanälchen als einen degenerativen oder einen defensiv entzündlichen betrachtet, doch eben fast immer auch Veränderungen an den Glomerulis und im Zwischengewebe fände. Auch FAHR hat den glomerulären Anteil betont und direkt von einer Glomerulonephrose gesprochen. Er ist dabei der Meinung, daß sich auf eine Nephrose öfter eine infektiöse Glomerulitis aufpfropfe. Starke lipoide Infiltrationen des Zwischengewebes ohne entsprechende der Tubuli sind übrigens mehrfach beobachtet, und zwar auch in Fällen, die mit Urämie verlaufen, also nicht in das klinische Bild der Nephrose passen. HEUSLER[1]) beschrieb einen derartigen Fall. Am wenigstens präjudizierend ist wohl noch die VOLHARDsche Formulierung, daß die Nephrosen primäre Erkrankungen des Kanälchensystems seien, während die Nephritiden mit nephrotischem Einschlag zwar zu den gleichen Veränderungen am Kanälchenepithel führen, diese aber gegenüber der primären Glomeruluserkrankung eine sekundäre wäre. VOLHARD sieht den Unterschied beider an sich also gleichen Veränderungen in der Pathogenese; im Falle der Nephrose seien sie unabhängig, im Falle der Nephritis mit nephrotischem Einschlag abhängig von der Durchblutung und Funktionsstörung des Glomerulus. Andererseits sind besonders ASCHOFF und seine Schüler der Meinung, daß die Nephrosen nur Folgezustände von Glomerulonephritiden seien. Sie geben aber zu, daß es unklar sei, warum einmal die lipoide Infiltration die Kanälchenepithelien so auffällig bevorzuge und in anderen Fällen nur das Zwischengewebe ergriffe oder überhaupt geringfügig sei. Es ist also nicht sicher, ob bei den Nierenerkrankungen und besonders bei den Nephrosen die Nierenschädigung das Primäre oder erst sekundär durch Stoffwechselveränderungen bedingt ist.

Betrachten wir also zunächst die typischen Krankheitsbilder gesondert. Die Lipoidnephrose ist in ihrem Ödemstadium dadurch gekennzeichnet, daß ein relativ spärlicher, ziemlich heller Urin von hohem spezifischem Gewicht abgesondert wird, in dem sich sehr reichlich Eiweiß und Zylinder aller Arten finden und gewöhnlich auch doppelbrechende Substanzen, aber meist keine roten Blutkörperchen. Es fehlt diesen reinen Formen der Nephrose auch die Blutdrucksteigerung und die Herzhypertrophie; bisweilen besteht sogar Hypotension. Harnstoff und Rest-N sind im Blut nicht vermehrt, die Stickstoffschlackenausscheidung ist ungestört. Dagegen ist die Ausscheidung des Kochsalzes mangelhaft und zeigt ihren Zusammenhang mit dem Ödem dadurch, daß Kochsalzzufuhr das Ödem vermehrt. Das Blut ist wasserreich, hat normalen, gelegentlich sogar erhöhten Kochsalzgehalt. Vor allem aber zeigen die Bluteiweißkörper eine Verschiebung nach der grobdispersen Seite; das Fibrinogen ist also vermehrt und, wenn auch weniger stark, sind es die Globuline, während das Albumin zurücktritt. Daneben findet sich eine Vermehrung der Lipoide, besonders des Cholesterins, das ja auch zu den grob dispersen Körpern gehört, und als Ausdruck dieser Veränderung eine vermehrte Blutkörperchensenkungsgeschwindigkeit. Die Ödeme und der oft gleichzeitig bestehende Höhlenhydrops zeigen wegen des vermehrten Lipoidgehaltes nicht selten eine milchige Trübung. Die Klagen der Kranken sind meist nur geringfügig. Mattigkeit, Schwerbeweglichkeit (wegen der Ödeme) und Appetitmangel bei erheblichem Durst werden geklagt. Aber ausgesprochene urämische Beschwerden, wie Kopfschmerz, Erbrechen und die sonstigen Erscheinungen der stillen Urämie, z. B. von seiten der Augen, fehlen. Das Ödem ist meist hartnäckig, es reagiert auf die Diuretica der Coffeingruppe kaum, wohl aber auf Harnstoffmedikation. Es ist eiweißarm.

GROSS[2]) hat festgestellt, daß bei derartigen Krankheitsbildern die Verfütterung von Cholesterin zur Vermehrung der doppelbrechenden Substanzen im Urin führt und hat dieses Verfahren auch diagnostisch ausnutzen wollen. Andererseits kann eine ausgesprochene Hyperlipoidämie bestehen, ohne daß Lipoide im Harn erscheinen. TIETZ[3]) hat, allerdings bei Fällen, die nicht das klinische Bild der Nephrose aufwiesen, gezeigt, daß doch eine primäre fettige Degeneration, namentlich der Kanälchen erster Ordnung, Bedingung für die Einwanderung des Cholesterins ist.

Bei Lipoidnephrosen wurden gelegentlich eklamptische Anfälle beobachtet. Oft leiden die Kranken an abnormer Hauttrockenheit, Jucken, Furunkulose und neigen zum Erysipel.

[1]) HEUSLER. Dtsch. Arch. f. klin. Med. Bd. 143. [2]) GROSS, Dtsch. Arch. f. klin. Med. Bd. 133. [3]) TIETZ, Frankfurt. Zeitschr. f. Path. Bd. 27.

Der nephrotische Zustand kann unter Steigen der Diurese und Verschwinden der Ödeme abheilen. In vielen Fällen bleibt auch nach Schwinden der Ödeme der meist helle und nun reichlichere Urin stark eiweißhaltig; aber die Formelemente werden seltener. Derartige Kranke bekommen aber leicht wieder Ödeme. Dementsprechend unterschied VOLHARD auch das hydropische Frühstadium, ein ödemarmes oder freies Dauerstadium ohne Niereninsuffizienz und ein Endstadium mit Niereninsuffizienz. Das Vorkommen des letzteren, der nephrotischen Schrumpfniere, ist heute klinisch und durch Obduktion so häufig festgestellt worden, daß man es nicht mehr bezweifeln kann.

Die Ätiologie der Lipoidnephrose ist unbekannt. Auf Grund der Tatsache, daß einige solche Kranke an Pneumokokkenperitoniden zugrunde gingen, hielt MATTHES eine Beobachtung OEHLECKERs für wichtig, der eine Lipoidnephrose mit Erfolg entkapselte und dabei peri- und epinephritische Prozesse antraf, aus denen Pneumokokken gezüchtet werden konnten. MUNK nimmt jedoch wohl mit Recht an, daß die Lipoidnephrose meist durch „endogene Gifte bakteriellen Ursprungs" verursacht würde. Daß auch die Konstitution ätiologisch von Belang sein kann, lehrt das seltene Auftreten von familiärer Lipoidnephrose (E. BIENENSTEIN[1]).

Der Lipoidnephrose ähnliche Bilder treten bei schwerer Tuberkulose auf, die nach MUNK aber fast immer durch eine Amyloidose bedingt sind. Auch MATTHES beschrieb nephroseartige Zustände bei schweren Tuberkulosen, bei denen jedoch kein Amyloid gefunden wurde. Endlich findet man Lipoidnephrosen mitunter auch bei malignen Tumoren, z. B. Hypernephromen.

Amyloid.   Zu ganz ähnlichen Krankheitsbildern wie die Lipoidnephrose führt das Amyloid der Niere, obwohl es ja nicht nur eine Epithelerkrankung ist, sondern primär die Blutgefäße und namentlich auch die Glomerulusschlingen befällt. Später erst und nur in geringem Grade findet man das Amyloid an der Membrana propria der Tubuli (BOHNENKAMP[2]). Auch Ödeme und Höhlenhydrops finden sich bei Amyloidniere, wenn auch inkonstant und meist etwas geringer, als bei Lipoidnephrosen; ebenso fehlen Blutdrucksteigerung und Neuroretinitis. Auch findet man in dem stark eiweißhaltigen Urin kein Blut, aber reichlich alle Arten von Zylindern. Beim Übergang in die Amyloidschrumpfniere werden Albuminurie und morphologischer Befund allerdings geringer.

Das Amyloid tritt bekanntlich als Folge chronischer Eiterungen und Tuberkulosen, besonders der Knochen auf, aber auch bei Lues, bei Lymphogranulom und — recht selten — bei malignen Tumoren, auch wenn diese nicht vereitert und verjaucht sind, wie folgender Fall meiner Beobachtung zeigt:

40jährige Frau. 1942 Pleuritis, hoch fieberhaft. Bald darauf „Lähmung" des linken Beins, die durch ein großes Sarkom des Oberschenkels (Osteosarkom histologisch bestätigt) bedingt war. Keine Spur von Erweichung oder Suppuration des Tumors. Anscheinend restlose Beseitigung des Tumors durch Röntgentherapie; starker Defekt am Oberschenkelkopf. Seit Frühjahr 1943 unstillbare Durchfälle. Darauf Entwicklung allgemeiner Ödeme und Ascites. Der Befund ergab enorme allgemeine, in der unteren Körperhälfte aber stärkste Ödeme, Ascites, Hydrothorax. Keine Herzhypertrophie. Blutdruck 120/90 mm. Deutliche Leberschwellung, Milztumor. Im Urin bis 30⁰/₀₀ Eiweiß, geringes Sediment. Rest-N normal. Die Kongorotprobe ergab Amyloidose. Demgemäß stellte ich die Prognose infaust. Exitus. Keine Obduktion. Es dürfte sich um eine Amyloidnephrose und außerdem Amyloidose des Darmes, der Leber und Milz gehandelt haben. Übrigens waren bei genauester röntgenologischer Untersuchung nirgends Metastasen nachweisbar.

Übrigens ist es neuerdings gelungen (KUCZYNSKI, LETTERER), Amyloid künstlich durch parenterale Einverleibung von Eiweiß und anderen Reizstoffen zu erzeugen.

Die Diagnose ist, wenn man an das Amyloid als Ursache von Ödemen und Albuminurie bei diesen schweren Zuständen überhaupt denkt, kaum zu

[1] E. BIENENSTEIN, Arch. f. Kinderheilk. Bd. 132. H. 2.   [2] BOHNENKAMP, Virchows Arch. Bd. 236.

verfehlen, auch wenn man, wie so oft, keine Amyloidleber oder Milz fühlen kann. In zweifelhaften Fällen wird man sich der Kongorotprobe nach BENHOLD bedienen. Kongorot imbibiert das Amyloid nämlich vital so vollkommen, daß intravenös injizierte Kongorotlösung schon nach kurzer Zeit nicht mehr im Blut bzw. Serum nachweisbar ist, wenn eine Amyloidose besteht.

MATTHES hat sich einer von PAUNZ angegebenen Vereinfachung der BENHOLDschen Vorschrift bedient, bei der die Menge des injizierten Farbstoffs so gering gewählt wird, daß er bei einigermaßen ausgesprochener Amyloidose innerhalb einer Stunde vollkommen aus dem Blut verschwindet. Man injiziert pro 10 kg Körpergewicht 2 ccm einer 0,6%igen Kongorotlösung in destilliertem Wasser in die Ellenbogenvene, nachdem vorher bei nüchternem Zustand und Entleerung der Blase etwas Blut durch Venenpunktion entnommen ist. Eine Stunde nach der Injektion wird wieder Blut entnommen und vom Kranken Urin gelassen. Das Serum beider Blutproben wird verglichen und zur Verfeinerung des Nachweises je ein Tropfen konzentrierter Salzsäure hinzugefügt; sie erzeugt schon bei Anwesenheit minimalster Farbstoffquantitäten eine Blaufärbung, die ausbleiben muß, wenn Amyloid vorliegt.

Übrigens kann die Amyloidose außer der Niere, der Milz, der Leber, dem Darmepithel in sehr seltenen Fällen auch die Haut und Schleimhaut des Gesichtes, der Zunge und die Haut der Finger befallen und ein dem Myxödem ähnliches Bild erzeugen (BRUNSTING u. MACDONALD[1]).

MUNK ist der Meinung, daß Nierenerkrankungen in der Sekundärperiode der Lues als Lipoidnephrosen verliefen. Andere Untersucher fanden aber, daß nicht alle syphilitischen, unter dem Bilde der Nephrose verlaufenden Nierenerkrankungen doppelbrechende Substanzen im Harn führen, so daß es zweifelhaft ist, ob es sich nicht in derartigen Fällen um Glomerulonephritiden mit Ödem gehandelt hat. Andere syphilitische Nierenerkrankungen, insbesondere die die Aortitis begleitenden, verlaufen unter dem Bilde der Schrumpfniere; wir werden später auf diese Form zurückkommen. *Luische Nephrose.*

Akute Stadien der Glomerulonephritis bieten, auch wenn sie mit Ödem einhergehen, doch ein anderes Bild als die Nephrosen. Wir nehmen an, daß die im Frieden erworbenen Glomerulonephritiden Infektionsfolgen, und zwar meist Folge von Streptokokken- oder Virusinfektionen sind. ASCHENBRENNER[2] hat sie neuerdings als eine allergische Erkrankung nicht nur der Glomeruli, sondern des gesamten Exkretionsapparates angesprochen. Die Sensibilisierung für die allergische Wirkung von Infekten soll durch die komplexen Schäden des Frontdienstes geschehen. *Ödematöse Glomerulonephritis.*

Die akute Nierenerkrankung beginnt oft mit Fieber. Der Harn wird fleischwasserfarben und enthält reichlich rote Blutkörper; er hat wegen der schlechten Ausscheidung der stickstoffhaltigen Endprodukte meist nur mittelhohes spezifisches Gewicht. Es entwickelt sich rasch eine mäßige Blutdrucksteigerung und endlich stellt sich Neigung zur Urämie ein. Kopfschmerz, Erbrechen sind neben Mattigkeit die Klagen der Kranken. Die Funktionsprüfung ergibt eine Störung der Stickstoffausscheidung und in schweren Fällen meist auch Erhöhung des Reststickstoffs im Blut. Diese kennzeichnenden Merkmale sind aber nicht konstant, wie besonders lehrreich die Kriegsnephritis zeigte. Bei ihr war die Blutdrucksteigerung z. B. mitunter nur ganz kurze Zeit nachzuweisen, in anderen Fällen fehlte sie anfangs und bildete sich erst ganz allmählich aus. Da ist es denn nicht verwunderlich, daß man, namentlich bei subakuten Prozessen, gelegentlich Fälle trifft, die sich dem Krankheitsbilde der Nephrose nähern, Ödemkranke ohne Blutdrucksteigerung und Hämaturie oder nur mit einem dieser beiden Zeichen. Man darf diese Formen wohl als diffuse Nephritiden bzw. als Glomerulonephritiden mit sekundärer Beteiligung des tubulären Systems auffassen. Die Diagnose einer reinen Nephrose sollte bei ihrer relativen Seltenheit überhaupt nur dann gestellt werden, wenn nicht nur das eingangs geschilderte Krankheitsbild in allen Zügen ausgeprägt ist, sondern

[1] BRUNSTING und MACDONALD, Dsch. med. Rundsch. 1948. Ref. 77.   [2] ASCHENBRENNER, Med. Rundsch. 1947. S. 327.

wenn sich auch ätiologisch kein Grund für die Annahme eines nephritischen Prozesses ermitteln läßt. Die Mehrzahl der ödematösen Nierenkranken und namentlich die schwersten Formen, die VOLHARD als Nephritiden mit nephrotischem Einschlag, FR. v. MÜLLER als glomerulotubuläre Erkrankungen bezeichnet hat, gehören zu den nephritischen Prozessen und nicht zu den Nephrosen, wenn auch die Kennzeichen des nephritischen Prozesses, Hämaturie und selbst Blutdrucksteigerung gelegentlich fehlen können.

Rein klinisch kann man aber sicher Krankheitsbilder abgrenzen, wie sie schon von der Schule FR. v. MÜLLERS unterschieden wurden (v. MONAKOW), die hypochlorurischen Nephropathien und die hypazoturischen Nephropathien. Die ersteren verlaufen mit schwerer Störung der Kochsalzausscheidung und ganz oder nahezu erhaltener Elimination der stickstoffhaltigen Schlacken. Harnstoff wirkt auf diese erstere Form diuretisch; Blutdrucksteigerung und die Symptome der echten Retentionsurämie treten nicht auf. Die letztere Form, die hypazoturische Nephropathie führt zur Störung in der Ausscheidung der Eiweißschlacken, zu Erhöhung des Rest-N, Blutdrucksteigerung und Herzhypertrophie und endlich zu echter Urämie. Die obigen v. MONAKOWschen Bezeichnungen haben sich aber nicht durchgesetzt. Die Mehrzahl der Ärzte ist vielmehr bei den Begriffen „Nephritis" und „Nephrose" geblieben und versteht das darunter, was v. MONAKOW mit seinen unbequemen Wortbildungen sachlich wohl besser ausdrückte.

Kriegsnephritis. Die Kriegsnephritis 1914—1918 zeichnete sich vor der „gewöhnlichen" bekanntlich durch häufige und erhebliche Ödeme, starke Hämaturie, besondere Neigung zur Krampfurämie und oft bösartigen Verlauf aus; Ausgang in chronische Nephritiden war häufig, nach MAGNUS-ALSLEBEN und GROS[1]) in 33,7% der Fälle. Demgegenüber fielen GERSTENBERG[2]) bei den Kriegsnephritiden des russischen Winters 1942 die Geringfügigkeit der Hämaturie und die sehr geringe Neigung zur Eklampsie auf. Starke Ödemneigung, mäßige, meist bradykardische Hypertonie und Oligurie waren die gleichen wie im ersten Krieg. Im ganzen schien aber der Verlauf zunächst entschieden gutartiger als 1914/18.

BÜHLER[3] u. a. beobachteten, daß es neben „gewöhnlichen" Formen auch solche gibt, die als förmlich epidemische, fieberhaft einsetzende Nephritiden imponierten. BÜHLER glaubt für diese Formen an eine infektiöse Ätiologie der Erkrankung und eine enge Beziehungen zum Wolhynischen Fieber. Auch andere Infektionen können eine Kriegsnephritis zur Folge haben. Auf die Verschiedenheit der Feldnephritiden weisen W. SCHÄFER und A. REUTER[4] hin, u. a. auf die vorwiegenden Ödemfälle mit fast oder ganz fehlendem Harnbefund. Auch SCHÄFER und REUTER beobachteten die Kombination von Nephritis und Wolhynischem Fieber. DIETRICH[5] glaubt dagegen an eine spezifische Infektionskrankheit, die die Feldnephritis verursachen soll.

Auch W. PILGERSTORFER[6] fand bei den Kriegsnephritiden mit Ödem in 11,5%, ROBBERS sogar in 15% der Fälle völliges Fehlen eines pathologischen Harnbefundes.

Wichtig ist nun, daß PILGERSTORFER auf Grund großer Erfahrungen im Ostfeldzug (ab 1941) scharf zwischen der eigentlichen Feldnephritis und der im Felde erworbenen postinfektiösen Nephritis unterscheidet. Die erstere sei ganz vorwiegend durch akute, schwere Kälteeinwirkung bedingt; sie sei die vorwiegende Ödemkrankheit. Die letztere sei, wie die Friedensnephritis, durch Infekte hervorgerufen. Diese Unterscheidung ist nach PILGERSTORFER auch für den Verlauf und die Prognose bedeutsam: von den echten Feldnephritiden wurden 91,4% praktisch geheilt, von den im Felde erworbenen Infektnephritiden aber nur 33,2%. Die erstere hat also eine außerordentlich gute Prognose, die letztere eine besonders schlechte; zumal, wenn man bedenkt, daß von den in der Heimat erworbenen Infektnephritiden 84,6% ausheilten. Die Unterscheidung dieser beiden Kriegsnephritisformen, die bisher noch nicht genügend beobachtet wurde, wird dadurch erleichtert, daß die Infektnephritis mit nur geringen Schwellungen verläuft.

---

[1]) MAGNUS-ALSLEBEN: Dtch. med. Wochenschr. 1928, 46. [2]) H. W. GERSTENBERG, Dtsch. med. Wochenschr. 1942. 929. [3]) BÜHLER, Med. Klin. 1944. Nr. 22/24. [4]) W. SCHÄFER und A. REUTER, Med. Klin. 1944. Nr. 22/26. [5]) DIETRICH, Klin. Wochenschr. 1943. 715. [6]) PILGERSTORFER, Med. Welt 1944. 537.

Auch HABS[1]) hält die Kriegsnephritis für nicht identisch mit der gewöhnlichen akuten Glomerulonephritis, sondern für eine Infektionskrankheit sui generis.

H. BOHN und H. FELDMANN[2]) wiesen auf die Häufigkeit schwerer Myokarditis bei Kriegsnephritiden hin, die in der 4.—6. Woche des Nierenleidens ganz akut auftreten und bisweilen tödlich enden.

Über das Symptombild der ohne Ödem verlaufenden Glomerulonephritiden ist nur noch wenig hinzuzufügen. Es ist bis auf die Ödembildung das gleiche wie das der ödematösen Formen. Differentialdiagnostisch sind die akuten Glomerulonephritiden kaum zu verfehlen. Die häufig ausgesprochene anfängliche Temperatursteigerung, die ebenfalls oft vorhandenen Nierenschmerzen, der trübe, erythrocytenhaltige Urin müssen neben der in schwereren Fällen bestehenden Oligurie oder Anurie die Aufmerksamkeit auf eine Nierenaffektion lenken, die dann die übrigen, schon geschilderten Symptome, die Blutdrucksteigerung und Zurückhaltung der stickstoffhaltigen Schlacken bestätigt. Für die in der dritten Woche auftretende Glomerulonephritis des Scharlachs sei bemerkt, daß sie sich oft durch einen erneuten Fieberstoß anzeigt, ferner, daß man mitunter, bevor die Albuminurie deutlich wird, den Essigsäurekörper im Urin konstatieren und daneben bereits relativ zahlreiche weiße Blutkörper im Urin finden kann. Die Scharlachglomerulitis ist nach FR. V. MÜLLER nur etwa in 10% der Fälle mit Ödem verbunden. Es kommt übrigens bei Scharlach, namentlich bei den septischen Formen, weit seltener noch eine andere Art der Nephritis in Form einer interstitiellen Herdnephritis vor; doch tritt diese nicht erst in der dritten Woche, sondern oft schon auf der Höhe der Krankheit ein.

Glomerulonephritiden, sowohl ödematöse als auch ödemfreie Formen können, wie die Nephrosen, völlig abheilen. VOLHARD nahm sogar an, sie heilten bei richtiger Behandlung sämtlich. Aber eine Minderzahl von Fällen geht doch in das chronische Stadium über. Dann verschwindet die Blutbeimengung des Urins allmählich, oft erst nach Monaten; auch der Eiweißgehalt wird geringer, der Blutdruck bleibt, wenn die Erkrankung in eine stationäre Form übergeht, noch erhöht, sinkt jedenfalls fast nie zur Norm ab. Der morphologische Befund des Urins wird, abgesehen von den roten Blutkörperchen, geringer. Schreitet die Erkrankung aber fort, so entwickelt sich das Bild der sekundären Schrumpfniere.

Wir wollen das Bild der stationären Formen gemeinschaftlich mit dem anderer chronischer Albuminurien später differentialdiagnostisch besprechen und das der sekundären Schrumpfniere gemeinschaftlich mit dem der genuinen Schrumpfniere.

Leichter zu übersehen als die akuten Glomerulonephritiden sind die schubweise nach Anginen oder bei chronischer Mundsepsis auftretenden Formen der Nephritis, die vielleicht zunächst nur embolische herdförmige (LÖHLEIN) sind, aber bei jeder erneuten Angina oder jedem anderweitigen Infektionsschub wieder aufflackern und allmählich zu diffusen werden. Wir erwähnten diese Form schon bei der Besprechung der chronisch subfebrilen Zustände. Man findet bei ihren Exacerbationen nicht einmal immer Eiweiß im Urin, wohl aber, wenn auch spärlich, rote Blutkörper. Zu Insuffizienzerscheinungen führen diese Nierenerkrankungen zunächst nicht; die Kranken können vielmehr ganz beschwerdefrei sein. Oft haben sie aber die Beschwerden der chronisch subfebrilen Zustände. Die geringen Temperatursteigerungen werden gewöhnlich nicht beachtet bzw. festgestellt. Aber die Kranken sind leicht ermüdbar, auch geistig weniger leistungsfähig und werden deswegen oft für Neurastheniker gehalten. In anderen Fällen zeigen die Kranken aber doch bereits das Bild einer

---

[1]) HABS, Ärztl. Wochenschr. 1947. S. 1097. [2]) H. BOHN u. H. FELDMANN, Klin. Wochenschr. 1947. S. 229.

chronischen Nephritis. Man findet den Blutdruck schon erhöht und regelmäßiger Eiweiß bei einem an Menge und spezifischem Gewicht noch normalen
Harn. Diese Fälle gehen bisweilen allmählich in sekundäre Schrumpfnieren
über. Die genaue Untersuchung derartiger Kranker ist um so unerläßlicher,
als in einer Reihe von Fällen die Beseitigung des Fokalinfektes, z. B. die
Exstirpation der chronisch infizierten Tonsillen oder die Behandlung von Neben-
höhlenerkrankungen, besonders aber auch die Behandlung der Wurzelspitzengranulome an plombierten Zähnen, die Nierenerkrankung zur Ausheilung bringen
kann. Bei keiner Nephritis, deren Ätiologie unklar ist, darf also die Untersuchung der Mundhöhle, insbesondere der Tonsillen und Zähne (durch spezielle
Zahnröntgenfilme) versäumt werden.

b) Besondere Formen der Nierenerkrankungen.

Wenden wir uns nun zur Besprechung einiger Krankheitsbilder, die entweder
in ihrem Krankheitsbild den Nephrosen ähneln oder doch wenigstens vorwiegend
tubuläre Erkrankungen sind. Das erstere gilt von der Schwangerschaftsniere
und der seltenen Basedow-Nephropathie, das letztere von den tubulären
Nekrosen, deren Hauptrepräsentant die Sublimatnephritis ist.

Schwanger-
schafts-
niere.
Die Schwangerschaftsnierenerkrankung tritt oft bereits in der ersten
Schwangerschaft auf und kann bei weiteren Schwangerschaften rezidivieren.
Sie führt in späteren Schwangerschaftsmonaten zuerst zu Beinödemen, bald
aber zu starker Albuminurie und allgemeinen Ödemen nebst Höhlenhydrops.
Meist ist keine Stickstoffretention vorhanden, sondern nur eine Störung der
Kochsalzausscheidung. Doch kommen auch geringe Stickstoffretentionen ge-
legentlich vor. Ebenso können Blutbeimengungen zum Urin und Blutdruck-
steigerungen auftreten, die über die geringe physiologische Hypertonie der
Schwangeren hinausgehen. Es können auch Augensymptome auftreten, und
zwar sowohl Amaurosen ohne Augenhintergrundsveränderungen als nephritische
Retinitis. Die Kranken können auch, wie Kranke mit beginnender Urämie,
über Übelkeit und Durchfälle klagen. Ihre Neigung zu eklamptischen
Krämpfen ist bekannt. Diese gleichen ganz den eklamptischen Anfällen bei
anderen Nierenerkrankungen und weisen auch die vorhergehende Extrablutdrucksteigerung auf. Der anatomische Prozeß in den Nieren Eklamptischer besteht
in einer der nephrotischen ähnlichen Degeneration der Kanälchenepithelien,
läßt aber die Glomeruli nicht frei. Ihre Schlingen sind blutleer, die Wandung
verdickt, das Glomerulusepithel gequollen (LÖHLEIN). VOLHARD rechnet die
Schwangerschaftsniere demgemäß zur Glomerulonephritis, trotzdem es sich
wohl kaum um entzündliche Veränderungen handelt. FAHR[1]) rechnet sie zu
den Glomerulonephrosen und räumt ihr eine Sonderstellung ein.

Der Albuminurie der Schwangerschaftsnephropathie geht gewöhnlich ein
Hydrops voraus, den auch Schwangere ohne Nephropathie oft erleben.
Diesen Hydrops versucht man durch von der Schwangerschaft ausgelöste
inkretorische Störungen zu erklären. Ob man die Nephropathie dann als eine
Beteiligung der Nierenepithelien am Hydrops (FINK), bzw. als eine durch die
hydropische Schwellung in der unnachgiebigen Kapsel bedingte ischämische
Störung oder als Ausdruck einer Toxikose ansieht oder endlich durch Gefäß-
spasmen erklärt (FAHR), ist für die Diagnose nicht von Bedeutung.

Die Schwangerschaftsniere klingt nach der Geburt meist rasch ab, nur
in 3% der Fälle ist eine chronische Nierenerkrankung die Folge (ZANGEMEISTER).
Differentialdiagnostisch muß sie von andersartigen Nierenerkrankungen, die
zufällig eine Schwangerschaft komplizieren, unterschieden werden. Wichtig ist

---

[1]) FAHR, Zeitschr. f. Gynäkol. 1828. Bd. 52.

namentlich für die schon vor der Schwangerschaft bestehenden chronischen Nephritiden die Anamnese. Außerdem treten die Erscheinungen einer schon bestehenden Nierenerkrankung doch meist schon früher und nicht erst in den letzten Monaten der Schwangerschaft auf.

Selbstverständlich müssen auch hohe Reststickstoffwerte, starke Hypertonie und Herzhypertrophie, niedriges spezifisches Gewicht des Urins ohne entsprechende Vermehrung des Urins an eine chronische Nephritis denken lassen. Denn bei der Nephropathie der Schwangeren ist zwar das Verdünnungsvermögen, aber nur selten das Konzentrationsvermögen gestört. Endlich betonte ZANGEMEISTER, daß bei der Schwangerschaftsniere der Eiweißgehalt des Urins schnell je nach äußeren Umständen (Bettruhe, Diät einerseits, Anstrengungen andererseits) wechselt, rascher als bei gewöhnlichen Nephritiden. Schließt sich dagegen eine akute hämorrhagische Nephritis an einen infektiösen Prozeß an, der natürlich auch eine Schwangere befallen kann, so ist eine Glomerulonephritis wahrscheinlich, die aber in ihrem Verlauf durch eine Schwangerschaft nicht ungünstig beeinflußt zu werden braucht.

E. FLÄMRICH[1]), auf dessen Arbeit: „Niere und Schwangerschaft", ausdrücklich verwiesen sei, teilt die Nierenstörungen in der Gravidität ein 1. in den Hydrops gravidarum, 2. die eigentliche Nephropathie der Schwangeren und 3. die Kombination der letzteren mit einer bereits vorher bestehenden Nephritis. Auf die unter 2. und 3. rubrizierten Krankheitsbilder einzugehen, erübrigt sich. Der Hydrops gravidarum äußert sich klinisch in allgemeiner Wassersucht besonders der Unterschenkel, des Gesichts, der Kreuzgegend und des Bauchs, Verminderung der Harnmenge bei normaler mikroskopischer und chemischer Beschaffenheit desselben und normalem Blutdruck. Den wesentlichen genetischen Faktor für diesen Hydrops erblickt FLÄMRICH in einer Retention von Wasser und Kochsalz in den Geweben, im Sinken der kolloid-osmotischen Adsorptionskraft der Niere und im Sinken des kolloid-osmotischen Druckes des Blutes. Begünstigend wirke dazu noch die Steigerung des Capillardrucks. Der Hydrops gravidarum ist als (gutartige) krankhafte Steigerung der während der Gravidität physiologischen vermehrten Wasserretention des Körpers aufzufassen.

Eine schwere Erkrankung der Tubuli mit Ödem haben FR. v. MÜLLER und v. MONAKOW bei BASEDOWscher Krankheit beobachtet. Sie erzeugte reichliche Eiweißmengen und ein Sediment mit vielen Zylindern und Epithelien, dabei aber eine hohe Blutdrucksteigerung und Herzhypertrophie. FR. v. MÜLLER beruft sich gerade auf derartige, übrigens sehr seltene Fälle, die keine Veränderungen an den Glomeruli aufweisen, um die Unabhängigkeit der Blutdrucksteigerung von der Erkrankung der Glomeruli darzutun. Bei einer Nierenerkrankung mit ähnlichem Befund fand FR. v. MÜLLER eine Erkrankung des Vorderlappens der Hypophyse. *Basedownephropathie.*

Eine besondere Form der Nierenerkrankungen stellen ferner die Nekrosen der Tubuli dar, die in erster Linie nach Vergiftungen auftreten. Als typisches Beispiel sei die Nierenerkrankung durch Sublimatvergiftung angeführt. *Sublimatniere.*

Sie ist pathologisch-anatomisch eine reine Nekrose, bzw. Degeneration der Tubuli ohne Beteiligung der Glomeruli, allerdings wurde eine Schädigung des Epithels der Glomeruluskapsel von BOHNENKAMP beschrieben. Auch HELD[2]) fand in einem Falle die Schlingen der Glomeruli hyalinisiert und spricht deshalb von Glomerulonephrose. Er ist der Ansicht, daß das Sublimat durch die Glomeruli ausgeschieden würde, diese zwar auch schon schädige, aber seine hauptsächlich zerstörende Wirkung durch Konzentration des Giftes erst in den Tubulis entfalte. Oft finden sich Kalkablagerungen in den Nieren bei Sublimatvergiftung.

Der Verlauf ist in der Regel so, daß nach ganz kurz dauernder reichlicher Urinproduktion eine Urinverminderung bis zur Anurie eintritt. Kommt danach die Sekretion wieder in Gang, so ist der Urin stark eiweißhaltig; er kann neben Zylindern, Epithelien und Leukocyten auch Blut enthalten. Doppelbrechende Substanzen werden aber nicht beobachtet. Das spezifische Gewicht ist in leichten Vergiftungsfällen hoch, in schweren niedrig und fixiert.

Reststickstoff und Blutdruck können im weiteren Verlauf steigen, allerdings nach Einsetzen der Diurese auch wieder fallen. Eigentliche urämische Erscheinungen sind relativ selten. Verwirrungszustände sind bei Sublimatvergiftung

---

[1]) E. FLÄMRICH, Med. Welt 1941. 681 ff.   [2]) HELD, Zeitschr. f. d. ges. exp. Med. Bd. 61.

öfters, auch von mir, beobachtet worden. Ich halte sie für rein toxisch bedingt und nicht für teilweise psychogener Natur, wie man geglaubt hat. Stärkere Ödeme sind meist nicht vorhanden. Doch sah SCHIECK Lidödem und Gedunsenheit des Gesichts neben einer starken, auf Wasserretention beruhenden Körpergewichtszunahme. Die Prognose ist, trotzdem sehr früh Regenerationserscheinungen am Epithel auftreten, bei einigermaßen schweren Vergiftungen recht schlecht; bei günstig ausgehenden Fällen enthält der Urin noch längere Zeit Eiweiß, weiße und rote Blutkörperchen und Epithelien. Die Kochsalzausscheidung bleibt länger gestört als die des Stickstoffs. Meist besteht noch längere Zeit Polyurie. Gerade die Sublimatniere beweist, wie schwierig es ist, aus Funktionsstörungen auf Art und Prognose der anatomischen Veränderung zu schließen.

Auch andere Vergiftungen, die die Niere schädigen, rufen passagere Anurie hervor. Nach KAISERLING kommen dabei auch allgemeine oder partielle (besonders corticale) Epithelnekrosen vor. KAISERLING sah sie bei Carbol- und Veronalvergiftungen und in manchen akuten Sepsisfällen.

Endlich sei noch einiger bei Infektionskrankheiten vorkommender, tubulärer Erkrankungen gedacht, die gleichfalls nekrotisierende sind und nicht zu Ödemen führen. Als eine derartige rein tubuläre Erkrankung gilt beispielsweise die Choleraniere. Bei Cholera tritt, schon entsprechend dem Flüssigkeitsverlust durch die profusen Diarrhoen, eine Abnahme des Urins ein, die sich bis zur Anurie steigern kann. Wird noch Urin produziert, so enthält er reichlich Eiweiß und Zylinder. Nach Überwindung des asphyktischen Stadiums wird bald ein reichlicher, aber noch eiweißhaltiger Urin entleert, der auch rote Blutkörper enthält. Die Eiweißausscheidung pflegt nach Überstehen der Cholera meist bald wieder zu verschwinden. Wieweit die Erscheinungen des Choleratyphoids als urämische aufzufassen sind, ist strittig.

Choleraniere.

Auch bei Diphtherie kommt es manchmal zu reichlicherer, aber meist vorübergehender Eiweißausscheidung, die die Folge degenerativer Veränderungen am Tubulusepithel ist. Sehr selten sind echte Glomerulonephritiden bei Diphtherie.

Diphtherieniere.

Die einfachen fieberhaften Albuminurien werden als eine Reizung des Tubulusepithels aufgefaßt und (nicht gerade glücklich) als „akute Nephrosen" bezeichnet. Sie führen weder zu Blutdrucksteigerungen, noch zu Blutbeimengungen, noch zu Funktionsstörungen und verschwinden mit dem Abklingen des Fiebers wieder. Sie sind dadurch leicht von echten akuten infektiösen Nephritiden zu unterscheiden.

Febrile Albuminurie.

Ähnlich flüchtig sind die Albuminurien nach kalten Bädern, nach Nierenkompressionen (wie die renopalpatorische MENGEs), nach epileptischen Anfällen, Apoplexien und Narkosen und die von meinem Mitarbeiter B. FROWEIN beobachtete anaphylaktogene Albuminurie bei der Serumkrankheit. Die Kenntnisse ihres Vorkommens, die Anamnese und ihr Verschwinden nach Aufhören der auslösenden Ursache machen ihre Diagnose leicht. Es sei aber darauf hingewiesen, daß bei manchen derselben, z. B. den Albuminurien nach anstrengendem Radfahren, Märschen und Langstreckenschwimmerei, im Urin Eiweiß, Blut und Zylinder in geringer Menge vorkommen können; allerdings verschwinden Eiweiß und Formbestandteile des Harns, wie auch mein Mitarbeiter G. BRENKEN [1]) feststellte, stets sehr rasch nach diesen Sportleistungen.

Flüchtige Albuminurien.

c) Die Dauerstadien der Nephritiden und Nephrosen und ihre Abgrenzung gegen andere Albuminurien.

Die Dauerstadien der verschiedenen, bisher beschriebenen Nierenerkrankungen können erhebliche differentialdiagnostische Schwierigkeiten bei ihrer Abgrenzung gegen manche harmlosere Albuminurien hervorrufen.

---

[1]) GÜNTER BRENKEN, Diss. Rostock 1939.

Eine glomeruläre diffuse Nephritis, die in das Dauerstadium eingetreten ist, braucht keine makroskopische Hämaturie mehr aufzuweisen; die Kranken sind ödemfrei, haben nur noch eine geringe Albuminurie, zeigen keine Insuffizienz-erscheinungen und haben oft keinerlei Beschwerden. Auch die Herzhypertrophie kann fehlen. Ein solches Stadium kann eine Ausheilung mit unbedeutendem Defekt bedeuten. Die Erkrankung kann aber auch noch fortschreiten; dann beweist in vielen Fällen der langsam ansteigende Blutdruck, daß sie noch nicht erloschen ist. Allerdings kann sich die Nierenschädigung noch verschlimmern, auch ohne daß der schon wieder gesunkene Blutdruck steigt (KYLIN). Auch solche Formen können durch irgendeine neue Infektion wieder aufflackern.

Bei Nephrosen kann Analoges geschehen. Auch sie können in ein völlig oder fast ödemfreies Stadium kommen. Die Kranken haben wohl noch Albuminurie; der morphologische Befund im Urin kann aber sehr gering sein. Erhöhung des Blutdrucks oder Herzhypertrophie fehlen auch; selbst Ödem-bereitschaft oder mangelhafte NaCl-Ausscheidung brauchen nicht mehr zu bestehen. Auch derartige Kranke sind beschwerdefrei.

Die Unterscheidung dieser Dauerformen der Nierenerkrankungen von Albuminurien gutartiger und deshalb bedeutungsloser Art kann nur auf Grund einer genauen klinischen Beobachtung und Anamnese erfolgen. Sie ist aber notwendig, weil auch diese scheinbar harmlosen Restzustände der Glomerulo-nephritis und der Nephrosen später noch zu einer Schrumpfniere führen können.

Diagnostisch wichtig ist ferner die Kenntnis der orthostatischen bzw. Pubertätsalbuminurie; auch deshalb, weil abheilende Glomerulonephritiden gelegentlich eine dieser Form ähnliche Art der Albuminurie zeigen.

Die orthostatischen Albuminurien können, wie JEHLE zeigte, durch eine Lordosestellung der Wirbelsäule künstlich hervorgerufen werden und finden sich nur bei jugendlichen männlichen Individuen. Die orthostatische Albu-minurie ist dadurch gekennzeichnet, daß der Urin der Betroffenen bei Bettruhe eiweißfrei ist, nach Verlassen der horizontalen Lage aber Eiweiß enthält. Die meist nicht starke Albuminurie nimmt zu, wenn man künstlich eine stärkere Lordose der Wirbelsäule hervorruft, z. B. längere Zeit mit auf den Hinterkopf gelegten Händen knien läßt. Selbst bei horizontaler Lage kann man z. B. durch Einnehmen der Bauchlage eine Lordose und damit Albuminurie bei derartigen Kranken hervorrufen. VOLHARD und LÖSCHKE beobachteten, daß bei solchen Leuten auch öfter eine auffallende Steifigkeit und Starre der Brustwirbelsäule mit leichter kyphotischer Fixation und sekundärer Lordose besteht. Übrigens soll die Lordose auch oft fehlen; THOROP und WAKEFIELD vermißten sie angeblich in 100 Fällen 78mal. Meist zeigen die Knaben auch Zeichen konstitutioneller Minderwertigkeit. Es sind zartgebaute, blasse oder lymphatische Menschen. Nach VON KORÁNYI zeigen sie häufig auffallende Labilität des Pulses beim Wechsel der Körperlage sowie respiratorische Arrhythmie. Bei derartigen Labilen brachten SCHLAYER und BECKMANN[1]) die orthostatische Albuminurie durch Atropininjektion zum Verschwinden.

Nach LOMMELs und MATTHES' Untersuchungen an Lehrlingen der ZEISS-schen Werkstätten findet man in etwa 20% bei Jünglingen zwischen 14 und 18 Jahren Albuminurien.

LOMMEL[2]) hat unter 587 Schulknaben dieses Alters 18,9% Orthostatiker gefunden; unter 20000 amerikanischen Studenten betrug — allerdings nur bei einmaliger Unter-suchung — dieser Prozentsatz 7,3.

Häufig bestehen bei den jungen Leuten die Zeichen des Pubertätsherzens, verbreiterter Spitzenstoß, systolische Geräusche, Arrhythmien, aber keine Blut-drucksteigerung, sondern -senkung. Neben der Albuminurie finden sich im

Glomerulo-nephritis.

Juvenile u. orthosta-tische Al-buminurie

[1]) SCHLAYER und BECKMANN, Münch. med. Wochenschr. 1918. Nr. 17. [2]) LOMMEL, Med. Welt 1943. 231.

Urin kein oder nur ein ganz geringer morphologischer Befund, meist einige hyaline Zylinder. Rote Blutkörper im Urin sprechen gegen eine juvenile Albuminurie. In Zweifelsfällen ist eine Untersuchung der Mundhöhle ratsam, um eine Verwechslung mit Nephritis nach Anginen und bei Mundsepsis zu vermeiden.

Die Funktionsprüfung (SEYDERHELM[1]) ergab, daß solche Leute Wasser und auch physiologische NaCl-Lösung abnorm rasch und überschießend ausscheiden. SEYDERHELM nimmt eine pathologische Durchlässigkeit der Grenze zwischen Gewebe und Blut als Ursache dieses abnormen Wassertransportes an. Offenbar liegen der orthostatischen Albuminurie tiefgreifende Störungen des Wasserhaushaltes zugrunde, die vegetativ-nervösen Ursprungs sind (SEYDERHELM). Sicher sind Keimdrüseneinflüsse maßgebend. Denn nach endgültiger Reifung des Organismus schwindet die Anomalie stets.

Stauungs-
niere.
Differentialdiagnostische Schwierigkeiten kann ferner die Unterscheidung der Stauungsniere von primären Nephropathien machen. Sie ist auch deswegen wichtig, weil der Nachweis einer primären Nephritis die diuretische Anwendung von Quecksilberpräparaten (z. B. Salyrgan) kontraindiziert. Die Annahme einer Stauungsniere hat den Nachweis einer Kreislaufschwäche zur Voraussetzung. Der Eiweißgehalt des Urins ist meist nicht hoch, er schwankt gewöhnlich zwischen $1/4$ bis $2^0/_{00}$. Der Sedimentbefund ergibt keine sichere Unterscheidungsmöglichkeit, da Blutkörperchen, hyaline und granulierte Zylinder auch bei Stauungsniere vorkommen. Das spezifische Gewicht des Harnes ist stets hoch und die Harnmenge gering. Der Wasserausscheidungsversuch ist meist nicht eindeutig ausführbar, da es sich oft um hydropische Kranke handelt. Augenhintergrundsveränderungen kommen der Stauungsniere nicht zu. Meist läßt sich also die Entscheidung, ob nur eine Stauungsniere vorliegt, sicher treffen. Wenn ein dekompensiertes Herzleiden, etwa ein Klappenfehler vorliegt, ist die Annahme einer Stauungsniere an sich wahrscheinlich. Sie wird sicher, wenn auf Anwendung von Herzmitteln mit dem Zurückgehen der übrigen Stauungserscheinungen auch die der Stauungsniere verschwinden. Nur bei sehr vorgeschrittenen Fällen ist die Entscheidung, ob ein primäres Herzleiden mit Stauungsniere oder ein primäres Nierenleiden mit sekundärem Versagen des Herzens vorliegt, schwierig.

Bei schweren primären Nierenleiden mit Herzinsuffizienz, z. B. bei Schrumpfnieren kann zwar der hohe Blutdruck wegen der Herzinsuffizienz zurückgehen; aber als Ausdruck der Insuffizienz des ursprünglich starken Herzens findet man dann oft einen deutlichen Galopprhythmus, dessen Bestehen in dubio für ein primäres Nierenleiden spricht. Bei den sogenannten Hochdruckstauungen kann die Hypertonie persistieren.

Die Differentialdiagnose endlich zwischen einer blanden Nierenembolie und einer Herdnephritis läßt sich meist ohne Schwierigkeit treffen. Für die Annahme einer Nierenembolie ist der Nachweis einer primären Erkrankung der Kreislaufsorgane erforderlich. Ich verweise auf die ausführliche Schilderung des Krankheitsbildes der Nierenembolie. Hier mag genügen zu bemerken, daß sie bei Aortenklappenfehlern naturgemäß am häufigsten vorkommt.

5. Die Schrumpfnieren.

Arteriolo-
sklerotische
Schrumpf-
niere.
Über die Diagnose der Schrumpfnieren ist nur noch wenig anzufügen. Das Krankheitsbild der arteriolosklerotischen Schrumpfniere äußert sich in sehr starker Blutdruckerhöhung und Herzhypertrophie, ferner in Sekretion eines reichlichen Urins, der arm an Eiweiß und Formelementen, manchmal sogar eiweißfrei ist. Sein spezifisches Gewicht ist niedrig, meist zwischen 1007 und 1012; es ist in allen ausgeprägten Fällen fixiert. Die Ausscheidung einer

---

[1]) SEYDERHELM, Zentralbl. f. inn. Med. 1927. Nr. 40.

Kochsalzbelastung ist oft noch gut möglich, aber nur unter Erhöhung der Urinmenge. Die Stickstoffausscheidung leidet früh und führt meist bald zu einer Erhöhung des Reststickstoffs. Die Urinmengen betragen meist 2 und 2½ Liter. Die Erkrankung entwickelt sich ganz allmählich. Über die Beschwerden dieser Kranken und ihre Neigung zur stillen Urämie wurde bereits berichtet.

Kranke mit genuiner Schrumpfniere sterben übrigens öfter an Hirnapoplexie (in 59,1%) als an Urämie (in 22,7%); 11,3% enden an Herzinsuffizienz (VOLHARD).

Die Differentialdiagnose der arteriosklerotischen Schrumpfniere und der einfachen Hypertonie wurde bereits besprochen. Stets versuche man die Fälle ohne drohende Niereninsuffizienz (reine Hypertonien) von denen mit Neigung zur Niereninsuffizienz (Schrumpfnieren) sorgfältig zu unterscheiden.

Eigenartig verhält sich die oft merkwürdig harmlose Gichtniere. Die Gicht- *Gichtniere.* nieren sind bekanntlich auch durch Harnsäureablagerungen ausgezeichnet. Gichtiker zeigen während der akuten Anfälle mitunter eine geringe Albuminurie, die nach dem Anfall wieder verschwindet. Diese passagere Albuminurie dürfte kaum als Vorläufer der echten Gichtniere anzusprechen sein. Denn es gibt viele Fälle, die nach Absolvierung solcher flüchtiger Eiweißausscheidungen jahrelang frei von allen Zeichen einer Nephropathie blieben.

Auch die Albuminurien der Diabetiker gehören meist zu den Schrumpf- *Diabetes-* nieren. Oft sinkt, wenn die Albuminurie auftritt, der Zuckergehalt des Urins, *niere.* nicht aber der des Blutes. Man hat eine verminderte Permeabilität der erkrankten Niere für den Blutzucker angenommen. Ob die Glykogeninfiltration der Epithelien bei Diabetes klinische Bedeutung hat, bleibt dahingestellt, obwohl man daraufhin von einer diabetischen Nephrose gesprochen hat.

Auch manche Formen der luischen Nierenerkrankungen verlaufen unter *Luische* dem Bilde der Schrumpfniere, besonders, wie schon erwähnt, die in Begleitung *Schrumpf-* der Mesaortitis und Aneurysmen auftretenden. Sie werden übrigens durch *niere.* spezifische Kuren kaum noch beeinflußt; vor allem nicht durch Quecksilber und Wismut. Ja, ich habe nach Wismutinjektionen bei solchen Kranken plötzliche Anurie und Urämie beobachtet. Endlich wird auch die Bleiniere auf Grund ihres klinischen Bildes zu den Schrumpfnieren gerechnet, obwohl man bei ihr trotz des fixierten niedrigen spezifischen Gewichtes bei der Obduktion oft noch keine Schrumpfniere, sondern eine große weiße Niere findet.

Der arteriolosklerotischen Form der genuinen Schrumpfniere steht die sekun- *Sekundäre* däre Schrumpfniere gegenüber, die meist das Endstadium einer Glomerulo- *Schrumpf-* nephritis, viel seltener einer Nephrose darstellt. Meist enthält der Urin, auch *niere.* wenn er ein niedriges und fixiertes spezifisches Gewicht aufweist, noch deutlich Eiweiß, häufig mehr als man es bei der genuinen Form in der Regel findet. Der systolische Blutdruck ist meist stark erhöht (über 200 mm). Besonders charakteristisch ist bei allen malignen Nephrosklerosen aber nicht die systolische Hypertonie, die ja auch dem gutartigen roten Hochdruck zukommt, sondern die Steigerung des diastolischen Drucks über 120 mm Hg. Die Herzhypertrophie ist oft weniger ausgeprägt als bei der genuinen Schrumpfniere. Die an sekundärer Schrumpfniere Erkrankten gehen meist urämisch unter dem Bilde der stillen Urämie zugrunde; viel seltener kommen auch urämische Krämpfe vor. Außer den klinischen Unterschieden sprechen das Vorausgehen und die Nichtheilung einer akuten Glomerulonephritis für eine sekundäre Schrumpfniere.

Zu einer herdförmigen, unregelmäßigen Schrumpfung, die mit den Endstadien von *Arterio-* Embolien verglichen werden kann, kommt es bei der eigentlichen Nierenarteriosklerose, *sklerotische* der der größeren Nierengefäße, die ZIEGLER zuerst beschrieb. Sie führt nicht zur Nieren- *Schrumpf-* insuffizienz, auch nicht zur Blutdruckerhöhung. Sie hat im allgemeinen mehr pathologisch- *niere.* anatomisches, wie klinisches Interesse. Da sie aber doch zu geringer Albuminurie führen kann, muß man ihr Vorkommen kennen, um sie nicht mit anderen Albuminurien zu verwechseln. Man sieht sie namentlich bei Greisen.

XIV. Die Differentialdiagnose der Erkrankungen des Stoffwechsels bzw. der endokrinen Drüsen.

Manche dieser Erkrankungen werden an anderen Stellen dieses Buches behandelt, wie der Diabetes insipidus beim Kapitel Polyurie und die Gicht bei den chronischen Gelenkerkrankungen. Für das folgende Kapitel bleiben da- her nur einige der Erkrankungen des endokrinen Systems bzw. des Stoff- wechsels zu besprechen.

A. Die Differentialdiagnose der Fettsucht und Magersucht.

Allgemeine Fett- leibigkeit. Die allgemeine Fettleibigkeit unterscheidet man von jeher in eine, durch äußere Ursachen bedingte, exogene Form — Mast- bzw. Faulheitsfettsucht — und in eine konstitutionelle endogene Form. Natürlich gibt es auch hier kein starres „entweder" „oder". Vielmehr werden die exogenen Faktoren oft darum leicht zur Fettsucht führen, weil eben die endogene Disposition zum Fett- ansatz vorhanden ist. Das Wesen der letzteren ist durch die Untersuchungen GRAFEs verständlicher geworden, nach denen ein normaler Mensch an erhöhte Nahrungszufuhr eine gewisse Anpassung zeigt, die konstitutionell Fettleibigen fehlt. Möglich ist natürlich auch, daß die endogene Form endokrin, z. B. thyreogen bedingt ist, wie v. NOORDEN annahm. Diese Thyreogenie ist allerdings für die meisten Fälle weder durch den Stoffwechselversuch noch durch den ABDER- HALDEN-Versuch sicher beweisbar. Zu allgemeiner Fettsucht gehört auch die Kastrationsfettsucht, bzw. die mit der Menopause auftretende Neigung zur Fettleibigkeit. Wichtig ist, daß nach GRAFEs [1]) Untersuchungen konstitutionell Fettleibige eine starke Neigung zur Wasserretention besitzen. Die merkwürdigen, mit Oligurie und Kochsalzretention verlaufenden Fettsuchtsformen wurden schon auf S. 627 besprochen. Außerdem fand GRAFEs Schüler MARK, daß Fettleibige der verschiedensten Art entweder eine fehlende oder nur sehr geringe chemische Wärmeregulation zeigen, die mit dem Fehlen oder der Verminderung der Kälteempfindung in Beziehung steht.

Da in der Pathophysiologie der Fettsucht immerhin noch manche Unklarheiten bestehen, hat THANNHAUSER [2]) eine Einteilung nach dem rein äußeren Eindruck vorgeschlagen und unterscheidet: Die reine Mastfettsucht, die besonders beim männlichen Geschlecht jenseits der ersten drei Jahrzehnte vorkommt und sich durch Bevorzugung des Rumpfes bei relativ frei bleibenden Extremitäten auszeichnet — der Fallstafftyp. Beim weiblichen Ge- schlecht spielt dabei gewöhnlich der endokrine Einfluß des Klimakteriums mit — Matronen- typus. THANNHAUSER unterscheidet weiter einen primär genitalen Typ, den des Klimakterium praecox, ferner eine thyreogene Fettsucht durch Unterfunktion der Schild- drüse, als deren Charakteristicum er breite und dicke Hand- und Sprunggelenke, breite Nase und einen offenen Nabelring bezeichnet, ferner einen cerebralen Typus mit Mißbildungen und degenerativen Stigmen wie Retinitis pigmentosa, weiter den hypophysären Typ, der unten ausführlicher besprochen werden wird, und endlich einen regionären Typus beim weiblichen Geschlecht, bei dem sich die Fettanhäufung auf den Unterkörper be- schränkt, der Oberkörper aber im Gegensatz dazu ganz schlank bleibt.

Die allgemeine Fettsucht bietet sonst kaum differentialdiagnostische Schwierig- keiten. Sie darf nicht mit einem Myxödem verwechselt werden, was bei Myx- ödem der Erwachsenen gelegentlich geschieht. Über die thyreogene Fettsucht wird bei der Differentialdiagnose des Myxödems berichtet werden.

Dystrophia adiposo- genitalis. Die prähypophysäre Form bezeichnen wir mit FRÖHLICH als Dystrophia adiposogenitalis. Sie kennzeichnet die auf Hüften, Nates und untere Körper- hälfte beschränkte Fettanhäufung, verbunden entweder bei jüngeren Individuen

---

[1]) GRAFE, Dtsch. Arch. f. klin. Med. 1920. Bd. 133, S. 41.   [2]) THANNHAUSER, Balneo- logie und Balneotherapie, Karlsbad 1925.

mit einem Zurückbleiben in der Entwicklung der Geschlechtsorgane oder bei Erwachsenen mit einer Rückbildung der sekundären Geschlechtscharaktere. Bei Kindern und Jugendlichen ist sie am häufigsten. In seltenen Fällen geht sie mit Hypertonie, Hochwuchs und anderen endokrinen Anomalien einher.

Die hypophysäre Fettsucht hat als Symptom einer Erkrankung der Hypophyse hohe differentialdiagnostische Bedeutung. Man wird, falls man sie antrifft, regelmäßig nach den anderen Symptomen einer Hypophysenerkrankung fahnden, also nach einer bilateralen Hemianopsie, nach einer Erweiterung der Sella turcica, nach den Erscheinungen des Diabetes mellitus oder insipidus und anderen Hirndrucksymptomen.

PLAUT[1]), KESTNER, LIEBESNY u. a. haben angegeben, daß bei hypophysären Formen der Fettsucht, im Gegensatz zu den thyreogenen, der Grundumsatz normal, die spezifisch-dynamische Eiweißwirkung aber stark vermindert sei oder fehle. Einige Autoren, z. B. LAUTER[2]), haben das nicht bestätigt. Die Mehrzahl der Nachuntersucher, auch die der Rostocker Klinik, kam aber zu dem gleichen Resultat wie PLAUT. Soviel steht fest: das Fehlen der spezifisch-dynamischen Eiweißwirkung ist sicher kein streng spezifisches Symptom der FRÖHLICHschen Krankheit, kommt aber bei keiner Form der Fettsucht so häufig vor als bei dieser. Deshalb hat dies Symptom in dubio doch diagnostische Bedeutung.

Übrigens gibt es relativ häufig, wie ich mit H. R. BONY und W. REDISCH beobachtete, bei Jugendlichen auch gutartige Fälle des FRÖHLICHschen Syndroms, die als funktionell bedingte, wenn auch hypophysogene Pubertätsfettsucht imponieren und nach der Pubertät heilen können.

FEUCHTINGER[3]) hat neuerdings auf Fälle ähnlicher Art, von Postpubertätsfettsucht hingewiesen, die besonders bei jungen Mädchen auftritt, die aus dem Elternhaus in die gänzlich anderen Umstände eines Lagers oder einer Kasernierung versetzt waren. Die Fettzunahme ging stets mit Menstruationsstörungen einher. Als Pensionatsfettsucht ist sie ja seit langen Jahren bekannt und stets häufig gewesen. FEUCHTINGER deutet auch diese Form als Folge einer Funktionsstörung des Hypophysen-Zwischenhirnsystems; unter anderem deshalb, weil er nach Hypophysentransplantation in einigen schweren Fällen einen „gewissen Erfolg" beobachtet habe.

GUALCO und NEGRO[4]) (aus der Schule von PENDE) nehmen Beziehungen der Thymus zum Bilde der FRÖHLICHschen Krankheit an, nämlich ein „hyperthymisches Syndrom", und glauben, durch den Erfolg der Röntgentherapie der Thymusdrüse diese Annahme zu stützen.

Ich habe, wie ich im Kapitel des Myxödems noch ausführen werde, während des ersten und auch des jetzigen Weltkrieges eine Häufung der Fälle von thyreogener Fettsucht beobachtet, die diesen Charakter stets durch Herabsetzung des Grundumsatzes und prompte Heilung durch Tyroxin bewiesen. Sie betrafen auch in der Regel junge Mädchen, seltener Jünglinge und Knaben. THIENHAUS[5]) hat neuerdings diese Hungerfettsucht besonders bei jungen Mädchen in den letzten Jahren relativ oft beobachtet und festgestellt, daß es sich um eine echte Fettzunahme und nicht um Wasserretention handelt. Er reiht diese Fälle der Dystrophia adiposogenitalis ein.

Ein dem FRÖHLICHschen Syndrom ähnliches ist die cerebrale Fettsucht mit Hypogenitalismus (LAURENCE-MOON-BIEDL), hervorgerufen nicht durch eine Hypophysenerkrankung, sondern durch eine Läsion oder Dysplasie im Hypothalamus; meist ist diese BIEDLsche Form mit groben Mißbildungen, Syn- oder Polydaktylie, Retinitis pigmentosa, Amblyopie, Turmschädel und psychischen Defekten verbunden. Der Stoffwechsel verhält sich wie bei der FRÖHLICHschen Krankheit (G. DEUSCH). Bisweilen findet sich Blutdrucksteigerung. In einem meiner Fälle fehlte übrigens bei sonst typischem BIEDLschem Syndrom die Genitalaplasie.

---

[1]) PLAUT, Dtsch. med. Wochenschr. 1922. Nr. 42 und Dtsch. Arch. f. klin. Med. Bd. 139. [2]) LAUTER, Dtsch. Arch. f. klin. Med. Bd. 150. [3]) FEUCHTINGER, Med. Klin. 1944. S. 253. [4]) GUALCO und NEGRO, Endocrinologia Bd. 17, S. 145. 1942. [5]) THIENHAUS, Ärztl. Wochenschr. 1948. S. 48.

Morb. Cushing. Cushing beschrieb 1932 auf Grund zahlreicher klinischer und obduzierter Fälle folgendes Syndrom: bei Frauen weit häufiger als bei Männern entwickelt sich, stets nach der Pubertät, bei Frauen bisweilen auch nach Geburten, eine eigenartige partielle Fettsucht, nur des Gesichts, des Nackens und Rumpfes, besonders aber des Bauches, während die Extremitäten dünn oder normal bleiben. Am Bauch treten starke rötliche Striae auf. Das Gesicht sieht blaurot aus, wie bei Polycythämie. Cutis marmorata ist häufig; ebenso starke Behaarung des Gesichts und Körpers, besonders bei Frauen. Auch Pigmentierungen und Xanthome, z. B. an den Lidern, kommen vor. Ganz konstant ist erhebliche Blutdrucksteigerung über 200 mm Hg, nicht ganz so regelmäßig Verminderung der Keimdrüsentätigkeit und Osteoporose. Bisweilen treten dazu Hauttrockenheit, Exophthalmus, Albuminurie und Glykosurie, manchmal auch Hypoglykämie.

Den Diabetes dieser Kranken fand ich in einigen Fällen auffallend unabhängig von Diät und Insulinierung; genau, wie wir dies vom Diabetes bei Akromegalie kennen. Grobe örtliche Hypophysenstörungen fehlten oft; die Sella war selten erweitert.

Das Blut zeigt gelegentlich Polyglobulie. Blutkalk und Kalkbilanz waren meist normal, meist fand sich Steigerung des Blutcholesterins; der respiratorische Umsatz war normal oder mäßig erhöht, die spezifisch dynamische Eiweißwirkung meist vermindert.

In 4 Fällen von Morb. Cushing fand mein Mitarbeiter A. Jores im Serum Vermehrung des kortikotropen Hormons. Auch das Melanophorenhormon fand er vermehrt. Die Aschheim-Zondeksche Reaktion war negativ.

Pathologisch-anatomisch fand Cushing in 11 von 14 Fällen basophile Adenome der Prähypophyse. Die Nebennieren zeigten Hypertrophie der Rinde, die Keimdrüsen Atrophie; Schilddrüse, Nebenschilddrüsen, Gl. thymi und Pankreas waren meist unverändert.

Cushing erklärt die Genese des Leidens demgemäß durch eine hyperaktive Wirkung der basophilen Adenome, die ja das gonadotrope Hormon der Hypophyse liefern sollen. Die Symptome des Adrenalismus (Hypertonie, Hypertrichose usw.) werden durch vermehrte Wirkung des kortikotropen Hormons und adrenalotropen Hormons der Hypophyse, die gleichfalls ihre Hauptstätte in den basophilen Zellen haben, erklärt. Experimentell hat man durch Einspritzung eines Vorderlappenextraktes, das frei von Wachstumshormon, aber reich an gonadotropem Hormon war, an Tieren Veränderungen erzeugt, die dem Morb. Cushing ähnlich waren (Cushing, Thompson, Kenneth). Übrigens ist diese Pathogenese Cushings neuerdings von Bauer, Kraus, Horneck u. a. bestritten worden; Obduktionsbefunde von Jonas bestätigten sie aber wieder.

Der Verlauf ist chronisch und oft tödlich infolge von Hirnblutung, Herzinsuffizienz, Nephrosklerose und interkurrenten Infekten, denen gegenüber verminderte Widerstandskraft besteht.

In sehr seltenen Fällen wurde jahrzehntelanger Verlauf und allgemeine Fettsucht beobachtet. Ich behandelte eine 35jährige, seit 15 Jahren kranke Frau mit extremer allgemeiner Fettsucht (350 Pfund), Hypertonie, Hypercholesterinämie, Genitalatrophie und Plethora vera. Tod an akuter Herzinsuffizienz. Obduktion: Vier basophile Adenome der Prähypophyse.

Neuerdings hat H. H. Hildebrand die Glykogenspeicherkrankheit (E. v. Gierke) der Kinder in Parallele zum Morbus Cushing gesetzt; allerdings ohne anatomischen Nachweis basophiler Adenome des Hirnanhangs. In der Tat erinnern manche klinische Symptome der v. Gierkeschen Krankheit und experimentelle Ergebnisse (nach Injektion des gonadotropen Hormons) an den Morb. Cushing, z. B. Fettsucht des Stammes, Osteoporose, abnorme Glykogenspeicherung, Hypoglykämie und Hypogenitalismus. Andere Symptome, wie Leber- und Milztumoren und Fehlen der Hypertonie, unterscheiden die Glykogenspeicherkrankheit aber doch erheblich von der Cushingschen Krankheit.

Morgagnis Syndrom. Das Syndrom von Morgagni, das F. Henschen[1]) beschrieb, findet sich fast nur bei Frauen jenseits der Klimax. Es kennzeichnet sich durch allgemeine Fettsucht, Virilismus (Frauenbart!), Hypertonie und in 40% der Fälle durch Hyperostosis frontalis interna des Schädels. Nach Henschen ist bei Frauen

---

[1]) Folke Henschen, Morgagnis Syndrom. Leipzig: Gustav Fischer 1937. Vgl. auch N. Pende, Die hyperostotische Endocraniose. Med. Klin. 1940. Nr. 5.

jenseits der 40er Jahre eine gewisse frontale Hyperostose überhaupt häufig. Anatomisch fand sich in der Prähypophyse Vermehrung der baso- und eosinophilen Zellen bei gleichzeitiger Abnahme der Hauptzellen. Das Syndrom ist also auch prähypophysären Ursprungs. Über die übrigen endokrinen Symptome und das Zwischenhirn ist wenig bekannt. Im Gegensatz zum Morbus Cushing verläuft das MORGAGNISche Syndrom nicht bösartig.

Eine eigenartige Form der Fettsucht stellt auch die DERCUMsche Adipositas dolorosa dar. Sie ist bei Frauen weit häufiger als bei Männern. In ausgeprägten Fällen tritt sie als allgemeine Fettsucht auf; dabei bleiben allerdings Gesicht und Hände meist verschont. In vielen Fällen kommen aber lokalisierte Fettansammlungen vor, z. B. an Unter- und Oberschenkeln, an Bauchdecken und Oberarmen. Diese Fettwülste sind spontan und auf Druck und besonders auf Kneifen enorm schmerzhaft; besonders an der Innenseite der Oberschenkel und Oberarme. Dazu kommen, als absolut typisch, große Adynamie und psychische, fast stets depressive Störungen. Die Stoffwechselveränderungen des Myxödems und der FRÖHLICHschen Krankheit fehlten in meinen und GRAFEs Fällen. Die bisweilen günstige Wirkung des Thyreoidins läßt thyreogene Faktoren vermuten; in manchen Fällen wurden auch prähypophysäre Symptome beobachtet. Das Leiden ist sehr hartnäckig, aber nicht bösartig. *(Adipositas dolorosa.)*

Bei weiblichen Kindern kommt eine eigenartige Fettsucht mit vorzeitiger körperlicher, geistiger und Geschlechtsentwicklung vor, und zwar hervorgerufen durch Zirbeldrüsentumoren. Neben diesen Symptomen sind bei den Kranken meist noch andere, sowohl direkte Herdsymptome als auch cerebrale Allgemeinsymptome nachweisbar. Stauungspapille ist häufig. Besonders sprechen eine vom Visus unabhängige, frühzeitige Pupillendifferenz und träge oder fehlende Reaktion auf Licht sowie Blicklähmung nach oben und unten, also die Läsion einzelner Oculomotoriusäste und des N. trochlearis, für eine Affektion in der Gegend der Zirbel. Außerdem treten häufig Kopfschmerz, Gedächtnisstörungen und Schlafsucht auf. Ein ganz ähnliches Syndrom kommt — übrigens auch bei Knaben — bei Tumoren der Nebennierenrinde und der Keimdrüsen (Hoden, Ovar) vor. *(Epiphysäre Fettsucht mit Pubertas praecox.)*

Eosinophile Adenome der Prähypophyse führen zu dem bekannten Bilde der Akromegalie. Bei erwachsenen, meist über 30jährigen Männern und Frauen kommt es zu einer allmählichen Massen- und Längenzunahme der Akra, d. i. der Hände und Füße, der Nase, der Jochbogen, des Kinns, der Zunge, oft auch des Brustbeins, bisweilen innerer Organe (Leber, Milz, Nieren, Kehlkopf u. a.). An den Gliedenden sind die Weichteile, weniger die Knochen verdickt. Oft atrophieren die Genitalien; Potenz, Libido und Menstruation schwinden häufig; ebenso die sekundären Geschlechtszeichen. Die Sella turcica zeigt die Symptome der Tumorbildung der Hypophyse. Bitemporale Hemianopsie und andere Symptome der endokranialen Geschwulst werden nachweisbar. Diabetes mellitus (in 40% der Fälle), seltener insipidus treten auf. Nicht selten finden sich Erhöhung des minimalen Eiweißverbrauchs und Neigung zur N.Retention. Auch Neigung zur Retention von Chlor, Kalk und Phosphor, bisweilen aber auch Erniedrigung des Blutkalks kommen vor. Die endogenen Harnsäurewerte wurden bisweilen erhöht gefunden (W. FALTA). Häufiger ist Erhöhung des Grundumsatzes, als Erniedrigung. Die spezifisch-dynamische Eiweißwirkung fand ich vermindert. *(Akromegalie.)*

Tritt die Hypophysengeschwulst im Kindesalter auf, so kommt es — im Gegensatz zum Verhalten der Erwachsenen — zum Riesenwuchs.

Außer den typischen, schweren Fällen gibt es auch gutartige, „funktionelle" Fälle von „Akromegaloidismus", die ich auch familiär in Sippen beobachtete, deren einzelne Mitglieder wiederum an perniziöser Akromegalie litten.

Differentialdiagnostisch unterscheiden sich Akromegalie und hypophysärer Riesenwuchs von den physiologischen Formen des Riesenwuchses und der großen Hände und Füße durch die ausgeprägten hypophysären Symptome (Sellaveränderung, Hemianopsie, Zeichen des endokranialen Tumors) und den Hypogenitalismus. Der eunuchoide Hochwuchs ist durch das Fehlen von Hypophysensymptomen gekennzeichnet. Und das gleiche gilt auch von den gutartigen, mehr funktionellen Fällen des Akromegaloidismus. Fettsucht gehört nicht zu den Zeichen der Akromegalie.

Bei der Differentialdiagnose der verschiedenen Formen der essentiellen Magersucht, auch der hypophysären Kachexie, müssen wir zunächst alle anderen zehrenden Krankheiten ausschalten, also akute und chronische Infektionen, besonders Tuberkulose, Lues, Malaria u. a., maligne Tumoren, Nephropathien, endokrine Krankheiten (vor allem Thyreotoxikosen) und heutzutage Mangel und Not. Die Erkennung der genannten diagnostischen Konkurrenten ergibt sich aus den bekannten diagnostischen Indizien dieser, bei Nahrungsmangel und Not auch aus der Anamnese. Unter den diagnostischen Methoden spielt von jeher die Stoffwechseluntersuchung, insbesondere der Grundumsatz, eine Rolle. Bei vielen der genannten Leiden (bei Tuberkulose, Malaria, Tumoren, schweren Anämien, Thyreotoxikosen u. a.) ist er bekanntlich erhöht. Bei der Mangelernährung ist er jedoch, ähnlich wie bei hypophysärer Magersucht, erniedrigt, wie H. KALLER und E. RELLER[1] neuerdings feststellten.

Hypo-physäre Kachexie. Das von M. SIMMONDS zuerst beschriebene Syndrom der hypophysären Kachexie wird ganz überwiegend bei Frauen mittlerer Jahre beobachtet und ist bedingt durch Schwund oder Nekrose (bisweilen embolischen Ursprungs) der Prähypophyse. Es entwickeln sich allmählich extreme Abmagerung und Kachexie, hochgradige Atrophie aller Organe, Verlust der Zähne, Ausfall der Kopf- und Körperhaare, Atrophie der Genitalien und schließlich Senium praecox. Dabei bestehen völlige Anorexie, Hypotonie von Magen und Darm, Herabsetzung des Grundumsatzes und der spezifisch-dynamischen Eiweißwirkung, Bradykardie und Hypotension, Oligurie mit und ohne Störung der Konzentration (übrigens ohne alle Zeichen von Niereninsuffizienz), Hypoglykämie und Hypothermie. Bisweilen ist Lues als Ursache gefunden worden (REYE[2]). Derselbe Autor[3] hat ferner beginnende bzw. inkomplette Fälle geschildert: Nach schwerer, mit starker Blutung verbundener Geburt kommt es zu Amenorrhoe, vermehrter körperlicher und geistiger Schwerfälligkeit. Ausfallen der Zähne, Wimpern, Brauen und Crines pubis. Anfangs kann die Kachexie fehlen, sogar eine an Myxödem erinnernde Gedunsenheit vorhanden sein. Ferner bestehen Eosinophilie, Blutdrucksenkung, Hypothermie, Neigung zum Frieren, herabgesetzter Grundumsatz. REYE bewies die prähypophysäre Genese auch dieser gutartigen Fälle durch die heilende Wirkung des Präphysons. Im gleichen Sinne spricht die Heilung dieser Fälle durch die Transplantation von Kalbshypophyse, die KYLIN[4] in 24 von 38 transplantierten Fällen beobachtete.

Post-pubertäts-magersucht. KYLIN, G. v. BERGMANN, STROEBE, ich[5], KRAUEL[6] u. a. haben eine relativ häufige, bisweilen sehr bösartige Untergruppe des Morbus Simmonds beschrieben, die sich bei jungen Mädchen, viel seltener bei Jünglingen zwischen dem 16. und 20. Jahr entwickelt und durch eine äußerst obstinate Nahrungsverweigerung und eigentümliche seelische Veränderungen, die nur der Postpubertätsmagersucht, aber fast nie dem eigentlichen Morb. Simmonds eigen sind und neuerdings von J. ZUTT[7] eingehend studiert wurden, gekennzeichnet ist. Auch

---

[1] H. KALLER u. E. RELLER, Klin. Wochenschr. 1947. S. 682. [2] REYE, Med. Klinik 1920. Nr. 51. [3] REYE, Münch. med. Wochenschr. 1926. Nr. 22; vgl. auch GRAUBNER, Zeitschr. f. klin. Med. 1925, S. 249. [4] KYLIN, Ergebn. d. inn. Med., Bd. 49; Med. Klinik 1937, 45. [5] HANS CURSCHMANN, Med. Welt 1939. Nr. 21. [6] KRAUEL, Med. Welt 1942. 999. [7] J. ZUTT, Med. Welt 1944, S. 559.

ich habe nach dem Vorgang v,on v. BERGMANN und KYLIN eine ganze Reihe solcher jungen Menschen, darunter auch einen 19jährigen Schüler, mit bestem Heilerfolg transplantieren lassen. Klinische und Stoffwechselsymptome ähneln ganz denjenigen der älteren Leute, nur, daß die Zeichen des Alterns (Haar- und Zahnverlust) ausbleiben und die psychischen Symptome stark in den Vordergrund treten. Ohne Zweifel gibt es hier Übergangsfälle zu denen, die man bisher als rein psychogene, ,,hysterische" Anorexie betrachtete. Hebephrene Züge, wie sie ZUTT erwähnt, habe ich übrigens dabei nie beobachtet. Auch G. v. BERGMANNs [1]) neuerliche Schilderung dieser Zustände lassen sich kurz auf den Nenner der ,,hysteriformen Ungezogenheit" bringen.

Die hypophysäre Kachexie ist heute, wo wir in der Transplantation eine heilende, im Präphyson eine kompensierende Therapie besitzen, eine Erkrankung, deren exakte Diagnose — allerdings stets eine Sache der Klinik — praktische Bedeutung gewonnen hat. Daß die Differentialdiagnose dieser Fälle alle anderen, bekannten und selteneren Ursachen der Kachektisierung jedesmal genauestens berücksichtigen und ausschließen muß, ist selbstverständlich. Das gilt natürlich auch für alle anderen, nun noch zu erwähnenden Formen von Magersucht.

H. ZONDEK und KÖHLER [2]) haben Fälle von ,,cerebral-hypophysärer Magersucht" beschrieben, bei denen neben der Kachexie eine Tendenz zur Salz-Wasserretention mit Verlust des Durstgefühls, Oligurie und Knöchelödeme bestanden. Die Autoren führten diese Fälle auf organische oder funktionelle Störungen des Hypophysenzwischenhirnsystems zurück. Auch STROEBE, RAAB, KYLIN, ich u. a. haben wiederholt Fälle beobachtet, in denen bei klinisch typischem Simmondsbefund die Prähypophyse anatomisch intakt war, aber mesencephale Veränderungen bestanden. An dem Vorkommen einer rein cerebralen Form des Morbus Simmonds ist also nicht zu zweifeln. Eine andere Form der Magersucht, gleichfalls bei jugendlichen Mädchen, will KORBSCH [3]) als Folge einer akuten Magenschleimhautatrophie beobachtet haben. *(Cerebrale Magersucht.)*

Endlich habe ich [4]) die nicht seltene, gutartige Sonderform der postpartualen Magersucht beschrieben: junge Frauen, vorwiegend des nordischen Typus, die nach den ersten Geburten, ohne sonstige nachweisbare Krankheit, progressiv abmagern und verelenden. Genitale Veränderungen sind inkonstant, Frigidität und Amenorrhoe kommen ziemlich oft vor. Grundumsatz normal, spezifisch-dynamische Eiweißwirkung vermindert. Wasser- und Kochsalzausscheidung sind ungestört. Alle örtlichen hypophysären und mesencephalen Störungen fehlen. Ich nehme auch für diese Form eine prähypophysäre Genese an; etwa im Sinne der REYESchen Vermutung, daß in diesen Fällen die physiologische Involution der Prähypophyse post partum über das gewöhnliche Maß hinausschießt; zum Schaden für ihre Funktion. *(Postpartuale Magersucht.)*

Eine eigenartige, mit endogener Magersucht einhergehende ,,Spinnenfingrigkeit" (Arachnodaktylie) beschrieben MARFAN und ACHARD. Das Syndrom verläuft nach WEWE meist mit Linsenektopie und nach meiner [5]) Beobachtung mit Trichterbrust und ist meist vererbbar. V. SCHILLING [6]) fand auch rote ,,Striae distensae" bei den Kranken und vermutete auch hier eine prähypophysäre Genese. Eine besonders wichtige und häufige endokrin bedingte Magersucht ist endlich die thyreotoxisch bedingte beim Morb. Basedow, deren Differentialdiagnose im nächsten Kapitel besprochen wird. *(Arachnodaktylie und Magersucht.)*

Neben dem allgemeinen kommt — fast nur bei Frauen — auch ein rein lokalisierter Fettschwund vor, der als Lipodystrophie (PIC-GARDARE, BARRAGUER, O. SIMONS u. a.) bezeichnet wurde. Er befällt die obere Körperhälfte, besonders das Gesicht, das durch den extremen Fettschwund ,,totenkopfähnlich" aussieht. Die untere Körperhälfte zeigt meist übermäßiges Fettpolster, oft *(Lipodystrophie.)*

---

[1]) G. v. BERGMANN, Med. Zeitschr. 1944. Nr. 41. [2]) ZONDEK und KÖHLER, Dtsch. med. Wochenschr. 1928. Nr. 47. [3]) KORBSCH, Med. Wochenschr. 1936. Nr. 48. [4]) HANS CURSCHMANN, Monatsschr. f. Geburtsh. u. Gynäkol. 1930, Bd. 86. [5]) HANS CURSCHMANN, Nervenarzt 1936. Nr. 7. [6]) V. SCHILLING, Med. Welt 1936. Nr. 7.

in grotesker Verteilung auf Nates und Oberschenkel. Zuweilen verläuft das Leiden mit Hypertrichose, Pollakisurie und Rhinorrhoe. KLIEN[1]) vermutete als Ursache eine Störung der Zirbeldrüse. Die Erkrankung beginnt meist um das 6. Lebensjahr, ist unheilbar, aber gutartig. Eine symptomatische Lipodystrophie hat man neuerdings nach Insulininjektionen öfters beobachtet, die teils an den Stellen der Injektion, teils auch an anderen Körperteilen zum Fettschwund führten (W. BECKER[2]).

B. Die Differentialdiagnose der BASEDOWschen Krankheit.

Kropfherz. Unter den von der Schilddrüse ausgehenden Störungen nenne ich zunächst das „Kropfherz" (FR. KRAUS).

FR. KRAUS und MINNICH haben ein besonderes Krankheitsbild, einen Kropf mit einigen Zügen von Thyreoidismus, aber ohne starke Pulsbeschleunigung und Exophthalmus abgegrenzt und diesen Zustand als Kropfherz bezeichnet. Mit anderen Ärzten habe ich früher an diesem KRAUSschen Syndrom gezweifelt. Erfahrungen der letzten Jahre haben mich aber gelehrt, daß ein solches Kropf-herz nicht selten und diagnostisch sehr zu beachten ist.

Voll-basedow. Dann folge der entwickelte Morb. Basedow, der „Vollbasedow". Übrigens ist der Basedow in heutiger Zeit besonders kennenswert, da er unter der Wirkung der Maßternährung stark zuzunehmen pflegt, wie ich[3]) zuerst nach dem ersten Weltkrieg gezeigt habe. SCHÜRMEYER und HAGEN[4]) haben meine Beobachtungen 1946 bestätigt.

Der Vollbasedow bietet wegen seiner kaum zu übersehenden Kennzeichen keine differentialdiagnostischen Schwierigkeiten. Er muß von dem sekundären Basedow, dem „toxischen Adenom", meist älterer Leute (ziemlich oft nach Jodmißbrauch) abgegrenzt werden. Der letztere führt bekanntlich nur selten zum vollentwickelten Bild des Basedow, insbesondere zur Augentrias. Ich erwähne ihn besonders, weil die Kenntnis von dieser üblen Wirkung der Jod-medikation für die differentialdiagnostische Deutung dieser Krankheitsbilder unerläßlich ist.

Im Vordergrund aller Basedowstörungen, insbesondere der Klagen der Kranken, stehen meist die Herzsymptome, besonders die permanente, nicht erst durch Affekte hervorgerufene Tachykardie; 110—140 Pulsschläge in der Minute bilden die Regel. Im Röntgenbild findet sich — in schweren Fällen — meist dilatative, bisweilen auch hypertrophische Herzvergrößerung. Oft fällt die Breite des „Gefäßbandes" auf, stets die stürmische Aktion des gesamten Herzens. MATTHES gab an, daß bei Morbus Basedow Vorhofflimmern häufig, in etwa 20% der Fälle, zu beobachten sei. Das Vorhofflimmern tritt im Beginn der Erkrankung öfter in Form von Anfällen, mitunter solchen von paroxysmaler Tachykardie auf (FRANKE[5]). Auch beim Jodbasedow wurde eine Arhythmia perpetua von O. ROTH[6]) beschrieben. Sie ging teils nach Operation, teils nach Chinidinbehandlung zurück. Einmal beobachtete MATTHES, daß sich bei einem schweren Basedow trotz der hohen Puls-frequenz in die sonst regelmäßige Schlagfolge Gruppen von je drei ventrikulären Extrasystolen einschoben. Das Elektrokardiogramm kann zur Diagnose des thyreotoxischen Herzens auch deshalb herangezogen werden, weil sich in etwa ein Viertel der Fälle eine Erhöhung der P- und der T-Zacke nachweisen läßt. Der Puls ist meist weich, aber hüpfend, der systolische Blutdruck oft erhöht,

---

[1]) KLIEN, Münch. med. Wochenschr. 1921. Nr. 7.   [2]) W. BECKER, Münch. med. Wochen-schr. 1941. 336.   [3]) H. CURSCHMANN, Münch. med. Wochenschr. 1922. S. 46 u. 47.   [4]) SCHÜRMEYER und HAGEN, Med. Rundsch. 1946. S. 433.   [5]) FRANKE, Dtsch. Arch. f. klin. Med. Bd. 159.   [6]) ROTH, Wien. Arch. f. inn. Med. Bd. 9.

der diastolische normal oder auch vermindert. Diastolische Hypotonie ist aber keineswegs konstant; W. MÜLLER fand sie unter 145 Fällen meiner Klinik nur in 10%. Fliegende Hitze, Schamerythem, Dermographie usw. sind weitere Symptome der vasomotorischen Übererregbarkeit der Kranken. H. ZONDEK hat die gesamten kardiovasculären Symptome des Basedow als Ausdruck des gesteigerten Minutenvolumens, das er schon im Beginn des Leidens fand, aufgefaßt.

Die sog. READsche Formel, vor einiger Zeit öfter diskutiert, wird aus der Blutdruckamplitude und der Pulsfrequenz berechnet und sollte die Untersuchung des Stoffwechsels ersparen. Mein Mitarbeiter SEUFFERT fand die Probe diagnostisch unbrauchbar.

Bezüglich der sonstigen Symptome des Vollbasedow kann ich mich kurz fassen. In 94% der Fälle (SATTLER) findet sich eine oft unsymmetrisch entwickelte Struma, die meist pulsiert. Dazu kommt der Exophthalmus, das Glotzauge, das gleichfalls beiderseits nicht gleich stark ausgebildet zu sein braucht.

In schweren Fällen ist es mit dem GRÄFEschen Symptom (das obere Lid folgt den Bewegungen des Augapfels nicht oder vermindert) und dem STELLWAGschen Zeichen (seltener Lidschlag) verknüpft. Das MOEBIUSsche Symptom (die Insuffizienz der Konvergenz) ist unspezifisch, diagnostisch also ohne Wert. Dazu kommen: feinschlägiger Tremor der Hände, oft auch der Beine, allgemeine Neigung zu Schweißen, Haarausfall und vorzeitiges Ergrauen, profuse, oft unstillbare Durchfälle, die besonders früh morgens auftreten und — weit seltener — mehr oder minder grobe Magenstörungen, die sich zu schwerstem, krisenartigem Erbrechen steigern können. Als besonders kennzeichnend seien ferner die progressiven Gewichtsabnahmen erwähnt, die — auch ohne alle Magen- und Darmstörungen — hohe Grade erreichen können; zwischen 10 und 20 kg in einigen Monaten sind keine Seltenheit. Die meisten Kranken erleben auch psychische Veränderungen, nicht der Intelligenz, sondern der Affektivität und des Charakters; Störungen, die sich — relativ oft auch bei älteren, männlichen Kranken — zu förmlichen Basedowpsychosen steigern können. Beim weiblichen Vollbasedow begegnet man bisweilen einer Steigerung der Libido sexualis, häufig aber auch Dys- und Amenorrhoe.

Das wichtigste und Kardinalsymptom aber ist die Steigerung des respiratorischen Grundumsatzes (um 25—120%).

Aus diesen Symptomen ist die Diagnose des Vollbasedow stets leicht zu stellen.

Differentialdiagnostisch schwieriger sind die unvollständigeren Formen des Basedow, insbesondere das toxische Adenom älterer Leute. Die Beschwerden dieser Kranken bestehen hauptsächlich in Klagen über Pulsbeschleunigung und Herzklopfen; außerdem werden sie nervös erregbar, so daß eine Verwechslung mit psychogenen oder klimakterischen Herzbeschwerden naheliegt. Der objektive Befund ergibt meist eine beständig stürmische Herztätigkeit. Das Herz ist vergrößert, selten normal groß, der Spitzenstoß meist verbreitert und hoch. Der Blutdruck verhält sich wechselnd, ist aber meist dem des Vollbasedow ähnlich. Die Töne sind oft rein, es kommen aber auch systolische Geräusche vor. Eine äußerlich feststellbare Struma ist meist vorhanden. Exophthalmus und die Augensymptome des Basedow (GRÄFE, STELLWAG) fehlen häufig; doch wird man oft wenigstens das Glanzauge erkennen. Recht häufig sind angioneurotische Störungen, wie Wallungen, Erregungserythem, anginöse Beschwerden usw.

Die kennzeichnenden Symptome, auf die hin die Diagnose auch des inkompletten Basedow meist gelingt, sind ferner der feinschlägige Tremor der Hände, die Neigung zu Schweißen, die Abnahme des Körpergewichts, die mitunter vorhandenen subfebrilen Temperaturschwankungen und die Neigung zu Durchfällen und Haarausfall mit raschem, vorzeitigem Ergrauen. Das wichtigste körperliche

Toxisches
Adenom

Symptom auch dieser Fälle ist aber die Steigerung des respiratorischen Grundumsatzes (über 25 %). Freilich ist zu bedenken, daß Steigerungen des Grundumsatzes auch bei Hypertonie und bei Dekompensation des Kreislaufs (EPPINGER) vorkommen; diese erreichen aber niemals den Grad der thyreotoxisch bedingten und pflegen zwischen 15 und 25% zu liegen. Diagnostisch sehr wichtig, aber nicht konstant sind auch bei den inkompletten Fällen die oben geschilderten psychischen Veränderungen. Weniger Wert ist auf das KOCHERsche Blutbild, die leukopenische Lymphocytose, zu legen, die H. HEIDECKER[1]) an meiner Klinik nur in etwas über 50% aller Fälle fand; auch die Senkungsreaktion fiel völlig wechselnd aus, ist also ohne diagnostische Bedeutung.

Der wichtigste Blutbefund ist der des Jodspiegels, der eine Steigerung über 35 γ erfährt (H. LÖHR). Bemerkenswert sind ferner die Adrenalinreaktionen: auf Adrenalininjektion findet man abnorme Hyperglykämie, nicht selten Glykosurie und abnorme Steigerung von Puls und Blutdruck. Auf Adrenalineinträufelung in den Conjunctivalsack kommt es auch nach meiner Beobachtung beim Vollbasedow stets zur Mydriasis (LOEWI).

Manche Autoren nehmen außer Voll-Basedow und toxischem Adenom noch *Thyreoidis-* den „Thyreoidismus" als Sonderform an, als das Produkt einer nur mäßigen *mus.* Steigerung der Inkretproduktion der Schilddrüse. Er soll sich demgemäß durch Fehlen der Augensymptome, geringe Struma, mäßige oder gar fehlende Steigerung des Grundumsatzes und überhaupt das Auftreten nur weniger Voll-Basedowsymptome kennzeichnen. Man glaubt, daß ein Thyreoidismus nie in einen Voll-Basedow übergehe. Es ist klar, daß durch die Annahme eines solchen Thyreoidismus die nosologische und diagnostische Abgrenzung thyreotoxischer Zustände von „gewöhnlichen" kardiovasculären und Psychoneurosen oft schwierig, bisweilen sogar unmöglich werden wird. Ich rate bezüglich der Diagnose des Thyreoidismus zur Vorsicht. Denn ich habe es doch erlebt, daß sich solche Fälle später als beginnender Voll-Basedow oder toxisches Adenom entpuppten.

Neuerdings hat man auch versucht, die von REID-HUNT gefundene Tatsache, daß sich durch Verfütterung von Basedowserum bei Mäusen die Resistenz gegen eine Acetonitrilvergiftung ebenso steigern läßt wie durch Verfütterung von Schilddrüse selbst, auch diagnostisch zu verwerten. GHEDINI[2]) fand die REID-HUNTsche Reaktion bei ausgeprägtem Basedow positiv und bei Basedowoid negativ. v. BERGMANN und sein Schüler R. SALOMON[3]) dagegen fanden die Reaktion auch in der Mehrzahl der rudimentären Thyreotoxikosen (vegetativ Stigmatisierten), außerdem bei Urämischen und manchen Phthisikern positiv. Auch mein Mitarbeiter FR. BERNER[4]) beobachtete positive REID-HUNTsche Reaktion häufig bei vegetativ labilen Ulcuskranken und bei anderen psychisch und vegetativ neurotischen Menschen, deren Schilddrüsenfunktion sicher intakt war. Mit der genannten Probe ist also praktisch für die Basedowdiagnose nichts anzufangen.

Sehr merkwürdig ist, daß anscheinend, und zwar nach Art der Krisen, vorübergehend thyreotoxische Symptome bei schweren organischen Nervenerkrankungen eintreten können; vor allem habe ich derartige Zustände bei Tabes und auch beim bronchialen Asthma gesehen. Bei dem Tabiker handelte es sich übrigens um einen Fall, der einerseits viel an Krisen litt und andererseits auch sonst ausgeprägte Störungen im Vago-Sympathicus zeigte. Diese „intermittierenden Basedows[5])" sind übrigens ausgesprochene Raritäten. Neuerdings hat WEGELEBEN[6]) meine Beobachtung von vegetativen Krisen bei Tabes bestätigt.

In seltenen Fällen kommt es bei Basedowkranken auch zu thyreotoxischen Krisen mit und ohne Komasymptome, besonders nach großen Erregungen

---

[1]) H. HEIDECKER, Diss. Rostock 1935.   [2]) GHEDINI, Wien. klin. Wochenschr. 1911. Nr. 21. [3]) R. SALOMON, Dtsch. Arch. f. klin. Med. Bd. 154. v. BERGMANN, Verh. d. dtsch. Ges. f. inn. Med. 1928. v. BERGMANN und GOLDNER, Zentralbl. f. klin. Med. Bd. 108, 1928. [4]) FR. BERNER, Diss. Rostock 1932. [5]) HANS CURSCHMANN, Zeitschr. f. klin. Med. Bd. 76, H. 3 u. 4. [6]) WEGELEBEN, Med. Rundsch. 1947. S. 41.

und operativer und Röntgentherapie der Struma. Sie können mit Bewußtlosigkeit und schweren bulbären Erscheinungen verlaufen, als förmliche
,,Encephalopathia thyreotoxica" imponieren und tödlich enden.

EPPINGER und HESS haben früher versucht, die einzelnen Formen des Basedow und der
Basedowoide in vagotonische und sympathicotonische zu trennen. Sie rechneten
als vagotonisch folgendes Bild: relativ geringe Grade von Tachykardie bei subjektiv starken
Herzbeschwerden, deutliches GRÄFEsches Zeichen bei weiten Lidspalten, fehlendes MÖBIUS-
sches Zeichen, geringe Protrusio bulbi, starke Tränensekretion und Schweißausbrüche,
Diarrhoen, Superacidditätsbeschwerden, Eosinophilie, Störungen der Atmungsrhythmik
und -mechanik, Fehlen der alimentären Glykosurie. Als sympathicotonisch bezeichneten
EPPINGER und HESS dagegen eine starke Protrusio bulbi, Fehlen von GRÄFEs Symptom,
das LÖWIsche Phänomen, deutliches MÖBIUSsches Zeichen, auffallende Trockenheit der
Bulbi, stark gesteigerte Herztätigkeit mit geringen subjektiven Störungen, Fehlen des
Schweißes und Diarrhoen, starker Haarausfall, Neigung zu Temperatursteigerungen, feh-
lende Eosinophilie, Fehlen von Atemstörungen, ausgesprochene alimentäre Glykosurie.
Für die praktische Diagnostik haben diese Unterscheidungen keine besondere Bedeutung.

In differentialdiagnostischer Hinsicht kommen vor allem beginnende
Phthisen, vegetativ-nervöse Zustände, insbesondere ,,Herzneurosen" Jugendlicher und Klimakterischer und gewöhnliche hysterische oder manische Reaktionen in Betracht; ferner alle möglichen Leiden mit schwer deutbarer starker Abmagerung und endlich Herz-Kreislaufstörungen organischer Natur mit Neigung
zur Tachykardie. Sie alle können gelegentlich den Verdacht eines larvierten
Morb. Basedow erwecken. In den meisten Fällen gelingt es aber (bei dem Fehlen
der Augentrias), durch die Feststellung der typischen Kreislaufsymptome, der
Struma, der Schweiße, der psychischen Veränderungen und vor allem durch die
Bestimmung des Grundumsatzes die Diagnose zu sichern; wobei die Grund-
umsatzerhöhung, die aber stets 25—35% übersteigen muß, oft entscheidet.
Daß die Differentialdiagnose gegenüber dem ,,Thyreoidismus" bei andersartigen
kardiovasculären Neurosen bisweilen versagt und bei der vagen Fassung des
ersteren Begriffs versagen muß, habe ich bereits angedeutet.

OEHME hat ein differentialdiagnostisch bemerkenswertes Syndrom beobachtet, eine
luische Mesencephalitis, die zur Steigerung des Grundumsatzes um 79%, zu Vorhofflattern
mit Tachykardie und starker Erhöhung des Jodspiegels im Blut bei kaum vergrößerter
Struma geführt hatte, also einem zentral nervös bedingten Thyreoidismus[1]. Auch als
Folge von Blei- und Quecksilberintoxikation hat man gelegentlich solchen mesencephalen
Hyperthyreoidismus beobachtet (SCHÜRMEYER und HAGEN[2]).

Bezüglich der Temperaturen sei nochmals erwähnt, daß viele Vollbasedows   Basedow-
eine dauernd mäßig erhöhte Körperwärme zeigen. Ich habe aber auch nicht   fieber.
selten plötzliche, höhere Temperatursteigerungen bei solchen Kranken beobachtet; sie dauerten Tage bis Wochen und verschwanden mit der Besserung
des Leidens. Fieber spricht also nicht gegen die Diagnose des Morb. Basedow.
Das ist besonders zu berücksichtigen im Hinblick auf die thyreotoxischen
Symptome, die nicht selten bei beginnender Lungentuberkulose vorkommen.

C. Die Differentialdiagnose des Myxödems.

Das Myxödem[3] ist in seinen angeborenen Formen, der Thyreoaplasia   Thyreo-
oder -hypoplasia congenita, gekennzeichnet durch das Fehlen einer   aplasia
fühlbaren Schilddrüse (Nacktheit der Trachea), durch die eigentümlich sul- congenita.
zige Beschaffenheit der Haut, die rüsselförmigen, hypertrophischen Lippen,
die große, oft aus dem Mund hervorsehende Zunge, die Salivation, die
kurzen, tatzenartigen Hände (Maulwurfsschaufeln) und vor allem durch den
charakteristischen Gesichtsausdruck (Eskimogesicht), das Ausbleiben der genitalen Entwicklung und die geistige Stumpfheit. Der Gesichtsausdruck wird

---

[1]) OEHME, Med. Rundsch. 1947. S. 419.   [2]) SCHÜRMEYER u. HAGEN, Med. Rundsch.
1947. S. 434.   [3]) HANS CURSCHMANN, Hypothyreosen. Med. Klinik 1947. S. 763.

dabei weniger durch eine Knochenveränderung als durch das Myxödem der Weichteile hervorgerufen. Zu diesen Hauptsymptomen gesellt sich das Zurückbleiben im Wachstum, das Einsinken der Nase durch Wachstumshemmung der Tribasilare, die Dentitionsanomalien, das Offenbleiben der Fontanellen, die mangelnde Schweißsekretion, das Rissigwerden der Nägel, die Anämie und die Schwellungen lymphatischer Organe, die Muskelschlaffheit und endlich die kennzeichnende Einschränkung des Stoffwechsels, insbesondere die Senkung des Grundumsatzes unter — 10%. Es sei schon hier erwähnt, daß die Erniedrigung des Grundumsatzes auch beim Myxödem jeden Alters und jeder Genese das diagnostische Kardinalsymptom darstellt. Beim Myxödem der Erwachsenen pflegt die Erniedrigung des Grundumsatzes (vor der Anwendung von Thyreoidin) zwischen minus 20 bis minus 60% zu betragen.

Mein Mitarbeiter G. DEUSCH [1]) fand die Viscosität des Blutes und seinen Eiweißgehalt bei Myxödem an der oberen Grenze der Norm oder erhöht und stellte ein Sinken dieser Werte bei Behandlung mit Thyreoidin fest; er sprach diese Steigerung der Serumkonzentration als Symptom des verkleinerten Eiweißstoffwechsels an. Das Symptom hat sich an der Rostocker Klinik diagnostisch sehr bewährt. Eine ausgesprochene Neigung zu Wasserretention besteht bei jedem Hypothyreotiker. Auf Thyreoidin erfolgt stets rasche Entwässerung, die in erster Linie die starken Gewichtsstürze bei erfolgreicher Behandlung dieser Kranken begründet. EPPINGER hat den Wasser-Salzstoffwechsel dieser Kranken genau studiert. Das Blut zeigt bei Myxödem nach meiner [2]) und DEUSCH [3]) Erfahrung fast stets nur Anämien vom sekundären Typus, oft mit Lymphocytose. Der Jodspiegel des Blutes ist (im Gegensatz zum Basedow) herabgesetzt (H. LÖHR). Die Hyperglykämiereaktionen auf Dextrose und Adrenalin sind regelmäßig vermindert. Der nüchterne Blutzucker zeigt meist relativ niedrige Werte. Harnzucker fehlt in der Regel. Bisweilen sah ich Neigung zu spontaner Hypoglykämie mit den obligaten Symptomen.

Bei kongenitalem Myxödem beobachtete SLAUCK [4]) charakteristische Muskelveränderungen, ähnlich denen, die HEIDENHAIN bei myotonischer Dystrophie fand, sog. hypolemnale Faserringe, die eine progressive Veränderung darstellen sollen. Er fand, wie vorher schon KRAMER, daß dieser Veränderung auch eine Veränderung der elektrischen Erregbarkeit entspricht. Myxödemkranke zeigen hochgradige Erregbarkeitsherabsetzung für beide Stromarten, prompte Zuckung bei kurzem Reiz, träge Zuckung bei längerer Einwirkung. Nach Schilddrüsenbehandlung und warmen Bädern trat eine Besserung der elektrischen Anspruchsfähigkeit auf. Auch der elektrische „Hautkondensator" ergibt nach den Untersuchungen meiner Klinik stets herabgesetzte Werte.

Nach H. ZONDEK [5]) kommen bei Myxödem starke dilatative Verbreiterungen beider Herzabschnitte mit trägen, förmlich wurmartigen Kontraktionen vor. Er fand, daß in solchen Fällen die Vorhofzacke des Elektrokardiogramms sowie die Terminalschwankung fehlen können. Diese Veränderungen gehen auf Schilddrüsenpräparate zurück. Die ZONDEKschen Angaben sind von ASSMANN [6]), mir und MEISSNER [7]) bestätigt worden. Die sehr träge, unausgiebige Aktion des Herzens konnten wir [8]) auch durch das Röntgenkymogramm feststellen und fanden, daß sie auf Thyreoidin normal wurde.

Diagnostisch wichtig gegenüber der Rachitis und der mongoloiden Degeneration ist das Röntgenbild der Knochen, das eine mangelhafte Entwicklung der

---

[1]) DEUSCH, Dtsch. Arch. f. klin. Med. Bd. 134, S. 341.   [2]) HANS CURSCHMANN, Die Hypothyreosen, Handbuch der inneren Sekretion von M. HIRSCH. Bd. 3.   [3]) DEUSCH, Münch. med. Wochenschr. 1921. Nr. 10.   [4]) SLAUCK, Zeitschr. f. d. ges. Neurol. u. Psych. 1921, Bd. 67, S. 267.   [5]) ZONDEK, Münch. med. Wochenschr. 1918, S. 661, 1180 u. 1919.   [6]) ASSMANN, Münch. med. Wochenschr. 1919, S. 9.   [7]) MEISSNER, Münch. med. Wochenschr. 1920, S. 1316.   [8]) HANS CURSCHMANN, Med. Welt 1937. Nr. 2.

Knochenkerne ergibt. Die schon gebildeten Knochen sind dagegen kurz, dick und sklerotisch. Alle die genannten körperlichen und psychischen Defekte der Athyreosen sind nun durch Thyreoidin völlig zu kompensieren.

Wenn man auch die vollentwickelten Zustände leicht erkennen kann, so ist die Diagnose der inkompletten, nur hypothyreoiden Zustände (der Thyreohypoplasia congenita), die meist nicht in frühester Kindheit, sondern erst im 3.—4. Jahre deutlich in Erscheinung treten, schwieriger, weil viele Kennzeichen des Leidens nur rudimentär ausgebildet sind. Die Kinder bleiben im Wachstum zurück, ein eigentliches Myxödem der Haut besteht nicht, wohl ist oft die Haut dicker als normal. Die Kinder werden gewöhnlich für skrofulös gehalten, bis eine Untersuchung des Grundumsatzes das Myxödem beweist und die Schilddrüsenmedikation die Kinder geistig und körperlich rapide fördert. Neben der angeborenen Thyreohypo- und -aplasie kommt auch in der Kindheit nach schweren Infektionskrankheiten und Strumitis ein erworbenes infantiles Myxödem vor, dessen Symptome denen der Aplasie ähneln.

Das spontane Myxödem der Erwachsenen endlich wird bei unachtsamer Untersuchung oft für einfache Fettleibigkeit, für ein klimakterisches Syndrom, für ein mit Ödem verlaufendes Nieren- oder Herzleiden oder gar eine BIERMERsche Anämie gehalten. Nach meiner Erfahrung wird es in der Regel fehldiagnostiziert zum schweren Schaden für den Kranken, da das Myxödem zu den dankbarsten Objekten der Hormonbehandlung gehört. Myxödem der Erwachsenen.

In gewöhnlichen Zeiten ist das Myxödem eine relativ seltene Krankheit. Ich hatte aber bereits während und nach dem ersten Weltkrieg eine nicht unerhebliche Zunahme seiner Morbidität beobachtet und sie auf den Mangel der das Thyroxin aufbauenden Nährstoffe (insbesondere das Tryptophan) zurückgeführt. In der Notzeit seit 1942 machten andere und ich die gleichen Beobachtungen. Auch H. SCHEIKE[1]), ein jugoslavischer Kollege, berichtete über eine auffallende Zunahme der Myxödemfälle in seiner Heimat. Andere exogene Faktoren, wie Strumitis nach Infektionskrankheiten, Schilddrüsenabscesse u. dgl., sind recht seltene Verursacher des Leidens, das in der Regel ohne erkennbare Ursache allmählich entsteht.

Diagnostisch beachte man, daß das Myxödem weit häufiger bei Frauen als bei Männern auftritt; und besonders oft bei Multiparen zur Zeit der Klimax. Auch bei den myxödemkranken Männern beginnt das Leiden nur sehr selten vor dem 45. Lebensjahr. Das harte, sulzige Ödem lokalisiert sich vor allem im Gesicht, um die Augen und Wangen, und an Händen und Füßen. Die Haut wird trocken, hart, schilfert ab. An Händen und Füßen entwickelt sich Hyperkeratose. Die Schweißsekretion versiegt. Die Haupt- und Körperhaare, auch die Augenbrauen (besonders deren äußeres Drittel), fallen aus; der Rest ergraut aber selten, sondern verfärbt sich höchstens. Es tritt stets hochgradige Obstipation auf. Trotz geringer Nahrungsaufnahme kommt es, einerseits infolge des eingeschränkten Stoffwechsels, andererseits infolge von Wasserretention, zu progressiver Volumen- und Gewichtszunahme. Kreislauf, Blut und Stoffwechsel, insbesondere der Grundumsatz, zeigen die oben geschilderten, diagnostisch so wichtigen Veränderungen. Dabei sei auch auf den bei älteren Leuten oft auffallend niedrigen Blutdruck und die Bradykardie hingewiesen, die beide auf Adrenalin wenig reagieren; ebenso wie der an sich meist niedrige Blutzucker auf Adrenalin und auch auf Zuckerbelastung abnorm wenig ansteigt. Es gibt aber auch Fälle mit Hypertonie und Arteriosklerose. Muskelkraft und -geschicklichkeit lassen nach. Häufig ist nervöse Schwerhörigkeit, seltener sind Sehstörungen. Nicht selten sind neuralgische und

---

[1]) H. SCHEIKE, briefl. Mitteilung Dez. 1947.

myalgische Schmerzen, während eigentliche Arthrosen nach meiner Erfahrung nur gelegentlich auftreten. Vor allem leidet die psychische Persönlichkeit in fast allen Fällen. Einfache geistige Verarmung ist am häufigsten. Echte Myxödempsychosen sind heute sehr selten geworden. Diagnostisch und pathophysiologisch wichtig ist endlich der Rückgang der Genitalfunktion, das Eintreten der Menopause bei Frauen, der Impotenz bei Männern; auch diese Ausfallserscheinungen sind übrigens (bei jüngeren Leuten) meist völlig reversibel.

Man beachte stets, daß das spontane Myxödem der Erwachsenen, genau wie die Thyreohypo- oder -aplasie der Kinder, eine exquisit chronische Krankheit ist, die ohne Hormontherapie zu chronischem Siechtum und Tod führt, bei Thyreoidintherapie aber völliger Kompensation fähig ist; wenn auch beim Aussetzen der Hormondarreichung jederzeit Rezidive vorkommen können. Die Diagnose der verschiedenen Myxödemformen gehört deshalb zu den wichtigen Aufgaben des Arztes, auch, wenn das Leiden nicht allzu häufig ist.

Die gleichen und stets besonders schweren Symptome des Myxödems treten bekanntlich auch nach vollständiger, gelegentlich aber auch nach partieller Strum-
Strumi-prives Myxödem.ektomie auf (TH. KOCHER). Das strumiprive Myxödem ist heute natürlich sehr selten geworden. Diagnostisch ist es auf Grund der oben geschilderten Symptome stets leicht zu erkennen. Es verläuft übrigens, da gleichzeitig die Nebenschilddrüsen mitentfernt werden, fast stets mit Tetanie und — früher —, wenn mangelhaft behandelt, mit schwerer Kachexie. Andere und ich haben auch nach Röntgenbestrahlung[1]) der Basedowstruma Myxödem meist milderer Art eintreten sehen; übrigens stets ohne Tetanie.

Inkom-pletter chron. Hy-pothyreoi-dismus.Neben den ausgebildeten Formen des Myxödems gibt es nicht selten inkomplette. HERTOGHE hat sie als „gutartigen inkompletten, chronischen Hypothyreoidismus" bezeichnet. Das Syndrom, das ich[2]) in vielfachen Formen beobachtet habe, kann einzelne Symptome des Myxödems in den unterschiedlichsten Kombinationen und Graden zeigen; besonders spielen Haut-, Haar- und Nagelaffektionen, vor allem hartnäckige Ekzeme, pustulöse und ulcerative Dermatosen, Haarausfall und -verfärbung, Paronychien und Nagelatrophien, Fettleibigkeit, Obstipation, psychische Anomalien u.a.m. eine Rolle. Im Gegensatz zu dem (ohne Thyreoidin) unveränderlichen Charakter des kompletten Myxödems zeigen die Fälle der HERTOGHEschen Form nach meiner Erfahrung nicht selten spontane Schwankungen, sogar Periodizität, z. B. auffallende Steigerungen im Winter, Besserungen im Sommer. Eine besondere Form dieses inkompletten Myxödems stellt die früher seltene, während der tryptophanarmen Kriegsernährung aber relativ häufig gewordene thyreogene Fettsucht dar. Ich habe auch während des letzten Krieges zahlreiche solche Fälle gesehen, die im Gegensatz zum spontanen Voll-Myxödem überwiegend Jugendliche, besonders Mädchen betrafen und ihre thyreogene Natur stets durch eine Senkung des Grundumsatzes und promptes Ansprechen auf Thyreoidin bewiesen. Übrigens handelt es sich nicht ausschließlich um Jugendliche; es waren auch Frauen über 40 Jahre darunter, u.a. eine etwa 45jährige Ärztin, die bereits im ersten Weltkrieg eine Periode hochgradiger Fettleibigkeit erlebt hatte, die nun rezidivierte. Der Grundumsatz war um 15% erniedrigt; auf Thyroxin Normalisierung des Stoffwechsels und rasche Entfettung.

Für die Differentialdiagnose des Myxödems ist die Konstatierung des erniedrigten Grundumsatzes bei meist normaler spezifisch-dynamischer Eiweißwirkung, der Pachydermie mit Schweißlosigkeit, der Obstipation, des Hypogenitalismus und der psychischen Veränderungen von ausschlaggebendem Wert. Die

---

[1]) K. BÖTTCHER, Über den Ausgang des Morb. Basedow in Myxödem bei Röntgentherapie. Diss. Rostock 1935. Hier die gesamte Literatur. [2]) HANS CURSCHMANN, Zur Klinik und Pathophysiologie des Myxödems, insbesondere der inkompletten Formen. Dtsch. Zeitschr. f. Nervenheilk. Bd. 98, 1927 und Med. Klinik 1932. Nr. 51.

Koinzidenz dieser Symptome entscheidet fast stets sofort die Differentialdiagnose gegenüber einer einfachen Fettsucht, einem hydropischen Herz- oder Nierenleiden, einem klimakterischen Syndrom, einer hypophysären und hypogenitalen Fettsucht und auch einer perniziösen Anämie. Bezüglich der letzteren sei noch bemerkt, daß sie sich in Ausnahmefällen mit Myxödem kombiniert. Die typische Blutveränderung des Myxödems ist jedoch eine hypochrome, sekundäre Anämie[1]). Bestätigt wird die Diagnose endlich stets ex juvantibus durch die „zauberhafte" Heilwirkung des Thyreoidins. Vom Hungerödem endlich ist das Myxödem bereits durch die kennzeichnende Anamnese des ersteren meist leicht zu unterscheiden.

Gelegentlich kann übrigens auch das QUINCKEsche Oedema circumscriptum cutis dem Myxödem äußerlich ähneln. Diese Ödemform, die besonders Haut und Schleimhäute im Bereich des Gesichtes und Mundes, selten auch des Rachens und Kehlkopfs in ganz akuten Anfällen befällt, ist aber eben durch ihren akuten und passageren Verlauf, der fast stets auf eine allergische Genese hinweist, vom chronischen Ödem aller Arten, auch dem Myxödem, sicher zu unterscheiden. In diesen Anfällen kann Fieber bestehen; Bluteosinophilie ist konstant. Bisweilen koinzidieren sie mit Asthma oder Urticaria und sind auch manchmal Produkte einer Serumkrankheit. In diesen letzteren Fällen liegt die Diagnose natürlich stets klar zutage. Einmal beobachtete ich übrigens, daß langjährige Anfälle von QUINCKEschem Ödem einem echten chronischen Myxödem vorausgingen, und in einem anderen Fall das Auftreten dieses akuten Ödems bei einem Mädchen mit Dystrophia adiposogenitalis. *(QUINCKEsches Ödem.)*

In alpenländischen Kropfgegenden ist das kindliche Myxödem vor allem vom echten endemischen Kretinismus abzugrenzen. Er kommt nur in den Alpenländern gehäuft vor, in Norddeutschland äußerst selten, in den Küstenländern überhaupt nicht. In der Steiermark rechnet man z. B. auf 100000 Einwohner 1000 Kretins. Das männliche Geschlecht ist stärker beteiligt als das weibliche. Der Kretinismus ist nicht erbbedingt. *(Endemischer Kretinismus.)*

Schon im ersten Lebensjahr äußert sich die kretinöse Körper- und Gesichtsbeschaffenheit. Das Wachstum bleibt zurück; Zwergwuchs ist die Regel. Eine Länge von 150 cm wird nur selten erreicht. Das Skelet zeigt Verbiegungen und Verkrümmungen der Röhrenknochen, der Schädel niedrige platycephale Form, prämature Synostose der Nähte, Verkürzung der Basis cranii durch vorzeitige Tribasilarsynostose (EWALD) und Sattelnase.

Die Gesichtsbildung fällt ferner durch niedrige, fliehende Stirn, mongoloide Backenknochen, Schlitzaugen, Wulstlippen, Makroglossie, Mikrognatie, Zahnmängel und Kurzhalsigkeit auf. Die Haut ist teils typisch myxödematös, teils grobfaltig, wie „zu weit". Sekundäre Anämie, Pigmentationen, struppiges, mißfarbenes Haar, deformierte Nägel, flache Brust und dicker Hängebauch, oft mit Nabelhernie, vervollständigen die Karikatur dieser Geschöpfe.

Die Schilddrüse ist bei erwachsenen Kretins — im Gegensatz zum Myxödem — meist kropfig verändert; bei jugendlichen Kretinen ist sie nach WIELAND[2]) allerdings nur selten vergrößert, aber doch oft fühlbar.

Nach M. SAEGESSER[3]) finden sich in der Schweiz zwei Arten: die kropfigen und die nichtkropfigen Kretins. Letztere sind kleiner, haben atrophische Schilddrüse und zeigen einen somatisch und psychisch höheren Grad von Schädigung an als die kropfigen Kretins, die zum Teil fließende Übergänge gegen die Euthyreose aufweisen und sich zum Teil als kretinoide Hypothyreosen herausstellen. Der kropfige Kretin soll eine nur wenig verzögerte

---

[1]) HANS CURSCHMANN, Med. Klinik 1941, 33. [2]) Literatur bei WIELAND, Ergebn. d. inn. Med. u. Kinderheilk. Bd. 13. [3]) Briefl. Mitteil. von SAEGESSER.

Knochenbildung zeigen, im Gegensatz zum Verhalten des kropflosen Kranken (HIRSCH-FELDER[1]). FEISTMANN-LUTTERBECK[2]) schilderte eine Osteoarthrosis cretinosa des Hüftgelenkes, die er auf eine hypothyreotisch minderwertige Epiphyse zurückführt.

Fettleibigkeit soll nur bei jüngeren Kretins fast regelmäßig vorkommen; gleichzeitig mit Störungen des Wasser- und Salzstoffwechsels.

Der respiratorische Grundumsatz ist in vielen Fällen vermindert, in anderen normal, in manchen thyreotoxisch komplizierten sogar gesteigert. Es sei deshalb ausdrücklich vermerkt, daß — im Gegensatz zum kindlichen Myxödem oder der Thyreoaplasia congenita — die Thyreoidinbehandlung nur in einem kleinen Teil der Fälle wirksam, in manchen sogar schädlich ist. Daß minimale Joddosen (Vollsalz) die Morbidität an Kropf und Kretinismus herabsetzen, ist bekannt; auf den manifesten Kretinismus wirken sie aber nicht.

Wiederum im Gegensatz zu den reinen kindlichen Hypo- und Athyreosen bestehen bei Kretins meist schwere geistige Defekte, in kompletten Fällen oft tiefste, unter dem Niveau des Tieres stehende Blödheit, völliges Fehlen der Sprache und jeglicher Kontaktmöglichkeit mit der Umwelt, Ungebärdigkeit und absolute Unreinheit. Daneben kommen alle Grade der Idiotie und Geistesschwäche vor. In leichten Fällen, bei nur „kretinoiden" Individuen bestehen bisweilen nur leichte psychische Dämpfung und Verarmung bei guter Merkfähigkeit. Schwerhörigkeit, Taubstummheit, Geruchs- und Geschmacksdefekte, auch grobe Sehstörungen sind sehr häufig. Die genitale Entwicklung bleibt meist auf frühinfantiler Stufe stehen. Im Gegensatz zu den angeborenen und erworbenen Athyreosen sind diese geistigen Sinnesnerven- und genitalen Defekte durch Thyroxin auch meist nicht oder nur unvollkommen auszugleichen.

Aus alledem ergibt sich für die Diagnose des Kretinismus folgendes: 1. Daß man sie nur in den genannten alpinen Kropfländern stellen sollte; 2. daß durch die besondere Art und den Grad der körperlichen und psychischen Verunstaltung und Entartung der echte endemische Kretinismus doch oft, wenn auch gewiß nicht immer, von den reinen kindlichen und erwachsenen Myxödemformen zu trennen ist, und 3. daß die Unwirksamkeit der Thyreoidinbehandlung in der Mehrzahl der Fälle die Diagnose des echten Kretinismus sichert.

Unter der Bezeichnung der „mongoloiden Degeneration" wollen wir mit WEYGANDT u. a. Formen der Idiotie und verwandter Zustände zusammenfassen, die diagnostisch sowohl von den Athyreosen, als auch vom endemischen Kretinismus meist zu trennen sind; sie kommen auch in den nordeuropäischen Ebenen und Küstengebieten vor.

Mongoloide Degeneration.   Die mit angeborener Idiotie behafteten Kinder zeigen auffallend mongolischen Gesichtsschnitt, flache Nase, breite Backenknochen, Schlitzaugen, Epikanthus, offenen Mund, Lingua scrotalis, Clownflecke und Gedunsenheit des Gesichts. Der Schädel ist hyperbrachycephal und abnorm klein. Meist bestehen Kleinwuchs und schwer gestörte Dentition. Die Haut ist pastös, gedunsen, trocken mit Neigung zu Acne und Ekzemen. Die geschlechtliche Entwicklung auch dieser Kranken bleibt auf frühinfantiler Stufe stehen. Häufig sind grobe andersartige Dysplasien, kongenitale Herzfehler, Mißbildungen im Gesicht, an Nase und Ohren, grobe vasomotorische Störungen. Die Muskeln und Gelenke zeigen eine für die Krankheit sehr charakteristische abnorme Beweglichkeit und Hypotonie. Im Gegensatz zum Kretinismus ist die Schilddrüse in der Regel nicht vergrößert. Über den Stoffwechsel ist nicht viel bekannt; ich fand normales Verhalten des Grundumsatzes und des Wasser- und Salzstoffwechsels. Nach KAFKA sollen Anämie und neutro- sowie eosinophile Leukocytose vorkommen.

---

[1]) HIRSCHFELDER, Helvet. med. Acta. Bd. 4, S. 2. 1937.   [2]) FEISTMANN-LUTTERBECK, Helvet. med. Acta. Bd. 4, S. 9. 1937.

Die Psyche scheint sich in vielen Fällen vom endemischen Kretinismus zu unterscheiden; denn relativ oft sollen die Kranken partielle Begabungen (Nachahmungstalent, Clownerie usw.) besitzen und bescheidene Handfertigkeiten erlernen. Viele sind relativ lenksam und gutmütig. Kombination mit Epilepsie, Athetose und choreatische Störungen wurden oft beobachtet.

Gegen eine thyreogene Genese der mongoloiden Degeneration sprechen ferner einerseits die groben anatomischen Befunde am Gehirn (WEYGANDT) und die negativen Befunde an den endokrinen Drüsen und andererseits die meist völlige Wirkungslosigkeit des Thyreoidins. Auch die Ätiologie und Pathogenese unterscheiden den Mongolismus vom endemischen Kretinismus und auch von den Athyreosen. Denn einerseits kommt der erstere sporadisch überall vor, anscheinend aber nirgends endemisch, wie der Kretinismus. Und andererseits wurzelt der Mongolismus anscheinend ganz in der Erbmasse: entweder stammen solche Kinder von sehr alten oder blutsverwandten Eltern oder waren Spätlinge einer großen Kinderschar; man hat daraus eine „Erschöpfungstheorie" für die Genese des Mongolismus gebildet. Aber auch die Lues der Eltern und besonders der Großeltern soll eine wesentliche ätiologische Rolle spielen (CLEMENZ).

Trotz aller wissenschaftlichen Begründung einer Scheidung des Mongolismus von den Athyreosen und dem Kretinismus empfehle ich aber für die Praxis stets den Versuch, die Diagnose ex juvantibus, nämlich durch eine Thyreoidinkur, zu sichern oder auszuschließen.

D. Die Differentialdiagnose der ADDISONschen Krankheit.

Die ADDISONsche Krankheit ist meist durch eine destruktive Erkrankung der Nebennieren bedingt; und zwar durch den Ausfall des Nebennierenrindenhormons. Hierfür spricht auch die neuerdings festgestellte kompensierende Wirkung des Rindenhormons Cortin.

Das voll entwickelte Leiden zeigt folgende Symptome: 1. Fortschreitende Adynamie in körperlicher Beziehung, namentlich Muskelschwäche bei sonst leidlichem Ernährungszustand. 2. Beschwerden von seiten des Magen- und Darmkanals, Erbrechen, Diarrhoen, hartnäckige Obstipation, Anacidität und vor allem heftige, krisenartige Magenschmerzen. 3. Mehr oder minder starke Pigmentierung der Haut und Schleimhäute. 4. Niedrigen Blutdruck, meist unter 100 mm Hg bei gleichzeitiger Senkung des diastolischen Drucks. 5. Niedrigen Blutzucker, erhöhte Toleranz gegen Traubenzucker und besondere Intoleranz gegen Insulin; verminderte oder aufgehobene Adrenalinreaktivität des Pulses, Blutdruckes und Blutzuckers. 6. Rheumatische oder neuralgiforme Schmerzen, besonders Kreuzschmerzen, bisweilen auch symmetrische Arthropathien großer Gelenke [1]. Die Gesamtheit dieser Symptome erlaubt auch in wenig pigmentierten Fällen die Diagnose. In den meisten Fällen ist aber die Pigmentierung vorhanden. Sie ist dadurch charakterisiert, daß die dem Lichte ausgesetzten Stellen und diejenigen, welche stärkeren Kleiderdruck zu ertragen haben, und die normalerweise schon etwas pigmentierten Stellen, wie Brustwarzen, Umgebung des Afters und das Scrotum, besonders dunkel werden. Außerdem findet sich regelmäßig Pigmentation der Lippen- und Mundschleimhaut, während Konjunktiven und Nagelbetten frei vom Pigment bleiben. Die Pigmentbildung bei Addison wird neuerdings auf einen erhöhten Gehalt der Haut an Pigmentvorstufen zurückgeführt, nicht auf eine Erhöhung des pigmentbildenden

---

[1] HANS CURSCHMANN, Klin. Wochenschr. 1932. Nr. 6.

Ferments (Dopaoxydase). Bei den Addisonfällen ohne Pigmentbildung fehlt dagegen das normale Oxydationsferment[1]).

Es ist ferner bekannt, daß bei Morbus Addison die physiologische Steigerung des Blutzuckers, des Blutdruckes und der Pulsfrequenz auf Adrenalin meist vermindert ist oder ganz fehlt. Nicht selten ist die Reaktionsschwäche aber nach meiner Beobachtung eine dissoziierte; so zwar, daß bei normaler Adrenalinhyperglykämie nur die Pulsreaktionen gestört sind. ROSENOW und JAGUTTIS [2]) fanden übrigens eine Hypoglykämie nicht regelmäßig. Fälle mit Hypoglykämie zeigen eine besondere Intoleranz gegen Insulin und daraufhin stürmische hypoglykämische Symptome. ROSENOW fand ferner, daß die normalerweise auftretende plethysmographisch meßbare Erweiterung des Armvolumens nach Adrenalininjektion bei Addisonkranken fehlte. Mein Mitarbeiter MARTIN fand capillarmikroskopisch schwere Durchblutungsstörungen der Haargefäße, die auf Cortidyn- und Diättherapie weitgehend normalisiert wurden. Bei Schwerkranken, insbesondere im Koma, finden sich im Blut eine erhebliche Verminderung der Chlor- und Natriumionen und eine Vermehrung der Kaliumionen.

Störungen der Nierenfunktion bei der ADDISONschen Krankheit fanden ROSENOW [3]) und ich, nämlich erhebliche Verschlechterung der Wasserausscheidung und der Konzentrationsfähigkeit im Wasser- und Konzentrationsversuch. Diese Nierenfunktionsstörungen sind jedoch inkonstant. Gelegentlich trifft man in schweren Fällen sekundäre Anämie mit Lymphocytose. Oft fehlt sie aber bis zum tödlichen Ende. Die Senkungsgeschwindigkeit der Roten ist häufiger normal oder verzögert, als beschleunigt.

OEFELIN und TRAUTEREIN [4]) gaben an, daß der Katalaseindex des Blutes bei Addison-kranken und epinephrektomierten Kaninchen erhöht sei. WIGAND (Rostock) bestätigte die Erhöhung des Spaltungsindex bei einem meiner Fälle.

Oft sind Grundumsatz und spezifisch-dynamische Eiweißwirkung vermindert.

Ätiologie.   Schwierig ist es oft, ein Urteil über den der Erkrankung zugrunde liegenden Prozeß zu gewinnen. BITTORF unterscheidet zwischen primärem Addison, einer einfachen entzündlichen Degeneration der Nebenniere, und den sekundären Formen, die bei weitem am häufigsten durch tuberkulöse Verkäsung, seltener durch Tumoren oder luische Veränderungen der Nebenniere bedingt sind. Die Erkrankung der Nebenniere stellt bisweilen die einzige Manifestation der Tuberkulose dar. In den meisten Fällen zeigt aber das Röntgenbild der Lunge eine oft inaktive Tuberkulose oder es bestehen Reste einer Drüsen-, Knochen- oder Gelenktuberkulose. Die sehr seltenen luischen Fälle lassen sich durch die Wassermannuntersuchung feststellen. Äußerst selten ist auch die Verursachung eines Addisonsyndroms durch ein malignes Melanom der Nebennieren (P. HEILMANN [5]).

QUINCKE hat Fälle geschildert, bei denen sich durch Nahrungs- und Wohnungselend die Symptome der ADDISONschen Krankheit entwickelt hatten. Sie bildeten sich unter guter Pflege und Gebrauch von Nebennierensubstanz zurück. QUINCKE glaubte daher, daß es sich nicht um anatomische, sondern nur um funktionelle Störungen der Nebenniere gehandelt hätte [6]). Heute werden wir diese QUINCKEschen Fälle höchstwahrscheinlich als C-Hypovitaminosen zu deuten haben. Denn F. HOFF [7]) hat mitgeteilt, daß durch mangelhafte Zufuhr (oder Resorption) des Vitamin C addisonähnliche Hyperpigmentationen hervorgerufen werden können, die durch Zufuhr des Vitamins heilen. Nach den Forschungen von THADDEA [8]) u. a. bestehen ja zwischen der Rindenfunktion und dem Vitamin C-Haushalt engste Beziehungen; der letztere ist bei Addisonkranken stets in spezifischer Weise

---

[1]) Vgl. BLOCH und LÖFFLER, Dtsch. Arch. f. klin. Med. Bd. 121.   [2]) ROSENOW und JAGUTTIS, Klin. Wochenschr. 1922. Nr. 8.   [3]) ROSENOW, Med. Klinik 1925, S. 202. [4]) OEFELIN und TRAUTEREIN, Arch. f. exper. Path. u. Pharm. Bd. 165, H. 1 u. 2. [5]) P. HEILMANN, Dtsch. Gesundheitsw. 1946. S. 515.   [6]) QUINCKE, Therap. Halbmonatshefte 1920. 2.   [7]) F. HOFF, Dtsch. med. Wochenschr. 1936. Nr. 4.   [8]) THADDEA, Pathologie der Nebennierenrinde. Leipzig: Georg Thieme 1936.

gestört. Auch ich [1]) habe erhebliche Pigmentation mit örtlicher Sklerodermie bei C-Avitaminose beobachtet und NICOLAI [2]) hat gleiches beschrieben. Man sollte bei Addisonismus und Sklerodermie künftig — auch aus therapeutischen Gründen — sorgfältig nach C-Vitaminmängeln fahnden!

Die ADDISONsche Krankheit entwickelt sich meist ganz schleichend und kann gelegentlich mehrere Jahre dauern. Ich habe Fälle bis zu 10jähriger Dauer beobachtet, die bei der Obduktion abgesprengte intakte Nebennierenreste zeigten, die wohl lange Zeit eine gewisse Kompensation der Funktion der verkästen Nebennieren ermöglichten. Doch ist auch ein akutes Auftreten des Symptomenkomplexes bekannt und beispielsweise von STRAUB als Folge einer doppelseitigen Thrombose der Nebennierenvenen beschrieben worden. Akut verlaufende Fälle haben auch LIPMANN [3]) und BITTORF veröffentlicht. Es handelte sich im LIPMANNschen Fall um eine Verkäsung der Nebennieren mit Hypertrophie der akzessorischen Nebenniere. *(Akute Formen.)*

Einen merkwürdigen Fall von paroxysmal eintretender schwerster Adynamie bei Amyloidose der Nebennierenrinde hat BAUER [4]) beschrieben.

Bekannt sind ferner plötzliche Todesfälle beim Addison. Sie kommen nach Überanstrengung vor und beruhen, wie man auf Grund der Analogie mit anderen nach Überanstrengung erfolgenden Todesfällen, aber auch aus experimentellen Tatsachen erschließen kann, auf einer Erschöpfung des Adrenalinvorrates. Einen überraschenden Todesfall sah MATTHES bei einem Addisonkranken, dem eine einem Epileptiker exstirpierte Nebenniere unter die Bauchhaut implantiert worden war. Auch ich habe nach einer gleichen Transplantation schwerste Schocksymptome mit Zunahme aller Addisonzeichen gesehen. Auch in anderen Fällen sah ich keine günstige Wirkungen von der Transplantation. Neuerdings haben aber BROSTER und GARELINER-HILL[5]) über einen vollen Erfolg (noch nach 14 Monaten) von einer derartigen Transplantation berichtet. *(Plötzlicher Tod.)*

Ferner hat man nach leichten Traumen, banalen Infekten und Krankheiten (z. B. Grippe, leichten akuten Nephritiden usw.) und einmal nach einer Bandwurmkur mit Filixextrakt (SCHOTTEN) den Tod Addisonkranker eintreten sehen. Endlich sind die plötzlichen Todesfälle beim Addison unter dem Bilde einer akuten Peritonitis bzw. eines Ileus bekannt. Ein von STURSBERG beschriebener Fall verstarb unter heftigem Bluterbrechen.

Endlich treten bisweilen akute nervöse Symptome, heftige Delirien, epileptiforme Krämpfe und Koma, als Schlußstadium chronischer Erkrankung ein. Dies Addisonkoma sah ich mit Pupillenstarre, großer Atmung, doppelseitigem Babinski, Hypochlorämie und Hypoglykämie einhergehen. Es kann aber, wie mich ein Fall lehrte, auch allein durch eine spontane Hypoglykämie (bei normalen Chlorwerten des Blutes) ausgelöst und bei entsprechender Therapie überstanden werden. *(Addisonkoma.)*

Die Diagnose der ausgebildeten Fälle ist auf Grund der geschilderten Symptome und diagnostischen Methoden heute leicht. Schwerer ist die Erkennung der inkompletten Formen. Solche gutartigen chronischen Formen, die sich über mehrere Jahrzehnte erstrecken, hat z. B. BOENHEIM [6]) beschrieben. Derartige Fälle von gutartigem „Addisonismus" habe ich übrigens vererbt und familiär auftreten sehen [7]), und zwar bei Brüdern, von denen einer an Morbus Addison starb, drei andere aber nur leichtere Symptome des Leidens, zum Teil bei voller Arbeitsfähigkeit zeigten. *(Chronische Formen.)*

---

[1]) HANS CURSCHMANN, Med. Welt 1937, S. 925. [2]) M. NICOLAI, Dtsch. med. Wochenschrift 1938. Nr. 25. [3]) LIPMANN, Med. Klinik 1913. [4]) BAUER, Klin. Wochenschr. 1922. Nr. 32. [5]) BROSTER und GARELINER-HILL, Ref. Dtsch. Gesundheitsw. 1947. S. 330. [6]) BOENHEIM, Klin. Wochenschrift 1925. Nr. 24. [7]) H. CURSCHMANN, Wien. med. Wochenschrift 1940. Nr. 18.

W. Hollmann[1]) hat chronischen senilen Addisonismus bei einem Patienten mit cerebraler Arteriosklerose und striären Symptomen beschrieben; auf Pancortex Besserung der Addisonsymptome.

Differential-
diagnose
der Pigmen-
tation.

Die meisten addisonähnlichen Pigmentationen lassen sich vom echten M. Addison schon dadurch abgrenzen, daß sie nicht auf die Schleimhäute des Mundes übergehen. Das gilt von den normalen Schwankungen der Hautverfärbung bei Brünetten und bei Leuten, die auf Besonnung stark „einbrennen". Besonders bemerkenswert ist, daß bei Mulatten und Negern die Nagelbetten an der Färbung Anteil nehmen, die beim Addison, wie wir sahen, frei bleiben. Die Schleimhäute verschonen auch die Hautverfärbungen durch Ungeziefer und chronische Ekzeme, wie man sie früher nur bei Vagabunden sah, während des Feldzuges aber auch an der strapazierten Haut unserer Soldaten oft beobachten konnte. Auch die Pigmentation während der Schwangerschaft und das Chloasma uterinum werden aus demselben Grunde keinen Anlaß zur Verwechslung geben. Es sind aber auch Schwangerschaften bei Addisonkranken beobachtet (Vogt[2]).

Pigmentationen, die der bei Addison ähnlich sein können, finden sich ferner bei Skorbut, chronischer Malaria, bei Krebskachexien, bei Granulom, bei manchen Lebercirrhosen und gelegentlich auch bei Tuberkulosen, ohne daß im letzteren Falle eine Tuberkulose der Nebenniere bestünde. Ferner kommen differentialdiagnostisch in Betracht die Arsenmelanose und die Argyrie, die man früher, als man Tabiker noch mit Arg. nitricum innerlich behandelte, gelegentlich sah. Bei der Argyrie ist die eigentümlich graue Verfärbung der Skleren auffällig. Immerhin frage man bei auffälligen Pigmentierungen nach dem Gebrauch derartiger Mittel.

Solche Verwechslungen kommen auch heute noch vor. Mir wurde eine Frau mit schwerer Argyrie (nach jahrelangem Gebrauch von Adsorgan) als M. Addison überwiesen.

Mit den Pigmentanhäufungen bei Vitiligo und Leukoderm, die zwischen den entfärbten Hautpartien liegen, kann ein Addison nicht gut verwechselt werden. Denn die zahlreichen Leute mit — ätiologisch übrigens recht unklarem — Chloasma und Vitiligo sind ja keine Kranken, sondern meist gesunde, arbeitsfähige Menschen. Und die Pigmentation zwischen den Leukodermflecken befällt fast nur Nacken und Rücken und ist als Symptom sekundärer Syphilis stets leicht zu erkennen.

Pellagra.

Die Pigmentation bei Pellagra ist im allgemeinen dadurch gekennzeichnet, daß ihr ein oder mehrere Stadien des Erythems vorhergehen. Sie entwickelt sich erst aus diesen primären Erythemen, außerdem bevorzugt sie ganz auffällig die dem Lichte ausgesetzten Hautstellen. Immerhin sollen bei Pellagra, besonders bei blonden Individuen, Pigmentationen vorkommen, die dem Addison durchaus entsprechen[3]). Übrigens haben Tedeschi und Finotti bei Pellagra häufig Nebennierenveränderungen gefunden.

Pellagra kommt unter gewöhnlichen Ernährungsverhältnissen nur bei einer vorwiegend Mais essenden Bevölkerung in Betracht und ist durch ihre periodischen Schübe gekennzeichnet. Sie kann durch chronischen Verlauf, Pigmentationen, Adynamie und gastrointestinale Störungen gewisse Ähnlichkeit mit dem Symptomenkomplex des Addison haben. Die nervösen Erscheinungen (psychische Störungen, Lähmungen), stehen aber doch so im Vordergrund, daß es kaum zu einer Verwechslung kommen wird. Bemerkenswert ist, daß bei Pellagra im Gegensatz zum Addison stets Eosinophilie auftritt.

----

[1]) W. Hollmann, Med. Welt 1938, S. 39.   [2]) Vogt, Münch. med Wochenschr. 1913. Nr. 33. [3]) Vgl. die Schilderung Neussers, Naturforschervers. 1906.

Allerdings kam es während der Kriegsernährung zu „präpellagrösen" Zuständen auch bei sonstigen Ernährungsmängeln ohne Maisnahrung. Sie zeichneten sich nach meiner Erfahrung durch starke Lichtempfindlichkeit, ausgedehnte Pigmentationen, unstillbare Diarrhoen, Stomatitis und Glossitis und nervöse, auch psychische Störungen aus, ähnelten also auch der Sprue. Von dieser und dem M. Addison unterschied sie aber normale oder gesteigerte Blutdrucksteigerung und die Heilbarkeit durch Nicotinsäureamid.

Addisonähnlich können auch die Pigmentationen an den dem Licht ausgesetzten Körperstellen bei Hämatoporphyrinurie sein. Ich verweise auf ihre Schilderung bei der Differentialdiagnose der Hämaturie. Addisonähnliche Pigmentierung. besonders an den Händen und im Gesicht, sah ich[1]) nicht ganz selten auch bei chronischen Polyarthritiden; übrigens zusammen mit Hypotension und Minderung der Adrenalinreaktionen des Kreislaufs und Blutzuckers und auch mit anderen. pluriglandulären Symptomen.

Pigmentationen, auch an der Mundschleimhaut, die dem Addison gleichen, sieht man gelegentlich auch bei perniziöser Anämie. Die Diagnose der letzteren ist ja aber auf Grund des Blutbefundes stets leicht.

Es liegt nahe, bei den Hyperpigmentationen der BIERMERschen Anämie, der Carcinome, der Tuberkulosen und anderer, mit schweren Funktionsstörungen von Magen und Darm einhergehenden Krankheiten an einem Mangel der Resorption des Vitamin C zu denken; im Sinne der obigen Lehre von F. HOFF u. a.

Schwierig kann die Differentialdiagnose gegenüber dem Bronzediabetes, bzw. den ohne Zuckerausscheidung verlaufenden Hämochromatosen sein. Einen unter dem Bilde eines Addison verlaufenden Fall von Hämochromatose, bei dem Adynamie, Erbrechen und Durchfälle bestanden, aber die Blutdrucksenkung fehlte, hat NAKANO beschrieben[2]). Die Erkrankung hatte mit Erscheinungen von intermittierendem Hinken begonnen: erst zum Schluß waren Symptome seitens der Leber und Ascites aufgetreten. Einen ähnlichen Fall von Hämochromatose ohne Diabetes mit addisonähnlichen Hautpigmentationen erwähnt BITTORF. Hier fand sich aber neben der Hämochromatose eine Nebennierenveränderung. Nebeneinander kommen auch, wie schon oben bemerkt, ADDISONsche Krankheit und Sklerodermie vor. LICHTWITZ hat das darüber Bekannte zusammengestellt[3]). Allerdings beobachtete ich bei Sklerodermie auch Pigmentation ohne ausgesprochene Addisonerkrankung. Ferner verweise ich auf die Kombination des M. Basedow mit Sklerodermie und auf Basedowfälle, die ohne Sklerodermie Hyperpigmentationen zeigen. Auch andere endokrine Leiden, insbesondere die gleich zu besprechenden pluriglandulären, zeigen nicht selten Addisonsymptome, vor allem Pigmentation und Hypotension.

E. Die pluriglandulären Erkrankungen.

Wie der Name sagt, handelt es sich um Syndrome, die auf mehrere endokrine Drüsen bezogen werden können, und zwar meist um Störungen, die als Insuffizienz der betreffenden Drüsen gelten. Doch gibt es auch Kranke, bei denen gleichzeitig Erscheinungen von Hypo- und Hyperfunktion bestehen; und zwar sogar derselben Drüse, wie die Fälle von Basedow mit myxödematösen Symptomen erweisen. Doch sind das Seltenheiten. Bei der engen Verknüpfung der innersekretorischen Drüsen untereinander ist es begreiflich, daß bei einer Erkrankung der einen Drüse korrelativ andere beteiligt werden. Aber

---

[1]) HANS CURSCHMANN, Med. Welt 1941, S. 500. [2]) NAKANO, Münch. med. Wochenschr 1914. Nr. 17. [3]) LICHTWITZ, Dtsch. Arch. f. klin. Med. Bd. 94.

als pluriglanduläre Affektionen werden im allgemeinen nur die Erkrankungen bezeichnet, in denen es sich nicht um derartige sekundäre Beteiligungen handelt, sondern die verschiedenen Drüsen gleichzeitig oder doch kurz hintereinander erkranken, und es deshalb nicht möglich ist, die Ausfallserscheinungen einer einzigen als gewissermaßen zentrale zu betrachten. Man hat vielfach den Begriff der pluriglandulären Erkrankungen sehr weit gefaßt, so daß er reichlich verschwommen erschien. Ich rate aber, sich diagnostisch zu beschränken, und zwar auf jene Formen, die CLAUDE und GOUGEROT als thyreo-testiculo-hypophyseo-subadrenale Insuffizienz geschildert haben.

Vorher sei bemerkt, daß derartige Störungen nach KRABBES und meiner Beobachtung auf konstitutionellem Boden erwachsen können und dies in angeborenen Dys- oder Aplasien z. B. der Keimdrüsen erkennen lassen. Andererseits kommen aber pluriglanduläre Erkrankungen auch als erworbene vor, die durch bestimmte Schädigungen im späteren Leben entstehen, wie durch Lues, Alkoholismus und durch Unterernährung, vielleicht auch durch frühzeitiges Altern der endokrinen Drüsen. Ein anatomisch faßbares Krankheitsbild, bei dessen Entstehung die meisten inkretorischen Drüsen beteiligt sind, ist von FALTA[1]) als multiple Blutdrüsensklerose bezeichnet worden, weil sich bei Sektionen derartiger Fälle eine bindegewebige Sklerose dieser Drüsen nachweisen ließ, die nach WIESEL Ausdruck einer allgemeinen bindegewebigen Diathese ist und von ihm auch in Beziehung zu anderen cirrhotischen Prozessen, z. B. den Lebercirrhosen gesetzt wird. Es handelt sich bei dieser multiplen bindegewebigen Sklerose um Ausfallerscheinungen seitens der Nebennieren, der Schilddrüse, der Keimdrüsen und der Hypophyse gelegentlich auch der Nebenschilddrüsen. Die Krankheitsbilder können also vielgestaltig sein. Bezüglich der klinischen Auffassung empfiehlt es sich aber für den Arzt, sich mit dem Begriff der pluriglandulären Insuffizienz zu bescheiden, zumal durchaus nicht in allen Fällen Sklerosen der Blutdrüsen bei der Sektion gefunden wurden.

Bei den erworbenen Formen, die also Kranke mit einer bislang normalen Entwicklung befallen, beherrschen im allgemeinen Erscheinungen das Bild, die denen der prähypophysären Kachexie und des Addison ähneln. Es entwickelt sich allmählich eine fortschreitende Adynamie, auch können Pigmentationen auftreten. Dazu kommen Appetitlosigkeit, Erbrechen und Durchfälle; die Kranken können erheblich abmagern. Sie sehen auch blaß aus, doch besteht keine eigentliche Anämie, sondern meist nur eine mäßige Herabsetzung der Hämoglobin- und Erythrocytenwerte. Das weiße Blutbild zeigt, wie bei vielen endokrinen Krankheiten, Lymphocytose mit Neutropenie, aber auch öfter Eosinophilie. Der Blutdruck pflegt wie bei Addison niedrig zu sein. Zu diesen Erscheinungen gesellen sich nun andere, z. B. Haarausfall der sämtlichen Körperhaare mit Ausnahme des Kopfhaares; doch wird auch dieses struppig und schütter. Es treten weiter Anomalien der Zähne und Nägel auf; mitunter als Anfangssymptom. Die Geschlechtsorgane atrophieren, Menses und Potentia virilis erlöschen, die sekundären Geschlechtszeichen schwinden. Gelegentlich kommt Ödem vor, dabei Oligurie, bisweilen aber auch Polyurie. In manchen Fällen tritt infolge von Pankreasbeteiligung Diabetes hinzu. Oft fällt die frühe Seneszenz der Leute auf. Die Kranken kachektisieren und erwecken den Verdacht einer hypophysären Kachexie oder eines Addison. Viele Fälle, die wir früher als pluriglanduläre Insuffizienz bezeichneten, werden wir übrigens heute als SIMMONDS-Kachexie auffassen. Die Zahl der gesicherten Fälle von pluriglandulärer Insuffizienz ist durch eine präzisere Diagnostik gegenüber früher sicher vermindert worden.

---

[1]) FALTA, Die Erkrankungen der Blutdrüsen. Berlin 1913.

Bei jugendlichen Kranken bleiben die Keimdrüsen klein, häufig sind Kryptorchismus und infantiler Habitus; der Stimmwechsel tritt verspätet oder unvollkommen ein, so daß die Stimmlage hoch bleibt. Erscheinungen manifester oder latenter Tetanie sind gerade bei den Jugendformen häufig.

Als Nebenerscheinungen der multiplen Blutdrüsensklerose sind Degenerationszeichen verschiedener Art, wie Turmschädel, embryonale Nierenlappung, Situs inversus der Eingeweide, abnorm lange Appendices beschrieben. Ich habe auf gleichzeitiges Vorkommen von Osteomalacie aufmerksam gemacht. Auch andere Knochenanomalien wie Osteoporose, Rachitis tarda und Ostitis fibrosa sind beschrieben worden. Endlich kann Sklerodermie als Komplikation gefunden werden und, als Ausdruck einer allgemeinen bindegewebigen Diathese, Leber- und Nierensklerosen. C. v. NOORDEN hat einen „Jungmädchentyp" des Leidens, gleichsam als Äquivalent einer Chlorose, unter dem Namen Degeneratio genitosclerodermatica beschrieben. Bei diesen Kranken bestanden hypogenitale, hypophysäre und sklerodermische Symptome relativ gutartigen Grades. Ich[1]) habe in einem solchen Fall Xanthose und in einem anderen familiären hämolytischen Ikterus beobachtet. Bemerkt sei, daß sich zwar auch das Pankreas an den cirrhotischen Prozessen beteiligen kann, daß aber der Inselapparat meist frei bleibt; denn der Urin ist gewöhnlich zuckerfrei.

BORCHARD[2]) hat als eine besondere Form der pluriglandulären Insuffizienz die cerebrale abgrenzen wollen, die sich an die Entwicklung von großen Tumoren der Hypophysengegend anschließt. Es beherrschen dann natürlich die Erscheinungen dieses Hirntumors das Bild und die der pluriglandulären Insuffizienz erscheinen als sekundäre. Auch ZONDEK[3]) hat derartige Fälle beschrieben. Es ist aber nicht ratsam, solche Fälle als pluriglanduläre Insuffizienz im Sinne der Franzosen und FALTAs aufzufassen. Gleiches gilt von der von L. BORCHARD als Sondertyp herausgehobenen „thyreosexuellen Insuffizienz", da diese Fälle nichts weiter sind als mehr oder minder komplette Hypothyreosen.

Die spezielle Diagnose der hauptsächlich betroffenen Inkretorgane wird man durch die Untersuchung des respiratorischen Stoffwechsels (bezüglich der Schilddrüse!), der Adrenalinreaktionen (Nebennieren!), der Nebenschilddrüsen (Blutkalk!), der Genitalfunktionen und der Hypophysenhormone im Harn zu sichern versuchen; auch die ABDERHALDEN-Reaktionen werden diesem Zweck dienen.

Die ABDERHALDEN- und interferometrischen Reaktionen, die durch den Nachweis von Abwehrfermenten den „Abbau" bestimmter endokriner Drüsen und Funktionen feststellen, sind für wissenschaftliche Zwecke zweifellos interessante Methoden (auf deren Ausführung ich hier leider nicht eingehen kann). Nachdem ich diese Reaktionen, besonders oft die interferometrischen, viele Jahre lang habe ausführen lassen, darf ich aber nicht verschweigen, daß ihr Ausfall sich häufig nicht mit unseren klinisch-diagnostischen Befunden deckt. Ich lasse aber die Beantwortung der Frage, wer hier Recht hat, der klinische Befund oder die interferometrische Reaktion, offen; übrigens hat sich neuerdings auch MARX[4]) sehr skeptisch über den diagnostischen Wert der Interferometrie geäußert.

Die Diagnose einer pluriglandulären Insuffizienz ist heute von ausgesprochenem therapeutischen Interesse, da es gilt, sie von Leiden, die wir mit Erfolg behandeln können (Morbus Simmonds, Addison, Myxödem) abzugrenzen.

Neben den Fällen, in denen die pluriglanduläre Insuffizienz perniziöses Hauptleiden ist, gibt es nicht wenige Krankheiten mit pluriglandulären Beisymptomen. Es sei hier nur an die stark pluriglandulär komplizierte myotonische Dystrophie und die gelegentlich mit solchen Symptomen verlaufende

---

[1]) HANS CURSCHMANN, Zeitschr. f. klin. Med. Bd. 87. [2]) BORCHARD, Pluriglanduläre Insuffizienz, in KRAUS-BRUGSCHs Spezieller Pathologie und Therapie innerer Krankheiten, und BORCHARD, im klinischen Lehrbuch der Inkretologie und Therapie von BAYER und VON DEN VELDEN. Leipzig: Georg Thieme 1927; dort auch ausführliche Literatur. [3]) H. ZONDEK, Die Krankheiten der endokrinen Drüsen. Berlin 1923. [4]) MARX, Klin. Wochenschr. 1943. S. 309 u. 329.

Myasthenie erinnert[1]). Auch bei manchen pallido-striären Syndromen hat man derartiges gesehen, ebenso bei der Myoklonie-Epilepsie (LUNDBORG). Auch die „sklerodermische Dystrophie" ist nach meiner Erfahrung[2]) meist von polyglandulären Störungen, z. B. der Nebennieren, der Prähypophyse, der Genitalien, der Nebenschilddrüsen u. a., begleitet; nicht selten auch der hämolytische Ikterus, manche Formen der chronischen Polyarthritis und andere degenerative chronische Leiden. Der Hauptunterschied zwischen Kranken mit primärer und mit symptomatischer pluriglandulärer Insuffizienz ist, daß die letzteren nicht an ihrer endokrinen Insuffizienz zugrunde gehen.

F. Die Differentialdiagnose des Diabetes mellitus.

Es soll in diesem Buche absichtlich nicht auf die Theorie des Diabetes eingegangen werden. Nur das klinisch Diagnostische soll uns beschäftigen.

Wir bezeichnen als Diabetes mellitus eine Stoffwechselstörung, bei der, unter erhöhtem Blutzucker, im Harn Zucker (Dextrose) ausgeschieden wird.

Die Untersuchung des Blutes auf erhöhten Zuckergehalt, die ein noch sichereres Urteil über den Zuckerstoffwechsel als die Harnuntersuchung erlaubt, ist zwar neuerdings sehr vereinfacht worden und schon mit einigen Tropfen Blut möglich. Sie soll aber hier nicht geschildert werden, da sie bisher noch eine Laboratoriumsmethode darstellt, selbst wenn man nach PINCUSSEN und MOMFERRATOS-FLOROS[3]) auf die Torsionswaage verzichten kann. Auch die neuesten colorimetrischen Verfahren zur Vereinfachung der Blutzuckerbestimmung, wie dasjenige von BECHER und HERRMANN[4]) und seine Modifikation von KAUFMANN[5]), das auf der Verwendung von Pikrinsäure beruht, haben sich bisher nicht in der Praxis einbürgern können. Verbreitet ist dagegen die in Amerika vorwiegend angewandte colorimetrische Methode von FOLIN und WEE[6]), die verhältnismäßig rasch auszuführen ist und gute Resultate gibt; allerdings ein Colorimeter nach DUBOSQUE erforderlich macht. Das zur Zeit beste Verfahren stellt das von HAGEDORN und JENSEN[7]) ausgearbeitete Methode dar, die vor dem BANGschen Verfahren chemisch den Vorzug verdient und nach allen bisher vorliegenden Mitteilungen genügend exakte Werte liefert.

Neuerdings hat E. URBACH[8]) durch eine Methode, die kleine Portionen Flüssigkeit (30 mg) aus der Haut zu entnehmen gestattet, auch den „Hautzucker" festgestellt, der in der Norm um 58 mg-% liegt. 68 mg-% ist schon pathologisch. Bei Kranken mit 80 mg-% bestanden besonders ausgeprägte diabetische Hautveränderungen.

Es kommt differentialdiagnostisch die Abgrenzung von Zuständen in Betracht, bei denen die gewöhnlich ausgeführten Zuckerreaktionen positiv ausfallen, ohne daß es sich um einen Diabetes handelt.

Irrtümer bei Zuckerproben. Die gebräuchlichen Zuckerproben sind die Reduktionsproben und die Vergärung des Urins. Die Reduktionsproben werden durch eine Reihe von Arzneimitteln positiv beeinflußt, wenn auch meist nicht erheblich.

Die TROMMERsche Probe ist nur dann als positiv anzusehen, wenn beim Erhitzen sich ein deutlicher gelbroter, später braun werdender Niederschlag bildet, während einfache Verfärbung, oder erst nach einiger Zeit eintretende Trübungen für Zucker nicht beweisend sind, sondern schon in konzentrierten Urinen beobachtet werden. Als Täuschungsmöglichkeiten kommen bei der TROMMERschen Probe in Betracht der Gehalt des Urins an Homogentisinsäure bei der Alkaptonurie, der bei ihrer Seltenheit und bei ihren sonstigen markanten

---

[1]) Näheres bei HANS CURSCHMANN, Das endokrine System bei Neuromyopathien. Ergebn. d. inn. Med. Bd. 21. 1922. [2]) HANS CURSCHMANN, Med. Klinik 1921. Nr. 41 und Med. Welt 1937. Nr. 27. [3]) PINCUSSEN und MOMFERRATOS-FLOROS, Biochemische Zeitschr. 1921. Bd. 125. [4]) BECHER und HERRMANN, Münch. med. Wochenschr. 1924. Nr. 42. [5]) KAUFMANN, Münch. med. Wochenschr. 1925. Nr. 40. [6]) FOLIN und WEE, Journ. biol. Chem. 1920. Bd. 41, 367; vgl. MANDEL und STENDEL, Minimetrische Methoden der Blutuntersuchung. [7]) HAGEDORN und JENSEN, Biochemische Zeitschr. Bd. 135. [8]) E. URBACH, Ref. Klin. Wochenschr. 1947. S. 251.

Zeichen kaum ins Gewicht fällt, ferner bei übersandten Urinen ein etwa zur größeren Haltbarkeit des Urins gemachter Zusatz von Chloroform oder von Formaldehyd, endlich der Gebrauch einer Reihe von Arzneimitteln, deren wichtigste die sind, die als Glykuronsäurepaarlinge ausgeschieden werden, wie Salicylsäure, Chloral, Chloroform (nach Narkosen), die meisten Phenolderivate, aber auch Morphium, Sulfonal, Terpentin, Arbutin. Man frage also regelmäßig, ob Arzneimittel gebraucht worden sind. Glykuronsäurepaarlinge können übrigens durch die Naphthoresorcinprobe nachgewiesen werden. Auf die NYLANDERsche Probe wirkt die Homogentisinsäure nicht ein, ein Befund, der sofort bei positiver TROMMERscher Probe stutzig machen muß. Im übrigen hat die NYLANDERsche Probe dieselben Fehlerquellen wie die TROMMERsche. Erwähnt mag besonders noch werden, daß sie bei Gegenwart von Chrysophansäure im Urin, also nach Rheum- oder Sennagebrauch positiv ausfällt, und ebenso bei starkem Indicangehalt des Urins. Diese Täuschungen lassen sich durch Anstellung der Gärungsprobe ausschalten.

Übrigens können nicht nur die Zuckerproben, sondern auch die Proben auf Acetessigsäure zu diagnostischen Irrtümern Anlaß geben. Bekanntlich gibt der Urin nach Einnehmen von Salicyl- und Antipyrinpräparaten positive Eisenchloridprobe; eine Tatsache, die bei dem häufigen Gebrauch antineuralgischer Mittel durch Diabetiker bisweilen zur fälschlichen Annahme einer positiven GERHARDTschen Reaktion und damit einer Acidose geführt hat.

Eine weitere Quelle des Irrtums ergibt sich daraus, daß zwar Zucker im Urin ist, aber nicht Traubenzucker, sondern andere Zuckerarten. Milchzucker, den man bei stillenden Frauen bis zu mehreren Prozenten finden und der auch bei magen-darmkranken, mit Milch genährten Säuglingen auftreten kann, gibt die Reduktionsproben und dreht auch die Ebene des polarisierten Lichtes nach rechts, vergärt aber nicht. Zur Gärungsprobe soll sterilisierter Urin benutzt werden und eine Kontrollprobe in einem mit Traubenzucker versetzten Urin. Man wird auf die Möglichkeit der Galaktosurie schon durch die Beachtung der Zustände kommen, bei denen sie ausschließlich vorkommt. *Galaktosurie.*

Lävulose tritt gelegentlich mit Dextrose zusammen auf und ist dann die Ursache dafür, daß die quantitativen chemischen Bestimmungen von den polarimetrischen abweichen. Das kann allerdings auch dadurch hervorgerufen werden, daß der Urin größere Mengen linksdrehender Oxybuttersäure enthält. In seltenen Fällen wird aber auch eine Lävulosurie allein beobachtet, so z. B. in einem von BORCHARD beschriebenen Falle von Lebertumor. *Lävulosurie.*

Da bei Lävulosurie sowohl Polyurie als Polydipsie beobachtet ist, so liegt die Verwechslung mit Diabetes nahe. Es ist namentlich bei Begutachtungen für Lebensversicherungen wichtig, sich ihres, wenn auch seltenen Vorkommens zu erinnern. Die Lävulose gibt die Reduktionsproben, ist gärungsfähig, dreht aber die Ebene des polarisierten Lichtes nach links und kann leicht durch den positiven Ausfall der SELIWANOFFschen Reaktion erkannt werden.

Endlich kann die Pentosurie mit Diabetes verwechselt werden. Pentosen treten im Urin nach reichlichem Genuß von Früchten und Fruchtsäften, auch mancher Biere auf. Pentosurie kommt aber auch unabhängig von der Ernährung als harmlose Stoffwechselstörung vor. Die Pentose ist optisch inaktiv, vergärt nicht, gibt aber die Reduktionsproben. Sie wird erkannt durch die TOLLENSsche Reaktion mit Salzsäure und Phloroglucin (Rotfärbung) oder nach BIAL durch die Orceinprobe. *Pentosurie.*

Das Reagens besteht aus einer Lösung von 0,5 g Orcein in 250 ccm Salzsäure (30%) mit Zusatz von 10 Tropfen Liquor ferri sesquichlorati. Man kocht etwa 5 ccm Reagens und läßt nach Entfernung von der Flamme Urin tropfenweise bis höchstens 1 ccm zufließen. Bei positivem Ausfall entsteht eine schöne Grünfärbung.

Man kann die verschiedenen Zucker außerdem durch die Phenylhydrazinprobe und die Bestimmung des Schmelzpunktes der verschiedenen Osazone unterscheiden.

Täuschungs-versuche.   Gelegentlich verüben Hysterische und Simulanten Täuschungsversuche durch Zusatz von Zucker zum Urin. Ist dazu Rohrzucker gewählt worden, so reduziert der frische Urin nicht oder erst, nachdem durch Kochen mit Säure der Rohrzucker in seine Komponenten gespalten ist. Diese Spaltung tritt aber spontan beim Stehen des Urins ein, so daß mit Rohrzucker versetzter Urin, der einen Tag alt ist, die Reduktionsproben geben kann.

Ist künstlich Traubenzucker dem Urin zugesetzt, so ist eine Erkennung des Täuschungsversuchs aus folgendem, von ABELES und HOFMANN gefundenen Verhalten möglich. Der gewöhnliche, nicht reine Traubenzucker gibt bei der Polarisation höhere Werte als bei der Titration. Man findet dann also ein umgekehrtes Verhalten wie bei einem Urin, der neben Traubenzucker Lävulose enthält. Weniger leicht sind Täuschungsversuche zu erkennen, in denen eine Glykosurie durch Phloridzingebrauch hervorgerufen wurde. VON NOORDEN berichtet von derartigen Täuschungen, die wohl nur durch eine Blutzuckerbestimmung aufgedeckt werden können.

Ist nun Traubenzucker im Urin gefunden, so muß entschieden werden, ob seine Gegenwart das Vorliegen eines Diabetes bedeutet.

Alimentäre Glykosurie.   Zunächst ist eine alimentäre Glykosurie auszuschließen. Man versteht darunter das Auftreten von Zucker im Urin nach Genuß von trauben- oder malzzuckerhaltigen Speisen. Es kommt besonders leicht dazu, wenn diese nüchtern genossen werden. KREHL fand z. B. oft Zucker bei Leuten nach Frühschoppen mit bayerischem Bier. Auch nach reichlichem Sektgenuß findet man bisweilen alimentäre Glykosurie.

Dagegen bedingen andere Kohlehydrate, besonders die Stärkearten, selbst wenn sie in großen Mengen genossen werden, bei der alimentären Glykosurie keine Zuckerausscheidung. Übrigens scheint die „alimentäre Glykosurie" nicht selten Vorläufer eines echten Diabetes zu sein. Eine vorübergehende Glykosurie, die augenscheinlich der alimentären nahe verwandt ist, tritt auch bei lange schlecht genährten Menschen auf, wenn sie beispielsweise im Krankenhaus nun bessere Ernährung erhalten (Vagabundenglykosurie HOPPE-SEYLERs).

Sympto-matische Glykos-urien.   Vorübergehende Glykosurien, die keinen Diabetes bedeuten, kommen ferner nach cerebralen Läsionen, wie Kopftraumen, nach Apoplexien, bei Hirntumoren (hier mitunter durch Vermittlung der Hypophyse) vor, ferner bei Störungen im Sympathicus, selten auch bei Infektionen, z. B. bei Cholera, bei Lues und endlich auch bei Kohlenoxydvergiftungen (UMBER); bei letzteren ist übrigens nur die Hyperglykämie konstant, Glykosurie aber selten. Vorübergehende Glykosurien werden bei Embolien der Mesenterialarterien beobachtet, sie entstehen wohl durch eine veränderte Blutversorgung des Pankreas; Glykosurien können ferner auftreten bei Morbus Basedow, bei Pankreaserkrankungen und (wohl auch durch Beteiligung des Pankreas) bei Magen- und Duodenalgeschwüren. Dabei sei ausdrücklich erwähnt, daß bei Morb. Basedow nicht selten und bei Ulcus duodeni gelegentlich echter chronischer Diabetes vorkommt.

E. SCHULZE und R. FRANKE[1]) fanden unter 223 Diabetikern 12,5% mit Schilddrüsensymptomen, meist Hyperthyreosen, die meist schon vor dem Diabetes bestanden. Auch die bei unbehandeltem Diabetes häufig positive REID-HUNTsche Reaktion, die auf Insulin vermindert wird, wird von den Autoren hier angeführt.

Renale Glykosurie.   Man hat relativ seltene Fälle von Zuckerausscheidung im Harn als renal bedingt angesehen, wenn trotz der Glykosurie keine Hyperglykämie bestand und die Glykosurie sich als unabhängig von der Kohlehydratzufuhr erwies. Die „renale Glykosurie" tritt gelegentlich vererbt und familiär auf. Die

---

[1]) E. SCHULZE u. R. FRANKE, Klin. Wochenschr. 1947. S. 625.

Diagnose erfordert den Nachweis eines normalen oder subnormalen Blutzucker-gehaltes im Plasma zu einer Zeit, in der gleichzeitig zuckerhaltiger Urin ab-gesondert wird. Ein Übergang in echten Diabetes wurde bei solchem „Diabetes innocens" selbst während jahrelanger Beobachtung vermißt. Nicht immer besteht dagegen völlige Unabhängigkeit von der Kohlehydratzufuhr. Nur in äußerst seltenen Fällen bestehen aber doch Beziehungen zum echten insulären Diabetes, die Umber als Zwischenstufe und pancreorenalen Diabetes bezeichnet hat. Folgender Fall meiner Beobachtung zeigt eine solche Mischform.

28jähr. Mann, dessen beide Großeltern diabetisch waren, dessen Schwester an hypo-physärer Kachexie leidet, erkrankt an echtem Diabetes; Harnzucker über 5%, Blutzucker über 300 mg-%. Nach Behandlung mit Diät und Insulin gute Kompensierung. Auch nach Weglassen des Insulins zuckerfrei. Nach 2 Jahren wieder Glykosurie bei dauernd niedrigem Blutzucker (unter 100 mg-%) und starker Neigung zur Hypoglykämie auf Insulin. Der Harnzucker (1—2%) ist ganz unabhängig von der K.H.-Zufuhr. Nach längerem Bestehen dieser als „renale Glykosurie" aufzufassenden Störung kommt es eines Tages wieder zu einer Periode echter Zuckerkrankheit mit starker Hyperglykämie, Harnzucker über 5%, allerdings ohne alle subjektiven Krankheitszeichen.

Die Diagnose der renalen Glykosurie darf nur nach öfter wiederholter Unter-suchung gestellt werden. Experimentell läßt sich eine renale Glykosurie bekanntlich durch Phloridzin hervorrufen. Gewarnt sei vor der dauernden An-wendung von Insulin bei renaler Glykosurie. Es treten nämlich gelegentlich schon nach kleinen Insulingaben beim renalen Diabetes hypoglykämische Sym-ptome auf. Umber[1]) empfiehlt die Anwendung des Insulins zur Differential-diagnose, weil es beim Diabetes innocens keine Wirkung auf die Zucker-ausscheidung habe und sie damit als extrainsuläre kennzeichne.

Von einigen Seiten, so von v. Noorden, wurde angegeben, daß eine Hypocalcinämie bei Diabetes innocens bestünde und daß Kalk auf sie günstig wirke. Auch Paasch und Rein-wein[2]) sahen bei mehreren Kranken nach einer Afenilinjektion ein Verschwinden der Zuckerausscheidung, die aber wiederkehrte und sich durch fortgesetzte Kalkgaben nicht dauernd beseitigen ließ.

Zur renalen Glykosurie rechnen wir auch die der Schwangeren. Geel-muyden[3]) hat sie allerdings als echt diabetisch aufgefaßt. Sie äußert sich in einer nur mäßigen Glykosurie, die sowohl zeitlich wie quantitativ wechselt. Schon Guggisberger hatte darauf hingewiesen, daß die Niere in der Schwangerschaft für Zucker abnorm durchlässig sei. Frank und Nothmann[4]) haben gezeigt, daß man bei Schwangeren schon in den ersten 3 Monaten der Schwangerschaft durch Verabreichung von 100 g Traubenzucker, ja sogar schon durch eine starke Amylaceenbelastung regelmäßig eine renale Glykosurie hervorrufen kann. Auch durch Phloridzin läßt sich bei Schwangeren und auch bei Tubargravi-dität in weit kleineren Dosen (2 mmg) als beim Gesunden Glykosurie hervor-rufen, ebenso bei Fieberkranken (Kamnitzer und Josef, Schilling und Göbel[5]). Diese harmlose Zuckerausscheidung der Schwangeren ist gegen-über dem echten Diabetes, der mitunter gerade während einer Schwanger-schaft zum ersten Male auftritt, nach Möglichkeit abzugrenzen, weil be-kanntlich ein echter Diabetes mit stärkerer Acidose eine Indikation zur Unterbrechung der Schwangerschaft gibt. Nach Salomon[6]) zeichnet sich die Mehrzahl der Schwangerschaftsglykosurien dadurch aus, daß Zucker nur in mäßiger Menge und unabhängig von der Diät ausgeschieden wird. Doch kommen auch Fälle vor, die auf Kohlehydratentziehung zuckerfrei werden, und endlich Fälle mit höherer Zuckerausscheidung. Bei der ersten Gruppe

Schwanger-schafts-diabetes.

[1]) Umber, Zeitschr. f. klin. Med. 1924. Bd. 100. [2]) Paasch und Reinwein, Münch. med. Wochenschr. 1928. Nr. 27. [3]) Geelmuyden, Act. med. Skand. Bd. 54, S. 147. [4]) Frank und Nothmann, Münch. med. Wochenschr. 1920. Nr. 50. [5]) Kamnitzer und Josef, Schilling und Göbel, Zentralbl. f. Gynäkol. 1922. Nr. 21. Klin. Wochenschr. 1922. Nr. 18. [6]) Salomon, Zur Differentialdiagnose der Schwangerschaftsglykosurie und des Diabetes bei Schwangerschaft, Münch. med. Wochenschr. 1921. Nr. 13.

liegt der Nüchternblutzuckerwert niedrig, bei 0,1 und wird auch durch Belastung nicht über 0,15 erhöht. Bei einer anderen Gruppe wird der Blutzucker nach Belastung zwar erhöht. Diese Fälle gehören aber trotzdem zur Graviditätsglykosurie, wenn sonstige klinische Erscheinungen des Diabetes fehlen. Erhöhung des Nüchternblutzuckerwertes bedeutet dagegen das Vorliegen eines echten Diabetes. Es sei aber betont, daß beim Diabetes innocens der Schwangeren Acetonurie vorkommt. Der Nachweis einer Ketonurie gibt also an sich noch keine Anzeige zur Unterbrechung der Schwangerschaft. Übrigens habe ich auch bei gewöhnlicher renaler Glykosurie nach profusem Erbrechen oder bei hohem Fieber Acidose und Ketonurie beobachtet.

Diabetes bei Schrumpfniere. Bei Diabetes mit Schrumpfniere verschwindet der Zucker mitunter aus dem Urin, nicht aber die Hyperglykämie. Man hat in solchen Fällen wohl von einer Dichtung des Nierenfilters für den erhöhten Blutzucker gesprochen; doch ist das keine Erklärung, sondern nur eine Umschreibung des Tatbestandes. Gleiches, Hyperglykämie ohne Glykosurie, ist übrigens auch bei insulinierten Diabetikern ohne Schrumpfniere nicht selten. Es gibt aber auch Diabetiker, meist ältere Leute, die ohne Insulin (und ohne nachweisbare Nephrosklerose) durch konstante, zum Teil erhebliche Hyperglykämie bei zeitweiligem oder dauerndem Fehlen von Harnzucker auffallen. Neuerdings hat STRIECK[1]), wie schon früher CLAUDE BERNARD und F. A. HOFFMANN beobachtet, daß auch die Entwicklung einer Lebercirrhose zur „Heilung" eines seit langem bestehenden Diabetes führen kann.

GALLUS[2]) hat einen Diabetes bei alter Lues beschrieben, der diätetisch nicht zu beeinflussen sei, auch nicht zur Acetonurie führe, aber auf spezifische Therapie verschwinde. Diese Angabe wird durch die Erfahrungen anderer Ärzte aber nicht bestätigt. W. LAEHR[3]) fand übrigens unter etwa 400 Fällen der Rostocker Klinik nur in 4,29% Lues in der Anamnese und nur in 1,88% positiven Blut- oder Liquor-Wassermann.

Einteilung des Diabetes. Früher unterschied man je nach dem Grade der diätetischen Beeinflussungsmöglichkeit leichte, mittelschwere und schwere Diabetesformen. Man zählte Fälle, die schon auf Kohlehydratentziehung zuckerfrei wurden, als leichte, solche, bei denen auch eine Beschränkung des Eiweiß zur Erreichung der Zuckerfreiheit nötig war, als mittelschwere, und solche, die sich überhaupt diätetisch nicht entzuckern ließen, als schwere. Man hat diese Einteilung später, als man erkannte, daß manche Diabetiker stärker gegen Kohlehydrate, andere stärker gegen Eiweiß empfindlich sind, fallen lassen; mit Recht auch deshalb, weil sie, aus der Vorinsulinzeit stammend, die Insulinansprechbarkeit der Kranken nicht mit berücksichtigte.

Wichtige Diabetessymptome. Für die Erkennung eines Diabetes sind neben dem Zuckernachweis, der ja bei Diabetikern, die Diät halten, negativ ausfallen kann, natürlich die klinischen Symtome des Diabetes bedeutungsvoll. Sie bestehen vor allem in Steigerung des Durstes und der Harnmenge, Abmagerung trotz guten Appetits und guter Nahrungsaufnahme, und zunehmender Schwäche. Relativ häufig sind die diabetischen Neuralgien in allen möglichen, auch selten befallenen Gebieten, z. B. in der Zunge, wie ich zweimal beobachtete, am häufigsten aber im Ischiadicusgebiet. Sie sind nicht selten doppelseitig und schon dadurch auffällig. Ferner kommen Herpes zoster-Eruptionen vor, sowie echte, auch das motorische Gebiet beteiligende Neuritiden und unter dem Bilde der Pseudotabes verlaufende Polyneuritiden. Auch cerebrale Störungen beobachtet man gelegentlich, z. B. in seltenen Fällen Hemiplegien ohne anatomisch nachweisbaren Befund. Von seiten der Haut sind die bekannte Neigung zur Furunkulose, die Karbunkelbildung, der Pruritus besonders der Geschlechtsorgane, bei Frauen in Gestalt des überaus häufigen Pruritus vulvae, hartnäckige Ekzeme, ferner

---

[1]) STRIECK, Dtsch. Arch. f. klin. Med. Bd. 178.   [2]) GALLUS, Med. Klinik 1916. Nr. 39.
[3]) W. LAEHR, Diss. Rostock 1932.

die eigentümliche Trockenheit der Haut zu nennen. Auch ist die rosige Gesichtsfarbe, besonders der Stirn und Wangen, bei vielen, selbst Schwerkranken auffallend. Sie beruht auf den dem Diabetiker eigenen Veränderungen der Capillaren. OTFR. MÜLLER, der sie capillarmikroskopisch zuerst untersuchte, hält sie für so pathognomonisch, daß er angab, schon aus dem Capillarbild einen Diabetes diagnostizieren zu können. Daß auch das Herz bei Diabetikern oft geschädigt ist, hat R. HEGGLIN[1]) angegeben. Unter 223 elektrokardiographisch untersuchten Diabetikern zeigten 73% Zeichen eines Myokardschadens und unter 75 Fällen von Herzinfarkt bestand bei 15% der Fälle Diabetes.

v. NOORDEN hat eine eigentümliche Gelbfärbung namentlich der Hand- und Fußteller bei Diabetikern als Xanthosis diabetica beschrieben. Sie entwickelt sich oft plötzlich, unterliegt auffallend raschem Wechsel und ist bedingt durch Ablagerung eines lipochromen, dem Carotin nahestehenden Farbstoffes, der zum Teil aus der Nahrung stammt (E. GRAFE). Von seiten der Schleimhäute seien die Xerostomie mit der auffallend roten Zunge, das wie lackiert aussehende Bild der Kehlkopfschleimhaut, die Alveolarpyorrhoe, das Ausfallen anscheinend gesunder Zähne erwähnt; von seiten der Kreislauforgane die Arteriosklerose und die dadurch bedingte diabetische Gangrän; von seiten der Nieren die bereits gekennzeichnete Albuminurie, ferner Cystitiden mit Hefeinfektionen des Urins und Pneumaturien. Relativ oft sieht man aus dem diabetischen Urin Harnsäurekrystalle ausfallen, auch ohne daß gleichzeitig eine Vermehrung der Harnsäureausscheidung besteht. Erwähnt seien auch die schon von W. EBSTEIN und TH. RUMPF beschriebenen Fälle von allgemeinem Ödem bei Diabetes (ohne Herz- oder Nierenerkrankung). Daß vor allem Acidotische nach Haferkuren, auf Natrium bicarbonicum und auch spontan Ödeme und rasche Gewichtszunahme erfahren können, war schon vor Kenntnis des Insulins bekannt. Ganz besonders erzeugt nun auch das Insulin bei solchen Kranken rasche, durch Wasserretention bewirkte Gewichtszunahmen; wahrscheinlich, wie die Untersuchungen meines Mitarbeiters FR. WINTER ergaben, durch Erzeugung einer Blutverdünnung, indem es direkt in den Geweben angreift[2]). Von seiten der Geschlechtsorgane sind Impotenz und Amenorrhoe frühe Symptome. Bezüglich der Respirationsorgane ist die früher so häufige Kombination mit Tuberkulose zu erwähnen. Von seiten der Verdauungsorgane kommen Dyspepsien vor, die als Vorläufer eines Koma bedeutungsvoll sein können, ferner Leberschwellungen und Verfettungen und die diabetische Cirrhose, der mit Hämosiderosis verlaufende, schon früher erwähnte Bronzediabetes. An den Augen sind namentlich Frühkatarakt, Keratitiden und Episkleritiden, Iritis und Neuroretinitis diabetica, die in sehr seltenen Fällen zur Erblindung führt, und die gleichfalls sehr seltenen Lähmungen der Augenmuskeln zu erwähnen. Ferner kommen auch Refraktionsanomalien vor, und zwar sowohl transitorische Hypermetropien als rasch fortschreitende Myopien. Diese Hypermetropien treten namentlich bei der Entzuckerung auf und wurden als Folge der Insulintherapie gedeutet; wohl zu Unrecht, da man diabetische ·Refraktionsstörungen durch Insulinkuren auch zum Schwinden bringen kann.

Bei Präkomatösen und Komatösen endlich erkennt man die diabetische Ursache des Zustandes am Acetongeruch, an der verminderten Spannung der Bulbi[3]), und an der „großen Atmung" gegenüber anderen Komaformen, schon ohne Urinuntersuchung. Diese ergibt dann reichlich Acetessigsäure und Aceton und als Maß der Acidose gesteigerte Werte für Ammoniak. Gelegentlich tritt

---

[1]) R. HEGGLIN, Bl. f. Vertrauensärzte d. Leb.-Versicher. 1943. H. 1, S. 24. [2]) Vgl. FRITZ WINTER-Rostock, Insulin und Wasserstoffwechsel. Acta med. scandin. Bd. 80, H. 1/2 (dort gesamte Literatur). [3]) HERTEL, Münch. med. Wochenschr. 1913. S. 1191.

auch Lipämie auf. Sie kann mitunter aus dem Netzhautbefund erkannt werden. Sehr bedenklich ist oft die akut, mit oder nach dem Koma einsetzende, ·durch Insulin nicht beeinflußbare Kreislaufschwäche. Von besonders übler Bedeutung sind dabei Pulsbeschleunigung mit stetigem Sinken des Blutdruckes und plötzlich einsetzende Extrasystolie (STROTHMANN [1]). Endlich erwähnte ich bereits das Vorkommen eines peritonitischen Symptomenkomplexes bei diabetischem Koma, das schon öfter, z. B. in einem Falle von USADEL [2]), irrtümlich zu operativem Eingreifen veranlaßte.

In Anschluß an die Diagnose des diabetischen Koma sei übrigens auf die heute nicht so seltene Verwechslungsmöglichkeit mit hypoglykämischen Zuständen von Tremor, Schweiß, Unruhe, Schock und Bewußtseinsstörung bei Diabetikern hingewiesen, die durch relative oder absolute Überdosierung des Insulins veranlaßt werden. Auch psychopathische Reaktionen kommen dabei gelegentlich vor (STÖRRING [3]), wie z. B. in folgendem Falle meiner Beobachtung:

50 jähr. Beamter, seit 20 Jahren Diabetiker, spritzte (bei einer Büroarbeit) relativ hohe Dosen Alt-Insulin. Er bekam nach einiger Zeit Zustände, die neben den körperlichen Symptomen der Hypoglykämie in psychischen Störungen teils manischer, teils verwirrter Art bestanden. .Unter dem Einfluß dieser Reaktionen beging er oft dienstliche Dummheiten, die zu seiner Pensionierung führten. Bei reichlicher körperlicher Arbeit auf kleinem „Landgut" vertrug er dann Insulin ohne alle hypoglykämischen Reaktionen.

Folgender Fall meiner Beobachtung kennzeichne die verhängnisvolle Verwechslung einer Hypoglykämie mit einem Koma:

58 jähr. Diabetiker, vom Facharzt (leider) an eine Depotinsulindosis von 80 E. morgens gewöhnt, hat schon oft an leichteren Hypoglykämien gelitten. Eines Vormittags wird er bewußtlos aufgefunden. Da der Arzt vom Diabetes des Pat. wußte, nahm er (trotz fehlenden Acetongeruchs) ein diabetisches Koma an, spritzte 50 E. Alt-Insulin intravenös und schickte den Pat. in die Klinik. Dort tiefe Bewußtlosigkeit, Krämpfe, Babinski. Blutzucker zuerst 25 mg-%, dann 0 mg-%, kein Harnzucker, keine Ketonkörper. Auf Traubenzuckerinfusionen, Cardiazol, Suprarenin usw. erfolgte Heilung des äußerst bedrohlichen Zustandes. Bei der späteren Einstellung des Pat. ergab sich, daß er zur völligen Kompensierung nur 25 E. Depotinsulin benötigte, die er ohne Hypoglykämie vertrug.

Anhang.
Die Spontanhypoglykämien.

Spontane
Hypo-
glykämie. Im Anschluß an die Insulinhypoglykämie sei auf das neuerdings vielbesprochene Bild der Spontanhypoglykämie hingewiesen. Wir rechnen zu ihr nicht die symptomatischen Hypoglykämien, wie sie aus exogenen oder endogenen Ursachen entstehen können. Zu den ersteren zählen in erster Linie die durch Insulin herbeigeführten, sodann die durch vielerlei Gifte hervorgerufenen Zustände (z. B. nach Morphium, Strychnin, Pilzen, Atropin, Ergotamin u. a.). Zu den endogen verursachten sind nach MEYTHALER die Hypoglykämien einerseits bei verschiedenartigen Krankheiten der Leber, bei schweren Diarrhoen, acetonämischem Erbrechen und bei Krämpfen epileptischer, „hysterischer" und tetanischer Natur, andererseits die Blutzuckererniedrigung als Begleitsymptom physiologischer Umstellungen, z. B. bei der Lactation, bei Hungernden, aber auch nach dauernder Überfütterung, nach Alkoholentziehung bei Potatoren, bei erschöpfender Muskelarbeit, und endlich die experimentelle Hypoglykämie nach Röntgenbestrahlung des Pankreas zu rechnen.

Unter echten Spontanhypoglykämien fassen wir Syndrome zusammen, die primär auf der Störung eines oder mehrerer, die Blutzuckerregulation bestimmenden Organe beruhen (MEYTHALER). Dieser dem echten Diabetes entgegengesetzte Zustand kann gleichwohl mit diesem koinzidieren oder ihm vorausgehen. Man hat „transitorischen, prädiabetischen Hyperinsulinismus" öfter beobachtet (SZYFMAN, UNVERRICHT, BICKEL). Am häufigsten ist die Spontanhypoglykämie infolge von Hyperinsulinismus, also Überproduktion der LANGERHANSSchen Inseln. Meist finden sich Adenome des Pankreas als Ursache. Die Symptome sind die gleichen wie bei Insulinhypoglykämie: Schweiße, Zittern, Schwäche, Unruhe; in schweren Fällen steigern sie sich zu Bewußtlosigkeit, Koma und Krämpfen mit allen Zeichen der Hirnrindenausschaltung (Pupillenstarre, Babinski, Hyper- oder Areflexie). Es ist klar, daß diese Fälle leicht als „nervöse", hysterische, epileptische oder apoplektische Zustände oder exogene Vergiftungen fehldiagnostiziert werden.

In einem Falle von WILDER, einem Manne, der Ulcusbeschwerden und geringe Glykosurie ohne Hyperglykämie gehabt hatte, traten $1^1/_2$ Jahre später Anfälle von Zittern, Schweiße (besonders nach Anstrengung und Hungern), schließlich Krämpfe und Bewußtlosigkeit auf. Es bestand tiefe Hypoglykämie. Heilung der Anfälle durch Traubenzuckerinfusion. Die Operation ergab ein Pankreasadenom.

H. FRANK fand gleichfalls in einem tödlichen Fall von Spontanhypoglykämie bei einem 14jährigen Kinde (Blutzuckersenkung bis 11 mg-%) zwei Pankreasadenome. Auch in dem Falle von HEUPKE und OBERT fand sich ein großes, 20 g schweres Adenom der Bauchspeicheldrüse, das exstirpiert wurde. Trotz des gelungenen Eingriffes erfolgte der Tod. Die Sektion ergab 4 Adenome des Pankreas, je ein Adenom der Hypophyse und der Epithelkörperchen, und Thymushyperplasie. Die Hypoglykämie betrug 20—30 mg-%. HEUPKE zitiert (bereits 1937) 27 Fälle von symptomatologisch ganz gleichartigen Fällen, bei denen die Operation oder Obduktion ein oder mehrere Pankreasadenome ergab. Bei 20 von diesen Kranken wurden durch Exstirpation der Adenome die Anfälle beseitigt.

Es steht also fest, wie HEUPKE schreibt, daß in der weit überwiegenden Mehrzahl aller schweren Fälle von Spontanhypoglykämie mit häufig wiederholten Anfällen die Ursache in Adenomen der Bauchspeicheldrüse lag. Das bestätigen auch die Fälle von HARNAP und SAUERBRUCH, REITER, BÜCHNER u. a.

In sehr seltenen Fällen soll auch ein Pankreaskrebs zum Hyperinsulinismus und zur Hypoglykämie führen (LERICHE [1]).

LERICHE [1] empfahl deshalb die Röntgenuntersuchung als Diagnostikum und gab an, daß in solchen Fällen durch Vergrößerung des Pankreaskopfes die Schlinge des Duodenums erweitert und der abführende Schenkel abgedrückt sei, so daß eine Stauung des Breies im absteigenden Schenkel des Duodenums entstünde. Nach den Erfahrungen meiner Klinik trifft dieser Befund aber für Pankreaskopftumoren durchaus nicht häufig zu.

Spontane Blutzuckersenkungen mit allen Symptomen können aber auch durch Unterfunktion gegenregulatorischer Organe, besonders der Nebennieren, der Schilddrüse und der Hypophyse bedingt sein. WADI, WELTI, LABBÉ u. a. beobachteten schwere Spontanhypoglykämie bei Morbus Addison. Ich habe bei der Besprechung dieser Erkrankung einen Fall angeführt, in dem es zu schwerem Koma ausschließlich infolge von spontaner Hypoglykämie kam. Dabei wurde erwähnt, daß Addisonkranke auf Insulin eine geradezu pathognomonische Neigung zum Blutzuckersturz zeigen. WILDER, GOLDZIEHER, MARX, ich u. a. beobachteten hypoglykämische Zustände auch bei Hypothyreosen, deren Nüchternblutzucker bereits oft recht niedrig liegt.

Mein Mitarbeiter MEYTHALER bewies durch das Experiment an thyrektomierten Tieren, daß die Ursache ihrer Neigung zur Hypoglykämie in einer Gegenregulationsschwäche des sympathicoadrenalen Systems liegt.

Auch ovarielle Einflüsse können nach WILDER, HARRIS, STENSTRÖM u. a. Hypoglykämien auslösen, wie Fälle von menstrueller, klimakterischer und postpuerperaler Hypoglykämie zeigen. EHLERT stellte fest, daß in den ersten Schwangerschaftsmonaten eine mäßige Hypoglykämie besteht und wies auf die erfolgreiche Behandlung der Hyperemesis mit Traubenzucker hin.

Es ist begreiflich — und schon der obenerwähnte Fall HEUPKEs zeigt es —, daß auch pluriglanduläre Syndrome durch Störung gegenregulatorischer

---

[1] LERICHE, Presse méd. 1941, 31. Mai. Zit. in Med. Klin. 1941, S. 792.

Organe Hypoglykämie auslösen können wie in den Fällen von STENSTRÖM, PRIBRAM, PETTERSON u. a.

Ein derartiger, von MEYTHALER und mir beobachteter Fall einer 47jährigen Frau ergab: 8 Partus, 9 Kinder, nach dem letzten Partus mit 33 Jahren schon Menopause. Seit 5—6 Jahren krank, totaler Haarausfall, Verlust der Zähne, allgemeine seelische Reduzierung. Seit 3 Jahren Anfälle von Schlafsucht, Schweißen und grober Bewußtseinsstörung. Die Kranke macht in jeder Beziehung den Eindruck des Myxödems, Grundumsatz minus 25%, spez. dynam. Eiweißwirkung — 15%. Im Spontananfall Blutzucker 50 mg-%. Nach 5 Einheiten Insulin schwerster hypoglykämischer Krampfzustand, Blutzucker auf fast 10 mg-% gesunken.

Auch der Hypophysenvorderlappen, dessen kontrainsuläre Teilfunktion bekannt ist, kann bei Funktionsstörungen zur Quelle von Spontanhypoglykämien werden, wie Fälle von WILDER, MARCHAND, KYLIN, HANDSCHMANN u. a. zeigen. Allerdings neigen manche Fälle von Morbus Simmonds und besonders von Postpubertätsmagersucht wenig oder gar nicht zur Hypoglykämie, wie mir Fälle zeigten, die anstandslos Insulinmastkuren absolvierten. Auch Störungen im cerebralen Bereich des Hypophysenzwischenhirns können gelegentlich zur Hypoglykämie führen, wie Fälle nach Subarachnoidalblutung, nach Schädelschuß und auch nach Encephalitis zeigen (RATHÉRY, MARX-LAUBENTHAL, McGOVERN). Auch MEYTHALER schildert einen Fall, der die Deutung einer mesencephalen Genese der Hypoglykämie zuläßt.

Außer den genannten Ursachen der Hypoglykämie sei auch auf die Beobachtung CHRISTLIEBs hingewiesen, der bei superaciden Magenkranken, besonders bei Ulcus duodeni, nicht ganz selten reaktive hypoglykämische Anfälle nachwies.

Bei der „endokrin-nervösen Enteropathie" von H. BOHN kommen gleichfalls, wie bereits erwähnt, hypoglykämische Zustände mäßigen Grades vor, ebenso bisweilen bei intestinaler Autointoxikation und Dysbakterie (GUTZEIT). Auch an die von FISCHLER festgestellte, experimentelle Hypoglykämie infolge von Leberinsuffizienz (vgl. S. 478) sei hier erinnert, wenn sie auch in der Praxis der Leberleiden ohne Zweifel sehr selten ist.

ENGEL berichtete unlängst über ein primäres Lebercarcinom mit hypoglykämischen Zuständen; die Leber erwies sich auch als cirrhotisch verändert.

In seltenen Fällen endlich können Spontanhypoglykämien besonders morgens nüchtern, ohne jede erkennbare sonstige Erkrankung, entstehen und zu unerträglichem Morgenkopfweh führen (LERICHE).

Gelegentlich kommen auch Hypoglykämien ohne jede Anfallsneigung, einfach unter der Maske einer allgemeinen, vegetativen und psychischen Neurose vor, wie mir folgender Fall zeigte:

20jähriger Student äußert seit der Pubertät eine Fülle allgemeiner Klagen, Schlappheit, Müdigkeit, Kopfweh, schlechten Schlaf u. a. m., aber niemals Anfälle von Ohnmacht, Zittern, Schweißen u. dgl. Der asthenische, langwüchsige, aber ziemlich muskulöse, hyperintellektuelle Jüngling, der sich selbst als „Feind aller Roheit" bekennt, zeigt gröbere Symptome nur nach Anstrengungen, raschem Laufen usw.; er war dann „ganz am Ende". Der körperliche Befund, auch des Herzens und des Nervensystems, war völlig normal; ebenso der Urin. Pat. wurde demgemäß für einen „Schlappier" und „Drückeberger" gehalten, bis man auf den Gedanken kam, den Blutzucker zu untersuchen. Der nüchterne Blutzucker lag dauernd unter 50 mg-%, zwischen 42 und 48 mg-%. Auf reichliche Zuckerzufuhr sofortige radikale Besserung aller Beschwerden.

Auch C. KARLAN und CL. COHN[1]) haben über 9 derartige Fälle von anscheinender Neurasthenie und Müdigkeit berichtet, bei denen Hypoglykämie zugrunde lag.

Auf alle Fälle ist das Fahnden nach Spontanhypoglykämien heute diagnostische Pflicht jedes Arztes. Ich glaube bestimmt, daß unter den Fällen von

---

[1]) KARLAN u. COHN, Ref. Ärztl. Wochenschr. 1947. S. 575.

regelmäßiger Ohnmachtswiederkehr, unmotivierten Schwächezuständen, von hysteriformen und epileptiformen Anfällen und Schweißausbrüchen sich so mancher Fall von Spontanhypoglykämie finden wird, wenn wir bei diesen Kranken genaue Blutzuckeruntersuchungen ausführen, die allein die differential-diagnostische Entscheidung zu bringen vermögen. Die Diagnose dieser Fälle ist aber von vitaler Bedeutung für den Kranken und seine Behandlung[1]).

XV. Die Differentialdiagnose der Erkrankungen des Blutes.

Der Diagnostik der Blutkrankheiten technische Anweisungen über die Bestimmung des Hämoglobins, die quantitative und qualitative Feststellung der roten und weißen Blutzellen und die Thrombocytenzählung und -mikroskopie vorauszuschicken, erscheint an dieser Stelle nicht notwendig, da diese Dinge in jedem Lehrbuch nachzulesen sind.

Nur einige kurze Bemerkungen über die intravitale Knochenmarksuntersuchung nach Sternalpunktion seien hier gebracht.

N. HENNING[2]) kombiniert, um mehr Material zu aspirieren, die Punktion des Sternums mit der Injektion von 3,8% Natriumcitratlösung und saugt dann an; die Methode scheint sich gut zu bewähren.

Bezüglich der diagnostischen Bedeutung dieser Untersuchung sei bemerkt, daß sie für die praktische Diagnose der „großen", typischen Blutleiden, der perniziösen Anämie, der leukämischen Myelosen und Lymphadenosen, des hämolytischen Ikterus u. a. nicht erforderlich ist. Dagegen hat sie bei der Beurteilung und Abgrenzung der aleukämischen und leukopenischen Lymphadenosen, der atypischen „aplastischen Anämien", der Panmyelophthise, der Agranulocytose und der Monocytenanginen u. a. m. wichtiges, zum Teil Entscheidendes geleistet. Ich werde bei den genannten Erkrankungen auf die Knochenmarksbefunde zurückkommen. Nur bezüglich der Reaktionen des roten Knochenmarkes bei Anämien seien hier gleich 3 Grundtypen (A. SCHREZENMAYR) hervorgehoben: 1. Die normoblastische Reaktion des roten Markes, deren Prototyp die sekundäre Anämie nach Blutungen darstellt. 2. Die aplastische Reaktion des roten Markes, als deren häufigstes Beispiel die Panmyelophthise gelten kann; SCHREZENMAYR führt hier auch die Ankylostomiasis an; und 3. die proerythroplastische und megaloblastische Reaktion des Markes, wie sie in typischer Weise bei der perniziösen Anämie vorkommt.

A. Anämien.

Anämie heißt Blutarmut. Nach dem Sprachgebrauch denken wir aber bei dem Ausdruck Anämie weniger an eine Verringerung der Blutmenge als des Farbstoffgehaltes und bezeichnen blaß aussehende Menschen als anämisch.

Anämie, Pseudo-anämie, Oligaemia vera.

Die Hautfarbe ist aber insofern kein sicheres Kriterium der Blutbeschaffenheit, als sie nicht nur vom Farbstoffgehalt des Blutes abhängig ist, sondern auch von der jeweiligen Blutfüllung der Haut. Diese kann gering sein wegen einer Kontraktion der Hautgefäße; sie kann auch vermindert sein infolge einer tatsächlichen Verringerung der Gesamtblutmenge. Man muß also unterscheiden: 1. eine Pseudoanämie, bei der die Peripherie des Körpers wegen

---

[1]) Gesamte Literatur bei WILDER, Klinik und Therapie der Zuckermangelkrankheit. Wien, Leipzig, Bern: Weidmann 1936. W. HEUPKE und OBERT, Münch. med. Wochenschr. 1937, Nr. 49, und F. MEYTHALER und M. EHRMANN, Ergebn. d. inn. Med. u. Kinderheilk., Bd. 54. 1939. UMBER, BRENTANO, ENGEL, EHLERT u. a., Hypoglykämien. Med. Klinik 1942. S. 141. [2]) N. HENNING, Med. Klinik 1936. Nr. 16.

der Enge der Gefäße schlecht mit Blut versorgt ist. 2. Eine wahre Oligämie,
bei der die Blutmenge im ganzen verringert ist, und 3. die Anämie, die auf einer
Herabsetzung des Blutfarbstoffgehalts beruht.

Bei den beiden ersten Formen der Pseudoanämie und der Oligaemia vera
brauchen trotz der Blässe der Kranken Blutveränderungen und besonders
solche des Farbstoffgehaltes nicht vorhanden zu sein. Man würde sie aber im
einzelnen Falle exakt unterscheiden können, wenn wir klinisch leicht zu hand-
habende Bestimmungen der Blutmenge besäßen.

Man hat sich zwar vielfach bemüht, klinische Methoden zur Bestimmung der Blutmenge
zu finden. Eine Zusammenstellung und kritische Würdigung derselben geben SEYDEN-
HELM und LAMPE [1]). Sie halten die Farbstoffmethoden, welche die Gesamtplasmamenge
ermitteln und die HALDANEsche Kohlenoxydmethode, die die Gesamtmasse der roten
Blutkörperchen bestimmt, für die zur Zeit besten Methoden. Daneben ist noch
die ältere Methode von v. BEHRING zu nennen, die auf der Bestimmung einer dem
zirkulierenden Blute injizierten Toxinmenge beruht; mit ihr arbeiteten KÄMMERER und
WALDMANN [2]) und HÜRTER und ZEISSLER [3]). Aber alle diese Methoden sind bisher mehr
zu wissenschaftlichen Zwecken als am Kranken angewandt worden.

Die Frage der Blutmengenbestimmung hat durch die Untersuchungen BARCROFTS
eine neue Erschwerung erfahren. Diese Untersuchungen ergaben, daß ziemlich große Blutmengen in Organen, z. B. der Milz, angehäuft werden können und dadurch nicht mehr an
der Zirkulation Anteil nehmen. Die zirkulierende Blutmenge ist also danach keine konstante
Größe. WOLLHEIM [4]) wies nach, daß auch die Erweiterung der subpapillären Capillarnetze
der Haut, welche die Cyanose bedingt, sich in gleicher Weise auswirkt und erhebliche Blutmengen der Zirkulation entzieht. Mein Schüler ZEITLER [5]) hat außerdem gezeigt, daß kalte
Bäder die zirkulierende Blutmenge rasch steigern können.

Im allgemeinen geht man wohl kaum fehl, wenn man bei blassen Kranken
mit normalem Hämoglobingehalt dann eine Pseudoanämie annimmt, wenn
Krankheiten mit Neigung zu Gefäßspasmen, wie z. B. Nierenerkrankungen,
bestehen, und eine echte Oligämie nur konsumierenden Krankheiten zuschreibt,
bei denen man berechtigt ist, an eine Reduzierung auch des Blutes zu denken.

Nicht ganz gleichgültig für die Färbung der der Luft und dem Licht ausgesetzten Körperteile ist bekanntlich auch, ob der Kranke sich viel im Freien
aufgehalten hat oder nur im Zimmer verweilte. Man soll sich deswegen zur
Beurteilung der Hautfärbung nicht nur nach dem Aussehen der Gesichtshaut
richten, sondern namentlich auch nach dem der Schleimhäute.

Wenden wir uns nun zu der dritten Gruppe, den Anämien mit einem gegen
die Norm herabgesetztem Farbstoffgehalt des Blutes.

Die Blässe kann bei ihren einzelnen Formen durch Beimischung gelber
Farbtöne, auch durch Kombination mit leichtem Ödem der Haut eine ganz
verschiedene und für manche Anämiearten sehr kennzeichnende sein. Ein
Ausgebluteter sieht anders aus als ein Kranker mit perniziöser Anämie, und
dieser wieder anders als ein Chlorotiker oder ein anämischer Nephritiker oder
ein kachektischer Krebskranker, selbst wenn die Hämoglobinwerte der verschiedenen Kranken die gleichen sind.

Symptome
der Anämie.
Die subjektiven Symptome dieser Anämien mit verringertem Farbstoffgehalt
müßten eigentlich bei allen Formen die gleichen sein. Das trifft aber nicht zu.
Denn es ist auffällig, wie ungleich sie ausgeprägt sind, wie auffallend lange beispielsweise Kranke mit perniziöser Anämie trotz sehr verringerten Hämoglobingehaltes noch leistungsfähig bleiben. Die Symptome bestehen in Zeichen mangelhafter Blutversorgung des Gehirns, wie Kopfschmerzen, Neigung zu Schwindel,
besonders beim Aufrichten aus liegender Haltung, in Ohrensausen, Flimmern

---

[1]) R. SEYDENHELM und W. LAMPE, Ergebn. d. inn. Med. u. Kinderheilk. Bd. 27. 1925.
[2]) KÄMMERER und WALDMANN, Dtsch. Arch. f. klin. Med. Bd. 109.   [3]) v. BEHRING, Meine
Blutuntersuchungen.   [4]) WOLLHEIM, Verh. d. Dtsch. Ges. f. inn. Med. 1928.   [5]) ZEITLER,
Diss. Rostock 1933.

vor den Augen u. a. m. Dazu treten Allgemeinerscheinungen wie leichte Ermüdbarkeit, Schwächegefühle, großes Schlaf- und Wärmebedürfnis und Neigung zum Frösteln. Das letztere ist ebenso, wie die tatsächliche Kühle distaler Körperteile, wohl auf die schlechte Blutversorgung der Peripherie zurückzuführen. Bezüglich der Respirationsorgane und des Herzens sind die schon bei geringen Anstrengungen auftretende Kurzatmigkeit, das leicht eintretende Herzklopfen, die Pulsbeschleunigung und die akzidentellen Herzgeräusche zu nennen. Von seiten der Muskulatur sind Schlaffheit und Schwäche bemerkenswert. Auffallend ist ferner, daß bei vielen Anämien das Fettpolster · nicht schwindet, und daß eine Neigung zu Ödem besteht. Abgesehen von einer durch Blutverlust bedingten Verringerung kann der Hämoglobingehalt zwar nur durch verminderte Bildung oder durch vermehrten Zerfall sinken. Aber diese beiden Bedingungen lassen sich nicht immer auseinanderhalten, so daß die Einteilung in hypoplastisch-myelopathische und hämolytische Anämien auch nicht für alle Krankheitsbilder möglich ist.

1. Die Anämien durch Blutverlust.

Wir wissen, daß nach Blutverlusten der Ersatz des Blutes in der Weise vor sich geht, daß zunächst das Volum durch Zustrom von Gewebsflüssigkeit wieder hergestellt wird. Dadurch tritt eine, allerdings rasch vorübergehende Verwässerung des Blutes ein; denn sehr bald schon werden die Eiweißkörper des Plasmas wieder ersetzt. Durch den Reiz des Blutverlustes auf die Bildungsstätten des Blutes kommt es dann zur Neubildung von roten und weißen Blutkörpern; und zwar wächst zunächst deren Zahl, während der Hämoglobingehalt erst allmählich wieder steigt. Man findet deswegen junge rote, noch hämoglobinarme Blutkörper. Der Hämoglobinindex ist dann kleiner als 1. Die jungen Blutkörper zeigen zum Teil basophile Körnung; man hat sie — unzweckmäßigerweise, wie H. SCHULTEN betont — als Retikulocyten bezeichnet. Auch sind sie teilweise noch polychromatisch. Vereinzelt treten kernhaltige rote Blutkörper auf, aber gewöhnlich nicht in der Menge, wie bei gewissen primären Krankheiten des Markes. Die weißen Blutkörper, und zwar in erster Linie die neutrophilen Leukocyten, treten anfangs in vermehrter Zahl auf, daneben oft auch einige Myelocyten; die posthämorrhagische Leukocytose verschwindet aber bald wieder. Kurz nach dem Blutverlust pflegt auch die Zahl der Blutplättchen etwas vermindert zu sein; sie werden aber rasch, sogar bis über den normalen Wert, ersetzt. Die Schnelligkeit der Blutgerinnung nimmt nach größeren Blutverlusten zu. Der Ersatz des Blutes geht verschieden rasch vor sich; Alter, Geschlecht und Ernährungszustand haben Einfluß auf ihn. Für die Entstehung und den Grad der Anämie ist auch die Quelle der Blutung von Bedeutung. Es fällt z. B. oft auf, wie hochgradig die Anämie nach Magendarmblutungen, wie gering sie nach Nasen- und Lungenblutungen zu sein pflegt.

Differentialdiagnostisch macht die akute Anämie nach größerem Blutverlust kaum Schwierigkeiten. Bei einer größeren äußeren Blutung, z. B. einer Magenblutung oder einer Metrorrhagie ergibt sich der Sachverhalt schon aus der Anamnese, bei einer inneren Blutung aber aus dem kennzeichnenden Aussehen ausgebluteter Menschen. Sie sehen ausgesprochen weiß-bleich aus, namentlich an der Mund- und Conjunctivalschleimhaut und an den Ohren ist die Blässe deutlich. Bei fiebernden Kranken, z. B. bei Typhuskranken, drückt sich eine Darmblutung schon vor dem Erscheinen von Blutstühlen in einem Temperatursturz aus; trotzdem steigt die Pulsfrequenz an.

Schwieriger als die Anämien durch eine akute profuse Blutung sind die durch
fortgesetzte kleine Blutverluste langsam sich entwickelnden Anämien zu deuten,
da die Kranken erst allmählich blasser werden. Man mache sich deswegen zur
Regel, jede Anämie auf ein Ulcus oder Carcinom des Magens oder Darms, insbesondere auf okkultes Blut in den Faeces zu untersuchen. Auch Myom-,
Hämorrhoidal- und Mastdarmpolypblutungen können Quelle schleichender
Anämisierung werden.

Ich beobachtete eine 50jährige Frau, die unter der Diagnose schwerster Biermerscher
Anämie zuging. Es handelte sich aber um eine Anämisierung durch jahrelange kleine
Hämorrhoidenblutungen. Nach operativer Behandlung der Hämorrhoiden und Eisentherapie völlige Heilung. Einen anderen Fall schwerer, lebensbedrohender, sekundärer
Anämie bei einem 56jähr. Mann beobachtete ich, bei dem seit über 10 Jahren Hämorrhoidalblutungen ständig rezidivierten; trotz zweimaliger Operation. Heilung nach Bluttransfusion und Eisentherapie bei konservativer Hämorrhoidenbehandlung.

Man untersuche auch jede Anämie auf Helminthen, auf Wurmeier im Stuhl
und auf Eosinophilie. Die Wurmanämien sind allerdings nur zum Teil als einfache Anämien durch Blutverlust, wie z. B. die Anchylostomumanämie, aufzufassen. Die meisten, so besonders die Botriocephalusanämie, gehören vielmehr zu den hämolytischen Anämien.

Bei den Verblutungsanämien ist der Urin meist arm an Urobilin und Urobilinogen und das Serum ohne vermehrtes Bilirubin, weil, mit Ausnahme etwa der
Resorption ergossenen Blutes bei inneren Blutungen, Hämoglobin nicht abgebaut
wird. Auch fehlt der Milztumor bei Blutungsanämien. Die mangelnde Urobilinogenurie und die helle Farbe des Serums beweisen im Zweifelsfall, daß
es sich nicht um eine hämolytische Anämie handelt. Ein solcher Zweifel
kann eintreten, da bei hochgradigen Anämien durch chronische Blutverluste
gelegentlich nicht nur Poikilo- und Anisocyten, sondern auch Polychromatophile
und Erythroblasten gefunden werden.

2. Die Chlorose.

Zu den Formen der Anämie mit herabgesetztem Färbeindex gehörte auch
die Chlorose. Allerdings fand man das Mißverhältnis zwischen dem stark
gesunkenen Hämoglobingehalt und der weniger starken Verminderung der
Erythrocytenzahl (Hypochromasie) nur bei den typischen und frischen Formen,
während im weiteren Verlauf der Krankheit und bei Rezidiven Blutkörperchenzahl und Hämoglobingehalt gleichmäßig vermindert sein können. Das rote
Blutbild ergab meist Poikilocytose, Polychromasie und schlechte Färbbarkeit
der Erythrocyten. Erythroblasten waren sehr selten. Leichte Leukocytose
wechselte mit Leukopenie; oft fand man Lymphopenie (Naegeli). Die Farbe
des Serums ist wasserhell; Milzschwellung und Urobilinogenurie fehlten.

Überall wurde beobachtet, daß in den letzten 25—30 Jahren die früher so
häufigen Chlorosen fast völlig verschwunden sind. Die von französischen
Autoren neuerdings behauptete Zunahme der Chlorose trifft für Deutschland
nicht zu. Ob dieses Verschwinden der Chlorose mit der veränderten Lebensführung (Sport!) und Tracht der weiblichen Jugend zusammenhängt, wie von
Th. Deneke angegeben wurde, ist nicht sicher. Auffallend war mir, daß die
letzten Chlorosen der Rostocker Klinik (7 Fälle) ausschließlich polnische Land-
arbeiterinnen betrafen[1]. Die Chlorose war eine Erkrankung nur des weiblichen
Geschlechtes zur Zeit der sexuellen Reife, wenn auch Rezidive und Spätformen
vorkamen. Eine männliche Chlorose gab und gibt es nicht. Der Blutbefund
schließt eine hämolytische Form aus. Meist wurde deshalb angenommen, daß
die Chlorose auf einer mangelhaften Blutbildung beruhe, die auf irgendeine

---

[1] H. Franke (Rostock), Fol. haematol. Bd. 32. 1925.

Weise durch innersekretorische Stoffe der Sexualorgane ausgelöst sei. Klinisch sind die Chlorosen gekennzeichnet durch die eigentümlich leicht grünliche Blässe, die wohl zum Teil durch das gleichzeitig vorhandene leichte Ödem der Haut mitbedingt ist. Bekanntlich treten die schon geschilderten anämischen Beschwerden, besonders die von seiten des Nervensystems, subjektiv bei den Chlorotischen stark hervor; sie sind aber bis zu einem gewissen Grade von psychischen Einflüssen abhängig. Dasselbe Mädchen, das morgens vor Müdigkeit nicht aus dem Bett finden kann, ist imstande, abends in anregender Gesellschaft seine Beschwerden völlig zu vergessen. Besonders stark treten im Krankheitsbild die Menstruationsanomalien hervor; oft bestehen Oligo- und Amenorrhoe, seltener Hypermenorrhoe. Auch Fluor ist häufig vorhanden. Bekannt sind auch die Neigung zu Magenbeschwerden mit An- oder Subacidität, zu Obstipation, Meteorismus; ferner die oberflächliche Atmung, die bisweilen zur Retraktion der Lungenränder führt. Dies und der durch den Meteorismus bedingte Zwerchfellhochstand täuscht leicht eine Vergrößerung des Herzens vor, um so eher, als systolische Geräusche besonders über der Pulmonalis etwas ganz Gewöhnliches sind. Im Röntgenbild ist das Herz aber meist normal, oft eher klein. Doch können auch Dilatationen vorkommen. Durch die Retraktion der Lungenränder können auch die Pulmonaltöne auffallend laut erscheinen, ohne daß jedoch der zweite Ton besonders akzentuiert ist.

Die schweren Formen der Chlorose mit Neigung zu Thrombosenbildung, namentlich in den Hirnsinus (LENHARTZ), sind heute extrem selten geworden.

Sinus-thrombose.

Diese Thrombosen betreffen meist den Sinus longitudinalis, sie können neben heftigen Kopfschmerzen sowohl Krankheitsbilder hervorrufen, die einer Hirnhämorrhagie gleichen, als auch Erscheinungen einer Meningitis (auch Fieber). Der sicheren Diagnose werden sie zugänglich, wenn die Erweiterung der Venenwurzeln in ihrem Gefolge zu Schwellungen führt. Bei der Thrombose des Sinus longitudinalis finden sich Schwellungen auf der Höhe des Scheitels, an den Seitenteilen des Schädeldaches, an Augenbrauen und Stirn und auch am Hinterkopf. Thrombosen des Sinus cavernosus machen auffällige, einseitige Schwellungen und Ödem der Augenlider, Ödem der Papille, bisweilen auch Augenmuskellähmungen. Thrombosen des Sinus transversus rufen Schwellungen in der Gegend des Mastoidfortsatzes hervor. Oft ist dabei die Vena jugularis interna, in welche sich die Thrombose fortsetzt, fühlbar und sind die Bewegungen des Kopfes schmerzhaft, während gerade bei dieser Thrombose cerebrale Erscheinungen fehlen können. Die Spinalpunktion ergibt bei diesen chlorotischen Thrombosen dunkelgelb gefärbten Liquor.

Übrigens traten Thrombosen bei Chlorotischen auch in anderen Venengebieten auf; z. B. in den Becken- und Schenkelvenen. Die seltenen tödlich endigenden Chlorosen starben meist an Embolien.

Ich beobachtete 1902 ein chlorotisches junges Mädchen mit anscheinender schwerer Ischias. Sie starb ganz plötzlich. Die Obduktion ergab Thrombosen in tiefen Beckenvenen und Lungenembolie.

Kennzeichnend für die Chlorose ist die günstige Wirkung der Eisenmedikation, die bei perniziöser Anämie bekanntlich versagt. Ferner fällt bei Besserung des Zustandes eine erhebliche Wasserausschwemmung durch den Urin auf.

Von der perniziösen Anämie und den Leukämien ist die Chlorose differentialdiagnostisch durch den Blutbefund leicht zu unterscheiden. Schwieriger ist sicher die Abgrenzung von der essentiellen hypochromen Anämie; zumal die letztere auch in der Regel bei Frauen (allerdings meist der mittleren Jahre) auftritt, gleich der Chlorose mit Anacidität verläuft und sich gleichfalls auf Eisen rasch bessert. Vor allem muß aber auch bei typischem Blutbefund ein Blutverlust durch fortgesetzte kleinere Blutungen ausgeschlossen werden. Es ist möglich, daß manche Fälle, die früher als Chlorosen aufgefaßt wurden, blutende Magengeschwürskranke waren. Jede Chlorose ist also genau auf ein etwaiges Magengeschwür zu untersuchen.

Ein Teil der früher für chlorotisch gehaltenen Anämien wurde auch durch chronische Infekte veranlaßt. Besonders beginnende Tuberkulosen rufen

solche Anämien hervor, müssen also mit allen Mitteln der Frühdiagnose ausgeschlossen werden. Die Fiebertemperaturen schützen vor Verwechslung mit
chronisch septischen Zuständen, die zu Anämie führen. Allerdings sei
daran erinnert, daß auch anscheinend reine schwere Chlorosen nicht so selten
subfebril fieberten.

Es sei übrigens erwähnt, daß zu Zeiten, da es noch viel echte Chlorosen gab,
recht häufig junge Mädchen beobachtet wurden, die das gesamte subjektive
Syndrom und die Regelstörungen der Chlorose zeigten, aber keinen deutlich
anämischen Blutbefund; man hat sie als „Chlorosis sine anaemia" bezeichnet.
Man sieht diese Fälle auch heute noch.

3. Die BIERMERsche perniziöse Anämie.

Patho-
genese.
Die früher von NAEGELI u. a. vertretene toxische Pathogenese der perniziösen Anämie
darf heute als widerlegt gelten und bedarf keiner Besprechung mehr. Aus den Untersuchungen der Amerikaner WHIPPLE, MINOT und MURPHY, die die Lebertherapie des Leidens
einführten, haben sich vielmehr neue Vorstellungen ergeben, die den Magen in den Vordergrund stellen. CASTLE stellte fest, daß der normale Magensaft das „antiperniziöse Prinzip"
enthält, bei dem es sich um zwei verschiedene Faktoren handelt. „Der thermolabile ferment-
ähnliche „intrinsic factor", das CASTLEsche Ferment, als Bestandteil des normalen Magensaftes, erzeugt im Zusammenwirken mit einem von ihm aus der Nahrung freigemachten,
thermostabilen „extrinsic factor" oder Hämogen den wirksamen Antiperniciosastoff
(v. DOMARUS[1]). Das CASTLEsche Ferment wird besonders in den Drüsen des Pylorus und
Duodenum produziert, übrigens auch bei nicht anämischen Menschen mit Salzsäure- und
Pepsinmangel des Magensekretes. Die Leber ist besonders reich an Anitiperniciosaprinzip
und Hämogen und als Depotplatz des im Magen und Duodenum produzierten antianämischen
Prinzips anzusehen. Die perniziöse Anämie ist demnach heute als eine endogene Mangel-
krankheit aufzufassen, die darauf beruht, daß bei dem BIERMER-Kranken die genannten
inneren und äußeren antianämischen Faktoren fehlen bzw. nicht zur Wirkung gelangen.

Blutbefund.
Berücksichtigen wir zunächst den Blutbefund, so ist folgendes zu sagen.
Bekanntlich sinken in ausgeprägten Fällen die Blutkörperchenzahlen bis
zu sehr tiefen Werten, oft noch unter eine Million; die Hämoglobinwerte sinken
zwar auch erheblich, aber doch relativ weniger stark, so daß der Hämoglobinindex größer als 1 wird. Der hyperchrome Charakter der BIERMERschen
Anämie wird heute allgemein als ein entscheidendes Blutsymptom des Leidens
angesehen. Von einer Erhöhung des Färbeindex sollte übrigens nur gesprochen
werden, wenn derselbe 1,2 übersteigt. Hyperchromasie von 1,5—1,7 ist häufig.
In schwersten Fällen sah ich[2] nicht selten Werte über 2; so z. B. in 8 neuerdings
beobachteten Fällen, von denen 6 nicht diagnostiziert und trotz langer Krankheit nie behandelt worden waren. In diesen Fällen war der Färbeindex bis
2,4, 2,8, ja einmal bis 3 gestiegen. In der Praxis wird der Färbeindex nach
der Formel berechnet: $\dfrac{\text{Hgb.-}\%}{20 \times \text{Erythrocyten im Kubikmillimeter}}$. Mit der Remission
(durch Lebertherapie) pflegt der Färbeindex übrigens auf 1 und unter 1 zu
sinken. Normo- und Hypochromasie bei leberbehandelten Anämikern spricht
also keineswegs gegen eine BIERMERsche Krankheit. Die roten Blutkörper
können poikilocytotisch und polychromatisch sein, auch findet man mehr oder
minder zahlreich Retikulocyten und Mikrocyten; der kennzeichnende Befund
sind aber rote Blutkörper, die größer als die normalen sind, also die Megalocytose. Daneben können Normoblasten und auch Megaloblasten gefunden
werden; der Befund der letzteren ist aber relativ selten, zumal bei der heutigen
besseren Therapie der BIERMERschen Krankheit. Die Forderung von EHRLICH,
daß die Diagnose des Leidens nur durch den Befund von Megaloblasten gesichert
sei, ist heute überall verlassen.

---

[1] v. DOMARUS, Grundr. d. inn. Med. 1943. S. 342.   [2] HANS CURSCHMANN, Med. Klinik
1939. Nr. 7.

Oberflächlich kann man sich gut auch ohne okularmikrometrische Messung über die Größe der roten Blutkörper orientieren, wenn man nach einem Vorschlage von F. W. Löwy einen Ausstrich von normalem Blut und vom pathologischen Blut auf demselben Objektträger macht. Über die Einzelheiten der Technik vgl. man bei Taubmann[1]). Für die Frage der klinischen Bedeutung der Größenbestimmung der Erythrocytendurchmesser überhaupt vgl. man bei Günther[2]). Häufig findet man auch in einer großen Anzahl von Erythrocyten vital färbbare Fäden und Körnchen.

Das Volum der roten Blutkörperchen kann man nach einer von Adler ausgearbeiteten viscosimetrischen und refraktometrischen Methode bestimmen. Naegeli fand, daß man mit dieser Methode bei perniziöser Anämie ausnahmslos eine Erhöhung der Zellgröße nachweisen könne. Neuerdings hat man nach dem Verfahren der Lichtbeugung (Halometrie) mit den Apparaten von Pjiper und von Bock eine Methode zur raschen, summarischen Schätzung der Erythrocytengröße gewonnen, die sich bei sehr ausgesprochener Megalo- oder Mikrocytose gut bewährt hat. In Frühfällen und Remissionsstadien mit weniger ausgesprochenen Typen der Roten soll die Halometrie aber oft versagen (L. Heilmeyer). In solchen Fällen leistet die ältere Methodik (s. o.) Sicheres.

Günther hat darauf aufmerksam gemacht, daß bei perniziöser Anämie die Ellipsenform der roten Blutkörper relativ häufig ist. Man kann die Häufigkeit dieser elliptischen Blutkörper für klinische Zwecke mit ausreichender Genauigkeit im einfachen Ausstrichpräparat schätzen. Die Erscheinung ist so konstant, daß sie Günther[3]) für differentialdiagnostisch verwertbar hält, und findet sich vielleicht als konstitutionelle, zur perniziösen Anämie prädisponierende schon vor Eintreten der Anämie.

Ferner fand van Thienen[4]) den sog. Katalaseindex — das Verhältnis zwischen chemisch nachweisbarer Katalasemenge und der Zahl der roten Blutkörper — bei perniziöser Anämie stets erhöht im Gegensatz zu anderen Formen der Anämie. Nachuntersuchungen meines Mitarbeiters W. Berg, von Nissen[5]) und von Korallus[6]) an Matthes' Klinik bestätigten van Thienens Befunde zwar im allgemeinen, doch fand Korallus auch mitunter einen niedrigen Index.

Außerdem hat Wörpel[7]) an meiner Rostocker Klinik festgestellt, daß bei perniziöser Anämie die sog. Hämoglobinresistenz nach v. Krüger (Zersetzungszeit bei Einwirkung von Natronlauge) gegenüber anderen Anämien beträchtlich erhöht ist; wahrscheinlich deswegen, weil das Hämoglobin sehr junger und auch unreifer Erythrocyten besonders resistent ist.

Die Leukocyten sind an Zahl vermindert. Allerding fand unter 82 Fällen meiner Klinik einen Durchschnittswert von 4108; in 25% der Fälle wurden Werte unter 3000 (bis 1200) gefunden. Am stärksten vermindert sind die Neutrophilen und Monocyten. In den letzteren sieht man oft ganz junge gelappte Kerne. Es besteht also infolge der Verminderung der genannten beiden Zellarten eine relative Lymphocytose (oft bis zu 40, ja bis 70%). Die Neutrophilen zeigen auffallend starke Segmentierung, also Rechtsverschiebung nach Arneth; es fehlt auch jede Andeutung von toxischer Granulation. Auch die Eosinophilen sind spärlich oder fehlen in schweren Fällen ganz. Sie steigen in der Remission — zugleich mit Erhöhung der Neutrocytose und Verminderung der Lymphocytose — meist erheblich an. Vereinzelt finden sich Myeloblasten oder Myelocyten und Promyelocyten. Bei Komplikationen wurde auch Linksverschiebung der Neutrophilen beobachtet (Neuburger[8]), Hittmeier[9]).

Die Blutplättchen sind bei perniziöser Anämie nicht vermehrt, im Gegensatz zu den Blutungsanämien. Gelegentlich, besonders in hämorrhagisch komplizierten schweren Fällen wurde auch Thrombopenie beobachtet. Auch können pathologische Formen derselben vorkommen (Naegeli). Ferner findet sich stets eine Steigerung des Bilirubinspiegels des Blutserums. Freies Hämoglobin enthält dagegen das periphere Blut nicht. Auch lassen sich keine Hämolysine nachweisen, wenn auch die Resistenz der Erythrocyten einige Male vermindert

---

[1]) Taubmann, Klin. Wochenschr. 1925. Nr. 45. [2]) Günther, Dtsch. Arch. f. klin. Med. Bd. 161. [3]) Günther, Dtsch. Arch. f. klin. Med. Bd. 162. [4]) van Thienen, Dtsch. Arch. f. klin. Med. Bd. 131. [5]) Nissen, Diss. Breslau 1920; vgl. auch Neumann, Dtsch. Arch. f. klin. Med. Bd. 137. [6]) Korallus, ebenda, Bd. 139. [7]) Th. Wörpel, Zeitschr. f. klin. Med. Bd. 105, H. 3, 4. [8]) Neuburger, Med. Klinik 1927. Nr. 13. [9]) Hittmeier, Zeitschr. f. klin. Med. 1927. Bd. 105.

gefunden wurde. Die Blutkörperchensenkungsgeschwindigkeit ist meist stark erhöht, der Globulingehalt des Serums dementsprechend an der oberen Grenze der Norm; doch fand NAEGELI manchmal auch sehr niedrige Werte.

Das äußere Bild der Kranken ist in ausgeprägten Fällen sehr kennzeichnend. Sie sehen eigentümlich blaßgelb aus, so daß man sie von anderen Anämien oft auf den ersten Blick unterscheiden kann. MATTHES betonte aber, daß Botriocephalusanämien zwar in manchen Fällen von Perniciosaanämien nicht zu unterscheiden sind, in anderen aber dadurch auffielen, daß die Hautfärbung einen stärkeren Stich ins Bräunliche hatte. Die Skleren sind bei der perniziösen Anämie häufig leicht ikterisch. Direkt gelb gefärbt ist oft die Pinguecula am inneren Augenwinkel.

Während der Progression des Leidens, also zur Zeit gesteigerten Blutzerfalls, finden sich — neben einer Steigerung des Serumbilirubins — stets eine Vermehrung von Urobilin und Urobilinogen im Harn sowie besonders urobilinreiche, braungelbe Stühle. Während der Remission wird der Urobilingehalt von Harn und Stuhl sofort geringer.

Glossitis. Differentialdiagnostisch besonders wichtig, und zwar als Symptom, das dem Ausbruch der Erkrankung jahrelang vorausgehen kann, ist die HUNTERsche Glossopathie. Die Kranken geben — oft erst auf Befragen — sehr häufig Zungenschmerz an, der in Intervallen wiederkehre. Sieht man sie im Beginn oder auf der Höhe der Krankheit, so findet man entweder feinste Rötungen an den Papillenspitzen oder aphthenähnliche Efflorescenzen. Ähnliche Zungenveränderungen kommen übrigens, wie schon betont, auch bei tropischer und einheimischer Sprue vor, die gleichfalls zu schwerer Anämie führen kann.

Atrophie der Zungenpapillen. Neben diesen entzündlichen Veränderungen wurde von A. FABER auf die bei perniziöser Anämie regelmäßig zu findende Atrophie der Zungenpapillen aufmerksam gemacht; diese Angaben sind von COBET und MORAWITZ [1]) bestätigt worden. Es kommen glatte Zungen aber auch bei Carcinomen, wenn auch seltener, vor und endlich sehr häufig auch als Zeichen seniler Rückbildung.

Achylie. Bekanntlich findet man bei perniziöser Anämie fast stets eine Achylie des Magens. Sie gilt als diagnostische Conditio, sine qua non des Leidens. Diese Achylie ist histaminrefraktär; sie wird durch Kompensierung des Blutschadens bei Lebertherapie nicht beseitigt. Nur ausnahmsweise kommen Fälle vor, in denen sie fehlt. Einen dieser extrem seltenen Fälle hat TAUBMANN [2]) beschrieben. Ich verweise wegen der die Achylie begleitenden anatomischen Veränderungen auf das Kapitel Sekretionsstörungen und füge nur hinzu, daß in sehr seltenen Fällen von perniziöser Anämie auch entzündliche und nekrotische Veränderungen der Darmschleimhaut beobachtet wurden.

Hämorrhagische Diathese. Grobe Zeichen hämorrhagischer Diathese sind selten. Wo sie vorkommen, sind sie meist mit Thrombopenie verknüpft und durch sie begründet (E. FRANK). Ich glaube, daß die ausgesprochen hämorrhagischen, leberresistenten Anämien fast alle Panmyelophthisen und keine echte BIERMER-Fälle waren. Relativ oft sieht man bei perniziöser Anämie Netzhautblutungen.

Rückenmarkssymptome. Spinale Symptome sind in allen Stadien häufig; sie kommen sogar lange vor Ausbildung der Anämie vor (M. NONNE u. a.). Ich beobachtete einen Fall, in dem die diagnostisch damals völlig unklare Spinalerkrankung der klinisch deutlichen Anämie etwa 4 Jahre vorauseilte. Die Rückenmarksymptome zeigen auch keinerlei Parallelismus zum Grade der Anämie. Im Gegenteil habe ich oft bei geringfügigen Blutbefunden schwerste Formen der

---

[1]) COBET und MORAWITZ, Zeitschr. d. angew. Anat. u. Konstitutionslehre 1920. Bd. 6.
[2]) TAUBMANN, Dtsch. Arch. f. klin. Med. Bd. 150.

Myelose gefunden. Von 230 Fällen meiner Rostocker Klinik zeigten fast 90 % Zeichen der funikulären Myelose (M. BINSWANGER [1]). Es überwiegen Parästhesien und Hypästhesie der Finger und Zehen, Areflexie, leichte Paresen und alle Grade der Ataxie, also tabiforme Symptome. Seltener sind spastische Erscheinungen mit Babinski. Gelegentlich kommen Mischformen mit gleichzeitigen tabiformen und spastischen Symptomen vor. Diese Erscheinungen sind durch Degenerationsherde in den Hinter- und Seitensträngen bedingt und zeigen Beziehungen zur Gefäßversorgung. Die spinalen Störungen sind übrigens gegenüber der Lebertherapie weit resistenter als die Blutveränderungen.

Milzschwellungen sind selten und erreichen fast nie erheblichere Größe. Milzschwellung. Gelegentlich sieht man auch Leberschwellungen.

Die Kranken mit perniziöser Anämie sind meist in einem relativ guten Ernährungszustand, namentlich haben sie gewöhnlich noch ein leidliches Fettpolster; manche Kranke magern aber auch ab. Die Kranken zeigen häufig Ödeme der unteren Extremitäten, auch Gedunsenheit des Gesichts.

In relativ seltenen Fällen treten bei den Kranken psychische Störungen auf, von einfachen Verstimmungen bis zu ausgeprägten Psychosen. Die Häufigkeit dieser BIERMER-Psychosen ist schwer zu ermessen und richtet sich wohl auch nach dem Material bestimmter Kliniken. Während ich von 1921—1932 unter über 300 Fällen keine einzige Psychose sah, beobachtete der Psychiater LANGELÜDDEKE [2] innerhalb 6 Jahren 20 BIERMER-Psychosen. Auch H. RUF [3] hat neuerdings die relative Häufigkeit dieser psychopathischen Reaktionen behauptet und sie geschildert. In der Mehrzahl der Fälle bleibt jedoch die Psyche bis zum Ende intakt. Alte ärztliche Erfahrung lehrt, daß BIERMER-Kranke meist zu den vernünftigen und sympathischen Patienten gehören.

Die perniziöse Anämie trägt den Charakter einer in Schüben verlaufenden Erkrankung. Solche frischen Schübe verlaufen oft mit Temperatursteigerungen. Fieber. Das Fieber ist meist nicht hoch und intermittierend.

Ein auffälliger Wechsel im Krankheitsbilde kann durch die sogenannten Blutkrisen bedingt werden, die mitunter spontan, mitunter im Anschluß an Blutkrisen. therapeutische Eingriffe eintreten. Selbst schwer Kranke, ja fast Sterbende mit Hämoglobinwerten von 10 % und Erythrocytenzahlen von wenigen Hunderttausenden erholen sich beim Eintritt einer derartigen Krise zusehends und kommen zur Remission. Die Krise äußert sich im plötzlichen Auftreten zahlreicher kernhaltiger Erythrocyten. Übrigens sind diese Blutkrisen heute — infolge der Lebertherapie — sehr selten geworden.

Viel häufiger kommt es heute zu Remissionen ohne Krise. Ein Kranker in voller Remission zeigt eigentlich gar keine krankhaften Veränderungen mehr; nur die genaueste Blutuntersuchung vermag, trotz normalen Hämoglobingehalts und normaler Erythrocytenzahlen, eine geringe Makrocytose oder auffallend stark segmentierte Leukocyten und oft mäßige Eosinophilie aufzudecken. Die Krankheit endete früher stets, wenn auch erst nach wiederholten Remissionen und nach jahrelangem Bestehen, tödlich. Die Lebertherapie hat aber diese tödliche Prognose umgewandelt. Dauernd mit Leberpräparaten behandelte Kranken können sich bis zur Erreichung eines normalen Alters halten. Die Krankheit verdient also heute den Namen „perniziös" nicht mehr. Es ist deshalb schwer einzusehen, weshalb sich heute — etwa seit der Lebertherapie — der Name „Perniciosa" eingebürgert hat. Unter „Perniciosa" versteht die internationale Literatur bekanntlich schwerste Malaria.

---

[1] M. BINSWANGER, Zeitschr. f. klin. Med. 1927. Bd. 105. [2] LANGELÜDDEKE, Dtsch. med. Wochenschr. 1936. Nr. 24. [3] H. RUF, Allg. Z. Psychiatr. Bd. 118, S. 288.

Die Erkrankung befällt meist das mittlere und Rückbildungsalter und ist bei Männern häufiger als bei Frauen. Doch kommt sie auch im Greisenalter relativ oft vor; ich[1]) habe besonders auf die senilen Formen aufmerksam gemacht, die sich bisweilen unter der Maske des senilen Marasmus und der Herzinsuffizienz verbergen. Jede senile Glossodynie sei auf perniziöse Anämie verdächtig.

Die BIERMERsche Anämie scheint an Häufigkeit zugenommen zu haben; und zwar anscheinend zu der gleichen Zeit und in demselben Maße, wie die typische Chlorose abgenommen hat. Sie kommt — nach der Literatur — überall vor, wo Ärzte existieren, die sie feststellen, d. i. ziemlich gleichmäßig verteilt bei den Kulturvölkern aller Erdteile. Über die Morbidität der farbigen Völker lauteten die Meinungen verschieden. Nicht selten tritt die Erkrankung in Familien gehäuft auf. Besonders in Schweden und Finnland hat man zahlreiche Biermerfamilien beobachtet (O. SCHAUMANN u. a.). Auch ich sah in Mecklenburg Patienten, deren Vater und Großvater bereits an BIERMERscher Krankheit gestorben waren. Dominante Vererbung scheint die Regel zu sein; auch habe ich Anteposition in späteren Generationen beobachtet.

WERNER[2]), der über 500 Glieder aus 57 Sippen untersuchte, fand in 7% der Sippen mehrfaches Auftreten der perniziösen Anämie, in 15% einen sog. Status praeperniciosus (Magenachylie, Zungenbrennen, leichteste Blutveränderungen, Parästhesien usw.). Daß Magenachylien in den Familien der Kranken häufig sind, hatten bereits vor Jahren Beobachtungen meiner Klinik ergeben.

Differentialdiagnostisch ist zunächst zu wiederholen, daß die Erkrankung, wenigstens in bezug auf den Blutbefund, der Botriocephalusanämie, der schweren Schwangerschaftsanämie und luischen Anämie vollkommen gleicht. Die Botriocephalusanämie kann durch Untersuchung auf Wurmeier sicher ausgeschlossen werden, wenn es auch gelegentlich vorkommt, daß ein Botriocephalusträger längere Zeit nach Abtreibung des Wurmes an scheinbar echter perniziöser Anämie erkrankt (SCHAUMANN).

Wurm-anämien.

F. HOFF[3]) hat aus der Königsberger Klinik über 270 Bothriocephalusträger berichtet, von denen 60 eine Anämie vom perniziösen Charakter, 26 eine hypochrome Anämie zeigten. Relativ häufig wurde bei Bothriocephalusanämie Befallenwerden mehrerer Familienmitglieder beobachtet. Verschiedentlich erkrankten einzelne Personen wiederholt an dieser Anämie. HOFF schließt daraus auf die Wichtigkeit des konstitutionellen Faktors auch bei der Wurmanämie. „Der Bothriocephalus führt als exogener Faktor zur Manifestierung der endogenen erblichen Anämieanlage". Auch bei der Wurmanämie findet sich meist Anacidität bzw. Achylie. Bothriocephalusträger ohne Anämie haben nach HOFF dagegen normale Säurewerte des Magens. Männer und Frauen werden von der perniziös-anämischen Form gleich häufig befallen, während der hypochrome Typ ganz überwiegend bei Frauen vorkommt. Auf Grund des Vorkommens sowohl der hyperchromen perniziösen, als auch der hypochromen Anämien bei Wurmkranken der gleichen Familie verneint HOFF eine grundsätzliche Trennung dieser beiden Krankheitsbilder.

Schwanger-schafts-anämie.

Die Schwangerschaftsanämie, die ESCH[4]) als perniziosaähnliche Graviditätsanämie bezeichnet, heilt zwar nicht während der Schwangerschaft, aber nach der Geburt in manchen Fällen vollkommen aus. NAEGELI hält dagegen eine, durch die Gravidität hervorgerufene, echte perniziöse Anämie für erwiesen; und zwar deshalb, weil sich in diesen Fällen die typischen Symptome der BIERMERschen Krankheit fanden, nämlich Megalocytose, Achylie, Glossitis, Hämolyse, spinale Symptome und Wirksamkeit der Lebertherapie. NAEGELI lehnt aber andere Ursachen und Typen der Anämie bei Graviden nicht ab. Auch Beobachtungen der Marburger Klinik sprachen in diesem Sinne.

---

[1]) HANS CURSCHMANN, Münch. med. Wochenschr. 1921. Nr. 6.   [2]) WERNER, Verh. d. Dtsch. Ges. f. inn. Med. 1938. S. 303.   [3]) FERD. HOFF und H. SAUERSTEIN, Klin. Wochenschr. 1936. Nr. 4.   [4]) ESCH, Zeitschr. f. Gynäkol. Bd. 79.

SCHUMANN [1]) berichtet über 5 schwere Fälle, von denen der 5. ausscheidet, da die Frau bereits 3 Jahre vor der Gravidität anämisch wurde. Von den restlichen 4 Fällen waren 2 in allen Symptomen typische Biermerfälle, ein Fall entsprach dem Bilde der achylischen schweren hypochromen Chlorämie und der 4. Fall dem einer gewöhnlichen sekundären Anämie. Es ist also ein ähnliches Verhalten wie bei der Wurmanämie. Übrigens bestätigt SCHUMANN die Angabe von NAEGELI von der Heilbarkeit der Schwangerschaftsanämien durch Leber- und Magenschleimhautpräparate (verbunden mit Arsen).

NÜRNBERGER [2]) unterscheidet mit W. SCHULTZ drei Hauptformen: 1. die gutartige, bei 30—40% aller Graviden auftretende „Pseudoanämie" mit Hgb.-Werten von 60—70%, 3—3,5 Millionen Roten, Färbeindex von 1 und normalem Leukocytenbild. Diese Pseudoanämie der Schwangeren ist das Produkt einer Hydrämie; sie ist leber- und eisenrefraktär, heilt aber von selbst post partum. 2. Die essentielle Schwangerenanämie. Sie ist bei Hgb.-Werten von unter 60% stets hypochrom. Diese seltene Form ist eine Eisenmangelanämie und heilt demgemäß auf Eisen. Die Roten zeigen bei ihr übrigens Poikilo-, Aniso- und Mikrocytose. 3. Die perniziosagleiche Graviditätsanämie von ESCH (s. oben). Sie ist durch Leberpräparate zu kompensieren. Ferner kommen noch schwere, leber- und eisenrefraktäre normocytäre aplastische Anämien (TH. BRUGSCH) und gleichfalls schwere, toxische hämolytische Anämien (HEILMEYER) und endlich in den Tropen und subtropischen Ländern eine wahrscheinlich B-avitaminotische Anämie (WILLS) in der Schwangerschaft vor.

Von der luischen Anämie, die klinisch und hämatologisch einer perniziösen vollständig glich, berichtete NAEGELI, daß sie unter spezifischer Therapie bisweilen ausheilt. Von den meisten Hämatologen wird die luische Anämie übrigens nicht mit der essentiellen BIERMERschen Anämie identifiziert; auch unsere Rostocker Beobachtungen, die v. WINTERFELD mitgeteilt hat, sprachen gegen eine solche Identität; zumal Achylie und Glossopathie in unseren Fällen meist fehlten. Andere Autoren (z. B. F. HOFF) haben jedoch, wie NAEGELI, bei Luetikern Fälle von völlig perniciosagleicher Anämie beobachtet.

Luische Anämie.

Jedenfalls denke man diagnostisch bei klinisch typischen oder atypischen Anämien stets an die eben genannten Formen der Bothriocephalus-, der Graviditäts- und der luischen Anämie.

Von den übrigen hämolytischen Anämieformen ist differentialdiagnostisch namentlich der auf S. 468f. bereits besprochene hämolytische Ikterus zu erwähnen, von dem die Abgrenzung oft erst durch genaue Untersuchung möglich ist. Im einzelnen ist zu wiederholen, daß ein geringer Ikterus auch bei der perniziösen Anämie häufig vorkommt, und daß die Anämie auch bei hämolytischem Ikterus eine sehr hochgradige werden kann. Aber das Blutbild ist doch meist ein anderes. Zwar ist das Serum auch bei hämolytischem Ikterus dunkelgelb; auch kann der Färbeindex erhöht sein. Selbst polychromatische Megalocyten, Megalo- und Normoblasten können vorkommen, aber kein ausgesprochener megalocytärer Typus der Roten. Im Gegenteil, die meisten roten Blutkörper erscheinen kleiner als normal. NAEGELI schildert sie als kugelförmig. Sie können allerdings gleichfalls die vitale Granulation aufweisen, sogar in besonders hohem Maße. Entscheidend für die Diagnose ist der Nachweis der osmotischen Resistenzverminderung der Roten (CHAUFFARD), die bei hämolytischem Ikterus stets, bei BIERMERscher Krankheit nur ganz ausnahmsweise vorhanden ist (BECKMANN). Auch differiert das weiße Blutbild bei beiden Blutleiden. Beim hämolytischen Ikterus sind normale oder erhöhte Leukocytenzahlen die Regel, die Neutrophilen vermehrt und ebenso die mononucleären Zellen, im Gegensatz zu dem Verhalten bei perniziöser Anämie. Meist besteht beim hämolytischen Ikterus auch keine Achylie. Endlich tritt der familiäre hämolytische Ikterus meist in der Jugend auf, während die große Mehrzahl der Biermerfälle im

Hämolytischer Ikterus.

[1]) R. SCHUMANN, Med. Klinik 1933. Nr. 6.   [2]) L. NÜRNBERGER, Med. Welt 1942. S. 196.

Rückbildungsalter beginnt. So ist denn trotz mancher Ähnlichkeiten die Differentialdiagnose beider Erkrankungen wohl stets möglich.

Anämie bei Leber-cirrhose. Auch bei atrophischen Lebercirrhosen sollen hyperchrome Anämien vorkommen (K. FELLINGER und KLIMA[1]). Neben anderen Blutveränderungen fand sich Vermehrung der Retikulocyten, Leukopenie, Thrombopenie, Erhöhung des Bilirubins im Serum und des Urobilins' und Urobilinogens im Harn. Die Obduktion ergab hyperplastisches rotes Mark. Die Autoren nehmen eine hämatotoxische Genese der Anämie an. Diese Anämieform ist übrigens sehr selten; so selten, daß ich eine zufällige Koinzidenz der beiden keineswegs seltenen Leiden, der perniziösen Anämie und der Lebercirrhose, für sehr wohl möglich halte.

EDELMANN[2]) hat Fälle von einfacher hyperchromer Anämie beschrieben, deren Blutbefund sich durch erhebliche Eosinophilie und eigenartige Einschlüsse auszeichnete, die EDELMANN für Protozoen, vermutlich Spirosomen, ansprach. Die Fälle verliefen chronisch febril, so daß zunächst an Tuberkulose oder Endocarditis lenta gedacht wurde. BOLLER[3]) hat das Krankheitsbild bestätigt.

Leuk-anämien. Schwierigkeiten können Fälle mit perniziös anämischem und gleichzeitigem leukämischen Blutbild bereiten, die von LEUBE als Leukanämien beschrieben wurden. NAEGELI lehnt ihre Zugehörigkeit zur perniziösen Anämie mit Recht ab. Meist handelt es sich bei diesen Fällen um akute Leukämien. Manche Fälle scheinen aber diesen exklusiven Standpunkt zu erschüttern, z. B. der von BRUCKE[4]) veröffentlichte Fall, bei dem sich in einem Falle von aleukämischer lymphatischer Leukämie ein perniziös-anämisches Blutbild, Anacidität, HUNTERsche Glossitis und Rückenmarkssymptome fanden.

Septische Anämien. Manche akute septische Infektionen können ein megalocytotisches Blutbild zeigen; dabei können auch Myeloblasten und Myelocyten auftreten. Doch dürfte eine genauere Analyse des Blutbildes Zweifel beheben (EIMER[5]). Chronisch septische Zustände mit starker Anämie können auch mit hämorrhagischer Diathese und Netzhautblutungen verlaufen. Es kommen auch unreife Leukocyten und kernhaltige Erythrocyten dabei vor; aber das Blutbild differiert doch völlig von dem der BIERMERschen Anämie.

Anämien durch Blutgifte. Andere Formen hämolytischer Anämien sind die nach Blutgiften, bei denen aber meist mehr eine Methämoglobinbildung als eine einfache Hämolyse stattfindet (chlorsaures Kali, Anilin, Nitrobenzol). Die Zahl der roten Blutkörper nimmt dabei beträchtlich ab. Auch zeigen sich bald lebhafte, zum Teil nach dem embryonalen Typus verlaufende Regenerationserscheinungen, so daß das Blutbild dem der perniziösen Anämie ähnlich sein kann. Auch rotes Knochenmark und Bildung myeloischer Herde in Leber und Milz kommen vor (v. DOMARUS). Die Leukocyten sind demgemäß oft stark vermehrt. LANGE sah in einem Fall von Kali-chloricum-Vergiftung 55000 Leukocyten; ein subleukämischer Blutbefund wurde auch von REICHMANN nach Schwefelsäurevergiftung beschrieben. Gelegentlich können auch schwere Malariaanämien erhöhten Färbeindex, Makrocyten und Erythroblasten aufweisen; aber das Leukocytenbild dieser Fälle ist doch ein gänzlich anderes als bei perniziöser Anämie.

Knochen-tumoren. Endlich sollen mitunter auch Knochenmarkmetastasen maligner Tumoren ein hämolytisches Krankheitsbild zeigen. Meist finden sich bei ihnen aber nur Leukocytose, Erythroblasten und ziemlich konstant Myelocyten. Dagegen fehlen nach NAEGELI Myeloblasten.

Differentialdiagnostische Schwierigkeiten gegenüber der perniziösen Anämie bereiten noch seltenere Fälle von leberrefraktärer, schwerer Anämie, die man **Aplastische Anämie.** als a p l a s t i s c h e oder a r e g e n e r a t i v e Anämien bezeichnet hat. Bei ihnen

[1]) K. FELLINGER und R. KLIMA, Lebercirrhose und Anämie. Zeitschr. f. klin. Med. Bd. 126, H. 5/6. [2]) EDELMANN, Wien. klin. Wochenschr. 1925. Nr. 10 und Wiener Arch. f. inn. Med. 1927. Bd. 14. [3]) BOLLER, Wien. Arch. f. inn. Med. 1928. Bd. 15. [4]) BRUCKE, Dtsch. Arch. f. klin. Med. Bd. 150. [5]) EIMER, Dtsch. Arch. f. klin. Med. Bd. 150.

findet man kein rotes, sondern gelbes Knochenmark. Im Sternalpunktat trifft man stets spärliche Zellen, überwiegend Lymphocyten und mehr oder weniger atypische Myeloblasten. Megakaryocyten und Erythroblasten sind extrem vermindert. SCHULTEN beschrieb dabei eine Vermehrung der Retikulocyten.

Die Anämie der Kranken ist meist hochgradig; es kommen sowohl hypochrome als auch mäßig hyperchrome Werte vor. Gelegentlich sollen typische Fälle von perniziöser Anämie in diese aplastische Form übergehen. Meist dürfte es sich in solchen Fällen aber um eine fehlerhafte Deutung der Anämie gehandelt haben. Denn es ist zweifellos, daß sich auch das Blutbild der aplastischen Anämie von dem der BIERMERschen Form unterscheidet; vor allem dadurch, daß bei der ersteren eben alle Zeichen der vermehrten Regeneration fehlen, also Erythroblasten, Polychromasie und Retikulocyten. Gleichzeitig finden sich die Zeichen der verminderten Leukopoese; die Leukocyten sinken auf tief leukopenische Werte ab, meist unter relativer Lymphocytose. Oft beobachtet man dabei auch Thrombopenie. Demgemäß besteht (im Gegensatz zur perniziösen Anämie) meist ausgesprochene hämorrhagische Diathese.

Ätiologie und Wesen dieser aplastischen Anämie waren früher umstritten. Bisweilen mag es sich um die Folge septischer Infektionen handeln (NAEGELI). MORAWITZ sah derartige Fälle nach Typhus und Schwarzwasserfieber. V. SCHILLING bei Sprue. Die überwältigende Mehrzahl der Fälle von aplastischer Anämie müssen wir aber heute mit der Panmyelophthise identifizieren, wie dies *Panmyelo-phthise.* auch H. SCHULTEN tut. Deren Ätiologie ist bekanntlich verschieden. In der Minderzahl der Fälle löst eine Überempfindlichkeit gegen Röntgen- und Radiumstrahlen, Benzol, Salvarsan, Gold, Prontosil u. a. m. die Erkrankung aus; in manchen Fällen scheint, wie GYORGY tierexperimentell bewies, auch eine B_6-Avitaminose in Betracht zu kommen. In der Mehrzahl der Fälle bleibt aber die Ursache unklar. Man hat deshalb konstitutionelle und Erbfaktoren vermutet; homologe Vererbung kommt aber kaum vor.

Die Panmyelophthise verläuft meist rasch und stürmisch letal. Sie geht in der Regel mit starken ulcerösen Mundprozessen, hohem Fieber, Haut- und Schleimhauthämorrhagien einher. Hämatologisch finden sich, wie schon bemerkt, schwere progressive aplastische Anämie, Leukopenie und Thrombopenie (Aleucia haemorrhagica, E. FRANK). Außerordentlich viel seltener sind die chronischen Panmyelophthisen; Fälle, die — allerdings unter jahrelang fortgesetzten Bluttransfusionen — mehrere Jahre am Leben bleiben. Die Anämie dieser Fälle ist geringer, der Blut- und Knochenmarkbefund aber nur graduell von denen der akuten Fälle verschieden. Beide Formen sind völlig leberresistent.

Unter dem Namen „achylische Chloranämie" haben KAZNELSON, REIMANN und WEINER[1]) eine hypochrome Anämie mit Achylie und Glossopathie beschrieben *Essentielle* und damit das von KNUD FABER[2]) bereits mitgeteilte Krankheitsbild aufs neue *hypo-chrome* publiziert, das ebenfalls von der perniziösen Anämie unterschieden werden muß. *Anämie.* Die Fälle zeigen stets verminderten Färbeindex, keine Megalocyten, aber bis zu 80% vitalgefärbte Erythrocyten und Erythroblasten. Das Knochenmark war in einem Obduktionsfall rot. Im Sternalpunktat finden sich sehr zellreiches Mark, nur Normoblasten, keine Megaloblasten. Spätere Autoren bestätigten die Hypochromasie und Anisomikrocytose mit geringer Polychromasie, fanden aber normale Retikulocytenzahlen; außerdem geringe Leukopenie und Hypersegmentation der Neutrophilen und normale Thrombocytose (SCHULTEN).

Das Serum dieser Kranken zeigt niemals Erhöhung des Bilirubinspiegels. Im Urin fehlen — im Gegensatz zur BIERMERschen Anämie — Urobilinurie und Urobilinogenurie; spinale Veränderungen sind sehr selten; bisweilen finden sich

---

[1]) KAZNELSON, REIMANN und WEINER, Klin. Wochenschr. 1929. Nr. 23.   [2]) KNUD FABER. Berl. klin. Wochenschr. 1913, S. 598.

als Hohlnägel beschriebene Nagelveränderungen. Die Erkrankung tritt — im Gegensatz zu der ihr sonst ähnlichen Chlorose — vorzugsweise bei Frauen mittleren Alters, sehr selten bei Männern und Jugendlichen auf. Die Fälle werden durch Leberpräparate nicht beeinflußt, heilen aber schnell auf Eisenmedikation.

SCHULTEN[1]) hatte in Hamburg dies Leiden sorgfältig studiert und hielt es für recht häufig, ja für ebenso häufig wie die BIERMERsche Anämie, was zweifellos für andere Gegenden, z. B. Mecklenburg, nicht zutrifft. Auch er fand Anämien mit einem Färbeindex von 0,4 bis 0,6, Glossopathie und starker Heilungstendenz auf Eisen bei völligem Versagen der Lebertherapie. Dagegen betont SCHULTEN, daß nur 80% der Fälle Achlorhydrie zeigen und von diesen nur etwa 50% histaminrefraktär sind. SCHULTEN bestreitet deshalb die Berechtigung der Bezeichnung „achylische Chloranämie" und schlägt den nun allgemein akzeptierten Namen „essentielle, hypochrome Anämie" vor.

W. THIELE[2]) fand bei hypochromer Anämie eine konstante und exzessive Beschleunigung der Magen-Darmpassage, von der er annimmt, daß sie eine Einengung der Resorptionsfläche und damit ungenügende Aufnahme des Nahrungseisens durch die Darmwand zur Folge habe. Die Beobachtung THIELEs hat ohne Zweifel für die Pathogenese des Leidens Bedeutung. Neben der Glossitis sind Mundwinkelrhagaden sehr häufig. Endlich sind Störungen des Schluckaktes (Dysphagie) pathognomonisch, die unter dem Bilde des Oesophagospasmus verlaufen können, und als PLUMMER-VINSOMsches Syndrom bezeichnet werden. Diese Autoren haben das Syndrom als erste bei essentieller, hypochromer Anämie beschrieben. Man hat es auch bei perniziöser Anämie beobachtet (HEILMEYER); ich habe es allerdings bei letzterer nie gesehen. G. K. KRAUCHER[3]) macht auf die Häufung des Syndroms unter dem Einfluß der Mangelernährung aufmerksam.

Das Krankheitsbild ist, wie bemerkt, mit dem bereits von KNUD FABER beschriebenen der „hypochromen Anämie" identisch. Es kann auch familiär auftreten. Augenscheinlich bestehen, wie bereits bemerkt, Beziehungen zur BIERMERschen Anämie, da letztere bisweilen in Familien beobachtet wurde, in denen auch die FABERsche Form vorkam.

Carcinom-anämie. Ähnlichkeit mit der perniziösen Anämie können auch Carcinomanämien, besonders diejenigen bei Magencarcinom zeigen, die ja meist auch eine Achylie aufweisen. In den meisten Fällen ermöglicht jedoch der Blutbefund (erniedrigter Hämoglobinindex, neutrophile Leukocytose mit Linksverschiebung, Lymphopenie) die Differentialdiagnose ohne weiteres. Es sei aber hervorgehoben, daß es Fälle von perniziöser Anämie gibt, in denen bei der Obduktion kleine, unerkannt gebliebene Magencarcinome gefunden wurden, auf die der letale Ausgang kaum zurückzuführen war. Auch klinisch haben andere und ich nicht selten das Hinzutreten eines Magenkrebses zu einer schon länger bestehenden BIERMERschen Anämie beobachtet. Es ist wohl möglich, daß dieser sich bisweilen aus einem beim Morbus Biermer nicht so seltenen Magenpapillom (KATSCH) entwickelt. In solchen Fällen modifiziert das Carcinom das bisherige Blutbild; insbesondere schwindet die relative Lymphocytose und es treten Neutrocytose und Linksverschiebung auf.

Einen auf den ersten Blick einer perniziösen Anämie ähnlichen Gesamteindruck können manche Nierenkranke mit echter Anämie machen. Doch klärt die nähere Untersuchung die Sachlage natürlich bald. Diese nephrogenen Anämien kommen besonders bei suburämischen Nephrosklerosen, seltener bei Nephrosen vor und tragen meist hypochromen Charakter. Megalocytose scheint selten zu sein. E. BECHER führt sie auf die bei Niereninsuffizienz retinierten Phenole zurück.

CHRESTEN FAARUP und S. OHLSEN[4]) stellten durch Sternalpunktionsbefunde fest, daß der Grad der Anämie nicht so sehr von der Harnstofferhöhung, als von der Dauer der Nephropathie abhängt. Sie fanden im Punktat alle Zeichen der Hemmung der Erythropoese.

Endlich sei noch wiederholt, daß bei perniziöser Anämie gelegentlich Addisonähnliche Hautverfärbungen beobachtet werden. Auch Pigmentverschiebungen im

¹) H. SCHULTEN, Münch. med. Wochenschr. 1935. 18.   ²) W. THIELE, Klin. Wochenschr. 1938. Nr. 52.   ³) G. K. KRAUCHER, Ärztl. Wochenschr. 1947. S. 598.   ⁴) FAARUP und OHLSEN, Fol. haematol. 1943. Bd. 67.

Sinne des Vitiligo und Chloasma habe ich bei den Kranken nicht selten gesehen. Bei zwei aus MATTHES' Klinik von LENNARTZ publizierten Fällen war
das perniziös-anämische Blutbild so ausgesprochen, daß Zweifel über die Natur
der Erkrankung nicht bestehen konnten. SCHUZANY fand in einem ähnlichen
Falle eine Atrophie der Nebenniere, so daß wohl eine Komplikation mit
Addison vorlag. Im übrigen zeigt das Blutbild des M. Addison niemals die
Zeichen der BIERMERschen Anämie. Die Verwechslung beider dürfte also kaum
möglich sein. Früher sah man bei den Kranken gelegentlich Arsenmelanosen
als Folge der Therapie; jetzt kommen sie wohl nicht mehr vor.

Ferner wurden nicht nur hämorrhagische, sondern auch einfache Eryteme
und pemphygoide Efflorescenzen beschrieben. Erwähnt sei endlich die von mir
beobachtete Kombination von Sklerodermie und Morbus Basedow mit perniziöser Anämie und diejenige mit Lichen ruber planus (SPIETHOFF).

4. Andere symptomatische Anämien.

Ein Teil dieser Anämieformen ist bereits im vorigen Kapitel gestreift worden,
besonders soweit es sich um Anämien hämolytischer Art handelt. Es bleiben
ferner zu erörtern: 1. Die Anämien bei Rekonvaleszenten und bei Menschen mit
ungünstigen Lebensbedingungen; die letzteren hat man neuerdings als „Mangelanämien" zusammengefaßt. Sie gehören teils zu den Pseudoanämien mit
schlechter Hautdurchblutung; teils sind es echte Anämien des hypochromen,
sekundären Typus. Zu den letzteren gehört meist die Anämie des Hungerödems.
Man hat aber auch megalocytäre, hypochrome Mangelanämien (bei Sprue, Pellagra,
Gravidität) beobachtet, die wohl hauptsächlich B-Hypovitaminosen darstellen
(HEILMEYER[1]). Auch der Vitamin A-Mangel kann gelegentlich zu schwerer normo-
oder hypochromer Anämie führen, die durch dies Vitamin geheilt werden kann
(MAINZER und JOEL[2]). Auch eine C-Hypovitaminose soll manchmal Anämi-
sierung hervorrufen, die nicht durch skorbutische Blutungen zu erklären ist.
Auch wurde ein gewisser Einfluß des Vitamin D auf die Blutbildung durch die
Untersuchungen SEYDERHELMs[3] wahrscheinlich gemacht; man denke dabei
an die ziemlich häufige hypochrome Anämie bei kindlicher Rachitis.

2. Die Anämien bei Nierenkranken. Sie sind ebenfalls oft nur Scheinanämien;
aber es kommen auch, besonders bei chronisch Niereninsuffizienten, echte schwere
Anämien vor (vgl. voriges Kapitel).

3. Die Anämien bei Magen- und Darmerkrankungen. Sie sind, soweit sie
Produkte okkulter oder manifester Blutungen sind, natürlich Blutungsanämien
mit erniedrigtem Färbeindex. Hierher gehören auch die neuerdings vielbeob-
achteten Anämien nach Magenresektionen, die besonders bei Frauen und nach
„Billroth II" auftreten. Sie sind fast durchweg hypochromer Natur und tragen
auch sonst keinerlei Zeichen der echten BIERMERschen Anämie. Ferner seien
erwähnt die Anämien bei Carcinomen des Verdauungstractus. Das geht schon
daraus hervor, daß bei manchen derartigen Carcinomen, wie Mitteilungen von
MALASSEZ, LAACHE und D. GERHARDT erweisen, Eisen ebenso günstig wie bei
Anämien durch Blutverlust wirkt. Bei Kranken mit Magencarcinomen sieht
man mitunter ziemlich lebhafte Zeichen der Regeneration, besonders auch kernhaltige rote Blutkörper. Das ist namentlich der Fall, wenn Knochenmetastasen
bestehen. In diesen Fällen fällt auch meist eine Vermehrung myelocytärer
Elemente im weißen Blutbild auf; bisweilen soll es in solchen Fällen auch
zu hyperchromer Anämie kommen.

---

[1] HEILMEYER, Med. Klinik 1938. Nr. 7. [2] MAINZER und JOEL, Acta scand. med.
Bd. 46. S. 535. 1938. [3] SEYDERHELM und TAMMANN, Zeitschr. exper. Med. Bd. 57, S. 641,
und Bd. 66, S. 557.

4. Maligne Tumoren können auch, wenn sie nicht den Verdauungstrakt befallen, zu einer Anämie führen, bei der die Zahlen für die Erythrocyten aber doch nie so niedrig wie bei der perniziösen Anämie werden. Meist sind es Anämien mit erniedrigtem oder normalem Färbeindex; kennzeichnend ist eine oft gleichzeitig vorhandene Leukocytose mit Lymphopenie. Allerdings sei ausdrücklich betont, daß bei Carcinomen, die nicht den Magen, sondern die Lungen, den Genitalapparat, die Schilddrüse u. a. befallen, eine Anämie weit seltener ist als bei Magenkrebs, und häufig bis zum Ende des Kranken ausbleibt.

5. Die Anämien bei chronischen Infektionen verhalten sich verschieden. Bei Tuberkulose können Erythrocyten und Hämoglobin gleichmäßig herabgesetzt sein. Es kommen aber Anämien mit vermindertem Färbeindex vor, auch wenn keine Blutungen vorausgegangen sind. Im ganzen sei hervorgehoben, daß echte und gröbere Anämien bei chronischen Lungentuberkulosen, auch solchen schwerer Stadien und mit häufiger rückfälligen Blutungen, eigentlich überraschend selten sind. Bezüglich der Leukocytenformel sei daran erinnert, daß floride und fortschreitende Formen eine Polynucleose, stationäre und günstiger verlaufende eine Lymphocytose zeigen.

Von den Anämien bei septischen Infektionen wurden die seltenen, mit einem der perniziösen Anämie ähnlichen megalocytotischen Blutbild schon bei der Differentialdiagnose der BIERMERschen Anämie besprochen. Gewöhnlich zeigt die septische Anämie Hypochromasie, also das Kennzeichen der sekundären Anämie, und mitunter einige unreife Leukocytenformen. Die akuteren Fälle weisen Leukocytosen auf, die bei bestehenden Eiterherden hochgradig sein können.

Die oft erheblichen Anämien bei Malaria müssen als hämolytische aufgefaßt werden; die von den Plasmodien befallenen Blutkörper gehen ja zugrunde. Auch bei der Malariaanämie findet sich die differentialdiagnostisch wichtige basophile Körnung der Erythrocyten als Regenerationszeichen, und eine Vermehrung der Monocyten. Die luischen Anämien, soweit sie ein perniciosaähnliches Blutbild geben, wurden schon besprochen. Die Differentialdiagnose der Malaria und der luischen Anämien hat natürlich die richtige Erkennung der Grundkrankheit zur Voraussetzung. Da aber bei beiden chronischen Infektionen starke Anämien vorkommen, so denke man bei sonst unklarer Entstehung einer erheblichen Anämie stets auch an diese beiden Krankheiten.

6. Auch manche endokrine Krankheiten erzeugen Anämien meist sekundären Charakters und mäßiger Schwere, besonders das Myxödem. seltener die BASEDOWsche Krankheit. Das erstere zeigt in schwereren typischen Fällen sogar fast konstant hypochrome Anämie, äußerst selten aber meiner Erfahrung nach eine hyperchrome, megalocytäre Form. Bei den Thyreotoxikosen sind Anämien recht ungewöhnlich; ein einziges Mal sah ich eine Anämie vom BIERMERschen Typus bei Basedow. Auch der Morb. Addison erzeugt bisweilen sekundäre Anämie, ebenso die hypophysäre Kachexie; beide Leiden zeigen aber meist keinen Parallelismus zwischen Anämie und Schwere der inkretogenen Störung. Im Gegenteil habe ich wiederholt tödliche Fälle von ADDISONscher und von SIMMONDSscher Krankheit gesehen, die keine Spur von Anämie aufwiesen.

Gelegentlich findet man schwere Anämien auch bei Hypogenitalismus. Ich habe eine tödlich endende, perniciosagleiche Anämie bei einer Frau mit Genitalaplasie mitgeteilt; und HEILMEYER hat eine schwere leber- und eisenrefraktäre Anämie bei einem Jüngling beobachtet, der auf Testikelhormon und Preloban genas. Daß sich in sehr seltenen Fällen auch die pluriglanduläre Insuffizienz mit Anämie, z. B. mit hämolytischem Ikterus vereinigen kann, habe ich bereits besprochen. Auch HEILMEYER teilt einen Fall von tödlicher hämolytischer Anämie bei pluriglandulärer Insuffizienz (der Schilddrüse und Hypophyse) mit.

Es würde zu weit führen, jede als Begleiterscheinung einer andern Erkrankung vorkommende Anämie hier aufzuführen; in unseren Darstellungen wurde ja auch überall der Blutbefund ausreichend berücksichtigt. Nur die Bleianämie mag noch einmal erwähnt werden, weil für sie die basophile Körnung der Erythrocyten besonders kennzeichnend ist. Endlich sei die „Greisenänamie" erwähnt, die SCHLESINGER als Sonderform von der BIERMERschen Krankheit trennen wollte. Zweifellos beruht die Blässe vieler Greise aber nur auf Pseudo-anämie. Ob es eine „Greisenanämie" im Sinne SCHLESINGERs überhaupt gibt, ist mir sehr zweifelhaft. Allerdings trägt die sonst typische BIERMERsche Anämie bei Greisen bisweilen das Stigma des Senilen insofern, als sie manchmal in Blut und Knochenmark regenerative Zeichen vermissen läßt.

Von physikalischen Einwirkungen, die zur Anämie führen, sei die des Überdrucks erwähnt: bei Caissonarbeitern, die lange in großer Tiefe arbeiten, hat man gelegentlich Verminderung von Hämoglobin und Erythrocyten beobachtet; im Gegensatz zu der im Hochgebirge entstehenden Hyperglobulie. Diese Caissonanämien sollen übrigens harmlos sein. Caisson-
anämie.

5. Die Anämien des Kindesalters.

Bezüglich der Anämien im Kindesalter scheint eine so völlige Einigung der pathogenetischen Anschauungen noch nicht erfolgt zu sein, wie dies in der Anämielehre der Erwachsenen der Fall ist. Zuerst sei bemerkt, daß die echte BIERMERsche perniziöse Anämie im frühen Kindesalter ganz fehlt und im Schulalter auch extrem selten ist (v. PFAUNDLER). Die perniciosaähnliche konstitutionelle Anämie von FANCONI unterscheidet sich trotz ihrer Hyperchromasie durch das Fehlen der Hämolysezeichen und den Knochenmarksbefund völlig von der BIERMERschen Krankheit. Auch die aplastische Anämie bzw. Panmyelophthise scheinen im Kindesalter selten zu sein. Immerhin habe ich schon Panmyelophthisen bei 13- bis 14jährigen Knaben gesehen. Dagegen kommt der erbbedingte hämolytische Ikterus mit Anämie schon bei Kindern vor (CATEL). Die genannten beiden Anämien unterscheiden sich in infantilen Fällen kaum von den erwachsenen. Bezüglich der COOLEYschen infantilen Erythroblastenanämie verweise ich auf das Kapitel der Milzkrankheiten.

In den nun folgenden Darstellungen beziehe ich mich besonders auf die Forschungen von CZERNY und KLEINSCHMIDT [1]).

a) Die alimentären Anämien.

Wir wissen aus dem Tierexperiment, daß beim wachsenden Tier eine eisenarme Nahrung zu einer (durch Eisenzufuhr heilbaren) Anämie führen kann. Es lag deswegen der Schluß nahe, die Anämien des Kindesalters, die sich gegen das Ende der reinen Milchernährung entwickeln, auf die Eisenarmut der Milch zurückzuführen. Man sah bei diesen Anämien in der Tat einen der Chlorose ähnlichen Blutbefund und vermißte den Milztumor.

CZERNY fand aber, daß auch Anämien mit Milztumor sich durch eine gemischte Kost zur Heilung bringen lassen und faßte deswegen den Begriff der alimentären Anämie weiter. Sein Schüler KLEINSCHMIDT stellte folgende Merkmale für die alimentären Anämien auf: Sie kommen nur bei konstitutionell schwachen Kindern vor, Kindern mit Neuropathie, exsudativer Diathese und Rachitis. Sie beruhen nicht nur auf ausschließlicher Milchernährung, sondern auch auf einseitiger Mehlernährung. Sie treten deswegen im Gegensatz zu anderen Anämieformen meist gegen Ende des ersten Lebensjahres auf, am Schlusse der Periode einseitiger Ernährung. Nur bei ausgesprochener konstitutioneller

---

[1]) CZERNY und KLEINSCHMIDT, Jahrb. f. Kinderheilk. Bd. 83.

Minderwertigkeit werden sie schon früher beobachtet. Der Blutbefund ist teils ein pseudochlorotischer mit vermindertem Hämoglobinindex, teils aber, im Gegensatz dazu, ein dem Blutbefunde bei perniziöser Anämie ähnlicher. Übergangsformen zwischen beiden Extremen sind häufig. Die Leukocytenzahlen sind normal oder unbedeutend erhöht. Die Lymphocyten überwiegen im Blutbild, wie das bei jüngeren Kindern die Regel ist, wenn sie keine Infektionen aufweisen.

CZERNY führt diese alimentären Anämien also nicht auf Eisenmangel allein zurück, sondern auf einseitige Ernährung überhaupt und nimmt als Grundlage des Erkrankens dazu eine konstitutionelle Minderwertigkeit an. Als Kriterium der Zugehörigkeit zur Gruppe der alimentären Anämie gilt die Heilbarkeit durch diätetische Maßnahmen. Zu dieser Gruppe hat man auch Fälle mit Milztumor rechnen wollen. Bei Obduktionen wurden hyperaktives blaurotes Knochenmark, und als Zeichen vermehrten Erythrocytenzerfalls, Hämosiderose der Leber gefunden. Als Sonderform der alimentären Anämie sei noch die von STÖLTZNER[1]) beschriebene Ziegenmilchanämie genannt. Sie scheint Beziehungen zu dem JAKSCH-HAYEMschen Typus (s. später) zu haben, unterscheidet sich aber durch das Fehlen von rachitischen Zeichen, durch starke Mikrocytose und mitunter vorhandene Resistenzverminderung der Erythrocyten. Nach CZERNY spielen auch toxische Faktoren dabei mit.

Zu den alimentären Anämien infolge Mangels an Vitamin C muß auch die erst sekundär durch Blutungen entstehende Anämie bei MÖLLER-BARLOWscher Krankheit gerechnet werden. Sie entwickelt sich bei übermäßig sterilisierter Nahrung und führt zu fibröser Umwandlung des Knochenmarks. Die klinischen Zeichen sind Schmerzhaftigkeit, Brüchigkeit der Knochen, Schwellung suffundierter Weichteile, hämorrhagische Diathese, die sich namentlich in Cephalhämatombildung, periostalen Schwellungen an den Röhrenknochen und Schleimhautsuffusionen im Bereich der Schneidezähne äußert. Die Schmerzhaftigkeit führt zur Pseudoparalyse der befallenen Glieder. Differentialdiagnostisch muß das Syndrom von luischen und rachitischen Pseudoparalysen und auch von anderen hämorrhagischen Diathesen (Morbus Werlhof, Purpura, Hämophilie) unterschieden werden. Im späteren Kindesalter kann die essentielle Thrombopenie durch profuse Blutungen zu Anämie führen.

CATEL[2]) hat mitgeteilt, daß auch bei familiärem hämolytischem Ikterus der Kinder schwere qualitative Thrombocytenschäden und Anämie vorkämen, die beide durch Splenektomie heilbar seien.

b) Die infektiösen Anämien des Kindesalters.

Von diesen steht an Häufigkeit die luische in erster Reihe. Das Blutbild läßt nach KLEINSCHMIDT eine Differenzierung gegen die alimentären Formen nicht zu, wenn auch große mononukleäre Zellen reichlich angetroffen werden können. Über das Auftreten von Erythroblasten widersprechen sich die Angaben. Kennzeichnend sind das Auftreten in den ersten Lebensmonaten, also früher als die alimentären Formen, die gleichzeitigen Zeichen visceraler Lues, besonders die Milz- und Leberschwellung und natürlich die positive WASSERMANNsche Reaktion. Der auch im Kindesalter vorkommende „Pseudo-Banti" ist, wie ich mit v. PFAUNDLER annehme, meist luischen Ursprungs.

Die Tuberkuloseanämien, die sich in erster Linie bei verkäsenden Drüsenerkrankungen (Hilusdrüsen) im reiferen Kindesalter finden, können gleichfalls einen pseudochlorotischen Blutbefund geben. Die Leukocyten sind meist nicht vermehrt, dagegen überwiegen die polynucleären Zellen stark.

---

[1]) STÖLTZNER, Münch. med. Wochenschr. 1922. Nr. 1.   [2]) CATEL, Med. Klinik 1936. Nr. 16.

Bisweilen findet sich ein Milztumor. Die Diagnose muß vor allem vom Nachweis der Tuberkulose ausgehen (Pirquet, Röntgenbefund). Der Umstand, daß eine Anämie in jüngerem Alter sich nicht alimentär beeinflussen läßt, ist stets auf eine tuberkulöse oder sonstige infektiöse Ursache verdächtig.

Auch Anämien, die durch chronische Infektionen mit Eitererregern hervorgerufen werden, z. B. durch Eiterprozesse der Atmungsorgane, durch Furunkulosen u. a. sollen das Bild der „pseudoleukämischen" Anämie mit Milztumor hervorrufen. KLEINSCHMIDT glaubt, daß auch die Entstehung dieser Formen durch eine konstitutionelle Disposition gefördert werde. Differential-diagnostisch gegenüber den alimentären Formen kommt besonders die Steigerung der Polynucleären, die Werte bis zu 80% ergibt, in Betracht; sie erreicht noch höhere Grade als bei den tuberkulösen Formen. Daneben kann auch eine Vermehrung der Gesamtleukocyten auftreten.

Übrigens werden die Anschauungen der CZERNYschen Schule keineswegs von allen Pädiatern geteilt. Insbesondere bestreitet v. PFAUNDLER [1]), daß man den Begriff: „alimentäre Anämie" soweit fassen dürfe, wie KLEINSCHMIDT dies tut. v. PFAUNDLER will vielmehr als alimentäre Anämie nur die Zustände bezeichnen, in denen es durch zu eisenarme Kost tatsächlich zu einer negativen Eisenbilanz kommt. Diese Zustände der chloroseartigen Säuglingsanämie fänden sich besonders bei debilen Frühgeburten und bei Kindern anämischer Mütter, die nur mit einem geringen Eisenvorrat bei der Geburt ausgerüstet seien, und bei solchen, die mit sehr eisenarmer Kost, z. B. reiner Milchkost, ernährt würden. Diese Art der alimentären Anämie sei durch Eisenzufuhr prompt heilbar. Die oben beschriebenen Zustände dagegen, die darüber hinaus CZERNY alimentäre Anämien nennt, faßt v. PFAUNDLER als toxogene Anämien auf, da ja CZERNY und KLEINSCHMIDT selbst glaubten, daß sie durch die Bildung von Fettsäuren entstünden, die entweder durch Alkalientziehung oder direkt hämolytisch wirkten. v. PFAUNDLER hält auch das Kriterium für die alimentäre Entstehung, auf das die CZERNYsche Schule den Hauptwert legt, nämlich die Heilbarkeit durch Kostmaßnahmen, keineswegs für erwiesen. Freilich versagt bei diesen Anämien die Eisentherapie allein; aber Bluttransfusionen vermögen diese angeblich alimentären Anämien auch ohne Kostmaßnahmen zu heilen. v. PFAUNDLER gibt deswegen das Bild der JAKSCH-HAYEMschen Pseudoleukämie zugunsten der alimentären Anämie nicht auf, während OPITZ [2]) den chlorotischen Typ und den JAKSCH-HAYEMschen Typ nur als Grenzfälle der extremen beiden Reaktionsweisen des kindlichen Organismus ansieht, die durch Zwischenformen verbunden seien. Auch müssen aus dem bisherigen JAKSCH-HAYEMschen Krankheitsbilde, wie HEILMEYER betont, noch einige Erkrankungsformen eliminiert werden, die man früher mit ihm identifizierte, z. B. den anämischen Banti und Pseudo-Banti, die COOLEYschen und die osteosklerotischen Anämieformen. Trotzdem bleibt meines Erachtens ein nicht geringer Rest von Fällen übrig, der die Beibehaltung des JAKSCH-HAYEMschen Syndroms als berechtigt erscheinen läßt.

c) Die JAKSCH-HAYEMsche Krankheit.

Der JAKSCH-HAYEMsche Typ entwickelt sich meist zwischen dem 6.—18. Monat und befällt überwiegend rachitische Kinder. Er ist nach BESSAU [3]) aber nicht durch Vitamin D-Mangel und Rachitis verursacht. Vielmehr führt BESSAU diese „Mesenchymopathia anaemica" einerseits auf erbkonstitutionelle Faktoren zurück,

v. JAKSCH-HAYEMsche Krankheit.

---

[1]) v. PFAUNDLER, Lehrb. d. Kinderheilk. von FEER. [2]) OPITZ, Klin. Wochenschr. 1922. Nr. 36. [3]) BESSAU, Med. Klinik 1936. Nr. 16.

was ohne Zweifel für viele Fälle zutrifft. Auch ich habe das Leiden bei 2 drei-
jährigen, eineiigen Zwillingen beobachtet. Andererseits sind — daneben —
auch alimentäre Schäden wirksam. Denn Frauenmilch verhütet nach BESSAU
das Leiden fast stets, heilt aber den manifesten Blutschaden nicht immer. BESSAU
faßt die Erkrankung, wie v. PFAUNDLER, nicht als hämolytisch bedingt, sondern
als einen Mangel der Blutbildung auf.

Im Vordergrund stehen die große Blässe, die allgemeine Schlappheit und
Muskelschwäche bei einem gewissen, wohl mehr durch Wasserretention als durch
Fettpolster konservierten Volumen und Gewicht. Stets findet sich ein großer,
harter, scharfkantiger Milztumor, während die Leberschwellung meist geringer
ist (v. PFAUNDLER). Die Lymphdrüsen sind nur gering beteiligt. Der Blutbefund ergibt entweder eine hypochrome oder (seltener) eine gering hyperchrome Anämie. Die Verminderung der Roten pflegt nach v. PFAUNDLER
zwischen 1—3 Millionen zu liegen. Megalocytose, auch Megaloblasten kommen
vor; Poikilocytose, Anisocytose, Polychromasie, Vermehrung der vitalgranulierten
und der basophilgranulierten Erythrocyten sind die Regel. Die Leukocyten sind
meist etwas vermehrt, etwa auf 20000. Bei entzündlichen Komplikationen
können die Neutrophilen überwiegen. Man findet aber auch oft eine Vermehrung der Monocyten (bis zu 20%), der Eosinophilen und der Myelocyten
und Promyelocyten, so daß gelegentlich zunächst der Eindruck einer echten
Leukämie erweckt wird, mit der aber — auch anatomisch betrachtet — die
JAKSCH-HAYEMsche Krankheit sicher nichts zu tun hat. Die Thrombocyten
sollen bisweilen vermindert sein. Die Zeichen der Hämolyse (Urobilin- und
Urobilinogenurie, erhöhter Bilirubinspiegel des Serums) pflegen zu fehlen.

Für die Eigenart des Leidens spricht neben der schon erwähnten Erbbedingtheit der Umstand, daß es — im Gegensatz zu allen anderen „pseudoleukämischen"
Splenomegalien, insbesondere der Erwachsenen — in einer nicht geringen Zahl
der Fälle nach dem 3.—4. Lebensjahr spontan ausheilt.

Über die kindliche Anämie bei Leishmaniosis, über den hämolytischen
Ikterus und über die Splenomegalie Typ GAUCHER und BANTI ist bereits
bei den Milzerkrankungen das differentialdiagnostisch Wichtige gesagt worden.

d) Die Neugeborenen- und Frühgeborenen-Anämien.

Man unterscheidet drei Formen von Neugeborenenanämie: 1. die mit
Hydrops congenitus verbundene, mit einer Sterblichkeit von 100%. 2. die mit
Ikterus verlaufende Form, die, gleichfalls bösartig, 80% Letalität hat, und 3. die
reine, ohne Ikterus und Hydrops einhergehende Form, die meist gutartig verläuft (HEILMEYER). Die Krankheit ist nie angeboren, sondern beginnt erst am
Ende der ersten Woche, meist akut, aber ohne stürmische Symptome. Leber
und Milz sind bei Form 3 gering, bei 1 und 2 stark vergrößert. Die Anämie
der „reinen" Formen ist stets hochgradig (unter 50% Hgb.), meist hyperchrom.
Aniso-, Poicilocytose und Erythroblasten treten bei Form 3 nur sehr gering auf,
bei den malignen Formen finden sich massenhaft Erythroblasten. Das weiße
Blutbild schwankt zwischen Leukopenie und hochgradiger Leukocytose (HEIL-
MEYER). LEHNDORFF [1] deutet die Neugeborenenanämie als eine allergische
Knochenmarksreaktion vielleicht auf Placentareiweiß, mit dem der Neugeborene
im Augenblick der Geburt überschüttet wird.

Die Anämie der Frühgeborenen tritt um so schwerer auf, je unreifer
das Kind zur Welt kam. Bei Frühgeborenen unter 2000 g wird sie fast nie
vermißt (HEILMEYER). Zur Zeit der bereits physiologischerweise minimalen
Erythrocytenzahlen, gleichzeitig mit dem größten Tiefstand des Serumeisen-

---

[1] LEHNDORFF, Zeitschr. Kinderheilk. 1933. Bd. 56, S. 221.

spiegels, tritt die Frühgeborenenanämie in Erscheinung. Sie ist meist schwer (um und unter 50%), stets hypochrom. Aniso- und Poicilocyten, sowie Erythroblasten sind spärlich, Retikulocyten leicht vermehrt. Meist finden sich Leukopenie und Lymphocytose. HEILMEYER und VAHLQUIST fassen das Leiden als Eisenmangelanämie auf. Es soll demgemäß durch Ferropräparate und Vitamin C gebessert werden können, gelegentlich aber nach dem 1., spätestens dem 2. Halbjahr spontan ausheilen (H. SCHULTEN).

6. Die Differentialdiagnose der Leukämien.

Die unter dem Bilde einer Sepsis oder hämorrhagischen Diathese verlaufenden Formen der akuten Leukämie wurden bereits bei der Schilderung dieser Zustände besprochen. Sie sind in der Regel Myeloblastenleukämien und mittels der Peroxydasereaktion leicht zu diagnostizieren. Akute lymphatische Leukämien gehören, wie bereits erwähnt, zu den größten Seltenheiten (HEILMEYER). *Akute Formen.*

Eine sehr seltene großzellige, in akuter Form verlaufende Lymphocytenleukämie hat STERNBERG als Leukosarkomatose beschrieben. Sie ist gekennzeichnet durch ein aggressives Wachstum der Lymphdrüsentumoren, besonders auch durch ihre Ausbreitung ins Mediastinum. Ein Teil der so gedeuteten Fälle gehört übrigens sicher zur echten myeloischen Leukämie. Jedenfalls gibt es eine Form der Leukämie mit starken, rasch sich ausbreitenden Drüsenschwellungen, die dem STERNBERGschen Krankheitsbilde entspricht.

Zu den akuten Formen gehört auch ein Teil der subleukämischen Zustände, die gleichzeitig ein der perniziösen Anämie ähnliches Blutbild oder wenigstens erhöhten Färbeindex und starke Verminderungen der Erythrocyten aufweisen. Wir erwähnten derartige Fälle schon bei der perniziösen Anämie. Sie sind, wie NAEGELI betont, schwer einzuordnen. In dem Falle LEUBEs wurden bei der Sektion weder leukämische noch perniziös anämische Befunde erhoben. Auch MASING vermißte leukämische Veränderungen in einschlägigen Fällen. NAEGELI ist geneigt, diese Krankheitsbilder als besondere Arten infektiöser Anämie anzusehen. Aber auch bei akuten Leukämien können sich so beträchtliche Anämien entwickeln, daß man zunächst den Eindruck einer BIERMERschen Anämie haben kann, wie der von LEPEHNE[1]) beschriebene Fall von akuter aleukämischer Lymphadenose beweist. Meist werden die LEUBE-ARNETHschen Leukanämien als akute Leukämien aufgefaßt werden müssen.

Die chronischen Leukämien, sowohl die lymphatischen wie die myeloischen Formen, bieten mit ihrer starken Vermehrung der weißen Zellen, entweder der Lymphocyten oder myelocytärer Zellen, ein so ausgesprochenes Blutbild, daß meist schon ein Blick auf ein ungefärbtes Blutpräparat genügt, um die Diagnose zu stellen; zur genaueren Analyse der weißen Zellformen bedarf es aber stets der Färbung, z. B. der Doppelfärbung nach JENNER und MAY-GRÜNWALD. Die Differentialdiagnose zwischen der myeloischen und lymphatischen Leukämie ist bei den chronischen Formen aus dem Blutbild leicht zu stellen, insbesondere durch die Anwendung der Peroxydasereaktion. Die schwieriger zu unterscheidenden Myeloblasten- und Monocytenleukämien sind meist akutere Formen. Wegen der Unterscheidung dieser Zellen von Lymphocyten sei auf die Darstellung der akuten Leukämie verwiesen. Hinzugefügt sei nur, daß EHRICH (Rostock) eine Unterscheidung dieser Zellformen durch die Gewebskultur gelungen ist. *Chronische Formen.*

Die chronischen Formen sind sich im übrigen bezüglich der klinischen Erscheinungen ähnlich: sowohl myeloische als auch lymphatische Leukämien treten meist ohne erkennbare Ursache auf. Beide Formen führen unter unregelmäßigem und inkonstantem Fieber zur allgemeinen Entkräftung, Abmagerung

---

[1]) LEPEHNE, Dtsch. med. Wochenschr. 1919. Bd. 19.

und Anämisierung. Beide reagieren — wenigstens zunächst — auf Röntgenstrahlen und, wie wir heute wissen, durch Urethan (E. Schulze [1]) mit Besserung
aller Symptome. Bei beiden können Milz- und Leberschwellungen sehr.erheblich
werden. Bei den lymphatischen Formen pflegen aber die Drüsenschwellungen,
bei den myeloischen die Milzvergrößerung stärker hervorzutreten. Bei der
chronischen leukämischen Lymphadenose pflegen die Drüsenschwellungen am
Hals, in den Achseln und der Leistengegend am stärksten entwickelt zu sein;
aber auch die Hilus- und Mesenterialdrüsen sind meist beteiligt.

Die chronische myeloische Leukämie ist, abgesehen von ihrem Blutbefund, der Myelocyten in 10—50% der Zellen ergibt, durch den sehr großen,
harten Milztumor gekennzeichnet. Während bei den (unbehandelten) Myelosen
die Gesamtleukocytenzahl meist zwischen 200000 und 400000 im Kubikmillimeter
liegt, finden wir sie bei den chronischen Lymphadenosen in der Regel niedriger,
etwa zwischen 100000 und 150000; dabei sind die Lymphocyten (meist kleine,
anscheinend normale Formen) auf 90—95% erhöht, während die Granulocyten
anfangs nur relativ, später aber auch absolut stark vermindert sind. Bezüglich
der Anämie sei bemerkt, daß sie bei lymphatischer Leukämie viel häufiger,
früher und auch schwerer auftritt als bei den Myelosen (Heilmeyer). Es kommen
normochrome, hypochrome und — sehr selten — auch hyperchrome Anämien
vor. Auch die Thrombocyten sind in schweren Fällen stets vermindert, wiederum
bei Lymphadenosen früher und stärker als bei Myelosen (Heilmeyer). Wichtig
ist, daß die chronisch-lymphatische Leukämie besonders häufig Männer im
Rückbildungsalter betrifft, während die myeloische Form beide Geschlechter
und vorwiegend das mittlere Lebensalter befällt.

In manchen Fällen wird das Sternalpunktat differentialdiagnostisch
entscheiden: Bei der myeloischen Form wird ein überwiegend myeloisches
Mark gefunden, wenn auch der Prozentsatz der Myelocyten und Myeloblasten
öfters geringer ist als man erwarten müßte (Schulten). Bei der lymphatischen
Leukämie findet man meist über 60% Lymphocyten im Mark (G. Hansen [2]).
Ein negativer Lymphocytenbefund kommt allerdings im Sternalpunktat bei
lymphatischer Leukämie auch vor; Hansen glaubt sogar, daß die Lymphocytose
im Mark bei zahlreichen Fällen von lymphatischer Leukämie fehlt. Also entscheidet nur der positive, nicht aber der negative Lymphocytosebefund des
Marks differentialdiagnostisch.

Der lymphatischen Form kommen auch die Vergrößerungen der Tonsillen
und die sehr charakteristischen leukämischen Haut- und Schleimhautinfiltrate
in erster Linie zu, ebenso gelegentlich Schwellung der Parotis und der Tränendrüsen, die das Bild einer Mikuliczschen Erkrankung hervorrufen können.
Sehr merkwürdig kann auch die Zunge bei lymphatischer Leukämie aussehen;
das vordere Drittel ist eigentümlich gefurcht, das mittlere Drittel glatt, das
hintere von starken lymphatischen Wucherungen eingenommen. Bei den myeloischen Formen können ein unstillbares Nasenbluten oder schwer stillbare Blutungen
bei geringen Verletzungen, wie bei einer Zahnextraktion, als erstes Zeichen auf
die Bluterkrankung aufmerksam machen. Übrigens kommen auch bei chronischen leukämischen Myelosen gelegentlich Infiltrate der Haut- und Schleimhäute vor, wie ich in einem Fall sah, bei dem die Infiltrate zuerst die Haut
und Schleimhaut der Nase und später des Rachens befielen. Auch ein spontan
auftretender Priapismus soll bei leukämischen Myelosen häufig sein.

Andere Symptome sind beiden Formen gemeinsam, z. B. Knochenschmerzen,
besonders der Sternalschmerz auf Druck, ebenso die gelegentlich auftretenden
pleuritischen Ergüsse.

---

[1] E. Schulze, Dtsch. med. Wochenschr. 1947. S. 153 und 371.   [2] G. Hansen, Med.
Welt 1941, S. 892.

Von Symptomen, die mitunter den Verdacht einer leukämischen Grundlage erwecken, seien noch die doppelseitigen Hirnnervenlähmungen genannt, z. B. doppelseitige Facialislähmungen, die aber nicht durch basale Meningitiden, sondern durch leukämische Infiltrationen der Nerven selbst hervorgerufen werden. Man denke also bei doppelseitigen Hirnnervenlähmungen nicht nur an luische oder andere Basalmeningitiden oder an sonstige bekannte Ursachen wie arteriosklerotische Erweichungsherde oder Tumorendruckwirkung, sondern auch an Leukämie. Andere Zeichen wie Augen- und Ohrenstörungen, z. B. Schwerhörigkeiten oder lästige subjektive Gehörsempfindungen sind weniger kennzeichnend. Bemerkt sei, daß sich gelegentlich ein MENIÈREscher Symptomenkomplex auf Grundlage einer Leukämie entwickelt. Auch Blutungen in das Gehirn und in die Hirnhäute haben wir wiederholt beobachtet (J. HELLICH). Auch Störungen der Verdauung sind nicht selten, besonders eine Neigung zu Durchfällen. Übrigens ist die Magensekretion meist nicht gestört. Achylie gehört nicht zu den Symptomen der Leukämie. Einen als Ruhr imponierenden Fall von leukämischer Infiltration der Rectalschleimhaut beobachtete MATTHES.

Zu den Leukämien werden auch einige seltene geschwulstbildende Erkrankungen gerechnet; zuerst das Chlorom, dann das noch seltenere Plasmom. *Chlorom.* Das Chlorom ist eine Erkrankung, die bei leukämischer Blutbeschaffenheit zu grünen Farbstoff enthaltenden, geschwulstartigen Bildungen führt, die besonders den Schädel befallen. Die Grünfärbung ist beim lebenden Kranken an der äußeren Haut nicht zu bemerken. Man wird an ein Chlorom denken, wenn flache Schädelgeschwülste oder ein Exophthalmus auftreten.

In seltenen Fällen finden sich bei leukämischem oder subleukämischem Blutbild die Plasmazellen unter Ausbildung von Tumoren vermehrt. Die Knochentumoren und auch das Blutbild haben anscheinend enge Beziehungen zu dem später zu besprechenden Myelom.

Ich[1]) habe einen solchen subakut tödlich verlaufenden, völlig röntgenrefraktären Fall von Plasmazellenleukämie bei einer 64jähr. Frau mit bis 45% Plasmazellen bei Gesamt- *Plasma-* leukocytose von 12000 bis 38800 und hyperchromer Anämie und Thrombopenie beobachtet. *zellen-* Die Sektion ergab mehrere größere Plasmazellengeschwülste (Plasmome) am Becken und *leukämie.* an anderen Knochen.

Außer dem Chlorom und Plasmom kommen in seltenen Fällen auch Geschwulstbildungen vor, die histologisch als KUNDRATsches Lymphosarkom imponierten, im Blutbild aber eine lymphatische Leukämie ergaben (GLOOS, GORLITZER, STERNBERG). Diese Geschwülste zeigen aggressives Wachstum. Für gewöhnlich verläuft bekanntlich das Lymphosarkom mit einfacher Leukocytose oder auch Leukopenie und sekundärer Anämie.

Noch seltener ist bei chronischer myeloischer Leukämie tumorartiges Wachstum, mit Einbruch z. B. in die Pleura und die Meningen; wie in den Fällen von ROEMHELD jun. und PATRASSI (zit. nach H. SCHULTEN).

Differentialdiagnostisch schwierig zu beurteilen sind mitunter die subleu- *Sub-* kämischen und aleukämischen Zustände. Die letzteren sind bereits bei *leukämie.* der Differentialdiagnose der Milzerkrankungen besprochen. Ergänzt sei hier nur, daß aleukämische und subleukämische Syndrome sich relativ oft im höheren Alter finden. Ihre Diagnose kann nur aus dem Blutbild gestellt werden.

Die subleukämischen Formen sind namentlich gegen anderweitig bedingte Leukocytosen abzugrenzen. Dies gelingt meist auf Grund wiederholter Blutuntersuchungen. Es können zwar auch bei akuten und chronischen Infekten unreife Formen in mäßiger Menge auftreten. Besonders kann das Blutbild im Kindesalter mit seinen lebhaften myeloischen Reaktionen auf Infektionen

---

[1]) Mitgeteilt von A. JORES und W. BRUNS, Fol. haematol. Bd. 55. 1936.

einem subleukämischen sehr ähnlich sein. Bei den meisten Infektionen fehlen aber die Eosinophilen oder sind wenigstens an Zahl gering (mit Ausnahme von Scharlach und Trichinose); fast nie sind eosinophile Myelocyten vorhanden. Das kann differentialdiagnostisch entscheidend sein, wenigstens den myeloischen Formen gegenüber, mit Ausnahme der Myeloblastenleukämie, der die eosinophilen Zellen gleichfalls fehlen.

NAEGELI gibt an, daß auch Verwechslungen mit der Leukocytose der Lymphogranulomatose, bei der hohe Werte für Eosinophilie und auch einige Prozente Myelocyten gefunden werden können, dadurch vermieden würden, daß bei Granulom die eosinophilen Myelocyten fehlten und Mastzellen nicht häufig seien. Übrigens ist auch ohne dies Blutverhalten die Diagnose des Lymphogranuloms gegenüber der Leukämie ja meist durch die histologische Drüsenuntersuchung zu sichern; allerdings bei der besonders von W. FISCHER betonten Schwierigkeit der histologischen Drüsendiagnose durchaus nicht in allen Fällen.

Bei lymphatischen Subleukämien kommen in erster Linie Lymphocytosen differentialdiagnostisch in Betracht. Schon v. NOORDEN erwähnt Fälle, in denen Anginen und hämorrhagische Diathesen irrtümlich für Leukämien erklärt worden seien. Ich verweise auf die S. 54 dargestellte Monocytenangina.

Maligne Tumoren. Eine leukämische Blutbeschaffenheit kann auch durch Metastasen maligner Tumoren im Knochenmark vorgetäuscht werden. Man hat im Blute derartiger Kranker vermehrte Normo- und Megaloblasten gefunden. NAEGELI hat aber in einem Falle von HELMREICH[1]) erklärt, es handle sich nicht um echte Megaloblasten, da die feinfädige Kernstruktur fehle, sondern um Makroblasten. Ferner hat man, wie schon erwähnt, bei Knochencarcinose oft eine Vermehrung myelocytärer Zellen mit schwerer Anämie im Blut festgestellt. Allerdings sind diese myelocytären Reaktionen niemals so erheblich wie bei echter Leukämie; auch sind sie durch den Nachweis des Primärtumors und der Knochenmetastasen — allerdings nur durch eine gute Röntgendiagnostik — meist richtig zu deuten.

Aleukien. Endlich verweise ich nochmals auf die von E. FRANK vertretene Lehre. Er nahm einen Formenkreis der spleno-mesaraischen Leukomyelotoxikose an, bei der durch Wucherung splenoiden Gewebes, namentlich der von M. B. SCHMIDT beschriebenen großen, aus den Endothelien stammenden Zellen, toxische Stoffe gebildet werden. FRANK sprach von einer endothelial-makrophagischen Milz-Drüsenhyperplasie und glaubte, daß durch diese toxisch auf das Knochenmark wirkenden Stoffe Granulocyten sowohl wie Blutplättchen verringert würden. Wenn sie aus dem Blute verschwinden und auch durch leukotaktische Reize nicht mehr hervorgelockt werden können, so entwickeln sich eine hämorrhagische Diathese und tiefgreifende nekrotisierende Mundprozesse mit anschließender septischer Allgemeininfektion, die Aleucia haemorrhagica, bzw. Panmyelophthise, bezüglich derer ich auf S. 723 f. verweise.

B. Die Differentialdiagnose der Polycythämie.

Man unterscheidet sekundäre und essentielle Typen der Polycythämie. Die sekundären Formen werden in akuter Form bei Eindickungen des Blutes beobachtet, wie sie durch starke Schweiße, durch profuse Brechanfälle oder Diarrhoen zustande kommen. Sie haben keine klinische Bedeutung. Gelegentlich kommen Polycythämien nach Intoxikationen, wie Kohlenoxyd-, Phosphor- oder Acetanilidvergiftung vor. Auch auf Phenylhydrazin und Pyridin in kleinen Dosen soll passagere Hyperglobulie eintreten. Gewisse Infekte, wie Trichinose

---

[1]) HELMREICH (KREHLs Klinik), Dtsch. med. Wochenschr. 1921. Nr. 1.

und Grippe, führen gleichfalls bisweilen besonders zu einer — meist mäßigen — Vermehrung der Erythrocyten. Auch bei Ulcus ventriculi wurde bisweilen Polyglobulie gefunden (HITZENBERGER u. a.).

Physiologisch interessant ist die Vermehrung der roten Blutkörperchen im Hochgebirge.

Zu den krankhaften, chronischen Polycythämien dagegen leiten schon diejenigen Formen der Vermehrung der roten Blutkörper über, die sich bei chronischen Stauungen, z. B. bei angeborenen Herzfehlern, aber auch bei chronischen Pfortader- und Milzvenenthrombosen finden.

Als selbständige Krankheitsbilder gelten der VAQUEZ-OSLERsche Typus, der neben der Polycythämie durch die mehr oder minder große Milzschwellung ausgezeichnet ist, und der GEISSBÖCKsche Typus, der ohne Splenomegalie, aber mit Blutdrucksteigerung verläuft. Übrigens haben wir auch Übergangsfälle beobachtet, die bei bestehender Polycythämie gleichzeitig Hypertonie und Splenomegalie zeigten (H. GÜLKE). Augenscheinlich kommen diese verschiedenen Typen dadurch zustande, daß die Kompensationsmöglichkeiten, über welche der Körper verfügt, in verschiedener Weise wirksam werden [BÖTTNER [1])].

Auf die Ätiologie und Pathogenese der Polycythämie kann hier nicht eingegangen werden. Auf Grund meiner Beobachtungen darf man annehmen, daß Fälle des GEISSBÖCKschen Typs nicht selten konstitutionell bedingt sind und familiär und hereditär vorkommen [2]). Ich habe in solchen Familien neben Schwerkranken auch ganz arbeitsfähige Leute beobachtet, die „mehr rot als krank" waren.

Neuerdings kam H. BROCKMANN [3]) (unter v. VERSCHUER) nach systematischen Sippenuntersuchungen bei 17 Probanden zu dem Resultat, daß der positive Erbnachweis im Sinne eines einfachen oder unregelmäßigen dominanten oder eines rezessiven Erbgangs nicht zu erbringen war. Er hielt aber trotzdem an einer vorwiegenden Erbbedingtheit des Leidens fest und vermutete eine „rezessive Polymerie".

Übrigens ist die GEISSBÖCKsche Form nahe verwandt oder identisch mit der „Plethora vera" der alten Ärzte. Man hat sowohl primäre Erkrankungen des blutbildenden Apparates als auch eine Insuffizienz der normalen Zerstörung der roten Blutkörper in Milz und Leber und endlich innersekretorische Einflüsse als pathogenetische Faktoren angenommen. Der Sektionsbefund ergibt rotes Knochenmark.

Polycythämien sind in ausgesprochenen Formen bereits an der roten bis cyanotischen Hautfärbung besonders des Gesichtes zu erkennen. Häufig sind Klagen über Schwindel, Ohrensausen und Kopfschmerzen, auch migräneartige Anfälle. Diese Anfälle werden nach BÖTTNER wahrscheinlich durch Schwankungen des Hirnvolumens und dadurch bedingten intrakraniellen Schmerz hervorgerufen. Vielleicht erklären sich überhaupt die cerebralen Symptome der Erkrankung auf diese Weise. Man hat z. B. aphasische Störungen, Amnesie (E. MÜLLER) und selbst Hemiparesen beobachtet. Bisweilen findet sich MENIÈRE-scher Ohrenschwindel. Auch psychische Veränderungen kommen vor.

In anderen Fällen steht die Kreislaufschwäche im Vordergrund; und gerade bei diesen kann der Unerfahrene die cyanotische Färbung leicht mißdeuten. Sie ist übrigens nicht in allen Fällen so ausgesprochen, daß sie sich sofort aufdrängte. Deswegen mögen die übrigen Symptome kurz geschildert werden. Als Frühsymptom sah MATTHES einige Male Parästhesien und brennende Schmerzen in den Fersen und Waden, sowie Klopfempfindlichkeit der Tibien; auch Gelenkschwellungen wurden beschrieben. In einem Fall seiner Beobachtung

---

[1]) Vgl. BÖTTNER, Der jetzige Stand der Lehre von der Polycythaemia rubra vera. Fortschr. d. Med. 1921. Nr. 13. [2]) HANS CURSCHMANN, Familiäre und konstitutionelle Polycythämie. Med. Klinik 1923. Nr. 5. [3]) H. BROCKMANN, Z. f. menschl. Vererbungs- und Konstitutionsl., Bd. 20. H 4. 1937.

war die Empfindlichkeit des Humerus so groß, daß ein Chirurg deswegen den Humeruskopf reseziert hatte. In einem anderen Falle von MATTHES, bei dem das Aussehen Polycythämie nicht vermuten ließ, sondern erst die Zählung sie aufdeckte, waren hintereinander auftretende Thrombosen beider Cruralvenen erstes Krankheitszeichen. Gelegentlich wurde eine auffällige Neigung zu Haut- und Zahnfleischblutungen, zu lang dauernden Uterusblutungen, zu Nasen- und Nierenblutungen beobachtet. FISCHLER [1]) beschrieb auch ein „Mal perforant" am Fuße.

Die Zählung der roten Blutkörperchen ergibt ihre Vermehrung über 6, ja bis über 10 Millionen im Kubikmillimeter. Diese Vermehrung findet sich in allen Gebieten der Peripherie gleichmäßig; sie bestand in einem von GEISSBÖCK untersuchten Falle auch im arteriellen Blute. Der Hämoglobingehalt ist gleichfalls, aber nicht entsprechend der Blutkörperchenzahl, gesteigert; meist über 108 und 110%; als Maximum beobachtete ich 145%. Das Sauerstoffbindungsvermögen des polycythämischen Blutes ist meist nicht größer als das des normalen. Erythroblasten, Poikilo- und Anisocyten, vermehrte Reticulocyten sowie mehr oder minder erhebliche Leukocytose mit einigen Myelocyten werden beobachtet; ebenso eine Vermehrung der Thrombocyten, insbesondere der Megakaryocyten. Häufig weicht das leukocytäre Blutbild aber kaum von der Norm ab. NAEGELI meinte jedoch, daß man eine echte Polycythämie nur diagnostizieren solle, wenn die Mastzellen vermehrt und Myelocyten vorhanden seien. In Fällen mit erheblicher Leukocytose und Myelocytose kann die Ähnlichkeit des Blutbildes mit einer myeloischen Leukämie groß werden; man hat bei dieser Koinzidenz von Polycythämie mit myelocytären Symptomen sogar von „Erythroleukämie" gesprochen (KRAUS und SCHILLER).

W. KLEIN, der 4 derartige Fälle der Rostocker Klinik mitteilt, kommt auf Grund der Literatur zu dem Resultat, daß weitaus am häufigsten primäre Polycythämien (von zum Teil jahrelanger Dauer) erst später die Blutsymptome einer leukämischen Myelose erwerben. Seltener sind die Fälle, die zuerst myeloische Leukämien waren und später — besonders nach Milzbestrahlungen — die Symptome der Polycythämie erleben; sie sind wohl eher als „symptomatische Erythrämien" aufzufassen.

Auffallend ist die starke Erhöhung der Viscosität des Gesamtbluts, während die Viscosität des Serums normal oder unternormal sein kann. Das Blut entleert sich beim Aderlaß deswegen oft nur sehr schlecht und setzt fast kein Serum ab. Die Senkungsgeschwindigkeit der Roten ist auf ein Minimum reduziert. Die Resistenz des Hämoglobins gegen Lauge (nach v. KRÜGER) erwies sich in drei Fällen meiner Klinik als normal. Die Resistenz der Erythrocyten gegen hypotonische Kochsalzlösung war ein wenig vermindert. Die Gerinnungsfähigkeit kann verzögert sein. Die Blutmenge wurde in einem Fall von HALDANE mit der Kohlenoxydmethode, in einem anderen Falle von HÜRTER in MATTHES' Klinik mit der v. BEHRINGschen Methode erhöht gefunden. Gleiches fand sich in mehreren Fällen meiner Rostocker medizinischen Klinik. Dagegen konstatierten KAEMMERER und WALDMANN keine Erhöhung der Blutmenge.

In einem Fall von HARTWICH und MAY [2]) und einem von HITZENBERGER und TUCHFELD wurde sogar Verminderung der Blutmenge nachgewiesen. Übersichten über Untersuchungen der Blutmenge finden sich bei SEYDERHELM und GRIESBACH [3]).

Das Sternalpunktat ergibt sehr starken Zellgehalt, besonders Erythroblasten, bzw. Proerythroblasten, Myelocyten, Promyelocyten und Megakaryocyten; das Knochenmark ist hochrot und enorm zellreich.

Die Magenuntersuchung ergibt — im Gegensatz zur Achylie der BIERMERSCHEN Anämie — meist Superacidität und Neigung zum Ulcus ventriculi oder duodeni.

---

[1]) FISCHLER, Med. Klinik 1929. Nr. 21.   [2]) HARTWICH und MAY, Zeitschr. f. exp. Med. Bd. 51. 1926. HITZENBERGER und TUCHFELD, Klin. Wochenschr. 1929. Nr. 23.   [3]) SEYDERHELM, Ergebn. inn. Med. u. Kind. Bd. 27. 1926 und Klin. Wochenschr. 1927. Nr. 39. GRIESBACH, Handb. d. Physiologie v. BETHE, Bd. 6.

Bemerkenswert ist, daß manche Kranke sehr niedrige Körpertemperaturen zeigen. Temperaturen unter 36 sind in den Morgenstunden nichts Ungewöhnliches. Demgegenüber ist es auffällig, daß HOFHEINZ[1]) den Grundumsatz bei seinen Fällen bis zu 53% des Normalwertes gesteigert fand. Auch in zwei Fällen meiner Klinik fand sich Erhöhung des Ruheumsatzes um 43 bzw. 18% (H. GÜLKE [2]). Allerdings waren beide Fälle von GÜLKE gleichzeitig hypertonisch und splenomegalisch. Es ist möglich, daß in diesen Fällen die Hypertonie die Erhöhung des Umsatzes bedingte.

Der Urobilingehalt und Urobilinogengehalt des Urins wurde verschieden hoch gefunden, bald vermindert, bald gesteigert, so daß daraus jedenfalls Schlüsse auf einen verminderten oder gesteigerten Zerfall von Blutkörpern nicht mit Sicherheit gezogen werden können. Das gleiche gilt von dem Bilirubingehalt des Blutes, den MATTHES und LEPEHNE sehr wechselnd fanden.

Hier sei bemerkt, daß MOSSE eine Sonderform, eine Polycythämie mit Ikterus und MOSSEsche Milztumor abgrenzen wollte. Es handelte sich um Fälle von Lebercirrhose, die gesteigerten Form. Blutzerfall (Urobilinurie usw.) und anatomisch Erythroblastose des Marks zeigten.

Diagnostisch wichtig ist der Augenhintergrundsbefund (UTHOFF). Augenhintergrundsveränderungen können zwar oft fehlen; bisweilen treten sie aber schon zu Beginn der Erkrankung auf. Sie bestehen in einer starken Verbreiterung, Schlängelung und spindelförmigen Ausbuchtung der Venen. Die Netzhaut selbst sieht dadurch im ganzen blutüberfüllt aus (Cyanosis retinae). Die Stauung kann sich bis zu hochgradiger Stauungspapille, Netzhautödem und Netzhautblutungen steigern.

Der Blutdruck ist, wie schon bemerkt, je nach der Form erhöht oder normal. Die Erhöhung dürfte in vielen Fällen einer gleichzeitigen Nephrosklerose zuzuschreiben sein. Denn meist verläuft die hypertonische Form mit Albuminurie, pathologischem Sediment, Hypostenurie und Erhöhung des Rest-N.

Auffallend waren die in Fällen mit und ohne Blutdrucksteigerung von BÖTTNER (Klinik MATTHES) festgestellten Erhöhungen des Liquordrucks (über 500 mm Wasser). Trotz dieser Erhöhung des Liquordrucks wurden übrigens bei den Sektionen die Hirnventrikel nicht erweitert gefunden.

Bisweilen wurde Polycythämie bei Milztuberkulose und Milzvenenthrombose beobachtet. Andere Kombinationen sind die mit Lebererkrankungen, z. B. mit akuter gelber Leberatrophie, mit Lebercirrhose, mit Ikterus, mit Pankreaserkrankungen, mit Diabetes und Gicht. In einem Falle, in dem die Sektion Nebennierentuberkulose ergab, bestand eine Kombination mit Addison. Gelegentlich hat man Polycythämie auch bei Morb. Cushing, Akromegalie, Thyreotoxikosen, Tetanie und auch bei Postencephalitikern gefunden.

Verwechslungen mit anderen Erkrankungen können, wenn das Blut untersucht wird, kaum unterlaufen. Man denke aber daran, daß zahlreiche gesunde Menschen infolge ihrer capillaren Veranlagung und viele, namentlich ältere Leute, die bei Wind und Wetter ständig im Freien arbeiten, oder endlich Potatoren und Schlemmer eine rote oder blaurote Farbe des Gesichtes und der Hände haben, ohne polycythämisch zu sein. Endlich kann eine Polycythämie auch bei Herzinsuffizienzen (besonders des rechten Abschnittes) mit blauroter Stauung vermutet werden; ebenso bei der Cyanose der chronischen Emphysembronchitiker. In beiden Fällen sichert aber die Blutuntersuchung die Diagnose. Und das gleiche gilt von der Möglichkeit einer Verwechslung der Polyglobulie des GEISSBÖCKschen Typs mit einer Schrumpfniere.

---

[1]) HOFHINZ, Dtsch. Arch. f. klin. Med. Bd. 163.   [2]) H. GÜLKE, Fol. haematol. Bd. 38, H. 3/4. 1929.

XVI. Die Differentialdiagnose der chronischen Gelenkerkrankungen.

A. Die Differentialdiagnose der Gicht.

Bei typisch lokalisierten Gelenkentzündungen läßt sich die Diagnose Gicht mit Sicherheit stellen, wenn nach mehrtägiger purinfreier Kost der Harnsäuregehalt des Blutes vermehrt ist (über 4,5 mg-%) und andere Vermehrungen des Harnsäuregehaltes, wie z. B. durch Leukämie, Nephritis oder Fieber, nicht in Frage kommen. Es muß aber gleichzeitig auch der Nachweis eines abnorm niedrigen oder jedenfalls der Erhöhung der Blutharnsäure nicht entsprechenden Harnsäuregehaltes des Urins geführt werden. (In mehreren Portionen des Urins darf die Harnsäurekonzentration Werte von 50 mg-% nicht übersteigen.) Dann erst ist die gichtische Natur der Harnsäureausscheidung erwiesen (THANNHAUSER[1]). In gleichem Sinne spricht die verzögerte Ausscheidung der Harnsäure nach Zulage von purinhaltiger Kost.

Nach BRUGSCH beträgt der normale Quotient Blutharnsäure zu 24stündigem endogenen Harnsäurewert des Harns beim Gichtiker $\dfrac{5{-}10\,\text{mg}}{0,1{-}0,3\,\text{g}}$, beim Gesunden aber $\dfrac{2{-}4\,\text{mg}}{0,3{-}0,4\,\text{g}}$.

Harnsäureausscheidung. Kann man vor und nach einem Gichtanfall die Harnsäureausscheidung verfolgen, so darf auch die kennzeichnende Kurve der Harnsäureausscheidung mit der Depression vor dem Anfall, der Steigerung nach dem Anfall zur Begründung der Diagnose herangezogen werden (s. Kurve).

Von GUDZENT sind Einwendungen gegen den diagnostischen Wert der Urikämie gemacht worden, da er erhöhte Harnsäurewerte im Blute auch bei einer Reihe von anderen Krankheiten fand. Nach GUDZENT ist die echte Gicht vielmehr eine allergische Krankheit mit einer meist ererbten Überempfindlichkeit gegen Eiweißstoffe. „Die Harnsäure spielt demgegenüber nur eine sekundäre Rolle." Mit BRUGSCH, SCHITTENHELM, GRAFE, STEPP, UMBER[2] u. a. ist aber an der pathogenetischen Bedeutung der Urikämie festzuhalten. Interessant ist, daß THANNHAUSER und WEINSCHENK bei Krankheiten, die der Gruppe des Arthritismus im Sinne der Franzosen angehören, wie z. B. chronische Gelenkerkrankungen nichtgichtischer Art, Ekzeme, Asthma keine Urikämie und bei Belastung keine verzögerte Ausscheidung der Harnsäure fanden. Es wurden aber bei derartigen Kranken durch Harnsäureinjektionen manifeste Krankheitserscheinungen ausgelöst, bei Arthritikern Schmerzen in den Gelenken, bei Ekzematösen vermehrter Juckreiz, bei Asthmakranken

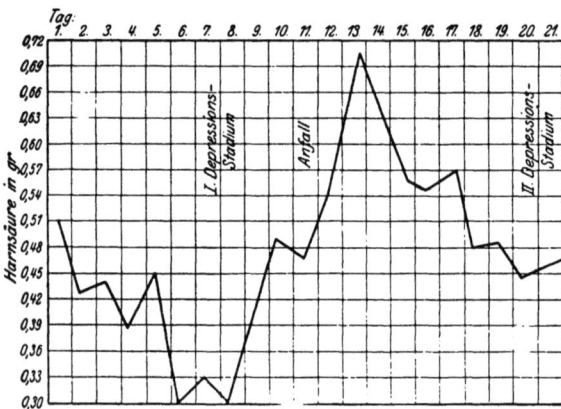

Abb. 125. Harnsäureausscheidung vor und während eines Gichtanfalls (nach UMBER).

Asthmaanfälle, bei Kranken mit Hypertonie und stenokardischen Zuständen anginöse Beschwerden. THANNHAUSER und WEINSCHENK[3] möchten diese Beobachtung durch eine allen Purinkörpern gemeinsame Wirkung auf das vegetative Nervensystem erklären und glauben nicht, daß die Harnsäure die einzige Substanz sei, gegen die beim Arthritismus eine Überempfindlichkeit vorliege.

[1]) THANNHAUSER, Klin. Wochenschr. 1929. Nr. 1.   [2]) Aussprache über Gicht. Med. Klinik 1941, S. 39 u. 40.   [3]) THANNHAUSER und WEINSCHENK, Dtsch. Arch. f. klin. Med. Bd. 139.

Oft kann auch das Röntgenbild die Diagnose sichern. Es ergibt folgendes: Röntgen-
Die Gelenklinien sind. im Gegensatz zu dem Verhalten bei chronischen bild.
Arthritiden, gut erhalten. Im periartikulären Gewebe sieht man die Schatten
von Harnsäureeinlagerungen. In den Knochen selbst finden sich Herde,

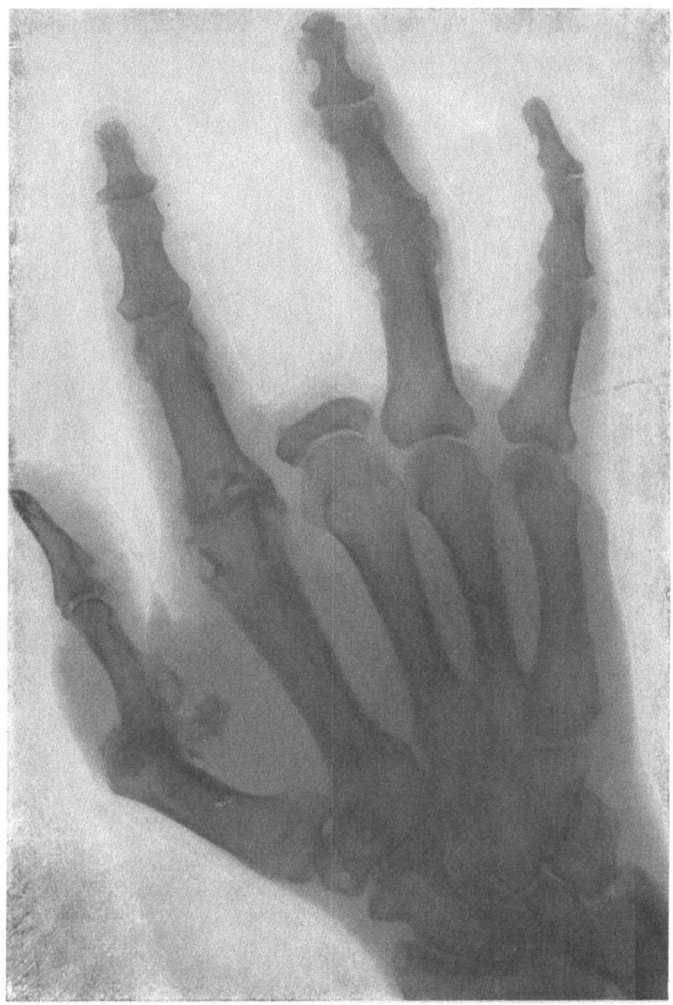

Abb. 126. Gicht (Harnsäureeinlagerungen neben dem Daumen, hellere Stellen in den Knochen der Gelenkenden).

die lichtdurchlässiger sind; sie entsprechen Stellen, in denen die Knochensubstanz durch Harnsäureablagerungen ersetzt ist.

MUNK[1]) hat zwei verschiedene Prozesse bei Gicht angenommen, einerseits eine Tophusbildung vom Gelenksaft aus, der sich mit Harnsäure anreichert und so zu Ablagerungen
in der Gelenkhöhle, in Knorpel, Schleimbeutel und Sehnen führe; und andererseits eine
gewissermaßen osteomyelitische Form der Tophusbildung im Knochen selbst. die die
Bildung der Gichtcysten veranlasse. Diese Ansicht bestritt aber BROGSITTER[2]), indem

---

[1]) MUNK, Med. Klinik 1924. Nr. 5—7. [2]) BROGSITTER, Dtsch. Arch. f. klin. Med.
Bd. 153 u. 154; dort die gesamte Literatur der Gelenkgicht; vgl. auch POMMER, Mikro-
skopische Untersuchungen der Gelenkgicht. Jena: Gustav Fischer 1929, und POMMER, Klin.
Wochenschr. 1929. Nr. 26. GUDZENT, Gicht und Rheumatismus. Berlin: Springer 1928.

er nachwies, daß auch die Knochentophi vom Knorpel aus entstehen und nur durch proliferative Knochenwucherung überdeckt werden und gewissermaßen in die Tiefe sinken. Köhler hat besonders auf kleine Eindellungen an den Gelenkenden der Metakarpen und Phalangen und den entsprechenden Fußknochen aufmerksam gemacht, die halb- bis dreiviertelkreisförmig seien, gelegentlich auch als Spornbildungen auftreten, die er als gichtisch bedingt auffaßt.

Thannhauser glaubte, daß zwar die halbmondförmige Einschmelzung der Knochensubstanz an den distalen Enden für Gicht sprächen, Vakuolen im Knochen jedoch nur,

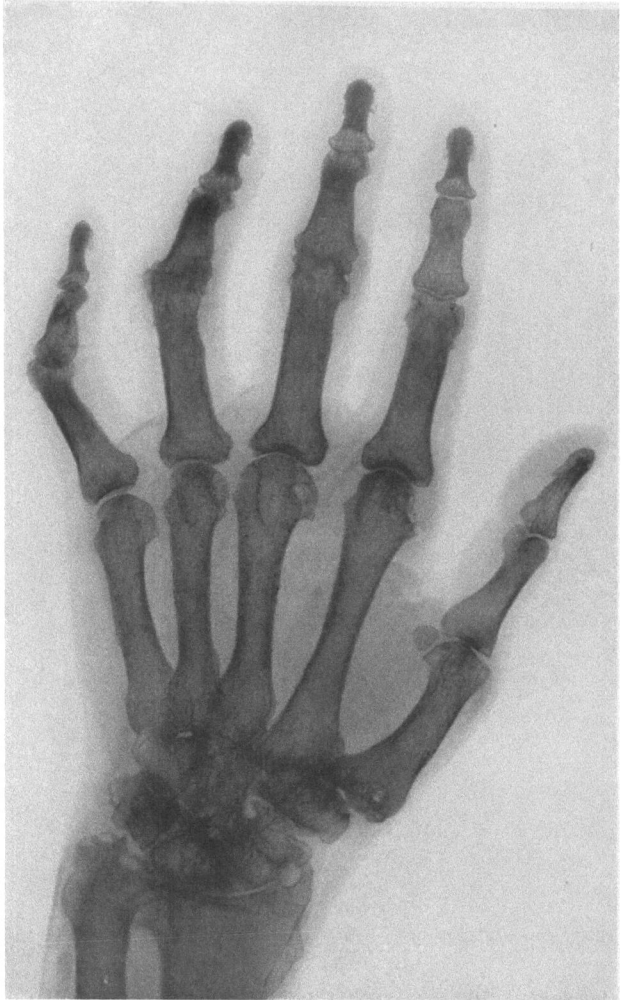

Abb. 127. Arthritis chronica (Ankylosen und Atrophien der Gelenke).

wenn sie nicht von einer Hypercalcinationszone umgeben seien, die sich bei Knochenvakuolen anderer Herkunft regelmäßig fänden. Sporenbildungen, Exostosen und kahnförmige Einschmelzungen an den distalen Knochenenden sprechen nach Thannhauser dagegen nicht für Gicht.

Man meinte früher, daß, im Gegensatz zu den als gichtisch beschriebenen röntgenologischen, Befunden für die infektiösen Formen des chronischen Gelenkrheumatismus die Ankylosen der Gelenke und Knochenatrophien kennzeichnend seien. Bei den nicht infektiösen Formen sollen das Fehlen von röntgenologisch nachweisbaren Gelenkveränderungen oder ihr Beschränktsein auf Knorpelverdickungen und feine Lücken in den Gelenkenden in gleichem Sinne sprechen. BROGSITTER hat aber gezeigt, daß auch bei Gicht pannusartige, die Knorpeloberfläche überziehende Wucherungen der Synovia vorkommen, die zu bindegewebigen, ja in seltenen Fällen selbst zu knöchernen Ankylosen führen, und daß auch Randwulstbildungen wie bei deformierender Arthritis der Gicht nicht fremd sind. Man muß daher heute annehmen, daß die verschiedenen Ursachen chronischer Gelenkerkrankungen zu gleichen anatomischen und röntgenologischen Bildern führen können.

Die Röntgenbilder sind also nur in typischen Fällen und stets nur immer im Rahmen des gesamten Krankheitsbildes diagnostisch zu verwerten. Einige derartige kennzeichnende Röntgenogramme bieten die beistehenden Bilder von Gicht, sog. Kalkgicht und chronischem Gelenkrheumatismus.

Die Kalkgicht, (M. B. SCHMIDT) äußert sich in Ablagerungen von phosphorsaurem oder kohlensaurem Kalk. Ihr klinisches Krankheitsbild kann, da um die Kalkablagerungen

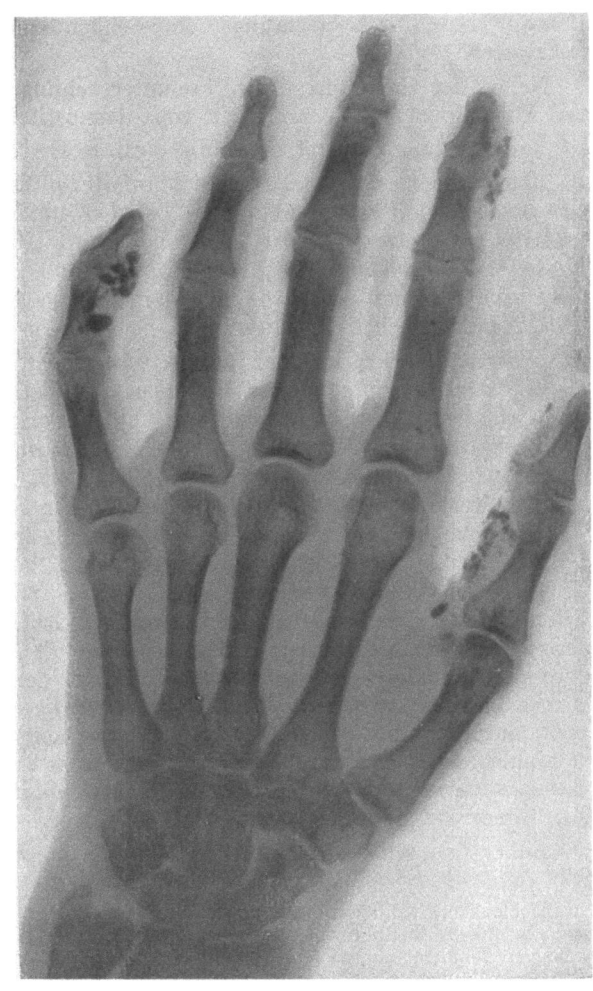

Abb. 128. Sog. Kalkgicht (periartikuläre Einlagerungen).

herum entzündliche Vorgänge auftreten können, einem Gichtanfall ähnlich sein. Auch wurden mehrfach Durchbrüche der gewöhnlich breiigen und erst an der Luft erstarrenden Kalkmassen durch die Haut beobachtet. Das Wesen der Erkrankung ist nicht geklärt, der Purinstoffwechsel ungestört. MOSBACHER fand, daß bei einem solchen Kranken der Blutkalkspiegel bei kalkarmer Kost zwar nicht höher war als beim Gesunden, daß dagegen bei kalkreicher Kost der Kranke ein erheblich kalkreicheres Blut zeigte [1]). Erwähnt mögen hier auch die Kalkablagerungen in Schleimbeuteln werden,

[1]) Literatur über Kalkgicht bei MOSBACHER, Dtsch. Arch. f. klin. Med. Bd. 128, 2.

die sich gelegentlich bei sonst gesunden Menschen finden. Sie entstehen mitunter nach Trauma, mitunter auch spontan und ziemlich akut und können zu heftigen Schmerzen und Bewegungsbehinderungen führen. In einem Falle von MATTHES, der den Schleimbeutel über dem Trochanter major betraf, fieberte die Kranke anfangs leicht, so daß man an eine Osteomyelitis oder an ein Sarkom dachte, bevor das Röntgenbild den Sachverhalt klärte. Diese Kalkablagerungen in Schleimbeuteln können sich spontan resorbieren [1]).

Neben der Harnsäurestoffwechseluntersuchung sind klinische Entwicklung und Befunde der Gicht natürlich von diagnostischer Bedeutung.

Besprechen wir zuerst die gichtischen Gelenkerkrankungen.

Gichtanfall. Relativ leicht ist der akute Gichtanfall von anderen Gelenkerkrankungen zu unterscheiden, zumal wenn, wie bei den ersten Anfällen gewöhnlich, das typische Großzehengrundgelenk befallen wird. Zwar kommen auch andere Lokalisationen, Kniegelenk, Ellenbogen, Hand, ja kleine Gelenke, wie die der Ohrknöchelchen oder das Claviculargelenk gelegentlich als Sitz gichtischer Anfälle in Betracht, meist aber erst nach schon wiederholten Attacken.

Der Anfall tritt in ganz charakteristischer Weise auf. Oft gehen ihm Magenerscheinungen, pappiger Geschmack, Appetitlosigkeit, Sodbrennen, oft auch Abscheu vor dem Rauchen voraus. Dann tritt der typische Anfall „sub galli cantum" (SYDENHAM) in den Morgenstunden mit heftigen Schmerzen ein. Das befallene Gelenk wird geschwollen, heiß, gerötet; es macht durchaus den Eindruck einer eitrigen Entzündung. Der Schmerz läßt im Laufe des Tages etwas nach, exazerbiert aber in der folgenden Nacht oft noch einmal. Dann schwillt das Gelenk nach verschieden langer Zeit, bei den ersten Anfällen oft binnen wenigen Tagen ab; es tritt Hautjucken und auch Abschilferung der Haut ein. Während des Anfalls ist die Temperatur oft gesteigert, die Pulsfrequenz mäßig erhöht. Es besteht neutrophile Leukocytose und mitunter geringe Albuminurie. Dagegen fehlt der Milztumor. Nach Abklingen des Anfalls bleiben Gelenkveränderungen zunächst meist noch nicht zurück. Ein solcher Gichtanfall kann, abgesehen von der Verwechslung mit phlegmonösen Prozessen, eigentlich nur mit einer akuten gonorrhoischen Gelenkaffektion verwechselt werden. Davor schützt der Nachweis der bestehenden Gonorrhoe und der Verlauf, der bei Gonorrhoe viel protrahierter ist.

Abortive Gichtanfälle. Außer den schweren, typischen Anfällen kommen seltener auch abortive, nur einige Stunden dauernde Attacken vor; wie in folgendem Fall:

67 jähr. Arzt leidet seit der Jugend an äußerst seltenen Gichtanfällen in den Großzehengrundgelenken. Früher verliefen sie mit Rötung, Schwellung und geringem Fieber und dauerten 2—3 Tage. In den letzten Jahren überwogen aber ganz kurze Anfälle von wenigen Stunden, ohne Rötung, mit geringer Schwellung, ohne Fieber; die abortiven Anfälle rezidivieren ziemlich häufig.

Urethritis. Gelegentlich findet man bei Gicht, entweder gleichzeitig mit Anfällen oder in anfallsfreier Zeit, akute eitrige Urethritiden, die augenscheinlich gichtischer Natur sind. Sie müssen bisweilen aber vom Harnröhrentripper unterschieden und überhaupt gekannt werden. Ihr Eiter ist steril und frei von Gonokokken.

Wie übel sich eine diesbezügliche Unkenntnis auswirkt, zeigte mir der Fall eines 65jährigen katholischen Pfarrers, dessen Gichturethritis von seinem Arzt als Tripper diagnostiziert worden war; zur Empörung des Patienten.

Im weiteren Verlauf der Gicht treten die Anfälle öfter multipel auf und befallen, wie schon bemerkt, mehrere Gelenke. Meist wird der monartikuläre Charakter dann wenigstens insofern gewahrt, als nicht verschiedene Gelenke

---

[1]) STEGEMANN, Arch. f. klin. Chirurg. Bd. 125 und Die medizinische Welt 1927. Nr. 6

gleichzeitig, sondern hintereinander befallen werden. Wenn schon ein oder mehrere Gelenke neu erkrankt sind und das erst befallene noch nicht wieder frei ist, kommt es scheinbar zum Krankheitsbild der rezidivierenden, akuten Polyarthritis, zumal da bei späteren Anfällen die Rötung der befallenen Gelenke nicht mehr so ausgesprochen zu sein braucht und der ganze Prozeß sich mehr in die Länge zieht. Auch nehmen dann nicht selten Fascien und Sehnenscheiden an der Entzündung teil. Öfter sieht man auch bei Gichtikern in späteren Anfällen, daß vorübergehende Schmerzen in verschiedenen Gelenken auftreten, ehe sich der Anfall in einem Gelenk gewissermaßen festsetzt.

Bei diesen zwar immer noch akuten, aber nicht mehr ganz typischen Attacken ist die Anamnese sehr bedeutungsvoll, die entweder das Vorhergehen typischer Anfälle ergibt oder eine erbliche Belastung feststellt. Bei der vielfachen Verwechslung mit anderen Gelenkentzündungen durch Laien ist allerdings auf die Anamnese nur bei ganz bestimmten Angaben in dieser Richtung Wert zu legen. Wichtig ist, daß, wie DUCKWORTH hervorhob, Gichtiker in der Kindheit oft an habituellem Nasenbluten und an trockenen Ekzemen der Kniebeugen und Olekranongegend gelitten haben. *(Nasenbluten. Ekzeme.)*

Klar ist die Diagnose Gicht auch ohne Stoffwechseluntersuchung, wenn an der Ohrmuschel oder an den Gelenken Tophi vorhanden sind. Diese brechen bisweilen auf, entleeren den aus harnsauren Salzen bestehenden Inhalt und lassen schwer heilende Fisteln zurück. Die HEBERDENschen Knötchen an den Gelenklinien sind dagegen nicht für Gicht charakteristisch, sondern kommen ebenso bei chronischem Gelenkrheumatismus vor (vgl. dort). *(Tophi.)*

Neben den Symptomen sind auch die den Gichtanfall auslösenden Faktoren diagnostisch bedeutsam. Es spricht beispielsweise für echte Gicht, wenn sich monartikulär Gelenkattacken nach Alkoholexzessen und nach Fleischüberfütterung einstellen.

Bekanntlich haben viele Gichtiker ganz bestimmte Getränke oder Speisen, gegen die sie überempfindlich sind. Ein alter gichtischer Kollege meiner Beobachtung bekam z. B. nur auf Sektgenuß sofort einen Anfall, während er Alkohol in jeder anderen Form gut vertrug.

Bis zu einem gewissen Grade kann man auch den Erfolg der Therapie für die Diagnose heranziehen, insofern als namentlich die Colchicumpräparate in erster Linie bei Gicht wirken und nicht bei Gelenkrheumatismus. Die Wirkung des Atophans ist aber nicht beweisend, weil es auch auf gewöhnliche Gelenkrheumatismen oft prompten heilenden Einfluß hat.

Besteht die Gicht bereits längere Zeit oder tritt sie sehr schwer auf, so führt sie zu bleibenden Gelenkveränderungen. Dann ist die Abgrenzung gegenüber den Gelenkerkrankungen chronisch infektiösen Charakters und den nichtinfektiösen primären Polyarthritiden, der „Rheumatic Gout" GARRODs, nicht durch die Art der Gelenkveränderungen allein mehr möglich Versteifungen kommen (s. oben) auch bei echter Gicht vor. Man muß in solchen Fällen für die Diagnose alle die eben besprochenen Momente, auch den Harnsäurenachweis im Blut, den Stoffwechselversuch und das Röntgenbild herbeiziehen.

Größere diagnostische Schwierigkeiten bieten die andersartigen Lokalisationen der Gicht. Als solche erwähne ich allerlei herumziehende Schmerzen, Myalgien und Neuralgien; z. B. ist die Ischias häufig gichtischen Ursprungs. Besonders GÉRONNE hat bei chronischen Myalgien nicht selten gesteigerte Urikämie gefunden. Die Abgrenzung derartiger unbestimmter Erscheinungen gegen andere Formen des Muskelrheumatismus ohne Blut- und Stoffwechseluntersuchung ist bisweilen nur möglich, wenn sich sichere Zeichen der Gicht, etwa Tophi, finden oder akute Gelenkanfälle vorangegangen sind. *(Myalgien und Neuralgien)*

Das gleiche gilt von den gichtischen Ekzemen, die sowohl als sehr flüchtige wie auch als chronische auftreten können. Ferner denke man bei sehr *(Ekzeme.)*

Augen-
symptome.
schmerzhaften Iritiden und vor allem bei Episcleritiden an die Möglichkeit eines gichtischen Ursprungs.

Tarsalgien.
Besonders häufig findet man auf gichtischer Basis Tarsalgien. Die Chirurgen führen diese Tarsalgien mit Vorliebe auf das Bestehen eines Calcaneusspornes zurück. Ein solcher kann in der Tat Tarsalgien hervorrufen. Aber es ist dringend zu raten, selbst bei röntgenologisch nachgewiesenem Calcaneussporn vor der Operation zu erwägen, ob die Schmerzen nicht gichtischer Natur sind und wenigstens Colchicum oder Atophan versuchsweise anzuwenden, wenn man nicht Mißerfolge der Operation erleben will.

Wirbelsäulengicht.
Diagnostische Schwierigkeiten kann auch die sehr seltene chronisch verlaufende Wirbelsäulengicht machen. Sie betrifft besonders die Halswirbel, kommt aber in jedem Abschnitt der Wirbelsäule vor. Es gibt Fälle, in denen die Schmerzen für Wurzelsymptome gehalten wurden und zur Diagnose einer extramedullären Rückenmarksgeschwulst verführten. Natürlich ist besonders, wenn mehrere Wirbel befallen sind, die Unterscheidung vom beginnenden BECHTEREWschen Symptomenkomplex nicht leicht, namentlich wenn das Röntgenbild für die Diagnose Bechterew versagt. Dann können nur längere Beobachtung, die bei Gicht oft einen auffallenden Wechsel in der Intensität der Schmerzen erkennen läßt, der Erfolg einer Gichttherapie, der Harnsäurenachweis im Blut und eine sorgfältige Anamnese die Differentialdiagnose ermöglichen.

Leukorrhoen.
Die gichtischen Urethritiden wurden schon erwähnt. Man denke auch bei vaginalen Ausflüssen, besonders wenn sie bei älteren Frauen plötzlich auftreten und der gynäkologische Befund im Stiche läßt, an Gicht.

In einem Falle von MATTHES wurde ein derartiger Ausfluß bei einer 60jährigen Frau nach erfolgloser gynäkologischer Behandlung durch eine kräftige Dosis Liqueur Laville zauberhaft beseitigt.

Viscerale
Gicht.
Diese Schleimhautaffektionen leiten über zu dem umstrittenen Gebiet der visceralen Gicht, die differentialdiagnostich besonders schwierig ist. MATTHES sah z. B. bei einem Gichtiker, wie schon bei der Schilderung der Ruhr erwähnt wurde, als Vorläufer eines typischen Gichtanfalls einen Zustand von heftigem Tenesmus, der zur Entleerung zahlreicher, aus reinem Schleim in geringer Menge bestehender Stühle führte. Der Zustand verschwand mit dem Einsetzen des Gichtanfalls ganz plötzlich. Bekannt ist, daß bei Gichtikern sich öfter Achylien finden; gründete doch FALKENSTEIN daraufhin irrtümlicherweise seine Salzsäuretherapie der Gicht. Die richtige Erklärung für deren Wirksamkeit brachten erst die späteren Untersuchungen van LONGHEMs, die zeigten, daß die Säuremedikation die Umwandlung experimentell angelegter Harnsäuredepots in harnsaure Salze verzögern und dadurch eine schmerzstillende Wirkung haben, allerdings den natürlichen Heilungsvorgang, dessen Ausdruck der Gichtanfall ist, damit stören.

MATTHES beobachtete eine alte Frau, bei der auf die vorhandene Achylie hin neben der Appetitlosigkeit und Abmagerung die Diagnose Magencarcinom gestellt war. Da sie früher ausgesprochene Gichtanfälle gehabt hatte und aus einer Familie mit Erbgicht stammte, wurde Colchicum versucht und beseitigte die Magenbeschwerden prompt. Derartige Beobachtungen sprechen jedenfalls für das Vorkommen visceraler Gicht; eine diagnostische Annahme, die natürlich stets strenger Kritik bedarf.

Pachymeningitis.
Ich erwähne ferner das Vorkommen von Pachymeningitis haemorrhagica cerebralis bei Gichtikern. Fälle, die MATTHES sah, wiesen neben der Pachymeningitis typische gichtische Ablagerungen in den Gelenken und Harnsäureinfarkte der Nieren auf. Während des Lebens hatte sie das Bild eines akut einsetzenden Verwirrungszustandes geboten, wie man ihn auch bei anderen Gefäßveränderungen im Gehirn, z. B. den multiplen Embolien im Stabkranz beobachtet. In anderen Fällen können auch nach meiner Beobachtung meningitische und andere cerebrale Reizerscheinungen bei Gichtikern

vorkommen. Natürlich ist bei der Beurteilung der „cerebralen Gichtsymptome" strenge Kritik notwendig, da ein älterer Gichtiker auch von gewöhnlichen apoplektischen und embolischen Insulten heimgesucht werden kann.

Sicher ist, daß die Gicht Beziehungen zur Arteriosklerose und zur Schrumpf- Gichtniere niere hat. Die Gichtniere zeichnet sich bekanntlich meist durch den relativ benignen Verlauf vor anderen Schrumpfnieren aus. Es sind Fälle bekannt, in denen hochbetagte Leute seit Jahrzehnten an Gichtnephrosklerose litten, ohne je Niereninsuffizienz zu erleben. Es gibt aber auch relativ seltene Fälle von gichtischer Glomerulosklerose, die zur echten Urämie mit allen klinischen Symptomen führen und tödlich enden (KOLLER und ZOLLINGER [1]). Außerdem bemerke ich, daß man öfter während eines akuten Gichtanfalls Eiweißspuren im Urin findet, und zwar auch bei Kranken, die in jahrzehntelanger Beobachtung sonst nie Albuminurie oder irgendein Zeichen einer Schrumpfniere zeigten. Dieser klinische Befund spricht übrigens für die Richtigkeit der theoretischen Vorstellungen THANNHAUSERS [2]), der das Wesen der konstitutionellen Gicht in einer Funktionsschwäche der Niere für die Harnsäureausscheidung und nicht in einer Erkrankung des Purinstoffwechsels sieht.

Über den Zusammenhang der Nephrolithiasis mit der Gicht sind die Nephro-lithiasis. Meinungen geteilt. Sicher ist, daß Nierensteine auch bei zahlreichen nicht Gichtischen vorkommen; andererseits ist die Häufigkeit des Zusammentreffens beider Erkrankungen auffallend. Schon ERASMUS VON ROTTERDAM schrieb an einen Freund: „Du hast die Gicht und ich Nierensteine, wir haben zwei Schwestern geheiratet."

Ob das Asthma bronchiale Beziehungen zur Gicht hat, ist zweifelhaft. MATTHES sah zwar Fälle von Asthma bei jungen Menschen, deren Väter an Gicht litten; aber ein gemeinschaftliches Vorkommen bei derselben Person ist doch recht selten. Auch eine andere gelegentlich nachweisbar allergische Störung, die Migräne, koinzidiert gelegentlich mit der Gicht. Es ist aber eine Übertreibung, wenn man die Gicht als Schwester der Migräne bezeichnet hat. Von der allergischen Theorie der Gicht und anderer Arthritiden (GUDZENT) wird im nächsten Kapitel nochmals die Rede sein. Bekannt und auch von mir beobachtet ist, daß bei Leukämikern nach Röntgentherapie, die starken Kernzerfall und dadurch Harnsäurevermehrung hervorruft, akute Gichtanfälle auftreten können.

B. Die Differentialdiagnose der chronischen, nicht gichtischen Gelenkerkrankungen.

Von den monartikulär auftretenden Formen ist der „Tumor albus", die Tumor albus. Gelenktuberkulose, klinisch nicht zu verkennen. Da die Gelenktuberkulose nicht selten nach einem Trauma auftritt, so kann sie anfänglich mit einer traumatischen Entzündung verwechselt werden.

Erinnert sei an das bereits über die Gelenkveränderungen bei Skorbut und Hämophilie Hämophilie Gesagte. Ihre Diagnose ergibt sich aus der des Grundleidens.

Monartikulär treten auch meist die deformierenden Altersarthropathien auf, Malum coxae. deren häufigste Formen das Malum coxae senile und die Arthrosen im Schultergelenk sind. Ihre Diagnose ist bei Untersuchung der Gelenke, die meist erheblichere Bewegungsbeschränkung im Gelenk ergibt, kaum zu verfehlen und kann durch das Röntgenbild gesichert werden. Oft genug erlebt man freilich, daß ein Malum coxae als Ischias angesehen wird. Und bei der Omarthrose ist auch daran zu denken, daß sie durch die hochgradigen Schulterschmerzen infolge von coronarsklerotischer Angina pectoris vorgetäuscht werden kann.

[1]) F. KOLLER und H. U. ZOLLINGER, Schweiz. med. Wochenschr. 1945. S. 97. [2]) THANN-HAUSER, Dtsch. Arch. f. klin. Med. Bd. 135, S. 224.

Tabische Arthropathie.

Monartikulär sind auch fast immer die Arthropathien der Tabes. Sie sind durch hochgradige Verunstaltungen der Gelenke, meist der Knie- oder Fußgelenke, gekennzeichnet und entwickeln sich und verlaufen oft schmerzlos. Die Diagnose ergibt sich meist leicht aus dem übrigen tabischen Syndrom.

Ähnliche Arthropathien können auch bei anderen chronischen Nervenleiden, z. B. bei Syringomyelie, auftreten; sie befallen, dem meist cervicodorsalen Sitz des spinalen Prozesses entsprechend, meist Ellenbogen- oder Schultergelenke. Ihre Diagnose ist nicht schwer, da sie ohne weiteres durch die des Grundleidens erkannt werden. Auch im Gefolge der Hämatomyelie habe ich Arthropathien, z. B. des Kniegelenks, gesehen. Selbst nach Lumbalanästhesie hat man eine Arthropathie im Fußgelenk auftreten sehen [1]).

Multiple Erkrankungen.

Die multipel auftretenden chronischen Gelenkerkrankungen[2]) sind in den letzten Jahren Gegenstand ausgedehnter Erörterung gewesen. Eine Einteilung nach vorwiegend anatomischen und röntgenologischen Gesichtspunkten hat F. MUNK versucht, aber damit schon aus dem Grunde wenig Anklang gefunden, weil die verschiedenen Formen wenigstens in ihren Ausgängen doch recht ähnliche Bilder ergeben, denen man nicht immer mehr ihre Herkunft ansehen kann. Eine ätiologische Einteilung, deren Wichtigkeit für die Diagnose bereits F. MÜLLER betonte, ist nur in beschränkter Weise möglich. Infolgedessen unternahmen andere Autoren, wie LOMMEL, UMBER, ASSMANN, eine Einteilung, die sich nicht einseitig auf einen Standpunkt festlegt, sondern alles klinisch Feststellbare berücksichtigt. Damit wird dem Krankheitsverlauf und der Konstitution und Erblichkeit die gleiche Bedeutung eingeräumt wie dem augenblicklichen Krankheitszustande. Besonders UMBER betonte, daß man ohne die Annahme einer besonderen Schwäche des Mesenchyms gegen infektiöse und andere Noxen nicht auskäme.

Immerhin ist eine Einteilung in entzündliche bzw. Infektformen und in nicht-entzündliche jetzt allgemein angenommen, während man die Einteilung in exsudative und trockene Formen mit Recht verlassen hat.

Entzündliche Formen.

Die entzündlichen Formen sind dadurch ausgezeichnet, daß zunächst die Synovia erkrankt und von ihr aus der Knorpel und später die Knochen erst sekundär beteiligt werden. Anfänglich werden, je nach der größeren oder geringeren Virulenz der Erreger oder der größeren oder geringeren Reaktionsfähigkeit des Organismus, Exsudate entwickelt oder mehr trockene Formen gebildet; später schrumpft die Gelenkkapsel und es bilden sich erst bindegewebige, dann auch knöcherne Ankylosen. Da die Erkrankung schmerzhaft ist, werden die befallenen Gelenke geschont. Es kommt dann zu atrophischen Vorgängen der Knochensubstanz. Im Röntgenbild sieht man bei weichen Aufnahmen sowohl die Ergüsse als auch die späteren Ankylosen, ferner die Atrophie der Gelenkenden. Die Rarefikation des Knochens kann so weit gehen, daß man die noch vorhandenen Reste als scharfe, wie mit Bleistift gezogene Linien im sonst hellen Feld sieht. Der Gelenkspalt kann verschwinden. Hervorgehoben sei endlich, daß diese Formen durch die Kapselschrumpfungen oft zu erheblichen Verschiebungen der Knochen gegeneinander führen, daß also die dadurch bedingten Deformitäten nicht mit der durch die deformierenden Knochenprozesse bedingten verwechselt werden dürfen.

Abgesehen vom Röntgenbild, der Inspektion und Betastung des Gelenks haben aber noch die Prüfung des regionären Muskeltonus und die Auskultation

---

[1]) R. RAUHS, Wien. klin. Wochenschr. 1946. S. 246. [2]) LOMMEL, Handb. d. inn. Med. von BERGMANN und STÄHELIN. — MUNK, Med. Klinik 1924. Nr. 5—7. — KREBS, Münch. med. Wochenschr. 1925. Nr. 33. — ASSMANN, Klin. Wochenschr. 1925. Nr. 31—32. III. Tagung der Deutschen Gesellschaft für Rheumabekämpfung. Berlin 1928. Nov. Vgl. auch Umfrage dazu, Med. Klin. 1929. Nr. 4.

der Gelenke einen gewissen diagnostischen Wert. MALIWADA[1]) führt aus, daß bei chronischen Gelenkrheumatismen die regionäre Muskulatur nach einer Hypertonie im akuten Stadium eine Hypotonie zugleich mit Atrophierung erfahre. Der Autor betont auch die Bedeutung der Gelenkauskultation für die Erkennung degenerativer Frühschäden am Knorpel.

Im einzelnen kann man beim chronischen Gelenkrheuma Formen unterscheiden, die gewöhnlich als sekundäre bezeichnet werden, weil sie sich an einen akuten Gelenkrheumatismus anschließen oder wenigstens akut und fieberhaft begonnen haben, und sogenannte primäre Formen, die von vornherein schleichend und fieberlos eingesetzt haben. Aber auch diese Formen zeigen oft bei genauerer Temperaturmessung noch kleine Erhebungen und subakute Nachschübe. Das klinische Bild kann verschieden sein. Oft sind in erster Linie die Gelenke der Finger und die Handgelenke befallen, die spindelförmig aufgetrieben werden. Man sieht die ersten Veränderungen meist an den distalen Enden der Phalangen, während die proximalen Enden länger intakt bleiben. Die Haut über ihnen wird zart und dünn, zweifellos atrophisch. Die Musc. interossei und lumbricales atrophieren gleichfalls; desgleichen zeigen die Nägel sehr oft atrophische Veränderungen. Der Prozeß ergreift allmählich auch andere Gelenke und kann den Kranken völlig immobilisieren. Endo- oder Perikarditis kommen bei diesen Kranken nicht vor; im Gegensatz zum akuten Gelenkrheumatismus. Die exsudativen Formen bevorzugen das jugendliche Alter. Die trockenen Formen, die sich übrigens auch aus ursprünglich exsudativen entwickeln können, sind mehr eine Erkrankung des reiferen Alters. Sie sind meist auch weniger schmerzhaft, führen aber zu erheblichen Bewegungsbeschränkungen, die durch begleitende Muskelkontrakturen noch stärker erscheinen, als es den Gelenkveränderungen entspricht. Diese Erkrankungen befallen sehr oft symmetrische Gelenke. Mitunter können die nachweisbaren Gelenkveränderungen so gering sein, daß man nicht einmal Reiben oder Knirschen fühlt; in solchen Fällen ist aber der Gelenkspalt auf Druck empfindlich und oft sind es auch die Ansätze der Flexoren. Oft kommt es zu Beugekontrakturen der Gelenke.

Eine diagnostische Hauptaufgabe ist die Unterscheidung der entzündlichen Infektarthritiden von den degenerativen Arthropathien. Falls die Entwicklung des Leidens und Fiebers für die ersteren sprechen, ist die Unterscheidung leicht. In alten afebrilen Fällen ist sie aber oft schwierig, da die Blutkultur in der Regel im Stiche läßt und die serologischen Komplementproben nur bei Lues und Gonorrhoe Erfolg versprechen. Das leukocytäre Blutbild versagt auch, da in veralteten Fällen von Infektarthritis Leukocytose und Linksverschiebung oft fehlen. Dagegen hat sich die Senkungsreaktion diagnostisch sehr bewährt: an dem großen Material der Rostocker Klinik ergab sich, daß alle Infektarthritiden erhöhte Senkung zeigten, degenerative Arthropathien (unkomplizierter Art) aber fast immer normale Werte.

SLAUCK[2]) hat auf das Symptom der fibrillären Zuckungen des Muskels, des „Fibrillierens", bei chronischen Rheumaleiden hingewiesen. Es soll besonders in der Wade und an den inneren Fußmuskeln vorkommen und dafür sprechen, daß ein tätiger Fokus als „Toxinstreuer" in Betracht komme. Das Fibrillieren soll durch eine Mitbeteiligung des Liquor cerebrospinalis und der Vorderhornganglien entstehen. SLAUCK will es beim Bechterew fast immer, bei chronischer Polyarthritis sehr oft beobachtet haben. GATZWEILER hat übrigens die Bedeutung des Fibrillierens als Symptom von toxinstreuenden Herden nicht bestätigt.

In Anschluß an die SLAUCKschen Befunde und Deutungen bezüglich des „Fibrillierens", sei noch auf die neueren Theorien der fokalen Infektion eingegangen: SLAUCK hatte auf

---

[1]) MALIWADA, Med. Klin. 1944. S. 340.   [2]) SLAUCK, Balneologe 1937. Nr. 3.

Grund seiner Annahme einer Teilnahme zentralnervöser Veränderungen (in Liquor und Vorderhornganglien) am fokalen Infekt diesem Infekt die Fokaltoxikose gegenüber- gestellt. Nicht das Wandern, bzw. die Ausstreuung von Eiterkokken in die Gelenke, Nieren, das Herz u. a. bedinge den Prozeß, sondern eine Toxinstreuung auf Grund der oben ge- nannten zentralnervösen Faktoren, die in das Krankheitsgeschehen eingeschaltet sind. Bezüglich der Annahme einer zentralnervösen Lenkung des fokalen Infektionsvorganges berührt sich Slaucks Lehre mit derjenigen von W. H. Veil [1]); allerdings mit folgendem prinzipiellen Unterschied: für Veil ist die Fokalinfektion ein Problem der Allergie. Jede Fokalinfektion wirke auf und über das nach den Untersuchungen von Speransky anzu- nehmende „Allergiezentrum", das wie das Fieberzentrum im Zwischenhirn liege. Es sei irrig, eine Fokaltoxikose der Fokalinfektion gegenüberzustellen. Denn jede Fokal- infektion wirkt nach Veil gleichzeitig fokaltoxisch auf das Allergiezentrum, verharrt aber mit absoluter Gewißheit im infektiösen Formenkreis. „Somit läuft also letzten Endes die Wirksamkeit der den Körper bei den rheumatischen Krankheiten treffenden Noxe auf eine ganz besondersartige Funktionsstörung des Gehirns hinaus, die der Funktions- störung des Gehirns bei Infekten, dem Fieber, an die Seite zu stellen ist, aber eine weitere und kompliziertere, in vielen Einzelheiten verlaufende Beantwortung einer Noxe durch den Zentralapparat darstellt." Es ist begreiflich, daß Veil durch seine Theorie zu einer außerordentlichen Ausweitung der fokalinfektiös bedingten Krankheiten kommt, auf die hier nicht näher eingegangen werden kann.

Einerlei aber, wie man sich zu den Veilschen Lehren stellt, sie haben jeden- falls das große Verdienst, den Arzt aufs neue eindringlich auf die Wichtigkeit der Fokalinfekte hingewiesen zu haben.

Die Kenntnis dieser Infektformen ist aber deswegen so wichtig, weil der Arzt bei ihnen die Pflicht hat, nach fokalen Infekten zu suchen und sie, wenn möglich, zu beseitigen. Dabei hat man sich natürlich vor Übertreibungen zu hüten. Daß solche unnütz und schädlich sind, hat auch die neuerdings zu- nehmende Kritik an diesen Übertreibungen der Fokalinfektlehre und ihrer therapeutischen Folgerungen gezeigt, die unter anderem D. Brück [2]) gegeben hat.

Allergische Genese. Neuerdings hat, wie schon angedeutet, Gudzent [3]), gestützt auch auf eigene experimentelle Untersuchungen und die von Rössle, Klinge u. a. angenommen, daß „Gicht und Rheumatismus in allen klinischen Formen allergische Krank- heiten seien". Die Allergene seien aber, wie Gutzeit im Gegensatz zu der Lehre Veils annimmt, vorwiegend irgendein mit der Nahrung aufgenommenes Eiweiß. Diese Allergie sei eine ererbte wie jede andere.

Gudzents intracutane Allergenprüfungen ergaben: auf Getreideeiweiß reagierten 34%, auf Fleisch-Fischeiweiß 30%, auf Gemüseeiweiß 17%, auf Bakterieneiweiß 9%, auf Milch und Eiereiweiß 8%, auf Schimmel und Hefepilze 2%. Zur Prüfung dieser Allergie wurden die „Rheumaallergene" der sächsischen Serumwerke empfohlen. Wick [4]) hat an meiner Rostocker Klinik 25 Rheumatiker mit diesen Allergenen geimpft und sah 22 mehr oder minder stark reagieren. Allerdings hatten 14 von ihnen auch nachgewiesene fokale Infekte! Übrigens haben Bode und Schlüter [5]) die Resultate von Gudzent nicht bestätigt; ihre Prüfung an Nichtrheumatikern ergaben in nicht weniger als 80% der Fälle „positive Rheumaallergie" gegen 11% bei Gudzent. Man muß deshalb der Gudzentschen Theorie gegenüber, wenigstens soweit sie Nahrungseiweißallergie betrifft, Zweifel hegen.

Poncet- sche und Stillsche Form. Eine spezifische Allergie soll auch bei dem von Poncet beschriebenen chronischen Rheumatismus Tuberkulöser bestehen. Es kommen aber bei Tuberkulose auch echte multiple tuberkulöse Entzündungen vor, die nicht unter dem Bilde des Tumor albus verlaufen, sondern wie eine chronische Infektarthritis. In sehr seltenen Fällen (bei Jugendlichen und Kindern) beob- achtete ich auch sehr multiple, eitrige Gelenktuberkulosen in der Verteilung der Infektarthritiden. Endlich kommen (äußerst selten) auch akute miliare Gelenk- tuberkulosen vor, die abheilen können, wie die entsprechenden tuberkulösen Hautveränderungen. Kennzeichnend für alle diese tuberkulös toxischen und nicht tuberkulösen Formen ist ein gegenüber dem akuten Gelenkrheumatismus

---

[1]) W. H. Veil, Fokalinfektion, 2. Aufl. Jena: G. Fischer 1942.   [2]) D. Brück, Med. Welt 1944. S. 398.   [3]) F. Gudzent, Dtsch. med. Wochenschr. 1935. Nr. 23.   [4]) H. R. Wick, Diss. Rostock 1937.   [5]) Bode und Schlüter, Dtsch. med. Wochenschr. 1937. Nr. 52.

abgeschwächter Verlauf. Der Beginn kann freilich akut sein, auch kommt es zu subakuten Schüben. Fieber ist nur zeitweise vorhanden und nie hoch, wenn nicht das Fieber durch andere Manifestationen der Tuberkulose hervorgerufen wird. Das Herz bleibt verschont. Meist befällt die Erkrankung symmetrische Gelenke. Salicyl versagt. Mitunter gelingt es, mit dem Gelenkpunktat Meerschweinchen zu infizieren. Häufig besteht Tendenz zur Versteifung der Gelenke.

Erinnert sei in diesem Zusammenhang auch an die gleichfalls schon beschriebene STILLsche Erkrankung, die vorzugsweise das Kindesalter betrifft und gleichzeitig Drüsenschwellungen, Milztumor und oft auch adhäsive Perikarditis und Pleuritiden erzeugt. Sie wird jetzt meist nicht auf Tuberkulose zurückgeführt, sondern als chronisch septischer Prozeß betrachtet. In dem von ISECKE beschriebenen Falle ist Streptococcus viridans gefunden worden; in anderen Fällen wurden aber an das maligne Granulom erinnernde Drüsenveränderungen nachgewiesen (Literatur bei H. STRAUSS[1]).

Die chronischen entzündlichen Gelenkveränderungen können in ihren Endstadien, worauf besonders ASSMANN hinwies, zu Bildern führen, die sich von den echten deformierenden Formen nicht unterscheiden.

Diese echt deformierenden Gelenkerkrankungen wollen wir als erste Gruppe der nicht entzündlichen beschreiben. F. v. MÜLLER hat sie als Osteoarthropathia deformans und ASSMANN als Osteoarthrosis deformans bezeichnet. *Deformierende Formen.*

Bei ihnen ist das Primäre eine Degeneration des Knorpels durch Abnützung oder andere, z. B. mechanische oder toxische Schädlichkeiten. Dadurch ist es verständlich, daß verstärkte, die normale Widerstandsfähigkeit übersteigende Inanspruchnahme der Gelenke oder Traumen oder vermehrte Belastung durch fehlerhafte Statik derartige Prozesse auslösen. Beteiligt sich der gefäßführende Knochen an dem Degenerationsprozeß bzw. wird von ihm erreicht, so kommt es zu reaktiven Wucherungen, die sich besonders in der starken Ausprägung der Randwülste und in Abschleifungen der Knochen ausdrücken. Die Gelenkhöhle bleibt im Gegensatz zu den meisten entzündlichen Arthritiden gewöhnlich erhalten. Im Röntgenbild lassen sich diese Veränderungen gut erkennen.

Bekanntlich betreffen diese deformierenden Prozesse oft nur ein besonders beanspruchtes Gelenk, wie beispielsweise das Hüftgelenk beim Malum coxae senile. Sie kommen aber auch multipel vor. Gewöhnlich sind die deformierenden Osteoarthropathien eine Erkrankung des höheren Lebensalters. Es ist aber auch eine juvenile Form der Erkrankung bekannt, die allerdings meist monartikulär verläuft, aber doch verschiedene Gelenke befallen kann. Dies sind die unter dem Namen der PERTHESschen Erkrankung bekannten deformierenden Hüftgelenksveränderungen, sowie die Veränderungen des Os naviculare pedis, der KÖHLERschen Erkrankung, aber auch des Os naviculare und lunatum der Handgelenke, die sich an der Druckschmerzhaftigkeit der Tabatière äußern und endlich die Veränderungen am zweiten Metatarsuskopfe bei jüngeren weiblichen Personen. Man denke aber bei den Hüftgelenkerkrankungen und denen des Os naviculare stets an die Möglichkeit eines tuberkulösen oder luischen Ursprungs. Ich erwähnte aber schon, daß auch die Endstadien der gichtischen Gelenkerkrankungen zu ähnlichen Veränderungen führen können. *PERTHESsche u. KÖHLERsche Erkrankung.*

Eine deformierende Arthritis findet sich auch bei Alkaptonurie, und zwar wohl durch Ablagerung des Farbstoffes in dem Knorpel, die zur Knorpeldegeneration führt. Bei Alkaptonurie tritt auch sonst die Dunkelfärbung der Knorpel (Ochronosis) auf. Bei beiden Erkrankungen handelt es sich in den Endstadien auch um irreparable Degenerationen des Knorpels. *Arthritis bei Alkaptonurie.*

Auch bei Psoriasis sind chronische Gelenkentzündungen beschrieben und als Psoriasis arthropathica bezeichnet worden. Es erscheint aber noch fraglich, ob es sich nicht

---

[1] H. STRAUSS, Med. Klinik 1926. Nr. 33.

um ein zufälliges Zusammentreffen handelt. Auch L. Hauck[1]) hält die Frage, ob die Arthropathia psoriatica ein Leiden sui generis sei, für noch nicht entschieden; auf Hauck sei auch bezüglich der Symptomatologie des Leidens verwiesen. In zwei von Schuhmacher und Lauter beschriebenen Fällen entsprachen die Gelenkveränderungen chronischer atrophierender Arthritis; im Stoffwechselversuch ließen sich weder durch Belastung mit Harnsäure, noch mit Traubenzucker Beziehungen zur Gicht erweisen[2]).

Endokrine Formen.   Zu den nicht entzündlichen chronischen Gelenkerkrankungen sind ferner die Erkrankungen auf endokriner Basis zu rechnen. Umber[3]) betont bei ihnen besonders die Beteiligung der Umgebung der Gelenke und nennt die Affektion deswegen endokrine Periarthritis. Er betont, daß eine weiche sulzige Schwellung der Gelenke bestünde, daß gleichzeitig die Haut sklerodermartige Veränderungen, Pigmentationen und vasomotorische Störungen zeige, daß Rissigwerden der Nägel und Hyperkeratose, Haarausfall, Anämie vorkämen, Störungen, wie sie auch bei rudimentären Hypothyreosen bekannt sind. Selbst eine sich rasch entwickelnde Fettleibigkeit erwähnt Umber; im Gegensatz zum Myxödem bestehe aber Neigung zu Schweißen. Diagnostisch entscheidend ist nach Umber das Röntgenbild, das nur Kapselveränderungen auf weichen Platten erkennen läßt, dagegen keine Veränderungen der Knorpel und Gelenke, namentlich keine der entzündlichen entsprechende Kalkverarmung und Osteoporose der Epiphysen; er gibt allerdings auch das Vorkommen trockener Arthritiden zu. Die trockenen Formen und Verdickungen der Kapsel hat besonders Munk als endokrin gedeutet, sie als Arthritis sicca bezeichnet und mit der Nebenbezeichnung usurosa belegt, weil im Röntgenbild die seitlichen Ränder der an das Gelenk anstoßenden Knochen wie angenagt aussehen könnten. Umber hält weder die Exsudatbildung noch diese Trockenheit für kennzeichnend und betont auch, daß die Beschleunigung der Blutkörperchensenkung, die Vermehrung des Fibrinogengehaltes und die eosinophile Reaktion auf Reizkörpertherapie bei den endokrinen Störungen vorkämen. Erhöhte Senkung habe ich sogar meist dabei beobachtet.

Oft weist in diesen Fällen bereits die Anamnese auf die endokrine Natur des Gelenkleidens hin: Auftreten oder Exacerbieren nach Wochenbett, Gravidität oder während der Periode, vor allem aber ihre Entwicklung nach der Menopause sprechen in diesem Sinne; ebenso wie das Auftreten nach operativer oder Röntgenkastration. Menge sprach direkt von einer Arthritis ovaripriva. Ferner beweist der Erfolg einer entsprechenden Organtherapie ihre endokrine Natur. Umber bezeichnet diese endokrinen, in erster Linie beim weiblichen Geschlecht beobachteten Störungen übrigens — meines Erachtens übrigens zu Unrecht — als selten und weist darauf hin, daß metakarpophalangeale Gelenke und die Mittelgelenke der Finger die anfänglichen Prädilektionsstellen wären, daß sich aber der Prozeß später auch auf viele Gelenke ausdehnen könnte. Im Anfang äußere sich die Erkrankung oft nur in einem klammen Gefühl beim Erwachen und in unangenehmem Kältegefühl der befallenen Glieder: die Entwicklung dauere oft Jahrzehnte.

Die Heberdenschen Knötchen, die man so oft, sei es allein, sei es mit chronischen Gelenkveränderungen gemeinsam bei älteren Leuten, vor allem auch bei postklimakterischen Frauen, findet, haben sich bisher nicht als charakteristisch für eine bestimmte Form der Arthritiden erweisen lassen.

Von weiteren inkretogenen Arthropathien seien noch die thyreogenen genannt. Es gibt solche zweifelsfreie Fälle bei Morbus Basedow, besonders beim toxischen Adenom [Thannhauser[4]), G. Deusch, J. Bauer[5]) u. a.].

_____

[1]) L. Hauck, Med. Klin. 1944. S. 427.   [2]) Schuhmacher und Lauter, Arch. f. Dermat. u. Syphilis. 1924. Bd. 147.   [3]) Umber, Dtsch. med. Wochenschr. 1926. Nr. 39.   [4]) Thannhauser, Rheumaprobleme. Bd. 2. Aachen 1931.   [5]) J. Bauer, Der sog. Rheumatismus. Dresden: Theodor Steinkopff 1929.

Ich habe sie besonders bei männlichen Kranken gesehen und gefunden, daß sie auf die sonst wirksame Therapie kaum reagierten und zu Ankylosen führten. Auch bei Myxödem habe ich — außer den sehr häufigen rheumatoiden Schmerzen — seltene echte Arthropathien beobachtet. Ferner haben v. BECK und MICHAELOW im Transbaikalgebiet eine anscheinend endemische hypothyreogene Osteochondritis deformans bei Jugendlichen beobachtet; besonders in Fingern und Zehen. Auch hat NYFELDT[1]) 7 Fälle von ,,Osteochondritis destruens thyreopriva" an den Interphalangealgelenken bei Frauen zwischen 47 und 67 Jahren beschrieben; die Fingergelenkknötchen heilten auf Thyreoidin. Er nimmt eine Verwandtschaft mit der BECKschen Krankheit an. Endlich habe ich[2]) über symmetrische Arthropathien großer Gelenke bei Morbus Addison berichtet, die den tabischen äußerlich und im Röntgenbild ähnelten. Ob die obenerwähnten Syndrome von PERTHES, KÖHLER und KIENBOECK hypophysärer Natur sind, wie W. MÜLLER und ASSMANN vermuteten, muß mit THANNHAUSER bezweifelt werden.

Zusammenfassend läßt sich sagen, daß die neuere Forschung eine differentialdiagnostische Sonderung der chronischen Gelenkveränderungen gestattet, die auch für die Therapie nicht gleichgültig ist, da entzündliche Erkrankungen durch die Entfernung von fokalen Herden, wie wir besprachen, geheilt oder wenigstens zum Stillstand gebracht werden. Die endokrinen Störungen können bisweilen durch eine hormonale Therapie gebessert oder geheilt werden, während bei den degenerativen deformierenden Formen meist nur eine Linderung der Beschwerden möglich ist.

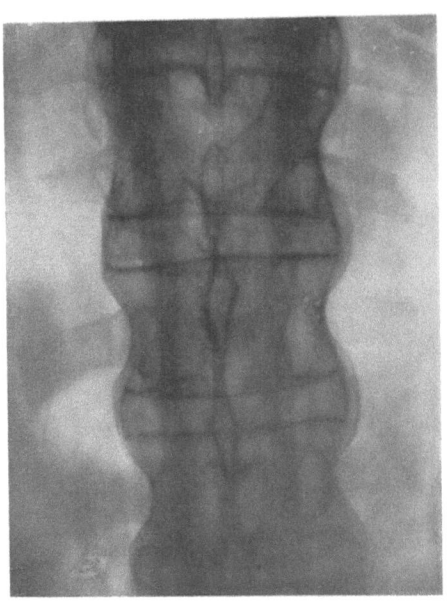

Abb. 129. Spondylarthritis ankylopoetica.

Ein besonderes Krankheitsbild entsteht, wenn entweder die Wirbelsäule allein befallen wird (BECHTEREWscher Typus) oder Wirbelsäule und große Gelenke (PIERRE MARIE-STRÜMPELLscher Typus) zusammen erkranken. Es tritt dann allmählich eine vollständige Versteifung der Wirbelsäule ein, die zu einem starren Rohr umgewandelt wird.

BECHTE-
REWsche
Krankheit
und Ver-
wandtes.

E. FRÄNKEL[3]), SCHMORL[4]) u. a. haben auch diese Erkrankungen der Wirbelsäule in degenerative, die Spondylosis deformans, und in entzündliche, die Spondylarthritis ankylopoetica, geschieden. Kennzeichnend für die erstere Form ist eine Verschiedenheit der Höhe der Zwischenwirbelscheiben und der Höhe und Breite der Wirbel, daneben Zackenbildungen an den Rändern, die die Zwischenwirbelscheiben überbrücken und zu klammerartigen Verbindungen zwischen den einzelnen Wirbelkörpern führen; daneben kommen starke Randwulstbildungen, genau wie bei den übrigen Formen der Osteoarthropathia deformans, vor. Solche Veränderungen werden übrigens bei Greisen nicht selten als Nebenbefunde beobachtet und brauchen nicht immer grobe Beschwerden hervorzurufen.

---

[1]) NYFELDT, Zeitschr. Rheumaforsch. 1943. S. 8.   [2]) HANS CURSCHMANN, Klin. Wochenschrift. Dezember 1931.   [3]) E. FRÄNKEL, Fortschr. a. d. Geb. d. Röntgenstr. Bd. 1 u. 7.   [4]) SCHMORL, Klin. Wochenschr. 1929, S. 1243.

Die Spondylarthritis ankylopoetica befällt dagegen in erster Linie die Wirbel-
gelenke selbst und dehnt sich auch auf die Rippengelenke aus, während die
Zwischenwirbelscheiben und die Höhe und Breite der Wirbelkörper unverändert bleiben. Allerdings finden sich auch bei dieser Form Spangen-
bildungen. Diese sind meist nicht zackig oder schnabelförmig, sondern regelmäßig bogenförmig und überbrücken die Zwischenräume der Wirbel. Dadurch
erlangt die seitliche Kontur der Wirbelsäule die Form einer regelmäßig
geschwungenen Wellenlinie, deren Wellenberg die Höhe der Spangenkrümmung,

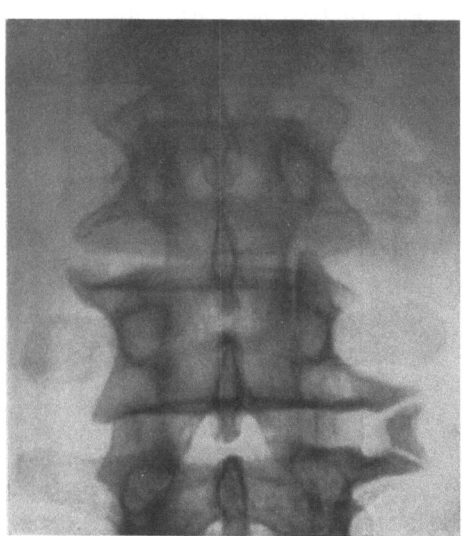

deren Wellental die tiefste Einbuch-
tung der konkav gekrümmten seitlichen Wirbelkörperlinie darstellt.
Man hat sie mit dem Aussehen eines
Bambusstabes und seinen regelmäßigen Knoten und Internodien
verglichen (vgl. Abb. 129/130).

Endlich kann man mitunter
die Verknöcherung der Ligamente
als zarte Schattenstriche über der
Mitte der Wirbelkörper nachweisen.

Über die Diagnose der beginnenden, akuten rheumatischen
Spondylitis haben R. LETTRÉ und
A. PEZOLD[1]) berichtet. Sie stellt
eine Entzündung der Wirbelsäule
und des perivertebralen Bindegewebes dar und ist nur aus dem
Palpationsbefund des rheumatisch
erkrankten Gewebes und genauer

Abb. 130. Spondylosis deformans.

Anamnese möglich. Das Röntgenbild kann völlig versagen, da in
solchen Frühstadien noch keine schattengebenden Elemente vorhanden sind.

Differentialdiagnostisch ist der Schmerz in der Gegend der befallenen
Wirbel neben der obenbeschriebenen Versteifung wichtig. Stauchungsschmerz
besteht dabei nicht. Dieser ist vielmehr das Kennzeichen eines destruierenden
Prozesses der Wirbel ebenso wie eine lokale Klopfempfindlichkeit. Der Schmerz
bei BECHTEREWscher Erkrankung ist mehr ein diffuser, bei Lokalisation in
der Lendenwirbelsäule ein lumbagoähnlicher.

Die übrigen Symptome sind Ausdruck einer Beeinträchtigung der Rücken-
markwurzeln. Es kann zu heftigen doppelseitigen Schmerzen und Areflexie
in den Beinen kommen. BABINSKI hat dieses Bild als Pseudotabes spondylosique
beschrieben. Einen solchen Fall veröffentlichten auch GANTER und MATTHES;
ich habe gleichfalls einige derartige Fälle gesehen. Neuralgiforme Schmerzen
kommen bei entsprechender Lokalisation der Wirbelveränderungen auch in
höher gelegenen Abschnitten vor, z. B. hartnäckige Occipitalneuralgien, Parästhesien in den oberen Extremitäten, auch Schmerzen zwischen den Schulterblättern, die sich beim Husten und tiefen Atemzügen verstärken und leicht zur
Annahme einer Lungen- oder Pleuraaffektion verführen. Bei vorgeschritteneren
Erkrankungen kann infolge Mitbeteiligung der costovertebralen Gelenke die
costale Atmung völlig oder nahezu aufgehoben sein. Strahlen die Schmerzen
in die Arme aus, so können sie denen einer Angina pectoris ähnlich sein. Bei
Sitz in der unteren Brustwirbelsäule können die Schmerzen mit Magen- oder

---

[1]) R. LETTRÉ und A. PEZOLD, Med. Rundsch. 1947. S. 340 u. f.

Gallenblasenerkrankungen, bei noch tieferem Sitz auch mit Genitalleiden besonders bei Frauen verwechselt werden.

Neuerdings ist man auch auf schmerzhafte Affektionen aufmerksam geworden, die mit Veränderungen der Zwischenwirbelscheiben zusammenhängen. Die von SCHMORL zuerst studierten „Knötchen" in den Bandscheiben, mehr oder minder große Defekte derselben, machen sicher in vielen Fällen keine Beschwerden; in manchen besonders ausgeprägten Fällen waren sie aber doch wohl Quelle „rheumatischer" Rückenschmerzen. Starke neuralgische und auch Lähmungssymptome werden durch die hinteren Bandscheibenprolapse hervorgerufen (SCHACHTSCHNEIDER[1]). Diese, durch das Röntgenbild der Wirbelsäule nicht sicher, bisweilen aber durch das Myelogramm feststellbare Erkrankung, die meist spontan, gelegentlich aber auch, wie in zwei meiner Fälle, nach Rückentrauma auftritt, macht manchmal die Symptome eines mehr oder minder rasch wachsenden extramedullären Tumors. *(Randnotiz: Bandscheiben-veränderungen. Hinterer Bandscheibenprolaps.)*

Ich beobachtete eine 43jähr. Frau; vor 1½ Jahren Sturzkontusion der Halswirbelsäule; seit ¼ Jahr Schmerzen und Steifigkeit derselben und Schmerzen im linken Ulnaris- und Radialisgebiet und Schwäche im linken Arm und in linker Hand. Keine äußerliche Veränderungen der Wirbelsäule, deren Cervicalteil auch im Röntgenbild nichts Krankhaftes zeigt. Dazu Hypästhesien und Paresen nebst Atrophie im linken Medianus- und Radialisgebiet. Diagnose: Unklare extramedulläre Affektion der Halsmarkwurzeln. Die Operation (LEHMANN-Rostock) ergab cervicalen hinteren Bandscheibenprolaps, dessen Abtragung zur völligen Heilung führte.

Neuerdings haben amerikanische Autoren dies Leiden, das sie als „Nucleus pulposus-Hernien" bezeichnen, genauer studiert. G. SPURLING[2]) berichtet über 85 operativ bestätigte Fälle. In 90% der Fälle war die Affektion in der Höhe des 4. und 5. Lendenwirbels und an der Lumbosakralscheibe lokalisiert. Demgemäß überwiegen Schmerzen und Parästhesien im Ischiadicusgebiet, oft doppelseitig. Motorische Störungen im Bereich der Nn. peronei und tibiales sind viel seltener. W. E. CHAMBERLAIN[2]) und YOUNG empfahlen und beschrieben die Lufteinblasung, J. D. CAUP[2]) die Jodölfüllung zum Zweck der Myelographie dieser Fälle. Aus diesen Berichten ergibt sich, daß diese Bandscheibenprolapse weit häufiger sind, als wir bisher annahmen. Man wird sie besonders unter äußerst hartnäckigen, auch doppelseitigen Ischiasfällen suchen müssen.

Dies wurde neuerdings durch H. MAJOR[3]) bestätigt, der unter 37 hauptsächlich traumatisch entstandenen hartnäckigen Ischiasfällen 36 als durch Nucleus-pulposus-Hernien bedingt feststellen und durch Operation heilen konnte.

Zu der Diagnose dieser Fälle soll nach SIEGMUND auch der röntgenologische Nachweis mehrerer innerer „Knorpelknötchen" beitragen.

Bezüglich der Formveränderungen der Wirbelsäule als Folge alter Rachitis (z. B. des „runden Rückens" Jugendlicher) muß auf die Lehrbücher der Orthopädie verwiesen werden.

Weiter sei hervorgehoben, daß bei manchen Menschen der fünfte Lendenwirbel mit dem Kreuzbein verschmelzen (Sakralisation BERTOLOTTI) und andererseits der erste Sakralwirbel als selbständiger Lendenwirbel (Lumbalisation) auftreten kann. Vielfach wurde die Sakralisation als Ursache von ischias- und lumbagoähnlichen Schmerzen angegeben. SCHÜLLER[4]) sieht in der Sakralisation Assimilationsvorgänge von rein entwicklungsgeschichtlicher Bedeutung und lehnt die Sakralisation als Ursache von Schmerzen ab. MARTIUS[5]) hat aber Fälle beschrieben, bei denen die bestehenden heftigen Rückenschmerzen auf diese Anomalie zurückgeführt werden konnten; auch z. VERTH[6]) spricht der Sakralisation wie der Lumbalisation wesentliche Bedeutung zu.

[1]) H. SCHACHTSCHNEIDER, Fortschr. d. Röntgenstr. 1936. Bd. 54. [2]) Referate in Münch. med. Wochenschr. 1940, Nr. 36, S. 980—982. [3]) H. MAJOR, Med. Rundsch. 1947. S. 107. [4]) M. P. SCHÜLLER, Bruns Beiträge 131, S. 281. [5]) H. MARTIUS, Münch. med. Wochenschr. 1928, Nr. 8. [6]) M. z. VERTH, Klin. Wochenschr. 1929. 1, S. 1002, V.

KIENBÖCK[1]) gab an, daß als Ursache von Kreuzbeinschmerzen auch Ver-änderungen in der Lumbosacralgegend gefunden werden, die er unter dem Namen „Präsenile trophostatische Lumbosacral-Osteoarthrose" zu-sammenfaßt. Man findet bei diesen Formen neben Veränderungen der Zwischen-wirbelscheiben mit Exostosenbildung an den Wirbelkörpern namentlich Ver-änderungen der Interlumbalgelenke zwischen dem 4. und 5. Lendenwirbel, der Lumbosacral- und Ileosacralgelenke.

Spondylo-listhesis.   Durch eine Verschiebung des letzten Lendenwirbels, der ins Becken hinein-gleitet, kommt es zur Spondylolisthesis, einem Zustand, der meist auf dem Boden angeborener Anlage entsteht, aber durch Traumen propagiert werden kann. Es gibt verschiedene Grade der Vollständigkeit der Spondylo-listhesis. Die Lendenwirbelsäule zeigt dabei eine starke Lordose, das Gesäß springt auffallend nach hinten vor. Kreuzschmerzen und auch Caudasym-ptome sind dabei häufig. Natürlich ist der Zustand nur röntgenologisch zu diagnostizieren. Das gleiche gilt von den noch selteneren Veränderungen der gleichen Region, dem Sacrum acutum, dem Sacrum arcuatum und der Regio lumbosacralis fixa, einer fast totalen Versteifung des Lumbosacralabschnittes. Bezüglich aller dieser Affektionen verweise ich auf die Arbeit von H. K. FUCHS[2]).

Übrigens hat R. FOLLMER einmal Spondylolisthesis als Folge einer Carcinommetastase im oberen Kreuzbeinteil und Wirbelbogen des 5. Lendenwirbels beobachtet[3]).

KLIPPEL-FEILsches Syndrom.   Das von KLIPPEL und FEIL[4]) beschriebene Syndrom ist kein anatomisch oder ätiologisch einheitliches Krankheitsbild, sondern das Produkt verschiedener Mißbildungen der Halswirbelsäule und entsteht aus der Verschmelzung mehrerer verbildeter Halswirbel-körper zu einer „masse cervicale". Klinisch finden sich Fehlen oder Verkürzung des Halses mit beschränkter Beweglichkeit und auffallendem Tiefstand der Nackenhaargrenze. Dabei finden sich oft auch andere Dysplasien, wie Schiefhals, Schiefkopf, Spina bifida, Hydrocephalus, Knochendefekte an den Gliedern usw. Eine klinische Progression des Befundes tritt wohl kaum, aber später eine wechselnde Reihe „rheumatischer" und neuralgischer Beschwerden ein. Bezüglich der Unterscheidung des KLIPPELschen Syndroms von der HURLERschen Dysostosis multiplex verweise ich auf das Kapitel der Rachitis.

Gelenklues.   Die chronisch verlaufende Gelenklues (Literatur s. unten[5]) kann sowohl monartikulär auftreten als auch polyartikulär, und zwar namentlich bilateralsymmetrisch. Die monartikulären Formen bevorzugen das Kniegelenk; es kann aber beinahe jedes Gelenk befallen werden. Wichtig ist besonders ein Befallensein des Sternoclaviculargelenkes oder Verdickungen des sternalen Endes der Clavicula und eine Beteiligung der Kiefergelenke. Die einzelnen Formen der Gelenklues können nach H. SCHLESINGER beinahe jedes bekannte Bild der chronischen Gelenkerkrankungen nachahmen. Am häufigsten sind Formen, die dem Fungus gleichen. Sie vereitern aber nie. Wie beim tuberkulösen Fungus kann die Erkrankung auch durch Traumen ausgelöst werden. BRÜNAUER und HASS fanden, daß die Schwellung bei diesen Formen nicht den teigigen Charakter des tuberkulösen Fungus trüge, sondern daß das Gelenk sich anfühle, als ob es mit Watte ausgestopft sei. Oft bleiben die fungösen Formen nicht streng monartikulär, sondern sind von unbestimmten Schmerzen in anderen Gebieten begleitet; sie können leicht mit Neuralgien verwechselt werden. Auffallend ist öfter eine Schmerzhaftigkeit der Epicondylen oder der Nähe der Gelenke, wenn diese auch bei anderen Formen, wie KREBS betont, vorkommen kann. Aber nicht nur monartikuläre fungöse Formen kommen vor, sondern auch trockene, wie z. B. in einem Falle SCHLESINGERS, der

---

[1]) KIENBÖCK, Med. Klinik 1929. Nr. 21 u. 22.   [2]) H. K. FUCHS, Ärztl. Wochenschr. 1947. S. 912.   [3]) R. FOLLMER, Med. Monatsschr. 1947. S. 366.   [4]) M. BREUNINGER, Med. Welt 1938. Nr. 10. (Hier ges. Literatur.)   [5]) H. SCHLESINGER, Syphilis und innere Medizin. 1. Teil. Die Arthrolues. Berlin: Springer 1925; dort ausführlicher Nachweis, besonders der ausgedehnten ausländischen Literatur. — HARTUNG, Syphilis der Gelenke im Handbuch der Geschlechtskrankheiten von FINGER, EHRMANN und JADASSOHN. H. SCHLESINGER, Med. Klinik 1924. Nr. 16. — BRÜNAUER und HASS, Ebenda, Nr. 42 u. 43.

zunächst als Omarthritis imponierte. Die multiplen Formen können chronisch entzündlichen Erkrankungen, besonders dem PONCETschen Rheumatismus gleichen; sie können aber auch als trockene Arthritiden vorkommen. Endlich kann die Gelenklues auch unter dem Bilde der Arthropathia deformans auftreten und zu bedeutenden Verschiebungen und Subluxationen führen. In seltenen Fällen wurde auch eine Koinzidenz von luischer und gonorrhoischer Gelenkerkrankung beobachtet.

In Anbetracht dieser Vielgestaltigkeit seien die auf eine Gelenklues besonders verdächtigen Symptome nochmals hervorgehoben. Es sind außer einer positiven Anamnese folgende: 1. Die Schmerzhaftigkeit kann sehr bedeutend sein. Die Schmerzen sollen besonders nachts rezidivieren. Auch der Umstand, daß Schmerzen nicht nur in den nachweisbar veränderten Gelenken, sondern auch in anderen Gebieten auftreten, ist verdächtig. Diese Schmerzen sind gegen Salicyl und die sonstigen Antineuralgica refraktär. Es kommt aber auch vor, daß die Schmerzen sehr gering sind trotz weiter vorgeschrittener Gelenkveränderung. 2. Ferner spricht die Diagnosis ex juvantibus für Lues. Schon die örtliche, 24stündige Anwendung eines Quecksilberpflasters kann beträchtlichen Schmerznachlaß in dem bepflasterten Gelenk hervorbringen, der in anderen nicht so behandelten Gelenken fehlt. Die Injektion von Salvarsan, Quecksilber und Jod ruft übrigens eine Reaktion hervor, die als HERXHEIMERsche zu deuten ist. Sie äußert sich in Fieber und Herdreaktionen in befallenen, aber auch in anscheinend noch intakten Gelenken. 3. fehlt der polyartikulären akuten Gelenklues der sprunghafte und häufige Wechsel des Befallenwerdens, der dem gewöhnlichen, akuten Rheumatismus eigen ist. 4. Die Funktionsstörungen können trotz vorgeschrittener Gelenkerkrankung relativ geringer sein; insbesondere sollen Muskelatrophien in der Umgebung der befallenen Gelenke oft ganz fehlen. Auf die Druckpunkte, die mitunter röntgenologisch nachweisbaren Veränderungen entsprechen, wurde schon hingewiesen. 5. Veränderungen im Röntgenbild können völlig vermißt werden. Ein negativer Befund spricht also nicht gegen Lues. Häufig sieht man aber multiple, oft zirkuläre Periostitiden an den Röhrenknochen, Verdickungen der Gelenkkapseln und circumscripte gummöse Zerstörungen der Knochen sowie herdförmige Degenerationen des Knorpels. Die Knochenatrophie, welche für die entzündlichen Formen des chronischen Gelenkrheumatismus so kennzeichnend ist, soll dagegen bei Gelenklues fehlen; eher kann man gelegentlich lokale Verdichtungen des Knochens und Rarifikationen bemerken. 6. Ausschlaggebend ist natürlich eine positive WASSERMANNsche Reaktion. Sie ist aber im Blut häufig negativ. Man untersuche dann das Gelenkpunktat, in dem nach SCHLESINGERs und meinen Erfahrungen die Reaktion bei „negativem Blut" positiv sein kann; nur läßt sich leider bei den trockenen Formen meist kein Gelenkpunktat gewinnen!

Die Lues kann auch die Wirbelsäule befallen. Es kommt dann aber meist nur zu lokalisierten Erkrankungen eines oder einiger benachbarter Wirbel und nicht zu einem der BECHTEREWschen Erkrankung ähnlichen Bild. SCHLESINGER unterscheidet die einfache Spondylitis und die destruktiven Formen. Für die erstere ist kennzeichnend, daß sie bereits im Sekundärstadium der Lues meist mit erheblichen rheumatischen Schmerzen auftritt, daß sie ferner als Begleiterscheinung anderer Formen der Arthrolues vorkommt, und endlich als transitorisches Symptom bei der spezifischen Therapie. Sie bevorzugt das Gebiet der Halswirbelsäule. Außer den heftigen, namentlich nächtlichen Schmerzen und der Empfindlichkeit der befallenen Wirbel und reflektorischer Ruhigstellung derselben, sowie dem Stauchungsschmerz können Wurzelsymptome eintreten und besonders auch eine direkte Weichteilschwellung über der befallenen Partie. Häufig ist Fieber vorhanden, mitunter wird die Affektion durch ein Trauma ausgelöst. Das Röntgenbild dieser Form zeigt keine Veränderungen. Die destruierende Form bevorzugt gleichfalls die Halswirbelsäule. Da sie sich oft zusammen mit tiefgreifenden luischen Rachengeschwüren findet (PETRÉN), ist es möglich, daß in manchen Fällen diese Prozesse auf die Wirbelsäule übergegriffen haben. Ihre Erscheinungen sind die einer gleichzeitigen Meningomyelitis, bzw. die eines Zusammenbruches des Wirbels mit Kompressionslähmung. Sie müssen von anderen, namentlich tuberkulösen und Tumorerkrankungen der Wirbel unter- schieden werden. Man denke in derartigen Fällen also auch an einen luischen Ursprung. Bei den akuten Formen fehlt in der Regel eine Mitbeteiligung des Herzens, bei den chronischen kommt gelegentlich eine Aortenlues vor. Eine gleichzeitige Lues nervosa ist selten. Tabische Gelenkveränderungen dürfen nicht als spezifisch luisch aufgefaßt werden. Die von PÄSSLER geschilderte Arthropathie der Wirbel bei Tabes verläuft meist auffallend schmerzlos.

Die Gelenklues ist keine ganz seltene Erkrankung. Man soll ihre Möglichkeit jedenfalls bei allen und namentlich bei atypischen, gegen Salicyl und Pyramidon refraktären Gelenkerkrankungen stets in Betracht ziehen.

Hydrops inter- mittens.

Ich erwähne endlich den Hydrops intermittens des Knies und anderer Gelenke; oft mit Temperatursteigerung verbundene, meist schmerzlose Gelenk- ergüsse. Ihre Ätiologie ist mit der des QUINCKESchen Ödems identisch, also meist allergischer Natur. Dafür spricht auch die Tatsache, daß sich dieser intermittierende Gelenkhydrops nach meiner Erfahrung nicht selten mit Migräne oder Asthma verbindet; insbesonders bei vegetativ labilen Kindern mit positivem Chvostek [1]. Bei weiblichen Kranken spielen hyp- und dysovarielle Störungen eine Rolle. Meist schwinden die Ergüsse rasch wieder, sie befallen häufig beide Knie und lassen keine bleibenden Veränderungen zurück. Mitunter tritt der Hydrops in bestimmtem Zeitintervall ein, bei einem von MORITZ beobachteten Mädchen an jedem 13. Tage. Gelegentlich rezidivieren die Anfälle mit der Periode. In manchen Fällen werden nicht die Gelenke, sondern es wird das Periost von intermittierendem Ödem befallen.

XVII. Die Differentialdiagnose der Knochenerkrankungen.

A. Die Differentialdiagnose der Rachitis.

Das klinische Krankheitsbild dieser so häufigen Erkrankung der ersten Lebensjahre mag als bekannt vorausgesetzt werden. Die Veränderungen an den Knochen, wie Offenbleiben der Fontanellen, Kraniotabes im jüngeren Alter, verzögerte und unregelmäßige Zahnung, Quadratschädel, Rosenkranz, Beckendeformitäten, Knochenverbiegungen am Thorax und an den Extremitäten, Auftreibung der Epiphyse bei etwas älteren Kindern, die Blässe, die häufige Milzschwellung, der Meteorismus, endlich die Komplikationen mit Spasmophilie und Larynxkrampf kennzeichnen das Krankheitsbi d zur Genüge.

Es seien deshalb nur die differentialdiagnostisch in Betracht kommenden Erkrankungen kurz erwähnt.

Trichter- brust.

Zuerst erwähne ich eine Anomalie, die immer noch manchmal fälschlich der Rachitis zugeschrieben wird, nämlich die essentielle Trichterbrust, jene mehr oder minder tiefe Eindellung des unteren Thorax- bzw. Sternalteils, die bei extremer Ausbildung den Thorax fast in zwei Hälften teilen und das Herz zur erheblichen Verlagerung bringen kann. Die Trichterbrust darf nicht mit rachitischen Ver- änderungen des Thorax verwechselt werden. Sie ist auch nicht durch eine „fetale

---

[1] HANS CURSCHMANN, Kindermigräne. Münch. med. Wochenschr. 1922. Nr. 52.

Rachitis" bedingt. Sie ist vielmehr eine eigenartige, in der Erbmasse begründete Anomalie der Brustform, die, wie ich gezeigt habe [1]), hereditär und familiär auftreten kann. Auch in einer Sippe mit familiärer Arachnodaktylie mit Linsenektopie (MARFAN und ACHARD) habe ich regelmäßig Trichterbrust gesehen. Auch bei eineiigen Zwillingen und bei Neugeborenen, bei denen eine erworbene Rachitis nicht in Betracht kommt, hat man Trichterbrust beobachtet (MARCHAND, VERSÉ).

Die bei Rachitis mitunter zu beobachtende Muskelschwäche darf nicht mit der schon bei der Besprechung der Anämien erwähnten Pseudoparalyse bei BARLOWscher Erkrankung oder mit einer luischen Pseudoparalyse (der PARROTschen Pseudolähmung) verwechselt werden und auch nicht mit echten Lähmungen, wie denen bei Poliomyelitis, Muskeldystrophie oder angeborener Muskelatonie H. OPPENHEIMs.

Das Zurückbleiben im Wachstum (rachitischer Zwergwuchs) muß von anderen Arten des Zwergwuchses unterschieden werden.

Einige Arten des Zwergwuchses sind angeboren. So beruht die Chondro- *Chondro-dystrophie.* dystrophie nach KAUFMANN auf einer oft familiären, fetalen Knorpelerkrankung, die ein Zurückbleiben im Längenwachstum besonders der Extremitäten bewirkt und durch Entwicklung eines einseitigen Bindegewebszuges (der Periostlamelle) zu Verkrümmungen der Glieder führt. Die kennzeichnende Mikromelie (Kleingliedrigkeit), die weite, faltenreiche Haut, die über die zu kurzen Glieder herabhängt, die durch frühzeitige Tribasilarsynostose bedingte Sattelnase und die charakteristische Dreizackhand geben typische Unterscheidungsmerkmale gegenüber der erst gegen Ende der Säuglingsperiode einsetzenden Rachitis. Übrigens sind viele Fälle von Chondrodystrophie auch durch ihre psychische Artung, z. B. die Neigung zur „Clownerie" gekennzeichnet, weiter durch normale Genitalfunktion und desgl. Stoffwechsel. Im Gegensatz zum thyreogenen und hypophysären Zwergwuchs zeigten sie, wie ich feststellte, normalen Grundumsatz und ungestörte spezifisch-dynamische Eiweißwirkung [2]).

Die Osteopsathyrosis, eine familiäre Minderwertigkeit und Sprödigkeit des *Osteo-psathyrosis.* Skelets, die regelmäßig zu einem Zurückbleiben im Wachstum führt, kann wegen der Knochenschmerzen und Knochenbrüche leicht mit Rachitis verwechselt werden, besonders mit einer Spätrachitis. Die Knochenbrüche sind aber auffallend zahlreich. Die Callusbildung ist ungestört, nicht verzögert wie bei Rachitis, oft sogar exzessiv. Die Verknöcherungslinien der Epiphysen sind, im Gegensatz zur Rachitis, im Röntgenbild stets vollkommen scharf. Allerdings können die Epiphysen die osteoporotischen Diaphysen überragen, so daß eine gewisse Ähnlichkeit mit dem rachitischen Zwiewuchs entstehen kann. Die Zahnung ist bei der familiären Knochenbrüchigkeit regelrecht, auch lernen die Kinder rechtzeitig laufen. In einer Reihe von Fällen sind als Teilerscheinung des Krankheitsbildes die „blauen Skleren" beschrieben, eine durch das Durchschimmern der Aderhaut erzeugte Erscheinung. Auch progressive Schwerhörigkeit kombiniert sich mit der Erkrankung (K. H. BAUER [3])).

Eine der Osteopsathyrosis verwandte, vielleicht mit ihr identische (LOOSER) *Osteo-genesis imperfecta.* Erkrankung ist die Osteogenesis imperfecta, die angeboren, aber meist nicht familiär auftritt. Die Knochenbrüche treten dabei mitunter bereits intrauterin auf. Knochenlücken am Schädel, die sich bei dieser Erkrankung finden, können schon deshalb nicht mit rachitischer Kraniotabes verwechselt werden, weil sie nicht am Hinterhaupt, sondern entlang der Pfeilnaht an der Schädelwölbung liegen. Die schwerkranken Kinder sterben meist früh.

---

[1]) HANS CURSCHMANN, Anat. Hefte von MERKEL und BONNET H. 171/73. 1919. [2]) HANS CURSCHMANN, Chondrodystrophie. Endokrinologie 1929, Bd. 4. [3]) K. H. BAUER, Dtsch. Zeitschr. f. Chirurg. 1920. Bd. 160. Vgl. auch BAUER, Über Identität und Wesen der Osteopsathyrosis idiopathica und Osteogenesis imperfecta. Dtsch. Zeitschr. f. Chirurg. 1920. Bd. 160. S. 280.

GLANZMANN[1]) hat auch über den sehr seltenen Typus der Osteogenesis imperfecta von VROLIK berichtet, bei dem die Veränderung in rhizomelischer Mikromelie, Turmschädelbildung und Exophthalmus besteht und der Besserung durch Vitamin D zugänglich ist.

Dysostosis multiplex. Hier sei auch des HURLERschen Syndroms der Dysostosis multiplex gedacht, das in verschiedenen Formen auftritt (O. ULLRICHS[2]). Sporadisch, aber auch familiär auftretend ist es gekennzeichnet durch schwere angeborene und persistierende Knochenanomalien des gesamten Skelets, großen Schädel mit mächtigem Vorderhaupt, suturale Knochenwülste, Persistenz der großen Fontanelle, stark erweiterte Sella. Die Kinder haben breite, stumpfe Nase, Wulstlippen und mannigfache Hernien. Stets besteht angeborener, dysproportionaler Zwergwuchs, aber ohne Mikromelie. Konstant finden sich Kyphose der Lendenwirbelsäule, Pectus carinatum und respiratorische Einziehungen, wie bei Rachitis; außerdem breite Tatzenhände mit Beugekontrakturen der Endphalangen und Bewegungsstörungen in Schulter-, Ellenbogen- und Hüftgelenken. Meist besteht eine typische amaurotische Idiotie; ähnlich der SPIELMEYER-VOGTschen Krankheit, die ja auch mit Skeletdeformitäten verläuft. Die meisten Fälle haben Hornhauttrübungen, einige Taubheit. In Sektionsfällen fanden sich schwere, kongenitale Hirnveränderungen (Hydrocephalus u. a.).

O. ULLRICHS stellte fest, daß auch dies Syndrom zu den Lipoidspeicherkrankheiten (vgl. dieses Kapitel) gehört.

Nicht zu verwechseln ist das HURLERsche Syndrom mit demjenigen von A. FRANCHETTI[3]), einer angeborenen Dysplasie des Schädels, des äußeren Ohres, des Unterkiefers mit Colobombildung und Microphthalmus.

Rachitis tarda. In Deutschland wurden zuerst von MIKULICZ Knochendeformitäten des Pubertätsalter, wie Genu valgum, auf eine Spätrachitis zurückgeführt. Später wurde auch von pathologisch-anatomischer Seite (SCHMORL, LOOSER) der Nachweis geführt, daß sowohl schwere, wie leichte rachitische Veränderungen, gekennzeichnet durch Bildung von osteoidem Gewebe und charakteristische Knorpelveränderung, im Pubertätsalter vorkommen. Sie können Rezidive infantiler Rachitis sein, aber auch zum erstenmal in den Reifejahren auftreten. Die alte VIRCHOWsche Lehre von der Wesensverschiedenheit des osteomalacischen und des rachitischen Prozesses wurde damit widerlegt. Mit Recht bezeichnet WIELAND die Rachitis tarda als das natürliche Bindeglied zwischen der Malacie des jugendlichen Alters, der klassischen Rachitis, und der Osteomalacie des ausgewachsenen Skeletes.

Die Spätrachitis ist weit seltener eine Allgemeinerkrankung, als die englische Krankheit der Kleinkinder, sondern tritt meist auf wenige, typische Knochenteile lokalisiert auf, vor allem als Genu varum oder valgum, als Coxa vara, auch als Plattfuß und vor allem an der Wirbelsäule. Diese Lokalisierungen werden durch die übermäßige Berufsbelastung bei diesen Adolescenten begründet. Die Kyphoskoliose der Wirbelsäule ist wohl die häufigste monosymptomatische Form und kommt besonders oft bei Mädchen in der Pubertät vor. Oft bildet sie sich bei rechtzeitiger Behandlung zurück. Ob sich noch deutliche Verdickungen der Epiphysen bilden, hängt vom Alter ab; wenn das Längenwachstum bereits beendet ist, können sie ausbleiben. Ein Rosenkranz ist oft vorhanden. Oft paaren sich mit diesen Erscheinungen Blässe, Muskelschlaffheit und ein Zurückbleiben im Wachstum[4]). Dagegen wird die genitale Entwicklung meist nicht verzögert.

Während und nach dem Weltkrieg sind derartige Erkrankungen an verschiedenen Orten gehäuft aufgetreten und als Folgen der Unterernährung, insbesondere des Vitamin-D-Mangels angesehen worden. Je nach dem Alter der

---

[1]) GLANZMANN, Ref. Med. Rundsch. 1947. S. 251.   [2]) O. ULLRICHS und BINSWANGER, Zeitschr. für Kinderheilk. Bd. 54 und Bd. 55.   [3]) FRANCHETTI, Ref. Med. Rundsch. 1947. S. 248.   [4]) Literatur bei WIELAND, Ergebn. d. inn. Med. u. Kinderheilk. Bd. 13.

befallenen Kranken sind diese Erkrankungen als Spätrachitis (HOCHSTETTER) oder als Osteomalacie aufgefaßt worden (SCHLESINGER). Wahrscheinlich hat ALWENS Recht, wenn er sie in Analogie zu den Skeletveränderungen setzt, die man durch kalk- und phosphorarme Ernährung experimentell bei Tieren erzeugt hat und die sich namentlich durch das Fehlen des osteoiden Gewebes von der Rachitis unterscheiden. Es handelt sich nach ALWENS dabei um Osteoporosen; man hat diese experimentell erzeugten Veränderungen als pseudorachitische Osteoporose bezeichnet.

Bei Jugendlichen kann auch die Ostitis fibrosa (RECKLINGHAUSEN), wenigstens in ihrem Beginn, mit Rachitis tarda verwechselt werden. Man unterscheidet eine generalisierte und eine lokalisierte Form. Die erstere beruht stets auf Adenombildung der Nebenschilddrüsen; die Geschwulst ist allerdings nur ausnahmsweise am Halse neben der Schilddrüse tastbar. Klinisch äußert sich das Leiden in heftigen allgemeinen Knochenschmerzen, Auftreibungen und oft grotesken Verbiegungen der Knochen. Besonders stark werden Becken, Wirbelsäule und Extremitäten befallen. Bei Jugendlichen bleibt auch das Wachstum zurück. Infolge der Mitbeteiligung der knöchernen Gelenkanteile, z. B. der Hüftknochen, und der häufigen Frakturen resultieren schwerste Bewegungs-, auch Gehstörungen.

(Randnotiz: Ostitis fibrosa.)

Die Diagnose ergibt sich sofort aus dem Röntgenbild, das in fast allen Knochen, besonders deutlich im Becken und in den Extremitätenknochen, massenhafte cystische oder wabige Aufhellungen und extreme Atrophie (Verdünnung der Corticalis) ergibt. Diese sind Produkte der Atrophie des Knochens, der an Stellen traumatischer Blutungen braune Granulationsgeschwülste beigesellt sind. Wichtig ist ferner die Erhöhung des Kalkspiegels im Blute über 11 mg-% und die Steigerung der Kalkausscheidung im Stuhl und Harn; im letzteren über 200—300 mg Kalk pro Tag, während der Phosphatspiegel im Blut erniedrigt ist. Die Diagnose muß deshalb frühzeitig erfolgen, weil durch rechtzeitige Exstirpation der Epithelkörperadenome Heilung unter Normalisierung des Kalkstoffwechsels erfolgen kann.

Ich beobachtete eine generalisierte Osteofibrosis bei einem 15jähr. Mädchen, die, im Gegensatz zur Rachitis tarda, zu enormer Deformierung der Vorderarme, nicht aber der Ober- und Unterschenkel geführt hatte. Röntgenologisch fanden sich schwerste Zerstörungen des Beckens, große Defekte der Schambeingegend und der Femurköpfe. Blutkalk über 14 mg-%. Kleinwuchs. Völlige Gehunfähigkeit. Ein Adenom der Epithelkörper war intra vitam bei einem Operationsversuch nicht feststellbar.

Außer der generalisierten Form gibt es auch lokalisierte Formen. Ich habe cystische Ostitis fibrosa des Beckens beobachtet; darunter einen Fall, der, wie manche andere seiner Art, durch eine Spontanfraktur heilte. Die Fälle lassen sich nur röntgenologisch von echten Tumoren, Tuberkulose und Osteomyelitis abgrenzen; von den beiden letzteren unterscheiden sie sich auch durch fieberlosen Verlauf.

Zur Ostitis fibrosa im weiteren Sinne werden auch die KÖHLERsche Krankheit (fibröse Umwandlung am zweiten Metatarsalköpfchen und Os naviculare) und die PERTHESsche Krankheit (aseptische, epiphysäre Nekrose des Hüftkopfes) gerechnet.

Die sehr seltene ALBERS-SCHÖNBERGsche Krankheit produziert „Marmorknochen" durch Ersatz der Spongiosa und des Marks durch kompakte Knochenmassen. Der Verlust des Knochenmarks führt zur Anämie. Schädelmitbeteiligung veranlaßt Hydrocephalus und Erblindung. Das Leiden tritt auch familiär auf.

Auch die seltenen Erythroblastosen des Kindesalters (COOLEYscher Typ) und des Erwachsenen (Typ von VAUGHAN) verlaufen mit eigenartigen Knochenveränderungen. Vor einer Verwechslung mit infantiler oder Spätrachitis schützt bei allen diesen osteopathischen Anämien einerseits das Röntgenbild, andererseits die Blutuntersuchung.

B. Die Differentialdiagnose der Osteomalacie.

Das Krankheitsbild der Osteomalacie unter normalen Ernährungsbedingungen ist, da es nur in bestimmten Gegenden (z. B. Rheinland) häufiger vorkommt, vielen Ärzten nicht geläufig. Adolf Weber[1]) hat dies auf Grund von 15 in Oberhessen von ihm beobachteten Fällen unlängst treffend ausgeführt und eine gute Symptomatologie des Leidens gegeben. Die vorgeschritteneren Formen sind zwar nicht zu verkennen. Der relativ häufige Beginn in der Schwangerschaft, die heftigen Schmerzen bei jeder Bewegung, die Weichheit der Knochen mit den dadurch bedingten Deformitäten des Thorax, der Extremitäten, vor allem aber des Beckens, endlich die kennzeichnende Angabe der Kranken, daß sie kleiner geworden wären, sind so charakteristisch und stereotyp, daß die Diagnose Osteomalacie eigentlich leicht sein sollte.

Dagegen bieten die Anfangsstadien namentlich der nichtpuerperalen, insbesondere der senilen und der seltenen virilen Formen des Leidens bisweilen nicht geringe Schwierigkeiten. Die Erkrankung beginnt mit Schmerzen im Kreuz und in den Beinen, die an sich wenig charakteristisch sind. Sie werden meist für rheumatische gehalten. Da die Sehnenreflexe bei Osteomalacischen gelegentlich schwer auslösbar sind, liegt eine Verwechslung, z. B. mit tabischen Schmerzen, nahe. Zu den Schmerzen gesellt sich dann bald die Gehstörung.

Nicht selten fallen bereits in Anfangsstadien ausgeprägte Adduktionskontrakturen der Beine auf. Das Spreizen der Oberschenkel wird sehr erschwert und schmerzhaft. Da gleichzeitig in diesen Fällen die Patellarreflexe gelegentlich erhöht sind, liegt die Fehldiagnose einer spinalen Erkrankung nahe. Später sind die Adduktoren eher paretisch und ebenso die Ileopsoasmuskulatur, so daß die Kranken namentlich Treppen schlecht steigen können.

Die Kranken gehen entweder deutlich watschelnd oder ganz vorsichtig mit sehr kleinen Schritten, bisweilen auch mit merkwürdigen Hüpfbewegungen, so daß man die Gangstörung leicht für hysterisch halten kann, wenn man nicht an die Möglichkeit einer Osteomalacie denkt. Die Druckempfindlichkeit der Knochen, besonders im Rücken und im Kreuz, sind natürlich vieldeutig. Sicherer spricht schon für Osteomalacie, wenn ein seitliches Zusammendrücken des Brustkorbs, weniger häufig der Beckenschaufeln, schmerzhaft ist. Besonders bei vorgerückter Osteomalacie pflegt das Zusammendrücken des Thorax enorm schmerzhaft zu sein; die Rippen geben dabei ein eigentümlich federndes Gefühl. Man achte ferner auf den Abstand der Rippenbogen von den Beckenschaufeln. Bei Osteomalacie ist er oft bis zur Berührung verringert; das ganze Rumpfskelet erscheint dann verkürzt, und auf dem Rücken wird ein eigentümlicher Querwulst der Haut oberhalb des Beckens auffallend. Gesichert wird die Diagnose beim weiblichen Geschlecht durch die charakteristische Beckendeformität (schnabelförmiges Vorspringen der Symphyse, seitliche Kompression durch die Schenkelköpfe.) Bei nicht puerperalen, besonders im Rückbildungsalter vorkommenden Formen, die sich auf Thorax und Wirbelsäule beschränken, braucht sich aber die Beckendeformität nicht auszubilden. In allen ausgeprägteren Fällen sieht man auch im Röntgenbild die osteomalacischen Veränderungen, die durch die sehr hochgradige Durchlässigkeit der Knochen und dementsprechend geringe Schattenbildung, Verwaschenheit und Fleckung der Zeichnung infolge von Erweiterung der Markräume gekennzeichnet sind. Die Corticalis ist oft auf eine dünne Linie reduziert, außerdem sieht man etwaige Verbiegungen oder Infraktionen.

Senile Osteoporose. Ich habe wiederholt auf die Häufigkeit der Osteomalacie im vorgerückteren Alter aufmerksam gemacht (Osteomalacia tarda bzw. senilis). Naegeli und

---

[1]) A. Weber, Münch. med. Wochenschr. 1943. S. 223.

ich faßten das Leiden früher als vorwiegend inkretogen, und zwar pluriglandulär bedingt auf. Ich[1]) fand demgemäß wiederholt gleichzeitig Basedow- und Myxödemsymptome, Tetanie und andere endokrine Störungen; in einem Falle eine Kombination mit multipler Neurofibromatose (RECKLINGHAUSEN). V. D. SCHEER hat mir entgegengehalten, daß die von mir als senile Osteomalacie angesehenen Fälle senile Osteoporosen seien; ein Einwand, der aber klinisch und anatomisch zu widerlegen war.

Neuerdings hat E. MEULENGRACHT[2]) aus Dänemark (vor dem Kriege) über isolierte Osteomalacien der Wirbelsäule, hauptsächlich bei älteren Leuten und Frauen, berichtet, die sich unter anderem in einer „bikonkaven" Verschmälerung der Wirbelkörper und Kyphose äußerten. Sie war bedingt durch Mängel der Ernährung, insbesondere in bezug auf Ca, P und D-Vitamin. Das Bild entsprach weitgehend meiner „Osteomalacia tarda" und der in Deutschland im ersten Weltkrieg gehäuft beobachteten Hungerosteopathie. Ich betone dazu, daß auch ich keineswegs einseitig an eine inkretogene Entstehung der Osteomalacie glaube, sondern, wie MEULENGRACHT, ALWENS u. a., davon überzeugt bin, daß sie auch durch Nährmängel hervorgerufen werden kann.

Die während des ersten Weltkriegs gehäuft aufgetretene und auch im letzten Krieg gelegentlich beobachtete Hungerosteopathie betrifft meist ältere, jedenfalls jenseits der Klimax stehende Frauen. Klinisch ähnelt sie, wie schon bemerkt, der Spät- und 'Greisenosteomalacie, unterscheidet sich aber doch in manchen Zügen von ihr. Einerseits tritt sie meist zusammen mit hochgradiger Abmagerung und rapider Senescenz auf. Der Knochenprozeß spielt sich anscheinend bei den Hungerknochenleiden ganz vorwiegend an der Wirbelsäule und am Brustkorb ab. Das Becken fanden ALWENS[3]) und ich meist nicht beteiligt. Infolgedessen ist die Gehfähigkeit dieser Frauen trotz progressiver Krankheit nicht selten nur wenig geschädigt. Im Vordergrund steht die hochgradige runde Kyphose der Hals- und Brustwirbelsäule; die der ersteren kann so erheblich sein, daß das Kinn der Brust stark angenähert wird. Abgesehen von der raschen Vergreisung habe ich bei dem Hungerleiden die groben endocrinen Symptome der spontanen Spätosteomalacie stets vermißt. Auffallend waren mir in einigen Fällen der ersteren der erhebliche geistige Rückgang der Betroffenen, außerdem die Tatsache, auf die schon ALWENS hinwies, daß diese Frauen durch langjährige neuropathische und vegetative Störungen für die Erwerbung der Osteopathie besonders prädisponiert schienen. Röntgenologisch unterschieden sich Wirbelsäule und Brustkorb nicht von denen der echten Osteomalacie. Dagegen betont ALWENS, daß die Knochen beider Leiden sich histologisch und chemisch sehr voneinander unterscheiden. Auch stoffwechselmäßig (z. B. durch das Fehlen der Blutacidose und die erhöhten Ammoniakwerte im Urin) differieren beide. J. BRUGSCH und J. SPITZNER[4]) fanden allgemeines Absinken des Lipoidgehaltes des Blutes am Blutcholesteringehalt bei alimentären Osteopathien. ALWENS kommt zu dem Ergebnis: die Hungerosteopathie ist keine Osteomalacie, sondern eine Osteoporose, hervorgerufen durch den Mangel von P, Ca und Vitamin D in der Nahrung.

Die senile Osteoporose bei normaler Ernährung, die Folge der senilen Involution der Knochen, ist klinisch in erster Linie durch die Brüchigkeit der Knochen gekennzeichnet, z. B. durch die im Greisenalter so häufige Schenkelhalsfraktur. Spontane Schmerzen oder eine besondere Biegsamkeit der Knochen

Hungerosteopathie.

Senile Osteomalacie.

[1]) HANS CURSCHMANN, Pluriglanduläre Symptome der nichtpuerperalen Osteomalacie. Dtsch. Arch. f. klin. Med. 1919, Bd. 129. [2]) MEULENGRACHT, Osteomalacia columnae in Dänemark. Wien. klin. Wochenschr. 1939. Nr. 31. [3]) ALWENS, Handbuch v. BERGMANN und STAEHELIN, Bd. 4/I. 2. Aufl. [4]) J. BRUGSCH und J. SPITZNER, Dtsch. Gesundheitsw. 1947. S. 115.

kommen der Osteoporose nicht zu. Knochenbrüche treten übrigens auch bei Tabes als Folge trophischer Störungen auf.

Multiples Myelom. Differentialdiagnostisch muß die Osteomalacie auch gegen das multiple Myelom abgegrenzt werden, das mit der Osteomalacie die Knochenschmerzen und auch die Angabe des Kleinerwerdens gemeinsam haben kann. Die Erkrankung endet aber, im Gegensatz zur Osteomalacie, nach relativ kurzem Verlauf fast stets tödlich. Das multiple Myelom befällt meist ältere Menschen und bevorzugt das Skelet des Thorax. Es führt zu multiplen Knochenbrüchen besonders der Rippen und häufig zu Kyphosen. Außerdem ist meist der Schädel mitbefallen, an dem umschriebene, oft kreisrunde Defekte tastbar und röntgenologisch nachweisbar werden. Dabei ist eine zunehmende Kachexie meist deutlich. Man wird namentlich bei wiederholten, spontan eintretenden Rippenbrüchen an diese Erkrankung denken. In den meisten Fällen der seltenen Krankheit tritt im Harn der BENCE-JONESsche Eiweißkörper auf, der bei saurem Urin schon bei etwa 60° ausfällt und sich beim Kochen wieder löst. Es ist ratsam, um ihn nicht zu übersehen, den Urin mit etwas Kochsalzlösung zu versetzen und eventuell anzusäuern, da der BENCE-JONESsche Körper bei Salzarmut und alkalischer Reaktion nicht fällt. Die Gegenwart dieses merkwürdigen Körpers, über dessen Natur besonders FR. MAINZER[1]) an meiner Rostocker Med. Klinik wichtige Aufschlüsse gegeben hat, beweist fast mit Sicherheit das Bestehen eines multiplen Myeloms.

Im Knochenmark finden sich in großer Menge sog. Myelomzellen, Zellen, die zwischen den Retikulumzellen und reifen Knochenmarksplasmazellen stehen. SCHULTEN faßt demgemäß das Myelom auch als eine krankhafte Wucherung dieser Retikulumzellen auf. Hämatologisch findet man außer Neutrocytose und Linksverschiebung meist nichts besonderes, jedenfalls meist keinen leukämischen Befund. In einer kleinen Minderzahl von Fällen trifft man dagegen eine starke Vermehrung der oben genannten Myelomzellen im Blut an; ein Befund, der gelegentlich als leukämisch gedeutet wurde.

Geschwulst-metastasen. Außer den multiplen Myelomen können auch metastasierende Geschwülste multipel auftreten und mit Osteomalacie verwechselt werden. Besonders oft führen Tumoren der Genitalorgane (Uterus, Ovar, Mamma, Prostata) und Hypernephrome zur Knochencarcinose. Aber auch Choroidalsarkome metastasieren bisweilen in den Knochen.

Bei einem 40jährigen Mann war vor 20 Jahren ein Choroidalsarkom operiert worden. Erst 18 Jahre später traten die ersten Metastasen in den Knochen (linker Oberarm, Wirbelsäule), später in den Lungen und zuletzt im Gehirn auf; wieder ein Beispiel der unheimlich späten Metastasierung dieser Geschwulstart.

Am häufigsten werden vom Knochensystem Wirbelsäule, Rippen und Becken befallen. Dabei kann es infolge Spontanfraktur der Wirbelsäule zu akuter Kompressionslähmung des Rückenmarks kommen, wie in folgendem Fall meiner Beobachtung.

Bei einem etwa 70jährigen Mann bestanden, bei sonst scheinbar guter Gesundheit, heftige Schmerzen des Brustkorbs, des Beckens und der Beine. Befund und Gehstörung führten — allerdings ohne Möglichkeit einer Röntgenuntersuchung — zur Annahme einer senilen Osteomalacie. Da traten plötzlich das Syndrom der Querschnittsmyelitis und bald darauf der Tod ein. Die Obduktion ergab ein kleines, symptomlos gebliebenes Magencarcinom und eine diffuse Carcinose der Wirbelsäule und des Beckens.

Oft ruft die Knochencarcinose Reizungen des Knochenmarks hervor, als deren Ausdruck dann unreife Formen sowohl der Erythrocyten als der Leukocyten (Myelocyten) im Blut auftreten. Mitunter kann man an den durch die Tumoren erweichten Knochen das „Pergamentknittern" fühlen.

---

[1]) FR. MAINZER, Untersuchungen an einem BENCE-JONES-Protein. Biochem. Zeitschr. Bd. 246, H. 1—3. 3 Mitt. 1932.

Die Metastasen bösartiger Geschwülste in den Knochen können sich lange ausschließlich durch die Knochenschmerzen manifestieren. Man muß in solchen Fällen die luischen Dolores osteocopi ausschließen. Vor allem aber hüte man sich davor, die „unerklärlichen" Schmerzen für funktionelle oder rheumatische zu halten. Stets mache man Röntgenbilder, vor allem der Wirbelsäule und des Beckens, die fast immer die Tumormetastasen erkennen lassen.

Die lokalen Knochenerkrankungen tuberkulöser und luischer Art, die primären Sarkome, die Periostitis albuminosa, die aktinomykotischen und Rotzerkrankungen sollen, als in das Gebiet der Chirurgie fallend, hier übergangen werden. Etwas ausführlicher muß noch auf einige weitere differentialdiagnostisch wichtige Erkrankungen eingegangen werden.

Zunächst ist die PAGETsche Krankheit zu nennen, die in Deutschland PAGETsche namentlich von v. RECKLINGHAUSEN studiert wurde. Es handelt sich um eine Krankheit. seltene deformierende Ostitis älterer Leute, die in manchen Fällen auf einen Knochen, nämlich die Tibia oder — ganz selten — auf die Fußwurzelknochen (W. ABEL[1]) beschränkt bleibt, meist aber sich zu einer generalisierten Erkrankung entwickelt. Man faßt sie neuerdings als eine hyperplasierende Form der Ostitis fibrosa auf (CHRISTELLER); ob mit Recht, erscheint fraglich. Denn beim Morb. PAGET finden sich weder Adenome der Epithelkörperchen, noch Erhöhung des Kalkes in Blut, Harn und Stuhl und Verminderung des Blutphosphors. Auch ist die PAGETsche Krankheit eine typische Krankheit der älteren Männer, während die generalisierte Ostitis fibrosa vorwiegend Jugendliche befällt. Es ist wichtig, diese Krankheiten diagnostisch auseinanderzuhalten, weil bei der PAGETschen Krankheit auch durch die Behandlung der Nebenschilddrüsen (Exstirpation, Röntgen) kein Heilerfolg zu erzielen ist.

Die Erkrankung pflegt mit neuralgiformen, häufig vom Witterungswechsel abhängigen Schmerzen in den Unterschenkeln zu beginnen, dann stellt sich allmählich, auch in den später generalisierten Fällen, eine Deformation einer oder beider Tibien ein. Sie werden verdickt, säbelscheidenförmig nach außen und vorn gekrümmt und dadurch verkürzt, so daß die Kranken hinken. Immerhin bleibt ihre Gehfähigkeit auffallend gut; ja der Gegensatz zwischen erhaltener Gehfähigkeit und starker Verunstaltung ist für die PAGETsche Erkrankung geradezu kennzeichnend. Später beteiligen sich auch andere Röhrenknochen, vor allem aber die Kopfknochen. Der Kopf wird größer, wenn der Schädel auch keine Deformitäten zu zeigen braucht. Beteiligen sich die Augenbrauenwülste, so kann der Gesichtsausdruck erheblich verändert werden. An der Wirbelsäule kommt es zu einer gleichmäßigen Kyphose, die den Kopf der Kranken nach vorn sinken und sie, wie Osteomalacische, kleiner werden läßt. Im Anfang kann die lokale Erkrankung der Tibia mit einer luischen verwechselt werden; doch fehlt dieser die auffällige Verkrümmung und Verkürzung. Von der Osteomalacie und Hungerosteopathie unterscheidet sich die PAGETsche Krankheit durch das starke Überwiegen der älteren männlichen Kranken, durch die Ausbildung der „Säbelbeine" und vor allem durch die Vergrößerung des Hirnschädels einschließlich der Jochbogen. Es ist auch diagnostisch wichtig, daß neuerdings relativ oft (in 2—11%) eine sarkomatöse Umwandlung der PAGETschen Krankheit beobachtet wurde; so von W. ABEL[2] im Trochanter major eines 63jährigen Kranken. Gelegentlich kommen auch Krebsmetastasen in Pagetknochen vor, z. B. bei Mammacarcinom (W. ABEL[3]).

Differentialdiagnostisch kommt ferner in Betracht die hyperplastisch-porotische Osteoperiostitis, die gewöhnlich als Osteoarthropathie hypertrophiante pneumique (MARIE) bezeichnet wird; letzteres, weil sie

[1]) W. ABEL, Röntgenpraxis 1940. H. 1.   [2]) W. ABEL und H. VATER, Chirurg 1939. H. 5.
[3]) W. ABEL, Röntgenpraxis 1942. H. 8.

häufig als Begleiterscheinung chronischer Lungenleiden beobachtet wird. Auch als sekundäre (ARNOLD) oder toxigene Osteoperiostitis (STERNBERG) wird die Erkrankung bezeichnet, da sie besonders bei lange bestehenden Lungeneiterungen vorkommt. Zu ihr gehören die schon erwähnten Trommelschlegelfinger, die gewissermaßen ihre leichteste Form darstellen. Sie kommen übrigens auch oft bei angeborenen Herzfehlern, besonders Pulmonalstenosen, vor. In ausgeprägteren Fällen kommt es zu Verdickungen der distalen Extremitätenknochen durch periostale Prozesse, weniger häufig zu Verdickungen der Gelenke, besonders der Hand- und Fußgelenke, die durch Hydrops spindelförmig aufgetrieben werden, aber keine schwereren Veränderungen zeigen. Bisweilen wird bei diesen schwereren Formen die Hand nicht nur durch die Trommelschlegelfinger verändert, sondern im ganzen tatzenförmig vergrößert. Relativ oft finden sich Verkrümmungen der Wirbelsäule, gelegentlich werden auch die Schlüsselbeine und die Rippen befallen. Die Erkrankung macht spontane Schmerzen: die befallenen Knochen und Gelenke sind auch auf Druck empfindlich. Die beiden letztgenannten Erkrankungen müssen nicht nur von der Osteomalacie abgegrenzt werden, sondern kommen differentialdiagnostisch auch gegenüber der Akromegalie in Betracht, mit der sie die Verdickungen der Knochen gemeinsam haben. Die Akromegalie führt aber nicht zu Deformierungen, sondern zu mehr gleichmäßigen Vergrößerungen der Akra. Vor allem zeigt sie meist Symptome einer Hypophysenerkrankung, wie Ausweitung der Sella turcica und bitemporale Hemianopsie. Sie ist jedenfalls bei aufmerksamer Untersuchung weder mit der PAGETschen noch mit der MARIEschen Erkrankung zu verwechseln.

Eine sehr seltene Osteopathie bedarf endlich noch der Berücksichtigung, die SCHÜLLER-CHRISTIANsche Krankheit.

SCHÜLLER-CHRISTIANsche Krankheit.

Bei der von SCHÜLLER-Wien 1915 zuerst und später von dem Amerikaner CHRISTIAN beschriebenen Krankheit handelt es sich um eine Lipoidspeicherkrankheit (Lipoidose), nach CHESTER um eine eigenartige Lipoidgranulomatose der Knochen und einiger innerer und Inkretorgane. Das Leiden tritt meist bei Kindern zwischen dem 2. und 16. Jahre auf, seltener bei Erwachsenen und nur ausnahmsweise im höheren Alter (C. BEHR), und bevorzugt das männliche Geschlecht. Eine besondere Rassedisposition gibt es anscheinend nicht. Ihre Kardinalsymptome sind Schädeldefekte (Landkartenschädel), Exophthalmus und Diabetes insipidus.

Die Krankheit beginnt meist schleichend, selten akut mit Diabetes insipidus, Schädelbeschwerden, Paradentose, intertriginöser Dermatitis und allgemeiner Schwäche. Auch Otitis media und Exophthalmus treten früh auf. Bisweilen kommt es bei Jugendlichen zur Dystrophia adiposogenitalis oder zum Zwergwuchs, bei Älteren zur Akromegalie. Später entwickelt sich bisweilen eine hypochrome Anämie, gelegentlich mit den Zeichen einer aplastischen Anämie und hämorrhagischen Symptomen. In den meisten Fällen soll das Blutbild aber kaum verändert sein (SCHULTEN). Oft besteht Hypercholesterinämie, die ursächliche Bedeutung zu haben scheint, seltener Hypoglykämie. Auch berichtet C. BEHR neben dem oft hochgradigen Exophthalmus über Stauungspapille, die intracerebral, aber auch orbital bedingt sein kann; seltener sind einfache oder neuritische Atrophie des Sehnerven und Augenmuskellähmungen. Auch Xanthelasma der Lider kommt oft vor.

Die Dauer des Leidens schwankt zwischen wenigen Monaten und vielen (bis zu 17 und 18) Jahren (J. HEINE). Die Prognose ist nicht absolut schlecht. Bisweilen kommen Spontanbesserungen vor. Anatomisch handelt es sich um ein ockergelbes „xanthomatöses" Granulationsgewebe mit reichlicher Fettinfiltration, das infiltrierend und destruierend wächst. Es befällt vor allem Schädel- und Gesichtsknochen, Becken und Femur. Die Durchwucherung des Orbitaldaches soll den Exophthalmus hervorrufen. Meist kommt es zu einer mehr oder minder starken Zerstörung des Hypophysenhinterlappens (J. HEINE), bisweilen auch des Hypophysenstiels und des Tuber cinereum; in den Nebennieren sind xanthomatöse Wucherungen seltener. Erheblicher werden Lunge und Pleura, seltener Herz, Leber und Milz von den Granulomen befallen. Auch Hirn und Rückenmark waren bisweilen an dem Prozeß beteiligt (HEINE). Die Ätiologie gilt bis jetzt als unklar. Bei der engen Verwandtschaft mit den anderen Lipoidosen von GAUCHER, NIEMANN-PICK und THAY-SACHS, die ja stets Erbkrankheiten sind, und der HURLERschen Dysostose, die bisweilen familiär auftritt und auch zu den Lipoidosen gehört, kommen auch für die CHRISTIAN - SCHÜLLERsche Krankheit nur hereditäre Faktoren ätiologisch in Betracht.

Neuere Literatur: STECKELMACHER, Ein Beitrag zur Kenntnis der hyperplastisch porotischen Osteoperiostitis. Deutsch. Arch. f. klin. Med. Bd. 127. — OEHME, Familiäre akromegalieähnliche Erkrankung. Deutsche med. Wochenschr. 1919. Nr. 8. — Ausführliche ältere Literatur bei SCHLESINGER, Die Krankheiten des höheren Lebensalters. — BÜRGER, Morb. SCHÜLLER-CHRISTIAN. Neue Deutsche Klinik. Ergänzungsheft. C. BEHR, Augenveränderungen bei SCHÜLLER-CHRISTIANscher Krankheit. Arch. f. Ophthalm. Bd. 136. Nr. 4. 1937. HOFFMANN, Ein Beitrag zur Kenntnis der Osteoarthropathie hypertrophiante pneumique. Deutsch. Arch. f. klin. Med. Bd. 130. — J. HEINE, SCHÜLLER-CHRISTIANsche Krankheit. Tung.-Chi. Med. Mon. 1935. Nr. 10.

XVIII. Die Differentialdiagnose der Neuralgien und neuralgiformer Schmerzen.

Die Diagnose Neuralgie sollte stets eine Diagnose per exclusionem sein. Der Arzt darf sich nicht mit der Konstatierung des Schmerzphänomens begnügen, sondern hat immer zu versuchen, seine Ursache zu finden. Erst wenn außer den für eine Neuralgie charakteristischen Zeichen sich nichts anderes finden läßt, ist die Diagnose einer Neuralgie erlaubt.

Eine echte Neuralgie ist durch das meist anfallsweise Auftreten von heftigen Schmerzen gekennzeichnet. Die Ausbreitung des Schmerzes hält sich dabei an ein bestimmtes Gebiet, und zwar, wenn der Sitz der Neuralgie ein peripherer Nerv ist, an dessen Ausbreitung, wenn der Sitz ein radikulärer ist, an die Ausbreitung der Nervenwurzeln, so daß man dann von einer Plexusneuralgie spricht. Der Schmerz beginnt dabei oft an einem bestimmten Punkt und strahlt in das Verbreitungsgebiet aus. Außer dieser bestimmten Art des Schmerzes ist die Neuralgie meist durch Druckempfindlichkeit an bestimmten Punkten, den VALLEIXschen Punkten, gekennzeichnet, die Stellen entsprechen, an denen sich der Nerv gegen eine feste Unterlage drücken läßt. Anderweitige nervöse Reizerscheinungen, wie Parästhesien, Hyp- und Hyperästhesien, auch Muskelspasmen und Zuckungen, können sich mit den Schmerzanfällen kombinieren. Auch ein Übergreifen auf die sympathische Innervation kommt vor, wie Änderungen in der Blutfülle des betroffenen Gebietes, Tränen- und Speichelfluß und Pulsverlangsamung während des Anfalls anzeigen. Doch sind diese Erscheinungen inkonstant. Die Beziehungen zwischen Neuralgien und dem Aufschießen eines Herpes sind durch HEAD dahin gedeutet worden, daß bei dieser Kombination eine Erkrankung des Spinalganglions, bzw. der diesem entsprechenden cerebralen Ganglien anzunehmen ist.

Sensible Ausfallserscheinungen, Hyp- und Anästhesien und, bei gemischten Nerven, Paresen und Verlust örtlicher Sehnenreflexe gelten als Ausdruck anatomischer Veränderungen im Nerven, also als neuritische Symptome.

Der Schmerz bei Neuritis ist gewöhnlich ein mehr anhaltender und nicht in deutlichen Anfällen auftretender. Kombinationen neuralgischer und neuritischer Symptome sind aber bekanntlich häufig und, je nach dem Vorwiegen der einen oder anderen, ist es oft Geschmackssache, ob man den Prozeß noch als Neuralgie oder schon als Neuritis bezeichnen will. Zudem sind beide Zustände in vielen Fällen sicher nicht wesensverschieden. Oft ist die Neuralgie ja nur das sensible Symptom einer Neuritis.

A. Die Differentialdiagnose der Ischias.

Die Ischias ist durch anfallsweise auftretende, meist aber persistierende Schmerzen im Ischiadicusgebiet gekennzeichnet. Diese können das ganze Gebiet befallen oder nur auf Teile desselben, z. B. den Oberschenkel beschränkt sein. Relativ häufig greifen sie nach oben über das Gebiet des Ischiadicus bis in die Lumbalgegend hinaus, sind dann also lumbale Plexusschmerzen. Von vielen Kranken wird der Schmerz besonders in der Ruhe, auch nachts, vermehrt empfunden. Oft wird er aber auch durch Bewegungen des Beines, die zu einer Dehnung des Nerven führen, gesteigert. Darauf beruht ein diagnostisch wichtiges Zeichen, das LASÈGUEsche Phänomen: Das Heben des gestreckten Beins ist schmerzhaft. Mitunter tritt auch schon im kranken Bein Schmerz auf, wenn man das gesunde anhebt (MOUTAND-MARTINsches Zeichen).

Lasègue-sches Zeichen.

Auch noch drei andere Zeichen der Ischias beruhen auf Zerrung des Nerven bzw. seiner Wurzeln. 1. Das Symptom von FEUERSTEIN: Schmerz im kranken Bein, wenn dasselbe als Standbein benutzt wird, beim Vorschwingen des gestreckten gesunden Beines. 2. Das Zeichen von BONNET: Schmerz bei Adduktion des kranken Beins, und 3. das BRAGARDsche Zeichen, Zunahme des durch Extension des gestreckten Beins hervorgerufenen Schmerzes, wenn man passiv den Fuß des Kranken dorsalflektiert; das BRAGARDsche Symptom ist übrigens weit weniger konstant, als das von LASÈGUE; gleiches gilt von dem Dehnungs- symptom von TURYN [1]), Zunahme des LASÈGUE bei Dorsalflexion der großen Zehe.

DEUTSCH [2]) hat die Spannungsverhältnisse des Nerven und seiner Wurzeln bei ver- schiedenen Lagerungen am anatomischen Präparat untersucht und folgendes festgestellt: Adduktion des Beines und Innenrotation zerrt am stärksten die unteren Wurzeln; Außen- rotation und Abduktion entspannen die Wurzeln. Homologe Skoliose bringt die oberen Wurzeln zur Erschlaffung, dehnt aber die unteren. Die heterologe Skoliose spannt zwar die obere Wurzel, erweitert aber die beiden letzten Wirbellöcher der kranken Seite; außerdem gestattet sie das Gehen mit abduziertem krankem Bein.

Das LASÈGUEsche Zeichen darf also erst als negativ gelten, wenn auch bei Hüftbeugung nebst Adduktion und Innenrotation am gestreckten Bein kein Schmerz auftritt. Wird das LASÈGUEsche Zeichen bei Abduktion negativ und sind Adduktion und Innenrotation auffallend schmerzhaft, so spricht das für eine Erkrankung der Sakralwurzeln. Sind dagegen die Adduktion und Innenrotation bei positivem Lasègue nicht schmerzhaft, so liegt eine isolierte Erkrankung der Lendenwurzeln vor. Endlich spricht für Ischias, daß der Kniewinkel, bei dem der erste Dehnungsschmerz auftritt, wenn nach maximaler Hüftbeugung die Streckung des Kniegelenks langsam ausgeführt wird, kleiner bei adduziertem und innenrotiertem Bein ist als bei abduziertem und außenrotiertem; was bei Verdacht auf Simulation wichtig ist.

LINDSTEDT [3]) hat das LASÈGUEsche Phänomen nicht durch eine Dehnung des Ischiadicus, sondern als ein Irradiationsphänomen von myalgisch affizierten Weichteilen (Muskeln, Fascien und Sehnen) erklären wollen; ihm ist aber mit Recht von WIEDHOFF [4]) wider- sprochen worden. Anästhesiert man den Stamm des Ischiadicus am Austritt des Nerven aus dem Becken, so verschwindet das LASÈGUEsche Phänomen nur in einem kleinen Teile der Fälle, dagegen weit häufiger nach einer epiduralen Injektion. WIEDHOFF [4]) sieht darin eine Möglichkeit, eine Stammischias von einer solchen des Wurzelgebietes zu unterscheiden. SCHOBER [5]) glaubt, daß das LASÈGUEsche Phänomen nicht durch Dehnung des N. ischiadicus, sondern durch einen Bewegungsschmerz der kranken Articulatio sacro- iliaca zu erklären sei; er ist überhaupt der Meinung, daß die Ischias in der überwiegenden Mehrzahl der Fälle nicht eine Krankheit sui generis, sondern ein Irradiationsyndrom, ausgehend von den Gelenken der Lendenwirbelsäule, der Hüften oder der Sacroiliacal- gelenke, sei. Ich kann mich dieser generellen Deutung auf Grund der spezifisch neuro- genen Symptome der echten Ischias nicht anschließen, gebe aber zu, daß solche SCHOBER- sche Fälle vorkommen und gelegentlich der neuritischen Ischias völlig ähneln.

---

[1]) TURYN, Münch. med. Wochenschr. 1929. Nr. 20.   [2]) DEUTSCH. Wien. klin. Wochen- schrift 1921. Nr. 24.   [3]) LINDSTEDT, Zeitschr. f. klin. Med. Bd. 39. 1922. — Zeitschr. f. d. ges. Neurol. u. Psychiatrie. Bd. 102. 1926. — Klin. Wochenschr. 1926, S. 2254; 1927, S. 1336. [4]) WIEDHOFF, Bruns' Beitr. z. klin. Chirurg. Bd. 34. 1924 und Klin. Wochenschr. 1917, S. 739. [5]) SCHOBER, Dtsch. med. Wochenschr. 1940. S. 1269.

In Fällen länger dauernder Ischias wird oft habituell eine Stellung einge- Skoliose.
nommen, die das schmerzhafte Glied schont. Es kommt zur Skoliose der
Lendenwirbelsäule mit kompensatorischer Skoliose der Brustwirbelsäule. Meist
ist diese mit der Konvexität nach der kranken Seite gerichtet. Es kommt
also zu einer homologen Skoliose. Das gesunde Bein wird dann ausschließlich als Standbein benutzt und das kranke entlastet. Seltener ist die
umgekehrte Form, die heterologe Skoliose. Beide Skoliosen können bei
demselben Kranken auch wechseln.

Die Druckpunkte finden sich auf dem hinteren Hüftbeinkamm oder etwas Druck-
punkte.
darunter. Besonders pflegt der Druck auf den Nerven, entsprechend dem
Foramen ischiadicum, zwischen Trochanter und Tuber ischii empfindlich zu sein,
ferner der Verlauf des Nerven entlang dem Oberschenkel, der Nervus tibialis
in der Kniekehle, der Peroneus an seiner Umschlagstelle am Capitulum
fibulae und endlich hinter dem äußeren Condylus des Fußgelenkes. Bei der
Untersuchung vom After aus ist auch nicht selten die seitliche Beckenwand
entsprechend der Lage des Plexus empfindlich. Die Druckpunkte sind aber
keineswegs stets sämtlich vorhanden.

Kranke mit Ischias stehen in charakteristischer Weise aus liegender Stellung auf. Sie
beugen das gesunde Bein und benutzen das kranke nur zum Abstoßen, legen also die Schwere
des Körpers ausschließlich auf das gesunde Bein (MINOR). Dieses Symptom ist besonders MINORsche
Zeichen.
gegenüber den Muskelschmerzen bei Lumbago charakteristisch. Ein Lumbagokranker
schont beim Aufstehen die schmerzhafte Rückenmuskulatur und erhebt sich deshalb in
gleicher Weise, wie ein Kranker mit Muskeldystrophie; er klettert mit den Armen an seinen
Beinen hoch. Dieses MINORsche Zeichen ist nicht immer deutlich. Sein positiver Ausfall
ist aber wichtig z. B. bei Verdacht auf Simulation.

Meist paaren sich in schwereren Fällen neuritische Symptome mit den
neuralgischen. Parästhesien und Hypästhesien, ganz regelmäßig an der Außenseite des Unterschenkels und Fußes im Bereich des Nervus cutaneus surae
lateralis, sind sehr häufig, Paresen dagegen sehr selten. Muskelkrämpfe der
Wade und Peroneusgruppe kommen — insbesondere bei toxisch bedingten
Fällen — vor. In schweren Fällen erlischt meist der gleichseitige Achilles-
sehnenreflex, nicht aber der Patellarreflex, der sogar häufig gesteigert ist.
Meßbare Muskelatrophien sind nur in schweren und alten Fällen häufig.

Die Ischias ist meist einseitig, wenn auch leichte Ausstrahlungen des
Schmerzes auf die gesunde Seite vorkommen. Eine doppelseitige Ischias
ist so selten, daß man doppelseitige Schmerzen stets auf andere Ursachen zurückzuführen versuchen soll.

Differentialdiagnostisch ist vor allem das Hüftgelenk genau zu unter- Hüft-
gelenk-
erkran-
kungen.
suchen. Denn die Erfahrung lehrt, daß so mancher Fall von Coxitis oder Coxa
vara oder Malum senile, ja selbst Schenkelhalsfrakturen für eine Ischias gehalten werden. Man achte ferner stets darauf, ob nicht ein Plattfuß besteht: Plattfuß.
denn auch Plattfußbeschwerden werden nicht selten als Ischias diagnostiziert.

Man versäume ferner nicht die Nates genau zu mustern. Ein geringerer
Tonus und ein dadurch bedingter tieferer Stand der Querfalte auf der kranken
Seite ist bei Ischias ein gewöhnlicher Befund. Gelegentlich können sich aber
dort entzündliche Prozesse, namentlich auch tuberkulöse und luische abspielen,
deren Schmerzen für ischiatische gehalten werden, wie in folgendem Fall:

Bei einer Kranken, die ihr Arzt lange als hartnäckige Ischias behandelt hatte, wies die
eine Hinterbacke in der Tiefe eine schmerzhafte Infiltration auf. und war auch im ganzen
leicht geschwollen. Es handelte sich um eine vom Tuber ischii ausgehende Tuberkulose.

Man achte auch auf starke Varicen. Sie können an sich Schmerzen hervor- Varicen.
rufen. Es sind aber auch Fälle bekannt, in denen Varicen in der Tiefe auf den
Ischiadicus drückten und Schmerzen beim längeren Stehen hervorriefen.

Abgesehen von derartigen, leicht vermeidbaren Irrtümern ist es aber unbedingt notwendig, in jedem Fall von Ischias und besonders bei den doppelseitigen Schmerzen an folgende Möglichkeiten zu denken:

Diabetes.   Zuerst an Diabetes. Diese häufige Ätiologie wird dadurch bestätigt, daß die Schmerzen oft verschwinden, wenn der Kranke zuckerfrei wird, während jede andere Behandlung versagt. Übrigens gibt es auch Fälle von Prädiabetes, bei denen noch keine Glykosurie besteht, aber die nüchterne Hyperglykämie auf die Ursache der Neuralgie hinweist. Deshalb ist in jedem ätiologisch zweifelhaften Fall von Ischias auch der Blutzucker zu untersuchen.

Gicht.   Auch die Gicht kann — mit oder ohne Gelenkerkrankung — zur Ischias führen. Man untersuche deshalb den nüchternen Harnsäurespiegel des Blutes bei solchen Leuten. MATTHES hielt besonders die Tarsalgie für nicht selten gichtisch bedingt.

Tabes.   Häufig werden auch die lanzinierenden Schmerzen der Tabiker für Ischias gehalten. Man untersuche also jeden Fall auf eine Tabes. In sehr seltenen Fällen beobachtete ich auch bei multipler Sklerose und Poliomyelitis Schmerzen, die fälschlich als Ischias gedeutet worden waren.

Ferner ist stets das Rectum zu untersuchen. Gar nicht selten werden Schmerzen · im Ischiadicusgebiet durch eine rectale Geschwulst ausgelöst; Mastdarm-carcinom. besonders ruft ein beginnendes Mastdarmcarcinom als erstes Zeichen gelegentlich derartige Schmerzen hervor, die mitunter einseitige sind.

Wurzel-symptome.   Endlich denke man daran, daß Erkrankungen der Wirbelsäule oder des Rückenmarks Schmerzen im Ischiadicusgebiet, und zwar gewöhnlich doppelseitige Schmerzen auslösen können, ja daß diese Reizsymptome oft lange Zeit die einzigen Zeichen dieser Erkrankungen sein können. Besonders gilt dies von traumatischen, tuberkulösen und carcinomatösen Spondylopathien. Man untersuche also die Wirbelsäule genau auf Druckempfindlichkeit, Beweglichkeit und, wenn nötig, auch röntgenologisch. Dabei sei bemerkt, daß auch bei Plexusischias eine Empfindlichkeit des fünften Lendenwirbels vorkommen kann. Man prüfe ferner auf Stauchungsschmerz und auf die freie Beweglichkeit der Wirbelsäule. Besonders achte man auf die Sacroiliacalgelenke (SCHOBER), deren Erkrankung ischiasähnliche Schmerzen hervorruft.

MATTHES beobachtete einen Fall von Tuberkulose dieses Gelenkes, der lange Zeit als Ischias aufgefaßt wurde.

Bei Verdacht auf eine beginnende Rückenmarkaffektion selbst, z. B. einen extramedullären Tumor, prüfe man genau auf sonstige Ausfallserscheinungen, besonders auf segmentär angeordnete Sensibilitätsstörungen und, falls nötig, auch mittels der röntgenologischen Myelographie.

Becken-tumoren.   Ferner können Tumoren oder entzündliche Affektionen des Beckens oder im Beckenraum symptomatische Ischias hervorrufen. Das gilt von Tuberkulose und Osteomyelitis ebenso sehr, wie von echten Neubildungen.

Ich sah einen Patienten, der seit Monaten als Ischias — auch in Heilbädern — behandelt worden war. Die Untersuchung ergab ein riesiges Osteosarkom der Beckenschaufel.

Auch auf Lageanomalien des Uterus, Myome und Adnexerkrankungen und beim Manne auf die Blasenüberdehnung infolge von Prostatahypertrophie sei als Ursache einer „Ischias" hingewiesen. Auch können bisweilen Prostatacarcinome ischialgische Schmerzen hervorrufen.

Malaria.   Hat man alle diese Affektionen ausschließen können, so denke man auch an andere Ursachen neuralgischer Schmerzen. Stets frage man, ob der Kranke Malaria gehabt hat, und untersuche auf einen Milztumor. Man denke an die Alkohol-neuritis. Schmerzen einer Alkoholneuritis. Die Schnapspotatoren haben häufig Schmerzen in den Beinen; meist sind sie doppelseitig und bevorzugen die Waden. Bei Potatoren mit begleitender Alkoholgastritis sei auch an die Rolle der

B-Hypovitaminose, bzw. der Resorptionsstörung des B_1-Vitamins, bei der Erzeugung der Ischias und anderer Neuralgien erinnert.

Man frage auch nach überstandener Lues. Die seltenen luischen Neuri- tiden bevorzugen zwar meist die Arme, kommen aber auch im Gebiet des Ischiadicus vor. Sie sind sehr hartnäckig und können oft lange das einzige Zeichen des neuritischen Prozesses sein. *Lues.*

Man denke endlich auch an die Möglichkeit eines hysterischen Ursprungs oder von reiner Simulation der Schmerzen, insbesondere bei Rentenneurotikern. *Hysterie.*

Anfallsweise auftretende Schmerzen in den Beinen ruft auch die Arteriosklerose in Form des intermittierenden Hinkens hervor. Diese Zustände sind dadurch charakterisiert, daß sie nicht in der Ruhe, sondern nur nach kürzerem oder längerem Gehen eintreten und in der Ruhe verschwinden, ferner durch ihre Ätiologie (meist starker Tabakabusus), und endlich dadurch, daß oft die Fußpulse nicht zu fühlen sind oder wenigstens Veränderungen der Fußarterien sich palpieren lassen. Sie können, wenn man diese Symptome beobachtet, mit Ischias kaum verwechselt werden. Allerdings kombinieren sich gelegentlich echte, meist neuritische Ischias und Arteriosklerose am gleichen Bein. Es sei übrigens daran erinnert, daß Sven Ingvar den Ischiasschmerz als überwiegend angiospastisch bzw. ischämisch gedeutet hat. *Intermittierendes Hinken.*

Muskelschmerzen lassen sich meist von der Ischias abgrenzen. Am häufigsten kommt die Differentialdiagnose gegen Lumbago in Betracht. Hier ist besonders auf die Druckempfindlichkeit zu achten, die bei Muskelerkrankungen eine mehr diffuse ist. Der Schmerz pflegt außerdem vorwiegend bei Bewegungsversuchen aufzutreten. Vor allem aber lassen die typisch lokalisierte Hypästhesie und Areflexie der Achillessehne des Ischiaskranken die Neuralgie meist von der Myalgie unterscheiden. Das Lasèguesche Phänomen kann allerdings auch bei Lumbago auftreten. Außerdem bedenke man, daß auch Kombinationen von Ischias und Lumbago sicher gar nicht selten vorkommen. *Lumbago.*

Bekannt ist, daß lumbagoähnliche Schmerzen oft Muskelschmerzen durch Ermüdung sind, z. B. bei weiblichen Personen, die beruflich lange stehen müssen. Dahin gehören auch die Rückenschmerzen durch eine veränderte Statik, z. B. durch zu hohe Absätze. Über die vom Genitalapparat der Frau ausgehenden Rückenschmerzen berichtete v. Jaschke [1].

Lebhafte, fast stets doppelseitige Muskelschmerzen in den Beinen kommen nach starker Muskelarbeit als akuter „Muskelkater" vor, können aber z. B. nach langen Marschleistungen bei Soldaten auch länger persistieren.

Die Muskelschmerzen bei beginnenden Infektionskrankheiten, die in den Beinen und im Kreuz sehr ausgesprochen sein können (z. B. bei Typhus, Grippe, Fleckfieber, Bangscher Krankheit u. a.), werden nur in den allerersten Stadien mit Neuralgien verwechselt werden können.

Über die neuralgiformen Schmerzen bei Osteomalacie, Rachitis tarda, Pagetscher Krankheit u. a. wurde bereits berichtet.

B. Über einige andere Neuralgien des Beines.

Neuralgien können auch in den übrigen Beinnerven vorkommen. Sie sind an der Ausbreitung des betreffenden Nerven kenntlich, z. B. die seltene Neuralgie des Cruralis. Erwähnenswert sind die Neuralgia spermatica, die zu heftigen Schmerzen in den Hoden führt, die Neuralgia obturatoria, die besonders bei Hernien an dieser Stelle vorkommt, und die Coccygodynie. Bei der letzteren ist das Sitzen durch den Druck auf die Steißbeingegend sehr schmerzhaft, oft auch die Innenfläche des Knochens bei der Betastung vom *Neuralgia cruralis, spermatica, obturatoria.*

---

[1] v. Jaschke, Dtsch. med. Wochenschr. 1921. Nr. 24.

Coccygo-dynie. Rectum aus. Die Neuralgia spermatica und die Coccygodynie finden wir besonders bei Nervösen, die letztere übrigens fast nur bei Frauen.

Meralgia par-aesthetica. Endlich sei noch die Meralgia paraesthetica erwähnt[1]). Sie ist neben der Ischias wohl die häufigste Beinneuralgie und wird durch die gleichen Ursachen wie diese hervorgerufen; oft ist aber gerade bei dieser Neuralgie keinerlei Ursache festzustellen. Das Leiden, das in wechselnden Graden vorkommt, ist eminent hartnäckig. Es gibt Fälle, die jahrzehntelang rezidivieren. Bei Männern ist die Meralgie weit häufiger als bei Frauen. Es handelt sich um eine isolierte Neuralgie des Nervus femoris cutaneus externus. Sie führt zu mehr oder minder starken Parästhesien und Schmerzen mit Hypästhesien an der Außenseite des Oberschenkels, die selbst den Druck der Kleider mitunter lästig machen. Häufig sind aber die Beschwerden nur gering und rezidivieren nur gelegentlich bei Erkältungen, Anstrengungen u. dgl. Im allgemeinen sind sowohl die subjektiven Beschwerden, als auch die Störungen der Motilität, die durch diese Neuralgie hervorgerufen werden, weit geringer als bei der Ischias. Motorische Störungen sind in reinen Fällen sehr selten. Aber auch bei anscheinend reiner Meralgie bedarf es genauer Untersuchung auf Leiden der Wirbelsäule und des Rückenmarks. RICH. MAIER[2]) hat Fälle meiner Beobachtung beschrieben, in denen diese Neuralgie lange Zeit einziges Symptom einer Spondylitis war. Auch als Folge einer Wirbelcarcinose und seniler Spondyloarthropathie habe ich sie beobachtet[3]).

C. Die Differentialdiagnose der Intercostalneuralgie.

Die selbständige Intercostalneuralgie ist im Gegensatz zu symptomatischen Schmerzen durch die neuralgische Art des Schmerzes, durch die Ausbreitung desselben und durch die Druckpunkte gekennzeichnet. Meist tritt der Schmerz in typischen Anfällen mit schmerzfreien Pausen auf. Die Ausbreitung ist eine den Thorax bandförmig umgreifende. Der Schmerz kann aber auch von einem Punkte ausgehen und dann bandförmig, entsprechend der Ausbreitung eines Intercostalnerven, bzw. eines Rückenmarksegmentes, um den Thorax herum ausstrahlen. Druckpunkte finden sich am Dornfortsatz des zugehörigen Wirbels und an verschiedenen Stellen des Verlaufs des Nerven, meist am Rippenwinkel und öfter auch vorn am Thorax neben dem Sternum. Die Druckpunkte sind übrigens nicht konstant. Die sensiblen Störungen können in halb gürtelförmigen Hypästhesien oder Hyperästhesien bestehen. Die Schmerzen der Intercostalneuralgie werden meist durch brüskere Bewegungen besonders provoziert oder verschlimmert, weniger durch tiefe Atmung, Husten oder Niesen.

Die Intercostalneuralgie ist fast stets eine einseitige. Bekannt ist ihr häufiges Eintreten mit oder nach einem Herpes zoster. Auch als postinfektiöse Form, insbesondere nach Grippe, tritt sie nicht selten auf. Die verschiedentlich beschriebenen Epidemien von Intercostalneuralgie sind wohl als solche postinfektiöse Form aufzufassen; manche Fälle sind auch wahrscheinlich mit der epidemischen Myositis (Bornholmkrankheit) identisch.

In ätiologischer Beziehung verweise ich auf die Ausführungen über Ischias; Malaria, Diabetes, Gicht und Intoxikationen (Alkohol) können auch diese Neuralgie verursachen. Ab und zu wird während des Anfalls eine typische Körperhaltung, ein Einbiegen der befallenen Seite beobachtet, das wohl den Nerven entspannt. Bei Hysterischen kommen auch psychogen entstandene, ausschließlich auf die Brüste lokalisierte Schmerzen vor.

Die Diagnose einer Intercostalneuralgie darf nur gestellt werden, wenn neben den charakteristischen Zeichen der Neuralgie sich eine Ursache für

---

[1]) HERBERT FIEBIGER, Diss. Rostock 1938; hier die gesamte Literatur. [2]) RICH. MAIER, Diss. Tübingen 1906. [3]) HANS CURSCHMANN, Dtsch. Zeitschr. f. Nervenheilk. 1942. Bd. 153.

symptomatische Schmerzen nicht nachweisen läßt. Sie ist also eine typische Diagnose per exclusionem und sollte so selten als möglich gestellt werden; G. v. BERGMANN hat sie mit Recht in die „Cavete-diagnosen" eingereiht. Ich[1]) habe übrigens die Differentialdiagnose der Intercostalneuralgie in einem Aufsatz über das „Seitenstechen" zusammengefaßt.

Relativ leicht lassen sich pleuritische Reizungen als Grund von Seiten- Pleuritiden schmerzen ausschließen. Sie sind besonders von den Atmungsbewegungen abhängig. Oft läßt sich das pleuritische Reiben direkt nachweisen. Ein pleuritischer Erguß darf natürlich auch nicht übersehen werden. Häufig werden aber neuralgieähnliche Schmerzen durch letzte Reste einer Pleuritis, die entweder durch die Perkussion oder röntgenologisch feststellbar sind, hervorgerufen.

Das befallene Gebiet, insbesondere die Rippen müssen sorgfältig abgetastet Rippen- werden, damit nicht etwa entzündliche Prozesse übersehen werden. Dabei ist kungen. erkran- an tuberkulöse und luische Rippenaffektionen zu denken; wenn ein Trauma vorangegangen ist, auch an Rippeninfraktionen. Auch an metastatische Karzinose der Rippen denke man, ebenso an Rippenschmerzen als Folge von Osteomalacie oder Osteoporose. Die drei letztgenannten treten übrigens in der Regel doppelseitig auf und unterscheiden sich bezüglich ihrer Schmerzsymptome schon dadurch von der echten Intercostalneuralgie.

Ebensowenig dürfen HEADsche Zonen mit Neuralgien verwechselt werden. Meist handelt es sich bei ihnen ja um einfache Hyperästhesien: es können sich aber auch bestimmte Druckpunkte finden. So hat z. B. MACKENZIE bei Gallenblasenentzündungen einen Druckpunkt beschrieben, der dem Austritt eines Astes des neunten Intercostalnerven aus dem Musculus rectus entspricht (vgl. unter Gallenblasenerkrankungen). MACKENZIE berichtet über einen Fall, in dem dieser Druckpunkt lange Zeit zur Annahme einer Intercostalneuralgie führte, bis der Schmerz nach Abgang eines Gallensteins verschwand.

Es ist auch auf Tabes zu untersuchen, damit nicht die Gürtelgefühle oder Hauthyperästhesien der Tabiker für Neuralgien gehalten werden.

Endlich sind Druckwirkungen auf Nerven oder Wurzeln als Ursache Wurzel- neuralgiformer Schmerzen zu berücksichtigen. Doppelseitige Schmerzen sind schmerzen. immer in dieser Richtung verdächtig. Der Druck kann von einer Wirbelveränderung oder einer Rückenmarkserkrankung ausgehen. Namentlich können extramedulläre Tumoren, hintere Bandscheibenprolapse und Liquorcysten lange Zeit als einziges Symptom neuralgiforme Schmerzen erzeugen, die als Wurzelsymptome zu deuten sind. Druckwirkungen können auch von intrathorakalen Tumoren ausgelöst werden, selbst wenn diese den Knochen nicht usurieren. Auch mediastinale Tumoren, Echinokokken und große Aortenaneurysmen kommen Media- in Betracht. Sie machen allerdings meist so frühzeitig andere Symptome, daß tumoren. stinal- die Intercostalschmerzen bald als symptomatische erkannt werden.

D. Die Differentialdiagnose der Neuralgien des Armplexus.

Die neuralgischen Schulterschmerzen sind selten auf einen einzigen Nerven beschränkt, sondern befallen meist den Plexus. Der Plexus und die Nervenstämme sind in diesen Fällen in der Regel druckempfindlich. Differential- Arthritis. diagnostisch sind in erster Linie Erkrankungen des Schultergelenks auszuschließen, namentlich die chronisch deformierenden Formen, die an der frühzeitigen Bewegungsbeschränkung leicht erkannt werden.

BOECKH[2]) hat als ein Unterscheidungsmerkmal zwischen Brachialgien und Erkrankungen des Schultergelenkes ein dem LASÈGUEschen Phänomen entsprechendes Radialisphänomen angegeben: Einen Dehnungsschmerz des an der Umschlagstelle um den Humerus gespannten

---

[1]) H. CURSCHMANN, Ärztl. Wochenschr. 1947. S. 887. [2]) BOECKH, Dtsch. med. Wochenschr. 1920. Nr. 51.

N. radialis durch passive Abduktion des Armes, Innenrotation im Schultergelenk, Streckung im Ellbogengelenk und Pronation des Unterarms. Bei einer Gelenkerkrankung ist dagegen die Außenrotation in Abduktionsstellung schmerzhaft.

Man denke auch daran, daß Schleimbeutelerkrankungen, namentlich Verkalkungen der Schleimbeutel, Schulterschmerzen hervorrufen können.

Trapezius-
lähmung.
Schulterschmerzen kommen ferner bei Drucklähmungen des M. trapezius vor. Man achte also auf das Bestehen einer solchen Lähmung. Auch bei operativen oder sonstigen Verletzungen des N. accessorius hat man Lähmungen und Neuralgien oft beobachtet.

Ge-
schwülste.
Auch Geschwülste des Schulterblattes können Schmerzen hervorrufen. Sie entziehen sich der Diagnose oft lange, wenn sie unter den Muskeln verborgen sind; auch im Röntgenbild sind sie anfangs schwer nachzuweisen. Man untersuche jedenfalls genau auf etwaige Muskelatrophien. In einem Fall, der wegen seiner Schulterneuralgie viele Ärzte aufgesucht hatte, gelang MATTHES durch den Nachweis einer leichten Atrophie des Supraspinatus die Diagnose „Verdacht auf Sarkom", die dann operativ bestätigt wurde. Häufig handelt es sich um metastatische Geschwülste. Man untersuche also auf primäre Tumoren, z. B. der Prostata.

Angina
pectoris.
Reflektorisch in die Schulter ausstrahlende Schmerzen kommen bei einer Reihe von Erkrankungen vor. Für den so häufigen und intensiven in Schulter und linken Arm (besonders Ulnarisgebiet) ausstrahlenden Schmerz der Angina pectoris wird meist angenommen, daß die Leitung durch die Rami communicantes des Sympathicus vermittelt wird.

Pleuritis.
Auch bei Pleuritiden, insbesondere den die basalen Teile der Pleura befallenden, ist verschiedentlich Schulterschmerz beobachtet worden. MACKENZIE und GERHARDT haben hierauf aufmerksam gemacht. Es scheint nach diesen Autoren, daß bei Pleuritis die Schmerzausbreitung durch den Nervus phrenicus vermittelt wird, dessen Stamm in einem Falle GERHARDTs druckempfindlich war. Viele Brustschüsse (auch solche, die den Plexus direkt nicht getroffen haben konnten) hatten gleichfalls diesen Schulterschmerz zur Folge.

Leber-
erkran-
kungen.
Bekannt ist auch der rechtseitige Schulterschmerz bei Leberleiden. Er findet sich besonders bei Gallensteinkoliken. Endlich denke man bei linksseitigem Schulterschmerz auch daran, daß der Milztumor einer Leukämie oder Polycythämie Ursache der Schmerzen sein kann.

Die eigentlichen Plexusneuritiden machen selten diagnostische Schwierigkeiten, da neben Schmerzen und Druckempfindlichkeit des Plexus Parästhesien, Paresen und Muskelatrophien der Diagnose den Weg weisen. Relativ häufig sind solche Neuralgien professionellen Ursprungs und durch das gewohnheitsmäßige Tragen schwerer Lasten (Kraxen, Schienen usw.) auf den Schul-

Luische
Formen.
tern bedingt. Manchmal sah ich sie auch durch den Druck des Schulterriemens einer Beinprothese bedingt. Bisweilen sind sie auch infektiösen (z. B. luischen) oder toxischen Ursprungs, z. B. bei Bleikranken, Diabetikern u. a.

Die neuralgiformen Schmerzen und Parästhesien in den Armen bieten differentialdiagnostisches Interesse insofern, als auch sie durch Druckwirkungen, sei es vom Rückenmark, sei es von den Wirbeln aus oder durch intrathorakale Tumoren oder endlich — und besonders häufig — durch größere supraclaviculäre Drüsenpakete hervorgerufen werden können. Man übersehe auch eine

Halsrippe.
Tabes.
etwa vorhandene Halsrippe nicht. Bei neuritischen Symptomen im Ulnarisgebiet beachte man endlich, daß diese ein Frühsymptom der Tabes sein können.

E. Die Differentialdiagnose der Trigeminusneuralgien.

Von ihr gilt allgemeindiagnostisch das bei den anderen Neuralgien Gesagte. Der Anfallscharakter ist bei den Quintusneuralgien ganz besonders ausgeprägt; solche äußerst quälenden Anfälle treten spontan oder — noch häufiger — nach

Sprechen, Kauen oder auf Zug ein. Die Gesichtsneuralgie ist wohl die qualvollste aller Neuralgien; sie kann den Kranken zum Selbstmord treiben. Sie bevorzugt in ausgesprochener Weise das höhere Lebensalter.

Die Trigeminusneuralgien beschränken sich nun meist auf einen der Äste, irradiieren aber gelegentlich auf das Gebiet eines anderen. Diejenigen des zweiten und dritten Astes, deren Druckpunkte an den Austrittsstellen am Infraorbitalpunkt bzw. am Foramen mandibulae liegen, bieten der Diagnose kaum Schwierigkeiten. Es kommen für den zweiten Ast die Erkrankungen der Highmorshöhle und für beide Äste Erkrankungen der Zähne in Betracht; die letzteren mehr als Ursache wie differentialdiagnostisch. Man soll jedenfalls die Zähne genau untersuchen und sich nicht damit begnügen, etwa ihre Empfindlichkeit oder Caries festzustellen, sondern eine Röntgenaufnahme der Zähne anfertigen lassen; wobei nach J. REINMÖLLER besonders auf retinierte und verlagerte Weisheitszähne zu achten ist.

Größere Schwierigkeiten bietet die Differentialdiagnose des oberen Astes, da die von diesem ausgehenden Neuralgien gegen manche Arten des Kopfschmerzes zu unterscheiden sind. Der neuralgische Schmerz des Trigeminus trägt meist ausgesprochenen Anfallscharakter. Er verbindet sich auch gern mit schmerzhaften Tics, mit Tränenträufeln, mit lokalen anderweitigen trophischen Störungen, z. B. lokalen Ödemen; er zeigt zudem meist ausgesprochene Druckpunkte. Nicht selten ist diese Neuralgie übrigens Produkt eines Herpes zoster, vor allem des N. supraorbitalis. Diagnostische Täuschungsmöglichkeiten ergeben folgende Affektionen: für den ersten Ast speziell die Augenerkrankungen. schmerzhaften Erkrankungen des Auges selbst. Ein akutes Glaukom oder eine Iritis darf nicht für eine Neuralgie gehalten werden; ebensowenig dürfen die Kopfschmerzen, die sich bei überanstrengender Akkommodation oder Akkommodationskrampf finden, für neuralgische angesehen werden. Gleiches gilt von der relativ harmlosen, nervösen Asthenopie, die ja fast stets mit supraorbitalem Schmerz verläuft (A. PETERS). Nicht immer leicht ist die Differentialdiagnose gegenüber dem Stirnkopfschmerz, der durch eine Sekretstauung oder ein Empyem der Stirnhöhle hervorgerufen wird. Meist ist dabei allerdings der Stirnhöhlenerkrankungen. ganze Bereich der Stirnhöhle druckempfindlich und die Empfindlichkeit nicht auf den Supraorbitalpunkt beschränkt. Meist ist auch der Kopfschmerz bei Empyem der Stirnhöhle ein mehr dauernder. Die Diagnose wird durch die Röntgenaufnahme der Stirnhöhlen meist ermöglicht. Aber auch diese führt bisweilen dadurch zu Täuschungen, daß die Stirnhöhlen oft ungleichmäßig angelegt sind oder auch wohl auf einer Seite fehlen.

Stirnhöhlenerkrankungen sind fast stets durch gleichzeitige Erkrankungen der Nasenschleimhaut bedingt. Daher bewährt sich außer der direkten Untersuchung der Nase auf einseitige entzündliche Veränderungen diagnostisch häufig eine Cocainisierung der Gegend der Mündung der Stirnhöhle (oberer Nasengang, vorn). Sie läßt die Schleimhaut abschwellen und ermöglicht es dadurch, daß das in der Stirnhöhle gestaute entzündliche Sekret ablaufen kann. Wirkt eine solche Cocainisierung günstig auf einen Kopfschmerz ein, so darf man ihn als Stirnhöhlenkopfschmerz ansehen.

XIX. Die Differentialdiagnose des Kopfschmerzes.

Kaum ein anderes körperliches Symptom ist häufiger, vieldeutiger und erheischt eine genauere Untersuchung als der Kopfschmerz. Man begnüge sich nie mit der Beachtung der einfachen Klage über Kopfschmerz, sondern lasse sich die Art, die Lokalisation, die Zeit des Auftretens und die Dauer sowie die Verbindung mit anderen Symptomen (Sehstörungen, Skotomen, Schwindel, Übelkeit, Erbrechen usw.) in jedem Falle so präzis wie möglich schildern.

Man denke zunächst stets daran, daß Kopfschmerzen oft Ausdruck einer organischen Krankheit sind. Man unterlasse also niemals, die Temperatur des *Fieber.* Kranken mehrmals täglich zu messen. Denn häufig klagen Kranke mit **fieberhaften Infektionskrankheiten** (z. B. Typhus, Grippe, Meningitis) zunächst nur über Kopfschmerzen. Man denke auch besonders an die chronischen subfebrilen Zustände. Zu den chronisch infektiösen Zuständen gehören nicht wenige Fälle gehäufter Kopfschmerzen, die sich in unregelmäßigen Intervallen oft über viele Jahre erstrecken. Stets denke man an fokale Infekte an den Zähnen, in den Tonsillen oder Nebenhöhlen als Ursache habitueller Kopfschmerzen. Als Ausdruck des Infektionszustandes findet man dann oft noch andere Infektionssymptome leichtesten Grades, wie kalte Füße, überhaupt Frieren im Beginn der Kopfschmerzen, das später in ein Hitzegefühl umschlägt. Die Körpertemperatur braucht dabei 37,2—37,4 nicht zu übersteigen. Derartige Kranke pflegen auch zum Schwitzen zu neigen. Meist sind auch ihre Vasomotoren und oft das Herz übererregbar; deshalb wird oft die Fehldiagnose Neurasthenie gestellt.

Ferner sollten in jedem Fall von Kopfschmerz Urin und Blutdruck unter*Nephritis.* sucht werden. **Nierenkranke,** besonders solche mit Schrumpfniere, klagen oft in erster Linie über Kopfschmerz. Die Albuminurie ist dabei oft gering. In diesen Fällen leitet der Befund des hohen Blutdrucks, der Konzentrationsstarre und gesteigerten Reststickstoffs die Diagnose auf den richtigen Weg.

Arterio-sklero-tischer Kopfschmerz. Der **arteriosklerotische Kopfschmerz** ist dadurch ausgezeichnet, daß er oft mit Schwindel einhergeht.

In keinem Fall von Kopfschmerzen darf eine genaue Untersuchung der Augen, insbesondere des Augenhintergrundes unterlassen werden. Bei den Erkrankungen des Auges selbst weisen zwar die übrigen Symptome meist schon auf die Ätiologie hin. Immerhin denke man daran, daß ein akuter *Glaukom.* **Glaukomanfall** mit heftigen, über den ganzen Kopf ausstrahlenden Schmerzen beginnen kann, und, daß indolente Kranke die Verminderung des Visus nicht immer angeben. Vor allem aber untersuche man den Augenhintergrund auf Stauungspapille, um einen Hirntumor nicht zu übersehen.

Stauungs-papille. Die Konstatierung der **Stauungspapille** fordert stets dazu auf, nach den allgemeinen und den Lokalzeichen eines organischen Hirnleidens, insbesondere eines Tumors, zu suchen. Außer der lokalen Druckempfindlichkeit seien hier die Zeichen des Hirndrucks, Übelkeit, Erbrechen, Schwindel und Pulsverlangsamung und die motorischen, sensiblen und Hirnnervenstörungen genannt. Bei Nephritiden wird man oft auch die **Retinitis albuminurica** finden. Man achte auch auf **Netzhautblutungen** und endlich auf **Netzhauttuberkel.** HILBERT[1]) hat mitgeteilt, daß bei disseminierten Chorioditiden, die nach neueren Anschauungen meist tuberkulöser Natur sind, hartnäckige Kopfschmerzen bei sonst gesunden Menschen vorkommen.

Ergibt die Anamnese, daß der Kopfschmerz besonders bei Anstrengungen der Augen, z. B. nach längerem Lesen, eintritt, so ist die Akkommodation genau *Akkommo-dations-krampf.* zu untersuchen, damit nicht etwa ein **Akkommodationskrampf** übersehen wird, der den Kopfschmerz bedingt. Bei Brillenträgern ist auch zu prüfen, ob nicht eine ungeeignete Brille gebraucht wird. Überhaupt achte man sorgfältig auf Refraktionsanomalien, die — vor allem im Schulalter — so häufig Ursache der Kopfschmerzen sind. Bei Entstehung des Kopfschmerzes durch Naharbeit ist endlich auch darauf zu achten, ob eine Konvergenzschwäche durch Überanstrengung besteht.

---

[1]) HILBERT, Dtsch. Arch. f. klin. Med. Bd. 137.

Man denke bei hartnäckigem und namentlich nächtlichem Kopfschmerz auch an die Möglichkeit eines luischen Ursprungs, prüfe die WASSERMANNsche Reaktion im Blut und Liquor und untersuche auf die Symptome einer Neurolues. Auch ziehe man die Möglichkeit anderweitiger, chronisch meningitischer Zustände in Betracht (vgl. unter chronische Meningitis). *Lues.*

Besteht Verdacht auf eine traumatische Entstehung, so achte man auf Narben am Schädel und prüfe deren Druckempfindlichkeit. Ist eine druckempfindliche Narbe vorhanden, so empfiehlt sich, eine Röntgenaufnahme des Schädels zu machen, um etwaige Impressionen des Schädeldaches zu finden. Während des Weltkriegs haben wir solche, durch geringe Streifschuß-Impressionen des Schädels bedingte, lang dauernde Kopfschmerzen mehrfach gesehen. Bekanntlich wird gerade heftiger anhaltender Kopfschmerz auch von Unfallkranken, die eine Kopfverletzung erlitten haben, häufig geklagt. Zum Teil sind diese Schmerzen sicher nicht organisch bedingt, sondern gehören eben zum Krankheitsbild der Unfallneurose. Man hat angenommen, daß sie oft durch eine Steigerung des Liquordruckes hervorgerufen und durch Spinalpunktionen günstig beeinflußt würden. Trotzdem wird man sich bei Unfallkranken wohl nur bei völligem Einverständnis des Kranken dazu verstehen, eine Lumbalpunktion auszuführen, um sich nicht späteren Nörgeleien auszusetzen. Auch bei Verdacht auf Hirntumor soll man mit der Spinalpunktion vorsichtig sein, weil bei einer Verlegung des Foramen Magendii, insbesondere bei Tumoren der hinteren Schädelgrube, plötzliche Todesfälle vorgekommen sind. Jedenfalls lasse man, wenn bei chronischem Kopfschmerz aus diagnostischen Gründen eine Lumbalpunktion vorgenommen wird, nur geringe Flüssigkeitsmengen, stets langsam und unter genauer Verfolgung des Liquordruckes, ab. *Traumen.*

Bei der Palpation des Kopfes beachte man endlich mit besonderer Sorgfalt die Ansätze der Halsmuskeln am Schädel, weil man dort mitunter eine Druckempfindlichkeit oder sogar direkt schmerzhafte kleine Knötchen als Ursache des sogenannten Schwielenkopfschmerzes finden kann. Über die Häufigkeit des Schwielenkopfschmerzes gehen die Ansichten sehr auseinander. Diejenigen Autoren, die sich besonders mit ihm beschäftigt haben, z. B. AUERBACH und A. MÜLLER, halten ihn für sehr häufig. Viele andere Untersucher haben die von A. MÜLLER beschriebenen Knoten nur selten nachweisen können. Nach A. MÜLLER soll es sich dabei um eine echte Hypertonie, „Hartspann" der Nackenmuskeln handeln, der sekundär einzelne Muskelfasern zur Schwellung und Verhärtung führt; eine Stauung in den Jugularvenen und sekundär Cerebralsymptome sollen die Folge sein. Über die Ätiologie des myogenen Kopfschmerzes ist nichts Sicheres bekannt. Gicht, allergische Faktoren und auch fokale Infekte werden beschuldigt. Histologische Veränderungen an den betroffenen Muskeln wurden stets vermißt (BING, SCHADE). SCHADE[1]) glaubte an Veränderungen des kolloidalen Muskelzustandes im Sinne einer Annäherung an den Gelzustand (d. i. den der Ausfällung) und sprach von einer Myogelose. Kennzeichnend für den Schwielenkopfschmerz ist seine Lokalisation im Hinterkopf. Es sei aber betont, daß Hinterhauptskopfschmerz auch bei Hirntumoren, besonders bei Kleinhirntumoren vorkommt, die allerdings auch Stirnkopfschmerz hervorrufen, ebenso wie Stirnhirntumoren Hinterhauptskopfschmerzen hervorrufen können. Der Schwielenkopfschmerz kann sich bis in den Nacken und seine Muskulatur, z. B. den Sternocleidomoideusast erstrecken; auch sollen sich Einlagerungen und Verdickungen, bis in die Scheitel- und Temporalgegend, in der Galea finden. Gelegentlich sollen gleichzeitig Verdickungen in der Muskulatur der Extremitäten gefunden werden. Oft kann die *Schwielenkopfschmerz.*

---

[1]) SCHADE, Münch. med. Wochenschr. 1921. Nr. 4.

Diagnose des myogenen Kopfschmerzes ex juvantibus gesichert werden, nämlich durch seine spezifische Beeinflussung durch eine Massagekur.

Der Stirnhöhlenkopfschmerz und die Neuralgien des Trigeminus sind bereits besprochen worden. Hier sei nur wiederholt, daß eine Untersuchung der Nase bei unklaren Kopfschmerzen stets angezeigt ist. Es ist dabei nicht nur auf die Stirnhöhle zu achten, sondern auch eine Eiterung des Siebbeins; auch die selbst für den Spezialisten schwierig zu erkennende Eiterung der Keilbeinhöhle muß als Grund von Kopfschmerzen in Betracht gezogen werden. Auch können chronische Ohreiterungen heftige Kopfschmerzen, besonders der Schläfengegend, zur Folge haben, die meist als meningeale Reizerscheinungen aufzufassen und öfter mit Schwindel und Nystagmus gepaart sind.

Findet man keinerlei lokale Erkrankungen als Ursache für den Kopfschmerz, so denke man auch an chronische Intoxikationen und frage, ob in der Beschäftigung oder den Lebensgewohnheiten des Kranken die Möglichkeit einer
Intoxikation mit Alkohol, Nicotin, Blei usw. gegeben ist.

Viele Menschen bekommen Kopfschmerzen, wenn sie obstipiert sind. Man hat sie auf intestinale Autointoxikationen zurückführen wollen. Ob die Obstipation oder die endogene neurasthenische Veranlagung die Kopfschmerzen verursachen, ist oft schwer, bisweilen aber ex juvantibus festzustellen. Wenn sie durch Abführmittel prompt beeinflußt werden, darf man sie wohl als Folge der Verstopfung betrachten. Endlich vergesse man auch nicht, an die Gegenwart von Würmern zu denken.

Andere Kopfschmerzen können auch durch Anomalien der Blutversorgung bedingt sein.

Dahin gehören die Kopfschmerzen bei Anämien. Meist sind sie mit anderen Symptomen (Flimmern vor den Augen, Ohrensausen, Neigung zu Ohnmachten) gepaart. Oft stehen sie aber im Vordergrund der Klagen. Sie kommen aber auch in sehr ausgeprägter Form bei dem Gegenteil der Blutarmut, nämlich bei Blutüberfüllung des Gehirns vor. A. EULENBURG und L. EDINGER haben das Bild des heftigen, paroxysmalen vasoparalytischen Kopfschmerzes gezeichnet, der besonders bei bestimmten klimatischen Anlässen (Föhn), aber auch bei bestimmten Intoxikationen (Nitrobenzol, Amylnitrit) eintreten soll. Hier bestehen Beziehungen zur vasodilatatorischen Migräne (v. MÖLLENDORFF). Auch Polycythämiker leiden an solchen Kopfkongestionen. Klimakterische klagen besonders oft über sie.

Der Kopfschmerz der Nervösen ist neben seinen mannigfachen psychogenen Symptomen und Antezedentien gelegentlich dadurch ausgezeichnet, daß er, wie die Migräne, nach einer gut durchschlafenen Nacht am stärksten auftritt, daß dagegen bei schlechtem Schlaf der Kopfschmerz zurücktritt. Außerdem beachte man, daß der Neurastheniker selten über einfachen Kopfschmerz klagt. Er pflegt vielmehr in Vergleichen zu sprechen. Er sagt z. B., mir ist, als ob ein Band um den Kopf gelegt ist, als ob der Kopf zerspringen wollte, als ob der Kopf ganz leer sei u. a. m. Daß Übermüdungszustände jeder Art zu Kopfschmerzen führen, ist eine alltägliche Erfahrung. Besonders sei aber auf den Übermüdungskopfschmerz der Schulkinder hingewiesen, der sich oft mit dem psychisch bedingten Erbrechen frühmorgens vor Schulanfang paart, in den Ferien oder an Sonntagen aber meist nicht auftritt. Man unterlasse bei Kindern auch nicht die Rachenorgane nachzusehen, da die Raumbeengungen des Rachens und der hinteren Nase durch geschwellte Mandeln nicht selten Kopfschmerzen hervorrufen.

Bekannt ist der Kopfschmerz der Hysterischen, der Clavus hystericus, das Gefühl, als ob ein Nagel auf der Scheitelhöhe eingetrieben würde. Dabei können Hyperästhesie der Kopfhaut und auch allerlei Parästhesien in ihr vorhanden sein. Daß auch Nackenkopfschmerz, ja meningitisähnliche Zustände bei Hysterischen vorkommen, wurde schon bei der Besprechung der Meningitis erwähnt.

Treten die Kopfschmerzen in ausgesprochenen Anfällen auf und sind sie mit Erbrechen und Flimmerskotom gepaart, so ist die Diagnose echter Migräne in Betracht zu ziehen. Sie tritt bei Frauen etwas öfter und schwerer auf als bei Männern, beginnt meist im Schulalter und befällt alle Konstitutionsformen, besonders oft vegetativ Labile. Sie ist eine ausgesprochen hereditäre Störung mit dominantem Erbgang. Kopfarbeiter werden häufiger befallen als solche der Faust. Betont sei, daß die Hemikranie zwar oft, aber nicht immer als halbseitiger Kopfschmerz auftritt. HENSCHEN hat sogar in der Hälfte der Fälle Doppelseitigkeit des Schmerzes konstatiert; zumal auf der Höhe des Anfalls. Auch wird bei halbseitigem Auftreten keineswegs jedesmal die gleiche Seite befallen. Der Migränekopfschmerz beginnt meist im Vorderkopf, in der Gegend über den Augen, mitunter im Auge selbst, gelegentlich auch in den Schläfen und im Hinterkopf; er wird meist als ein in der Tiefe sitzender, bohrender, jedenfalls vom oberflächlichen, neuralgischen Schmerz verschieden geschildert.

Migräne.

Oft geht den Anfällen eine Art Aura voran (Unbehagen, Gähnen, Schläfrigkeit). Sympathicusphänomene, Blässe oder Hyperämie des Gesichtes (mitunter auch halbseitig), Pupillenerweiterung bzw. -verengerung, auch Pulsverlangsamung, Salivation, Hemihidrosis oder auch allgemeiner Schweißausbruch können auftreten. Wichtiger sind die direkten Augensymptome, Flimmerskotom, Hemianopsie, sogar amaurotische Zustände und die seltenen periodischen Augenmuskellähmungen. LÖHLEIN [1]) beschrieb einen Fall von Erblindung durch Migräne, in dem ein Arterienkrampf und Venenthrombose als Ursache festgestellt wurden. HAITZ und ich haben gleiches beobachtet. Auch auf anderen Gebieten können Ausfallserscheinungen auftreten, z. B. Parästhesien in den Lippen, in den Extremitäten, ja in einer ganzen Körperhälfte (besonders als Aura der Migräne), passagere Paresen der Glieder- und Gesichtsmuskulatur, sogar aphasische Zustände. Letztere sind nicht so selten. LIVEING fand sie unter 60 Migränefällen 15mal.

Bisweilen treten auch anders lokalisierte Erscheinungen auf, teils während der Migräne, teils gewissermaßen als Äquivalente. Am wichtigsten sind die Magenäquivalente (AD. SCHMIDT), heftige Anfälle von Leibschmerz („Nabelkoliken") mit oder ohne Erbrechen; sie kommen besonders im Kindesalter vor (FABRE) und können nach der Pubertät durch typische Kopfmigräne ersetzt werden. Aber auch bei Erwachsenen kommen eigenartige Magenstörungen im Migräneanfall vor. Ich kenne 3 Fälle mit Pylorusspasmus, der den Anfall überdauerte. Auch in Form von paroxysmaler „Urina spastica", vasomotorischen Anfällen, Schwindelzuständen und vor allem von passageren psychischen Veränderungen können Äquivalente verlaufen. Ich beobachtete bei einer Migränösen, daß deren Anfälle nach der Menopause durch menstruell rückfällige, kurze seelische Depressionen mit trophischen Störungen der Nägel substituiert wurden. Natürlich sei man bei der Diagnose dieser Äquivalente, besonders der Magenäquivalente, sehr vorsichtig. Übrigens gibt es, wie ich beobachtete, in sehr seltenen Fällen auch kardiale Äquivalente der Migräne in Form paroxysmaler Stenokardien im hemikranischen Anfall, wie ich bereits bei der Besprechung der Angina pectoris vasomotoria andeutete.

Die Migräne ist fast stets ein harmloses Übel, das auch nie zu psychischer Degeneration führt, wie die Epilepsie. Im Rückbildungsalter läßt sie meist nach oder verschwindet. Von manchen Autoren werden aber Beziehungen zu später auftretender Hirnarteriosklerose und Nephrosklerose angenommen (LICHTWITZ). Diagnostisch wichtig ist auch, daß den Kranken die den Migräneanfall auslösenden Ursachen vielfach bekannt sind, z. B. die Menstruation,

[1]) LÖHLEIN, Dtsch. med. Wochenschr. 1922. Nr. 42.

bestimmte Gerüche, Gemütserregungen, Überanstrengungen, längeres Eisenbahn-fahren usw. Häufig hat man echte allergische Faktoren nachgewiesen (KÄMMERER). Auch ich habe öfters allergische Migräne beobachtet. Das Suchen nach Allergenen hat bei einer solchen Crux aegrotorum nicht nur diagnostisches, sondern auch therapeutisches Interesse. Für eine allergische Genese der Migräne ·spricht auch die nicht seltene Bluteosinophilie im Anfall.

K. GRUNERT [1]) nimmt übrigens für die Mehrzahl der Hemikranien Dysfunktionen der Augen, vor allem Hyperopie, Myopie und Astigmatismus, als Ursache an und berichtet über zahlreiche Heilungen durch Korrektur der Refraktionsstörung und Pilocarpin.

Für die Diagnose der Migräne sind neben dem periodischen Auftreten beson-ders die Heredität und die Angabe wichtig, daß der Kopfschmerz bereits seit den Jugendjahren eintrat. Das Auftreten von derartigen Kopfschmerzen im 4. oder 5. Jahrzehnt ist dagegen stets auf eine organische Ätiologie, z. B. Paralyse oder Hirntumoren verdächtig. Vor allem ist die Lues nervosa jeden Stadiums nicht selten von migräneähnlichen Anfällen begleitet; die genaue Blut- und Liquor-diagnose wird in solchen Zweifelsfällen die Diagnose leicht klären. Aber auch bei Nephrosklerosen kommen schon in frühen Stadien Anfälle vor, die der Migräne sehr ähneln. Ihre Diagnose wird bei Untersuchung des Harns, der Nierenfunktion und des Blutdrucks natürlich stets möglich sein.

Von besonderer differentialdiagnostischer Bedeutung ist endlich bei Kindern und Jugendlichen die Erkennung des ersten Migräneanfalls, der darum nicht selten verkannt wird, weil er nach psychischen Anlässen oder auch · im Ge-folge und Beginn akuter Infektionskrankheiten auftreten kann [2]). Solche erste Anfälle sind deshalb nicht selten für Hysterie, Simulation, aber auch für Meningitis oder Urämie gehalten worden.

XX. Die Differentialdiagnose des Schwindels.

. Wie der Kopfschmerz, so ist auch der Schwindel keine Krankheit an sich, sondern nur ein Symptom; und zwar ein bei verschiedenartigen Gesundheits-störungen häufiges und stets subjektiv peinlich, nicht selten angstvoll emp-fundenes Krankheitszeichen. Oft steht es ganz im Vordergrund des auto-plastischen Krankheitsbildes.

Definition. Wir bezeichnen als Schwindel „die Wahrnehmungen von Störungen der (normalen) Vorstellungen über unser körperliches Verhalten im Raum" (HITZIG [3]). Ich [4]) ·definiere ihn als spezifisches Unlustgefühl nebst objektiver Bewegungshemmung auf Grund einer bewußten oder befürchteten Störung des Gleichgewichts."

Wir unterscheiden einen diffusen Schwindel, den der Patient zumeist als „Schwarzwerden vor den Augen", allgemeine Unsicherheit, Ohnmachts-empfindung u. dgl. bezeichnet; und einen systematischen Schwindel, bei dem der Patient Scheinbewegungen der Umgebung im Sinne einer horizontalen oder vertikalen Drehung angibt. Man pflegt dann den Kranken — meist mit Erfolg — zu fragen: dreht sich das Zimmer um sie, wie ein Karussell oder wie eine russische Schaukel?

Infektions-krank-heiten. Genau wie der Kopfschmerz, ist der Schwindel (fast stets diffuser Form) frühes Symptom vieler akuter fieberhafter Infektionen. Im Beginn von Typhus, Fleckfieber, Scharlach, Masern, Grippe, vor allem natürlich von Er-krankungen des Hirns und der Meningen wird neben allgemeiner Schwäche oft auch Schwindel empfunden.

Blutkrank-heiten. Auch alle Krankheiten, die zur Anämie oder Hyperämie des Gehirns führen, führen zu Schwindel: jede Chlorose beklagte ihn. Bei allen Formen der

---

[1]) K. GRUNERT, Münch. med. Wochenschr. 1939. Nr.22. [2]) HANS CURSCHMANN, Kinder-migräne. Münch. med. Wochenschr. 1922. Nr. 52 und P. MATZDORF, Dtsch. Zeitschr. f. Nervenheilk. 1938. [3]) HITZIG, NOTHNAGELS Handbuch Bd. 12, Teil 2. [4]) HANS CURSCH-MANN, Handbuch v. BERGMANN u. STAEHELIN, Bd. 5, 3. Aufl.

essentiellen und sekundären Anämie finden wir (meist diffusen) Schwindel. Sowohl Kranke mit BIERMERscher Anämie äußern Schwindelgefühl, als auch Polycythämiker. Daß Leukämische über systematischen vestibulären Schwindel klagen, werden wir noch besprechen. Neben der echten Anämie kann auch die mangelhafte Blutversorgung des Gehirns, die vielgenannte Blutleere im Gehirn zum Schwindel führen, ohne daß eine Blutkrankheit besteht.

Die populärste, weil anscheinend reinste Form des Schwindels ist der Höhen- *Höhen-schwindel.* schwindel. Er ist die peinliche, manchmal bis zur Bewegungsunfähigkeit führende Empfindung, die die meisten Menschen mehr oder minder bei Blick in einen Abgrund oder von einem Turm herab empfinden. Der Höhenschwindel wächst entsprechend der Exponiertheit des Standorts des Individuums und nimmt ab, je mehr der Betreffende das Gefühl hat, durch irgendwelche Sicherungen vor dem Abstürzen geschützt zu sein; ein Beweis für seinen autosuggestiven Charakter. Demgemäß ist er auch durch Training, Selbstzucht, aber auch durch narkotische Mittel z. B. durch Alkohol zu mildern, bzw. zu beseitigen. Der Höhenschwindel ist an sich kein Krankheitsprodukt, eben weil er in wechselndem Maße auch bei den meisten Gesunden auftritt. Er wird aber durch krankhafte Zustände gesteigert, z. B. durch Hirnarteriosklerose, Coronarsklerose, aber auch durch nervöse Erkrankungen hysterischer und neurasthenischer Art, besonders auch durch postkommotionelle Zustände.

Zu den psychogenen Schwindelformen gehört auch die Fülle der mit Schwindel verbundenen Phobien, z. B. die Agoraphobie, Claustrophobie u. dgl. Meist *Phobien.* treten bei den letzteren neben dem Schwindel Angst- und Hemmungsvorstellungen auf und können den Schwindel selbst an Intensität mehr oder minder übertönen. Das trifft besonders oft für die Platzangst zu. Bisweilen aber kann auch der Schwindel als ausschließlicher Inhalt einer Phobie auftreten; auch wiederum in seiner diffusen, nicht systematischen Form.

Ich behandelte einen jungen Mediziner, der einmal beim Praktizieren in der Klinik schwindlig wurde und von nun ab regelmäßig in dieser Situation, aber auch sonst beim Stehen in der Öffentlichkeit von diffusen Schwindel befallen wurde. Unbeobachtet bekam er nie Schwindel, war auch völlig frei von organischen, vestibulären oder cerebellaren Störungen. Diese Schwindelphobie hörte aber — kennzeichnenderweise — während des Kriegsdienstes völlig auf.

Zu dem nervösen Schwindel im weiteren Sinne gehört auch der bei hormo- *Hormonal bedingter* nalen Fehlleistungen und Krankheiten auftretende. Besonders häufig führt *Schwindel.* die physiologische und artefizielle Klimax neben anderen vegetativen Störungen (fliegender Hitze, Schweißen, nervöser Angina pectoris u. a. m.) zu Schwindelanfällen meist diffusen Charakters, die oft mit den Schweißausbrüchen und Herzattacken zusammen auftreten. Auch gibt es seltenere Fälle von Schwindel, der regelmäßig während der Periode wiederkehrt. Daß auch die Schwangerschaft zu Schwindelanfällen führt, ist bekannt. GOETHE ließ das Faustsche Gretchen einen solchen Schwindelanfall in der Kirche erleben, „Nachbarin, Euer Fläschchen!" Auch bei Hyperthyreosen kommen gelegentlich Schwindelanfälle vor, bisweilen sogar als vorherrschendes Symptom. THORMANN und ich haben bei planmäßiger Durchuntersuchung unserer Basedowkranken Schwindel und veränderte Vestibularreaktionen relativ oft gefunden. Dagegen habe ich bei Hypothyreosen, auch solchen mit nervöser Schwerhörigkeit, kaum je Schwindel angetroffen. Auch bei manchen hypophysären Erkrankungen (z. B. SIMMONDSscher Kachexie, Dystrophia adiposogenitalis, Akromegalie) ist Schwindel selten. Häufig ist er jedoch bei der CUSHINGschen Krankheit. Der Schwindel der Addisonkranken dürfte meist Produkt einer Kreislaufstörung und Hirnanämie sein. In seltenen Fällen geben auch erwachsene Tetanische Schwindel im Beginn des Krampfes an.

Von besonderer Wichtigkeit für die Differentialdiagnose des Schwindels ist nun die Erkennung des vestibulären Schwindels, des MENIÈREschen Syndroms im weiteren Sinne, und seine Unterscheidung von anderen Formen des grob organisch oder funktionell bedingten Schwindels.

MENIÈRE selbst wollte bekanntlich den Begriff seines Syndroms nur auf die relativ seltenen, schweren, apoplektiformen Fälle vorher Gesunder, bei denen Blutungen ins Labyrinth anzunehmen sind, beschränken. Heute wissen wir, daß es bei bereits Ohrenleidenden weitaus häufiger ist. Es äußert sich so: ein Mensch, der oft ein chronisches Ohrenleiden (Otitis media oder interna) oder mehr oder minder lange Zeit bereits mildere cochleare und vestibuläre Symptome hat, also meist an Hypakusis, Ohrgeräuschen usw. leidet, erkrankt plötzlich, meist schlagartig an heftigem, fast immer streng systematischem Schwindel, besonders oft Karussellschwindel bis zum Stürzen, in der Regel ohne Bewußt-seinsverlust. Dabei nehmen die subjektiven Ohrgeräusche und die Vertaubung meist zu. Dazu treten stets Übelkeit, kalter Schweiß und meist Erbrechen. Im Anfall bestehen oft Nystagmus bei Blick nach der erkrankten, seltener nach der gesunden Seite, gelegentlich auch Doppelsehen und andere Sehstörungen. Diese Anfälle von wechselnder Dauer rezidivieren verschieden oft, stündlich, täglich oder nur alle paar Wochen. Meist bleibt nach Überstehen des akuten Schwindels leichter Dauerschwindel zurück, z. B. bei raschem Drehen, Auf-setzen oder Bücken. In sehr seltenen Fällen kommt es zum tagelangen dauern-den „Menière-Status" mit völliger Gehunfähigkeit. In solchen . Fällen sei man übrigens differentialdiagnostisch sehr vorsichtig. Oft dürfte es sich dabei um Kleinhirnschädigungen handeln.

Wir verstehen heute unter einem „Menière", wie gesagt, akute, anfallsweise rezidivierende Vestibularsyndrome aus verschiedener Ursache, nicht nur bei chronischer Entzündung des Innenohrs, sondern auch nach stumpfen Traumen und Verletzungen des Labyrinths, bei Tumoren des N. acusticus, bei Eiterungen, bei Schädigungen des Nerven durch Durchblutungsstörungen, Blutungen oder Embolien, durch Leukämie u. a. m. Auch vasomotorische, funktionelle Menière-fälle gibt es, wie ich[1]) und KOBRAK[2]) annehmen; besonders bei Friedens- und Kriegstraumatikern. Auch von hysterischem Menière hat man gesprochen; ob mit Recht, bleibe dahingestellt. Bisweilen sind solche hysterischen „Schwind-ler" gewiß Simulanten.

Die Octavuskrisen KOBRAKs kommen übrigens nicht nur bei Vasomotorikern, sondern auch bisweilen als Folge einer tabischen Acusticusdegeneration vor.

Relativ selten tritt der vestibuläre Schwindel nicht in Anfällen, sondern als Dauerschwindel, als Vertigo permanens (H. OPPENHEIM), auf. Auch in diesen Fällen ist diagnostische Vorsicht am Platze, um nicht diese Diagnose fälschlich, z. B. bei dem cerebellaren Schwindel eines Hirntumors zu stellen.

Als Produkt schwerer, langdauernder Vestibularisreizung ist auch der Schwindel der See- und Luftkranken aufzufassen, der bei besonders Dis-ponierten sogar schon bei Auto- und Eisenbahnfahrten auftreten kann. Fast jeder Seekranke empfindet Schwindel. Meist pflegen allerdings Übelkeit, Erbrechen, Kopfschmerz und allgemeine Prostration das Schwindelempfinden zu übertönen. Die Diagnose der See- und Luftkrankheit ergibt sich klar aus der Situation. Trotzdem denke man daran, daß gelegentlich ein Vomitus gravi-darum, toxisch bedingtes Übergeben, ja sogar das bei Appendicitis auftretende Erbrechen mit einer Seekrankheit verwechselt worden sind.

---

[1]) HANS CURSCHMANN, Therap. Monatsh. 1919. H. 1.   [2]) KOBRAK, Klin. Wochenschr. 1928. Nr. 1.

Die Differentialdiagnose des Meniére erfordert genaue Untersuchung des Gehör- und Gleichgewichtsapparates. Auf die Gehörsprüfungen kann ich hier nicht eingehen, verweise vielmehr auf die otiatrischen Fachbücher. Bezüglich der Prüfung der Vestibularfunktionen[1]) sei folgendes gesagt:

Zu prüfen sind erstens die subjektiven Symptome der gestörten Vestibularfunktion: Schwindelgefühl, Übelkeit, Erbrechen; zweitens die objektiven Zeichen derselben: Spontan-Nystagmus, Gleichgewichtsstörungen und Gangabweichung. Beim Spontan-Nystagmus unterscheidet man 3 Stärkegrade. Zur Feststellung der Gleichgewichtsstörung prüft man das ROMBERGsche Phänomen, insbesondere die Fallrichtung, die auch von der Kopfhaltung abhängig ist; bei Vestibularerkrankungen fällt der Kranke meist nach der Seite des erkrankten Vestibularis. Weiter prüft man das Balancieren auf einem Strich mit offenen und geschlossenen Augen; auch hier schwankt er nach der obigen Richtung.

Experimentell prüft man: 1. den Dreh-Nystagmus, indem man den Patienten auf dem Drehstuhl rotieren oder sich einige Male rasch mit geschlossenen Augen um die eigene Achse drehen läßt und den hinterher entstehenden „Nach-Nystagmus" feststellt, der, bei Drehung nach links, nach rechts, bei Drehung nach rechts, nach links schlägt.

2. Den calorischen Nystagmus. a) Bei der calorischen Starkreizprüfung spült man den Gehörgang bei rückwärts geneigtem Kopf mit Wasser von 25°. Normalerweise tritt nach 50—60 ccm kalten Wassers ein Nystagmus zur Gegenseite auf; bei untererregbarem Vestibularis tritt er erst nach größeren Wassermengen auf, bei unerregbarem selbst bei 600 ccm 18° kalten Wassers überhaupt nicht. b) Bei der calorischen Schwachreizprüfung füllt man innerhalb 5 Sek. 10 ccm Wasser von 20° in den Gehörgang und bestimmt Zeit des Auftretens und Dauer des Nystagmus. Heißes Wasser (43°) erzeugt im Gegensatz zum kalten Nystagmus nach der gleichen Seite; es wird schlechter vertragen als das kalte Wasser und wird deshalb seltener verwandt: Bei Trommelfellperforation sei man mit der Prüfung des calorischen Nystagmus sehr vorsichtig.

3. Die Prüfung des galvanischen Nystagmus hat geringere diagnostische Bedeutung; ebenso ist die Prüfung des „Fistelsymptoms" (Einspritzen oder Ansaugen von Luft bei Trommelfelldefekt) Sache des Facharztes.

4. Für die Praxis wichtig und leicht ausführbar ist der BARANYsche Zeigeversuch. Man läßt den Patienten zuerst mit offenen, dann mit geschlossenen Augen den vorgehaltenen Zeigefinger des Arztes von unten her berühren. Der Normale trifft ihn stets, der vestibular Gestörte zeigt dagegen vorbei; und zwar mit beiden Händen nach links, wenn der Nystagmus nach rechts schlägt; und umgekehrt. Diese gestörte Zeigefunktion, die „Deviation", ist eine Fehlfunktion des Kleinhirns. BARANY hat beim Menschen verschiedene Zentren für Bewegungsrichtungen in den Kleinhirnhemisphären festgestellt. Demgemäß werden grobe Störungen des Zeigeversuches als typisches Symptom von Kleinhirnerkrankungen aufgefaßt; während die calorische und sonstige Prüfung des Nystagmus vorwiegend Erkrankungen des N. vestibularis im Labyrinth und seines Kerngebietes aufdeckt.

Differentialdiagnostisch werden die Schwindelzustände bei rein vestibulären bzw. labyrinthären Erkrankungen von denen bei Kleinhirnaffektionen in erster Linie unterschieden werden müssen. Bei Tumoren des letzteren wird dies durch den Nachweis der Stauungspapille, der Hirndrucksymptome, der gleichseitigen motorischen Störungen und der sonstigen ausgesprochenen Cerebralsymptome meist möglich sein; ebenso bei Abscessen, Tuberkulomen, Blutungen u. dgl. im Kleinhirn. Die relativ häufigen Kleinhirnbrückenwinkeltumoren (Neurinome, Meningeome) werden allerdings Tumorsymptome mit denen des N. acusticus vereinigen, wobei aber die cochlearen Hörstörungen häufiger und stärker ausgeprägt zu sein pflegen als die vestibulären. Besonders kennzeichnend für diese Tumoren sind ferner gleichseitige Symptome von seiten der Nn. trigeminus und facialis.

Schwindel bei Hirn- und Kleinhirnerkrankungen.

Nicht nur bei cerebellaren, sondern auch bei Großhirnherden, insbesondere -tumoren kommt Schwindel vor; einerseits durch Druck- und Fernwirkung auf das Cerebellum und die Vestibulariskerne, andererseits als allgemeines Hirnsymptom. Besonders bei Tumoren des Stirnhirns und der Zentralwindungsregion tritt Schwindel meist diffuser, nicht systematischer Natur auf; bei

---

[1]) Vgl. Lehrbuch von P. KÖRNER und O. STEURER, 13. Aufl. 1937.

Lokalisierung in der Hirnrinde oft mit rindenepileptischen Krämpfen (C. HITZIG). Übrigens kommt systematischer, schwerer Schwindel gelegentlich auch als Initialsymptom einer epidemischen Encephalitis vor.

Differentialdiagnostisch und auch therapeutisch besonders wichtig ist die Unterscheidung des Menièreschwindels von den Schwindelanfällen der **Schwindel** Arteriosklerotiker, die man entweder als Gefäß- und Durchblutungs-**bei Gehirn-** störungen im Groß- und Kleinhirn oder als solche in der Labyrinthregion auf-**Arterio-** **sklerose.** zufassen hat. Beide Schwindelformen gleichen sich bezüglich der subjektiven Erscheinungen und auch des objektiven Effekts bisweilen sehr. Meist aber pflegt der Schwindel der Arteriosklerotiker weniger oder gar nicht mit ausgesprochenen Symptomen cochlearer und vestibularer Art zu verlaufen. Ohrensausen, Hörstörungen, Übelkeit und Erbrechen fehlen oft; ebenso der pathologische Ausfall des calorischen Nystagmus und des Zeigeversuchs. Auch pflegt der arteriosklerotische Schwindel häufig milder, flüchtiger, weniger stürmisch zu verlaufen als der des Menière. Oder aber er geht mit stenokardischen Empfindungen einher und verrät hierdurch seinen Ursprung. Überhaupt erleichtert die Feststellung der sonstigen arteriosklerotischen Störungen von seiten des Herzens, der Aorta, der Nieren, auch der Peripherie und der fixierten Hypertonie meist die Diagnose der Arteriosklerose; besonders pflegen aber die bekannten sonstigen körperlichen und seelischen Erscheinungen der Hirnarteriosklerose die Differentialdiagnose zu entscheiden. Auch das höhere Lebensalter der Arteriosklerotiker ist differentialdiagnostisch von Bedeutung. Schwierig kann natürlich diese Unterscheidung sein, wenn der Arteriosklerotiker gleichzeitig vestibuläre und cochleare Symptome darbietet, z. B. Vertaubung und subjektive Ohrgeräusche. Endlich sei nochmals betont, daß es natürlich auch Menière-fälle bei Arteriosklerotikern gibt, deren Anfälle eben durch arteriosklerotische oder Durchblutungsstörungen oder Blutungen im Labyrinth verursacht sind.

Auch kann die Unterscheidung des arteriosklerotischen vom nervösen Schwindel dadurch erschwert werden, daß Arteriosklerotiker bisweilen mit Auftreten oder Zunahme von Höhenschwindel, Platzangst, Claustrophobie oder anderen, überwiegend psychisch bedingten Vertigoarten auf ihre Herz- und Gefäßerkrankung reagieren; wohl veranlaßt durch das Bewußtwerden ihrer körperlichen Unsicherheit und Gefährdung.

Migräne Von hirnlokalisierten Leiden, die sonst differentialdiagnostisch in Betracht **und** kommen, sei hier noch der Migräne und der Epilepsie gedacht. Die erstere **Epilepsie.** erzeugt nicht selten Anfälle, die ein Gemisch von Hemikranie und Menière zeigen; sogar als Familientyp der Migräne habe ich diese Koinzidenz beobachtet. Die sonstigen Migränesymptome dieser Fälle (vgl. den vorigen Abschnitt) beweisen jedoch meist, daß die Migräne in solchen Fällen das primäre und wesentliche Symptom ist. Auch die Epilepsie kann mit Schwindel einhergehen. Bei nicht wenigen Kranken ist mehr oder minder heftiger Schwindel Äquivalent, Aurasymptom oder Resterscheinung der Epilepsie. Daß Rindenkrämpfe mit heftigem Schwindel verlaufen oder beginnen, erwähnte ich schon.

Multiple Von organischen Leiden kann die multiple Sklerose besonders während **Sklerose.** akuter, z. B. cerebellarer Schübe, gelegentlich mit Schwindel verlaufen. Der Nystagmus der Polysklerotiker geht übrigens nach meiner Erfahrung keineswegs mit entsprechenden Schwindelempfindungen einher. Der Schwindel dieser Kranken bedeutet in den meisten Fällen wohl nichts anderes als das Bewußtwerden ihrer Geh- und Stehunsicherheit. Gleiches gilt von dem Schwindel bei **Neurolues.** Tabes. Nur die mit Acusticusatrophie verlaufenden Fälle hörte ich auch über vestibulären Schwindel klagen. Bei Lues cerebri und progressiver Paralyse ist aber ausgesprochen cerebraler Schwindel recht häufig.

Die Differentialdiagnose der Polysklerose, der Tabes, der Paralyse und Hirnlues ist stets möglich, wenn die typischen klinischen und serologischen Symptome dieser Leiden nachweisbar sind. Dann wird man sie nicht mit arteriosklerotischem, vestibulärem oder „nervösem" Schwindel verwechseln.

Vergiftungen, die das Gehirn beteiligen, können auch Schwindel erzeugen. Intoxikationen. Der Alkohol ist wohl der häufigste Schwindelerzeuger; der „Drehkater" des Studentenjargons ist ein bekanntes, drastisches Beispiel für einen toxischen Schwindel. Chinin und Salicyl können durch direkte Vestibularreizung gleichfalls Schwindel hervorrufen. Auch Coffein, Nicotin, Blei, Atropin, Morphium, Hanf und andere Narkotica vermögen Schwindel meist diffuser Art zu erzeugen; bisweilen sogar die Cardiaca Digitalis und Strophanthin.

Auch Autointoxikationen können zu Schwindelanfällen oder auch permanentem Schwindel führen. Bei präurämischen Nephropathien beobachtet man Schwindel nicht selten neben dem bekannten Kopfschmerz und -druck. Auch Gichtiker können in seltenen Fällen im Beginn des Anfalls Schwindel empfinden. Bei Diabetikern kommt Schwindel besonders im Zustande der Acidose und des Präkomas ebenfalls gelegentlich vor. Häufiger erleidet der Diabetiker allerdings Schwindelanfälle im insulinbedingten hypoglykämischen Anfall. Auch bei den Spontanhypoglykämien können Schwindelanfälle ganz im Vordergrund des Symptomenbildes stehen. Ich rate deshalb, bei Jugendlichen, die regelmäßige, ausgesprochene Schwindelanfälle ohne nachweisbare Vestibularerkrankung und ohne die Symptome einer Epilepsie oder Migräne erleiden, den Blutzucker zu prüfen und sich nicht gleich mit der Annahme eines „vasomotorischen" oder „nervösen" Schwindels abzufinden.

Auch bei „intestinaler Autointoxikation" infolge von „Dysbakterie" des Darms werden Schwindelanfälle nicht selten geklagt.

Von differentialdiagnostischem Interesse sind ferner die verschiedenen Formen des Reflexschwindels, besonders der Magenschwindel. Reflexschwindel. Er ist häufig; unter 205 Magenkranken traf ich[1]) ihn in 25% der Fälle, fast nur bei Magenschwindel. Ulcus und Superacidität, nie bei Carcinomen. Sehr häufig fanden wir in diesen Fällen Veränderungen der Vestibulariserregbarkeit, insbesondere des calorischen Nystagmus einerseits und vegetativ nervöse Störungen andererseits.

Auch Darmleiden (Obstipation), Helminthen, in seltenen Fällen auch Erkrankungen der Genitalien und der Harnröhre sollen Reflexschwindel veranlassen können. Auch über reflektorischen Larynx-, Pharynx- und Nasenschwindel wurde berichtet. Hier handelt es sich wahrscheinlich um direkt fortgeleitete Einwirkungen auf Tube und Ohrlabyrinth.

Die Schwindelgefühle durch Störungen der Sehfunktion sind diagnostisch Schwindel bei Sehstörungen. leicht zu durchschauen. Das berechtigte Gefühl der Unsicherheit beim Doppeltsehen ist sehr erklärlich. Jeder Normalsichtige kann sich von dieser Schwindelentstehung ja selbst sofort überzeugen, wenn er die Brille eines Presbyopen oder Myopen aufsetzt.

Auch auf allergische Einflüsse hat man paroxysmal auftretenden Vestibularschwindel zurückgeführt; KOBRAK sprach von allergischen Octavuskrisen. Schwindel allergischen Ursprungs. Folgenden Fall meiner Beobachtung glaube ich so deuten zu können: 27jähr. Mann, seit der Jugend schweres Bronchialasthma. Seit ³/₄ Jahren koinzidieren und alternieren Asthmaanfälle und -perioden mit heftigen Anfällen von Karussellschwindel (bis zum Hinstürzen), Übelkeit, Erbrechen, viel Kopfweh. Dabei keine Hörstörungen, nie ohrenleidend gewesen. Befund: Gang etwas taumelnd, unsicher, Romberg +. Nystagmus bei Endstellungen links und rechts. Zeigeversuch o. B. Ohrenbefund: o. B. Kein krankhafter Befund bei Untersuchung auf calorischen und Dreh-Nystagmus. Augenbefund: o. B., keine Stauungspapille. Alle Blut- und Liquorreaktionen negativ. Neurol.Befund sonst ohne Störungen, keine Zeichen eines Tumors. Das Blut zeigte eine Eosinophilie von 6%. Die

---

[1]) HANS CURSCHMANN, Dtsch. Arch. f. klin. Med. 1917. S. 123.

Diagnose eines allergischen Menière wurde durch die günstige Wirkung einer Chinin-
Calciumkur noch wahrscheinlicher gemacht.

Wahrscheinlich sind auch einige ausländische Schwindelformen allergischen
Ursprungs, so der GERLIERsche Schwindel (Vertigo paralysant), eine intermittierende, mit Lähmungen und Schwindel einhergehende, besonders am
Genfer See von GERLIER ausschließlich bei Kuhhirten, die im Stall schlafen,
beobachtete Erkrankung. Sie verläuft in Anfällen mit heftigem Schwindel,
Taumeln, selbst Hinstürzen, flüchtigen Paresen der Beine, Ptose, Doppelsehen
und Schmerzen im Nacken. Das Leiden soll Monate dauern, aber gutartig
verlaufen. Ortswechsel soll die Krankheit heilen; auch Katzen werden von ihr
befallen. Hierher gehört auch die Schweinehüterkrankheit, die GSELL[1])
in Kanton St. Gallen beobachtet und als durch eine Infektion mit Leptospiren
bedingt feststellte. Mit dem GERLIERschen Schwindel ist der von dem Japaner
MIURA beschriebene Kubisagaraschwindel wahrscheinlich identisch. Es
liegt angesichts der Entstehung und der Heilungsmöglichkeit dieser Erkrankung
(s. oben), sehr nahe, an „Stallallergene" als Ursache dieser Schwindelform zu
denken. In Deutschland wurde übrigens bei Stallpersonal nichts ähnliches
beobachtet.

Die Diagnose des GERLIERschen Schwindels ist bei der Auswahl der Betroffenen und der Eigenart des Syndroms leicht zu stellen.

GERLIER-
scher
Schwindel.

---

[1]) GSELL, Med. Rundsch. 1947. Ref. S. 124.

Sachverzeichnis.